NEUROSCIENCE
脳神経科学

監修

伊藤　正男
東京大学名誉教授，理化学研究所 脳科学総合研究センター 特別顧問

編集

金澤　一郎
国立精神・神経センター 総長

篠田　義一
東京医科歯科大学大学院医歯学総合研究科 システム神経機能学 教授

廣川　信隆
東京大学大学院医学系研究科 分子細胞生物学専攻 細胞生物学・解剖学 教授

御子柴克彦
東京大学医科学研究所 脳神経発生・分化分野 教授

宮下　保司
東京大学大学院医学系研究科 機能生物学専攻 統合生理学 教授

序

　脳についての研究の歴史は古くギリシャ時代にまで遡るが，19世紀にいたる長い積み上げの期間を経て，20世紀初頭から本格的な脳神経科学が発展し始めた．20世紀の後半にはその速度が速まり，10年ごとに目覚ましい進歩が見られるようになった．知識化，少子高齢化，高度情報化を特徴とする21世紀においては，脳科学は，人間についての理解を深め，創造的で健康な社会の発展維持に大きな役割を演ずるものと期待される．

　脳神経科学の大きな特徴は，細胞，分子，遺伝子に向けてのミクロの解析的，還元的な研究と，脳神経系のマクロなシステム機能や認知機能に向けての総合的，合成的な研究の二つの大きな流れが併存することである．ために，多様な方法・技術と多彩な概念を包含し，基礎的な生命科学的研究から，病理学，医学，あるいは情報科学からロボット工学，さらには教育や育児にも関わる，他に類のない学際的，融合的な研究領域となっている．このため，各分野別の時宜にかなった出版は数多いが，脳神経科学全体を見通すような統合的な教科書は世界でも数少ない．本書は我が国におけるそのような教科書を目指して編集されたものである．

　本書の編集に当たっては，多数の筆者から寄稿をいただき，5人の編集者により6章，77節に纏めあげた．計画から出版まで5年を要し，この間，著者のお一人畠中寛氏を失ったことは惜しむにあまりあることであったが，本書にはその遺稿を掲載させて頂いた．また，本書作成のため尽力を惜しまれなかった三輪書店に感謝したい．

　本書は，21世紀初頭における我が国の脳神経科学の水準を示すとともに，21世紀におけるその飛躍を導くものとなることを期待したい

　2003年4月吉日

監修者　伊藤　正男

NEUROSCIENCE AUTHORS

脳神経科学 執筆者一覧

(敬称略)

執筆者一覧

| 序章 | 伊藤 正男 | 理化学研究所 脳科学総合研究センター 特別顧問 |

第1章	渡辺 雅彦	北海道大学大学院医学研究科 生体機能学専攻 機能形態学講座 教授
	寺島 俊雄	神戸大学大学院医学系研究科 脳科学講座 教授
	小林 靖	杏林大学医学部 解剖学第1講座 助教授
	高嶋 幸男	柳川療育センター 副施設長，国際医療福祉大学大学院 教授
	伊藤 雅之	国立精神・神経センター 神経研究所 疾病研究第2部 室長
	水口 雅	自治医科大学小児科 助教授

第2章	廣川 信隆	東京大学大学院医学系研究科 分子細胞生物学専攻 細胞生物学・解剖学 教授
	竹村 玲子	冲中記念成人病研究所 研究室長
	辻本 哲宏	東京大学大学院医学系研究科 機能生物学専攻 神経生理学
	高橋 智幸	東京大学大学院医学系研究科 機能生物学専攻 神経生理学 教授
	浜 清	岡崎国立共同研究機構 生理学研究所 名誉教授
	石橋 智子	岡崎国立共同研究機構 生理学研究所神経情報研究部門，東京薬科大学薬学部 機能形態学
	馬場 広子	東京薬科大学薬学部 機能形態学 教授
	池中 一裕	岡崎国立共同研究機構 生理学研究所 神経情報研究部門 教授
	溝口 明	三重大学医学部 解剖学第一講座 教授
	木村 一志	三重大学医学部 解剖学第一講座
	東 幹人	三重大学医学部 解剖学第一講座
	井出 千束	京都大学大学院医学研究科 生理系専攻 生体構造医学講座 教授

第3章	玉巻 伸章	京都大学大学院医学研究科 脳統御医科学系専攻 高次脳科学/高次脳形態学 助教授
	徳永 暁憲	慶應義塾大学医学部 生理学教室
	岡野 栄之	慶應義塾大学医学部 生理学教室 教授
	見学 美根子	京都大学大学院理学研究科 生物物理学教室 講師
	村上 富士夫	大阪大学大学院生命機能研究科 脳神経工学講座 教授
	藤澤 肇	名古屋大学大学院理学研究科 生命理学専攻 神経発生生物学研究グループ 教授
	仲村 春和	東北大学加齢医学研究所 分子神経研究分野 教授
	高橋 正身	北里大学医学部 代謝蛋白学 教授
	井原 康夫	東京大学大学院医学系研究科 脳神経医学専攻 基礎神経医学講座 神経病理 教授
	垣塚 彰	京都大学大学院生命科学研究科 高次生体統御学 教授
	山嶋 哲盛	金沢大学大学院医学研究科 脳医科学専攻 脳機能制御学 助教授

第4章	御子柴 克彦	東京大学医科学研究所 脳神経発生・分化分野 教授
	山森 哲雄	岡崎国立共同研究機構 基礎生物学研究所 形質統御実験施設 種分化機構第一 教授
	岡田 安弘	神戸大学医学部 生理学 名誉教授
	川合 述史	自治医科大学 神経脳生理学 名誉教授
	東田 陽博	金沢大学大学院医学系研究科 脳細胞遺伝学研究分野 教授
	横山 茂	金沢大学大学院医学系研究科 脳細胞遺伝学研究分野
	星 直人	金沢大学大学院医学系研究科 脳細胞遺伝学研究分野
	野田 百美	九州大学大学院薬学研究院
	前野 浩巳	国立精神・神経センター 神経研究所
	和田 圭司	国立精神・神経センター 神経研究所
	伊藤 俊樹	東京大学医科学研究所 腫瘍分子医学分野
	竹縄 忠臣	東京大学医科学研究所 腫瘍分子医学分野 教授
	茜谷 行雄	大阪大学大学院医学系研究科 未来医療開発専攻 組織再生医学講座 神経統合機能分野
	津本 忠治	大阪大学大学院医学系研究科 未来医療開発専攻 組織再生医学講座 神経統合機能分野 教授
	畠中 寛	大阪大学蛋白質研究所 蛋白質生合成部門 元教授（故人）

執筆者一覧

第5章
伊藤 正男	理化学研究所 脳科学総合研究センター 特別顧問
花川 隆	京都大学大学院医学研究科 附属高次脳機能総合研究センター 臨床脳生理学
柴﨑 浩	京都大学大学院医学研究科 附属高次脳機能総合研究センター 臨床脳生理学 教授
	京都大学大学院医学研究科 脳統御医科学系専攻 臨床神経学 教授
目崎 高広	京都大学大学院医学研究科 脳病態生理学講座 臨床神経学
池田 昭夫	京都大学大学院医学研究科 脳病態生理学講座 臨床神経学 講師
人見 健文	京都大学大学院医学研究科 脳病態生理学講座 臨床神経学
佐々木和夫	岡崎国立共同研究機構 機構長
水野 昇	東京都神経科学総合研究所 所長
神田 健郎	東京都老人総合研究所 運動・自律機能相関研究グループ 参事研究員
田中 勵作	東北文化学園大学 医療福祉学部 リハビリテーション学科 教授
工藤 典雄	筑波大学 基礎医学系 生理学 教授
佐々木成人	東京都神経科学総合研究所 神経生理学研究部門 部門長
篠田 義一	東京医科歯科大学大学院医歯学総合研究科 システム神経機能学 教授
森 茂美	岡崎国立共同研究機構 生理学研究所 生体システム研究部門 名誉教授
丹治 順	東北大学大学院医学系研究科 医科学専攻 生体システム生理学 教授
嶋 啓節	東北大学大学院医学系研究科 医科学専攻 生体システム生理学
松坂 義哉	東北大学大学院医学系研究科 医科学専攻 生体システム生理学
木村 實	京都府立医科大学大学院医学研究科 統合医科学専攻 神経生理学 教授
川人 光男	(株)エイ・ティ・アール 人間情報科学研究所 第3研究室 室長
柳澤 信夫	関東労災病院 院長，信州大学 名誉教授
松下 松雄	筑波大学 名誉教授
江連 和久	東京都神経科学総合研究所 病態生理研究部門 部門長
中村 嘉男	東京医科歯科大学 名誉教授
本間 研一	北海道大学大学院医学研究科 統合生理学
前田 敏博	滋賀医科大学 名誉教授
清水 徹男	秋田大学医学部 精神科学講座 教授
佐藤 昭夫	人間総合科学大学 人間科学部 教授

第6章
外山 敬介	島津製作所基盤技術研究所
立花 政夫	東京大学大学院人文社会系研究科 心理学 教授
田中 啓治	理化学研究所 脳科学総合研究センター 認知脳科学研究グループ グループディレクター
小松 英彦	岡崎国立共同研究機構 生理学研究所 生体調節研究系 高次神経性調節部門 教授
畠 義郎	鳥取大学大学院医学系研究科 機能再生医科学専攻 生体高次機能学部門 教授
大森 治紀	京都大学大学院医学研究科 脳統御医科学系専攻 高次脳科学/神経生物学 教授
岩村 吉晃	川崎医療福祉大学医療技術学部 感覚矯正学科 教授
熊澤 孝朗	愛知医科大学医学部 痛み学 教授
森 憲作	東京大学大学院医学系研究科 機能生物学専攻 細胞分子生理学 教授
小川 尚	熊本大学大学院医学薬学研究院 先端生命医療科学部門 脳・神経科学講座/知覚生理学分野 教授
山鳥 重	東北大学大学院医学系研究科 障害科学専攻 高次機能障害学分野 教授
徳山 宣	東京大学大学院医学系研究科 機能生物学専攻 統合生理学
宮下 保司	東京大学大学院医学系研究科 機能生物学専攻 統合生理学 教授
小野 武年	富山医科薬科大学医学部 第2生理学 教授
上野 照子	富山医科薬科大学医学部 第2生理学
苧阪 直行	京都大学大学院文学研究科 実験心理学分野 教授
横澤 一彦	東京大学大学院人文社会系研究科 心理学 助教授
大津由紀雄	慶應義塾大学 言語文化研究所 教授
酒井 邦嘉	東京大学大学院総合文化研究科 助教授
波多野誼余夫	放送大学教養学部 心理学/認知科学 教授
岩波 明	東京大学大学院医学系研究科 脳神経医学専攻 臨床神経精神医学講座/精神医学分野 助教授
畑 哲信	福島県立精神保健センター
加藤 進昌	東京大学大学院医学系研究科 脳神経医学専攻 臨床神経精神医学講座/精神医学分野 教授

NEUROSCIENCE CONTENTS

脳神経科学 目次

◆監修◆

伊藤　正男

脳神経科学

CONTENTS OF CHAPTER

◆編集◆

1　序　章　脳神経科学の歩み —————————— 伊藤　正男

13　第1章　神経系の構造と進化 —————————— 金澤　一郎

63　第2章　細　胞 ——————————————— 廣川　信隆

155　第3章　神経系の細胞の分化 —————————— 金澤　一郎

249　第4章　神経細胞の機能分子と細胞間相互作用 ——— 御子柴克彦

369　第5章　システムの構造と機能 ————————— 篠田　義一

627　第6章　認知機能の神経機構 —————————— 宮下　保司

　　　BOX ———————————————————— 金澤　一郎

序章　脳神経科学の歩み
The Course of Progress in Neuroscience

- 3　脳神経科学の歩み ——————————————— 伊藤正男
  The Course of Progress in Neuroscience　Masao Ito

第1章　神経系の構造と進化
Structure and Evolution of the Human Nervous System

- 15　1．ヒトの神経系の構造 ——————————————— 渡辺雅彦, 他
  Structure of the Human Nervous System　Masahiko Watanabe, et al
- 42　2．ヒトに至る脳の進化 ——————————————— 小林　靖
  Evolution of the Human Brain　Yasushi Kobayashi
- 53　3．ヒト脳の形態形成とその異常 ——————————————— 高嶋幸男, 他
  Morphogenesis of Human Brain and Its Disorder　Sachio Takashima, et al

第2章　細胞
Cellular Organization of the Nervous System

- 65　1．総論：神経組織の細胞構築 ——————————————— 廣川信隆, 他
  Overview : The Structure of Neurons and Neuroglial Cells　Nobutaka Hirokawa, et al
- 73　2．神経細胞の分子構築 ——————————————— 廣川信隆, 他
  Molecular Architecture of Neuronal Cytoskeleton　Nobutaka Hirokawa, et al
- 84　3．神経細胞内の物質輸送 ——————————————— 廣川信隆
  Molecular Mechanisms of Intracellular Transport in Neurons　Nobutaka Hirokawa
- 98　4．軸索およびシナプスの情報伝達 ——————————————— 辻本哲宏, 他
  Axonal Conduction and Synaptic Transmission　Tetsuhiro Tsujimoto, et al
- 108　5．グリア細胞の構造と機能 ——————————————— 浜　清
  Structure and Function of the Astrocyte　Kiyoshi Hama
- 117　6．ミエリンとミエリン形成 ——————————————— 石橋智子, 他
  Myelin and Myelination　Tomoko Ishibashi, et al
- 128　7．成長円錐 ——————————————— 溝口　明, 他
  Nerve Growth Cone　Akira Mizoguchi, et al
- 143　8．神経の再生 ——————————————— 井出千束
  Nerve Regeneration　Chizuka Ide

第3章　神経系の細胞の分化
Differentiation of Cells in the Nervous System

- 157　1．総論 ——————————————— 玉巻伸章
  General Remarks　Nobuaki Tamamaki
- 160　2．神経系の幹細胞 ——————————————— 玉巻伸章
  Neural Stem Cell　Nobuaki Tamamaki

167	3.	神経幹細胞からのニューロン,グリア細胞への分化 Mechanisms Regulating Linkage Diversity during Neurogenesis and Gliogenesis	德永曉憲,他 Akinori Tokunaga, et al
177	4.	神経細胞の移動 Neuronal Migration	見学美根子 Mineko Kengaku
189	5.	軸索ガイドの基本原理 Principle of Axon Guidance	村上富士夫 Fujio Murakami
196	6.	セマフォリンとその受容体による神経回路網の形成制御 Roles of Semaphorins and Their Receptors in Neuron Network Formation	藤澤　肇 Hajime Fujisawa
203	7.	中枢神経系の領域特異化 Regionalization of the Vertebrate Central Nervous System	仲村春和 Harukazu Nakamura
212	8.	シナプスの形成と機能発達 Formation and Functional Development of Mammalian Synapse	高橋正身 Masami Takahashi
220	9.	神経細胞の老化と死 Aging and Death of Neuron	井原康夫 Yasuo Ihara
228	10.	神経変性疾患の神経細胞死 Neuronal Cell Death	垣塚　彰 Akira Kakizuka
237	11.	虚血性神経細胞死：種を越え保存されたカルパイン-カテプシン・カスケード Ischemic Neuronal Death : A Conserved 'Calpain-cathepsin Cascade' from Nematodes to Primates	山嶋哲盛 Tetsumori Yamashima

第4章　神経細胞の機能分子と細胞間相互作用
Functional Molecules in Neurons and Inter-cellular Interaction

251	1.	総論 Functional Molecules in Neurons and Inter-cellular Interaction	御子柴克彦 Katsuhiko Mikoshiba
253	2.	遺伝子発現 Gene Expression	山森哲雄 Tetsuo Yamamori
260	3.	神経伝達物質 Neurotransmitters	岡田安弘 Yasuhiro Okada
277	4.	レセプター Receptor	川合述史 Nobufumi Kawai
289	5.	イオンチャネル Ion Channels	東田陽博,他 Haruhiro Higashida, et al
302	6.	トランスポーター Transporter	野田百美,他 Mami Noda, et al
308	7.	細胞内カルシウム制御機構：細胞内カルシウム放出機構を中心に Mechanism of Intracellular Calcium Signaling : With Special Reference to the Calcium Release Mechanism	御子柴克彦 Katsuhiko Mikoshiba

330	8. 細胞内情報伝達 Intracellular Signal Transduction		伊藤俊樹, 他 Toshiki Ito, et al
346	9. シナプス可塑性に関与する機能分子 Functional Molecules associated with Synaptic Plasticity		茜谷行雄, 他 Yukio Akaneya, et al
357	10. 栄養因子 Neurotrophic Factor		畠中　寛〈故人〉 Hiroshi Hatanaka

第5章　システムの構造と機能
Structure and Functions of the Nervous System

1. 中枢神経系の構造と機能
Structure and Functions of the Central Nervous System

371	〔1〕脳の構造と機能 Structure and Functions of the Brain		伊藤正男 Masao Ito
376	〔2〕脳機能画像法 Functional Neuroimaging		花川　隆, 他 Takashi Hanakawa, et al
385	〔3〕筋電図 Electromyography		目崎高広, 他 Takahiro Mezaki, et al
390	〔4〕臨床脳波 Clinical Electroencephalography		池田昭夫, 他 Akio Ikeda, et al
399	〔5〕誘発電位 Evoked Potential		人見健文, 他 Takefumi Hitomi, et al
404	〔6〕脳波の基礎と脳磁図 EEG versus MEG		佐々木和夫 Kazuo Sasaki

2. 運動の神経機構
Neural Mechanisms of Control of Movement

415	〔1〕中枢運動制御系序論 Motor Control System in the Brain : An Introduction		水野　昇 Noboru Mizuno
425	〔2〕筋と運動ニューロン：運動ニューロン-筋単位相関と筋活動 Muscle and Motoneuron : Motoneuron-muscle Unit Relationship and Muscle Activity		神田健郎 Kenro Kanda
433	〔3〕筋紡錘・伸張反射とその異常 Mechanism of Muscle Stretch Reflex and Its Disorders		田中勵作 Reisaku Tanaka
442	〔4〕脊髄の運動制御 The Organization of Movement in the Spinal Cord		工藤典雄 Norio Kudo
451	〔5〕運動性下行路による運動制御 Descending Control of Movements		佐々木成人 Shigeto Sasaki
458	〔6〕前庭系の機能 Vestibular Control of Movements		篠田義一 Yoshikazu Shinoda
471	〔7〕眼球運動系 Neural Control of Eye Movements		篠田義一 Yoshikazu Shinoda
488	〔8〕姿勢制御と歩行 Postural Control and Locomotion		森　茂美 Shigemi Mori

499	〔9〕	大脳と随意運動 Cortical Control of Voluntary Movement	丹治　順，他 Jun Tanji, et al
511	〔10〕	小　脳 The Cerebellum	伊藤　正男 Masao Ito
524	〔11〕	大脳基底核 Basal Ganglia	木村　　實 Minoru Kimura
535	〔12〕	随意運動の計算理論 Computational Therapy of Voluntary Movement	川人　光男 Mitsuo Kawato
545	〔13〕	運動疾患の病態生理 Pathophysiology of Motor Disorders	柳澤　信夫 Nobuo Yanagisawa

3．脳幹の神経機構
Neural Mechanisms of the Brain Stem

561	〔1〕	主な神経核の構造と神経結合 Structure and Neuronal Connections of the Major Brainstem Nuclei	松下　松雄 Matsuo Matsushita
578	〔2〕	呼吸運動制御 Respiratory Control	江連　和久 Kazuhisa Ezure
586	〔3〕	咀嚼運動制御 Neural Control of Masticatory Movement	中村　嘉男 Yoshio Nakamura
593	〔4〕	サーカディアンリズム Circadian Rhythm	本間　研一 Kenichi Honma
600	〔5〕	睡眠・覚醒機構 Mechanism of Sleep and Awake	前田　敏博 Toshihiro Maeda
606	〔6〕	睡眠・覚醒障害 Sleep-awake Disorder and Its Relation to Brain Stem	清水　徹男 Tetsuo Shimizu
616	〔7〕	自律神経機構 Autonomic Nervous System	佐藤　昭夫 Akio Sato

第6章　認知機能の神経機構
Neural Mechanisms of Cognition

1．知覚総論

629		知覚総論 Neuroscience of Perception	外山　敬介 Keisuke Toyama

2．視　覚
Vision

642	〔1〕	哺乳類の網膜における視覚情報処理 Visual Information Processing in the Mammalian Retina	立花　政夫 Masao Tachibana
650	〔2〕	視覚中枢の構造と機能 Structure and Functions of Central Visual System	田中　啓治 Keiji Tanaka
669	〔3〕	主観的知覚としての視覚 Vision as Subjective Perception	小松　英彦 Hidehiko Komatsu
677	〔4〕	視覚系の発達：視覚系にみる活動依存的な神経回路発達 Development of Visual System : Activity Dependent Development of Neural Circuits in the Visual System	畠　義郎 Yoshio Hata

684	3. 聴 覚 Auditory Sensation		大 森 治 紀 Harunori Omori
	4. 体性感覚と痛覚 Somatic Sensation and Pain		
702		〔1〕体性感覚 Somatic Sensation	岩 村 吉 晃 Yoshiaki Iwamura
712		〔2〕痛 み Pain	熊 澤 孝 朗 Takao Kumazawa
	5. 化学受容覚 Chemical Senses		
721		〔1〕嗅 覚 Olfaction	森 憲 作 Kensaku Mori
731		〔2〕味 覚 Gustatory Sensation	小 川 尚 Hisashi Ogawa
	6. 記憶と学習 Learning and Memory		
739		〔1〕神経心理・病態 Memory: A Neuropsychological Aspect	山 鳥 重 Atsushi Yamadori
746		〔2〕神経回路・分子機構 Brain Systems snd Molecular Mechanisms for Memory	徳 山 宣, 他 Wataru Tokuyama, et al
753	7. 情 動 Emotion		小 野 武 年, 他 Taketoshi Ono, et al
	8. 意識と注意 Integrated Consiousness and Attention		
771		〔1〕意 識 Integrated Consiousness	苧 阪 直 行 Naoyuki Osaka
780		〔2〕注 意 Attention	横 澤 一 彦 Kazuhiko Yokosawa
	9. 言 語 Language		
786		〔1〕言語の認知心理 Cognitive Psychology of Language	大 津 由 紀 雄 Yukio Otsu
791		〔2〕言語の神経機構 Neural Mechanisms of Language	酒 井 邦 嘉 Kuniyoshi L. Sakai
	10. 思 考 Thought		
801		〔1〕思考のメカニズム Neural System of Thought	波 多 野 誼 余 夫 Giyoo Hatano
807		〔2〕思考の病理 Pathology of Thought	岩 波 明, 他 Akira Iwanami, et al

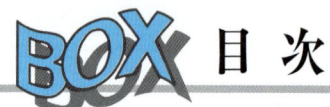 目次

◆編集◆ 金澤 一郎

序章　脳神経科学の歩み

7	PETでなにがわかるか	福山　秀直	京都大学大学院医学研究科附属高次機能総合研究センター　脳機能イメージング領域　教授

第1章　神経系の構造と進化

19	動く脊髄，動かぬ脳	金澤　一郎	国立精神・神経センター　総長
28	「海馬」の名の由来	佐野　豊	京都府立医科大学　名誉教授
46	ヒトにおける脳と知の共進化	赤澤　威	大学共同利用機関・国際日本文化研究センター　教授
60	福山型先天性筋ジストロフィー： 　糖鎖と α ジストログリカノパチー	戸田　達史	大阪大学大学院医学系研究科　ポストゲノム疾患解析学講座　ゲノム機能分野　教授

第2章　細胞

71	シナプスの最初の電子顕微鏡像	久野　宗	京都大学　名誉教授
81	Tau蛋白発見の歴史	廣川　信隆	東京大学大学院医学系研究科　分子細胞生物学専攻　細胞生物学・解剖学　教授
92	軸索の膨れ：赤玉とトルピード	高橋　均	新潟大学脳研究所　病態神経科学部門　病理学分野　教授
103	田崎一二氏と跳躍伝導	寺川　進	浜松医科大学　光量子医学研究センター　教授
106	神経頻回刺激とダークニューロン	金澤　一郎	国立精神・神経センター　総長
113	脳血管周囲腔とその開大	金澤　一郎	国立精神・神経センター　総長
114	血液脳関門	生田　房弘	新潟脳外科病院　ブレーンリサーチセンター　所長
121	多発性硬化症とは？	金澤　一郎	国立精神・神経センター　総長
124	シャルコー-マリー-トゥース病の混乱	金澤　一郎	国立精神・神経センター　総長
135	カドヘリン発見のいきさつ	竹市　雅俊	理化学研究所　発生・再生科学総合研究センター　高次構造形成グループ　センター長
150	幹細胞	藤田　哲也	(財) ルイ・パストゥール医学研究センター　所長

第3章　神経系の細胞の分化

171	「Sonic hedgehog」の名の由来	赤澤　智宏	国立精神・神経センター　神経研究所　代謝研究部　室長
183	マトリックス細胞のエレベータ運動	藤田　哲也	(財) ルイ・パストゥール医学研究センター　所長
187	リーラーマウス，ヨタリマウスの臨床症状	御子柴克彦	東京大学医科学研究所　脳神経発生・分化分野　教授
199	セマフォリン受容体発見秘話： 　発見した分子に名前を付けることの重要さ	藤澤　肇	名古屋大学大学院理学研究科　生命理学専攻　神経発生生物学研究グループ　教授
210	Thomas M. Jessell	田辺　康人	三菱化学生命研究所　生命分子医学　主任
225	アルツハイマー病の最初の2症例の標本が発見された	金澤　一郎	国立精神・神経センター　総長

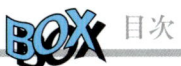 目次

第4章　神経細胞の機能分子と細胞間相互作用

257	tPAは脳血管障害の治療薬になるか	金澤　一郎	国立精神・神経センター　総長
282	ラスムッセン脳炎とは？	金澤　一郎	国立精神・神経センター　総長
300	イオンチャネル病	金澤　一郎	国立精神・神経センター　総長
319	日本人研究者によるCa^{2+}研究への貢献の歴史	御子柴克彦	東京大学医科学研究所　脳神経発生・分化分野　教授
320	Calcium-induced calcium release 発見のいきさつ	遠藤　實	埼玉医科大学　副学長
326	リアノジン受容体と悪性高熱症, セントラルコア病	尾方　克久	国立精神・神経センター　武蔵病院　神経内科
336	蛋白質リン酸化の重要性	西塚　泰美	前神戸大学　学長
339	低分子量G蛋白質	高井　義美	大阪大学大学院医学系研究科　生体制御医学　生化学・分子生物学　教授
353	塚原仲晃氏とシナプス可塑性	小田　洋一	大阪大学大学院　生命機能研究科　助教授
359	神経成長因子などの発見	畠中　寛	大阪大学大学院蛋白質研究所　蛋白質生合成部門　元教授　(故人)
363	痛みを感じない症候群	金澤　一郎	国立精神・神経センター　総長

第5章　システムの構造と機能

382	BOLDの原理	藤田　典彦	大阪大学大学院医学系研究科　未来医療開発専攻　講師
387	針筋電図をはじめて記録した人は誰か？	廣瀬　和彦	上野病院　院長
393	Bergerの最初のEEG記録	池田　昭夫	京都大学大学院医学研究科　脳病態生理学講座　臨床神経学　講師
396	位相の逆転と臨床的意義	池田　昭夫	京都大学大学院医学研究科　脳病態生理学講座　臨床神経学　講師
403	経頭蓋磁気刺激法の言語機能解明への応用	酒井　邦嘉	東京大学大学院　総合文化研究科　助教授
427	運動ニューロン病	金澤　一郎	国立精神・神経センター　総長
441	ワルテンベルグの業績	金澤　一郎	国立精神・神経センター　総長
495	姿勢と歩行異常	金澤　一郎	国立精神・神経センター　総長
555	楢林博太郎氏と神クリ	金澤　一郎	国立精神・神経センター　総長
583	オンディーヌの呪い	金澤　一郎	国立精神・神経センター　総長
609	閉じこめ症候群とは？	金澤　一郎	国立精神・神経センター　総長

第6章　認知機能の神経機構

646	サルにも色盲はある！	三上　章允	京都大学霊長類研究所　行動神経研究部門　行動発現分野　教授
695	ヒトの聴覚障害	西澤　正豊	新潟大学脳研究所　臨床神経科学部門　神経内科学分野　教授
696	コウモリのエコーロケーション	大森　治紀	京都大学大学院医学研究科　脳統御医科学系専攻　高次脳科学/神経生物学　教授
697	Attentionとは	鈴木　匡子 山鳥　重	東北大学大学院医学系研究科　高次機能障害学 東北大学大学院医学系研究科　高次機能障害学　教授
699	視覚空間と聴覚空間の対応	大森　治紀	京都大学大学院医学研究科　脳統御医科学系専攻　高次脳科学/神経生物学　教授
716	カプサイシンとその受容体	小西　史朗	三菱化学生命科学研究所　分子神経生物　室長
723	変な臭いの症候群	金澤　一郎	国立精神・神経センター　総長
737	味気ない話	金澤　一郎	国立精神・神経センター　総長
795	アイ・プロジェクトの展開： チンパンジーにことばを教える研究の今日的意義	松沢　哲郎	京都大学霊長類研究所　行動神経研究部門　思考言語分野　教授
797	ブローカ以前の言葉の障害	河村　満	昭和大学医学部　神経内科　教授

xvii

序章

脳神経科学の歩み

伊藤 正男

序　章　脳神経科学の歩み ———————— 3　伊藤正男

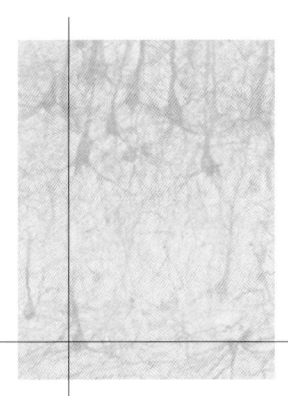

脳神経科学の歩み

伊 藤 正 男

脳の研究の歴史
―1800年代まで―

ルネッサンス時代，16世紀には脳の肉眼解剖が数多く行われた．デカルト（Descartes R, 1596-1650）は17世紀にすでに網膜の視覚信号や皮膚の感覚信号が脳に伝えられる様子を正しく描いていた．脳の巨視的な構造の記載は18〜19世紀の初めにかけて，ほとんど完成の域に達した．19世紀前半になされた脳の働きについての考察で有名なものにミューラー（Muller J, 1801-1858）の特殊エネルギーの法則がある．異なる感覚は神経の異なるエネルギーにより引き起こされるとするもので，今日の感覚受容体の知見からすると誤っている．ミューラーの頃は，神経の信号は生命力の一種で速度を測定することはできないといわれていたが，1852年，ヘルムホルツ（von Helmholtz H, 1821-1894）がカエルの神経の伝導速度を初めて測定したところ，意外に遅い（毎秒27メートル）ことがわかった．

1838年，プルキンエ（Purkinje J, 1787-1869）が小脳の組織を顕微鏡で観察し，はじめてニューロンを認めたのがプルキンエ細胞である．その後，脳切片を染色して脳の微細構造を明らかにする組織学が発展した．この頃の歴史的な出来事ととして，カハール（Cajal SR, 1982-1934）のニューロンを脳の単位素子とするニューロン説と，たくさんのニューロンが網のようにつながっているとするゴルジ（Golgi C, 1843-1956）の網状説が対立したが，結局はニューロン説に軍配があがった．

19世紀後半におけるもう一つの大きな出来事として，脳の機能局在をめぐる論争がある．ガル（Gall FJ, 1758-1828）の骨相学に始まり，脳は部位により異なる機能を営んでいるとする機能局在論と，フルーラン（Flourens P, 1794-1867）が唱えた大脳同価値論が対立したが，ブローカ（Broca PP, 1824-1880）の運動性失語症，ウエルニッケ（Wernicke C, 1984-1904）の感覚性失語症，フリッチ（Fritsh G, 1838-1907）とヒッチ（Hitzig E, 1838-1927）による大脳の運動野の電気刺激，ジャクソン（Jackson JH, 1835-1911）のてんかんの研究が行われ，ブロードマン（Brodmann K, 1868-1918）が大脳皮質を50余りの領域に分けた大脳地図を作るに及んで，大脳の機能局在論が確立した．この問題は後にラシュレイ（Lashley KS, 1890-1958）により蒸し返された．彼は，ネズミの大脳を部分的に壊すと，学習機能の低下が破壊の大きさに比例して段階的に起こることを見出し，学習機能が大脳に広く分布していると結論した．しかし，今の知識からみると，学習機能のテストがおおまかで，いろいろな型の学習を混ぜて観察したための誤った結論と思われる．

今日，脳神経系疾患の病因解明が目覚ましく進められているが，際立った病像をもつ疾患の特定はすでに19世紀から進行しており，パーキンソン（Parkinson J, 1755-1828），ハンチントン（Huntington G, 1850-1916），アルツハイマー（Alzheimer A, 1864-1915）らの名前が病気に冠されている．

20世紀前半の発展

20世紀初めには，脳機能についての研究が進んだ．パブロフ（Pavlov I, 1849-1963）が条件反射を発見し，シェリントン（Sherrington CS, 1852-1952）により脊髄反射の仕組みが解明された．20世紀に入って20年ほどたつと，電子技術が脳神経系の研究に使われだした．1922年，エルランガー（Erlanger J, 1874-1965）とギャッサー（Gasser HS, 1888-1963）が神経を伝わる電気信号をはじめてブラウン管上で観測し，1932年エドリアン（Adrian ED, 1889-1977）は感覚器の刺激が感覚神経のインパルス信号の列に変換されて中枢に送られることを示した．1929年，ベルガー（Berger H, 1873-1941）は脳波をはじめて記録した．脳神経系において働く化学物質についての知識も次第に増加し，1936年，デイル（Dale HH, 1875-1968）とレヴィー（Loewi O, 1873-1961）は，神経から筋肉へ信号が伝わるのをアセチルコリンが伝達物質として仲介しているとの化学伝達の考えを確立した．

一方，巨視的な脳の働きについては，解剖学や脳の損傷実験，臨床病理学，心理学，動物行動学からの考察が発展した．パペッツ（Papez J, 1883-1958）は海馬-視床-帯状回-海馬の閉じた回路を信号が巡回することで情動が発現するという情動回路の仮説を提案した．実験的には1928～1929年にかけてキャノン（Cannon WB）とバード（Bard P）が視床下部が情動の中枢であることを確定した．1934年，久野 寧（1882-1919）は発汗の神経機構に情動により駆動される交感神経性のものとそうでないものの2種類あることを見出した．また，フォンベケシー（Von Bekesy G, 1899-1971）らが内耳の基底膜で音を感受するメカニズムを解明した．19世紀，シャルコー（Charcot J-M, 1825-1893）はヒステリーと催眠状態の研究で知られたが，その影響を受けたフロイド（Freud S, 1886-1939）は，1923年，脳の中に意識，無意識の世界を想定し，精神分析学を提唱した．

このようにして，20世紀半ばまでに脳の構造と機能についてかなりの知識が蓄積された．

20世紀後半の発展

第2次世界大戦後，新たに案出された硝子管微小電極を用いて個々のニューロンの発生する電気信号が記録され，また電子顕微鏡によりニューロンの微細構造が明らかにされ，ニューロンとシナプスに関する知識が目覚ましく進んだ．生化学的，薬理学的，動物行動学的な研究の進歩も著しく，脳を理解するためにはこれら多彩な研究を総合的に進めることが重要であるとの認識が次第に高まり，脳研究，神経科学あるいは脳科学とよばれる複合研究領域が発展した．本書では脳神経科学と統一してよぶことにする．1960年，ユネスコの支援のもとに国際脳研究機構が発足し，一方では草の根的な研究者の活動をもとに1970年，米国に神経科学会が作られ，世界各国に波及した．

1980年代，脳神経科学の科学としての興味深さとともにその社会的な重要さが認識されるようになった．これまで治療の方法のなかった脳神経系の病気や老化に対して，その病因を突き止め，治療や予防の方策を立てることが高い現実性を帯びるようになった．また，脳の高度の情報処理機能に倣ってニューロコンピュータを発展させ，ヒトに近いロボットをつくるといった工学的な研究とも密接に関連するようになった．米国では，1990年代を「脳の10年」と称して行政的に特段の推進が図られ，わが国では1995年以降，脳神経科学が科学技術行政のうえで重要分野として支援されるようになった．

脳神経科学の多面的な発展

20世紀半ば以降，いろいろなレベルにおける脳神経科学の多彩な進歩を表1にまとめた．科学的な発見だけでなく，技術的な革新も，進歩の重要な要素として主なものをあげておいた．

表 1 脳神経科学の10年刻みの進歩

	脳機能	分子細胞	病気	システム
1950年代	自己刺激 睡眠 言語野	イオン仮説 抑制性シナプス 量子放出，微小電極 神経成長因子	抗生剤 トランキライザー	ニューロン集合
1960年代	大脳視覚野 円柱 小脳神経回路 動物習性学	伝達物質 ニューロン回路 電子顕微鏡 ペプチド	スローウイルス	単純パーセプトロン
1970年代	記憶学習 大脳基底核 大脳半球の優位 2デオキシグルコース法	オピオイド受容体 シナプス可塑性 組織培養，脳切片 パッチクランプ	L-DOPA 細胞の脳内移植	コンピュータ 適応制御系
1980年代	神経線維トレース 免疫組織化学	イオンチャネル 受容体 分子生物学 酸化窒素	ハンチントン病の遺伝子座	ニューロコンピュータ
1990年代	非侵襲計測 光計測 動物行動 多重電極	シグナル伝達 リン酸化 KO技術 共焦点レーザー顕微鏡	パーキンソン病 アルツハイマー病 プリオン病 てんかん	脳チップ ペットロボット 歩行ロボット
2000年代	認知神経科学 言語機能	遺伝子制御 発生分化 胚幹細胞 可視化技術，GFP	精神分裂病 躁うつ病 正常老化	脳型コンピュータ 人型ロボット

1　脳機能の研究

　脳の巨視的な働きについて，第2次世界大戦後に大きな発見が続いた．1954年オールズとミルナー（Olds J & Milner P）は「脳内自己刺激」の現象を見出し，1955年にはクライトマン（Kleitman N）とジュベ（Jouvet M）が別々にレム睡眠を発見した．脳外科医のペンフィールド（Penfield W, 1891-1958）がヒトの大脳を電気刺激して言語野などの機能の局在を明らかにした．1968年スペリ（Sperry RW）は左右の大脳半球の働きの特徴的な違いを見出した．1966年，視床より上部の脳を破壊したネコが流れベルトの上を歩くことをシック（Shik ML）が示し，中脳の歩行中枢の存在が明らかになった．一方，ローレンツ（Lorenz K, 1903-1989）らによる動物習性学や，スキナー（Skinner BF, 1904-1990）らによる動物行動学，チョムスキー（Chomsky N）による言語理論が発展した．計算機が進歩すると，これを心理学と結びつけた「認知科学」が発展した．

　1960年頃に起こった大きな進歩の一つは，活動している動物の脳から個々のニューロンの電気信号が微小電極により取り出せるようになったことである．1962年ヒューベルとウィーゼル（Hubel DH & Wiesel TN），は大脳の視覚野の細胞が目で見たものの特徴を抽出することを示した．同じころ，マウントキャスル（Mountcastle VB）は大脳皮質において，機能の関連する神経細胞が円柱状に配列することを示した．この方法は現在でも主要な実験技術として用いられているが，1977年，ソコロフ（Sokoloff L）により物質代謝の高まりを可視化して示す2-デオキシグルコース法が開発され，脳の局部的な活動を視覚的に捉える現在の光学的記録法の端緒となった．

　1970年代以降の大きな発展はヒトの脳の形態や活動を外から計る非侵襲的な画像法の開発である．1971年，ハウンスフィールド（Hounsfield GN）らによりX線CTが開発され，その後1990

年代にはポジトロンエミッショントモグラフィ (PET)をはじめ，機能的磁気共鳴装置，脳磁計などが使われるようになった．2000年代にはこれらの機器を駆使して，脳の高次の連合野機能の研究が大いに進むと期待される．

2 細胞レベルの研究

第2次大戦の終了を契機として，脳神経系の研究はミクロレベルに移行した．1951年，エクルス (Eccles JC, 1903-1997)はガラス管微小電極法を用いて抑制性のシナプスを発見し，同年，カッツ (Katz B, 1911-)は神経筋接合部で伝達物質の量子的放出を見出した．1952年，ホジキン(Hodgkin AL, 1914-1998)とハクスレイ(Huxley AF, 1917-)は神経を伝わるインパルス信号がナトリウムイオンとカリウムイオンの膜透過によって起こる仕組みを明らかにした．1953年，電気信号が神経線維のランビエ絞輪をとびとびに伝わるとの跳躍伝動説を田崎一二が確立した．1964年，萩原生長がカルシウムイオンに依存して起こる神経細胞の活動電位を見出した．

1960年前後にシナプスの興奮性伝達物質としてグルタミン酸，抑制物質としてガンマーアミノ酪酸が登場した．またこのころ電子顕微鏡を用いてシナプスの微細構造が解明された．1959年，浜清らは化学伝達により仲介されるシナプスと電気的に伝達するシナプスの微小構造の違いを明らかにし，グレイ(Gray EG)らによって，シナプス前と後の膜が対置する構造が非対称的か対称的かが興奮性，抑制性の別に対応することが示された．1965年，内薗耕二はシナプス小胞とよばれる微細構造物の形の円形か楕円形かが興奮性と抑制性の働きにほぼ対応することを示した．

1970年代は，それまでの個体動物についての研究から脳切片，組織培養に切り替わった重要な時期である．また，1976年ネーア(Neher E)とサックマン(Sakmann B)により単一のイオンチャネルのパッチクランプ解析法が開発され，細胞生理学の発展に一時代を画した．その後，多くのイオンチャネルが区別され，その分子構造と機能が解明された．さらに，分子生物学，ホースラディッシペロキシダーゼ(HRP)による神経結合の追跡法，免疫組織化学などの新しい神経細胞を扱う多様な技術が導入されて，その後の分子，細胞レベルの脳神経科学の興隆の発端になった．1970年頃～80年代にかけて，神経回路網の中で記憶素子の役目をすると想定されながら，実体が分からなかったシナプス可塑性の研究が進んだ．ウミウシの感作型のシナプス可塑性の仕組みがキャンデル(Kandel E)らにより詳しく調べられた．ブリス(Bliss TV)とレモ(Lømo T)が海馬で見つけた長期増強を1973年に発表し，認知記憶の基礎過程と考えられるようになった．筆者らが小脳で見つけ，1982年発表した長期抑圧は，これが前庭動眼反射の適応制御をはじめとする運動学習において中核的な働きをすると考えられるようになった．

2000年代に向けて，細胞レベルでの研究は発生，分化，成長，増殖，老化，死の仕組みに集中している．特に最近は脳のなかに発生分化の潜在力をもつ幹細胞が存在し，成長した動物の海馬で増殖することが明らかになった．このような幹細胞を利用して移植医学に応用する可能性が大きく開けている．

3 分子レベルの研究

初期の重要な成果として，1931年フォンオイラー(von Euler U)らが後に神経ペプチドとして注目されるP物質を，1946年フォンオイラーが交感神経伝達物質としてノルアドレナリンを分離し，1950年レビ・モンタルチニ(Levi-Montalchini R)は神経成長因子を発見した．

1970年前後に脳内のペプチドが分離抽出され，その構造が決められた．ギルマンとシャリ(Guillemin R & Schally AV)により1969年TRHが，1971年にはLHRHが，また1974年ギルマンによりソマトスタチンが見つかった．P物質は，1974年大塚正徳らが伝達物質であることを示したが，他の多くの場合については，伝達物質の作用を修飾する働きがあると考えられる．1975年にはヒューズ(Hughes J)らによりモルヒネ類似の脳

PET でなにがわかるか

　PET（positron emission tomography）とは，ポジトロン（陽電子）CT のことで，陽電子が，周囲に存在する反粒子である電子（マイナス電子）と結合し消滅するとき，511 KeV の高エネルギーの消滅放射線を 2 個，180 度反対方向に出すため，正確な位置情報を得ることができる．また，陽電子崩壊する原子は，C-11, N-13, O-15, F-18 など原子番号が低いものが多く，これらは生体構成原子でもあるので，例えば O-15 標識水を投与した場合，まったく生体内での

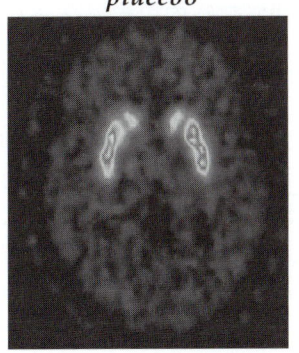
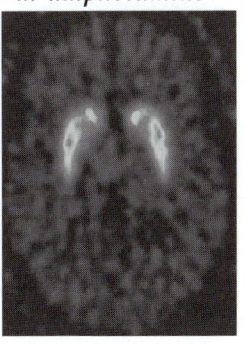

　ドパミン D 2 受容体に親和性をもつラクロプライドを C 11 で標識したものを使用して，大脳基底核，D 2 受容体の結合能を画像化したもの．アンフェタミンを負荷する（図右）ことで，内因性ドパミンの放出が増加すると，ラクロプライドの結合が減少する．内因性ドパミンの放出能がどれくらい残っているかを推測することができる．
　（英国，ロンドン，ハマースミス病院，Brooks 博士による）

代謝などには影響しない．F-18 はハロゲン化で，C-11 はメチル基の一部として，メチル転移でさまざまな物質を標識することができる．これらを被験者に投与し，その体内分布をリング状に配置した検出器で測定する．特に，180 度反対方向の放射線のみをデータとすることで，正確な断層像の再構成ができるので，対向する検出器からの情報をもとに画像化すると，きわめて正確な断層画像を作成できる．また，近年は 3 D データ収集法による収集効率のよい画像再構成法も開発されている．
　近年の MRI 技術の進歩で，MRI で血流や水の量などが画像として捉えられるようになると，PET の優位性は定量性だけとなってしまう．代謝産物も MR spectroscopy によって測定できるようになりつつあり，生体内での物質の非侵襲的測定においても，PET の優位性が明らかとはいえない．
　PET の最も有用な点は，脳研究に限っていえば，神経伝達物質とその受容体の画像化や受容体での伝達物質の定量，脳内特異物質，例えば，アミロイド蛋白やこれから可能になると考えられる α シヌクレインなど神経難病の原因になっていると考えられる蛋白の画像化，定量化が重要な研究課題である．神経伝達物質では，古典的なアミン〔ドパミン（図），セロトニン，ノルアドレナリン〕，アセチルコリンなど，また，大脳皮質の興奮性伝達物質であるグルタミン酸とその受容体（NMDA，AMPA など），抑制性の GABA とその受容体が，ヒトの精神活動，認知活動，運動制御など高次脳機能の制御にどのような関わりをもっているか，PET による定量的なデータと画像から解明されていくと考えられる．
　　　　　　　　　　（京都大学医学研究科附属高次脳機能総合研究センター　脳機能イメージング領域　福山秀直）

内の内因性オピエートが発見された．1970年代には伝達物質や修飾物資と反応する多くの受容体の存在が薬理学的な手法により知られた．イオンチャネルと連動するイオン作動型だけでなく，G蛋白を介して細胞内の化学反応系に働きかける代謝作動型のあることがグリンガード（Greengard P）らの研究により判明した．イオン作動型は神経細胞がシナプスで受ける化学信号を電気信号に転換する仕組みを担っているが，代謝作動型はシナプスで受ける化学信号がそのまま細胞内の化学過程を引き起こす．

1980年代には分子レベルの研究が大いに発展した．ファーチゴット（Furchgott RF）らが示した血管内皮由来の弛緩因子が，実は一酸化窒素（NO）であることがわかり，後に脳内においても活性物質として働くことが明らかになった．1982年沼正作らはアセチルコリン受容体の構造を決定し，チャネルや受容体の分子構造の研究の先端を切った．1983年エーデルマン（Edelman G）が神経細胞接着因子N-CAMを見つけたが，それとは異なるカドヘリンとよばれる接着因子の一群を竹市雅俊らが見出した．1984年西塚泰美らはCキナーゼとよばれる一群の蛋白リン酸化酵素を見出し，ニューロン機能におけるその広範な役割が明らかとなった．

1989年，ハイネマン（Heinemann SF）らはグルタミン酸受容体のうちカイニン酸に特異性をもつイオン作動型亜型，1991年，中西重忠らは代謝作動型の亜型の構造を決定した．NMDA特異性のイオン作動型亜型の構造は三品昌美ら，中西重忠ら，ゼーブルグ（Seeburg PH）らにより決定された．

1980年代〜90年代にかけて受容体が受け取った細胞外からの化学信号を細胞内に伝え，ある種の蛋白キナーゼを賦活し，その標的のリン蛋白のリン酸化を起こし，多様な細胞機能の発現につながる信号伝達経路の詳細が知られるに至った．1950年代以来フィッシャー（Fischer EH）とクレブス（Krebs EG）らが解明した可逆的な蛋白質リン酸化による細胞機能の制御メカニズムが，ニューロンにもよく当てはまることが分かってきた．

神経細胞間の信号伝達を仲介する第一メッセンジャーには分泌部位で働く神経伝達物質，近傍にも広がる修飾物質，さらに遠隔部位に働く各種のホルモンがある．睡眠に関与する機能物質の研究において，早石修らはプロスタグランジンD2が睡眠を生起させる経路に挿入されており，しかもこれが脳の実質外のコリオイド膜から分泌されて，視床下部に脳脊髄液側から作用するとのユニークな細胞間メッセンジャーの存在を示した．神経細胞内の信号伝達における第二メッセンジャーの一つにイノシトール3リン酸（IP_3）がある．御子柴克彦らはIP_3の受容体を特定し，これがカルシウムを貯蔵している細胞内小器官にあって，細胞内カルシウム濃度の調節に重要な役割を演ずることを明らかにした．神経細胞の長く伸びた軸索を通って遠く離れた部位に信号伝達するために，微小管上を各種分子を輸送する運び屋の役をする分子が存在する．廣川信隆らはそのような分子を多種類同定し，軸索輸送のメカニズムを明らかにした．軸索の末端で伝達物質を分泌する過程にはいくつもの特異的な分子が関与する手の込んだ仕組みがあることが明らかになった．

細胞内の信号伝達は核内の遺伝子にも働きかけ，遺伝子の働きを制御することにより持続的な変化を起こす．その中間段階においていわゆる最初期遺伝子が賦活される場合も知られるようになった．こうして，化学的な信号伝達と遺伝子の制御過程が繋がった．このように手の込んだ脳細胞の細胞分子過程は最終的には遺伝子に制御されており，いよいよ研究は遺伝子過程へと集中してきている．特定の遺伝子を欠損させるノックアウトマウス技術が利根川進らにより開発され，特定の酵素や細胞要素を欠損するマウスの示す信号伝達の異常と，動物個体の行動異常の関連を調べることができるようになった．

分子細胞レベルの研究は新たな技法の導入により加速されている．共焦点レーザー顕微鏡の登場も革命的であったし，GFP（green fluorescence protein）は細胞内の分子動態を蛍光により標識するのに有効である．2000年代，分子レベルでは脳

の細胞機能や発生分化をつかさどる遺伝子制御機構の解明が進み，細胞死や変性の仕組みが解明されるだろう．

④ 病因解明と治療予防法の進歩

　脳神経系の病気には，細菌のほか，1990代に見出されたスローウイルスや，プルジナー（Prusiner SB）らが見出したプリオンのような外因性の病因によるものがあるが，数が多いのは，複雑な内的な病因により引き起こされるものである．細胞間，細胞内化学信号伝達の異常はすべて病因となりうる．例えば，遺伝性のてんかんでナトリウムチャネル分子の中のいくつかの特定部位のアミノ酸が変異を起こしている例が見つかっている．例えば，筋重症無力症のランバート-イートン型（Lambert-Eaton syndrome）が，運動神経終末におけるP/Q型のカルシウムチャネルに対する自己免疫によるものであることがわかっている（高守正治ら）．単一遺伝子の欠損による病気も今日多種知られているが，1983年，最初に見つかったのはハンチントン病を発現する遺伝子座である．その後，ハンチントン病を含めて，いくつもの神経病においてDNAの三塩基の配列の繰り返しが異常に伸長することによる疾患（triplet repeat disease）が見出された．

　発生頻度の高いてんかん，精神分裂病，躁うつ病，アルツハイマー病，パーキンソン病などが複数の遺伝子の複雑な組み合わせに起因する信号伝達の異常に起因し，慢性の変性はそのために起こる細胞死であるととらえられるようになった．最近わが国で水野美邦，清水信義により家族性のパーキンソン病で欠損する遺伝子が特定され，パーキンと命名され，その基質も特定された．アルツハイマー病は，脳の中にベータアミロイドとよぶペプチドが異常に蓄積し，そのことが原因となって神経細胞内に毛玉のような異常構造neurofibrillar tangleが形成されると変性を起こすと考えられる．最近，家族性のアルツハイマー病ではベータアミロイドを前駆体から切り出すセクレターゼの活性が高まることが示されたが，数の多い孤発性のアルツハイマー病ではベータアミロイドを分解するネプリリジンneprilysinの活性が低下していることがわかっている（西道隆臣ら）．これらの異常により，ベータアミロイドの異常蓄積が起こると思われる．ヒトのいろいろな病的状態を再現する動物モデルが作られ，鍋島陽一ら（1997）は急激な老化を起こし，老化の仕組みを研究するのに有用な動物モデル（Klotho変異マウス）を提供した．このような病因解明とそれを基にした病気の予防治療の発展の方向で，今後大きなブレークスルーが期待される．

　病気の予防と治療のための具体的な方策としては，創薬，再生移植治療，遺伝子治療の三者に大きな期待がかけられるようになった．薬はかつては天然物から抽出され，あるいは合成物質の中から偶発的に得られてきたが，近年における神経細胞やグリアの働きを担うイオンチャネル，受容体，第二メッセンジャー，トランスポーター，エネルギー代謝系などについての新知見を基に，これらを抑制したり促進することにより細胞機能の病的状態を改善する働きのある物質を新薬として作り出す試みが進んでいる．実は1950年代に開発されたトランキライザーは抑制性の受容体を活性化することにより薬効を現すことがわかっている．1982年川合述史が女郎バチから抽出し，1986年中嶋輝躬と共同してその構造を決定したイオン作動性グルタミン酸受容体の拮抗剤JSTXは薬にはならなかったが，試薬として価値がある．

　脳細胞ないし脳組織の移植については，1979年ビヨルクルンド（Bjorklund A）がドパミン細胞の移植に成功して20年を経過した．この間，パーキンソン病患者への移植も試行され，移植材料の組織培養による確保も進んでいる．最近，成長した脳の中でも海馬などでは神経細胞が幹細胞から生産されており，死滅する細胞を補って新たな細胞を補充していることが見出された．アルツハイマー病や外傷などによりニューロンが死滅する場合，幹細胞を移植して治療する方法の開発が試みられている．

　遺伝子治療はがんの治療法として開発が急がれており，その実施例は世界的にみればすでに三千

例に及ぶが，わが国ではまだ数例しかない．多くの脳神経系の疾患についても，その遺伝子異常を修復し，あるいはそのような異常の発現を予防できる可能性がある．さらに，いろいろと操作した遺伝子を脳細胞に導入して，脳細胞の活性を修飾することにより，病気を治療し予防する可能性がある．

これら3つの方策をうまく組み合わせて使うことが必要であり，3つとも今後強力に進める必要がある．例えば，薬により対症療法を行う間に，遺伝子治療により病気の原因を抜本的に除去するか，あるいは移植により損傷された細胞を健全な細胞に取り換えることでより根治的な，長期的な治療が可能になるだろう．

5 システムとしての脳の研究

脳の各部は多数の脳細胞が相互に作用しあう複雑な神経回路網である．それらの神経回路網がつながりあって巧妙な制御システムを作る．分子細胞レベルの研究に比べて，複雑なシステムとしての脳の研究はまだ困難が大きいが，計算論神経科学や脳画像法の進歩により今後の大きな発展が期待される．

1949年，ヘッブ（Hebb DO）がシナプス可塑性を組み込んだニューロン集合の概念を提案した．1960年，ロゼーンブラット（Rosenblatt F）はニューロンに似た素子を3層に並べた単純パーセプトロンが実際に学習能力を発揮することを示し，その後脳の回路網理論がさかんになった．1960年代小脳の神経回路網の実験的な解析が進み，それを機に，1969年マー（Marr D），1971年アルブス（Albus JS）がそれぞれ画期的な小脳回路網理論を発表した．また神経回路網の理論では，1986年ルンメルハルト（Rumelhart DE）らにより単純パーセプトロンより高度な学習機能をもつ多層パーセプトロン，俗にいうニューロコンピュータが提案された．

脳の中でいくつかの神経回路網をつないで形成される制御システムが運動，認識，情動，学習などの脳の働きを現すと考えられる．1948年ウィナー（Wiener N）が提唱したサイバネティクスは機械の制御システムの考えを生物にも当てはめようとするものであった．その後，古典的なフィードバック制御系の理論が広く神経系の問題に適用されたが，1965年ごろ始まった適応制御理論は機械に生物の環境適応性のような能力を付加するもので，1970年代筆者が小脳の運動学習機能を解明するときの理論的根拠を与えてくれた．その後，コンピュータを用いるいろいろな現代的な制御方式が発想されている．

神経回路網理論や制御理論を脳に当てはめるだけではなくて，脳のような高度の情報処理機能や制御機能を人工的に再現しようとする努力が最近さかんである．そういう努力を通じて，脳の機能原理を解明しようとする構成的手法に大きな期待がかけられる．そのような最近の成功例に，甘利俊一（1992）の微分幾何学の脳の構造原理への，川人光男ら（1987）の2自由度制御系理論の大小脳連関への，田中繁（1995）のトポロジー理論の視覚野の機能構造への適用をあげることができる．

脳のように複雑ではかりしれないシステムを対象とする場合，まずはともかくも調べて，知識を増やさねばならないが，それだけではあまりにも道が遠い．それで，仮説の先導で一挙に重要な発見に導くようなアプローチが大きな比重をもつことになる．ヘッブの仮説，マー・アルブスの仮説は実験研究を導いた代表的なものであるが，近年，計算論の理論からいろいろな脳機能についての仮説が生まれている．認知科学，心理学の学説からも重要なヒントが導かれている．

21世紀の神経科学

21世紀の脳科学では，統合的な仮説による予見の先導と，課題研究と技術研究の密接な協力の上に，大きなブレークスルーが起こるだろう．まずは医学生物学領域で，脳細胞の信号伝達過程と遺伝子制御過程の解明が進み，創薬，遺伝子治療，再生移植の3方向から脳神経の病気の有効な治療

法や予防法が出現するだろう．それに続いて，脳の機能原理の解明の時代がやってくる．過去半世紀はシナプスの可塑性を軸に脳の学習記憶過程の解明が進んだが，情動や言語，注意，意識などのレベルに踏み込んでいくには，まだ分子，細胞，脳組機能のすべての面での新たな知識が必要である．これらのレベルは，自意識，感情，意思のような主観に属する事柄とは違い，こころの成分の中でも客観化し，対象化することができる成分で，哲学者のチャルマース（Chalmers DJ）がいう脳とこころの問題のやさしいカテゴリーに属している．主観にかかわる問題はいささか別格としても，今後，技術が進歩し，認知科学，計算論科学からのよい先導仮説が提供されれば，こころに関わる脳科学の分野に大きなブレークスルーの起こる可能性がある．21世紀における脳神経科学の進歩は，文明の歴史に新たなページを開くものとなるだろう．

参考文献

1) 小川鼎三：医学の歴史．中公新書，中央公論社，1964
2) 伊藤正男：脳研究のブレイクスルー．細胞工学 **18**：410-417，1999
3) Larry R Squire 編：*History of Neuroscience in autography, Academic Press, San Diego, Vol. 1* 1996, *Vol. 2* 1998, *Vol. 3* 2001

第1章

神経系の構造と進化

編集

金澤　一郎

第1章　神経系の構造と進化

1．ヒトの神経系の構造 ―――――――――――― *15*　渡辺雅彦, 他

2．ヒトに至る脳の進化 ―――――――――――― *42*　小林　靖

3．ヒト脳の形態形成とその異常 ―――――――― *53*　高嶋幸男, 他

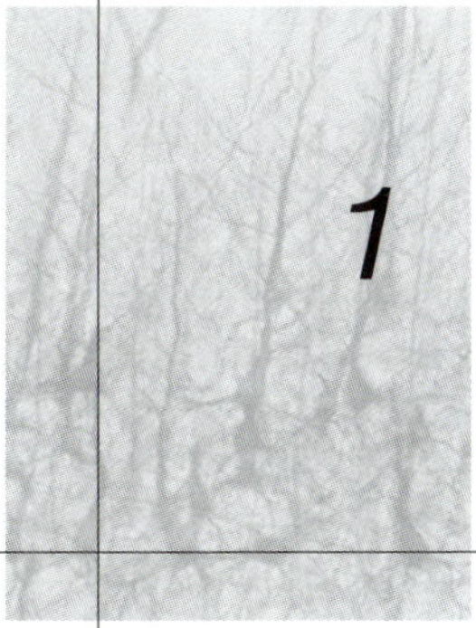

1 ヒトの神経系の構造

渡辺 雅彦　寺島 俊雄

神経系の基本的構成

神経系は，中枢神経系 central nervous system（CNS）と末梢神経系 peripheral nervous system（PNS）とに大別される．末梢神経系は，中枢神経系と他の器官系とを連絡し，種々の受容器が受けとった刺激を中枢神経系に伝えるとともに，中枢神経系に発する興奮を筋や腺などの効果器に伝える機能を有する．一方，中枢神経系は，末梢神経系や中枢神経系の各領域との間に神経回路を形成し，神経情報を処理・統合することにより，運動・感覚・記憶・学習・認知・思考・意識・情動などの高次神経機能を生み出している．

1 中枢神経系の概観と区分

中枢神経系は，脳 brain と脊髄 spinal cord から構成される．ヒトの脳は1.4 kg ほどの重量（おおよそ体重の約2%）を有し，人体の中ではかなり大きな器官である．外形的には，脳は，大脳半球 cerebral hemisphere，脳幹 brainstem および小脳 cerebellum の三部からなる（図1-1）．大脳半球は終脳の大部分を占め，ここにみられる多数のしわはヒト大脳半球の特筆すべき特徴であるが，しわが多い動物ほど知能が高いかというと必ずしもそうではない．一般的に，体が大きい動物ほどしわが多くなる傾向がある．実際，クジラやイルカでは人間よりもずっと多くのしわがある．逆にネズミのような小動物にはしわはない．脳のしわは，発達

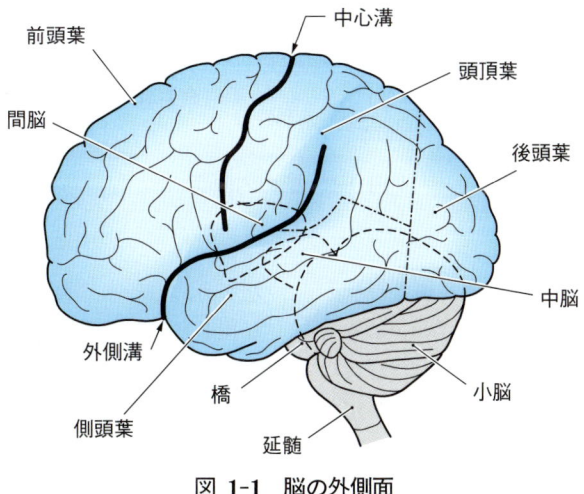

図 1-1　脳の外側面

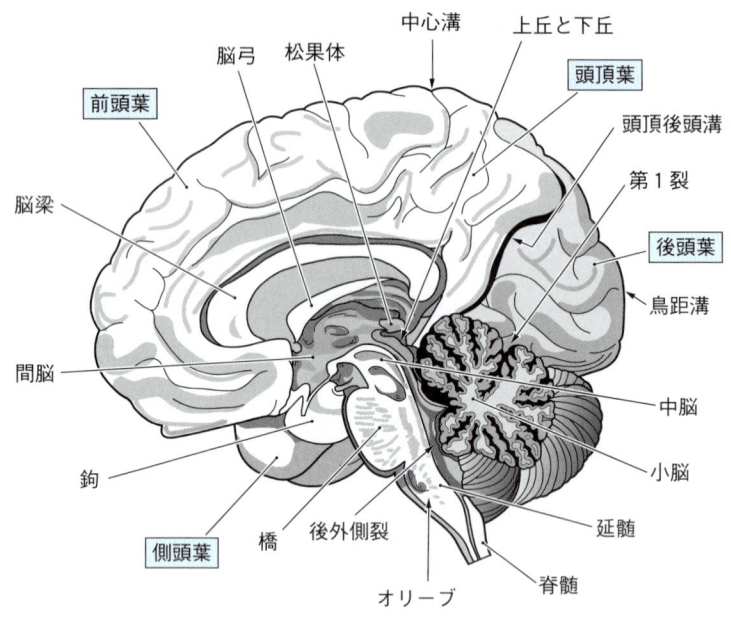

A　脳を正中断して内側面から見た図

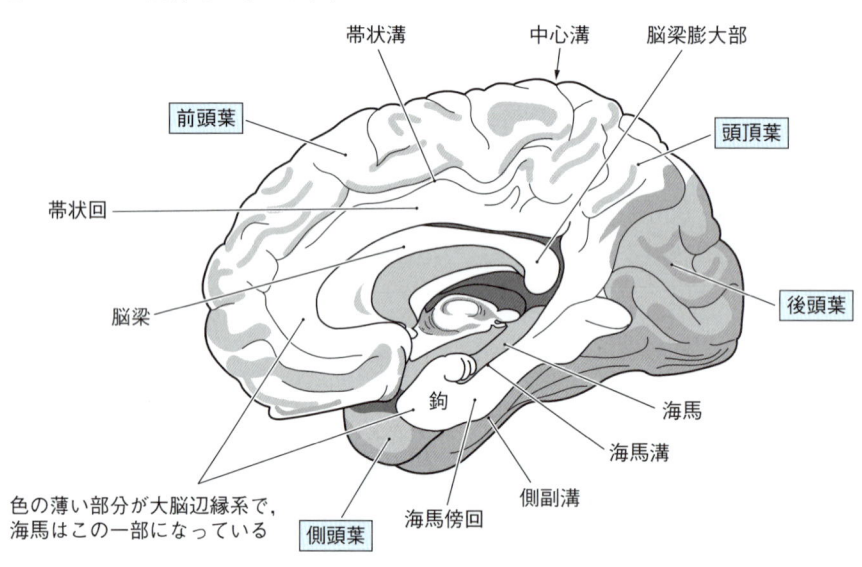

B　さらに脳幹をはずした図

図 1-2　脳の内側面

過程における神経壁の肥厚を伴う著しい外方への拡大と屈曲の結果生じるもので，脳回とよばれる隆起部が脳溝によって境界されている．脳幹とは，終脳と脊髄の間の脳領域の総称で，頭側より尾側に向かって間脳 diencephalon，中脳 midbrain，橋 pons，延髄 medulla oblongata の順に直列的に配列する．間脳と中脳の大部分は，終脳と小脳により覆われているため，脳の腹側面からその一部を観察できるのみである．一方，橋は腹側部への著明な膨隆により，延髄は錐体 pyramid とオリーブ olive の膨らみにより容易に同定することができる（図 1-2，1-3）．大脳半球に加えて，小脳にも横

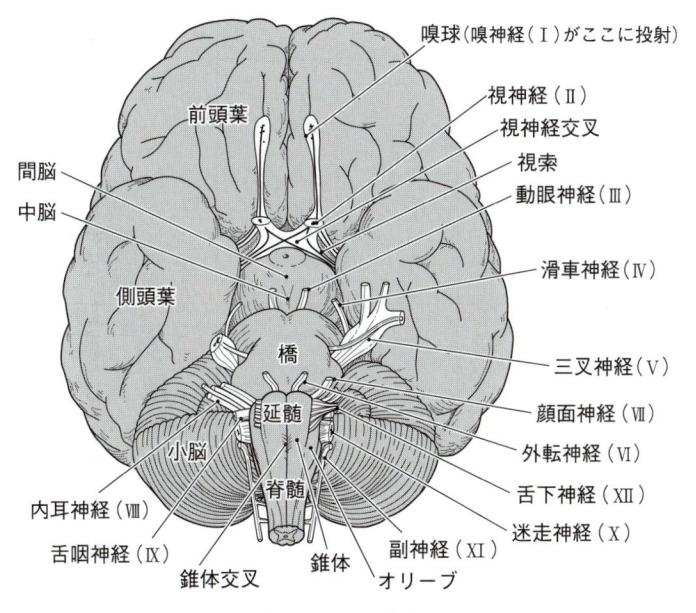

図 1-3 脳の腹側面

(図中ラベル：嗅球（嗅神経（Ⅰ）がここに投射）、視神経（Ⅱ）、視神経交叉、視索、動眼神経（Ⅲ）、滑車神経（Ⅳ）、三叉神経（Ⅴ）、顔面神経（Ⅶ）、外転神経（Ⅵ）、舌下神経（Ⅻ）、迷走神経（Ⅹ）、副神経（Ⅺ）、オリーブ、錐体、錐体交叉、舌咽神経（Ⅸ）、内耳神経（Ⅷ）、小脳、脊髄、延髄、橋、側頭葉、中脳、間脳、前頭葉）

走する多数のしわを観察できる．小脳回は，2次，3次の脳回も形成するため，小脳のしわは大脳半球のそれと比べるとさらに細く緻密になっている．小脳は，上・中・下の3つの小脳脚により，それぞれ中脳・橋・延髄と結合している．したがって，これらの小脳脚をすべて切断すると，脳幹から小脳を分離することができる．また小脳の下に隠れていた中脳の上丘や下丘，第4脳室底（菱形窩）も観察できるようになる．このように脳は終脳・間脳・中脳・橋・延髄・小脳の6つの区分からなる．

魚類→両生類→爬虫類→鳥類／哺乳類と進化するにつれ脳は大きくなるが，脊髄の基本構造はこれらの系間であまり変わらない．そこで脳に対する脊髄の重量比を比較すると，脳の発達の程度がよくわかる．ヒトの脊髄は25 gほどの器官で，脳の重量の約2%程度にすぎない（図1-4）．他の脊椎動物に比べると，ヒトの脊髄の重量率はかなり低く（ゴリラ6%，ウマ40%，ニワトリ51%），いわゆる進化に伴って神経系の統合機能が脳の前端，ことに終脳に集中する「終脳化」または「神経機能の頭側移動の原則」を反映している．脊髄は長い円柱状の構造体で，胎生期の神経管の基本構造を最も保っている中枢神経領域である．脊髄は連続した分節のない構造であるが，左右31対の脊髄神経に対応して脊髄を31の髄節に分ける（頚髄：C1～C8，胸髄：T1～T12，腰髄：L1～L5，仙髄：S1～S5，尾髄：Co）．上肢と下肢の発達に伴って，これを支配する頚髄下部（C5～T1）と腰髄（T12～L5）のニューロン数が増大したため，これらの部位は頚膨大と腰膨大となって膨らむ．神経系（脊髄）の成長は骨（脊柱）のそれより早く終焉するため，成人では脊髄の下端となる脊髄円錐は第1腰椎あるいは第2腰椎の高さまで相対的に上昇する．したがって，脊髄円錐より下部の脊柱管には脊髄はなく，あるのは馬尾とよばれる脊髄神経の束である．腰椎穿刺の基準線として用いられるJacoby線（左右の腸骨稜の頂点を結ぶ線）は，おおよそ第3～4腰椎の高さに相当するが，このレベルには脊髄がないため安全に腰椎穿刺を行うことができる．

2 末梢神経系の概観

末梢神経系は，機能的にも形態的にも2つの系統に大別される．1つは，外界からの刺激を感受しこれに対応する系であり，体性神経系，動物神経系（脳脊髄神経系）とよばれる．他の1つは内界，

1 ヒトの神経系の構造

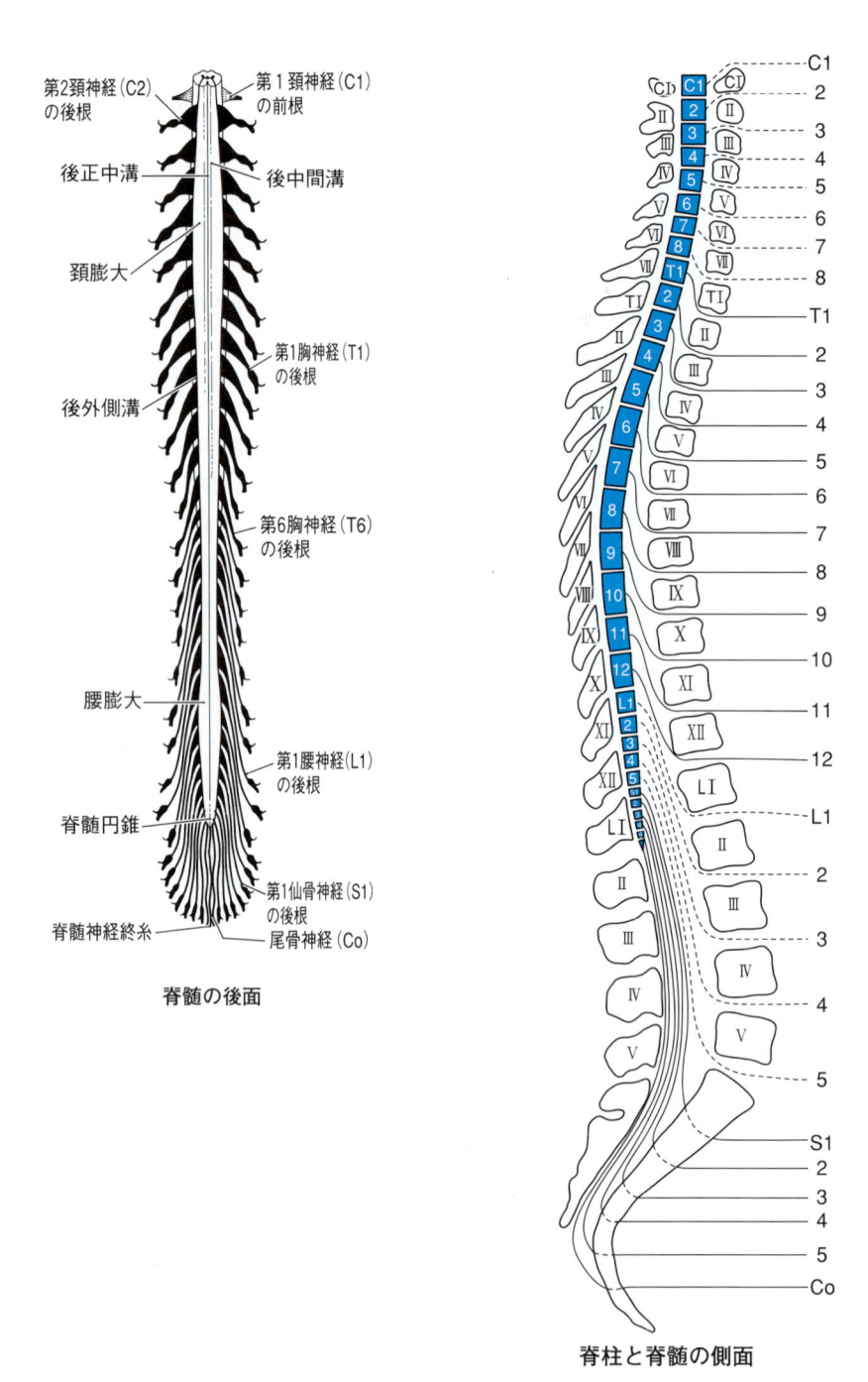

図中ラベル（脊髄の後面）：第2頸神経(C2)の後根、第1頸神経(C1)の前根、後正中溝、後中間溝、頸膨大、第1胸神経(T1)の後根、後外側溝、第6胸神経(T6)の後根、腰膨大、第1腰神経(L1)の後根、脊髄円錐、第1仙骨神経(S1)の後根、脊髄神経終糸、尾骨神経(Co)

脊髄の後面

脊柱と脊髄の側面

図 1-4　脊髄の全景

すなわち体内からの刺激に反応しその調節にあずかる系で，自律神経系（内臓神経系，植物神経系）とよばれる．また，機能的観点から，末梢神経系を構成する神経線維を次のように区分する．まず，中枢神経系に対する神経情報の方向性から，求心性 afferent（知覚性 sensory）と遠心性 efferent（運動性 motor）に分ける．その上で，求心性線維を一般体性求心性（GSA；皮膚・腱・関節の知覚），一般臓性求心性（GVA；内臓の知覚），特殊体性求心性（SSA；視覚・平衡覚・聴覚），特殊臓性求心

BOX

■ 動く脊髄，動かぬ脳

　脳や脊髄は他の臓器と異なり，すべて骨に囲まれている．頭蓋骨と脊椎骨である．それだけでなく，その骨に接して内側を裏打ちしている硬い膜が袋になっていて，その中に脳脊髄液がつまっている．したがって，脳と脊髄は水に浮かんでいることになる．ちょっとした外力にもすぐに反応して腫れ上がってしまい，短時間の虚血にも弱い臓器だから，外からの思わぬ力に負けないようにと保護されているのであろう．人がベットに横たわっている時にも，立っている時にも脳や脊髄はキチンと機能できなければならないから，そのように準備ができていると考えてよい．そのような意味では脳も脊髄も同じである．

　ところが，脳と脊髄とでは決定的な違いがある．まず構造からいっても外表面が神経細胞の集団である大脳皮質に覆われている脳と，中心部に神経細胞の集団がありその周囲を白質が取り巻いている脊髄，という違いがある．私は何気なくそういうものだと思っていたが，ある時以下に述べるように「もしかしたらこれは自然の摂理」かもしれないと思うようになった．

　まず第一に，脳は基本的に動いてはいけないものである．脳は無数の索上の線維によって頭のてっぺんの硬膜から釣り下がっており，その索の中には血管も走っているから，もし頭部外傷によって脳が急に動いたりすると血管が切れてしまう．硬膜下血腫はそうしてできる．このように脳は動いてはいけないものであり，結果として表面に居並ぶ大脳皮質の神経細胞群は守られている．一方，脊髄は基本的に動かねばならないものである．なぜなら，もともと脊椎骨は前後・左右に動くものであるし，時には左右に捻れる必要もある．それに合わせて脊髄も動かなければならない．そのためもあろう脊椎管の上から下まで脊髄が詰まっているわけではなく，脊髄は第二腰椎上縁付近で終了していてちゃんと余裕がある．脊椎骨の動きに合わせて脊椎そのものは硬膜の上を滑る．その時，脊髄の表面は白質であるから，神経細胞は守られている．だから，逆に脊髄がどこかで固定されてしまうと脊髄は滑らなくなり，不都合が起こる．これが自然の摂理と思う理由である．

（国立精神・神経センター　金澤一郎）

性（SVA；味覚・嗅覚）の4つに分類する．特に後2者を合わせて特殊求心性という場合もある．一方，遠心性線維は一般体性遠心性（GSE；骨格筋の運動），一般臓性遠心性（GVE；心筋・平滑筋の運動と腺の分泌），特殊臓性遠心性（SVE；鰓弓由来の筋の運動）の3つに分類する．この分類に従えば，自律神経系は一般臓性遠心性と定義されるが（狭義），そこには必ず一般臓性求心性も含まれている（広義）．

　体性神経は，脳から出る12対の脳神経 cranial nerve と脊髄から出る31対の脊髄神経 spinal nerve からなる．それぞれの脳神経は特定の機能と固有の名称を有する（図1-3, 表1-1）．脳神経は，脳から出る順序に従って吻尾方向に番号づけられているため，脳神経が連絡する脳の領域や脳神経核の配列もおおむねこの順序に従う．例えば動眼神経（III）は中脳大脳脚の内側縁より現れ，外転神経（VI）・顔面神経（VII）・内耳神経（VIII）は橋・延髄境界部より出入りする．脊髄神経には，連結する脊髄の髄節に対応した名称が与えられる．例えば，第1頸髄から出る脊髄神経は第1頸神経（C1）という．このような脊髄神経の分節状構造は，体壁の分節状構造が保存されている胸神経で明瞭に観察することができる．しかし，他のレベルでは，上肢や下肢の発達に伴って隣り合う脊髄神経どうしが合流と分枝を繰り返して頸神経叢，腕神経叢，腰神経叢，仙骨神経叢を形成するため，脊髄神経の分節状構造は肉眼的には不明瞭となる．しかし，成体においても知覚神経を送り出す脊髄髄節と，その支配を受ける皮膚領域との

表 1-1 脳神経

	名称	機能（機能区分）		連絡する脳神経核	神経核の存在領域
I	嗅神経	嗅覚	SVA	嗅球	終脳（嗅脳）
II	視神経	視覚	SSA	外側膝状体	間脳（視床）
				上丘	中脳
III	動眼神経	外眼筋（上直筋，下直筋，下斜筋，内側直筋，上眼瞼挙筋）の運動	GSE	動眼神経核	中脳
		内眼筋（瞳孔括約筋，毛様体筋）の運動	GVE	動眼神経副核	中脳
IV	滑車神経	外眼筋（上斜筋）の運動	GSE	滑車神経核	中脳
V	三叉神経	咀嚼筋の運動	SVE	三叉神経運動核	橋
		顔面・頭部の知覚	GSA	三叉神経中脳路核	中脳
				三叉神経主知覚核	橋
				三叉神経脊髄路核	延髄と脊髄
VI	外転神経	外眼筋（外側直筋）の運動	GSE	外転神経核	橋
VII	顔面神経	表情筋の運動	SVE	顔面神経核	橋
		顎下腺・舌下腺・涙腺・鼻腺の分泌	GVE	上唾液核	橋
		味覚	SVA	孤束核（外側部）	延髄
VIII	内耳神経				
	蝸牛神経部	聴覚	SSA	蝸牛神経核	橋
	前庭神経部	平衡覚	SSA	前庭神経核	橋
IX	舌咽神経	咽頭筋の運動	SVE	疑核	延髄
		耳下腺の分泌	GVE	下唾液核	延髄
		舌・咽頭の知覚	GVA	孤束核（内側部）	延髄
		味覚	SVA	孤束核（外側部）	延髄
X	迷走神経	咽頭筋と喉頭筋の運動	SVE	疑核	延髄
		胸腹部内臓の運動	GVE	迷走神経背側運動核	延髄
		胸腹部内臓の知覚	GVA	孤束核（内側部）	延髄
		味覚	SVA	孤束核（外側部）	延髄
XI	副神経	僧帽筋と胸鎖乳突筋の運動	GSEまたはSVE	頸髄前角	脊髄
XII	舌下神経	舌筋の運動	GSE	舌下神経核	延髄

GSE：一般体性遠心性　　GVE：一般臓性遠心性　　SVE：特殊臓性遠心性
GSA：一般体性求心性　　GVA：一般臓性求心性　　SVA：特殊臓性求心性　　SSA：特殊体性求心性

表 1-2　自律神経系

	交感神経系（胸腰系）	副交感神経系（頭仙系）
起始核	胸腰髄の中間質外側核（C8〜L3）	動眼神経副核（中脳） 上・下唾液核（橋・延髄） 迷走神経背側運動核（延髄） 仙髄の中間質外側核（S2〜S4）
支配組織への経路	血管周囲の神経叢として分布	脳神経や仙骨神経に混じって到達
神経節	（交感神経）幹神経節 腹腔神経節 上腸間膜動脈神経節 下腸間膜動脈神経節	毛様体神経節 翼口蓋神経節 顎下神経節 耳神経節 壁内神経節
作用		
瞳孔	散瞳	縮瞳
涙腺	—	分泌促進
気管支	拡張	収縮
心臓	心拍数増加	心拍数減少
消化管	蠕動と分泌の抑制	蠕動と分泌の亢進
膀胱	蓄尿	排尿
汗腺	分泌亢進	—
血管	収縮	拡張

間には分節的関係が保たれている．1つの脊髄髄節に由来する脊髄神経に支配されている皮膚領域を皮節 dermatome とよぶ．

自律神経系 autonomic nervous system は，消化・吸収・循環・呼吸・分泌・生殖など生命機能の調節と維持に関わるが，その多くは意識の関与なしに行われている．自律神経系は，その経路中に自律神経節 autonomic ganglion を有し，これより中枢側を節前 preganglionic，末梢側を節後 postganglionic とよぶ．節前神経線維を送り出す節前ニューロンの細胞体は中枢神経系内に存在する．一方，節後ニューロンの細胞体は自律神経節内に存在し，ここから支配臓器へと節後神経線維が出ていく．自律神経系は，さらに交感神経 sympathetic division と副交感神経 parasympathetic division とに分類され，両者は解剖学的にも機能的にも異なる特徴を有している（**表 1-2**）．

3　ニューロンとグリア

中枢神経系を構成する主要な細胞は，ニューロン neuron（神経細胞）とグリア glia（神経膠細胞）である．ニューロンは神経情報の伝達や処理のために特殊化した形態と機能を有している．グリアもまたニューロンの機能や栄養，発達を支持するために特殊化した細胞群で，星状膠細胞 astrocyte，希突起膠細胞 oligodendrocyte，小膠細胞 microglia，上衣細胞 ependymal cell からなる．末梢神経系の構成細胞は，ニューロン，シュワン細胞 Schwann cell，外套細胞 satellite cell である．シュワン細胞は中枢神経系のグリア細胞に相当する細胞であることから末梢膠細胞ともいうが，一般的にグリアといえば中枢神経系の支持細胞をさし，シュワン細胞を含まない．

4 灰白質と白質

ニューロンは，樹状突起 dendrite，細胞体 soma，軸索 axon，終末部 terminal の基本的構造要素からなる．それぞれの構造要素は，特定の領域に集合して配置する傾向が強い．細胞体が集積する部位を，中枢神経系では神経核 nucleus とよび，末梢神経系では神経節 ganglion とよぶ．さらに，大脳や小脳の表層ではニューロンの細胞体が整然と配置した層構造をとり，これを皮質 cortex とよぶ．

灰白質 gray matter という呼称は，神経核や皮質などのニューロン細胞体が集まっている中枢領域をさす．灰白質にはニューロンの細胞体だけでなく，樹状突起やそこに形成されるシナプスも多数集積している．一方，特定の標的に投射するニューロンの軸索は集合して束形成をする傾向がある．この同一の標的に向かう神経束のことを伝導路（神経路）という．このような伝導路が集積する中枢領域を白質とよぶ．白質 white matter の観察は，古典的にはルクソールファスト青などの染色剤を用いた髄鞘染色により行われていたが，最近では髄鞘蛋白（ミエリン塩基性蛋白やプロテオリピド蛋白など）に対する抗体を用いた免疫組織化学により容易に可視化できるようになった．中脳・橋・延髄の脳幹中心部には，網様体 reticular formation とよばれる灰白質と白質が混在している領域もある．

中枢神経系各部の構造と機能

ヒト中枢神経系各部の内部構造と線維連絡について概説する．

1 終脳

終脳 telencephalon は，脳全体の重量の約85%を占め，左右に対をなす大きな大脳半球とその間の小さな正中部からなる．さらに大脳半球は，表面をとりまく外套（大脳皮質と大脳白質）と深部の大脳基底核から構成される．

◆ 大脳皮質

1）大脳皮質の区分

大脳皮質 cerebral cortex の3つの脳溝（外側溝，中心溝，頭頂後頭溝）を基準に，大脳半球を前頭葉 frontal lobe，頭頂葉 parietal lobe，後頭葉 occipital lobe，側頭葉 temporal lobe の4葉と島に区分することができる．外側溝 lateral sulcus は側頭葉を周囲から区画し，中心溝 central sulcus は前頭葉と頭頂葉を区画し，頭頂後頭溝 parieto-occipital sulcus は頭頂葉と後頭葉を区画する．島は外方への発達成長が抑制されるため，完成した脳では他の脳葉に被われ，外側溝の奥に隠れている．これらの脳溝のうち頭頂後頭溝は大脳半球の内側面にあるため，正中断した脳においてのみ観察することができる（図1-2）．さらに大脳半球の内側面の中央部には脳梁 corpus callosum があり，これを取り囲むように帯状溝 cingulate sulcus や側副溝 collateral sulcus などの脳溝が走行している．これらの溝の内側で脳梁を取り囲む大脳皮質を辺縁葉 limbic lobe とよぶ（図1-2）．

2）大脳皮質の細胞構築と領野

大脳皮質の断面を垂直方向に観察すると，ニューロンの形態・大きさ・配列・分布密度などから，大脳皮質の層構造を明瞭に知ることができる．発生過程において一度は6層形成を行う大脳皮質を等皮質 isocortex といい，一度も6層構造をとらない大脳皮質を不等皮質 allocortex という．等皮質は発生的に新しく新皮質 neocortex ともいう．不等皮質は発生的に古く，さらに古皮質 paleocortex（嗅球，梨状葉前皮質）と原皮質 archicortex（歯状回，海馬，海馬台，脳梁灰白層など）に分類される．1909年，ブロードマンは細胞構築上の差異に基づいて，大脳皮質を52の領域に区分した（ただし48-51は欠番，図1-5）．

3）新皮質の6層構造

新皮質の6層構造は以下のとおりで，各層は層特異的な線維連絡パターンを有する（図1-6）．

第1層（分子層）

主に神経線維からなる層でニューロンに乏し

A 外側面
B 内側面

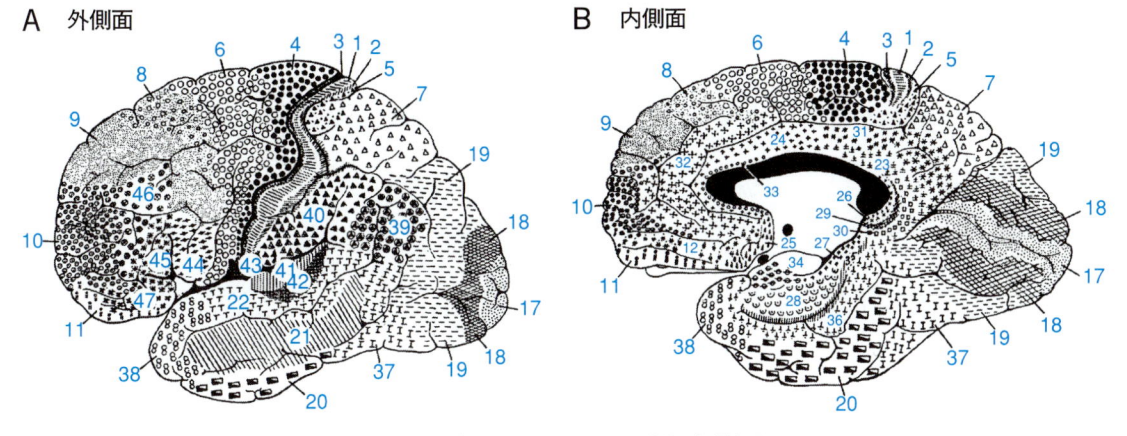

図 1-5　ブロードマンによる大脳皮質領野

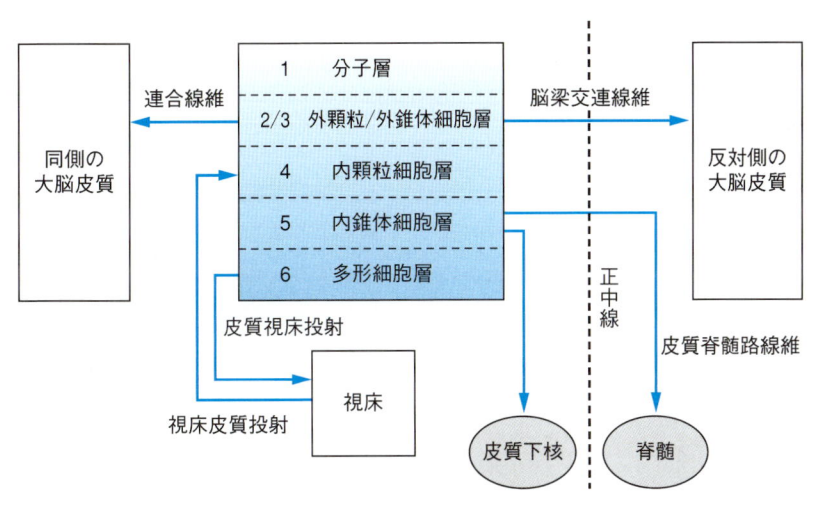

図 1-6　大脳皮質の線維結合
皮質下核としては上丘（皮質視蓋路），下丘（皮質下丘路），橋核（皮質橋核路），線条体（皮質線条体路）などがある．

い．主に第2，3，5層の錐体細胞の頂上樹状突起の末端分枝がここで広がり，視床非特殊核（髄板内核群）からくる汎性視床皮質投射線維，連合線維，交連線維との間に多数のシナプスを形成している．発達段階には，大脳皮質の層形成を誘導するカハール・レチウス水平細胞が存在するが，やがて細胞死により消失する．

第2層（外顆粒細胞層）
顆粒細胞と小型錐体細胞の細胞体からなる．

第3層（外錐体細胞層）
中型錐体細胞の細胞体からなる．第2層と第3層のニューロンは大脳新皮質の中で最も遅く発達する層で，これらの層のニューロンの軸索は同側および対側の大脳皮質へ出力する．ここで同側の大脳皮質に向かう軸索を連合線維，反対側の大脳皮質に至る線維を交連線維といい，それぞれの起始ニューロンを連合ニューロン，交連ニューロンという．

第4層（内顆粒細胞層）
星状細胞からなる．視床の特殊（中継）核からの皮質入力（視床皮質投射線維）がこの層に終わる．

表 1-3 大脳皮質の機能局在

	機能中枢	皮質領野（脳回）	脳葉	備考
運動性皮質	第1次運動野（MI）	4野（中心前回）	前頭葉	体部位局在性，錐体路 ベッツの巨大錐体細胞（第5層）
	運動前野	6野	前頭葉	
	補足運動野（MII）	6野の半球内側面	前頭葉	
	前頭眼野	8野	前頭葉	眼球の随意運動
感覚性皮質	第1次体性感覚野（SI）	3-1-2野（中心後回）	頭頂葉	ペンフィールドの体性感覚地図 視床VPM/VPL核から投射を受ける． 体部位局在性（運動野とは線対称）
	第1次視覚野（VI）	17野（鳥距溝の周囲）	後頭葉	優位眼球柱 視床外側膝状体から投射を受ける．
	第1次聴覚野（AI）	41，42野（横側頭回）	側頭葉	視床内側膝状体から投射を受ける．
	味覚野	43野（弁蓋部）	頭頂葉	視床VPM核から投射を受ける．
	平衡覚の中枢	2v野	頭頂葉	

第5層（内錐体細胞層）

大型錐体細胞からなる．この層は，皮質下核（線条体，赤核，橋核，オリーブ核など）や脊髄への投射線維を送りだす大脳皮質の主要な出力層である．運動野第5層から，脳幹の運動性脳神経核や脊髄に投射する．前者を皮質核路といい，後者を皮質脊髄路 corticospinal tract という．皮質脊髄路は延髄錐体（図1-3）を通過することから錐体路 pyramidal tract ともいう．皮質核路は錐体を通過しないため定義からいえば錐体路からは除外されるが，機能的に皮質脊髄路と同義とみなし，これを錐体路に含めるのが一般的である．視覚野第5層からは上丘 superior colliculus へ，聴覚野第5層からは下丘 inferior colliculus へ投射する（皮質視蓋路，皮質下丘路）．

第6層（多形細胞層）

紡錘形細胞からなる．同ニューロンは軸索を視床へ投射する（皮質視床投射線維）．

このような大脳新皮質の6層構造の形成機構の分子メカニズムをめぐる研究は，1990年代に長足の進歩をとげた（第3章4「神経細胞の移動」の節参照）．胎児期の脳室層 ventricular zone で等分裂により増殖する神経幹細胞が，やがて不等分裂して神経芽細胞 neuroblast を生成するようになる．神経芽細胞は二度と分裂サイクルに入らず，脳室より表層へと移動し皮質板 cortical plate を形成する．遅く生まれたニューロンは，先に生まれたニューロンを追い越して皮質板の表層部を占める．したがって遅く生まれたニューロンほど大脳皮質の表層に位置するようになる（インサイド・アウトパターン）．脳表に存在するカハール・レチウス細胞によって分泌されるリーリン蛋白は，ニューロン移動のシグナル分子として働き，大脳皮質の層構造形成を制御する．皮質板ニューロンのように垂直方向の細胞移動を行う大脳皮質ニューロンはグルタミン酸を伝達物質とする興奮性ニューロンであることが多い．

最近，このような垂直方向の細胞移動の他に，大脳皮質の水平方向（接線方向）に移動するニューロン群の存在が明らかとなった．例えばγアミノ酪酸（GABA）を伝達物質とする抑制性皮質ニューロンは，大脳基底核原基 ganglionic eminence で誕生し，皮質表面に沿って水平方向に移動し，最終的に皮質内に一様に分布する．また前述のカハール・レチウス細胞も，水平方向の細胞移動形式をとるニューロンであるが，興味深いことに同ニューロンもGABAを発現することが最近明らかとなった．

4）新皮質の機能局在

このような垂直方向の細胞構築学的特徴に加え，大脳皮質のもう1つの特徴は，水平方向の機能局在である．頭部外傷などによる神経機能障害や，皮質刺激に対する反応を調べることにより，運動や感覚に関わる機能中枢が特定の皮質領域に存在することがわかった（表1-3）．このような機能中枢の部位を表現するために，ブロードマンの皮質領野 Brodmann's cortical area（図1-5）は現在も広く用いられている．例えば，第1次体性感覚野はブロードマンの3-1-2野，第1次運動野は4野，第1次視覚野は17野などと表現される．現在では脳活動のイメージングにより，非侵襲的に大脳皮質の機能局在を知ることができる．新皮質における各機能中枢の空間的位置関係は，非ヒト哺乳類においてもおおむね保たれている．

これらの明瞭な機能的局在を示す皮質領域を除くと，大脳皮質の約2/3にも相当する広い領域が残される．これらの領域を連合野 association area といい，さらに前頭連合野・頭頂連合野・側頭連合野・後頭連合野などに細分される．連合野は，感覚情報の高度な統合，複数の感覚の総合，感覚と運動の総合，言語機能などに関係し，おそらく精神機能の発現を担っている．連合野の特徴は，髄鞘化が最も遅く始まり，進化するにつれて大脳皮質全体に占める比率が大きくなり，ヒトでその比率は最大となる．実際，意志や意欲を司る前頭連合葉の割合は，ヒトで29％，チンパンジーで17％，イヌで7％，ウサギで2％である．

5）感覚性皮質の体部位局在性

視覚系において，網膜に投影された映像は，網膜上の位置関係を保存しながら外側膝状体の対応する部位へ投射する．さらに外側膝状体から第1次視覚野への投射系においてもこの網膜部位局在性 retinotopy が保存される．その結果，網膜部位局在性は正確に視覚野に再現される．しかも左右それぞれの網膜に分離投影された視覚入力は，視交叉による半交叉や外側膝状体における層特異的

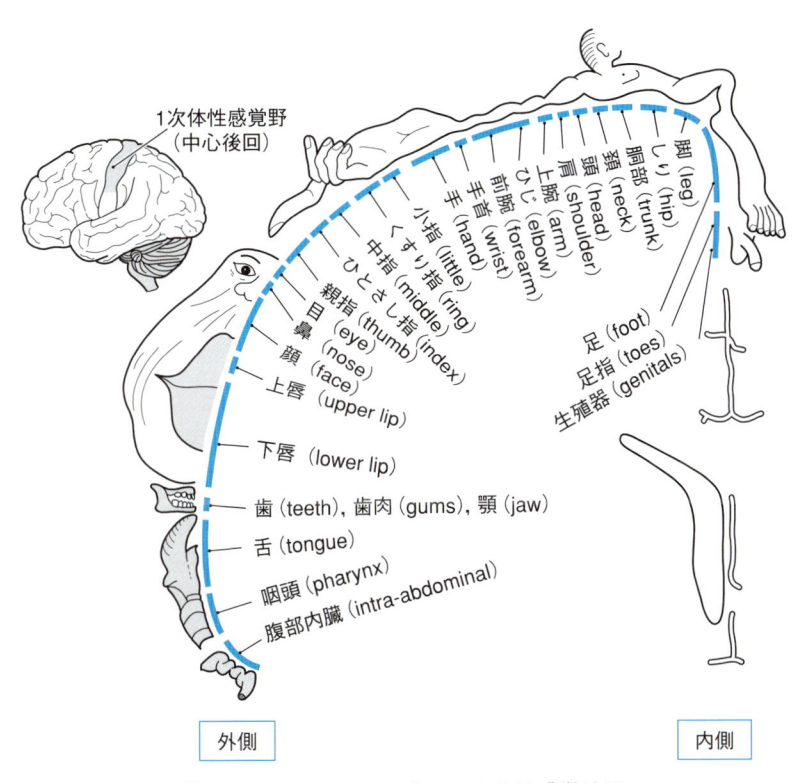

図 1-7 ペンフィールドのヒト体性感覚地図

投射を経て，第1次視覚野の第4層の隣りあう部位に交互に単眼性投射を行う（優位眼球柱 ocular dominance column）．体性感覚系にも，ペンフィールド（Penfield）の体性感覚地図として有名な体部位局在性 somatotopy が明瞭に認められる（図1-7）．げっ歯類の体性感覚野にも同様のマップが存在するが，特に顔面の感覚毛（洞毛 whisker）に対応するマップのことをバレル皮質 barrel cortex という．

このような体部位局在性は，感覚野とここに感覚情報を運ぶ皮質下核との間に，機能的神経回路形成のメカニズムが働いていることを物語っている．最近，この機能的神経回路形成に関与する分子群が明らかとなった．例えば肝がん細胞の cDNA ライブラリーから単離された Eph (erythropoietin-producing hepatoma) ファミリーはレセプター型チロシンキナーゼファミリーに属し，成長軸索の先端に発現する．エフリンはそのリガンドで，成長軸索の標的側に発現し，反発性の作用をもつ．このシグナル伝達系を介して，網膜視蓋投射系における網膜部位対応マップが視蓋に形成されたり，体部位表現の相対的大きさがバレル皮質に反映されることが明らかになった．さらに機能的神経回路形成の最終段階は，成長円錐が標的に接触して安定的なシナプス結合を形成したり，退縮して脱落したりする時期である．この最終段階では神経活動依存性の競合原理が働き神経活動に依存してシナプス結合が変化し，シナプスの再構成が起こる．つまり神経回路形成において初期回路形成は先天的（遺伝的）な機構に支配されるのに対し，形成の最終段階では後天的（環境依存的）な要因に影響を受ける．ここでは，同期して発火するシナプス結合は強められ，同期しないシナプス結合は排除される．この遺伝情報に支配されない神経活動依存的な選択的シナプス安定化と脱落にNMDA型グルタミン酸受容体が関与する．その結果，単眼性投射からなる優位眼球柱や，洞毛に正確に対応するバレル皮質が形成される．

◆ 海馬

海馬 hippocampus は発生的に最も古い大脳皮質の領域の一つで，原皮質に属する．げっ歯類の海馬は，前方の中隔から後方の側頭葉へ向って，背内側から腹外側に走るC字形構造体である．ヒトの海馬は，新皮質の発達とそれに伴う脳梁の増大により，脳梁膨大部の後方で側脳室下角の中にロール状に巻き込まれてしまう．このためヒトの海馬は，脳幹を取り去った後の大脳半球内側面において，海馬溝をはさんで海馬傍回の奥にその一部が見えるにすぎない（図1-2）．

1）海馬の区分と層構造

厳密な議論をする場合には，海馬といえば錐体細胞により構成されるアンモン角 Ammon's horn (Cornu ammonis) を指す．このアンモン角（＝海馬）と歯状回 dentate gyrus，さらに海馬台 subiculum を合わせて海馬体 hippocampal formation とよぶ．しかし海馬という用語は，海馬体という意味で使用されることもかなり一般的であるから注意が必要である．

アンモン角は「つ」の字形をしている．アンモン角の外表面（凸面）は側脳室と接する脳室面であり，アンモン角の内表面（凹面）は歯状回の外表面とともに本来の軟膜面である．ニッスル染色などニューロンの細胞体を強く染色する方法でアンモン角を検鏡すると，錐体細胞の細胞体が層をなす錐体細胞層 pyramidal cell layer が観察できる．この錐体細胞の大きさから，アンモン角は小型錐体細胞からなる CA1 と大型錐体細胞からなる CA2・CA3 の亜領域に区分される（図1-8）．これらの錐体細胞は，アンモン角の軟膜面に向かって頂上樹状突起を伸ばす．この頂上樹状突起の近位部は直線的に伸長して放射状層 stratum radiatum を形成し，その遠位部でさかんに分枝して網状分子層 stratum lacunosum moleculare を形成する．一方，錐体細胞から脳室面に向かって数本の基底樹状突起が伸び，上昇層 stratum oriens を形成する．上昇層と脳室面の間には白板 alveus とよばれる白質層が存在する．白板を海馬錐体細胞からの出力線維や海馬への求心性線維が通過し，海馬采 fimbria に集まり脳弓 fornix とな

図 1-8 海馬の構造と線維連絡

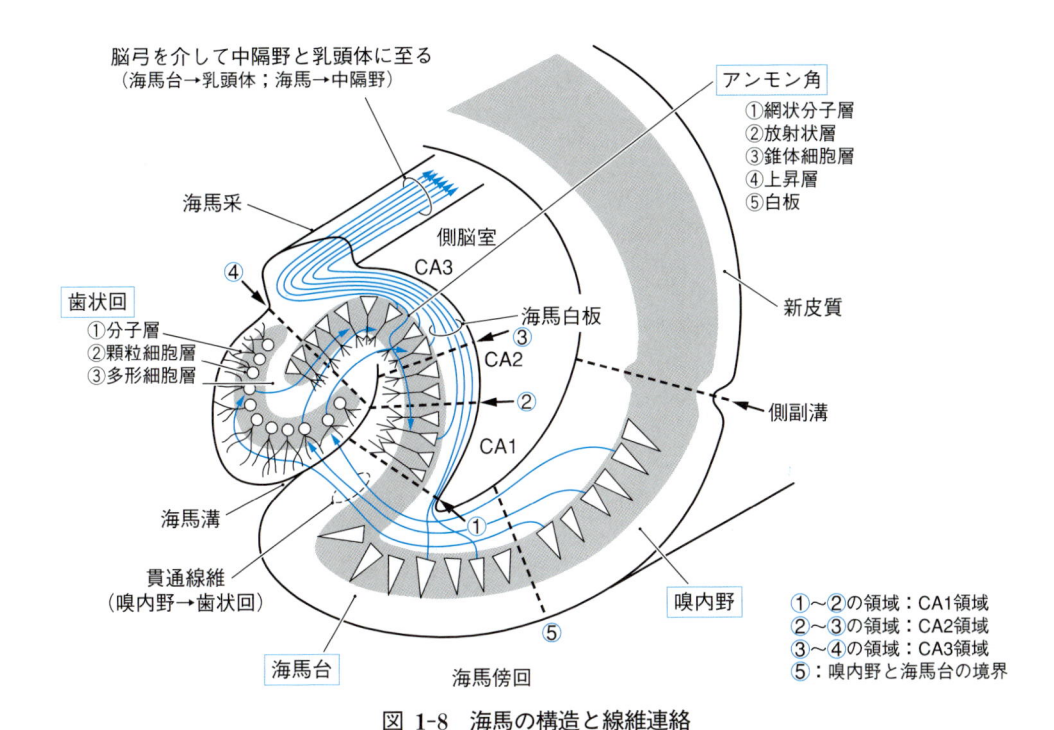

る．また CA3 にのみ錐体細胞層と放射状層の間に透明層 stratum lucidum が形成され，この層には苔状線維 mossy fiber が投射する．一方，CA2 の錐体細胞は苔状線維の投射を受けないという点で CA3 と異なる．

歯状回は「つ」または「く」の字形をとってアンモン角と向き合い，アンモン角の CA3 領域を挟む．歯状回は外表面(軟膜側)より分子層 molecular layer，顆粒細胞層 granule cell layer，多形細胞層 polymorphic cell layer の 3 層構造からなる．分子層には顆粒細胞の樹状突起が広がる．顆粒細胞の軸索である苔状線維は，多形細胞層を通過して CA3 の透明層に終末する．多形細胞層内には，種々の抑制性ニューロンが存在する．

2）海馬の神経回路

海馬内部には，一方向性の線維結合がある．海馬傍回にある内嗅領（嗅内野）は，大脳皮質連合野と入出力関係をもち，その第Ⅱ層から歯状回分子層（一部は CA3 網状分子層）に向かって軸索を伸ばす．この内嗅領歯状回投射線維を貫通線維 perforating fiber という．顆粒細胞の軸索である

苔状線維は，前述のようにアンモン角 CA3 の透明層に投射し，ここで CA3 錐体細胞の頂上樹状突起基部の棘状瘤（thorny excrescence）と巨大なシナプス複合体を形成する．CA3 錐体細胞の軸索は，同側および対側海馬の CA3 と密な連合性および交連性結合を作り，さらに CA1 の放射状層と上昇層にシャーファー側枝 Schaffer collateral を投射する．対照的に，CA1 錐体細胞は連合性結合に乏しく，その軸索は海馬台浅層に投射する．アンモン角や海馬台から，海馬采/脳弓を介して海馬外へ出力する．アンモン角錐体細胞からの投射線維は前交連の前方を通って中隔野へ，海馬台からのそれは前交連の後方を通って間脳の乳頭体へ皮質下投射を行う．

3）海馬のシナプス回路とシナプス可塑性

難治性てんかんの治療を目的として両側海馬を切除された症例や，一過性脳虚血に伴って海馬 CA1 ニューロンが選択的脱落を起こした症例では，過去の記憶の想起は可能でも新たに経験した事柄について著明な健忘が生じた（順行性健忘）．これらの臨床例から海馬は記憶の記銘（コーディ

> ## ■「海馬」の名の由来
>
> 　Vesalius A は，彼の著書 De corporis humani fabrica libri septem. J. Oporinus, Basel 1543 の中で脳室についても記載したが，Aranzio GC（Julius Caesar Arantius c 1530～1589, Bologna 大学教授）は十分に観察されていない側脳室下角の解剖学的所見について，De humano foetu liber tertio editus, ac recognitus. Brechtanus, Venezia 1587 の中で補遺した．Aranzio はこの書の中で，下角の底壁を構成する部位を hippocampus とよび，その形状は白いカイコを連想させると記した．
> 　タツノオトシゴは欧語では seahorse（英），Seepferd（独），Zeepaard（蘭）に当たり，解剖学用語の「海馬」はこれらのいずれかから直訳されたものである．日本の学名がいつ，誰によってつくられたのかは明らかでない．
> 　Hyrtl J は，多くの解剖学者の見解に異論を唱え，hippocampus はギリシャ・ローマ神話に登場する海神 Neptune や Thesis が乗った車を引いた空想上の動物であると主張した．この動物は，前半身が馬，後半身が竜または魚の形をし，その前肢は強く彎曲し，趾はヒヅメをもっていたり，互いに水かき様の膜で繋がっていたりする．下角の先端部は広がって海馬足 pes hippocampi とよばれ，屈曲した足指状の数個の小丘，海馬趾（指）に終わっている．その形態はいかにも伝説上の動物の前肢に似ている．こうした理由から，わが国では Hyrtl の意見を支持する研究者が多い．しかし Aranzio の原文では「タツノオトシゴである hippocampus」となっており（Clarke E & O'Malley CD, 1996），神話の動物とするのは，医学史家の多少ロマンに片寄った解釈に基づいているように思われる．
> 　Mayer JCA（1799）は海馬を Hippopotamus（カバ，河馬）と読みかえたが，これは誤りである．なお，海馬の断面の特異な形状を Winslow JB（1732）は雄羊の角 cornu arietis とよび，de Garengeot（1742）はエジプトの主神アモン Amon の角とよんだ．それにちなんでアンモン角 Ammon's horn の呼称はいまも臨床医家の間で広く用いられている．
>
> （京都府立医科大学　名誉教授　佐野　豊）

ング）に関与していることがわかってきた．特に海馬は陳述記憶 declarative memory（言葉で述べることができる記憶）に関わる脳部位である．長期増強とよばれるシナプス可塑性 synaptic plasticity が，記憶に関する海馬機能を支える重要な細胞内メカニズムであることを指摘しておこう．

　海馬の主要なシナプス回路ではグルタミン酸が神経伝達物質であり，シナプス後側の NMDA 型グルタミン酸受容体の活性化とそれに伴う細胞内カルシウムの濃度上昇が長期増強 long-term potentiation の発現に深く関わっている．海馬のシナプス可塑性発現に関与する遺伝子をノックアウトしたマウスでは，空間学習機能に障害が現われる．一方，苔状線維-CA 3 シナプスの可塑性は，シナプス後側の NMDA 型グルタミン酸受容体とは無関係で，シナプス前側に発現する現象である．この異なる 2 つの長期増強のメカニズムを巡って，海馬は重要な研究対象となっている．

◆ 大脳基底核

　大脳基底核 basal ganglia は終脳から発生した皮質下核で，大脳白質の深部に位置する神経核である．尾状核 caudate nucleus，被殻 putamen，淡蒼球 globus pallidus，扁桃体（扁桃核）amygdaloid body などからなる（図 1-9）．

1）線条体と淡蒼球

　尾状核と被殻をあわせて線条体 striatum という．尾状核と被殻は発生学的にはいずれも新線体に由来し，元来，構造的には同一とみなすべき

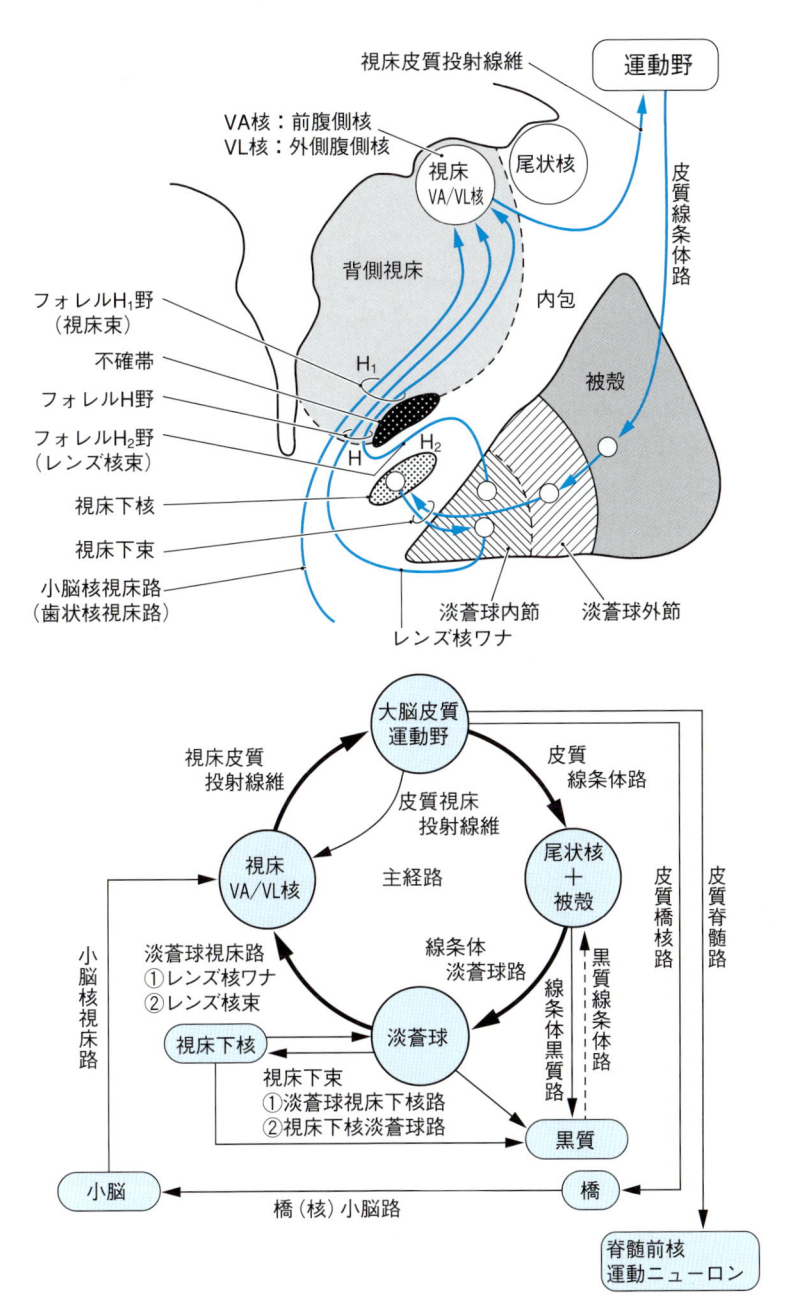

図 1-9　大脳基底核の線維連絡

ものである．しかしヒトでは新皮質に出入する線維群が内包を形成して線条体内部を通過するため，2次的に尾状核と被殻に分離する．一方，淡蒼球は発生的には古線条体に由来し，線条体の内方に位置する．淡蒼球は，内側髄板によりさらに内節と外節に区分される．

線条体は大脳基底核の入力部であるが，線条体への主な入力源として大脳皮質より広く起こる皮質線条体路（グルタミン酸作動性）と中脳黒質 substantia nigra より起こる黒質線条体路（ドパミン作動性）がある．一方，線条体の出力は抑制性（GABA作動性）で，その主要な出力線維は

淡蒼球（線条体淡蒼球路）や，黒質（線条体黒質路）に直接出力する．さらに淡蒼球は視床の前腹側核（VA）や外側腹側核（VL）に投射する（淡蒼球視床路）．また淡蒼球は視床下核 subthalamic nucleus との間に両方向性の線維連絡をもち（視床下束），さらにこれらの神経核から黒質に投射を行っている．この中で，線条体から黒質へ直接出力するルートを直接路，淡蒼球や視床下核を介するルートを間接路ともよぶ．視床 VA/VL 核は運動野へ投射する運動性中継核であり，結局運動野と大脳基底核は視床 VA/VL 核を介して閉鎖ループ回路を形成していることがわかる（図1-9）．この閉鎖ループを大脳基底核線維結合の主経路というのに対し，線条体と黒質間と視床下核と淡蒼球間の両方向性線維結合を大脳基底核線維結合の副経路という．

　解剖学的には視床下核は腹側視床に，黒質は中脳に属し，いずれも大脳基底核には含まれない．しかし上記のように視床下核と中脳黒質はそれぞれ淡蒼球と線条体との間に強い線維結合を有し，機能的に大脳基底核と協同して体性運動の調節を行っている．このため，視床下核や黒質も大脳基底核として取り扱われることが一般的である．パーキンソン病などの大脳基底核の障害では，律動的なふるえ（振戦）やうねるような四肢の不随意運動（アテトーゼ）などの異常運動が起こる．また短期記憶などの内的情報に基づく行動課題，要素的運動の組み合わせや系列化，外界の現象を予測した行動などの障害が現われることからも，大脳基底核と運動性皮質との間には密接な機能的関連があることもうかがえる．

2）扁桃体

　扁桃体は海馬鉤 uncus（海馬傍回の前端が鉤状に曲った領域）の内部にある大脳基底核で，発生的に古く，原線条体ともいう（図1-2）．嗅脳（嗅球僧帽細胞）より強力な入力を受けるが，嗅覚との関係は乏しい．むしろ扁桃体は視床下部や中隔に投射することより，本能行動，内分泌，臓性機能などに関連している．このため扁桃体は大脳基底核というよりも大脳辺縁系や嗅脳系の神経核として扱われることが一般的である．大脳皮質・扁桃体・視床下部・視床からなる神経回路により情動が制御されるが，特に，条件づけ恐怖情動反応メカニズムに扁桃体は統合的な役割を果たしている．

◆ 大脳辺縁系と嗅脳

　大脳辺縁系 limbic system は，帯状回・海馬傍回・海馬体などからなる辺縁葉 limbic lobe に加えて，扁桃体や中隔 septum などの皮質下核を包含する概念である．記憶・本能行動・情動行動などに深く関与する．一方，嗅脳 rhinencephalon は嗅覚に関係する終脳の前下部の脳領域を指すが，具体的には嗅球・嗅索・嗅結節・前嗅核・扁桃体および梨状葉の一部からなる．

2 間脳

　間脳 diencephalon は，視床・視床上部・視床下部から構成される．視床 thalamus はその大部分を占める背側視床と小さな腹側視床からなるが，単に視床といえば背側視床を指すことが多い．腹側視床は小さな神経核（視床下核・不確帯・フォレル野核）と同領域を通過する線維群（淡蒼球視床路線維，小脳核視床路線維）からなる（図1-9）．視床上部は，松果体 pineal body と手綱核 habenula からなる．前者は，メラトニンの産生と分泌を行い，その活動は著明な日内リズムを示す．手綱核は，大脳辺縁系より入力を受け，その活動を中脳脚間核へ伝える大脳辺縁系の中継核としての機能がある（図1-10）．

◆ 背側視床

　背側視床（dosal）thalamus は，線維結合や機能的観点から，特殊（中継）核・連合核・非特殊核・視床網様核の4つに分類される．特殊（中継）核は，全感覚情報（嗅覚を除く）と運動情報を，それぞれ対応する大脳皮質領野の第4層に投射する．例えば聴覚情報は内側膝状体（MGB）から第1次聴覚野へ，視覚情報は外側膝状体（LGB）から第1次視覚野へ投射する．また体性感覚情報は，後外側腹側核（VPL核）と後内側腹側核（VPM

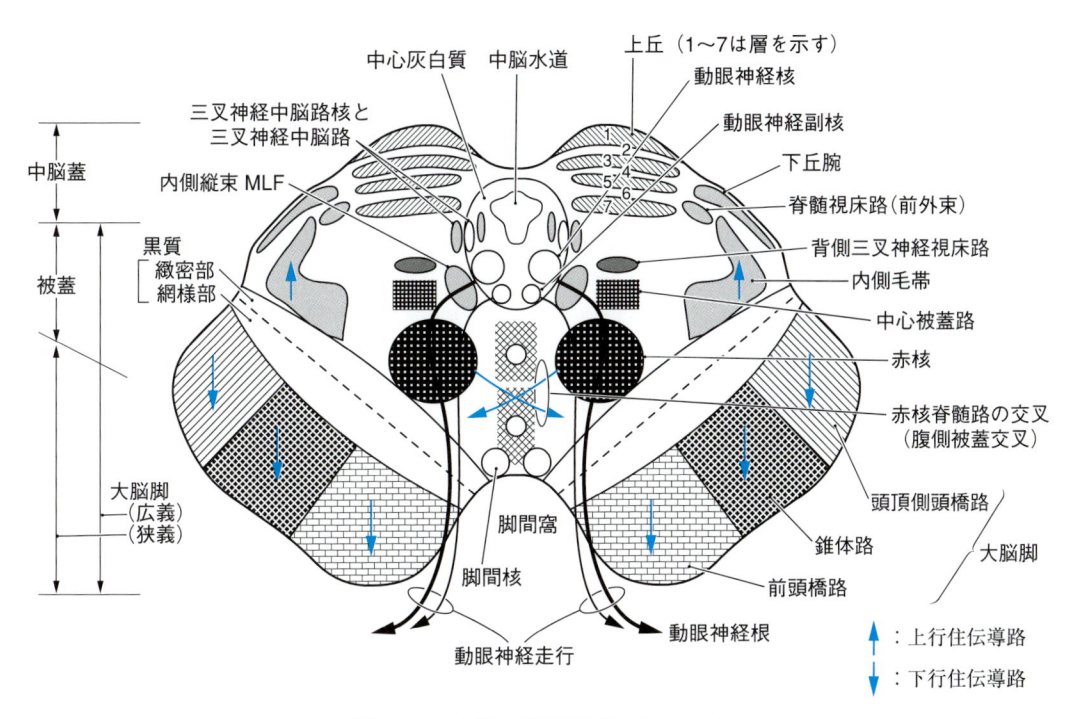

図 1-10 中脳の横断面（上丘レベル）

核）から第1次体性感覚野へ投射する．なお VPL 核は頭部を除く体の体性感覚情報を，VPM 核は頭部の体性感覚情報を中継する．視床 VA/VL 核は，大脳基底核や小脳核などからの情報を受け，運動野や運動前野に投射する．したがって，大脳皮質運動野に至る2つの異なるフィードバック系である大脳基底核ループと小脳ループは VA/VL 核に収斂する．

視床連合核は，特定の神経核からの強い入力は受けないが，ある特定の大脳皮質連合野に出力する視床核である．非特殊核は髄板内核ともいい，視床髄板の中に散在する神経核である．非特殊核も特定の神経核からの強い入力は受けず，大脳皮質の広い領域に出力する（汎性視床皮質投射）．視床網様核は大脳皮質には投射せず，視床内部の局所的回路を形成する．視床網様核は網様体には属さない．

◆ 視床下部

視床下部 hypothalamus は，自律神経機能や内分泌機能の制御を通して生命機能の維持と調節に関わる中枢である．具体的には，血圧，血流，体温，体液，消化，吸収，排泄，性機能，代謝，摂食・飲水，日内リズムの制御など，その機能は多岐にわたる．視床下部は，海馬や扁桃体などの大脳辺縁系と密接な線維連絡をもち，その機能は，情動（怒り，恐れ，快・不快，攻撃，逃走）や本能（性，飲食，群居本能）の身体的な反応（表出）となって表現される．

この視床下部の多彩な機能を反映して視床下部の構成する神経核も多様である．室傍核 paraventricular nucleus や視索上核 supraoptic nucleus は，オキシトシンやバゾプレッシンなどの神経内分泌ホルモンを産生する．これらのホルモンは，順行性軸索輸送により下垂体後葉に運ばれ，ここで神経終末より分泌され，血管内に取り込まれて血行性に標的器官に作用する．灰白隆起の中にある弓状核 arcuate nucleus（漏斗核）は，その軸索を下垂体漏斗に投射する（隆起下垂体路または隆起漏斗路）．弓状核は下垂体前葉ホルモン放出因子を合成する．この放出因子は軸索輸送により下垂体漏斗に運ばれる．下垂体漏斗と前葉の

間には下垂体門脈系 hypophyseal portal system があり，この血管系を介して放出因子は下垂体前葉に運ばれ，種々の前葉ホルモンの分泌を促す．内側視索前野 medial preoptic nucleus にはアンドロゲン受容体が高濃度に存在し，げっ歯類ではアンドロゲンが雄の性行動（マウンティングなど）に対して促進的に作用する．一方，雌の性行動の制御には腹内側核 ventromedial nucleus が関与し，エストロゲンが促進的に働く．視交叉上核 suprachiasmatic nucleus は，日内リズムの発振体として，また光刺激による日内リズムの同調機構として重要な神経核である．長い間，視床下部外側核 lateral nucleus は摂食中枢として知られていたが，最近この領域にオレキシン（ヒポクレチン）とよばれる特異なニューロペプチドが同定された．ナルコレプシーを特徴とする劣性遺伝性のイヌミュータント系統のポジショナルクローニングおよびノックアウトマウスの解析から，日中の強い眠気と睡眠発作を主症状とするナルコレプシーが，オレキシンを介する情報伝達系の異常によるものであることが明らかにされ，視床下部外側核の機能として睡眠・覚醒の制御が新たに加わった．

3 中脳

中脳 midbrain は中脳水道より背側の中脳蓋 tectum（上丘と下丘）と腹側の大脳脚 cerebral peduncle（広義）とに分けられる（図1-10）．さらに大脳脚（広義）は，錐体路や皮質橋核路が通る大脳脚（狭義）とその背側の中脳被蓋 tegmentum に二分される．中脳被蓋には，黒質や赤核などの神経核が存在する．また運動性脳神経核として動眼神経核，動眼神経副核，滑車神経核が存在し，感覚性脳神経核として三叉神経中脳路核が存在する（表1-1）．中脳・橋・延髄の中心部には網様体が存在する．

1）上丘

上丘 superior colliculus は明瞭な層構造をとる．哺乳類より下等の脊椎動物では，上丘は視覚の中枢であり，視蓋とよばれる．視覚中枢としての機能を失った哺乳類の上丘では，移動目標の捕捉や追視のための頭と眼の反射運動に関与する．この視覚性反射に関わる視索線維は外側膝状体には終止せず，対側優位性に上丘浅層に直接投射する（網膜視蓋投射）．上丘における網膜視蓋投射系には網膜部位対応性がある．また大脳皮質の視覚野から上丘浅層に投射する皮質視蓋投射系も上丘において正確な部位局在性を示す．上丘の浅層が主に視覚入力を受ける層であるのに対して，上丘深層は脊髄や中脳網様体に投射する出力層である．

2）下丘

蝸牛神経核や台形体核からの聴覚線維は，外側毛帯を形成して下丘 inferior colliculus に投射する．下丘は聴覚の中継核として聴覚情報を視床の内側膝状体に伝える．下丘の中心部にある中心核のニューロンはタマネギ状の層状配列傾向を示し，各層は周波数局在 tonotopy を示す．蝸牛における周波数局在と密接な関連を有する．

3）黒質と赤核

黒質はメラニン色素を含むため肉眼的に黒く見える．背側の緻密部にドパミン作動性ニューロンが集まり，線条体へ密に投射する（黒質線条体線維）．パーキンソン病は，このドパミン作動性黒質ニューロンの変性脱落により線条体のドパミン含有量が低下することにより発症する病気である．腹側の網様部はニューロンが乏しく，視床VA/VL核などへ投射する．

4）赤核

赤核 red nucleus は小脳核や運動野からの投射を受け（小脳核赤核路，皮質赤核路），下オリーブ核や脊髄に投射する（赤核オリーブ路，赤核脊髄路）．このような線維結合から，赤核は大脳皮質運動野と脊髄の間の中継核として（大脳皮質-赤核-脊髄路），また下オリーブ核を介した小脳へのフィードバック系の中継核として（赤核-オリーブ核-小脳路），運動制御に関わる神経核と考えられる（図1-13）．

5）脳幹網様体

網様体は，大脳皮質と脊髄を連絡したり（大脳皮質・網様体・脊髄路），小脳への中継核として運動制御に関与する（網様体小脳路）．また，あらゆ

る感覚路の軸索側枝を受け，ここから上行性に視床非特殊核（髄板内核群）に投射し，最終的に大脳皮質を広く興奮させて意識レベルを上げる（上行性網様体賦活系）．また，呼吸リズムの形成や循環調節，痛みの知覚など，基本的な生命機能をコントロールする重要な部位でもある．網様体の構造は複雑ではあるが，ある特定の領域を占める傾向があり，これが脳幹を貫くカラム構造を作っていると考えられている．このような見解にたつと，脳幹網様体 brainstem reticular formation を内側から外側に向かって網様体正中野（背側縫線核，大縫線核など），網様体内側野（正中傍橋網様体 PPRF，巨大細胞性網様核群など），網様体中間野（青斑下核，疑核後核など），網様体外側野（小細胞性網様核）に分類することが可能である．セロトニン作動性ニューロンは正中領域に集中し，網様体正中野に属する縫線核を構成する．

4 橋

延髄後索核から視床VPL核に至る投射線維からなる内側毛帯を境にして，橋 pons は橋腹側部（橋底部）と橋背部（橋被蓋）に分けられる．橋腹側部には橋核ニューロンが散在し，その間を埋めるように下行性の縦橋線維と横走性の横橋線維が走行する．橋背部には，運動性脳神経核（外転神経核，顔面神経核，三叉神経運動核，上唾液核）や感覚性脳神経核（三叉神経主知覚核，蝸牛神経核，前庭神経核），青斑核などがある（**表 1-1**）．

1）橋核

橋腹側部を下行する縦橋線維は，皮質橋核路線維と錐体路（皮質脊髄路）線維からなる．皮質橋核路線維は大脳皮質第5層より起こり，橋核（pontine nuclei）ニューロンに投射する．錐体路線維も大脳皮質第5層より起こり，下行して運動性脳神経核や脊髄に投射する．橋核ニューロンより起こる軸索は横橋線維となり，主に対側の中小脳脚を通って小脳半球部に投射する．したがって，橋核は運動野を含む大脳皮質からの下行性インパルスを対側小脳半球に伝える中継核となる（大脳皮質-橋核-小脳路）．

2）青斑核

青斑核 locus ceruleus にはノルアドレナリン作動性ニューロンが集まっており，ここから中枢神経系の非常に広い範囲に遠心性投射を行っている．

5 小脳

小脳 cerebellum の表面を覆う小脳皮質は，ニューロンやグリアが整然と配置し，3層構造をとる灰白質である．小脳皮質の深層には小脳髄質とよばれる白質があり，小脳皮質の入・出力線維が走行する．小脳髄質のさらに深部には小脳（深部）核とよばれる灰白質があり，小脳の出力ニューロンが集まる．小脳核は内側から外側に向かって，1）内側核（室頂核），2）中位核（球状核と栓状核），3）外側核（歯状核）に分けることができる．発生的には，内側核が最も古く，外側核が最も新しい．

◆ 小脳の区分

肉眼的に，小脳は，正中部を占める虫部 vermis と左右の半球部 hemisphere とに分けられる（**図 1-11**）．また，小脳溝により頭尾方向に10個の小葉に分けられるが，虫部と半球部ではそれぞれ別の学名が与えられている．例えば，第Ⅹ小葉の虫部は小節といい，半球部は片葉という．数多い小脳溝の中でも，とりわけ深くしかも恒常的に存在する第1裂と後外側裂により，小脳は前葉（第Ⅰ～Ⅴ小葉），後葉（第Ⅵ～Ⅸ小葉），片葉小節葉（第Ⅹ小葉）の3つに区分される．発生学的には，前葉は古小脳，後葉は新小脳，片葉小節葉は原小脳に区分される．

また，小脳皮質はその入・出力線維による結合関係により，3つの機能的領域に分けられる．すなわち片葉小節葉（第Ⅹ葉）は，前庭神経核より入力を受けることより前庭小脳 vestibulo-cerebellum という．片葉小節葉の出力線維は，例外的に小脳核を介さず小脳外に直接出て，前庭神経核に終わる．前庭小脳は眼球運動や体の平衡に関係する．小脳虫部と小脳半球の内側部（中間部）は四

A 小脳の小葉構造

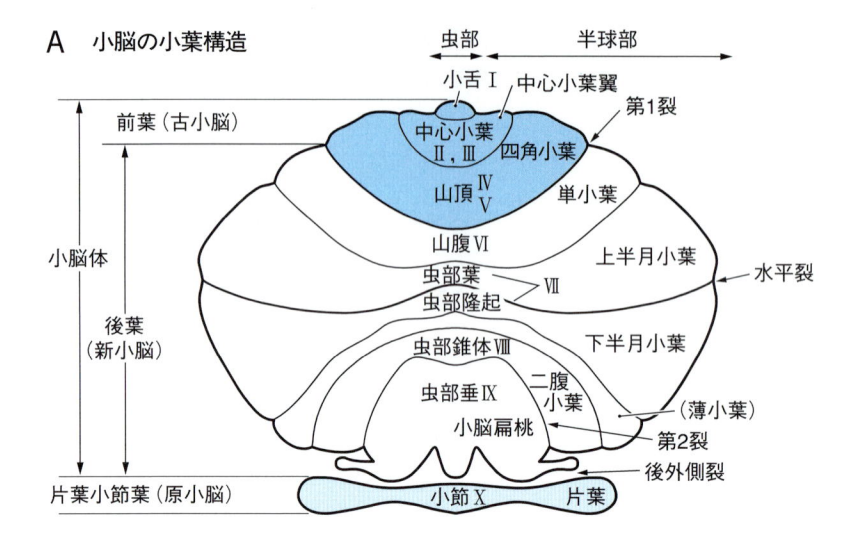

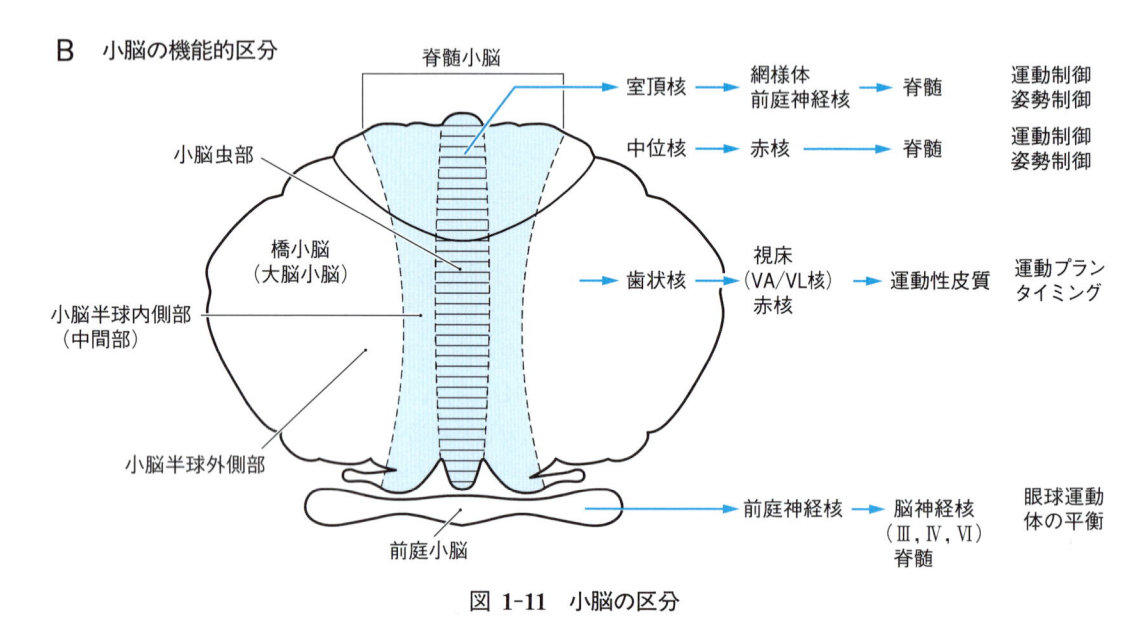

```
                        虫部    半球部
                    小舌 I   中心小葉翼
前葉（古小脳）            中心小葉       第1裂
                        II, III  四角小葉
                        山頂 IV
小脳体                      V    単小葉
                        山腹 VI
                        虫部葉  VII    上半月小葉  水平裂
後葉                    虫部隆起
（新小脳）               虫部錐体 VIII  下半月小葉
                        虫部垂 IX    二腹
                        小脳扁桃      小葉   （薄小葉）
                                        第2裂
片葉小節葉（原小脳）      小節 X   片葉     後外側裂
```

B 小脳の機能的区分

```
                脊髄小脳
                        室頂核 → 網様体    → 脊髄    運動制御
                              前庭神経核           姿勢制御
    小脳虫部
                        中位核  → 赤核    → 脊髄    運動制御
    橋小脳                                        姿勢制御
    （大脳小脳）
                        歯状核 → 視床           運動プラン
    小脳半球内側部                (VA/VL核)  → 運動性皮質   タイミング
    （中間部）                    赤核

    小脳半球外側部

                        前庭神経核 → 脳神経核     眼球運動
        前庭小脳                    (III, IV, VI) 体の平衡
                                     脊髄
```

図 1-11　小脳の区分

肢や体幹からの深部知覚情報を脊髄小脳路を介して受けることから脊髄小脳 spinocerebellum という．小脳虫部皮質は小脳内側核（室頂核）に，半球内側部皮質は小脳中位核（球状核，栓状核）に終止する．脊髄小脳は姿勢や四肢の運動を制御する．半球外側部は，橋核を介して大脳皮質からの入力を受けることより，橋小脳 pontocerebellum（または大脳小脳 cerebrocerebellum）という．半球外側部の出力線維は，小脳外側核（歯状核）に投射する．さらに小脳外側核は視床 VA/VL 核を介して運動野と結合する．橋小脳は，運動の開始やプランニング，タイミングなどに影響を与える．ヒトでは大脳皮質の著しい発達に対応して橋小脳が拡大し，その結果，小脳虫部に対して小脳半球外側部が非常に大きくなる．

◆ **小脳皮質の細胞構築とシナプス回路**

小脳皮質は，軟膜表面より分子層，プルキンエ細胞層，顆粒層からなる．プルキンエ細胞 Purkinje cell の樹状突起は，分子層の矢状面方向に広が

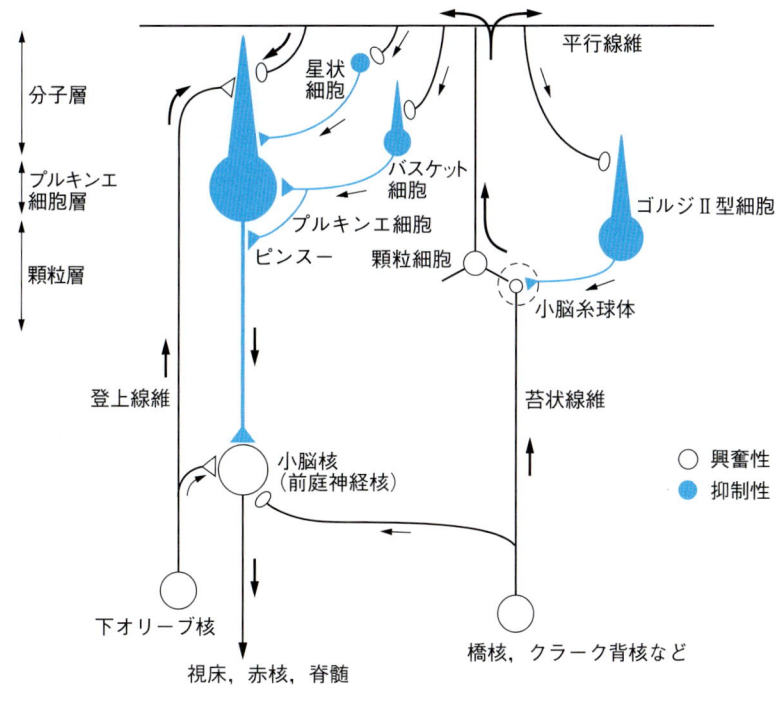

図 1-12 小脳皮質の神経回路

る．顆粒細胞 granule cell の軸索である平行線維 parallel fiber と下オリーブ核ニューロンの軸索である登上線維 climbing fiber は，多数の興奮性シナプスをプルキンエ細胞の樹状突起上に形成している（図1-12）．分子層には抑制性介在ニューロンであるバスケット細胞 basket cell や星状細胞 stellate cell が散在する．後者はプルキンエ細胞の遠位樹状突起に，前者はプルキンエ細胞の近位樹状突起，細胞体，軸索起始部にシナプスを形成している．特に，プルキンエ細胞の軸索起始部を取り囲むバスケット細胞軸索終末の構造体をピンスー pinceau といい，プルキンエ細胞の活動電位発生に抑制をかける．プルキンエ細胞は GABA を伝達物質とする抑制性出力ニューロンで，その軸索を小脳核や前庭神経核に投射する．プルキンエ細胞の細胞体周囲にはバーグマングリア Bergmann glia とよばれる特殊な星状膠細胞が配列し，プルキンエ細胞の細胞体，樹状突起，シナプスを緻密に取り囲み，シナプス伝達や栄養などに関与する．

顆粒層には小脳皮質の唯一の興奮性ニューロンである顆粒細胞が密集する．小脳顆粒細胞は単一ニューロン種としては脳内で最も数が多く，ヒト脳の全ニューロン数の値が研究者により一定しないのは，小脳顆粒細胞の算定法に因ることが多い．顆粒細胞の樹状突起は橋核や脊髄からの苔状線維入力を受けとり，軸索である平行線維を介してプルキンエ細胞に出力する（図1-12）．顆粒層には顆粒細胞の他にゴルジ細胞 Golgi cell とよばれる中型ニューロンが散在し，顆粒細胞に対して抑制性出力を送る．顆粒細胞の樹状突起，苔状線維の神経終末，ゴルジ細胞の神経終末の3者は巨大なシナプス複合体を形成する（小脳糸球体 glomerulus）．小脳皮質にはこのように5種類のニューロンが存在し，それぞれ特徴的な細胞形態，存在様式，神経回路を有している．

◆ 小脳と運動学習

小脳は，大脳皮質から実行すべき運動プランと脊髄から実行中の運動情報を受け取り，求める運動の終点や軌道とのずれをオンラインで計算する．さらに脳幹の中継核を介して大脳や脳幹や脊

髄などへ出力することにより，ずれを修整する運動制御系となる．この機能は経験により変化するため，小脳は運動学習の中枢といわれる．運動学習は，自転車の乗り方や熟練した技の修得など非陳述性記憶 non-declarative memory に分類される学習様式である．小脳の長期抑圧（long-term depression）現象は，登上線維と同期して発火した平行線維・プルキンエ細胞間のシナプス伝達効率が長期にわたって減少するシナプス可塑性に基づく現象であるが，この現象は運動学習の基盤となるメカニズムとして考えられている．プルキンエ細胞には特異なグルタミン酸受容体（GluRδ2やmGluR1）が発現しており，これらの受容体欠損や受容体下流の細胞内情報伝達系分子の欠損により長期抑制が消失し，運動学習機能が障害される．

6 延髄

延髄 medulla oblongata 背側部には，感覚性の中継核（後索核），感覚性脳神経核（三叉神経脊髄路核，孤束核），運動性脳神経核（疑核，下唾液核，迷走神経背側運動核，舌下神経核）などが存在する（表1-1）．また錐体路内を下行する皮質核路線維が脳幹の脳神経核に随時終枝して消失すると，皮質脊髄路線維は延髄腹側に錐体 pyramid という膨らみを形成する（図1-3）．大部分の皮質脊髄路線維は延髄下端の錐体交叉 pyramidal decussation で交叉して反対側の脊髄側索を下行する．錐体の外側には，下オリーブ核によるオリーブ olive という隆起がある．錐体とオリーブの間の境界部を舌下神経が出ていく．

1）後索核

後索核 posterior column nuclei は，脊髄後索の内側を占める薄束と外側を占める楔状束を上行する神経線維が終止する感覚性中継核で，識別性触圧覚と（意識にのぼる）深部感覚を視床VPL核に伝える．後索核は内側の薄束核と外側の楔状束核からなるが，前者には第7胸神経後根より下方（すなわち下半身）の，後者を第6胸神経後根より上方（上半身）の識別性触圧覚と意識にのぼる深部感覚が上行してくる．後索核ニューロンから発する2次知覚線維はただちに毛帯交叉にて交叉した後，内側毛帯 medical lemniscus を形成して反対側の脳幹を上行後，視床VPL核に終止する．

2）下オリーブ核

単にオリーブ核といえば一般には延髄の下オリーブ核 inferior olivary nucleus を指すが，橋には上オリーブ核という小さな聴覚性の中継核があるので注意を要する．下オリーブ核への入力線維は，運動野を含む大脳皮質からの線維（皮質オリーブ路）や，中脳の赤核や中心灰白質からの線維（赤核オリーブ路；中心被蓋路）がある（図1-13）．さらに，筋や腱の伸展受容器（筋紡錘，ゴルジ腱器官）からの深部知覚情報も下オリーブ核に至る（脊髄オリーブ路）．一方，下オリーブ核からの出力線維は，反対側の下小脳脚を通って登上線維となり，小脳プルキンエ細胞の樹状突起に終止する（オリーブ小脳路）．このように下オリーブ核を介して脳幹と小脳皮質との間にはフィードバックループが形成されている（大脳皮質-オリーブ-小脳路，赤核-オリーブ-小脳路）．

7 脊髄

脊髄 spinal cord の中心部をH型の灰白質が，周辺部を白質が占める（図1-14）．脊髄から運動性の前根 ventral root と知覚性の後根 dorsal root が出て，両者が合流する手前の後根に脊髄神経節 spinal ganglion（後根神経節 dorsal root ganglion）がある．この神経節には，偽単極性の1次知覚ニューロンの細胞体が集まっている．前根と後根は合流して混合した後，ただちに前枝 ventral ramus と後枝 dorsal ramus に分かれる．前枝は体幹の腹側部と外側部と四肢に至り，後枝は体幹の背側部に至る．

◆ 灰白質の区分と層構造

灰白質を，前角 anterior horn，中間質 substantia intermedia，後角 posterior horn の3部に分ける．前角には，骨格筋を支配する大型の前角運動ニューロンが分布し，その軸索は前根を通って末梢の骨格筋に至る．前角の内側部を占める運動

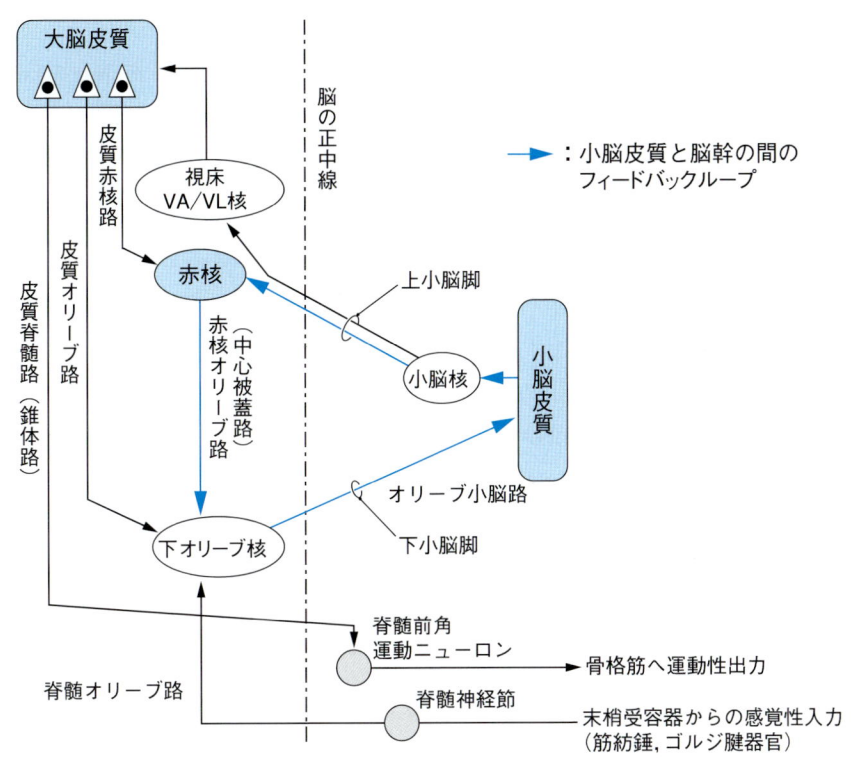

図 1-13 下オリーブ核の線維連絡

ニューロンは体幹筋を支配し，外側部のものは四肢筋を支配する．また，伸筋を支配する運動ニューロンは前角の表層を占め，屈筋のそれは深層を占める．このように前角運動ニューロンには体部位局在がある．中間質は前角と後角の間の領域を指す．中間質は中間質外側部と中間質中心部に分けられる．第8胸髄〜第3腰髄（C 8〜L 3）の中間質外側部は特に外方に向かって突出する．これを中間外側核 intermedio-lateral nucleus（側角 lateral horn）といい，交感神経系の節前ニューロンが存在する．第2仙髄〜第4仙髄（S 2〜S 4）の中間質外側部には副交感神経系の節前ニューロンからなる仙髄自律神経核がある．仙髄自律神経核は側角のように外方に突出することはない．側角や仙髄自律神経核のニューロンの軸索は脊髄前根を通過する．後角には後根から1次知覚線維が到来するが，知覚の種類によりその後の経路が異なる．粗大な触圧覚や温痛覚を運ぶ1次知覚線維は，後角で2次ニューロンにリレーする．また，C 8〜L 2 の脊髄中間質にはクラーク背核（胸髄核）が存在する．下半身の腱や筋の伸展受容器からの深部知覚を運ぶ1次知覚線維は2次ニューロンのクラーク背核に接続する．これに対して，2点弁別などの識別性触圧覚を運ぶ1次知覚線維は，脊髄後角に入ることなくそのまま脊髄後索を上行して延髄の後索核に終止する．

レキシード（Rexed B）は，細胞構築と髄鞘構築から脊髄灰白質を後角から前角に向かって9層（Ⅰ〜Ⅸ層）に分類し，さらに中心管周囲の灰白質をⅩ層に区分した．第Ⅰ〜Ⅱ層には温痛覚を伝えるニューロンが存在し，痛み物質として知られているサブスタンスPや疼痛抑制系のオピオイドとその受容体が高濃度に分布している．中間質は第Ⅶ層に相当し，側角はこの層の外側部，クラーク背核は内側部にある．運動ニューロン群は第Ⅸ層に集積する．

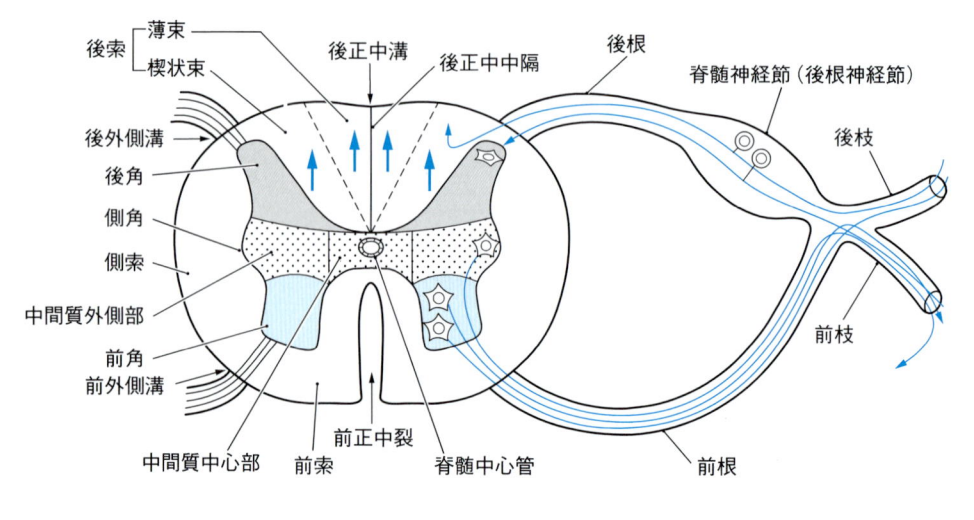

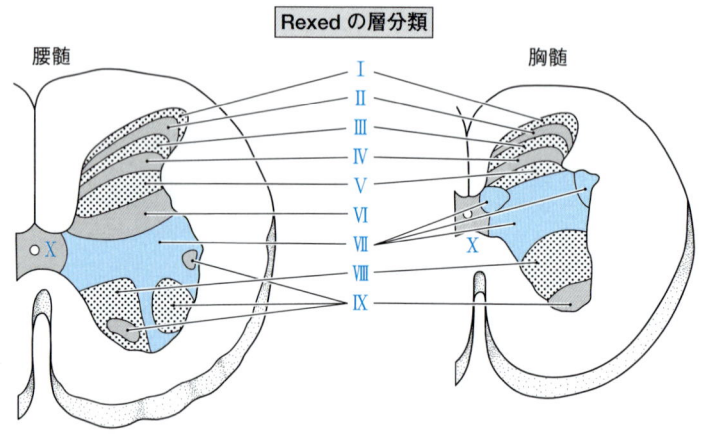

図 1-14 脊髄の内景（横断面）

◆ 白質の区分と伝導路

脊髄の白質は，前根が出る前外側溝と後根が出る後外側溝を境界として前索 anterior funiculus，側索 lateral funiculus，後索 posterior funiculus に分けられる．白質内には異なる脊髄髄節間を結合する線維（固有束）や脳と脊髄との間を上・下行する伝導路が走る（脊髄上行路系および脊髄下行路系）．

脊髄上行路系は，末梢の知覚情報を脊髄から脳に伝える伝導路のことで，感覚路とほぼ同義である．識別性触圧覚と意識に昇る深部感覚を伝える1次知覚線維は後索の楔状束（上半身由来）と薄束（下半身由来）を同側性に上行し，それぞれ楔状束核と薄束核にシナプス接続する（後索・内側毛帯系）．筋や腱の伸展受容器（筋紡錘，腱器官）からの深部感覚情報はクラーク背核で中継した後，2次線維は同側側索を後脊髄小脳路として上行し，下小脳脚を通って同側小脳に投射する．温痛覚を運ぶ2次線維は脊髄でただちに交叉した後，対側の側索を上行し，視床VPL核にシナプス接続する（外側脊髄視床路）．粗大な触圧覚を運ぶ2次線維も脊髄でただちに交叉した後，対側の前索を上行し，やはり視床VPL核にシナプス接続する（前脊髄視床路）．

一方，脊髄下行路系は運動路とほぼ同義で，重要なものとして以下の伝導路がある．大脳皮質運動野からの投射軸索は，錐体交叉で交叉して対側の脊髄側索を下行して前角ニューロンに終わるも

A 側面図

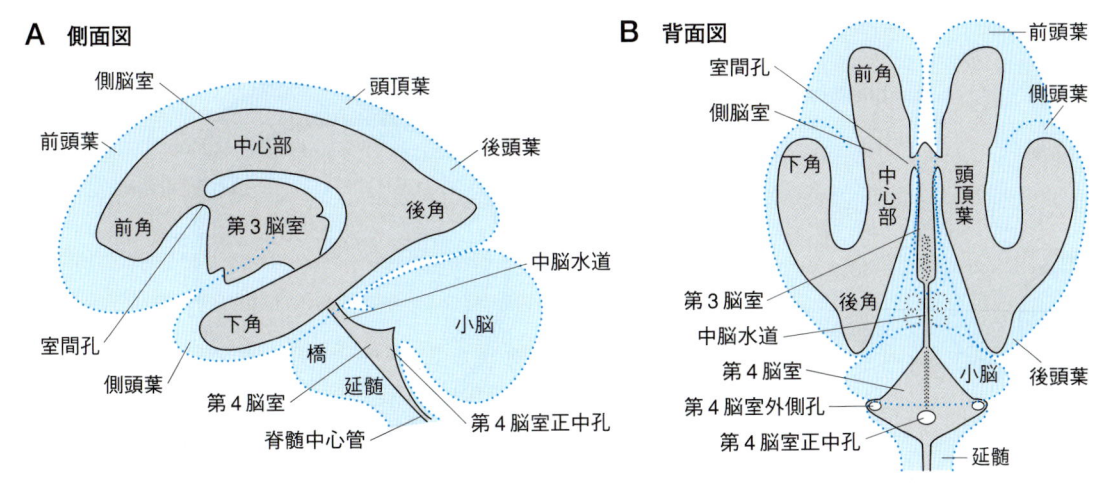

B 背面図

図 1-15　脳室各部の名称とつながり

のと(外側皮質脊髄路または錐体側索路)，錐体交叉で交叉せず同側の脊髄前索を下行するものがある(前皮質脊髄路または錐体前索路)．赤核より起こる軸索は，中脳被蓋でただちに交叉して対側の脊髄側索を下行し脊髄に至る(赤核脊髄路)．赤核脊髄路は屈筋を支配する運動ニューロンを促通し，伸筋を支配する運動ニューロンを抑制する．

8 脳室

脳と脊髄は，外胚葉の陥入によって生じた神経管から形成される．この発生様式は無脊椎動物と脊椎動物の中間に位置する原索動物で始まり，これにより中枢神経は塊状構造から管状構造へと進化した．神経管の内腔は，脳の発達とともに前方が拡大・変形して脳室 ventricle となり，後方の脊髄では形態をあまり変えず中心管 central canal となる．脳室と中心管を合して脳室系 ventricular system とよぶ．脳室の内部は脈絡叢 choroid plexus が産生する脳脊髄液 cerebrospinal fluid (CSF)により満たされている．中心管は成長とともに細くなり，成体ではところどころ閉鎖している．

◆ **各部の脳室**

脳各部の内部もしくは間にはそれぞれ特徴的な脳室があり，側脳室 lateral ventricle (終脳)，第3脳室 third ventricle (間脳)，中脳水道 cerebral aqueduct (中脳)，第4脳室 fourth ventricle (橋, 延髄, 小脳)とよばれる．左右の大脳半球が発達したヒトでは，それぞれの半球内に弓状の大きな側脳室が存在する．これ以外は，正中領域に存在する不対の脳室である(図1-15)．

大脳半球の4つの脳葉に対応して，側脳室も前角(前頭葉)，中心部(頭頂葉)，後角(後頭葉)，下角(側頭葉)が区分される(図1-15)．前角は脳梁(上壁もしくは前壁)，尾状核(外側壁)，透明中隔(内側壁)に囲まれた部分で，中心部から後角へと前後方向に走る．これに対し，下角は視床の尾部を回って前下方へと反転し，その内側壁には海馬体や脳弓が存在する．室間孔(Monro孔)で，側脳室は第3脳室と交通する．第3脳室は，左右の視床が正中に向かって隆起し，しばしば癒着して視床間橋をつくる．このため，この脳室は矢状方向に縦長の幅の狭い脳室となる．発生初期の眼胞内の空間(視脳室)は，この第3脳室と連なっている．中脳水道は中心灰白質により囲まれる細い管で，第3脳室と第4脳室を結ぶ．

第4脳室は，橋と延髄の菱形窩を床とし小脳(第4脳室天蓋)を天井とする浅く幅広の脳室である．菱形窩は正中溝により左右に分けられ，その表面には神経核の存在を反映する隆起や領域が観察さ

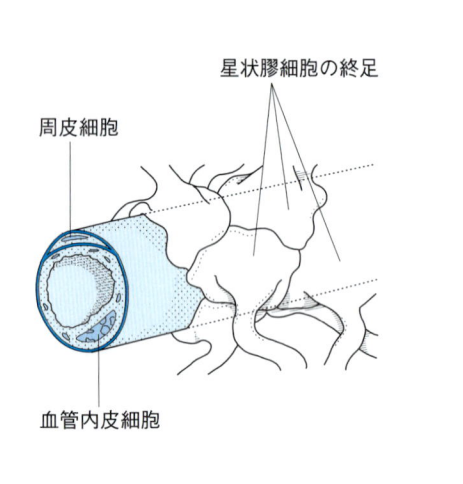

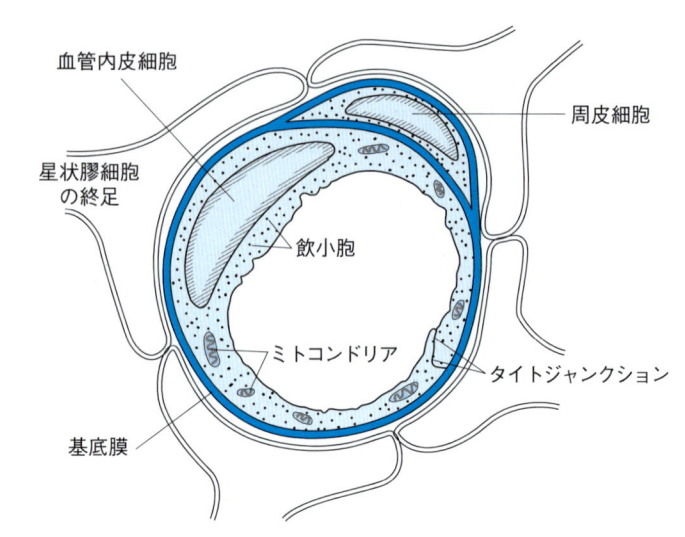

図 1-16　脳の血管と血液脳関門

れる．一方，第4脳室の天蓋は上髄帆と小脳および下髄帆で，その頂点は室頂とよばれる．天蓋の尾側半となる下髄帆は薄く，その正中部（正中孔またはMagendie孔）と外側部（外側孔またはLuschka孔）で破れ，ここで脳室系とクモ膜下腔とがつながる．したがって，上衣細胞が被う脳壁の内表面と軟膜が被う外表面は，どちらも脳脊髄液に浸っている．

◆ 脈絡叢と脳脊髄液循環

上衣細胞 ependymal cell は神経管の内面を被うグリア細胞で，単層立方もしくは単層円柱上皮となる．この細胞は，脈絡叢では脈絡叢上皮細胞となる．脈絡叢は，側脳室，第3脳室，第4脳室において内腔に突出した組織で，脳脊髄液の産生を行う．側脳室脈絡叢や第3脳室脈絡叢で産生された脳脊髄液は中脳水道から第4脳室に流れ，ここで産生された液とともに第4脳室正中孔と外側孔からクモ膜下腔（小脳延髄槽）に出る．脳と脊髄周囲のクモ膜下腔を循環した後，脳脊髄液は上矢状静脈洞内に突出するクモ膜顆粒を介して静脈系に還流する．例えば，腫瘍や先天性奇形のため中脳水道が閉塞すると，側脳室脈絡叢や第3脳室脈絡叢の産生する脳脊髄液が貯留し，脳脊髄液圧が上昇する．その結果，乳幼児では脳室拡大を伴う水頭症になる．

脈絡叢 choroid plexus は，軟膜（正確には髄膜由来の疎性結合組織）と糸球状の毛細血管叢からなる組織複合体を，脈絡叢上皮細胞が完全に被ったものである．したがって，脳脊髄液が毛細血管と直接触れることはない．上皮細胞どうしは接着装置により堅く結合し，物質の通過はかなり妨げられている．これに対して，上皮細胞の脳室面では多数の微絨毛が刷子縁を形成し，細胞内部には多数の飲小胞が存在することから，この細胞内部が物質通過の通路と考えられている．一方，脳実質内の毛細血管とは異なり，脈絡叢の毛細血管は有窓で，タイトジャンクションによる細胞間の接着も緩い．これらの点から，脈絡叢における血液髄液関門の本体は，血管内皮細胞ではなく，脈絡叢上皮細胞であると考えられている．

◆ 血液脳関門と脳室周囲器官

生体染色色素であるトリパンブルーを動物の血管や腹腔に投与すると，動物の内臓などは真っ青になるのに，脳と脊髄はほとんど染色されない．この実験が，血液脳関門 blood brain barrier（BBB）の概念のはじまりとなった．脳の血管は，構造的には血管内皮細胞，基底膜，血管周囲グリア境界膜の3者からなり，しばしば周皮細胞 per-

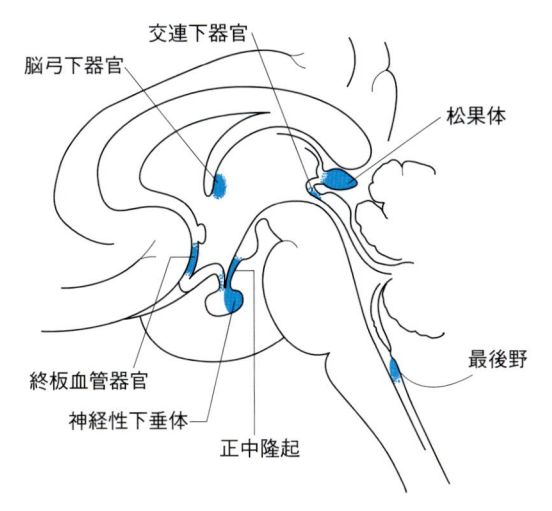

図 1-17 脳室周囲器官の位置と分布

ところが，生体染色色素により染色される特定の脳領域も存在し，血液脳関門が特殊な部位として脳室周囲器官という名称が与えられた（図1-17）。脳室周囲器官には，脳弓下器官，終板血管器官，正中隆起，神経性下垂体，松果体，交連下器官，最後野が含まれる．最後野以外は，間脳に関連し正中面に存在する不対の構造である．これらの構造の多くは，血管が豊富で有窓型毛細血管を含み，西洋ワサビペルオキシダーゼやペプチドなどに透過性を有している．血管透過性に富む脳室周囲器官は，末梢液性情報を感知し調節しているのではないかとみられている．

icyte がその間に介在する（図1-16）．脳の毛細血管は，1個の内皮細胞が完全に全周を取り巻いていたり，複数の内皮細胞が連結して取り巻いている場合もある．いずれにせよ，接触する内皮細胞どうしは全周性のタイトジャンクションで密着している．また，内皮細胞は無窓型である．このため，循環血液中の物質は，血管内皮の細胞間隙を透過することはなく，内皮細胞膜上のトランスポーター輸送系を介してグルコースやアミノ酸など多くの栄養物質を選択的に運んでいる．

参考文献

1) 佐野　豊：神経解剖学，南山堂，1974
2) 佐野　豊：神経科学形態学的基礎，金芳堂，1995
3) マルコム　カーペンター：神経解剖学，廣川書店，1991
4) 井上芳郎：統合・基礎神経学―神経系の構造を中心に，北海道大学医学部テキスト，2001
5) 寺島俊雄：第一解剖講義ノート（神経解剖学篇），神戸大学医学部テキスト，2001
（http://www.lib.kobe-u.ac.jp/products/anatomy/index.html）

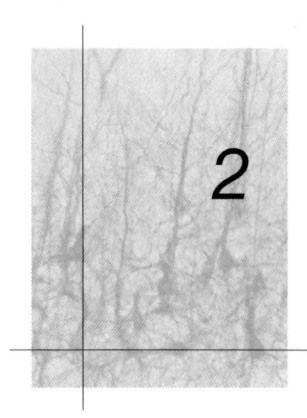

2 ヒトに至る脳の進化

小林　靖

　ヒトは，地球上の現存する脊椎動物の中で，最も繁栄している種であろう．地上のほとんどすべての地域で生活することのできる，このヒトの適応力は，明らかにヒトの身体的特徴のためではなく，ヒトのもつ高い知能によるものである．そしてその知能が，高度に発達した脳によってもたらされたものであることに疑いはない．

　それでは，ヒトの脳はどこが他の動物の脳と違い，どう発達しているのであろうか．本節ではこの問題を検討するため，まず脳全体のサイズについて論じ，さらにヒトでは脳のどの部分が発達しているのかについて述べたい．

からだのサイズと脳のサイズ

　ヒトの知能は他の動物と比べてよく発達していると考えられるが，それは脳のサイズに表れているだろうか．表1-4は哺乳類のさまざまな種の体重と脳重をあげたものである．一見して明らかなように，ゾウやクジラはヒトよりもかなり大きな脳をもつ．これはしかし，それらの動物の大きさを考えれば当然のことである．知能の指標として脳のサイズを比較するには，からだのサイズを考慮に入れる必要がある．

　それでは体重あたりの脳重を比較すればどうであろうか．体重に対する脳重の割合を比較すると，こんどは体重の小さな動物が相対的に大きな脳をもつことになる．メガネザルの方がヒトよりも体重あたりの脳重が大きいことになり，とても知能と相関するとは思えない．

　このように，体重の異なる動物間で脳の重さを比較するには，脳重の絶対値を使っても体重あたりの脳重を使っても不都合が生じる．実は脳に限らず他の器官でも，その重量の絶対値を使ったり体重との比をとったのでは，大きさの異なる種の間で比較することができない．この問題を扱う生物学の方法論をアロメトリーとよぶ．それによれば，ある器官の重量と体重とは指数関数の関係にある．ジェリソン（Jerison HJ）[1]は哺乳類の多くの種のデータをもとに，ある種iにおいて脳重Eiと体重Piの間には，$Ei=0.12\, EQi \times Pi^{2/3}$の関係が成り立つとした．ここで$EQi$を脳化指数 Encephalization Quotient とよぶ．仮想上の平均的哺乳類では，この値が1となる．一般にある種iの脳化指数EQiは，その動物の脳が，同じ体重の平均的哺乳類の脳に比べて何倍大きいかを表す．表1-4で各動物の脳化指数を比較すると，その動物の知能の程度がおおむね反映されていることがわかる．

　Jerisonは哺乳類のみならず，現生爬虫類や，化石でしかみられないすでに絶滅した哺乳類と爬虫類のデータも解析した．体重と脳重を対数目盛でプロットすると，図1-18のように爬虫類は化石・現生を問わず下側に示した範囲内に位置し，現生哺乳類は上側に示した範囲内に位置する．すなわち現生哺乳類は同じ体重で比較すると爬虫類よりはるかに大きな脳をもつことになる．ちなみに化石哺乳類は両者の間に位置する．先ほどの$Ei=0.12\, EQi \times Pi^{2/3}$で$EQi=1$の場合，すなわち仮想

表 1-4 哺乳類の 13 の種における体重と脳重の関係

	種	体重 (g)	脳重 (g)	脳重/体重 (%)	脳化指数 EQ (Jerison)
a	ラット	448	2.4	0.53	0.34
b	カイウサギ	1,440	10.4	0.72	0.68
c	ネコ	3,276	25.3	0.77	0.96
d	イヌ	13,404	78.9	0.59	1.17
e	クマ	146,284	311.5	0.21	0.94
f	ウマ	175,000	385.0	0.22	1.03
g	シロイルカ	520,000	2,350.0	0.45	3.03
h	アフリカゾウ	6,700,000	5,700.0	0.09	1.34
i	ザトウクジラ	25,000,000	5,000.0	0.02	0.49
j	メガネザル	92	3.4	3.64	1.37
k	アカゲザル	8,719	106.4	1.22	2.09
l	チンパンジー	50,340	382.5	0.76	2.34
m	ヒト	62,080	1,320.2	2.13	7.02

a〜i は霊長類以外の哺乳類，j〜m は霊長類．j は原猿類に，k は旧世界ザルに，l は類人猿に属する（データは文献 1），5），6）より引用）．

上の平均的哺乳類は，グラフ内の破線で示した直線上に位置する．この直線より上にある種は脳化指数が 1 以上，下にある種は 1 以下となる．ヒトのプロットが，この直線から上方に最も遠く離れており，イルカやチンパンジーがこれに続く．

霊長類の進化と脳のサイズ

哺乳類の進化史の中で脳がどのように発達してヒトのような形になったかを知るには，厳密にはすでに絶滅した祖先がどんな脳をもっていたか知らなければならないが，化石では脳の内部構造を知ることができない．しかしながら，現生動物の中にはさまざまな程度に原始的な形態を維持している種がある．そこでシュテファン（Stephan H）は下等な食虫類→高等な食虫類→原猿類→新世界ザル→旧世界ザル→類人猿→ヒトという系列（図 1-19）を使って，ヒトに至る脳進化を現生動物によってたどろうとした．

Stephan[2] は上記系列内のさまざまな種で，体重と脳重の対数プロットを行った．それぞれのグ

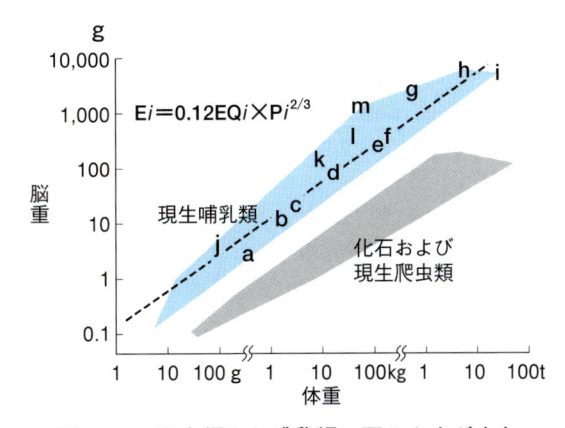

図 1-18 爬虫類から哺乳類に至るさまざまな種の体重と脳重の関係

体重と脳重を対数目盛でプロットすると，爬虫類は化石，現生を問わず下側のグレーで示した範囲に位置する．現生哺乳類は上側に青で示した範囲に含まれる．
アルファベットは表 1-4 の対応する種がどの位置にあたるかを示す．破線は現生哺乳類における回帰直線．この直線上に位置する種は，Jerison の脳化指数 EQi が 1 となる．（Jerison HJ, 1973[1] より改変引用）

$Ei = 0.12 EQi \times Pi^{2/3}$

ループで回帰直線を求めると，下等な食虫類より高等な食虫類が，それよりも原猿類が，さらに真猿類が上方に位置することがわかる（図 1-20）．Stephan は下等な食虫類の回帰直線を基準線（傾

---

*Jerison の脳化指数と Stephan の脳化指数は，原語では Quotient と Index という異なる言葉を用いているが，意味はほぼ同じである．両者の本質的な違いは，基準をどこにおくかという点にあるだけなので，ここではあえて違う日本語に訳し分けることはせず，Jerison の脳化指数，Stephan の脳化指数として区別する．

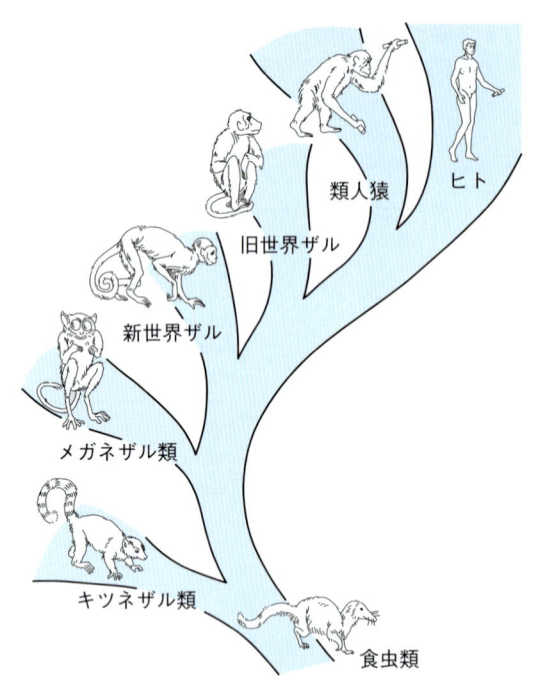

図 1-19　霊長類の進化の階梯
霊長類は現在の食虫類に似た原始的哺乳類から分かれたとされる．キツネザル類・メガネザル類は原猿類とよばれ，食虫類に近い特徴をある程度残している．新世界ザル，旧世界ザル，類人猿となるに従って，ヒトに近い特徴が増加する．新世界ザル以上をまとめて真猿類と称する．（文献 7 より改変引用）

き 0.63) とし，それぞれの種の脳重が，同じ体重をもつ仮想上の下等食虫類の何倍あるかを算出して，これを脳化指数 Encephalization Index* とよんだ．Jerison の脳化指数 EQi が平均的哺乳類を基準としたのに対し，Stephan の脳化指数は下等食虫類を基準としたのである．Stephan の脳化指数は，例えば原猿類に属するイタチキツネザルでは 2.4 であるのに対し，ヒトでは 28.8 に達する．

さらに Stephan は脳の内部構造を調べ，それぞれの構造について，同じ体重をもつ仮想上の下等食虫類の場合と比べて何倍の大きさかを算出し，これを進化指数 Progression Index とよんだ．この値によって，霊長類進化の過程で脳のどの部分がどの程度発達したかを，定量的に比較することができる．

神経系の基本区分

ここで，動物の脳と比べてヒトの脳はどの部分が発達しているかという問題に移る前に，脳を含めた神経系がどのような部分から成り立っているかについて，簡単に触れておく（詳しくは前節を参照されたい）．

神経系は中枢神経系と末梢神経系に分けられる．中枢神経系（以下では単に中枢とよぶ）のうち脊椎の中に入っている部分を脊髄 spinal cord とよび，頭蓋に入っている部分を脳 brain とよぶ．末梢神経系は中枢と末梢器官（鼻，眼，耳，皮膚などの感覚器官と，筋肉や腺という運動器官）を連絡する役割をもつ．ところが，脊髄と脳が脊椎と頭蓋に収まっているのに対して，ほとんどの末梢器官は脊椎や頭蓋の外にあるので，末梢神経が両者を連絡するには脊椎と頭蓋という容器を通り抜けなければならない．脊椎の隙間を通り抜ける末梢神経を脊髄神経 spinal nerve，頭蓋の孔を通り抜ける末梢神経を脳神経 cranial nerve とよぶ．

脊椎や肋骨に端的に表れているように，動物の身体には似た構造が頭から尾の方に向けて繰り返される傾向があり，この性質を分節性とよぶ．末梢神経はこのように分節性をもった末梢器官と密接につながっているため，末梢神経も大部分が分節性をもち，似た性質の神経が頭から尾の方に向かって繰り返される．分節性と関係がないのは，脳神経中の嗅神経，視神経，内耳神経のみである．これらの神経は頭部においてきわめて特殊に分化した感覚器官（頭部三大感覚器）を支配している．具体的にあげると，これらの神経はそれぞれ，鼻の中で匂いを感じる粘膜（嗅粘膜），眼の中で光を感じる網膜，耳の中で音や平衡感覚を感じる内耳を支配しており，嗅覚，視覚，聴覚と平衡感覚を中枢に伝える役割をもつ．

中枢のなかでも，脊髄神経や大半の脳神経のように分節性をもつ末梢神経が出入りする部分は，脊椎動物の進化の歴史を通して比較的変化が少ない傾向にある．脊髄の全体，ならびに脳の中では

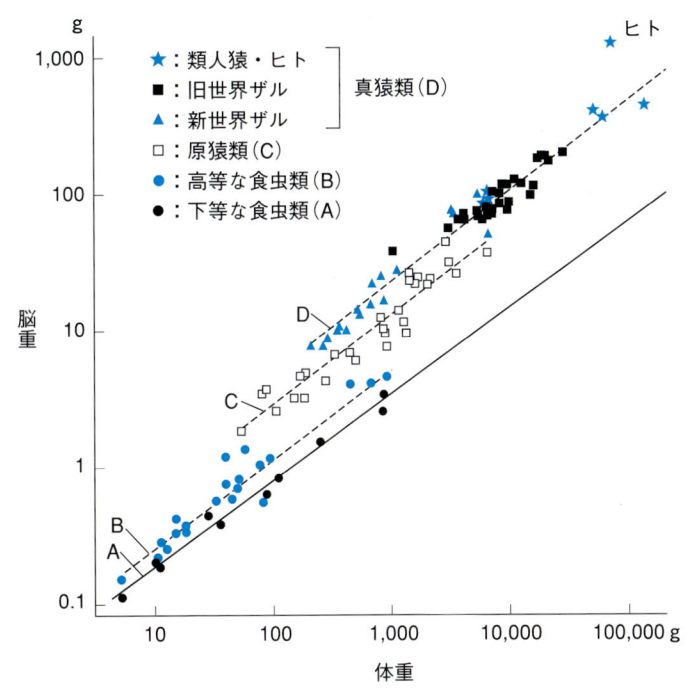

図 1-20 食虫類から霊長類に至るさまざまな種の体重と脳重の関係
実線（A）は下等な食虫類の回帰直線（傾き 0.63），破線は下から順に高等な食虫類（B），原猿類（C），真猿類（D）の回帰直線を示す．
(Stephan H，1972[2])より改変引用)

脳幹 brain stem（中脳＋橋＋延髄）がそれにあたる．それに対して，終脳・間脳・小脳は脊椎動物の進化に伴って大きく発達する．ことに終脳 telencephalon は哺乳類で飛躍的な発達をみせる．

哺乳類の特徴と脳の進化

哺乳類の祖先は中生代に原始的な爬虫類から分かれたとされるが，恐竜に代表される爬虫類の全盛時代にあって，はじめは小型の夜行性動物として生きながらえるしかなかった．しかしながら，哺乳類にはその後の脳の発達と種の繁栄を可能にする大きな特徴があった．それは温血性と胎生である．

温血性，すなわち体温を高く保つ能力があることは，代謝率が高く全身に多くのエネルギーを供給できることを意味する．哺乳類はこの能力のために，エネルギー消費の多い脳を爬虫類以下の動物に比べてはるかに大きくすることができた．爬虫類から現生哺乳類への脳の増大は，図 1-19 に示したとおりである．その傾向はサルからヒトに至ってますます顕著になっている．エネルギー代謝の面からみると，たとえばラット，ネコ，イヌの脳は全エネルギーの 5％を消費するにすぎないが，アカゲザルでは 10％，ヒトでは 20％のエネルギーが脳によって消費される[3]．

胎生，つまり胎盤から酸素と栄養を胎児に供給し，子供をより安全にゆっくりと育ててから産むことにより，脳が大きく発達する余裕が生まれた．また，乳腺から分泌される母乳で子供を育てることにより，脳の発達に使える期間をさらに延長することができた．

ヒトにおける脳と知の共進化

　人類進化の問題は，19世紀以来，古人骨を素材とする分野と彼らの行動の所産である遺跡遺物を対象とする分野で論じられ，20世紀の終わりになって，遺伝研究が新たに加わり大きく展開した．例えば，遺伝子レベルではごくわずかしか違わないヒトとチンパンジーがいかにして今日見るような大きな違いをもつことになったのか．両者の間で，過去に何が起こったのかといった新たな疑問が生まれることになった．ところで遺伝研究は，この疑問に対しては応えられない．その解明にはまた別の研究が必要であり，有力な候補が化石人類の脳を橋渡しとする研究である．しかもそれは，人類の進化に取り組んできたさまざまな分野の研究成果を融合させると同時に，現生のヒトや霊長類のブレインマッピングの所見を過去に遡って検証することにもなる．脳のさまざまな領域のはたらきが，いつ，どのような背景のもとで獲得され，発達してきたのかという脳進化のメカニズムが明らかになるからである（図1）．

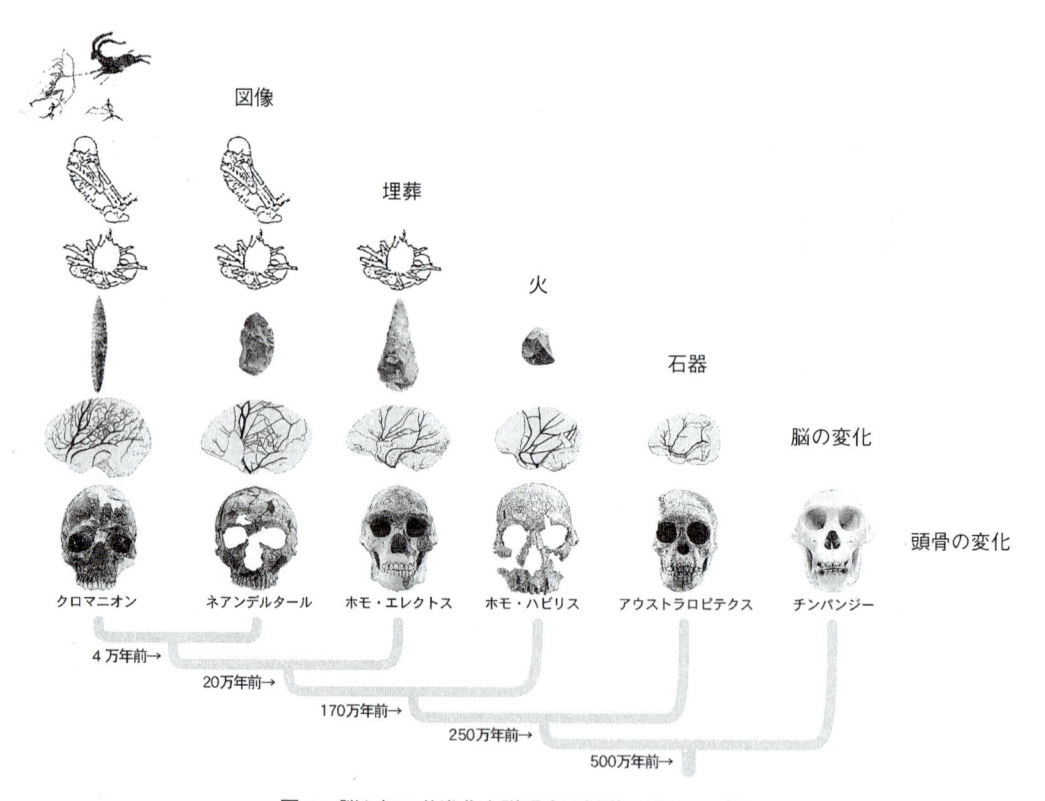

図1　脳と知の共進化を説明する仮説モデルの一例
　ヒトの分岐系統樹に準じて，頭骨・脳の形態構造変化と代表的な行動の所産との関連性を示す仮説モデル．このような証拠を結びつけて脳と知の共進化を論じることができる．たとえば，ネアンデルタールは，その行動の所産から言語能力を獲得していたという説が有力だが，彼らの頭骨・脳の形態構造解析から，言語能力に関わる部位の発達程度を推測し，既設モデルを検証することになる．

500万年前，チンパンジーの祖先と分岐して2本足で歩き始めた猿人，250万年前，最初の石器製作者として登場したホモ・ハビリス，170万年前に出現し，芸術作品の兆しを感じさせるハンドアックス製作に精を出したホモ・エレクトス，10万年前，死者の埋葬を始めたネアンデルタール，そして最近，7万年前のアフリカに，思考や思想を図像化し伝達する人類が出現していたことがわかった．このような行動の発達の背後には脳のはたらきの変化があった．すなわち，自然選択は，より複雑な行動を情報処理できる脳をもつ個体に有利に働き，それが，結果として脳の発達を促すことになった．また，図像表現のような象徴的な行動の発達や芸術の芽生えに，性淘汰が働いていることも指摘されている．言い替えれば，脳のはたらきの進化は行動に反映され，その行動の発達が脳の進化を促してきた．この「脳と知の共進化」のなかに，まさにヒトの進化の実態があり，ヒトとチンパンジーの進化の間で過去に起こった決定的な違いが隠されており，その証拠は化石人類の脳に刻みこまれているに相違ない．

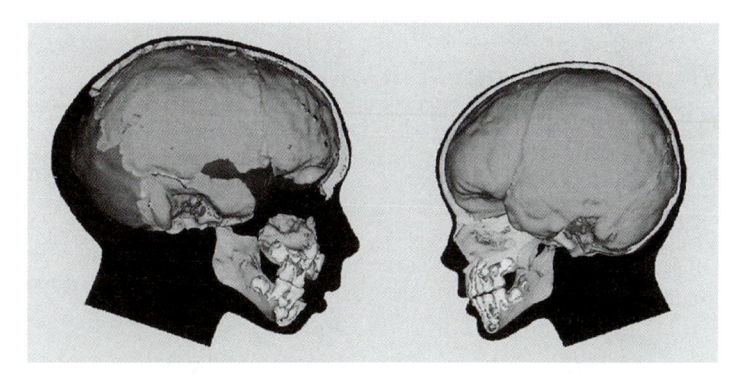

図2　X線CTスキャンデータに基づく頭骨・脳の三次元モデル
　復元されたネアンデルタール（左）と現代のほぼ同年齢（約4歳）の子供の頭部と脳の復元モデル．この種の復元モデルの形態解析結果とブレインマッピングがもたらす所見とを結びつけ，化石人類の脳の働きを推測する．
（写真は，スイス・チューリッヒ大学 Christoph PE Zollikofer & Marcia Ponce de Leon 提供）

　ところで，化石人類の脳研究は至難である．理由は二つある．一つは，脳は通常化石として残らないからであり，もう一つは，脳を納めていた頭骨は数多く出土しているが，多くは破片であり，しかも通常，歪んでおり，それらを正確に接合し，原形に復し，その中にかつて納まっていた脳の形を正確に推測・復元することはきわめて困難だということである．ところが，この問題は，今日のコンピュータ解析技術をもってすれば解決できる．有力な方法の一つが，化石資料をX線CTで測定し，仮想空間上で頭骨を復元するものである（図2）．仮想空間であれば実物資料を損なう危険はなく，破片の接合，欠損部分の補完，歪みの補正等を行いながら，頭骨の原型・理想型をリアルタイムで追求できる．引き続き，仮想的に復元された頭骨の中にかつて納まっていた脳の形態を推測・復元することも可能である．ヒトに至る脳進化を現生動物によってたどると同じように，化石人類の脳を系統的に復元し，その構造変化と行動の共進化のメカニズムを探ることは，ヒトに固有の脳進化をたどることになり，われわれ人類はどのような存在として進化してきたか，それを実証化することになる．21世紀は，化石人類の脳が人類進化の問題に本格的に取り組む時代になるであろう．

（大学共同利用機関・国際日本文化研究センター　赤澤　威）

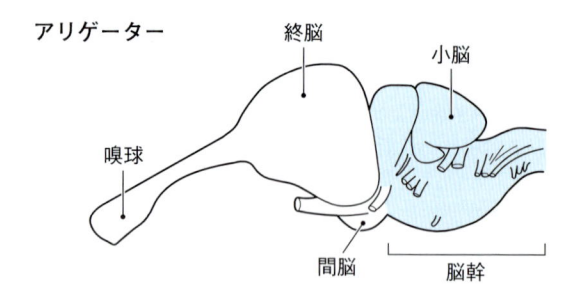

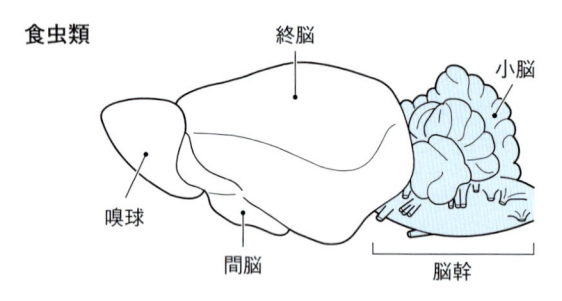

図 1-21 爬虫類と食虫類の脳の基本区分
食虫類では，嗅球も含めた終脳ならびに小脳がよく発達する．脳幹（中脳・橋・延髄）は比較的変化が少ない．脳幹にある細長い突起は，脳神経の基部．脳神経の多くは脳幹に出入りする．
（文献 7）より改変引用）．

哺乳類における終脳新皮質の発達

　終脳のうち嗅神経が入る部分を嗅球とよぶ．嗅球は爬虫類以前でも存在するが，哺乳類に至って特によく発達する（図1-21）．嗅覚の発達は，夜間の地上を活動の場にしていた哺乳類の生活様式に適応している．また，聴覚も同様に発達して鋭敏になった．それに伴って，終脳のうち嗅球以外の部分も大きく発達を始める．終脳に直接入る感覚は嗅覚のみであるが，終脳には他の感覚情報も間接的に伝えられる．例えば視覚は間脳と中脳から，聴覚は延髄から中脳経由で，味覚は延髄から，皮膚感覚も脊髄と脳幹から，最終的に間脳で中継されたあと終脳に伝えられる．このこと自体は哺乳類に特異的なわけではなく，魚類から鳥類に至るまで，終脳がさまざまな感覚情報を受けていることが，近年明らかになってきた．
　しかしながら哺乳類に特徴的なのは，それらの感覚を受ける終脳の部分が新皮質 neocortex と

いう形をとったことである．終脳や小脳の灰白質（神経細胞体の多い部分）には，表面にシート状に広がって層構造をもつ部分があり，これを皮質とよぶ．終脳皮質のうち古皮質 paleocortex とよばれる部分はすべての脊椎動物に存在し，原皮質 archicortex とよばれる部分は両生類以上に存在する．ただし終脳の中で嗅覚以外の感覚情報を受ける部分は，哺乳類以外ではほとんどが皮質に含まれず，内部にかたまりとなっている．哺乳類ではこの部分が，6層構造をもった新皮質という形に変わって，急速に発達したと考えられている（図1-22）．Stephan の進化指数でみると，イタチキツネザルの新皮質では8.3であるのに対し，ヒトでは156という著しい増加を示す．

霊長類における視覚の発達

　霊長類の祖先については化石が少ないために不明な点も多いが，現生の食虫類に似た原始的な哺乳類から分かれたとされる．霊長類はそのころ樹上生活をしており，そのために視覚が発達した．眼球がよく発達し，頭蓋には眼球を入れる場所，眼窩が形成された．眼球は側方から前方を向くように移動し，両眼の視野が重なって前方を見るようになった．両眼を使って立体視することにより，樹の枝から枝へ器用に飛び移ることができたと考えられる．地上から離れたことによって嗅覚の役割は低下し，嗅球は退化の一途をたどった（図1-22）．嗅球の終脳全体に占める割合は，下等な食虫類では17.6%だが，真猿類では0.2%にすぎない．進化指数をみると，ヒトでは0.023にまで減少している．
　視覚の発達は眼球だけでなく，終脳新皮質の発達と同時に進行した．新皮質の中には視覚に関係する部分として，視覚情報が最初に入る1次視覚野 primary visual area のほかに，視覚情報をさらに処理してさまざまな特徴を抽出する視覚連合野 visual association areas がある．霊長類では1次視覚野と視覚連合野が大きく発達している．例えばアカゲザルでは，1次視覚野が新皮質全面積

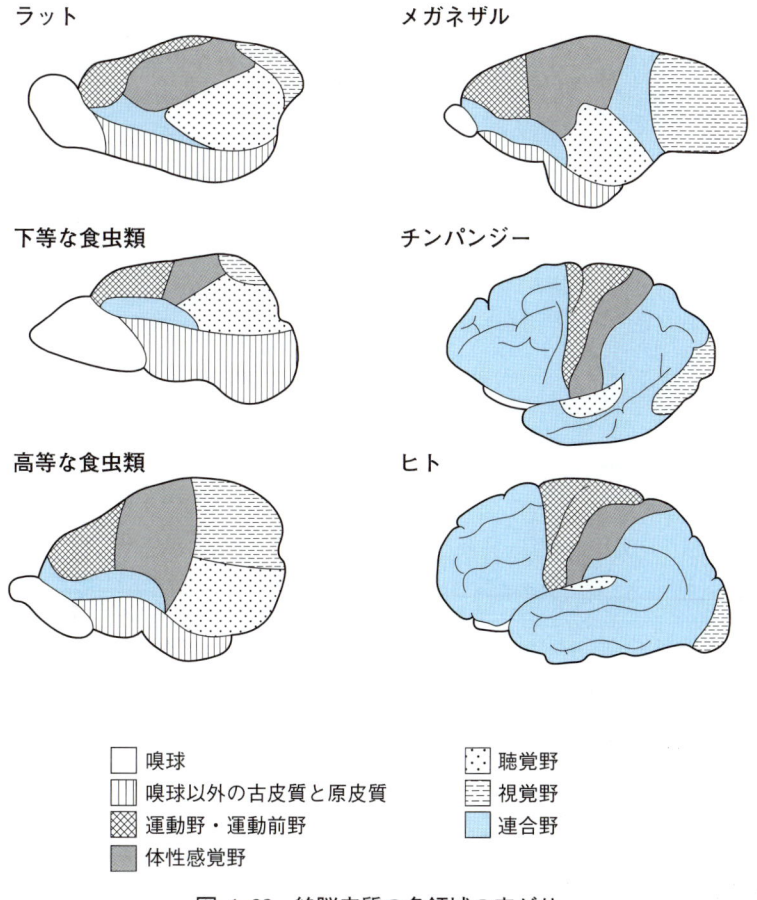

図 1-22 終脳皮質の各領域の広がり

白い部分が嗅球，縦縞が嗅球以外の古皮質と原皮質，それ以外は新皮質を表す．
霊長類の階梯を上ると新皮質が飛躍的に増加するが，頭蓋の容積には限りがあるので，終脳にしわをつくることで表面積を広げ，新皮質を効率よく収納している．繁雑になるので図示していないが，ラットや食虫類では運動野と体性感覚野が一部重なり合っている．霊長類ではこれらの領域が完全に分離する．新皮質のうち青で示した連合野がチンパンジーとヒトでとりわけ広くなる．それに対して嗅球は霊長類で著しく退化する．チンパンジーとヒトの原皮質は，新皮質の増大により内側面に押しやられるので，外側からは見えない．またチンパンジーとヒトで視覚野が縮小して見えるが，これも同様に視覚野の大部分が終脳内側面に位置するようになるからである．
(Young JZ, 1971[8])より改変引用).

の約15%を占める．視覚連合野も広く，その中に構築と機能の異なる30以上の領野が知られている[4]．

霊長類における運動系の発達

霊長類では，樹上生活に伴って手足の敏捷で正確な運動が発達した．また，後になって類人猿の一部は地上に降りて生活するようになり，さらにヒトの祖先はサバンナに進出して2足歩行を始めた．両手が歩行の役割から解放されたため，これまで以上に自由に使えるようになった．こうした一連の進化を可能にしたのが錐体路 pyramidal tract の発達である．錐体路とは終脳新皮質の1次運動野 primary motor area から起こって脊髄に至り，運動ニューロンを直接に，あるいは介在ニューロンを通して間接に駆動する伝導路である．これにより，特に手足の精細な運動が可能となる．錐体路は哺乳類を通してみられるが，霊長

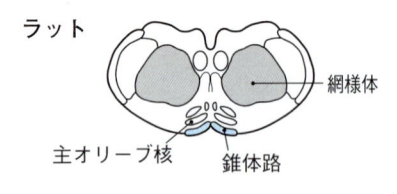

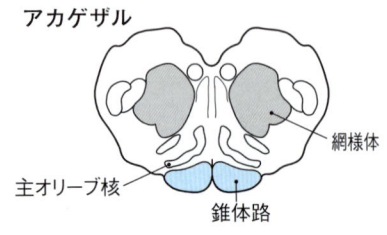

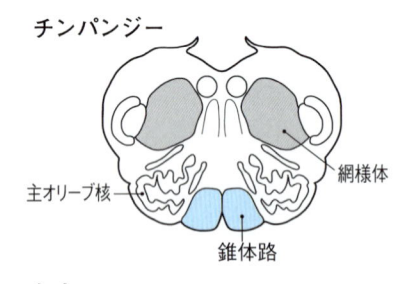

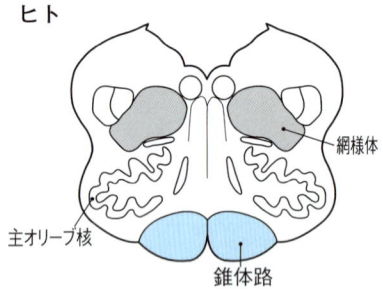

図 1-23 霊長類における錐体路の発達
延髄の断面で錐体路の割合を比較する．脳幹の中心部にある網様体という構造は比較的変化が少ないので，その面積がほぼ同じになるように縮尺を変えて，錐体路の相対的な断面積を表示した．錐体路が霊長類の階梯とともに著しく増大していることがわかる．
同じ断面にみられる主オリーブ核は，小脳半球へ線維を送るため，小脳半球の発達とともにやはり増大する．大きく発達した錐体路も小脳半球も，手足の精細な運動に際して重要な役割を果たす．

類でとりわけ発達している（図1-23）．
　食虫類やげっ歯類では，運動野は体性感覚野 somatosensory area（皮膚感覚などが最初に達する皮質部位）と重なり合っていて分化の途上にあり，錐体路の線維数も少ない．ネコなどでは運動野が体性感覚野から明瞭に分かれて存在するようになり，霊長類になるとさらに発達して大量の線維が運動野から脊髄に向かう．錐体路の終止部位も変化する．他の哺乳類では通常，錐体路の線維は介在ニューロンに終止して運動ニューロンを間接的に駆動するが，霊長類では運動ニューロンに直接終止する線維が現われる．
　それと同時に，運動を正確に調節するための伝導路も発達する．一例として小脳 cerebellum をあげる．小脳皮質は最も下部に位置する片葉小節葉，正中近くにある虫部，外側部を占める半球に分けられる．片葉小節葉はおもに前庭から平衡感覚の情報を，虫部はおもに脊髄から身体の姿勢に関する情報を受けており，運動時の平衡維持や筋緊張の調節に働いている．これに対して小脳半球は終脳皮質と密接に連関しており，終脳皮質の広い範囲から入力を受け，運動野に出力を返す．小脳半球は，小脳の中でも殊に手足の敏捷で正確な動きをコントロールしている部分である．これが霊長類できわめてよく発達していることは，錐体路の発達と併せて霊長類，殊にヒトの特徴である．

ヒトに至る連合野の発達

　先に視覚に関連して，終脳皮質視覚連合野が霊長類でよく分化していることを述べた．聴覚野や体性感覚野の周辺にも，聴覚のみ，あるいは体性感覚のみを処理する連合野がある．連合野にはそれ以外に，特定の感覚を受け持つのでなく，多種類の感覚を統合してさらに高次の処理を行う領域がある．これを狭義の連合野とよび，その部位によって前頭連合野・頭頂後頭連合野・側頭連合野に大きく分ける．霊長類の階梯をたどると，これらの連合野が顕著に増大していることがわかる（図1-18）．例えば，旧世界ザルに属するアカゲザルの1次視覚野が新皮質の約15%を占めるのに対し，ヒトの1次視覚野は約4%にすぎない[4]．このことは，ヒトで視覚が発達していないことを示すのではなく，視覚野の発達をはるかに凌駕するほど連合野が増大したことを意味する．
　ヒトの精神活動を他の動物から区別する最大の特質は，言語活動といっても過言でない．その言

語活動を支えている言語野という皮質領域も，連合野の一部である．大多数のヒトで言語野が左側にあることはよく知られている．近年，言語野だけでなく，終脳皮質の形態的・機能的左右差が詳細に研究されているが，言語をはじめとする高次機能の左右差とは，すなわち左脳と右脳の連合野の差と考えてよい．ヒト以外の霊長類における脳の左右差は，いまだ十分明らかにされていない．今後霊長類における脳の高次機能研究が進展するに従って，ヒト脳の左右差の原型が明らかになると期待したい．

海　馬

終脳は左右に一対あるが，これを左右半分に切断して切断側からみると，大きく発達した終脳皮質のもっとも内側に辺縁葉 limbic lobe とよばれる皮質がある．そのうち側頭葉側の奥まったところに海馬 hippocampus という領域がある．海馬とその周辺は終脳皮質の分類では原皮質に属する．原皮質は進化の過程で新皮質より早く出現したとされ，前述したように両生類からみられる．しかしながら，これは原皮質がその後変化せずに古い機能を担っているということではない．霊長類における海馬の進化指数は，原猿類の段階で増大して真猿類では約2.3という一定の値をとるが，ヒトで再び発達して4.2となる．

海馬は連合野からさまざまな感覚や思考内容の情報を受け取り，それを長期記憶に貯蔵する際に重要な役割を果たしているとされる．海馬が損傷されると自分の体験に関する記憶（エピソード記憶とよぶ）を新たに貯蔵することができなくなる．その際，連合野に左右差があったように，左の海馬の損傷ではより言語的な記憶の貯蔵が，右の損傷ではより図形的・空間的な記憶の貯蔵が障害されるという．

このように，進化の過程で新しく出現した構造を大きく発達させるだけでなく，古くから存在する構造に新たな役割を割り当てることも，ヒトの脳を生み出した進化の一側面である．

本節では，脊椎動物の脳の基本構造のうち，哺乳類，霊長類，さらに人類において，どの部分がより発達してきたかについて，ごく簡略なかたちではあるが全体の流れを追ってきた．脊椎動物の歴史を通して，分節性のある末梢神経に直結している脳幹・脊髄に比べて，終脳・間脳・小脳が大きく発達してきた．その中で哺乳類は終脳新皮質を獲得することにより，他の脊椎動物とは異なる進化を遂げた．また，人類に至る霊長類の歴史の中では，終脳新皮質の中でも連合野が大きく発達し，それがヒトの高度な知能の基盤となっている．

ここでは紙数の関係で詳しく述べる余裕がなかったが，もちろん脳幹や脊髄，末梢神経系もまったく姿を変えなかったわけではない．これらのどちらかというと保守的な部分も，終脳・間脳・小脳の発達に伴ってさまざまな変化を遂げている．神経系という複雑なネットワークは，各部分が互いに連携しながら進化してきた．神経系の各部分・各機能系の特徴を，進化を含めた広い視野の中で捉えることが必要であろう．

■ 引用文献

1) Jerison HJ：*Evolution of the Brain and Intelligence*. Academic Press, New York, 1973
2) Stephan H：Evolution of primate brains：A comparative anatomical investigation. *In* Tuttle R (ed)：*The Functional and Evolutionary Biology of Primates*, Aldine Atherton, Chicago, pp. 155-174, 1972
3) Armstrong E：Evolution of the brain. *In*：Paxinos G (ed)：*The Human Nervous System*. Academic Press, San Diego, pp. 1-16, 1990
4) van Essen DC：Functional organization of primate visual cortex. *In*：Peters A, Jones EG (eds)：*Cerebral Cortex. Vol. 3. Visual Cortex*. Plenum, New York, pp. 259-329, 1985
5) Count EW：Brain and body weight in man：Their antecendents in growth and evolution. A study in dynamic somatometry. *Ann NY Acad Sci* **46**：993-1122, 1947
6) シュライパーEJ（細川　宏，神谷敏郎訳）：鯨，第2版．東京大学出版会，pp. 215-240, 1984
7) ローマーAS（川島誠一郎訳）：脊椎動物の歴史．どうぶつ社，1981

8) Young JZ：*An Indroduction to the Study of Man*. Oxford Univ Press, London, pp. 470-484, 1971

■ 参考文献

9) 酒田英夫：サルの脳の機能マップ．甘利俊一，外山敬介編，脳科学大事典，朝倉書店，pp. 35-44，2000
10) ネイピア JR，ネイピア PH（伊沢紘生訳）：世界の霊長類．どうぶつ社，1987
11) 藤田哲也：心を生んだ脳の 38 億年．岩波書店，1997
12) 三上章允編：視覚の進化と脳．朝倉書店，1993
13) ル・グロ・クラーク WE（金井塚務訳）：霊長類の進化．どうぶつ社，1983

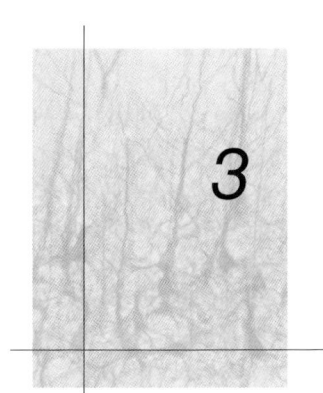

3 ヒト脳の形態形成とその異常

高嶋幸男 伊藤雅之 水口 雅

正常の脳発生の過程で，脳形成異常が生じ，脳成熟の過程で，脳障害が起こる．正常の発生と発達といえども，その機序は生物学的にきわめて複雑なものであり，障害の機序を解明するために，まだ追求しなければならない点は多い．現在，実験動物を用いた分子生物学的研究が活発である．中枢神経系の先天形成異常は全身の器官中最も早期に発生しはじめ，器官形成期を過ぎても重要な分化が行われ，最も遅く成熟するなどの特色をもつ．特に遅く発達するのは高次脳機能であり，最も緻密である．

最近，分子生物学的・遺伝学的研究の進歩により，動物では形態形成過程の遺伝子が同定され，トランスゼニックマウスやノックアウトマウスなどが作成され，脳の形成機序とその異常の研究は活発である．ヒトでも，一部の脳形成異常では，その発生の原因と形態の形成機序が徐々に解明されつつある．二分脊椎では，妊娠中に葉酸を投与すると，その発生頻度が減少することは大きな朗報である．

ヒト脳の形態形成

ヒト脳の形態形成は大別して，神経管形成期，脳胞形成（腹側誘導）期，細胞増殖期，神経細胞移動期に分けられる．形成異常として，神経管形成異常，全前脳胞症，矮小あるいは巨脳症，神経細胞移動異常がある．しかし，発生時期が不明な脳形成異常も少なくない．MRIなどの画像診断の進歩とともに，脳形成異常の臨床診断が可能となり，臨床的理解も飛躍的に進歩したが，一方では診断や分類に混乱もある．中枢神経形成異常の形成機序を明らかにし，系統的に分類し，臨床診断の発生形態学的な基礎知識とすることはきわめて重要である．

授精後2週で着床を完了した胚体は，胚芽期いわゆる器官形成期となる．胎生第3週の初期に，外胚葉層との中間に中胚葉層がみられるようになり，中胚葉性の脊索に誘導されて外胚葉より中枢神経の源というべき神経板が形成される．この神経板の側縁に神経襞が現れ，神経溝が生じる．胎生4週初めに神経溝の両側の外側縁に隆起してN-カドヘリンとN-CAMが発現し，左右の正中線で合わさって神経管の形成が始まる．神経管の頭側端と尾側端は閉鎖が遅れ，前後の神経孔を形成する．4週終わりには，前神経孔に続いて，後神経孔が閉じ，将来脊髄となる長い尾方部と，脳となる頭方部をもつ1本の閉鎖管となる．

この時期の癒合の不全で神経管の閉鎖が不完全となり，あるいは神経管閉鎖後に再開通して，全頭蓋脊椎裂から無症候性潜在二分脊椎までの種々の形成不全を生じることになる[1]．最近の分子生物学的研究により，神経管形成にsonic hedgehogをはじめとして，接着因子や転写因子の遺伝子が関わることがわかり，神経管形成異常neural tube defect（神経管欠損）の遺伝子もマウスでは多数見つかっており，ヒトでもPAX遺伝子などが発見されつつある[2]．

ノブロック（Knobloch）症候群は強度近視，硝

表1-5 中枢神経系の発生

疾　患	遺伝形式	染色体座	遺伝子
Schizencephaly	*de novo*/AD	10 q 26.1	*EMX2*
Holoprosencephaly 2, alobar or semilobar (HPE 2)	*de novo*/AD	2 p 21	*SIX3*
Holoprosencephaly 3 (HPE 3)	AD	7 q 36	*SHH*
Holoprosencephaly 4 (HPE 4)	*de novo*	18 p 11.3	*TGIF*
Holoprosencephaly 5 (HPE 5)	AD	13 q 32	*ZIC2*
Sotos syndrome	AD	5 q 35	*NSD1*
Miller-Dieker lissencephaly syndrome (MDLS)	AR	17 p 13.3	*PAPAH1B1*
Norman-Roberts type lissencephaly syndrome	AR	7 q 22	*RELN*
X-linked lissencephaly/Double cortex syndrome	XD	Xq 22.3-q 23	*DCX*
Periventricular heterotopia	XD	Xq 28	*FLNA*
Fukuyama-type congenital muscular dystrophy	AR	9 q 31	*fukutin*
Hydrocephalus due to congenital stenosis of aqueduct of Sylvius (HSAS 1)	XR	Xq 28	*L1CAM*
Knobloch syndrome (KNO)	AR	21 q 22.3	*COL18A1*

子体網膜変性，後頭部脳瘤を呈する常染色体劣性遺伝の疾患であり，責任遺伝子が21 q 22.3にあり，その18型コラーゲンの遺伝子COL 18 A 1変異が網膜構造異常と神経管閉鎖不全に関与することがわかっている[3]．

また，マウスでは多くの母体への葉酸の投与で，神経管形成不全の発生率が減少することがわかり，さらに，ヒトでも葉酸内服によって発生率が減少することが疫学的に証明され，今では妊娠の可能性がある女性では葉酸を豊富にとることが推奨されている[4]．

閉鎖管の発生が進み，後頭部に3個の拡張部，すなわち1次脳胞とよばれるものが出現し，これらは前方から後方に向かって順次，前脳胞，中脳胞，菱脳胞とよばれている．胎生第5週で，前脳胞は二分し，間脳胞と終脳胞とに，中脳胞は，ほとんど変化せず，菱脳胞は二分し，後脳胞と髄脳胞とになり，いわゆる5脳胞期を迎える．この初めの頃，前脳胞から左右への膨隆が形成され，これを大脳胞という．終脳と間脳を合わせて，前脳prosencephalonという．終脳からは，4週に菱脳の翼板で細胞増殖が活発になった部位から，5週には，両側に菱脳唇が形成され，小脳の原基ができてくる．左右の菱脳唇は終脳の背側部で合わさって小脳の原型となる．

この時期には前脳胞の発達が障害され大脳縦裂が形成されない，または間脳胞と終脳胞の癒合が損なわれると，全前脳胞症 holoprosencephaly が生じる．原因として，染色体異常や遺伝子変異が見出されている．

また，母体の糖尿病などの環境因子も原因となることがある．ヒトの染色体異常には，13トリソミー，18 P モノソミーなどがよく知られ，遺伝子変異には，*SIX3*（HPE 2, 2 p 21），*SHH*（HPE 3, 7 q 36），*TGIF*（HPE 4, 18 p 11.3），*ZIC2*（HPE 5, 13 q 32）等の変異が近年報告されている[5〜8]（表1-5）．このように，全前脳胞症の発生には雑多な遺伝子異常と環境因子が関与しており，環境因子が遺伝子あるいはその蛋白の機能に影響することも考えられる．前全脳胞症は左右大脳半球の融合の程度によって，alobar, semilobar, lobar と分けられ，大小の顔面奇形を伴い，表現型が多彩である．1つの遺伝子異常の家系でも，単眼症から眼裂狭小まで表現型が異なるといい[9]，それらの関係

異常・奇形（2002年まで）

遺伝子名	文献
empty spiracle (*Drosophila*) homolog 2	Nat Genet **12**：94-96, 1996[12]
sine oculis homeobox (*Drosophila*) homolog 3	Nat Genet **22**：196-198, 1999[5]
sonic hedgehog (*Drosophila*) homolog	Nat Genet **14**：353-356, 1996[6]
	Nat Genet **14**：357-360, 1996[7]
TG-interacting factor (TALE family homeobox)	Nat Genet **25**：205-208, 2000[8]
Zic family member 2 (*odd-paired Drosophila* homolog)	Nat Genet **20**：180-183, 1998
NR-binding SET-domain-containing protein	Nat Genet **30**：365-366, 2002
Platelet-activating factor acetylhydrolase, isoform Ib, alpha subunit (45 kD)	Nature **364**：717-721, 1993[14]
	Nature **370**：216-218, 1994
Reelin	Nat genet **26**：93-96, 2000[28]
Doublecortin (doublecortex, lissencephaly, X-linked)	Cell **92**：51-61, 1998
	Cell **92**：63-72, 1998[22]
Filamin A, alpha (actin-binding protein-280)	Neuron **21**：1315-1325, 1998[29]
Fukutin gene (lissencephaly type 2, muscular dystrophy)	Nat Genet **5**：283-286, 1993[31]
	Nature **394**：388-392, 1998[32]
L1 cell adhesion molecule (hydrocephalus, stenosis of aqueduct of Sylvius 1, MASA (mental retardation, aphasia, shuffling gait and adduced thumbs) syndrome, spastic paraplegia 1)	Nat Genet **2**：107-112, 1992
Collagen, type XVIII, alpha 1	Hum Mol Genet **9**：2051-2058, 2000[3]

は症例の集積によって追求されるであろう．

　胎生第4週頃の終細胞は，多列上皮である胚芽層より形成されており，この胚芽層では細胞の増殖が起こる．その細胞増殖の減少あるいは増加により，小頭症 microencephaly, 巨脳症 megalencephaly が生じる．小頭症の原因はさまざまであり，先天性のものに限ると，遺伝と胎内環境因子とに大別される．巨脳症の原因には，遺伝的な要因が多い．家族性巨脳症では，常染色体優性遺伝が多く，半数で正常発達を示す．稀に，常染色体劣性遺伝のものがあり，精神発達遅滞を示す傾向にある．巨脳症と発達遅滞を伴う Sotos 症候群では，NSD_1遺伝子異常が見出されている．

神経細胞移動とその異常

　胎性8週頃には，脳室周囲の胚芽層の細胞は，周辺部に移動を始め，終脳の壁が内より外に向かって順次，胚芽層，外套層，辺縁層に区別されるようになる．胎生第3カ月以降になると，外套層の細胞（神経芽細胞）が表層へと移動し，皮質層を形成していく．この移動は著しく，胎生5カ月には皮質層が肥厚し，脳表には1次脳溝が形成される．

　大脳皮質では，上記のように，皮質神経細胞は胎生初期に脳室壁面で神経幹細胞として産生され，上衣下胚芽層で増殖し，表面の皮質へ移動し，分化成熟する．この過程には，種々の神経成長因子，接着因子や調節因子が働き，プログラム細胞死も起こり，正常皮質が形成される．

　ラキック（Rakic P）ら[10]の radial unit 仮説によると，神経細胞は単位として生産され，radial glia 束に沿って配列し，皮質へ入って円柱を作って配列する．radial unit 仮説では，種々の皮質形成異常は2つのカテゴリーに分けられる．第1では，細胞円柱の単位が減少し，単位内の細胞数は正常であるが，第2では，細胞円柱の単位は正常で，単位内の細胞数が減少しているという．前者は胎生7週以前に生じ，後者は7週より遅く生じる．後者ではさらに，3つに分けられ，細胞移動のシグナルの欠損，移動する際の接着や調節の異常，および目標を認識する機構の欠如が考えられている．しかし，これらのカテゴリーを各症例で確定

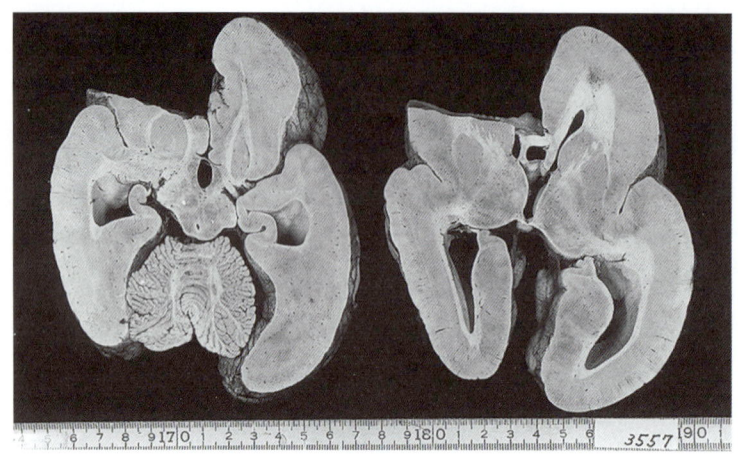

図 1-24 滑脳症 1 型の脳割面

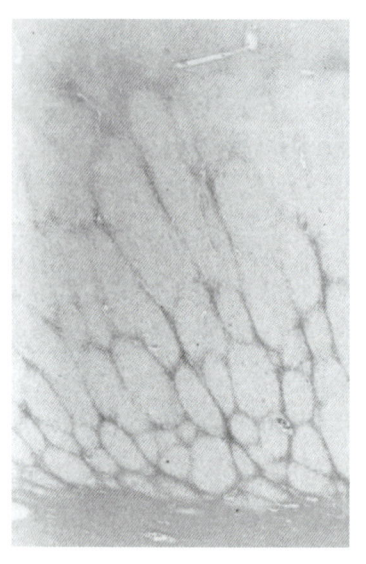

図 1-25 滑脳症 1 型の大脳皮質深部の myelin basic protein 免疫組織化学的染色像

することは困難であるともいう．

胎生5カ月には皮質層が肥厚し，脳表には次第にしわ（脳溝）が形成される．この時期の異常で，裂脳症はその極型とされ，また移動途中で停止すると，灰白質の異所性細胞形成（ヘテロトピア）などが生じる．脳回転中に遺伝または環境要因による障害が起こると，無脳回症，厚脳回症，多小脳回症などが生じる．

裂脳症 schizencephaly は神経細胞移動異常のうちで最も早く生じる．通常，両側大脳半球に左右対称性にみられ，中心溝付近に存在し，それが脳室とクモ膜下腔と交通がみられる（pialependymal seam）．病理学的には，脳裂壁は細胞の豊富な灰白質からなっており，多少脳回やヘテロトピア様の所見がある．そのために，病因は神経細胞移動初期の局所的脳循環障害と考えられているが，不明である．母親の薬物服用や先天性サイトメガロウイルス感染のような環境因子の報告もある[11]が，最近，家族性の裂脳症に homeobox 遺伝子である EMX2 の変異が発見され，症例が増加している[12]（表 1-5）．

大脳皮質の形成異常の機序

皮質細胞構築は細胞増生，移動，定着，分化，細胞死および再構築の終末像であるので，発生過程のどこに異常があっても最終的には，皮質形成異常が残ることとなる．大脳皮質の形成障害として，原則的には，神経細胞の増生異常によって低形成または過形成が，移動・定着異常によってヘテロトピアと配列異常が，そして分化異常によって形成異常 dysplasia が生じる[4]．

1 滑脳症 1 型（無脳回症）

無脳回症 agyria とは，大脳皮質の形成障害により脳表が原始形のまま滑らかな形をとり，脳溝・脳回が形成されないものをいう．このうち程度の軽いものが厚脳回症 pachygyria である．これらの診断は，CT や MRI でなされる．分類の方法によっては，滑脳症 1 型 lissencephaly type 1，とよばれ，原因遺伝子が発見され，LIS-1 や doublecortin などが知られている（表 1-5）．

◆ Miller-Dieker 症候群

無脳回症の代表的な疾患であるミラー－ディーカー（Miller-Dieker）症候群では，小頭症，小顎，両側頭部陥凹を伴う前頭部突出，薄い上口唇，上向きの鼻孔，耳介低位などの微小形成異常があり，

発育，発達の遅れが著明で，痙攣を伴う．脳波は，乳児期にヒプスアリスミアを呈することが多い．

脳は，肉眼的には脳表面が平滑で，脳軟膜血管走行は単純である．シルビウス裂が大きく開き，弁蓋形成が不十分である．脳の割面では，皮質が厚く，白質は薄く，脳室周囲に灰白質ヘテロトピアがあり，後角優位の側脳室拡大を伴う（図1-24）．組織学的には，皮質は比較的に規則的な配列をなし，4層構造を示す．4層構造とは，分子層，表面細胞層，希(無)細胞層，深部細胞層から構成されている．4層構造の発生機序を免疫組織化学的にみると，宝道（Houdou S）ら[13]は深部細胞層は円柱状であることを認め(図1-25)，細胞移動の過程のヘテロトピアであることを証明し，Rakic の radial unit theory を支持する．これを classical lissencephaly あるいは lissencephaly 1型ともいう．小脳には異常はないが，延髄の下オリーブ核異形成とそのヘテロトピアがある．

本症には，染色体17p13.3の欠失あるいは変位が認められ[14]，蛍光 in situ hybridization（FISH）法などによる遺伝子マッピングを利用して，本症の染色体診断がなされる．FISH 法では，Miller-Dieker 症候群の92％に欠損が証明され，孤発例でも44％に認められている[15]．また，Mizuguchi ら[16]は Miller-Dieker 症候群の遺伝子産物 LIS 1（platelet-activating factor acetylhydrolase subunit）の抗体を作製し，正常脳では免疫化学的に脳の神経細胞のマイクロソームに局在し，免疫組織化学的には胎児期以降，脳の神経細胞によく発現しているが，本症候群では発現しないことを見出している．胎児脳では，LIS 1はカハール‐レチウス（Cajal-Retzius）細胞と側脳室上衣細胞に発現し，神経細胞の産生から移動終了まで関与している．LIS 1蛋白の発現レベルは臨床的重症度と相関する[17]．しかし，LIS 1がいかにして，大脳皮質の深部細胞層にヘテロトピア様に神経細胞群を規則的に停滞させるのかは不明である．

ノーマン‐ロバート（Norman-Robert）症候群は Miller-Dieker 症候群と類似しているが，短く，傾斜した前頭部が特徴で，染色体異常は認められず，常染色体劣性遺伝とされている．最近，ホング（Hong SE）ら[18]は小脳，海馬，脳幹の異常を伴う滑脳症の常染色体劣性遺伝の例で，責任遺伝子が染色体7q22に局在し，reelin（RELN）であることを認めている．

◆ 皮質下帯状異所性灰白質（二重皮質症候群）

X連鎖性皮質下帯状異所性灰白質 subcortical band heterotopia（SCLH），すなわち二重皮質（double cortex）症候群では，正常構造の大脳皮質の下の白質に，帯状に異所性の皮質が形成され，あたかも二重皮質のように見えることがある．SCLHでは，滑脳症に比して知的障害，運動障害の合併率は低い．しばしば，てんかんを合併する．女性は SCLH，男性は滑脳症1型を呈することが多く，X連鎖性皮質下帯状異所性灰白質・滑脳症症候群（X-SCLH/LIS）という疾患概念でとらえられている．このうちのX連鎖性滑脳症（X-LIS）では，重度の知的障害があるが，無脳回は前頭葉優位であり，下オリーブ核のヘテロトピアはなく，LIS-1変異による滑脳症とは微小に異なる．男性と女性での表現型の相違は，責任遺伝子がX染色体にあるためであり，女性では，神経細胞前駆体のX不活性パターンが種々の臨床的重症度に影響していると考えられる[19)20)]．本邦でもX-SCLH/LIS の遺伝子診断がなされ，複数の遺伝子変異が報告され，doublecortin の異常は滑脳症や帯状ヘテロトピアには少なくない[21)22)]．

X-SCLH/LISの原因遺伝子は染色体Xq22.3-q23にあり，クローニングされ doublecortin とよばれている[23]．この遺伝子蛋白は在胎9週からすでに皮質に発現し，12〜20週で最も強くなり，その後減弱し，錐体細胞に残存する．分子層の軟膜下にある Cajal-Retzius 細胞は早期より成熟しており，この発現がある．脳室上衣下胚層では，在胎11〜15週でもっとも強く発現し，その後，減弱する．また，白質の軸索でも皮質と同じ時期に発現する．これらのことは，doublecortin が神経幹細胞の移動に強く関わっていることを示唆する[24)25)]．

さらに秦（Qin J）ら[25]は，神経細胞移動異常が

表 1-6 神経細胞移動異常における大脳皮質神経細胞の doublecortin 免疫組織化学的反応（Zellweger 症候群で低下がみられる）

Migration disorders	Age	N	Doublecortin Patients	Controls
Zellweger syndrome	Fetuses (19 GW)	2	+/−	2+
Zellweger syndrome	Infants (2〜8 M)	2	+/−	1+
FCMD	Fetus (23 GW)	1	2+	2+
FCMD	Adults (11〜34 Y)	4	1+	1+
Thanatophoric dysplasia	Fetuses (29〜39 GW)	3	1+	1+
Lissencephaly	Childhood (4 M〜6 Y)	4	1+	1+
Holoprosencephaly	Infants (29 GW〜5 M)	8	1+	1+
Pena-Shokier syndrome	Fetus (34 GW)	1	1+	1+
CFSS	Infant (5 M)	1	1+	1+

FCMD：Fukuyama type congenital muscular dystrophy　CFSS：cerebrofacio-skeletal syndrome

あるツェルベーガー（Zellweger）症候群，滑脳症1型，福山型先天性筋ジストロフィー，thanatophoric dysplasia および全前脳胞症などにおける発現を検討し，Zellweger 症候群にのみに発現低下があることを認めている（表 1-6）．Zellweger 症候群は元来ペロキシソームの代謝異常によって起こり，大脳皮質下の神経細胞ヘテロトピアと皮質形成異常，肝の線維化，腎の小嚢胞形成を特徴としているが，それらの機序は不明である．本症における神経細胞ヘテロトピアの機序として，極長鎖脂肪酸高値などの代謝異常によって doublecortin の発現不全が生じ，神経細胞移動異常が発生すると考えられる．なお，LIS 1 では Zellweger 症候群における発現低下はみられない．

doublecortin の機能はいまだ明確でないが，microtubules とともに局在し，細胞骨格の動態に関与し，移動中の神経細胞 leading process の細胞内シグナル伝達の調節に深く関係していると考えられる[26)〜28)]．doublecortin の欠損あるいは低下によって細胞移動に障害をきたすものと考えられる．

特異な脳室周囲結節性ヘテロトピアがてんかんの患者に画像で両側側脳室周囲に診断され，X連鎖性優性である．この疾患の責任遺伝子が filamin 1（FLN1）であることがわかり，症例が積み重ねられている[29)]．神経細胞の移動には，開始，進行，定着と，多くの細胞，分子，遺伝子が関与し，これらに環境要因も作用するのであろう．

2 多小脳回症

多小脳回症 polymicrogyria では，肉眼的には個々の脳回が小さく，多数増加してみえる場合と，表面が顆粒状にみえる厚い脳回で，不規則な小脳回が多数融合している場合とがある．前者は古典的な多小脳回であり，後者は lissencephaly type 2 あるいは丸石皮質 cobble stone cortex や丸石滑脳症 cobble stone lissencephaly（Haltia）ともいう．組織学的には，皮質神経細胞が4層構築をなす型（four layered form）と層状配列を示さない型（unlayered form）とがある．後者は胎生の早い時期（約13〜16週）に，前者はそれより遅い時期に起こるとされている．

多小脳回は神経細胞移動障害のほかに，移動終了後の皮質壊死でも生じる．神経細胞移動障害による多小脳回では遺伝的な要因または感染や薬物などの環境要因によって生じる．

3 丸石（2型）滑脳症

丸石（2型）滑脳症 cobblestone (type 2) lissencephaly は，1型滑脳症の形成機序と異なり，脳軟膜

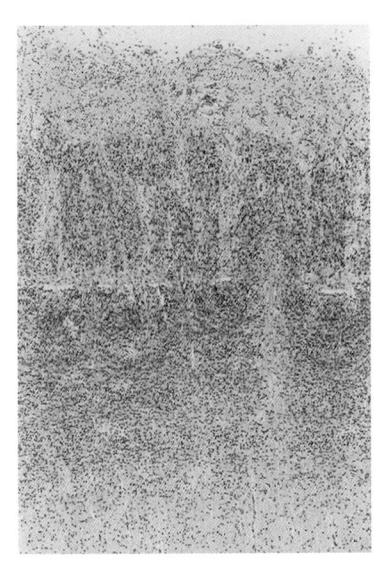

図 1-26 福山型先天性筋ジストロフィーの胎児の大脳皮質

側へ過剰に移動して大脳皮質の限界膜を通過して表層に粗大顆粒状の異常皮質を形成する．代表的疾患として，福山型先天性筋ジストロフィー，ウォーカー–ワルブルグ (Walker-Warburg) 症候群や筋眼脳症候群がある．

◆ 福山型先天性筋ジストロフィー

福山型先天性筋ジストロフィーFukuyama-type congenital muscular dystrophy (FCMD) では，筋ジストロフィー所見と種々の程度の丸石滑脳症がみられる．不規則に融合した多小脳回と厚脳回が混在することが多く，多小脳回・厚脳回パターン (polymicrogyria-pacygyria pattern migration disorder) と表現することもある．その程度は症例と部位により異なるが，異常皮質は常に正常大脳皮質の表層部にある．この不規則な多小脳回の形成過程は在胎 20 週前後の胎児脳で明瞭に認められ（図 1-26），基本的には基底膜を破って突出した異常な表層と，基底膜下に残った正常の深層からなることがわかる[30]．

わが国に多く，欧米では稀である．遺伝的には，両親の近親婚率が高く，同胞発生率が高く，常染色体劣性遺伝と考えられている．本症の遺伝子が染色体 9q31 にあることがわかり，fukutin とよばれ，出生前診断も可能となっている[31)32)]（表 1-5）．

fukutin 抗体を用いて，ヒト脳における発達的発現を免疫組織化学的に発達的変化を調べると，fukutin は在胎 12～19 週の胎児大脳皮質の神経細胞に最も強く認められ，成熟とともに減弱する．胎生期の脳における fukutin 蛋白発現の時間的・空間的変化から，この蛋白の機能が皮質形成に関与し，神経伝達異常をきたすと考えられる[33)]．本症の胎児では，大脳皮質の脳軟膜下の基底膜の破れを通って神経組織が過剰移動し，脳表の限界膜（基底膜）を穿通し，表層に神経細胞が不規則に配列した表層皮質を形成している過程がわかる[34)35)]．その神経細胞穿通の機序は，基底膜の欠損または脆弱が原因であると考えられるが，fukutin との関連はいまだ明確にされていない．fukutin による免疫組織化学的染色では，免疫化学的に神経細胞に局在し，基底膜は Cajal-Retzius 細胞，軟膜下顆粒細胞 subpial granular cell，皮質内神経細胞など，神経細胞の機能と関係深いと考えられる．その中でも，Cajal-Retzius 細胞は胎生早期から成熟して脳軟膜直下にあり，この欠損マウスでは，滑脳症 2 型が生じるという報告があり[36)]，FCMD ではこの細胞の欠損はないものの，機能低下は十分に考えられ，注目される．このように，正常胎児脳神経細胞における fukutin の発現と fukutin 変異に伴う基底膜の破れの関係を考えると，fukutin は基底膜の形成調節に関与していると思われる．FCMD の筋では α-dystroglycan の選択的欠損が認められ，fukutin の機能の一面を示している[37)]．

筋眼脳病 muscle-eye-brain disease は北欧に多く，重症知的障害，眼異常，先天性筋ジストロフィーと滑脳症 2 型（多小脳回・厚脳回型）を呈し，欧米に多い Walker-Warburg 症候群とともに，FCMD の近似疾患である．最近，それらの責任遺伝子は，筋眼脳症では POMGnT1 (protein O-mannose beta-1, 2-N-acetylglucosaminyltransferase)[38)]，Walker-Warburg 症候群では POMT1 (protein O-mannosyltransferase 1)[39)] が発見されている．それらの機能は fukutin と類似

福山型先天性筋ジストロフィー：糖鎖とαジストログリカノパチー

　福山型先天性筋ジストロフィー（FCMD）は1960年福山らにより発見された常染色体性劣性遺伝である．わが国の小児期筋ジストロフィー中Duchenne型の次に多く，日本人の約90人に1人が保因者と計算され，日本に1,000〜2,000人位の患者が存在すると推定されるが，海外からの症例はないに等しく，日本人特有の疾患である．本症は重度の筋ジストロフィー病変とともに，高度の脳奇形〔丸石（2型）滑脳症〕が共存し，さらに最近は近視，白内障，視神経低形成，網膜剥離などの眼症状も注目されている．すなわち本症は骨格筋-眼-脳を中心に侵される，遺伝子異常による一系統疾患である．

　われわれはポジショナルクローニングにより原因遺伝子を同定した．患者染色体のほぼ90%には同一の変異がみられ，原因遺伝子の3'非翻訳領域内に約3kbのDNA挿入があり，mRNAの発現が検出できない．この挿入配列は，今から約100世代前の一人の祖先から今日の患者の大部分へと受け継がれたものと推定され，動く遺伝因子である「レトロトランスポゾン」である．正常遺伝子の産物蛋白質はフクチン（fukutin）と名付けられ，461個のアミノ酸からなる分子量53.7 kDの蛋白であり，細胞内ではゴルジ体に局在する．

　さらにわれわれは丸石（2型）滑脳症を示す類縁疾患，筋眼脳（MEB）病が，O結合型糖鎖修飾酵素POMGnT1の異常により発症する疾患であることを見出した[1]．またごく最近，一部のWalker-Warburg症候群にO結合型糖鎖修飾酵素（推定）POMT1の変異が発見された[2]．他に，近年神経細胞移動障害を伴うmyodystrophyマウスの原因がLargeという糖転移酵素（推定）の変異によることも報告された．さらにフクチンもアミノ酸の相同性などから，糖鎖修飾に関わる酵素と推測されており，これらすべての疾患においてαジストログリカンの糖鎖認識抗体による免疫組織染色性が低下する異常が見られている．筋ジストロフィーや神経細胞移動異常に，αジストログリカンの糖鎖の異常という新たな病態メカニズムが示唆され，大変興味深い．

　さらに最近，Campbellらのグループにより MEB，FCMD，myodystrophyマウスの大脳，骨格筋でαジストログリカンの糖鎖の異常の存在がより強く確認された．彼らの作成したαジストログリカン蛋白本体の抗体では正常，糖鎖認識抗体では異常で，ラミニンなどの細胞外基質との結合能が低下しているという[3]．またαジストログリカン脳特異的欠損マウスでは，MEBやFCMDのような脳奇形を再現できた[4]．リガンドとの結合に関わる部分のαジストログリカンの糖鎖が正常に付加されないため，ラミニンなどの細胞外基質との結合能が低下し，基底膜と細胞骨格の関係が破綻し筋線維の異常が生じ，また脳表の基底膜が破綻し神経細胞の過剰移動が生じ，これが筋ジストロフィーや脳奇形の原因であると推定されている．

　すなわち前述のαジストログリカンの糖鎖付加異常，ラミニンとの結合能の低下はこれらの疾患群で共通しており，基底膜異常という発症要因も共通していると考えられ，これら疾患群を総称して「αジストログリカノパチー」という概念ができつつある．

文 献

1) Yoshida A, Kobayashi K, Manya H, et al：Muscular dystrophy and neuronal migration disorder caused by mutations in a novel glycosyltransferase, POMGnT 1. *Dev Cell* **1**：717-724, 2001
2) Beltran-Valero de Bernab, D, Currier S, Steinbrecher A, et al：Mutations in the O-mannosyltransferase gene POMT 1 give rise to the severe neuronal migrarion disorder Walker-Warburg Syndrome. *Am J Hum Genet* **71**：1033-1043, 2002
3) Michele DE, Barresi R, Kanagawa M, et al：Post-translational disruption of dystroglycan-ligand interactions in congenital muscular dystrophies. *Nature* **418**：417-422, 2002
4) Moore SA, Saito F, Chen J, et al：Deletion of brain dystroglycan recapitulates aspects of congenital muscular dystrophy. *Nature* **418**：422-425, 2002

（大阪大学大学院医学系研究科 ポストゲノム疾患解析学講座 ゲノム機能分野　戸田達史）

し，脳における神経細胞移動異常は FCMD の発生機序と類似していると考えられる[40]．

神経細胞移動異常のうち，原因遺伝子が発見された疾患の発生機序を中心に述べた．まだ，てんかん外科で重視される限局性皮質形成異常 focal cortical dysplasia や片側巨脳症 hemimegalencephaly，先天性代謝異常で胎内で発生する先天性ミトコンドリア病やペロキシソーム病，骨系統疾患である thanatophoric dysplasia における多小脳回など，皮質形成異常だけでも多くの問題があり，原因不明のものが多い．まして，中枢神経系形成異常となると，解明すべきことは山積みである．マウスなど実験動物で急速に進歩している分子生物学的研究成果がヒトの形成異常の解明に応用され，一日も早く予防と治療法の開発が進むことが期待される．

■ 文 献

1) 後藤 昇：中枢神経系の発生と発達．胎児・新生児の神経学，メディカ出版，pp. 2-26, 1993
2) 塩田浩平，中津智子，桶上 敦，他：神経管形成と全前脳胞症．脳神経 **51**：659-666, 1999
3) Sertie AL, Sossi V, Camargo AA, et al: Collagen XVIII, containing an endogenous inhibitor of angiogenesis and tumor growth, plays a critical role in the maintenance of retinal structure and in neural tube closure (Knobloch syndrome). *Human Mol Genet* **9**：2051-2058, 2000
4) Copp AJ：Prevention of neural tube defects：Vitamins, enzymes and genes. *Curr Opin Neurol* **11**：97-102, 1998
5) Wallis DE, Roessler E, Hehr U, et al：Mutations in the homeodomain of the human SIX 3 gene cause holoprosencephaly. *Nat Genet* **22**：196-198, 1999
6) Belloni E, Muenke M, Roessler E, et al: Identification of sonic hedgehog as a candidate gene responsible for holoprosencephaly. *Nat Genet* **14**：353-356, 1996
7) Roessler E, Belloni E, Gaudenz K, et al：Mutations in the human sonic hedgehog gene cause holoprosencephaly. *Nat Genet* **14**：357-360, 1996
8) Gripp KW, Wotton D, Edwards MC, et al：Mutations in TGIF cause holoprosencephaly and link NODAL signalling to human neural axis determination. *Nat Genet* **25**：205-208, 2000
9) Pasquier L, Dubourg C, Blayau M, et al：A new mutation in six-domain of SIX 3 gene causes holoprosencephaly. *Eur J Hum Genet* **8**：797-800, 2000
10) Rakic P：A small step for the cell, a giant leak for mankind：A hypothesis of neocortical expansion during evolution. *Trends Neurosci* **18**：383-388, 1995
11) Iannetti P, Nigro G, Spalica A, et al：Cytomegalovirus infection and schizencephaly：Case reports. *Ann Neurol* **43**：123-127, 1998
12) Brunelli S, Faiella A, Capra V, et al：Germline mutations in the homeobox gene EMX 2 in patients with severe schizencephaly. *Nat Genet* **12**：94-96, 1996
13) Houdou S, Konomi H, Takashima S：Structure in lissencephaly determined by immunohistochemical staining. *Pediatr Neurol* **6**：402-406, 1990
14) Reiner G, Carrozzo R, Shen Y, et al：Isolation of a Miller-Dieker lissencephaly gene containing G-protein β-subunit-like repeats. *Nature* **364**：717-721, 1993
15) Dobyns WB, Truwit CL：Lissencephaly and other malformations of cortical development；1995 update. *Neuropediatrics* **26**：132-147, 1995
16) Mizuguchi M, Takashima S, Kakita A, et al：The lissencephaly gene product：Localization in the central nervous system and loss of immunoreactivity in Miller-Dieker syndrome. *Am J Pathol* **147**：1142-1151, 1995
17) Fogli A, Guerrini R, Moro F, et al：Intracellular levels of LIS-1 protein correlate with clinical and neuroradiological findings in patients with classical lissencephaly. *Ann Neurol* **45**：154-161, 1998
18) Hong SE, Shugart YY, Huang DT, et al：Autosomal recessive lissencephaly with cerebellar hypoplasia is associated with human RELN mutations. *Nat Genet* **26**：93-96, 2000
19) des Portes V, Francis F, Pinard JM, et al：Doublecortin is the major gene causing X-linked subcortical laminar heterotopia (SCLH). *Hum Mol Genet* **7**：1063-1070, 1998
20) 水口 雅：滑脳症．脳神経 **51**：667-673, 1999
21) Kato M, Kimura T, Lin C, et al：A novel mutation of the doublecortin gene in Japanese patients with X-linked lissencephaly and subcortical band heterotopia. *Hum Genet* **104**：341-344, 1999
22) Sakamoto M, Ono J, Okada S, et al：Genetic

alteration of the DCX gene in Japanese patients with subcortical laminar heterotopia or isolated lissencephaly sequence. *J Hum Genet* **45**:167-170, 2000
23) Gleeson JG, Allen KM, Fox JW, et al: Doublecortin, a brain-specific gene mutated in human X-linked lissencephaly and double cortex syndrome, encodes a putative signaling protein. *Cell* **92**:63-72, 1998
24) Mizuguchi M, Qin J, Yamada M, et al: High expression of doublecortin and KIAA 0369 protein in fetal brain suggests their specific role in neuronal migration. *Am J Pathol* **155**:1713-1721, 1999
25) Qin J, Mizuguchi M, Itoh M, Takashima S: Immunohistochemical expression of doublecortin in the human cerebrum: Comparison of normal development and neuronal migration disorders. *Brain Res* **863**:225-232, 2000
26) Yoshikawa K, Noda Y, Kinoshita A, et al: Colocalization of doublecortin with the microtubules: An ex vivo colocalization study of mutant doublecortin. *J Neurobiol* **43**:132-139, 2000
27) Horesh D, Sapir T, Francis F, et al: Doublecortin, a stabilizer of microtubules. *Hum Mol Genet* **8**:1599-1560, 1999
28) Francis F, Koulakoff A, Boucher D, et al: Doublecortin is a developmentally regulated, microtubule-associated protein expressed ion migrating and differetiating neurons. *Neuron* **23**:247-256, 1999
29) Fox JW, Lamperti ED, Eksioglu YZ, et al: Mutations in filamin 1 migration of cerebral cortical neurons in human periventricular heterotopia. *Neuron* **21**:1315-1325, 1998
30) Takada K, Nakamura H, Tanaka J: Cortical dysplasia in congenital muscular dystrophy with central nervous system involvement (Fukuyama type). *J Neuropathol Exper Neurol* **43**:395-407, 1984
31) Toda TM, Segawa M, Nomura Y, et al: Localization a gene for Fukuyama type congenital muscular dystrophy to chromosome 9 q 31-33. *Nat Genet* **5**:283-286, 1993
32) Kobayashi K, Nakahori Y, Miyake Y, et al: An ancient retrotransproposal insertion causes Fukuyama-type congenital muscular dystrophy. *Nature* **394**:388-392, 1998
33) Saito Y, Mizuguchi M, Oka A, et al: Fukutin protein is expressed in neurons of the normal developing human brain but is reduced in Fukuyama-type congenital muscular dystrophy brain. *Ann Neurol* **47**:756-764, 2000
34) Takada K, Nakamura H, Suzumori K, et al: Cortical dysplasia in a 23-week fetus with Fukuyama congenital muscular dystrophy (FCMD). *Acta Neuropathol (Berl)* **74**:300-306, 1987
35) 中野今治:多小脳回. 脳神経 **51**:674-681, 1999
36) Hartmann D, De Strooper B, Saftig P: Presenilin-1 deficiency leads to loss of Cajal-Retzius neurons and cortical dysplasia similar to human type 2 lissencephaly. *Curr Biol* **15**:719-727, 1999
37) Hayashi YK, Ogawa M, Tagawa K, et al: Selective deficiency of alpha-dystroglycan in Fukuyama-type congenital muscular dystrophy. *Neurology* **57**:115-121, 2001
38) Yoshida A, Kobayashi K, Manya H, et al: Mascular dystrophy and neuronal migration disorder caused by mutations in a glycosyltransferase, $POMGnT_1$. *Dev Cell* **1**:717-724, 2001
39) Beltran-Valero De Bernabe D, Currier S, Steinbrecher A, et al: Mutations in the O-mannosyltransferase gene $POMT_1$ give rese to the severe neuronal migration disorder Walker-Warburg syndrome. *Am J Hum Genet* **71**:1033-1043, 2002
40) Cormand B, Avela K, Pihko H, et al: Assignment of the muscle-eye-brain disease gene to 1 p 32-p 34 by linkage analysis and homozygosity mapping. *Am J Human Genet* **64**:126-135, 1999

第 2 章

細　胞

編集
廣川　信隆

第2章　細　胞

1．総　論：神経組織の細胞構築 ———————— 65　廣川信隆，他

2．神経細胞の分子構築 ———————————— 73　廣川信隆，他

3．神経細胞内の物質輸送 ——————————— 84　廣川信隆

4．軸索およびシナプスの情報伝達 ——————— 98　辻本哲宏，他

5．グリア細胞の構造と機能 —————————— 108　浜　　清

6．ミエリンとミエリン形成 —————————— 117　石橋智子，他

7．成長円錐 ————————————————— 128　溝口　明，他

8．神経の再生 ———————————————— 143　井出千束

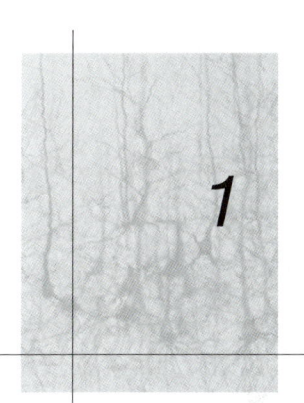

1 総論：神経組織の細胞構築

廣川 信隆　竹村 玲子

　神経組織は興奮伝達の主要な担い手である神経細胞と支持細胞であるグリア細胞とで構成されている．

神経細胞の一般的形態

　神経細胞は，一般に細胞体 cell body とそこから出る短い数本の樹状突起 dendrite，長い1本の軸索 axon とその末端のシナプス synapse からなる．興奮伝導は，樹状突起から軸索を通って，シナプスへと伝えられる．軸索は1mに及ぶことがある（図2-1, 2-2）．

　細胞体は，蛋白合成をはじめとする細胞の代謝の中心的場所である．その形態は，球状，紡錘状，星状，円錐状などがあり，大きさは直径15～20μm程度のものが多いが，130μmに達するものもあり，5μm程度のものもある．神経細胞の核は一般に，大型の細胞では球状で明るく，中央部に1個の核小体をもつが，小型の細胞では必ずしもあてはまらない．

　神経細胞の細胞体には，ニッスル染色で染まるニッスル小体 Nissl body があることが古くから知られ，その量，大きさ，分布様式などは，神経細胞の種類によって特徴的であり，分類に用いられてきた．現在ではニッスル小体は粗面小胞体 rER の分布に相当することがわかっている．ニッスル小体は，細胞体と樹状突起には存在するが，軸索の起始部に近づくと急に減少し，軸索の中には認められない．これは，蛋白合成装置であるリボソームが細胞体と樹状突起には存在するが，軸索には存在しないことに相当している（図2-2）．

神経細胞の微細形態

1 樹状突起

　樹状突起 dendrite は，細胞体から伸び，多くの神経細胞で木の枝のように分岐する．樹状突起は，流入する情報を受容するための部位である．樹状突起の数，分岐の様式や広がり，細胞体から出る位置などは多様性に富む．多くの突起を広がりをもって伸ばしている神経細胞は，それだけ多くの情報を受容していることになる．

　樹状突起の起始部は太く，細胞体から樹状突起への移行は連続的である．樹状突起の細胞質は，特に細胞体に近い部分では，細胞体と比較的似ている．細胞質にはミトコンドリアや多くの膜小胞体が存在するが，ポリリボゾームが存在する点が軸索と決定的に異なり，蛋白合成が行われる．樹状突起の主要な細胞骨格は微小管で，長軸方向に沿って平行に配列している．

　樹状突起には，樹状突起棘 dendritic spine とよばれる小突起がある．樹状突起棘では，樹状突起から細い茎が突出し，その先が膨らんでいる．樹状突起棘の先端は必ず，1つ以上のシナプスを形成している．

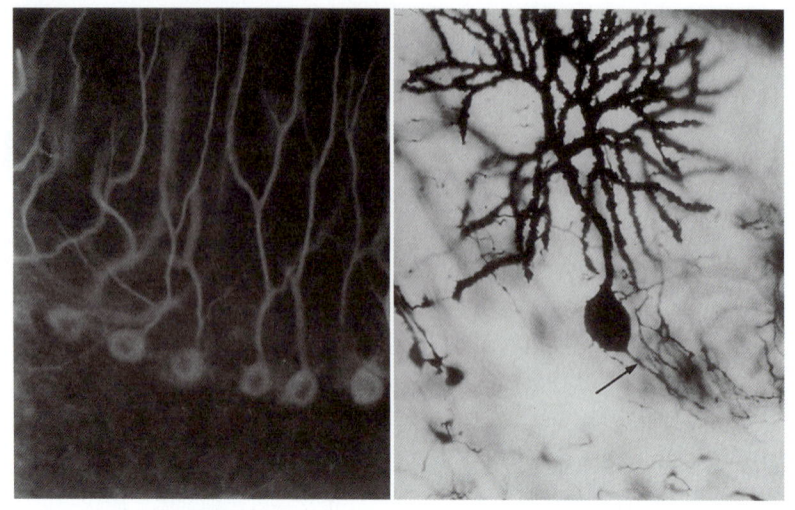

図 2-1 小脳プルキンエ細胞の樹状突起と軸索
A：小脳の抗 MAP1A 抗体による蛍光抗体法．プルキンエ細胞の細胞体と樹状突起の主幹が染まっている．
B：小脳プルキンエ細胞のゴルジ染色像．樹状突起，細胞体，そして軸索（矢印）がみられる．

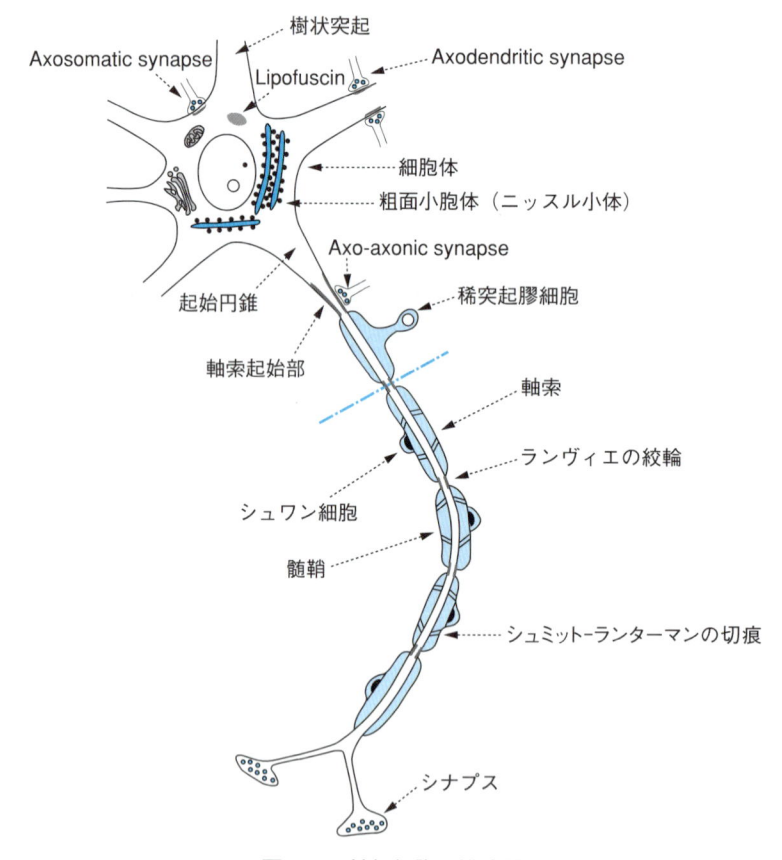

図 2-2 神経細胞の模式図
稀突起膠細胞：oligodendroglia　　ランヴィエの絞輪：node of Ranvier
シュミット-ランターマンの切痕：incisure of Schmidt-Lanterman
点線は中枢神経系と末梢神経系の境界を示す．

2 軸索

　軸索 axon は常に1本で，その直径は起始部から細く，シナプスに至るまでその長さをほとんど変えない．軸索は，興奮を活動電位の形で伝導する，重要な役割を果たしている．走行途中で細い側腹枝 collaterals を出すことがあるが，数は多くなく，通常は，終末近くで枝分かれをして，他の神経細胞の細胞体や樹状突起に接続している．

　軸索起始部の細胞体の部分は起始円錐 axon hillock，それに続く軸索最初の部分は軸索起始部 initial segment とよばれ，活動電位を発生させる重要な部位である．起始円錐は粗面小胞体（ニッスル小体）を欠いており，他の細胞体の部分と性質が異なっている．軸索起始部では有髄線維であってもミエリン鞘 myelin sheath を欠いており，内部では微小管が近距離で配列した特殊な束を形成しており，その間には短い架橋構造が多く見られ，形質膜の直下には特殊な裏打ち構造がある．軸索起始部にはNa^+チャネル，K^+チャネルが密集しており，ここで活動電位が発生する（図2-2）．

　軸索内は，微小管とニューロフィラメントが長軸に沿って配向している．軸索内では蛋白合成が行われないので，シナプスで必要な物質はすべて軸索輸送により運ばれている．微小管は，オルガネラ輸送のレールとしての役割を担い，ニューロフィラメントは主に軸索の径の成長に関与している．太い軸索では，ニューロフィラメントの含量が多い．

3 シナプス

　シナプス synapse では，シナプス前膜とシナプス後膜がシナプス間隙をはさんで接している．シナプス前膜はシナプス小胞が開口分泌する場で，化学伝達物質が放出される．シナプス前膜には，活性部位 active zone とよばれる，膜内側に電子密度の高い物質が集積する部分があり，この近傍にCa^{2+}チャネルが存在し，そこにシナプス小胞の開口分泌が起こる（図2-3, 2-4）．シナプス小胞にはシナプシンⅠ（synapsin Ⅰ）が結合しており，シナプシンⅠはシナプス小胞どうし，シナプス小胞とアクチンフィラメントを架橋している[3]．活動電位伝播に伴う活性部位でのCa^{2+}チャネルを通してのCa^{2+}の流入により，シナプス前部のCa^{2+}/CaMカイネース（Ca^{2+}/CaM kinase）が活性化され，シナプシンⅠがリン酸化される．このリン酸化によりシナプシンⅠとシナプス小胞の結合が解離し，シナプス小胞はシナプス前膜近傍へ移動しやすくなり，次の放出のためのプールとなる（図2-5）．このような形でシナプシンⅠ-アクチン系がシナプス小胞の放出を制御している[3〜6]．シナプス後膜には化学伝達物質に対する受容体がある（図2-6）．興奮性のシナプスでは，受容体への化学伝達物質の結合により脱分極が起こり，抑制性のシナプスでは，過分極が起こる．シナプス前膜とシナプス後膜には裏打ち蛋白があり，電子顕微鏡で，電子密度の高い肥厚として観察されるが，その厚みが興奮性シナプスと抑制性シナプスで異なる．

　興奮性のシナプスではシナプス後膜の肥厚が，シナプス前膜と比べて著しく，非対称性 asymmetrical とよばれる．非対称性シナプスは樹状突起棘に見られることが多い．シナプス間隙が約20〜30 nm あって広く，シナプス間隙には電子密度の高い基底膜が観察される．シナプスの領域も1〜2 μm^2と広い．一方，抑制性のシナプスでは，シナプス前膜と後膜の肥厚が同程度であり，対称性 symmetrical とよばれる．対称性シナプスは，シナプス間隙が約12〜20 nm で狭く，シナプス間隙にはほとんど基底膜が観察されず，シナプスの領域も1 μm^2以下で狭めである．対称性シナプスは細胞体に見られることが多い．シナプス小胞の性質にも二者で違いがみられ，通常固定液で固定した際に，非対称性シナプスのシナプス小胞は球状であり，対称性シナプスのシナプス小胞は扁平に観察される傾向がある．

　シナプス小胞を電子顕微鏡で観察すると2つの形態がある．1つは明調小胞 clear vesicle で，脂質二重膜に囲まれ，小胞内の電子密度は低く明るい．もう1つは有芯小胞 dense-core vesicle で，

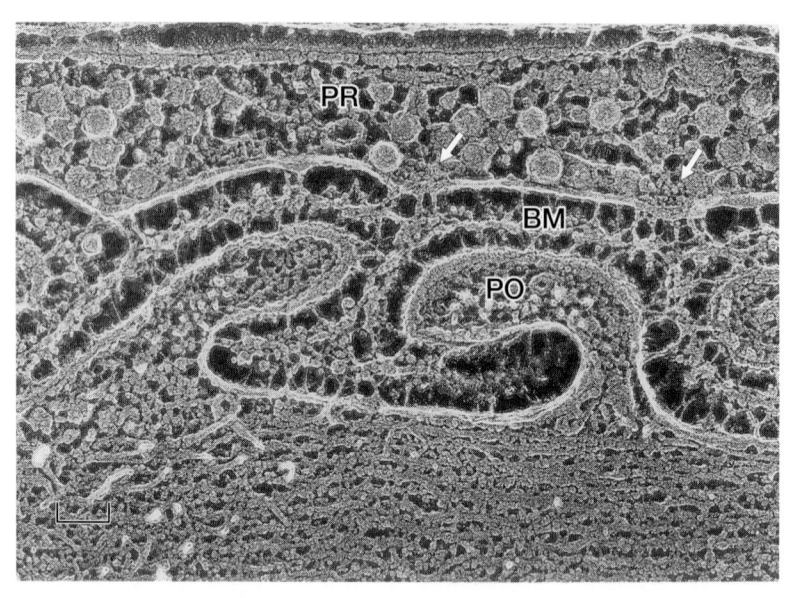

図 2-3 急速凍結ディープエッチ法で観察したカエル神経筋接合部
シナプス終末 (PR) と筋のシナプス後膜が基底膜 (BM) で結合されている.
PO：シナプス後部　⇨：活性部位　スケール：100 nm

電子密度の高い芯が観察される．前者には低分子化学伝達物質が含まれ，後者には神経ペプチドが含まれる．多くの神経細胞は両方のタイプのシナプス小胞を含むが，その比は細胞によって異なる．

明調小胞に含まれる低分子化学伝達物質としては，アセチルコリン，グルタミン酸，GABA，グリシンなどがある．これらの低分子化学伝達物質は細胞質で合成され，シナプス小胞の膜に存在する特異的なトランスポーターにより，エネルギー依存性に取り込まれ，濃縮される．放出された明調小胞の膜は，リサイクリングされ，再び化学伝達物質が詰め込まれる．

一方，有芯小胞は，神経ペプチドを含むが，カテコールアミン，セロトニンなどの低分子伝達物質もともに含む．神経ペプチドは，一般の分泌蛋白と同様に，粗面小胞体，ゴルジ装置を経て，分泌顆粒に詰め込まれ，軸索を輸送され，シナプスで分泌される．

高等動物の中枢神経における主要な興奮性神経伝達物質はグルタミン酸であり，グルタミン酸がグルタミン酸受容体に結合すると，Na^+とK^+を透過させ，その結果，脱分極性の興奮性シナプス後

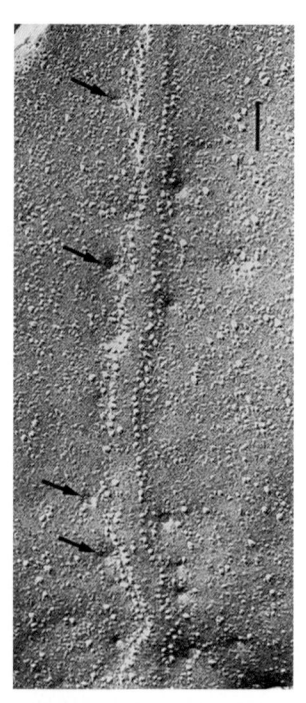

図 2-4 伝達物質を放出している瞬間のカエル神経筋接合部の凍結破断法による観察（活性部位の拡大像）
膜内粒子が平行に配列しており，その両側にシナプス小胞が融合している穴がみえる(矢印)．スケール：100 nm

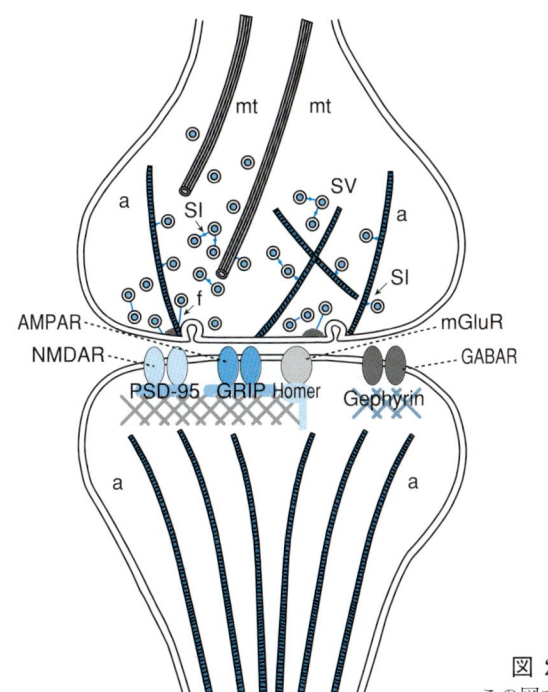

mt：微小管
SV：シナプス小胞
SI：シナプシン I
a：アクチンフィラメント
f：フォドリン

AMPAR：AMPA 受容体
NMDAR：NMDA 受容体
mGluR：代謝型グルタミン酸受容体
GABAR：GABA 受容体
PSD-95：
GRIP：　　それぞれの受容体に
Homer：　　結合する足場蛋白
Gephyrin：

図 2-5　シナプス前部および後部の模式図
この図では，各種の化学伝達物質受容体と scaffolding 蛋白を 1 つのシナプス後部にまとめて示している．
(Hirokawa N ら，1989[3])より改変引用)

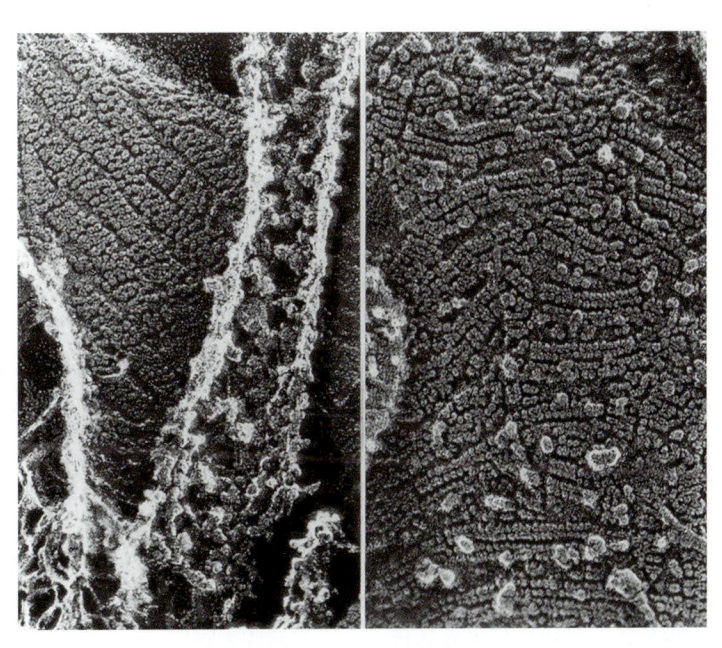

図 2-6　シビレエイ発電器管シナプス後膜のアセチルコリン受容体
受容体が後膜表面に規則的に密集しているのがわかる．

電位が発生する．また，主要な抑制性の神経伝達物質は，GABAとグリシンで，それらの受容体は特異的な伝達物質の結合によりCl⁻を透過させ，過分極性の抑制性シナプス後電位が発生する．

グルタミン酸受容体には，イオンチャネルを直接開くチャネル型受容体と，G蛋白質と共役することにより間接的にシグナルを伝える代謝型受容体がある．チャネル型グルタミン酸受容体には，異なるアゴニストに対する反応性をもつNMDA受容体，AMPA受容体，カイニン酸受容体がある．非NMDA受容体は，主として興奮性シナプス後電位の速い相を担っている．NMDA受容体は興奮性シナプス後電位の遅い相を担う．NMDA受容体が開くためには，グルタミン酸の結合とともに，膜の脱分極が必要であり，またNMDA受容体はCa^{2+}にも透過性をもち，このことを通してシナプス可塑性に関与していると考えられている．グルタミン酸を化学的伝達物質とするほとんどの神経細胞は，NMDA受容体と非NMDA受容体の両方をもっている．

シナプス後膜では，これらの受容体が密集し，つなぎとめられており，それには膜の裏打ち構造が関与しているが，この膜の裏打ち構造を形成している蛋白について，最近解明が進んでいる[7,8]．興奮性シナプスのグルタミン酸受容体のうち，NMDA受容体はPSD-95と直接結合し，代謝型受容体はHomerと直接結合し，AMPA受容体は，GRIPに直接結合する．さらに，PSD-95は，GKAPを介してShankという蛋白に結合するが，HomerもShankに結合するので，このような蛋白間の相互作用により，膜の裏打ち構造が形成され，受容体を後シナプス領域につなぎとめ，密集させていると考えられる（図2-5）．このような興奮性シナプス領域の膜の裏打ち構造では，PDZ領域が蛋白の相互作用に関与している．PSD-95，Shank, GRIPはいずれもPDZ蛋白質の一つである．一方，抑制性のシナプスでは，受容体の集合には異なる機構が存在する．グリシン受容体はgephyrinに直接結合し，gephyrinを介して膜直下の細胞骨格蛋白と相互作用し，膜の裏打ち構造を形成している（図2-5）．

1つの神経細胞は，活動電位の閾値に達するまでに，通常かなりの数のシナプスからの情報の流入を総合することになる．樹状突起で主に興奮性の刺激を受けるが，これは細胞体で受ける抑制性の刺激により修飾を受ける．すべての流入した情報を合計した結果により，軸索の起始部で活動電位が発生する．

グリア細胞の形態と機能

グリア細胞には大きく分けて，ミクログリアmicroglia（小膠細胞）と大膠細胞macrogliaがある．

ミクログリアはマクロファージ系の細胞であり，神経の変性時に活性化され，抗原提示細胞として働くと考えられている．マクロファージ系であるから，外来性であり，他のグリア細胞と由来が異なる．ミクログリアは白質，灰白質に広く分布し，その名のとおり，大膠細胞に比して小さい．細胞体は通常長卵円型で，細胞体の両極から波行する突起が伸び，突起は先端部で分岐する．

大膠細胞には，オリゴデンドロサイトoligodendrocyte（稀突起膠細胞），シュワン細胞Schwann cell，星状膠細胞astrocyteがある．

オリゴデンドロサイトとシュワン細胞は，それぞれ中枢神経系と末梢神経系で神経細胞の軸索の周囲にミエリンを形成する．ミエリンは，部分的に軸索を絶縁し，跳躍伝導を引き起こし，伝導速度を高めている．中枢神経系では，オリゴデンドロサイトは複数の突起を伸ばし，突起の先で神経軸索を囲む．このため，1つのオリゴデンドロサイトが複数の軸索を囲んでいる．末梢神経系では，シュワン細胞そのものが軸索を囲んでおり，1つのシュワン細胞は，軸索の1つのセグメントだけを囲んでいる（図2-2）．中枢神経系と末梢神経系では，ミエリンの構成成分が若干異なる．

星状膠細胞は，グリア細胞の中で最も数が多く，その名のとおり，星型をしている．星状膠細胞は，その形態で2つに分類される．灰白質では，細胞体が大きく，太く短い突起をもち，原形質性星状

■ シナプスの最初の電子顕微鏡像

シナプスという用語と概念は1897年のFosterの生理学教科書にSherringtonがはじめて導入した．この時，Sherringtonは，シナプスにおけるニューロン間の結合は単なる接触であり，両者の間に細胞質の連続はないと仮定した．しかし，これはシナプスの機能的意義から示唆された仮定であり，その形態的証明はなかった．偶然にも，同年，Held (1897) はシナプス前神経終末部の詳細な光学顕微鏡による観察において，シナプスではニューロン間に組織的連続が存在すると報告した．以来，シナプスは細胞間の接触 (contiguity) 部位か連続 (continuity) 部位かの問題が50年にわたって論議された．Bodian (1942) はシナプスには他の部位と異なる膜様構造 (synaptolemma) が見られるが，その部分において，細胞間が組織的に連続しているか否かの決定には超微小形態法による解析が必要であると記載している．究極的に，電子顕微鏡の導入により，シナプスは数十nmの間隙 (cleft) をもつ細胞間の接触であることが証明された (De Robertis & Bennett, 1955, Palay, 1956)．

電子顕微鏡の導入はさらにシナプス小胞の存在を明らかにした．シナプス小胞を最初に学会で報告したのは De Robertis & Bennett (1954)，Palade (1954)，Palay (1954) の3研究グループである．しかし，1953年にPoconoで開催された米国電子顕微鏡学会で配布されたLKB社ミクロトームのパンフレットには，すでに，小胞を含んだシナプスの電子顕微鏡写真が印刷されていたという (Bennett SH教授からの1983年11月29日付け私信)．これはSjostrand FSによって得られた写真で，Sjostrand (1953) はこの構造をminute granulesとよんだが，その意義あるいは機能については言及しなかった．De Robertis & Bennett (1955) は，シナプス小胞は神経終末端を貫通して，その内容物（伝達物質）をシナプス間隙に放出するのであろうと示唆した．これは，事実上，現在のシナプス小胞の概念と同一である．

<文献>
1) Bodian D : Cytological aspects of synaptic function. *Physiol Rev* **22** : 146-169, 1942
2) De Robertis EDP, Bennett HS : Submicroscopic vesicular component in the synapse. *Fed Proc* **13** : 35, 1954
3) De Robertis EDP, Bennett HS : Some features of the submicroscopic morphology of synapses in frog and earthworm. *J Biophys Biochem Cytol* **1** : 47-58, 1955
4) Foster M : *A Text book of Physiology, 7 th ed*.. Macmillan, New York, 1897
5) Held H : Beiträge zur Struktur der Nervenzellen und ihren Fortsätze. *Arch Anat Physiol* Leipzig 204-294, 1897
6) Palade GE : Electron microscope observations of interneuronal and neuromuscular synapses. *Anat Rec* **118** : 335-336, 1954
7) Palay SL : Electron microscope study of the cytoplasm of neurons. *Anat Rec* **118** : 336, 1954
8) Palay SL : Synapse in the central nervous system. *J Biophys Biochem Cytol* **2** : 193-202, 1956

（京都大学　名誉教授　久野　宗）

膠細胞とよばれる．白質では，細胞体が乏しく，細く長い突起をもち，線維性星状細胞とよばれる．星状膠細胞は血管と神経細胞の間に介在するような形をとることが多く，星型に伸びた突起の端は血管や神経細胞に接するが，毛細血管壁には終足とよばれるボタン様の膨らみとして接する．星状膠細胞の突起には，中間径フィラメントの一つであるグリアフィラメントが，豊富に，長軸方向に沿って走行している．グリアフィラメントは，グリア線維酸性蛋白質 glial fibrillary acidic protein により形成されている．また，星状膠細胞間には電解質イオンや低分子物質を通過させるギャップ結合 gap junction がある．星状膠細胞の機能としては，毛細血管と神経細胞の間に位置することから神経細胞への栄養の供給が考えられている．他に，毛細血管内皮とともに血液脳関門を

形成し，興奮伝導に伴って細胞外に放出されたK⁺イオンを再吸収する．発生過程では，放射状グリア細胞 radial glia とよばれるグリア細胞が，神経芽細胞の移動 migration の誘導に関与するが，放射状グリア細胞は後に，星状膠細胞に分化する．

参考文献

1) 佐野　豊：神経科学—形態学的基礎　I．ニューロンとグリア，金芳堂，1995
2) Kandel ER, Schwarts JH, Jessel TM : *Principles of Neural Science, 4 th ed*., McGraw-Hill, New York, 2000
3) Hirokawa N, Sobue K, Kanda K, Harada A, Yorifuji H : The cytoskeletal architecture of the presynaptic terminal and molecular structure of synapsin I. *J Cell Biol* **108** : 111-126, 1989
4) Llinas RT, McGuinness TL, Leonard CS, Sugimori M, Greengard P : Intraterminal injection of synapsin I or calcium/calmodulin dependent protein kinase II alters neurotransmitter release at the squid giant synapse. *Proc Natl Acad Sci USA* **82** : 3035-3039, 1985
5) Takei Y, Harada A, Takeda S, Kobayashi K, Terada S, Noda T, Takahashi T, Hirokawa N : Synapsin I deficiency results in the structural change in the presynaptic terminals in the murine nervous system. *J Cell Biol* **131** : 1789-1800, 1995
6) Terada S, Tsujimoto T, Takei Y, Takahashi T, Hirokawa N : Impairment of inhibitory synaptic transmission in mice lacking synapsin I. *J Cell Biol* **145** : 1039-1048, 1999
7) Garner DD, Nash J, Huganir RL : PDZ domains in synapse assmebly and signalling. *Trends Cell Biol* **10** : 274-280, 2000
8) Hung AY, Sheng M : PDZ domains. Structural modules for protein complex assembly. *J Biol Chem* **277** : 5699-5702, 2002

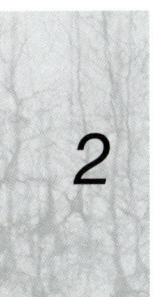

2 神経細胞の分子構築

廣川信隆　竹村玲子

神経細胞の形態

　神経細胞の形態の特徴は，第1に極性をもつこと，第2に形態と機能が密接に連関していることである．分子レベルで神経細胞の骨格構造を述べるにあたり，まず細胞の形態的特徴から入り，軸索，樹状突起内の細胞骨格構造の特徴を述べ，最終的にその形態を形成している分子，形成の機構について述べたい．

1 極性をもった細胞としての神経細胞

　脳を構成する複雑な神経回路網の基本単位である神経細胞は，細胞一般の中でも特に著しく形態分化した細胞であるといえる．脳自体がこの神経細胞のシナプスを介した複雑な回路網であるし，脳からの指令は末梢の効果器（例えば筋）へとシナプスを介して複数の神経細胞が形成する回路網によって伝えられ，また末梢の受容器（例えば聴覚受容細胞や味覚受容細胞）で受け取られた情報は脳へと，やはり神経回路網を介して伝達される．この刺激の伝達は，神経細胞の膜の電位変化という電気信号として伝えられ，シナプス領域でシナプス前部からの化学伝達物質の放出として変換され，それがまた次の細胞の膜電位の変化となって伝わっていくわけである．この刺激伝達のため，神経細胞は多くの場合，刺激をシナプスを介して受容する樹状突起と，細胞体および興奮を次の細胞へと伝達する軸索と，その終末にあるシナプス前部というように，きわめて極性をもった形態を分化させている．

2 樹状突起と軸索

　通常，樹状突起は樹の枝のように複数に分枝した突起である（第2章「総論」の図2-1, 2-2）．細胞体から離れるに従って径が徐々に細くなる．この樹状突起の本体およびその枝から出る多数の棘突起dendritic spineに他の神経細胞からのシナプスを受け，そのシナプスを介して刺激を受容する樹状突起の幹の根元に核を含む細胞体がある．その細胞体から1本の細く，径の一定な軸索が伸び出している（第2章「総論」の図2-1, 2-2）．樹状突起で受け取られた信号は，膜電位の変化として集積され，軸索起始部で活動電位が発生して，軸索膜を通って伝えられ，シナプスを介して次の細胞へと伝えられる．この軸索は，非常に長くまた径があまり変化せず，1mを超える長さをもつものもあり，樹状突起とは大いにその構造が異なっている．

細胞骨格と神経細胞の形態形成

　このような神経細胞の突起の内部には，細胞骨格とよばれる線維系がダイナミックな柔らかい骨組みを作っている．この細胞骨格は，樹状突起，細胞体，軸索およびシナプス領域でおのおの特徴的構造をとっており，またそれを構成する蛋白に

も違いがある．この神経細胞各部に特徴的な細胞骨格が，膜と関連しつつ，各部の形作りに重要な役割を果たしている[1]．

1 軸索と樹状突起，細胞膜直下の細胞骨格構造

軸索内では，中間径フィラメント（10 nm径）であるニューロフィラメントが軸索の長軸に平行に多数配列し，ニューロフィラメント領域を形成している（図2-7）．ニューロフィラメントは軸索の大部分を占め，ニューロフィラメント領域の間に，微小管（25 nm径）の小束が散在しており，これを微小管領域とよぶ（図2-7）．

ニューロフィラメント領域は，平行に配列したニューロフィラメントの間に頻繁な短い架橋構造が存在する[2,3]．またこれらの架橋構造はニューロフィラメントと微小管あるいはニューロフィラメントと膜小器官をも結合している．一方微小管領域にも，微小管どうしの間に長さの異なる線維状の架橋構造がある．軸索内では微小管が近距離（～20 nm）の小束を作る傾向にある（図2-7）．

一方樹状突起内では，微小管が主な細胞骨格要素であり，突起の長軸にそって平行に65～100 nm程度の距離をもって配列している（図2-8）．ニューロフィラメントは1本あるいは小束として，微小管の間に散在している．ここでも微小管どうしや微小管とニューロフィラメント間に長さの異なる架橋構造が発達している（図2-8）．

軸索や樹状突起の形質膜の直下には，アクチンフィラメントを主体とする細胞骨格の領域がある．アクチン（6 nm径）は短いフィラメントを形成しており，アクチン結合蛋白とともに密な網目構造を形成している[1,2]．神経細胞にあるアクチン結合蛋白には，スペクトリン（フォドリン），アンキリン，タリン，アクチニンなど多種類が知られている．これらは，成長円錐の運動，シナプス前部，シナプス後部の形態形成に重要な役割をしている．

2 ニューロフィラメント領域

ニューロフィラメントは，中間径フィラメントの一つであり，中間径フィラメントは，異なる組織では異なる蛋白で構成されているという特徴がある[3,4]．神経細胞，特に太い径の軸索に多く発現されており，NF-L（分子量 68 kd），NF-M（145 kd），NF-H（200 kd）蛋白により構成されている．この3つのサブユニットがどのようにフィラメントの形成に関与するかは詳しく知られている．すなわち，NF-L，NF-M，NF-Hのheadとrod domainが10 nm径のコア部分を形成し，NF-MとNF-HのC末のtailがコアより伸び出し，side armとして隣接する構造との架橋構造を形成する[3]〜[6]．ニューロフィラメントのコアの形成には，NF-LまたはNF-Mが必須で，NF-H単独ではフィラメントを形成することができない．NF-MとNF-HのC末のtailには，リン酸化部位が多数あり，この部分のリン酸化が，ニューロフィラメント間，ニューロフィラメントと微小管，ニューロフィラメントと膜小器官との間の架橋を調節している可能性が示されている．遺伝子変異マウスを用いた結果から，生体内でのNFの主要な役割は軸索径の決定であると考えられている[4]．

3 微小管領域

微小管は直径25 nmで，α，βチュブリンが形成するプロトフィラメント13本よりなるチューブ状の構造である．微小管には方向性があり，重合速度の速いプラス端と重合速度の遅いマイナス端がある．軸索では，大半の微小管のプラス端がシナプス側を向いている．細胞体に近い部位の樹状突起では，両方向性の微小管が混在しているが，遠位部では軸索と同様の方向性となる．

軸索，樹状突起とも，微小管領域にある長さの異なる架橋構造の多くは，微小管に結合する微小管関連蛋白（microtubule-associated proteins；MAPs）よりなる．MAPsは，軸索，樹状突起で異なる分子種が発現されており，また，発生過程

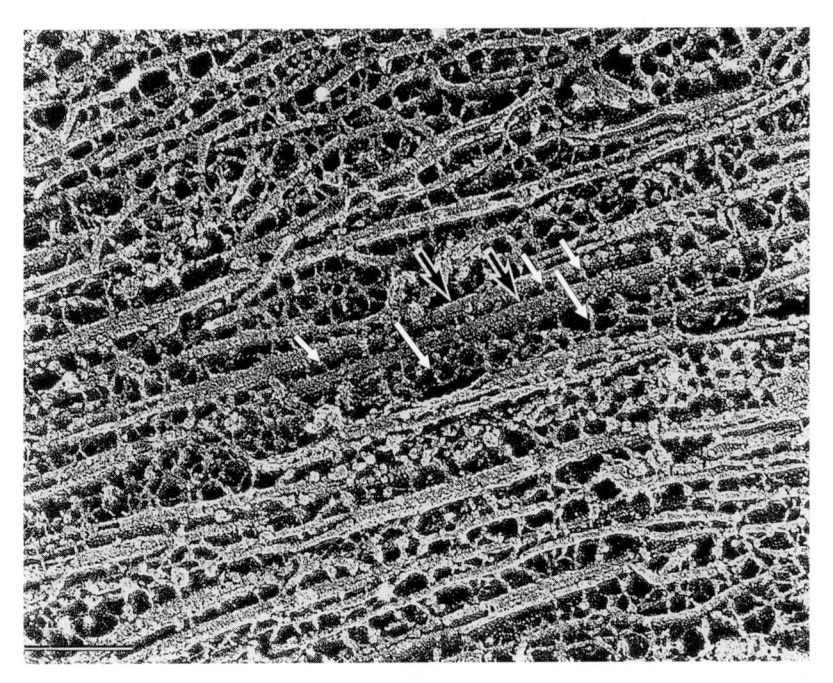

図 2-7 急速凍結ディープエッチ電子顕微鏡による神経軸索内の細胞骨格構造
微小管（黒太矢印）どうしの間に短い架橋構造（白短矢印）と微小管に結合した長い線維状構造（白長矢印）が認められる（スケール：100 nm）．
(Hirokawa N, 1991[1]より引用)

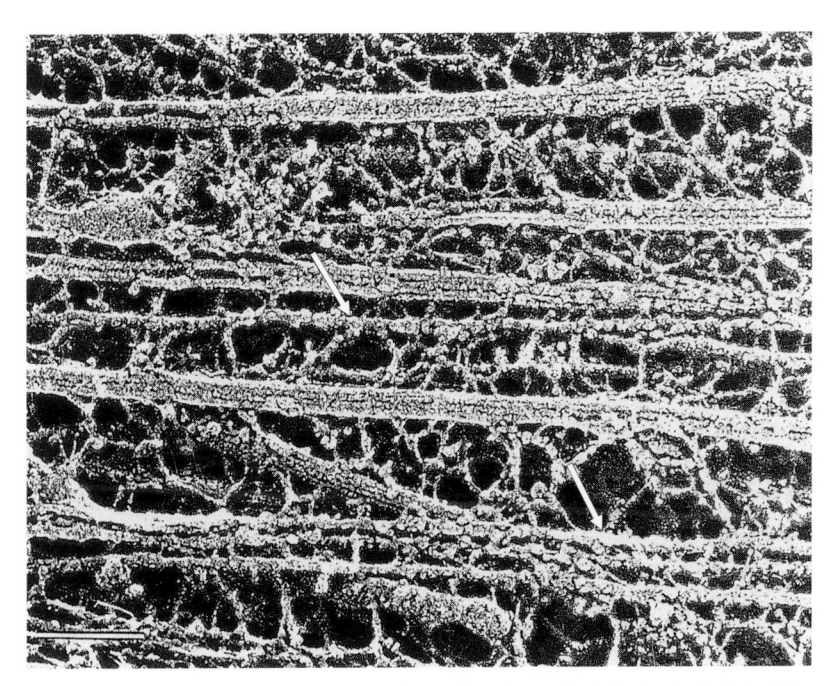

図 2-8 急速凍結ディープエッチ電子顕微鏡による樹状突起内の細胞骨格構造
微小管どうしおよび微小管とニューロフィラメント（矢印）の間に長い線維状架橋構造が認められる（スケール：100 nm）．
(Hirokawa N, 1991[1]より引用)

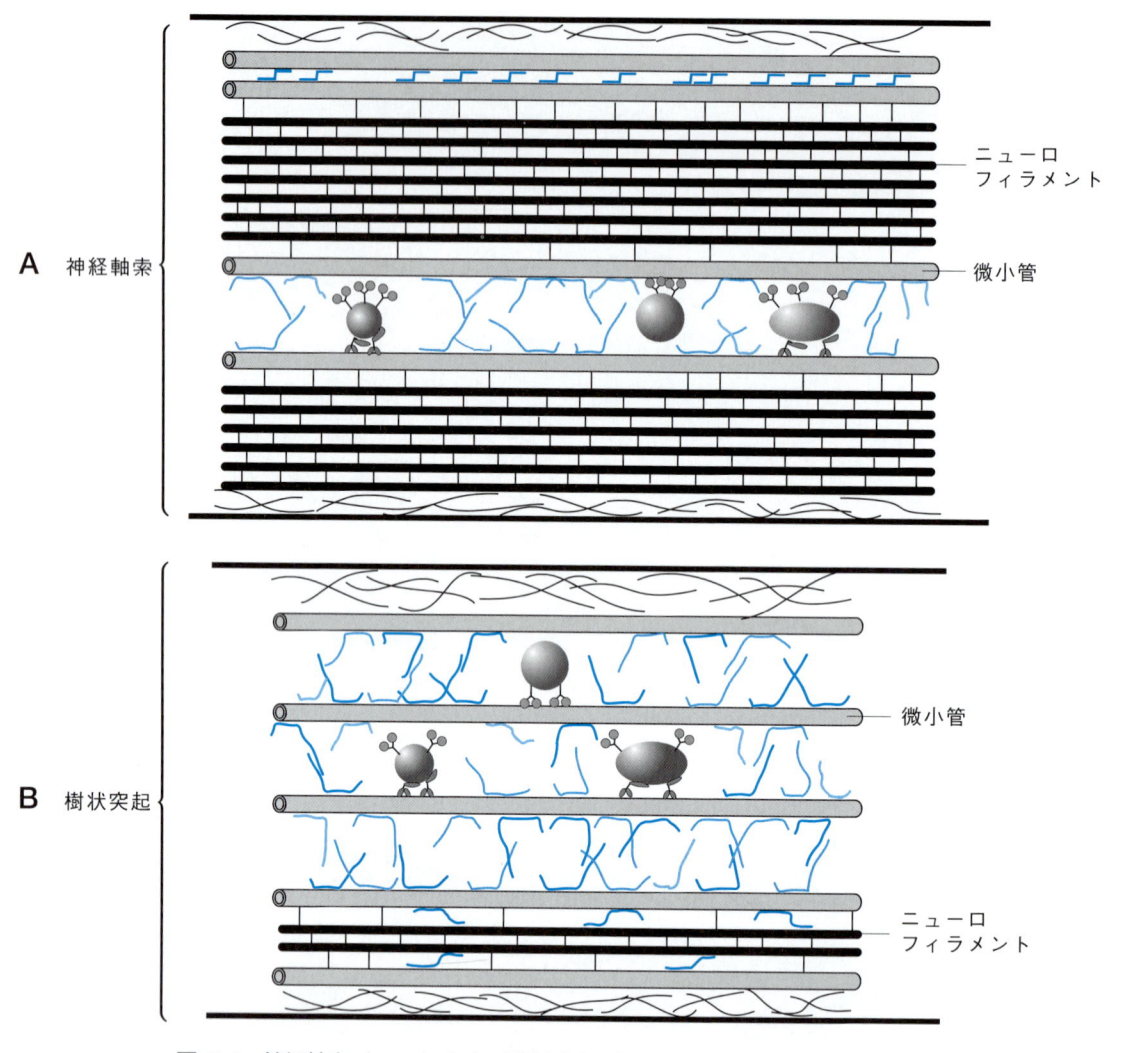

図 2-9 神経軸索（axon）および樹状突起（dendrite）の細胞骨格の模式図

急速凍結電子顕微鏡法，生化学，*in vitro* 再構成系の解析，免疫細胞化学により明らかになった軸索（**A**）および樹状突起（**B**）の細胞骨格構造を示す．

A：軸索ではニューロフィラメントが多数存在し，ニューロフィラメント領域を形成している．ニューロフィラメントどうしの間には，M 蛋白および H 蛋白の C 末からなる多数の架橋構造がみられる．ニューロフィラメント領域の間には微小管の小束（微小管領域）が存在し，微小管どうしの間の距離は近接している（〜26 nm）傾向がある．微小管領域には微小管に結合した長さの異なった架橋構造が存在し，これらは Tau, MAP 1 A, MAP 1 B などから形成されている．

B：樹状突起では微小管が主な細胞骨格要素であり，その間にニューロフィラメントの小束が散在している．微小管どうしの距離は離れており（〜65 nm），長い線維状構造がその間にある．これらは MAP 1 A, MAP 1 B, MAP 2 などからなっており，特に MAP 2 が特異に多く局在している．MAP 2 は微小管とニューロフィラメント間の架橋構造の要素にもなっている．MAPs と微小管およびニューロフィラメントとの結合は static なものでなく，リン酸化などによりダイナミックに制御されている．

における発現の時期も制御されており，以下に詳しく述べる．

4 微小管関連蛋白

哺乳類脳より単離される主要な MAPs には，MAP 1 A（2774 アミノ酸），MAP 1 B（2463 アミ

ノ酸),MAP 2 A と B (1828 アミノ酸),MAP 2 C (467 アミノ酸),Tau (432 アミノ酸) などがある.このうち,Tau には複数の isoform があることが知られている.

これらはすべて線維状の蛋白で,長さは異なっている.MAP 1 A と MAP 1 B は 185〜150 nm,MAP 2 A と B は〜100 nm,MAP 2 C と Tau は〜50 nm の線維を形成する[7)〜11)].また,これらは微小管に結合するドメインとアーム状に微小管壁から伸び出す projection domain よりなる.MAP 2 A,B,C は C 末に相似した 3〜4 回の繰返しアミノ酸配列をもち,この部分が微小管に結合する.N 末が projection domain を形成する.Tau は N 末と C 末で微小管に結合し,短いループ上の projection domain を形成する.

MAPs のうち,MAP 1 A と MAP 1 B は軸索と樹状突起双方に存在するが,Tau は軸索に多く,MAP 2 A と B は樹状突起に特異的に局在する.また MAP 2 C は幼若な神経に多く,しかも軸索にも発現される.このように MAPs の局在は,おのおのの MAP により特徴がある(図 2-9).

5 MAPs による微小管束の形成

微小管は,線維芽細胞のような一般の細胞では,通常,微小管中心から 1 本 1 本が放射状に伸び出している.微小管が束を形成しているのは,軸索や樹状突起に特徴的で,それは,軸索や樹状突起で上述した MAPs が発現しているためであると考えられる.そこで,神経細胞で発現している MAPs を,本来それを発現しない線維芽細胞や Sf 9 細胞に発現させると MAP 2 A と B,MAP 2 C,Tau おのおのの発現により細胞内に微小管の束が形成され,突起が伸長して微小管束が突起の中に伸長する(図 2-10,2-11)[12)〜14)].

軸索で発現されている Tau と MAP 2 C では軸索内と同様な微小管束(間隔が〜20 nm)が形成され,微小管どうしの間には〜20 nm の架橋構造が観察された.一方,樹状突起で発現されている MAP 2 A と B では樹状突起内と同様な微小管束(間隔が〜65 nm)が形成され,微小管どうしの間

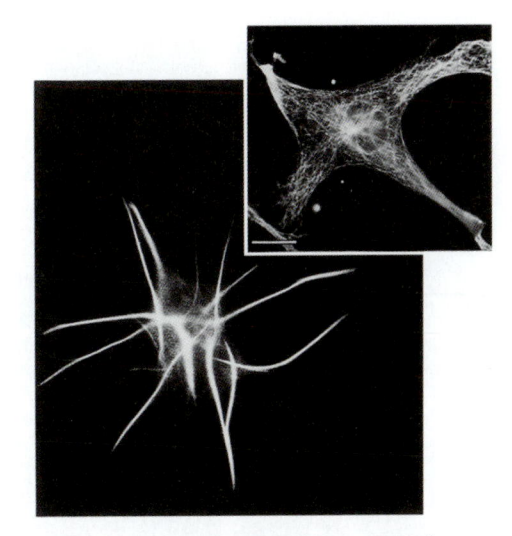

図 2-10 微小管関連蛋白 Tau の形質導入による微小管束の形成
抗チューブリン抗体による蛍光抗体法の染色像.線維芽細胞に Tau cDNA を形質導入.細長い突起が伸長し,その中に微小管の束が伸び出している.右上は正常線維芽細胞の抗チューブリン抗体による染色像.核近傍の微小管形成中心より 1 本 1 本の微小管が放射状に伸び出している(スケール:10 μm).
(Kanai Y ら,1989[12)]より引用)

には〜65 nm の架橋構造が観察された(図 2-12).

これらの結果から,MAPs が in vivo で微小管の束化や突起の伸長を促進することが明らかとなった.また,軸索と樹状突起で発現されている MAPs は,おのおのの軸索と樹状突起タイプの微小管束を形成することが明らかとなった.これは,微小管より突出する projection domain の長さの差によると思われる.すなわち,MAPs の性質により,それぞれの構造に適した柔らかい骨組みが作られることが明らかとなった[12)〜14)].

6 MAPs と微小管の安定化

また MAPs のもつ他の機能として,細胞内での微小管の安定化がある.微小管は重合,脱重合を繰り返すダイナミックな構造である.微小管領域の項で述べたように,微小管は α,β チューブリンが形成するプロトフィラメント 13 本よりなるチューブ状の構造で,重合速度の速いプラス端と

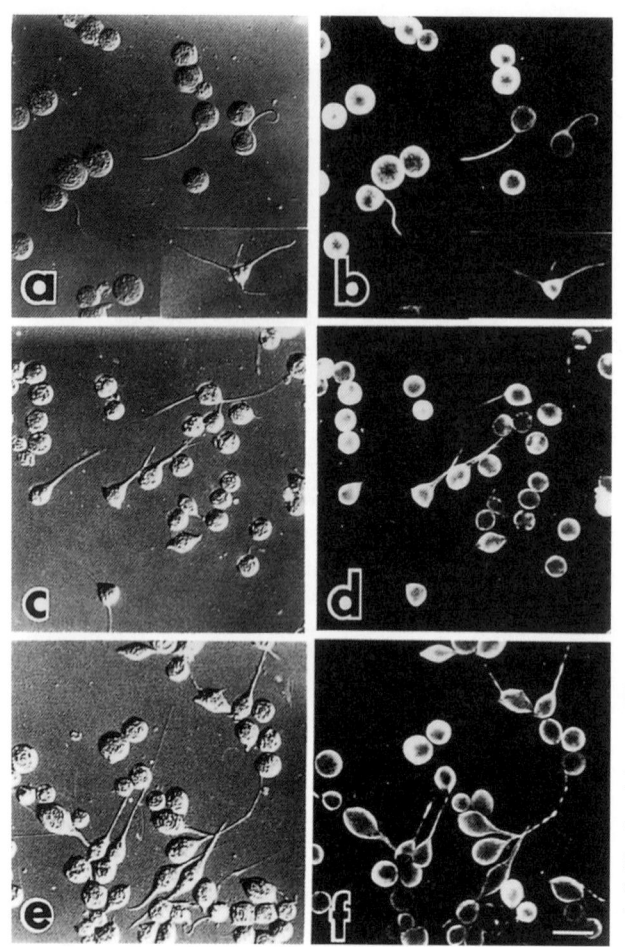

図 2-11 MAP 2, MAP 2 C, Tau 蛋白を発現させた Sf 9 細胞における突起の形成
バキュロウイルスに MAP 2 cDNA (**a, b**), MAP 2 C cDNA (**c, d**), Tau cDNA (**e, f**) を組み込み, Sf 9 細胞に感染させ, MAP 2, MAP 2 C, Tau を多量に発現させると, 球型の Sf 9 細胞から突起が伸長した. **a, c, e** はノマルスキー顕微鏡像, **b, d, f** はおのおの抗 MAP 2, 抗 MAP 2 C, 抗 Tau 抗体による蛍光抗体法（スケール：50 μm）.
(Chen J ら, 1992[14]) より引用)

重合速度の遅いマイナス端がある．重合の定常状態では，プラス端でチュブリンが付加され，マイナス端から解離して微小管の長さが一定に保たれており，この状態はトレッドミル状態（treadmilling）とよばれる．チュブリンには GTP フォームと GDP フォームがあるが，微小管の末端のチュブリンが GTP から GDP フォームに変化すると微小管が不安定になり，急激に縮小する．この性質のため，個々の微小管は，一定の速度での伸長と急激な縮小を繰り返しており，dynamic instability といわれる状態にある．線維芽細胞のような通常の細胞では，微小管は核の近傍にある微小管形成中心から，多数放射状に伸長しているが，個々の微小管はダイナミックであり，それぞれの微小管の半減期は 10 分程度である．

軸索の微小管は，安定であることが知られており，これは微小管関連蛋白が結合しているためであると考えられていた．このことは，直接的に実験で示すことができる．すなわち，MAP を発現している線維芽細胞に，caged fluorescein 標識チュブリンを微量注入し，紫外線照射による蛍光活性化法を用いて微小管のターンオーバーを解析すると，微小管関連蛋白を結合した微小管は安定であることが示される[15]．

なお，アクチンフィラメントはダイナミックな構造であるが，中間径フィラメントは比較的安定な構造である．

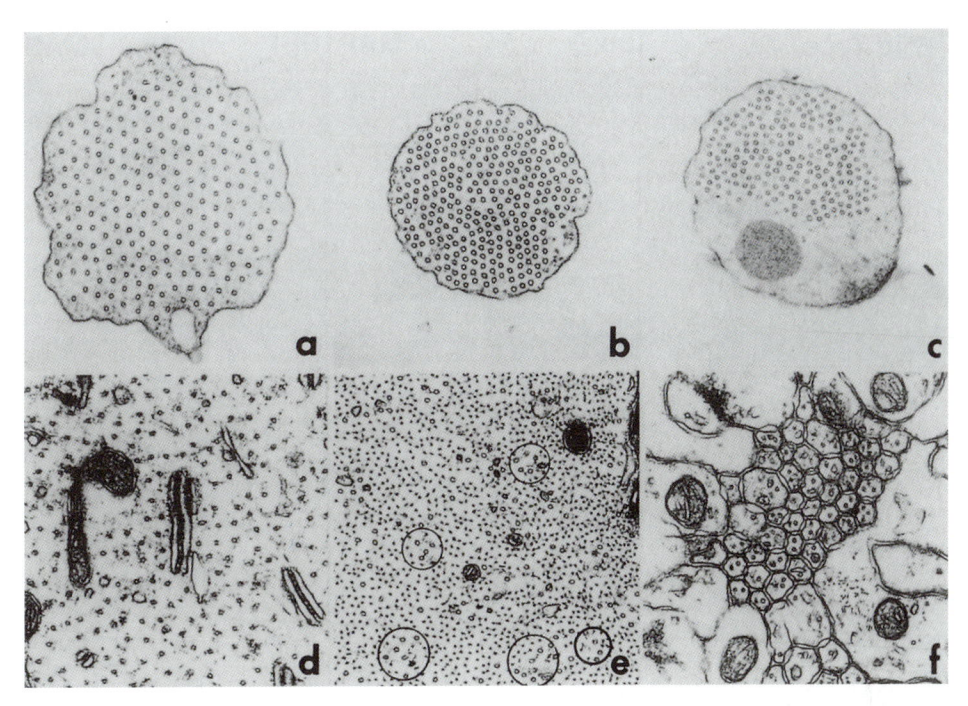

図 2-12 MAP 2（a），MAP 2 C（b），Tau 蛋白（c）を発現させた Sf 9 細胞にできる突起の横断電子顕微鏡像

おのおの微小管の束が形成されているが，微小管束の organization はきわめて異なっている．MAP 2 を発現すると微小管の距離は約 65 nm と離れた微小管束が形成され，これは，小脳プルキンエ細胞樹状突起内の微小管の配列（d）と相似している．それに対し，MAP 2 C（b）および Tau（c）を発現した Sf 9 細胞の突起内の微小管束は，近距離（～20 nm）に接しており，この配列は脊髄の太い軸索内の微小管領域（e の円内）や小脳顆粒細胞軸索内の微小管束（f）に相似している．
（Chen J ら，1992[14]より引用）

7 MAPs ノックアウトマウスの解析

生体内での遺伝子の機能を調べるためには，ノックアウトマウスなどの遺伝子改変動物を用いるのが有効である．Tau, MAP 1 B, MAP 2 のノックアウトマウスの表現型について，以下に述べる．

Tau を欠失したマウスでは，径の細い軸索で微小管の安定性が低下し，その結果軸索内の微小管の密度が減少すること[16]，また，MAP 1 B を欠失したマウスでは，軸索の発達および髄鞘化の過程に遅延があることがわかった[17]．MAP 2 欠失マウスの樹状突起は，胎生期にほぼ正常に形成されているが，出生以後の伸長が不十分だった．また樹状突起における A キナーゼの細胞骨格への anchoring の異常が認められた[18]．先に述べたように，軸索および樹状突起には複数の種類の MAPs が発現していて，微小管の安定化と構造化において共通の機能をもっていると考えられる．このことは，Tau/MAP 1 B および Tau/MAP 2 のダブルノックアウトマウスの解析によって確かめられた．

Tau/MAP 1 B のダブルノックアウトマウスでは，両 MAP 欠失の相乗効果により，成長円錐における微小管の束化がうまくゆかず，軸索伸長の障害をきたした（図 2-13）[19]．一方，MAP 1 B/MAP 2 のダブルノックアウトマウスでは，主に樹状突起に強い異常が現れた[20]．以上から，神経細胞の異なったドメインでは，複数のそれぞれ異なった組合せの MAPs が存在し，微小管領域の構造を決定するばかりでなく，神経細胞の形態形成に寄与していると考えられる．

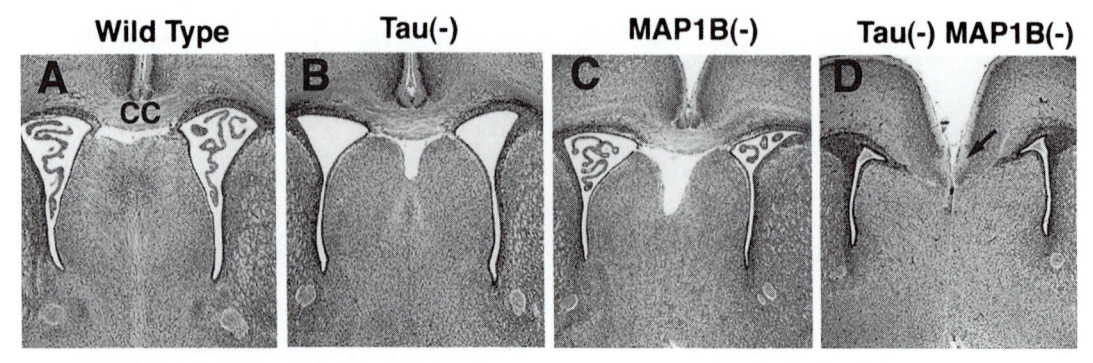

図 2-13　野生型，Tau 欠失，MAP 1 B 欠失および Tau と MAP 1 B の 2 重欠失マウスの大脳前頭断
　野生型マウスでは，脳梁が左右大脳半球を結合している（A の CC）が，ダブルノックアウトマウスにはこの構造が消失している（D の矢印）．Tau 欠失マウスは野生型マウスと差がない（B）．MAP 1 B 欠失マウスの脳梁はサイズが小さい（C）．この結果は Tau と MAP 1 B 両者の欠失により，重篤な軸索の形成障害が発生したことを示唆している．
（Takei Y ら，2000[19]より引用）

8　新しい MAPs

　以上のように，ニューロフィラメント間の架橋構造は，NF-M，NF-H の side arm，微小管の間の架橋構造は，MAP 1 A，MAP 1 B，MAP 2 A と B，MAP 2 C，Tau であることを示してきた．最近，これらの MAPs に加えて，微小管，アクチンフィラメント，ニューロフィラメント相互間を架橋する新しい MAPs が明らかになり，またこれらが生理的に重要な役割をもっていることも示されてきた[21)22)]．BPAG 1（bullos pemphigoid antigen 1），MACF（microtubule-actin crosslinking factor）などが知られており，これらは，細胞骨格間，接着複合体を結合するリンカーのプラキンファミリーに属する蛋白である．プラキンファミリーは，分子内にアクチン結合部分，微小管結合部分，中間径フィラメント結合部分などをいろいろな組合せでもつ．BPAG-1 はいろいろな組織に発現されるが，神経細胞では後根神経節で多く発現しており，BPAG-1 に変異をもつマウスは，他組織の異常に加えて，神経細胞内の異常なニューロフィラメントの集積と微小管の配列の乱れ示し，感覚神経細胞の変性を示す．

結　語

　このようにニューロフィラメントおよび微小管は，軸索および樹状突起の形作りに重要な働きをしている．また，形質膜直下には，アクチンフィラメントを主体とする密なメッシュワークがある．

　ニューロフィラメント領域は，ニューロフィラメントで形成されており，ニューロフィラメントのサブユニットである NF-H，NF-M が，ニューロフィラメント間の架橋構造を形成している．ニューロフィラメントは，軸索の径を決定する因子となっていると考えられる．

　微小管領域では，微小管と微小管関連蛋白（MAPs）が細胞骨格を形成している．軸索と樹状突起では微小管の架橋構造の長さが異なる．軸索と樹状突起では異なる MAPs が発現しており，MAPs の違いが，軸索，樹状突起微小管領域の細胞骨格構造の違いを説明できる．MAPs を線維芽細胞や Sf 9 細胞に形質導入すると微小管束が形成され，それらは軸索や樹状突起と同様の配列をしている．MAPs を欠失したマウスでは，軸索，樹状突起の細胞骨格の異常や伸長の不全が起こる．

■ Tau 蛋白発見の歴史

　Tau 蛋白は 1977 年米国の Cleveland と Kirschner ら[1]により，チュブリンからなる微小管に結合する蛋白として発見された．このころ米国の Borisy らのグループ[2]により 280〜330 kd の microtubule-associated proteins 1 と 2（MAP 1 と MAP 2）が発見され，双方のグループはお互いに，自分のみつけたものが真の MAP であり，他は，アーチファクトだと主張していた．しかし後にドイツの Weber ら[3]によって，両方とも実在することが証明された．この一因は，そのころは，SDS-PAGE の初期で，Kirschner のグループは，Stacking gel を切り取って gel の染色をしていたので，high molecular weight の MAPs も gel とともに切り取ってしまったからであると Cleveland が言っていた．なんともほのぼのとした話である．その後，Binder ら[4]により monoclonal Tau 1 antibody が作られ，Tau は免疫細胞化学的に軸索に多くあることが示された．

　1988 年に Hirokawa ら[5]によって，電子顕微鏡で Tau が 50 nm ほどの線維状蛋白であり，微小管の間に 20 nm 長の架橋構造を作ることが示された．それに先立ち，1986 年に Ihara ら，Grundke-Iqbal ら，Kosik ら[6]により，アルツハイマー病の神経細胞に蓄積する異常な paired helical filament（PHF）の主成分がリン酸化された Tau 蛋白であることが示され，アルツハイマー病研究の一里塚となった．1988 年 Lee と Kirschner ら[7]により Tau の一次構造が明らかとされ，1989 年 Kanai, Hirokawa ら[8]により線維芽細胞に Tau を形質導入すると，線維芽細胞から突起が伸び，その中に微小管の束が形成されることが示され，Tau が神経軸索の伸長に重要な役割を担っていることが示唆された．この発見は，Tau の細胞内での機能の解明にとって重要なものである．

　さらに in vivo で Tau の機能を明らかにするため，1994 年 Harada, Hirokawa ら[9]によって Tau のノックアウトマウスが作られた．世界中のこの分野の研究者が大きな phenotype を予想したが，驚いたことに，Tau 欠失マウスの異常は少なかった．このことは，Tau の機能が他の MAPs とオーバーラップしていることを予想させた．はたして，Takei, Hirokawa ら[10]により 2000 年 Tau と MAP 1 B のダブルノックアウトマウスが作られると，大変大きな phenotype が現れ，Tau が MAP 1 B と協同して神経突起，特に軸索の伸長に重要な役割を担っていることが遂に明らかとなった．Tau の発見から，実に 23 年後のことである．

＜文　献＞
1) Cleveland DW, et al：*J Mol Biol*　116：207-225, 1977
2) Murphy DB, Borisy GG：*PNAS*　72：2696-2700, 1975
3) Herzog W, Weber K：*Eur J Biochem*　92：1-8, 1978
4) Binder LI, et al：*J Cell Biol*　101：1371-1378, 1985
5) Hirokawa N, et al：*J Cell Biol*　107：1449-1461, 1988
6) Ihara Y, et al：*J Biochem*　99：1807-1810, 1986；Grundke-Iqbal I, et al：PNAS　83：4913-4917, 1986；KosikK S, et al：*PNAS*　83：4044-4048, 1986
7) Lee G, et al：*Science*　239：285-288, 1988
8) Kanai Y, et al：*J Cell Biol*　109：1173-1184, 1989
9) Harada A, et al：*Nature*　369：488-491, 1994
10) Takei Y, et al：*J Cell Biol*　150：989-1000, 2000

（東京大学大学院医学系研究科 分子細胞生物学専攻 細胞生物学・解剖学　廣川信隆）

ニューロフィラメントは安定な構造であるが，微小管は本来はダイナミックである．軸索，樹状突起の微小管は，一般の細胞の微小管に比べて，格段に安定であり，これは微小管関連蛋白の結合によっている．

最近，微小管，ニューロフィラメント，アクチンフィラメント間を架橋する新しいMAPsが明らかとなってきた．

引用文献

1) Hirokawa N : *Molecular Architecture and Dynamics of the Neuronal Cytoskeleton*. Wiley Liss, New York, 1991
2) Hirokawa N : Cross-linker system between neurofilaments, microtubules, and membraneous organelles in frog axons revealed by the quick-freeze, deep-etching method. *J Cell Biol* **94** : 129-142, 1982
3) Hirokawa N, Glicksman MA, Willard MB : Organization of mammalian neurofilament polypeptides within the neuronal cytoskeleton. *J Cell Biol* **98** : 1523-1536, 1984
4) Hirokawa N, Takeda S : Gene targeting studies begin to reveal the function of neurofilament proteins. *J Cell Biol* **143** : 1-4, 1998
5) Hisanaga S, Hirokawa N : Structure of the peripheral domains of neurofilaments revealed by low angle rotary shadowing. *J Mol Biol* **202** : 297-305, 1988
6) Nakagawa T, Chen J, Zhang Z, Kanai Y, Hirokawa N : Two distinct functions of the carboxyl-terminal tail domain of NF-M upon neurofilament assembly : Cross-bridge formation and longitudinal elongation of filaments. *J Cell Biol* **129** : 411-429, 1995
7) Shiomura Y, Hirokawa N : The molecular structure of microtubule-associated protein 1 A (MAP 1 A) *in vivo* and *in vitro* : An immunoelectron microscopy and quick-freeze, deep-etch study. *J Neurosci* **7** : 1461-1469, 1987
8) Shiomura Y, Hirokawa N : Colocalization of microtubule-associated protein 1 A and microtubule-associated protein 2 on neuronal microtubules *in situ* revealed with double-label immunoelectron microscopy. *J Cell Biol* **104** : 1575-1578, 1987
9) Hirokawa N, Hisanaga S, Shiomura Y : MAP 2 is a component of crossbridges between microtubules and neurofilaments in the neuronal cytoskeleton : Quick-freeze, deep-etch immunoelectron microscopy and reconstitution studies. *J Neurosci* **8** : 2769-2779, 1988
10) Hirokawa N, Shiomura Y, Okabe S : Tau proteins : The molecular structure and mode of binding on microtubules. *J Cell Biol* **107** : 1449-1459, 1988
11) Sato-Yoshitake R, Shiomura Y, Miyasaka H, Hirokawa N : Microtubule-associated protein 1 B : Molecular structure, localization, and phosphorylation-dependent expression in developing neurons. *Neuron* **3** : 229-238, 1989
12) Kanai Y, Takemura R, Oshima T, Mori H, Ihara Y, Yanagisawa M, Masaki T, Hirokawa N : Expression of multiple tau isoforms and microtubule bundle formation in fibroblasts transfected with a single tau cDNA. *J Cell Biol* **109** : 1173-1184, 1989
13) Kanai Y, Chen J, Hirokawa N : Microtubule bundling by tau proteins *in vivo* : Analysis of functional domains. *EMBO J* **11** : 3953-3961, 1992
14) Chen J, Kanai Y, Cowan NJ, Hirokawa N : Projection domains of MAP 2 and tau determine spacings between microtubules in dendrites and axons. *Nature* **360** : 674-677, 1992
15) Umeyama T, Okabe S, Kanai Y, Hirokawa N : Dynamics of microtubules bundled by microtubule associated protein 2 C (MAP 2 C). *J Cell Biol* **120** : 451-465, 1993
16) Harada A, Oguchi K, Okabe S, Kuno J, Terada S, Ohshima T, Sato-Yoshitake R, Takei Y, Noda T, Hirokawa N : Altered microtubule organization in small-calibre axons of mice lacking tau protein. *Nature* **369** : 488-491, 1994
17) Takei Y, Kondo S, Harada A, Inomata S, Noda T, Hirokawa N : Delayed development of nervous system in mice homozygous for disrupted microtubule-associated protein 1 B (MAP 1 B) gene. *J Cell Biol* **137** : 1615-1626, 1997
18) Harada A, Teng J, Takei Y, Oguchi K, Hirokawa N : MAP 2 is required for dendrite elongation, PKA anchoring in dendrites, and proper PKA signal transduction. *J Cell Biol* **158** : 541-549, 2002
19) Takei Y, Teng J, Harada A, Hirokawa N : Defects in axonal elongation and neuronal migration in mice with disrupted *tau* and *map 1 b* genes. *J Cell Biol* **150** : 989-1000, 2000
20) Teng J, Takei Y, Harada A, Nakata T, Chen J, Hirokawa N : Synergistic effects of

MAP 2 and MAP 1 B knockout in neuronal migration, dendritic outgrowth, and microtubule organization. *J Cell Biol* **155** : 65-76, 2001
21) Houseweart MK, Cleveland DW : Cytoskeletal linkers : New MAPs for old destinations. *Curr Biol* **9** : R 864-866, 1999
22) Leung CL, Green KJ, Liem RK : Plakins : A family of versatile cytolinker proteins. *Trends Cell Biol* **12** : 37-45, 2002

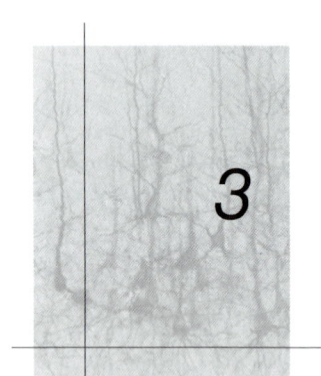

3 神経細胞内の物質輸送

廣川　信隆

　神経細胞の軸索は，時に1mにも及ぶ細長い突起であるが，面白いことに，この軸索内では蛋白合成がほとんど行われない．したがって軸索内およびシナプス領域で必要なほとんどの蛋白は，細胞体で合成された後，軸索の中を輸送される．この軸索内での物質輸送を軸索流とよぶ．したがってシナプス領域での情報伝達，軸索の伸長維持に必要なすべての素材はこの軸索流により運ばれ，この物質輸送は神経細胞の生存および機能発現にとって基本的でかつ重要な機構である．

　軸索流には大別して速い流れ（400〜600 mm/day）と遅い流れ（4〜0.5 mm/day）があり，前者は主に膜小器官の形で，細胞体からシナプス方向（順行性）とシナプス領域から細胞体（逆行性）の両方向性に運ばれており，後者ではアクチン，チュブリン，ニューロフィラメント蛋白（H, M, L）などの細胞骨格蛋白が主体として送られている[1]．なお樹状突起内でも多彩な膜小器官の輸送が行われることが近年明らかとなった．

速い膜小器官輸送の機構

　軸索内の速い膜小器官の輸送では，種々のオルガネラが運ばれている．これらの輸送は，順行性，逆行性ともに，微小管をレールとして行われている．順行性のモーター蛋白としてキネシンスーパーファミリー（KIF）蛋白が，逆行性のモーター蛋白として細胞質ダイニンが働いている[2〜4]．

1 軸索内の膜小器官の輸送

　末梢神経を結紮すると結紮部の近位端に順行性に動く膜小器官が，また遠位端に逆行性に運ばれる膜小器官が貯留する（図2-15）[5)6)]．この系によって順行性には，シナプス小胞および軸索形質膜の前駆体であるtubulo-vesicularな膜系やミトコンドリアが，逆行性には，エンドゾーム，多胞体やautophagic vacuole，ミトコンドリアなどが運ばれ，両方向性とも多種類の膜小器官が異なった速度で動いていることがわかる．

　ノマルスキー顕微鏡，テレビカメラおよび画像処理の組合せにより，これらの膜小器官の動きを実際にみることができる．この観察そして急速凍結電子顕微鏡の観察から，これらの膜小器官の輸送の多くが，微小管をレールにして，膜小器官と微小管の間の短い（20〜30 nm）架橋構造がモーターとなって運ばれていることが明らかになってきた（図2-14）[2)3)7)]．

　軸索内の微小管は方向がそろっており，そのほとんどが速く伸びる端（プラス端）をシナプス方向に向けて配列している．微小管をレールとする軸索輸送のモーター分子の候補として，微小管により活性化されるATPaseであるキネシンと細胞質ダイニンが，それぞれ順行性，逆行性のモーターとして最初に同定された．さらにキネシンは大きな遺伝子ファミリーを形成していることがわかった（kinesin superfamily proteins；KIFs）[2〜4)8)]．

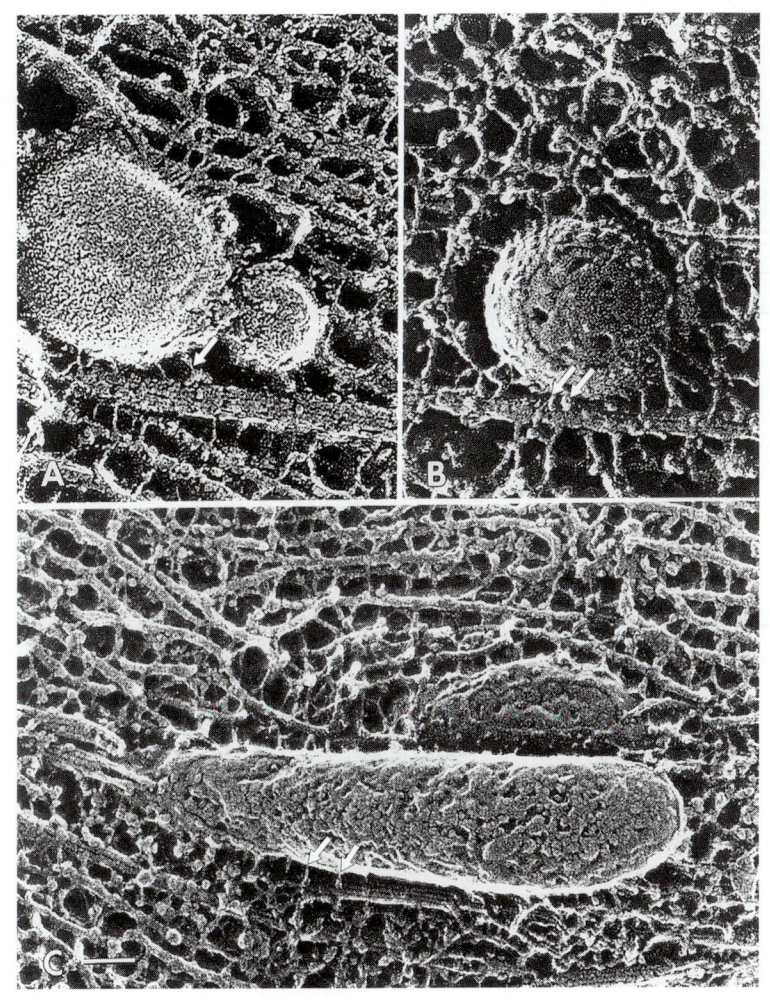

図 2-14 急速凍結電子顕微鏡により明らかとなった新しいモーター分子群の存在を示唆する膜小器官と微小管の間の異なった架橋構造（スケール：50 nm）
(Hirokawa N, 1996[2])より引用）

2 キネシン

　キネシン kinesin は 124 kd の重鎖 2 本と 64 kd の軽鎖 2 本よりなる 80 nm の杆状分子で，一端に 10 nm 径の 2 つの頭部をもち，それに続く α ヘリックスの多い杆状部があり，もう一方の端は扇状を呈する．重鎖が頭部と杆状部を形成し，軽鎖は扇状端に局在する（図 2-17）[9]．杆状部は中央で屈曲することができ，頭部で微小管と結合し，軽鎖がある扇状端で膜小器官と結合し，頭部が ATP を加水分解しながら力を発生すると考えられる．キネシンは微小管上をプラス端に向け，膜小器官を約 0.6 μm/sec の速さで運ぶモーターであり，実際に結紮した軸索の免疫細胞化学により順行性のモーターであることが示された（図 2-15）[6]．

3 キネシンスーパーファミリー蛋白

　軸索内では多種類の膜小器官が両方向性に輸送されている．この輸送が，キネシンと細胞質ダイニンの 2 つのモーター分子だけで行われることは

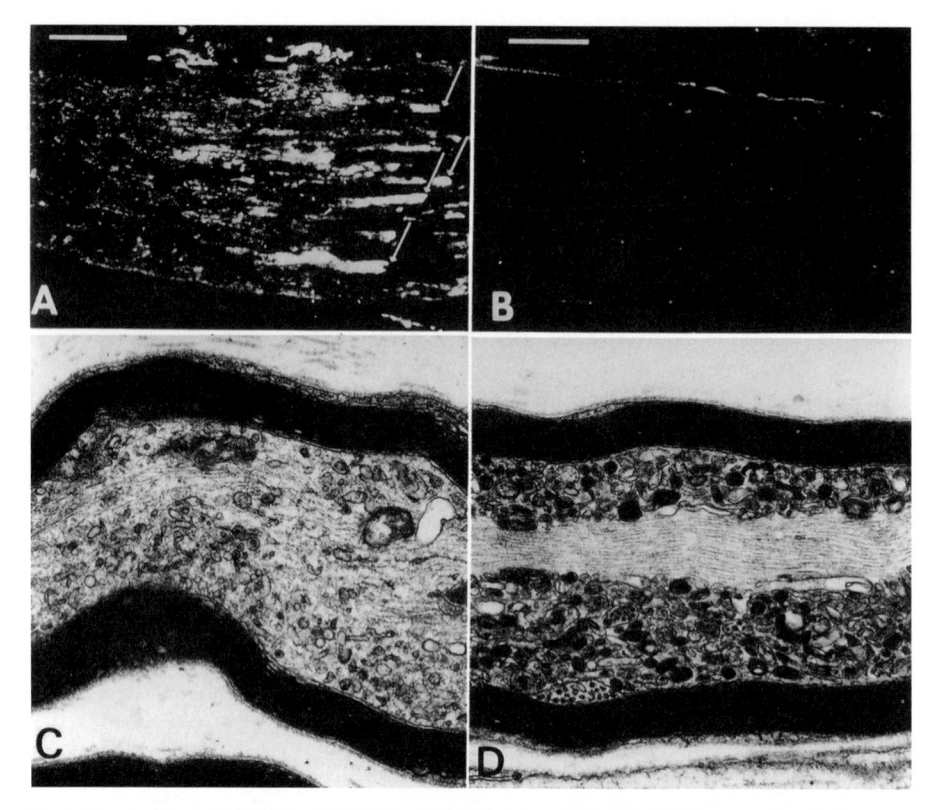

図 2-15 キネシンは順行性(細胞体から末梢方向)の膜小器官輸送のモーター分子である
  A, B：結紮した軸索近位端(A)と遠位端(B)を抗キネシン抗体で染色した像．キネシンは順行性に運ばれる膜小器官が貯留している所に一致して多く局在しているが，遠位端の染色は弱い(スケール：50μm)．
  C, D：結紮した軸索の電顕像．結紮近位端(C)には，順行性に細胞体から末梢へ運ばれるシナプス小胞，シナプス膜，および軸索膜の前駆体と思われる tubulovesicular な膜系やミトコンドリアが貯留し，遠位端(D)には，逆行性に末梢から細胞体へ運ばれる endosome, 多胞体や prelysosomal membrane organelle が貯留する．
  (Hirokawa N ら，1991[6])より引用)

難しいと考えられ，またモーター分子の候補となる構造も多種類あることから(図2-14)，新しいモーター分子の存在が予想され，cDNA クローニングにより，新しいモーター分子として，キネシンと似た頭部をもつキネシンスーパーファミリー(KIF)蛋白が同定され，軸索輸送に関与していることが示された(図2-16, 2-17)[2)~4)8)]．最初に同定された KIF は KIF 1 A, KIF 1 B, KIF 2, KIF 3 A, KIF 3 B, KIF 4, KIF 5 B, KIF 5 A の8種類であったが，現在では哺乳類(マウス，ヒト)の KIF 遺伝子すべて45種が同定されている(図2-18)[10)]．KIF 5 がキネシンに相当する．

これらの KIF は，微小管結合部と ATP 結合部をもついわゆる"モーター部分"の配列はキネシンと相同性が高いが，モーター部分の外の部分はそれぞれの分子に特徴的な配列をもっている．モーター部分で微小管に結合し，それぞれの分子に特徴的な部分でカーゴ(輸送されるもの，オルガネラなど)と結合する．モーター部分の分子内の位置によって3つのタイプに分類することができる．N末にモーター部分のある N-kinesin, 分子の中央部にモーター部分がある M-kinesin, C末にモーター部分のある C-kinesin である(図2-16~2-18)[3)4)10)11)]．N-kinesin が最も多くの KIF を含み，N-1~N-11 の11ファミリーがある．M-kinesin は1ファミリー，C-kinesin は2ファミ

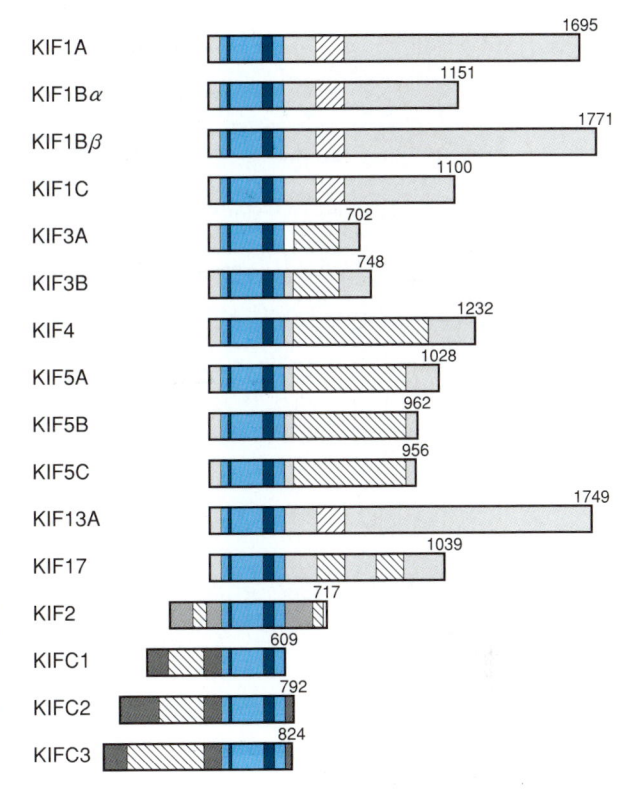

図 2-16 マウス KIF cDNA の配列
青がモーター部分である．モーター部分の中の色の濃い細い線が ATP-binding consensus sequence, 太い線は microtubule-binding consensus sequence である．KIF はモーター部分が分子の N 末, 中央部, C 末にあるものがある．KIF はモーター部分の配列は相同性が高く, その部分で微小管に結合し, その他の部分の配列は各 KIF に特徴的で, カーゴと結合する．
(Hirokawa N ら[11]より引用)

リーがある．以下に, 各グループの代表的な KIF について述べるが, その他の KIF については廣川, 三木らに詳述されている[3)4)10)11)]．

4 N-kinesin

このグループに属する代表的な KIF としては, 最初に同定されたいわゆる"キネシン"に相当する KIF 5 (N-1 kinesin), シナプス小胞の前駆体を輸送する KIF 1 A, KIF 1 Bβ (N-3 kinesin), 軸索輸送とともに線毛の形成, 発生過程での左右軸の決定に関与する KIF 3 (N-4 kinesin), KIF 17 (N-4 kinesin) がある．

◆ KIF 5 ファミリー

KIF 5 には, KIF 5 A, KIF 5 B, KIF 5 C があり, KIF 5 B は多くの組織で, KIF 5 A と KIF 5 C は神経細胞で多く発現されている．KIF 5 ファミリーは複数種のオルガネラや高分子複合体を微小管のプラス端に向かって輸送することが示唆されている．輸送に KIF 5 の関与が示唆されているものとしては, ミトコンドリア, リソソーム, endocytotic vesicle, チュブリンオリゴマー, 中間径フィラメント蛋白, mRNA 複合体などがある[3)10)~12)]．

KIF 5 がこれらのカーゴとどのように結合し, その結合ははどのように制御されているかの全容は明らかになっていない．現段階では, 少なくともいくつかの蛋白が, KIF 5 とその軽鎖を介して結合することが示されている．一つは JNK シグナル伝達系の scaffolding protein である JIPs (c-jun NH$_2$-terminal kinase (JNK)-interacting proteins) である (図 2-19)[13)]．JIPs と KIF 5 軽鎖の結合は neuronal migration に関与する reelin の受容体である ApoER 2 を含む小胞の輸送に関与するかもしれない．KIF 5 はまたアルツハイマー病に関与する APP (amyloid precursor protein) とも軽鎖を介して結合することが示唆された[14)]．

樹状突起の中にもプラス端が末梢を向いた微小

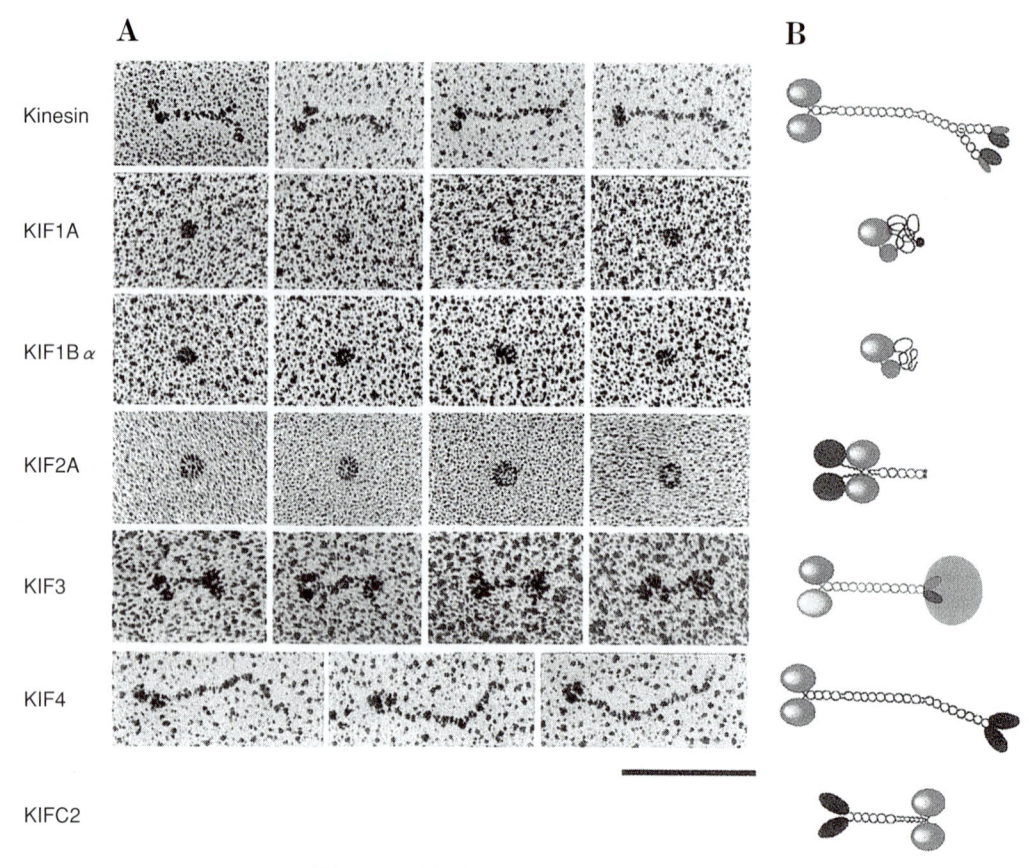

図 2-17 主要な KIF 蛋白分子の微細構造
A：低角度シャドウイング法（low-angle rotary shadowing）による電子顕微鏡での KIF 分子の観察（スケール：100 nm）
B：電子顕微鏡観察および一次構造からの予測に基づく分子構造の模式図．それぞれ，左の KIF に対応する．
（Hirokawa N, 1988[3]）より引用）

管があるが，最近 KIF 5 は樹状突起内での輸送にも関与することが示された．すなわち，KIF 5 は，KIF 5 の C 末が直接 GRIP 1(glutamate receptor interacting protein 1) と結合することにより，AMPA 型グルタミン酸受容体を樹状突起の末端へ輸送する[15]．軸索へ輸送される APP との結合は KIF 5 の軽鎖との相互作用により，また，樹状突起へ輸送される GRIP 1 との結合は KIF 5 自体（重鎖）との相互作用によることがわかった（図2-19）．このことから，KIF 5 が軸索へ輸送されるか，樹状突起へ輸送されるかが，KIF 5 の結合蛋白 GRIP 1 や JSAP 1 により仕分けされている可能性が示された[15]．

◆ KIF 1 ファミリー

このファミリーの代表的な分子としては KIF 1 A，KIF 1 Bα，KIF 1 Bβ がある．KIF 1 Bα と KIF 1 Bβ は同一遺伝子から mRNA の alternative splicing に由来し，C 末の異なるアイソフォームである．C. elegans の Unc 104 は KIF 1 A の相同体である．KIF 1 A と KIF 1 Bα，β は，ほぼ球状の単量体であり，その点で特徴的な KIF である[16)18)]（図 2-17）．微小管上を 0.5～1.5 μm/sec の速さでプラス端に向けて膜小器官を輸送する．KIF 1 A と KIF 1 Bβ はシナプス小胞の前駆体を輸送する[16)17)19)]．KIF 1 Bα はミトコンドリアを輸送するが[18)]，この機能は KIF 5 によっても担われている[12)]．KIF 1 A，KIF 1 Bβ のノックアウ

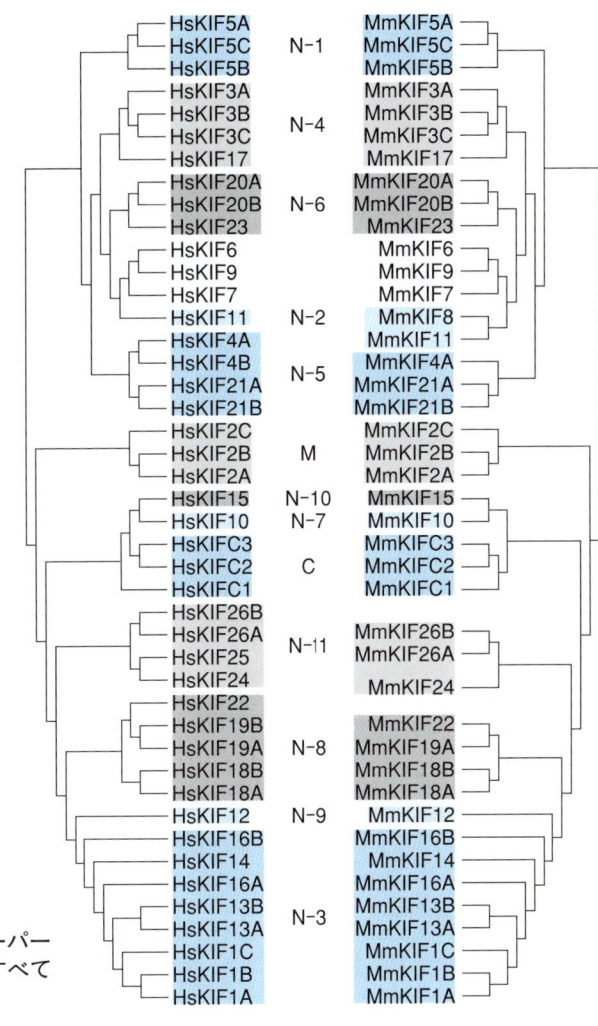

図 2-18 哺乳類（マウス，ヒト）キネシンスーパーファミリー蛋白（KIFs）遺伝子のすべて
(Miki H ら，2001[10]より引用)

トマウスはともに，シナプス小胞の前駆体の輸送の欠陥と，それに基づく神経系の異常を示す[17)19)]．詳しい解析により，ヒトの遺伝性の神経疾患であるシャルコー・マリー・トゥース（Charcot-Marie-Tooth）病の2A型はKIF 1 Bβ遺伝子のモーター部分の変異であることが示された[19)]．このことにより，KIFの遺伝子変異が病気の原因となることが初めて明確に示された[19)]．

◆ KIF 3 ファミリー

代表的なモーターとしては，KIF 3 A，KIF 3 Bがこのグループに含まれる．KIF 3 A は KIF 3 Bと2量体を形成し，そのC末にKAP 3蛋白（kinesin superfamily-associated protein 3）が結合する（図 2-17）[20)21)]．KAP 3はモーター活性をもたない可溶性蛋白である．KIF 3 A/KIF 3 B-KAP 3 ヘテロ三量体（Kinesin II）は，微小管上をプラス端に向けて，約 $0.4\,\mu\mathrm{m/sec}$ の速度で膜小器官や高分子複合体を輸送するモーター分子である[20)21)]．哺乳類の軸索ではKAP 3-フォドリンの結合を介してフォドリンと結合し，軸索伸長に重要な小胞を輸送する[22)]．また，KIF 3 複合体は，線毛の構成成分を高分子複合体として線毛の基部から先端へ輸送し，線毛の形成と維持に役割を果たしている．またKIF 3は胎児初期のNodeの線毛を形成し，この線毛が回転運動することによりNode領域での胎児外液の左方向への流れ（Node流）を形成し，体の左右軸を決定することが示さ

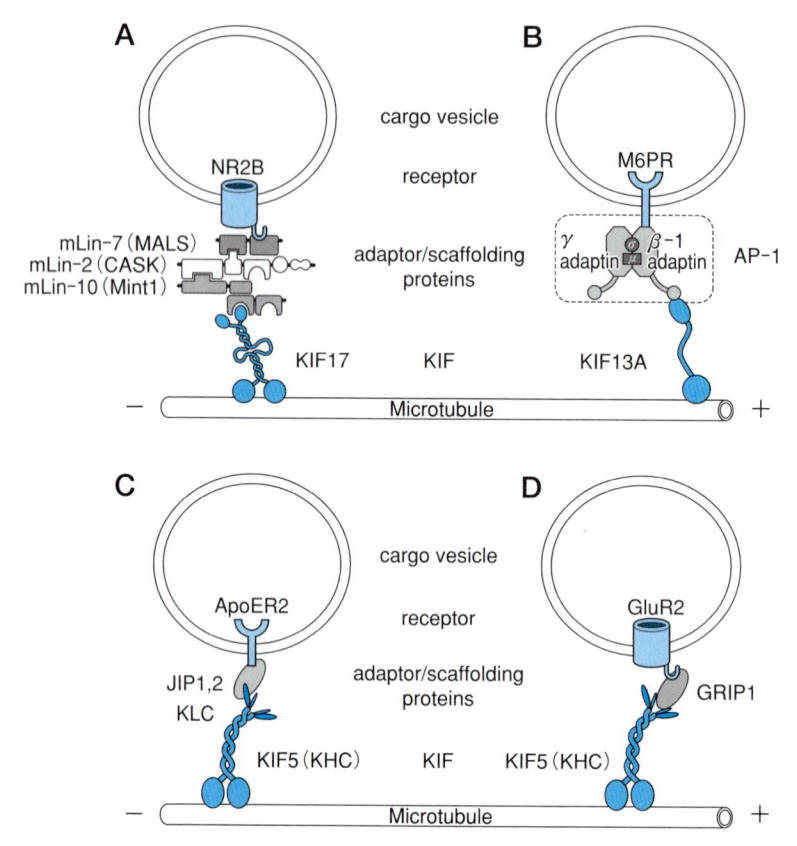

図 2-19 KIF とカーゴの認識機構の模式図

KIF とカーゴの結合に関与する蛋白について，判明している例について，蛋白間の相互作用を模式的に表している．
A：KIF 17 は mLin-10 と直接結合し，mLin-2，mLin-7 との結合を介して，NMDA 型グルタミン酸受容体の NR 2 B サブユニットと結合する．
B：KIF 13 A は β 1 adaptin と直接結合し，AP-1 複合体を介してマンノース-6-リン酸受容体と結合する．
C：KIF 5 は軽鎖で JIP-1 と結合し，JIP-1 は ApoE 受容体と結合する．
D：KIF 5 は重鎖を介して GRIP 1 と結合し，GRIP 1 は AMPA 型グルタミン酸受容体と結合する．
(Hirokawa N ら[11]より引用)

れた[23)〜25)]．

◆ KIF 17 ファミリー

KIF 17 は，微小管上をプラス端に向けて，約 0.7〜1.2 μm/sec の速度で膜小器官を輸送するモーター分子であるが，樹状突起内に多く発現される特徴あるモーター分子である[26)]．NMDA 受容体を含む膜小胞を細胞体から末梢へ輸送するが，その際 KIF 17 は，高分子の複合体を介して膜に結合している（図 2-19）．すなわち，KIF 17 の tail の部分が，mLin-10（Mint 1）の PDZ ドメインと直接結合するが，mLin-10 は mLin-2（CASK），mLin-7（MALS）と複合体を形成し，mLin-7 が NMDA 受容体の NR 2 B サブユニットと結合する[26)]．この例は，KIF と膜小胞との結合が必ずしも単分子を介してでなく，高分子複合体を介して結合することを示す．

5 M-kinesin

M-kinesin は分子の中央部にモーター部分をもつ（図 2-16）．このグループは，メンバーが少な

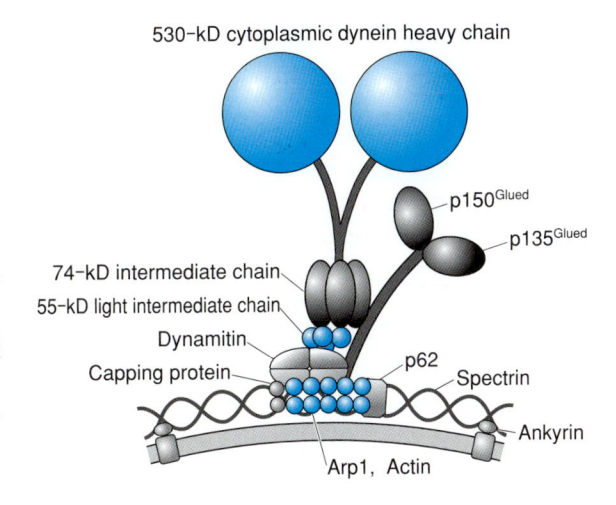

図 2-20　細胞質ダイニン,ダイナクチン複合体の模式図
細胞質ダイニンは,530 kd の重鎖 2 つ,74 kd の軽鎖 3 つ,55 kd の軽鎖 5 つからなる.細胞質ダイニンはカーゴと間接的に,ankyrin, spectrin, Arp 1-actin filament, dynamitin, p 150^{Glued}, 74-kd intermediate chain を介して結合する.
(Hirokawa N,1998[3])より引用)

く,KIF 2 ファミリーが属する(**図 2-16〜2-18**).KIF 2 は,微小管上をプラス端に向けて膜小器官を約 0.5 μm/sec の速度で運ぶモーター分子である.幼若な神経に多く発現され,神経突起の伸長に重要な役割を果たし,IGF-1 を含む小胞の輸送に関与する[3)4)11)27)].また,KIF 2 ファミリーに含まれるモーターには,微小管のダイナミックスにも関与し,有糸分裂において重要な役割を果たすものが知られている.

6　C-kinesin

KIF C1 ファミリーと KIF C2,C3 ファミリーがこのグループに属する(**図 2-16〜2-18**).これらは,微小管上をマイナス端に向けて膜小器官を輸送するモーターである.KIF C2 は,多数の小胞を含むリソソーム系のオルガネラである多胞体(multivesicular body)を樹状突起内で微小管のマイナス端に向けて輸送する[28].KIF C3 は上皮細胞に存在する KIF である[29].上皮細胞では,微小管のマイナス端が細胞の上辺部を向いて平行に走行している.KIF C3 は,細胞の上辺部への膜小器官の輸送に関与する.

7　細胞質ダイニン

ダイニンは微小管のマイナス端へ向けての輸送をするモーター蛋白で,KIF ほど大きなファミリーではないが,ファミリーを形成している.モーターの中では最も大きな分子であり,2〜3 個のモーター部分をもつ重鎖と複数の軽鎖からなる.速度は約 14 μm/sec と速い.このファミリーに含まれるモーターとして,鞭毛や線毛に含まれるダイニンがあり,軸糸微小管に結合しての軸糸の運動に関与する[30].

神経細胞内の膜小器官の輸送に関与する細胞質ダイニンは 530 kd(4,644 個のアミノ酸,中央に 4 つ ATP 結合部位をもつ)の重鎖 2 つと 74 kd の軽鎖 3 つ,55〜50 kd の軽鎖 5 つからなる複合体で,球状の頭部 2 つをもつサクランボ型の分子である(**図 2-20**)[3].細胞質ダイニンは神経を含むほとんどの細胞に発現している.

細胞質ダイニンと膜との結合はダイナクチン複合体という巨大な分子を介している.ダイナクチンは 10 のサブユニットより構成され〔p 150^{Glued}, p 135^{Glued}, p 62, dynamitin(p 50), actin-related protein 1(Arp 1), actin, actin-capping protein α subunit, actin-capping protein β subunit, p 27, p 24〕,その構成比は〔1:1:1:4:9:1:1:1:1:1〕である.Arp 1 フィラメントを介して膜の裏打ちのスペクトリン,アンキリンと結合すると考えられている.

細胞体で合成された細胞質ダイニンは,KIF で輸送される順行性の膜小器官に結合してシナプス領域まで運ばれる.末梢で順行性のモーター分子が膜小器官からはずれ,細胞質ダイニンが逆行性

■ 軸索の膨れ：赤玉とトルピード

ヒト剖検脳を検索していると，その数は多くないまでも，しばしばH＆E染色で赤く染まる球状の構造物をみることがあり，通称"赤玉"（類球体：spheroid）とよばれている．これは一般に嗜銀性で，「軸索の膨れ」を示すものである．脳梗塞の周辺部などにみられるそれは，軸索が途中で切断され，その中枢側で軸索が反応性に膨らんでできたもので，ニューロフィラメントの集積が認められ，正常の順行性軸索流がせき止められてできたものと解される．また，軸索末端が膨れてできることもあり，その代表格が後索核，特に薄束核に認められるもので，加齢とともにその数は増加する（図，上段）．電顕的には，膜様構造物，ミトコンドリア，ニューロフィラメントなどの増加を伴う特徴的な微細構造を示す．この後索核の赤玉は逆行性軸索流の障害によって形成されるのではないかと考えられている．肢切断の実験でその出現が助長されることが知られており，後根神経節の神経細胞体を介する反応性変化との見方がある．事実，ヒトの外傷性下肢，あるいは上肢切断例を観察すると，患側下肢と同側の薄束核で，また患側上肢と同側の楔状束核でその出現頻度が高い．高齢者に多く認められるということは，その末梢神経の障害を反映した所見かもしれない．

古くから，小脳プルキンエ細胞の軸索がときに顆粒層で紡錘形に膨れて認められることが知られており，トルピード（torpedo）とよばれている（図，下段）．これも高齢者でよくみられる変化である．やはり，嗜銀性を示し，電顕的には，ニューロフィラメントの集積が認められる．プルキンエ細胞が病的に脱落する小脳変性症ではその出現頻度は高い．また，小脳プルキンエ細胞が保たれ，それからのシナプスの受け手である小脳歯状核神経細胞が脱落する神経変性疾患があるが，そのような症例ではトルピードは歯状核神経細胞の脱落に呼応して生じているとの観察もある．

ここでは，加齢とともによく遭遇する「軸索の膨れ」について簡単に述べてみたが，「軸索の膨れ」は種々の疾患，種々の部位でも認められ，その一次性，二次性を問わず，軸索流と密接に関連した形態学的異常所見であることに間違いはない．

（新潟大学脳研究所 病態神経科学部門 病理学分野 髙橋 均）

に輸送される膜小器官に結合し，これを細胞体方向に運ぶ[3)5)6)31)]．

8 短距離の輸送

冒頭で述べたように，軸索は1mの長さに及ぶことがあり，軸索内での長い距離の輸送は微小管に依存していることが明らかとなっており，KIFおよび細胞質ダイニンをモーターとしている．しかし，形質膜の近傍にはアクチンのメッシュワークが形成されている領域があり，この領域での短い距離の輸送には，アクチンフィラメントに依存するモーター，例えば，ミオシンファミリーのモーターであるミオシンVがおそらく関与している[32)]．ミオシンVはまたKIFとの相互作用が示唆されている．

遅い輸送の機構

遅い輸送では，チュブリンやニューロフィラメント蛋白などの細胞骨格蛋白が主体となり，4～0.5mm/dayの速度で末梢に送られている．したがって遅い輸送は特に軸索の伸長，維持にとってきわめて重要であるが，速い輸送ほどには機構が解明されていない[33)34)]．遅い輸送の機構に関しては，細胞骨格蛋白がポリマーとして運ばれるのか，モノマーまたはオリゴマーとして運ばれるの

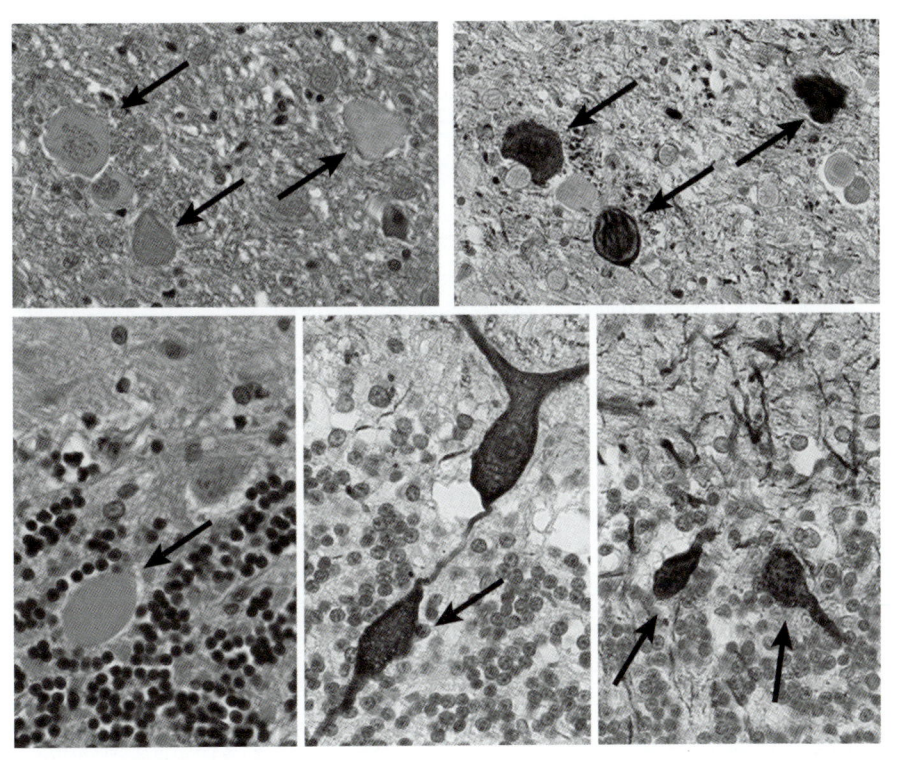

上段：後索核（薄束核）の赤玉．H＆E染色（左）とリン酸化ニューロフィラメント免疫染色（右）．多くのものにリン酸化ニューロフィラメントの蓄積がみられる（矢印）．
下段：小脳プルキンエ細胞のトルピード（矢印）．H＆E染色（左），プルキンエ細胞特異蛋白である calbindin-D-28 k 免疫染色（中），およびリン酸化ニューロフィラメント免疫染色（右）．トルピードは近位軸索の膨れであり，リン酸化ニューロフィラメントの蓄積がみられる．

か，どこでどのように重合されるかが重要な問題である．従来，細胞骨格蛋白が細胞体で合成された後すぐに重合しポリマーとなり，フィラメントの形でお互いどうしの滑り運動により運ばれるとするポリマー滑り説があった．しかし，現在では小さいオリゴマーの形で輸送され，軸索内でフィラメントに組み込まれるとする説の方が有力である．

この種の解析には，細胞に蛍光標識チュブリンを微量注入し，軸索内細胞骨格に組み込ませた後，軸索の局所にレーザー光を照射し蛍光を消退させ，その回復を解析する蛍光消退回復法，あるいは caged fluorescein 標識チュブリンを微量注入し，軸索局所に紫外線を照射し cage をはずして蛍光を発光させ，その消退をみる蛍光活性化法が用いられる．これらの実験から，微小管はポリマーとしては動かずにダイナミックにターンオーバーし，実際に動いているのは主に小さいオリゴマーであることが強く示唆される[35]~[37]．実際に，軸索内の微小管のターンオーバーは，注入する細胞骨格蛋白を標識し，標識した物質に対する抗体による電顕レベルの免疫染色により観察することができる．この結果，軸索内で微小管の末梢方向にチュブリンのオリゴマーが重合して伸長することが示された[38][39]．また，ごく最近では，confocal laser scanning microscopy と fluorescence correlation spectroscopy 法によってもチュブリンは軸索内をオリゴマーの形で，微小管をレールとして

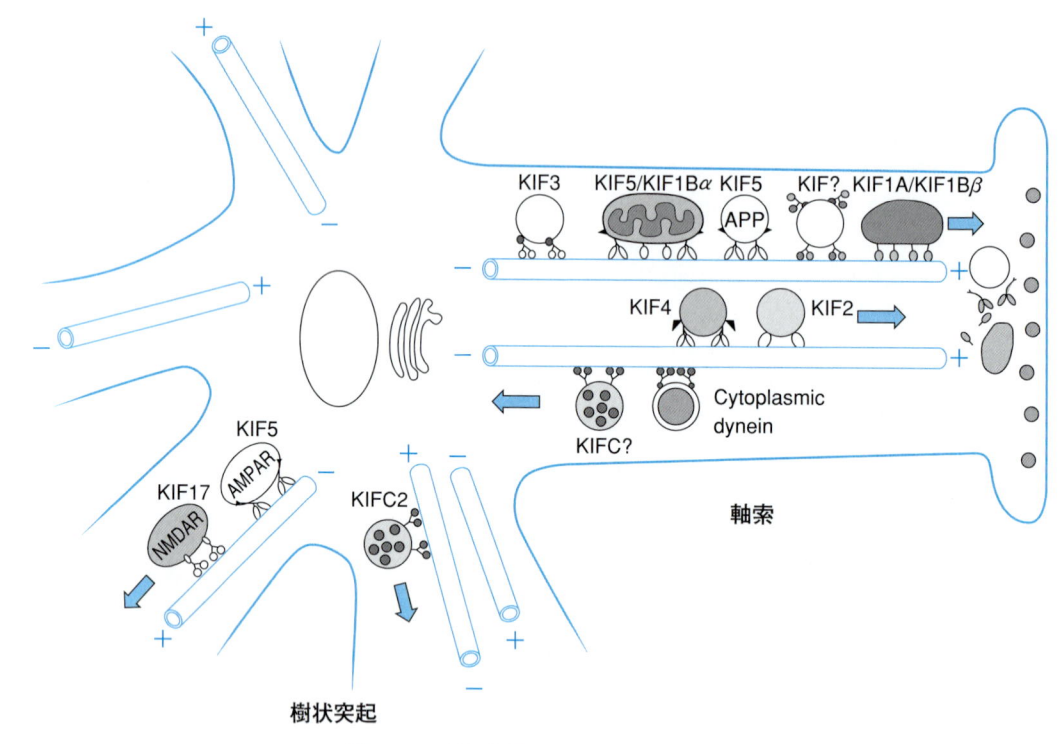

図 2-21　神経細胞での膜小器官の輸送
　軸索では，順方向性に複数のオルガネラが異なる KIF によって輸送されている．KIF の機能には重複性もある．ミトコンドリアは KIF 5，KIF 1 Bα によって輸送され，シナプス小胞の前駆体は KIF 1 A，KIF 1 Bβ により輸送される．シナプス端まで輸送されると，KIF はオルガネラから解離する．逆方向性には，細胞質ダイニンが輸送に関与する．逆行性のモーターは，シナプス端まで膜小器官に乗って一度輸送される．シナプス端で活性化されると考えられる．樹状突起での輸送が知られている KIF もある．KIF 5 は，結合蛋白により軸索と樹状突起に振り分けられている．
(Hirokawa N ら[11]より引用)

輸送されることが示され，さらにこの輸送はキネシンによることが示された[40]．

　ニューロフィラメントに関しては，側方よりターンオーバーがセグメント状に起こることが示唆されている[41]．

結　語

　軸索では蛋白合成が行われないため，軸索輸送は，神経細胞にとって重要な機構である．軸索輸送には速い輸送と遅い輸送があり，速い輸送では膜小器官が，遅い輸送では細胞骨格蛋白が運ばれている．

　軸索および樹状突起内の膜小器官の輸送機構は，一般の細胞内輸送の機構と本質的に同じであり，神経細胞はこの機構の研究のよいモデル系である．膜小器官の輸送は，微小管をレールとして，微小管のプラス端方向への輸送は KIF をモーターとして，マイナス端方向への輸送は，細胞質ダイニンと C-kinesin をモーターとして行われる．

　KIF は 45 のファミリーから構成されている遺伝子群である．モーター部分を分子の N 末にもつ N-kinesin，中央部にもつ M-kinesin，C 末にもつ C-kinesin の 3 群に分けられる．KIF はモーター部分で相同性が高く，この部分が微小管に結合する部分と ATPase 活性をもつ．その他の部分は各分子に特徴的で，カーゴと結合し，異なる KIF は異なるカーゴを異なる速度で輸送していると考え

られている(図2-21)．KIFとカーゴの認識機構には特異性があるが，安全性を確保するための重複性もあると考えられる．

　KIFとカーゴとの結合の機構については，まだ十分には解明されていないが，いくつかのKIFとカーゴの結合について明らかになってきている(図2-19)．膜小器官とKIFとの結合は多くの場合，必ずしも直接的で単純ではなく，膜貫通蛋白とKIFとの間には，scaffolding proteinやadaptor proteinなどの他の蛋白が介在する場合があることが明らかとなっている．また，1つのKIFが分子内のある部位である蛋白と，また別の部位で別の蛋白と結合し，その結果，異なる膜小器官を異なる目的地へ輸送する例も明らかとなっている．

　遅い軸索輸送では，チュブリン，ニューロフィラメントなどの細胞骨格蛋白が輸送されている．遅い輸送の機構の解明は，速い輸送の機構より遅れている．微小管もニューロフィラメントもモノマーが重合してフィラメントを形成しているので，輸送に関して，ポリマーで運ばれるのか，モノマーで運ばれるのか，フィラメントに組み込まれるのはどの時点かということが問題である．チュブリンの輸送はオリゴマーとして運ばれ，軸索内でポリマーに組み込まれ，キネシンがモーター分子として働いていることが示されている．

引用文献

1) Grafstein B, Forman DS : Intracellular transport in neurons. *Physiol Rev* **60** : 1167-1283, 1980
2) Hirokawa N : Organelle transport along microtubules : The role of KIFs. *Trends Cell Biol* **6** : 135-141, 1996
3) Hirokawa N : Kinesin and dynein superfamily proteins and the mechanism of organelle transport. *Science* **279** : 519-526, 1998
4) Hirokawa N, Noda Y, Okada Y : Kinesin and dynein superfamily proteins in organelle transport and cell division. *Curr Opin Cell Biol* **10** : 60-73, 1998
5) Hirokawa N, Sato-Yoshitake R, Yoshida T, Kawashima T : Brain dynein (MAP 1 C) localizes on both anterogradely and retrogradely transported membraneous organelles *in vivo*. *J Cell Biol* **111** : 1027-1037, 1990
6) Hirokawa N, Sato-Yoshitake R, Kobayashi N, Pfister KK, Bloom GS, Brady ST : Kinesin associates with anterogradely transported membraneous organelles *in vivo*. *J Cell Biol* **114** : 295-302, 1991
7) Hirokawa N : Cross-linker system between neurofilaments, microtubules, and membraneous organelles in frog axons revealed by the quick-freeze, deep-etching method. *J Cell Biol* **94** : 129-142, 1982
8) Aizawa H, Sekine Y, Takemura R, Zhang Z, Nangaku M, Hirokawa N : Kinesin family in murine central nervous system. *J Cell Biol* **119** : 1287-1296, 1992
9) Hirokawa N, Pfister KK, Yorifuji H, Wagner MC, Brady ST, Bloom GS : Submolecular domains of bovine brain kinesin identified by electron microscopy and monoclonal antibody decoration. *Cell* **56** : 867-878, 1989
10) Miki H, Setou M, Kaneshiro K, Hirokawa N : All kinesin superfamily protein, KIF, genes in mouse and human. *Proc Natl Acad Sci USA* **98** : 7004-7011, 2001
11) Hirokawa N, Takemura R : Kinesin superfamily proteins. In : M Schliwa (ed) : *Molecular Motors*, Wiley-VCH, Weinheim, 2003
12) Tanaka Y, Kanai Y, Okada Y, Nonaka S, Takeda S, Harada A, Hirokawa N : Targeted disruption of mouse conventional kinesin heavy chain, *kif 5 B*, results in abnormal perinuclear clustering of mitochondria. *Cell* **93** : 1147-1158, 1998
13) Verhey KJ, Rapoport TA : Kinesin carries the signal. *Trends Biochem Sci* **26** : 545-550, 2001
14) Kamal A, Stokin GB, Yang Z, Xia CH, Goldstein LS : Axonal transport of amyloid precursor protein is mediated by direct binding to the kinesin light chain subunit of kinesin-I. *Neuron* **28** : 449-459, 2000
15) Setou M, Seog DH, Tanaka Y, Kanai Y, Takei Y, Kawagishi M, Hirokawa N : Glutamate-receptor-interacting protein GRIP 1 directly steers kinesin to dendrites. *Nature* **417** : 83-87, 2002
16) Okada Y, Yamazaki H, Sekine Y, Hirokawa N : The neuron-specific kinesin superfamily protein KIF 1 A is a unique monomeric motor for anterograde axonal transport of synaptic vesicle precursors. *Cell* **81** : 769-780, 1995
17) Yonekawa Y, Harada A, Okada Y, Funako-

shi T, Kanai Y, Takei Y, Terada S, Noda T, Hirokawa N : Defect in synaptic vesicle precursor transport and neuronal cell death in KIF 1 A motor protein-deficient mice. *J Cell Biol* **141** : 431-441, 1998
18) Nangaku M, Sato-Yoshitake R, Okada Y, Noda Y, Takemura R, Yamazaki H, Hirokawa N : KIF 1 B, a novel microtubule plus end-directed monomeric motor protein for transport of mitochondria. *Cell* **79** : 1209-1220, 1994
19) Zhao C, Takita J, Tanaka Y, Setou M, Nakagawa T, Takeda S, Yang HW, Terada S, Nakata T, Takei Y, Saito M, Tsuji S, Hayashi Y, Hirokawa N : Charcot-Marie-Tooth disease type 2 A caused by mutation in a microtubule motor KIF 1 Bβ. *Cell* **105** : 587-597, 2001
20) Yamazaki H, Nakata T, Okada Y, Aizawa H, Nakata T, Matsuura Y, Hirokawa N : KIF 3 A/B : a heterodimeric kinesin superfamily protein that works as a microtubule plus end-directed motor for membrane organelle transport. *J Cell Biol* **130** : 1387-1399, 1995
21) Yamazaki H, Nakata T, Okada Y, Hirokawa N : Cloning and characterization of KAP 3 : a novel kinesin superfamily-associated protein of KIF3A/3B. *Proc Natl Acad Sci USA* **93** : 8443-8448, 1996
22) Takeda S, Yamazaki H, Seog DH, Kanai Y, Terada S, Hirokawa N : Kinesin superfamily protein 3 (KIF 3) motor transports fodrin-associating vesicles important for neurite building. *J Cell Biol* **148** : 1255-1265, 2000
23) Nonaka S, Tanaka Y, Okada Y, Takeda S, Harada A, Kanai Y, Kido M, Hirokawa N : Randomization of left-right asymmetry due to loss of nodal cilia generating leftward flow of extraembryonic fluid in mice lacking KIF 3 B motor protein. *Cell* **95** : 829-837, 1998
24) Takeda S, Yonekawa Y, Tanaka Y, Okada Y, Nonaka S, Hirokawa N : Left-right asymmetry and kinesin superfamily protein KIF 3 A : New insights in determination of laterality and mesoderm induction by *kif 3 A*-/-mice analysis. *J Cell Biol* **145** : 825-836, 1999
25) Hirokawa N : Stirring up development with the heterotrimeric kinesin KIF 3. *Traffic* **1** : 29-34, 2000
26) Setou M, Nakagawa T, Seog DH, Hirokawa N : Kinesin superfamily motor protein KIF 17 and mLin-10 in NMDA receptor-containing vesicle transport. *Science* **288** : 1796-1802, 2000
27) Noda Y, Sato-Yoshitake R, Kondo S, Nangaku M, Hirokawa N : KIF 2 is a new microtubule-based anterograde motor that transports membraneous organelles distinct from those carried by kinesin heavy chain or KIF 3 A/B. *J Cell Biol* **129** : 157-167, 1995
28) Saito N, Okada Y, Noda Y, Kinoshita Y, Kondo S, Hirokawa N : KIFC 2 is a novel neuron-specific C-terminal type kinesin superfamily motor for dendritic transport of multivesicular body-like organelles. *Neuron* **18** : 425-438, 1997
29) Noda Y, Okada Y, Saito N, Setou M, Xu Y, Zhang Z, Hirokawa N : KIFC 3, a microtubule minus end-directed motor for the apical transport of annexin XIIIb-associated Triton-insoluble membranes. *J Cell Biol* **155** : 77-88, 2001
30) Alberts B, Johnson A, Lewis J, Raff M, Roberts K, Walter P : *Molecular Biology of the Cell*. Garland Science, New York, 2002
31) Sato-Yoshitake R, Yorifuji H, Inagaki M, Hirokawa N : The phosphorylation of kinesin regulates its binding to synaptic vesicles. *J Biol Chem* **267** : 23930-23936, 1992
32) Reck-Peterson SL, Provance DW Jr, Mooseker MS, Mercer JA : Class V myosins. *Biochim Biophys Acta* **1496** : 36-51, 2000
33) Hirokawa N, Terada S, Funakoshi T, Takeda S : Slow axonal transport : The subunit transport model. *Trends Cell Biol* **7** : 384-388, 1997
34) Terada S, Hirokawa N : Moving on to the cargo problem of microtubule-dependent motors in neurons. *Curr Opin Neurobiol* **10** : 566-573, 2000
35) Okabe S, Hirokawa N : Turnover of fluorescently labelled tubulin and actin in the axon. *Nature* **343** : 479-482, 1990
36) Okabe S, Hirokawa N : Differential behavior of photoactivated microtubules in growing axons of mouse and frog neurons. *J Cell Biol* **117** : 105-120, 1992
37) Takeda S, Funakoshi T, Hirokawa N : Tubulin dynamics in neuronal axons of living zebrafish embryos. *Neuron* **14** : 1257-1264, 1995
38) Okabe S, Hirokawa N : Microtubule dynamics in nerve cells : Analysis using microinjection of biotinylated tubulin into PC 12 cells. *J Cell Biol* **107** : 651-664, 1988
39) Funakoshi T, Takeda S, Hirokawa N : Active transport of photoactivated tubulin molecules in growing axons revealed by a new electron microscopic analysis. *J Cell*

Biol **133**：1347-1353, 1996
40) Terada S, Kinjo M, Hirokawa N：Oligomeric tubulin in large transporting complex is transported via kinesin in squid giant axons.
Cell **103**：141-155, 2000
41) Okabe S, Miyasaka H, Hirokawa N：Dynamics of the neuronal intermediate filaments. *J Cell Biol* **121**：375-386, 1993

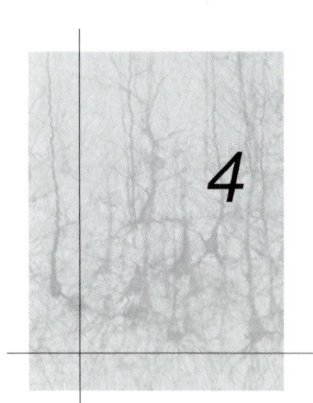

4 軸索およびシナプスの情報伝達

辻本 哲宏　高橋 智幸

神経系の情報伝達の主要な担い手は電気信号である．単一神経細胞における活動電位の伝導と，次の細胞へ情報を受け渡すシナプス伝達のメカニズムについて解説する．

興奮の伝導

神経系の情報は主に膜電位変化として伝えられる．神経細胞（ニューロン neuron）が活動電位の閾値膜電位を超えて脱分極すると電位依存性ナトリウム（Na^+）チャネルが開き，自己再生的に全か無か（all or none）の活動電位 action potential が発生する（興奮）．活動電位は多くの場合 Na^+ チャネルが最も高密度に発現する軸索起始部に発生し，変形，消失することなくデジタル信号として軸索を伝導してシナプス前終末端に到達する．

1 無髄軸索における興奮伝導

細胞膜の一部分で電位依存性 Na^+ チャネルが開口すると，細胞外から細胞内に Na^+ 電流が流れ，隣接する細胞膜では細胞膜の電気的容量と抵抗成分を通過して，細胞内から細胞外に局所電流が流れる．その結果，隣接する細胞膜が脱分極して，これが閾値膜電位に達すると活動電位が発生する（興奮）（図2-22 A）．活動電位はナトリウム・コンダクタンス（g_{Na}）の上昇と脱分極の自己再生的相互作用により生じ，それに続くカリウム・コンダクタンス（g_K）の上昇と g_{Na} の不活性化に応じて再分極する．

無髄軸索における活動電位の伝導速度は，興奮性膜の Na^+ 電流密度と軸索の受動的ケーブル特性に依存する．ケーブル特性の指標の一つである長さ定数（length constant＝λ）の2乗は細胞膜抵抗÷細胞質固有抵抗（R_m/R_i）に等しく，この値が大きいほど遠くまで電気緊張電位が波及するため，伝導速度が速くなる．また，Rm と細胞膜容量（C）によって決まる時定数（time constant＝$Rm \cdot C$）の値が小さいほど，局所電流による脱分極が速やかに閾値電位に達するために伝導速度が速くなる．

2 有髄軸索における興奮伝導

有髄神経では軸索の周囲を多層の髄鞘が覆っている．髄鞘は生後発達の途上で末梢神経ではシュワン細胞 Schwann cell，中枢神経ではグリア細胞の一つであるオリゴデンドロサイト oligodendrocyte の突起が巻きついて形成される．髄鞘は電気的には直列接続コンデンサーに相当し，細胞膜の実効電気容量を小さくするために，閾値膜電位に達するまでの時間が短縮して伝導速度が速くなる．髄鞘には一定間隔で途切れて軸索膜が露出する場所があり，ランヴィエの絞輪 node of Ranvier とよばれる．ランヴィエの絞輪には Na^+ チャネルが高密度に局在する．一方，K^+ チャネルは絞輪，絞輪間部の両方に存在する．有髄神経では活動電位が髄鞘に囲まれた絞輪間部を跳躍して，1つの絞輪から次の絞輪へと速やかに伝導す

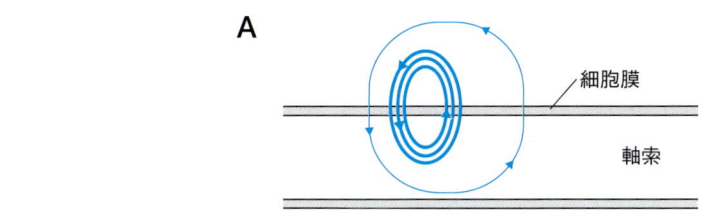

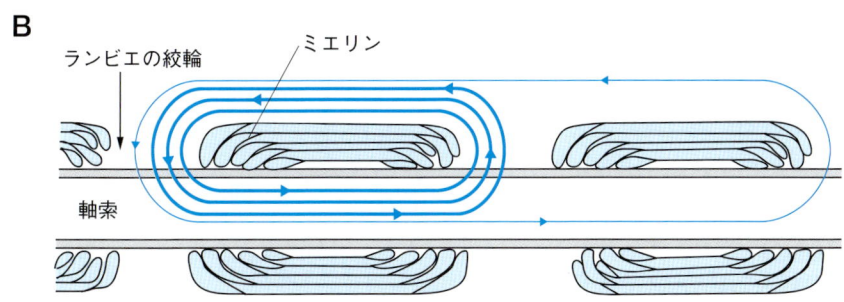

図 2-22 軸索における興奮伝導
A：無髄軸索における興奮伝導．無髄軸索ではミエリン被覆がないため，活動電位発生部位で流入した電流が近傍の細胞膜の広い範囲を通過して細胞外に流出する．細胞膜を流れる局所電流は活動電位発生部位から離れると大きく減衰し，遠くの細胞膜では局所回路電流によって膜電位を閾値まで脱分極できない．
B：有髄軸索における興奮伝導．軸索が幾層ものミエリンによって被覆され髄鞘を形成する．髄鞘は一定間隔で途切れて軸索膜が露出する．ここをランビエの絞輪という．Na^+チャネルは絞輪部位に局在する．このミエリン被覆は電気容量が非常に小さく，かつ電気抵抗が高いため，実効的な細胞膜インピーダンスは高くなるので，活動電位発生部位で流入した電流は遠くまでわずかの減衰で流れ，ランビエの絞輪で活動電位を発生させる．

る（跳躍伝導 saltatory conduction）（図 2-22 B）．

　有髄，無髄にかかわらず神経における活動電位は，電気緊張電位の伝播とは異なり一定の振幅で伝導され（不減衰伝導），均一な神経線維内では伝導速度も一定である．一カ所で起こった活動電位は双方向に伝導可能であるが，普通は細胞体から軸索終末端に伝わり，逆に戻ることはない．これは活動電位に続く不応期のためで，いったん不活性化した Na^+チャネルの回復に時間がかかり，かつ K^+チャネルが活動電位のピーク後に活性化して持続するためである．神経細胞膜の電気抵抗は細胞外に比べて高いため，局所電流が隣接する神経線維に活動電位を発生させることはない（絶縁伝導）．

3　活動電位の伝導ブロック

　活動電位の伝導速度は温度の影響を強く受け，低温では速度が低下する．温血動物では10℃以下に低下すると伝導ブロックに陥る．生理的温度においても伝導ブロックは起こりうる．例えば抑制性シナプス入力，頻回発火後の持続的後過分極（afterhyperpolarization）などの影響で軸索の一部（軸索の分枝部など）が過分極すると，A型一過性 K^+チャネルの定常的不活性化が外れる．この部分に活動電位が伝播すると，A型 K^+チャネルの活性のために活動電位がブロックされることが海馬のニューロンなどで知られている．興奮伝導ブロックはシナプス伝達物質放出確率の低下によるシナプス抑制現象との区別がむずかしく，実験結果の解釈には注意を要する．

シナプス

　神経系では多数のニューロンが機能的に結合

し，神経回路網を形成している．情報処理の演算単位は個々のニューロンである．送り手のニューロンのシナプス前終末から受け手のニューロンの樹状突起（または細胞体）へ伝えられる情報伝達はシナプス synapse を介して行われる．シナプスの名づけ親シェリントン（Sherrington CS）は，シナプスを一方向性信号伝達を行うニューロン間のつなぎ目として位置付けた．シナプスは電気伝達か化学伝達（図2-23）かの論争が数十年前になされ，化学伝達が主体であると決着した．甲殻類では一方向性の（整流性）電気シナプスが知られているが，温血動物で電気シナプスとして同定されているものはすべて両方向性であり，この点ではシナプスよりはむしろ心筋などに認められる細胞間電気的結合（カップリング）に相当する．

1 神経伝達物質の放出機構

化学シナプスでは前ニューロンの細胞膜と後ニューロンの細胞膜がわずかなシナプス間隙 synaptic cleft を挟んで向かい合っている．軸索における活動電位の不減衰伝導とは対称的に，化学シナプスにおける情報の伝達は可変的である．活動電位が神経終末に到達すると化学伝達物質が放出され，放出された伝達物質はシナプス後膜にあるイオンチャンネル型受容体を活性化してイオン電流を発生させ，シナプス応答を起こす（図2-23）．

化学伝達物質はシナプス前終末端内のシナプス小胞に蓄えられ，これを最小単位として（量子的に）放出される．1個のシナプス小胞が自発的にシナプス前終末端の細胞膜と融合すると微小シナプス応答 miniature synaptic response が生じる（図2-24）．微小シナプス応答はシナプス前終末端の興奮を完全にブロックしても生じ，頻度は終末端内のCa^{2+}濃度の累乗に比例して上昇することから，細胞内に低濃度に存在するCa^{2+}によって低い確率で生じるシナプス小胞のランダムな開口放出と考えられる．これに対して活動電位（インパルス）がシナプス前終末端に達すると，active zone に局在する電位依存性Ca^{2+}チャンネルを通過してCa^{2+}がシナプス前終末端内に流入し，Ca^{2+}

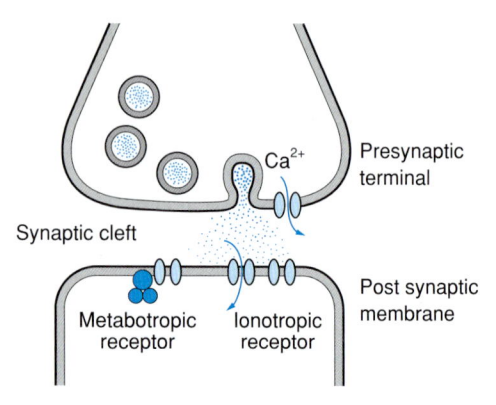

図 2-23 化学シナプス
前シナプス膜と後シナプス膜がわずかな間隙（synaptic cleft）を隔たって対向している．前シナプス終末にはシナプス小胞が存在し，活動電位によって活性化したCa^{2+}チャンネルを経て流入したCa^{2+}が，シナプス小胞と前シナプス細胞膜の融合を引き起こし，神経伝達物質を放出させる．放出された神経伝達物質は後シナプス膜にあるイオンチャンネル型受容体や代謝型受容体に結合し，情報を後シナプス細胞に伝える．活動電位は減衰せず，シナプス前終末端に到達するが，放出される神経伝達物質の放出量は変化する．

依存性の小胞開口放出機構が働くことによって，多数のシナプス小胞から一斉に伝達物質が放出され，誘発シナプス応答 evoked synaptic response が生じる（図2-24）．すなわち伝達物質の放出量はシナプス小胞1個に含まれる伝達物質量を最小単位として，これの整数倍となる．カッツ（Katz B）らによって提唱されたこの説は，伝達物質放出の量子仮説（quantum hypothesis）とよばれる．彼らはカエルの神経筋接合部で細胞外のCa^{2+}/Mg^{2+}濃度比を下げて，低い放出確率下でのシナプス応答を記録し，2項分布の極限であるポアソン分布をこれに適用して，0個，1個，2個，3個の小胞が同時に放出される頻度を予測し，実験結果と一致することを示した．この方法は放出可能なシナプス小胞の数（N）と放出確率（p）の値の仮定を必要としない点が特色で，基本的には中枢神経系のシナプスにも適用可能である．しかし大多数の中枢シナプスではシナプス入力が単一でないため，微小シナプス応答の同定が困難であり，また，インパルスの伝導ブロックを伴わないシナプス小胞0個放出確率の値を得ることが困難なた

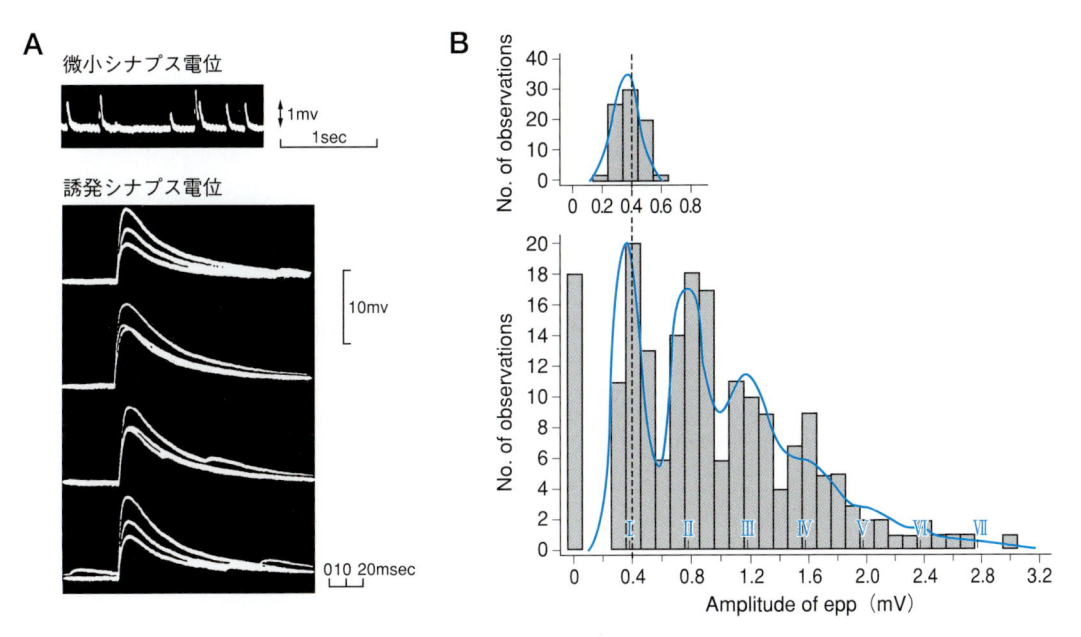

図 2-24 神経伝達物質放出の量子仮説

A：筋細胞の神経筋接合部から細胞内電位記録して得られたシナプス電位と神経刺激により引き起こされる誘発シナプス電位．神経には同じ強さの刺激を与え，伝達物質放出量を抑えるために細胞外のCa^{2+}濃度を減少させ，かつMg^{2+}濃度を増加させている．コリンエステラーゼ阻害剤を添加し，微小シナプス電位を観察しやすくしている．微小シナプス電位は，シナプス小胞1個から自発的に放出される伝達物質により発生する振幅である．誘発シナプス電位は微小シナプス電位の整数倍の大きさになるが，その振幅は同じ強さで神経を刺激しているにもかかわらず変動する．

B：誘発シナプス電位（epp）と微小シナプス電位（mepp）の振幅のヒストグラムを示す．誘発シナプス電位のヒストグラムのピークは微小シナプス電位の平均値の整数倍になる．微小シナプス電位にガウス分布を適用し理論的な確率分布曲線を実線で示している．振幅0 mVは神経を刺激したにもかかわらず，シナプス小胞から伝達物質が放出されなかったことを意味する．

（Boyd I, Martin AR, 1956 より改変引用）

め，しばしばNとpを仮定した2項分布が適用されている．しかし，2項分布の要件である放出部位ごとのpが一定であるとの前提はしばしば現実と異なるため，多くのシナプスで矛盾と混乱を惹起している．しかし最近，この点を踏まえて量子解析を中枢神経系に応用する試みもなされており，小脳などいくつかのシナプスで一定の成功を収めている．

シナプス小胞がどのような分子メカニズムによって開口放出を行うかは，多くの関心を集めている問題である．VAMP，synaptotagminなどのシナプス小胞膜蛋白質（v-SNARE）とsyntaxin，SNAP-25などのシナプス前膜蛋白質（t-SNARE）が特異的に結合することが開口放出の前段階のdocking/primingに必要との仮説が立てられている（SNARE仮説，図2-25）．開口放出は小胞膜とシナプス前膜の融合（fusion）により生じ，開口部位に隣接する電位依存性Ca^{2+}チャネルから流入したCa^{2+}がsynaptotagminのC2ドメインと結合することが開口放出の引き金になっていると考えられている．

2 シナプス小胞の再循環（図2-26）

開口放出を終えたシナプス小胞は再利用される（recycling）．この再利用過程には約30秒〜数分にわたる遅い経路と，数100 ms〜数秒の速い経路があると考えられている．前者では開口放出後のシナプス小胞膜はシナプス前膜の一部分となり，放出部位active zoneから離れた場所で内側にくびれ，clathrinで被覆され，単量体GTP結合蛋白質dynaminにより切り取られ（fission），細胞内

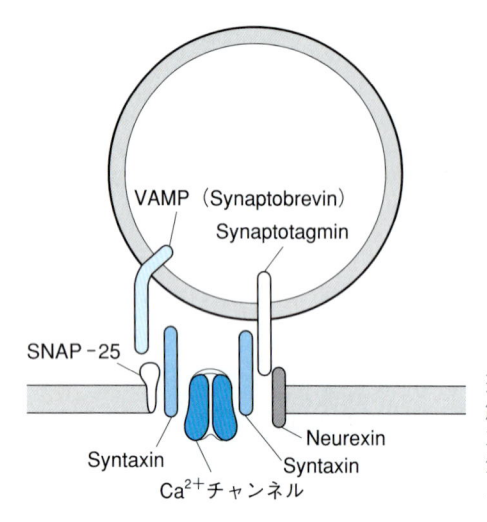

図 2-25 開口放出に関連する蛋白質群

VAMP (synaptobrevin), SNAP-25, syntaxin は蛋白分解酵素である破傷風毒素, 百日咳毒素により分解される. Neurexin は black widow spider toxin の主成分である α-latrotoxin と結合し, 大量の伝達物質を放出させ, 最終的にはシナプス前終末端のシナプス小胞を枯渇させてしまうことが知られている.

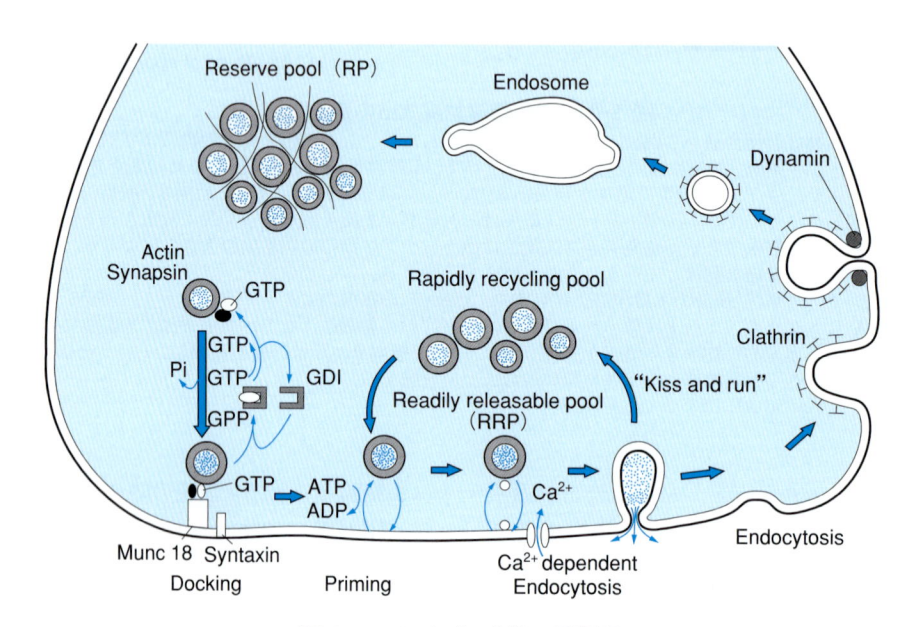

図 2-26 シナプス小胞の再循環

伝達物質を取り込んだシナプス小胞はシナプシンを介してアクチン線維に結合し, reserve pool (RP) を形成する. RP から離れたシナプス小胞は GTP 結合蛋白質 Rab 3 A の助けを受けて active zone に移動し, Munc 18 と Rab 3 A の GTP 加水分解で得られたエネルギーを使ってシナプス前膜に docking する. NSF と SNAPα, β, γ と SNAP-25 が VAMP と syntaxin とで膜融合複合体をつくり, 開口放出の準備をする. インパルスがシナプス前終末端に到達し, 電位依存性 Ca^{2+} チャネルを活性化させる. 流入した Ca^{2+} は synaptotagmin に結合し膜融合と開口放出を起こす. "Kiss and run" では開口放出したシナプス小胞はただちに active zone 近傍の rapidly recycling pool に回収され, 再び神経伝達物質を取り込む. 一方, シナプス前終末膜の一部分となったシナプス小胞は clathrin により被覆され, GTP 加水分解酵素 dynamin によりシナプス小胞膜はシナプス前終末膜から切り離される.

に取り込まれ (endocytosis), endosome を介してシナプス小胞に再生される. 伝達物質はシナプス小胞輸送系を介して細胞質から再生された小胞内に取りこまれる. この過程は ATP に依存した約 100 倍の濃縮機構を介しており, 小胞内の伝達物質の濃度は 100 mM に達する. 伝達物質を含有す

■ 田崎一二氏と跳躍伝導

　インパルスが神経線維をどのように伝わるかという問題は，1950年代までの生理学者の挑戦課題であった．慶応大学の田崎一二はこの問題に「跳躍伝導」という一つの解答を与え，日本発・世界初の大きな概念を確立した．田崎は医学生のときから数学や電磁気学を学び，麻酔薬の拡散に関する論文を書きあげた．卒後，生理学教室に入り，神経束から神経線維を分離して一本にする手法を開発した．それまで多数の線維の集まりである束の神経を研究していたために解析できなかったRanvier絞輪の電気的特性が解析できるようになり，インパルスが絞輪で発生すること，一つの絞輪は他の絞輪で発生したインパルスに起因する電流によって刺激されることを証明し，跳躍伝導の機構を解明した(1941)．関連した論文のいくつかは太平洋戦争のさなか潜水艦でドイツに送られた．Ranvier自身は髄鞘を構造的な補強と想像していたが，実は電流を遠くに流すための絶縁体であった．田崎は，鋭く研いだ縫い針を使って，細い線維を傷つけずに単離することができたが，指先が器用なことを褒められると，指先ではなく眼だと猛反発した．実際，一本一本の神経線維がはっきり見える工夫（暗視野照明）が大事であった．

　田崎は，伝統的な日本の医学研究室の慣習に馴染まず，また，国外研究者からもオリジナリティ奪取の脅威に曝されて，その偉大な業績にもかかわらず，孤立した学者となった．その孤高の独自性は，論敵を増やす元であったが，正に新発見の原動力であった．その後渡米し，数々の世界初を達成し，多くの日本人留学生を受け入れた．筆者も留学した一人で，その研究の流れを継承し，車エビの神経線維が独特の窓型絞輪を介して最高速（>250 m/s）の跳躍伝導をする機構の解明をした．田崎が夢として語った，イオンチャネルの構造変化の光学的解析を一分子レベルで行う研究も実現させた．田崎は，92歳の現在も，米国NIHの現役研究者として活躍しており，下記にその紹介がある．

　　http://www.nih.gov/news/NIH-Record/06_11_2002/story 02.htm

（浜松医科大学　光量子医学研究センター　寺川　進）

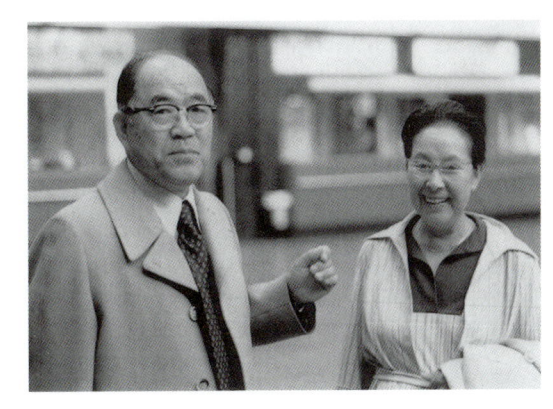

田崎一二氏（夫人とともに）
（1993年筆者撮影）

るシナプス小胞はsynapsinを介してアクチン網に結合してreserve pool（RP）を形成する．シナプス小胞はRPから，さらにactive zoneに移動してdockingし，即時開口放出可能なreadily releasable pool（RRP）を形成する．神経筋接合部ではRRPのシナプス小胞は全体の約20％程度と考えられている．このrecyclingモデルに対して後者の再利用過程は"kiss and run"と俗称されるもので，伝達物質放出を終えたシナプス小胞がclathrin被覆過程を経ずにactive zoneの近くに浮遊しているrapidly recycling poolに入り，神経伝達物質を小胞内に取り込んで放出に備えると考えられている．この場合，伝達物質は完全開口したシナプス小胞から放出されるのではなく，

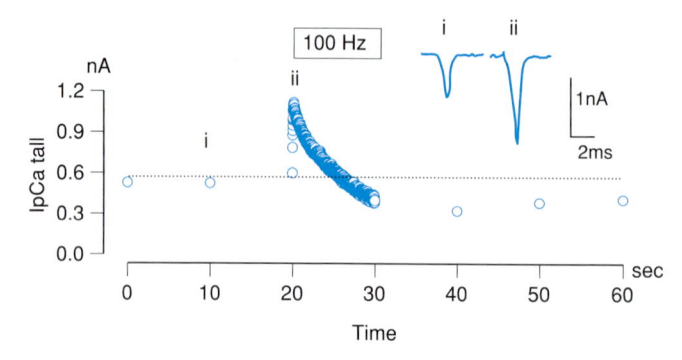

図 2-27 頻回脱分極による前シナプスCa²⁺電流の促進と不活性化
ラット台形体内側核（MNTB）の巨大シナプス前終末端（the calyx of Held）にホールセル記録を行い，$-10\,\mathrm{mV}$，$1\,\mathrm{ms}$ の脱分極を高頻度に与えて得られた Ca^{2+} テール電流の振幅の経時的プロット．縦軸は低頻度刺激中の Ca^{2+} テール電流の振幅に対する相対値．高頻度刺激を行うと一過性に Ca^{2+} テール電流の振幅が増大し，続いて不活性化のため減少する．
(Cuttle MF ら，1998 より改変引用)

シナプス前膜との間に形成された細孔 fusion pore を通って放出されるとの説もある．

シナプス伝達修飾

シナプス伝達効率はシナプス前終末端からの伝達物質の放出量，またはシナプス後膜の受容体の有効密度変化を介して修飾を受ける．シナプス伝達修飾の時間経過はさまざまであるが，短期的修飾と長期的修飾（可塑性）に大別される．

① シナプス促通と抑圧

入力神経線維に入力信号が繰り返し入ると後シナプス応答が増強する．この現象は増強の持続時間によって facilitation, augmentation, potentiation などとよばれている．海馬歯状回顆粒細胞から CA3 領域錐体細胞への苔状線維シナプスでは，毎秒1回の繰り返し刺激によってシナプス応答が数倍以上に増強することが知られている．神経筋接合部においても同様な現象が知られており，これらのメカニズムの少なくとも一部は，活動電位に伴って流入した Ca^{2+} が残存，集積することによると考えられている（residual calcium hypothesis）．伝達物質の放出量は Ca^{2+} 濃度の累乗（3〜4乗）に比例するので，わずかな残存 Ca^{2+} もシナプス応答に大きく影響を与えると考えられている．

イカの巨大シナプスではシナプス促通や抑制（synaptic facilitation, synaptic depression）が神経終末端 Ca^{2+} 電流の変化を伴わないため，これらのシナプス修飾はもっぱら Ca^{2+} 流入以降のメカニズムに帰せられていた．しかし最近開発された温血動物脳幹の巨大聴覚中継シナプス標本では，神経終末端 the calyx of Held からホールセル記録して頻回刺激を行うと，Ca^{2+} 電流の一過性の増大とそれに続く不活性化が観察された（図2-27）．Ca^{2+} 電流の一過性増大は細胞内 Ca^{2+} 濃度に依存しており，Ca^{2+} と結合する蛋白 neuronal calcium sensor 1 を介することが明らかになった．この Ca^{2+} 電流の一過性増大機構はシナプス伝達の促進機構の一つとして働いているものと推測される．

哺乳類中枢の多くのシナプスでは，頻回刺激によってシナプス応答が減弱する現象が観察されている．これは，主として RRP のシナプス小胞が枯渇して放出確率は一定でもシナプス応答の平均振幅が小さくなる現象と一般に考えられている．しかし $100\,\mathrm{Hz}$ 以上の高頻度刺激下では，シナプス小胞の枯渇だけでなく，シナプス前終末端の Ca^{2+} 電流の不活性化，Ca^{2+} 依存性の開口放出機構抑制

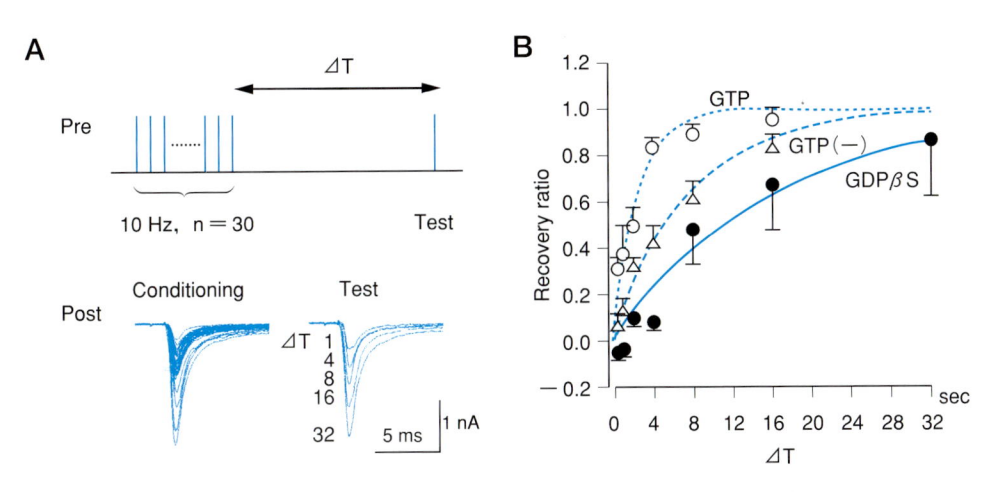

図 2-28 シナプス抑制からの回復過程の GDPβS による阻害

A：実験プロトコールと EPSC の記録．シナプス前終末端にホールセル記録を行い，脱分極パルスにより発生する Ca²⁺電流で誘発される EPSC を記録した．10 Hz, 30 回の conditioning では EPSC の synaptic depression が引き起こされたが，シナプス前終末端の Ca²⁺電流の振幅は変化しなかった．ΔT の休止時間後，刺激を再開した．ΔT が長くなるにしたがって EPSC は depression から回復した．

B：シナプス前終末を GTP, GDPβS, no GTP の電極内液で還流したときの synaptic depression からの回復時間経過．GTP（○：0.5 mM）では回復時定数は 3.3 秒であったが，GDPβS（●：3.0 mM）では 16 秒と延長した．シナプス前終末端内の GTP をパッチピペット内液で洗い流し（0 mM GTP），20 分後にテストした場合の回復時間は中間の 8.4 秒となった（△：no GTP）．
(Takahashi T ら，2000⁵⁾より改変引用)

(release adaptation) 後シナプス膜レセプターの脱感作 (desensitization) などの複数の要因によってシナプス抑制がもたらされると考えられる．

RRP が枯渇し RP からシナプス小胞が再補充 (replenishment) される過程では，GTP 結合蛋白質（G 蛋白質）が働いていることが生化学的研究から予想されていたが，神経末端でこの仮説が立証された．ラットの神経終末端内に GTP 結合蛋白阻害剤 GDPβS を投与しホールセル記録を行うと，前末端 Ca²⁺電流によってシナプス後細胞 (MNTB) に誘発される EPSC の depression の程度が増強され，かつ 10 Hz 刺激による depression からの回復時間が著しく遅延する（図 2-28）．Rab 3 をはじめとする単量体 G 蛋白質の関与が推定される．

2 シナプス前抑制

中枢シナプス前終末端には多種の受容体が発現して，伝達物質の放出を修飾することが知られている．古典的には 1 次知覚神経終末端のイオンチャネル型 GABA_A 受容体を介するシナプス前抑制が知られる．しかし多くの中枢シナプス前末端に発現する受容体はグルタミン酸作動性興奮性シナプス前終末端の代謝型グルタミン酸受容体，GABA 作動性シナプス前終末端の GABA_B 受容体など，G 蛋白質を介する代謝型で，放出された伝達物質を感知して，フィードバックにより伝達物質の放出を制御することが知られている．例えば海馬の苔状線維 CA 3 錐体細胞間シナプスでは，代謝型グルタミン酸自己受容体の働きによって，長期抑圧が誘発される．しかし，シナプス前終末端には自己受容体以外にではなく，別の伝達物質を感知する代謝型受容体が発現している．例えば，グルタミン酸作動性の the calyx of Held には自己受容体代謝型グルタミン酸受容体の他に，GABA_B 受容体，アデノシンン受容体が発現しており，いずれも伝達物質の放出を抑制する働きをもっている．この抑制性修飾メカニズムの詳細な検討から，代謝型受容体のターゲットはもっぱら

> ### ■ 神経頻回刺激とダークニューロン（dark neuron）
>
> 　最近は変異遺伝子導入マウスの作成が盛んである．その中の一つにハンチントン病のモデルマウスがある．当初そのモデルでは運動障害と核内封入体は出現するが，肝心の神経細胞死は起きないとされていた．しかし，その後の詳細な電顕検索によって dark neuron が存在するとされ，その後さらに神経細胞死も起こるとされた．その時，何となく dark neuron は細胞死の前段階であると受け取られたが，本当にそうなのかという疑問が残った．そこで，少し dark neuron について触れた論文を漁ってみた．
>
> 　Dark neuron とははなはだ文学的な表現であるが，現実には H-E 染色によって濃く染まり，電顕により electron dense であり，正常よりやや小さく萎縮性である，などいわゆる形態学的な特徴の神経細胞をいう．その他に，hyperchromatic, chromophil, contracted, retracted, shrunken homogenous などと表現されることもある．もともと組織内にパラパラと存在する dark neuron は，死後変化にすぎないとする米国の Cammermeyer のような研究者もいる．しかし，ハンガリーの Gallyas のように，銀染色で正常よりも一層濃く染まる細胞は変性への道筋にいるとみなす学者もある．一方，正常マウスの大脳皮質で一日のうちでの時間により dark neuron と light neuron の比率が明らかに変動することから，これらを機能的な変化とみなす岡山大学大塚愛二氏のような研究者もある．このことは内分泌細胞にはよく認められることであり，十分にありうることであろう．さらに興味深いものは，神経の頻回刺激によって神経細胞が dark neuron になるというロシアの Kornejeva らの古い論文である．これはカエルの後根を 50 Hz で 10 分間電気刺激すると，そのレベルの運動ニューロンが小さくなるとともに dark になり，3 時間後には元に戻るということを述べたものである．神経活動により神経細胞の代謝過程にある種の偏りが一過性に生じたことを反映しているであろうと考察している．このことは，ヒトの神経変性疾患における神経細胞変性メカニズムを考えるうえで重要な見方を示していると思われる．
>
> 　　　　　　　　　　　　　　　　　　　　（国立精神・神経センター　金澤一郎）

電位依存性 Ca^{2+} チャネルであることが明らかになっている．すなわちこれらの代謝型受容体が活性化されると，三量体 G 蛋白質の $\beta\gamma$ サブユニットが Ca^{2+} チャネルに直接作用して抑制する．このシナプス前抑制機構において，GABA やアデノシンがどこから由来するかは不明であるが，細胞外液には数百 nM〜数 μM 程度の濃度で常在するリガンドによって，持続的に伝達物質放出が抑制されている可能性が考えられる．さらに病的状態においては，これらの濃度がさらに上昇する可能性もある．

シナプス伝達修飾と神経回路

　以上述べたように，電気信号による情報伝達は，多種の化学物質と蛋白質によって支えられている．電気信号と化学信号の接点であるシナプスでは多岐にわたる調節が行われ，完成した神経回路の機能を維持するだけでなく，新たな回路を選択して，機能的な回路の再構成を行うと考えられる．このシナプス修飾のダイナミックな働きは，記憶，情動，意識などの脳の働きを支えるだけでなく，神経機能の成熟，老化，病変において中心的役割を果たすものと思われる．

参考文献

<原著>

1) del Castillo J, Katz B : Quantal components of the end-plate potential. *J Physiol* **124** : 560-573, 1954
2) del Castillo J, Katz B : Statistical factors involved in neuromuscular facilitation and depression. *J Physiol* **124** : 574-585, 1954
3) Heuser JE, Reese TS : Evidence for recycling of synaptic vesicle membrane during transmitter release. *J Cell Biol* **57** : 315-344, 1973
4) Forsythe ID, Tsujimoto T, Barnes-Davies M, et al : Inactivation of presynaptic calcium current contributes to synaptic depression at a fast central synapse. *Neuron* **20** : 797-807, 1998
5) Takahashi T, Hori T, Kajikawa Y, et al : Role of presynaptic GTP-binding protein activity in fast central synaptic transmission. *Science* **289** : 460-463, 2000
6) Tsujimoto T, Jeromin A, Roder JC, et al : Neuronal calcium sensor 1 and activity-dependent facilitation of P/Q-type calcium currents at presynaptic nerve terminal. *Science* **295** : 2276-2279, 2002

<総説>

7) Ceccarelli B, Hurlbut WP : Vesicle hypothesis of the release of quanta of acetylcholine. *Physiol Rev* **60** : 396-441, 1980
8) Südhof TC : The synaptic vesicle cycle : A cascade of protein-protein interactions. *Nature* **375** : 645-653, 1995
9) Palfrey HC, Artalejo CR : Vesicle recycling revisited : Rapid endocytosis may be the first step. *Neuroscience* **83** : 969-989, 1998
10) Zucker RS : Calcium- and activity-dependent synaptic plasticity. *Curr Op Neurobiol* **9** : 305-313, 1999

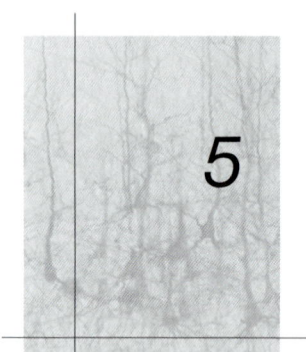

5 グリア細胞の構造と機能

浜　清

　グリア細胞は神経細胞の間を埋める柔らかい膠あるいは糊のような性質をもつものという意味で名づけられた細胞である．神経細胞よりはるかに数が多く，星状膠細胞 astrocytes，稀突起膠細胞 oligodendrocytes，ミクログリア microglia に大別されるが，この節では星状グリア細胞（AC）の構造と機能について述べることにする．また発生期の AC は神経細胞の移動，軸索の目標への伸長，シナプス形成など，中枢神経の形態形成に大きな役割を果たすが，それらの機能については他節に譲る．

ACの形態

1 AC形態の概観

　AC は，主として灰白質にみられる複雑に枝分かれした多数の短い突起をもつ形質性（protoplasmic）AC と，白質に多く存在し枝分かれの比較的少ない長い突起をもつ線維性（fibrous）AC に分類される．形質性 AC の突起は長さがほぼ一様なので，細胞体を囲んで突起による楕円体の領域ドメイン（domain）を作っていて，神経繊（neuropile）内では隣接する AC ドメインがお互いに境を接して配置されているようにみえる．グリア細線維と反応する GFAP 抗体を用いて免疫染色を行うと枝分かれが少なく，しばしば血管に接する長い突起をもつ細胞が灰白質内に多数染まってくる．その形態はカハール（Cajal）法で染め出されたいわゆる線維性 AC と見分けがつかない．超薄切片の電顕像では線維性 AC と形質性 AC に微細構造上の差はみられず，ともに染色質の乏しい大きな核をもち，ミトコンドリア，Golgi 体，粗面小胞体などの細胞小器官に乏しい明るい細胞質をもっている．細胞体および突起内にグリア細線維束がみられ，しばしばグリコーゲンの顆粒がみられる．多数の突起をもつために細胞体の輪郭が複雑であることも両者共通の特徴である．後で述べるように，Golgi 標本の超高圧電子顕微鏡（HVEM）像では，灰白質にある AC の2次突起は紐状，リボン状，平板状となり，緻密な細突起網を作るのに対し，白質の AC の2次突起は疎らな木の葉状に終わる違いがあるが，両者ともに終末部が扁平な形態をとる傾向がある点は共通している．歯状回 dentate gyrus の顆粒細胞層にある AC の突起は分子層では複雑に枝分かれして形質性 AC 突起の特徴を示し，深部の多型層では枝分かれの少ない線維性 AC 突起の性質を示す[1]．このようなことを考えると，形質性 AC と線維性 AC が異なった細胞タイプに属するのか，単に存在部位による機能差を反映した形態の差を示すにすぎないのかは明らかでないように思われる．AC の2次突起は繊細で複雑をきわめるので，突起が作る網状構造の詳細を光顕で解析することは不可能であり，また連続超薄切片の電顕像から突起の広い範囲にわたって立体再構築することもきわめて困難である．現在のところ HVEM を使って，厚い Golgi 染色試料（3〜5μm）の立体観察を行うのが AC の3次元的形態を最も正確に知る方法であ

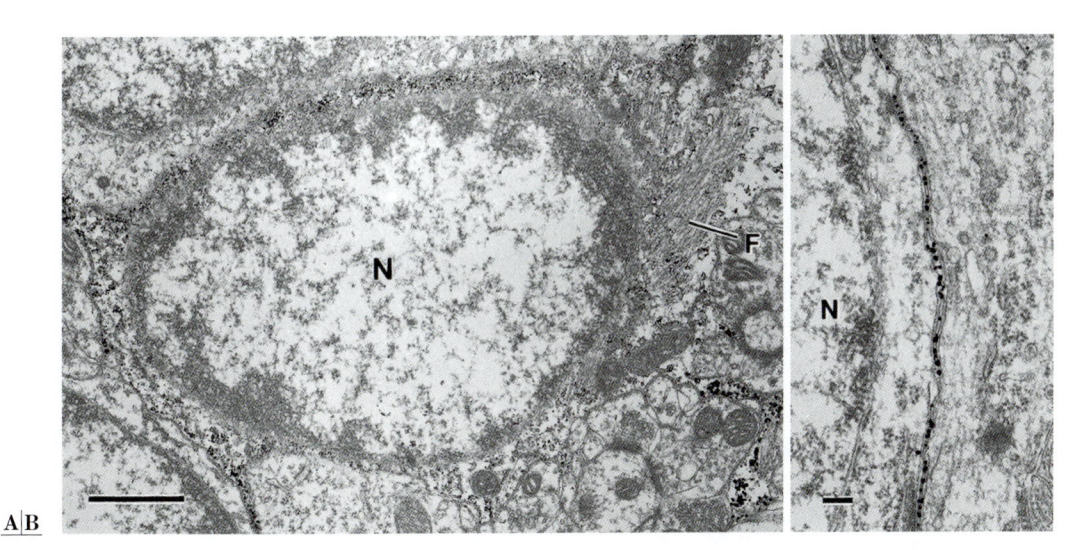

図 2-29　成熟ラットの大脳皮質のGolgi染色，金置換標本の薄切電子顕微鏡像
Golgi染色がACのきわめて薄い突起まで正確に染め出していることを示す．
A：金粒子を含むACの細胞体内にグリア細線維の像がみられる．N：核　　F：グリア細線維束
　　Bar：0.1 μm
B：神経細胞表面を覆う厚さ50 nmのグリア細胞突起内に金粒子が配列している．N：神経細胞核
　　Bar：0.1 μm（Hama Kら，1994[6]より引用）

ると考えるので（図2-29），ここでは主としてHVEMによる観察の結果について述べることにする．光顕および超薄切片による歴史的あるいは最近の知見については，優れた参考書があるので参照されたい[2]〜[5]．

2　神経絨内におけるAC突起の形態

Golgi染色ACの低倍HVEM像では，大型突起および細胞体の表面から直接に多数の紐状あるいは扁平なリボン状の細突起（2次突起）が出て，細胞周囲にきわめて複雑で緻密な細突起域（ドメイン）を形成している．ドメインの縁は鮮明であるが，隣接ドメインの一部に細突起の接触部があるように見える（図2-30）．

神経絨の超薄切片電顕像では大小の神経細胞突起，シナプス（synapse）構造，毛細血管などの切り口がみられる．神経要素の切り口の間にACの突起と思われる厚さが50〜100 nmで内部構造をもたない扁平な切り口が介在している．薄い切片のなかでは扁平な切り口は連続した構造とならず，断続して不規則な形をとっている．シナプス間隙にはAC突起の層は存在しない．神経要素の表面とAC突起の切り口とは，15〜20 nmの比較的一定した狭い細胞間隙で隔てられている[6]（図2-31）．毛細血管の周りは内皮細胞および周細胞の基底膜に接して，グリア細線維の束を含む複数個の扁平なAC突起で取り囲まれている．血管周囲のAC突起間にはしばしばギャップ結合gap junctionがみられるが，タイト結合tight junctionはみられない．

Golgi標本の高倍率HVEM像では大型1次突起の表面および細胞体の表面から出る多数の紐状あるいは扁平なリボン状の2次細突起は枝分かれと吻合を繰り返し，1次突起の間に3次元の網の目を作る．また経過の途中でしばしば小板状に拡がり，紐状に戻るなど複雑な形態変化を示す．この3次元に広がるAC細突起網は超薄切片でみられた神経要素間に介在する断続的なAC突起薄層の立体像を示すものである．網目のサイズは0.1 μm以下〜数μmまで，対応する神経要素あるいは血管の大きさに応じて多様である（図2-32, 2-33）．毛細血管の表面にも多数の細突起が扁平となって付着している．毛細血管表面のAC突起は

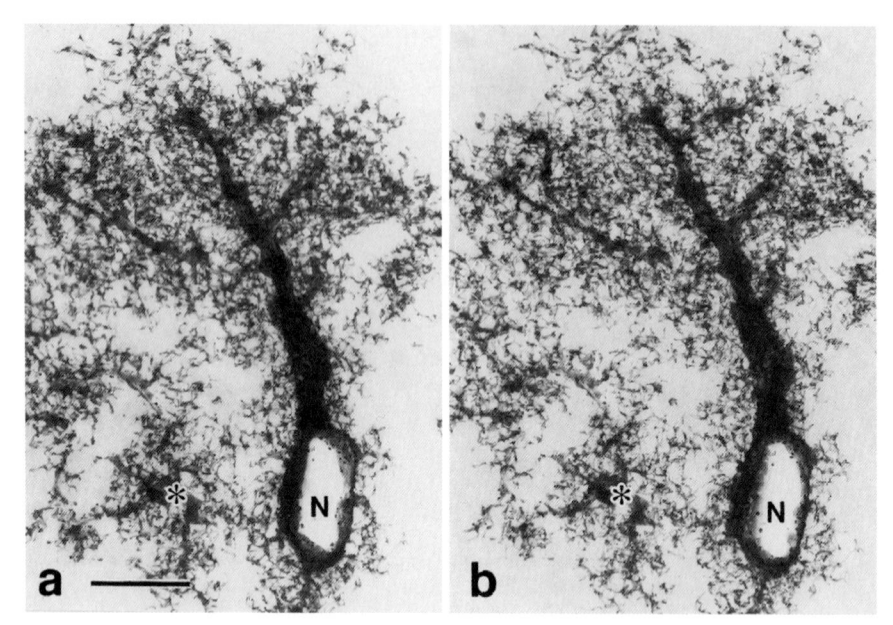

図 2-30 成熟ラットの大脳皮質 AC の HVEM ステレオ像
各細胞ドメインの境界は明確である．HVEM 標本は厚さ 3～5 μm．
N：AC 細胞核　＊：隣接 AC 突起

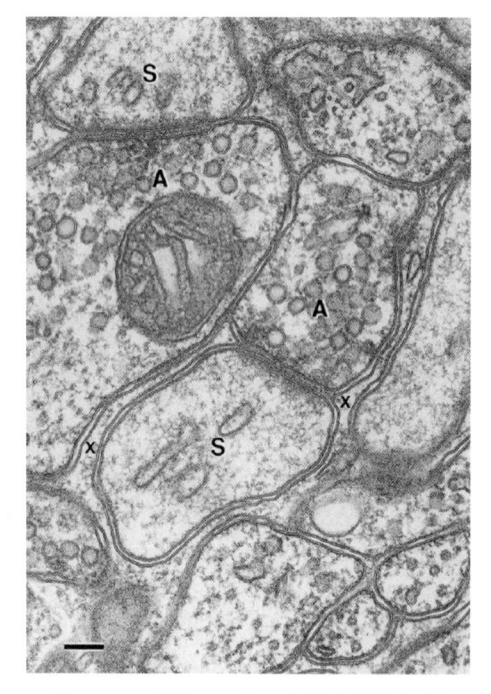

図 2-31 成熟ラットの大脳皮質神経絨の電子顕微鏡像
A：軸索突起の終末　S：樹状突起棘（スパイン）　X：AC 突起の切り口　Bar：0.1 μm
(Hama K ら，1994[6]より引用)

薄板状となることが多いが，有窓板または網目状の場合もみられ(図2-34)，機能状態に応じた形態変化を示している可能性がある．このように AC は長大な血管足で脳内血管と接するだけでなく，無数の細突起を介してシナプスを含む神経要素と局所の毛細血管の間を密接に結合しているわけである．

神経細胞体表面の AC 突起の形態は神経細胞のタイプによって異なっている．

ⅰ）小脳顆粒層，歯状回顆粒細胞層，網膜顆粒層などのように神経細胞が密集しているところでは，グリア細胞突起は厚さ 0.1 μm 以下の薄い板状となって隣接する神経細胞間に隔壁構造を作っている．小脳顆粒層では AC は神経細胞体を囲む蜂の巣状の隔壁を形成しており，歯状回顆粒細胞層での隔壁は円盤状あるいは複雑な形の小板の集合体で形成されている[1)7)8]．

ⅱ）小脳プルキンエ（Purkinje）細胞の場合には，細胞体から2次樹状突起に至るまで連続した Bergmann（バーグマン）glia 細胞の薄い層で囲まれていて，ところどころに窓状の小孔がみられる．Golgi 標本から超薄切片を作り電顕で観察する

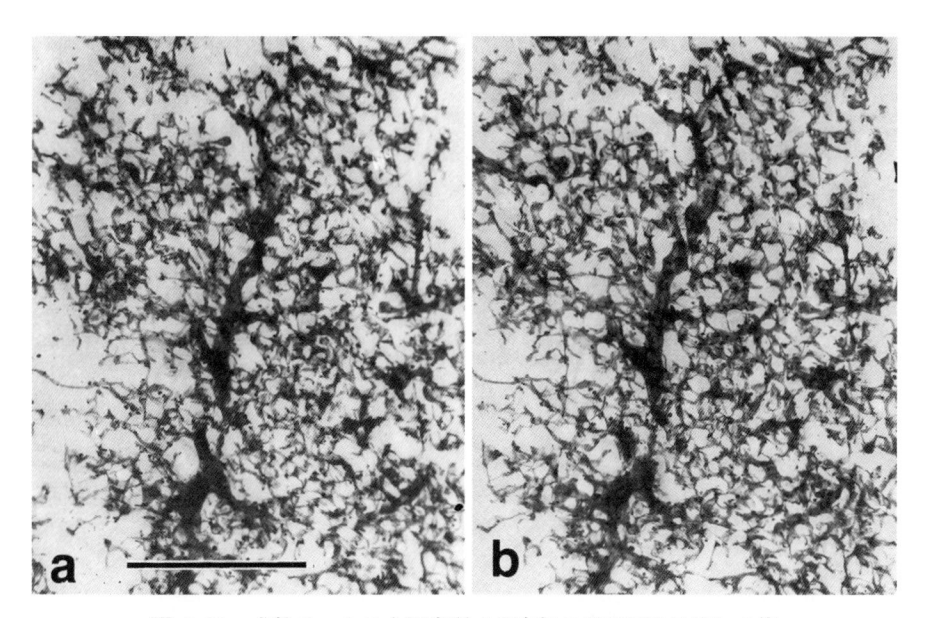

図 2-32 成熟ラットの大脳皮質 AC 突起の HVEM ステレオ像
微細な突起が吻合して 3 次元の網目を作る様子が明瞭にみられる．HVEM 標本は厚さ 3〜5μm．Bar：10μm

と，小孔の部分に籠細胞軸索副側枝との対称性シナプスがみられる[7]．

i），ii）の例に示したように，細胞突起が薄い板状となって神経細胞体を覆う AC を，ペーリー（Palay SU）らは velate astrocyte とよんでいる[4]．

iii）細胞体表面に多数の入力シナプスをもつ神経細胞表面の AC 突起．超薄切片の電顕像では，細胞体の表面に付着する多数の神経終末の間に一層または複数層の薄い AC 突起の切り口が介在して，隣接する終末を隔離しているのがみられる．Golgi 染色標本の光顕像で細胞体の表面に網目構造がみられる神経細胞を HVEM で観察すると，細胞体および樹状突起の表面に AC 突起の薄板で囲われた小域で作られた網の目状構造がみられる[6]．この網目構造は超薄切片像でそれぞれの神経終末の間にみられた薄い AC 突起の 3 次元像を示すと考えられる．このような神経終末を取り囲むグリア細胞突起は，終末から放出される神経伝達物質を取り込み，処理することによって伝達物質の拡散を防ぎ，シグナル伝達の局在化と伝達時間および効率の調整に役割を果たすと考えられ

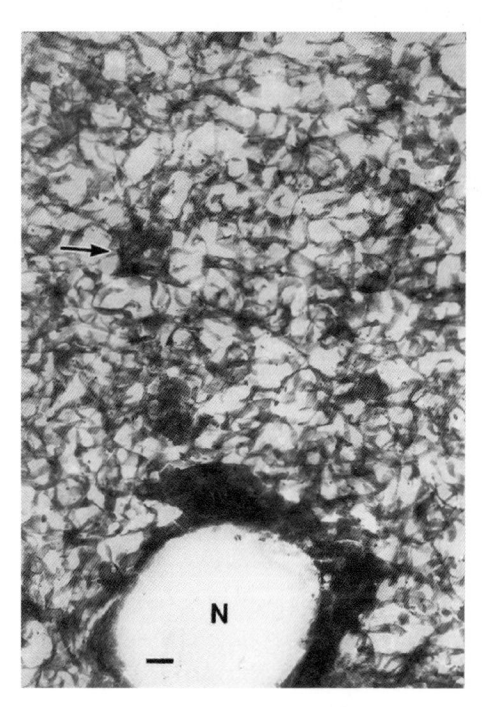

図 2-33 成熟ラットの大脳皮質神経絨内 AC 突起の高倍率 HVEM 像
複雑な網目構造がみられる．HVEM 標本は厚さ 3〜5μm．
N：核　矢印：大突起の横断面　Bar：1μm
(Hama K ら，1994[6]より引用)

5 グリア細胞の構造と機能

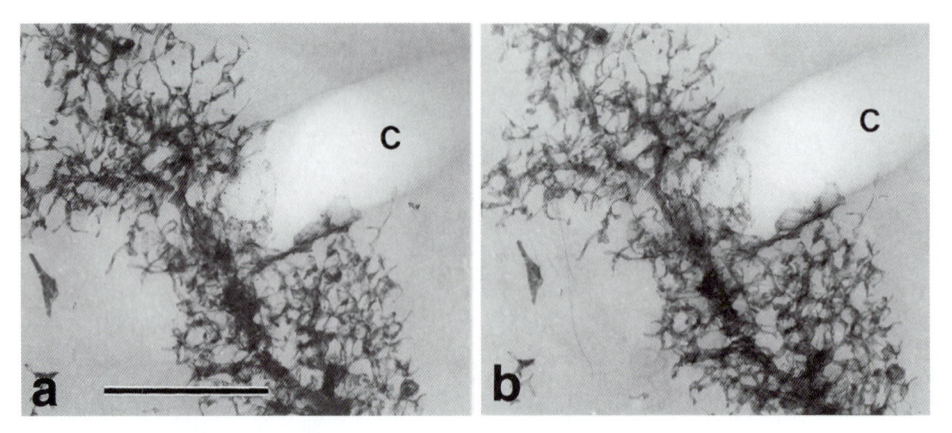

図 2-34 成熟ラットの大脳皮質の Golgi 染色標本（4 μm）の HVEM ステレオ像
毛細血管表面を覆う AC 突起がみられる．HVEM 標本は厚さ 3〜5 μm．C：毛細血管 Bar：10 μm

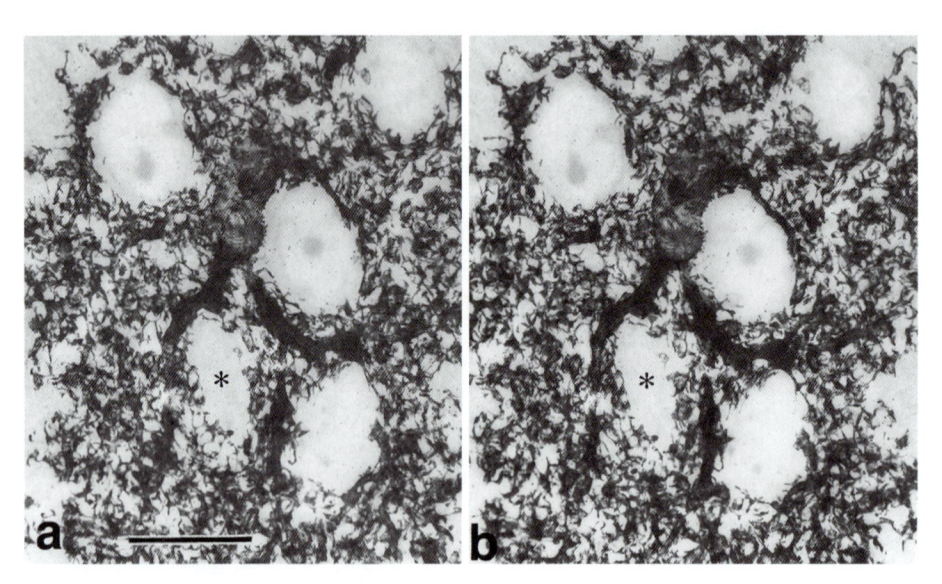

図 2-35 成熟ラットの大脳皮質の Golgi 染色標本（4 μm）の HVEM ステレオ像
表面 AC の 1 次突起から多数 2 次突起が出て，その一部は小型細胞（*）の表面に網目を作っている．これらの細胞では核小体が認められる．HVEM 標本は厚さ 3〜5 μm．Bar：10 μm

る．このタイプの AC 突起はラファルガ（Lafarga M）らによって詳しく検討され，古典的な perineural net に対応することが明らかにされている．大脳皮質の小型細胞の周りにも AC 細突起による網状の構造がみられることがある（図 2-35）．このような細胞周辺にみられる AC 突起の網目は AC 機能を反映した構造であると考えられる．

③ 脳軟膜下の AC

脳表面および血管周囲腔（Virchow-Robin 腔）を伴う血管の周りでは，AC 突起は軟膜下に不規則に重なり合ってグリア境界膜をつくる．AC 突起内には大量のグリア細線維がみられ，軟膜に接する面は基底膜で覆われている．この部の AC 細胞膜には四角配列をした膜内粒子群が多く存在し，高い水透過能をもつことを示唆する．また軟

BOX

■ 脳血管周囲腔とその開大

　脳を支配する血管は頭蓋内で直接脳に接してはいない．クモ膜下腔にある．だから，脳表の血管に生じた動脈瘤や動静脈奇形の破裂はクモ膜下出血になる．つまり脳表の動脈は，脳に密着した柔膜とそのクモ膜の下面膜を介して脳実質と間接的に接する．脳表から脳実質に動脈が入ってゆく時には動脈の径が一気に細くなるが，その際柔膜とそのクモ膜の下面の膜に包まれたような状態で脳実質に進入する．だからクモ膜下腔が脳実質に進入することになり，これをVirchow-Robin腔という．通常はこの腔はきわめて狭いものであり，脳CTや脳MRIなどの画像で描出できるものではない．

　ところが，稀にこのVirchow-Robin腔が異常に開大することがある．正常人でも高齢になると特に脳底部の穿通枝の周囲にこの開大が見られ，大脳基底核に脳MRIで小梗塞と区別がつきにくい点状の異常所見として現れることがある．一側大脳半球のことも両側のこともある．この程度ならば決して少ないものではない．しかし，画像診断の進歩によって最近ではその部位も大脳半球だけでなく中脳にも及ぶこともあることがわかってきた．さらにその数や大きさについても，ごく稀に図（東京大学神経内科宇川義一講師提供）に示すように著しい数と大きさの異常信号を見ることがある．時には直径1.5cmほどにもなるという．これまではむしろそれほどの異常所見がありながら臨床症状がほとんどないことが特徴とされていたが，最近では頭痛，痙攣などをもつ患者に認めた報告があり，Virchow-Robin腔の開大との関連が推測されるものの，その関連は確定的とはいいがたい．

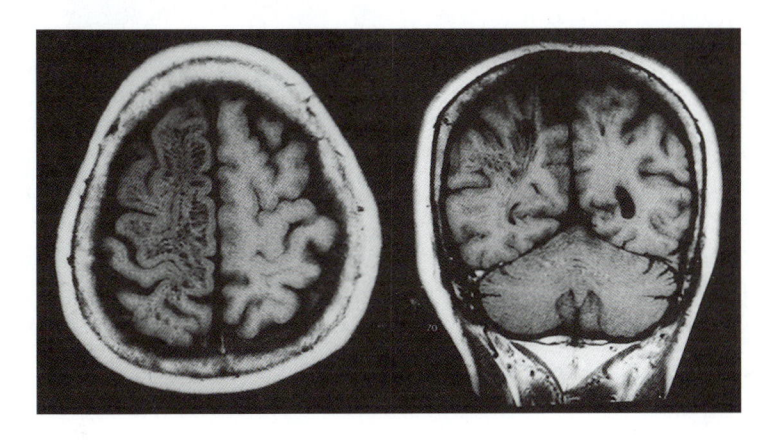

（国立精神・神経センター　金澤一郎）

膜に接するAC細胞膜は高いK⁺コンダクタンスをもつことが知られている．脳表面および血管周囲の軟膜下にはグリア境界膜のほかに扁平なACの細胞体があり，脳実質に向けて多数の突起を出しているのがみられる．これらの突起も紐状あるいはリボン状で枝分かれを繰り返す複雑な側枝をもっている（図2-36）．

　AC突起の3次元構造を総括すると，脳実質内には神経細胞体，軟膜，血管などを結ぶACの1次突起による骨組みに加えて，その間を占めるリボン状あるいは木の葉状をなす繊細なACの2次突起による3次元の緻密な網目が作られている．神経性の要素はすべてAC突起の微細な網目の中に埋め込まれていることになる．

■ 血液脳関門 Blood Brain Barrier（BBB）

　脳では，ある種の物質は血管内から脳内に入り込めない関所のような機能があることに初めて気づいたのは Ehrlich P と言われている．彼は，生きている動物の神経組織を染めようとさまざまな色素を血管内に入れ失敗の末，ついに 1886 年，塩基性メチレンブルーを入れたところ，見事に成功したという．さらに 1913 年には，Goldman EE が今度は酸性色素のトリパンブルーを用いたが，特殊な部だけ（実は BBB のない部であった）が染まり，実質は全く染まらなかった．そして 1933 年に Walter FK は，それまでの種々の知見を総括し，脳には 1. 血液脳関門，2. 血液髄液関門，3. 髄液脳関門，という 3 つの関門が区別できると述べた．

　脳内の毛細血管周囲は，アストロサイトの膜状となった突起にくまなく覆われている．それらの突起相互が接着する部には，接着斑（punctate adhesion）や，ギャップ結合（gap junction）とよばれるルーズな結合装置はもっているが，完全に隙間のない癒着帯（tight junction）は見られないので，HRP のような大きなトレーサーでもその結合を通り抜けてしまうことなどから，BBB の本体は血管内皮細胞側にあると考えられている．

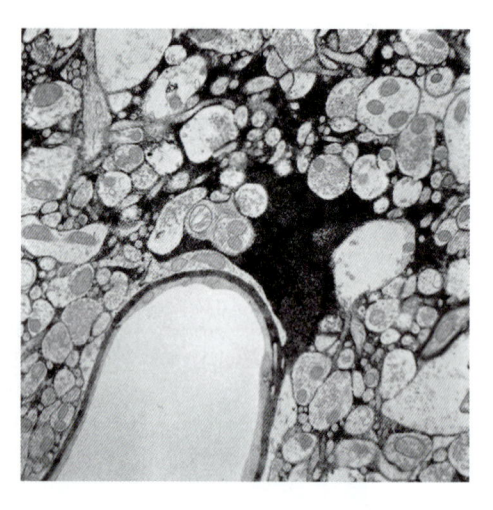

　脳の血管内皮細胞の核の反対側はごく薄い膜様になっているが，BBB をもつ部の脳実質内の毛細血管内皮細胞には以下のいくつかの特徴がある．なお，BBB に関する正常および病的状態にみられる幾多の重要知見は永年にわたる Hirano A の緻密な観察に負うものが多い．

AC の機能

　AC は，その突起が一方で神経細胞性の要素に密接し，他方では血管や脳軟膜に広く接しているので，血管および髄液腔と神経細胞周辺を連絡する細胞質性通路を形成していると考えられている．AC は中枢神経内微小環境の複雑な調整を行うことが知られていて，特に神経細胞の活動によって一過性に増加する細胞外 K イオン濃度緩衝の機能が注目されている．また血管内皮細胞のグルコーストランスポーター glucose transporter を介して脳内に入ったグルコースは AC に取り込まれ，代謝処理を受けて神経細胞に渡されることが明らかとなったので，AC は単なる細胞性通路としてだけでなく，物質代謝を介しても神経細胞機能を助けていると考えられる．

　脳血管に特有な血液脳関門（BBB）機能の主体をなすのは血管内皮細胞であり，BBB 部の血管内皮細胞はタイト結合で結合されているうえに，輸送小胞をあまりもたない特殊な構造をもつことが知られている．このような内皮細胞の特性は AC によって誘導されることがわかったので，BBB 形成に対する AC の役割が明らかとなった．血管を取り巻く AC 突起（血管足）はタイト結合をもたないので機械的な関門の機能をもたないが，血管に面した AC 細胞膜には水チャネルと考えられる小型膜内粒子の四角集合が多数存在していて，AC が中枢内の水の移動に大きな関わりをもつことを示唆している．

1．癒着帯で接し合うこと：内皮細胞の縁は，全周にわたり tight junction で相接し，細胞間隙が全くないので，HRPなどは血管から出ることも，脳内から血管に入ることもできない．しかし，実験的アレルギー性脳脊髄炎や高浸透圧液の静注などの時には，HRPが癒着帯を通過することが観察されており，この際は，癒着帯が一時的，可逆的に開くと考えられている．

2．小窓（fenestration）がないこと：水分や物質交換が盛んな胃腸や腎臓などでは，内皮細胞の内外の膜が融合し，約5 nm厚さの薄い隔膜部が多数見られている．そしてBBBがないと言われている頭蓋内の，脈絡層，松果体，下垂体，最後野，灰白結節，正中隆起などには小窓が見られるのに，BBBのある部の脳実質の血管内皮細胞には，この小窓が欠如している．

3．飲小胞（pinocytic vesicles）が非常に少ないこと：これは，unit membrane をもつ約70 nm直径の小胞体が，ある物質をもって内皮の中を通り，反対側の細胞外にそれを放出する小胞である．種々の脳浮腫を伴う病的状態で，この小胞は増多することが知られている．

さて，このような構造をもってBBBの主役を演じていると考えられる内皮細胞であるが，1980年代，Cancilla PAらは血管を被覆しているアストロサイトによって，実は内皮細胞の酵素活性などがコントロールされていることを初めて指摘した．

また，これと並んで，血管を被覆しているアストロサイトの小型の膜内粒子で，四角集合（直行配列 orthogonal arrays）構造が多数認められ，それが今日，水チャネルと考えられるに至ったことから，アストロサイトは水の移動にも関与することが問題とされつつある．

多数の浮腫病巣を筆者が経時的に観察していた時，大量の浮腫液が一気に血管から流出し，細胞外間隙に貯留し始める際，よく見ると毛細血管周囲のアストロサイトの突起の一部が血管から離れ始めている像（図，トレーサーHRP）を多数見てきた（生田編著，Glia細胞，クバプロ 1999, p.211）．アストロサイトの被覆が健全なのに，HRPが血管から流出しているような像は経験がない．アストロサイトが血管への被覆を解くことと，BBBの機能が失われること（それは「破綻」ではなく「開放」とよびたいのだが）とは大きな関係があると思われてならない．

また，病的状態で生ずる激しい脳浮腫液の流出に対応する「開放」の主役は，やはりtight junctionが一時的に開くことであり，その他の構造はむしろ正常時の水の移動のためのものと思われてならない．

（新潟脳外科病院 ブレーンリサーチセンター　生田房弘）

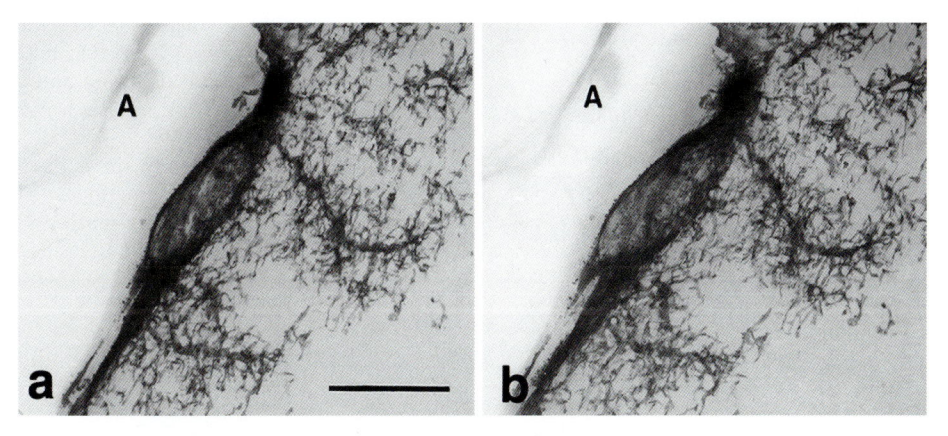

図 2-36　成熟ラットの大脳皮質のGolgi染色標本（4 μm）のHVEMステレオ像
グリア境界膜のAC：大脳皮質内に向けて多数の細突起を出す．HVEM標本は厚さ3〜5 μm．
A：くも膜下腔　　Bar：10 μm

ACの細胞膜上には各種のイオンチャネル，トランスポーター，さらに神経伝達物質や各種ペプチドの受容体など，活発な細胞反応に関わる蛋白質が存在していることが明らかになったので，現在ACは神経細胞機能に対する支援的な役割だけでなく，中枢神経の機能に対して積極的な役割をもつとの考えが支配的である．特にシナプスから放出されたグルタミン酸の取り込みと処理，あるいはグルタミン酸の再放出による伝達効率調節などの機能が指摘されている．そのほか，リガンドligandまたは機械的刺激によってAC細胞内カルシウム（Ca^{2+}）の一過性上昇が起こり，これがCa波として広い脳野に拡がる現象が発見され，ACがCa波を介して広域での神経情報伝達へ関与する可能性が注目されている．Ca波の広がりの経路はAC間に多数みられるギャップ結合を通るIP_3などの情報物質を介するものと，ATP受容体を介する細胞外経路の両者の併存を示唆するデータが報告されている．細胞内Ca^{2+}の上昇を起こしたACから隣接する神経細胞へのシグナル伝達機構の詳細はまだ明らかにされていないが，隣接部のシナプス伝達を高める場合と抑制する場合が報告されている[9]．

多様な機能を担う灰白質内のACはギャップ結合で繋がった均質な細胞の集団であるとされているが，存在部位，関連する神経細胞のタイプなどによって機能を異にする細胞の分化があるのではないか．また同一細胞の突起でも存在部位によって形態が違うと同時に機能的にも局所的な差があるのではないか．実際，海馬ではCA1のACとCA3のACはK^+チャネルサブタイプに差があり，ギャップ結合による色素の移動がみられる細胞群のサイズにも差があると報告されている．また培養されたACで，一過性の細胞内Ca上昇を起こすCa^{2+}の小胞体プールが，IP_3に反応する部分とカフェインおよびリアノジンに反応する部分に分かれているとの報告がある．このようにACに機能を異にするサブタイプがあるのか，さらに細胞内での機能的な分化があるのか，などACの構造と機能については多くの問題点が残されている[9)10)]．

引用文献

1) Kosaka T, Hama K：Three dimensional structure of astrocytes in the rat dentate gyrus. *J Com Neurol* **249**：242-260, 1986
2) 生田房弘編著：Glia細胞．クバプロ Co, 東京, 1999
3) Kettenmann H, Ranson B：*Neuroglia.* Oxford University Press, New York, 1995
4) Palay SL, Chan-Palay V：*Cerebellar Cortex：Cytology and Organization.* Springer-Verlag, Berlin, 1974
5) 佐野 豊：神経科学；形態学的基礎ニューロンとグリア，金芳堂，pp. 559-720, 1995
6) Hama K, Arii T, Kosaka T：Three dimensional organization of neuronal and glial processes：High voltage electron microscopy. *Microsc Res Tech* **29**：357-367, 1994
7) Hama K, Kosaka T：Purkinje cell and related neurons and glia cells under high voltage electron microscopy. *In*：Zimmerman HM (ed)：*Progress in neuropathology, Vol. 4,* Raven Press, New York, 1979
8) Hama K, Kosaka T：Neurobiological applications of high voltage electron microscopy. *Trends Neurosci* **4**：193-196, 1981
9) Haydon PG：Glia：Listning and talking to the synapse. *Nature Reviews Neuroscience* **2**：185-193, 2001
10) Walz W：Controversy surrouding the existence of discrete functional classes of astrocytes in adult gray matter. *Glia* **31**：95-103, 2000

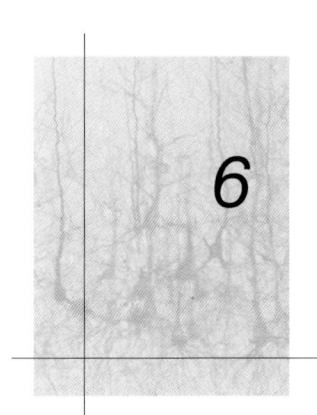

6 ミエリンとミエリン形成

石橋 智子　馬場 広子　池中 一裕

　脳神経系における高次な活動は，神経細胞相互の連絡の結果構成される脳内神経回路網の形成に依存していると考えられている．この神経回路網の形成過程や機能維持のためには，ニューロンの周囲に介在するグリア細胞が重要であることが次第に明らかにされつつある．さて，神経細胞間のコミュニケーションは電気的なインパルスの伝導とシナプス部位における神経伝達物質を用いた化学的なシグナルにより行われている．電気的なインパルスの伝導速度を高めることは，情報処理速度の上昇をもたらす意味においてきわめて重大なことである．インパルスが神経軸索を伝わる速度は，当然軸索の直径が大きくなれば速くなる．事実，イカや他の無脊椎動物の巨大軸索では直径が1000 μm を超えるものもあり，その伝導速度は1秒間に 25 m にまで達したことが記録されている．脊椎動物の神経系は伝導速度を上昇させるために異なった機構をもっている．この機構こそ本節で扱う"ミエリン myelin"が重要な役割を果たしているものである．

ミエリンの構造

　ミエリンとは神経軸索を取り囲んでいる密な膜構造で，中枢神経系ではオリゴデンドロサイト oligodendrocyte（稀突起膠細胞）が，末梢神経ではシュワン（Schwann）細胞が形成している．この密な膜構造は導線を覆っている絶縁体のように一様に軸索を覆っているのではなく，一定の間隔をもって隙間を開けている．この隙間をランヴィエの絞輪 node of Ranvier とよぶが，この部分の軸索に存在するイオンチャネルを通してしか神経の活動電位発生に必要な Na^+, K^+ の交換ができない（図2-37）．そのために1つの節で発生した活動電位が，その次の節の活動電位を引き起こすことになり，インパルスがジャンプする，いわゆる跳躍伝導が可能となる．その結果，20 μm 直径程度の神経軸索が秒速 120 m にまでその伝導速度を高めることができるようになる．

　このようにミエリンの役割は部分的に神経軸索を絶縁し跳躍伝導を引き起こすことにあるが，この膜構造はいかにして形成されるのであろうか．前にも述べたように，中枢神経系と末梢神経系ではミエリンを形成する細胞が異なり，構成する蛋白質も多少異なっている．中枢神経系においてはオリゴデンドロサイトが突起を伸展して神経軸索を認識し，何重にも取り囲んだ後，細胞質成分を押し出して密な膜構造を形成する．この際，細胞膜の内側どうしが融合して電子密度の高い周期線 major dense line と細胞膜の外側どうしが融合して周期線よりやや電子密度の低い周期間線 intraperiod line が形成され，ミエリン膜が安定化する（図2-38, 2-39）．一方，末梢神経系においてはシュワン細胞そのものが軸索の周囲を取り囲む（図2-39）．ミエリンが形成されると，その情報は軸索へと伝えられ，軸索上に均一に分布していたイオンチャネルがランヴィエの絞輪およびその周辺へと集められ，絞輪間のミエリンに覆われた部位（internode）から排除される．このイオンチャ

Node of Ranvier：ランヴィエの絞輪
Internode：絞輪間のミエリンに覆われた部位
Paranode：軸索とミエリンが直接接する部位
Juxtaparanode：paranodeに隣接した部位

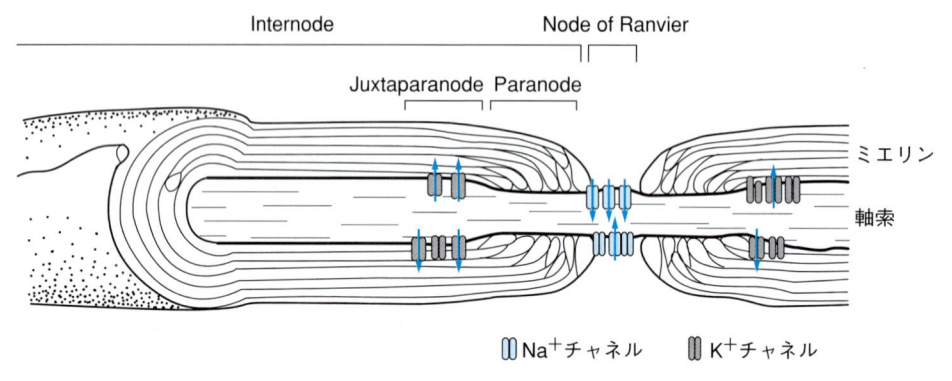

■ Na$^+$チャネル　　■ K$^+$チャネル

図 2-37　ミエリンの構造

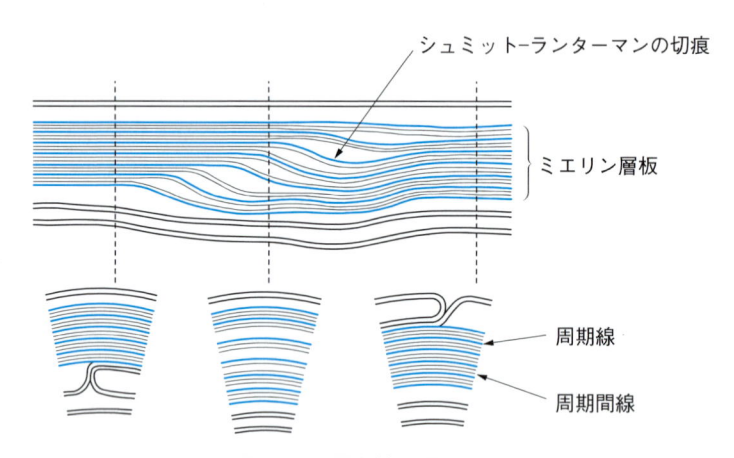

図 2-38　周期線と周期間線
太い1本の周期線（青線）とその間の細い2本の周期間線の繰り返しによりミエリン層板は形成される．末梢神経系ではシュワン細胞の細胞質がミエリンの中に取り残され，切れ込みが存在することがある（シュミット-ランターマンの切痕）．

ネルの局在化が跳躍伝導にきわめて重要であることが最近になって明らかとなった．このようにミエリン形成を研究することは，神経系の発生過程におけるニューロンとグリアの分化の問題，またこのニューロンとグリアの相互作用を研究するうえで重要なことであると考えられる．近年，ミエリンを構成する主要蛋白質のcDNAおよび遺伝子がほとんどすべてクローニングされ，またそれぞれの遺伝子のノックアウトマウスもほぼすべて作製された．さらに，ミエリン形成の障害を伴う遺伝性のミュータントマウスが数多く知られているが，それらの変異部位もすべて塩基レベルで明らかになった．これらの状況をふまえて，本節ではミエリン形成の分子機構を解説してみたい．

ミエリン構成蛋白質

脳よりミエリン画分を単離し，SDSゲル電気泳動で分析すると，ミエリンに存在する主要蛋白質

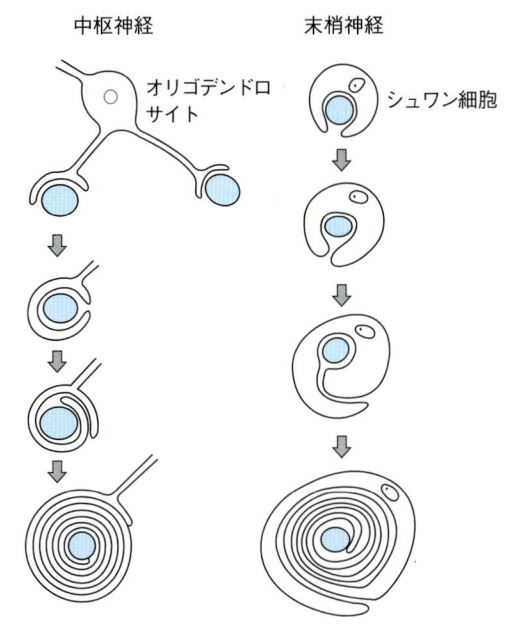

図 2-39 中枢神経と末梢神経のミエリン形成の違い
(御子柴克彦, 他編：分子神経生物学, 丸善, 1988 より改変引用)

はそれほど多くないことがわかる．これらのミエリン蛋白質の多くはミエリン特異的に検出されるため，ミエリンという特殊な構造を形成するのに重要な役割を果たしていると考えられている．そのため，これらのミエリン蛋白質の機能を明らかにすることが，ミエリン形成の分子機構を知るために重要である．ここでは，まずミエリン蛋白質遺伝子を改変することによって明らかとなったことについて述べたい．

1 ミエリンプロテオリピド蛋白質

中枢ミエリンの主要構成成分の1つであるミエリンプロテオリピド蛋白質 (myelin proteolipid protein；PLP) は中枢ミエリン蛋白質の50%も占める主要蛋白質で，4回膜貫通型の蛋白質であると考えられている．非常に疎水性の強い蛋白質でクロロホルム-メタノールにより抽出される．PLP 遺伝子の変異動物はジンピーマウスをはじめラット，イヌ，ウサギ，ヒトに見つけられているが，それらのほとんどは共通してオリゴデンドロサイトが未分化なまま変性脱落して，重篤なミエリン形成不全を起こすことから，PLP はオリゴデンドロサイトの分化・生存因子であることが考えられた．われわれは，PLP 遺伝子の alternative splicing 産物であり親水性領域の35アミノ酸のみが欠損している DM-20 が，ミエリン形成期よりも早くから産生されていること，さらに，DM-20 および PLP の C 末端断片にオリゴデンドロサイトの分化促進作用があることを明らかにした．このことは上述の仮説を裏付けるものである．

しかし，ジンピーマウスの症状は正常な PLP 遺伝子を発現させても回復しなかったばかりか，正常な PLP 遺伝子を過剰発現させるだけでオリゴデンドロサイトに変性の生じることが示され，過剰に発現した PLP 遺伝子産物や変異 PLP/DM 20 蛋白質には細胞障害性のあることが明らかとなった．最近，PLP 遺伝子のノックアウトマウスが作製・解析された．このマウスでは PLP がないにもかかわらずコンパクトミエリンが形成されたが，ミエリンは不安定であり，また成長するに従って軸索の肥大，さらに変性がみられた．これらのことを考え合わせると，PLP 遺伝子産物はミエリン膜の安定化と軸索/神経細胞との相互作用に寄与しており，PLP の発現量が厳密に制御されていることがミエリン形成に重要であることが示された．

2 ミエリン塩基性蛋白質

ミエリン塩基性蛋白質 myelin basic protein (MBP) は中枢神経系では全ミエリン蛋白質の30%程度存在する主要蛋白質であり，末梢ミエリンにも5～15%存在する．MBP の機能は MBP 遺伝子欠失変異動物である shiverer (shi) マウスの解析により推定された．shiverer マウスは，ビドル (Biddle F) らにより報告された常染色体劣性遺伝子のミュータントマウスであり，MBP 遺伝子の第3エクソンから第7エクソンまでを含む大きな領域 (約20 kb) が欠失している．初期症状は上小脳脚のミエリン形成不全によると考えられる企図振戦のみであるが，加齢とともに運動失調を

伴い，また機械的な刺激を加えることにより痙攣発作を引き起こし，4～5カ月までに必ず死亡する．電子顕微鏡により脳内の組織をみると，軸索の径が細く，ミエリンのラメラの厚さの薄いことが明らかになった．また，そのミエリンは細胞の内膜どうしが接着してできる周期線を欠損しており，コンパクトなミエリンの形成されないことが明らかになった．また，MBP遺伝子やMBPミニジーンをshivererマウスに導入すると，ミエリン形成が回復することが認められたので，shivererマウスにおけるミエリン形成不全がMBP遺伝子欠失のみに由来することも示された．これらの観察に基づき，MBPの役割は中枢ミエリン形成時に内膜どうしを密着させ，密なミエリン構造を作ることにあるのではないかと推定された．

しかし，shivererマウスにおいて末梢ミエリンは正常に形成されることから，末梢ミエリンでは他の分子がMBPの役割を担っていることが予想される．この分子は末梢ミエリン特異的に存在するP0であると考えられるが，そのことはP0の項で述べる．

3 Myelin-associated oligodendrocytic basic protein

myelin-associated oligodendrocyte basic protein（MOBP）は中枢神経系ミエリンに多く存在する蛋白質で，SDSポリアクリルアミドゲル電気泳動では20 kDaおよび10 kDa付近に2本のバンドを認める．MOBPはコンパクトミエリンに多く存在し，塩基性アミノ酸に富むことから，MBPと同様にミエリン部分の細胞膜の内側どうしを結びつけ，周期線を構成している蛋白質と考えられていた．この蛋白質のミエリン膜における機能を明らかにする目的で，MOBP遺伝子ノックアウトマウスが作製された．このマウスにおいては症状はまったくなく，運動機能テストにおいても正常マウスと差は認めなかった．MBPやCNPなど他のミエリン蛋白質量に異常はなく，コンパクトミエリンは正常に形成されており，軸索径も正常であった．しかし，ミエリン毒性をもつhexachloro-pheneを与えると，ノックアウトマウスでは正常と異なり周期線の部分が拡大した．また，中枢神経系ミエリンの特徴であるradial componentとよばれる放射状構造が，ノックアウトにおいて形状が明らかに変化していた．これらのことから，MOBPは中枢神経ミエリンにおいて，コンパクトミエリンの形成自体には大きな役割を果たしていないが，細胞質側におけるミエリン膜の接合と，radial componentの形成には重要な役割を果たしていると考えられている．

4 Oligodendrocyte-specific protein/クローディン-11蛋白質

oligodendrocyte-specific protein（OSP）は中枢神経系のミエリンと精巣の血液精巣関門に特異的に存在する4回膜を貫通する蛋白質である．中枢神経系では全ミエリン蛋白質の約7%を占め，オリゴデンドロサイトの成熟，移動に関与しているのではないかと考えられている．近年，タイトジャンクション（TJ）の主要構成成分としてクローディンが発見された．OSPがこのクローディンファミリーと相同性があること，中枢神経系ミエリン膜およびセリトリ細胞のタイトジャンクションに局在していること，また培養細胞にOSPを強制発現させるとタイトジャンクション形成を引き起こすことなどから，クローディンファミリーに加えられ，クローディン(claudin)-11と名付けられた．

OSP/claudin-11遺伝子のノックアウトマウスでは，生後2週齢頃から全身の震え，後肢の筋力低下また中枢神経系の伝導速度の遅延が認められ，年齢に伴いこれらの症状は顕著になる．電子顕微鏡での観察によるとミエリンの厚さやコンパクション，またミエリンが軸索に接するパラノードのループの部分には異常が認められない．凍結割断レプリカ法で観察すると，通常インターノードinternodeおよびパラノードparanodeのミエリン膜にはタイトジャンクションストランド（TJストランド）といわれる，TJを構成する線状に繋がった膜内粒子が存在する．

BOX

■ 多発性硬化症とは？

　多発性硬化症とは，中枢神経系に豊富に存在するいわゆるミエリンの局所的な崩壊が多くは繰り返し起こるために，中枢神経系の機能障害を起こす神経難病の一つである．この疾患を世界で初めて明確に記載したのは，おそらくパリの医科大学病理学教授ジャン・クリュヴェイエ（Jean Cruveilhier）であるとされている．彼が1929年から13年間にわたって順々に著わしていった膨大な病理学図譜の中で，1935年の分に患者の病歴とともに現在よく知られる虫食い像を示す脳幹・脊髄の図が載っている．その後も1938年には英国のCarswellが類似の図を発表している．病巣はミエリン脱落すなわち脱髄であり，基本的に軸索は残る．炎症反応はあっても軽度にとどまる．急性期を過ぎると病巣はグリア細胞が増殖し，硬くなるので硬化症の名がある．

　この疾患の特徴は，臨床的には「時間的・空間的な中枢神経病巣の多発」に集約される．時間的多発とは，中枢神経に起因する神経症状が比較的短期間に出現し，その後比較的短期間に自然に消失してゆく，というエピソードが間隔不定に繰り返されることである．つまり神経症状が増悪と寛解を繰り返すことである．空間的多発とは，読んで字のごとく，中枢神経内に複数の病巣が生じることが多く，場所を選ばない．しかもその病巣は「神経解剖を知らない」と言われるように，ある系統や線維系が侵されるのではなく，実に勝手気ままな形であり，例えば橋底部で錐体路の一部を含んで不整形の脱髄巣が中小脳脚に広がっている，などである．なお，数十年前まではわが国には本症は存在しないとされていた．今でも確かに欧米に比して大脳半球に病巣をもつ型の頻度は低いが，現在では決して稀な疾患ではなくなっている．

　多発性硬化症の発症メカニズムについては古くからウイルス説も含めてさまざまな考えがあったが，最近では細胞性免疫の異常による自己免疫疾患であることが定説になっている．この場合，中枢神経のミエリン蛋白の一部と類似した抗原性をもつ蛋白に感作されたT細胞が脳に侵入し，中枢神経系に脱髄巣を形成するものと考えられている．このような病態の活動性を抑制するために，インターフェロンなどサイトカインを用いた治療がすでに臨床的に行われている．今後は感作されたT細胞のみの選択的除去，あるいは感作そのものを抑制する療法などが開発されつつあり期待されている．

（国立精神・神経センター　金澤一郎）

　しかし，OSP/claudin-11遺伝子ノックアウトマウスではこのTJストランドが消失していることが確認された．この所見は精巣の血液精巣関門のTJにおいても認められ，雄のノックアウトマウスは血液精巣関門が形成されず，精子成熟が起こらないため不妊症に陥る．さらに，オリゴデンドロサイトに存在しているOSP/claudin-11蛋白質は，$\beta 1$インテグリンを含むさまざまな蛋白と関与していることがわかっている．

　これらのことからOSP/claudin-11蛋白質は，正常な中枢神経系および精巣におけるタイトジャンクション形成に必須であることが明らかになり，中枢神経系のミエリンのタイトジャンクション形成におけるシグナル伝達機構を理解するうえでも重要な位置にある分子である．

5 2′,3′-cyclic nucleotide-3′-phosphodiesterase

　CNPは中枢および末梢ミエリン蛋白質のそれぞれ約4％あるいは0.4％を占める蛋白質で，ミエリン膜ではコンパクトミエリン以外のオリゴデンドロサイト（ODC）の細胞質の残る部分に存在する．

スプライシングの結果，CNP1とこのN末端に20個のアミノ酸が余分についているCNP2の2種類のアイソフォームが作られる．発達段階の脳ではCNP2は生後2日目，CNP1は生後7日目頃から検出され，PLPやMBPなどの他のミエリン蛋白質より早期に出現する．両者ともミエリン形成のピークである生後21日目頃に最も多い．どちらのアイソフォームもCNPの酵素活性をもつが，基質となる$2',3'$-cyclic nucleotideは哺乳類には存在しないので，この蛋白の機能は明らかではない．しかし，ヒトCNP遺伝子を過剰に発現させたマウスにおいては，外見上の症状はなにも出ないが，ミエリン膜の空胞化，コンパクションの異常などのミエリン膜の明らかな異常が認められることがわかった．また，CNPを過剰に発現するオリゴデンドロサイトでは，正常より早い時期からMBPおよびPLP遺伝子の発現増加が起こり，より早く成熟する．これらの結果から，CNPはミエリン膜形成早期における他のミエリン蛋白質発現に対するレギュレーターとして働いていると考えられる．

6 Myelin-associated glycoprotein

myellin-associated glycoprotein (MAG) は中枢神経系では全ミエリン蛋白質の約1％，末梢神経系では0.1％程度存在する蛋白質である．MAG蛋白質は細胞外領域にイムノグロブリン(Ig)様ドメインを5つ有し，1回膜を貫通する糖蛋白質で，神経系のIgスーパーファミリーの一つであるneural cell adhesion molecule (N-CAM) と高い相同性がある．また，MAG蛋白質はミエリン形成細胞が軸索に接する時期にミエリンの突起の先端に発現し，コンパクトミエリン形成後はミエリンの一番内側の軸索周囲に限局して存在している．これらのことからMAGは，ミエリン形成開始シグナルとして，またミエリンの安定性を維持する分子として重要であることが示唆された．

MAG遺伝子の第12エキソンのalternative splicingにより分子量および細胞質内領域の異なる2つのアイソタイプ，すなわちlarge(L)-MAGとsmall (S)-MAGが存在する．ミエリン形成過程の初期はL-MAG優位に，後期ではS-MAG優位に発現が認められる．また，L-MAGの細胞質内領域はチロシンリン酸化部位を有し，MAGの機能調節に重要であると考えられている．これらのことから2つのアイソタイプは違う機能をしているのではないかと考えられた．

近年，MAGおよびL-MAG遺伝子のノックアウトマウスがそれぞれ作製，解析された．MAG遺伝子のノックアウトマウスでは中枢神経系におけるミエリン形成の遅れが認められ，コンパクトミエリンが形成されているにもかかわらず，ミエリンの層間にオリゴデンドロサイトの細胞質の存在，1つの軸索にミエリンが何重にも巻いている所見など，ミエリン形成異常があることが明らかになった．中枢神経系と比較して，末梢神経系のミエリンにはこれらの変化はほとんど認められなかったが，軸索とミエリンの変性，萎縮があることが明らかになり，末梢神経系においてもMAGには重要な役割のあることが推測された．

L-MAG遺伝子ノックアウトマウスでの中枢神経系のミエリン異常は，前述のMAG遺伝子ノックアウトマウスの異常とほぼ同様であるが，末梢神経系ではMAG遺伝子ノックアウトマウスで認められた軸索の異常は認められなかった．これらのことから，S-MAGは末梢神経系の維持に重要であり，L-MAGは中枢および末梢神経系ミエリンでは異なる機能を有していることがわかった．

7 P0蛋白質

P0は末梢ミエリン特異的に存在する蛋白質で，全ミエリン蛋白質の50％も占める主要蛋白質である．P0蛋白質は1回膜を貫通する糖蛋白質であり，細胞外領域にはイムノグロブリン様ドメインを有しているので，細胞接着因子であることが予想された．事実，培養細胞にP0を強制発現させると細胞接着活性が認められた．P0遺伝子のノックアウトマウスは末梢ミエリンの低形成を呈

するが，ミエリンが形成されている軸索においてもミエリンのコンパクションが行われていない．特に周期間線が特徴的になくなっていることから，P0蛋白質は末梢ミエリン周期間線の形成に必須であることが明らかとなり，P0の細胞外領域でP0どうしの接着活性が周期間線形成に重要な役割を果たしていることが示唆された．P0遺伝子のノックアウトマウスでも，MBP遺伝子ノックアウトマウスであるshivererマウスにおいても末梢ミエリンの周期線は存在する．しかし，P0遺伝子とMBP遺伝子のダブルノックアウトマウスには周期線が認められないことから，末梢ミエリンの周期線はP0か，MBPがあれば形成されることが明らかとなった．これはP0蛋白質の存在しない中枢ミエリン周期線がMBP欠損だけで形成されないことと比べると興味深い．

一方，P0遺伝子を過剰発現するとやはりミエリン形成に異常の生じることも示された．これはP0蛋白質が過剰に生産されると細胞膜へのターゲティングに異常が生じ，異所性の膜に組み込まれたP0どうしの膜が接着活性により，ミエリン形成がうまく行われないためであることが示された．このようにP0はその接着活性により，周期間線および周期線の形成に多大な寄与をしている分子である．

8 Peripheral myelin protein 22

peripheral myelin protein 22（PMP 22）は末梢神経系ミエリン蛋白質の5〜10％を占め，中枢神経系のPLP/DM 20同様，4つの膜貫通ドメインをもつ蛋白質である．この末梢ミエリン画分から精製された蛋白質は，その後NIH 3T3細胞の成長抑制特異遺伝子（growth arrest-specific gene 3; gas-3），また末梢神経傷害後にdown-regulateされるRNA転写産物として個々に同定され，一般にPMP 22と称されている．また，PMP 22遺伝子は，ヒトの遺伝性ニューロパチーであるCharcot-Marie-Tooth病タイプ1A（CMT 1A），そのモデル動物である*Trembler*および*Trembler-J*マウスの原因遺伝子であることがわかっている．*Trembler*および*Trembler-J*マウスはおのおのPMP 22遺伝子の膜貫通部位の点変異により末梢神経系ミエリン形成障害を呈し，*Trembler*マウスのヘテロ接合体は，ミエリンはほとんど形成されず，シュワン細胞は肥大，増殖していた．これらの変化はホモ接合体で顕著であるが，寿命には影響しない．*Trembler-J*マウスは*Trembler*マウスより症状が重篤であり，ホモ接合体は致死的である．

一方，CMT 1AはPMP 22遺伝子を含む約1.5 Mbpの染色体の重複が原因となり，前述の変異マウスとは症状は必ずしも一致しない．そこでCMT 1Aの疾患モデルとして，またPMP 22の機能を明らかにするため，PMP 22遺伝子ノックアウトマウスおよびPMP 22遺伝子の過剰発現トランスジェニックラットが作製された．PMP 22遺伝子ノックアウトマウスでは，限局的なミエリン低形成および過形成，特にミエリンが無秩序に過剰に巻かれ，その結果軸索が圧縮・変位している所見が多く認められた．これはPMP 22遺伝子が1コピー欠損しているヒトの圧受容性遺伝性ニューロパチーの症状と類似していた．PMP 22遺伝子トランスジェニックラットは，ホモ接合体は全くミエリンが形成されず，ヘテロ接合体ではミエリン低形成，シュワン細胞の肥大，シュワン細胞の突起と基底膜basal laminaが軸索周囲を巻いている（onion bulb）通常では認められない像が認められ，CMT 1Aの有用なモデルであると考えられた．

近年PMP 22蛋白質がP0蛋白質とミエリン膜上で結合していることが明らかとなった．これらのことを考え合わせると，PMP 22は隣接するシュワン細胞膜の保持やミエリンコンパクションの維持にきわめて重要であり，またミエリン形成における，その他の細胞接着分子および細胞外マトリックス分子との相互作用を理解するうえにおいても重要な分子であると推測された．

■ シャルコー-マリー-トゥース（Charcot-Marie-Tooth）病の混乱

　医学に身をおく人ならば，「逆シャンペンボトル型の両下肢筋萎縮」という言葉を一度は聞いたことがあるだろう．シャンペンボトルは，多くの赤ワインボトルとは違って太いところから細いところに至る移行部がスムースであり，それを逆にすれば確かに下腿を主としてそれに大腿部の下1/3辺りまでの筋萎縮をうまく表現できる．別名を「こうのとりの脚」ともいう．1886年にこうした特異的な筋萎縮を示す病態があることを記載したのはフランスのCharcotとMarieであった．彼らはこの病態が遺伝性であることは明確にしたが，末梢神経の異常によることには言及しなかった．それに対して，少し以前からこうした病態に注目していたらしい英国のToothはCharcotとMarieの論文を読んだ後まもなくCambridge大学へ学位論文を提出し，この病態が末梢神経の障害によることを述べた．しかし，逆に遺伝性に対する認識が明確でなかった．今ではこの病態は遺伝性末梢神経障害の代表としてCharcot-Marie-Tooth病とよんでいる．

　ところが，これに混乱が生じた．一つは1975年に末梢神経病の世界的な権威である米国のDyckが，末梢神経病のバイブルとされる彼の膨大なモノグラフの中で，遺伝性末梢神経障害を主として病理学的所見から分類したために，Charcot-Marie-Tooth病がいくつかに分かれることになった．さらに重大な混乱は，遺伝子解析の結果起こってきた．それは，従来の臨床的見地からのCharcot-Marie-Tooth病が，遺伝子変異の種類からみていくつかの型に分かれてきたのである．これまでに同定されている遺伝子の中には，ミエリン構成蛋白であるPMP 22やP0蛋白などもあるが，その他にも軸索輸送に関わる蛋白であるKIF 1 Bβなどもある．こうなると，臨床の場では遺伝子異常の内容まで知りようがない．これまでのCharcot-Marie-Tooth病という名前は消えてゆくよりないのだろうか．それではあまりにも過去の先達たちの努力と業績を軽々しく扱いすぎる．せめて，もっとも頻度の高いDyck分類の「CMT 1」を「Charcot-Marie-Tooth病」とするとか，あるいは逆シャンペンボトル型の筋萎縮を，「Charcot-Marie-Tooth型の筋萎縮」などとする配慮があってしかるべきであろう．

　　　　　　　　　　　　　　　　　　（国立精神・神経センター　金澤一郎）

9　UDP-ガラクトース（UDP-galactose）——セラミドガラクトシル転移酵素

　中枢および末梢神経系でミエリンに特異的に局在する糖脂質であるガラクトセレブロシドgalactocerebroside（GalC）およびその誘導体のスルファチドは，ミエリン膜中の糖脂質の約27％を占める．この特異的な局在よりGalCおよびスルファチドがミエリンの合成，維持，脱髄などに関与していると予想され，これはGalCおよびスルファチド欠損マウスを作製，解析することによりある程度明らかになった．GalC合成の最終段階は，きわめて特異性の高い酵素であるセラミドガラクトシル転移酵素 ceramide garactosyltransferase（CGT）により，セラミドにガラクトースが転移することによって起こる．このCGT遺伝子ノックアウトマウスはGalCおよびスルファチドが合成されない．それに代わり正常で存在しないα-ヒドロキシ脂肪酸を含むグルコセレブロシドが合成されていた．このマウスでは生後12〜14日までに進行性の神経症状，特に震え，運動失調，四肢の筋力低下が認められ，生後35日までに約65％が死亡する．電気生理学的にも神経伝達速度の遅延が認められた．予想に反してミエリン形成は正常の脳発達時期に起こり，MBP，PLP，MAGなどミエリン特異的蛋白質はほぼ正常に発現していた．また電子顕微鏡解析によると，ミエリンの厚さが減少している所見は認められるものの，ミ

表 2-1 ミエリン形成のステップ

①未分化なミエリン形成細胞が軸索から発せられるメッセージに反応してミエリン形成を開始するステップ．

↓

②一般的に軸索は無髄の状態では神経束となっている．その1本ずつを仕分け (sorting) してミエリン形成が行われる．ミエリン形成細胞が突起を伸ばし，軸索を認識し，軸索を仕分けするステップ．

↓

③軸索を取り囲んだ突起の一端が，さらに自分の突起と軸索との間に滑り込むようにして軸索を巻くステップ．

↓

④ミエリン膜の厚さは軸索の太さと相関しており，一定の太さの軸索に巻きついている．このためには③のステップを停止するステップ（ミエリン形成停止シグナル）が重要である．

↓

⑤突起内の細胞質成分を押し出して，コンパクトミエリンを形成するステップ．この際，周期線と周期間線が形成される．

↓

⑥ミエリン膜の最も外側の部分には細胞質が残り，パラノードを形成する．パラノードが軸索との間にセプテートジャンクション様の接着構造を，パラノード間にタイトジャンクションを形成して，軸索との接着を強固にするステップ．

エリン層の間隔，コンパクションに変化は認められず一見正常にみえた．しかし，その後の詳細な解析により，ランビエの絞輪およびパラノードの形成異常が認められた．正常マウスと比較して，CGT 遺伝子ノックアウトマウスのランビエの絞輪は長く，パラノードで軸索に接しているミエリンのループが軸索から遊離し，軸索と逆方向を向いているものも存在した．これらの結果より GalC およびスルファチドがパラノードでの軸索とオリゴデンドロサイトのジャンクション形成に必須であることが明らかになった．

しかし，CGT 遺伝子ノックアウトマウスでは GalC およびスルファチドの両方が欠損しているため，認められた異常が GalC の欠損によるものなのか，スルファチドの欠損によるものなのか区別することはできない．また，正常で存在しない α-ヒドロキシ脂肪酸を含むグルコセレブロシドによる影響である可能性も否定できない．最近スルファチドの合成酵素である cerebroside sulfotransferasa (CST) がクローニングされ，ノックアウトマウスも作製された．この CST 遺伝子ノックアウトマウスを解析した結果，CGT 遺伝子ノックアウトマウスと同様のパラノード異常が認められた．したがって，パラノード部位でミエリンが軸索とジャンクションを形成するには，GalC ではなくスルファチドが重要であることがわかった．今後 CGT 遺伝子ノックアウトマウスおよび CST 遺伝子ノックアウトマウスを解析することにより，ガラクトセレブロシドとスルファチドの役割を別個に解析することが可能になり，ミエリン形成におけるこれら脂質の機能を明らかにすることができると思われる．

ミエリン形成の分子機構の考察

これまでに述べてきたように，ミエリン形成の概略とミエリン構成蛋白質の機能はかなり明らかとなってきたが，まだまだミエリン形成機構そのものは分子レベルで語るには至っていない．しかしながら，現在までに集まった知見を基にしてミエリン形成の分子機構を論じてみたい．

正常なミエリンが形成されるためには**表 2-1** のステップが重要であると考えられる．もちろんミエリン形成細胞の前駆細胞が生じて，ミエリン形成が必要となる軸索上の部位に移動することは必

要であるが，本項では論じない．
　表2-1のようなステップを踏んでミエリン形成が完了するわけであるが，それぞれのステップではどのような分子が働いているのか考察してみたい．

◆ **ミエリン形成を開始する①**
　哺乳類中枢神経系ではミエリン膜は軸索伸長を阻害するため，発生過程において神経回路網形成が完了するまでミエリンが形成されてはならない．そのため，中枢神経系の軸索はミエリン開始シグナルをミエリン形成細胞に送っている．視神経においてはミエリンが形成されない時期にjagged分子を軸索上に発現して，オリゴデンドロサイト前駆細胞のnotch分子を介してその分化を抑制している．神経回路形成が完了すると，軸索上のjagged発現がなくなり，オリゴデンドロサイト前駆細胞は一斉に分化を開始し，ミエリンを形成するようになる．末梢神経系においてもミエリンは軸索の活動依存的に形成される．この時には，軸索は活動依存的にATPを放出して，シュワン細胞のプリン受容体を介してその分化を制御している．

◆ **軸索を仕分ける②**
　正常時にはミエリンは軸索上に等間隔に並んでおり，それらの間にランビエの絞輪を形成している．このためにはミエリン形成細胞は無髄の軸索を認識するだけでなく，等間隔でミエリンを形成するための軸索上の何らかの目印を識別する必要がある．MAGはその発現時期および発現部位から認識分子の候補として考えられていた．また，MAGは細胞内情報伝達分子であるFynと会合していることも報告され，なおさらその可能性が高まった．しかしながら，MAG遺伝子のノックアウトにおいてミエリン形成は比較的正常に行われるので，軸索認識は他の分子によって行われている可能性が高い．この分子はいまだに不明である．ただ，MAGノックアウトマウスにおいてランビエの絞輪を他のミエリンが覆うような異常構造も見出されていることから，まったく軸索認識に関わっていないのではない．

◆ **軸索を巻いた後，形成を停止する③④**
　これらのステップが異常になると，ミエリン層構造の厚さの異常になることが期待される．ただ，ミエリンの厚さだけが異常で他の構造がまったく正常な遺伝子改変マウスは知られておらず，現在のところどの分子が軸索の太さに対応したミエリン膜の厚さを決定しているのか，明らかでない．ミエリン形成の停止シグナル分子としてはミエリン膜の最外層に局在しており，ミエリン形成期の最終段階で発現するような分子が候補としてあげられる．myelin oligodendrocyte-specific protein (MOG) や，CD9などがそのような発現パターンを示すが，まだノックアウトマウスの解析が行われていない．
　興味深いことにP0過剰発現マウスにおいて，シュワン細胞が一重軸索を取り囲んだところでミエリン形成を停止するが，これはP0が通常は発現しないシュワン細胞突起の反軸索側にも出現し，それが突起の滑り込みを妨害していることが示されている．

◆ **コンパクトミエリンを形成する⑤**
　末梢ミエリンにおいて周期線形成に関しては，P0/PMP22複合体およびMBPが重要な役割をしており，周期間線はP0分子がなくなると形成されない．中枢神経系では，P0やPMP22がないかわりにPLPが存在する．周期線はMBPが欠失するだけで形成されなくなるので，P0の役割をしている分子は中枢神経系ではないと考えられる．周期間線形成にはPLPが重要な役割を果たしていると考えられているが，まだ確固たる証拠はない．

◆ **パラノードのジャンクション形成により軸索と接着する⑥**
　ミエリンを軸索に繋ぎ止めているのがパラノーダルジャンクションである．この構造のできることが軸索上にカリウムチャネルの局在化を引き起こし，跳躍伝導を可能としている．パラノードに

存在する分子として軸索上には Caspr が発見されたが，ミエリン側にはどのような分子が必要か明らかでない．ただ，CGT 遺伝子ノックアウトマウスではコンパクトミエリンが形成されるのにもかかわらずパラノードが形成されないので，ガラクトセレブロシドもしくはスルファチドがパラノード形成に重要な役割を果たしていることが示されている．しかし，このような糖脂質自身がジャンクション形成を行っているとは考えにくいので，これらの糖脂質分子と親和性をもつ蛋白質がパラノード形成に関与していることが示唆される．

ミエリン膜はきわめて特徴的な構造をしている．細胞膜どうしが外側で接着することは生体内で多く見出されるが，細胞質がなくなり内側で接着することは稀である．また，パラノードにおいてはタイトジャンクションを形成するが，このジャンクションは自らの細胞膜どうしを結びつけている．このこともきわめて稀である．進化的に観察すると，このように特殊なミエリン構造が軟骨魚類から始まる顎口類以降の脊椎動物に突然現れ，ヤツメウナギなどの無顎類では認められないことは興味深い．この進化的な一瞬に多くのミエリン特異蛋白質が現れ，ミエリン形成を可能とした．今やミエリン特異蛋白質遺伝子のほとんどがノックアウトされ，機能もかなり解明されたが，まだミエリン形成の分子機構解明からはほど遠いところにある．この解明のためにはミエリン膜に特異的に発現している分子にだけ着目するのではなく，そうでない分子の機能にも着目しながら研究を進めることも重要である．

参考文献

1) Waxman S, Kocsis J, Stys P：*The Axon*. Oxford Univ. Press., New York, 1995
2) Kettenmann H, Ransom BR：*Neuroglia*. Oxford Univ. Press, New York, 1995
3) 金子章道，川村光毅，植村慶一編：脳と神経 分子神経生物学入門．共立出版，1999
4) Inoue Y, Kagawa T, Matsumura Y, et al：Cell death of oligodendrocytes or demyelination indeuced by overexpression of proteolipid protein depending on expressed gene dosage. *Neurosci Res* **25**：161-172, 1996
5) Kagawa T, Ikenaka K, Inoue Y, et al：Glial cell degeneration and hypomyelination caused by overexpression of myelin proteolipid protein gene. *Neuron* **13**：427-442, 1994
6) Kaplan MR, Meyer-Franke A, Lambert S, et al：Induction of sodium channel clustering by oligodendrocytes. *Nature* **136**：724-728, 1997
7) Rosenbluth J：Intramembranous particle distribution at the node of Ranvier and adjacent axolemma in myelinated axons of the frog brain. *J Neurocytol* **5**：731-745, 1976
8) Rosenbluth J：Central myelin in the mouse mutant shivere. *Brain Res* **208**：283-297, 1980
9) Baba H, Akita H, Ishibashi T, et al：Completion of myelin compaction, but not the attachment of oligodendroglial processes triggers K (+) channel clustering. *J Neurosci Res* **58**：752-764, 1999
10) Ishibashi T, Dupree JL, Ikenaka K, et al：A myelin galactolipid, sulfatide, is essential for maintenance of ion channels on myelinated axon but not essential for initial cluster formation. *J Neurosci* **22**：6507-6514, 2002
11) Pedraza L, Huang JK, Colman DR, et al：Organizing principles of the axoglial apparatus. *Neuron* **30**：335-344, 2001
12) Rasb MN, Shrager P, et al：Ion channel sequestration in central nervous system axons. *J Physiol* **525**：63-73, 2000

7 成長円錐

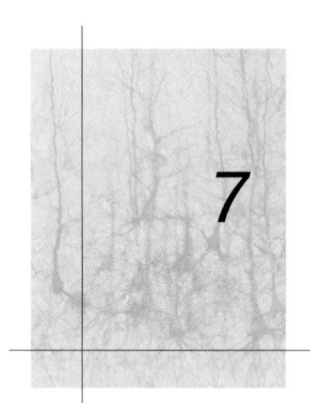

溝口　明　木村一志　東　幹人

研究の経過

　伸長中の神経突起の先端は，底を先端に向けた円錐形の形態を示すことから，カハール Cajal R が成長円錐と命名した[1]．この成長円錐が精密で複雑な神経回路網形成過程において，重要な役割を演じる可能性は発見当初より予想されていた．1960年代になり，培養神経細胞の成長円錐が多数の糸状突起を伸縮させながら動くようすを中井準之助[2]が映画で示したことから（図2-40 A），成長円錐の"目標探索"pathfind という機能のイメージが定着し，その機序の解明が神経生物学の中心課題の一つとして注目を集めるようになった．しかし，成長円錐の目標探索の機序の解明は，成長円錐一般に発生期の一時期に一過性にしか存在しないことや，その由来や機能が著しく多様なことから（図2-40，表2-2），長年困難であった．ようやく1980年代後半以降になって，Netrin, Semaphorin, Ephrin や Slit などの分子ファミリーが，成長円錐の誘導に特有な分子機構として発見された．これらの発見を通して，成長円錐の目的探索は3種の分子機構により遂行されることが明らかとなった．すなわち，①成長円錐の外環境に表示される種々の分泌拡散性および膜結合性の誘導分子，②成長円錐に備えられた外界シグナル受容分子，ならびに③受容分子の下流のシグナル伝達・効果表現である．現在，この誘導分子による成長円錐機能制御機構の解析の中心として，シナプス形成過程における電気活動に依存したシナプス結合強度調節機構や，ニューロン・グリアの位置と分化段階を含めた脳全体のボディープラン制御機構に研究が進展している．

成長円錐の微細構造と機能形態

　成長円錐の誘導分子の作用点を説明する際必要となってくるので，成長円錐の微細形態と機能過程についてまとめておく．

　成長円錐の微細形態は，中央部と周辺部に分けられる．中央部は成長円錐が基質や他の細胞との接着性を保ち，また伸長を維持するためのエネルギーの供給，膜や細胞骨格の貯蔵の役割を担っている．周辺部に発達している多数の糸状突起は，活発な運動性を示し，成長円錐の誘導物質センサーとして基質や周囲の細胞の標的物質を識別する（図2-41 A）．中央部には豊富な小胞，ミトコンドリアおよび細胞骨格が含まれている．小胞は成長円錐の伸長に伴う形質膜の拡大を補給し，細胞骨格のうち微小管は成長円錐を押し出す機能をもち，アクチン線維は成長円錐の方向転換を制御する機能をもつことが知られている（図2-41 B, C）．

　形態学的な神経細胞の発生過程はよく研究されているが，軸索や樹状突起の分化を誘導する細胞や分子のメカニズムの研究は始まったばかりである．この研究分野から確立された中心的な原理に，発達中の脳内における軸索が正しく標的とコンタクトするのを誘導する分子のシグナルの多くは，樹状突起の成長にも影響を及ぼすというものがあ

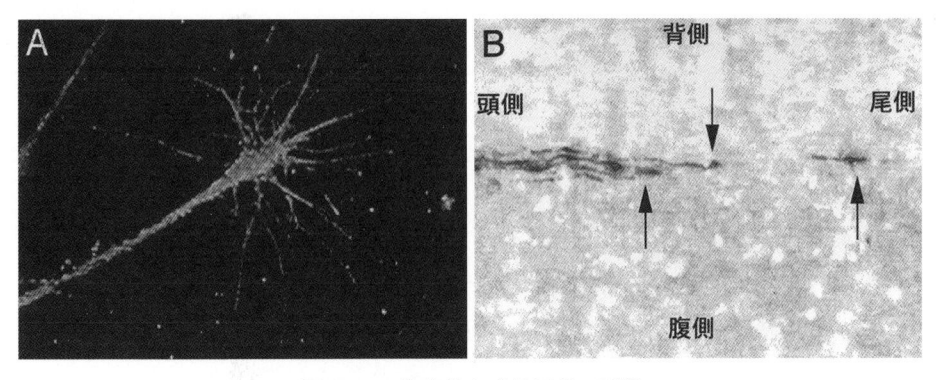

図 2-40 代表的な成長円錐の形態
A：ヒヨコ脊髄神経節細胞の培養成長円錐．多数のよく発達した糸状突起が成長円錐中央部から出ている．1日約2mmの速度で伸長している．
B：ラット錐体路軸索の成長円錐（生後4日目，ラット胸髄，傍矢断）．一群の成長円錐が束となって直線的に伸長している（矢印）．先端部には糸状突起は発達していない．1日約4mmの速度で伸長している．

図 2-41 代表的な成長円錐の電子顕微鏡像
A：ヒヨコ脊髄神経節細胞成長円錐の走査電顕像
 ax：軸索　C：成長円錐中央部　p：成長円錐辺縁部　f：糸状突起
B：ヒヨコ脊髄神経節細胞成長円錐の透過電顕像
 MT：ミトコンドリア　V：小胞　mt：微小管　nf：中間径フィラメント
C：脊髄発生中の成長円錐
 GC：成長円錐

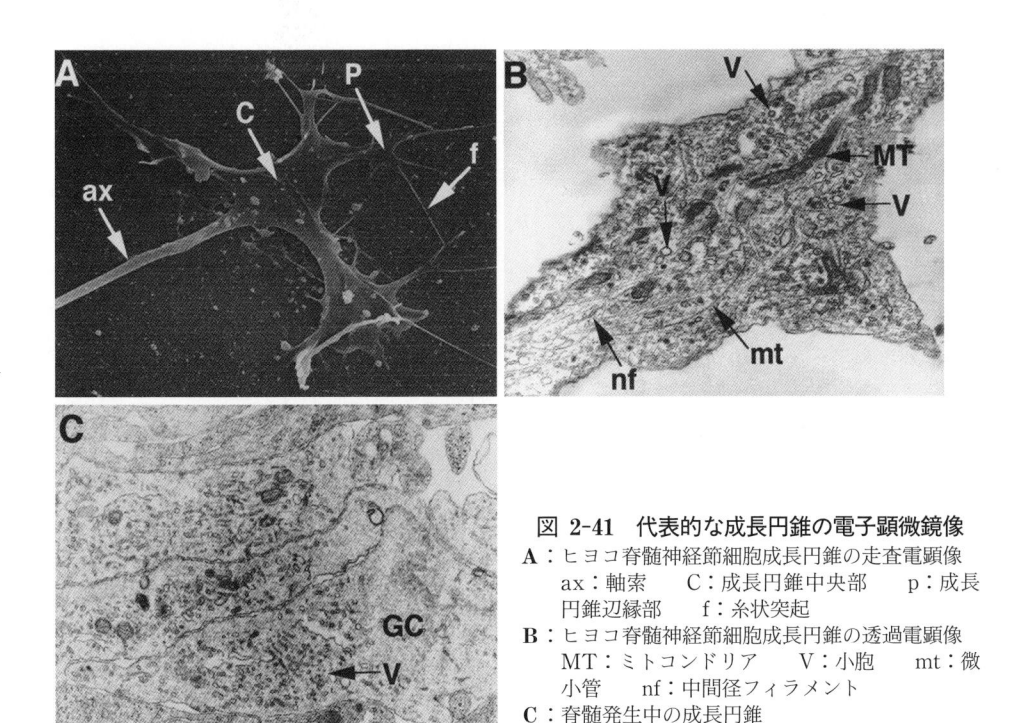

表 2-2 種々成長円錐の伸長速度と形態の多様性

細胞の種類	伸長速度	成長円錐の特徴
PC 12 細胞	10〜30 µm/day	poor filopodia
後根神経細胞（培養）	200〜1,000 µm/day	well-developed filopodia
海馬神経細胞（培養）	20〜50 µm/day	forming synapse
損傷後坐骨神経（生体内再生）	〜2,000 µm/day	growing on basal lamina
皮質脊髄路軸索（生体内発生）	〜4,000 µm/day	fasciculation

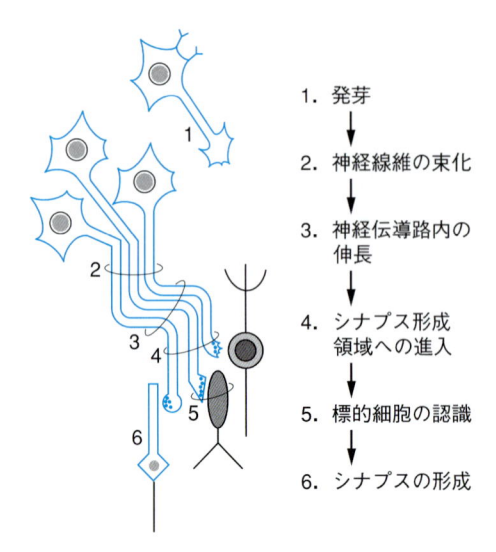

図 2-42　成長円錐の機能過程

る．このガイダンス分子が軸索だけでなく発達中の樹状突起の成長と枝分かれをも誘導しているという見解は，最近の研究で明らかにされてきている[3]．

一方，成長円錐の機能過程としては，①親ニューロンからの発芽，②神経線維の束化，③神経伝導路内の伸長，④シナプス形成領域への進入，⑤シナプスの形成の少なくとも5過程が存在する（図2-42）．

①の発芽の過程では，特定の時期，特定の位置にあるニューロンが，特定の向きに成長円錐を伸ばし始める．また，親ニューロンが将来どの領域の標的細胞とシナプスを作るかは，最初から決定されている．この過程は発生学のボディープランの問題と直接関連している．②の神経線維束形成過程では，一群の神経線維が集まって束となっているが，これは一群の線維の形質膜表面に特定の細胞接着分子が発現し，接着親和性が高くなるものと考えられる．不思議なことに，生体内で成長円錐が誘導を受けるとき多くの場合，束となって行動する．③神経線維束が遠く離れた標的細胞に向かって，一定の道筋に沿って伸長していく．各成長円錐は，同時に多数の誘導分子の作用を受けつつ伸長する．④シナプス形成領域への進入過程では，シナプス形成の予定領域に進入した神経線維が，伝導路を形成している束から離れて，将来のシナプスの相手となる標的細胞に近い層まで進入する．この過程の一部の神経線維のみが束から離れるステップには，②とは逆の機構が働くことが予想されている．⑤の標的細胞の認識過程では，成長円錐が最終的な標的細胞と接触し，そこで伸長を停止し，⑥シナプスを形成する．この過程では細胞接着に加えて，標的細胞の電気的な応答能や，他のシナプスによる標的細胞の活動状態なども大きな要因となってくる．

以下に，これまでの研究によって明らかにされてきた成長円錐の誘導分子と，シナプス形成における接着分子の概要を説明する（図2-43，表2-3）．

成長円錐誘導分子

◆ Netrin

ネトリンNetrinは，脊髄腹側正中部のフロアプレート（底板）の細胞が分泌する分子量78 kDa（Netrin-1），75 kDa（Netrin-2）の蛋白質で，脊髄背側に位置する神経細胞から生じた交連性軸索成長円錐を，Netrin濃度の高い方向に曲げる誘引活性と逆の反発活性の両面をもっていると考えられている[4]．NetrinのN末端領域は，細胞外基質蛋白質であるラミニンのγ鎖と相同性をもっている．Netrin-1遺伝子を欠失させたノックアウトマウスは，脊髄交連線維の走行異常を示し，出生直後に死亡する．またその他にも，脳梁や前交連，海馬交連の異常や，橋核や下オリーブ核などでは無核化の異常もみられており，これらは主に細胞遊走におけるNetrin-1のシグナルが欠如したためであると考えられている[5]．一方，線虫におけるNetrinの相同遺伝子はUNC-6であることが知られており，このUNC-6は線虫でも神経系の腹側にのみ発現している[6]．UNC-6遺伝子に異常をもつ変異体では，神経軸索の走行に異常をもつことが明らかにされており，また同じように脊髄動物においても背側から腹側に向かう神経線維の走行に異常が認められ，さらには腹側から背側に向かう神経線維の走行にも異常がみられる．このこ

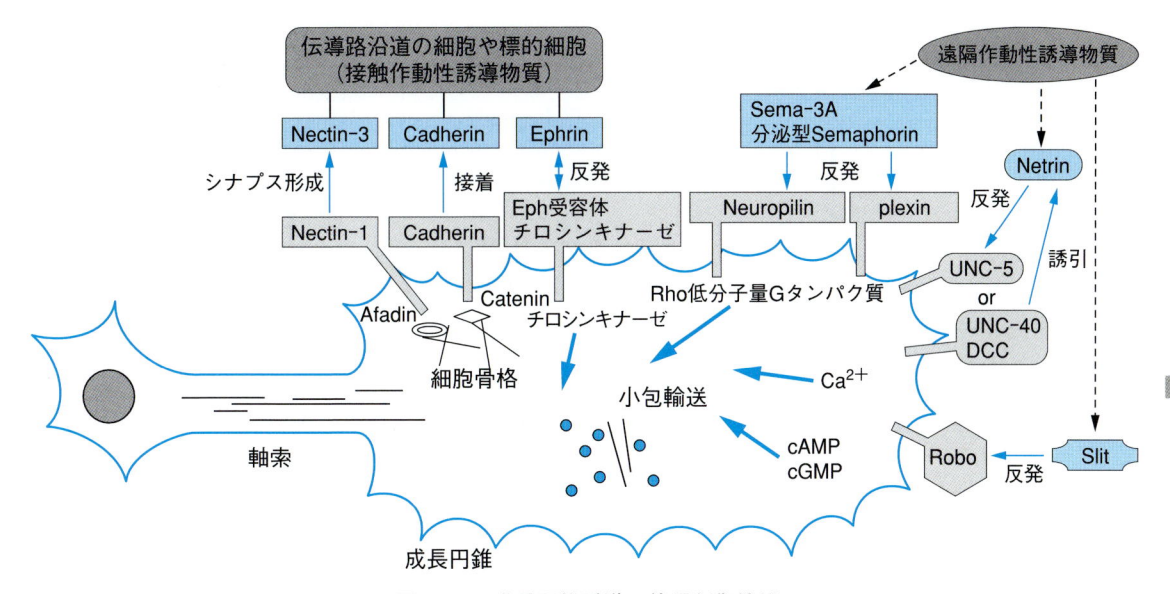

図 2-43 成長円錐誘導・伸長制御機構

とから，Netrinは，神経軸索を背側から腹側へ向かう神経線維の誘引と，腹側から背側へ向かう神経線維の反発の相反する作用を，種を越えてもっているといえることがわかる[7)8)]．さらに，線虫の変異体のなかでUNC-6の受容体分子であるUNC-40では前者の，UNC-5では後者のNetrin作用のみが阻害されることから，両遺伝子が解析された結果，両遺伝子ともにNetrinの別々の受容体分子をコードすることがわかった．UNC-40は脊椎動物のヒト大腸癌抑制遺伝子であるDCC (deleted in colorectal cancer)，またショウジョウバエのFrazzledと相同遺伝子であり，コードする蛋白質は，6つのfibronectin type III (FN III) をもつイムノグロブリンスーパーファミリーに属する膜蛋白質である[9)]．脊椎動物におけるDCC受容体を抗DCC抗体でNetrinとDCCの結合を抑制すると，交連線維の誘引が阻害されることから，Netrin-DCC系は軸索の誘導機構を担っている．また近年，このDCC受容体蛋白は軸索の特定の部分に発現している特性があり，この受容体がNetrinと結合することで，別方向の軸索束ができ上がってくるという報告もなされている．DCC受容体蛋白と同じようにUNC-5（脊椎動物ではUNC-5 H 1〜3）もイムノグロブリンスーパーファミリーに属する膜蛋白質をコードしているが[10)]，反対にNetrin-UNC-5系では軸索の反発機構を担っていることが研究から明らかにされている．しかし，これらのシグナルがこれらの受容体から細胞内へと伝達されていき，成長円錐の運動の調節につながってくるかに関してはまだ十分にわかっていない．

◆ Slit

スリットSlitは4つのロイシンリッチリピート，9つ（ショウジョウバエでは7つ）のEGF様リピート，1つのラミニンG（またはALPSかLNS）ドメイン，1つのシステインリッチC末端モチーフをもった分泌性の蛋白質であり，脊椎動物においては3種類の相同遺伝子が存在している．その作用はRobo受容体ファミリーによって調節されている．Roboは5つのイムノグロブリンドメイン，3つのfibronectin type III (FN III) リピート，1つの膜貫通型ドメインと1つの典型的な細胞質モチーフをもった細胞内ドメインからなり，3種類の相同遺伝子が存在する[3)]．

Slit-Robo系は，大脳皮質の発生過程においてよく発現しており，錐体細胞の軸索を反発させる作用と樹状突起の成長と枝分かれを促進する作

表 2-3 成長円錐の誘導物質

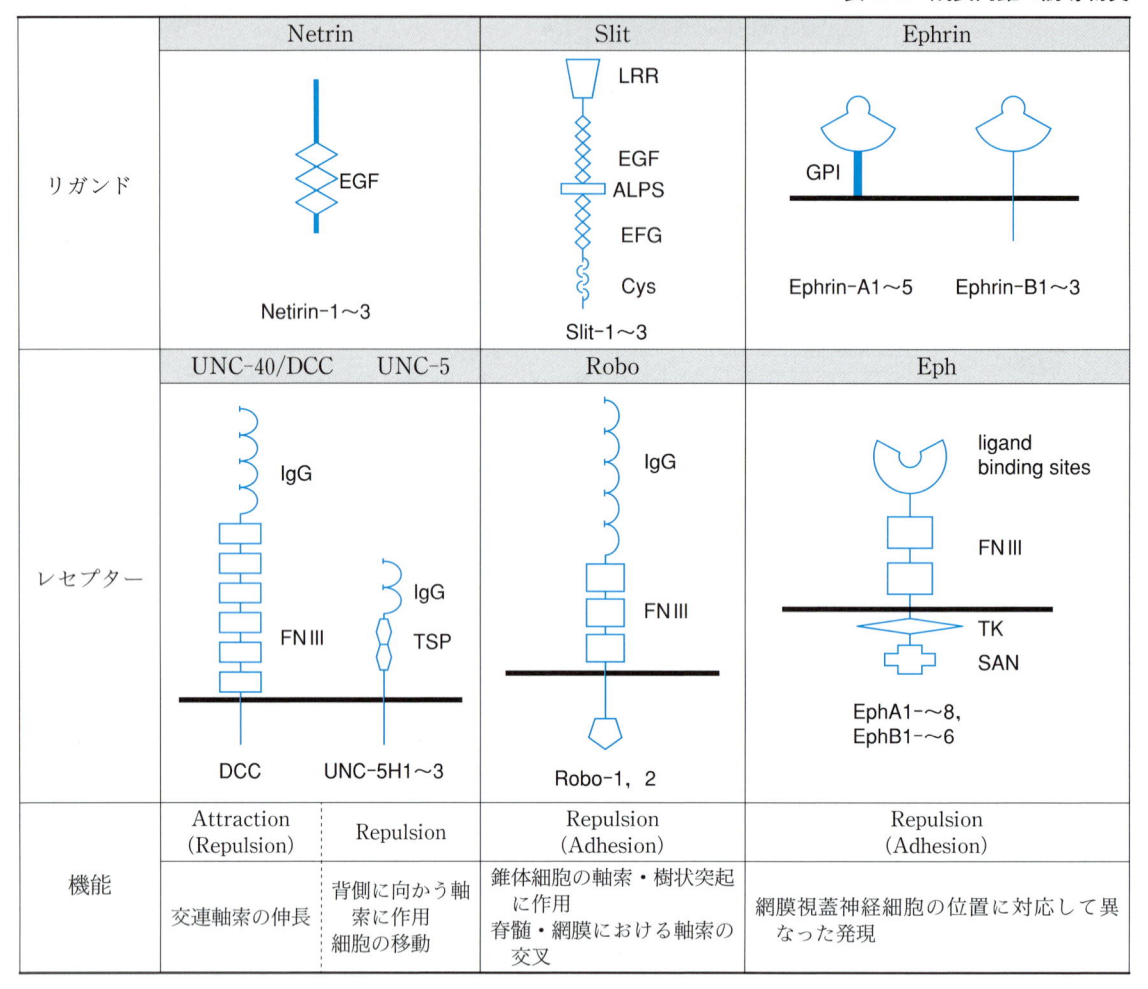

	Netrin		Slit	Ephrin
リガンド	EGF Netirin-1～3		LRR EGF ALPS EFG Cys Slit-1～3	GPI Ephrin-A1～5　Ephrin-B1～3
	UNC-40/DCC	UNC-5	Robo	Eph
レセプター	IgG FN III DCC	IgG TSP UNC-5H1～3	IgG FN III Robo-1, 2	ligand binding sites FN III TK SAN EphA1-～8, EphB1-～6
機能	Attraction (Repulsion) 交連軸索の伸長	Repulsion 背側に向かう軸索に作用 細胞の移動	Repulsion (Adhesion) 錐体細胞の軸索・樹状突起に作用 脊髄・網膜における軸索の交叉	Repulsion (Adhesion) 網膜視蓋神経細胞の位置に対応して異なった発現

用，また脊髄における前交連の正中交叉，網膜のガングリオン細胞の軸索による視交叉，中胚葉由来の細胞の移動などの調節を行っている[11)～13)]．またこういった軸索ガイダンス分子としての役割以外にも，発生中の感覚神経軸索の伸長と枝分かれを促進したり，軸索の反発と細胞の遊走といったことに関連する複合機能ガイダンス分子のファミリーとしてよく研究されてきている．Robo 遺伝子が変異している変異体では，本来交叉しない神経線維が交叉し，また一度交叉した神経線維が何度も交叉を繰り返す異常が認められている．しかし，Slit が脊髄の正中部における軸索反発作用をもつことや，軸索の伸長や樹状突起の成長，枝分かれの促進を Robo 受容体を介して調節している

ことは明らかであるが，実際に哺乳類の脳内において，軸索や樹状突起の様態に作用しているメカニズムはほとんど明らかにされてはいない．

◆ Ephrin

網膜から視蓋への視神経線維は，網膜の耳側-鼻側および背側-腹側軸が，視蓋の前-後軸および腹側-背側軸に，それぞれの位置対応を保って連絡することから，長年，点対点線維連絡の代表として研究されてきた．現在ではエフリン Ephrin には，GPI アンカー型膜蛋白質である Ephrin-A グループ (A1～5) のほかに，1 回膜貫通型である Ephrin-B グループ (B1～3) が知られている[14)]．

成長円錐上で Ephrin と相互作用する蛋白質

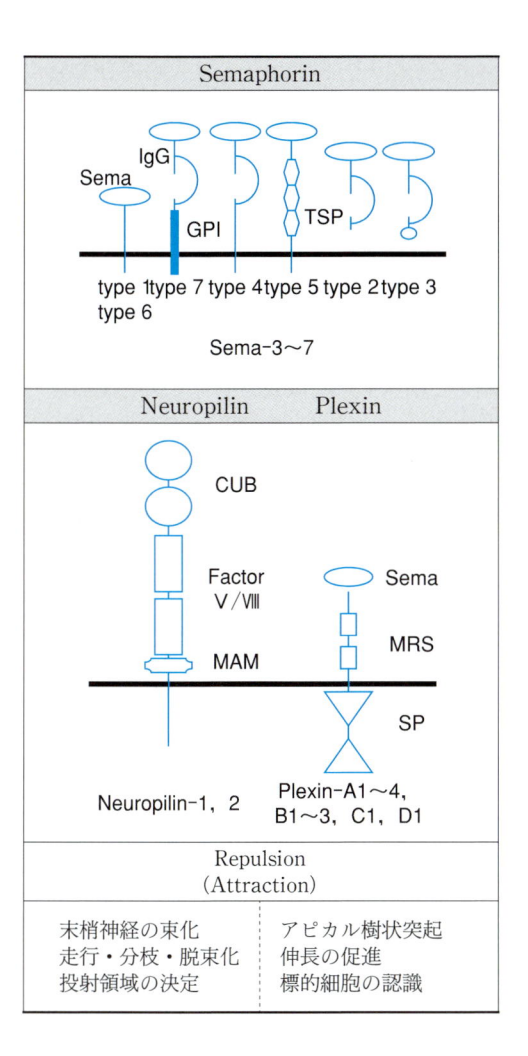

Semaphorin
Sema / IgG / GPI / TSP
type 1 type 7 type 4 type 5 type 2 type 3
type 6
Sema-3〜7

Neuropilin	Plexin
CUB	Sema
Factor V/VIII	MRS
MAM	SP
Neuropilin-1, 2	Plexin-A1〜4, B1〜3, C1, D1

Repulsion (Attraction)	
末梢神経の束化	アピカル樹状突起
走行・分枝・脱束化	伸長の促進
投射領域の決定	標的細胞の認識

は、受容体型チロシンキナーゼの一群で、Ephファミリー（Eph；Erythropoietin-producing-human hepatocellular carcinoma）とよばれる．Ephファミリーは，Ephrin-Aグループ（A1〜5）と結合活性をもつEph-Aグループ（A1〜8）と，Ephrin-Bグループ（B1〜3）と結合活性をもつEph-Bグループ（B1〜6）からなる．これらのEph受容体は膜を1回貫通する分子で，細胞外にリガンドであるEphrinと結合する領域と2つのfibronectin type III（FN III）リピートをもっており，細胞内にはチロシンキナーゼ領域とEph受容体によく保存されているSAM（Sterile-Alpha Motif）が存在する．またこのEphrin-Eph系の情報伝達は双方向性をもっている．これはリガンドであるEphrinが，膜結合型のリガンドであることが関連していると考えられる．

Ephrin-Ephの結合は同じグループ内では広く許容されており，特異結合性は低い．興味深いことには，成長円錐上のEph受容体蛋白の発現量も，網膜上の親ニューロンの位置に対応した勾配をとっており，例えばEphrin-A2と結合するEph-A2は，耳側に位置するニューロンほど発現量が高くなっている[15]．一方，大脳前交連線維の交叉においては，網膜とは逆に成長円錐上にEphrin-B1が発現しており，外環境である前脳腹側部組織にEph-B1が発現しており，Ephrin-B1をもつ神経線維のEph-B1発現領域への進入を防いでいる．この場合，EphのシグナルがEphrinを介して成長円錐の伸長を制御しており，Ephrin-Eph系誘導機構では，双方向性のシグナル伝達を行っていることをよく示している[14]．

培養視神経線維を視蓋前部由来および後部由来の膜分画を付着させたフィルター上に伸長させる実験系から，視蓋後部の膜に耳側神経線維の伸長を抑制する接触作動性誘導物質，Ephrin-A5が見出されている．Ephrin-A5は，視蓋において後部から前部にかけて漸減する勾配をもって発現している．その他，Eph-B2/3のノックアウトマウスでは脳の前交連の形成異常が，Eph-A4のノックアウトマウスでは大脳皮質脊髄路の異常が起こることがわかっている．これらのことから，Ephファミリーは神経回路網の形成にも関与していることが示唆されている．また興味深いことにこのEphファミリーは，細胞の遊走や増殖，細胞接着の制御など軸索ガイダンスという役割以外にもさまざまな生物現象に関与することが報告されている[16)17]．

さらに最近，網膜において2方向に対して同時に発現勾配をもつ，BMP-4のアンタゴニストであるVentroptinが発見されている[18]．

◆ Semaphorin

セマフォリンSemaphorinは大きな遺伝子ファミリーを形成していて，よく研究されている機能として，軸索の反発と伸長の抑制といったも

のがある[7]．この作用によって軸索が間違った領域へと進入しないような道筋を作り，神経回路の形成に関与している．SemaphorinはいずれもN末端に約500アミノ残基からなるSema領域を有するという特徴をもっているが，その他にイムノグロブリン様領域やトロンボスポンジン領域をもつものがあったり，さらには分泌型，膜貫通型，GPI (glycosylphoshatedylinositol) 結合などのさまざまなタイプが存在する．

Semaphorinの受容体蛋白として，ニューロピリンNeuropilinとプレキシンPlexinが同定されている[19]．Neuropilinは，Neuropilin-1, -2が存在し，細胞外に補体C1r/C1sや骨形成因子であるBMP-1にみられるCUB領域と，血液凝固因子V・Ⅷがもっているような配列と，受容体型チロシンフォスファターゼにみられるようなMAM領域をもっている．Plexinにおいては，脊椎動物では9つ (Plexin-A1〜4, B1〜3, C1, D1) の相同遺伝子が同定されている．また細胞外領域においてはSema領域とMRS領域をもっている[20]．

ヒトのSema-3はよく研究されており，NGF存在下に培養した後根神経節細胞の成長円錐を退縮 (collapse) させる活性を指標として同定された蛋白質である[21)22]．Sema-3は本来，神経線維が進入してはならない領域に発現し，これによって誤った神経線維の伸長を防ぐことによって，神経伝導路の形成に寄与していると考えられる．実際，Sema-3遺伝子を欠失すると，末梢神経線維の束化が不十分で枝分かれも多く，また神経終末停止領域 (投射領域) も正常より広範囲に及ぶ．Sema-3との結合を抗Neuropilin抗体で阻害すると，Sema-3依存性の成長円錐の反発活性が抑制される．Neuropilin-1遺伝子をノックアウトしたマウスでは，Sema-3欠失マウスと類似した末梢神経線維の走行異常を示す．またこのNeuropilin-1は血管新生に関与するVEGF (vascular endothelial growth factor) の受容体としても機能しており，Neuropilinノックアウトマウスでは血管系の形成異常も認められる[23]．

さらに最近，Sema-3が大脳皮質錐体細胞のアピカル樹状突起の伸長の促進に関与していることが示唆されている[24]．Sema-3Aは大脳部分で発現しており，錐体細胞の軸索を化学的に反発させるSemaphorin特有の働きをもつ．これによって発生段階の大脳において最初の軸索を一定方向に発芽させ，白質部分へと向けて走行させる．またSema-3Aのこの軸索ガイダンスは，大脳皮質錐体細胞の樹状突起に対して化学的に誘引する作用ももつ．しかし単一の分子が，反対方向に同一の細胞の軸索と樹状突起を成長させることを調節しているかどうかということに関しては，まだ議論の余地がある．考えられる要因として，細胞内のcAMPやcGMPの濃度が関係しているというものがあげられる．またこれはSema-3Aの作用において，実際に関連しているメカニズムであることもわかっている．しかしながら，この細胞内のサイクラーゼの濃度だけでなく，GTPaseのRhoファミリーなどの他のシグナルが関与していることも考えられるので，これに関してはさらなる研究が必要となってくるであろう．また，現在機能解析が進んでいるのは，Sema-3Aとショウジョウバエにおける相同遺伝子であるSema-1だけであり，その他のサブタイプの機能解析が急がれる．

成長円錐からシナプスへの形態形成とCadherin系，Nectin-Afadin系

カドヘリンCadherinは，上皮細胞のadherens junctionに局在し，細胞外Ca^{2+}依存性のホモフィリックな結合を行う細胞接着分子である．Cadherin系細胞接着機構は，Cadherin-Catenin-Actin細胞骨格から構成され，presynapseにおけるシナプス小胞内の神経伝達物質の放出とpostsynapseにおけるシグナルの受容を行っているsynaptic junctionと，シナプス構造を力学的に接着していると考えられるpuncta adherens junctionの両方に確認されている．神経回路網形成においても，成長円錐と標的細胞との接触や識別および，シナプスという接着装置の形成にも関与し

■ カドヘリン発見のいきさつ

　動物の細胞が互いに接着し多細胞体を維持するためには，カルシウムイオンが必須であることが古典的な観察から知られていた．細胞をばらばらにするためには，二価陽イオンを除去することが大切なことは，日常的にも経験することである．しかし1970年代前半までは，カルシウムイオンの役割どころか，細胞間接着分子の実体そのものが不明であった．カドヘリンは，カルシウムイオンに依存して働く接着因子の本体であるが，2つの偶然による発見から同定された．

　(1) 培養細胞をばらばらにして集める時，トリプシン液を使うのが普通であるが，この時，この液にカルシウムイオンが存在すると細胞を解離できない．しかし，このトリプシン処理の後，カルシウムイオンを除去すれば解離できる．解離された細胞は，カルシウムイオンを与えると速やかに再接着する．一方，カルシウムイオンを含まないトリプシン液で細胞を処理すると，細胞は容易にばらばらになる．ところが，得られた細胞はすぐには接着を回復できない（図参照）．以上の現象は，カルシウムイオン感受性の接着分子が細胞表面に存在することを示唆しており，カルシウムイオン依存接着分子の同定のための糸口となった．

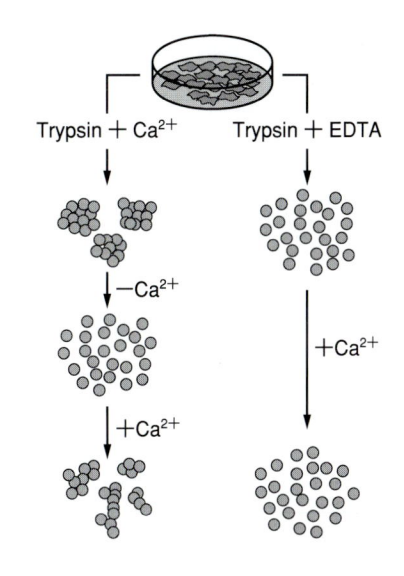

　(2) テラトカルシノーマ細胞（ES細胞に類似したがん細胞）の表面抗原に対する抗体は，この細胞の相互の接着を阻害する．この阻害活性の標的となる抗原が同定され，その物質はまさしく(1)の性質を有するものであった．こうしてカドヘリン第1号が同定され，その後，似た性質をもちながら，接着特異性，抗原性が異なる分子が次々と見つかり，カドヘリンファミリーの存在が確定した．

（理化学研究所　発生・再生科学総合研究センター　高次構造形成グループ　竹市雅俊）

ていると考えられる．最近見出された新しいグループのシナプスに局在する新規cadherin (CNR) ファミリーに，Fynチロシンリン酸化酵素と共役する分子群がある．このCNRファミリー遺伝子は，免疫グロブリンやT細胞受容体と類似した遺伝子クラスター構造をとっている．また，イムノグロブリン様のDNA組換えによって100種類にものぼる高度な分子多様性を示す点からも，成長円錐の誘導に関与すると予想される[25]．

　Nectin-Afadin系細胞接着機構は，脳のシナプスや非神経上皮細胞のadherens junctionに局在する新規の細胞接着機構である．ネクチンNectinは，細胞外Ca^{2+}非依存性の結合活性をもつイムノグロブリン系細胞接着分子で，3種類のアイソフォームをもつ．それぞれ同じ型のNectinは，ホモ-シス二量体やホモ-トランス二量体を形成するが，特徴的なのは，Nectin-1がプレシナプス側にNectin-3がポストシナプス側に非対称性に局在しており，また，Nectin-3だけはNectin-1やNectin-2とヘテロ-トランス二量体をも形成できるということである（図2-44 A, B, C, D）．

　実際の結合構造としては，NectinのC末端が細胞質側で細胞膜下蛋白質であるAfadinのPDZ領域と結合し，またAfadinのC末端領域でActin線維と結合している．脳におけるNectinの局在は，げっ歯類成獣海馬CA3領域の苔状線維

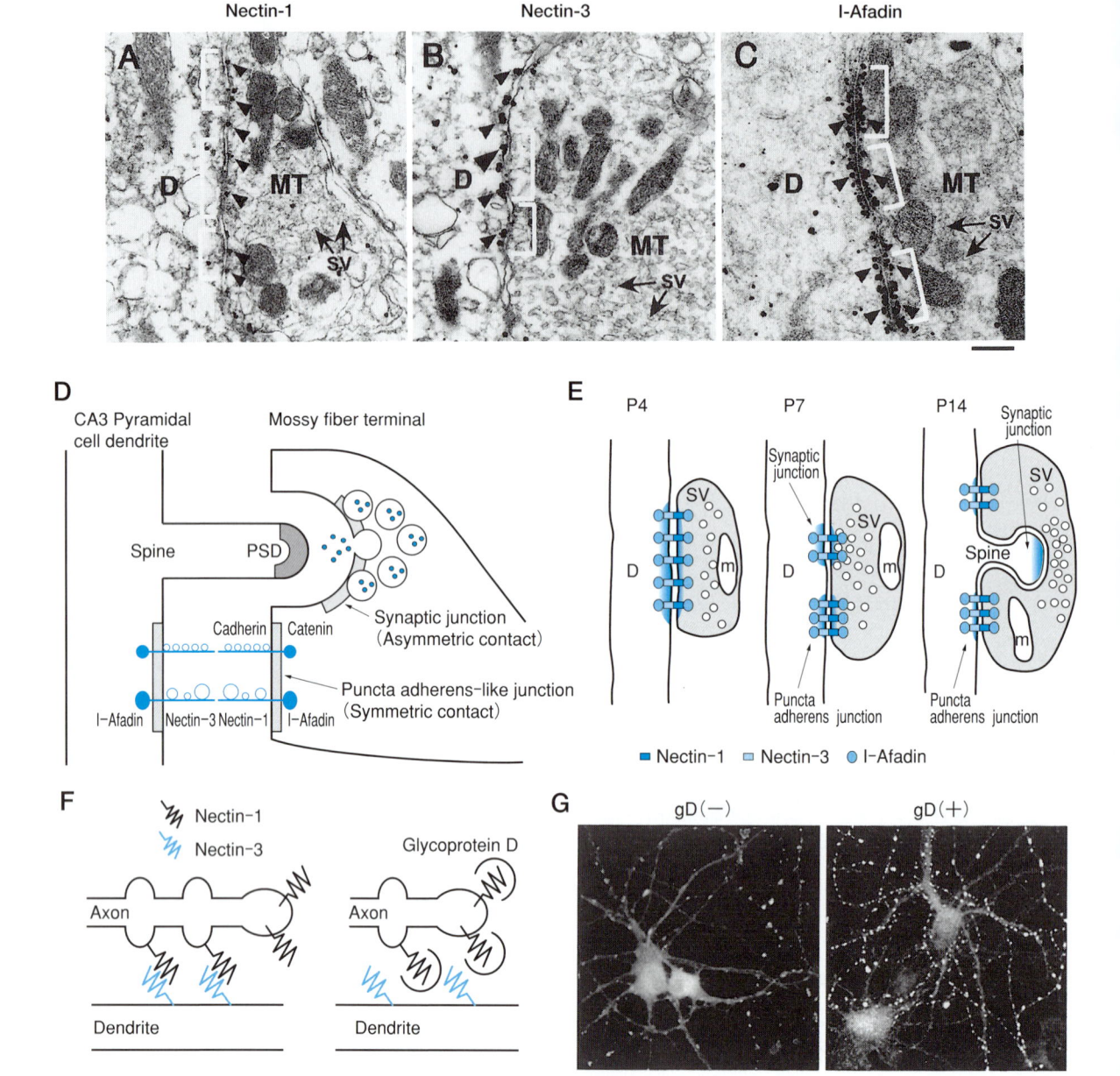

図 2-44 Nectin-Afadin 系細胞接着機構とシナプス形成
A, B, C：Nectin-1, 3, Afadin の海馬苔状線維終末-CA 3 樹状突起間シナプスにおける局在．黒い点
（矢印）がそれぞれの分子の局在を示す．
D：局在の模式図
E：発生における発現モデル．D：dendrite　　m：mitochondria
F, G：Nectin-1 結合阻害剤 gD によるシナプス形成阻害．白色の点状線が個々のシナプスを表わす．

終末-CA 3 錐体細胞間シナプスに認められ，特に puncta adherens junction に局在している．同シナプスにおける発生過程の局在は，生後 5 日目では，同部シナプスの細胞間接着部位は puncta ad- herens junction と synaptic junction との形態的差異は不明瞭であるが，Nectin-1-Nectin-3 はプレ-ポストシナプスに非対称性に局在している．生後 7 日目になると，puncta adherens junction と

synaptic junction の区別は明瞭になり，Nectin-1-Nectin-3 は両方のジャンクションに局在するようになる（図2-44 D, E）．さらに，生後14日目になり，樹状突起からスパインが形成されると，Nectin-1-Nectin-3 は puncta adherens junction にのみ局在するように変化していく（図2-44 D, E）．

このようなことから，この接着機構は，シナプスの成熟につれて，その接着の機能の局在に動的な組み換えが起こっていることが示唆される．また，Nectin-1と特異的に結合するヘルペス1型ウイルスのエンベロープ蛋白質 glycoprotein D (gD) を培養神経細胞に加えると，形成されるシナプスの大きさが縮小するが，逆に形成されるシナプスの数は2倍以上に増大する．このことから，Nectin-Afadin-Actin 系接着機構はシナプス形成において，その大きさ，位置や数の調節に関与していることがわかる[26]（図2-44 F, G）．

さらに最近，ヒトの遺伝性疾患で外胚葉形成不全（口蓋裂，手足の合指症，毛髪形成異常）と知能障害を示すマルガリータ島病の原因遺伝が同定され，それが Nectin-1 であることが報告されている．このことから，Nectin-Afadin 系接着機構はシナプス形態形成だけでなく，ヒトの記憶や学習などの高次シナプス機能にも関与している可能性が示唆されている[27]．

成長円錐誘導物質の細胞内作用機序

以上のような成長円錐の誘導物質のほかに，伸長促進効果をもつ物質として，NGF などの成長因子，laminin などの細胞外基質，足場としての基底膜なども従来からよく知られている．しかし，これらの誘導物質や伸長促進物質の成長円錐内部における作用機序は，不明の点が大部分である．現在までに部分的ではあるが明らかになっている成長円錐誘導物質の下流に存在する細胞内分子について概説する．

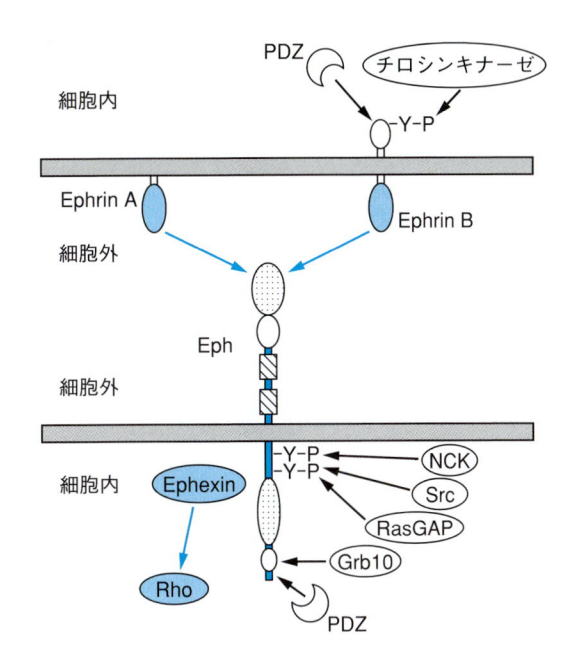

図 2-45 Ephrin-Eph シグナルに関与する細胞内分子

◆ **Ephrin-Eph**

Ephrin の受容体である Eph の細胞内領域にはチロシンリン酸化部位（Y-P）が複数存在し，リン酸化されたチロシンに SH2 ドメインを介して非受容体型チロシンキナーゼの Src, NCK や RasGAP など細胞内シグナル伝達分子が結合することが示唆されている．また，C末端側には Grb 10 や PDZ ドメインをもつ蛋白質が結合しうるアミノ酸配列を有している（図2-45）．最近では Ephrin-Eph の下流のシグナル伝達が明らかになりつつある．Eph A の細胞内領域に Ephexin が結合し，Ephexin が低分子量 GTP 結合蛋白質 Rho を活性化し，その標的蛋白質である Rho キナーゼが機能することで成長円錐の退縮を引き起こすことが示されている[28)30]．また，膜貫通型のリガンドである Ephrin B の細胞内領域にもチロシンリン酸化部位と PDZ ドメインの結合領域があり，リガンド側からもシグナルの伝達が調節されている可能性がある（図2-45）．

◆ **Semaphorin**

Semaphorin の細胞内情報伝達は Sema 3 A (Collapsin) がその受容体である Neuropilin・

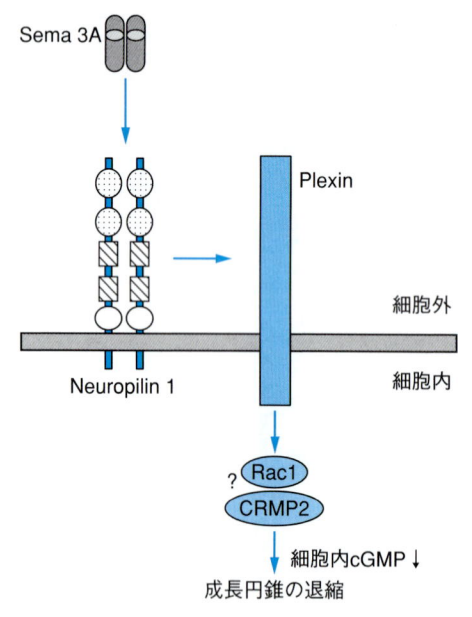

図 2-46 Sema 3A による成長円錐の退縮

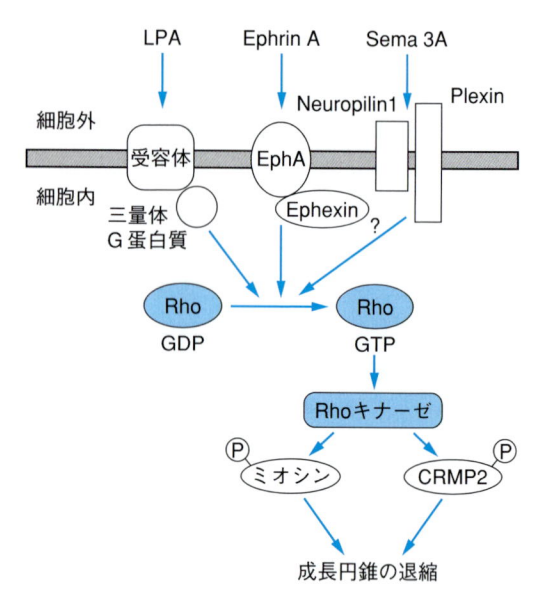

図 2-47 Rho による成長円錐の退縮のメカニズム

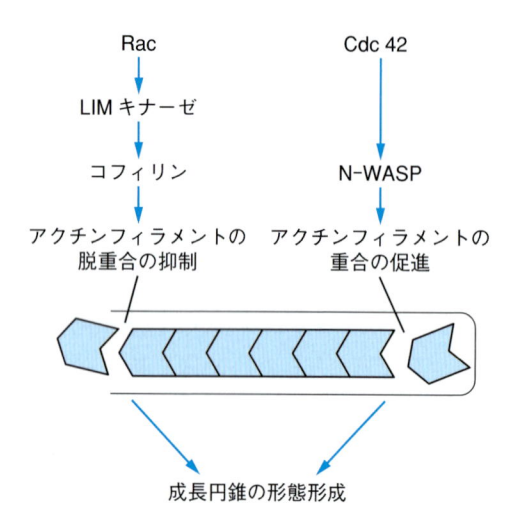

図 2-48 Rac, Cdc 42 によるアクチン細胞骨格を介する形態制御機構

Plexin A 複合体に結合し，その下流で CRMP 2（collalpsin response mediator protein 2）や低分子量 GTP 結合蛋白質 Rac 1 が機能していることが示唆されているが，その作用機構は不明である[31]．CRMP 2 の線虫ホモログ Unc 33 は神経軸索の誘導に重要な役割を担うことが知られている．また，Sema 3 A による成長円錐の退縮は細胞外の Ca^{2+} 非依存性で，細胞内の cGMP 濃度を上昇させると，成長円錐の退縮が阻害されることが報告されている．おそらくは Sema 3 A の下流に cGMP 濃度を調節するメカニズムが存在すると考えられている（図 2-46）．さらに，最近では Sema 4 D が Plexin B に結合し，その下流で Rho が活性化され，成長円錐の退縮が引き起こされることが示唆されている[32]．

低分子量 GTP 結合蛋白質 Rho ファミリー

線維芽細胞においてはアクチン系細胞骨格の調節には Rho ファミリーが深く関わっていることが詳細に明らかにされている．最近では神経突起伸展や成長円錐の誘導にも重要な役割を果たしていることを示す知見が増えてきている．

◆ Rho

神経突起伸展についてはボツリヌス毒素 C 3 を用いて Rho を不活性化すると，突起の伸長が起こることが報告されている．ショウジョウバエ知覚ニューロンやマウスプルキンエ細胞，ラット大脳

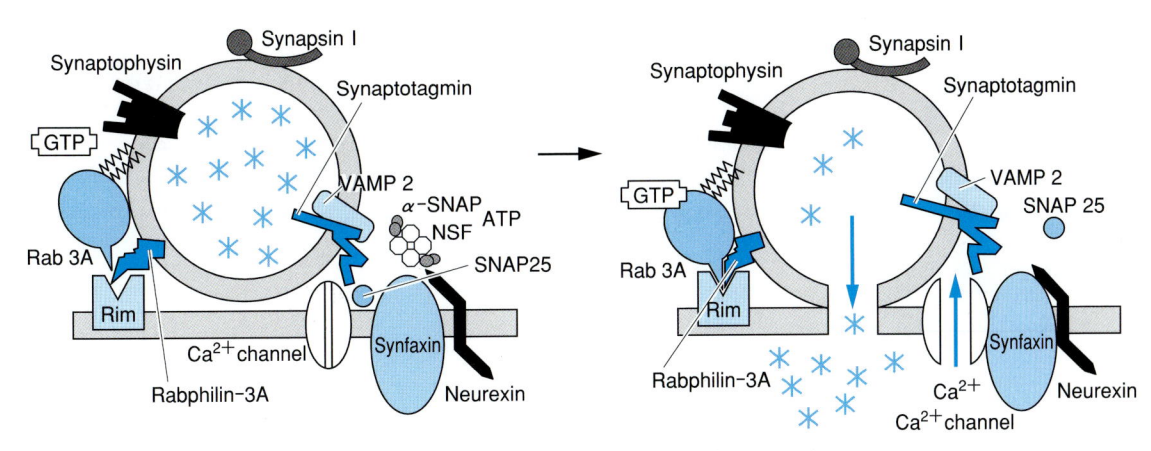

図2-49 シナプスにおける神経伝達物質放出機能

皮質ニューロンでRhoのドミナントアクティブ型やドミナントネガティブ型の発現により軸索伸展の異常が起こることが観察されている．N1E-115細胞やPC12細胞などの株化培養神経細胞においては，リゾフォスファチジン酸(LPA)によってRhoが活性化されることにより，神経突起の退縮が起きることが知られている．この現象はRhoの下流でRhoキナーゼがミオシン軽鎖をリン酸化することにより引き起こされることが明らかにされている．後根神経節ニューロンにおいてもLPA-Rho-Rhoキナーゼ系が成長円錐の退縮を担っていることが判明している[33]．最近では網膜神経節ニューロンにおいて，Ephrin A 5の下流でRho, Rhoキナーゼが活性化されること，それにより成長円錐の退縮が引き起こされることが報告されている．さらに成長円錐退縮におけるRhoキナーゼの基質としては，ミオシン軽鎖のほかにCRMP 2が見出されており，CRMP 2のリン酸化も成長円錐の退縮に重要な役割を担う可能性が高いと考えられている[31]．以上のことからRhoはLPAやEphrin A 5の下流でRhoキナーゼを活性化し，ミオシン軽鎖やCRMP 2のリン酸化を制御することで，成長円錐の退縮を引き起こしていると考えられる（図2-47）．

◆ Rac, Cdc 42

Rhoと同様にRac 1も，ショウジョウバエ知覚ニューロンでドミナントアクティブ型やドミナントネガティブ型の発現により，軸索伸長の異常が起こることが知られている．Cdc 42はラット大脳皮質ニューロンで，ドミナントネガティブ型の発現により軸索伸展が抑制される．また，Racを活性化するGDP/GTP交換反応促進因子guanine nucleotide exchange factor (GEF)のTiam 1が神経突起伸長を促進することや，同じく線虫におけるRacのGEFであるUnc 73やショウジョウバエにおけるRacのGEFであるTrioに変異が起こると，軸索の走行異常が起こることが観察されている．そのほかにも軸索ガイダンスに関わるとされるRhoファミリーのGEFが数多く同定され，その作用機構の解明が待たれる[34]．成長円錐についてはN1E-115細胞において成長円錐の糸状仮足の形成をCdc 42が，葉状仮足の形成をRac 1が担い，Rhoがこれらとは拮抗することが報告されている．しかし，ニワトリ後根神経節ニューロンのSema 3 Aによる成長円錐の退縮がドミナントネガティブ型Rac 1によって抑制されることから，Sema 3 Aによる成長円錐の退縮はRacを介することが示唆されている．Racの下流ではLIMキナーゼがコフィリンをリン酸化し，アクチンフィラメントの脱重合を抑制することが明らかになっている．また，PC 12細胞の成長円錐ではLIMキナーゼによるアクチンフィラメントの蓄積がみられた．これにより，LIMキナーゼがRacの下流でアクチンフィラメントの脱重合を制御することにより，成長円錐の形成を担う

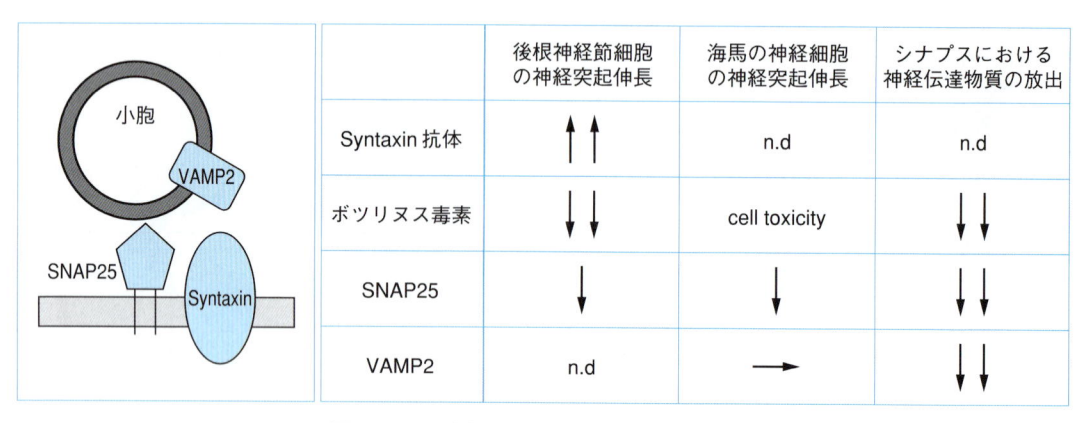

図 2-50　小胞輸送機構と成長円錐伸長機構

	後根神経節細胞の神経突起伸長	海馬の神経細胞の神経突起伸長	シナプスにおける神経伝達物質の放出
Syntaxin 抗体	↑↑	n.d	n.d
ボツリヌス毒素	↓↓	cell toxicity	↓↓
SNAP25	↓	↓	↓↓
VAMP2	n.d	→	↓↓

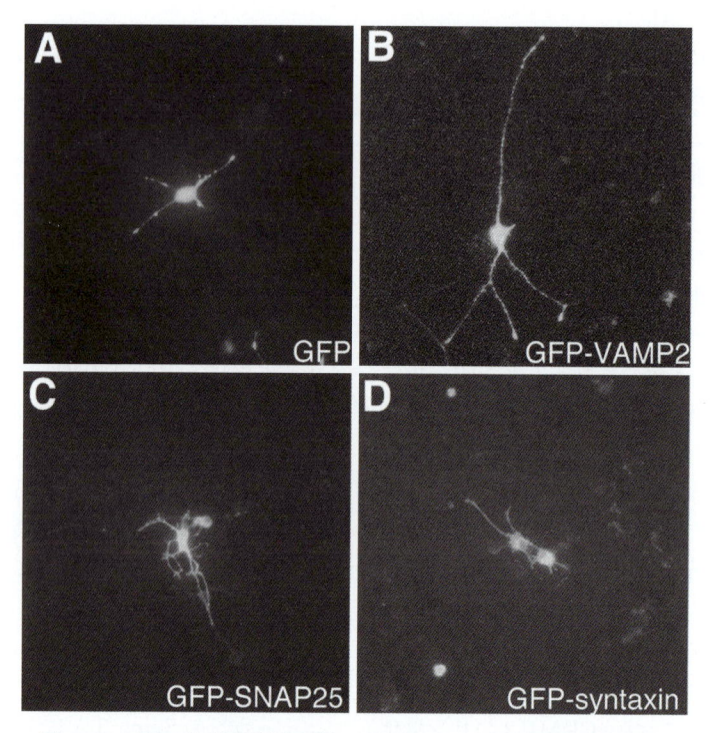

図 2-51　開口分泌関連蛋白質の過剰発現による神経突起発芽・伸長への効果

ことが示された．一方，Cdc 42 の下流では N-WASP がアクチンの重合を促進し，糸状仮足の形成を促すことが報告されている．N-WASP は神経系に多く発現しており，Cdc 42 の下流で成長円錐の形態を調節する可能性が示唆されている（図 2-48）．

シナプス小胞開口分泌関連蛋白質

　成長円錐内には多数の小胞が含まれており，これらの小胞と成長円錐の細胞膜が融合して神経突起の伸長に必要な膜が供給されるが，この過程も成長円錐の伸長に影響を及ぼすことが明らかにさ

れつつある．小胞膜融合の分子機構についてはシナプスにおける開口分泌機構をモデルとして研究が進んでおり，その概略を以下に示す．1) シナプス小胞上にある低分子量GTP結合蛋白質Rab3AとRabphilin-3Aが前シナプス膜上のRIMと結合することにより，シナプス小胞が前シナプス膜に接着する．2) 細胞質にあるNSFがNSF結合蛋白質SNAPとともにシナプス小胞上のVAMP2, synaptotagminとシナプス前膜上のsyntaxin, SNAP25に作用し，膜融合を起こりやすい状態にする．3) 活動電位の到来によって電位依存性Ca^{2+}チャネルからCa^{2+}が流入し，Ca^{2+}結合能をもつRabphilin-3Aやsynaptotagminに分子構造の変化が生じ，シナプス小胞膜と前シナプス膜が一過性に融合して神経伝達物質が放出される（図2-49）．

成長円錐の伸長における小胞膜融合機構の役割については，以下のような報告がされている．まず，SNAP25をアンチセンスmRNAやボツリヌス毒素Aで細胞内から除去すると，PC12細胞や後根神経節ニューロンの成長円錐伸長が抑制される．一方，syntaxinの機能をアンチセンスmRNAや抗体で阻害すると，PC12細胞や後根神経節ニューロンの成長円錐の発芽が促進されるという報告や，逆にボツリヌス毒素C1で阻害すると，同じ細胞で伸長が停止するという報告もある．このような毒素を用いた実験では，毒素の細胞体への影響も無視できない（図2-50）．

そこで，最近ではこれらの開口分泌関連蛋白質を過剰発現させることで成長円錐伸長への効果が検討されている．PC12細胞にVAMP2やsynaptotagminを過剰発現させると成長円錐の伸長が約30％促進され，SNAP25を発現させると成長円錐の発芽本数が増加することが明らかにされている[29]（図2-51）．開口分泌関連蛋白質は成長円錐の伸長速度や発芽の制御機構に確かに関与していると考えられるが，細胞骨格やCa^{2+}，開口分泌膜を含めたダイナミクスを一括して制御する分子機構の解明が期待される．

参考文献

1) Cajal R：A quelle epoque apparissent les expensions des cellules nerveuses de la molle epiniere du poulet. *Anat Anz Erger* **5**：609-613, 1890
2) Nakai J：Studies on the mechanism determining the course of nerve fibers in tissue culture. *Z Zellforschung* **51**：427-449, 1960
3) Whitford KL：Regulation of cortical dendrite development by Slit-Robo interactions. *Neuron* **33**：47-61, 2002
4) Keynes R, Cook GMW：Axons turn as netrin find their receptor. *Neuron* **17**：1031-1034, 1996
5) Serafini T, Colamarino SA, Leonardo ED, et al：Netrin-1 is required for commissural axon guidance in the developing vertebrate nervous system. *Cell* **87**：1001-1014, 1996
6) Serafini T, Kennedy TE, Galko MJ, et al：The netrins define a family of axon outgrowth-promoting proteins homologous to C. elegans UNC-6. *Cell* **78**：409-424, 1994
7) Guthrie A：Axon guidance：Netrin receptors are revealed. *Curr Biol* **7**：R6-R9, 1997
8) Chisholm A, Tessier-Lavigne M：Conservation and divergence of axon guidance mechanisms. *Curr Opin Neurobiol* **5**：603-615, 1999
9) Cho KR, Fearon ER：DCC：Linking tumor suppressor genes and altered cell surface interactions in cancer? *Curr Opin Genet Dev* **5**：72-8, 1995
10) Leonardo ED, Hinck L, Masu M, et al：Vertebrate homologues of C. elegans UNC-5 are candidate netrin receptors. *Nature* **386**：833-838, 1997
11) Van Vactor DD, Flanagan JG：The middle and the end：Slit brings guidance and branching together in axon pathway selection. *Neuron* **22**：649-652, 1999
12) Guthrie S：Axon guidance：Starting and stopping with slit. *Curr Biol* **9**：R432-435, 1999
13) Kramer SG, Kidd T, Simpson JH, et al：Switching repulsion to attraction：Changing response to slit during transition in mesoderm migration. *Science* **292**：737-740, 2001
14) Flanagan JG, Vanderhaeghen P：The Ephrin and Eph receptors in neural development. *Annu Rev Neurosci* **21**：309-345, 1998
15) Brown A, Yates PA, Burrola P, et al：Topographic mapping from the retina to the midbrain is controlled by relative but not

absolute levels of EphA receptor signaling. *Cell* **102**: 77-88, 2000
16) Boyd AW, Lackmann M: Signals from Eph and ephrin proteins: A developmental tool kit. *Sci STKE* **112**: RE 20, 2001
17) Murai KK, Pasquale EB: Can Eph receptors stimulate the mind? *Neuron* **33**: 159-162, 2002
18) Hiraoka S: Ventroptin: A BMP-4 antagonist expressed in double-gradient pattern in the retina. *Science* **293**: 111-115, 2001
19) Tamagnone L, Comoglio PM: Signalling by semaphorin receptor: Cell guidance and beyond. *Trend Cell Biol* **10**: 377-383, 2000
20) Raper JA: Semaphorin and their receptors in vertebrates and invertebrates. *Curr Opin Neurobiol* **10**: 88-94, 2000
21) Mueller BK: Growth cone guidance: First steps towards a deeper understanding. *Annu Rev Neurosci* **22**: 351-388, 1999
22) Culotti JG, Kolodkin AL: Function of Netrins and semaphorins in axon guidance. *Curr Opin Neurobiol* **6**: 309-345, 1996
23) Neufeld G, Choen T, Sharaga N, et al: The neuropilins: Multifunctional semaphorin and VEGF receptors that modulate axon guidance and angiogenesis. *Trends Cardiovasc Med* **1**: 13-19, 2002
24) Polleux F, Morrow T, Ghosh A: Semaphorin 3 A is chemoattractant for cortical apical dendrite. *Nature* **404**: 567-573, 2000
25) Yagi T, Takeichi M: Cadherin superfamily genes: Functions, genomic organization, and neurologic diversity. *Genes Dev* **14**: 1169-1180, 2000
26) Mizoguchi A, Nakanishi H, Kimura K, et al: Nectin: An adhesion molecule involved in formation of synapses. *J Cell Biol* **156**: 555-565, 2002
27) Suzuki K: Mutations of PVRL 1, encoding a cell-cell adhesion molecule/herpesvirus receptor, in cleft lip/palate-ectodermal dysplasia. *Nature Genet* **25**: 427-429, 2000
28) Wahl S, Barth H, Ciossek T, et al: Ephrin-A 5 induces collapse of growth cone by activating Rho and Rho kinase. *J Cell Biol* **149**: 263-270, 2000
29) Shirasu M, Kimura K, Kataoka K, et al: VAMP-2 promotes neurite elongation and SNAP-25 A increases neurite sprouting in PC 12 cells. *Neurosci Res* **37**: 265-275, 2000
30) Schumucker D, Zipursky SL: Signaling downstream of Eph receptors and Ephrin ligands. *Cell* **105**: 701-704, 2001
31) Liu BP, Strittmatter SM: Semaphorin-mediated axonal guidance via Rho-rekated G proteins. *Curr Opn Cell Biol* **13**: 619-626, 2001
32) Whitford KL, Ghosh A: Plexin signaling via Off-Track and Rho family GTPases. *Neuron* **32**: 1-8, 2001
33) Dickson BJ: Rho GTPases in growth cone guidance. *Curr Opn Neurobiol* **11**: 103-110, 2001
34) Bateman J, Van Vector D: The Trio family of guanine-nucleotide-exchange factors: Regulators of axon guidance. *J Cell Sci* **114**: 1973-1980, 2001

8 神経の再生

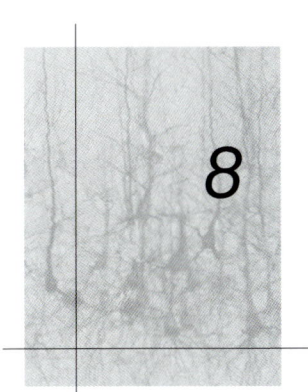

井出千束

末梢神経の再生

1 末梢神経の構造

末梢神経は軸索，シュワン細胞，基底膜からなる．軸索はシュワン細胞に囲まれ，シュワン細胞はその表面（結合組織面）を基底膜に覆われる．髄鞘の有無で有髄線維と無髄線維に分かれるが，シュワン細胞が髄鞘を形成するか否かは軸索の太さによって決まり，シュワン細胞固有の性質ではない．通常，直径1μm以上の軸索には髄鞘は形成されるが，それ以下の細い軸索には形成されない．

有髄線維の髄鞘節はそれぞれ単独のシュワン細胞によって形成される．隣り合う髄鞘節の境界はランヴィエの絞輪とよばれ，ここで軸索はシュワン細胞の覆いをもたず裸であるが，基底膜は連続している．その意味で軸索はひと続きの基底膜の筒の中にあるということができる．

基底膜に続く外部組織は神経内膜とよばれる結合組織で，主に細いコラーゲン線維からなる細胞外基質である．さらに神経内膜-神経束の単位を神経周膜とよばれる細胞層が囲む．神経周膜は上皮様の細胞で構成され，神経線維の周りに特殊な外部環境を維持する機能をもつものと考えられる．末梢神経は，その生存と機能維持のためにシュワン細胞と基底膜を必要とし，適正な外部環境保持のために神経周膜を必要とすると考えられる（図2-52）．

以下に述べるように，末梢神経の再生が十分に活発なのはシュワン細胞と基底膜が存在するためである．

2 一般的な神経再生の細胞学

神経線維が損傷されると，細胞体側の軸索は生き残るが，末梢側の軸索は変性・消失する（ワーラー変性）．軸索消失後もシュワン細胞は生き残り，細胞どうしが長い突起を出して細胞索を形成する（シュワン細胞索）．元の基底膜はそのまま残るので，シュワン細胞索は基底膜の筒の中に形成されるといえる（図2-53）．

再生芽は，軸索損傷端からではなく，損傷部に近いランヴィエの絞輪から出るのが一般的である[1]．ランヴィエの絞輪の形質膜下にはフォドリン（fodrin）のような膜の裏打ち蛋白があり，普段は発芽は抑えられていると考えられる．損傷によって，細胞内のイオン濃度が変化して，おそらく膜の裏打ち蛋白が解離して，形質膜が流動的になるために発芽が促進されるものと考えられる．

再生芽はシュワン細胞の表面に伸びて，基底膜とシュワン細胞との間隙を通って末梢に伸びる．再生芽は決して変性した軸索のあった元の髄鞘内を伸びることはない（図2-54）．カハール（Cajal SR）は神経再生の研究のなかで，すでに鍍銀法によって同様な所見を出している[2]．これは髄鞘が再生に対して阻害的に働くと同時に，基底膜とシュワン細胞の間隙には再生軸索の伸長に働く接着分子などの促進因子があるためと考えられる．事実，シュワン細胞の表面にはNCAMやカドへ

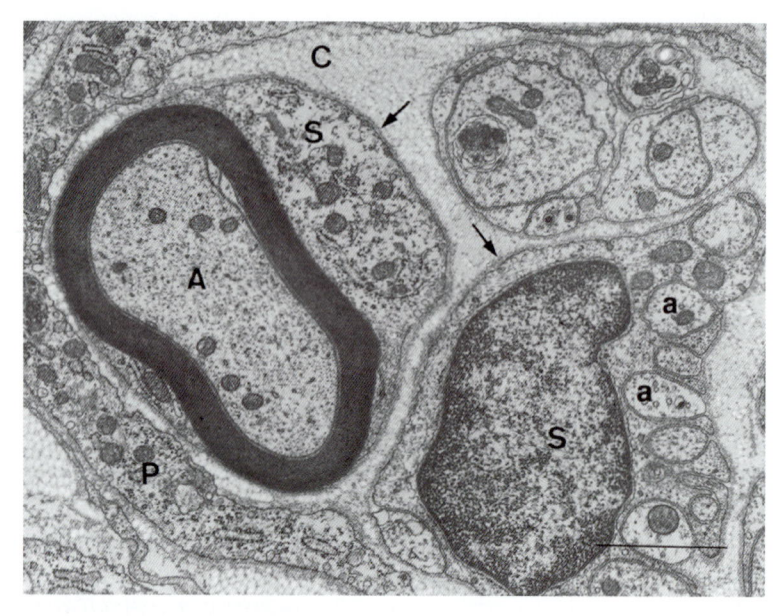

図 2-52 正常の末梢神経
　有髄線維の軸索（A）は太く，無髄線維の軸索（a）は細い．シュワン細胞（S）の表面は基底膜（矢印）で覆われている．基底膜に続くコラーゲン線維層（C）が神経内膜である．神経周膜の細胞（P）がみえる．スケール：1μm

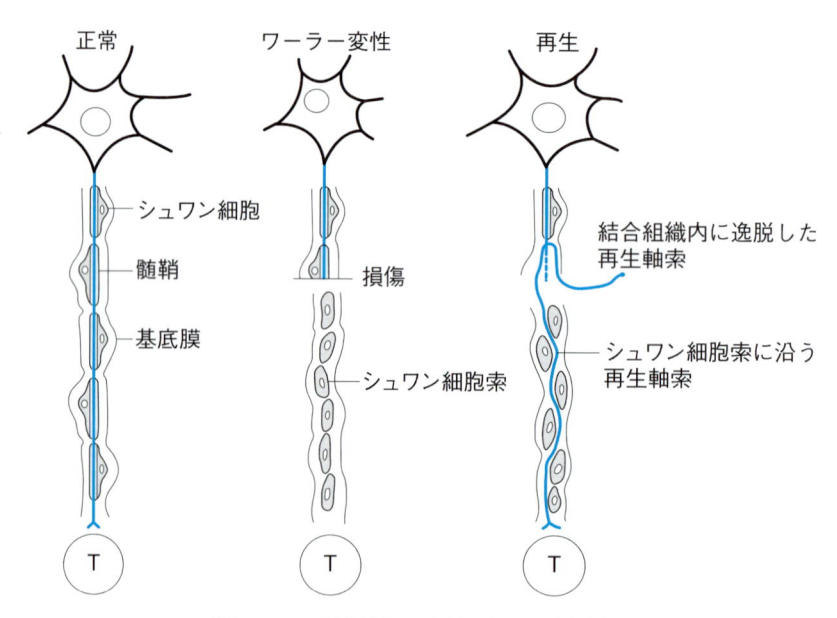

図 2-53 末梢神経の変性と再生の模式図
　損傷部より遠位のシュワン細胞は細胞索を形成する．再生軸索はランヴィエの絞輪から出る．再生芽のうちで，シュワン細胞索に入ったものはよく伸びるが，結合組織内に逸れたものは長く伸びることはできない．T：標的

リン（cadherin）が発現され，基底膜にもラミニン（laminin）があることが明らかとなっている．
　一般にランヴィエの絞輪からは複数本の再生芽が出る．挫滅損傷の場合は基底膜の連続性が保たれているので，再生軸索は自ずと元の標的に到達することになる．これは本来は 1 本の有髄線維に

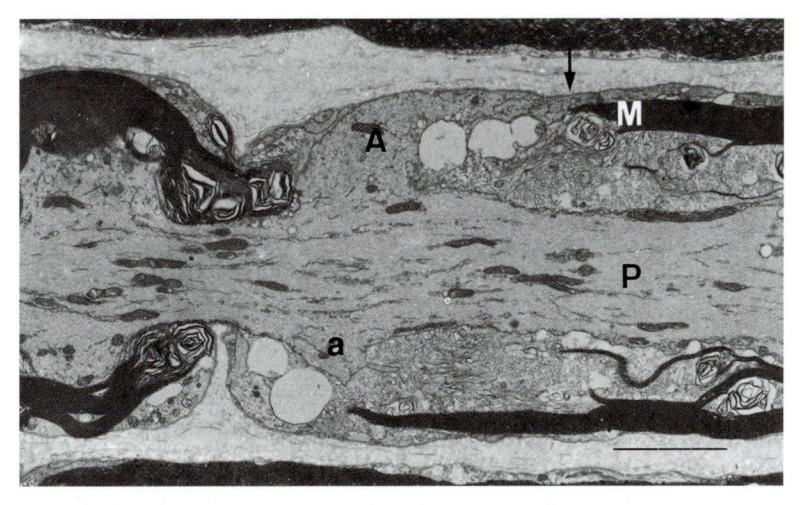

図 2-54 ランヴィエの絞輪からの再生軸索の発芽
画面の左が近位で，右が遠位である．神経は1日前に遠位部で損傷されている．ランヴィエの絞輪から再生芽（A）が出て，表面に向かい，髄鞘（M）と基底膜（矢印）の間に伸びている．向かい側からもう1本の再生芽（a）が出ている．ランヴィエの絞輪から遠位の親軸索（P）はやがて変性消失する．スケール：3μm
（Ide C ら，1990[1]）より．岩手医大，加藤貞文撮影）

よって支配されていた標的に複数本の余分な再生軸索が到達することを意味する．1本の有髄線維から多くの再生芽が出ることは，おそらく再生を確実なものにするための機構であろうが，余分な再生軸索の除去処理の機構ははっきりわかってはいない．

開放的な損傷の場合は，再生軸索はランダムにシュワン細胞索に入るわけで，再生軸索は本来の通路とは別の通路を通って，違った標的に到達するものが多いと考えられる．この場合にも，同じ標的に複数の再生軸索が到達し得ると考えられるが，結局は機能的に標的と合致した軸索が残り，他は除去されるという選択機構が働くものと考えるべきであろう．

一方，シュワン細胞の基底膜もやはり有効な通路を提供する．シュワン細胞を殺した神経片を移植すると，壊れた髄鞘と死んだシュワン細胞は除去され，シュワン細胞の基底膜が筒状に残る．再生軸索は筒状の基底膜の内側面に沿ってよく伸びる[3]．この所見は基底膜も再生軸索の支持体として有効であることを示すものである．基底膜のような細胞外基質のみで十分有効な神経再生の通路となるという事実は，神経移植に際して重要である．細胞外基質は免疫反応が少ないために，シュワン細胞を除去した神経片で同種移植が可能であると考えられる．シュワン細胞の基底膜に限らず，骨格筋の基底膜でも再生軸索の通路として有効である．その他の移植材料として，コラーゲンⅠ型の線維を束ねたもの，羊膜の細胞外成分をチューブ状に加工したもの，人工的な素材を加工したもの，などの試みがなされている．これらの移植材料でも神経の再生は可能である．それぞれの材料の効果についての厳密な比較は今後の課題であろう．

損傷・再生に伴う細胞内の分子レベルの応答として，スーパーオキシドに対する防御機構としてのSODの上昇，グルタミン酸毒性に対する防御機構，成長因子受容体に関わる細胞内情報伝達系の活性上昇などが報告されている[4]．また，再生関連蛋白として GAP-43，SCG 10 などがよく知られている．

3 シュワン細胞

有髄線維がワーラー変性に陥ると，シュワン細胞がある程度まで髄鞘を処理し，最終的にはマク

ロファージが消化処理を行う．マクロファージは，時には基底膜を破って進入して，シュワン細胞から髄鞘塊を受け取って貪食処理する．髄鞘処理のために進入するマクロファージから分泌されるサイトカインによって，ワーラー変性に伴うシュワン細胞の一時的な増殖が引き起こされるものと考えられている．

再生に関与する接着分子でシュワン細胞の表面に発現されるものとして，細胞-細胞の接着にはNCAM，L1，カドヘリンが，細胞-細胞外基質との接着にはラミニンの受容体であるインテグリン(integrin)がある．NCAMとL1はイムノグロブリンスーパーファミリーに属する接着分子で，無髄神経線維の軸索とシュワン細胞との接触面に発現されるが，有髄線維のシュワン細胞には発現されない．またシュワン細胞の基底膜側には発現しない．L1はNGFやGDNFのような栄養因子によって発現が増加するが，NCAMは変化しないという．L1は再生軸索とシュワン細胞との接触面に発現し，シュワン細胞による再生神経束の分離（sorting）と髄鞘形成に必要とされる接着分子である[5]．カドヘリンスーパーファミリーでは，主にN-cadherinが無髄神経線維と軸索との接触面に発現している．有髄線維には発現していない．再生軸索とシュワン細胞との接触面には強く発現する．カドヘリンは再生軸索がシュワン細胞表面に沿って伸びることを促進していると考えられる．また，成長円錐内に含まれる小胞にはカドヘリンを含有するものがあることから，カドヘリンは小胞によって運ばれ，開口分泌によって軸索の表面に発現されるものと考えられる[6]．細胞-細胞外基質との接着，つまり基底膜とシュワン細胞との接着に関与する主な分子はインテグリンで，基底膜のラミニンに対する受容体である．

シュワン細胞の栄養因子は多様である．ニューロトロフィン（NGF, BDNF, NT-3, NT-4/5, NT-6）は最も一般的な神経の栄養因子である．NGFは最初に発見された神経栄養因子で，特に知覚神経と交感神経の生存と突起伸長に働く．BDNFは運動神経の生存と突起伸長に効果があるとされる．ほかにCNTF，GDNF，bFGFなどが神経の再生に関与することが知られている．

損傷によって軸索との接触を失ったシュワン細胞ではNGFとBDNFの発現が亢進するが，NT-3, 4は減少傾向にある．ニューロトロフィンは知覚神経の標的である皮膚にも発現されている．また，損傷によってGDNFの産生は増加し，その状態が長期間にわたって持続されるという．これに反してCNTFの発現は著明に減少する．一方，受容体については，ニューロトロフィンの低親和性受容体であるp75は増加するが，高親和性受容体であるTrkA，B，Cは増加しない．p75はすべてのニューロトロフィン分子の共通な受容体であるが，TrkA，B，CはそれぞれNGF，BDNF，NT-3に親和性の高い受容体である．ニューロトロフィンはシュワン細胞から分泌され，シュワン細胞の表面の低親和性受容体に結合して，シュワン細胞と接触する再生軸索表面のニューロトロフィン受容体によって軸索内に取り込まれると考えられている[7]．GDNFはTGF-βファミリーに属する栄養因子で，特に運動神経の生存に効果があるとされ，運動神経の標的である骨格筋からも産生される．GGFはneuregulinのメンバーである．その受容体であるc-erbBはワーラー変性のシュワン細胞に高い発現がみられる．GGFは神経から分泌される栄養因子で，ワーラー変性で萎縮したシュワン細胞が再生軸索との接触によって活性化される現象は，この栄養因子のためと考えられる．最近，ガレクチン（galectin）が再生初期に作用することが明らかにされた[8]．ほかにbFGFが再生軸索の伸長を促進することが明らかとなっている．軸索の伸長阻害作用をもつMAGは，裸の軸索の伸長は抑制するが，シュワン細胞に囲まれている軸索には何ら影響を与えないことが明らかとなっている[9]．

4 基底膜

基底膜はシュワン細胞がつくる細胞外物質で，コラーゲンIVを骨格として，接着分子であるラミニンやヘパランサルファイトプロテオグリカンなどが組み込まれている．細胞の種類によって基底

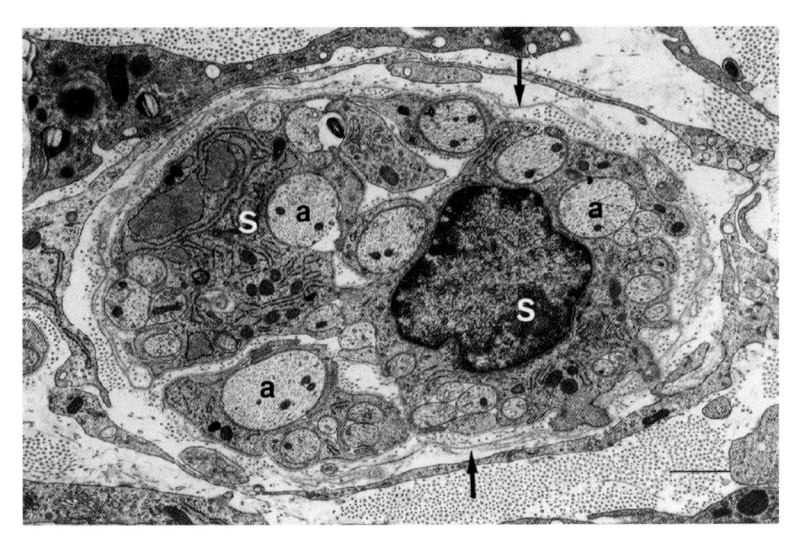

図 2-55　シュワン細胞の基底膜の筒内を再生した神経束
すでに一部が壊れて不完全となっているが，基底膜の筒（矢印）の中に複数の再生軸索(a)が伸びていることがわかる．幼若なシュワン細胞(S)がそれらを分離しつつある．スケール：1μm

膜に含まれているラミニンのサブタイプが異なり，細胞と基底膜の接着に微妙に影響していると考えられる．

　基底膜には細胞側と結合組織側が区別され，再生軸索が接触できるのは細胞側である．再生軸索はシュワン細胞の基底膜の筒内を基底膜の内側に沿って活発に伸びることができる．再生軸索ははじめはシュワン細胞に囲まれず裸の状態で伸びるが，やがて幼若なシュワン細胞に囲まれるようになる．この幼若シュワン細胞は，損傷近位端に位置するシュワン細胞が脱分化して，再生軸索に沿って移動してきたものである．ちなみに，シュワン細胞は遠位端からも軸索と関わりなくさかんに遊走する．再生軸索は最初は複数本が束状に伸びるが，新たなシュワン細胞によって囲まれると，やがて太い軸索から1本ずつ分離されて，それぞれが個別のシュワン細胞に覆われるようになる（軸索分離）．分離された軸索にはやがて髄鞘が形成される．このように基底膜の筒内に伸びた複数本の再生軸索はシュワン細胞に分離された状態で小神経束を形成し，それぞれが新たな神経周膜細胞に囲まれるようになる（図2-55）．つまり，再生軸索は小神経束が単位となって神経周膜に囲まれることによって，成体と同様な神経周膜に囲まれた微細環境をもつようになるといえる[10]．

　骨格筋線維の基底膜も再生軸索の良好な通路となりうる．5cm以上の長い移植片でも有効である．骨格筋線維の基底膜でも有効ということは，自己の骨格筋を一部切除して移植に用いることができることを示唆している．骨格筋線維の直径はシュワン細胞の数倍〜10倍であり，基底膜筒の直径も同様に筋線維の方がはるかに大きい．筋線維基底膜筒内を再生した有髄線維の直径が大きい傾向にあるのは，再生のためのスペースが大きいためと考えられる．

　基底膜に付随するプロテオグリカンは栄養因子を保持する機能があると考えられる．外部から与えられたbFGFは基底膜の結合組織側の表面に結合する．再生軸索は基底膜に接着することによって，基底膜に結合した栄養因子を取り込むものと考えられる．この考え方を支持するものとして，基底膜に接する再生軸索形質膜面には栄養因子受容体は発現するが，シュワン細胞に接する面には発現しないという所見がある[11]．軸索は接する相手によって形質膜表面に発現する受容体を調節しているといえる．

　基底膜の接着分子はラミニン laminin である．ラミニンのサブタイプのうち，シュワン細胞の基

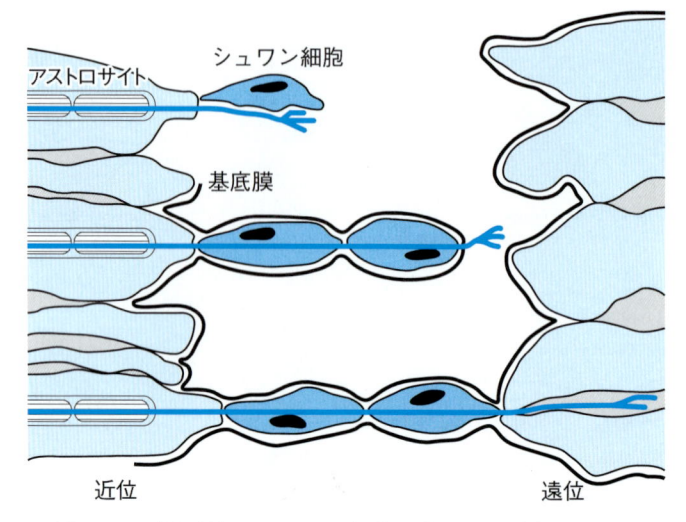

図 2-56 中枢神経にシュワン細胞を移植した場合の模式図
移植初期で，まだシュワン細胞が基底膜をもたない時期には，再生軸索は近位から出てシュワン細胞に沿って活発に伸びる．しかし，一定の時間が経つとシュワン細胞とアストロサイトに基底膜が形成されるようになる．対岸（遠位側）のアストロサイトにも基底膜が形成されると同時にプロテオグリカンなどが産生され，バリアーが形成される．バリアーが形成される前に伸びた軸索は対岸の組織に入って伸びることができると考えられる．

底膜に存在する主なサブタイプは laminin 4 である．ラミニンの受容体はインテグリンであるが，ラミニンをリガンドとするインテグリンサブタイプは主に α6β1 と α6β4 で，ほかに α2β1，α5β1 などがある．他に関連する細胞外基質の接着分子として J1/tenascin がある．

中枢神経の再生

中枢神経の再生は従来から困難とされてきたが，最近の研究は中枢神経系においても再生が可能であることを示している．しかし多くの研究報告にもかかわらず，末梢神経の場合と違って，組織学的にも機能的にもまだはっきりした再生所見が得られているわけではない．以下，脊髄を中心に主な研究の方向について概説する．

1 末梢神経の移植

中枢神経線維が再生しうることをはっきりと示して中枢神経の再生の研究に新たな方向を開いたのは，やはり末梢神経の移植の実験であろう．

アグァイヨ（Aguayo AT）らのグループは，末梢神経片を用いて脊髄と延髄の間を架橋することによって，中枢神経線維が末梢神経片内に再生することを示した[12]．末梢神経のシュワン細胞は中枢神経の再生に有効な足場を提供すると同時に，おそらく栄養因子をも分泌して再生促進に働くと考えられる．その後，培養シュワン細胞の移植が最もよく研究されている．また，末梢神経の細束の脊髄内移植，脱分化したシュワン細胞の移植などの試みもなされている．視神経への末梢神経の移植は精力的に研究されてきた[13]．視神経は中枢神経系でも完全な切断が確認できる実験系として有利である．この実験系を用いて，一部のシナプスの形成が可能であることが示唆された．しかし，シュワン細胞の移植では図2-56に示すように基底膜によるバリアーが形成されやすいと考えられる．

中枢神経再生の問題点の一つは，損傷部と周囲の正常組織との境界部に基底膜とは別にアストロ

サイトを中心とする細胞のバリアーが形成されることであろう．損傷境界部にはアストロサイトの細胞質突起の増生がみられる．アストロサイトの表面には基底膜が形成されがちであるが，アストロサイトから分泌されるプロテオグリカンもバリアー機能を担うと考えられている．このようなバリアーが形成されるために，再生軸索は移植組織内に伸びても，その先の宿主組織内に伸びにくいものと考えられる．

一方，末梢神経のシュワン細胞とはやや趣きを異にするolfactory ensheathing cell（嗅神経鞘細胞）の移植も試みられている．嗅球に入る嗅神経を囲む細胞は，シュワン細胞の性格とアストロサイトの性格を兼ね備えているという．脊髄の後根神経が損傷を受けた場合，再生軸索は脊髄の入口で阻止されるのが普通であるが，嗅神経では再生軸索は障害なしに嗅球に入るという点で特異な系であるといえる．この細胞を培養して脊髄に移植すると再生が促進され，バリアーの形成も少ないという[14]．

2 阻害分子の不活化

髄鞘とオリゴデンドロサイトに附随する再生阻害分子があることが早くから認められ，NI-250と名づけられていた．さらにNI-250の抗体としてIN-1が作成された．この抗体処理によって中枢神経の再生が促進されることが知られていた．最近になってこの分子がNogo-Aとして同定された．スプライシングによって，ほかにNogo-B，Cがある．Nogo-Aの特異抗体によって，in vitroで視神経内に再生軸索を伸長させることができる[15]．この結果では，中枢神経の髄鞘は再生軸索の伸長に完全に阻害的に働くと考えられるが，必ずしもそうではない．脊髄後根神経節ニューロンを脊髄の白質にマイクロインジェクションすると，移植ニューロンから有髄線維の間隙に無数の神経突起が伸びる事実が報告されている[16]．髄鞘は必ずしも阻害的に働くのではなく，髄鞘が何らかの障害を受けた時に阻害因子が出るものと考えられる．

阻害分子に関連して，活性マクロファージの移植によって再生軸索の伸長が促進されたとする報告がある．活性マクロファージとは，髄鞘に接触させることによって，髄鞘貪食能を高めたマクロファージである．移植された活性マクロファージが髄鞘を貪食するために阻害物質が除去されるという意味があるが，そのような組織像は示されてはいない．また，マクロファージから出されるサイトカインが，周りのグリア細胞に何らかの作用を及ぼすことも考えられる．

3 胎児組織の移植

胎児組織は未分化な細胞を含み，移植によってグリア細胞にも神経細胞にも分化しうるという点で，幹細胞の移植と一部の共通点をもつともいえる．新しい神経細胞の供給のための胎児組織の移植は，パーキンソン病に対する治療としてさかんに研究が行われてきたが，脊髄の機能的再建を目指した胎児組織の移植は多くはない．生後1日の新生ラットに胎生期（E 16）の脊髄を移植することによって，機能的にも組織学的にも良好な再生を得ることができる[17]．レシピエントの動物が幼若なため，移植胎児組織がレシピエントの脊髄組織に組み込まれやすく，生存にも有利であったと考えられる．一方，成熟ラット脊髄に胎生期（E 15～16）の組織を移植する実験では，移植片に再生軸索は入るが，それを越えて周りの宿主組織内に伸びるものはほとんどないという．

4 神経幹細胞の移植

神経幹細胞は中枢神経系の再生を可能にする細胞として注目される．神経幹細胞は，脳室上衣細胞の下に位置する細胞群（上衣下細胞，subependymal cells）および歯状回の顆粒細胞領域に存在しているとされる[18]．上衣下細胞は側脳室の上壁に沿って嗅球に移動して，一部は神経細胞に分化するとされる．また，一部の上衣下細胞は大脳皮質にも移動することがサルで報告されている．さらに最近，大脳皮質を損傷させると，一部の幹細

■ 幹細胞

　自分と同じような細胞をつくる能力と，複数種の分化した細胞を生み出す能力を兼ね備えている細胞が幹細胞（stem cell）である．その存在は古くから知られていた．

　最近では，幹細胞を2種類に分けて考える人が多い．"胚性幹細胞"と，"体性幹細胞"である．受精後，分裂を開始した胚細胞は，最も厳密な意味での"胚性幹細胞"である．二分割，四分割していく段階では，自分と同じ性質をもった細胞を生み出す能力を保持しており，それらをばらばらにしても，各々が次の段階では胎盤を含むあらゆる種類の細胞を分化する能力をもっていることが in vitro でも in vivo でも実証されている．試験管の中で継続して培養されている ES 細胞も"胚性幹細胞"である．一定の培養条件では，自分と同じものを作り出しているが，条件を変えてやるとさまざまに分化した細胞を生み出しうる．ただ，これは万能ではない，胎盤の細胞を分化する能力はすでに失ってしまっていることが知られている．もう一種の"体性幹細胞"の方は，成体内に存在し，自己再生能を保有したまま，必要に応じて，分化した細胞を半永久的に供給し続けることを特徴とする．成体において造血能力を保証する血液幹細胞，表皮や毛や粘膜細胞を補給し続けるそれぞれの上皮性幹細胞などが，その代表である．

　神経系では，中枢神経系の最初の出発点になる神経管は，すべて一様な増殖細胞（マトリックス細胞）から成っていて，それらが数を増すことによって神経管が成長し，しかも，時がたつとニューロンやグリアというような分化した神経系細胞のすべてを生み出す．マトリックス細胞は厳密な意味での"胚性幹細胞"の一種である．

　生後の脳の中に，ニューロンも（そしてグリアも）補給することのできる細胞がマトリックス細胞の遺残として存在していることは確かである．ただ，彼らが生み出すことのできるのは，大脳皮質内や脳幹・脊髄で重要な機能を担う大型ニューロンではない．"生後ニューロン産生"は，正常でも出生前から生後にかけて小型ニューロン産生が続いている特別の場所，たとえば海馬回・嗅脳・小脳・末梢神経の一部などに限られており，しかも，生後の発育とともに，次第に消退していく．その一部が dormant になり，かなり長い間残存しているが，一生涯変わらず，ずっと続いているものではない．彼らは厳密には"マトリックス細胞（神経系の胚性幹細胞）の遺残"とよぶべきものであろう．

（（財）ルイ・パストゥール医学研究センター　藤田哲也）

胞が神経細胞にも分化することが明らかとにされた．

　培養系における神経幹細胞は細胞塊（neurosphere）として浮遊状態で維持されるが，血清加培養液を用いてラミニン塗布培養皿で培養すると，細胞は底面に付着して分化を始める．神経幹細胞は GFP 遺伝子などの導入によって標識することで，移植後もその運命を同定することができる．一般に，移植された細胞はよく宿主組織に生着し，ニューロンやグリア細胞に分化し，場所によってはかなりの距離を移動する．線条体に移植すると，ニューロンから長い突起が出て内包に達する．

　幹細胞の移植によって中枢神経の再生を促進させようとする研究が始められているが，脊髄の再生についてはまだ多くはない．脊髄における神経の再生にマウスの ES 細胞を移植して機能的な回復が得られたとする報告があるが，組織学的所見に乏しい．最近では胎仔脊髄由来の幹細胞の移植，上衣下細胞由来の幹細胞の移植などが報告されている[19]．脊髄ではないが，歯状回由来の幹細胞を網膜に移植して網膜細胞に分化させようとする研究も行われている．

　培養神経幹細胞をラット脊髄へ移植する Wu

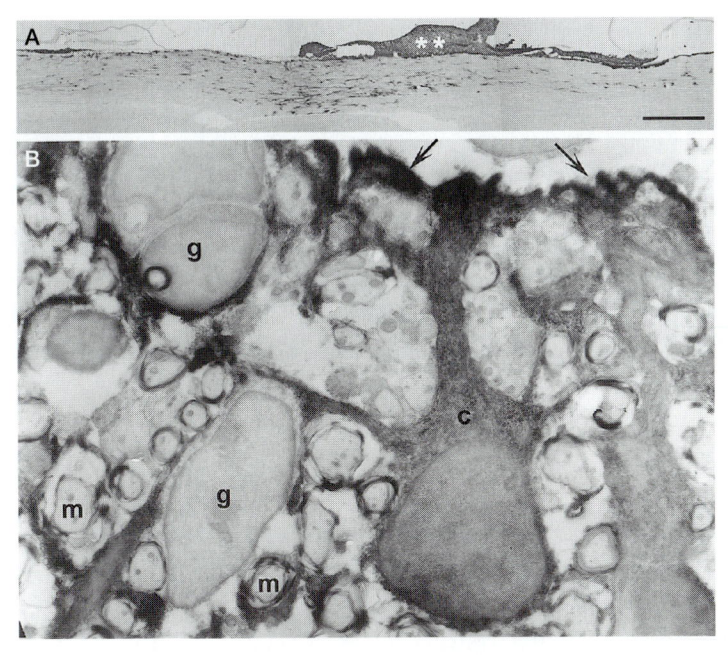

図 2-57 培養幹細胞のラット脊髄への移植
A：移植1カ月後．脳室から注入した神経幹細胞が脊髄表面に付着（アステリスク）して，そこから細胞が損傷部内に進入している．スケール：100 μm
B：移植2カ月後．脊髄に進入した移植細胞の超高圧電子顕微鏡写真．移植細胞 (c) の突起が宿主組織内に進入して，グリア細胞 (g) や髄鞘 (m) と接触している．一部の突起は脊髄表面を裏打ちしている（矢印）．（×4,800）（Wu S ら, 2002[20]）より引用）

らの実験では，移植細胞は無数の細い突起を伸ばして宿主脊髄組織によく組み込まれ，2 mm 近くも移動するものがある．移植方法として，損傷部への直接注入の他に，脳室内に注入し髄液を経由して損傷部に移動させる方法もある．幹細胞を第四脳室から注入すると，幹細胞はクモ膜下腔を通って，損傷脊髄の表面に付着し脊髄内に進入して宿主組織によく組み込まれる（図 2-57）[20]．髄液経由による移植は広い範囲に細胞を播布させるためには有効であろう．

脊髄では，移植細胞がニューロンに分化する必要は必ずしもなく，移植細胞によって再生軸索の伸長が促進され，損傷部を越えて宿主組織内に進入し，再びシナプスを形成するということが可能になれば十分であろう．

一方，移植という観点からは同一個体由来の幹細胞が最も望ましい．その意味で，成体からの神経幹細胞を樹立できることは有利である．成体の脳にも分裂細胞が存在することは早くから報告されていたが，歯状回の顆粒下細胞層と側脳室外側壁の上衣下細胞層には多くの分裂細胞がみられる．

自家移植という意味では骨髄あるいは皮膚からとった幹細胞は重要な意味をもつ．最近，これらの非神経組織から神経系の細胞を分化させることができることが明らかとなってきた[21]．今後の細胞移植にはこのような自家移植を可能にする方向が求められると考えられる．

5 脈絡叢の移植

脈絡叢は脳室に面する上皮細胞とその裏うちをする軟膜組織からなる．この上皮細胞は脳室上衣細胞の続きで，特殊な上衣細胞と見なすことができる．脈絡叢上衣細胞は成熟動物でも分裂能力を保っている．成熟ラットの脈絡叢を同じ系統の

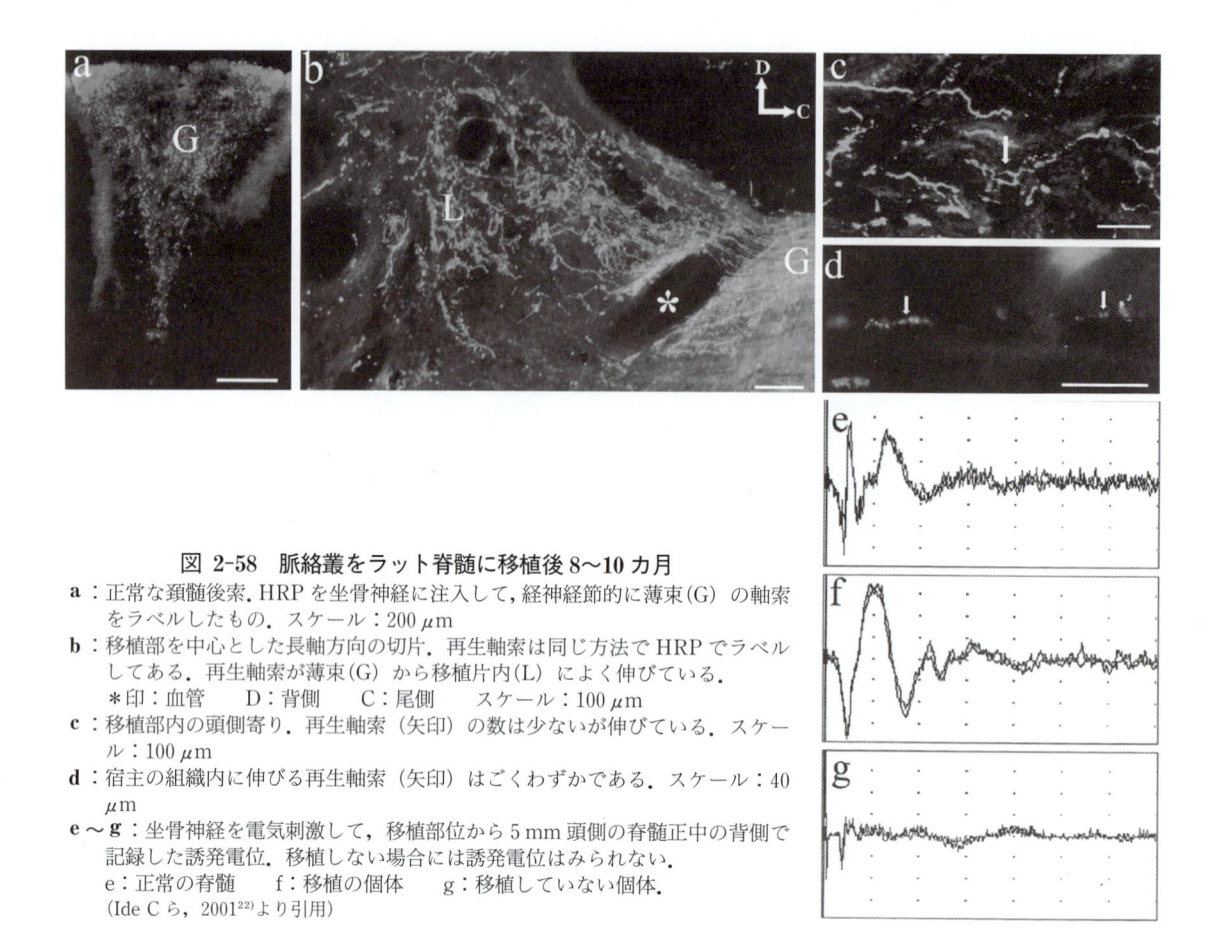

図 2-58 脈絡叢をラット脊髄に移植後 8〜10 カ月

a：正常な頚髄後索．HRP を坐骨神経に注入して，経神経節的に薄束（G）の軸索をラベルしたもの．スケール：200 μm

b：移植部を中心とした長軸方向の切片．再生軸索は同じ方法で HRP でラベルしてある．再生軸索が薄束（G）から移植片内（L）によく伸びている．
＊印：血管　　D：背側　　C：尾側　　スケール：100 μm

c：移植部内の頭側寄り．再生軸索（矢印）の数は少ないが伸びている．スケール：100 μm

d：宿主の組織内に伸びる再生軸索（矢印）はごくわずかである．スケール：40 μm

e〜g：坐骨神経を電気刺激して，移植部位から 5 mm 頭側の脊髄正中の背側で記録した誘発電位．移植しない場合には誘発電位はみられない．
　　e：正常の脊髄　　f：移植の個体　　g：移植していない個体．
（Ide C ら，2001[22]）より引用）

ラットに移植すると，無数の再生軸索が移植片内に伸びる[22]．再生軸索は上衣細胞に接触し，時には上衣細胞に囲まれることから，上衣細胞が再生軸索のよい支持細胞であることを示している（図 2-58）．脈絡叢の上衣細胞が再生軸索の支持に有効であることは，成熟動物において自家移植の可能性を示唆するものである．培養系でも，脈絡叢上衣細胞と共培養した脊髄神経節細胞が活発に長い神経突起を出すことから，上衣細胞が神経の再生に有効に働くことが示唆されている．ただ，移植部から先のワーラー変性部に進入する再生軸索の数がごく少ない．これは損傷部との間に形成されるバリアーのためと考えられる．

引用文献

1) Ide C, Kato S：Peripheral nerve regeneration. *Neurosci Res（Suppl）* **13**：S 157-S 164, 1990
2) Cajal SR：*Degeneration and Regeneration of the Nervous System*. Hafner, London (Facsimile of the 1928 edition), 1968
3) Ide C, Tohyama K, Yokota R, et al：Schwann cell basal lamina and nerve regeneration. *Brain Res* **288**：61-75, 1983
4) 木山博資，瀬尾寿美子，涛川一彦：損傷神経生存・修復の分子メカニズム．蛋白質核酸酵素 **45**：1309-1317, 2000
5) Martini R, Schachner M：Immunoelectron microscopic localization of neural cell adhesion molecules (L1, NCAM and myelin associated glycoprotein) in regenerating adult mouse sciatic nerve. *J Cell Biol* **106**：1735-1746, 1988
6) Shibuya Y, Mizoguchi A, Takeichi M, et al：Localization of N-cadherin in the normal and regenerating nerve fibers of the chicken peripheral nervous system. *Neuroscience* **67**：253-261, 1995
7) Taniuchi M, Clark HB, Schweitzer JB, et

al : Expression of nerve growth factor receptors by Schwann cells of axotomized peripheral nerves : Ultrastructural location, suppression by axonal contact and binding properties. *J Neurosci* 8 : 664-681, 1988

8) Horie H, Inagaki Y, Nozawa R, et al : Galectin-1 regulates initial axonal growth in peripheral nerves after axotomy. *J Neurosci* 19 : 9964-9974, 1999

9) Torigoe K, Lundborg G : Selective inhibition of early axonal regeneration by myelin-associated glycoprotein. *Exp Neurol* 150 : 254-262, 1998

10) Ide C : Peripheral nerve regeneration (review). *Neurosci Res* 25 : 101-121, 1996

11) Fujimoto E, Mizoguchi A, Hanada K, et al : Basic fibroblast growth factor promotes extension of regenerating axons of peripheral nerve : *In vivo* experiments using a Schwann cell basal lamina tube model. *J Neurocytol* 26 : 511-528, 1997

12) David S, Aguayo AJ : Axonal elongation in peripheral nervous system "brigdes" after central nervous system injury in adult rats. *Science* 214 : 931-933, 1981

13) Fukuda Y, Watanabe M, Sawai H, et al : Functional recovery of vision in regenerated optic nerve fibers. *Vision Res* 38 : 1545-1553, 1998

14) Li Y, Field PM, Raisman G : Repair of adult rat corticospinal tract by transplants of olfactory ensheathing cells. *Science* 277 : 2000-2002, 1997

15) Chen MS, Huber AB, van der Haar ME, et al : Nogo-A is a myelin-associated neurite outgrowth inhibitor and an antigen for monoclonal antibody IN-1. *Nature* 403 : 434-439, 2000

16) Davies SLA, Goucher DR, Doller C, et al : Robust regeneration of adult axons in degenerating white matter of the adult rat spinal cord. *J Neurosci* 19 : 5810-5822, 1999

17) Iwashita Y, Kawaguchi S, Murata M : Restoration of function by replacement of spinal cord segments in the rat. *Nature* 367 : 167-170, 1994

18) Reynolds BA, Tetzlaff W, Weiss S : A multiple potent EGF-responsive striatal embryonic progenitor cell produces neurons and astrocytes. *J Neurosci* 12 : 4567-4574, 1992

19) Ogawa Y, Sawamoto K, Miyata T, et al : Transplantation of *in vitro* expanded fetal neural progenitor cells results in neurogenesis and functional recovery after spinal cord contusion injury in adult rats. *J Neurosci Res* 69 : 925-933, 2002

20) Wu S, Suzuki Y, Noda T, et al : Immunohistochemical and electron microscopic study of invasion and differentiation in spinal cord lesion of neural stem cells grafted through cerebrospinal fluid in rat. *J Neurosci Res* 69 : 940-945, 2002

21) Dezawa M, Takahashi I, Esaki M, et al : Sciatic nerve regeneration in rats induced by transplantation of *in vitro* differentiated bone-marrow stromal cells. *Eur J Neurosci* 11 : 1771-1776, 2001

22) Ide C, Kitada M, Chakrabortty S, et al : Grafting of choroid plexus ependymal cells promotes the growth of regenerating axons in the dorsal funiculus of rat spinal cord : A preliminary report. *Exp Neurol* 167 : 242-251, 2001

第 3 章

神経系の細胞の分化

編集

金澤 一郎

第3章　神経系の細胞の分化

1. 総論 ——————————————————— *157*　玉 巻 伸 章

2. 神経系の幹細胞 ——————————————— *160*　玉 巻 伸 章

3. 神経幹細胞からのニューロン，グリア細胞への分化 – *167*　德 永 暁 憲, 他

4. 神経細胞の移動 ——————————————— *177*　見 学 美根子

5. 軸索ガイドの基本原理 ———————————— *189*　村 上 富士夫

6. セマフォリンとその受容体による神経回路網の
   形成制御 —————————————————— *196*　藤 澤　　肇

7. 中枢神経系の領域特異化 ——————————— *203*　仲 村 春 和

8. シナプスの形成と機能発達 —————————— *212*　高 橋 正 身

9. 神経細胞の老化と死 ————————————— *220*　井 原 康 夫

10. 神経変性疾患の神経細胞死 —————————— *228*　垣 塚　　彰

11. 虚血性神経細胞死：
    種を越え保存されたカルパイン-カテプシン・カスケード —— *237*　山 嶋 哲 盛

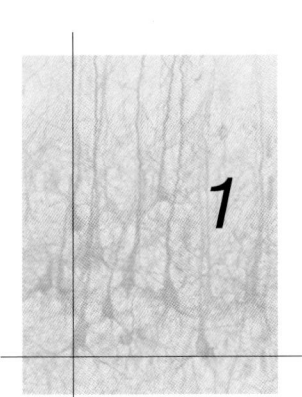

1 総論

玉巻伸章

　動物の神経系は，個体が卵より生じて死ぬまでに，胚性外胚葉上皮から誘導された神経上皮が領域化を進め，種々の神経系細胞種を生み出し，機能する場所に移動し，突起を形成して機能的に結合し，安定した機能維持の時期に入るが，老廃物の蓄積，血管障害などによる細胞環境の悪化により，神経機能障害を引き起こす．熱力学的観点からみて，高分子には寿命があり，高分子により形成された超分子体，細胞に寿命があるのは当然のことである．それゆえ，ウイルス，細菌感染による侵襲と外傷性の侵襲を除き，老年期に起こる脳の疾病も生理現象と考えることができる．このような経過をそれぞれ表現する言葉として発生，分化，発達，萎縮，退化，老化，などの言葉があるが，表現されている経時的変化全体を表す言葉は特にないように思う．この本章では，神経系の発生から細胞死，血管障害までをも扱うにもかかわらず，タイトルに分化という言葉を用いているが，神経系の経時変化を最も広くカバーできる分化という言葉を用いることにご理解をいただきたい．

　脳神経系の分化を扱う研究は，ほぼすべて実験科学である．動物個体の発生を外界から観察していても，なんら答を得られない分野である．それゆえ，脳内部に起きる発生，分化，老化の諸現象を理解把握するためには，人為的に手を加えねばならず，手を加えたことの影響は無視できるものではない．それでも，生体内で起きていると結論される最大公約数的な観察結果を元に研究が進められている分野といえる．教科書では，結果だけの記載でスペースがなくなり，結果を引き出すまでの工夫や，問題点は，二の次にされることが多い．しかし，最先端の分野の教科書を利用する読者は，合わせて原著論文にも目を通すと思うので，本章の総論では，実験結果の裏に隠された工夫や問題点について論じたい．

　2001年に人間の，そして2002年にマウスの全ゲノム配列が読まれた今，未知の分子であっても，研究者の関わる領域で興味ある相関をもって変化していることがcDNAチップ上でわかれば，ただちにその分子の研究に邁進できる環境が整った．しかし遺伝子の情報を，神経科学分野での情報に読み解くには，cDNAチップで読み取られた新規分子の塩基配列の情報を，組織レベルから細胞レベル，そして分子の細胞内分布まで読み解いてゆくことが必要となる．それは，ほとんど気が遠くなるほどの労力が必要となることを意味する．分子発現の時間的空間的分布を調べる主たる手法として，*in situ* hybridizationと免疫組織化学法があり，共焦点レーザー顕微鏡や電子顕微鏡と合わせれば空間分解能は十分であった．にもかかわらず，常に細胞学的組織学的な解析が，時間を要する率速段階であることにはさまざまな理由があげられる．一つに大きな問題として，個々の神経系の細胞の形態がほとんど把握されていないことがある．大脳皮質の神経幹細胞が放射状グリアとよばれていた細胞であり，軟膜に達する突起をもっていることさえ，つい一昨年まで知られていなかった．星状膠細胞がどのような形態をしているか知る人は少ない．放射方向に移動する神経細胞は，脳室下帯で多極細胞の形態を取り，一つ

の突起が軸索となって標的を探し始めることも知られていなかった．いかに分解能高く分子の分布を調べても，重なる細胞の形態がほとんど把握されない状態では，調べた分子の分布に関するデータは意味をなさなかったわけである．しかし分子生物学は，組織学や細胞生物学分野にも，問題を打開する光明をもたらした．ゴルジ染色以来明らかにされることのなかった複雑な神経突起の形態や，その時間的変化，着目する分子の細胞内での挙動を，遺伝子導入により発現させた蛍光蛋白により明らかにすることができるようになった．先駆者の英知の結集である分子生物学の技術の活用により，組織学的細胞生物学的研究過程は，必ずしも厄介な率速段階の作業ではなくなり，分子の生理的機能を考えるうえで最も重要な研究過程となっている．しかし分子生物学的実験手法導入の成果は，どのように工夫して使用するかにかかっている．

先日，大学院生からある領域の細胞で特異的に蛍光蛋白を発現させたいと相談を受けた．希望を叶えたが，目的の切片を目の前にして，思っていたものではないことを悟ったようであった．ある領域すべての神経細胞が蛍光蛋白を発現するだけでも，その領域と軸索が走行し，終末分枝を形成する領域はグリーンの蛍光で埋め尽くされてしまう．ゴルジ鍍銀染色法で神経細胞の形態が観察できるのは，数パーセントの神経細胞やグリアが染色される染色法であるからで，これ以上の細胞が染色されるならば，カハールのスケッチは存在しなかった．すべてが染色されればすべてが染色されなかったのと同じことになる．わたしは，ウイルスを使って少数の神経細胞を染色することで，ゴルジ染色様の像を得て解析に使用している．ウイルスの力価を調節すれば，染色される細胞の数を自由に調節することができ，単一細胞を染色することも可能である．Cre-loxPシステムを加味することにより，発現する領域を限ることもできる．細胞の局所に機能分子を移行させるさまざまなシグナルが存在し，一部の神経細胞の軸索のみや樹状突起のみを染色することも可能となる．神経科学者は，自らの研究に分子生物学のツールをどのように駆使すれば，効果的によい情報を得ることができるかを考え，工夫することが要求される．

続く各節でも，神経系の分化に関係する分子が，組織レベル細胞レベルでどのように働いているかを調べるために，実験でのさまざまな工夫が語られるはずである．読者にとって，個々の研究方法でどのような工夫がなされているかを理解することは，研究の内容を理解することと同様に重要なことであると思う．何故なら，多くの論文を読むときに，研究方法の工夫を理解することは，研究方法が適切であるかどうかを見抜く力となり，その論文の内容が正しいかどうかを見抜く力となるからである．

また，神経細胞分化の研究では，神経細胞特異的分子，グリア特異的分子，などなど細胞種特異的分子の有無に基づき細胞種の同定を行うことがよくある．細胞種特異的分子の中には，ある時代には特異的と思われていたものが，分子の研究が進み，問題点や例外が指摘されて，特異的とする根拠を失った例が多々ある．MAP2はかつてよく神経細胞特異的分子として利用されてきたが，今ではグリアをはじめ副腎髄質細胞にも発現する分子であることが知られている．その他，分子による細胞種の判定の危うさは，次の節でも語られるが，分子による細胞種の判定は，複数の分子の発現を観察することにより信頼度を高めることができる．細胞形態も細胞種を同定するのに非常に重要な要素である．しかし，最近は分子生物学があまりに幅を利かせ，形態的特徴から細胞種を判定する手法を軽んじる傾向がある．長く伸びだした軸索や特徴的な樹状突起は神経細胞の特徴である．symmetricかasymmetricな構造をもつかにより，シナプスが抑制性か興奮性かを判断することを思い出していただきたい．自分たちの研究計画を立てる際にも，論理過程で妥当な細胞種同定法が用いられているかどうかを十分に考える必要がある．

脳の奥深くで起きる分子の挙動，細胞の分裂と分化の過程，突起の形態変化や，細胞の移動を精緻に観察するためには，*in vitro*での実験系の確

立とデータ収集がいかに重要かは，本章の各節を読んでいただくだけで十分に理解できるものと思う．研究の過程で，ある現象が in vitro の系で見つかったならば，その現象は in vivo でも起こっている現象と解釈してもよいのかどうかを，慎重に考慮して研究を進めなければならない．神経系の細胞が分化の階段を登っていくさまをこの章で学ぶのだが，細胞は分化の階段を登るばかりでなく，人為的に組織や細胞を培養系に移した場合や，時には in vivo での生理的条件下においても脱分化する可能性を考えに入れなければならない．多くの研究では，脳内の細胞を培養して，神経細胞，星状膠細胞，稀突起膠細胞が分化したなら，元の細胞を神経幹細胞とよんでいるが，本当にその細胞は脳内でも3種の細胞を生み出す能力を備えていたかどうかの確証はないままの判定である．このような in vitro での脱分化や，現象の変質の危険性を緩和する方法として，細胞培養ではなく，組織培養や器官培養を用いることも多い．組織培養や器官培養の場合，隣接する細胞との接着や因子のやり取りは維持されるので，in vitro で起きやすい脱分化や現象の変質の危険性を減らすことができる．それでも in vivo での観察結果と in vitro での観察結果に相違があることが明らかに

なったときは，言うまでもなく in vivo での現象が真理である．提出された結論は，in vitro のみで検証されたものか，in vivo でも検証されたものか，移植を介したものか等々の前提条件とともに記憶に留めなければならない．

神経細胞樹状突起の表面にみられる棘は，シナプス形成の場となるが，静止した形態ではなく，形成と萎縮のプロセスが平衡していて，たえずその形と分布を変えている．形成に大きく傾いた発生発達期から平衡状態に入り，老化やステロイドホルモンの減少などに伴い萎縮，減少する．棘や樹状突起の形態を，電子顕微鏡による静止画像として見せられると，すべてが静止した構造というイメージを受けるが，動くさまを動画で見せられると，百聞は一見に如かずといわれるように，誰しも認識が一変してしまう．両極端に認識が変わったことを，考えが柔軟であったかのように思われるかもしれないが，動画を見るまでは静止画にとらわれて，動きのあるものとの考えを入れる柔軟さがなかったことを示しているように思う．すべての可能性を考慮して物事を判断する柔軟な考え方をもつことが望ましい．常に柔軟さを忘れず，続く節を読み進んでいただけることを期待する．

2 神経系の幹細胞

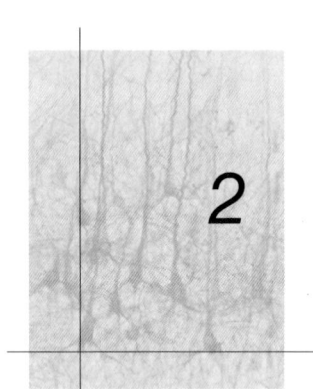

玉巻 伸章

幹細胞

　卵子に精子が受精してできた卵は，欠けることのない1個の個体に発生する．このとき卵は，すべての種の細胞を作りだす全能性をもった幹細胞であったといえる．卵は分裂を繰り返し，細胞塊を作る．調整卵に分類される哺乳類の卵の場合，細胞塊中の一部の細胞を除いても，他の細胞が埋め合わせ，身体の一部を欠くことのない胚が形成される．またこの細胞塊の中の一細胞からであっても，培養増殖させて発生させると一個体を作ることができる．この時細胞塊の全ての細胞は，生体内でも生体外でも名実ともに全能性をもつ幹細胞であるといえる．しかし原著論文を読んでいると，さまざまな組織の「幹細胞」とよばれている細胞であっても，生体内では多分化能をもっているかどうか不明であっても，培養条件下では多分化能が示された場合も含まれていることに気づかれるであろう．そのような場合ここでは，生体内では幹細胞であるとの確認はとれていない，として話を進める．

　次に神経幹細胞とはどのような細胞をさすのであろうか．言葉から考えて，神経系を構成する細胞すべてを作ることのできる多分化能をもつ細胞，となりそうだが，実際にはそういう意味では使われていない．胚の発生をさらに時間を下ると，原腸陥入が起き，シュペーマンオーガナイザーである原口背唇部よりノギン，コルディンの分泌が始まる．多くの誘導分子の拮抗作用の末，神経板が胚性外胚葉より誘導される．誘導は誘導因子の濃度が決め手となり，ほぼ一定した領域の胚性外胚葉細胞が神経上皮に誘導される．それ故，神経系を作る細胞は1個からスタートするのではない．尾側の神経上皮は脊髄を作り，吻側の神経上皮は脳を作る．それ故，脊髄も脳も作りうる幹細胞は元々生体内にも存在しない．神経板が閉じて神経管となってからも，神経上皮の領域ごとに特異化が進む．ある領域に属するようになった神経上皮細胞は，他の領域特異的な神経細胞を作らない．

　では実際にはどのような細胞を神経幹細胞とよんでいるのであろうか．生体内でも存在しない仮想の脊髄も脳も作る多分化能をもつ細胞ではなく，神経細胞と稀突起膠細胞と星状膠細胞を産生する細胞の場合，多くの研究者は神経幹細胞とよんでいる．しかし生体内では，一つの神経上皮細胞が3種の細胞を生み出したとする証拠はない．稀突起膠細胞は腹側の限られた領域から作られることがわかってきており(He Wら，2001)，神経幹細胞の条件を満たす細胞は生体内には存在しないかもしれない．さらに拡大解釈して，神経幹細胞とは神経細胞と少なくともグリア細胞を産生する細胞とされている．

　最近紙上を賑わせている，海馬と大脳皮質上衣下層に存在するとされる神経幹細胞についても問題がある．神経幹細胞の確認には役者が3種，神経幹細胞と神経細胞と星状膠細胞が必要であるが，それぞれの細胞種の確認は，細胞特異的と称する分子の含有に依存している．生体内で一つの

神経幹細胞と想定している細胞〔nestin and glial fibrillary acidic protein（GFAP）陽性〕が神経細胞（Tuj 1 and NeuN 陽性，シナプス形成）を生み出したとする証拠は十分であるが，機能的なグリア細胞（nesti 陰性，GFAP or MBP 陽性；Kosaka T and Hama K, 1986）を生み出した証拠はない．ちなみに GFAP は副腎髄質にも発現する分子で，グリア細胞特異的でないことはよく知られているにもかかわらず，神経幹細胞と想定している細胞（nestin and GFAP 陽性）が GFAP を発現する細胞（神経幹細胞それ自身かもしれない）と神経細胞を作ることを根拠にして，神経幹細胞と判定している．つまり，神経幹細胞とグリアの区別がまったくなされていないことに大きな問題点がある．

ここまでは生体内での話で，上記の生体内では神経幹細胞と確認がとれなかった細胞も，in vitro に移して培養すれば，どれも見事に神経細胞，稀突起膠細胞，星状膠細胞を生み出す．この時の変化は，生体内にあった神経幹細胞と主張される細胞は，可逆的な範囲で機能的グリア細胞の産生を抑えられていたが，その抑止が取れたために直ちにグリア細胞産生を始めたのか，同細胞は生体内では不可逆的に神経産生に専従している神経前駆細胞に分化していたが，in vitro に移した際に脱分化し，神経幹細胞の性質を再獲得したか，それとも生体内で機能的グリア細胞も産生されていたが，単に検出する技術が十分でなかったか，の場合が考えられる．現段階では，生体内での現象と培養系での現象の違いを十分に説明する手立てはない．

培養系ではどのような現象も起きてしまうかもしれないが，それは生体内でのルールを逸脱したものだとも考えられる．培養して増殖させた細胞を使うことを目指す場合でも，生体内での現象の把握が重要と考える．それ故以下では，生体内での神経系細胞の産生のメカニズムを考える．

上皮構造をした脳

脊椎動物の脳の原基である神経板は，胚性外胚葉上皮が誘導を受けて肥厚することによりできる．脳を作る神経板を理解するためには，まず上皮組織を理解したい．上皮組織は，組織が腔に接する面に形成される組織構築で，主要構造として，腔に面した所に微絨毛構造や角化した領域があり，刷子縁とよばれる（図 3-1）．上皮の下面には，境界膜，膠原線維，線維芽細胞が形作る基底膜があり，その間に単層または多層の細胞層が存在する．胚性外胚葉上皮が神経板に誘導されると，単層円柱上皮構造が偽重層上皮となって肥厚する．神経板が外界（羊膜腔）に面した所には，刷子縁構造として微絨毛をもつ．その後，神経板が褶曲して神経管が閉じることにより神経上皮の刷子縁は，脳室に接することになる．また神経板の基底膜は，神経管を取り巻く軟膜と名前を変える．神経管の壁の細胞（神経上皮細胞）が，分裂面が上皮の面に直行する対称分裂を繰り返すと，脳胞が膨らみ，分裂面が上皮の面に平行な非対称分裂を繰り返すことにより厚みが増し，増えた細胞は神経上皮の細胞層（脳室帯）と軟膜の間に蓄積される．蓄積された細胞層は，前皮質板から皮質板，中間帯，脳室下帯と区別されるようになる．この後さらに皮質板と中間帯が発達して肥厚し，大脳皮質灰白質と白質となり，皮質全体が褶曲して回と溝を作る．

脳は，脳室はあるものの，実質臓器という分類もする．実質臓器とは肉眼解剖で断面を作った時，腔所がない臓器のことをいう．上皮構造をもつ組織が分化発達してできた実質臓器には，内胚葉由来では，肝臓，膵臓，甲状腺などがある．そのでき方は，褶曲した上皮構造が，顕微鏡レベルで繰り返されて，肉眼的には腔所がない実質臓器となった．外胚葉からできた臓器で実質臓器（実質器官）は，脳と目のレンズがある．しかし内胚葉由来のものと異なり，脳とレンズでは上皮が肥厚することにより実質臓器が作られている．レンズの厚みは数 mm に及び，脳では数 cm に及ぶ．胎

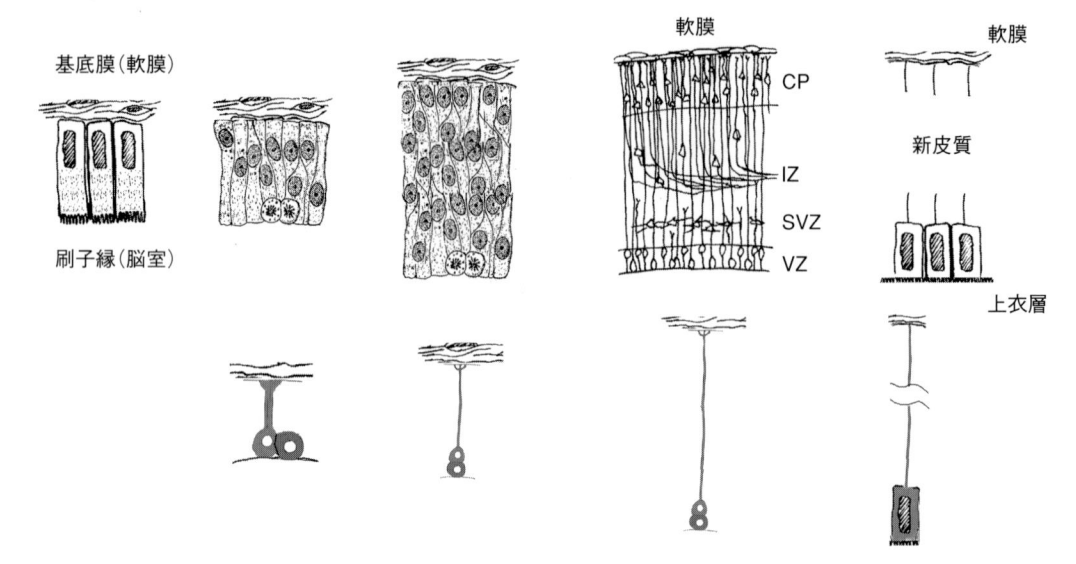

図 3-1 脳室帯構成細胞の発生と分化
神経上皮の発生を示す模式図．下位にはその時々の神経上皮細胞の分裂の様子を描いた．放射状グリアや上衣細胞は神経上皮細胞が変形された細胞とみなせ，神経上皮細胞それ自身である．
CP：皮質板　　IZ：中間帯　　SVZ：脳室下帯　　VZ：脳室帯

児期の脳で，脳室に面した細胞層を脳室帯とよぶが，中には神経上皮と記載する本も多い．しかしこの名称を採用するには，上皮の基本構造の一つである基底膜が脳室帯と脳室下帯の間にあるべきであるが，存在しない以上，神経上皮の名称は適切でない．軟膜が，神経上皮の基底膜であったので，神経上皮は，皮質板を含めた大脳胞の脳壁全層を指すべきである（図3-1）．

神経幹細胞として働くradial glia

神経上皮の細胞増殖については，大きく分けて二つの説があった．一つは（His, 1887）にさかのぼり，神経上皮の脳室側端に観察される大きな丸い胚芽細胞germinal cellが分裂して神経細胞を生み出し，他の海綿芽細胞spongioblastsはグリアを生み出すというものである．それに対するのは，藤田（1962）が提唱したマトリックス細胞説 matrix cell theoryで，神経上皮すべての細胞が神経幹細胞であり，脳室側端で分裂，軟膜側でDNA合成を繰り返しつつ，核は上下運動をする

というものである．現在までのデータを総合して検証すると，初期の神経上皮についてはマトリックス細胞説が正しいといえる．

われわれは続く胎児期についても，マウス胎児側脳室にGFP発現用組み替えアデノウイルスを注入して，発生が遅いマウス大脳胞吻側内側面神経上皮で，神経上皮細胞の形態を，胎生12日目〜生後2週目まで観察した．その結果，初期胎児の神経上皮細胞と，皮質板形成期に脳室帯に出現するとされる放射状グリアの間には，細胞数，突起の長さ，細胞体の位置などに多少の違いがあれ，質的な差があるように考えられなかった（Tamamaki Nら, 2001, Tamamaki N, 2002）．唯一あげられる違いは，細胞体層と軟膜の間に皮質板が挿入されたことにより，軟膜に付着する突起がより長くなって，放射状線維とよばれるようになったことがある．神経上皮細胞と対比すると，脳室帯に細胞体をもち，脳壁全層を貫き軟膜に付着する放射状線維をもった放射状グリアは，神経上皮が肥厚した胎児期大脳皮質の中で最も神経上皮細胞らしい形態をもった細胞といえる．放射状グリアはこれまで，分裂することのない大脳皮質の柱

のような構造で，放射方向に移動する神経前駆細胞を導くための細胞と，30 年間記載され続けてきた．

そのようななか，一昨年，放射状グリアは大脳新皮質の神経前駆細胞であることが示された（Miyata ら, 2001, Noctor SC ら, 2001, Tamamaki N ら, 2001）．それでもなお，続く多くの論文では，神経上皮細胞は早期の胎児の神経幹細胞であり，放射状グリアは皮質板形成期の神経幹細胞だとして語られる．前者は上皮細胞であり，後者はグリアであり，異なる種の細胞であるとして語られる．しかしその根拠は非常に希薄なものである．放射状グリアが盛んに分裂を繰り返して，大脳皮質の錐体細胞を生み出す時，初期胎児では放射状線維は神経前駆細胞に受け継がれるところが観察された（Tamamaki N ら, 2001, Miyata T ら, 2001）．さらにわれわれは，後期胎児期から出産時まで，同様に放射状線維が神経前駆細胞に受け継がれるところを観察したが，その他の論文では，後期胎児では，蛍光顕微鏡では受け継がれた放射状線維は確認できず，これまで言われていたとおり，神経細胞は放射状線維の上を這って上がっていくと結論している．しかし分裂しないはずの柱が主役の神経幹細胞であるという，天と地が入れ替わったような違いが明らかになったのに，これで幕引きをして辻褄が合うはずがない．これから大脳皮質発生のシェマはすべて書き換えられると言って過言ではない．これまでのシェマを是認し支持してきた数限りない論文に記載されたデータを，著者たちはどのようにして解釈を誤ってきたのか，同じ轍を踏まないためにも，われわれはその過程を分析すべきである．

胎児出産後に脳室帯は上衣層とよばれるようになる．これも，胎児期に偽多層構造をしていた脳室帯が，細胞数が減少したことで単層上皮となってできた組織で，上皮組織とみなせる．しかし基底膜は上衣下層にはない．軟膜がやはり基底膜であるが，この時上衣細胞の形態を，組み替えアデノウイルスを感染させて調べると，すべての上衣細胞は放射状線維をもち，大脳皮質を貫いて軟膜に達していた．このような像は，生後 2 週目まで観察されるが，それ以降は徐々に放射状線維は失われていくようであった（Tamamaki N, 2002）．

脳室帯外での神経細胞産生

マウスで胎生 12 日目というと，大脳胞吻側内側面の皮質は神経上皮と基底膜から構成されていて，まだ前皮質板も形成されていない．このような神経上皮では，His が記載したように脳室側端で盛んに細胞分裂が観察される．しかし細胞分裂像は，脳室側端のみならず基底膜側でも見つかる．脳室帯と軟膜の間に皮質板が挿入される時期になると，分裂能を有する細胞は脳室帯以外では，脳室下帯と中間帯に集中するようになり，Takahashi T ら（1995）は，この分裂能をもつ細胞集団のことを secondary proliferating population (SPP) として記載した．これまで SPP は，グリア前駆細胞を生み出しているところとされてきたが，神経細胞の産生については不明のままであった．最近，2〜3 層の新皮質神経細胞には脳室下帯で増殖した細胞が加わっているとする説が提出された（トラビキン Tarabykin V ら, 2001）．また，ヒトの新皮質脳室下帯では GABA 作動性神経細胞前駆細胞が増殖して GABA 作動性神経細胞を供給しているとする報告もある（レティニック Letinic K ら, 2002）．

新皮質以外の脳室帯外での神経細胞産生例としてよく知られているものに，大脳基底核原基から生じ嗅球に向かう神経前駆細胞（顆粒前駆細胞）は，移動中も分裂を繰り返すことが知られている．次いでよく知られている海馬歯状回での神経細胞産生は，海馬采近くの脳室帯に相当する領域から生じた神経前駆細胞の歯状回での増殖が，生後も引き続き起こることによる（アルトマン Altman J ら, 1990）．脳室帯外の神経前駆細胞は，どこかの脳室帯の神経上皮細胞に由来し，脳室下帯などに移動して生着し，神経細胞産生を行っている．脳室帯から脳室下帯への移動は，すぐ近傍の脳室下帯に限られるわけではない．

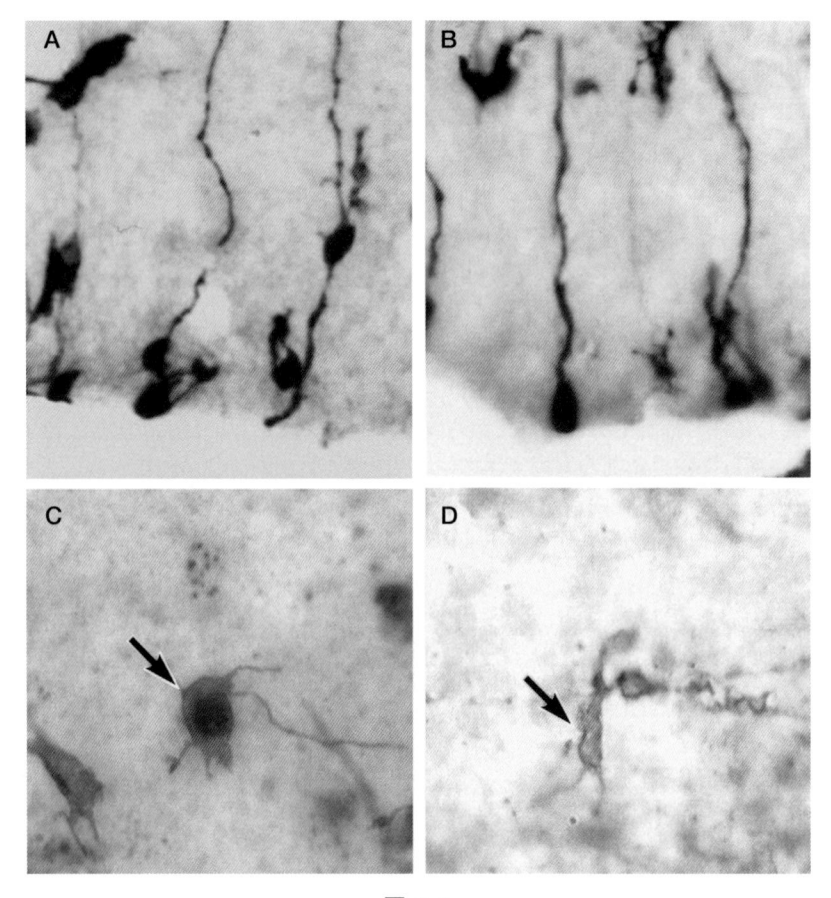

図 3-2

A：大脳新皮質の放射状グリア
B：大脳基底核原基の放射状グリア
C：分裂中（リン酸化ヒストンH3陽性）の大脳新皮質由来〔NEX（Math 2）陽性〕神経前駆細胞（Wu Sら, in preparation）
D：大脳新皮質で分裂中（細胞質に核が2つ見える）の大脳基底核原基由来GABA作動性神経細胞前駆細胞（Nakamura Kら, 2002）

　われわれは，これまで大脳皮質GABA作動性神経細胞の発生を研究してきたが，ヒトだけでなく，マウス大脳皮質においてもGABA作動性神経細胞は産生されていることを発見した（Nakamura Kら, 2002）．しかし，大脳皮質でGABA作動性神経細胞を供給している神経前駆細胞は，大脳皮質を特徴づける転写因子Emx 1陰性であった．そこで大脳皮質内Emx 1陰性の細胞の起源を，loxPにはさまれたGFPをCAGプロモーターの下流につないだ組み替えアデノウイルスをEmx 1-cre knockin mouseに感染させることで探索した．その結果，GABA作動性神経前駆細胞も，GABA作動性神経細胞とともに，大脳基底核原基からはるばる大脳皮質や海馬まで移動してくることがわかった．GABA作動性神経前駆細胞はGABA合成酵素GAD 67陽性として確認され，新皮質では脳室下帯に生着し，海馬では歯状回hilus面に多くみられた．このことから大脳新皮質や海馬では，大脳基底核原基由来のGABA作動性神経細胞前駆細胞と，大脳皮質由来の興奮性神経細胞を生み出す神経前駆細胞が常に混在していると考えられる（図3-2）．GABA作動性神経細胞前駆細胞は，*in vitro*では脱分化して神経幹細胞と見なされるような挙動をとるとき

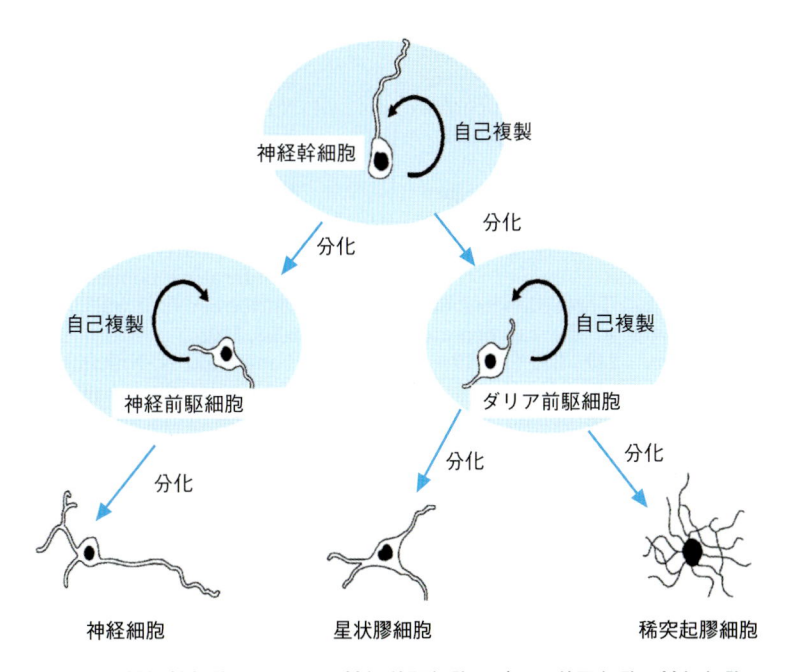

図 3-3 神経幹細胞より生じる神経前駆細胞，グリア前駆細胞，神経細胞，グリア細胞の関係を示す模式図
星状膠細胞を生み出す前駆細胞と稀突起膠細胞を生み出す前駆細胞は，別々の細胞であるが，ここでは省略した．

も，生み出す神経細胞の大半は GABA 作動性神経細胞になることは十分考えうる．GABA 作動性神経細胞前駆細胞は，in vivo では分裂能を保持した細胞であるが，すでに GAD 67 陽性で，in vitro での観察では分裂によっても GAD 67 陽性の細胞を生み出した．脳内では GAD 67 は，これまで調べたかぎりにおいて GABA 作動性神経細胞と GABA 作動性神経細胞前駆細胞の特異的分子であるので，GABA 作動性神経細胞前駆細胞は，それ自身と GABA 作動性神経細胞のみを生み出す細胞である可能性が高い．

これまで脳室帯外での神経細胞産生は，まだまだ例外的なものと考えられてきた．しかしその例外が次々と見つかるならば，脊椎動物の神経細胞産生のドグマは見直されて，生体内においても，「神経上皮細胞は神経前駆細胞とグリア前駆細胞を生み出し，神経前駆細胞には分裂することなく神経細胞に分化するものもあるが，増殖を続けて神経細胞を産生するものもある」とする必要性が出てくる（図3-3）．

近年の再生医学の進展は，世の大きな関心を集めている．神経系においてはすべての細胞種を生み出しうる神経幹細胞は魅力的である．しかし実際の成体の脳内に存在する細胞は，特定の神経細胞やグリアを産生する分化した前駆細胞で，培養条件下で脱分化して神経幹細胞的性質を示している可能性が高い．脳室下帯などに遊走した前駆細胞が，GABA 作動性顆粒細胞のみを生み出す細胞，興奮性顆粒細胞のみを生み出す細胞，稀突起膠細胞のみを生み出す細胞であるならば，それぞれの前駆細胞を脱分化させることなく培養増殖させれば，より魅力的な細胞となり，有効な活用法が広がるものと期待される．

参考文献

1) Altman J, Bayer SA：Migration and distribution of two populations of hippocampal granule cell precursors during the perinatal and postnatal periods. *J Comp Neurol* **301**：365-381, 1990
2) Fujita S：Kinetics of cellular proliferation. *Exp Cell Res* **28**：52-60, 1962
3) He W, Ingraham C, Rising L, et al：

Multipotent stem cells from the mouse basal forebrain contribute GABAergic neurons and oligodendrocytes to the cerebral cortex during embryogenesis. *J Neurosci* **21**：8854-8862, 2001
4) His W：Zur Geschichte des menschlichen Rückenmarks und der Nervenwurzeln. *Abh kgl sachs Ges Wissensch math phys Kl* **13**：479-513, 1887
5) Kosaka T, Hama K：Three-dimensional structure of astrocytes in the rat dentate gyrus. *J Comp Neurol* **249**：242-260, 1986
6) Letinic K, Zoncu R, Rakic P：Origin of GABAergic neurons in the human neocortex. *Nature* **417**：645-649, 2002
7) Miyata T, Kawaguchi A, Okano H, et al：Asymmetric inheritance of radial glial fibers by cortical neurons. *Neuron* **31**：727-741, 2001
8) Nakamura K, Nakamura K, Kometani K, et al：Progenitors of the neocortical GABAergic neurons：Their origin and proliferation in the parenchyma of the developing murine neocortex. 第25回日本分子生物学会総会要旨, pp. 914, 2002
9) Noctor SC, Flint AC, Weissman TA, et al：Neurons derived from radial glial cells establish radial units in neocortex. *Nature* **409**：714-720, 2001
10) Takahashi T, Nowakowski RS, Caviness VS Jr：Early ontogeny of the secondary proliferative population of the embryonic murine cerebral wall. *J Neurosci* **15**：6058-6068, 1995
11) Tamamaki N, Nakamura K, Okamoto K, et al：Radial glia is a progenitor of neocortical neurons in the developing cerebral cortex. *Neurosci Res* **41**：51-60, 2001
12) Tamamaki N：Radial glias and radial fibers：What is the function of radial fibers? *Anat Sci Int* **77**：2-11, 2002
13) Tarabykin V, Stoykova A, Usman N, et al：Cortical upper layer neurons derive from the subventricular zone as indicated by Svet 1 gene expression. *Development* **128**：1983-1993, 2001

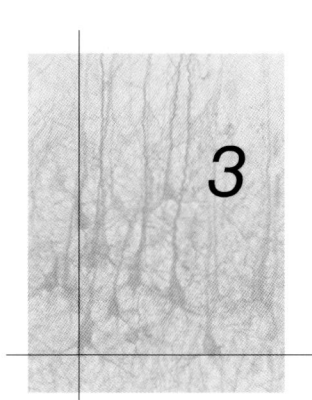

3 神経幹細胞からのニューロン，グリア細胞への分化

徳永暁憲　岡野栄之

脊椎動物の中枢神経系は，ニューロン，アストロサイト，オリゴデンドロサイトからなる多様な細胞群より構成され，その生体での機能からニューロンとそれを支持するグリア細胞（アストロサイト，オリゴデンドロサイト）とに大別される．幹細胞から派生する細胞の性質は中枢神経内の部位と発生時期によって実に多様であるが，長らくその多様性獲得の機構は謎であった．今日では，神経幹細胞の存在が示されたこと，またその選択的培養が可能になったことで，詳細な細胞系譜の解析が進められている．現在，神経系の多様性獲得の機構が細胞外液性因子，細胞間相互作用および内的因子に依存した細胞内制御との統合的な調節機能によって行われていることが明らかにされつつある．本節では神経幹細胞からニューロン，グリアへの分化制御機構について，その多様性の獲得機構を中心に概説したい．

中枢神経系における領域特異性

脊椎動物の中枢神経系のニューロンには多くのサブタイプが存在しており，これらは領域特異性といったものに規定されて発生するものが多い．中枢神経系の発生は，オーガナイザー領域（原始結節 primitive node）に由来する分泌性神経誘導因子（noggin, chordin など）が外胚葉に働きかけ，神経上皮細胞からなる神経板 neural plate が誘導されることに始まる．神経板はその後，外側縁が隆起し，やがて互いに正中に近付き神経管 neural tube を形成し，そしてその各部が前後軸に沿った特異的な形態形成を行い，前脳，中脳，菱脳，脊髄という解剖学的区分に至る．この前後軸に沿った分節状構造の形成は2種類の異なる神経誘導活性によるというモデルが提唱されている[1]．まずアクチベーターとよばれる「前方化シグナル」により，外胚葉の予定神経領域が前部神経組織に誘導され，続いてトランスフォーマーとよばれる「後方化シグナル」が作用して，後部神経組織を誘導するというものである．現在，多くの遺伝子の発現パターンおよび機能解析がなされ，Otx 2, Um 1, Hex などの因子が前方領域の発生に重要であることも報告されており[2]，2次，3次のオーガナイザーの実体が明らかにされつつある．また背腹軸に沿った位置情報においても sonic hedgehog(Shh), BMP に代表される分泌性因子により規定されていることが知られている．このように誘導因子の濃度勾配により前後軸，背腹軸に沿った領域特異性が早期から確立され，特定の系譜へと分化していくものと考えられる．

神経幹細胞の分離同定

先述のように特定の領域より性質の異なる細胞が産み出されるわけだが，これらは同一領域内の微小環境において幹細胞から派生するものと考えられている．その多様性の獲得に関わる因子の働きを解明するには，個体レベルでは遺伝子導入やノックアウトマウスの作製といった作業を要し，

詳細な細胞系譜を追うことは困難であり，まずは細胞レベルでの解析が有効となる．1990年代になってニューロン，グリアへの詳細な分化制御の研究が飛躍的に進歩した背景には，神経幹細胞の発見およびその選択的培養法の確立があげられる．

この選択的培養法は，神経幹細胞の自己複製因子である上皮細胞増殖因子EGFまたは塩基性線維芽細胞増殖因子FGF2の存在下で細胞を浮遊培養するもので，Neurosphere法[3]とよばれる．このNeurosphere法により胎生期および成体の脳室周囲の細胞を培養すると，単一の神経幹細胞に由来した球形の細胞塊neurosphereが選択的に形成される．この技術の開発により神経幹細胞をneurosphere initiating cell（NS-IC）として実験的に定義することが可能となった．neurosphereは継代可能（自己複製能）であり，また増殖因子を除き接着性のプレートに移すことでニューロン，アストロサイト，オリゴデンドロサイトへ分化誘導できることから（多分化能），神経幹細胞を内包することが示され，これまでに多くの因子について解析がなされている．しかしneurosphereは幹細胞のみから形成されているわけではなく，前駆細胞も含んでいるため，選択的培養法であるとはいえ神経幹細胞の完全な分離同定には至っていない．現時点では幹細胞および前駆細胞を見分ける特異的なマーカーが発見されておらず，より特異的なマーカーの開発が重要な課題となっている．

われわれの研究室では神経幹細胞の同定および性状解析を行っており，神経幹細胞のマーカーとして中間系フィラメントであるネスチン[4]と，われわれが同定したRNA結合性蛋白質であるMusashi1を利用している[5,6]．neuroshpere法で調整した細胞の多くは，ネスチン，Musashi1二重陽性であり，これらのマーカーは神経幹細胞および神経系前駆細胞を同定するためにはきわめて有効である．われわれは神経幹細胞/神経前駆細胞で発現するNestin遺伝子のプロモーター制御下で蛍光分子EGFP（Enhanced Green Fluorescent Protein）を発現するトランスジェニックマウスを作製し，FACSでのソーティングを用いた神経幹細胞の効率よい濃縮法を開発している．今後はさらに選択的マーカーを組み合わせることで神経幹細胞を同定できる可能性があり，現在精力的にその探索が行われている．神経分化の研究の流れは造血系のそれと似通った点が多く，今後さらなるマーカーの開発による細胞系譜の細分化が予想される（図3-4）．

神経幹細胞の運命決定機構

1 細胞外液性因子

神経系において，分化制御に働く細胞外液性因子が数多く報告されている．ニューロン，グリアから分泌される神経栄養因子や増殖因子がその主なものであり，先述した領域特異性および同一領域内の微小環境においてそれらの液性因子は重要な役割を担っている．

神経幹細胞をグリアの培養上清を用いて低密度で培養する単層培養法[7]を用いることで，個々の細胞の分化系譜を解析でき，その運命決定に関与する因子を同定することが可能となっている[8]．ラット胎児の海馬由来の神経幹細胞からの分化誘導に関与する細胞外性の液性因子の役割について解析がなされ，CNTFがアストロサイトへ，また甲状腺ホルモンT3がオリゴデンドロサイトへの分化を促すことが明らかにされている（図3-5）[9]．またこのような in vitro での神経幹細胞の培養により，異なる領域より分離した幹細胞からは産生される細胞が異なることが報告されており，領域特異性を支持するデータも得られている．マウス終脳線条体から選択的培養を行った幹細胞は，通常の分化条件では多くがGABA作動性ニューロンとなるが，一方，海馬や大脳皮質より培養した幹細胞からは初めにグルタミン作動性ニューロンが多く産生される（Shimazakiら，未発表データ）．これは領域および時間的な特異性をすでに幹細胞が獲得しており，そこから派生する細胞の性質がその特異性に依存していることを示

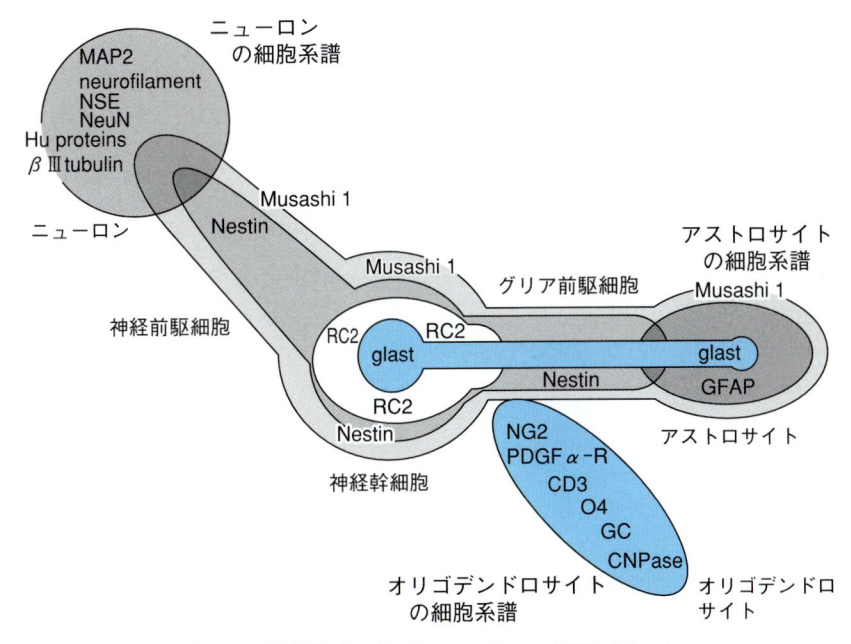

図 3-4 神経分化におけるマーカーの発現パターン

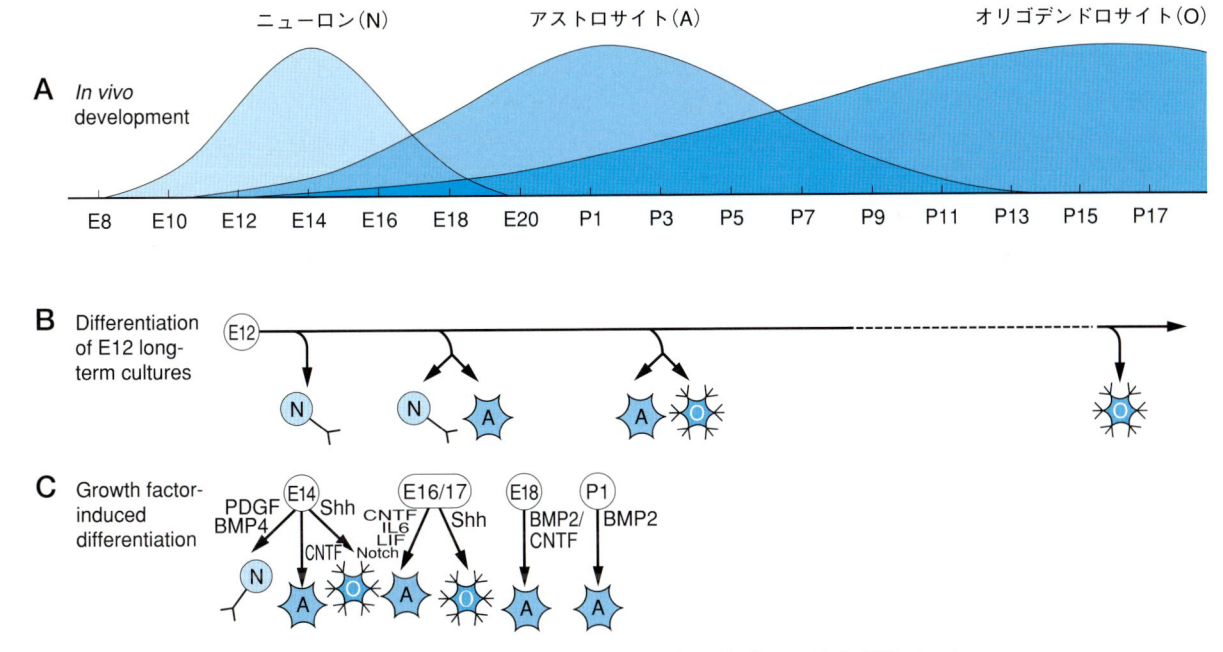

図 3-5 哺乳類神経系のニューロン，グリア細胞への分化系譜（Rat）

A：neurogenesis は E 14，astrocytogenesis は P 2，oligodendrocytogenesis は P 14 において最も盛んに起こっている．
B：*in vitro* での初代培養系（E 12 由来）においても，*in vivo* での分化様式と相関がみられ，まず neuron が，次に astrocyto，最後に oligodendrocyto が分化してくる．
C：各種誘導因子によるニューロン，グリアへの分化誘導

唆している．しかし一方でドーパミンニューロンが誘導される中脳腹側領域の細胞からneurosphereを形成させ培養を行っても，通常の分化条件では効率よくドーパミンニューロンを分化誘導することはできない．これは特定の細胞においては最終分化まで誘導するためには特殊な因子が必要であることを意味しており，最近そのような活性をもつ因子の存在も示されつつある．将来的にこのような決定因子の実体が明らかにされていくことが，さまざまな神経細胞の分化制御機構を明らかにするうえで必要であろう．

胎生期の神経系ではさまざまなサイトカインが存在しており，それぞれのシグナルは単一のカスケードをもつだけではなく，互いにクロストークすることでより複雑に細胞系譜を制御するという事実も示され始めている[10]．Tagaらの研究グループはIL6ファミリーとBMPファミリーという異なるサイトカインによる複合的な分化制御を検討している[11]．IL6ファミリーサイトカインに属するleukemia inhibitory factor（LIF）は，膜受容体であるgp130分子を介して，細胞内領域に結合しているチロシンキナーゼであるJAKキナーゼを活性化する．それにより転写因子であるSTAT3がリン酸化を受け活性化され，活性化されたSTAT3がホモ二量体となり核へ移行し，標的遺伝子の発現を制御する．LIFはneurosphereの培養系に添加すると増殖速度が増加するとともに，分化誘導した際にはニューロンを産生する割合が増えることが報告されており，ES細胞に対する作用と同様に，神経幹細胞の未分化状態維持あるいは前駆細胞の増殖や生存を促進する作用があると推測される因子である．

一方，BMPファミリーサイトカインはセリン/スレオニン型膜受容体を介して，転写因子として働くSmadをリン酸化する．このようにして活性化されたSmadにより標的遺伝子の転写が開始される．中枢神経系においてBMP2，4，5，6，7はアストロサイトへの分化を促進し，また神経堤neural crestにおいてはBMP2がneuronへの分化を促進することが報告されており，BMPは基本的に神経系において分化促進因子として働いていると考えられる．

このような性質をもつ因子LIFとBMP2をマウス胎生14.5日目の神経上皮細胞の培養系に同時に添加した際に，アストロサイトのマーカーであるGFAPの発現が強力に誘導されることが示された．このGFAP遺伝子のプロモーター上にはSTAT3およびSmadのDNA結合配列が見出されており，サイトカインにより活性化されたSTAT3とSmadはコアベクチベーターであるCBPと複合体を形成し，GFAPの転写を直接的に誘導することが確認された．しかしながらこのクロストークが本当に神経幹細胞からアストロサイトへの分化を決定しているのか，それともすでにアストロサイトへの分化を決定している細胞の終分化に作用しているのか，また単にGFAPの遺伝子発現に作用するだけのものなのかは不明であり，今後の課題であろう．

また神経系において胎生期には主にニューロンが，そして生後にはグリアが産生されてくるのだが，発生初期の神経幹細胞においてはGFAPのSTAT3の結合領域がメチル化されており，発現が抑えられていることが明らかとなっており，このように同じシグナルを受けても細胞内環境の差により異なる運命を辿る可能性も示唆されており，非常に興味深い．

またShhはbFGFに支持される神経幹細胞の増殖を促し，かつニューロン，オリゴデンドロサイトへ分化を誘導することが示されている．Shhによるオリゴデンドロサイト分化促進作用は，BMP2のアストロサイトへの分化シグナルを抑制することによる間接的な作用であることも報告されており[12]，このようにLIF/BMP，BMP/Shhといった全く異なったシグナルのクロストークの今後のさらなる解明が期待される．

*In vivo*での神経幹細胞の分化調節におけるこれら液性因子の詳細な働きは未だ不明な点も多く残されている．これらの液性因子が神経幹細胞の運命決定において誘導的(instructive)に働いているのか，それともstochasticに決まった運命において選択的(selective)に生存を促しているのか，今後の重要な研究課題の一つである．

■「Sonic hedgehog」の名の由来

　発生初期の sonic hedgehog（shh）の役割について，世界中でいくつものグループがしのぎを削っていた 1993 年．ボストン・ローガン空港へ向かう車の中で Harvard 大学 Cliff Tabin は，自分の論文[1]が雑誌 Cell へ掲載されることが決まって安堵の念に浸っていた．大学からローガン空港までのハンドルを握っていたのは，学生時代から仲のよい同僚の Constance L. Cepko. 車中，Cliff はショウジョウバエの hedgehog と構造が似ている哺乳動物ホモローグ shh が，四肢（limb bud）の形成において果たす役割について得意げに話していた．空港へ抜けるキャラハン・トンネルを出るや否や，Connie が大きな声を上げた．「Cliff 見て！　あなたの論文，日本のゲームにパクられてる（pinched）わよ！」．空港に通じるフリーウェイ沿いの大きな看板が目に飛び込んできた．ゲームソフト会社 SEGA 社の「Sonic the hedgehog（ソニック・ザ・ヘッジホッグ）」の巨大な看板だった．それは世界最速の超音速ハリネズミ．自由奔放な性格で，何者にも束縛されない．正義感が人一倍強く，困っている人を見ると放っておけないという優しさの持ち主である．発売以来，SEGA 社の中心的マスコットキャラクターの地位に君臨し続けていた．

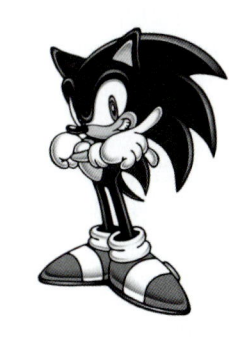

　そもそも hedgehog（ハリネズミ）の名前は，ショウジョウバエのミュータントの幼虫がハリネズミの様な突起をもっていることからつけられたものである．1993 年脊椎動物のホモローグが 3 つ見つかって，それぞれ sonic hedgehog（shh），indian hedgehog（ihh），desert hedgehog（dhh）と名づけられた．ゲームソフトの発売が 1991 年なので，「パクった」のは研究者の方だった．ちなみに Cliff の論文[1]には「after the Sega computer game cartoon character」と記されている．

©SONICTEAM/SEGA

文献
1) Riddle RD, Johnson RL, Laufer E et al：Sonic hedgehog mediates the polarizing activity of the ZPA. *Cell* **75**：1401-1416, 1993

（国立精神・神経センター　神経研究所　代謝研究部　赤澤智宏）

2　細胞間相互作用——Notch シグナル

　多分化能と自己複製能をもつ単一の細胞から形成される neurosphere は，制限された分化能力をもつ中間の前駆細胞を経てニューロン，アストロサイト，オリゴデンドロサイトへと分化しうる．これは誘導因子以外にも巧妙な多様性獲得機構が働いていることに起因しており，その一つに Notch シグナルに代表される細胞間相互作用が関与している．神経発生に関与する遺伝子群の機能解析はショウジョウバエや線虫を用いた解析が先行しており，哺乳類の神経系の分化制御機構は，これらの研究により明らかになったシグナルや遺伝子産物の相同因子を利用して研究が進められてきた経緯がある[13]．

　Notch は細胞間相互作用により機能する膜貫通蛋白質であり，多くの場合，細胞分化を負に制御して未分化の状態で増殖するのに必要とされる．分化を始めた細胞表面には Notch のリガンドである Delta がより強く発現し，そのシグナルの相対的な強さによって，その周囲の細胞で発現する Notch を優位に活性化し，分化抑制に働いてい

る（側方抑制）．Notchは活性化されるとその細胞内領域が切り出され，核移行シグナルにより細胞質から核に移行し，核内でDNA結合蛋白であるCSL/RBP-J（J-recombination signal sequence binding protein）と複合体を形成してNotchシグナルの下流にあるbHLH（basic helix-loop-helix）型転写抑制因子Hes1, Hes5遺伝子の転写を活性化する．このHes1, Hes5が神経幹細胞の運命決定に重要な役割を果たすことはノックアウトマウスの解析などから明らかとなっており[14]，ニューロンへの分化促進や幹細胞の自己複製能の低下が報告されている[15]．これはHesが神経分化因子であるMash1, Math1, Neurogeninなどの発現および転写活性を阻害することで，幹細胞/前駆細胞の維持に貢献していると考えられる．

このようにNotchシグナルは分化抑制に働いているのだが，最近の報告ではNotchシグナルが積極的にグリア細胞（Radial glia, アストロサイト，ミューラーグリア，シュワン細胞）への分化を促すことも報告されている[16]〜[19]．

一つにはフィッシェル（Fishell G）らによりマウス胎児前脳にウイルスを用いて活性型のNotchを導入すると，radial gliaになることが報告されている．radial gliaとは，発生初期において脳室壁から表層へ突起を伸ばし，ニューロンが皮質に向かって移動する際のガイダンスに働くと考えられている細胞であるが，radial gliaに関しては，それ自体が幹細胞であるとする学説と，ニューロンの移動後に突起を縮めてアストロサイトへと分化するという説などがあり，この細胞の詳細な分化様式は未だ不明な点が残っている．

最近ではradial gliaからニューロンが産生されることが報告され，radial gliaが神経幹細胞の一種であるとする説が優勢になっている．Miyataら[20]によりradial gliaの突起が非対称性分裂により生み出されたニューロンへそのまま受け渡されることが示され，radial gliaからニューロンへ分化する直接的な証拠も示されている．そのため，この系においてはNotchシグナルはグリア細胞への誘導というよりは，未分化維持に働いたものとも考えられる．しかし一方では，恒常的活性型のNotch1, Notch3を神経幹細胞株において強制発現させると，それぞれGFAP遺伝子の発現を誘導し，アストロサイトへ分化することも報告されており，Notchシグナルは細胞の環境や誘導時期の違いによっては，未分化の維持だけでなくグリア細胞の分化を押し進めることが示唆される．

このような相違を理解するためには，領域および時間的な特異性を獲得している神経幹細胞のより厳密な性状解析が必要であろう．またNotchによるアストロサイトへの分化誘導に関して，興味深いことにGFAP遺伝子のプロモーターにはRBP-Jκ/CSLの結合配列が存在しており，NotchによるGFAP遺伝子の発現誘導は直接的な作用によることが報告されている．NotchシグナルがGFAPの遺伝子発現に作用するだけのものなのか，本当にアストロサイトへの分化を決定しているのか現時点では不明であるが，先述のSTATおよびNotchシグナルの働きを理解するうえでも，今後の重要な研究課題であろう．

その他の系として網膜においてミューラー細胞の分化にNotchシグナルが正に働いていることが報告されている．網膜は神経節細胞，水平細胞，光受容体細胞（錐体細胞），アマクリン細胞，光受容体細胞（桿体細胞），双極細胞といったニューロンとミューラー細胞というグリア細胞の層構造により構成され，これらの細胞は幹細胞より上記の順番で産生されてくる．早期に分化した前駆細胞にはDeltaの強い発現がみられ，周囲の細胞の分化を抑制しつつ，その時点で存在している誘導性シグナルにより順次ある細胞へと分化していき，後期に出現してくる細胞種（双極細胞，ミューラー細胞など）の分化は早期には抑制され，統制のとれた細胞系譜による複雑な層構造が形成されると推測されている．

このように以前からNotchシグナルのリガンド分子であるDeltaが特定の時期に働いていることが，詳細な発現パターンと強制発現による解析から明らかにされていたが[21]，Furukawaらにより，レトロウイルスを用いて活性型のNotchを導入すると，その細胞はミューラー細胞になることが示された．また自律神経，感覚神経，シュワン細

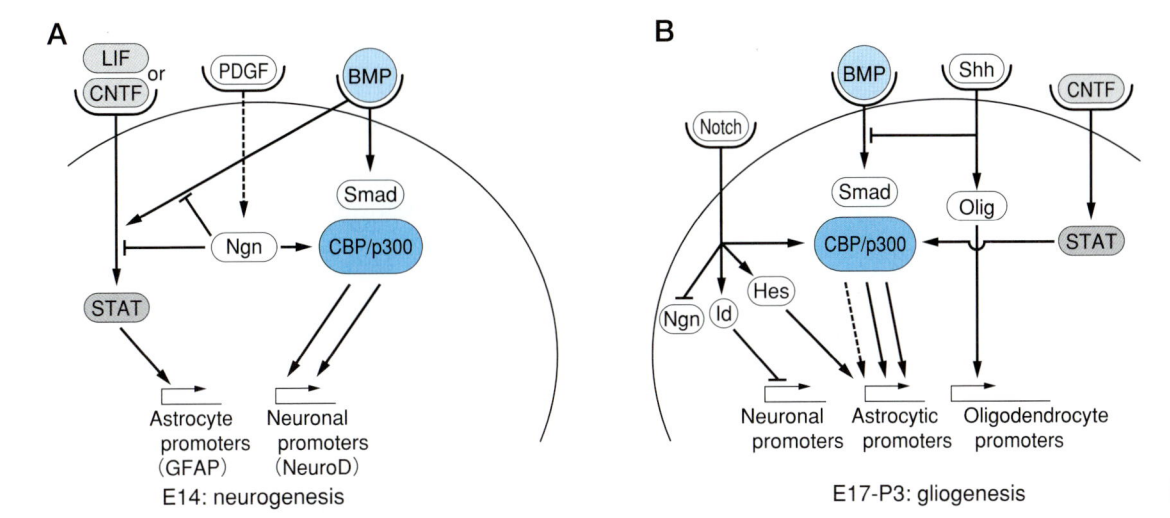

図 3-6 細胞外因子と転写因子による段階的なニューロン，グリアへの分化制御
A：E 14 (neurogenesis) が高頻度で起こっている時期では，Ngn が発現している．Ngn 1 は CBP-Smad 1 複合体を STAT 1/3 から競合的に奪い，また STAT 1/3 のリン酸化による転写活性を抑制することでグリアへの分化を抑制する．一方で Ngn は E-box を介した転写活性によりニューロンへの分化を促進する．
B：E 17-P 1 (Ngn) の発現が低下し，その結果 STAT/CBP/Smad 複合体が形成され，アストロサイトへの分化が誘導され，また Shh シグナルによる Olig 遺伝子の発現により，オリゴデンドロサイトへの分化が誘導される．
(Claire MS ら，2002[10] より改変引用)

胞などの末梢神経系を構成する神経堤細胞においては Notch シグナルがグリア細胞であるシュワン細胞への分化を促進することが報告されている[22]．このように Notch シグナルは環境によっては未分化の維持だけでなくグリア細胞の分化をおし進めることが示され，Notch シグナルが神経系の運命決定に関して重要な役割を担うことが明らかとなっている．この二元的な制御機構に関しては今後の詳細な解析が期待される．

3 転写因子によるニューロン，グリアへの分化制御

bHLH 型転写因子である Mash 1，Neurogenin は，それぞれショウジョウバエの proneural 遺伝子である achaete scute，atonal に相同性を示す因子で，いずれも神経幹細胞からニューロンへの分化を促進するとともに，グリアへの分化を抑制する作用を有することが示されている．特に Neurogenin 1 (Ngn 1) に関しては，ニューロン分化促進作用とグリア分化抑制作用には異なる機構が存在することが明らかになってきている[23]．Ngn 1 のニューロンへの分化促進作用は，標的遺伝子のプロモーター領域に存在する E-box (CAXXTG) へ結合することで転写活性を促すことによるものだが，一方，グリア分化抑制作用は Ngn 1 の DNA 結合能を必要とせず，Ngn 1 が Smad および CBP と複合体を形成し，グリア分化に促進的に働く STAT 3/CBP/Smad 複合体の形成を競合的に阻害することで働くことが示された．また神経幹細胞において，STAT のリン酸化を阻害することも示されている (図 3-6)．BMP に関しては，アストロサイトに誘導する系とニューロンに誘導する系と一見矛盾する現象が知られていたが，このメカニズムが明らかにされたことで STAT，Ngn 1 の活性化，発現量の相対的な違いによるものではないかと予想される．このようなモデルを考えると，Ngn 1 の発現制御機構の解明はきわめて重要な研究課題といえるであろう．

また同じく bHLH 型転写因子である Olig 1，2 は Shh シグナルに依存した発現を示す転写因子であり，オリゴデンドロサイトへの分化に働くことが報告されている[24)25]．また Olig 遺伝子はオリゴデンドロサイトのみならず，発生初期にはモー

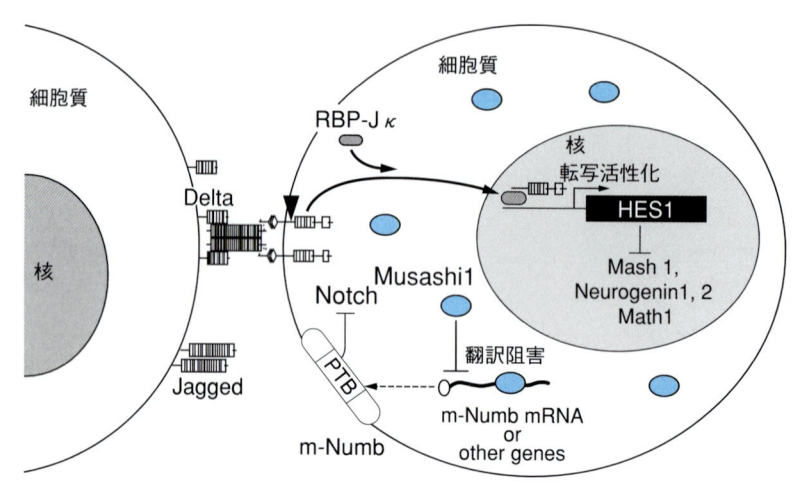

図 3-7　Notch シグナルの制御における哺乳類 Musashi 1 の機能モデル
Numb は隣接する細胞に発現している Notch リガンド（Delta, Jagged）による Notch シグナルの活性化を阻害する．Musashi 1 を発現する細胞においては，Musashi 1 が Numb の翻訳抑制を行い，Notch シグナルを増強させていると考えられる．
（Imai T, 2001[31]より改変引用）

ターニューロンへの分化にも働いており[26)27)]，その際には Olig 2 と Ngn 2 の共発現が認められる．また発生後期になると Ngn 2 の発現が低下し，Olig 2 および Nkx 2.2 を発現する細胞はオリゴデンドロサイトへと分化する．このように Olig/Ngn 2 による制御は段階的に機能すると考えられる．

4　非対称性分裂

神経幹細胞は，対称的にも非対称的にも分裂することが知られており，この非対称分裂もまた多様性獲得機構として働いている．対称分裂とは文字通り同じ 2 つの娘細胞ができる場合で，神経管を構成する神経上皮細胞の数が急激に増加するような時期にみられる（増殖性対称分裂）．一方，非対称性分裂は 1 つの細胞が分裂して異なる 2 つの娘細胞ができる場合であり，多分化能と自己複製能を両立させるために必要な分裂である．哺乳類中枢神経系においては，ニューロン産生が始まる時期に神経管の脳室壁周辺部位に存在する神経幹細胞（あるいは神経前駆細胞）が非対称性分裂を行い，神経幹細胞（神経前駆細胞）自身とニューロンを同時に産生する[28)]．この多様性の獲得において，初期には神経幹細胞を取り巻く微小環境[29)]，後期においては細胞自立的な因子[30)]が重要な役割を果たしている．興味深いことに哺乳類の前脳部分の神経管の分裂様式において，発生初期にみられる神経上皮細胞の増殖性対称性分裂は，細胞分裂表面（cleavage plane）は脳室壁に対して垂直方向であるのに対し，ニューロン産生期にみられる非対称性分裂においては，脳室壁に対して水平方向であることが示されている[28)]．しかし，その分裂方向を決定する制御機構は未だ不明である．

Numb は非対称性分裂に関与する因子の一つと考えられており，ショウジョウバエおよびニワトリにおいて非対称に分配され異なる細胞を産み出すのに貢献することが知られている．Numb は Notch シグナルの細胞内抑制因子でもあり，機能的には Numb が分配された細胞でのみ Notch シグナルが抑制されることで，ニューロンへの分化を促進することに貢献していると考えられている．この分子は細胞間相互作用である Notch シグナルと非対称性分裂とによる多様性獲得機構に働いており，その解析は 2 種の制御機構をつなぐ意味でも重要な研究課題である．

また岡野，徳永らが同定したRNA結合性蛋白質 Musashi 1 (Msi 1) が，Numbの発現レベルを調節することでNotchシグナルを増強することが明らかとなっており[31)32)]，ここに最近の知見を紹介したい．RNA結合蛋白質とはRNAに作用し，翻訳調節，pre-mRNAのスプライシング，mRNAの局所輸送といった転写後調節に働いている．近年の研究から，神経系においてもRNA結合蛋白質による転写後調節が細胞分化制御に利用されていることが明らかとなっている．Msi 1の発現は神経幹細胞のマーカーに利用されるように，胎生期マウスの神経管・脳室壁周辺に強く認められる．このことから細胞の未分化維持に関与していることが予測された．そこでMsi 1の結合配列を有す下流標的RNAを検索した結果，Numb遺伝子のmRNAの3'非翻訳領域にMsi 1結合配列が認められ，実際に結合することが確認された．Msi 1はNumbの発現を翻訳レベルで抑制することでNotchシグナルを増強作用し，神経幹細胞の未分化維持に寄与しているものと考えられる（図3-7）．

神経系細胞分化の分子機構解明における課題

近年の解析から，神経幹細胞は幅広い可能性をもった細胞であることがうかがえ，同時に適切な環境下に置かれることが特定のニューロン，グリア細胞に分化するうえで重要であるといえる．現在ではES細胞からも神経系の細胞を誘導することが可能となっており，ドパミンニューロン，モーターニューロンなどの特殊なニューロンへの誘導も行われている．ES細胞は遺伝子導入やジーンターゲッテングといった技術が用いられるため，今後より詳細な分子レベルでの解析が期待できる．生体内において共存するさまざまなシグナルの厳密なクロストークのうえに分化制御は成り立っており，これからの解析で重要となる点は，神経幹細胞の領域特異性の問題，および同一領域内での細胞外因子や細胞間相互作用，非対称性分裂といった複合的なシグナルによる多様性獲得機構の解明であり，今後，神経幹細胞の分化に関わる内的および外的因子についての生物学的な検討が一層望まれる．

引用文献

1) 橋本主税，Cho KWY：両生類における神経誘導と部域化—2シグナルによる説明の可能性．実験医学 **14**：1089-1094，1996
2) Ang SL, Conlon RA, Jin O, et al：Positive and negative signals from mesoderm regulate the expression of mouse Otx 2 in ectoderm explants. *Development* **120**：2979-2989, 1994
3) Shenn Q, Qian X, Capela A, et al：Stem cells in the embryonic cerebral cortex：Their role in histogenesis and patterning. *J Neurobilol* **36**：162-174, 1998
4) Lendahl U, Zimmerman LB, McKay RD：CNS stem cells express a new class of intermediate filament protein. *Cell* **60**：585-595, 1990
5) Sakakibara S, Imai T, Hamaguchi K et al：Mouse-Musashi-1：A neural RNA-binding protein highly enriched in the mammalian CNS stem cell. *Dev Biol* **176**：230-242, 1996
6) Kaneko Y, Sakakibara S, Imai T, et al：Musashi 1：An evolutionally conserved marker for CNS progenitor cells including neural stem cells. *Dev Neuroeci* **22**：138-152, 2000
7) Davis AA, Temple S：A self-renewing multipotential stem cell in embryonic rat cerebral cortex. *Nature* **372** (6503)：263-266, 1994
8) Reynolds BA, Tetzlaff W, Weiss S：A multipotent EGF-responsive striatal embryonic progenitor cell produces neurons and astrocytes. *J Neurosci* **12** (11)：4565-74, 1992
9) Johe KK, Hazel TG, Muller T, et al：Single factors direct the differentiation of stem cells from the fetal and adult central nervous system. *Gene Dev* **10**：3129-3140, 1996
10) Claire MS, Charles D Stiles：Molecular mechanisms controlling cortical gliogenesis. *Curr Opin Neurobiol* **12**：244-249, 2002
11) Nakashima K, Yanagisawa M, Arakawa H, et al：Synergistic signaling in fetal brain by STAT 3-Smad 1 complex bridged by p 300. *Science* **284**：479-482, 1999
12) Zhu G, Mehler MF, Zhao J, et al：Sonic hedgehog and BMP 2 exert opposing actions

on proliferation and differentiation of embryonic neural progenitor cells. *Dev Biol* **215**: 118-129, 1999

13) 岡野栄之, 岡部正隆, 中村由紀, 他: 神経前駆細胞/神経幹細胞の非対称性分裂の制御と細胞系譜の形成. 実験医学 **16**: 2198-2205, 1998

14) Ohtsuka T, Ishibashi M, Gradwohl G, et al: Hes 1 and Hes 5 as Notch effectors in mammalian neuronal differentiation. *EMBO J* **18**: 2196-2207, 1999

15) Nakamura Y, Sakakibara S, Miyata T, et al: The bHLH gene hes 1 as a repressor of the neuronal commitment of CNS stem cells. *J Neurosci* **20**: 283-293, 2000

16) Tanigaki K, Nogaki F, Takahashi J, et al: Notch 1 and Notch 3 instructively restrict bFGF-responsive multipotent neural progenitor cells to an astroglial fate. *Neuron* **29**: 45-55 2001

17) Gaiano N, Nye JS, Fishell G: Radial glial identity is promoted by Notch 1 signaling in the Murine forebrain. *Neuron* **26**: 395-404, 2000

18) Morrison SJ, Perez SE, Qiao Z, et al: Transient notch activation initiates an irreversible switch from neurogenesis to gliogenesis by neural crest stem cells. Cell **101**: 499-510, 2000

19) Furukawa T, Mukherjee S, Bao ZZ, et al: rax, Hes 1, and notch 1 promote the formation of Müller glia by postnatal retinal progenitor cells. *Neuron* **26**: 383-394, 2000

20) Miyata T, Kawaguchi A, Okano H, et al: Asymmetric inheritance of radial glial fibers by cortical neurons. *Neuron* **31**: 727-741, 2001

21) Dorsky RI, Chang WS, Rapaport DH, et al: Regulation of neuronal diversity in the Xenopus retina by Delta signalling. *Nature* **385**: 67-70, 1997

22) Anderson DJ: Cellular and molecular biology of neural crest cell lineage determination. *Trends Genet* **13**: 276-280, 1997

23) Sun Y, Nadal-Vicens M, Greenberg ME, et al: Neurogenin promotes neurogenesis and inhibits glial differentiation by independent mechanisms. *Cell* **104**: 365-76, 2001

24) Lu QR, Yuk D, Alberta JA, et al: Sonic hedgehog-regulated oligodendrocyte lineage genes encoding bHLH proteins in the mammalian central nervous system. *Neuron* **25**: 317-329, 2000

25) Zhou Q, Wang S, Anderson DJ: Identification of a novel family of oligodendrocyte lineage-specific basic helix-loop-helix transcription factors. *Neuron* **25**: 331-343, 2000

26) Mizuguchi R, Sugimori M, Takebayashi H, et al: Combinatorial roles of Olig 2 and Neurogenin 2 in the coordinated induction of pan-neuronal and subtype-specific properties of motorneurons. *Neuron* **31**: 757-771, 2001

27) Zhou Q, Anderson DJ: The bHLH transcription factors Olig 2 and Olig 1 couple neuronal and glial subtype specification. *Cell* **109**: 61-73, 2002

28) Chenn A, McConnell SK: Cleavage Orientation and the asymmetric inheritance of Notch 1 immunoreactivity in mammalian neurogenesis. *Cell* **82**: 631-641, 1995

29) McConnell SK, Kaznowski CE: Cell cycle dependence of laminar determination in developing cerebral cortex. *Science* **254** (5029): 282-285, 1991

30) Frantz GD, McConnell SK: Restriction of late cerebral cortical progenitors to an upper-layer Fate. *Neuron* **17**: 55-61, 1996

31) Imai T, Tokunaga A, Yoshida T, et al: The neural RNA-binding protein Musashi 1 translationally regulates mammalian numb gene expression by interacting with its mRNA. *Mol Cell Biol* **21**: 3888-3900, 2001

32) Okano H, Imai T, Okabe M: Musashi: A translational regulator of cell fate. *J Cell Sci* **115** (Pt 7): 1355-1359, 2002

4 神経細胞の移動

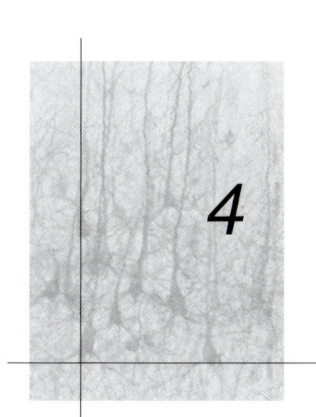

見学 美根子

　ヒトの脳を構成するニューロンは数千億個，グリア細胞はさらに一桁多いと概算されるが，それらはすべて，原基である神経板のせいぜい数千～数万個の神経上皮細胞が分裂を繰り返して生じた子孫である．もちろん，脳は無秩序に盛り上がった細胞塊ではなく，機能的に相関のある細胞どうしが集合し，層構造や神経核を形成して回路網としての効率を高めている．発生中最終分裂を終えたニューロンは，回路網内の正しい位置に到達するため，他の細胞や組織の壁をかいくぐって移動する．ニューロンの細胞移動の異常は，層構造の乱れや神経核の欠失による回路の配線ミスを招き，てんかんや精神遅滞，運動失調などさまざまな神経疾患を引き起こす．

　個々のニューロンはいつどこから移動してくるのか．何を道標に，どのような動力を使って移動するのか．本節では，永年神経発生学の中心的課題の1つであったこれらの問題の細胞・分子機構について解説する．

中枢神経系の発生とニューロンの細胞移動

　中枢神経系の発生は，基底膜上に一層に並んだ背側外胚葉上皮細胞が，神経誘導により肥厚して偽重層上皮の神経板に分化することから始まる．やがて神経板は背側正中線で陥没し，両側端が合わさると筒状に閉じて神経管に分化する（図3-8 A）．神経管内腔は脳室 ventricle，神経管外壁を包む基底膜は軟膜 pia mater と定義されるが，ニューロンは概して脳室壁に接する脳室帯 ventricular zone で生まれ，目的地へ移動する．ニューロンの移動方向は，神経管の放射軸上を動く放射移動 radial migration と，それと直角に脳室面から等距離の同心円柱面状を動く接線移動 tangential migration に大別することができる（図3-9 A）．脳の肥厚と発達は，ニューロンが脳室から軟膜方向へ放射移動することに主に依存する．

　まず大脳皮質の層形成におけるニューロンの移動を追うことにする．

1 神経上皮細胞は細胞周期に合わせて核移動する

　ニューロンとグリアの前駆細胞である神経上皮細胞は，神経管で活発に分裂し数を増やす．脳室帯で分裂した後，分裂間期には細胞は細長くなり，脳室に足場を残したまま軟膜側に移動してS期を迎え，再び下降して脳室帯で分裂するという細胞周期に連動した核の上下運動を繰り返す[1]．この移動を分裂間期核移動 interkinetic nuclear translocation とよぶ（図3-8 A）．神経上皮細胞の増殖により，神経管は径，厚みともに成長していく．

　早期の神経管では，2つの等価な前駆細胞を生む対称分裂が優勢だが，発生が進行すると非対称分裂が起こり，片方の細胞は分裂を止めニューロンに分化し，脳室帯を出てプレプレート preplate

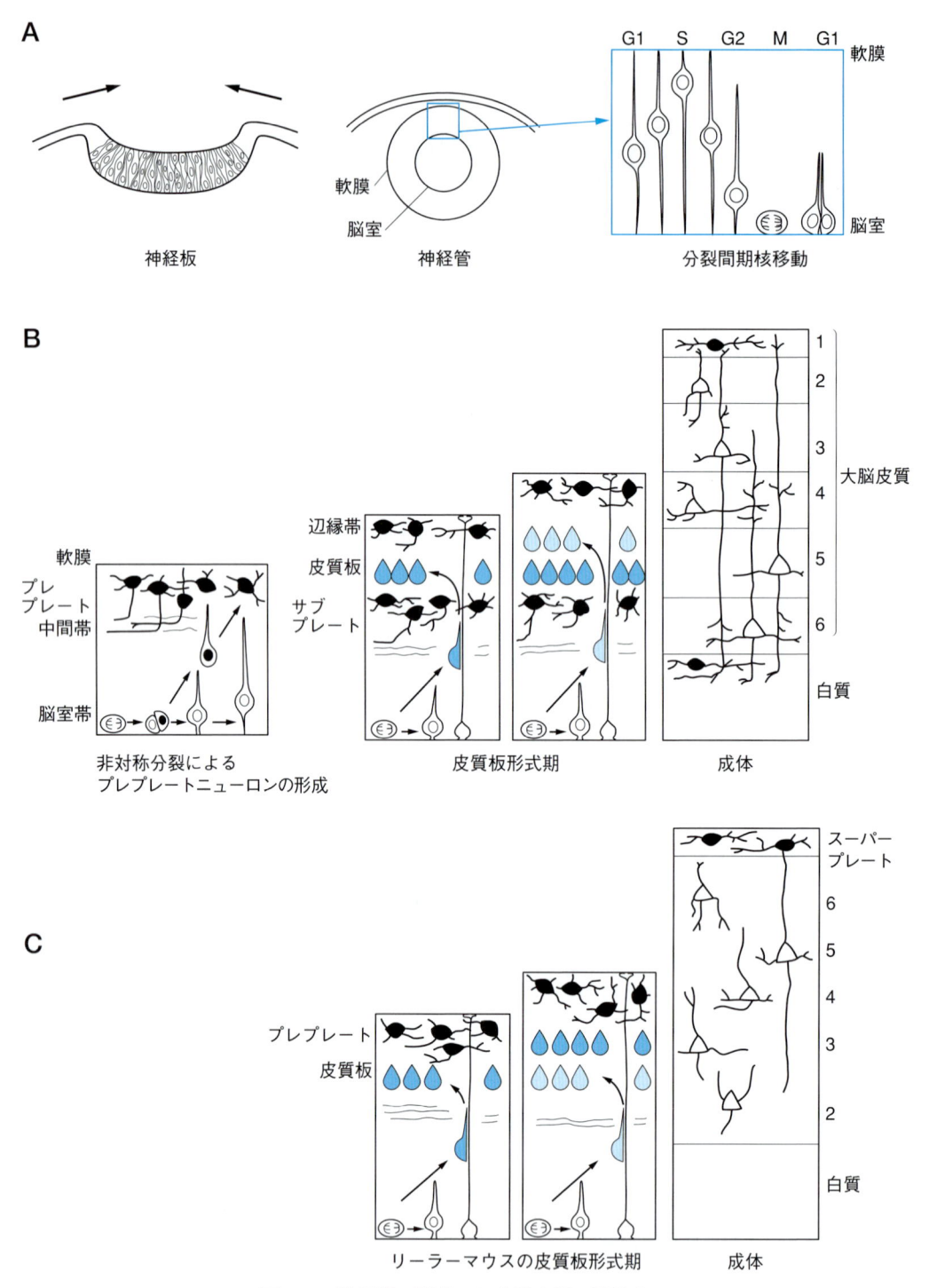

図 3-8 神経管の形成から大脳皮質の発達まで

A：神経板から神経管の形成．神経管では前駆細胞が分裂間期核移動をしながら分裂する（Fujita S, 1962[1]）より改変引用）．

B：非対称分裂で生じたニューロンは，脳室帯を出て軟膜との間にプレプレートを形成する．後に生まれたニューロンはプレプレートの間に移動して皮質板を形成する．さらに遅く生まれたニューロンは先行のニューロンを追い越して辺縁帯との間に重層する．この繰り返しで裏返しに並んだ6層の大脳皮質が完成する．

C：リーラーマウスでは放射移動するニューロンが前にいるニューロンを追い越せないため，層の逆転が起こる．

を形成する（図3-8 B）．プレプレートニューロンは脳室との間に軸索を発達させ，中間帯 intermediate zone を形成する．非対称分裂により生じたニューロンは，続々と軟膜側に放射移動してプレプレートに分け入り，後の大脳皮質となる皮質板 cortical plate を形成していく．皮質板の形成で二分されたプレプレートは，軟膜側を辺縁帯 marginal zone，脳室側をサブプレート subplate と定義されるが，いずれも後続のニューロンの移動や軸索走行をガイドする役目をもち，成体になるとわずかなニューロンを残して消失する[2]．

2 大脳皮質の層形成はニューロンの放射移動に依存する

哺乳動物の大脳皮質は，ニューロンの種類と入出力関係で6層に区分される．脳室帯を占める分裂中の前駆細胞をトリチウムチミジンで標識し，皮質の各層に移動した後でニューロンの誕生期を比較すると，辺縁帯に由来する第1層を除き，最も深い第6層のニューロンが一番早く生まれたもので，浅い層に行くほど若いニューロンが占めることがわかる．すなわち，後続のニューロンは先に皮質板に到達していたニューロンを通り越して辺縁帯の手前に配置し，先行のニューロンを順次脳室側に押し下げ，裏返し（inside-out）に層を形成していくと考えられる[3]（図3-8 B）．

脳室帯で生まれたニューロンがすべて放射移動するとしたら，同じ前駆細胞から生まれたニューロンは，放射軸上に各層をまたいで一列に並ぶことになる．大脳皮質は部域により機能の異なる領野に分かれているが，この場合同じ前駆細胞から生まれるニューロンはすべて同じ領野に属することになる．これを踏まえ，領野の違いはニューロンが生まれる脳室の位置ですでに決まっているとする protomap 説が提唱された[4]．しかし，胎生期に領野を入れ換える移植実験を行うと，移植片は移植された部域の領野の性質を獲得することが示され，protomap 説は全面的に正しいわけではないことが分かっている[5]．さらに神経前駆細胞を標識して同じ前駆細胞に由来するニューロンの行き先を追うと，放射軸上に並ぶだけでなく，あらゆる領野に散らばっており，ニューロンは放射移動だけでなく一部直角に接線移動もして，系譜の異なるニューロンどうしが混ざり合うことが示唆された[6]．脳切片の連続観察で，放射移動するニューロンが直角に方向転換し，接線移動する像もとらえられている．

3 大脳皮質抑制性ニューロンは，接線移動により基底核原基から供給される

脳室から放射移動して皮質に重層していくニューロンの大部分は，興奮性の錐体ニューロンに分化する．皮質ニューロンの10％あまりを占める抑制性介在ニューロンは，大脳皮質の脳室帯ではほとんど作られず，他の領域からの供給に頼っている．標識したニューロンを追跡した解剖学的解析に加え，終脳基底核の分化を司る Dlx 1, Dlx 2 遺伝子をノックアウトすると，大脳皮質の GABA 陽性抑制性ニューロンが大幅に減少することから，大脳皮質 GABA 陽性ニューロンの源は基底核原基であることが明らかになった[7,8]．GABA 陽性ニューロンは，大脳皮質の腹側にある基底核原基から背側へ，放射軸と直角に接線移動し，脳室帯と中間帯の間および皮質板の表面を通って，皮質内の目的地や一部は遠路海馬にまで到達する（図3-9 Bb）．

基底核原基は終脳前端の嗅球にも抑制性ニューロンを送っている．GABA 陽性の嗅球顆粒細胞と糸球体周囲細胞は，基底核原基の側脳室前端部の脳室下帯 subventricular zone で作られ，前方移動流 rostral migratory stream に乗って嗅球へ運ばれる[9]（図3-9 Ba）．この移動は放射軸とは直角であるため接線移動と括られるが，終脳の円周に沿って腹側から背側へ接線移動する皮質 GABA 陽性ニューロンの移動方向とも直交する．嗅球の抑制性ニューロンの産生は成体まで続き，嗅球へ移動中にも分裂が起こる．大脳皮質錐体ニューロンの放射移動と基底核由来の GABA 陽性ニューロンの接線移動を含め，通常移動は最終分裂を終えたニューロンで起こるのに対し，分裂

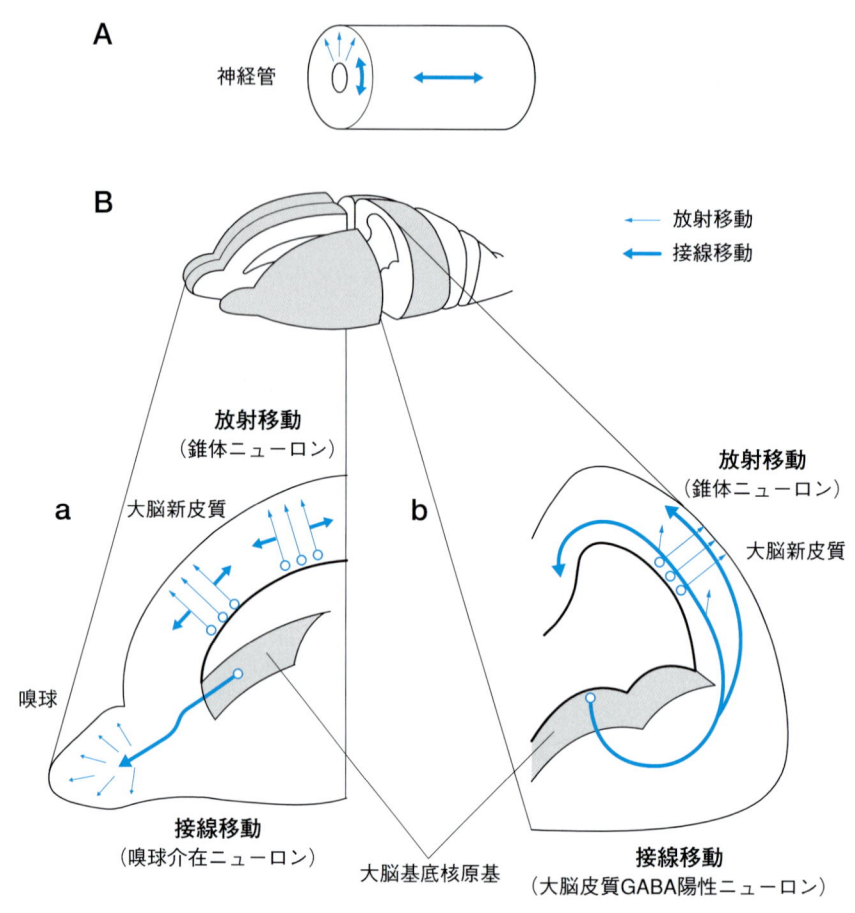

図 3-9　前脳におけるニューロンの接線移動
A：神経管の放射移動と接線移動の方向性
B：a；矢状断面．大脳基底核原基前側部の脳室下帯から嗅球への前方移動流
　　b；横断面．大脳基底核原基から新皮質へのGABA陽性ニューロンの接線移動

中の前駆細胞が移動するユニークなケースである．移動する細胞は数珠状に連なり連鎖移動 chain migration する．他に分裂能をもつ前駆細胞が連鎖移動する例として，以下に説明する小脳顆粒細胞の移動があげられる．

4　小脳顆粒細胞は，向きを変えながら連鎖移動，接線移動，放射移動を経験する

小脳皮質は軟膜側から分子層，プルキンエ細胞層，顆粒層の3層に分れ，出力細胞であるプルキンエ細胞と，顆粒層を満たす興奮性介在ニューロンの小脳顆粒細胞のほか，数種の抑制性介在ニューロンで構成される（図3-10）．小脳原基は，

菱脳唇 rhombic lip とよばれる第4脳室の背側に生じる切り込みの縁から発生する．顆粒細胞の前駆細胞は，菱脳唇から軟膜直下を中脳のある前方に連鎖移動して，軟膜直下に外顆粒層 external granule layer（EGL）とよばれる分裂層を形成する．分裂能をもつ細胞が連鎖移動する点で，嗅球の前方移動流と似通っている[10]．一方プルキンエ細胞は第4脳室側で分裂するため，初期の小脳皮質は，軟膜直下の外顆粒層と脳室帯との2つの分裂層に挟まれた形をしている．

外顆粒層を形成した顆粒細胞前駆細胞は，活発に分裂して顆粒細胞を産生する．顆粒細胞は，連鎖移動の経路とは直交する小脳左右軸方向の外周線に沿って細胞体の両極から双極性の軸索を伸ば

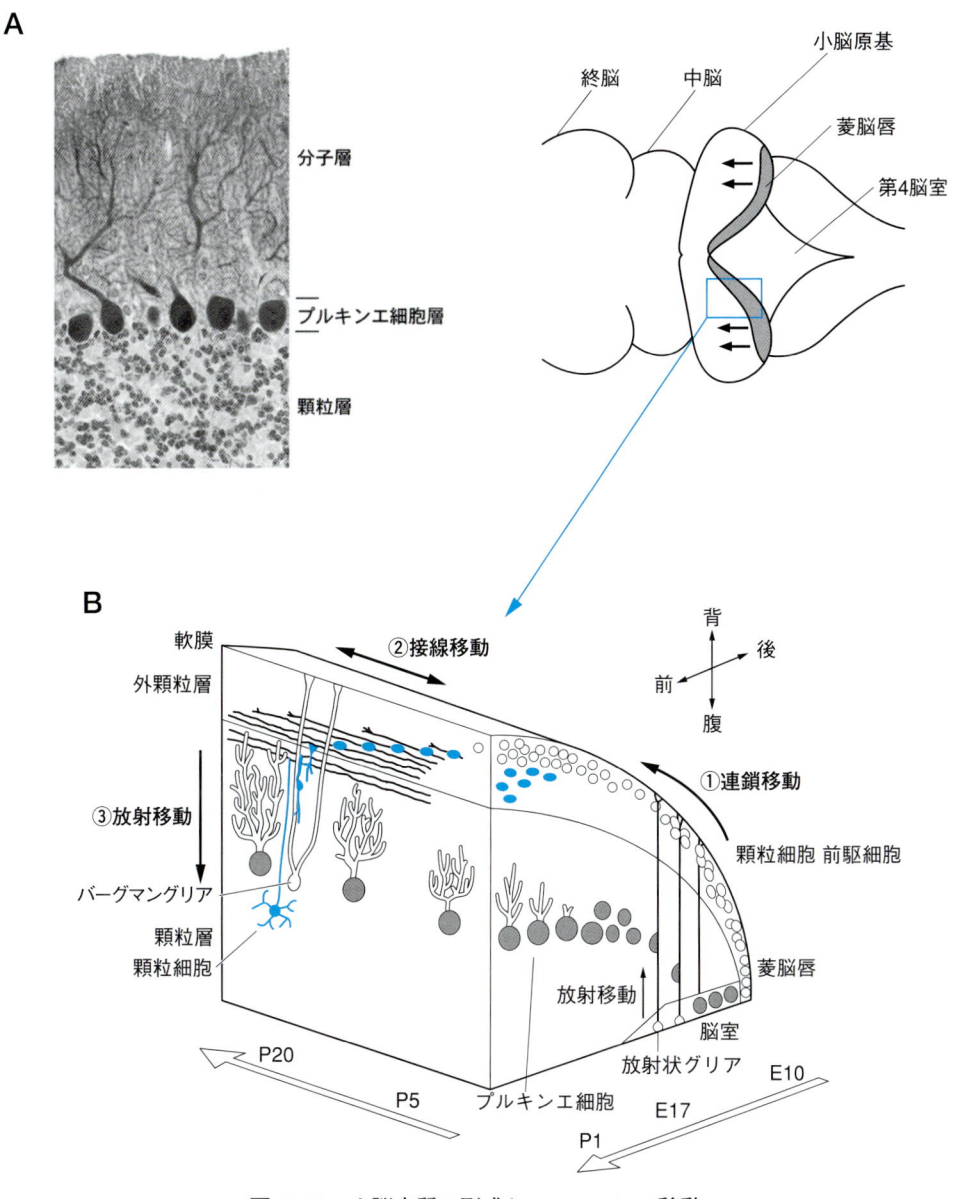

図 3-10 小脳皮質の形成とニューロンの移動
A：小脳皮質の細胞構築
B：小脳原基は第4脳室背側の菱脳唇から発生する．白抜き矢印は胎生（E）と生後（P）のおよその日齢を示す．プルキンエ細胞（●）は第4脳室面で誕生し，小脳実質を放射移動してプルキンエ細胞層を形成する．小脳顆粒細胞（前駆細胞は○，分裂後細胞は●）は，①菱脳唇から前方へ連鎖移動して外顆粒層を形成し，②外顆粒層で接線移動した後，③脳室に向かって内向きに放射移動して顆粒層へ到達する．（見学美根子，2002[12]）より改変引用）

し，この突起の中を接線移動する．さらに新たな先導突起を小脳内層に向け伸ばし，細胞体を90度回転させ，放射軸上を脳室方向へ移動する．顆粒細胞は，すでに逆向きに脳室から軟膜方向へ放射移動を終えているプルキンエ細胞と交差し，最終目的地の顆粒層に到達する．顆粒細胞が続々と移動し外顆粒層が枯渇して消失すると，小脳皮質の分子層，プルキンエ細胞層，顆粒層が完成する．

すなわち顆粒細胞の大規模な移動は，①菱脳唇から外顆粒層への連鎖移動，②外顆粒層での外周

に沿った接線移動，③外顆粒層から顆粒層への放射移動，という互いに直交する3つの位相に分けられる（図3-10 B）[11][12]．位相の転換の前後で顆粒細胞の形態も変化する．逆に，連鎖移動と放射移動はおのおの大脳，小脳など領域が違っても細胞形態に共通点が見出され，移動方式により共通の細胞機構が関与すると考えられる．

細胞移動のダイナミクスと分子機構

リンパ球など移動する細胞に共通して，典型的な細胞移動は大まかに3つのステップの繰り返しで起こる．第1に，進行方向へ先導突起 leading process が伸長する．このステップは主にアクチン骨格の制御に依存する．第2に，伸長した先導突起の中を滑るように核が追って移動する．核移動 nucleokinesis は微小管骨格の制御が要になる．最後に，核が移動して残された尾突起 trailing process が退縮すると，細胞全体が前に動いて元の形を取り戻す（図3-11 A）．ニューロンの移動はこのような典型例の他，先導突起が長く伸長し核移動をあまり伴わない場合，先導突起を形成せずニューロンに分化する前から所有していた突起の中を核移動のみ行う場合がある．また尾突起はしばしば退縮せず残されて軸索に分化する．

1 先導突起は物理的・化学的ガイダンスに従い伸長方向を決定する

伸長する先導突起の先端は，多くの場合拡張して成長円錐 growth cone を形成し，化学センサーとして環境を探査しながら進行方向を決定する．先端の糸状仮足 filopodia には道標となるガイダンス分子の受容体が発現しており，Rho ファミリー低分子量 GTP アーゼなどのシグナルを介してアクチン骨格を制御し，回避すべき方向から退縮し，進行方向へ展開していく[13]．先導突起の伸長には，ネトリン，エフリン，スリット，セマフォリンなどのガイダンス分子や，細胞接着因子 TAG 1，細胞外マトリクスのラミニンなどの軸索

ガイダンスと共通の分子が関与する．

中枢神経系ニューロンは，細胞や線維で隙間なく埋められた組織をかいくぐるため，既存のグリア突起や軸索をレールに先導突起を這わせ移動するケースが多い．前者をグリア親和性移動 gliophilic migration，後者をニューロン親和性移動 neurophilic migration とよぶ[14]．

初期の大脳の脳室帯で分裂する前駆細胞の多くは放射状グリア radial glia に分化し，文字通り放射軸に沿って軟膜に届く長い突起を伸ばしている．大脳皮質錐体ニューロンの少なくとも一部はグリア親和性移動し，放射状グリアに先導突起を絡ませるように伝って放射移動する．小脳皮質にもバーグマングリアとよばれる放射状グリアが存在し，顆粒細胞が外顆粒層から顆粒層へ内向きに放射移動するのをガイドすると考えられている．

グリア親和性の放射移動の場合，先導突起の伸長にはすぐ核移動が伴い，先導突起は一定の長さ以上にならないが，一部の接線移動では核移動よりも先導突起の伸長が大きく上回り，突起は長く伸びる．外顆粒層の顆粒細胞の接線移動や，小脳核ニューロンが背側から外周面を接線移動する場合がこのケースに当てはまる[10][15]．長く伸長した先導突起の多くは軸索に分化し，後続のニューロンはこの軸索をレールに用いてニューロン親和性移動する．

中間帯の軸索網を接線移動する大脳皮質 GABA 陽性ニューロンには，時として複数の先導突起が観察される（図3-11 B）．一方小脳顆粒細胞や嗅球介在ニューロンの前駆細胞の連鎖移動の場合，先導突起は形成されるが，グリア突起や軸索には依存しない[9][10]．

いずれの例でもニューロンの移動には先導突起の形成が不可欠であると考えられてきたが，先導突起に依らない，まったく新しい移動様式があることが近年明らかになった．大脳の放射状グリアは成体ではなくなるので，最終的に全てアストロサイトに分化すると考えられていたが，実は多くの放射状グリアがニューロンへ分化すること，すなわち放射状グリアは前駆細胞からニューロンへ分化する過程の中間形態であることがわかったの

■ マトリックス細胞のエレベータ運動

　初期神経管を構成する上皮性の幹細胞が細胞分裂に際して周期的な形態変化をし，核と核周囲（ペリカリオン）がエレベーターのゴンドラ様の上下運動をすることは形態学的な観察から推定されるようになり，Fujita S により Nature 誌（1960）に報告された．

　その後，トリチウムチミジンのオートラジオグラフによって，図に示すように，チミジン注射直後は S-ゾーン内の細胞核だけが標識されるが（黒い核で示されている），1～2 時間後には少数のものが中間ゾーン（I-ゾーン）の中に上昇してくるのが見られ，2～3 時間では脳室面直下のほとんどすべての分裂細胞核が標識をもつようになり，3 時間以後には中間ゾーンの細胞核の標識率が急速に増加して，トリチウム・チミジン連続標識後 4～5 時間もたつと M, I, S-ゾーン全体のすべての細胞（つまり原始神経上皮細胞の核のすべて）が一様に濃い標識をもつようになることが発見された（Fujita S, 1962）．ここで，この標識率の増加を時間軸に対してプロットしてみると，標識直後では 20～30 パーセントであったものが，直線的に増加してそのまま 100 パーセントに達することがわかった．

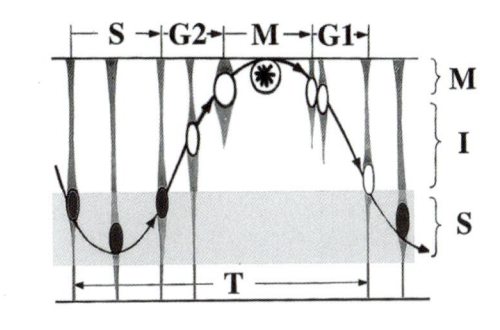

　この発見の意味するところは，次のようなものである．つまり，それまで 19 世紀末の解剖学者ヒスが主張し，ラキックらが放射状グリアという名でこの概念を継承してきたように，神経管の上皮に，"M-ゾーンにあって活発に増殖している球形細胞（ニューロンの母細胞であるヒスの胚芽細胞，ラキックらの脳室細胞）"と"I-，S-ゾーンの中で縦に長く伸びていてほとんど増殖しない双極性細胞（グリアの母細胞とされているヒスの海綿芽細胞，ラキックらの放射状グリア）"の 2 種類の細胞が独立に存在していると信じられていたが，実際はそうではなく，(1) S-ゾーンにいるすべての細胞核が時とともに I-ゾーンに移動し，さらに 1～2 時間も経つと M-ゾーンでの分裂細胞に変わり，それらは分裂後ふたたび深部に移動するというエレベーター運動を遂行している一種類の細胞のみから構成されている．また，(2) 初期神経管に関するかぎり，これらの原始神経上皮細胞は時間に関して一定の割合で DNA 合成相に流入し続ける均質（少なくとも細胞増殖動態に関するかぎり均質）な細胞集団を構成しており，しかも初期神経管にはこの細胞種以外の細胞は含まれていない．彼らは，これ以後，発生が進むにつれてすべての神経系細胞を分化する能力をもっているのであるから，神経系の胚性幹細胞であることは明らかだ．こうした理由から，この細胞種はマトリックス細胞（matrix cell, Fujita S 1963）とよばれるようになった．「マトリックス」とはラテン語で「母性の」とか「生み出す者」という形容詞であり，マトリックス細胞とは，「中枢神経系の未分化な胎児性の上皮性幹細胞で自己増殖能をもち，ニューロンを産生することができ，ニューロン産生の後にはすべてのグリア系細胞を分化しうる細胞」を意味しているのである．

参考文献
藤田哲也：脳の履歴書――幹細胞と私．岩波書店　2002．

((財) ルイ・パストゥール医学研究センター　藤田哲也)

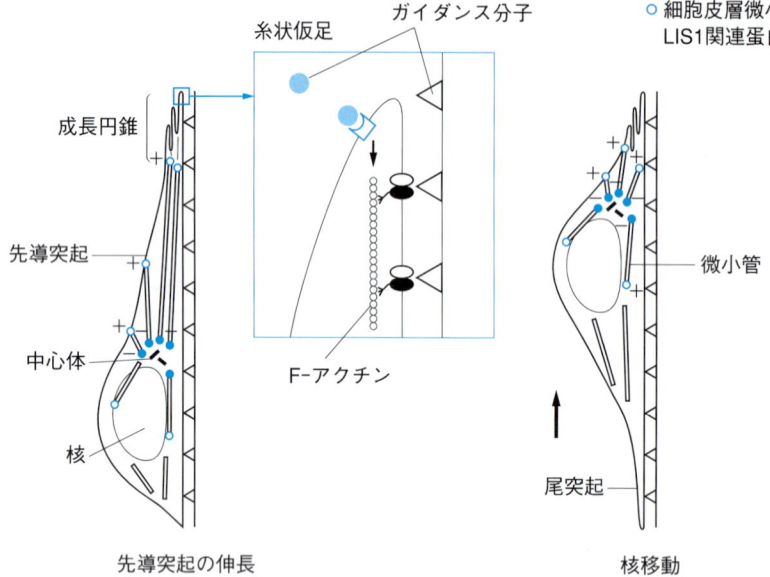

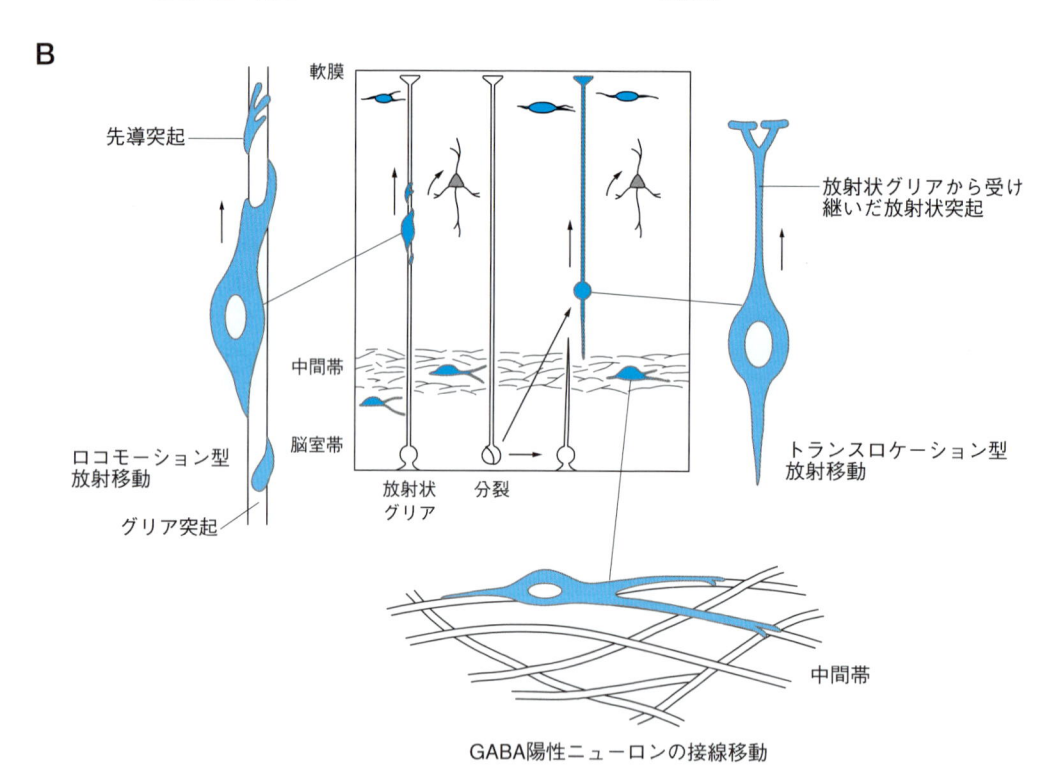

図 3-11 ニューロン移動の細胞機構

A：細胞移動はアクチン依存的な先導突起の伸展に，微小管依存的な核移動が続いて起こる（Feng Y ら，2001[27]より改変引用）．

B：大脳皮質のニューロンの移動．錐体ニューロンの放射移動は，軟膜に届く放射状グリアの突起を先導突起で伝って行くロコモーション型と，放射状グリアから分化したニューロンが突起を縮めながら核移動するトランスロケーション型がある．中間帯を接線移動する GABA 陽性ニューロンは，軸索網に複数の先導突起を這わせて進むとされる．

である[16)~18)]. 放射状グリアから分化したニューロンには軟膜に届く突起が残り, 新たな先導突起を作ってグリア親和性移動する代りに, この既存の放射状突起を縮めながら核を軟膜方向へ移動させていく. この移動様式を, 先導突起を伸縮させながらグリア親和性に放射移動するロコモーション locomotion と区別し, 細胞体（または核）トランスロケーション somal (nuclear) translocation と定義する（図3-11 B）.

2 核移動は先導突起内の微小管の伸縮に依存して起こる

先導突起の形成と伸長の機構は, 標的への軸索伸長と細胞移動とで共通点が多く, 両者の違いを決定付けるのは核移動の有無である.

ヒトの遺伝的疾患で精神遅延やてんかん症状を示すⅠ型脳回欠損 (type Ⅰ lissencephaly) では, 大脳皮質の6層の分離が不完全である. この原因遺伝子として同定された複数の分子は, いずれも放射移動する大脳皮質錐体ニューロンの核移動を制御することが明らかになっている. その一つ LIS 1 の真菌の相同分子は菌糸内の核移動に必須であり, 長い進化の過程で核移動の機構が保存されていることがわかる[19)]. LIS 1 は微小管モーター蛋白質のダイニンと結合し, 突起先端の微小管プラス端に集積するほか, 中心体（概して先導突起の根元に位置する）にも局在して γ-チューブリン, NudE 等複数の分子と相互作用し, 微小管の重合状態の調節に関与する. 中心体から先導突起先端に向かって並列する微小管が, LIS 1 の作用で伸縮するのに付随して, 核が先導突起側へ引き寄せられると考えられている[20)] (図3-11 A). Ⅰ型脳回欠損の別の原因遺伝子 Doublecortin もまた, 微小管に結合し重合状態の調節に関与するらしい.

3 層形成は中枢神経系特異的な第4の移動ステップである

先導突起の伸長, 核移動, 尾突起の退縮という3つのステップの繰り返しの後, ニューロンは回路網内の適切な位置に配置して移動を完了する. このステップは中枢神経系ニューロンの移動に特有な第4のステップと考えることもできる.

前述のように, 放射移動する大脳皮質錐体ニューロンは, 先行のニューロンを越えて浅い層に達し, 裏返しに配置する. リーラー reeler とよばれる突然変異マウスでは, 後続のニューロンが先行のニューロンを通り越すことができずに停滞し, 層構造がほぼ逆転する（図3-8 C）. リーラーの原因遺伝子産物リーリン Reelin は, プレプレートと辺縁帯のカハール-レチウス (Cajal-Retzius) 細胞に発現する分泌性蛋白質で, その受容体（VLDL受容体, ApoE 受容体 2 など）と細胞内シグナル伝達因子（Dab 1 など）は放射移動する錐体ニューロンに発現する. すなわち軟膜直下の辺縁帯からのリーリンシグナルが, 錐体ニューロンの放射移動の継続と停止を指令し配置を決定すると考えられる[21)]. なお VLDL 受容体と ApoE 受容体 2 の二重ノックアウト動物と Dab 1 の突然変異動物は, それぞれリーラーと同様の大脳皮質逆転層の表現型を示す.

Cdk 5 (cyclin dependent kinase 5) とその活性化物質 p 35 それぞれのノックアウト動物でも大脳皮質層形成の逆転が観察される. Cdk ファミリーは概して細胞周期の制御に関与するセリンスレオニンキナーゼであるが, Cdk 5 の活性は脳に特異的で, さまざまなニューロンの放射移動を調節する. Cdk 5 の基質は複数存在し, 移動から層形成までの複数のステップを制御すると考えられるが, 作用機序はまだ明らかでない[22)].

末梢神経系ニューロンの移動

末梢神経系ニューロンは, 神経板の両側を縁どる神経褶 neural fold に生じる神経冠（または神経堤; neural crest）細胞に由来する. 神経管が閉じる際, 背側にはみ出した神経冠細胞は, 脱上皮化してばらばらの間充織細胞になる（上皮-間充織変換; epithelial-mesenchymal transition）（図3-12

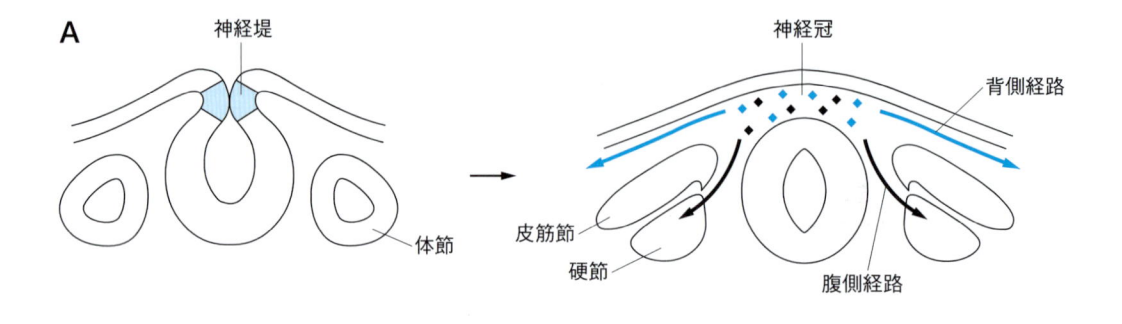

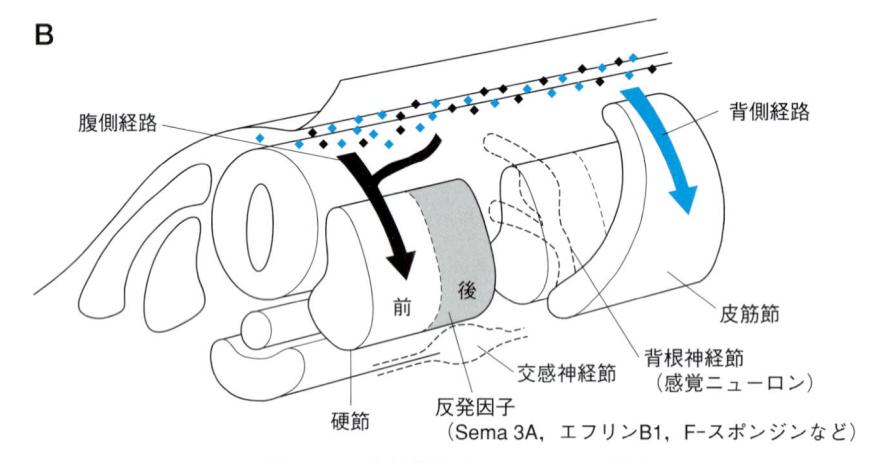

図 3-12　末梢神経系ニューロンの移動
A：神経堤から分化した神経冠細胞は，背側経路と腹側経路を通り体幹各部に移動する．
B：末梢神経系細胞は腹側経路の硬節前半を通る．
(Brown Mら，2001[33]より)

A)．神経冠細胞は目的地に移動後，末梢神経系細胞のほか，色素細胞，副腎髄質細胞，頭蓋骨の軟骨細胞など多様な細胞に分化する．

　体幹の神経冠細胞の移動経路は，背側表皮と体節（皮筋節）の間を通る背側経路 dorsal pathway と体節（硬節）中を通る腹側経路 ventral pathway の2つで，自律神経ニューロン，感覚ニューロン，シュワン細胞などの末梢神経系細胞の前駆細胞は腹側経路を通る（図 3-12 A, B）．一般に目的地の神経節までの移動距離が長く，細胞密度の高い脳組織に比べてむしろ細胞基質に富む経路を，軸索やグリア線維に依存することなく移動する．このため長い先導突起を形成せず繊維芽細胞様の形態で連鎖移動し，ガイダンス機構に依存度が高い．例えば腹側経路は前後軸に沿って並ぶ硬節の前半分に決まっているが，これは後半分にF-スポンジン，セマフォリンなどの接着性/拡散性の反発因子が発現するためである[23]~[25]．また腸管神経節ニューロンを作る神経冠細胞は，腸管間充織から分泌される GDNF を指標に移動すると考えられている[26]．

まとめ

　中枢神経系細胞は神経管脳室面で，末梢神経系細胞は神経冠から作られ，回路内の目的地へ移動する．中枢神経系の層形成は主に放射移動に依存し，他の領域で生まれたニューロンが接線移動で付加される．軸索やグリアを足場に先導突起がガイダンス分子を探査しながら進行方向へ伸長し，続いて核が突起内を移動する．放射状グリアがニューロンに分化する場合は，すでに目的地に到達している既存の突起を縮めながら核が動く．神

リーラーマウス，ヨタリマウスの臨床症状

　リーラーマウスは行動異常を起こす突然変異マウスとして報告され，大脳，海馬，小脳をはじめとして神経細胞の位置異常を特徴としている．小脳ではプルキンエ細胞の移動障害により顆粒細胞等とのシナプス形成に障害を起こし，その結果としてプルキンエ細胞の発達不良を起こす．小脳は全体として小葉の形成がなくなるとともに，著明な小脳の低形成が見られる．そのためリーラーマウスの主な症状は小脳失調である．リーラーの原因遺伝子はリーリンであることが明らかとなった．リーラーマウスに野生型マウス胎仔脳を免疫して得た抗体はリーリンを認識すること，そしてその抗体がリーリンの働きを阻害することが示されたことにより，リーリンの役割も明らかとなった．すなわちリーリンはカハール-レチウスニューロンから分泌され，ニューロンの位置決定に関わる．リーリンのレセプターとして，ApoEレセプターやVLDLレセプターが報告されている．リーリンの下流遺伝子であるdisabled-1のミュータントとしてyotariマウス（ヨタリ・ヨタリ歩くことから命名）が発見された．disabled-1はチロシンリン酸化を受け，PTB (phosphotyrosine binding) ドメインをもつ．ヨタリマウスはdisabled-1遺伝子の異常により脳内での神経細胞の位置異常が認められており，リーラーマウスと非常によく似た症状を示す．

（東京大学医科学研究所　脳神経発生・分化分野　御子柴克彦）

経前駆細胞や神経冠細胞では，細胞どうしが絡み合いながらガイダンス分子の誘導に従い連鎖移動する．目的地で細胞は正しく配置し，神経核や層などの細胞構築を完成する．

　神経系細胞の移動には，細胞の運命決定，ガイダンス機構，細胞骨格ダイナミクス，細胞間相互作用の制御が正しいタイミングと場所で行われることが必須であるが，分子機構の解明は始まったばかりである．細胞移動の制御機構が明らかになれば，細胞移動の異常に起因する多くの神経疾患の治療のみならず，移植の難しい損傷部位へ細胞を供給することが可能になるかもしれない．おのおのの移動ステップの分子伝達経路は交差し，連動すると考えられ，今後の研究で，個々の分子の機能を体系的なプログラムの中で正しく位置づけし理解することが重要である．

引用文献

1) Fujita S : Kinetics of cellular proliferation. *Exp Cell Res* **28** : 52-60, 1962
2) Allendoerfer KL, Shatz, CJ : The subplate, a transient neocortical structure : Its role in the development of connections between thalamas and cortex. *Annu Rev Neurosci* **17** : 185-218, 1994
3) Angevine JB, Sidman RL : Autoradiographic study for cell migration during histogenesis of cerebral cortex in the mouse. *Nature* **192** : 766-768, 1961
4) Rakic P : Specification of cerebral cortical areas. *Science* **241** : 170-176, 1988
5) O'Leary DDM : Do cortical areas emerge from a protocortex? *Trends Neurosci* **12** : 400-406, 1989
6) Walsh C, Cepko CL : Widespread dispersion of neuronal clones across functional regions of the cerebral cortex. *Science* **255** : 434-40, 1992
7) Tamamaki N, Fujimori KE, Takauji R : Origin and route of tangentially migrating neurons in the developing neocortical intermediate zone. *J Neurosci* **17** : 8313-23, 1997
8) Anderson SA, Eisenstat DD, Shi L, et al : Interneuron migration from basal forebrain to neocortex : dependence on Dlx genes. *Science* **278** : 474-6, 1997
9) O'Rourke NA : Neuronal chain gangs : homotypic contacts support migration into the olfactory bulb. *Neuron* **16** : 1061-1064, 1996
10) Wingate RJT : The rhombic lip and early

cerebellar development. *Curr Opin Neurobiol* **11**: 82-88, 2001
11) Hatten ME, Heintz N: Mechanisms of neural patterning and specification in the developing cerebellum. *Annu Rev Neurosci* **18**: 385-408, 1995
12) 見学美根子: 顆粒細胞の移動と小脳の層形成. 実験医学 **20**: 97-104, 2002
13) Luo L: Rho GTPases in neuronal morphogenesis. *Nat Rev Neurosci* **1**: 776-783, 2000
14) Rakic P: Principles of neural cell migration. *Experienta* **46**: 882-891, 1990
15) Bourrat F, Sotelo C: Migratory pathways and neuritic differentiation of inferior olivary neurons in the rat embryo: Axonal tracing study using the *in vitro* slab technique. *Brain Res* **467**: 19-37, 1988
16) Nadarajah B, Parnavelas JG: Modes of neuronal migration in the developing cerebral cortex. *Nat Rev Neurosci* **3**: 423-432, 2002
17) Tamamaki N, Nakamura K, Okamoto K, et al: Radial glia is a progenitor of neocortical neurons in the developing cerebral cortex. *Neurosci Res* **41**: 51-60, 2001
18) Miyata T, Kawaguchi A, Okano H, et al: Asymmetric inheritance of radial glial fibers by cortical neurons. *Neuron* **31**: 727-41, 2001
19) Morris NR: Nuclear migration: From fungi to the mammalian brain. *J Cell Biol* **148**: 1097-1101, 2000
20) Ross ME, Walsh CA: Human brain malformation and their lessons for neuronal migration. *Annu Rev Neurosci* **24**: 1041-1070, 2001
21) Rice DS, Curran T: Role of the Reelin signaling pathway in central nervous system development. *Annu Rev Neurosci* **24**: 1005-1039, 2001
22) Grant P, Sharma P, Pant HC: Cyclin-dependent protein kinase 5 (Cdk 5) and the regulation of neurofilament metabolism. *Eur J Biochem* **268**: 1534-1546, 2001
23) Debby-Brafman A, Burstyn-Cohen T, Klar A, et al: F-Spondin, expressed in somite regions avoided by neural crest cells, mediates inhibition of distinct somite domains to neual crest migration. *Neuron* **22**: 475-488, 1999
24) Eickholt BJ, Mackenzie SL, Graham A, et al: Evidence for collapsin-1 functioning in the control of neural crest migration in both trunk and hindbrain regions. *Development* **126**: 2181-2189, 1999
25) Krull CE, Collazo A, Fraser SE, et al: Interactions of Eph-related receptors and ligands confer rostrocaudal pattern to trunk neural crest migration. *Curr Biol* **7**: 571-580, 1997
26) Young HM, Hear CJ, Farlie PG, et al: GDNF is a chemoattractant for enteric neural cells. *Dev Biol* **229**: 503-516, 2001
27) Feng Y, Walsh CA: Protein-protein interactions, cytoskeletal regulation and neuronal migration. *Nat Rev Neurosci* **2**: 408-416, 2001

■ 参考文献

28) Hatten ME, Heintz N: Neurogenesis and migration. In: Zigmond MJ, Bloom FE, et al (ed): *Fundamental Neuroscience*. Academic Press, San Diego, pp. 451-479, 1999
29) Sanes DH, Reh TA, Harris WA: *Development of the nervous system*. Academic Press, San Diego, pp. 67-103, 2000
30) Hatten ME: Central nervous system neuronal migration. *Annu Rev Neurosci* **22**: 511-539, 1999
31) Lambert de Rouvroit C, Goffinet AM: Neuronal migration. *Mech Dev* **105**: 47-56, 2001
32) Marin O, Rubenstein JL: A long, remarkable journey: Tangential migration in the telencephalon. *Nat Rev Neurosci* **2**: 780-90, 2001
33) Brown M, Keynes R, Lumsden A: *The Developing Brain*. Oxford University Press, Oxford, pp. 126-148, 2001

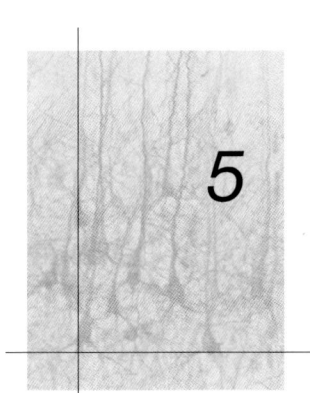

5 軸索ガイドの基本原理

村上富士夫

高等脊椎動物の脳では無数ともいえる神経細胞が複雑で整然とした神経回路を形成し，単純な反射から高度な精神機能に及ぶさまざまな脳の機能を支えている．これは発生段階でおのおのの神経細胞が正しい経路を選んで軸索を伸展し，正しい標的に到達してシナプスを形成することによって実現される．この過程において決定的役割を果たすのが成長円錐である．すなわち成長円錐は軸索が成長していく際にそれを正しい方向に導くのに重要な役割を果している．ここでは成長円錐がどのような機構で経路を選択し，伸長方向が定められるかについて，最新の知見も含めて概説する．

成長円錐

成長中の神経細胞の軸索の先端は特殊な膨らんだ構造をもっている．成長しつつある軸索の先端に円錐状の構造を認めたラモニ・カハール（Cajal SR）はこれを成長円錐と名づけた．今から約1世紀も前のことである．カハールは固定された染色標本の観察しか行うことができなかったが，当時すでにそれが化学的感受性や運動性をもつことを予測していた．その後培養標本を用いた成長円錐の観察により，ラモニ・カハールの考えが確かめられた．薬物を用いてアクチンの重合を抑制し，フィロポディアをなくしてやると，成長円錐の伸長は起こるものの，正しい方向を見失ってしまう．このことは成長円錐はフィロポディア上にある何らかのレセプターを介して外界の情報を受け取っ

ていることを示唆している．その細胞内信号伝達系については今のところ定かなことはわかっていないが，G蛋白を介する何らかの機構が働いてるらしい．

成長円錐先端部は膨らみをもったラメリポディアとよばれる扇形の薄いシート状の中央部と，フィロポディアとよばれる突起状の先端部からなる（図3-13）．内部には細胞内骨格として微小管がラメリポディアの基部に，アクチンフィラメント（F-アクチン）がフィロポディアおよびラメリポディアの末端部に主に分布する．いずれの部分も激しい運動性を有しているが，ラメリポディアは波を打つように，フィロポディアは伸び縮みを繰り返しながら進んでいく．

成長円錐内では，フィロポディア先端部でのアクチンの重合，基部での脱重合が平行して起こり，また，F-アクチンの基部方向（微小管方向）への流れが存在する．成長円錐が基質上に結合していないときはF-アクチンと微小管間に張力は発生しないが，成長円錐が適当な基質上にある場合，受容体を介したメカニズムによりF-アクチンの流れが妨げられ，微小管とF-アクチン間に張力が発生し，その結果，成長円錐が前方に引っ張られることで成長円錐および軸索が前進すると考えられている．

定型的な伸長パターンの実現のための機構

神経管の中を伸びる成長円錐は驚くほど定型

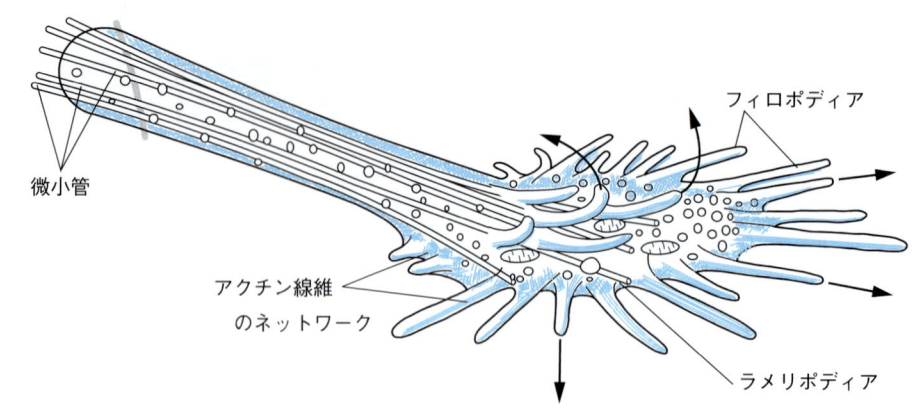

図 3-13　培養皿中の成長円錐の模式図
(Hall ZW (ed)：An Introduction to Molecular Neurobiology. Sinauer Associates, Sunderland，1992 から引用)

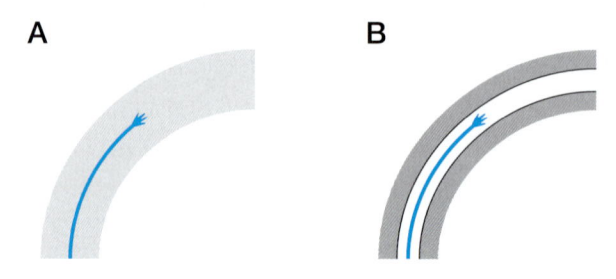

図 3-14　成長円錐の伸長経路を定めるメカニズムに関するモデル

なパターンで伸長していくが，特定の伸長パターンの実現には少なくとも2つの要素が寄与していると考えられる．その1つは成長円錐による経路の選択であり，もう1つは伸長の極性の決定である．前者には何らかの足場が必要と考えられ，後者にはガイド因子の勾配が関与していると考えられている．

1 足　場

軸索には前もってそこに存在している他の軸索に沿って伸長する性質があることが知られているが，最初に伸長する軸索にはこのような手がかりがない．この問題に関して古くから考えられていた仮説として blue print 仮説があげられる．これは初期の神経管にはあらかじめ足場のようなものが用意されており，それに沿って軸索が伸展していくとの考えである（図 3-14）．足場としては，連続的に分布する物理的な構造，神経上皮細胞，グリア細胞などが考えられている．また不連続に分布する細胞による足場も考えられている．しかし，どのような機構によりそのような足場が形成されるかは不明である．

2 接着性による経路の決定

足場は分子レベルでは正の因子と負の因子に分けて考えることができる．*in vitro* でラミニン，フィブロネクチンのような接着因子を培養皿に特定のパターンに塗布しておくと，成長円錐がそのパターンの上を選んで伸びていく様子が観察される．このことから，脳の中でも接着性の高い分子が規則性をもって分布し，その分布域に沿って成長円錐は伸びていくのではないかと考えられている．実際成長円錐や軸索の表面にはこれらの分子を認識するレセプター分子であるインテグリンが存在する．また軸索にはカドヘリンファミリーやN-CAMやL1のような免疫グロブリンスー

パーファミリーに属する分子など，多様な接着因子として働きうる膜蛋白分子が発現している．これらの多くはホモフィリックな結合をすることができることが知られており，このような相互作用を介して成長円錐のガイドが行われる可能性が考えられる．

3 負のガイド因子によるガイド

このようなガイド因子には負の方向に働くものもあり，回路形成への寄与が考えられている．すなわち成長円錐伸長路には，その侵入を妨げる領域が存在し，成長円錐はそれを避けるように伸展するのではないかという考えである（図3-14）．例えば，脊髄運動ニューロンや感覚神経節細胞の成長円錐は常に体節の後半部を避け，前半部を通過するが，これは体節の後半部に存在する反発性の因子によるものと考えられている．

方向の決定

伸長経路が定まっても伸びる方向が定まらなければ成長円錐は正しい標的に向かって伸びていくことはできない．これには成長円錐の進行方向を決める何らかのメカニズムを想定する必要がある．その意味で現在最も有力な考え方がchemotropic guidance，すなわち拡散性因子の濃度勾配による伸長極性の決定である．

1 軸索誘引

拡散性因子による軸索の誘引に関しては，古くラモニ・カハールの時代からその可能性が考えられてきたが，長い間直接的な証拠が得られなかった．1970年代になり，感覚ニューロンの成長円錐の先端付近に先の細いガラスピペットを介して神経成長因子 nerve growth factor（NGF）を与えることによって，拡散性因子によって成長円錐の誘導が起こりうることを示す実験的証拠を得られた．すなわち感覚ニューロンの成長円錐はNGFの濃度の高い先端に向かって伸びていく様子が観察された．また生体内でも脳幹部にNGFを注入すると，後根神経節細胞の先端はNGFを注入された部位に向かって伸びていくのが観察された．

組織を腱などから抽出して調整したコラーゲンのゲルの中に包埋して培養を行うと，組織から放出される分子はゲルにトラップされるため，培養液の中で希釈されてしまわず，ゲルの中で濃度勾配を形成する．このような新しい実験法の導入によって拡散性因子によるケモトロピズムの重要性がより強く認識されるようになった．実際ニワトリ胚の交感神経節，脊髄神経節などを皮膚や腸などの末梢組織とともに一定の距離をおいて培養すると，一部の組織との共培養では著しい神経突起の伸展が起こり，なおかつ突起の一部は伸長方向を曲げて末梢組織に向かって伸びていく様子が観察された（図3-15 A）．

その後拡散性誘引因子による軸索ガイドの重要性を示す証拠が次々と発見された．すなわちテシエ・ラビン（Tessier-Lavigne M）ら[1]は，ラット胚の脊髄からその背側部と底板を含む腹側部を切り出し，コラーゲンのゲルの中で培養した．すると単独培養したときに比べてはるかに著しく背側脊髄組織から神経突起が伸展する様子が観察された[1]．また脊髄の組織に隣接して接触させるようにして底板をおいて培養したところ，脊髄組織から伸び出した神経突起が伸長の方向を変えて底板に向かって伸びていく様子が観察された．脊椎動物の脊髄背側部には交連性のニューロンが分化してくるが，これらのニューロンの軸索は底板を通って，反対側へと投射する．また交連性ニューロンの軸索は，最初は脊髄の周辺に沿って，その前後軸に垂直な面を伸びるが，その後底板に向かってほぼ直線的に伸びていくことから，底板の軸索誘引活性が交連性のニューロンを正中線までガイドするのに重要な役割を果たすものと考えられている．

また村上らの研究室では，同様の現象を後脳の組織を用いた実験でも観察した[2]．小脳皮質のプルキンエ細胞に由来する出力は小脳核ニューロンと前庭核ニューロンへ送られるが，小脳核のうち，

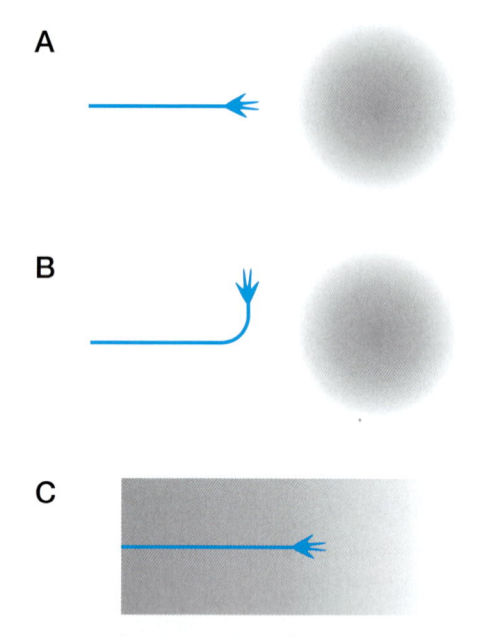

図 3-15 成長円錐の伸長方向離を定める2つの機構
A：長距離作動性因子による軸索の誘導
B：長距離作動性因子による軸索の反発
C：局所性作動因子による成長因子の伸長極性決定

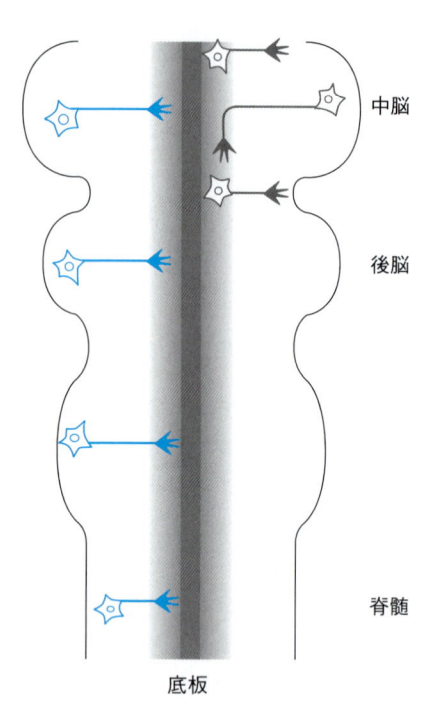

図 3-16 神経管の底板によって誘引される軸索（左側）と反発される軸索（右側）

中位核と外側核からの線維は上小脳脚交差を形成して対側へ至った後，上行性線維と下行性線維とに分れる．上行性線維は赤核，視床をはじめとする中脳，間脳の各核へ，下行性線維は橋や延髄の下オリーブ核などへ投射することが知られている．発達期には背側部の小脳原基から伸び出した線維はほぼ一直線に腹側正中線に向かい，正中部の底板を横切った後，直角に曲がって上行または下行していくことが確認された[2]．そこで小脳板と底板の組織をコラーゲンゲルの中で共培養を行うと，脊髄の場合と同様な結果が得られた[2]．

底板は脊髄から間脳の後部まで続いている．したがって脊髄と脳とで交差の形成に共通のメカニズムが働いていたとしても不思議ではない．そこで村上らはこの可能性を検討するため，中脳および髄脳の背側部の組織をとりだして，底板と共培養を行ったところ，多くの線維が底板に向かって勢いよく伸びていった[3,4]．また底板は前後軸に沿ったどのレベルからとってきたものでも同様な活性を示した．以上の結果は，中脳から脊髄に至る中枢神経系では多様なニューロンが神経管の腹側部を通って反対側へと投射するが，これらのニューロンはおのおの特有のガイド機構によってガイドされるわけではなく，共通のガイド機構，すなわち底板から放出される拡散性引因子による，底板への誘引という機構が存在することによるものと考えられる（図3-16）．

2 反 発

膜性あるいは細胞外マトリクス性因子にはニューロンの突起伸展に促進的に働くもののほか，反発性もしくは接着抑制的に働くものもある．したがって拡散性因子についても負の性質を示すものがあってもおかしくはないとの考えは古くからあった．ピーニ（Pini A）[5]は，ラット胚の嗅球と中隔部をコラーゲンゲル中で共培養することによって，軸索の反発活性を観察するのに成功した．すなわち胎齢14.5～15日のラットの嗅球を胎齢18日目の嗅球と共培養したときは，突起はあらゆる方向に向かって伸びるのに対して，中隔部と共培養した場合には，中隔部の組織が置いてある方

へは突起がほとんど伸びないことを見出した．同様な現象はこの2つの組織をメンブレンフィルターで仕切った場合にもみられたことから，フィルター（孔径0.45μm）を通り抜けていくことのできる拡散性因子がこの現象を担っていることがわかる．脳の中では嗅球の軸索は嗅球を出た後，しかも正中部を避けるようにして大脳の外側部を伸びていくことから，このような軸索の走行の決定に中隔部由来の反発活性が関与していることが示唆される．その後コラーゲンゲルを用いた培養により，神経管腹側部の底板をはじめとする複数の部位に同様な軸索反発活性検出され，おのおのの部位での神経回路の形成に決定的な役割を果たしていることが示された[3]．

また，ここでは詳述はしないが，軸索を誘引する因子としてネトリンが，反発する因子としてセマフォリンファミリーやスリットが有力な候補として考えられている[6]．

3 Haptotactic guidance

chemotropic guidanceは物質の拡散による濃度勾配を想定しているが，濃度勾配は必ずしも拡散性の分子によって形成される必要はない．すなわち，成長円錐の足場となる細胞膜や細胞外マトリックスに結合している分子が勾配を作っていてもよいわけである．最近，村上らは中脳ドパミン作動性ニューロンの前方への伸長が中脳基質に結合した何らかの分子の勾配によることを示す証拠を in vitro の系を用いて示した[7]．中脳ドパミン作動性ニューロンの軸索は吻側方向に軸索を伸ばして前脳の標的を支配するが，村上らはラット胎仔胚の展開標本で，この軸索の発達を再現するのに成功した．培養下での中脳ドパミン作動性ニューロンの軸索の吻側への伸長は，その前後の組織を切り落としても起こり，周辺の組織とコラーゲン中で共培養を行っても誘引活性も反発活性も検出できなかった．さらに，この軸索が伸びていく中脳の基質の部分を前半部と後半部に切り分け，前後を入れ替えると，軸索は2つの組織の境目で伸展を停止した[2]．これらの事実は中脳ドパミン作動性ニューロンが中脳の基質に存在する何らかの分子の勾配を検知して吻側に進んでいくと考えると説明ができる．

成長円錐の反応性の変化

最近になって成長円錐のガイドの機構に関するきわめて重要な知見が得られた．すなわち成長円錐が伸長する過程では，上に述べてきたようにさまざまなガイド因子に反応しながら進んでいくが，その反応性がダイナミックに変化していくことが明らかになってきたことである．

前述のように中脳から脊髄に至る部位の交連性線維の成長円錐の正中線へのガイドには，底板由来拡散性誘引因子が重要な役割を果たしている．それならば，正中線到達後も（その因子の濃度勾配に逆らうように）直進し続ける成長円錐の挙動はどのように説明すればよいのであろうか．村上らは一つの可能性として，成長円錐が正中線にさしかかる底板由来の誘引因子に対する反応性を失う，または反発を受けるようになるのではないかとの仮説を立てた．そして，そのような可能性を検討するために，後脳の全培養標本を作製し，小脳原基由来の軸索の正中交叉をこの培養系で再現できることを確かめた後，別の部位から切り出してきた底板組織片を用意し，正中線の底板を一度通過した成長円錐が2番目の底板（組織片）に反応するかどうかを調べた．その結果，一度底板を通過した成長円錐は底板由来誘引因子に対する反応性を失い，まっすぐに伸びていくことが明らかになった[8]（図3-17 A）．このことは，底板由来の因子によって正中線まで誘引された成長円錐は，正中線を越えるともはや底板に誘引されることはなくなるため，さらに進み続けることができるものと解釈される．

底板を横切った交連性ニューロンの軸索は，その後急に伸長方向の転換をし，前後軸に沿って伸びていく．このような成長円錐の振舞いは底板の近傍に交連性ニューロンの軸索にとって好ましい基質があると考えれば説明可能であるが，その場

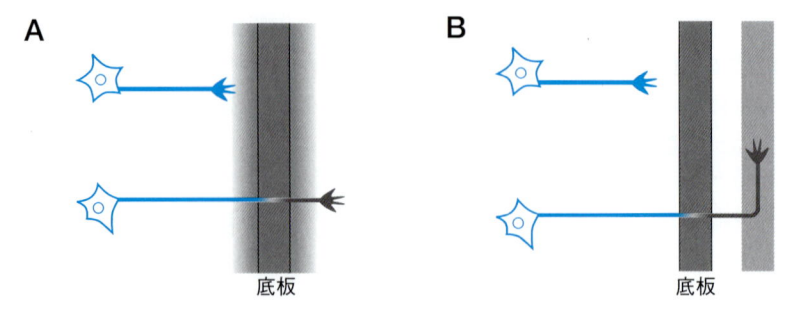

図 3-17 成長円錐の反応性の変化
A：交連性ニューロンが底板を通過すると底板由来の誘引因子に対する反応性を失う．
B：それと同時に方向転換を引き起こすキュー（底板の右側）に対する反応性を獲得する．

合なぜ底板の手前で伸長方向の転換が起こらないのかとの疑問が生ずる．村上らは交連性ニューロンが底板と遭遇することによって前後軸に沿って分布するキューに対する反応性を獲得するのではないかとの仮説を立て，検討を行った．実験ではやはり後脳の全培養標本を用い，底板の通過によって軸索の伸長方向の転換が影響を受けるかどうかを検討した．その結果，底板を取り除いた標本では正中線を交叉した後にも軸索の伸長方向の転換が起こらなかったのに対して，底板を通過した軸索の多くは方向転換を示した[9]．このことは軸索が底板を通過することで方向転換に関与しているであろうガイダンスキューに対する反応性を獲得すると考えると説明がつく（図3-17 B）．

正中線における軸索のガイダンスキューに対する反応性の変化は，無脊椎動物でも起こるようである．ハエの幼虫では，1)非交差性ニューロンの成長円錐には Robo が最初から発現しているのに対して，2)交差性ニューロンの軸索には交差後にはじめて高いレベルの Robo を発現するようになる．一方 Slit とよばれる 4 つのロイシンリッチリピートと EGF 様モチーフをもつ分泌性蛋白質は Drosophila の正中線に発現しているが，Slit のミュータントではすべての中枢神経系の軸索は正中線に向かって伸び，そこで正中線に沿った 1 本のバンドルが形成される．また in vitro で Slit と Robo をとが結合することなどから，Slit が，交連性ニューロンに発現している Robo に対するリガントであり，Robo の発現レベルの上昇が正中線へと誘引された軸索が再交差を阻止するのに関与しているとの仮説が提唱されている[6]．

以上のように軸索ガイドのメカニズムに関してその基本原理ともいうべきものがいくつか垣間見えてきたように思われる．しかし，その一方で問題点も多く残されている．例えば，chemotropic guidance に関しては，実際に脳の中に蛋白質の濃度勾配が存在するかなどの疑問に十分な答えが得られていない．また haptotacitic guidance にも共通する問題であるが，濃度勾配が存在するとして成長円錐がいかなる機構でそれを検知し，伸長方向を変えていくかは不明である．また，haptotacitic guidance に関してはいかなる機構により基質の極性が形成されるのかを明らかにしていかなければならない．

成長円錐の反応性の変化については，正中線に限らず神経系のなかで広く見られる現象である可能性が考えられる．すなわち，成長円錐のガイダンスキューに対する反応性は一般に固定されたものではなく，その伸張中に，ダイナミックに変化し，それにより限られた数のガイダンス因子によって複雑なガイドを可能にしているのかもしれない．

引用文献

1) Tessier-Lavigne M, Placzek M, Lumsden A, et al：Chemotropic guidance of developing

axons in the mammalian central nervous system. *Nature* **336**：775-778, 1988
2) Shirasaki R, Tamada A, Katsumata R, et al：Guidance of cerebellofugal axons in the rat embryos：Directed growth toward the floor plate and subsequent elongation along the longitudinal axis. *Neuron* **14**：961-972, 1995
3) Tamada A, Shirasaki R, Murakami F：Floor plate chemoattracts crossed axons and chemorepels uncrossed axons in the vertebrate brain. *Neuron* **14**：1083-1093, 1995
4) Shirasaki R, Mirzayan C, Tessier-Lavigne M, et al：Guidance of circumferentially growing axons by netrin-dependent and -independent floor plate chemotropism in the vertebrate brain. *Neuron* **17**：1079-1088, 1996
5) Pini A：Chemorepulsion of axons in the developing mammalian central nervous system. *Science* **261**：95-98, 1993
6) 村上富士夫：脳における交差性神経回路形成のメカニズム. 蛋白質核酸酵素 **45**：271-278, 2000
7) Nakamura S, Ito Y, Shirasaki R, et al：Local directional cues control growth polarity of dopaminergic axons along the rostrocaudal axis. *J Neurosci* **20**：4112-4119, 2000
8) Shirasaki R, Murakami F：Change in chemoattractant responsiveness of developing axons at an intermediate target. *Science* **279**：106-108, 1998
9) Shirasaki R, Murakami F：Crossing the floor plate triggers sharp turning of commissural axons. *Dev Biol* **236**：99-108, 2001

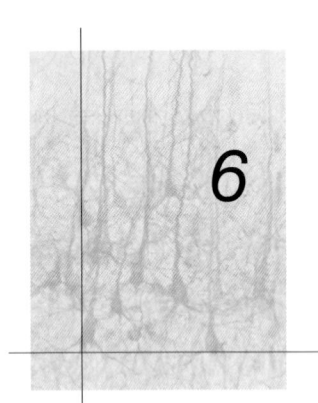

6 セマフォリンとその受容体による神経回路網の形成制御

藤澤 肇

神経回路形成の初期過程で最も重要な事柄は，神経の軸索が胚の特定の場所に沿って標的まで到達することである．軸索が特定の方向に伸長する仕組みは神経発生学の分野の永年の課題であり，脊髄運動ニューロンの四肢への投射や視神経の視中枢への投射など，さまざまな神経回路を対象にして多くの研究が実施されてきている．これらの研究を通じ，軸索はその伸長路上にある各種の細胞や軸索あるいは細胞間基質と相互作用しながら段階的に特定の道筋を選択（pathway selection）し最終標的に向かって伸長していくことが明らかにされた．軸索が特定の道筋を選択し，これに沿って伸張する過程で重要な役割を果たしているのは，軸索の先端に形成される成長円錐 growth cone である（図3-19）．成長円錐が周囲の細胞や軸索あるいは細胞間基質が提示するさまざまなキュー（軸索ガイド因子 axon guidance cue）を感知し，これに反応することで軸索は特定の方向に伸長していく．

この10数年ほどの間に多くの軸索ガイド因子が分離され，これらの軸索ガイダンス因子が神経回路の形成をどのように制御しているか明らかになってきている．軸索ガイドする因子は，軸索を積極的に引き寄せる機能をもつ因子（アトラクタント attractant）と軸索の伸長を抑制したり軸索を反発する機能をもつ因子（リペラント repellent）に大別されるが，ここでは，軸索反発因子セマフォリンとその受容体に焦点を絞り，神経回路形成の制御について述べる．

軸索反発因子セマフォリン

異なった種類の神経細胞を一緒に培養すると，異種の神経細胞やその軸索に遭遇した成長円錐は崩壊（collapse）し，軸索は退縮する．この現象の発見が契機となって成長円錐を崩壊させて軸索伸張を抑制する因子の検索が行われ，1993年にニワトリ脳より成長円錐を崩壊する活性 collapse activity をもつ因子コラプシン-1（Collapsin-1，現在では Sema 3 A とよぶ）が分離された[1]．Sema 3 A は分泌型の分子で，その N 末端にはおよそ500アミノ酸残基からなるセマフォリンドメイン（セマドメイン Sema domain）とよばれる領域が，C 末端には免疫グロブリン様ドメイン，ならびに塩基性アミノ酸残基に富んだ領域が存在する．セマフォリンドメインが成長円錐の崩壊や軸索の反発機能に重要である．その後，線虫からヒトまで多くの動物で20種を超えるセマフォリンドメインをもつ分子が見出され，現在ではこれらをセマフォリンファミリー Semaphorine family と総称している．セマフォリンファミリーは分泌型のほかに膜貫通部をもつもの，GPI アンカーで膜と結合するものが知られており，さらに，免疫グロブリン様ドメイン，塩基性アミノ酸領域の有無などに基づいてクラス1～7，およびクラスVの8つのサブグループに分けられている（図3-18）．

すべてのセマフォリンの機能が明らかになっているわけではないが，クラス3に属する分泌型の

セマフォリンである Sema 3 A, Sema 3 C あるいは Sema 3 F を神経細胞の培養に加えると，軸索の成長円錐の崩壊が引き起こされる．また，神経細胞をこれらのセマフォリンを分泌細胞と組み合わせて培養すると，軸索はセマフォリンを避ける方向に伸長する．このことから，少なくともクラス 3 に属するセマフォリンは，軸索を反発することで軸索の伸長を一定の方向に規定するリペラントであると考えることができる．

セマフォリン受容体

セマフォリンの受容体は長らく不明であったが，1997 年にニューロピリン Neuropilin とよばれる膜分子がクラス 3 セマフォリンの受容体であることが判明した（図 3-18）[2]．ニューロピリンは当初アフリカツメガエルの神経系で見出された膜分子であるが，現在では，ニューロピリン 1（Neuropilin-1），ニューロピリン 2（Neuropilin-2）とよばれる 2 種類の分子が各種脊椎動物に存在することが明らかになっている．ニューロピリン 1 にはクラス 3 に属する Sema 3 A, Sema 3 C, Sema 3 D, Sema 3 E, Sema 3 F が，ニューロピリン 2 には Sema 3 C と Sema 3 F が結合する．

ニューロピリン 1 は，脊髄神経節ニューロンや交感神経節ニューロンなどで発現しており，これらのニューロンの培養に Sema 3 A を加えると成長円錐の崩壊が引き起こされる（図 3-19 A, B）．また，これらのニューロンを Sema 3 A を分泌する細胞と一緒に組み合わせて培養すると，軸索は Sema 3 A を避けるように Sema 3 A 分泌細胞と反対側の方向に伸長する（図 3-19 C）．相同組み換え homologus recombination によりニューロピリン 1 遺伝子の機能を完全に破壊したマウスの脊髄神経節ニューロンや交感神経節ニューロンに Sema 3 A を加えても，成長円錐の崩壊は起こらない．このことから，ニューロピリン 1 が Sema 3 A の機能的な受容体であることがわかる．

一方，ニューロピリン 2 は交感神経節ニューロンで発現しており，その軸索は Sema 3 F により反発される．ニューロピリン 2 遺伝子機能破壊マウスの交感神経節ニューロンの軸索は Sema 3 F に対する反応性を失い，Sema 3 F よる軸索の反発は起こらないことから，ニューロピリン 2 が Sema 3 F の受容体であることが示される．また，ニューロピリン 2 を欠損する交感神経節ニューロンの軸索は Sema 3 A に対する反応性は維持しており，Sema 3 A により軸索は反発される．このことは，それぞれのニューロピリンが特定のセマフォリンのシグナルを特異的に仲介することを示している．

セマフォリンシグナルは，どのようにして細胞

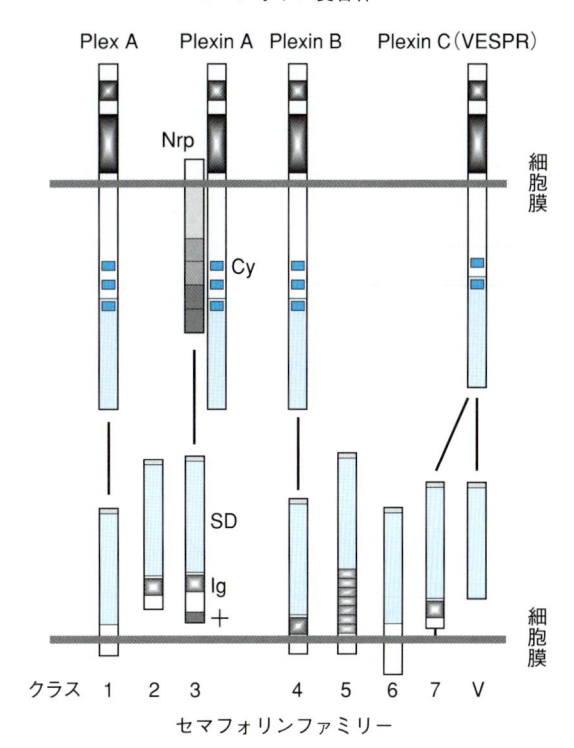

図 3-18 セマフォリンとその受容体
Plex A はショウジョウバエプレキシンを，Plexin A, Plexin B, Plexin C（VESPR）はそれぞれ脊椎動物プレキシンの A, B, C サブファミリーを示す．Nrp はニューロピリンを示す．VESPR はウイルスセマフォリン（クラス V）と結合する分子として見出されたプレキシンである．プレキシンはその細胞外領域に 2 ないし 3 個のシィステインクラスターをもつ．
SD：セマフォリンドメイン
Ig：免疫グロブリンドメイン
＋：塩基性アミノ酸残基に富んだ部分

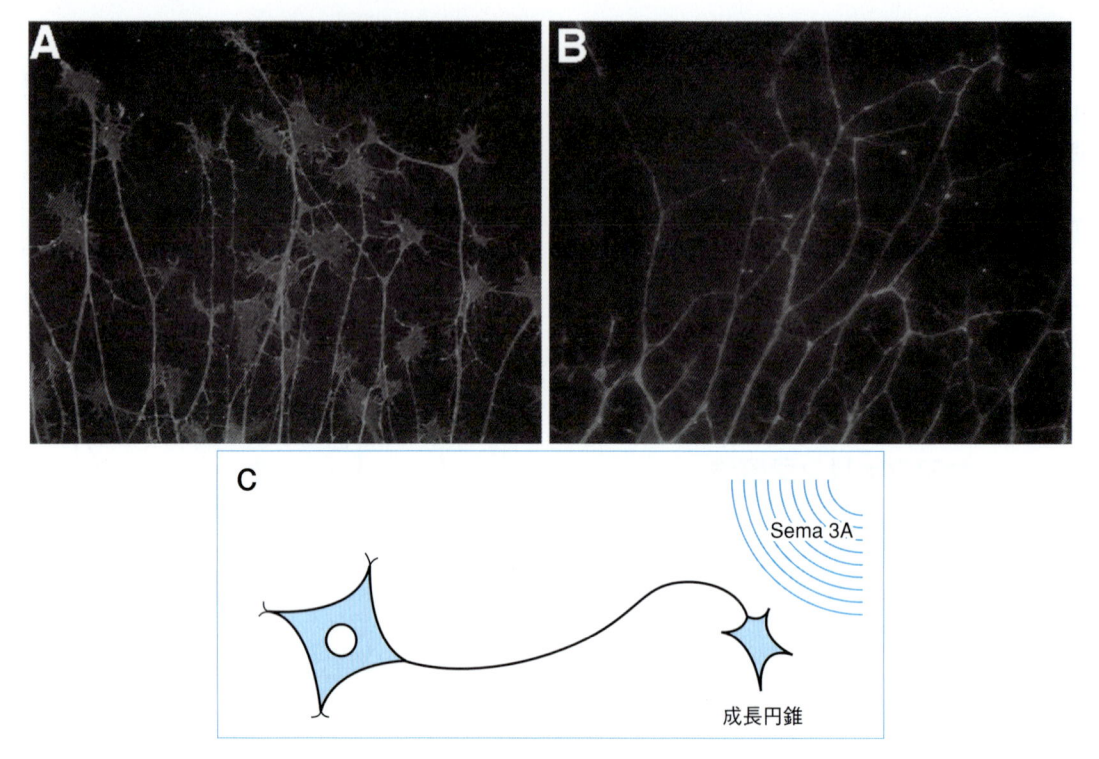

図 3-19 セマフォリンによる成長円錐の崩壊と軸索反発
A：脊髄神経節ニューロンの培養．軸索の先端に成長円錐が形成される．
B：この培養に Sema 3 A を加えると成長円錐が崩壊する．
C：ごく少量の Sema 3 A を一方向から作用させると，軸索は Sema 3 A を避けるように伸長する．

内に伝達されるのであろうか．ニューロピリンの細胞内領域は短く，約40アミノ酸残基よりなり，細胞内シグナル伝達に関与すると思われるチーフもない．また，ニューロピリン1の細胞内領域を欠損させても Sema 3 A シグナルの伝達が起こる．このことは，ニューロピリンと複合体を形成してセマフォリンのシグナルを細胞内に伝える別の分子があることを示している．

1999年にプレキシン Plexin と名づけられた膜分子がニューロピリンと複合体を形成し，セマフォリンのシグナルを細胞内に伝えていることが判明した[3]．プレキシンも当初アフリカツメガエルの神経系で見出された膜分子であるが，現在では，線虫からヒトまで多くの類似分子が見出されており，これらをプレキシンファミリー Plexin family と総称している．プレキシンの細胞外領域にはシステイン残基がクラスターをなしている部位（システインクラスター）があり，プレキシンファミリーはシステインクラスターの数などの1次構造に基づいて，プレキシンAからプレキシンDまでの4つのサブファミリーに分類されている（図3-18）．これらのうち，プレキシンAサブファミリーに属する Plexin A 1 と Plexin A 2 はニューロピリン1あるいはニューロピリン2と複合体を形成し，クラス3セマフォリンのシグナルを細胞内に伝えているのである．

セマフォリンが，どのようにして成長円錐の崩壊や軸索の反発を引き起こすのかあまり明らかでない．ニューロピリンとプレキシンAサブファミリーを発現させた細胞に，クラス3セマフォリンを作用させると細胞が収縮する．また，培養した神経細胞にクラス3セマフォリンを作用させると，成長円錐の細胞骨格構成成分であるアクチンが脱重合する．これらのことから，セマフォリンシグナルが細胞内に伝えられるとアクチンが脱重合し，成長円錐が退縮するものと考えられている．

BOX

■ セマフォリン受容体発見秘話：発見した分子に名前を付けることの重要さ

　科学研究の進展は往々にして気まぐれな方向に進み，当初は思いもよらなかった成果として結実することがある．セマフォリン受容体の発見もその例にもれない．

　神経回路形成の分子機構の解明は目覚ましい勢いで発展しているが，その発展の最初の兆しは，1993年の春，ユネスコの世界文化遺産にも登録されているスペインの旧い城壁都市Cuencaで行われた神経発生のワークショップにあったと言える．この会で，Raper Jが脳より神経軸索の伸長を抑制する因子を生化学的に精製し，collapsin-1（後にSema 3 Aと改称）を発見したこと，さらに，Tessier-Lavigne Mが脊髄交連線維の伸長を促す因子（後のnetrin）の同定に成功したことを報告した．一方，私はモノクローナル抗体MAb-A 5とMAb-B 2が認識する新規な神経系膜分子A 5とB 2について報告し，Hedgecock Eは線虫でunc-5, unc-6など神経細胞移動と軸索形成に異常を示す変異体の報告をした．私が神経系膜分子A 5とB 2の報告をした翌朝，偶然Hedgecockと同じテーブルで朝食を取ることになり，HedgecockからA 5とB 2では具合が悪いから，なにか適切な名前を付けるべきだと勧められ，この会が終わって日本に戻ってただちに，A 5とB 2をそれぞれNeuropilinとPlexinと名付けた．

　この会があって数年後，われわれのグループとTessier-Lavigneのグループなどにより NeuropilinとPlexinがいずれもセマフォリンの受容体であることが明らかにされ，一方，Tessier-Lavigneのグループによりunc-6がnetrinの線虫ホモローグであり，unc-5がnetrinの受容体であることが明らかにされた．1993年のCuencaでのミーティング当時，私を含め誰もわれわれが発見した2つの神経系膜分子A 5とB 2がセマフォリンの受容体であることなどみじんにも予測していなかったし，また，unc-6, unc-5がnetrinとその受容体であることも予測していなかった．A 5とB 2のままであったなら，おそらく全く別の名前が付けられ，われわれの研究は今ほどには評価を受けず，それとともにわれわれの仕事も埋もれてしまったかもしれない．今でもHedgecockには大変に感謝している．

（名古屋大学大学院理学研究科　生命理学専攻　神経発生生物学研究グループ　藤澤　肇）

　ごく微量のクラス3セマフォリンを成長円錐の一側に加えると，そこで部分的なアクチンの脱重合が起こる．セマフォリンの作用点と反対側ではアクチンの重合は阻害されず，その結果，軸索はセマフォリンと反対方向に伸長するものと考えられる．

クラス3セマフォリンシグナルによる神経回路網形成の制御

　脊椎動物の末梢神経系では，感覚ニューロンは集合し分節的に配列し，脳神経節や脊髄神経節を形成している．これら感覚ニューロンの軸索と運動ニューロンの軸索はそれぞれ束となり，脳神経，脊髄神経を形成し，胚の特定の場所を通過し，標的である皮膚や筋に到達する．末梢神経回路はきわめて規則正しいパターンをとることから，神経回路形成の機構を解析するためのもっとも重要な実験モデル系として多くの研究がなされてきているが，その分子レベルでの機構はあまり明らかになってはいなかった．セマフォリンとその受容体が発見され，さらに，標的組み換えにより，これらに遺伝子の機能を破壊したマウスが作製され，ニューロピリン／プレキシンを介したセマフォリンシグナルが秩序だった末梢神経回路の形成に重要な役割を果たしていることが判明した．

　神経に特異的に結合する抗ニューロフィラメント抗体を用いてマウス胚を免疫染色すると，末梢神経線維の走行と投射パターンの様子を見ること

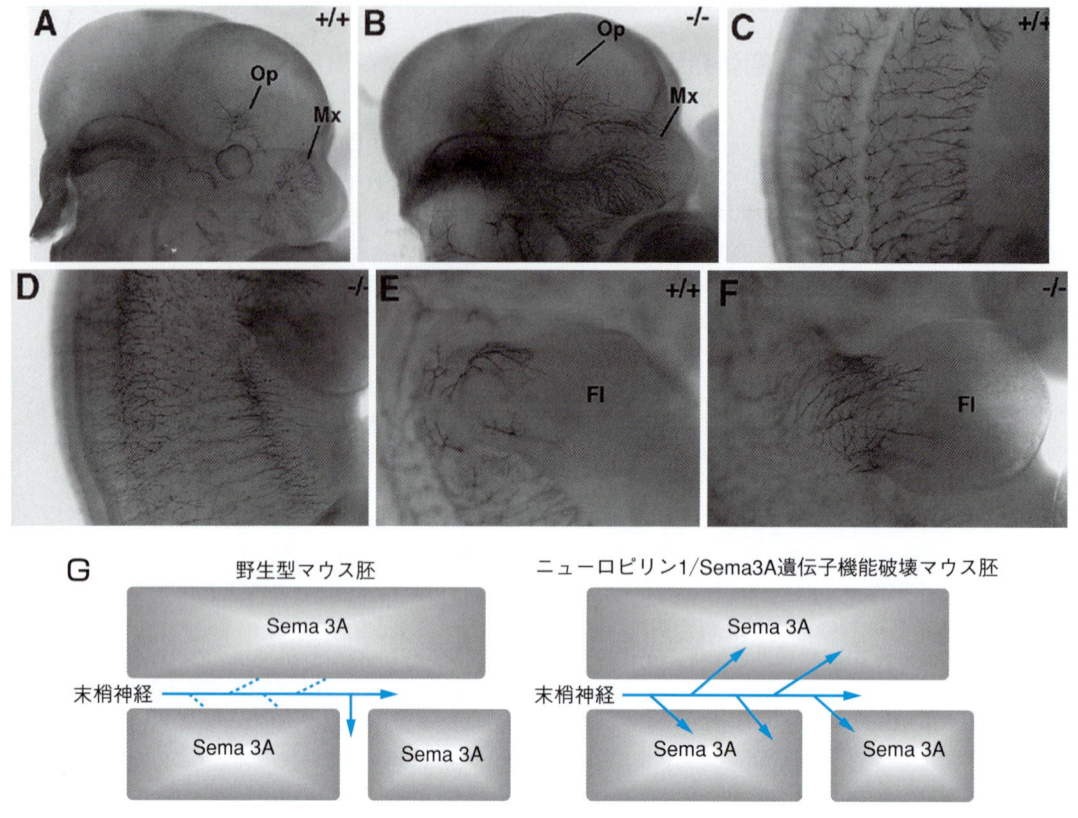

図 3-20 ニューロピリン1を介したSema3Aシグナルによる末梢神経回路の形成制御
A〜F：野性型（＋／＋）とニューロピリン1遺伝子機能破壊マウス（−／−）（12.5日胚）の末梢神経の様子を示す．Op：眼神経　Mx：上顎神経　Fl：前肢
G：ニューロピリン1を介したSema3Aシグナルにより末梢神経軸索が特定の道筋に沿ってガイドされることを示す模式図．

ができる．ニューロピリン1は眼神経，上顎神経，下顎神経，顔面神経，舌咽神経，迷走神経などの脳神経で発現しており，ニューロピリン1遺伝子機能破壊マウス胚では，これら脳神経の走行経路が無秩序となり，投射部位も異常となる．例えば，12.5日の野生型胚では眼神経は眼球のすぐ背側に分布するが，ニューロピリン1遺伝子機能破壊マウス胚[4]では，本来の分布領域をはるかに越え前頭部の広い範囲に進入する（図3-20 A，B）．また，上顎神経，下顎神経，顔面神経，舌咽神経，迷走神経も束がバラバラになり，広い範囲に投射する．ニューロピリン1は脊髄運動ニューロンと脊髄神経節ニューロンでも発現する．ニューロピリン1遺伝子機能破壊マウスでは，これら脊髄神経の走行経路が無秩序になり，野生型胚でみられる分節的な走行と投射パターンが消失する（図3-20 C，D）．また，四肢への脊髄神経の投射も無秩序となる（図3-20 E，F）．Sema3A遺伝子機能破壊マウス[5]でもニューロピリン1機能欠損マウス胚でみられた末梢神経系の形成異常と酷似した異常が見られることから，生体内でニューロピリン1がSema3Aの受容体として機能していることがわかる．

ニューロピリン1とSema3Aは中枢神経系のさまざまな場所で発現しており，Sema3A遺伝子機能破壊マウスで大脳皮質細胞の位置や，樹状突起のパターンが異常となっていることが判明している．一方，ニューロピリン2遺伝子機能破壊マウスでは，滑車神経の欠損や動眼神経の束形成の異常など，末梢神経回路の形成異常に加え，前

交連の欠損や海馬歯状回の苔状線維の投射異常など，中枢神経系でも神経回路形成の異常が確認されている．

これら遺伝子機能破壊マウスで得られた結果は，ニューロピリン1，ニューロピリン2を介したクラス3セマフォリンシグナルが神経軸索の伸長を抑制し，軸索を特定の方向に向けて伸長させる役目を果たしていることを示している．Sema 3 Aは発生途上の胚のあちこちで発現しているが，末梢神経線維の伸長路には欠損している．末梢神経軸索は軸索反発因子Sema 3 Aを欠く部位を選択的に伸長し，その結果，分節的で秩序立った末梢神経系のパターンが作り出されるものと推察できる（図3-20 G）．

プレキシンを介したセマフォリンシグナルによる神経回路の形成

線虫やショウジョウバエなど無脊椎動物でも，複数種のセマフォリン遺伝子とプレキシン遺伝子が存在するが，ニューロピリン遺伝子を欠き，セマフォリンは直接プレキシンと結合すると考えられている．また脊椎動物でも，クラス4やクラス7に属するセマフォリンがプレキシンと直接結合することが知られている（図3-18）．

直接プレキシンを介して伝えられるセマフォリンシグナルの機能はあまりわかっていない．ショウジョウバエでは2種類のプレキシンPlex AとPlex B，クラス1セマフォリンに属するSema 1 aとSema 1 b，クラス2セマフォリンに属するSema 2 aが知られている．Sema 1 bは運動ニューロンの軸索を反発するガイダンス因子である．また，Plex AとPlex Bは脊椎動物のPlexin Aサブファミリーと構造が似ており，神経軸索が伸長する時期に中枢神経系と末梢神経系で発現する．Plex A変異体，Sema 1 a変異体では胚の運動ニューロン軸索の束形成が低下し，正しい標的筋に到達できないことが知られており，またSema 1 aならびにSema 1 bがPlex Aと高い親和性で結合することが示されている（図3-18）．このことは，ショウジョウバエでは，軸索の束形成axon fasciculationの制御にプレキシンを介したセマフォリンシグナルが関与していることを示している．

神経回路の多様性を生み出す分子基盤

セマフォリンの作用機構とニューロピリンの生理機能に関する研究が進み，以下に列挙するようなニューロピリンを介したセマフォリンシグナルの多様な姿が次第に明らかになってきている．

1）ニューロピリンは複数のクラス3セマフォリンと結合するが，ニューロピリン1を介したSema 3 Aの軸索反発活性は同じクラス3に属するSema 3 B，Sema 3 Fによる阻害される．

2）クラス3セマフォリンの軸索に対する作用は細胞内のサイクリックGMP（cGMP）のレベルに依存しており，cGMPが上昇すると軸索反発作用が軸索誘引作用に転換する．このことは，セマフォリンシグナルは細胞内のcGMPのレベルを変化させる細胞内シグナル伝達経路と共括して軸索ガイダンス制御していることを示している．

3）ニューロピリンはセマフォリン以外に多様なシグナルを仲介する．ニューロピリン1は血管内皮細胞でも発現しており，血管内皮増殖因子vascular endothelial growth factor（VEGF）と結合し，血管内皮細胞の増殖応答や走化性を増強する．ちなみに，ニューロピリン1を過剰に発現させたマウス胚では血管の形成が過剰に起こり，逆に，ニューロピリン1遺伝子機能破壊マウス胚では血管の形成が低下し，心臓血管系の形成が低下する．興味深いことに，脊髄神経節ニューロンの培養にSema 3 AとVEGFを同時に加えると，Sema 3 Aによる軸索反発が減少し，逆に，血管内皮細胞に対するVEGFの効果がSema 3 Aによって打ち消される．VEGFが血管周囲組織で発現していることを考え合わせると，Sema 3 Aによる軸索反発をVEGFが減少させることで，末梢神経が血管と走行をともにすることや，交感神経

が血管壁に沿って走行することを可能にしているのかもしれない．

4）ニューロピリン1は細胞接着能をもつ分子である．また，ニューロピリンは細胞接着分子として知られているL1と相互作用する．軸索の束形成や標的との結合の過程でニューロピリン1を介した細胞接着が重要な役割を担っている可能性がある．また，ニューロピリン1遺伝子機能破壊マウスでみられる末梢神経の束形成の低下がニューロピリン1を介した軸索間の接着性の低下に起因しているのかもしれない．

神経系はきわめて複雑な神経回路網の組合わせである．これまでに少なくとも9種類のプレキシンが見出されており，これが2種類のニューロピリンと組み合わさり，あるいはニューロピリンとは独立に，20種類を超えるセマフォリンのシグナルを細胞内に伝えるものと考えられている．おのおのセマフォリン，ニューロピリン，プレキシンは発生途上の神経系で大変に込み入ったパターンで発現しており，セマフォリン，ニューロピリン，プレキシンの多様な組合わせが神経回路の多様性を生み出す分子基盤の一つである考えられる．

参考文献

1) Luo Y, Raible D, Raper JA：Collapsin：A protein in brain that induces the collapse and paralysis of neuronal growth cones. *Cell* **75**：217, 1993
2) Fujisawa H, Kitsukawa T：Receptors for collapsin/semaphorins. *Curr Opin Neurobiol* **8**：587, 1998
3) Takahashi T, Fournier A, Nakamura F, et al：Plexin-neuropilin-1 complexes form functional semaphorin-3A receptors. *Cell* **99**：59, 1999
4) Kitsukawa T, Shimizu M, Sanbo M, et al：Neuropilin-semaphorin III/D chemorepulsive signals play a crucial role in peripheral nerve projection in mice. *Neuron* **19**：995, 1997
5) Taniguchi M, Yuasa S, Fujisawa H, et al：Disruption of semaphorin III/D gene causes severe abnormality in peripheral nerve projection. *Neuron* **19**：519, 1997

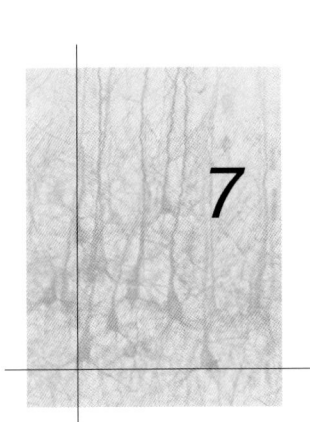

7 中枢神経系の領域特異化

仲 村 春 和

脊椎動物の神経系の発生は外胚葉が神経誘導を受けることに始まり，1本の神経管が形成される．神経管の前の部分に3つの膨らみ，前脳胞 prosencephalon，中脳胞 mesencephalon，菱脳胞 rhombencephalon ができ，これが脳の基本的な枠組みになる（図3-21）．前脳胞はその後，終脳胞 telencephalon と間脳胞 diencephalon に分かれ，終脳胞は大脳皮質 cerebrum と基底核 basal ganglia に，間脳胞は視床 thalamus，視床上部 epithalamus，視床下部 hypothalamus に分化する．網膜 retina も間脳から分化する．中脳胞の背側は視蓋 tectum に，腹側は被蓋 tegmentum に分化する．菱脳胞は後脳胞 metencephalon と髄脳胞 myelencephalon に分かれ，後脳胞の背側は小脳 cerebellum に，腹側は橋 pons に分化する．髄脳胞は延髄 medulla oblongata となる．

完成した脳は複雑な構造をしているが，ある特定の部位は決まった部位と正確な神経回路で結ば

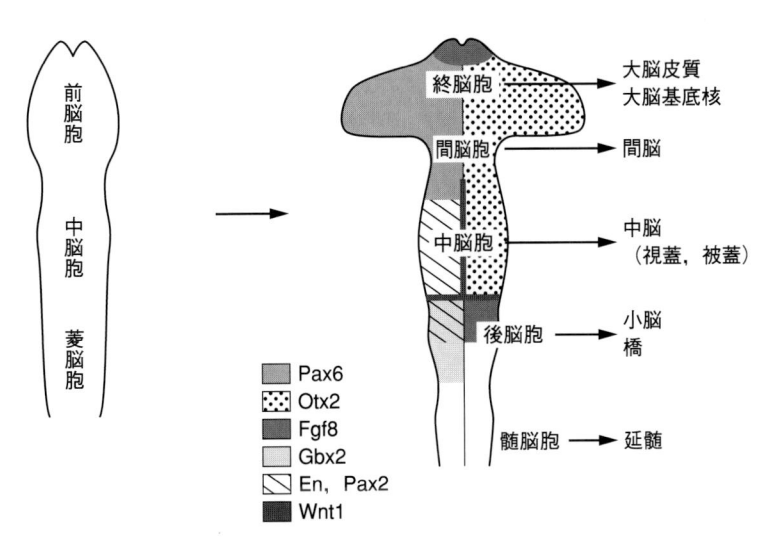

図 3-21 脳胞と領域特異的遺伝子発現

神経管が閉じるとその前端に3つの膨らみ，前脳胞，中脳胞，菱脳胞ができる．その後，前脳胞は終脳胞と間脳胞に，菱脳胞は後脳胞と髄脳胞に分かれる．終脳胞は大脳皮質と大脳基底核に，間脳胞は視床などの間脳に，中脳胞は背側が視蓋，腹側が被蓋に，後脳胞の背側は小脳，腹側は橋に，髄脳胞は延髄に分化する．前脳には Pax 6 が発現しており，前脳から中脳にかけて Otx 2 が発現している．後脳から中脳にかけて En 1, En 2, Pax 2 が，後脳には Gbx 2 が発現している．また Wnt 1 は中脳胞後ろでリング状に発現し，さらに背側正中を間脳胞まで発現している．

れている．これは発生過程におけるこのような大きな領域がさらに細分割され，神経細胞がその存在する位置に従ってアイデンティティを獲得することによる．最近の分子生物学的手法を取り入れた研究により，中枢神経系の領域は転写制御因子の組合わせで決まることが明らかになってきた．

脳胞の分化

神経管はその吻側が膨らんで，前脳胞，中脳胞，菱脳胞という3つの膨らみができ，先に述べたような領域として分化する（図3-21）．1980年代に入ってから，これら脳胞の分化の方向性は最初からきっちり決まっているものか，あるいは分化の可塑性をもっているかどうかということを知る目的で脳胞の異所的移植実験が行われた[1)2)]．その結果，中脳胞，菱脳胞の分化の方向性はかなり早くから決まっていることが示された．例えば中脳胞を間脳部に移植しても移植片は視蓋として分化し，このような異所的視蓋は視神経の投射を受ける[3)]．後脳胞を前脳部に移植すると，移植片は小脳として分化する．すなわち，中脳胞，菱脳胞は異所的に移植されても元のプログラムに従って分化することが明らかとなった．

一方，間脳胞を中脳の後ろに移植すると移植片は分化の方向性を変え，中脳視蓋として分化することが明らかになった．このような間脳胞から分化した視蓋は視神経の投射を受けることができる．移植された間脳胞が視蓋として分化するのは中脳胞の後ろに移植されたときで，しかもホストにしっかりと組み込まれる必要がある．ホストに組み込まれないときは視蓋としての分化はないこと，中脳胞前側に移植されたときはホストに組み込まれても視蓋として分化することはないことから，中脳後脳境界部から何か中脳化するようなシグナルがでていることが示唆された．その後，中脳後脳境界部（峡部，isthmus）を間脳に移植すると，間脳部に視蓋が誘導されることが示され，峡部は視蓋発生のオーガナイザーorganizerとして働くことが明らかとなった．峡部にはいろいろな遺伝子の発現が見られるが，そのうちの一つFgf 8をビーズに染み込ませてニワトリ胚間脳部に挿入したところ，間脳はその発生運命を変え，視蓋として分化した[3)]．しかも異所的に誘導された視蓋の前後極性はホストとは逆転していた．そのことからFgf 8が視蓋の誘導分子ではないかと考えられるようになった．

誘導シグナルと領域決定のメカニズム

1 菱脳節とHox遺伝子

20世紀最後の10年間に発生の分子メカニズムの理解が飛躍的に深まり，線虫やショウジョウバエからヒトを含む哺乳動物まで普遍的な体づくりのメカニズムが存在することが明らかになった[4)]．最初にショウジョウバエの体節の特性，例えば胸からは脚がはえ，頭の方からはアンテナが生えるというようなことと，脊椎動物の菱脳節（rhombomere）の特性を決める機構が似ていることがわかった．ショウジョウバエでは，ホメオティック（homeotic）遺伝子群の発現の組合わせにより，胸になるかとか，腹になるかというような体節の特性が決まる（図3-22）．脊椎動物ではホメオティック遺伝子群が重複して4セット存在しているが，菱脳節の特性はこのHox遺伝子の発現の組合わせで決まる．菱脳節2番目からは三叉神経trigeminal nerveの，4番目からは顔面神経facial nerveの，6番目からは舌咽神経glossopharyngeal nerveの運動神経が出ていく．菱脳節は2節続きで考えた方が，その変化などは説明がつくことが多い．Hoxの突然変異により，菱脳節の特性の変化が起こる（図3-22）．

2 前脳・中脳の領域形成

最近前脳と中脳の領域化に関しても理解が深まった．前脳，中脳ではOtx 2遺伝子が発現している．Otx 2のノックアウトマウスでは前脳，中脳と菱脳節1，2が欠損する[5)~7)]．Otx 2を後脳で強制

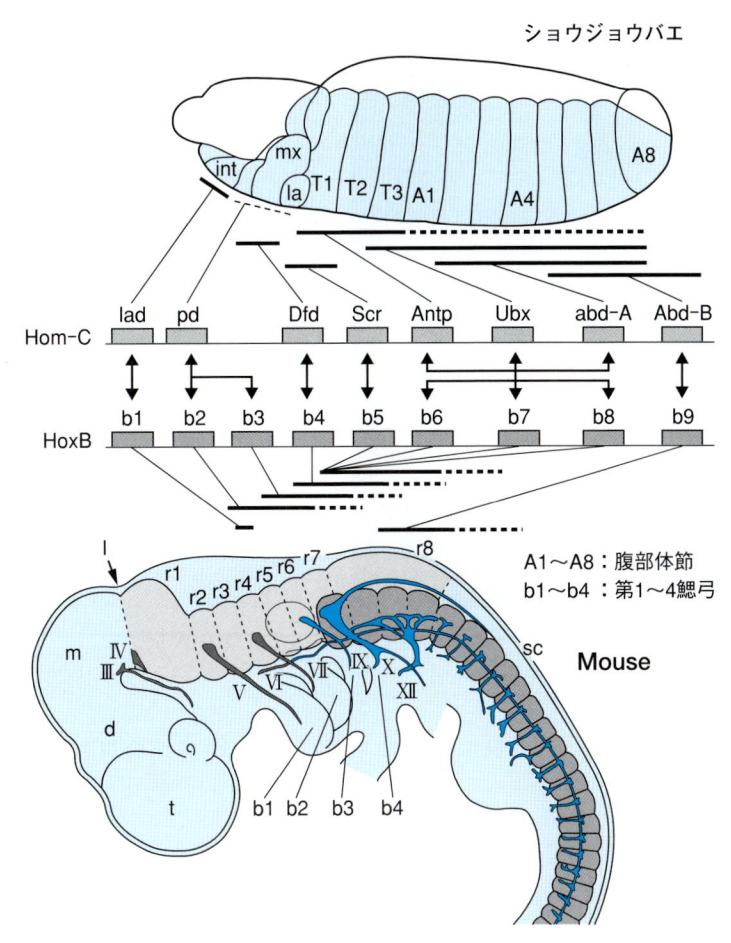

図 3-22 Hox 遺伝子と菱脳分節

　ショウジョウバエのホメオティック遺伝子の発現の組合わせが体節の特性を決めることが最初に明らかにされた．たとえばショウジョウバエの胸は 3 体節からなり，それぞれの節から足が出ている．胸の 2 番目（T 2）には羽 wing が，T 3 には平均棍 haltere があるが，Ubx の発現調節領域の突然変異により，T 2 が T 3 化すると，平均棍が羽に置き換わり 2 対の羽を持つハエになる．3' 側（図の左）に位置している遺伝子ほどより頭側（前側）で発現している．それと相同な Hox 遺伝子群は脊椎動物では 4 セット存在し（HoxA，HoxB，HoxC，HoxD クラスター），それぞれ体の前後軸を決めるのに働いている．脊椎動物でも 3' 側に存在する遺伝子ほど前側で発現している．菱脳節との関係はよく調べられている．r 2（菱脳節 2 番）からは三叉神経（V）の運動枝が出て，第 1 鰓弓の筋を支配する．r 4 からは顔面神経Ⅶが出て，第 2 鰓弓の筋を支配する．r 6 からは舌咽神経（Ⅸ）が出て，第 4 鰓弓筋を支配する．菱脳節の特性は Hox 遺伝子の発現の組み合わせで決まる．Hoxb 1 のノックアウトマウスでは r 4 から出る顔面神経が三叉神経様の挙動をとる．(McGinnis W ら：Cell 68：283-302, 1992 より改変引用)

発現させると，小脳になるべき領域が中脳視蓋として分化することが明らかになった（**図 3-23**）[8]（Otx のショウジョウバエでのホモログは otd, orthodenticle で，やはりショウジョウバエの頭部形成に働く，ems, empty spiracle とそのホモログ emx 1, 2 もショウジョウバエ，脊椎動物で頭部形成に必須の遺伝子であることが示されている）．

強制発現実験より，中脳と後脳の境界は Otx 2 と Gbx 2 の抑制的相互作用で決まることが明らかとなった．

　Engrailed は脊椎動物では En 1, En 2 と 2 つのホモログが存在し，どちらも峡部で強く発現し，中脳の前の方にいくと弱くなるという勾配をもって発現している（Enrailed はショウジョウバエで

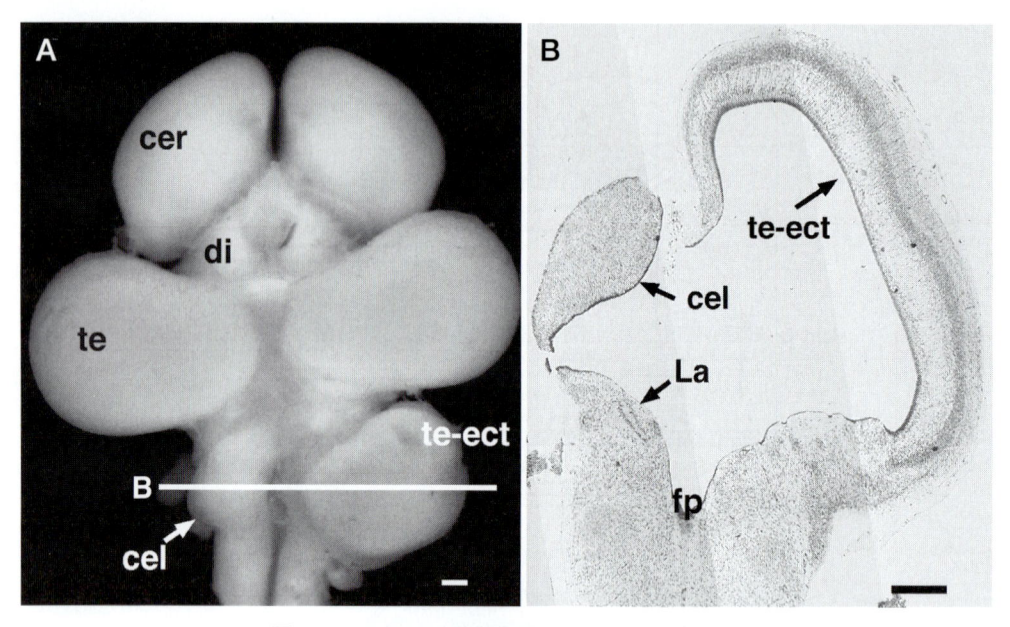

図 3-23　Otx 2 の強制発現による後脳の中脳化
A：Otx 2 は正常では前脳と中脳に発現しているが，後脳で強制発現させると本来小脳に分化すべき後脳胞背側は異所的視蓋（te-ect）として分化する．
B：A 図中で示した断面
cer：大脳　　di：間脳　　te：視蓋　　cel：小脳　　te-tect：異所的視蓋　　La：nucleus laminaris　　fp：底板

はセグメントポラリティ segment polarity 遺伝子群に属し，体節に後ろとしての性質を付与する）．En 1，En 2 をマウスでノックアウトすると，小脳，中脳の形態異常を引き起こす．En 1 あるいは En 2 を間脳胞で強制発現させると，Fgf 8 が誘導されて間脳は分化の方向性を変え，視蓋として分化した[9]．paired box をもつ Pax 2/5 はやはり峡部で強く発現しているが，どちらを間脳で強制発現させても，間脳は本来の分化の方向性を変え，視蓋として分化した[10][11]．これらの実験結果より，中脳の背側構造である視蓋の分化のためには En，Pax 2，Otx 2 遺伝子が発現している必要があることが示唆された（図 3-24）．En，Fgf 8，Pax 2/5 は，お互いにその発現を誘導し合うフィードバックループを作っているので，どれか 1 つを間脳で強制発現させるとそのループが回り，結果的に間脳は視蓋へと分化転換を起こす（図 3-24）．

終脳と間脳には Pax 6 が発現し，En 1/Pax 2 の発現と間脳中脳境界部で境を接している．強制発現実験により，間脳中脳境界部は En 1 と Pax 6 の抑制的な相互作用により決まることが示された[12]．目は間脳の伸びだしたものと表皮外胚葉との相互作用で決まるが，Pax 6 はまた目のマスタージーン的な働きをする．

終脳の領域は Bf 1 遺伝子により決められるようである．Fgf 8 は終脳胞の先端にも発現しているが（図 3-21），これが Bf 1 の発現している領域に働きかけると終脳が分化し，Otx 2，En 1 が発現しているところに働きかけると視蓋が分化する．Gbx 2 と Irx 2 の発現しているところに働きかけると小脳が分化するような結果が得られつつある．Fgf 8 の影響の及ばないところが間脳として分化するということかもしれない．

3　領域内での位置特異性の形成

ニワトリ以下の脊椎動物の中脳視蓋は視覚の中枢として働き，2 次元的に厳密に対応した関係で網膜神経節細胞の投射を受ける．スペリー（Sperry R）がカエルの目の回転移植実験の結果として

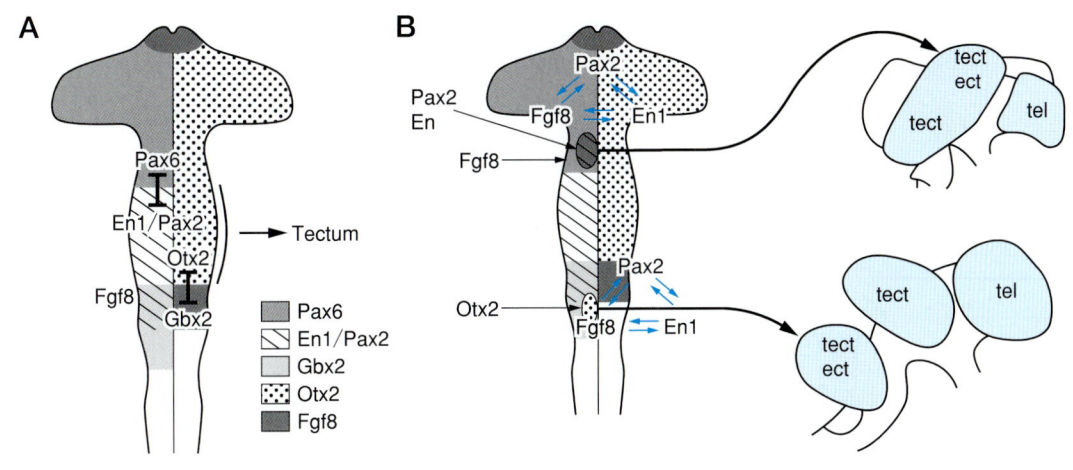

図 3-24　脳の領域形成

A：Fgf 8 の発現は前脳前端，峡部にあり，誘導シグナルとして働く．間脳中脳境界は Pax 6 と En 1/Pax 2 との抑制的相互作用で決まり，中脳後脳境界は Otx 2 と Gbx 2 の抑制的相互作用で決まる．En, Pax 2, Otx 2 の発現している領域は視蓋 tectum として分化する．

B：Fgf 8, En, Pax 2/5 は互いにその発現を誘導し合うフィードバックループを形成しているので，間脳でどれかを発現させるとそのフィードバックループが on になり，その部分で別の 2 つの遺伝子が発現する．この部分で視蓋としての分化の条件が整ったので，異所的視蓋として分化する．
後脳胞で Otx 2 を強制発現させると，Gbx 2 との境界に Fgf 8 が発現され，それにより Pax 2, En も誘導される．そのために Otx 2 を発現した後脳は視蓋として分化する．

化学親和仮説（chemoaffinity theory）を提唱し，網膜と視蓋はそれぞれその位置によって，なにか印づけになるものをもっており，合致するものどうしが神経結合をするということが受け入れられてから，網膜，視蓋の位置特異性を決める機構がさかんに研究されてきた．ついに，Eph システムが網膜視蓋投射マップの形成に重要な役割を果たしていることが示された．すなわち，視蓋では Eph タイプのリガンド ephrin A 2, A 5 が後ろで強く，前で弱いという勾配をもって発現しており，網膜ではその受容体 Eph A 3 が耳側で強く，鼻側で弱いという勾配をもって発現している．受容体をもった成長円錐がリガンドに出会うと反発され，それ以上は進まないというものである．これにより，網膜耳側からの線維は視蓋後ろには進むことができなくて，前側で投射する[13]．化学親和仮説から出発して，反発性の分子に行き着いたのは皮肉めいておもしろい．ただ，親和性の分子の存在が否定されたわけではない．

En 2 遺伝子が峡部で強く，視蓋では前の方にいくに従って弱いという勾配をもって発現しているということは，Engrailed がショウジョウバエで体節の後ろを決めているということを考慮に入れると，視蓋という領域内の位置特異性の形成に重要な役割を果たしているように思えた．発生の早い段階で視蓋原基の回転移植を行うと，En の勾配はホストと同様に調節され，投射パターンも調節される．古典的な意味で視蓋の発生運命は決まっており，間脳に移植すると異所的な視蓋として分化する．ところが，視蓋の前後極性はしばらく可塑性を保っていて，間脳に移植された異所的視蓋では En の発現パターンは逆転して，ホストとは鏡像の関係を示すようになる．そのような異所的な視蓋では網膜からの投射パターンもホストとは鏡像の関係を示す[14]．孵卵 2 日目の視蓋原基を 3 日目の間脳に移植すると En のパターンは元のまま，投射パターンも元のままであった．このことから，En が視蓋の前後極性の形成に関わっているだろうという仮定の下に，En をレトロウイルスベクターに組み込み，視蓋で強制発現させたところ，本来視蓋の後ろに投射する鼻側網膜線維はいたるところで終末分枝を出していた．また耳側網

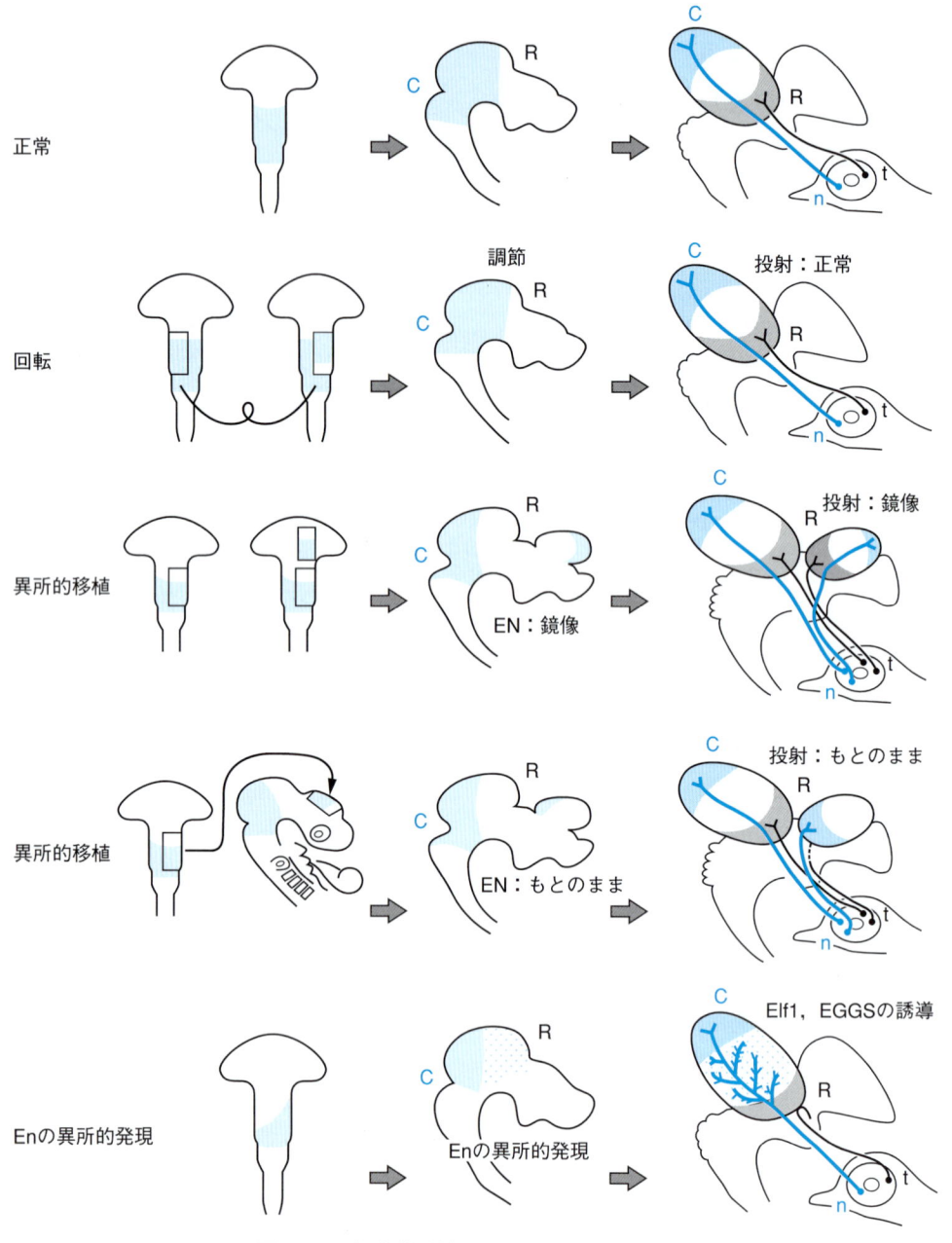

図 3-25 視蓋前後軸形成における En の役割

正常では En は視蓋原基の後ろで強く前で弱いという勾配をもって発現している．視蓋前側は耳側網膜線維の，後ろ側は鼻側網膜線維の投射を受ける．

視蓋を回転すると当初は En の発現も逆転するはずであるが，時間がたつと正常と同じパターンになり，その後の発生も同じように進行する．

E 2（孵卵 2 日目）の視蓋原基を E 2 の間脳胞に移植すると，En の発現はホストとは鏡像のパターンを示し，その後の発生も鏡像の関係で進行する．

E 2 の視蓋原基を E 3 の間脳に移植すると，En の発現は元のままであり，その後の発生も元のままである．

En をレトロウイルスで視蓋全体に発現させると，Elf 1 (EprinA 2)，RAGS (Ephrin-A 5) が誘導され，鼻側網膜線維はいたるところで側枝を出す．

膜線維は視蓋に侵入できないことがあった．このことから，Enは視蓋に後ろとしての性質を付与することが明らかとなった[15]．Enの強制発現により，ephrin A 2, A 5 が誘導されることが示された．これらのことは，En は ephrin A 2, A 5 を誘導することにより視蓋に後ろとしての性質を付与するということを示している（図3-25）．

4 背腹軸に沿った領域化

背腹軸に関しては，領域というよりは連続的に変化しているといった感があるが，特に中脳と後脳では領域として認識される．中脳では背側が視蓋で，腹側は被蓋という構造であり，後脳では背側が小脳で腹側は橋である．

脊髄においては，神経管で腹側（基盤 basal plate）に運動神経が，背側（翼板 alar plate）に知覚の介在神経が分化する．脊索に接したところは底板，最背側は蓋板である．神経管が閉じるときに脊索からは Shh が，背側からは BMP のシグナルがあり，それで背腹が決まると思われている．脊索からの Shh シグナルを受けた底板は自身でも Shh を産生し分泌する．この Shh の濃度により，運動神経，介在神経などが分化してくるということが受け入れられている[13]．

中脳での背腹の領域決定に Shh が関与しているという報告がなされた．中脳の背側は大きく膨らんだ視蓋で，腹側は被蓋 tegmentum である．視蓋は鳥類以下の脊椎動物では視覚の中枢として働くが，被蓋は動眼神経核，赤核，黒質などが存在し，運動と関係のある領域である．黒質にドパミンニューロンが存在する．またニワトリでは中脳の尾側から後脳にかけて腹側正中の近くに，セロトニンニューロンが存在する．Shh を中脳全体で強制発現させると，視蓋の膨らみが消える．組織学的検索，網膜からの投射パターンなどから本来視蓋に分化すべき中脳背側が被蓋として分化したということがわかった．すなわち，ドパミン産生細胞，運動神経細胞の集団が背側まで伸びていた．これらの結果はすべて Shh は視蓋の分化を抑え，中脳の腹側化に働いていることを示唆している[16]．

まとめ

中枢神経系は神経板から神経管が形成され，前脳，中脳，菱脳，脊髄などの前後軸に沿った領域化が起こり，この領域はさらに細分化され，ついには領域内での位置に従ってニューロンのアイデンティティが決まる．これら領域の特性は転写因子の組み合わせで決まるが，誘導作用というのはあるシグナルによりその転写因子の組み合わせを変えることだと解釈できる．背腹軸に沿ったアイデンティティの獲得は，領域化というよりは勾配に従ったアイデンティティの形成という方がいいかもしれない．大きな役割を果たすのが Shh シグナルで，この分子の勾配が背腹軸の形成に大きく関与している．

強制発現実験，トランスジェニックマウスの作製，ノックアウトマウスの作製などで転写因子の組み合わせを変えることができる．小脳と中脳視蓋はできあがった組織構築，発生様式が全く違うが，小脳に分化すべき後脳胞背側に Otx 2 遺伝子を発現させてやると，その発生運命が視蓋へと変化する．今後，このような領域による組織構築，発生様式の違いのメカニズムが明らかになるものと期待されている．

参考文献

1) Nakamura H, Nakano KE, Igawa HH, et al：Plasticity and rigidity of differentiation of brain vesicles studied in quail-chick-chimeras. *Cell Differ* **19**：187-193, 1986
2) Nakamura H：Do CNS anlagen have plasticity in differentiation? Analysis in quail-chick-chimera. *Brain Res* **511**：122-128, 1990
3) Crossley PH, Martinez S, Martin GR：Midbrain development induced by FGF 8 in the chick embryo. *Nature* **380**：66-68, 1996.
4) Gilbert SF：*Developmental Biology, 5 th ed*, Sinauer Associates, Sunderland, 1997
5) Acampora D, Mazan S, Lallemand Y, et al：Forebrain and midbrain regions are deleted

Thomas M. Jessell（1951年生，英国ロンドン出身）

　Tom Jessellは，Iversen LLのもとで博士号を取得（ケンブリッジ大学）．当時の大塚正徳（東京医科歯科大学），Fishbach GD（ハーバード大学）研究室にて，それぞれ約1年間ポストドクトラルフェローとして研究に従事．その後，Kuffler SWの薫陶を受けたDepartment of Neurobiology（ハーバード大学）に奉職．1985年，Kandel ERらの強い誘いを受け，神経科学・臨床神経内科学の学問分野で名高いコロンビア大学に移った．

　おそらく，このコロンビア大学への移転が一つの契機となり，彼の中で，それまで電気生理学的・薬理学的観点から携わっていた，Sherringtonらに始まる脊髄の運動系・感覚系情報処理機構の解明といった命題にいったん別れを告げることになったのではないかと考えられる．そして，中枢神経系の中でも，解析対象としていた脊髄をモデル系として選び出し，系を構成する多種多様な構成要素（神経細胞）の「特異性」（specificity），ならびに，個々の構成要素の間での特異的な「関係性」（connectivity）がどのようにして確立されるのか，発生の根幹から分子・細胞生物学・遺伝学的に理解しようとする学問的立場に転進した．この結果，現在に到るまでの約15年間で，われわれは，神経発生学が，現象論的・記述的な発生学の一つの分野にすぎなかったものから離脱し，革新的な発展を遂げることを目の当たりにしたのである．

　以下に，彼の主な研究成果をあげよう．

　(1) 運動ニューロンをはじめとする運動系機能に関与する個々の脊髄腹側神経細胞群は，脊索および底板より分泌される細胞外シグナル分子であるソニックヘッジホッグがモルフォゲンとして作用することにより誘導される．(2) homeobox転写因子群がソニックヘッジホッグの作用を仲介し，相互排他的な発現調節機構により，個々の腹側神経細胞群の発生領域を決定する．ひとつのhomeoboxおよびbasic HLH転写因子は，運動ニューロン発生にとり十分性をもつ．これらは転写発現抑制因子として働く．すなわち，個々の神経細胞の特異性確立は，遺伝子発現が脱抑制される分子機構による．(3) LIM homeobox転写因子群の異なる組み合わせにより，運動ニューロンの個々の亜群特異性が決定される．その結果，そのうちの一つにはEphAレセプターの発現が調節され，軸索が支配すべき遠位の末梢標的器官に向かって正しく投射する．(4) 正確な軸索投射後，Ets転写因子群，その下流に存在するtype II cadherinが，末梢からのシグナル作用により運動ニューロンおよび後根神経節細胞の亜群に発現され，最終的な単反射弓の神経ネットワーク形成に働く．(5) 感覚系機能に関与する背側神経細胞群に関しても，上記と同様な機構が働いていることを示す．また，底板の軸索投射における機能的役割を明らかにし，ネトリンの単離・同定へと結びつけた．

　これらの仕事により，いかにして一見一様な神経上皮細胞が個々の異なる特異性をもった多種多様な神経細胞の発生へと結びつくのか，さらに，個々の神経細胞の特異性が神経ネットワーク構築として見られる，機能的に関連した細胞間の関係性に結びつくのか，中枢神経系全般を支配する神経機構の数多くの一般原理の分子的基盤が明らかとなった．最近，これらの確固とした分子的基盤をもとに，運動ニューロンの発生がES細胞を用いて *in vitro* において再構築されうることを示し，運動ニューロン変性疾患の治療戦略にもインパクトを与えている．

　「一つの生命現象を説明しうるメカニズムは，数百万存在する」「あなたは，『論理』を話しているのか，それとも『メカニズム』を話しているのか？」は，よく彼が口にする言葉である．彼のスタイルは，生命現象の論理をまず明らかにし，数百万の可能性の中からそれを支える正しい分子メカニズムを包括的・網羅的・徹底的に明らかにする．一面においては，基礎研究を（臨床応用をも可能にする）基盤研究へと革新した．Tom Jessellは「神経発生学の潮流を変えた革命者」であると位置付けることができよう．今もって現在進行形の彼の仕事が今後どのような変貌を遂げるのかは未知であり，その評価は後世の人々に委ねたい．

（三菱化学生命科学研究所　生命分子医学　田辺康人）

in *Otx 2-/-*mutants due to a defective anterior neuroectoderm specification during gastrulation. *Development* **121** : 3279-3290, 1995
6) Ang SL, Jin O, Rhinn M, et al : A targeted mouse *Otx 2* mutation leads to severe defects in gastrulation and formation of axial mesoderm and to deletion of rostral brain. *Development* **122** : 243-252, 1996
7) Matsuo I, Kuratani S, Kimura C, et al : Mouse *Otx 2* functions in the formation and patterning of rostral head. *Genes Dev* **9** : 2646-2658, 1995
8) Katahira T, Sato T, Sugiyama S, et al : Interaction between *Otx 2* and *Gbx 2* defines the organizing center for the optic tectum. *Mech Dev* **91** : 43-52, 2000
9) Araki I, Nakamura H : *Engrailed* defines the position of dorsal di-mesencephalic boundary by repressing diencephalic fate. *Development* **126** : 5127-5135, 1999
10) Funahashi J-i, Okafuji T, Ohuchi H, et al : *Pax-5* in the regulation of a mid-hindbrain organizer's activity. *Dev Growth Differ* **41** : 59-72, 1999
11) Okafuji T, Funahashi J-i, Nakamura H : Roles of *Pax-2* in initiation of the chick tectal development. *Dev Brain Res* **116** : 41-49, 1999
12) Matsunaga E, Araki I, Nakamura H : *Pax 6* defines the di-mesencephalic boundary by repressing *En 1* and *Pax 2*. *Development* **127** : 2357-2365, 2000
13) Kandel ER, Schwartz JH, Jessell TM (eds) : *Principles of Neural Science, 4 th ed,* McGraw-Hill, New York, 2000
14) Itasaki N, Nakamura H : Rostrocaudal polarity of tectum in birds : Correlation of en gradient and topographic order in retinotectal projection. *Neuron* **8** : 787-798, 1992
15) Itasaki N, Nakamura H : A role of gradient en expression in positional specification on the optic tectum. *Neuron* **16** : 55-62, 1996
16) Watanabe Y, Nakamura H : Control of chick tectum territory along dorsoventral axis by sonic hedgehog. *Development* **127** : 1131-1140, 2000

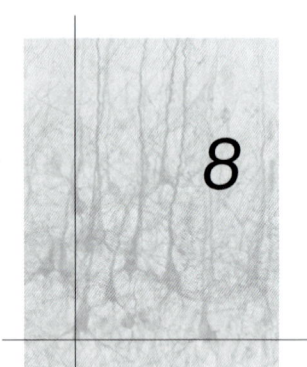

8 シナプスの形成と機能発達

高橋 正身

シナプスの構造

1 神経筋シナプスの構造[1]（図3-26 A）

　シナプスの形成や発達は，神経筋シナプスで詳細に研究されている．骨格筋細胞は筋芽細胞が融合してできた多核細胞で，1本の運動神経終末が中央付近にシナプスを形成する．神経終末は複雑に枝分かれし，その中には神経伝達物質であるアセチルコリン（ACh）を含むシナプス小胞が数多く存在する．神経終末の細胞膜でアセチルコリンの放出が起こる部位はアクティブゾーンとよばれ，その周囲には多数のシナプス小胞が集合している．1つの神経筋シナプスには数百のアクティブゾーンが縞状に配列しており，その近傍には神経伝達物質の放出を制御する電位依存性Caチャネルも配列する．シナプス前部にはアクチン線維が豊富に存在し，一部はシナプス前膜付近にまで達している．シナプス前膜とシナプス後膜との間は50 nmくらい離れており，基底膜がその間を埋めている．シナプス後膜にあたる骨格筋の細胞膜は，アクティブゾーンに接する部位で陥入している（接合部襞）．接合部襞の峰の部分にはAChレセプターが，谷の部分の基底膜や細胞膜にはアセチルコリンの分解酵素や活動電位の発生に関わるNaチャネルがそれぞれ高密度に集積する．骨格筋細胞には数百の核が存在するが，活動的なシナプスをもつ筋細胞ではAChレセプター遺伝子の発現はシナプス直下の核でのみ起こっている．

2 神経細胞間シナプスの構造[1]（図3-26 B）

　神経細胞間のシナプスは神経筋シナプスよりずっと小さく，アクティブゾーンは1つのシナプスに数カ所しかない．シナプス前膜のアクティブゾーンの周辺には細いフィラメントを含んだマトリックスが存在し，CAZ (cytomatrix assembled at active zone) とよばれる．神経間のシナプスにおいてもシナプス前部にはアクチン線維が豊富に存在し，シナプス小胞の一部がsynapsinを介して架橋されている．さらにフォドリン (fodrin) 様の線維が，細胞膜とシナプス小胞とを架橋している．このほかにもミトコンドリアや，シナプス小胞のリサイクリングや細胞内Ca^{2+}濃度調節などに関わる小胞構造が存在する．アクティブゾーンに向かい合ったシナプス後膜には，神経伝達物質のレセプターが存在する．興奮性シナプスでは，シナプス後膜に接して発達したシナプス後膜肥厚構造がみられる．シナプス後膜肥厚にはCa^{2+}/カルモジュリン依存性プロテインキナーゼII（CaMK II）や細胞骨格，足場蛋白質などが含まれている．興奮性シナプスの多くは，樹状突起上に突きだしたスパインに形成される．スパイン中にはアクチン線維が豊富に含まれており，スパインの大きさ，形態は神経活動に依存して大きく変化する．神経細胞間のシナプス間隙は10〜20 nmと狭く，基底膜はみられない．アクティブゾーンの周囲での間隙はさらに狭く，アドヘレンスジャンクション様の構造になっている．

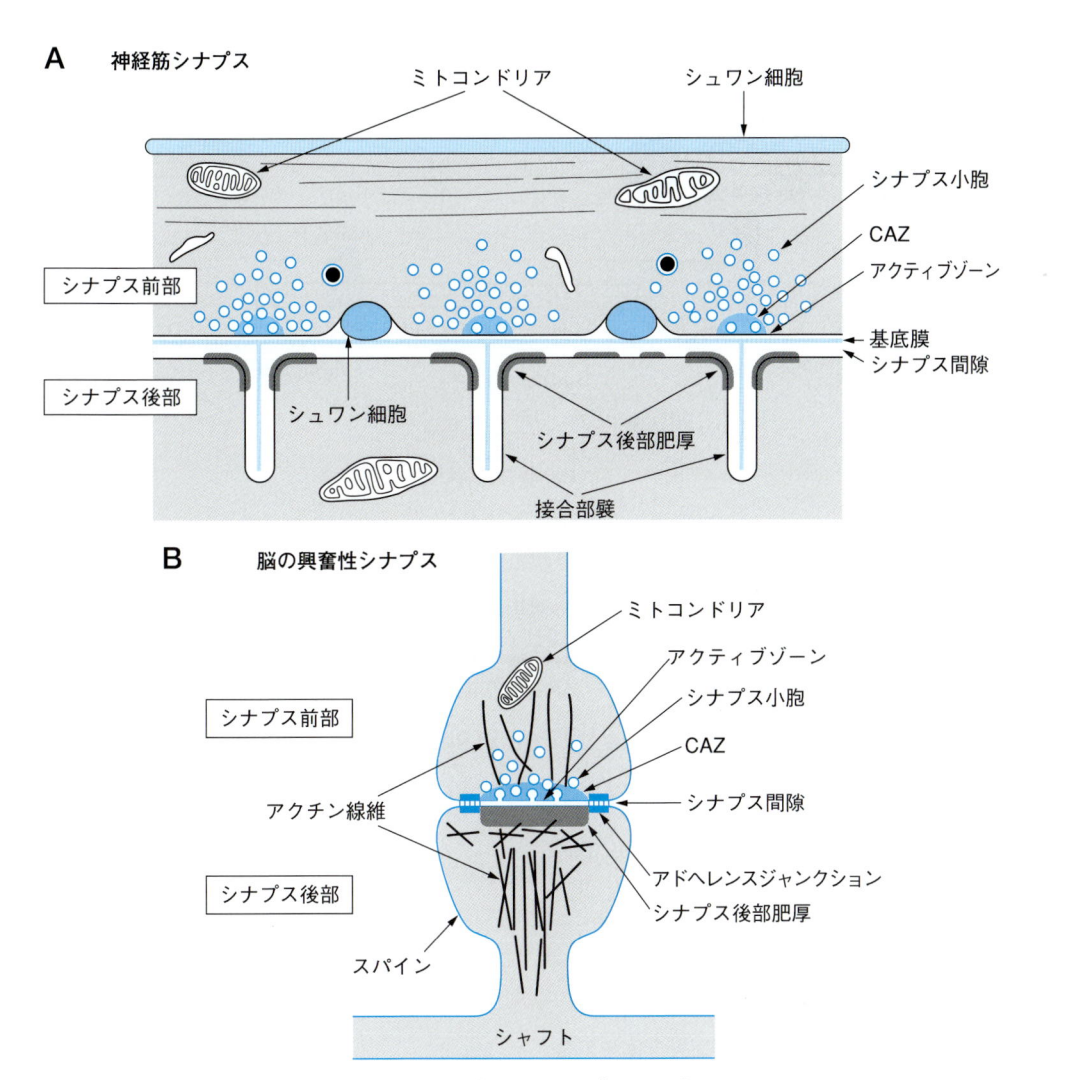

図 3-26 成熟したシナプスの構造

3 シナプス機能を支える分子[2)~4)]

アクチン線維は，シナプス前部ではシナプス小胞の持続的供給やアクティブゾーンへの輸送に，シナプス後部ではスパインの形態変化やシナプスでのレセプターのリサイクリングや局在化に関わっている．神経細胞間シナプスには基底膜がなく，シナプス形成や維持機構が神経筋シナプスとは異なっている可能性が考えられる．インテグリン（integrin）や免疫グロブリンスーパーファミリー分子はシナプスに存在し，Ca^{2+} 非依存的な結合に関与する．シナプスのアドヘレンスジャンクションには Ca^{2+} 依存的に強固な結合を引き起こすカドヘリン（cadherin）が局在する．そのほかにも neuroligin や neurexin など蛋白質が存在し，特異的なシナプス結合に関与する可能性が示唆されている．

シナプス後膜肥厚から見出された PSD-95 は，PDZ ドメインや SH 3 ドメイン，グアニル酸キナーゼ様ドメイン（GK ドメイン）などの，蛋白質結合ドメインのみをもつ蛋白質である．その後 PDZ ドメインや GK 結合ドメインなどを含む蛋白質が続々と見出され，足場蛋白質と総称されるようになった（図 3-27）．PDZ ドメインには，イオ

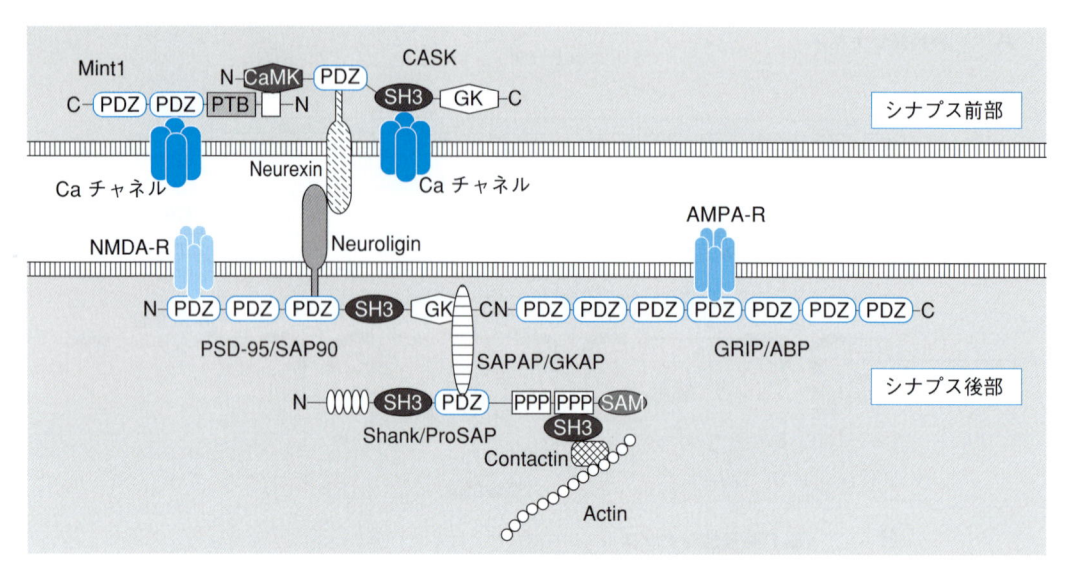

図 3-27 シナプスの機能分子を支える足場構造
中枢のシナプス伝達はさまざまな機構で制御を受けている．シナプスにはさまざまな蛋白質結合ドメインをもった足場蛋白質が存在し，シナプス伝達の関わるさまざまな機能分子を結合するとともに，お互いどうしも結合し，機能的な複合体を形成する．シナプスの機能発達には足場蛋白質の発現や結合の制御が重要であると考えられる．
PDZ：PDZドメイン　　PTB：PTBドメイン　　SH3：SH3ドメイン　　CaMK：CaMキナーゼ様ドメイン　　GK：グアニル酸キナーゼ様ドメイン　　PPP：プロリンリッチドメイン

ンチャネルやレセプター，細胞骨格蛋白質，細胞接着蛋白質のほか，NO合成酵素，キナーゼ，低分子量G蛋白質の制御蛋白質などの多様な蛋白質が結合する．足場蛋白質は複数の結合ドメインをもっており，これらの蛋白質を結合するとともに，他の足場蛋白質とも結合して大きな複合体を形成する．一方，グリシンレセプターに関しては，gephyrinという蛋白質がシナプス部への集合に関与している．

シナプス前部のCAZにはPSD-95やCASKなどの足場蛋白質に加え，Munc-13，Rim，Bassoon，Piccolo/Aczoninなどが存在する．Munc-13やRimはアクティブゾーンにのみ存在し，神経伝達物質放出の制御に関わっている．PiccoloとBassoonは蛋白質結合モチーフを包含したPiccolo，Bassoon Homology（PBH）ドメインを分子内に10個もつ巨大蛋白質である．PiccoloやBassoonは多くの興奮性および抑制性シナプスのCAZに見出されているが，線虫のシナプスや神経筋シナプスなどでは存在しないことから，シナプスでの役割に関してはまだよくわかっていない．

シナプスの発達と可塑性

1 神経筋シナプスの発達[5)6)]（図3-28 A）

神経の軸索の先端には成長円錐が存在し，軸索の伸長に関わっている．成長円錐の構造はシナプス前部の構造とはまったく異なっており，運動性の高いフィロポディアや細胞骨格を豊富にもっているが，シナプス小胞はみられない．成長円錐が骨格筋細胞に接触すると運動性が低下し，その後アクティブゾーンの形成やシナプス小胞の集積などの構造上の変化が引き起こされ，機能的なシナプスが作られていく．骨格筋細胞でのAChレセプターの遺伝子発現は筋芽細胞の融合とともに高まるが，シナプス部へのAChレセプターの集積は神経支配の開始に伴って引き起こされる．AChレセプターの集合には，(1)シナプス後部へのAChレセプターの集合，(2)シナプス直下の核で

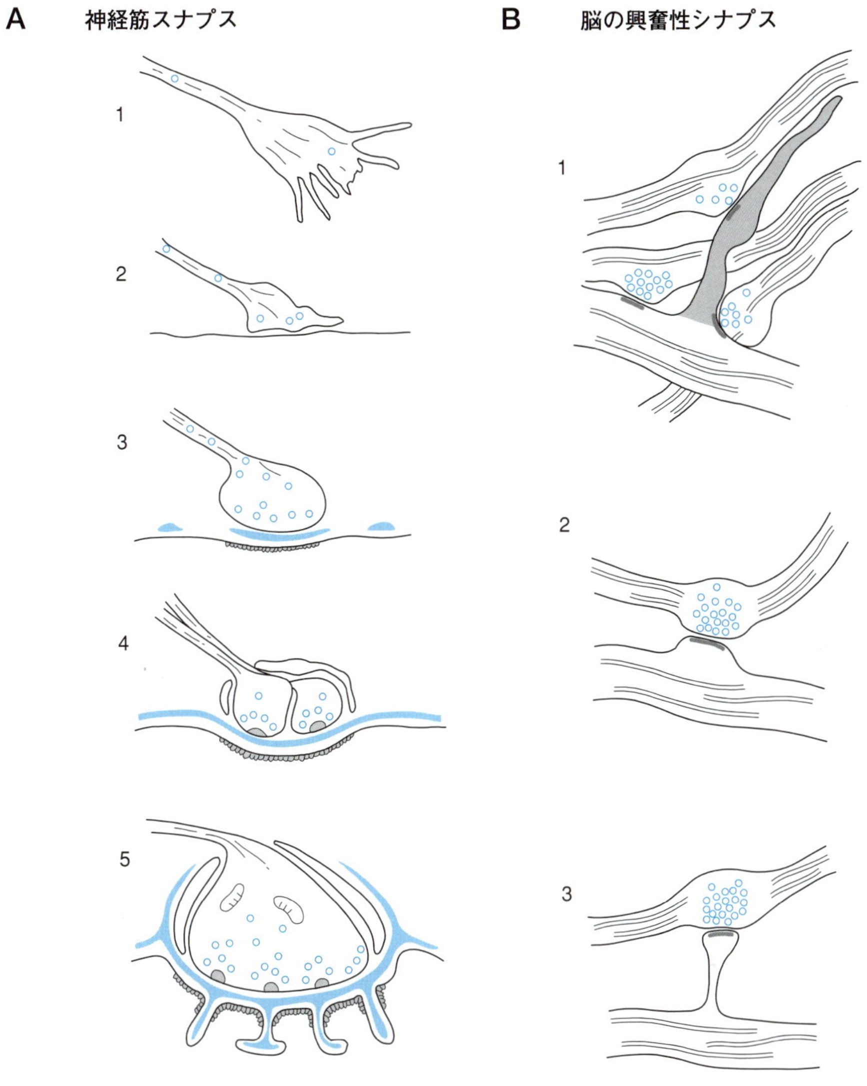

図 3-28 シナプスの発達

A：神経筋シナプス．伸長する神経突起の先端にあり活発に活動するフィロポディアをもっている成長円錐が（**1**），骨格筋細胞に接触すると成長円錐の構造が変化し始め，シナプス形成が開始される（**2**）．シナプス前部にはシナプス小胞が蓄積し，基底膜が形成される（**3**）．出生直後では1つの骨格筋細胞に複数の運動神経がシナプスを作るが（**4**），その後異なる神経のシナプスは分離し，活動依存的な機構で余分なシナプスの除去が起こり，単一神経支配へ移行する．シナプス前部ではCAZなどが発達し，シナプス後部では接合部襞が形成され，シナプスの成熟化が起こる（**5**）．

B：脳の興奮性シナプス．出生直後にはスパインはみられず，盛んに伸び縮みを繰り返すフィロポディアにシナプスが作られる（**1**）．生後1週くらいにフィロポディアは退縮し，神経線維上にシナプスが残される（**2**）．その後スパインが成長する（**3**）．

（文献5）および6）より改変引用）

のAChレセプター遺伝子発現の活性化，(3)シナプス外の核でのAChレセプター遺伝子発現の抑制という3つの要素が関わっている．哺乳類の神経筋シナプスの構造は，生後の数週間に大きく変化する．発達途中の骨格筋細胞には複数の運動神経がシナプスを作っている．初期の神経終末は単純な楕円形をしており，複数の神経終末が共有しているが，発達が進むにつれて異なる神経終末は

分離し，その形も複雑になっていく．生後2週頃までにシナプスの分離が終わるが，その後余分な運動神経の排除が始まり，単一神経支配へと移行する．シナプス部の筋肉細胞の表面は出生前後に窪み始め，接合部襞が形成されていく．出生直後のAChレセプターのサブユニット構成は$\alpha 2\beta\gamma\delta$であるが，生後1週頃にサブユニット構成が変化し，成熟型である$\alpha 2\beta\gamma\varepsilon$に変わっていく．この変化はシナプス後構造の発達にも重要で，εサブユニットのノックアウトマウスではδサブユニットが発現し続けるが，シナプス構造の発達が悪い．シナプス構造の分化が起こるのは，運動神経と筋肉との接触部に限られており，シナプス前部および後部の相互依存な作用が重要であると考えられる．出生後，シュワン細胞は運動神経軸索でミエリン形成を起こすとともに，神経筋シナプスを覆い，シナプスの成熟や維持に重要な役割を果たす．

2 神経細胞間シナプスの発達[7]（図3-28 B）

出生時直後の脳にはスパインがなく，デンドライトや軸索からフィロポディアが伸び縮みしている．シナプスはまずフィロポディアの先端や側部，基部などに形成される．生後1週間くらいの間にフィロポディアは退縮し，神経突起上にシナプスが残され，その後スパインが成長してくる．これらの観察は，スパインの形成にはシナプスがあらかじめ形成されていることが必須であることを示唆するが，Weaverマウスの小脳では，平行線維からの入力がなくてもプルキンエ細胞のデンドライトにはスパイン形成されるので，この点はまだ明らかにはなっていない．海馬などの興奮性シナプスでは，NMDA型グルタミン酸レセプター（NMDAレセプター）は，AMPA型グルタミン酸レセプター（AMPAレセプター）に先行してシナプスに出現する．AMPAレセプターをもたないシナプスでは，シナプス前部からグルタミン酸が放出されても，NMDAレセプターのMg^{2+}ブロックを解除するために不可欠な脱分極が引き起こされない．このためグルタミン酸に無応答のいわゆるサイレントシナプスとなっている．シナプスの成熟に伴い，サイレントシナプスにもAMPAレセプターが局在するようになり，機能的なシナプスへと変化する．しかし成体の脳でのAMPAレセプターの密度はシナプス間でばらつきがあるだけではなく，かなりの割合のシナプスがサイレントシナプスのままでいる．シナプスへのレセプターの局在化に先立って，足場蛋白質の集積が起こると考えられるが，シナプス構造の発達に足場蛋白質がどのような寄与をしているかについては必ずしも明確ではない．シナプスの成熟とともにさまざまなシナプス制御蛋白質が異なる時間経過でシナプスへ局在化するとともに，接着蛋白質の種類や発現様式も変化していく．スパインの形態もシナプスの成熟とともに変化し，細長い形態やキノコ状のスパインの比率が増加していく．

3 発達期と成熟脳でのシナプス可塑性

骨格筋細胞と同様に，小脳のプルキンエ細胞も生後しばらくの間は複数の登上線維による多重神経支配を受けた後，単一神経支配へと移行する．このような現象は脳内で広く起こっており，サルの大脳皮質でのシナプス密度を調べると，生後2～4カ月目に最大になった後急速に減少し，3～5年後に一定のレベルになる．シナプスの過剰形成は環境やシナプス活動には影響されないが，シナプスの排除に関してはシナプス活動に依存的に起こる．出生直後のネコの片目を塞ぐと，1次視覚野のシナプス形成が大きく変化してしまう．多重神経支配を受けている筋肉細胞で特定のシナプスのみを阻害すると，阻害されたシナプスのみが除去される．ところがすべてのシナプスを阻害すると，このような選択的な除去が起こらず，阻害されていないシナプスの活動が重要であることがわかる．このようなことはシナプスの形成や発達はゲノム情報によって規定されるばかりではなく，後天的な神経活動によっても大きく変化しうるという重要な側面ももっていることを示している．膨大な数に上るシナプス結合のすべてをゲノム情報で規定することは困難であり，活動依存的なシナ

プスの強化・除去機構を加えることにより，最も機能的な神経回路の形成を実現していると考えられる．

　成体の脳においても，神経活動に依存した新規シナプスの形成や除去はきわめて重要な意味をもっている．記憶形成や学習の基礎となるシナプスでの長期増強や長期抑圧が起こる際には，経験や学習などの後天的な要因によって新規シナプス形成を含めたさまざまなシナプスでの可塑的な変化が起こっている．また記憶の消去や忘却には，シナプスの除去が起こっている可能性が考えられる．このような後天的な要因でシナプスが可塑的に変化するという性質は，人間の人格形成，維持に決定的な重要性をもっている．まったく同じゲノム情報をもっている1卵生の双子でも，特に発達期の環境の違いで性格は大きく変化してしまう．また記憶をすべて失うことは人格の崩壊にほかならない．このようなことを考慮していくと，シナプスの形成が何時終わるのかを定めることは困難であることがわかる．発達期の可塑性には「クリティカルピリオド」というものが存在し，その時期に得た性質の少なくとも一部は生涯にわたって固定されてしまうという特徴がある．例えば，小さい頃にバイオリンの練習を繰り返すと大脳皮質の運動野でのシナプス形成に変化が生じ，小指の運動野が大きくなるが，成長してからいくら練習をしてもこのような変化は決して生じない[8]．しかし一方では成体になって得た記憶の中にも，生涯消し去ることができないものも存在している．発達期のシナプス形成や除去の機構と，成体でのシナプス可塑性の機構にどのような共通性や相違があるのかは今後の問題として残されている．

シナプスの発達・可塑性に関わる分子機構

　活動依存的なシナプスの発達や可塑的変化の分子基盤に関しては現在さかんに研究が進められており，その中でも重要と考えられる点を以下にまとめてみた．

1　細胞膜への機能蛋白質の発現制御機構[9]

　発達期や成体の脳でシナプスの長期増強が引き起こされると，AMPAレセプターが細胞質からシナプス後膜へと移行し，サイレントシナプスが活性化される．活動依存的に機能蛋白質が細胞膜へ移行する機構としては，グルコーストランスポーターでの解析が進んでいる．骨格筋細胞や脂肪細胞にインスリンが作用すると，細胞膜直下に待機していた輸送小胞が細胞膜と融合し，輸送小胞膜上のトランスポーターが細胞膜上に移行する．細胞膜へのAMPAレセプターの移行も同様な機構による可能性が高く，シナプス小胞と細胞膜との融合を阻害する細菌毒素や抗体を海馬のシナプス後細胞に作用させると長期増強が抑制される．長期抑圧現象が起こる際にはAMPAレセプターのエンドサイトーシスが関与している．エンドサイトーシスはリン酸化などによって制御されるが，シナプスの選択的除去や可塑性での機構はまだよくわかっていない．多重神経支配を受けた筋肉細胞では，活動が阻害されたシナプスは排除されていく．幼若な脊髄神経細胞でのシナプス部へのグリシンレセプターの集合化は，レセプターの機能を阻害すると抑制される．これらの現象は，機能しているレセプターが安定化されることによりシナプスが強化され，レセプターの機能が阻害されるとシナプスへのレセプターの集合が抑制され，シナプスの除去が起こることを示唆している．しかし，このような制御がみられるのはむしろ例外的で，培養した海馬神経細胞でのAMPAレセプターやNMDAレセプターの集合化は，レセプター機能を阻害すると逆に促進される．

2　レセプターの集合制御[10]

　神経筋シナプスでのAChレセプターの集合はagrinとよばれる糖蛋白質によって制御されている．agrinは筋肉細胞でも合成されるが，神経細胞で特異的に発現されるアイソフォームのみが

AChレセプターの集合活性をもっている．神経細胞から放出されたagrinは骨格筋の細胞膜上のレセプター型チロシンキナーゼ（MuSK）に作用し，最終的にはAChレセプターと複合体を形成するrapsynという蛋白質を介してAChレセプターの集合を引き起こす．rapsynのノックアウトマウスではAChレセプターの集合は起こらないが，シナプス後部へのMuSKの集合化は起こることから，MuSKが主要な足場蛋白質で，rapsynはMuSKにさまざまな蛋白質を集める役目を果たしていると考えられる．

グルタミン酸レセプターとPSD-95を共発現させると，細胞膜上へのレセプターのクラスター形成が促進される．培養した海馬神経細胞では，足場蛋白質のクラスター形成はレセプターのクラスター形成より早く起こる．NMDAレセプターのPDZ結合部位欠失させると，シナプスへNMDAレセプターの局在化が低下する．しかしPSD-95のノックアウトマウスではシナプス機能は大きく影響を受けているにもかかわらず，シナプスへのレセプターの局在化は正常に起こっており，シナプスでの足場蛋白質の役割は必ずしも明確にはなっていない．PSD-95とAMPAレセプターとの結合は，NMDAレセプターとの結合ほど強くなく，より可塑的に変化しやすいと考えられる．NMDAレセプターを介してCa^{2+}が流入すると，NMDAレセプターとPSD-95との結合は低下する．Kチャネルやβアドレナリンレセプターと足場蛋白質の結合は，リン酸化によって抑制的に制御されている．一方，PSD-95の代謝回転速度は興奮性シナプス伝達を抑制すると低下する．

3 接着性変化[4]

接着蛋白質には多くの種類，アイソフォームが存在している．成長円錐の運動性の増加や神経突起の脱束化を促進する接着蛋白質は接着性が弱く，成体では可塑性に伴う新規シナプス形成に関与し，接着性が強く突起伸長の低下や軸索束化，成長円錐からシナプスへの変化を促す接着蛋白質は，成体ではシナプスの強化に関与していると考えられる．接着蛋白質は単にシナプス結合を介在するだけではなく，より積極的にシナプス機能の制御に関わっている．接着蛋白質の中には細胞骨格蛋白質と直接あるいは間接的に結合しているものがあり，接着性の変化によって細胞骨格の状態を制御している可能性が考えられる．また，免疫グロブリンスーパーファミリーの一員であるNCAMは，成長因子のレセプターの活性化を助けてシナプス機能を制御している可能性も示されている．一方，神経活動が接着性の変化をもたらす例も知られており，後根神経節細胞に低頻度の電気刺激を与えると接着性が低下し，神経線維の脱束化が促進される．またNCAMの細胞表面への移行や接着活性を変化させるポリシアル酸化は，神経活動によって制御される．アメフラシのNCAMはMAPキナーゼでリン酸化を受けるとダウンレギュレーションされ，軸索の脱束化が引き起こされる．さらにNCAM遺伝子の発現やスプライシングも，発生過程や神経活動によって制御されている．

4 形態変化[11]~[13]

海馬スライス培養でのスパインの形成や成熟はテトロドトキシン（TTX）やNMDAレセプターのアンタゴニストで抑制される．長期増強を誘発させると，30分以内にフィロポディアの伸長が起こる．電子顕微鏡で調べると，誘発後1時間以内にシナプス後膜肥厚に穴が開いたスパインが一過的に増加した後，複数のシナプス結合が生じているスパインが増加する．これらの結果は，シナプス活動が活発化するとスパイン形成が促進されることを示しているが，逆の結果も得られている．脳からスライスを作成する際にはスパイン数が50％も増加するが，スライス調整直後のシナプス活動がない時期にスパインが形成されたと考えられる．単離した海馬神経細胞の場合には，TTXやグルタミン酸レセプターアンタゴニスト存在下で培養するとスパイン密度が増加し，GABAレセプターのアンタゴニスト存在下で抑制性の入力を抑

えるとスパインが減少する．これらの一見矛盾した現象については，Ca^{2+}イオンはスパインの形態変化に2種類の作用を示し，中程度の細胞内Ca^{2+}濃度上昇はスパインの伸長を，大きなCa^{2+}濃度上昇はスパインの退縮や消失をもたらすという可能性が考えられている．スパイン内のアクチン線維の重合・脱重合や束化はNMDAレセプターを介して流入するCa^{2+}イオンによって制御されている可能性が高い．フィロポディア形成はCaMK II抑制するとみられないが，デンドライトの伸長は逆にCaMK IIで抑制的に制御されている．

5 遺伝子発現制御

長期的に持続するシナプスの構造変化が起こるためには，新規のRNAや蛋白質合成が必須である．神経筋シナプス直下の核でのAChレセプター遺伝子発現は神経細胞で合成されるneuregulinという蛋白質によって制御されている．神経終末から放出されたneuregulinは，筋細胞膜上にあるレセプター型チロシンキナーゼであるerbBに結合し，PI 3キナーゼ系や，MAPキナーゼ系を介してAChレセプターの遺伝子発現を促進する．neuregulinは脳でも発現し，NMDAレセプターサブユニットの発現調節に関与している．筋肉細胞の興奮によって細胞内Ca^{2+}濃度の上昇が起こると，PKCが活性化される．PKCが筋分化に関わる転写調節因子をリン酸化すると転写活性は抑制され，シナプス外の核でのAChレセプター遺伝子の発現は低下する．一方，脳の海馬神経細胞では，NMDAレセプターやL型Caチャネルの活動依存的に核でのCaMK IVによる転写調節蛋白質CREBのリン酸化が引き起こされる．

参考文献

1) Burns ME, Augustine GJ : Synaptic structure and function : Dynamic organization yields architectural precision. *Cell* **83** : 187-194, 1995
2) Garner CC, Kindler S, Gundelfinger ED : Molecular determinants of presynaptic active zones. *Curr Opin Neurobiol* **10** : 321-327, 2000
3) Garner CC, Nash J, Huganir RL : PDZ domains in synapse assembly and signalling. *Trends Cell Biol* **10** : 274-280, 2000
4) Fields RD, Itoh K : Neural cell adhesion molecules in activity-dependent development and synaptic plasticity. *Trends Neurosci* **19** : 473-480, 1996
5) Hall ZW, Sanes JR : Synaptic structure and development. *Cell* **72**/*Neuron* **10**(Suppl) : 99-121, 1993
6) Sanes JR, Lichtman JW : Development of the vertebrate neuromuscular junction. *Annu Rev Neurosci* **22** : 389-442, 1999
7) Harris KM : Structure, development, and plasticity of dendritic spines. *Curr Opin Neurobiol* **9** : 343-348, 1999
8) Elbert T, Pantev C, Wienbruch C, et al : Increased cortical representation of the fingers of the left hand in string. *Science* **270** : 305-307, 1995
9) Craig AM : Activity and synaptic receptor targeting : The long view. *Neuron* **21** : 459-462, 1998
10) Lee SH, Sheng M : Development of neuron-neuron synapses. *Curr Opin Neurobiol* **10** : 125-131, 2000
11) Segal I, Korkotian I, Murphy DD : Dendritic spine formation and pruning : Common cellular mechanisms? *Trends Neurosci* **23** : 53-57, 2000
12) Halpain S : Actin and the agile spine : How and why do dendritic spines dance? *Trends Neurosci* **23** : 141-146, 2000
13) van Rossum D, Hanisch UK : Cytoskeletal dynamics in dendritic spines : Direct modulation by glutamate receptors? *Trends Neurosci* **22** : 290-295, 1999

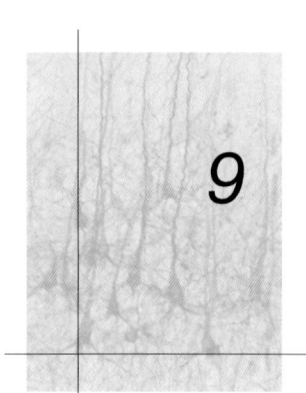

9 神経細胞の老化と死

井原康夫

　年をとると，誰でも運動能力が低下し，感覚器の機能の低下〔視力低下（老眼），聴力低下，嗅覚・味覚の低下〕も出現する．これだけにとどまらない，高齢者の認知障害，特に記憶力の低下はよく知られた現象である．このような症状のどこまでが生理的老化で，どこからが病的老化なのか古くから論議の対象であった．

　では脳の形態は加齢によってどのように変化するのだろうか．ヒトの脳は，80歳までに重量および体積の10％を失うとされている．その原因として，神経細胞数の減少，神経突起数の減少，シナプスの減少などがあげられている．特に加齢に伴う大脳皮質における神経細胞数の減少はブロディー（Brody H）の精力的な仕事によってよく知られている．ブロディーは，前中心回，上側頭回，視覚野，後中心回において神経細胞を数えた．その結果，前3者において40～80歳にかけて50％近くの神経細胞が脱落すると結論した．また海馬においては，すべての領域で10年に5.4％ずつ脱落するとした．

　一方，アルツハイマー病 Alzheimer's disease（AD）の病理の2大特徴である老人斑と神経原線維変化は，その程度は小さいが，加齢に従って多くの非痴呆老人の脳に出現してくることがよく知られている．ADにおいては，これらの病理像の結末として神経細胞が脱落し，これが直接的原因となって痴呆が現れると考えられている．より正確には，神経細胞の脱落の程度は痴呆の程度とよく相関する．このようなことから，加齢変化（老化）の極限がADであるという考えが生まれた．すなわち，加齢に伴う病理学的変化は連続スペクトルであり，一方の極にADがあり，他方の極にまったく病変を認めない正常像があり，その間をさまざまな程度に加齢変化を示す症例が位置するというものである．このような加齢変化の程度に対応して（またはある閾値が存在し），臨床症状の程度または発現が決まる．加齢に伴って，ある領域の神経細胞がおそらく脱落していく，そのために老齢では認知障害が出現するという考えが一般化したのである．

　上記のような見解に対して，ADではある特定の領域の神経細胞が選択的に脱落するが，正常老化では，少なくとも以前考えられていたようには，神経細胞は脱落しないという見解が優勢になってきた．すなわち，神経細胞が脱落しない加齢変化と神経細胞の脱落を特徴とするADを分けて考える傾向が強くなってきた．

加齢およびアルツハイマー病と神経細胞数

　高齢者の記憶力の低下は，ADの初期症状としても知られており，その区別が問題となる．ADの記憶力低下は，いったん学習した後の保持が極端に悪いのが特徴（遅延再生の障害）とされている．正常老化においても，やはり新しい情報の獲得が困難になるが，いったん学習するとそれは何日もの期間にわたって保持される．この保持の障害はADにおいて際立っており，他の痴呆を呈する変

表 3-1　加齢と神経細胞数（unbiased stereological method による検討）

海馬	正常人（13～101歳）	granule cell, hilus, CA 3/2, CA 1, subiculum hilus（37%），subiculum（43%）でのみ細胞数は減少． （*Lancet* **344**：769-772, 1994）
	正常人およびコントロール（16～99歳）	granule cell, hilus, CA 3/2, CA 1, subiculum CA 1, subiculum おける細胞数の減少． （*J Comp Neurol* **379**：482-494, 1997）
	ラット（6カ月と27～28カ月）	granule cell, CA 3/2, CA 1 における細胞数の減少なし． （*Proc Natl Acad Sci USA* **93**：9926-9930, 1996）
嗅内皮質	正常人（60～89歳）	各 2, 3, 4, 5/6 層で細胞数の減少はみられない． （*J Neurosci* **16**：4491-4500, 1996）
	サル（1.2～29歳）	第 2 層の神経細胞数の減少はない． （*Neurobiol Aging* **18**：549-553, 1997）
大脳新皮質	正常人（20～90歳）	約 10% の減少（*J Comp Neurol* **384**：312-320, 1997）
黒質	正常人（17～90歳）	加齢とともに細胞数は減少（10年あたり 9.8%）． （*Neuropathol App Neurol* **25**：394-399, 1999）
	サル，老齢群（25～27歳）と若年群（3～5歳）	老齢サルにおけるチロシン水酸化酵素，ドパミントランスポーター陽性細胞数の減少． （*J Comp Neurol* **401**：253-265, 1998）
青斑核	正常人（49～98歳）	細胞数は減少せず． （*Neurobiol Aging* **18**：393-399, 1997）
視交叉上核	ラット	加齢によって細胞数減少せず． （*J Comp Neurol* **361**：585-601, 1995）

性疾患，例えば，進行性核上性麻痺 progressive supranuclear palsy，および前頭側頭型痴呆 frontotemporal dementia and parkinsonism linked to chromosome 17（FTDP-17）ではみられないという．

AD の記憶力障害の原因は，病初期からおかされる嗅内皮質 entorhinal cortex（EC）-海馬 hippocampus の回路の障害に求められている．EC の第 2 層の神経細胞が一連の回路の起源であり，この軸索は perforant path を通って，顆粒細胞 granule cell の樹状突起の外側 outer molecular layer にシナプスする．granule cell の軸索は，CA 3 の錐体細胞の樹状突起にシナプスし，CA 3 錐体細胞の軸索は CA 1 の錐体細胞の樹状突起にシナプスする．CA 1 錐体細胞は主には subiculum の錐体細胞に投射し，後者はさらに EC に投射する．EC と海馬の CA 1 は神経原線維変化 neurofibrillary tangle（NFT）の好発部位，および細胞脱落（Ghost tangle として存在）が最も激しい部位としてよく知られている．その結果，AD では isolated hippocampus，すなわち海馬への入力がなく海馬からの出力がない，という状態になる．これが AD における記憶力低下発症の機序とされた．

老齢者の連続剖検例（多くは非痴呆例）においては，CA 1 および EC に NFT を認める症例がほとんどで，NFT の密度において連続性があるのならば，その結果脱落する神経細胞数も連続性があると考えられたのは当然である．

このような考えに大きな疑問を投げかけたのが，90 年代初頭から徐々に用いられるようになった，unbiased stereological method によるデータである（表3-1）．これは，ある明瞭な境界内の領域のすべての神経細胞を bias なく数えあげる方法である[1]．ウエスト（West MJ）ら[2]は，この方法を用いて正常なヒト（13～101 歳にわたる）の海馬の神経細胞を数えあげた．海馬の領域として，granule cell layer, hilus, CA 3/2, CA 1, subiculum に分け，それぞれについて全神経細胞数を算定した．その結果は驚くべきことに，hilus, subiculum を除いて神経細胞数は加齢によって変化しないというものであった．これに対して，AD では CA 1 が顕著におかされる．すなわち，正常の加齢による海馬内の神経細胞数の減少はあったとしても，その部位は AD の神経細胞脱落部位とはまったく異なるというデータが出された．

EC においても同じ方法が適用された．ハイマン（Hyman BT）らは，生前の臨床的痴呆度 clinical dementia rating（CDR）で分類した剖検脳 EC の各層の神経細胞数をすべて数えあげた（全体で約 700 万の神経細胞がある）．その結果，認知障害が認められない正常例（CDR＝0）においては，60～90 歳までの範囲で各層および全神経細胞数には変化が認められない[3]．しかし，わずかに痴呆が存在する（questionable dementia, CDR＝0.5）だけで同部位に 30％ 以上の細胞の脱落がみられる．細胞の脱落は全層にみられるが，特に第 2 層および第 4 層の神経細胞の脱落の割合が大きい[3]．

ハイマンらは，さらに症状の進んだ（記憶力の低下だけでなく新皮質の症状を呈するようになった）患者の脳の superior temporal sulcus（連合野に分類される）に存在する神経細胞を数えあげた．ここにおいても認知障害の存在しないコントロールでは，20～90 歳にかけて神経細胞の脱落は認められなかった[4]．この事実は，海馬，EC だけではなく，おそらく連合野においても神経細胞は加齢によって脱落はしないということを示唆している．

大脳の各領域内ではなく，新皮質の神経細胞のすべてを数えあげるという試みもされた．それによると，神経細胞数に関しては性差が大きく影響し，女性では平均 190 億であるが，男性では 230 億と多くなっている．年齢による影響はわずかながらあり，20～90 歳にかけて約 10％ の細胞が脱落するらしい．しかし，これも以前考えられていたものよりもはるかに小さい数値である．

老齢サル rhesus monkey および老齢ラットの脳

20 歳以上のサル（成熟期は 5～30 歳と考えられる．サルの年齢を 3 倍したものがヒトの年齢に相当する）においても，ヒトと同様の認知障害，すなわち短期記憶の障害，実行機能の障害，および空間認識機能の低下がみられる．さらにヒトとまったく同様に，この認知障害の個体差が非常に大きいことも知られている．このようなサルの研究の重要性として，

① 縦断的な行動学的観察ができる．
② 死後脳の保存性がきわめて良好．
③ コントロールとして，ヒトでは，AD を含んでしまう危険性があるが（後述），サルではそのようなことはない．

があげられる[5]．

サルにおいても，ヒトと同様，加齢による神経細胞数の減少は認められない．CA 1, subiculum, area 17（視覚野），46（前頭前野）において加齢による影響は認められない．特に EC の第 2 層の神経細胞は unbiased stereological method で数えられ，加齢によって細胞数は変化しないことが確かめられた[6]．

当然のことながら，加齢に伴う認知障害は加齢で変化するパラメーターによって起こるはずである．加齢で変化するものとして，老人斑の出現，黒質 pars compacta の神経細胞数の減少，視覚野，前頭前野の第 1 層の非薄化があげられる[5]．この中で老人斑（主として前頭葉に出現）と行動学的な異常との関連は認められなかった．ピータース（Peters A）ら[5]が注目するのが第 1 層の非薄化で，この部位で apical dendrite の変性像が認められるという．内因性のドパミンの減少がみられ，特に前頭前野で顕著なことから，ドパミン細胞の減少と第 1 層の非薄化が関係しているのではないかと推測している（ドパミン投射系は皮質の第 1 層に投射する）．さらに他の変化として，白質における脱髄がある．軸索は正常に認められることから，何らかの原因で myelin が崩壊するらしい[5]．

行動学的異常は老齢ラットにおいても同様に観察される．ラットにおいてもその認知障害の程度は個体間でまちまちであった．例えば老齢ラットのかなりの割合は若齢ラットと同程度に与えられた課題をこなすことができる．この認知障害の原因は，加齢に伴う海馬の錐体細胞の密度の30％におよぶ減少によるとされてきた．ところが，unbiased stereological methodを用いて再検討したところ，認知障害を呈する老齢ラットにおいても海馬の錐体細胞数の減少はみられないことが明らかとなった．したがって，老齢ラットの認知障害は海馬の神経細胞数の減少ではなく，海馬の神経細胞の機能障害によるものであろうという仮説に至った[7]．

以上をまとめると，加齢による海馬，新皮質の神経細胞の減少はあったとしても，以前考えられたように大きくないことが明らかとなった．したがって，加齢による認知障害の原因は，神経細胞の脱落では説明できない．すなわち，認知障害の原因として神経突起，シナプスの異常や機能障害を考える必要がでてきた．

アルツハイマー病における神経細胞死

ハイマンらのsuperior temporal sulcusの観察結果は以下の通りである．
①同部位の神経細胞数は20～90歳にかけて減少しない．
②神経細胞数の減少はアミロイドの負荷（全面積に対するアミロイド沈着の占める割合）と相関しない．
③痴呆の程度は，神経細胞数の減少とよく相関する．
④神経細胞の減少と神経原線維変化の数は罹病期間と比例する．
⑤神経細胞の脱落の数は，神経原線維変化の数の6～7倍である[3]．

以上の結果は，過去に行われた多くの臨床病理学的な研究結果を再確認すると同時に，神経細胞の脱落は，神経原線維変化の数倍に及ぶという予想外のことをはじめて明らかにした．この所見は，これまで多くの研究者が疑問に思いながら解決できなかったことを解明した．以前から，海馬においては，extracellular NFT，intracellular NFTおよび正常の神経細胞の和が全体の海馬の神経細胞数になると考えられていた．すなわち，海馬では神経細胞はNFTを介して死に（おそらくゆっくり変性する経路），死んだ細胞は，墓石（ghost tangle）として残るのである．しかし，新皮質においては，ghost tangleは非常に少ない．存在するNFTはほとんどがintracellular NFTである（核が存在することでわかる）．このNFT-bearing neuronはまだ生きているから，神経細胞数として算定される．しかし，全体の神経細胞の数は減少している．このギャップは，NFTを介さないで神経細胞死が起こる，またはNFTが細胞死の後に直ちに処理される機構を考えなければ説明できない．NFTの蛋白分解酵素に対する抵抗性を考えると後者は考えにくいので，少なくとも新皮質では，NFTを介さないで神経細胞が死ぬ経路があると考えざるをえない．

NFTの部位と脱落の部位はほとんど完全に一致する．このことから線維形成にいたる反応は，線維形成をしないで細胞死にいたる経路（おそらくかなり早く死ぬ経路）と少なくともある段階までは同じであると推測できる．ADでは，線維形成への経路がとられやすく，神経細胞死に比してむしろNFTが優性にみられるのかもしれない．FTDP-17では神経細胞死への経路が優性で，線維形成はむしろ少ないのかもしれない．すなわち，神経細胞死は，これまで考えられてきたように，NFTの結果ではなく，同時に進行している可能性がでてきた．

では痕跡を残さない神経細胞死の機序としてどのようなことが考えられるだろうか．ひとつの可能性として，神経細胞内のタウの分解機構の効率が加齢とともに悪くなり，toxic fragmentが生成される可能性があげられる．この生成にはタウの微小管結合領域が関係しているはずである．NFTの形成は，このtoxic fragmentを細胞質内において隔離して，その毒性を減じるという神経細胞が

生き延びるための手段とも考えられる．このように考えると，NFTは，むしろ自己の死を防ぐ手段として神経細胞が最大限努力している姿かもしれない．つまり細胞死への経路に入るのを防ぐ手段として線維を形成しているのかもしれない．その結果，NFT形成した神経細胞は生きながらえてゆっくり変性していくのかもしれない．

ADの神経細胞死におけるタウの役割が明らかとなるかもしれない期待がでてきた．それは，FTDP-17という疾患が，タウ遺伝子の変異で起こることがわかったからである[8]．常染色体優性遺伝形式をとり，タウ遺伝子の異常は，exonおよびintronに認められる．これらの異常は，タウの微小管結合領域および近傍に集中しており，この領域の何らかの重大な生物学的活性を疑わせる．

FTDP-17は，臨床的にはADとまったく異なるといっても差し支えない．記憶力障害ではなく，行動異常とパーキンソニズムで発症するのが通常である．痴呆の症状は後期になってはじめて出現してくる．病理像もその名前に一致して，大脳においては前頭・側頭葉皮質および皮質下核に顕著である．これらの領域で，神経細胞の脱落が顕著で，またタウ陽性の神経原線維変化様の封入体が見られ，変異の種類によってはこれは神経細胞に限らず，グリア，特にオリゴデンドログリアにも認められる．全体に，NFTの存在は目立たなく，神経細胞脱落が顕著であると考えた方がよいだろう．

この疾患が重要なのは，NFTと神経細胞の脱落とがタウ遺伝子の異常で起こるということである．つまり，片方の染色体上のタウ遺伝子に異常があれば，神経細胞はNFT様変化を形成し脱落する．ここではじめてタウと神経細胞死が疑問の余地なく結びついたのである．

アルツハイマー病の拡大
—PreADとMCI—

ADの病理学的な発症は，臨床的なAD発症を数十年以上さかのぼると考えられている．例えば，80歳で痴呆症状が出現し，ADと診断されるとすると，この患者では50歳くらいからすでにアミロイドβ蛋白の貯留が始まっており，70歳前後からNFTが形成されたという推定ができる．この臨床的な発症前の時期にどのような前駆症状，またはどの程度の認知機能の低下があるのかは非常に興味がある．もしこの時期に診断が可能となれば（将来有効な手段が開発されれば），さらなる進行をくい止めることができるかもしれない．

PreAD (preclinical Alzheimer's disease)の症状については，probable ADにみられる症状と比較して軽度であるはずだという前提で調査された．ほとんどの研究は一致して初期のADの記憶障害の中核は，エピソード記憶の障害としている．エピソード記憶とは，時間および空間的に定位されるような事象の記憶である．しかし，意味記憶（時間および空間的に定位されない一般的な知識）は障害されない．縦断的な研究では，この障害の後に視覚記憶の障害が出現し，その後全般的な認知障害が出現する．このような症状の経過は，presenilin 1 変異によるfamilial ADの家系調査でも確認されている．同様のことはApoE 4を有する被験者でも確認された[9]．

以上のPreADの存在は，病理学的検討からも支持されるようになった．モリス（Morris JC）ら[10]は，CDR＝0, 0.5, 3の症例を詳細に検討し，
① NFTはすべての非痴呆例の海馬，海馬旁回に認められ，加齢とともに指数関数的に増加する．
② これに対して老人斑は加齢で出現しない例が存在する．
③ 海馬領域，新皮質にdiffuse plaqueおよびneuritic plaqueが多数出現している症例がNFTの密度が高い．
④ このような症例がCDR＝0.5であることが多い．

ことを見出した．以上から，CDR＝0.5の大部分はPreADと考えられるとした．

MCI (mild cognitive impairment)は老人人口中の認知障害のみを指す．このような症例の多くが数年後ADを発症するのではないかという危険因子としてとらえられている．まだ解決されて

■ アルツハイマー病の最初の 2 症例の標本が発見された

　いわゆるアルツハイマー病は，ドイツ精神医学の巨匠 Emil Kraepelin の弟子の一人である Alois Alzheimer が 1906 年に第 1 例目（Auguste D 女性患者）の臨床・病理所見を学会報告し，それを 1907 年に図表もない短い論文にした．それを基に Kraepelin がアルツハイマー病と名づけたことは有名である．さらに Alzheimer は 1911 年に本格的に大きな論文を書いているが，その中で第 2 例目（Johann F 男性患者）を記載している．今から 25 年前まではいわゆる 65 歳以上に発病する老年痴呆と 65 歳以下の初老期に発病するアルツハイマー病は異なる疾患と考えられてきたが，1977 年の国際会議において臨床症状や経過などに違いはあるものの，脳病理ではほとんど区別ができないことを理由に，この両者は同一疾患とみなされることとなったことはよく知られている．その病理学的な特徴は，大脳皮質に広汎に多量に出現する老人斑と，残存する神経細胞内に銀染色陽性のいわゆる神経原線維変化，および大脳皮質神経細胞の脱落である．

　ところで，東京都神経科学総合研究所の神経病理学者であった藤沢浩四郎氏が関係者に出された手紙をきっかけとして，Alois Alzheimer が実際に診て病理検索も行った第 1 例および第 2 例の標本そのものが，1997 年になってミュンヘン大学の神経病理学教室（当時の主任は最近退官された Parvitz Mehraein 教授）で発見された．第 1 例目は動脈硬化による脳血管性痴呆ではないかとか metachlomatic leukodystrophy ではないかともいわれたこともあるが，今回改めて老人斑と神経原線維変化の両者を伴う典型的なアルツハイマー病の病理所見であったことが確認された．一方，第 2 例目は老人斑のみで神経原線維変化を伴わない例であり，現在でも比較的少ないものである．なお，残された切片から回収した脳組織を用いて，アルツハイマー病の危険因子とされる ApoE の ε4 型の有無を調べたが，両者とも ε3 型のホモであったという．また，現在知られている遺伝子異常の有無についても検索したが，APP 遺伝子にも変異は認められなかった．やはりごく普通の孤発性の病態であったのであろう．こうした過去と現在をつなぐ一連の研究は，再発見当時ミュンヘン大学神経病理学助教授であり，今は英国ロンドン大学神経病理学教授となっている Manuel Graeber 氏の努力によるところが大きい．

（国立精神・神経センター　金澤一郎）

いない問題として，MCI が記憶障害のみに限るのかどうか，また MCI が AD の前駆症状なのか，または数多くある痴呆疾患の前段階なのかという点がある．多くの報告は AD との密接な関係を示している．ある統計では MCI の 48％が 4 年以内に AD を発症したという[9]．

　MCI の概念を支持するデータは画像診断からもきている．MCI 患者の CT では左側頭葉内側部の萎縮，この部位の体積の減少が示された．SPECT では，頭頂～側頭葉の低灌流がみられ，MCI は AD と正常の中間位置にあった．

　PreAD および MCI の範疇が確立してくると今度は，"正常"のコホートが問題となってくる．すなわち，正常の集団の中に PAD および MCI が混入している可能性があるからである．このように AD の範疇に入る症例が増加すると，将来の統計においては AD の有病率は大きく変わると思われる．PreAD の存在はまた，平均寿命が延びると AD が増加することを明白に示している．

まとめ

　現時点では，単なる老化とは，神経細胞の脱落を伴わない変化といえるかもしれない．樹状突起，軸索，シナプスの数の変化に関しては，現在さかんに研究されており，将来結論がでるだろう[5]．また形態学的変化には直接反映されない伝達物質，

その受容体などの生化学的変化がどうなのかについても研究されている[11]．以上のような変化を基礎としながらも加齢に伴う認知障害は個体間の差が非常に大きい．これは，ヒト，サル，ラットで共通している．この個体間での違いを説明できる所見は現在のところまだ得られていない．

大脳皮質に関していえば，なぜヒトにのみ神経細胞の脱落をきたす疾患，AD，が存在するのだろうか．この点に関係して，少なくとも2ラインのmutant APP transgenic miceにおいて，ヒト脳にみられるとまったく同様な老人斑が形成されながら，神経細胞の脱落が認められない[12]．神経細胞の脱落があってはじめて痴呆が出現するとしたら以上のことは老齢サル，マウス，ラットはADのモデル動物になり得ないということを示す．この点は，ヒト以外にNFT形成がみられないということは，ヒト以外に神経細胞脱落を呈する動物がいないことと同義かもしれない．ヒトと他の哺乳動物の神経細胞は可塑性において大きく異なると考えられている．NFTはこの可塑性が高いという部位に選択的にみられる[13]，つまりヒトは可塑性の高さとひきかえに神経細胞死という代償を払ったのかもしれない．

ADは老化とは異なるとしても，ADの最大の危険因子は加齢であり，加齢がADの神経細胞死に関係しているのは確実であろう．一方，やはり加齢と密接な関係にある，パーキンソン病Parkinson's disease（PD）は黒質のメラニン含有細胞の消失が原因である（約80％消失すると発症するという）．しかし，ヒト，サルの黒質の細胞数は，加齢とともに減少することが繰り返し（unbiased stereological methodでも）確かめられている（**表3-1**）．加齢に密接に関係した疾患としてよく知られたAD，PDが細胞脱落機序としては，加齢とは異なる疾患自体のプロセス，または加齢の延長上であるのかはまだまだ検討を要する．

いずれにしてもこれら加齢に密接に関係したヒト神経細胞死の機序，治療が今後の大きな課題である．

引用文献

1) West MJ : Stereological methods for estimating the total number of neurons and synapses : Issues of precision and bias. *Trends Neurosci* **122** : 51-61, 1999
2) West MJ, Coleman PD, Flood DG, et al : Differences in the pattern of hippocampal neuronal loss in normal aging and Alzheimer's disease. *Lancet* **344** : 769-772, 1994
3) Gomez-Isla T, Orice JL, McKee DW Jr, et al : Profound loss of layer II entorhinal cortex neurons occurs in very mild Alzheimer's disease. *J Neurosci* **16** : 4491-4500, 1996
4) Gomez-Isla T, Hollister R, West H, et al : Neuronal loss correlates with but exceeds neurofibrillary tangles in Alzheimer's disease. *Ann Neurol* **41** : 17-24, 1997
5) Peters A, Rosene DL, Moss MB, et al : Neurobiological bases of age-related cognitive decline in the rhesus monkey. *J Neuropathol Exp Neurol* **55** : 861-874, 1996
6) Gazzaley AH, Thakker MM, Hof PR, et al : Preserved number of entorhinal cortex layer II neurons in aged Macaque monkeys. *Neurobiol Aging* **18** : 549-553, 1997
7) Rapp PR, Gallagher M : Preserved neuron number in the hippocampus of aged rats with spatial learning deficits. *Proc Natl Acad Sci USA* **93** : 9926-9930, 1996
8) Hutton M, Lendon CL, Rizzu P, et al : Association of missense and 5′-splice-site mutations in tau with the inherited dementia FTDP-17. *Nature* **393** : 702-705, 1998
9) Collie A, Maruff P : The neuropsychology of preclinical Alzheimer's disease and mild cognitive impairment. *Neurosci Biobehav Rev* **24** : 365-374, 2000
10) Price JL, Morris JC : Tangles and plaques in nondemented aging and "preclinical" Alzheimer's disease. *Ann Neurol* **45** : 358-368, 1999
11) Gazzaley AH, Siegel SJ, Kordower JH, et al : Circuit-specific alterations of N-methyl-D-aspartate receptor subunit 1 in the dentate gyrus of aged monkeys. *Proc Natl Acad Sci USA* **93** : 3121-3125, 1996
12) Irizarry MC, Soriano F, McNamara M, et al : Aβ deposition is associated with neuropil changes, but not with overt neuronal loss in the human amyloid precursor protein V717F (PDAPP) transgenic mouse. *J Neurosci* **17** : 7053-7059, 1997
13) Arendt T, Bruckner MK, Gertz HJ, et al :

Cortical distribution of neurofibrillary tangles in Alzheimer's disease matches the pattern of neurons that retain their capacity of plastic remodelling in the adult brain. *Neuroscience* **83** : 991-1002, 1998

参考文献

14) Morrison JH, Hof PR : Life and death of neurons in the aging brain. *Science* **278** : 412-419, 1997

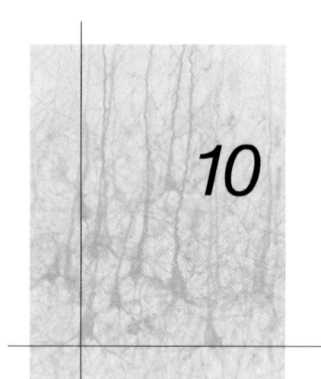

10 神経変性疾患の神経細胞死

垣塚 彰

 これまで，神経変性疾患は，疾患ごとに特有の障害部位と，その結果として特有の症状（痴呆，運動失調，異常運動，筋力低下など）を示し，多くの疾患に当てはまる統一的な発症機構に関わる概念・分子機構を導き出すことはできないと考えられてきた．しかし，近年，変性しつつある神経細胞内に異常蛋白の凝集物や形態的に類似する空胞がかなり普遍的に存在することが判明し，神経が変性・消失する過程には，似通った分子機構が存在するという考えが広まってきた．本節では，これまでわれわれが行ってきた遺伝性神経変性疾患の発症メカニズム，すなわちハンチントン病，マシャド-ジョセフ（Machado-Joseph病）などの原因となる伸長したCAGリピートが作り出すグルタミンリピート（ポリグルタミン）によって引き起こされる神経細胞変性，神経細胞死 neuronal cell death の分子解析を紹介し，異常蛋白質の産出・蓄積の分子基盤とその後の分子シグナルについて議論を行い，神経変性疾患に普遍的に存在する分子機構を考察する．

はじめに

 神経変性疾患は，疾患ごとに特有の障害部位を有し，障害を受けた領域がもつ脳・神経機能が失われる．その結果，疾患ごとに特有の症状（痴呆，運動失調，異常運動，筋力低下など）が現れる．症状があまりにも多岐にわたるため，多くの疾患に当てはまる統一的な発症機構は，これまで想定されることはなかった．しかし，いろいろな疾患を注意深く観察すると，いくつかの共通点が存在することに気がつく．例えば，①発症が中年以降に起こり進行性であること，②障害部位は異なるにせよ，病理像として共通に神経細胞の変性（空胞形成を伴うことが多い）と脱落（消失・死）を示すこと，③そして優性遺伝形式をとる疾患がきわめて多いことをあげることができる．さらにいくつかの疾患では，この3つの特徴に加えて，④世代を経るごとに症状が重篤になり，しかも発症年齢が早くなることが観察され，「表現促進現象」とよばれていた．この4つの性質のなかで，当初「表現促進現象」に対して異議を唱える遺伝学者が多かったようである．理由は，「次の世代で症状が重くなり，発症が早くなることを説明できるいかなる遺伝子変異も想定できない．それは，医者が患者の子供と思って診察する先入観によるものだろう」というものであった．さらに，優性遺伝病では，疾患を引き起こす遺伝子変異は1つであるはずで，したがって遺伝性神経変性疾患の場合，上記3つ（時に4つ）の性質が1つの遺伝子変異で説明されなければならない．この困難さが，多くの疾患を統一的に考えることの妨げになっていたのである．しかし，筆者は，上記の共通性から，神経変性疾患の発症基盤には，神経細胞の早すぎる細胞死を引き起こす，何らかの共通する分子機構が存在するはずだと医学生時代から考えていた．

CAGリピートの伸長

　今から振り返ってみると，1991年に報告された球脊髄性筋萎縮症 spino bulbar muscular atrophy (SBMA) の原因となる遺伝子変異の同定がひとつの大きな転機であった．この疾患は伴性劣性遺伝形式で遺伝する運動神経ニューロンの変性と男性機能障害を特徴とする疾患である．当時，アンドロゲン受容体 androgen receptor (AR) 遺伝子がX染色体上に存在することが明らかになり，SBMAの患者が男性機能障害を有することとの関連から，AR遺伝子の構造解析が進められた．そして，ARのN末端に近い部分に存在する連続したグルタミンをコードするCAGリピートの数が，正常なヒトでは20個ぐらいであるのに対して，患者ではその数が40〜60個に増えていることが報告された．この病気の遺伝形式が伴性劣性遺伝であったことと男性機能不全を伴うことから，CAGリピートの伸長は単にARの機能低下をもたらすにすぎないという印象を与え，この報告の真の重要性はしばしの間認知されなかった．

　その2年後1993年，世間を驚愕させる報告がなされた．それは，ハンチントン病 Huntington disease (HD) の原因が判明したという報告である．HDは発症率こそ低いものの，舞踏病をはじめとする特異的な臨床症状をもつ最も有名な遺伝性神経変性疾患の一つである．先に述べた4つの性質をすべて満たすことから，その原因遺伝子の同定に多大な関心が払われていた．HDの原因遺伝子は，ベネズエラの大家系を用いた連鎖解析の結果，1983年に第4染色体短腕にマップされていたが，その後10年の年月を経て同定に至ったわけである．HDの原因遺伝子 (IT 15) は新規の遺伝子で，それまで報告されていた蛋白質と相同性のない350 kDaという巨大な蛋白質（ハンチンチンと命名された）をコードしていた．驚いたことに患者DNAに特異的に認められた変異は，SBMAの場合と同じくCAGリピートの伸長であった．しかも，その後の臨床解析で，CAGリピートが長いほど発症が早くなり重篤化すること，さらには，世代を経るごとにCAGリピートの長さが伸長していくことが判明し，それまでだれも想像すらできなかった表現促進現象を引き起こす遺伝子変異が，実体としてあっさりと証明されることになった．一方，健常者にも存在する短いリピート（40リピート以下）は，世代間でも比較的安定に受け継がれることが明らかになった．このような発見から，その他の優性遺伝をする神経変性疾患（もしかしたら精神疾患も）のうち表現促進現象を伴う疾患は，CAGもしくは他のトリプレット（3塩基）リピートの伸長を原因遺伝子にもつ可能性が容易に推測され，新たな疾患を引き起こすトリプレットリピートを同定するという競争が始まった．

　われわれも，その日のうちに新たなプロジェクトをスタートさせた．われわれが採った戦略はきわめて単純で，脳に発現しているCAGリピートを含むcDNAをまずいくつかクローニングして，そのCAGリピートが伸びている遺伝性の神経変性疾患を探すという方法である．解析を行っているうちに，米国のオールとゾグビ（Orr HT & Zoghbi HY）らによって脊髄小脳失調症1型 spinocerebellar ataxia type 1 (SCA 1) がやはりCAGリピートの伸長によって引き起こされることが報告され (1993年7月)，続いて辻　省次，山田正夫のグループによって独立に歯状核赤核淡蒼球ルイ体萎縮症 dentatorubral pallidoluysian atrophy (DRPLA) の原因として同じくCAGリピートの伸長が同定された (1994年1月)．われわれもその年の11月に第14染色体q32.1に存在する MJD 1 と名づけた新規の遺伝子内のCAGリピートがマシャド-ジョセフ病 Machado-Joseph disease (MJD) の患者で伸長していることを報告することができた．その後，SCA 2, SCA 6, SCA 7にも原因遺伝子内にCAGリピートの伸長が見つかり，現時点で少なくとも9つの遺伝性神経変性疾患に共通する遺伝子変化として認知されている．当初予測したとおり，SBMA以外はすべて優性遺伝病である．

　脊髄小脳失調症 spinocerebellar ataxia (SCA) は，臨床症状ではなく，連鎖解析で疾患に関係し

た遺伝子座として同定された順に番号が付けられた経緯をもち（優性・劣性も考慮されていない），第16染色体のSCA 4と第11染色体のSCA 5はいまだ原因遺伝子の同定には至っていない（原因がCAGリピートの伸長以外の可能性が高い）．MJDは，滝山らが連鎖解析でその原因遺伝子座を14染色体長腕にマップした時に，少し遅れて仏国ブライス（Brice A）らが同じ領域を第3番目のSCA遺伝子座として報告したためSCA 3ともよばれている．不思議なことにわが国のMJDと欧米のSCA 3は臨床的に少し異なっているようにもみえるが，両者の患者に *MJD 1* 遺伝子内でのCAGリピートの伸長が同定され，現在では，国内のみならず世界中の遺伝性小脳失調症の1/4～1/3が，*MJD 1* 遺伝子内でのCAGリピートの伸長によることが判明している．また，SCA 6は，小脳皮質が選択的に障害を受ける特徴をもち，臨床的にHolms型とよばれていた遺伝性小脳失調の大部分を占めることが明らかになっている．SCA 6は，他のCAGリピートの伸長を原因とする疾患といろいろな点で相違点があり，異なる発症機構による可能性が議論されている．

一方，同じ頃，別のトリプレットリピート（CGG，CTG，GAA）の伸長が原因遺伝子に同定される別の疾患群も同定され，「トリプレットリピート病」と総称されるようになった．しかし，CAGリピートの場合とは異なり，これらの伸長したトリプレットはノンコーディング領域やイントロン内にあり，蛋白質に翻訳されることはない．したがって，これらの疾患群間での発症の分子機構の異同にも強い関心が寄せられている．

ポリグルタミン病

これらのCAGリピートはすべて翻訳領域に存在し，ポリグルタミンに翻訳される．しかも，SCA 6を除いてその数が健常人ではおおよそ40リピートを超えないのに対し，それ以上のリピート数（長くてもおおよそ130リピートまで）で疾患を発症させるということまでが見事に一致して

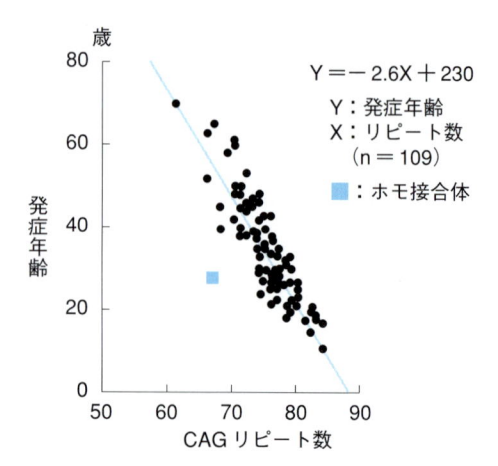

図3-29 *MJD 1* 遺伝子内のCAGリピート数とMJDの発症年齢の関係
リピート数と発症年齢は逆相関し，リピート数に応じて数年の誤差で発症年齢が決まってしまう．また，CAGリピートの伸長を両アリルの *MJD 1* 遺伝子内にもつ患者（ホモ接合体）は，発症年齢が早まり重篤化する．

$Y = -2.6X + 230$
Y：発症年齢
X：リピート数
（n = 109）
■：ホモ接合体

いる．これらのことは，改めてこれらの疾患（SCA 6以外？）に共通の発症機構が存在することを示唆している．

図3-29に広島大学で調べられたMJD患者109人のリピート数と発症年齢の関係を示す．リピート数と発症年齢が逆相関すること，リピート数に応じて数年の誤差で発症年齢が決まってしまうことが明白に示され，リピートの長さが発症年齢を規定する主要因であることがわかる．この図の中で，1人だけ発症年齢がリピート数から予測される年齢からはずれて大幅に早まっているが，この患者は *MJD 1* 遺伝子内のリピート伸長を両方のアリルにもっていることがわかった．このように，疾患遺伝子の量に依存して表現型が重篤化することを「遺伝子量効果」とよぶ．このような遺伝子量効果は，SCA 2やDRPLAでも認めれている．HDでは，遺伝子変異が同定される以前には遺伝子変異をヘテロにもつ患者とホモにもつ患者で症状に変化がなく（どうやってヘテロとホモを区別したか不思議），優性遺伝病の中でもきわめて稀な真の優性 true dominancyを示す疾患とされていたが，この点は現在でもはっきりとした決着がついていない．もし，従来言われていたように真の

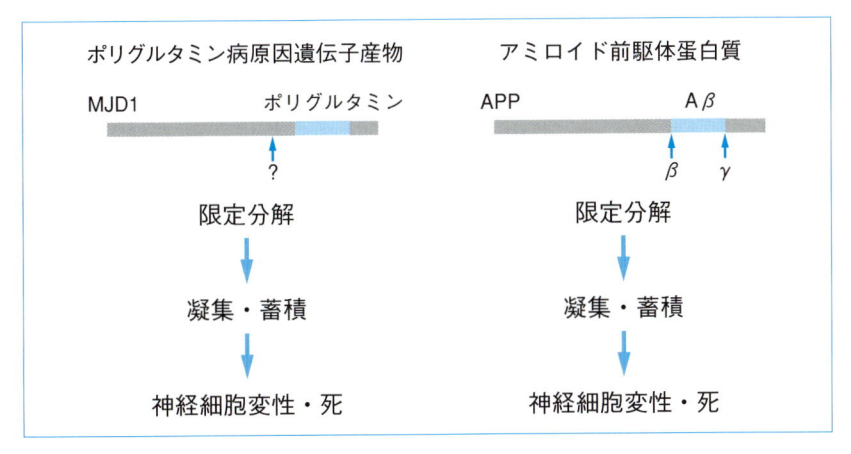

図 3-30 ポリグルタミン病発症の「プロセシングモデル」とアルツハイマー病発症の「アミロイド β モデル」を比較した概念図
$A\beta$ の切り出しは β セクレターゼと γ セクレターゼによって引き起こされるが，ポリグルタミンを含む部分蛋白質の切り出しを担う酵素は未だ同定されていない．

優性を示すなら，HDでは遺伝子の発現以外に疾病に関わる律速段階があることが想定される．後述する原因蛋白質のプロセシングの過程がその律速段階かもしれない．

以上のようにリピートの長さが，発症を規定する主要因であることは疑いの余地がなく，共通の分子機構を想定した場合，翻訳産物としてのポリグルタミン（伸長したグルタミンリピート）の直接的な関与がまず思い浮かぶ．われわれは，MJDの原因遺伝子に由来する伸長したCAGリピートから翻訳されるポリグルタミンを含む部分蛋白質を培養細胞に大量に発現させると細胞がアポトーシスに陥ること，また，マウスの小脳のプルキンエ細胞に発現させると小脳が萎縮し，同時に小脳が障害を受けた時に現れる特有の症状（失調症）を示すことを明らかにした．このとき，ポリグルタミンを発現させた培養細胞では，細胞内にポリグルタミンの凝集体が観察され，それにひきつづいて細胞死が観察された．この細胞死は，優性で遺伝子量効果を示し，ポリグルタミンが長くなるほど増強されることが見出され，臨床所見とよく一致した表現型であった．また，翻訳されない伸長したCAGリピートをmRNAとして発現させた場合には，このような細胞死は観察されなかった．一方，全長のMJD遺伝子を発現させた時には，たとえポリグルタミンを含んでいても際だった変化は引き起こさなかった．以上の結果は，伸長したポリグルタミンリピートそのものが神経変性を引き起こしうることを示し，CAG伸長を伴う遺伝性神経変性症の共通の起因物質である可能性を強く示唆している．これらの結果から，われわれはポリグルタミンに翻訳される伸長したCAGリピートを原因遺伝子にもつ疾患を「ポリグルタミン病」とよぶことを提唱した．

プロセシングモデル

上記の実験結果は，脳の領域特異的に個々のポリグルタミン病原因遺伝子産物からポリグルタミンを含む蛋白質断片が切り出されることによって，特定の領域が疾患特異的に障害される原因となっている可能性を内包する（図3-30）．つまり，「伸長したポリグルタミンを含む全長蛋白質は神経変性を引き起こす活性は非常に弱いが，ある特定の脳内領域で限定分解もしくはプロセシングを受けた時，ポリグルタミンを含む細胞傷害性の強い短い蛋白断片が切り出されて，その領域の神経細胞を傷害する活性が表在化する」という可能性（プロセシングモデル）である．限定分解もしくは

プロセシングを行う酵素が個々の病因蛋白質に特異的で,しかも脳の領域に特異的であるとすると,対応するポリグルタミン病でポリグルタミンが切り出される領域が限定され,特定の疾患で特定の脳の領域が傷害を受けることをうまく説明することができる.さらに,これらの病因蛋白質がほぼすべての臓器で発現しているにもかかわらず,脳の特定の領域しか傷害されないこともうまく説明できる.

このプロセシングモデルは,アルツハイマー病の「βアミロイドモデル」と多くの共通点をもっている.アルツハイマー病の発症は,42個のアミノ酸からなるβシート構造をとる蛋白質（Aβ蛋白質）の産出に密接な関係があると考えられている.Aβ蛋白質は大きな前駆体蛋白質であるアミロイド前駆体蛋白質 amyloid precursor protein（APP）から特異的なプロセシング酵素（β,γセクレターゼ）によって神経細胞で切り出され,その結果,不溶性になって沈着し,神経細胞を傷害すると考えられている（図3-30）.前駆体そのものは至る所に発現しており,細胞傷害活性はもっていないこと,特異的に切り出された蛋白質がその局所で細胞傷害を起こすと想定していることが,2つのモデルに共通する考え方である.ポリグルタミン自身の立体構造を予測すると,やはりβシート構造をとり, in vitro でアミロイド線維様の凝集体を作ることにも共通性が認められる.今,世間を騒がせている狂牛病の原因蛋白質であるプリオン蛋白質（PrP^{sc}）もβシート構造をとって不溶化し,その結果広範な神経細胞死を引き起こすと考えられている.

病態におけるプロセシングの意義

それでは,なぜ,プロセシングされることが必要なのであろうか.上述した培養細胞での実験やGST蛋白質との融合蛋白質を用いた in vitro の解析から,ポリグルタミンの周辺の蛋白質部分が短くなり,ポリグルタミンそのものに近づくほど凝集能が上昇することが共通して観察されている.このことから,ポリグルタミンの周辺の蛋白質の存在がポリグルタミンの凝集を阻害していることが容易に想像できる.つまり,周辺部分がポリグルタミンどうしが会合することを立体阻害 steric hindrance していると考えられる.これまでに同定されている9つのポリグルタミン病のなかで,SBMAだけが伴性劣性遺伝形式で遺伝するが,SBMAの原因となるアンドロゲン受容体（AR）蛋白質の場合,リガンドがない状態では,細胞質でHSP 90蛋白質と大きな複合体を作っており,さらに強い立体阻害が働いていることが推測できる.女性ではアンドロゲン（男性ホルモン）が作用せず,したがって,ARからHSP 90がはずれにくい状態であろうから,ARはプロセシングも受けにくくなっているであろう.このことが,SBMAが女性で発症しにくい理由の一つとなってSBMAが伴性劣性遺伝形式の発病をとると考えることができる.

MJD蛋白質をプロセスする神経細胞株の樹立

これまでの解析で,増殖性の強い細胞株では,長いポリグルタミンを有していても全長MJD蛋白（例えば79のグルタミンリピートを含むMJD 79）の発現では,その表現型の変化や凝集性を示す細胞を同定することができなかった.われわれは,MJD蛋白をプロセシングする活性は非常に弱く,分裂に伴い蛋白量が二分される増殖性の細胞では,そのような活性が,もし存在しても,検出できないと考え,NGFによってポストマイトティックなニューロン様細胞に分化誘導できるPC 12細胞について,NGF添加後にMJD 79蛋白質を発現させ,数日間にわたって細胞を観察した.その結果,MJD 79蛋白質を発現させた後,1週間〜10日後にかけてポリグルタミンの凝集像を示す細胞が,約0.2％以下の頻度で存在することを見出した.

上記の結果は,非常に頻度が低いがPC 12細胞には,MJD蛋白質を限定分解する細胞が含まれて

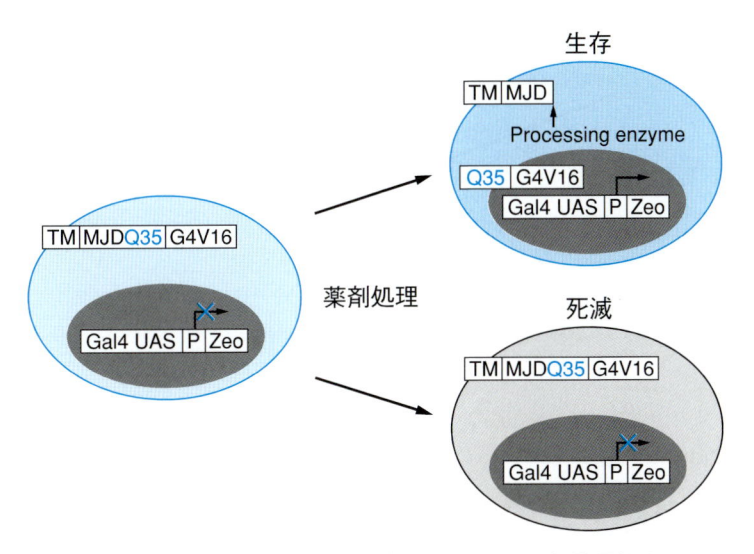

図 3-31 蛋白質プロセシング活性を利用した細胞選択法
PC 12 細胞に Fas 受容体の膜貫通領域（TM）と人工転写因子 Gal 4-VP 16 を融合させた MJDQ 35（35 リピートのポリグルタミンを含む MJD 蛋白質）を発現させ，同時に Gal 4 応答配列をもつプロモーター（P）の下流にゼオシン耐性遺伝子をつないだプラスミッドを導入した．この細胞では，MJD 蛋白がポリグルタミンの N-末側でプロセシングを受けると，Q 35 Gal 4-VP 16 部分が切り出され核に移行し，ゼオシン耐性遺伝子の発現を誘導することが期待できる．そのため，培地にゼオシンを添加することで，MJD 蛋白をプロセシングする活性を有する細胞を選択できる．
(Yamamoto Y ら：*Cell Death Differ* 8：871-873, 2001 より改変引用)

いることを示唆している．そこで，われわれは，MJD 蛋白質がプロセシングされた細胞で薬剤耐性遺伝子が発現するシステムを構築し（図 3-31），PC 12 細胞の亜株を選別することにより，プロセシング活性の高い細胞株を選別・樹立することに成功した．この PC 12 細胞亜株は，MJD 蛋白質のプロセシング活性が親株に比べて 300 倍以上に亢進しており，実際にウエスタンブロッティング法で調べてみると，全長 MJD 蛋白質に加えて，ポリグルタミン部位の N 末側で切断を受けたと推測できるさらに 1 本のはっきりとしたバンドが検出された．一方，この細胞では，コントロールとして発現させた HD 蛋白質を限定分解する活性は有していないことが判明し，このプロセシング活性は MJD 蛋白質に特異的であることが確認できた．この方法は，未知のプロセシング酵素を系統的に同定するために，重要な方法となることが期待される．その意味でも，まず，この PC 12 細胞亜株から，MJD 蛋白質のプロセシング酵素を同定し，方法論を確立しなければならない．

異常蛋白質センサーとしての VCP/p 97 の同定

上述のようにポリグルタミン病をはじめとするさまざまな神経変性疾患において，神経細胞死，変性蛋白の蓄積，細胞質の空胞化などの病理像が共通に認められる．これらの知見は，神経変性疾患には共通の分子メカニズムが存在するとの考えにつながる．この考えに基づくと，共通する分子メカニズムの第一段階に関与するはずの分子として，細胞には変性蛋白を認知するセンサー蛋白質が存在すると推測できる（図 3-32）．そこで，伸長したポリグルタミンを含む MJD 蛋白質（MJD 79）をモデルとして，MJD 79 と結合する蛋白質（潜在的なセンサー蛋白質）が細胞内に存在する可能性を検討した．その結果，調べたかぎりの細胞株において，MJD 79 と共沈降する分子量約 100 kDa の蛋白質が存在することが判明した．この蛋白質を MJD 79 蛋白質を用いてアフィニ

ポリグルタミン病　プリオン病　アルツハイマー病　パーキンソン病　ALS
ポリグルタミン　変性プリオン　Aβ & タウ　α-シヌクレイン　SOD

↓

異常蛋白質の産出

↓

蓄積

↓

センサー蛋白質

↓

神経細胞の変性と死

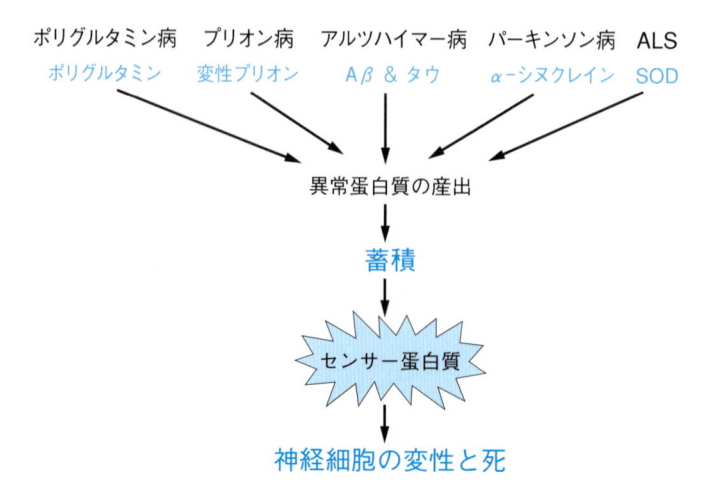

図 3-32　神経変性疾患に想定される共通分子機構と存在が予測される異常蛋白質センサー
　ポリグルタミン病をはじめとする多くの神経変性疾患では，共通に異常蛋白質の産出・蓄積が観察される．その後，共通の分子メカニズムによって神経細胞の変性と死が引き起こされると想定すると，神経細胞内には，異常蛋白質の蓄積を感知するセンサー蛋白質が存在することが予想される．

ティ精製することに成功し，PIP-1 (polyglutamine-interacting protein 1) と名づけた．精製したPIP-1のトリプシン分解産物に対して質量解析および蛋白シークエンスを行ったところ，PIP-1はVCP/p97という名前で報告されていたAAA ATPase familyの蛋白質であった．
　VCPはおおよその構造がX線解析で解かれており，6量体を形成する．われわれが行った欠失変異体の解析でMJD 79との相互作用には，VCPのN-末近傍の領域が必須であることが判明した．VCPを変性蛋白質に対するセンサーとした場合，以下のような新しい可能性を連想させるものである．すなわち，VCP 6量体は異常蛋白質を認識する部位を6ヵ所内在しており，6つの場所がどれだけ異常蛋白質で占拠されているかを自分自身で認知することによって，異常蛋白質の濃度を感知していると推測できる(図3-33)．これは，今までの受容体がリガンドを認識する方法として知られているものとはまったく異なる新しいセンサー蛋白質の作用機序であり，今後の証明が待たれる．
　次にVCP蛋白質に対する抗体を作成し，VCPと変性蛋白質との細胞内での局在を調べた．その結果，VCPは，HDやMJDの核内封入体やパー

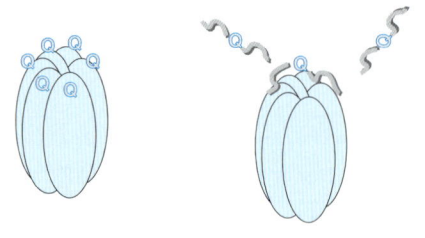

図 3-33　VCP6量体に想定されるセンサーとしての作用機序
　VCP6量体は異常蛋白質を認識する部位を6ヵ所内在しており，6つの場所がどれだけ異常蛋白質で占拠されているかを自分自身で認知することによって，異常蛋白質の濃度を感知すると想定される．また，全長蛋白質中にポリグルタミンを含む蛋白質では，立体阻害によって，6つの感知部位は，同時に占拠されることはなく，この場合には，VCP6量体は，異常蛋白質の蓄積が起こっていると認識しないと推測される．

キンソン病などの別の神経変性疾患に認められるLewy bodyとの共局在が確認され，種々の変性蛋白を神経細胞内で認識・結合することが判明した．さらに，いろいろな場所に変異を導入したVCP変異体の発現実験から，VCPの内部に存在する2つのATP結合領域のうち，C末側のATP結合領域の変異体を発現させると，細胞質に巨大な空胞を形成した後，細胞が死滅することを見出した

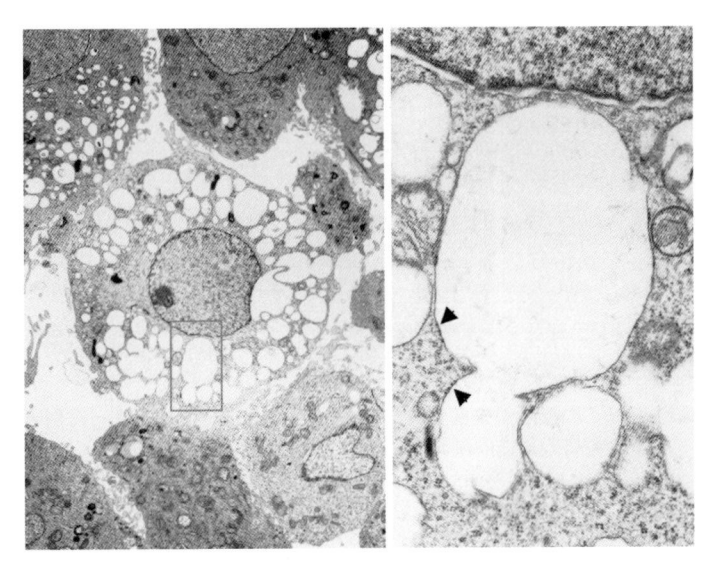

図 3-34 変異 VCP 蛋白質によって誘導される細胞質の空胞の電顕像
セカンド ATP 結合領域に変異をもつ VCP を PC 12 細胞に発現させると，細胞質に巨大な空胞が多数出現し，その後，細胞は死に陥る．空砲壁にはところどころリボゾームが付着しており（矢頭），小胞体由来であることが示唆される．右は左の四角で囲った部分の拡大図．
（Hirabayashi M ら：*Cell Death Differ* 8：977-984, 2001 より改変引用）

（図 3-34）．

神経細胞死のエフェクター蛋白質としての VCP/p 97 の同定

上記の実験と平行して，ポリグルタミンが引き起こす細胞死のシグナル伝達に関わる遺伝子を遺伝学的に同定する目的で，ショウジョウバエの複眼原基特異的プロモーターを使用し，ポリグルタミンを発現させたトランスジェニックショウジョウバエを作製した．このトランスジェニックショウジョウバエでは光受容体細胞と色素細胞の欠失，個眼の融合および複眼の陥凹を伴う複眼の変性が観察された．続いて，染色体上の種々の欠失した領域をもつ変異体約 200 系統を用いてこのトランスジェニックショウジョウバエの遺伝的交差の解析を行い，複眼の変性を増強する系統と変性を抑制する系統を複数得た．その後，これらの欠失領域に存在する個々の遺伝子に変異をもつ変異体を順次取得し，さらなる掛け合わせ実験を行った．その結果，*ter94* とよばれる遺伝子の機能が低下した変異体で，複眼の変性が顕著に抑制されることを見出した（図 3-35）．*ter94* 遺伝子はまさにドロソフィラの VCP 遺伝子そのものであり，まったく同じ遺伝子が，生化学的な精製法と遺伝学を用いたスクリーニングで，ともにポリグルタミンと関連する物質として同定されてきたことは驚きにたえない．複眼の変性が最も軽減した *ter94* 変異体（*ter94*[26-8]）でも，ポリグルタミンの凝集の大きさや量に大きな変化はみられず，VCP の機能が低下した状態では，ポリグルタミンの凝集からの細胞障害シグナルがブロックされていることが示唆され，逆に *ter94* 遺伝子を大量に発現させるだけで，複眼の変性を引き起こすことが判明した．

これらのことから，VCP は，単にいろいろな異常蛋白質を認識する分子であるだけでなく，種々の神経細胞変性における空胞変性・神経細胞死などの病態に深く関与する分子であると考えられる．これらの結果から，われわれは，VCP を vacuole creating protein とよぶことを提唱している．今後，神経変性疾患における VCP の役割を詳細に解明することで，神経変性疾患に共通する

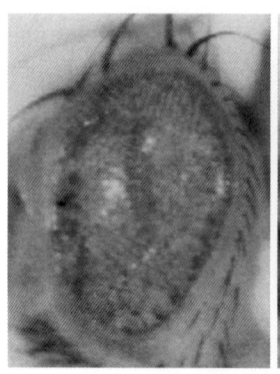

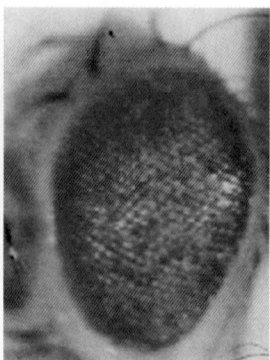

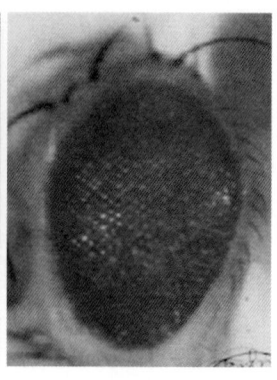

図 3-35　*ter94* の機能消失変異体におけるポリグルタミンによって引き起こされる目の変性の抑制

　野生型（左），弱い VCP 機能消失をもつ変異体（*ter94*$^{22-26}$/＋）（中央），強い VCP 機能消失をもつ変異体（*ter94*$^{26-8}$/＋）（右）における複眼の変性度を示す．いずれのショウジョウバエでも，92 リピートのポリグルタミンを複眼特異的なプロモーターの支配下に発現させている．
（Higashiyama H ら：*Cell Death Differ*　9：264-273, 2002 より改変引用）

分子メカニズムの解明に貢献できるであろうと期待している．

おわりに

　多くの神経変性疾患の本体を異常蛋白質の蓄積とみなすなら，多くの疾患が優性遺伝形式をとり，発症が中年以降に起こることに合点がいく（蓄積するという表現型は優性で蓄積には時間がかかる）．したがって，異常蛋白質の産生・蓄積によって，神経細胞が変性・死に陥る過程の普遍的な分子機構の解明と万能治療法の開発を目指すことはきわめて重要な挑戦である．一刻も早く詳細な分子機構が解明され，それが多くの神経変性疾患に対する治療法の開発に結びつくことを願って止まない．

参考文献

1) 垣塚　彰：分子生物学からみたがんと神経変性疾患. *Clin Neurosci* **15**：838-842, 1997
2) Kakizuka A：Protein Precipitation：A common etiology in neurodegenerative disorders? *Trend Genet* **14**：396-402, 1998
3) 石浦章一編：神経難病の分子機構―タンパク質のコンフォメーション異常による疾患. シュプリンガー・フェアラーク東京, 2000
4) 永田和宏・森　正敬・吉田賢右編：分子シャペロンによる細胞機能制御. シュプリンガー・フェアラーク東京, 2001

11 虚血性神経細胞死
種を越え保存されたカルパイン-カテプシン・カスケード

山嶋 哲盛

　海馬アンモン角（cornu Ammonis，以下CA）の錐体細胞が一過性脳虚血の後4〜5日目に細胞死をきたすことは，げっ歯類から霊長類に至るまでよく知られている[1]．しかし，その分子メカニズムに関して，定説となるものはない．近年，主としてげっ歯類を対象とした研究より，この虚血性神経細胞死にアポトーシスが関与しているという報告が多数なされている[2〜9]．

　すなわち，CA1領域の錐体細胞が虚血刺激を受けると，ミトコンドリアからチトクロームCが細胞質に放出され[10)11]，このチトクロームCがカスパーゼ-9およびATPと複合体を形成し，2次的にカスパーゼ-3が活性化される[2)12]．この活性型カスパーゼ-3が，DNA断片化因子（DNA fragmentation factor）であるcaspase-activated DNase/inhibitor of CAD complex (CAD/ICAD)のうちICADを分解すると，遊離したCADが胞体より核内へと移動し，最終実行因子としてDNAの断片化とクロマチンの凝縮を起こすというのが，アポトーシスの代表的なカスケードである[13)14]．

　ところが，最近，カスパーゼの特異的インヒビターであるAc-YVAD-cmk (tetrapeptide inhibitor tyrosine-valine-alanine-aspartate-chloromethyl ketone)による神経細胞死の抑制は，実はカスパーゼの抑制ではなく，リソソーム酵素であるカテプシンBを抑制した結果であるという衝撃的な実験データがグレイ(Gray J)ら[15]により報告された．したがって，「自殺袋」であるという評価を1世紀以上もの間受けてきたリソソームが関与する細胞死，ことにネクローシスのメカニズムに関して，今日，再検討せざるを得ない状況になっている．

　山嶋らのグループは，霊長類の海馬CA1に生ずる虚血性神経細胞死が，アポトーシス，ネクローシスのいずれのカスケードによるものかを知るためにニホンザルの虚血モデルを用いた包括的な検索を行ってきた[1)16)〜18]．その結果，サルにおいてはアポトーシスよりはネクローシスのカスケードの方が優勢であることが明らかになったので，本節においては具体的なデータを示しつつ，「カルパイン-カテプシン仮説」(Yamashimaら，1998[1])を紹介したい．

虚血モデルの神経細胞死

1 全脳虚血モデル

　実験には体重が5.0〜9.9 kgのニホンザルを用いた．1.5%のフローセンガスにて麻酔を導入後気管内挿管し，全身麻酔を行った．1%のフローセンガスと60%笑気，40%酸素にて全身麻酔を維持し，実験中は体温程度に加温した乳酸リンゲル液の持続点滴を行った．動脈圧と脈拍，および直腸温の持続的モニターを行った．

　一過性全脳完全虚血の作成には，鎖骨部より第2胸骨下縁まで，胸部を約5 cm正中切開し，胸膜を損傷しないように慎重に縦隔内に進入した．大動脈弓から分岐直後の無名動脈と左鎖骨下動脈を

直視下に剝離し，血管クリップを用いて20分間血流を完全に遮断した．血流を遮断する前に，脳を損傷しないように前頭骨に小さな穴を穿ち，脳血流モニターを脳表より5mm挿入し，虚血前・中・後の局所脳血流の測定を行い，虚血負荷中の脳血流が0〜1 ml/100 g brain/min まで低下していることを確認した．血流を再開通させた後に閉創し，サルを全身麻酔から覚醒させた後，いったん飼育ケージに戻し，虚血後5日目までの所定の時期に同様の全身麻酔下で開頭し脳標本を採取した．

2 結　果

コントロールおよび虚血負荷後1，2，3日目のCA1領域より抽出したDNAを電気泳動したところ，コントロールと虚血後1日目のサンプルはラダー像，スメア像のいずれの所見も示さなかった．しかし，虚血後2日目にはDNAの泳動パターンはスメア像を呈し始め，虚血後3日目にはネクローシスに特徴的なスメア像となった（図3-36 A）．しかし，いずれの時期においてもアポトーシスに特徴的なDNAラダー像はみられなかった．

一方，ヘマトキシリン-エオジン染色を施した後，光学顕微鏡でCA1錐体細胞を観察すると（図3-36 B），コントロールに比し虚血後1日目では細胞は萎縮した錐体形で，核はヘマトキシリンで青く染まった（好塩基性）．しかし，虚血後3日目には胞体の萎縮は一層強くなり，核はエオジンで赤く染まるようになった（好酸性）[16)27)]．虚血後5日目には好酸性の凝固壊死がCA1領域のすべての錐体細胞にみられた．なお，全経過を通じクロマチンの希薄な濃縮像（condensation）がみられたものの，いわゆるアポトーシス小体は皆無であった．

以上より，サルの海馬CA1錐体細胞は20分間の一過性全脳完全虚血負荷後にアポトーシスではなく，ネクローシスによって細胞死に至ることは明らかであった．ちなみに，虚血時間を10分間にした場合も，好酸性の凝固壊死（ネクローシス）を呈する神経細胞が半数に減少しているだけで，虚血負荷を軽度にしてもアポトーシスの所見はみられなかった．

3 虚血負荷前後のCADの解析

このようにDNAの電気泳動および形態学的な所見からは，アポトーシスの主たる関与は否定的であった．しかし念のため，アポトーシスの最終実行因子である caspase-activated DNase（CAD，DNA fragmentation factor-40＜DFF 40＞ともいう）に関して，虚血負荷前後の遺伝子と蛋白の発現変化および細胞内の局在変化を検索した[19)]．

ニホンザルのCADの塩基配列は，クローニングおよびシーケンシングの結果ヒトCADのそれと94.0％の相同性を示し，アミノ酸配列はヒトCADのそれと95.3％の相同性を示した．CADのセンスプライマーとして5'-CCGACCTCCTG-CACAATGT-3'，アンチセンスプライマーとして5'-TCCAAGCCTTCAAACCACG-3' を設計した．Taqman™ケミストリーの理論に基づく定量的PCRを ABI PRISM 7700 シークエンスディテクター（PE Applied Biosystems）を用いて解析を行った．その結果，CA1領域のCADのmRNAの発現量は，コントロールに比し虚血後1日目では8.09±0.80倍と有意に（$p<0.001$）増加していた（図3-37 A）．しかし，虚血後6時間，2日目，3日目においては，コントロールに比し有意な増加は認められなかった．

ウエスタンブロットによりCAD蛋白の発現を解析すると（図3-37 B），リンパ節や腸管においては発現量が多いが，脳においてはもともと発現量が少なかった．CADは分子量40 kDaのバンドとして検出されるが，コントロールのCA1においてはきわめて少量しか検出されなかった．mRNAの発現増加に同期してCAD蛋白の発現は虚血後1日目に有意な増加がみられたが，一過性であった．

一方，レーザー蛍光顕微鏡による観察では，コントロールCA1の錐体細胞においては，CADの免疫染色性はわずかしかみられなかった（図3-37 C）．しかし，虚血後の錐体細胞においてはCADの

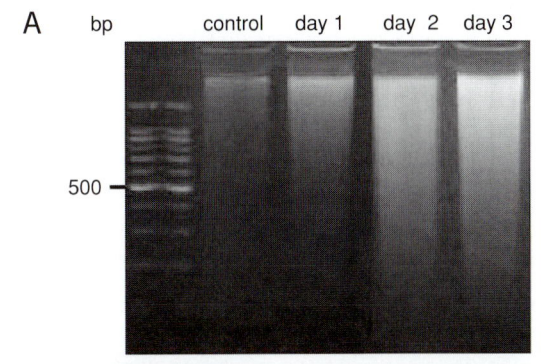

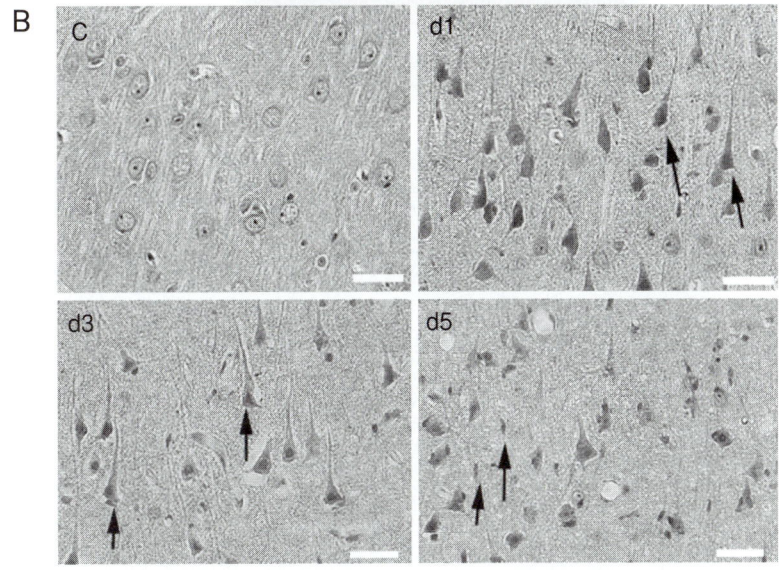

図 3-36 サル海馬 CA 1 ニューロンの虚血性神経細胞死
A：DNA 泳動パターン．電気泳動された DNA は，虚血後 2 日目から 3 日目にかけてネクローシスに特徴的なスメア像を示した．
B：光顕所見．コントロール(C)とは対照的に，海馬 CA 1 錐体細胞は 20 分間の脳虚血後 1 日目には好塩基性の萎縮像（d 1 矢印）を示し，虚血後 3〜5 日目には好酸性の凝固壊死（ネクローシス）像（d 3 矢印）とミクログリアの増殖（d 5 矢印）を示した．
　C：コントロール　　d 1：虚血後 1 日目　　d 3：虚血後 3 日目　　d 5：虚血後 5 日目
　バー＝50 μm
(Tsukada T ら，2001[19] より改変引用)

免疫染色性は明らかな変化を示していた．すなわち，虚血後 1 日目にはほとんどすべての錐体細胞において細胞質の染色性が強くなっていた．虚血後 2 日目，3 日目には，錐体細胞は細胞質のみならず核においても強い陽性所見を呈した．以上より，CA 1 領域の錐体細胞の CAD は虚血負荷後有意に増加したうえに，その局在が細胞質から核へ移行したことは明らかであった（図 3-37 C 矢印）．

以上のデータより，結果のいかんを問わず，虚血負荷後の海馬 CA 1 錐体細胞の変性過程においてアポトーシスのカスケードが動いていることは明らかである．

4　活性型 μ カルパインとリソソーム膜の損傷

神経細胞はネットワークで機能することが特徴的であるが，そのために，前シナプスからシナプ

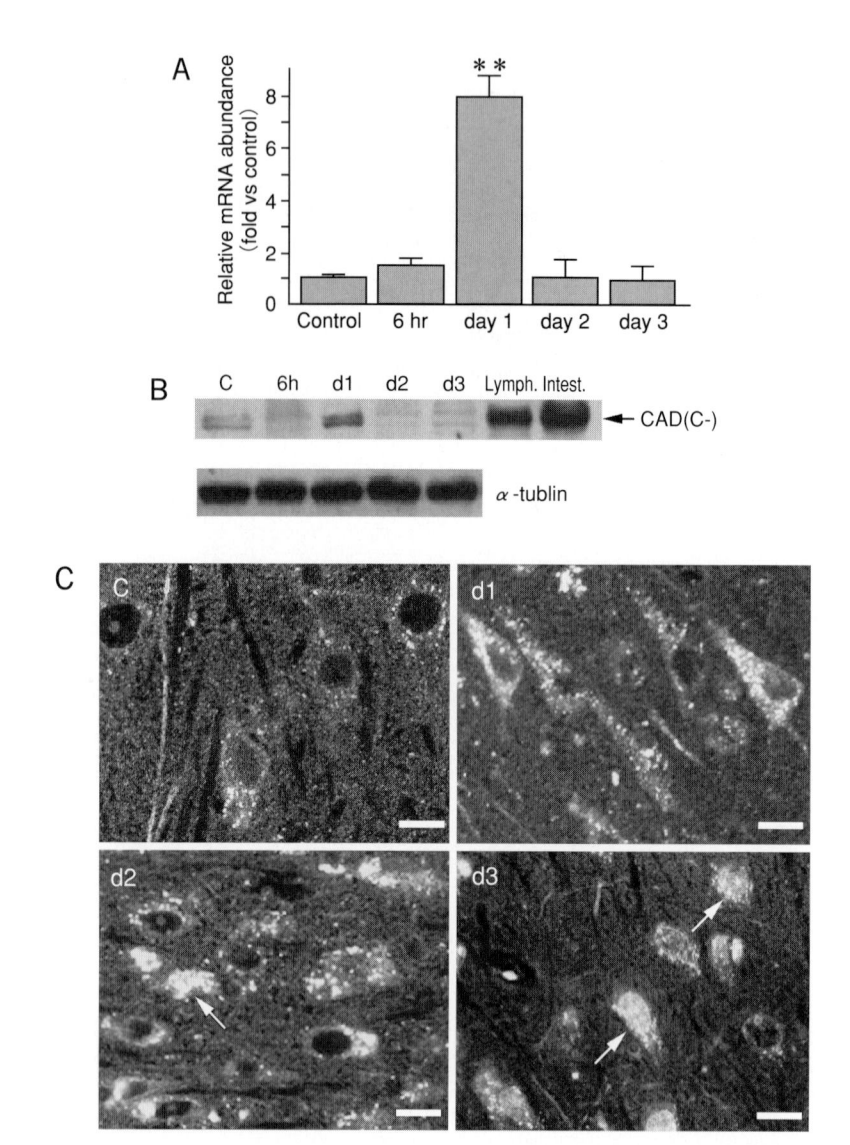

図 3-37 CAD の mRNA（A）および蛋白（B）の発現変化と細胞内局在変化（C）

A：mRNA の発現変化. CA 1 領域の CAD の mRNA の発現量は，コントロールに比し虚血後 1 日目（day 1）には約 8 倍と有意に（＊＊，$p<0.001$）増加していたが，その前後は有意差なし.

B：蛋白の発現変化. コントロールに比し，虚血後 1 日目（d1）においてのみ一過性の有意な増加がみられた.

C：細胞内局在変化. コントロールの CA 1 錐体細胞（C）に比し，虚血後 1 日目（d1）には細胞質の染色性が著明に増強し，虚血後 2 日目（d2），3 日目（d3）には，細胞質のみならず核も陽性所見を呈した.

C：コントロール　d1：虚血後 1 日目　d2：虚血後 2 日目　d3：虚血後 3 日目
バー＝20 μm

(Tsukada T ら，2001[19])より改変引用）

ス間隙に放出された神経伝達物質を後シナプスのレセプターが感知する．そして，シナプスの内外でおよそ 1〜2 万倍もの濃度勾配がある Ca^{2+} イオンのごく一部をチャネルを介して瞬時に取り込むか，2 次的に細胞内動員するかで情報伝達を行っている．しかし，生理的な Ca^{2+} イオン濃度の上昇をはるかに越えた Ca^{2+} イオンの流入や細胞内動員が虚血刺激によって惹起されると，これは神経細胞死のトリガーとなり得る．すなわち，CA 1 領域に選択的に生じた Ca^{2+} 動員は，錐体細胞におい

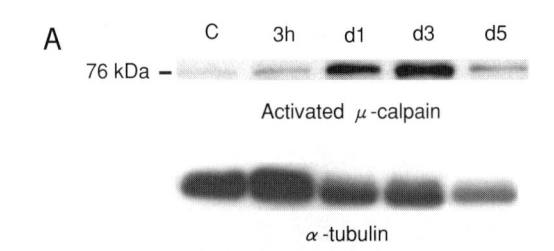

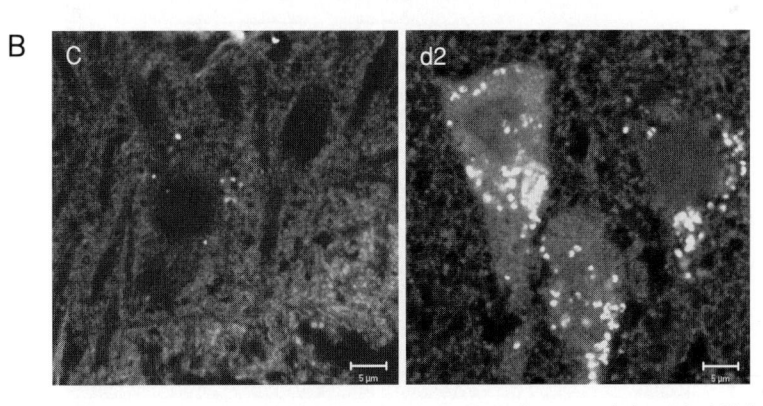

図 3-38　抗活性型 μ カルパイン抗体を用いたウエスタンブロット（A）と免疫染色（B）
A：ウエスタンブロット．活性型 μ カルパインのバンドは虚血後 3 日目（d3）をピークに 5 日間も持続していた．この発現パターンは，神経変性の進行とともに漸減傾向を示す α ツブリン（tubulin）とは対照的であった．
　　C：コントロール　　3h：虚血後 3 時間　　d1：虚血後 1 日目　　d3：虚血後 3 日目　　d5：虚血後 5 日目
B：免疫染色．活性型 μ カルパインは，コントロール（C）とは対照的に，虚血後 2 日目（d2）にはリソソームに一致して粗大顆粒状に染まった．
　　C：コントロール　　d2：虚血後 2 日目　　バー＝5 μm
（Yamashima T ら，2003[18]）より改変引用）

て特異的に μ カルパインを長時間にわたり活性化し，リソソーム膜を損傷することになる．

　μ カルパインは N 末側の 4 kDa 分のアミノ酸が自己分解して，分子量が 76 kDa の活性型となる．この活性型の μ カルパインのみを認識する抗体を用いて，コントロールおよび虚血後の海馬各領域のウエスタンブロットを行うと，虚血後の海馬においては虚血後 3 日目をピークとして虚血直後から虚血後 5 日目まで，76 kDa の活性型 μ カルパインの発現が CA1 領域に特異的にみられた（図 3-38 A）[18]．すなわち，サル海馬の CA1 領域においては虚血後少なくとも 5 日間にわたり持続的に μ カルパインが活性化されていた．このことは同一の抗体を用いた免疫染色でも確認された[18]．

　すなわち，コントロールの CA1 の錐体細胞は，抗活性型カルパイン抗体に対してごくわずかしか染色性を示さなかった（図 3-38 B の C）．これとは対照的に，虚血後 2 日目の CA1 錐体細胞においては核周囲の胞体に粗大顆粒状の陽性所見が特異的にみられた（図 3-38 B の d2）[16)18]．カルパインは活性化されると，サイトゾールから膜分画へと移動することがすでに生化学的に証明されている[20]．免疫電顕により観察すると，活性型カルパインはリソソーム膜の空胞化した部分に局在していた[1)17]．

　問題は，虚血後の CA1 錐体細胞における μ カルパインの in vivo での基質はいったい何であるかということである．残念ながら μ カルパインは結合することなく，基質蛋白を限定分解するだけのプロテアーゼであるため，免疫沈降法では in vivo での基質蛋白を同定することは不可能である．しかし，活性型の μ カルパインがリソソーム

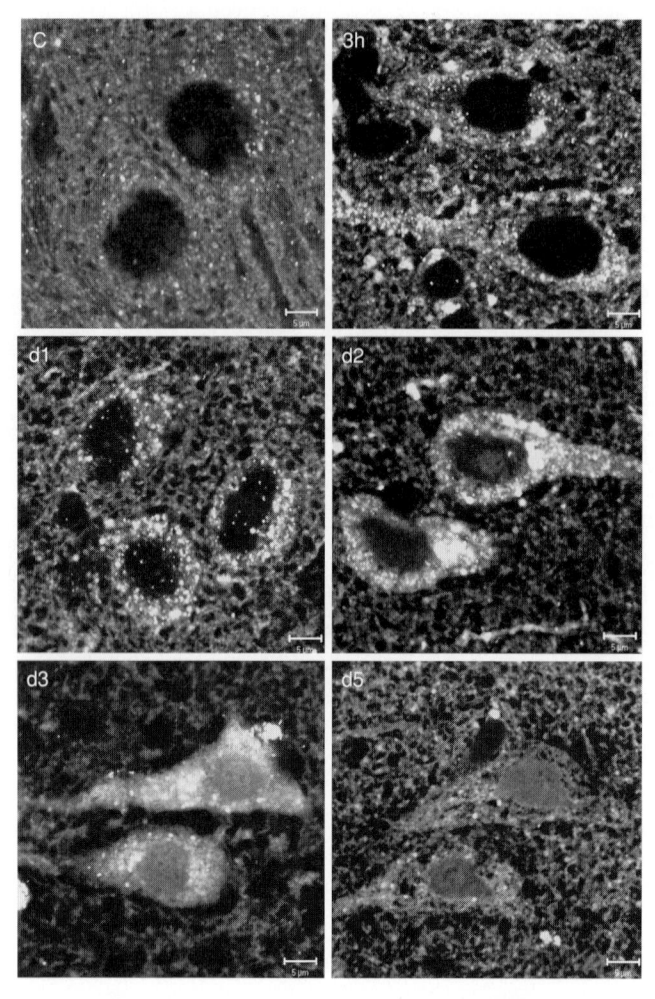

図 3-39 抗 LAMP-1 抗体を用いた免疫染色

本来，リソソームの分布に一致して，コントロール（C）のように微細顆粒状に染色される LAMP-1 蛋白は，虚血直後（3 h）から1日目（d1）にかけて粗大顆粒状となり，虚血後2日目（d2）には胞体の一部に散逸し，3日目（d3）には胞体の全域に広がった．しかし，神経細胞死が完成する虚血後5日目（d5）には染色性は著明に減弱した．以上より，虚血後にはリソソーム膜の激しい損傷が生じていることが示唆される．
C：コントロール　　3h：虚血後3時間目　　d1：虚血後1日目　　d2：虚血後2日目　　d3：虚血後3日目　　d5：虚血後5日目　　バー＝5μm
（Yamashima T ら，2003[18]より改変引用）

膜の変化に関与していることが推定されたため，次のステップとして，リソソーム膜に特異的に発現している膜蛋白である LAMP-1（Lysosome-associated membrane protein-1）に着目して，虚血前後の局在変化を調べた．抗 LAMP-1 抗体を用いて免疫染色を行うと（図3-39），一過性脳虚血後には，虚血の直後から3日目までリソソームの巨大化とリソソーム膜蛋白の胞体内へのび漫性の散逸がみられ，虚血後にリソソームに損傷が生じ，膜成分とリソソーム酵素が散逸していることが示唆された[18]．

以上より，虚血後に活性型の μ カルパインによるリソソーム膜の損傷が生じていることが示唆されたため，虚血前後の神経細胞の微細構造変化を電子顕微鏡により観察した．コントロールの神経細胞では，核のクロマチン分布は水泡状を呈し，

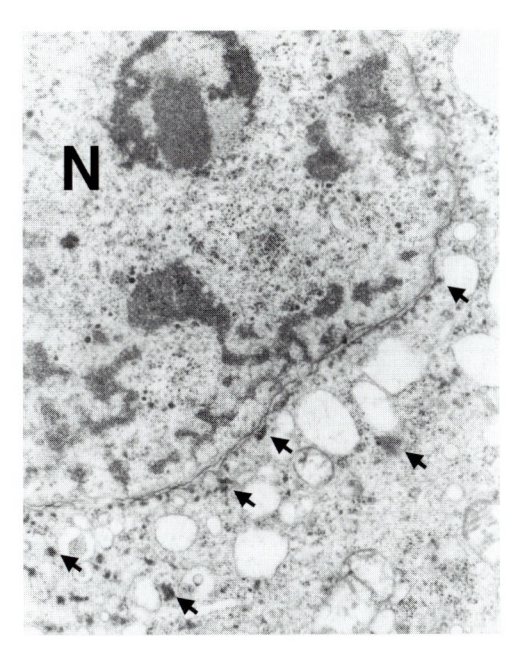

図 3-40 虚血後の神経細胞の電顕像
20分間の脳虚血後2日目の海馬CA1錐体細胞においては，リソソーム外に漏出した内容物が胞体内に散逸していた．殊に，核膜の近傍に多数分布（矢印）しているのが特徴的であった（ウラニル-鉛染色，×13,000）．
N：核

核膜と細胞質膜は正常構造を保っていた．虚血後1日目にはゴルジ装置，粗面小胞体などの空胞化とミトコンドリアの膨化などの細胞内小器官の強い変性がみられた．コントロールと比較すると，核は全体的に暗く，散在性にクロマチンの小凝縮像を示した（図3-40）．虚血後3日目には細胞質の空胞化が一層顕著になり，核小体の変性も認め，核膜は一部断裂していた．さらに，虚血後5日目には核膜や細胞質膜，シナプス膜などが著明な断裂像を示した．電子顕微鏡による観察でも，虚血後のいかなる時期においても典型的なアポトーシス小体の形成はみられなかった．

最も特徴的であったのは，虚血後3時間後より4日目までリソソーム膜の損傷がみられ，リソソームの内容物が漏出している所見がみられたことである．虚血後2日目には顆粒状に分散した多数のリソソーム内容物が，膜に被われず裸の状態で胞体内および核膜の近辺に多数散在していた

（図3-40矢印）．すなわち，虚血負荷によってリソソーム膜が壊れ，結果的に内容物が漏出していることは微細構造上も明らかであった．したがって，リソソームの外に漏出したプロテアーゼが神経細胞死の原因となっているものと推定された[1]．

5 プロテアーゼの漏出と神経細胞死

ニューロンのリソソームに内在するシステインプロテアーゼであるカテプシンBやLは，カルボキシペプチダーゼあるいはエンドペプチダーゼとしての作用をもち，蛋白質の生理的な代謝のみならず，さまざまな疾患の病態生理にも関与している[9)21)22)23)]．CA-074やE64c等のエポキシコハク酸は，カテプシンの活性中心にあるシステイン残基のチオール基(-SH)に結合することで，カテプシンの酵素活性を阻害する．虚血後に生ずるリソソーム外へのカテプシンの放出が遅発性神経細胞死の原因であるなら，神経細胞死はカテプシンの特異的なインヒビター[21)24)25)]により抑制されるはずである．そこで，虚血負荷直後にカテプシンの特異的インヒビターを1回静脈内投与することで，カテプシンの酵素活性の推移と神経細胞死の抑制効果を検索した．

その結果，無治療群ではカテプシンBの酵素活性は虚血後3日目より5日目にかけて上昇するが，インヒビターの1回投与によりその上昇は有意に抑制されていた．すなわち，カテプシンBに特異的なインヒビターであるCA-074では無治療群の虚血後5日目に比し約36％まで，カテプシンB, LおよびカルパインのインヒビターであるE64cでは同じく約14％まで，つまり虚血負荷なしの対照群の値を下回るくらいまで，酵素活性の上昇が抑制されていた．一方，カテプシンLの酵素活性についてはCA-074ではほとんど抑制されなかったが，E64cでは虚血負荷なしの対照群と同程度の値まで抑制されていた[26)]．

両薬剤の神経細胞保護効果に関しては，海馬全域の錐体細胞のみならず，小脳のプルキンエ細胞，尾状核，被殻外側，および大脳皮質のⅢ層，Ⅴ層の神経細胞に関して検討した．虚血性神経細胞死

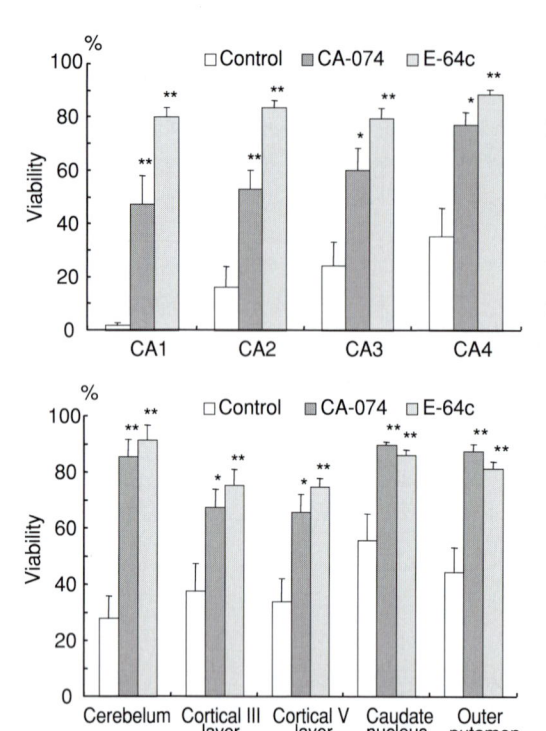

図 3-41 カテプシン阻害剤による神経細胞保護効果
海馬 CA1〜CA4 の各領域，小脳，大脳皮質Ⅲ層，Ⅴ層，尾状核，および被殻外側において，CA-074 と E64c は，神経細胞死の抑制効果を示した．しかも，CA-074 より E64c の方が神経細胞保護効果が有意に強かった．
(Yoshida M ら，2002[27]より改変引用)
($*p<0.01$, $**p<0.05$)

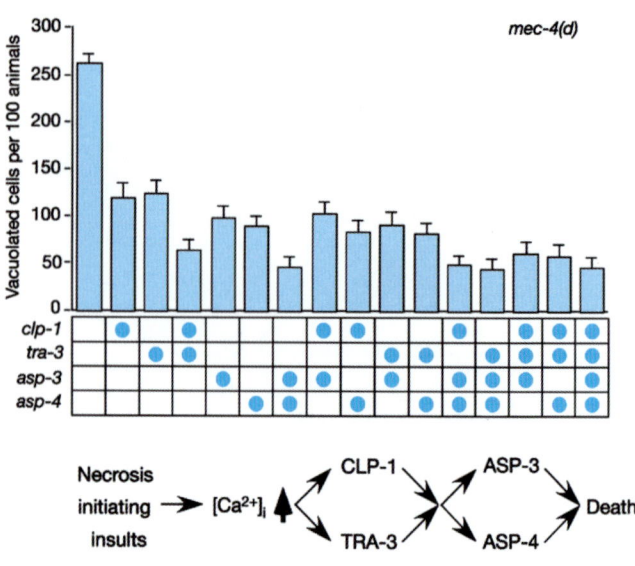

図 3-42 線虫の神経細胞変性のメカニズム
線虫の神経変性においてもカルパインとカテプシンが関与しているが，カテプシンの遺伝子(asp-3 および asp-4)を抑制した場合の神経保護効果が最も顕著であった．
(Syntichaki P ら，2002[29]より改変引用，Copyright：Macmillan Magazines Ltd.)

の程度を，無治療群，CA-074 投与群，および E64c 投与群で比較検討すると，各群における残存神経細胞の計測結果は以下のとおりであった（図3-41）．すなわち，無治療コントロール群では，CA1：2.0％，CA2：16.2％，CA3：24.3％，CA4：35.3％，小脳：28.2％，大脳皮質Ⅲ層：37.8％，Ⅴ層：34.1％，尾状核：55.8％，被殻外側：44.1％であった．一方，CA-074 投与群では，CA1：47.4％，CA2：53.0％，CA3：60.3％，CA4：77.3％，小脳：85.6％，大脳皮質Ⅲ層：67.7％，Ⅴ層：65.9％，尾状核：89.8％，被殻外側：87.7％であった．さらに，E64c 投与群では，CA1：80.1％，CA2：83.6％，CA3：79.6％，CA4：88.6％，小脳：91.6％，大脳皮質Ⅲ層：75.5％，Ⅴ層：75.0％，尾状核：86.1％，被殻外側：81.3％であった．すなわち，CA-074 や E64c による神経細胞死の予防効果は，CA1のみならず，海馬の全領域，大脳皮質，基底核および小脳のプルキンエ細胞においても確認された[27]．

カルパインとカテプシンがもたらすネクローシス

心臓外科手術の術後に短時間の心停止による一過性脳虚血をきたし，たまたま数日後に亡くなった患者の剖検時に摘出された海馬を組織学的に検索すると，CA1 領域に選択的に虚血性神経細胞死がみられる[17]．この CA1 錐体細胞は，サルの場合と同様に組織学的に胞体が好酸性に染まり著明に萎縮しており，希薄な核濃縮像がみられるもののアポトーシス小体はみられない．アポトーシスはATP を消費し，他部位に迷惑をかけない，合目的，積極的な細胞死であるのに対し，ネクローシスはエネルギーを使わず，隣接部の炎症を惹起する，病的，受動的な細胞死であるとされている．胎生期の脳発達時に過剰に産生された神経細胞が

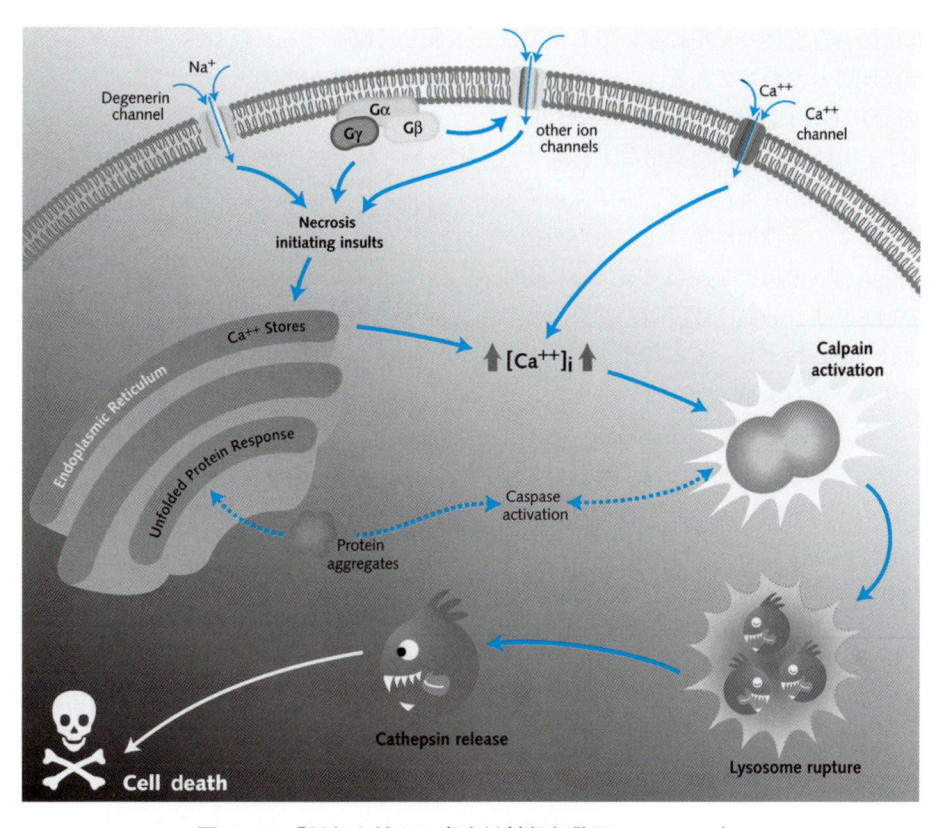

図 3-43 「種」を越えた虚血性神経細胞死のメカニズム
一過性脳虚血によって惹起されたカルシウム動員は，まず μ-カルパインを虚血後 5 日間にわたって持続的に活性化し，活性型の μ-カルパインはリソソーム膜を損傷し続ける．その結果，リソソームに含まれるカテプシンが放出され，細胞構成蛋白が損傷を受け，海馬 CA1 錐体細胞は遅発性にネクローシスをきたす（カルパイン-カテプシン仮説）．
(Syntichaki P ら，2002[28]) より改変引用，Copyright：Macmillan Magazines Ltd.）

アポトーシスによって能動的に枝打ちされていくのは目的にかなうと思われる．しかし，虚血などのストレスによって病的，受動的に神経細胞が死んでゆくメカニズムとしては，アポトーシスの関与は不自然で，むしろネクローシスの方が自然なのではないだろうか．

神経細胞はレセプターやチャネル，細胞骨格などを構成する多種多様の蛋白からなり，神経伝達物質を産生している．これらの構成蛋白および神経伝達物質のターンオーバーやリサイクルおよびプロセシングなどには，当然，リソソーム酵素の関与が不可欠である．リソソームにはシステインプロテアーゼであるカテプシン B，L やアスパラギン酸プロテアーゼであるカテプシン D，およびDNA エンドヌクレアーゼである DNase II など，多数のプロテアーゼが含まれている．神経細胞死における，これらのプロテアーゼの役割に関する詳細は最近まで不明であった．ごく最近，線虫の神経細胞死においてもリソソーム酵素であるカテプシンが重要な働きをなすことが報告された[28)29)]．シンチカキ（Syntichaki P）ら[29]) によれば，線虫に何らかの刺激が加わり神経細胞内にカルシウムイオンが動員されると，線虫に特異的なカルパインである CLP-1 と TRA-3 が活性化される．その後，最終実行因子としてアスパラギン酸プロテアーゼである ASP-3 と ASP-4 が動き，線虫は著明な神経変性をきたす（**図 3-42**）．すなわち，サルの実験データより山嶋（Yamashima T）[1]) らが1998 年に提唱した「カルパイン-カテプシン仮説（calpain-cathepsin hypothesis）」の基本的なコン

セプトは線虫の神経変性モデルにおいても当てはまることが証明されたわけである．

霊長類の海馬CA1錐体細胞の選択的脆弱性は，脳虚血によりCa^{2+}イオンの異常な上昇をきたすこと，これが2次的にカルパインを活性化すること，さらに，この活性型カルパインがカテプシンのリソーム外への放出を惹起するために構成蛋白を破壊してしまうという3段階のシナリオで発生する(図3-43)．つまり，カルパインとカテプシンが関与する「種」を越えたネクローシスのカスケードが存在することになる．神経細胞死のメカニズムを考える際に興味深いのは，ヒトのアルツハイマー病の神経細胞においてもカルパイン[30]やカテプシン[31]の活性化がみられることが最近報告されていることである．サルの虚血性神経細胞死のカスケードは，20分間の脳虚血負荷の後わずか5日間で完成するが，もし，遺伝的素因とは無関係に加齢に伴って生じる慢性の脳血流低下状態がカルパインを活性化しているとしたら，きわめてマイルドなリソソーム膜の変性が長年月をかけて惹起され，カテプシンの放出が年単位で緩徐に起きるために，アルツハイマー脳において神経細胞死が5年，10年単位で進捗したとしても不思議ではない．

ビセント(Vicente JS)らのグループ[32]は，最近，3カ月齢マウスと12カ月齢マウスとを比較しつつ，CA1錐体細胞におけるカルパインの基質の一つであるスペクトリン(フォドリン)の加齢に伴う局在変化を調べた．その結果，高齢のマウスでは核周囲の胞体に粗大顆粒状のスペクトリン集積がみられた．もし，この粗大顆粒がリソソームであると仮定すると，加齢によって何らかの機序によって活性化されたカルパインがリソソーム膜にダメージを与えている可能性がある．すなわち，加齢によっても，緩徐にしかもマイルドにカルパイン-カテプシン・カスケードが動き，神経細胞死を惹起している可能性がある．

今後，「種」を問わず，病因(刺激)の如何を問わず，神経細胞死のメカニズムとしてカルパイン-カテプシン・カスケードに着目すべきであろう．カテプシンの特異的な阻害剤は，神経細胞死を抑制し「脳を守る」画期的な予防および治療薬剤になる可能性が高い．

本研究は，文部科学省の平成10-14年度科学技術振興調整費による『脳血管障害による「神経細胞死」の予防と治療(川合述史研究班)』の一環として行われた．

引用文献

1) Yamashima T, Kohda Y, Tsuchiya K, et al : Inhibition of ischaemic hippocampal neuronal death in primates with catepsin B inhibitor CA-074 : A novel strategy for neuroprotection based on "calpain-cathepsin hypothesis". Eur J Neurosci 10 : 1723-1733, 1998
2) Chen J, Nagayama T, Jin K, et al : Induction of caspase-3-like protease may mediate delayed neuronal death in the hippocampus after transient cerebral ischemia. J Neurosci 18 : 4914-4928, 1998
3) Honkaniemi J, Massa SM, Breckinridge M, et al : Global ischemia induces apoptosis-associated genes in hippocampus. Brain Res Mol Brain Res 42 : 79-88, 1996
4) Iwai T, Hara A, Niwa M, et al : Temporal profile of nuclear DNA fragmentation in situ in gerbil hippocampus following transient forebrain ischemia. Brain Res 671 : 305-308, 1995
5) Kihara S, Shiraishi T, Nakagawa S, et al : Visualization of DNA double strand breaks in the gerbil hippocampal CA1 following transient ischemia. Neurosci Lett 175 : 133-136, 1994
6) MacManus JP, Buchan AM, Hill IE, et al : Global ischemia can cause DNA fragmentation indicative of apoptosis in rat brain. Neurosci Lett 164 : 89-92, 1993
7) MacManus JP, Linnik MD : Gene expression induced by cerebral ischemia : An apoptotic perspective. J Cereb Blood Flow Metab 17 : 815-832, 1997
8) Ni B, Wu X, Su Y, et al : Transient global forebrain ischemia induces a prolonged expression of the caspase-3 mRNA in rat hippocampal CA1 pyramidal neurons. J Cereb Blood Flow Metab 18 : 248-256, 1998
9) Nitatori T, Sato N, Waguri S, et al : Delayed neuronal death in the CA-1 pyramidal cell layer of the gerbil hippocampus following transient ischemia is apoptosis. J Neurosci 15 : 1001-1011, 1995
10) Antonawich FJ : Translocation of cyto-

chrome c following transient global ischemia in the gerbil. *Neurosci Lett* **274**: 123-126, 1999
11) Sugawara T, Fujimura M, Morita-Fujimura Y, et al: Mitochondrial release of cytochrome c corresponds to the selective vulnerability of hippocampal CA 1 neurons in rats after transient global cerebral ischemia. *J Neurosci (Online)* **19 (22)**: RC 39, 1999
12) Pettmann B, Henderson CE: Neuronal cell death. *Neuron* **20**: 633-647, 1998
13) Mcllroy D, Sakahira H, Talanian RV, et al: Involvement of caspase 3-activated DNase in internucleosomal DNA cleavage induced by diverse apoptotic stimuli. *Oncogene* **18**: 4401-4408, 1999
14) Sakahira H, Enari M, Nagata S: Cleavage of CAD inhibitor in CAD activation and DNA degradation during apoptosis. *Nature* **391**: 96-99, 1998
15) Gray J, Haran MM, Schneider K, et al: Evidence that inhibition of cathepsin-B contributes to the neuroprotective properties of caspase inhibitor Tyr-Val-Ala-Asp-chloromethyl ketone. *J Biol Chem* **276**: 32750-32755, 2001
16) Yamashima T, Saido TC, Takita M, et al: Transient brain ischaemia provokes Ca^{2+}, PIP_2 and calpain responses prior to delayed neuronal death in monkeys. *Eur J Neurosci*, **8**: 1932-1944, 1996
17) Yamashima T: Implication of cysteine proteases calpain, cathepsin and caspase in ischemic neuronal death of primates. *Prog Neurobiol* **62**: 273-295, 2000
18) Yamashima T, Tonchev AB, Tsukada T, et al: Sustained calpain activation associated with lysosomal rupture executes necrosis of the postischemic CA 1 neurons in primates. *Hippocampus* (in press), 2003
19) Tsukada T, Watanabe M, Yamashima T: Implications of CAD and DNase II in ischemic neuronal necrosis specific for the primate hippocampus. *J Neurochem* **79**: 1196-1206, 2001
20) Sorimachi H, Ishiura S, Suzuki K: Structure and physiological function of calpains. *Biochem J* **328**: 721-732, 1997
21) Katunuma N, Kominami E: Structure, properties, mechanisms, and assays of cysteine protease inhibitors: cystatins and E-64 derivatives. *Methods Enzymol* **251**: 382-397, 1995
22) Kominami E, Tsukahara T, Bando Y, et al: Distribution of cathepsins B and H in rat tissues and peripheral blood cells. *J Biochem (Tokyo)* **98**: 87-93, 1985
23) Nakanishi H, Tsukuba T, Kondou T, et al: Transient forebrain ischemia induces increased expression and specific localization of cathepsins E and D in rat hippocampus and neostriatum. *Exp Neurol* **121**: 215-223, 1993
24) Murata M, Miyashita S, Yokoo C, et al: Novel epoxysuccinyl peptides: Selective inhibitors of cathepsin B, *in vitro*. *FEBS Lett* **280**: 307-310, 1991
25) Towatari T, Nikawa T, Murata M, et al: Novel epoxysuccinyl peptides: A selective inhibitor of cathepsin B, *in vivo*. *FEBS Lett* **280**: 311-315, 1991
26) Tsuchiya K, Kohda Y, Yoshida M, et al: Postictal blockade of ischemic hippocampal neuronal death in primates using selective cathepsin inhibitors. *Exp Neurol* **155**: 187-194, 1999
27) Yoshida M, Yamashima T, Zhao L, et al: Primate neurons show different vulnerability to transient ischemia and response to cathepsin inhibition. *Acta Neuropathol (Berl)* **104**: 267-272, 2002
28) Syntichaki P, Tavernarakis N: Death by necrosis: Uncontrollable catastrophe, or is there order behind the chaos? *EMBO Rep* **3**: 604-609, 2002
29) Syntichaki P, Xu K, Driscoll M: Specific aspartyl and calpain proteases are required for neurodegeneration in C. elegans. *Nature* **419**: 939-944, 2002
30) Adamec E, Mohan P, Vonsattel JP, et al: Calpain activation in neurodegenerative diseases: Confocal immunofluorescence study with antibodies specifically recognizing the active form of calpain 2. *Acta Neuropathol (Berl)* **104**: 92-104, 2002
31) Adamec E, Mohan PS, Cataldo AM, et al: Up-regulation of the lysosomal system in experimental models of neuronal injury: Implications for Alzheimer's disease. *Nuroscience* **100**: 663-675, 2000
32) Vicente JS, Munirathinam S, Bahr BA: Calpain-mediated spectrin breakdown identifies vulnerable brain regions at middle age. *J Mol Biol Biotech* **3**: 1-22, 2002

第4章

神経細胞の機能分子と細胞間相互作用

編集

御子柴　克彦

第4章　神経細胞の機能分子と細胞間相互作用

1．総　論 ———————————————————— *251*　御子柴克彦

2．遺伝子発現 ————————————————— *253*　山森哲雄

3．神経伝達物質 ———————————————— *260*　岡田安弘

4．レセプター ————————————————— *277*　川合述史

5．イオンチャネル ——————————————— *289*　東田陽博, 他

6．トランスポーター —————————————— *302*　野田百美, 他

7．細胞内カルシウム制御機構：
　　細胞内カルシウム放出機構を中心に ——————— *308*　御子柴克彦

8．細胞内情報伝達 ——————————————— *330*　伊藤俊樹, 他

9．シナプス可塑性に関与する機能分子 ——————— *346*　茜谷行雄, 他

10．栄養因子 —————————————————— *357*　畠中　寛＜故人＞

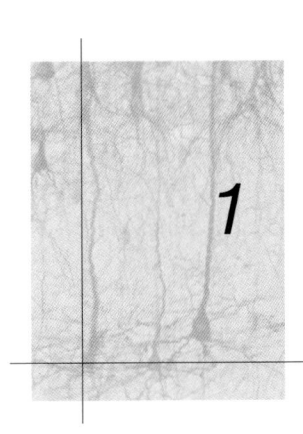

1 総論

御子柴 克彦

神経系を構成する細胞の動的多様性

　生命体は常に動的である．一見，変化していないようであっても微視的にみると，ダイナミックな動きの平衡状態にあるにすぎない．生命体の基本的な機能単位は細胞である．細胞は細胞膜も，それに囲まれた内部も多種多様な構造的あるいは機能的分子から構成されている．細胞が動的性質を維持するためには，構成する分子による生化学的反応はたえず活発に行われている．

　発生過程をみるとすべての細胞は，精子と卵子による受精現象に引き続く一連の発生・分化過程により生み出される．中枢神経系を構成する細胞を例にとってみても，外胚葉が陥入して作られる神経管は均一な細胞であっても，発生・分化過程を経ることにより，一つの細胞内に空間的不均一性が生まれるとともに，おのおのの細胞は，構成分子の発現の多様化が起きて，細胞の形もおのおのの機能にあった形に分化していく．

　神経細胞の重要な機能は外界からのインプットを受け取り，細胞内で情報処理した後に各情報をアウトプットして効果器へ送ることである．細胞外からの刺激は，細胞膜上のレセプターにより認識され細胞内へ伝えられる．外界からの刺激をファーストメッセンジャーとすると，細胞内で変換されてセカンドメッセンジャーという機能分子に変換しながら，巧妙に外界の情報を細胞内へ伝える．

細胞間相互作用の統合系としての脳

　ヒトの脳を構成する細胞は10^{10}個もあるといわれているが，それを構成する細胞の種類も大変多い．ニューロンやグリア細胞，血管系の細胞，感覚器官を構成する細胞など，数限りない．

　さて，ここで脳全体としての働きをみてみよう．すでに明らかなように，脳の働きは個体を取り囲む外界からの入力を受理し，受け取った情報を細胞内へ異なる情報に変換して中枢へ伝える．脳では伝えられたこれらの情報を処理し，かつ統合して最終的に各効果器へと情報を伝えるきわめて重要な役割を担っている．外界からの入力には，光，化学物質，音，機械刺激などさまざまなものがあるが，いずれも「細胞」という基本的ユニットがさまざまな形で分化し，感覚器官としての構造と機能を備えている．すなわち，外界の多様性に対応して，それを特異的に認知する感覚器を備えている．さらにニューロンやグリア細胞がその後の情報処理に関わっている．このようにみると外界の情報を取り込み処理し，アウトプットを他の細胞へと伝えるその過程（刺激→情報処理→応答）は一つの「細胞」でも「脳」全体でもまったく同じであるといえよう．すなわち，脳としての情報処理を巧妙に行うために，ニューロンという情報の統合機能をもった細胞単位を直列にあるいは並列につなぎ合わせることにより，大変に効率のよい脳という統合機構を作りあげたことになる．しかも脳を構成する細胞は，種々の体液性因子によ

り影響を受けることは知られており，いったん形成された神経回路も，外界からの因子により容易に修飾されるのである．

脳の可塑的な性質を最も作りやすい場としてのシナプス

　ここで脳における細胞間の相互作用の典型的な場であるシナプスに目を向けてみよう．

　脳神経系を構成するニューロンの特徴は細胞体から非常に長い突起を伸ばしてシナプスという構造を作り，このシナプスを介して，生体における神経系としての役割を果たすようになった．しかもこの部分は種々の外界からの入力に対応するための可塑的性質を備えるようになった．この機能が脳神経系における最も大きな特徴であり，それを円滑に進めるための種々の機構が備わってきている．

　脳の進化が進んできて情報量の増加に伴って神経細胞の数が増加すると，その細胞数が増加することに対応しやすいように脳の外表層に位置し，皮質構造を作り，さらに神経細胞数が増加すると脳のしわを形成して対処したように見える．また神経細胞の層を形成したことはシナプス連絡をより円滑にするようになってきたあかしであろう．無脊椎動物では脳を構成する細胞が集合して固型脳を作るのに対して，脊椎動物では，外胚葉の一部からできた神経板が屈曲して神経管を作り，ここに中空脳が作られるに至った．この中空脳形成という大きな機能の獲得にあたり，いろいろな分子が動員されて複雑な形づくりを可能とするようになった．一方，神経細胞の機能を補助するためのグリア細胞はさまざまな形で分化し，代謝的にも発達し，神経細胞の機能をコントロールするようにすらなっている．このようにシナプスという場を介しての細胞間の連絡を形成することにより，脳としての機能的ダイナミズムは大きく成長したといえよう．

多様性と共通性

　細胞機能の多様化のことに触れたが，多様化のなかに多くの共通性が見られることも指摘すべきであろう．

　外界の多様な刺激に対して，感覚器官の細胞膜での情報変換によって，情報はより単純なセカンドメッセンジャーへと変換される．異なる刺激に対しても，細胞内では共通のセカンドメッセンジャーに変換され，かつ，これが各感覚器官に特有な細胞応答を引き起こさせる．また特殊な外界からの刺激に対して，特殊な感覚装置を準備しながらも情報変換には細胞内で他の感覚器官と同様なセカンドメッセンジャーを利用している巧妙な機構に，生命体の不思議を感じざるをえない．言い換えるならばいずれの細胞も基本的な原理は同じであり，それにいくつかの修飾因子が加わって見かけ上細胞ごとの，組織ごとの多様化が起きていると考えてよいのかもしれない．

　以上，脳神経系をみると，基本的な情報の流れに種々の修飾を加えながら構成する細胞で行われている情報→受容→処理→応答を，より繊細かつ多様性をもたせている．一方，これらの構成細胞の数を増加させることにより，直列あるいは並列あるいは両者の組み合わせを多様化して，やはり同様に情報→受容→処理→応答を効率よくできるようにし，かつ外界の変化に対応できるようになったのが脳であると考えることができるであろう．

2 遺伝子発現

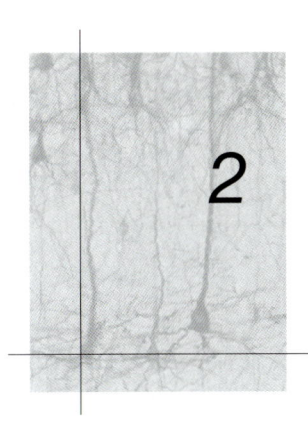

山森哲雄

　遺伝子発現が，長期の記憶学習に何らかの役割を果たすという考えは，遺伝子発現のセントラルドグマの解明と前後して提唱された．いくつかの試行的実験の後，蛋白合成阻害剤の記憶学習に及ぼす効果が1970年から80年代の前半にかけて系統的に研究され，蛋白合成は長期記憶の「貯蔵」に必要であると結論された[1)2)]．しかし，この段階ではどのような神経回路の再編が起こり，それにどのような蛋白質や遺伝子発現が関与しているのか，具体的過程が明らかではなく，キャンデル（Kandel ER）らは，aplysiaを材料として記憶学習の分子細胞過程の研究を集中して進めた．一方1987年にカラン（Curran T）とモーガン（Morgan JI）[3)]は，痙攣誘発剤を投与したネズミの海馬領域で，c-fosとよばれる癌遺伝子（転写因子）の発現が顕著に促進されることを報告し，これをモデルシステムとして，神経活動に伴う遺伝子発現の分子過程の解明が急速に進んだ．

Aplysiaにおける長期記憶と蛋白合成の研究

　aplysia（アメフラシ）は，記憶学習行動のモデル系として，集中的に研究されてきた．この系では，特に「えら-サイフォン引き込み反射」の分子機構が詳細に解析されている[4)15)]．この反射系は，サイフォンからの感覚神経とえらの動きを制御する運動神経間の伝達効率の変化により学習が成立することが明らかになっており，さらに，その短期過程については，PKA，PKCのカイネースの活性化によるKチャネル，L型のCaチャネルの活性化やシナプス放出の増加に至る一連の分子機構が明らかになっている．24時間以上持続する長期の記憶過程についても，キャンデルらによって研究された．5HT（セロトニン）刺激頻度が高いと5-HT受容体によるcAMP濃度の増加，PKAの活性化，MAPカイネースの活性化，抑制型CREB-1因子のCREB-1型からの離脱とリン酸化によるユビキチンハイドロラーゼの誘導とその作用によるPKAの調節サブユニット分解が起こる．その結果，PKAの恒常的活性化，運動神経シナプスへの伝達物質の放出頻度が増大するという一連の経路が明らかになった[4)]．これは，高頻度5-HT刺激による遺伝子発現誘導の初期効果であるが，さらに他の転写因子も2次的に誘導され，それらがクラスリン軽鎖様蛋白質（aplysia clathrin；ap-clathrin）などの合成を増加させる．他方，接着性分子であるap-CAM（aplysia cell adhesion molecules）の合成は抑制され，シナプス結合の脱落と再編成が起こると考えられている．

神経活動と遺伝子発現

1 *c-fos* 遺伝子発現誘導の分子機構

　c-fos 遺伝子産物のFosは，Fra-1，Fra-2，Fos-Bなどとファミリーをなすが，ロイシンジッパー

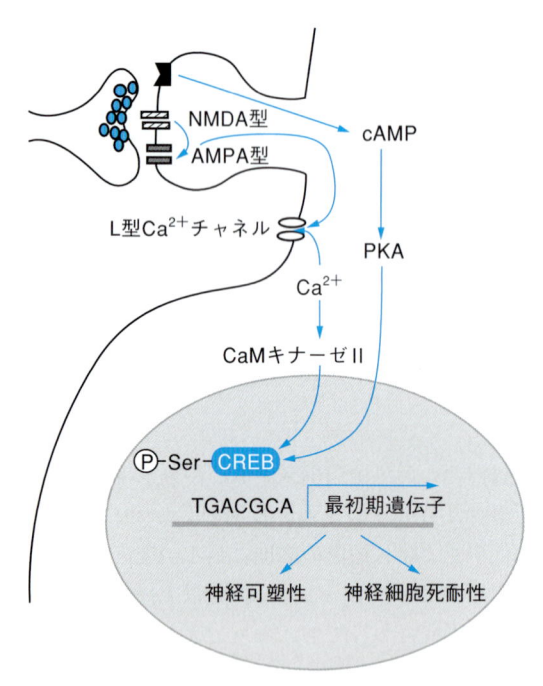

図 4-1 神経活動に伴う遺伝子発現の分子機構
(Rajadhyaksha A ら, 1999[7]より改変引用)

とよばれる構造を有し，他のロイシンジッパーをもつ蛋白質と2量体を形成する．この相手としては，Fosファミリーどうしより Junファミリー（c-Jun, Jun-D, Jun-B）の異種2量体の方が50倍ほど強く結合し，その2量体が他の遺伝子プロモーター中にある AP-1 配列に結合し，遺伝子発現を促進または抑制する[5]．また，Fos は転写因子 ATF ファミリーなどとも異種2量体を作ることが知られている．c-fos 遺伝子を誘導するものとしては，①細胞増殖因子とその受容体，②G蛋白質と直接共役した受容体とそのリガンド，③伝達物質とその受容体の相互作用，または，④電位感受性受容体を介したイオン流入（特に Ca^{2+} イオン）が知られている．このうち，増殖因子とその受容体の相互作用で生じたシグナル伝達による c-fos 遺伝子の発現誘導過程は，神経系以外のシステムで詳細に研究され，SRE（serum responsive element）と CRE（cAMP response element）の2種類の8塩基ほどの配列が c-fos プロモーター上にあり，おのおの血清中の増殖因子と cAMP の上昇により遺伝子発現が増大することが明らかになっている．

神経細胞において重要である脱分極や神経伝達物質に対する c-fos 誘導の機構を調べるため，株化細胞 PC 12 がモデルシステムとして用いられ，研究の結果，①流入した Ca^{2+} による CaMKII の活性化と，②伝達物質受容体を介したアデニルシクラーゼの活性化，cAMP の増加，PKA の活性化，という2つの CREB（cAMP response element binding）蛋白質のリン酸化の経路が明らかになった（図4-1）．

次に，この CREB のリン酸化を引き起こす Ca^{2+} 誘導がどのようなタイプのイオンチャネルによって引き起こされるのかが研究された．その結果，L型の Ca^{2+} チャネルの活性化が c-fos 遺伝子の誘導に必須であることがわかった．さらに，グルタミン酸受容体である NMDA 型と AMPA 型の効果を調べたところ，相乗的効果を有することが明らかになった．AMPA/Kainate 型受容体が活性化されると Na^+ イオンの流入が促進され，その結果，NMDA 型受容体をブロックしている Mg^{2+} が外れ，Ca^{2+} イオンの流入が起こり，L型 Ca^{2+} チャネルの活性化による Ca^{2+} イオンの流入，カイネースの活性化，CREB のリン酸化，c-fos 遺伝子の発現誘導が引き起こされると考えられている（図4-1）．L型 Ca^{2+} チャネルは，他の Ca^{2+} チャネルに比べ，比較的負電圧で活性化されるので，シナプス EPSP が共刺激としてあるときに活性しやすく，一種の EPSP 検出器のような役割を果たすと推測されている[6]．NMDA 型受容体の活性化によっても，Ca^{2+} の流入は起こり，この場合，Ras, Raf, MEK, Map kinase の一連のカスケードを介した，SRE（serum response element）と結合する転写因子 ELK-1 や SRF の活性化が起こると考えられているが[8]，c-fos 遺伝子の発現誘導に関しては上記の L型チャネルの活性化に比べれば弱いと考えられている．なお，この MAP カイネースを介したシグナル伝達のカスケードは増殖因子による c-fos の活性化にも共通して使われる．

こうした CREB の活性化を受ける因子として，他に重要なものに zif-268（egr-1）がある．zif-

268は，もともと培養細胞に増殖因子を添加したときに誘導される遺伝子の中から見出されたもので，その中に，3つのZinc Fingerドメインという亜鉛分子を4個のシステイン分子で取り囲む構造とその活性を抑制する蛋白質（NGFI-A binding；NAB）が結合する領域をもつ．*zif-268*は，*NGFI-A*, *krox 2*など種々の名前でよばれるが，他に3種類のファミリー遺伝子を構成することがわかり，EGR（early growth response）ファミリーとしてよばれることが提唱されている[9]．

2 生理的刺激に伴う最初期遺伝子発現

前段では，*c-fos*誘導の分子機構を述べたが，次に，生理的刺激に伴う*c-fos*をはじめとした最初期遺伝子の発現の代表的ないくつかの例を紹介したい．

◆ 痛み経路と最初期遺伝子の発現

末梢からの痛みの経路である脊髄神経は，痛み経路の活性化に伴って*c-fos*遺伝子をはじめ，他のFos, Junファミリー遺伝子の発現が誘導され，それに引き続く，2次的転写誘導によって，痛み経路のセロトニン性神経にプロダイノルフィン（ダイノルフィン）の発現が特異的に誘導される[16]．

◆ 海馬LTPと最初期遺伝子発現

海馬における長期増強（LTP）は，記憶のモデルシステムとしてよく研究されており，その分子機構も解明されつつある．蛋白合成阻害剤存在下では，長期のLTPが特異的に阻害される．歯状回LTPにはその減衰時間によって少なくとも3つのタイプ（おのおの1.5時間，4日，23日のもの）があることが知られている．最初期遺伝子の発現を調べたところ，*zif-268*（*egr-1*）の発現誘導が最もよくLTPの減衰時間の増大に対応して増加することがわかった．一方，Fos, Junファミリー（c-Jun, Hun-B, Jun-D, FRAなど）の発現は，同じ日のうちに刺激数が多い場合にのみみられた．これらの結果は，LTPの長期化と遺伝子発現が相関していることを示唆するが[10]，直接的因果関係は証明されていなかった．CREBノックアウトマウスを用いた研究から，この点がある程度明確になった．すなわち，CREBノックアウトマウスでは，海馬を含め脳構造全体に特に異常はみられず，高頻度刺激により海馬CA1領域に野生株に比べやや低いレベルではあるが，1.5時間ほどLTPが起こるが，その後LTPは消失し，刺激前のレベルに戻る．また，恐怖条件付けや水迷路学習は0.5～1時間程度の短期のものは正常に行えるが，それ以上の長期記憶はできず，CREBを介した転写活性が誘導されることが長期記憶の成立に必要である可能性を示唆するが，その作用機序の解明にはさらに今後の研究が必要である[20]．

◆ 神経細胞の生存と転写因子

てんかんや脳虚血に伴う細胞死と最初期遺伝子発現の関係が調べられ，その結果，細胞死が起こる領域（海馬CA1）では，Junが誘導され，逆に虚血に耐性がある領域（海馬歯状回）では，GREBが誘導されることがわかった．リン酸化CREB（pCREB）を人為的に導入した細胞では，細胞死が抑制されること，逆に正常CREBの働きを抑えるドミナントネガティブCREBを導入したものでは，細胞死が起こりやすいことが示されている．CREBのリン酸化により，記憶学習などの神経可塑性が誘導される一方で，神経細胞死耐性も引き起こす両面的な機能をもつことになる．先述したように，神経可塑性が誘導されるときは*zif-268*（*egr-1*）が誘導されるが，神経細胞死耐性に向かうときにどのような遺伝子が誘導されるのかは，いまだ十分には解析されていない．また，神経細胞死耐性に向かうのか，神経可塑性に向かうのかを決定する細胞内の分子機構も不明であるが，この機構を理解することは，神経活動によって誘導される遺伝子発現の生理的な意義を理解するうえで，重要であると考えられる[11]．

◆ サーカディアンリズムと遺伝子発現

視交叉上核は，哺乳類における概日性日周リズムの主要な座である．例えば，14時間明/10時間暗条件下で飼育したハムスターの深夜時に短い単

波長の可視光を照射すると，活動周期のシフトがみられるだけでなく，視交叉上核に30分をピークとした c-fos, jun-b, zif-268 (egr-1) などの最初期遺伝子の発現誘導が観察される[15]．c-fos や jun-b のアンチセンスオリゴを投与したラットでは，深夜時の光による周期のシフトが特異的に阻害される．しかし，一方，c-fos のノックアウトマウスでは，なおこうした深夜時の光照射に反応して周期が変化し，また，アセチルコリン作動薬であるカルバコールで光照射を擬態することができるが，この場合には c-fos の視交叉上核での特異的発現誘導はみられない．したがって，サーカディアンリズムに伴う遺伝子発現には複数の転写活性経路が存在し，細胞の種類によってそれが異なる可能性が考えられる．

3 神経活動で誘導される転写以外の因子

Fos, Jun ファミリー，zif-268 などの転写因子以外にも，神経活動刺激に誘導されてその発現量が変化するものが多数報告されているが，ここでは，最近解析が進んでいる神経可塑性との関連で注目されているいくつかの遺伝子を中心に述べる（第4章9「シナプスの可塑性に関与する機能分子」参照）．

◆ 神経栄養因子

NGF, BDNF は，Neurotrophin ファミリーの重要な一員であり，この因子も各種の神経活動によって誘導されることが示された．NGF のプロモーター領域には，AP1結合部位が存在することがわかっている．先述したように，外部刺激により c-fos が誘導されると Jun ファミリーや ATF ファミリーなどのどれかの蛋白質と異種2量体を作り，その結果 NGF や BDNF が誘導され，神経活動に応じた神経可塑性や神経細胞の生存などの Neurotrophin の多様な機能が発現する（第4章10「栄養因子」参照）．

◆ Arc

arc (activity regulated cytoskeleton-associated protein) は，ウォーリイ (Worley P) のグループによって，その発現が痙攣誘発下で早く誘導される遺伝子の中から解析されたものの一つであるが，海馬や線条体で，生理学的刺激条件下でも誘導される[16]．arc 遺伝子産物は，F アクチンと同様の細胞内局在を示し，生化学的実験から Arc 蛋白質が重合した F アクチンと相互作用することが示された．arc 転写産物は，転写後，樹状突起に急速に広がるとともに，強いシナプス入力を受けた部位に局在する．アンチセンスを生体内に導入した実験では，長期の空間知覚認識に有意な障害が観察された．また，空間的探索行動中と arc RNA の誘導が，神経情報の記銘的過程と特異的に連関することが示唆されているなど，長期記憶過程に伴うシナプスの長期的変化に関与する可能性が示されている．

◆ Homer

Homer は，ウォーリイのグループを含むいくつかのグループにより，痙攣誘発下で誘導される海馬 mRNA の中から同定されたものである．その後，Homer は，3種類の遺伝子とそのスプライシングバライアントからなる（例えば，マウスでは全部で6種類の蛋白型が知られている）ことがわかり，このうち誘導型のものは，Homer 1a (vesl), Ania-3 (Homer 1 の短い断片より形成される）と命名されている．Homer 1a, Homer 1b, Homer 1c, Ania-3 は，その塩基配列より同じ遺伝子より由来するにもかかわらず，Homer 1a と Ania-3 のみが誘導型であることから，その誘導は，転写開始後のスプライシング，転写終結，転写産物の分解のレベルで起こっていると考えられる．Homer は，フォスフォリパーゼ C と結合するグループ1型の代謝型グルタミン酸受容体 (mGluR1a と mGluR5) の C 末端に結合する．ほかの Homer (Homer 1a/b, Homer 3 など) は，IP3 受容体 (IP3R) と結合するが，Homer 1a は C 末端部を欠くため，mGluR1a, 5 には結合できるが，IP3R とは結合できず，このためドミナントネガティブ型として働くと考えられる．したがってもしこれが誘導されれば，シナプス

BOX

■ tPAは脳血管障害の治療薬になるか

　Tissue plasminogen activator（tPA）は，基礎的にはプロテアーゼの一つとして注目されているが，臨床ではむしろ急性期の閉塞性の脳血管障害に対する治療薬として期待されている．血管内に生じた血栓を溶解し，その血管の支配領域を虚血から救出しようとする，いわゆる血栓溶解療法である．その原理は，プロテアーゼである plasminogen activator が血液中の不活性型の plasminogen に作用し，活性のある plasmin に変換することが第一段であり，その plasminogen によって血栓の主たる成分である fibrin が分解される第二段を経て血栓が溶解される．わが国には古くからその目的にはウロキナーゼなどが用いられてきたが，これらは fibrin に対する親和性がほとんどないため，臨床的にその有効性を証明することがきわめて困難であった．それに対して米国では，tPA およびウロキナーゼの前駆体である pro-urokinase を開発した．さらに tPA 分子の一部を改変した遺伝子改変型 tPA（rtPA）もある．それらは fibrin への親和性があり，特に rtPA は血中での半減期も他のものに比して長い．

　米国では 1995 年に，超急性期脳梗塞症例に対する tPA の静注法の効果を見るために大規模臨床試験が行われ，有効性が証明された．ただし，その有効性は発症後 3 時間以内の場合に明らかであったとされている．一方，副作用は予想のように頭蓋内出血であり，コントロールの 3〜10 倍の頻度であったという．こうした閉塞後の還流血管の再開通は心臓においてはあまり問題にならないが，脳の場合は閉塞により還流領域の壊死が起こりやすく，しかも脆いために再開通により出血が起こりやすくなるので，心筋梗塞の場合と同じようには考えることができない．わが国でも tPA の有効性は認められているものの，未だ保険適応はなく，また治療以前に発病後 3 時間以内に専門病院へ患者を搬送するという医療システムの確立が十分でないことから，まだ tPA 療法は一般化していない．

（国立精神・神経センター　金澤一郎）

PSD と結合していた IP 3 R が乖離し，PSD と距離的に離れるため，フォスフォリパーゼ C により IP 2 から生じた IP 3 が IP 3 R に作用する速度が遅くなると考えられる．Homer は，NMDA 受容体と結合する PSD-95 や GKAP（guanylated kinase domain-associated protein）と複合体を形成する Shank 蛋白質と Homer/Shank/GKAP/PSD-95 の複合体を作ることも知られており，NMDA 受容体複合体への mGluR の組み込みに関係しているのかもしれない．また，Homer は，mGluR 1 a/5 の樹状突起部への輸送や原形質膜への組み込みにも関与している可能性が示唆されている[12]．

◆ プロテアーゼ

　PA（プラスミノーゲンアクティベーター）は分泌型のセリンプロテアーゼで，プラスミノーゲンを活性型のプロテアーゼであるプラスミンに転換する．PA のターゲットとしては，ファイブロネクチンや HGH などの増殖因子が知られている．tPA（tissue plasminogen activator）は，脳における最も主要な PA であり，成熟脳では発現が低く，神経細胞の移動中や組織的再編が活発と考えられる部位でその発現が高い．tPA は，痙攣下で全脳的に誘発されるが，貫通線維刺激による燃え上がり現象（kindling）に伴って海馬両側部全域に発現する．また，短い高頻度刺激を貫通線維に与えて誘導した長期増強（LTP）下では，同側歯状回の顆粒細胞に特異的に発現する[19]．tPA 欠損マウスでは，シェーファー側枝や苔状線維の後期の LTP が選択的に影響を受ける．逆に，tPA を過剰発現したトランスジェニックマウスでは，LTP や

空間方向知覚が上昇する．これらのことからも，シナプスの再編成にtPAの誘導が関与している可能性が示唆される．

4 蛋白合成のシナプス可塑性初期過程への関与

◆ 小脳LTDの初期過程における遺伝子発現の関与

先述したように，aplysiaや海馬のLTPでは，mRNA合成や蛋白質の合成は，少なくとも2時間以内の初期化過程には必要なく，後期過程にのみ必須であるとされている．最近，小脳LTDにおいては，こうした従来の学説とは異なり，その誘導後数分以内の早い段階から蛋白合成が必須であることが報告された[13)21)22)]．すなわち，3種類（アニソマイシン，ピュロマイシン，シクロヘキサミド）の蛋白合成阻害剤を用いて，小脳スライスにおけるLTDの誘導時におけるその阻害効果を調べたところ，そのいずれもLTDをまったく生じなかった．さらに蛋白合成阻害剤を5分間のみ添加することによって，LTD形成のどの時点で蛋白合成が必要とされるのかを調べたところ，LTD誘導後10分までは，その阻害効果があるが，それ以降はなく，したがって，LTD誘導後10分以内までの蛋白質の合成がLTD形成に必須であることが明らかになった．一方，転写阻害剤（アクチノマイシンD，DRB）のLTD誘導の30分前までの添加では完全に抑えるが，それ以降は効果がない．したがって，LTD形成に必須の蛋白質をコードするmRNAはその誘導30分前までには作られていることを示している．

◆ 1型mGluR依存性海馬LTD初期過程にも蛋白合成が必要

1型mGluR（mGluR1，mGluR5）依存性の海馬LTDでも，その初期過程から蛋白合成依存性がみられることが報告されている[14)]．興味深いことに，低頻度刺激で誘発されるNMDA依存型のLTDでは，蛋白合成の初期過程依存性はみられない．したがって，こうした初期過程からの蛋白合成依存性は，1型mGluR依存型のシナプス可塑性にみられる共通の特徴かもしれない．ただ，海馬タイプ1型mGluR依存性LTDでは，転写阻害剤による効果はみられない点が小脳LTDとは異なる点である．ヒト精神遅滞疾患Fragile Xの原因遺伝子（*FMR 1*）のマウス相同遺伝子 *Fmr 1* を欠いたノックアウトマウスでは，この型のLTDが促進されることが報告された（蛋白合成依存的な後期LTPは影響を受けない）．したがって，FMRP（fragile X mental retardation protein）は，樹状突起部における1型mGluR依存性蛋白合成を通常は抑制している可能性が示唆されている[15)]．小脳LTDの初期過程に関与する蛋白質の実体的解明とあわせて，1型mGluR依存的LTDに関与する蛋白質の実体解明が今後の課題である．

以上述べてきたように，神経活動と遺伝子発現の関係は，分子生物学の成立以来常に関心をもたれ研究が進められてきたが，記憶や学習にどのような分子が具体的にどのように関わるのかということは，現段階ではいまだ解明されてはいない．しかし，本節でみてきたように，神経活動が具体的にどのように核内の転写因子の活性化につながり，それに引き続いてどのような遺伝子の発現が誘導されるのかという素過程に関しては，誘導される遺伝子の機能も含めて，近年，急速に研究が進んできた[16)]．したがって，記憶・学習に遺伝子発現がどのように関与するのかという長年の問題が解明されるのも，そう遠い将来のことではないと期待される．

引用文献

1) 山森哲雄：長期記憶と遺伝子発現．蛋白質核酸酵素 **40**：624-32, 2, 1995
2) Davis HP, Squire LR：Protein synthesis and memory：A review. *Psychol Bull* **96**：518-559, 1984
3) Morgan JI, Curran T：Stimulus-transcription coupling in the nervous system：Involvement of the inducible proto-oncogenes fos and jun. *Annu Rev Neurosci*

14 : 421-451, 1991

4) Kandel ER : Cellular mechanisms of learning and biological basis of individuality. *In* : Kandel ER, Schwartz JH, Jessell T (eds) : *Principles of Neural Science, 4 th ed*, McGraw-Hill, New York, pp. 1247-1279, 2000
5) Sheng M, McFadden G, Greenberg ME : Membrane depolarization and calcium induce c-fos transcription via phosphorylation of transcription factor CREB. *Neuron* **4** : 571-582, 1990
6) Ghosh A, Greenbeg ME : Calcium signaling in neurons : Molecular mechanisms and cellular consequences. *Science* **268** : 239-247, 1995
7) Rajadhyaksha A, Barczak A, Macas W, et al : L-type Ca^{2+} channels are essential for glutamate-mediated CREB phosphorylation and *c-fos* gene expression in striatal neurons. *J Neurosci* **19** : 6348-6359, 1999
8) Bito H, Deisseroth K, Tsien RW : Ca^{2+}-dependent regulation in neuronal gene expression. *Curr Opin Neurobiol* **7** : 419-429, 1997
9) O'Donovan KJ, Tourtellotte WG, Millbrandt J, et al : The EGR family of transcription-regulatory factors : Progress at the interface of molecular and systems neuroscience. *Trends Neurosci* **22** : 167-173. 1999
10) Dragunow M : A role for immediate-early transcription factors in learning and memory. *Behav Genet* **26** : 293-299, 1996
11) Walton MR, Dragunow I : Is CREB a key to neuronal survival? *Trends Neurosci* **23** : 48-53, 2000
12) Xiao B, Tu JC, Worley PF : Homer : A link between neural activity and glutamate receptor function. *Curr Opin Neurobiol* **10** : 370-374, 2000
13) Karachot L, Shirai Y, Vigot R, et al : Induction of long-term depression in cerebellar Purkinje cells requires a rapidly turned over protein. *J Neurophysiol* **86** : 280-289, 2001
14) Huber KM, Gallagher SM, Warren ST, et al : Altered synaptic plasticity in a mouse model of fragile X mental retardation. *Proc Natl Acad Sci USA* **99** : 7746-7750, 2002

参考文献

15) Kornhauser JM, Nelson DE, Mayo KE, et al : Regulation of jun-B messenger RNA and AP-1 activity by light and a circadian clock. *Science* **20** : 1581-1584, 1992
16) Lucas JJ, Mellstrom B, Colado MI, et al : Molecular mechanisms of pain : Serotonin 1 A receptor agonists trigger transactivation by c-fos of the prodynorphin gene in spinal cord neurons. *Neuron* **10** : 599-611, 1993
17) Lyford GL, Yamagata K, Kaufmann WE, et al : Arc, a growth factor and activity-regulated gene, encodes a novel cytoskeleton-associated protein that is enriched in neuronal dendrites. *Neuron* **14** : 433-445, 1995
18) Milner B, Squire LR, Kandel ER : Cognitive neuroscience and the study of memory. *Neuron* **20** : 445-468, 1998
19) Qian Z, Gilbert ME, Colicos MA, et al : Tissue-plasminogen activator is induced as an immediate-early gene during seizure, kindling and long-term potentiation. *Nature* **361** : 453-457, 1993
20) Silva AJ, Kogan JH, Frankland PW, et al : CREB and memory. *Annu Rev Neurosci* **21** : 127-148, 1998
21) Ito M : Cerebellar long-term depression : Characterization, signal transduction, and functional roles. *Physiol Rev* **81** : 1143-1195, 2001
22) 山森哲雄：記憶と遺伝子発現研究の最近の進歩：小脳LTD初期過程への蛋白質合成の関与．蛋白質・核酸・酵素 **46**：1962-1969, 2001

3 神経伝達物質

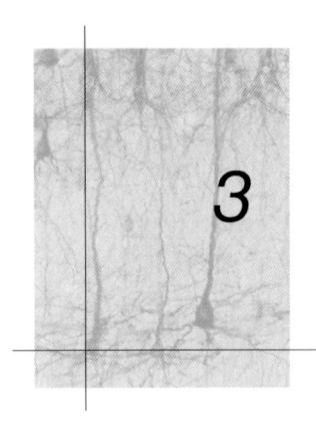

岡田 安弘

はじめに

生物は37億年の昔に海の中で単細胞として誕生した．単細胞から多細胞生物へと進化するにしたがい細胞どうしの情報交換が必要となり，発達したのが神経系であり，内分泌系，免疫系であった．したがってそれらの系は作用効果は異なっていても，その機序には共通な面がある．たとえば作用物質（神経伝達物質，ホルモン，抗原物質）とそれを受容するレセプター（受容体）の関係では共通している．

神経系においてはシナプス部位でシナプス前細胞の神経終末から放出される神経伝達物質がシナプス後細胞の膜に存在するレセプターと結合することによって効果をあらわす．すなわち結合したシグナルが膜のイオンチャネルを活性化したり，さらに細胞内情報伝達系に作用して代謝的あるいは長期的な作用をあらわすのである．

神経系の働きや神経疾患の病態を理解するにあたって，この神経伝達物質の動向を知ることは基本的に重要なことである．もちろん神経の働きの異常や，神経系の疾患がすべて神経伝達障害によって起こってくるものではない．神経細胞自身の代謝異常や形態的な異常に基づいた疾患など他の原因も考えられるが，精神・神経科領域で用いられる大部分の薬物効果は何らかの形でこのような伝達物質に関連しているといっても過言ではあるまい．特に神経伝達物質に特有なレセプターの構造と特性，さらに膜のイオンチャネルの分子生物学的な研究を通して神経疾患の分子レベルの解析が可能となり，現在神経研究の中でこの分野が最も目覚しい発展をとげているといえるであろう．

本節では脳の働き，神経疾患を理解するうえに役立つ神経伝達物質に関する基本的事項をまとめたい．

シナプスと神経伝達

ヒトや動物の行動も，あるいは高次の精神現象も，神経系の働きの表現にほかならない．外界からの刺激を感覚受容器で受けとり，その情報が求心性ニューロン（neuron，神経細胞）を介して中枢に伝達され，中枢にある介在ニューロン群で情報処理され，その結果が新たな情報となって遠心性ニューロンを介して末梢の筋や分泌腺などの効果器に伝えられ，一つの行動が完成される．刺激は常に外界からのみでなく，記憶の場合の想起（再生）にみられるように，神経系内に保持されていた情報が刺激となることもある．このような情報の受理および処理の機能的な最小単位はニューロン（神経細胞，neuron）である．ニューロンは他の器官の細胞と異なって細胞体の周辺に多くの短い樹状突起 dendrite をもち，さらに他のニューロンに情報を伝えるための長い軸索 axon をもっているのが特徴である．ニューロンとニューロンとの間の，あるいはニューロンと効果器との間の連絡は神経機能の生理学的な基本であり，形態学的

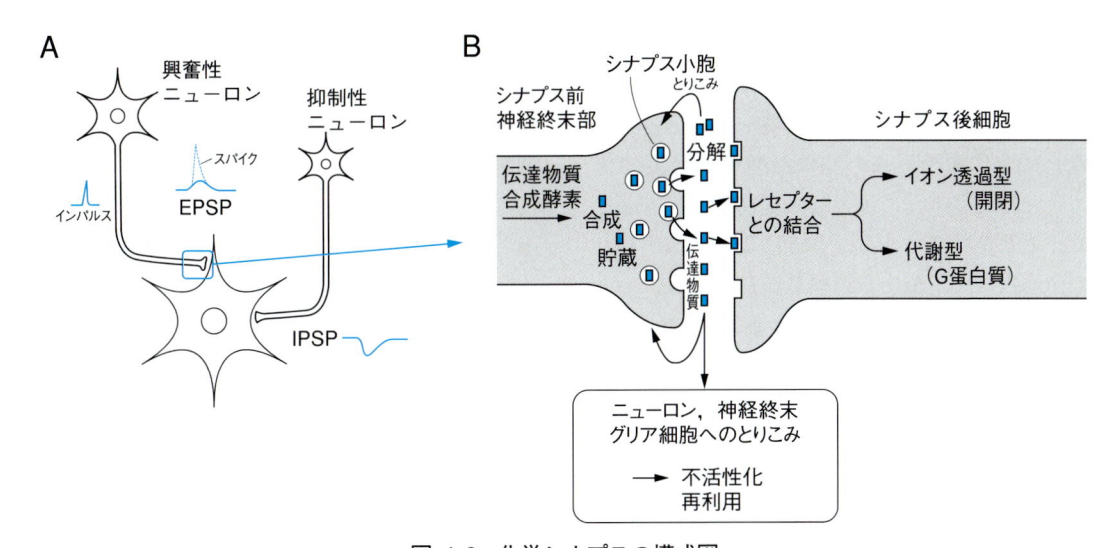

図 4-2　化学シナプスの模式図
B は A のシナプス部位（線で囲んだ部分）の拡大図

に高度に特殊化した構造であるシナプス synapse によってなされている．

シナプスにおいては，シナプス前線維 presynaptic fiber の神経終末部 nerve ending (axon terminal) とシナプス後細胞膜 postsynaptic membrane の受容領域とが特殊な結合をしている（図 4-2）．すなわち，インパルス impulse を送る側のニューロンの神経終末と，インパルスを受けとる側のニューロンの細胞体 soma および樹状突起部の間に約 200～700 Å の間隙（シナプス間隙 synaptic cleft）がある．インパルスがニューロンの軸索を伝導（conduction）して神経終末部へ達すると，終末部から特殊な伝達物質が間隙へ放出 (release) され，その伝達物質はシナプス間隙の細胞外液中に遊出し，この物質が次のニューロンの細胞膜表面にあるレセプターに作用し，シナプス後細胞の膜電位 membrane potential の変動を起こさせる．この伝達物質の作用によって生じる膜電位の変化をシナプス電位 synaptic potential といい，シナプス電位による膜の脱分極 depolarization が興奮の閾値 firing threshold を超えるとスパイク spike を発生し，興奮性のシナプス伝達 excitatory synaptic transmission が完成する．そのスパイクはインパルスとしてシナプス後細胞の軸索を介して伝導され，さらに別のニューロンへ

と伝達される．また，ある種の伝達物質によって膜が過分極 (hyperpolarization) される場合には膜の興奮性を減ずることになり，抑制性 inhibitory のシナプス伝達を行ったことになる．このようにニューロンからニューロンへの情報の伝達が化学物質を介して行われるところから，この種のシナプスを化学シナプス chemical synapse という．哺乳動物のシナプスの大部分はこのような化学シナプスである．

シナプスの中には上に述べたような化学シナプスのほかに，電気シナプス electrical synapse も存在する．しかしこれは主に冷血動物において観察され，哺乳動物では脳幹の一部の細胞群にしか観察されていない．電気シナプスではニューロンとニューロンが直接に接触し，互いの細胞膜を貫通する小孔を介して両方の細胞質が連絡する構造，すなわち間隙結合 gap junction をもっており，この部位での形質膜の電気抵抗は低く，電流がほとんど抵抗なく流れる結果，インパルスは 2～4 nm の狭い間隙を直接的に電気的に伝えられる．したがって電気シナプスではほとんど時間的遅れを生じることなくインパルスの伝達が起こり，シナプス遅延 synaptic delay は著しく短い．化学シナプスでの伝達は一方向であるが，電気シナプスでは両方向性の伝達も可能である．

このようにニューロン間の化学的な連結を可能とするためにシナプスという高度に特殊化した構造が発達した．すなわち，神経細胞には伝達物質の生合成と代謝のための特殊な酵素が必要であり，また神経終末部には大量の伝達物質を貯蔵しておくことが必要である．さらにそれを放出し，その伝達物質を認識する膜構造が存在する．

なぜ進化途上において単純な電気的な伝達にとってかわって，神経信号の遅延が生じるという欠点にもかかわらず，このような化学的な伝達が優先する選択がなされたか，これはきわめて興味ある問題である．化学伝達において重要なことは情報伝達が一方向性になされること，そしてシナプス後細胞に入力してくるシナプス前線維の神経終末から放出される興奮性および抑制性のさまざまな伝達物質によってインパルスの伝達がシナプス部で修飾を受けること，すなわち電気シナプスに比べて伝達が不確実になることである．この伝達の不確実性は条件を変えることによってシナプスの伝達効率を容易に調節できることを意味しており，脳の高度な働きを調節するための基本ともなっている．脳の知的・精神活動や行動はとりもなおさずシナプス伝達の効率の短期的・長期的変化の結果であると思われる．シナプス伝達の分子的な過程を研究することによって，神経活動の機構のみでなく，さまざまの神経疾患の原因や治療を解明することが期待されるゆえんである．

神経伝達物質

1 神経伝達物質の同定と種類

神経伝達説は 1904 年，当時ケンブリッジ大学の学生であったエリオット（Elliot TR）によってアドレナリンの作用と交感神経の刺激効果とが類似しているという発表に始まるが，このための決定的な証拠が示されたのは 1921 年レヴィー（Loewi O）によってであった．彼はカエルの心臓を摘出してリンゲル液で灌流し，迷走神経を刺激するとその心臓の拍動が小さくなるとともに遅くなること

を見出した．その時その灌流液を第 2 の摘出心臓に適用すると，第 2 の心臓も同様な抑制を受けた．この灌流液による抑制効果は迷走神経刺激による抑制効果と同様に，アトロピンでブロックされた．彼は灌流液中の抑制物質は迷走神経終末部から放出されたものであると考え，これを Vagusstoff（迷走神経物質）とよんだが，のち（1926 年）にこれがアセチルコリン acetylcholine（ACh）であることがわかった．ACh は迷走神経の終末部だけでなく，脊椎動物の骨格筋の神経筋接合部や自律神経の節前神経節，副交感神経末端でも伝達物質であることが認められている．このほか伝達物質としては，モノアミンとしてはドパミンやノルアドレナリン noradrenalin（NA），セロトニン serotonin（5-HT），アミノ酸としてはグルタミン酸，GABA（γ-アミノ酪酸；γ-aminobutyric acid），グリシン，そのほか ATP や神経ペプチドなどが確立されている（表 4-1）．

ある物質が神経伝達物質であるための条件および同定基準としては，古典的にはその物質の合成酵素のシナプス部位における存在，伝達物質の放出，放出された伝達物質の分解酵素の存在，阻害物質，薬理効果などがあげられ，それを満たすものが伝達物質とされたが，今日ではその基準よりもレセプターとの結合による効果に注目が注がれている．

2 神経伝達物質の合成と貯蔵

伝達物質の合成は通常その伝達物質を放出する神経終末部で行われる．伝達物質の合成酵素はニューロンの細胞体で作られ，軸索内輸送 axonal transport によって神経終末部に運ばれる．伝達物質の種類によっては，いったん放出された伝達物質がそのまま，あるいは分解されてエンドサイトーシスにより回収され，再び神経終末部に取り込まれて補給再利用（リサイクリング recycling）される．

伝達物質は神経終末部に存在する直系約 20〜60 nm のシナプス小胞 synaptic vesicle の中に貯蔵されて，酵素的な分解から守られている．伝達

表 4-1 神経伝達物質の種類

低分子	高分子
A．アセチルコリン B．モノアミン 　●カテコールアミン 　　ドパミン 　　ノルアドレナリン 　　アドレナリン 　●セロトニン 　●ヒスタミン C．アミノ酸 　●グルタミン酸 　●GABA（γ-アミノ酪酸） 　●グリシン 　●アスパラギン酸 　●ホモカルノシン 　●タウリン D．ヌクレオシド，ヌクレオチド 　●アデノシン 　●ATP E．その他 　●NO 　●CO	A．オピオイドペプチド 　●メチオニン・エンケファリン 　●ロイシン・エンケファリン 　●β-エンドルフィン 　●ダイノルフィン B．視床下部・下垂体ホルモン 　●バゾプレシン　　●ソマトスタチン 　●オキシトシン　　●CRH 　●TRH　　　　　●ACTH 　●LHRH　　　　●GH C．タキキニン 　●P物質 D．脳-消化管ホルモン 　●VIP 　●グルカゴン 　●セクレチン 　●ソマトスタチン 　●モチリン 　●CCK 　●アンギオテンシン 　●PPY 　●ボンベシン

物質がシナプス小胞の中でどのような形で貯蔵されるかはまだ明らかにされていないが，伝達物質のうち，一部は神経終末部の細胞中にも存在している．

3　神経伝達物質の放出とカルシウム

神経筋接合部におけるAChの放出についてシナプス小胞仮説 vesicle hypothesis を唱えたのはカッツ（Katz B）らであった．彼らはカエルの骨格筋の神経筋標本を用い，終板 endplate から自発性に生ずる小さな脱分極性の電位を記録し，これを微小終板電位 miniature endplate potential（MEPP）と名づけた．微小終板電位は伝達物質であるAChの約2,000〜6,000分子が1つの素量 quantum となって放出されるために生ずるもので，通常の刺激によって発生する終板電位 endplate potential はこの素量の何十倍かが一度に放出されて生ずることを見出し，伝達物質の素量説 quantum theory を唱えた．カッツらはさらに，この素量説の形態学的な側面として，シナプス小胞を取り上げた．小胞内にAChが貯蔵され，これが放出される際にシナプス前膜と融合して通路が生じ，内容物であるAChを放出する．この過程は開口放出 exocytosis といわれる．伝達物質が放出されるためには Ca^{2+} イオンの存在が必要である．外液から Ca^{2+} を除去したり，あるいは外液の Mg^{2+} を増加させるとシナプス伝達が起こらなくなる．インパルスが軸索上を伝導され，神経伝達物質の放出部位である神経終末に到達すると，この部位が脱分極され，それによってその部位の Ca^{2+} イオンの流入を上昇させ，それがひきがねとなって小胞から伝達物質が放出される．

神経終末への Ca^{2+} イオンの流入による濃度上昇が，どのような仕組みでシナプス小胞に貯留されている伝達物質を開口放出するのかの機序についてはさまざまな学説が立てられたが，やっと最近になって Ca^{2+} 依存性伝達物質放出機構が少しずつ明らかになってきた．

神経終末に脱分極が生じた場合，放出される小胞の数は限られている．終末膜にあらかじめ結合し，遊離のための準備ができている小胞から放出されるものと考えられる．すなわち，神経終末に脱分極が至る以前に，放出されるべきシナプス小

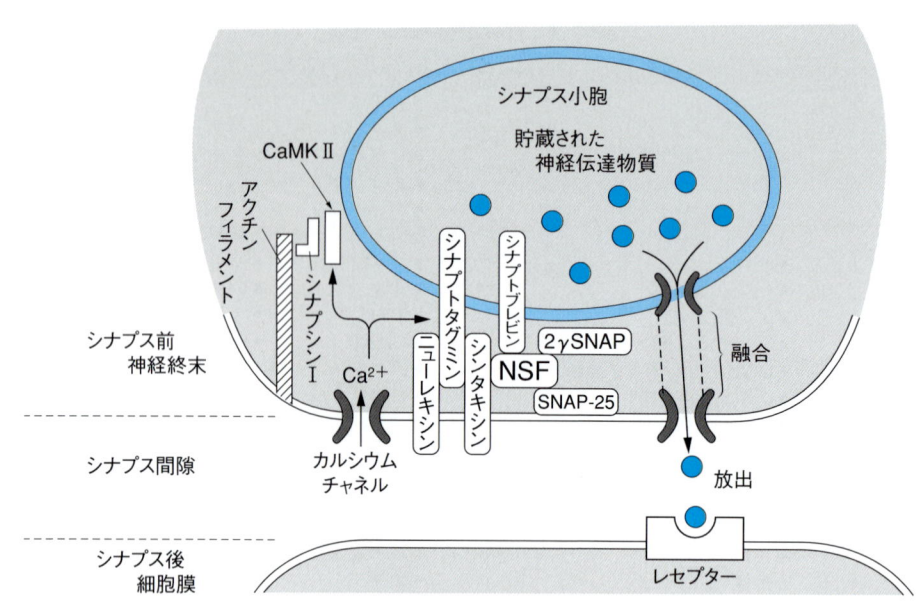

図 4-3 神経伝達物質の開口放出に関する分子モデル

胞は放出活性帯 active zone に接着していなければならない．この状態はドッキング docking とよばれている．

シナプス小胞に貯留されている神経伝達物質がシナプス間隙に遊離されるためには，神経終末に流れ込んだ Ca^{2+} によってシナプス小胞膜とシナプス終末膜とが融合する．現在神経伝達物質放出の際のシナプス小胞と神経終末膜との接着と融合機序に関わるさまざまな研究がなされている．一つにはカルモジュリンキナーゼⅡ（CaMKⅡ）の Ca^{2+} 結合蛋白質の役割が注目されている．すなわちシナプス小胞は終末部ではシナプシンⅠによって，お互いにあるいは一部はアクチンフィラメントに繋留されている．シナプス小胞の表面ではシナプシンⅠに隣接して CaMKⅡ が結合しており，終末内への Ca^{2+} の流入による Ca^{2+} 濃度の上昇に伴い，シナプシンⅠのカルボキシル末端側がリン酸化を受ける．このリン酸化によってシナプシンⅠのシナプス小胞およびアクチンに対する結合親和性が低下してシナプシンⅠがはずれ，シナプス小胞の繋ぎがはずれる（図4-3）．さらに一方では小胞の神経終末膜のドッキングに関与し，Ca^{2+} によって活性化される蛋白質が多く同定されている．これらの中には細胞質に存在する，NSF（N-エチルマレイミド感受性因子）や SNAPs（可溶性 NSF 結合蛋白質），シナプス小胞膜に存在するシナプトタグミン synaptotagmin や小胞 SNAP レセプター（v-SNARE）としてのシナプトブレビン synaptobrevin（VAMP），そしてシナプス終末膜に存在する標的性 SNAP レセプター（t-SNARE）や SNAP-25 など数多くの蛋白質が発見されている（図4-3）．これまでに発見されたそれぞれの蛋白質の間の結合性や位置関係から，シナプス小胞のシナプス終末膜への接着，融合および放出の過程が解明されつつある．

4 神経伝達物質とレセプターの結合

放出された神経伝達物質はシナプス後膜のレセプターと結合してその作用をあらわす．伝達物質がシナプス後膜上のレセプターと結合した時，シナプス後細胞で起こる反応には 2 つの様式が考えられる．1 つはイオン透過型伝達 ionotropic transmission と，もう 1 つは代謝型伝達 metabotropic transmission とである．ionotropic transmission は神経筋接合部における ACh によるニコチン性伝達やグルタミン酸，GABA がシナプス後膜に作用する様式にみられるものである．すな

表 4-2 イオン透過型伝達（A）と代謝型伝達（B）に関与する神経伝達物質

A. イオン透過型レセプターチャネルに作用する伝達物質

伝達物質	レセプター	透過イオン	シナプス電位
グルタミン酸	AMPA レセプター	Na^+, K^+	EPSP
	カイニン酸（KA）レセプター	Na^+, K^+	EPSP
	NMDA レセプター	Ca^{2+}, Na^+, K^+	EPSP
アセチルコリン	ニコチン性レセプター	Na^+, K^+	EPSP
セロトニン（5-HT）	$5-HT_3$ レセプター	Na^+	EPSP
GABA	$GABA_A$ レセプター	Cl^-	IPSP
グリシン	グリシンレセプター	Cl^-	IPSP

B. G蛋白質共役型レセプターに作用する伝達物質

神経伝達物質	レセプター
アセチルコリン	ムスカリン性レセプター（M_1, M_2, M_3, M_4, M_5）
グルタミン酸	代謝性グルタミン酸レセプター（mGlu R_{1-7}）
GABA	$GABA_B$ レセプター
セロトニン	$5-HT_1$(A, B, C, D_α, D_β, E, F), $5-HT_{2,2F}$, $5-HT_4$, $5-HT_{5\alpha, 5\beta}$
ドパミン	D_1, $D_{2S,2I}$, D_3, D_4, D_5
ノルアドレナリン	α_1, α_2, β_1, β_2, β_3
エンケファリン	μ, δ, κ

わち伝達物質とレセプターとの結合による作用として，シナプス後膜の特殊なイオンチャネルが開いて膜のコンダクタンスを上昇させ，そのイオンの平衡電位に従って膜電位を変化させるものである（表4-2）．

それに対し metabotropic transmission は大部分G蛋白質共役型レセプターを介するものであり，G蛋白質・二次メッセンジャー系を介して代謝様式を変え，膜の性質や核レベルの変化をきたすものである．たとえば伝達物質が膜のレセプターに結合すると，G蛋白質（Gs）を介してシナプス後膜に存在するアデニレイトシクラーゼ adenylate cyclase を活性化し，サイクリックAMP（3'5'-cyclic AMP；cAMP）濃度を上昇させ，これが膜の蛋白リン酸化酵素を活性化し，膜に脱分極あるいは過分極性の変化を生じさせる．最近チロシンキナーゼ型レセプターを介するものも明らかにされている．これはレセプターの一部が酵素活性を示し，伝達物質の結合によりレセプター自身および特定の蛋白質をリン酸化して，細胞内に情報を伝える．したがって metabotropic transmission では，シナプス遅延 synaptic delay が長い．

5 神経伝達物質の不活性化

シナプス間隙に放出された伝達物質は，急速に不活性化されて作用が遮断される．ACh はシナプス前および後膜に局在するアセチルコリンエステラーゼ acetylcholinesterase（AChE）によって分解される．グルタミン酸や GABA など，ほかの伝達物質は一般に神経終末部に再び取り込まれたり（reuptake），その周辺のグリア細胞やシナプス後細胞などに取り込まれて不活性化される（図4-2）．放出された伝達物質の一部はまた拡散によってシナプス間隙から取り除かれる．このような不活性化の機構が存在しないと，伝達物質はその部位でいつまでも作用をあらわすことになる．なおこの不活性化の取り込み機構には多くの場合，膜にそれぞれの伝達物質に特異なトランスポーター（輸送担体）が存在する（第4章6「トランスポーター」参照）．

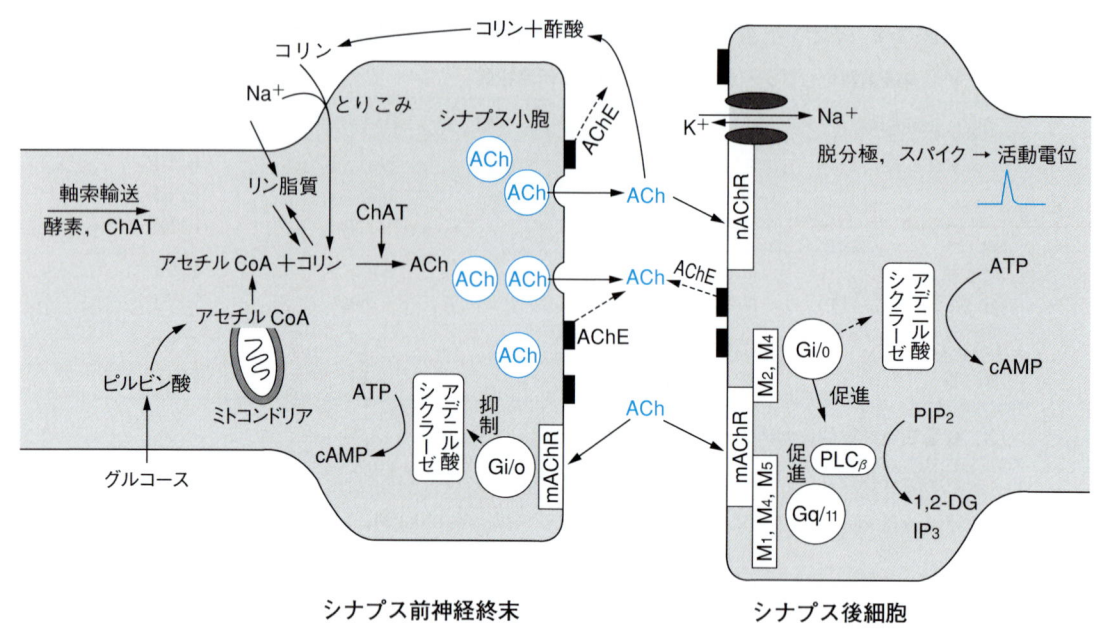

図 4-4 コリン作動性神経のシナプス模式図

表 4-3 神経伝達物質と代表的なアゴニスト，アンタゴニスト

神経伝達物質	レセプターサブタイプ	アゴニスト	アンタゴニスト
アセチルコリン	ニコチン性レセプター	ニコチン	クラーレ
	ムスカリン性レセプター	ムスカリン	アトロピン
ノルアドレナリン	α-レセプター	フェニレフリン	フェノキシベンザミン
	β-レセプター	イソプロテレノール	プロプラノロール
グルタミン酸	AMPA レセプター	AMPA	CNQX
	NMDA レセプター	NMDA	AP 5
GABA	$GABA_A$ レセプター	ムシモール	ビククリン
	$GABA_B$ レセプター	バクロフェン	ファクロフェン

主な神経伝達物質の性質

1 アセチルコリン

　神経系における ACh の分布は骨格筋の神経筋接合部，自律神経のすべての節前神経節および副交感神経の節後線維の神経終末に存在しているほか，脳のさまざまな部位にも存在している．特に線条体（尾状核），扁桃体，縫線核などに高濃度に含まれている．コリン作動性神経路として明らかにされているものには，線条体の介在ニューロン，中隔から海馬に至る中脳-海馬神経路，手綱から中脳の脚間核への経路がコリン作動性である．全脳基底部にあるコリン作動性ニューロンは大脳皮質に広く投射し，記憶の機序にも関係して注目されている．

　ACh はコリンとアセチル CoA とからコリンアセチルトランスフェラーゼ cholineacetyl transferase（ChAT）の作用によって合成され，シナプス小胞に貯蔵される．神経終末の脱分極による Ca^{2+} の流入によって ACh はシナプス間隙に放出される．放出された ACh はシナプスと後膜の特異的なレセプターと結合する（詳細については第 4 章 4「レセプター」参照）．ACh レセプターにはニコチン性アセチルコリンレセプター（nAChR）

とムスカリン性アセチルコリンレセプター（mAChR）の2つがある．ニコチン性レセプターは骨格筋や自律神経節に存在し，Na^+やK^+チャネルの活性化によって興奮伝達が行われる．一方AChは中枢神経内（脳）や副交感神経の支配臓器においてはムスカリン性レセプターを活性化し，G蛋白質共役型の細胞内情報システムを使って情報を伝達する（図4-4）．

アセチルコリンのレセプターに対する作用の，アンダゴニストとしてnAChに対してはクラーレ，mAChRに対してはアトロピンが代表的なものである（表4-3）．

AChはアセチルコリンエステラーゼ acetylcholinesterase（AChE）によって分解され，コリンと酢酸とになる．分解されたコリンは終末部に再び取り込まれてAChの再合成に用いられる．AChEは抗アセチルコリンエステラーゼ（anti-AchE）によって容易にその作用が阻害される．anti-AChEにはフィゾスチグミン physostigmine（エゼリン），ネオスチグミン（neostigmine；ネオスチグミンは4級アミンで，血液脳関門を通過しにくいため，主に末梢性に作用する）がある．また先年，松本や東京でのサリン事件でのサリンやソマン，タブン，あるいは農薬として用いられるDFP，TEPPなどは，その分子の中心にホスホン酸の構造をもち，AChEを強く阻害する．そのために大量のAChがシナプス間隙に蓄積される．そして自律神経の副交感神経に支配される瞳孔の縮小（縮瞳）とともに，骨格筋，平滑筋の神経伝達が阻害される．

2 カテコールアミン

カテコール（O-ジヒドロキシベンゼン）の側鎖にアミンのグループのある物質を一括してカテコールアミン catecholamine（CA）という．伝達物質として考えられているカテコールアミンは主にドパミン dopamine（DA），ノルアドレナリン noradrenaline（NA）およびアドレナリン adrenaline（AD）である．NAは哺乳動物の交感神経節後ニューロンの神経伝達物質である．ADは中枢では濃度は低いが，主として副腎の髄質に含まれている．DAは副腎髄質，脳，交感神経のほかに，肺，小腸，結腸，肝などの消化器系にも存在している．これらのカテコールアミンが，脳における伝達物質として重要な意味をもつ理由は，これらの物質がさまざまな精神・神経機能と密接な関連があることが明らかになってきたからである．たとえば，黒質-線条体間にあるドパミン作動性ニューロン dopaminergic neuron の機能低下にかかわる病変は，パーキンソン病の症状を引き起こす．またある種のうつ病の治療薬はNAの作用を強めることも明らかにされ，NAの情動面に対する効果が議論されている．また睡眠とNAの関係について，NAは覚醒的な作用がある．

DAを含むニューロンの細胞体は中脳の黒質や脚間核に存在し，線条体や側坐核，嗅結節，扁桃体などに投射している．DAを含むニューロン系は数からいっても最も多数存在する．NAを含むニューロンの細胞体は橋と延髄に限られており，青斑核（locus ceruleus）系と外側被蓋系に分けられる．第4脳室底にある青斑核はNAを含むニューロンの最大の核である．青斑核は両側にあって，ラットでは約1,500個ずつのNAを含むニューロンで構成されている．中枢神経NAを含む全ニューロンの軸索は，大脳皮質，海馬，視床下部，中隔野などを含む広い範囲と，小脳および脊髄にも分布している．したがって，NAを含むニューロンは比較的少数であるのにもかかわらず，その軸索は大脳皮質をはじめ，きわめて広い範囲に分布している．哺乳動物の脳におけるアドレナリンの濃度は，全カテコールアミンのうちの10％を占めるにすぎない．アドレナリンを含むニューロンの細胞体は延髄網様体で2つの群として存在し，その長い軸索が上行性および下行性神経路となって脳幹や脊髄に達している．

カテコールアミンは神経系および副腎髄質でチロジン（tyrosine）から生合成される（図4-5）．神経系での合成は神経終末部で盛んであるが，合成に必要な酵素は細胞体で作られ，軸索輸送によって終末部に運ばれる．チロジンからアドレナリンへの合成にはチロジン水酸化酵素（TH），ドーパ

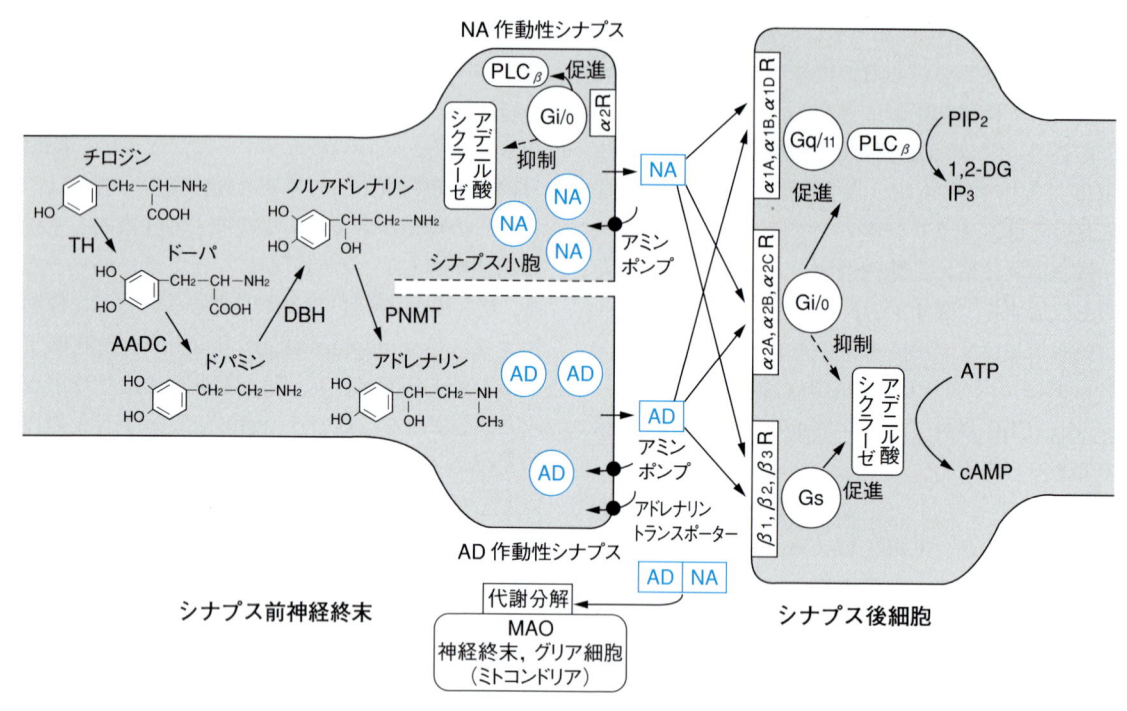

図 4-5　ノルアドレナリン（NA）またはアドレナリン（AD）作動性シナプスの模式図

脱炭酸酵素（AADC），ドパミン β-水酸化酵素（DBH），フェニルエタノールアミン-N-メチルトランスフェラーゼ（PNMT）の 4 つの酵素が必要とされる．チロジン水酸化酵素はカテコールアミン合成の律速酵素となっている．

ニューロンでのカテコールアミンは主にモノアミン酸化酵素 monoamine oxidase（MAO）による酸化的脱アミノ反応により分解される（図4-5）．モノアミン酸化酵素は主として細胞内のミトコンドリアの外膜に存在していて，顆粒状小胞に貯蔵されていないカテコールアミンを酸化する．カテコールアミン-O-メチルトランスフェラーゼ catechol-O-methyltransferase（COMT）は比較的基質特異性に乏しい酵素で，大部分の組織に含まれ，中枢神経および交感神経，腎臓，肝臓，などに多量に含まれている．

NA, AD はアドレナリンレセプターを刺激して生理機能をあらわす．これらのレセプターは G 蛋白質共役型で，α および β レセプターに大別され，さらにこれらが多くのサブタイプに分類され，多様な機能を起こす．DA はドパミンレセプターに結合して生理作用を引き起こす．レセプターは G 蛋白質共役型で cDNA クローニングに基づいて D1, D2, D3, D4, D5 レセプターに分類され（図 4-6），それぞれ異なる脳内分布を示している．

3　セロトニン

カテコールアミンとならんで生体アミンの一つであるセロトニン serotonin（5-hydroxytryptamine；5 HT）も脳内神経伝達物質と考えられている．特に精神疾患に関してセロトニンが幻覚薬である LSD と同じインドール構造をもっていること，血圧降下剤，精神安定剤として用いられるレセルピンが脳のセロトニンを枯渇させることなどから，精神疾患とセロトニンの関連について興味がもたれている．またセロトニンは，睡眠機序について徐波睡眠の発現に重要な働きをしている．

脳内セロトニンニューロンは脳幹にある縫線核 raphe nucleus に一致して存在している．中脳縫

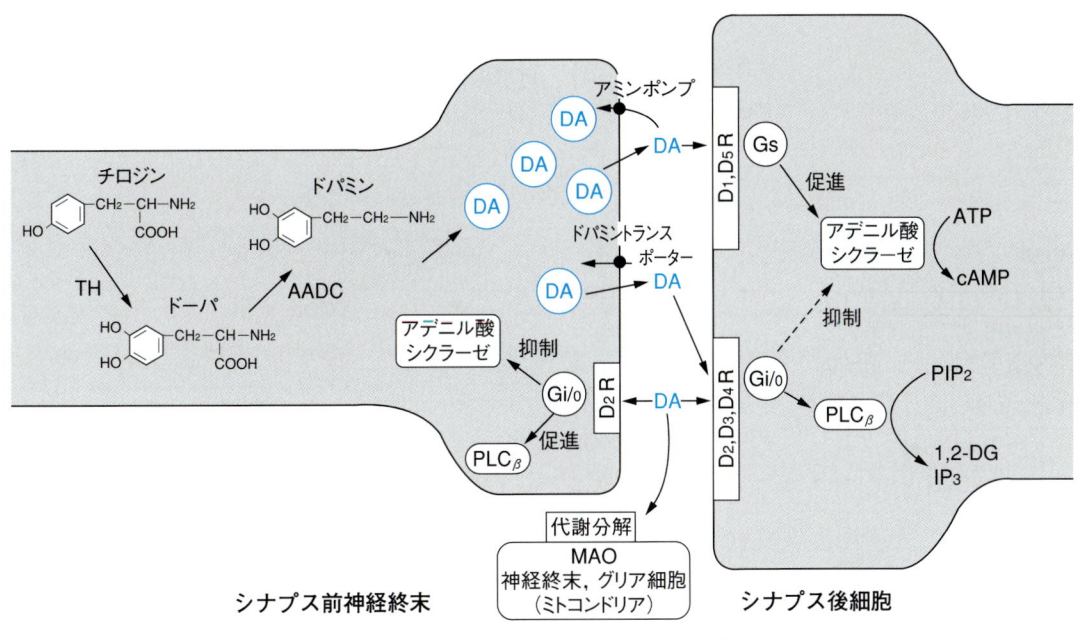

図 4-6　ドパミン作動性シナプスの模式図

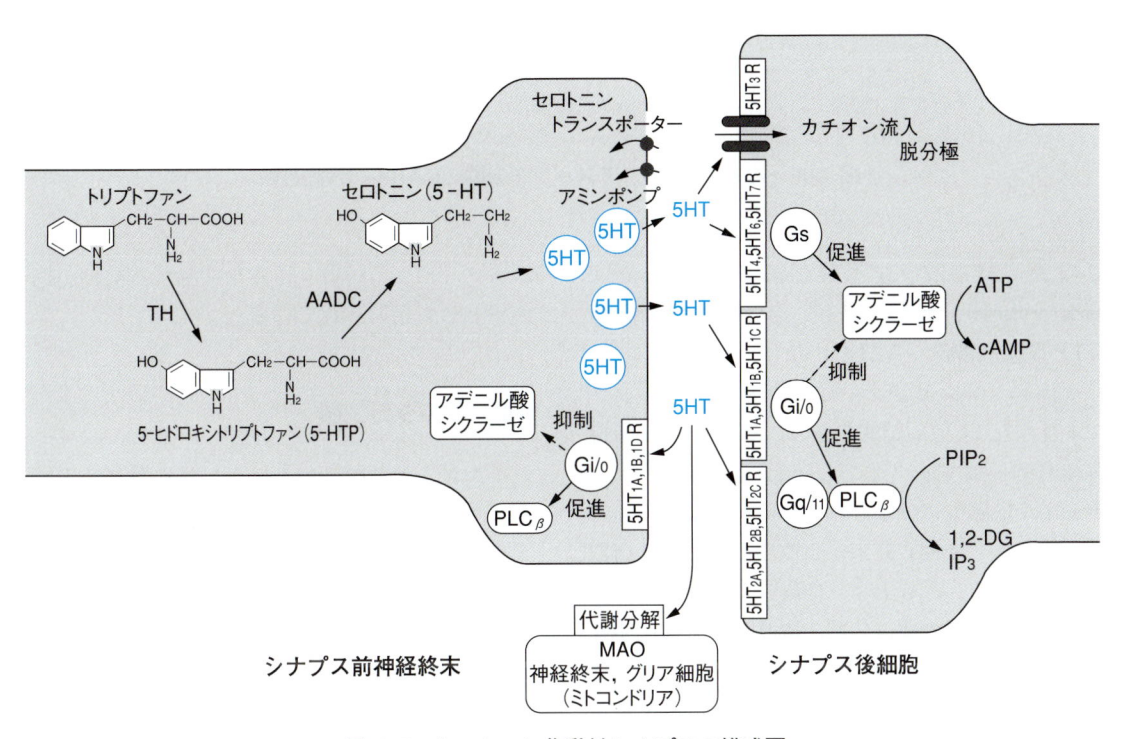

図 4-7　セロトニン作動性シナプスの模式図

線核からの線維は上行して大脳皮質，辺縁系，視床，視床下部，あるいは線条体へ投射するものと，下行して小脳，脊髄に達する経路の存在が明らかにされている．

セロトニンはトリプトファンの水酸化および脱炭酸を介して合成される（図4-7）．合成酵素とし

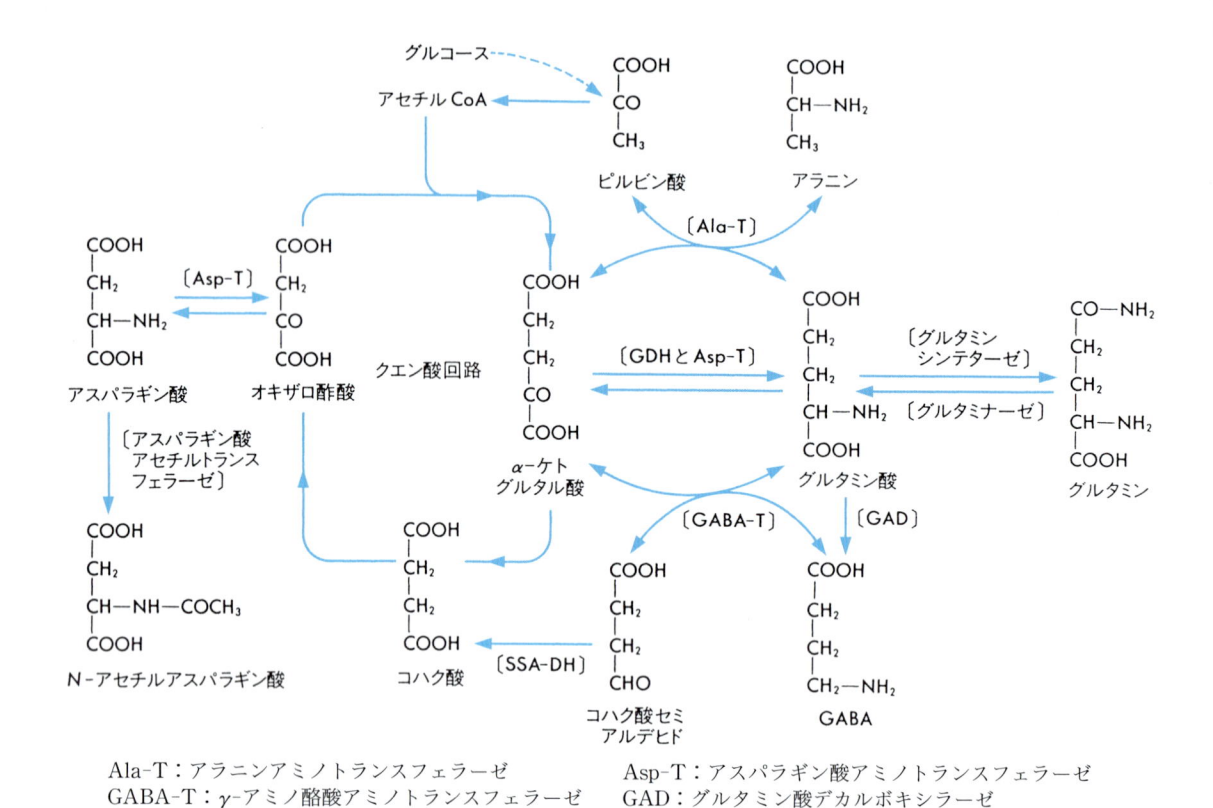

図 4-8　グルタミン酸，アスパラギン酸，GABA の代謝経路

Ala-T：アラニンアミノトランスフェラーゼ
GABA-T：γ-アミノ酪酸アミノトランスフェラーゼ
GDH：グルタミン酸デヒドロゲナーゼ
Asp-T：アスパラギン酸アミノトランスフェラーゼ
GAD：グルタミン酸デカルボキシラーゼ
SSA-DH：コハク酸セミアルデヒドデヒドロゲナーゼ

てはトリプトファン水酸化酵素（tryptophan hydroxylase），芳香族 L-アミノ酸脱炭酸酵素（5-HTP 脱炭酸酵素；AADC）などである．

セロトニンレセプターは cDNA クローニングにより現在 14 種類が報告され，それらは G 蛋白質結合型に属するタイプと $5-HT_3$ などのイオンチャネル内蔵型に分類されている．

セロトニンも神経終末から放出された後，再取り込みされる．セロトニン作動性シナプスについてセロトニンの合成，分解，取り込みを抑制するさまざまな薬物が見出され臨床的に用いられている．パラクロロフェニルアラン（PCPA）はセロトニン合成の律速酵素であるトリプトファン水酸化酵素を阻害することによって，脳内セロトニン量を減少させる．レセルピンはカテコールアミンに対すると同様に，セロトニンに対しても顆粒への再取り込みと，貯蔵の機構を抑制し，セロトニンを枯渇させる．放出されたセロトニントランスポーターによる再取り込みを抑制する薬物が抗うつ薬として用いられている．

4　グルタミン酸

グルタミン酸が神経系に対し強い興奮作用のあることは 1950 年代に明らかにされていたが，グルタミン酸が哺乳動物の中枢神経で興奮性神経伝達物質であることが確立されたのは 1980 年に入ってからである．現在では，脳内における最も普遍的な興奮性神経伝達物質であると考えられている．

グルタミン酸は脳で最も含有率の高いアミノ酸（6〜10 mM）で，その大部分は代謝プールに存在し，グルコース分解に連関するクエン酸回路の α-ケトグルタール酸から合成される（図 4-8）．グルタミンからグルタミナーゼによって合成される経路が，神経伝達物質に関わっていると考えられ

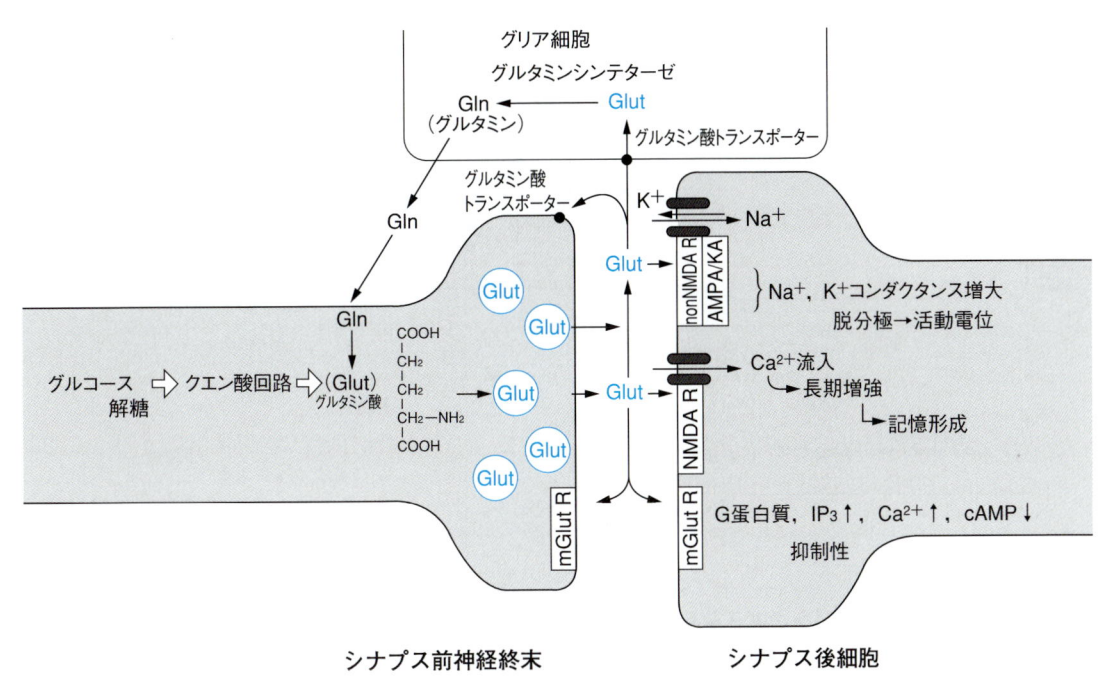

図 4-9 グルタミン酸作動性シナプスの模式図

ている．放出されたグルタミン酸はシナプス後細胞，グリア細胞に再取り込みされる．グリア細胞に取り込まれたグルタミン酸はグルタミンシンテターゼによりグルタミンに再変換され，細胞外へ放出され，再び神経終末に取り込まれる．

グルタミン酸は強い興奮性物質であるが，その作用に関与するレセプターはイオン透過型と代謝型とがある（図4-9, 表4-2）．イオン透過型について非NMDA (N-methyl-D-aspartate) レセプターとさらにNMDAレセプターを介してなされる．前者は主にNa^+, K^+の膜透過性を増大させるが，NMDAレセプターはCa^{2+}透過性を増大させる（表4-2）．この機序はシナプスの可塑性と記憶形成の面から重要視されている（第4章9「シナプスの可塑性に関する機能分子」参照）．

代謝型グルタミン酸レセプター (mGluR) においてはG蛋白質に共役して，IP_3, Ca^{2+}の上昇，cAMPの減少など，さまざまな細胞内情報伝達系に関与し，抑制性に働いている．

グルタミン酸はレセプターに対するアゴニストとしてはアスパラギン酸，NMDA，カイニン酸，キスカル酸，AMPAなどがあり，アンタゴニストとしてはCNQX，AP 5，PCP，MK 801，JSTX，CPPなどがある（表4-3）．

5 GABA

GABA（γ-aminobutyric acid；γ-アミノ酪酸）は生体に含まれるアミノ酸の中で脳に特異的に高濃度に存在する物質で，脊椎動物，無脊椎動物の神経系で抑制性の神経伝達物質として作用している．脳の中でのGABAの分布は黒質，上丘，内側前脳束，嗅結節，淡蒼球，視床下部などで高濃度に存在し，嗅球，下丘，海馬，小脳，大脳皮質などがこれに続いている．白質にはGABAはほとんど存在しない．

GABAはグルタミン酸脱炭酸酵素glutamate decarboxylase (GAD) の働きで，グルタミン酸から合成されるが，GADは抑制性ニューロンの細胞体で合成され，軸索輸送によって神経終末に運ばれる．この酵素には補酵素としてピリドキサルリン酸（ビタミンB6）が必要であり，ビタミンB6の欠乏下では脳内GABA濃度が減少し，痙攣発作が惹起される．GABAはミトコンドリア依存性

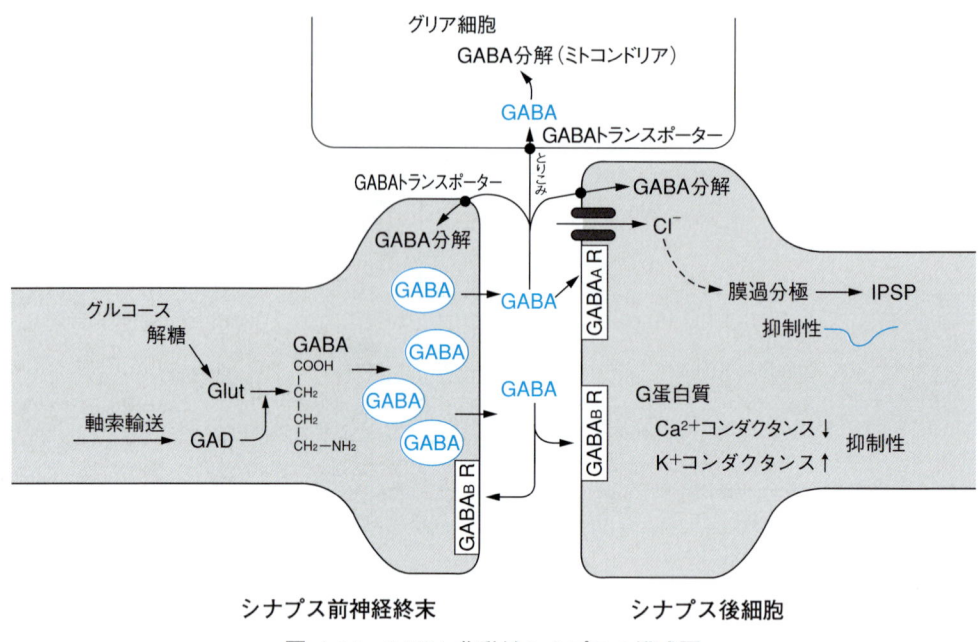

図 4-10　GABA 作動性シナプスの模式図

のGABAトランスアミナーゼ（GABA-T）およびコハク酸セミアルデヒド脱水素酵素（SSADH）によって分解されてコハク酸となり，クエン酸回路に組み入れられている（図4-8）．これはGABA側路（GABA-shunt）ともいわれ，その側路の中でNADHが1分子合成される（したがってATPの合成に関与する）ので，GABAは神経伝達物質としての作用のほかに，脳のエネルギー代謝にも関与している．

　神経インパルスが神経終末部に到達すると，その脱分極によってCa^{2+}が流入し，GABAはシナプス間隙に放出される．放出されたGABAがシナプス後膜のイオン透過型GABA$_A$レセプターと結合すると，Cl^-イオンに対する透過性を高めてCl^-が細胞内に流入し，膜は過分極性の変化をする（図4-10）．この過分極性の変化がいわゆる抑制性シナプス後電位 inhibitory postsynaptic potential（IPSP）発生の機序であり，興奮性の入力によって起こった脱分極性の変化（興奮性シナプス後電位；excitatory postsynaptic potential；EPSP）の出現を抑制するわけである．GABAはこのようなシナプス後抑制のほかに，シナプス前線維の終末部に作用して，その終末部を脱分極さ せることによって伝達物質の放出を抑制するシナプス前抑制の機序にも関与している．放出されたGABAがシナプス後膜のGABA$_B$レセプターと結合すると，G蛋白質を介して代謝性の膜のCa^{2+}コンダクタンスを減少させたり，K^+コンダクタンスを増大させ，結果的に過分極性の変化が起こり，抑制作用をあらわす．

　GABAの不活性化については，GABA分解酵素（GABA-T）がミトコンドリア依存性であるため，GABAはまず神経終末部，グリア細胞などに取り込まれる．取り込まれたGABAは前述のような経路で分解されるが，一部伝達物質としてのGABAに再利用される．

　GABA$_A$レセプターのアゴニストとしてはムシモール，ベンゾジアゼピン，バルビツール酸などがあり，アンタゴニストとしてはビククリン，ピクロトキシンがある．またGABA$_B$レセプターのアゴニストとしてはバクロフェン，3-アミノプロピルフォスホン酸，アンタゴニストとしてはファクロフェン，サクロフェンなどがある（表4-3）．

　神経系におけるGABAの抑制機構は，精神，行動，運動，内分泌，自律機能など多岐にわたっており，臨床的にも重要な物質であると考えられて

いる．たとえば，GABA の脳内濃度と痙攣発作出現との関係も明らかとなり，脳内 GABA 濃度を上昇させる物質（n-ジプロピオニル酢酸，デパケン）が抗痙攣薬として使用されている．ハンチントン病では黒質，線条体など，錐体外経路の GABA 濃度および GAD 活性が異常に低下している．また抗不安薬，睡眠薬などとしてのベンゾアゼピンと GABA レセプターとの関係が注目されている．

6 グリシン

GABA が脳での抑制性神経伝達物質であるのに対し，グリシン glycine は脊髄や脳幹で抑制性神経伝達物質として作用していると考えられている．グリシン濃度は大脳ではあまり高くないが，脊髄，脳幹に高い．電気生理学的にはグリシンは運動ニューロンの Cl^- の透過性を高めて膜を過分極させ，抑制作用を発揮すると考えられている．グリシンの抑制作用はストリキニンで拮抗されるが，ビククリンでは抑えられない．逆にストリキニンは GABA の作用に拮抗せず，GABA とグリシンの抑制作用を調べるのに 2 つの拮抗剤が使い分けられている．

グリシンの合成経路についてはまだ不明な点が多い．グルコースからセリンがつくられ，セリンヒドロキシメチルトランスフェラーゼによりグリシンが合成される経路と，グルコースからグリオキシル酸を経てグリシンアミノトランスフェラーゼによってグリシンになる経路が考えられている．

グリシンは抑制性の伝達物質として注目されているが，グルタミン酸レセプターのサブタイプの 1 つである NMDA レセプターの機能を高める働きもしている．

7 神経ペプチド

神経系に存在するペプチド（neuropeptides）は，P 物質（substance-P）をはじめとして，視床下部・下垂体ホルモン，モルヒネ様ペプチド（オピオイドペプチド），消化管ホルモンなど多岐にわたっており，これらの物質は神経伝達物質ないし神経修飾物質，そしてホルモンとして重要な役割を果たしている．

◆ P 物質

P 物質（substance-P）は神経系では中脳の黒質，延髄の三叉神経核，脊髄の後角で濃度が最も高い．視床下部，線条体，淡蒼球，扁桃体，手網核，嗅結節，中隔野にも高濃度に存在している．

P 物質は脊髄前角の運動ニューロンに強い脱分極作用を示し著しい興奮作用が認められている．P 物質の脱分極作用はグルタミン酸の 1,000 倍も強いという．P 物質は脊髄においては一次知覚ニューロンの細胞体で作られ，軸索輸送で神経終末に運ばれる．P 物質は後根の刺激で Ca^{2+} 依存性に放出されるし，脊髄後角にその濃度が高いことから，一次知覚ニューロンの興奮性神経伝達物質と考えられている．

◆ 視床下部・下垂体ホルモン

下垂体ホルモンから多くのペプチド性ホルモンが分泌されている．たとえば副腎皮質刺激ホルモン adrenocorticotropic hormone＜ACTH＞（副腎皮質を刺激してコルチコイドホルモンの分泌を促す），成長ホルモン growth hormone＜GH＞（骨端軟骨，筋，結合織，代謝系に作用して成長を促す），甲状腺刺激ホルモン thyroid-stimulating hormone＜TSH＞（甲状腺に作用して甲状腺ホルモンの合成分泌を高める），性腺刺激ホルモン gonadotropins（卵胞の成熟や成長，排卵，精子形成の促進を行う．これには卵胞刺激ホルモン folli-cle-stimulating hormone＜FSH＞，黄体ホルモン lutenizing hormone＜LH＞などがある），プロラクチン prolactin＜PRL＞（乳汁の分泌を促す）などがあり，下垂体後葉からはバゾプレシン vasopressin（抗利尿ホルモン）とオキシトシン oxytocin（子宮筋収縮，乳汁分泌に関係する）などが分泌される．

視床下部からは上に述べたさまざまのペプチドホルモンの合成・分泌を調節するホルモンや神経

伝達物質が放出されている．たとえば，TRH，LHRH，GHRH（somatostatin；ソマトスタチン）などがある．

◆ 脳-消化管ペプチド

消化管には古くから知られているセクレチンsecretin，ガストリンgastrinをはじめ，現在では20種類におよぶ活性ペプチドが存在している．これらの多くのペプチドは脳に存在し，逆に脳で発見されたペプチドの多くが消化管でも認められ，これらを一括して脳-消化管ペプチド（消化管ホルモン）という．しかしこれらのペプチドは厳密な意味で神経伝達物質の同定基準にあてはまっているわけでなく，伝達物質とは断定しがたいが，その作用機序が明らかになってくるにつれて本態も明確になるであろう．その代表的なものにはVIP（vasoactive intestinal peptide），ソマトスタチンsomatostatin（GHの分泌抑制因子である），P物質，ニューロテンシンneurotensin，コレシストキニンcholecystokinin（CCK），ガストリン，セクレチン，モチリンmotilin，エンケファリンenkephalinなどである．これらの消化管ホルモンは，消化管の運動や消化液の分泌の調節に関与している．

◆ オピオイドペプチド

モルヒネmorphineなどのアルカロイドには，鎮痛作用や習慣性のあることは古くから知られている．これらのオピオイドと結合する特異的なオピオイドレセプター opioid receptorが中枢神経や腸管の神経叢に存在することが知られている．それらのレセプターの存在は，標識化したオピオイド化合物を用いて調べられ，中枢神経では淡蒼球，線条体，視床，辺縁系など，脳内で痛覚や情動に関連した部位に高密度に存在している．一方，中脳の中心灰白質を電気刺激した場合に鎮痛作用が起こり，これがモルヒネのアンタゴニストであるナロキソンによって抑制されることがわかり，脳内の物質がオピオイドと同じレセプターに作用して鎮痛作用を起こしていると考えられた．

ヒューズ（Hughes J, 1975）やスナイダー（Snyder SH, 1975）らは，ブタやウシの脳からアルカロイドではないが，モルヒネ様活性をもつペンタペプチド（オピオイドペプチド opioid peptides）を分離し，エンケファリンenkephalinと名づけた．のちにこれには2種あり，C末端がメチオニンであるメチオニン・エンケファリンとC末端がロイシンであるロイシン・エンケファリンとよばれるようになった（**表4-1**）．同様の性質をもったオピオイド様ペプチドが脳下垂体や松果体からみつかり，エンドルフィンendorphinと総称されている．

エンケファリンは脳の各部位に広く分布しているが，オピオイドレセプターの分布とほぼ平衡しており，淡蒼球，中心灰白質などできわめて高い．エンケファリンは錐体外路系の伝達物質の一つである可能性がある．エンケファリンは側坐核nucleus accumbensや扁桃体amygdalaなどの大脳辺縁系に高濃度に存在していることから，情動の機序に関与していると考えられている．また，エンケファリンなどのオピオイドは脊髄後角の一次感覚神経終末に作用し，その伝達物質の放出を抑制すること．また中脳水道周辺の灰白質や縫線核，延髄の三叉神経脊髄路核に作用し，延髄から下行するノルアドレナリン，セロトニン神経を賦活して，脊髄後角の痛覚伝導を抑制するほか，視床に直接作用して痛覚の情報伝達を抑制することによって鎮痛作用を示す．視床下部に存在するエンケファリンは下垂体ホルモンの分泌の調節に関係していることが示唆されている．

オピオイドレセプターは大別して，μ，δ（δ_1，δ_2），κなどが知られているが，いずれもG蛋白結合型レセプターである．μ，δ_1，δ_2は細胞内のcAMPレベルを低下させ，さらにμ，δ_1はK$^+$濃度を低下させる．κはCa^{2+}濃度を低下させることが知られている．

8 アデノシンとATP

アデノシンやその関連物質であるATPは高エネルギーリン酸，あるいはその分解産物として生体内に広く存在する物質である．しかしこれらの

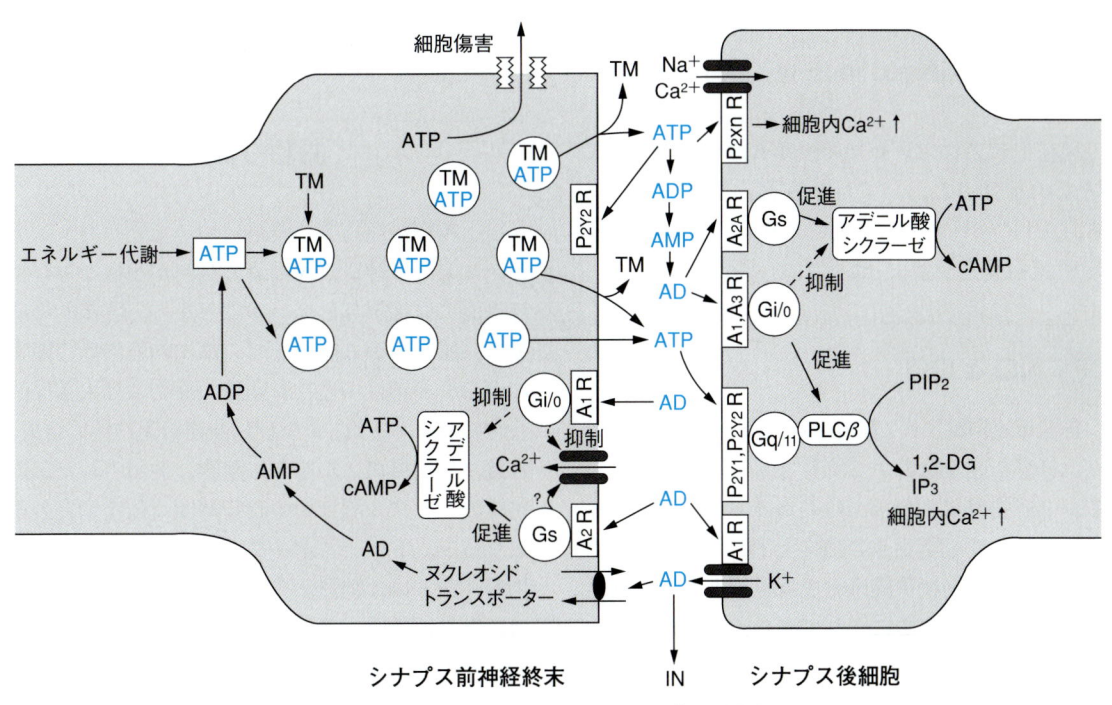

図 4-11 アデノシン，ATP シナプスの模式図
図中 TM・ATP はシナプス小胞内で神経伝達物質 (TM) と ATP が共存していることを示す．ATP のみの場合は ATP は神経伝達物質として単独に存在する．IN：AD の代謝分解物質イノシン

物質が中枢神経において神経伝達物質，あるいは神経伝達を修飾する neuromodulator として作用することが注目されている．

1972 年バーンストック (Burnstock G) らによって消化管，心臓血管，泌尿器などの自律神経や神経接合部で ATP をはじめとするプリン誘導体が抑制性の効果をもち，非コリン作動性・非アドレナリン作動性の神経伝達物質として作用していることが示され，いわゆるプリン作動性神経伝達 purinergic transmission の存在が提唱された．中枢神経系では 1975 年フィリス (Phillis JW) らの in vivo での大脳皮質へのアデノシン誘導体の電気泳動注入法や，Okada らの嗅脳切片や海馬切片へのアデノシン誘導体の適用によって，アデノシンを中心とするヌクレオシド，ヌクレチドが中枢神経系の神経伝達に強い抑制性作用を示すことが明らかにされた．その後アデノシン，ATP のレセプターに対するアゴニスト，アンタゴニストを用いた研究から，アデノシンに高い親和性をもつ P_1 レセプターや ATP に高親和性をもつ P_2 レセ

プターの存在が明らかにされ，そのレセプターのクローン化もなされている．

アデノシンは**図 4-11** にも示されているように，シナプス小胞内で伝達物質と共存している ATP が細胞外に放出され加水分解されて形成される場合と，虚血などの場合に細胞内で ATP から分解生成されたアデノシンが細胞外に放出される場合がある．放出されたアデノシンは，高濃度の場合には神経伝達に対し抑制的に作用するが，低濃度の場合には興奮的に作用することが知られている．抑制作用は，放出されたアデノシンがシナプス前性に伝達物質の放出を抑制し，シナプス後性にシナプス後細胞の K^+ コンダクタンスを上昇させ，過分極性の変化を惹起することにより神経伝達を抑制する．一方，神経伝達の興奮作用については低濃度のアデノシンによってシナプス前部への Ca^{2+} 流入を上昇させ，伝達物質放出を高めることが明らかにされている．いずれにしても放出されたアデノシンが微量の場合，すなわち伝達物質の放出が低いときには神経伝達をより高めるよう

に，伝達物質放出が過剰な場合にはそれを抑制するという自己制御的に神経伝達を調節しているといえる．

現在アデノシンレセプターは A_1, A_{2A}, A_{2B} および A_3 に分類され，いずれも G 蛋白質共役型である．ATP レセプターはイオンチャネル型（P_{2Xn}）と G 蛋白質共役型に分類されている．

9 NO と CO

神経伝達物質として確立されているわけではないが，神経伝達を修飾する物質として注目されているガス状物質に NO と CO がある．NO は 1980 年代に血管内皮細胞由来の弛緩因子として注目されてきたが，その後神経系や免疫系でも多様な機能をもつことが明らかにされてきた．NO は生体内でアルギニンから NO 合成酵素（NOS）によって生成される．NOS は Ca^{2+}/カルモジュリンによって調節を受ける．神経系では神経活動にともなって放出されるが，放出された NO が長期増強などのシナプスの可塑性に関与する可能性が示されている．すなわちシナプス後細胞の NMDA レセプターの活性化によって細胞内に Ca^{2+} 濃度が上昇すると，NOS が活性化されて NO が産生される．その NO は一方において再び NMDA レセプターのシステインを含んだサブユニットに結合して NMDA 作用を修飾するとともに，シナプス後細胞から放出され逆行性にシナプス前終末に作用し，グルタミン酸放出を促進して長期増強を形成すると考えられている．この説にはさまざまな異論もあり，決定的ではない．

CO は生体内でポルフィリン環をもつヘム基がヘムオキシゲナーゼによってビリルビンに分解される時に生成される．CO には弱い cGMP 促進作用があるが，小脳においては NO による cGMP 産生を CO が抑制し，NO に拮抗的に作用して長期抑制を阻害するという．さらに CO が海馬の長期増強形成にも関与する可能性も示され，まだ多くの議論がなされている．NO や CO の神経伝達を修飾する作用機序や意義については今後の研究が待たれる．

おわりに

以上神経伝達物質の概略について述べた．シナプスにおける神経伝達物質の動向が多様な神経精神機能に直接関与していることから，臨床的に運動系，感覚系から記憶などの高次神経機能の障害に至るまで神経伝達物質関連の薬物には大きな関心が払われてきた．すなわち神経伝達物質の合成，貯蔵，放出機構にかかわる薬物，放出された伝達物質のシナプス間隙での貯留時間（伝達物質の再取り込み，トランスポーター作用など）を変える物質，あるいは神経伝達物質とレセプターとの結合，さらにそのシグナルによるイオンチャネルや細胞内の情報伝達系の変容などさまざまな試みがなされ，多くの成果が得られている．特に最近では次項にも述べるように，神経伝達物質のレセプターの構造と機能に関する分子生物学的アプローチに大きな興味がもたれ，多くの知見が得られつつある．脳内での限局した神経回路シナプスの神経伝達物質やレセプター機能に特異的に作用する物質を探索することによって，今後さまざまな新しい向精神薬や記憶改善物質の開発がなされていくことであろう．

参考文献

1) Cowan WM, Südhof TC, Stevens CF, et al (eds)：*Synapses*. The Johns Hopkins Univ. Press, Baltimore and London, 2001
2) Bear MF, Conners BW, Paradiso MA：Neurotransmitter Systems. *Neuroscience*：*Exploring the Brain*, The Williams & Wilkins Com., Baltimore, 1996
3) Kandel R, Siegelbaum SA, Schwarz JH, et al：Elementary interactions between neurons：Synaptic transmission. *In*：Kandel ER, Schwarz JH, Jessel TM(ed)：*Principles of Neural Science, 4th ed*., McGraw-Hill, New York, 2000

4 レセプター

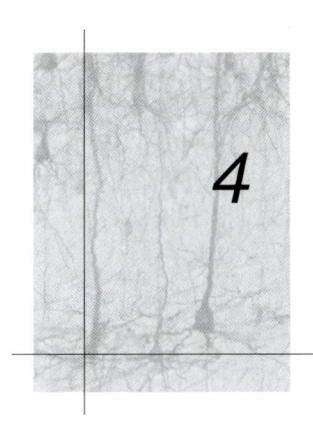

川合 述史

伝達物質のレセプターは大きくイオンチャネル型レセプター，G蛋白質型レセプター，チロシンキナーゼ系レセプターの3種に分類できるが，本節では神経系に関連する前2者について解説する．

イオンチャネル型レセプター

この型に属するレセプターの特徴は，伝達物質と結合し，イオンチャネルの開閉を調節するものである．脳・神経系における主要な伝達物質-イオンチャネル型レセプターはグルタミン酸レセプター，$GABA_A$レセプターとグリシンレセプターである．ニコチン性アセチルコリンレセプターや$5HT_3$レセプターの脳における分布はこれらに比べてきわめて少ないが，シナプス伝達そのものよりも，伝達を調節する機能をもつと考えられる．

イオンチャネル型レセプター蛋白は1次構造やサブユニット間の類似性により，以下の3種に区別されている（図4-12）．

A：ニコチン性アセチルコリンレセプター（nAChR）グループ
- nAChレセプター（nAChR）
- $GABA_A$レセプター（$GABA_A$R）
- グリシンレセプター（GlyR）
- $5HT_3$レセプター（$5HT_3$R）

B：グルタミン酸レセプター（GluR）グループ
- AMPA型レセプター
- KA型レセプター
- NMDA型レセプター

C：ATP P2Xレセプター

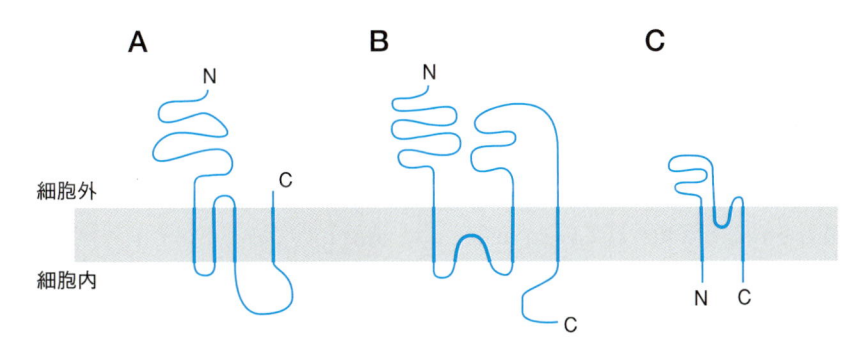

図 4-12　伝達物質レセプターの膜貫通部の模式図
A：nAChレセプター，$GABA_A$レセプター，グリシンレセプター，$5HT_3$レセプター
B：グルタミン酸レセプター
C：ATP P2Xレセプター

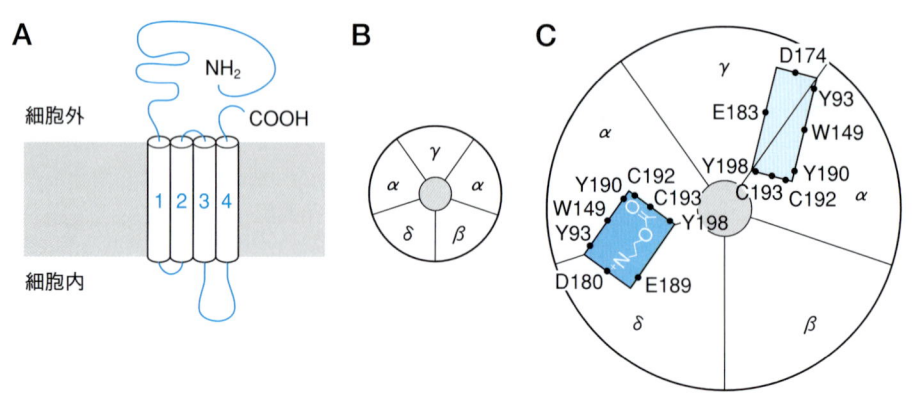

図 4-13　nAChレセプターの模式図
A：nAChレセプターグループのサブユニットの模式図．1〜4は膜貫通部位M1〜M4を示す．
B：$\alpha 2, \beta, \delta, \gamma (\varepsilon)$ の5量体の中央がイオンチャネルとなる．
C：アセチルコリンの2カ所の結合部位を矩形で示す．数字はマウス$\alpha 1$サブユニットにおけるアミノ酸配列のトポロジーを示す．αとγの間の結合部位はアセチルコリン分子がつく前，αとδの結合部位はアセチルコリン分子がついて縮小した形となる．(Karlin A, 1995[1])より改変引用)

1　ニコチン性アセチルコリンレセプターグループ

　ニコチン性アセチルコリン (nAChR) レセプターファミリーの起源はアセチルコリンによりゲートされるイオンチャネル分子で，これから$GABA_AR$とGlyRが派生したとされる．クローニングされたイオンチャネル型レセプターに共通して疎水性アミノ酸配列の繰り返しがみられ，細胞膜の貫通部位と考えられた．AChRは4カ所の疎水性アミノ酸の配列が認められ，M1〜M4と命名された．図4-12AのモデルはnAChR，$GABA_AR$，GlyRおよび$5HT_3R$に共通する．

　nAChRのサブユニットのクローニングにより$\alpha 1$〜$\alpha 9$の9種，$\beta 1$〜$\beta 4$の4種，γ，δとεはそれぞれ1種が知られている．最初に同定されたシビレエイの発電器官や骨格筋では$2\alpha, \beta, \gamma, \delta$の5量体であるが，中枢神経細胞では$2\alpha, 3\beta$の組合わせが最も多いことが知られている．5個のサブユニットの配列は，4個の膜貫通領域をもち，第2の領域 (M2) が集まりチャネルポアを形成する (図4-13A，B)．アセチルコリンの結合部位は2つのαサブユニットに接する部位にあり，そのアミノ酸配列のトポロジーも明らかにされている (図4-13C)．

　イオンチャネル型レセプターの特徴は，数個のサブユニットの中央にイオンの通過する孔が存在することである (図4-13B)．少数の例外 ($5HT_3R$や$GABA_CR$) を除いてほとんどのイオンチャネル型レセプターは数個のサブユニットからなる．nAChRの$\beta 2$サブユニットはすべてのニコチン性レセプターに共通する成分であり，GlyRのβサブユニットも同様である．nAChRは5個のサブユニットからなり，他のイオンチャネル型レセプターも5量体と考えられている．これらのサブユニットの組合わせは理論的には膨大な数になるが，生体では限られた組合わせのみがみられる．$GABA_AR$でサブユニットの種類の最も多い組合わせは$\alpha 1\beta 2\gamma 2$である．またサブユニットの数の組合わせで最も多いのは$2\alpha 1\beta 2\gamma$である．おのおののサブユニットは異なった薬理学的，電気生理学的特徴をもつため，組合せによって生じる機能は多彩である．

　機能としてのイオンチャネル型レセプターを考えると，静止 (closedまたはresting)，活性 (openまたはactive) と脱感作 (desensitized) の3状態を取り得る．これらの3種の状態の3次元構造が明らかになっているのは，目下のところ9Åの解像力をもつ電顕像により明らかにされたシビレエイ電気器官のnAChRのみである[2]．しかし他のレ

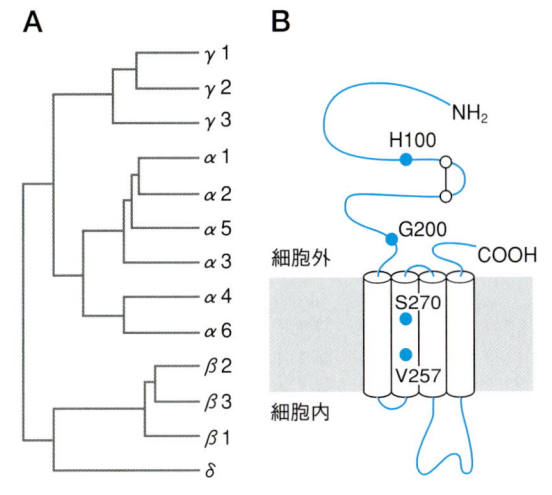

図 4-14　GABA$_A$レセプター
A：GABA$_A$レセプターのサブユニットの発生系統図
B：ラット GABA$_A$レセプターα1サブユニットの膜貫通構造
　○―○はジスルフィド結合，H 100 はベンゾジアゼピン結合部位を示す．G 200 はベンゾジアゼピンの感受性を決める．V 257 はチャネル孔の最も狭い部位にあり，ピクロトキシンの作用部位と考えられている．S 270 はアルコールや麻酔薬の作用部位とされる．

セプターもおそらく同様の構造をもつと考えられる．図 4-13 B にみられるようにシビレエイ電気器官の nAchR は α, γ, α, β, δ の 5 個のサブユニットがほぼ対称的に配列している．各サブユニット内には 4 本の α-helix と思われる rod がみられる．そのうち 3 本は長い細胞外の N 末をもっている．また α-helix は中央に陥凹があり，ACh を捉えるポケットとなっていると考えられる．第 4 の rod は膜貫通構造内にあり，チャネル孔に面している．これらの rod は右周りに捻れた桶状の形となっている．

GABA$_A$R のサブユニットとしては α, β, γ, δ と ρ があり，相同性の比較から α は γ サブユニットと類似性が強く，一方 β は δ と近いことがわかった（図 4-14 A）．おのおののグループ内では 1 次構造に高い保存性が認められ，例えば GABA$_A$R の α1, α2 サブユニットは 70% を超す相同性を示すのに対して，α, β, γ サブユニット間では 35～50% にとどまる．伝達物質の異なるレセプター間では，例えば，GlyR と nAchR の α1 は GABA$_A$R の α1 に対して 34% と 20% である．

これらの遺伝子ファミリーは共通の祖先から複製と sequence drift を繰り返し進化してきたものと判断される．

GABA$_A$R の推定のトポロジーは図 4-14 B に示される．Cys 139 と 153 の間にジスルフィド結合があり，His 100 はベンゾジアゼピン結合部位である．これは α1 の場合であり，α4, α6 では Arg 100 であるが，ベンゾジアゼピンは結合しない．Gly 200 はベンゾジアゼピンの感受性を調節する部位と考えられている．Val 257 はチャネルポアの近くにあり，ピクロトキシンの結合部位 Ser 270 は alcohol に対する感受性をもつとされている．

図 4-15 には陰イオン選択性をもつ GlyR，GABA$_A$R と陽イオン選択性をもつ AChR に共通する M 2 とよばれる膜貫通領域付近のアミノ酸組成を比較して示している．3 カ所の環状のアミノ酸を比較すると，GlyR と GABA$_A$R では入り口のアミノ酸が陽電荷のアルギニン (R) であるのに対して，AChR ではバリン (V) であり，中間の環と細胞内膜付近ではアラニン (A) に対して AChR では (E) となっている．これらの環の電荷がイオンの選択性を決めていると考えられている．

5 HT$_3$R はおよそ 14 種あるセロトニン (5 HT) レセプターの中で唯一イオンチャネル型のレセプターであり，これ以外はすべて G 蛋白質型レセプターである．5 HT$_3$R は陽イオン透過型であり，Na$^+$ や Ca^{2+} の流入と K$^+$ の流出を起こす．構造は 4 回膜貫通構造で，ホモメリック 5 量体と考えられている．

2　グルタミン酸レセプターグループ

グルタミン酸レセプター (GluR) は，アゴニストに対する親和性から AMPA 型，KA 型，NMDA 型に分類されているが，アミノ酸配列の相同性からそのサブユニットの分子種を比較すると図 4-16 のようになる．NMDA 型レセプターはすべて NMDAR 1 サブユニットをもち，これに NMDAR 2, 3, 4 のいずれかが加わる．同様にほとんどの AMPA 型 GluR は GluR 2 をもち，これ

A

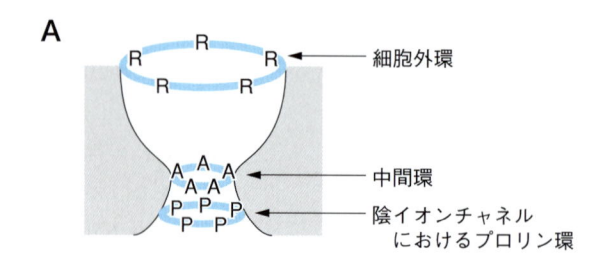

細胞外環
中間環
陰イオンチャネル
におけるプロリン環

B

```
Glycine α1 rat   D A A P A R V G L G I T T V L T M T T Q S S G S R A   陰イオン選択性
GABA α1 rat      E S V P A R T V F G V T T V L T M T T L S I S A R N   陰イオン選択性
ACh α1 mouse     D S G — E K M T L S I S V L L S L T V F L L V I V E   陽イオン選択性
                 細胞内                    M2                   細胞外
```

図 4-15 Gly レセプターの M2 領域の構造と他のレセプターとの比較
A：Gly レセプターの M2 領域における構造
B：Gly, GABA$_A$, および ACh レセプターのアミノ酸配列の比較．環状に存在するアミノ酸（R, A, P）の違いがイオンの選択性を決めていると考えられている．

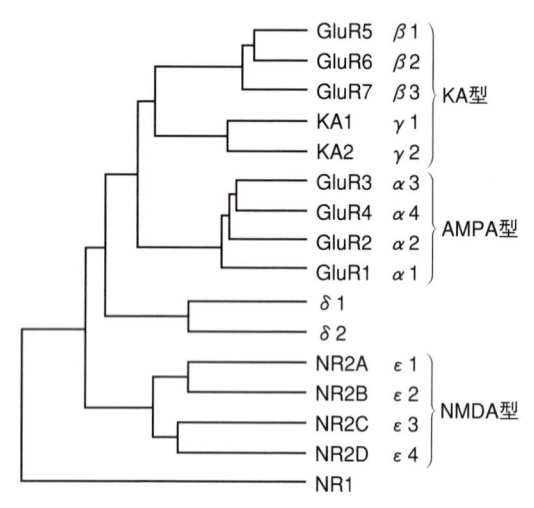

図 4-16 Glu レセプターサブユニットの遺伝子類似性

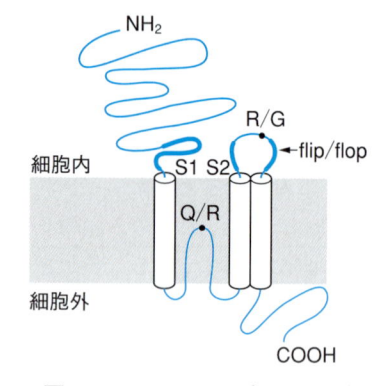

- GluR5 β1 ─┐
- GluR6 β2   ├ KA型
- GluR7 β3   │
- KA1 γ1   │
- KA2 γ2   ─┘
- GluR3 α3 ─┐
- GluR4 α4   ├ AMPA型
- GluR2 α2   │
- GluR1 α1 ─┘
- δ1
- δ2
- NR2A ε1 ─┐
- NR2B ε2   ├ NMDA型
- NR2C ε3   │
- NR2D ε4 ─┘
- NR1

図 4-17 Glu レセプターサブユニットの膜貫通部構造モデル
S1, S2 はアゴニスト結合部位．Q/R, R/G は mRNA の編集の差が生じる部位．

にGluR1, GluR3, GluR4 が加わる形となる．

GluR のサブユニット構成に関しては，疎水性アミノ酸配列から当初は nAChR と同様に4カ所の膜貫通領域をもち類似したトポロジーをもつと考えられていた．しかしその後の研究により，第2の膜貫通領域（TM2）とされた部分は細胞質側から膜に陥入し，ループ状構造をもち細胞外には出ていないことがわかった．このため C 末端は細胞内側にあり，また M3〜M4 の細胞外ループは細菌のグルタミン酸結合蛋白と類似性をもつことがわかった．したがって，図 4-17 のような3回膜貫通型のモデルが支持されている．図 4-17 で，S1 と S2 ドメインはアゴニストの推定結合部位である．また，M2 にある Q/R 部位はイオン種をコントロールするが，これは細胞膜外ではなく，細胞膜内にあることがわかった．この部位は，GluR1,

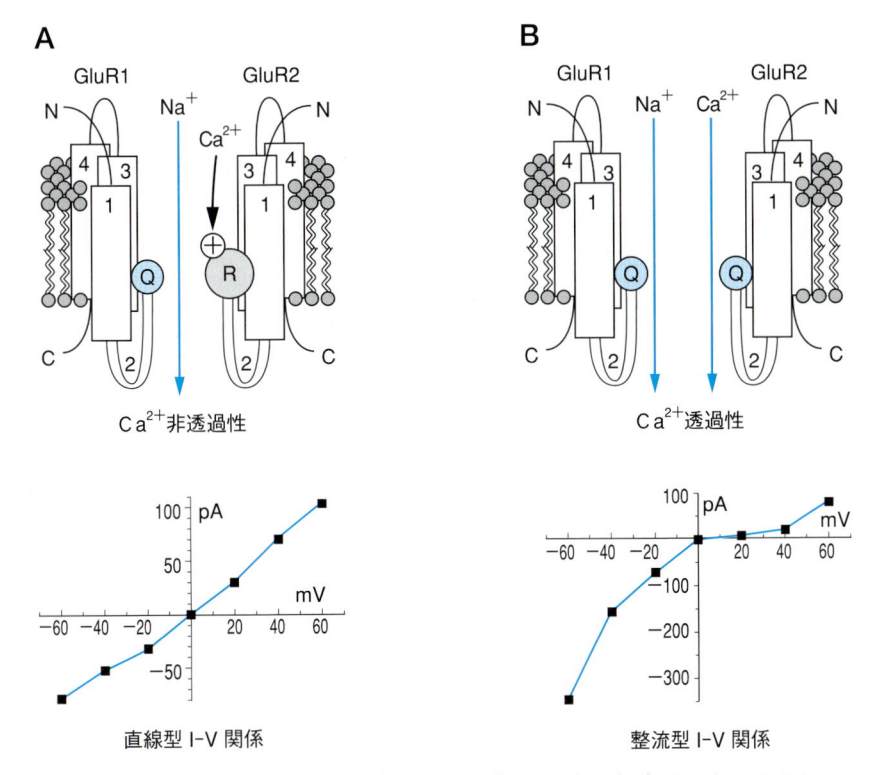

図 4-18 AMPA型Gluレセプターのサブユニットの組合せによるカルシウム透過性の変化

第2膜貫通領域（M2）のQ/R部位がアルギニン（R）であるGluR2を含んだレセプターはカルシウムを通さず，Q/R部位がグルタミン（Q）であるGluR1，GluR3の組合わせからなるレセプターはNa^+とCa^{2+}を透過させる．下のグラフはそれぞれの電圧・電流曲線を示す．
(Pellegrini-Giampietro DEら，1997[3]より改変引用)

3，4ではグルタミン（Q）であるのに対して，GluR 2，5，6ではアルギニン（R）になっている．この差によってCa^{2+}の透過性が変わることがわかった．この原因はRNA editing（編集）による．GluRのサブユニットのmRNA前駆体において，アデノシンが酸化的脱アミノ化によってイノシンに置換されているが，この置換は前駆体中の短い二本鎖RNA構造で起こる．この結果グルタミン（Q）をコードするCAGコドンがアルギニン（R）をコードするCIGコドンに編集される．GluRサブユニットのうちGluR 2，5，6では，第2膜貫通領域（M2）にあるQ/R部位においてQがRに置換され編集されるが，GluR 1，3，4では未編集である．編集されたGluR 2，5，6サブユニットはCa^{2+}透過性が著しく減少することになる[3]（図4-18）．

RNA編集はGluR 6サブユニットのmRNA前駆体でも生じ，第1膜貫通領域（M1）のisoleucine/valine（I/V）とtyrosine/cystein（Y/C）の置換が起こり，チャネル機能を微妙に調節する．他の部位としてGluR 2のarginine/glycine（R/G）部位があり，グリシンに編集されたレセプターはチャネル脱感作からの戻りが早くなる．RNA編集の生じる機構として，2本鎖RNAアデノシン脱アミノ酵素（dsRAD）の役割が注目されている．dsRADがGluR 2のmRNA前駆体のR/G部を編集するが，Q/R部に対しては作用が弱く，この部位はRED 1とよばれる他の酵素が働くことがわかっている．またGluRでは，GluR 1-4（AMPAR）におけるflip，flopタイプの亜種が認められ，この場合隣接する2つのエクソンのいずれかが選択され，それぞれ関連するが異なった

> ## BOX
>
> ### ■ ラスムッセン（Rasmussen）脳炎とは？
>
> 　1958年にモントリオールの神経学者のTheodore Rasmussenらが小児の慢性局所性脳炎による部分てんかんの3症例を報告した．通常のてんかん症例とは異なり，進行性の片麻痺を呈するとともに，多くの症例で知的機能の低下をきたす．しかも多くの病変は片側性で，慢性期には一側の大脳半球の萎縮を見る．
> 　この臨床・病理学的に特異的で稀な脳炎がさらに別の観点から注目を集めたのは，1996年にRogersらがこの患者の血清中にグルタミン酸受容体3型（GluR3）に対する特異抗体の存在を見出したことである．さらに，このGluR3蛋白で免疫したウサギには痙攣が起こるということもわかっているし，その抗体の存在によって神経細胞死も起こるという．
> 　その後，これを支持する結果も報告されたが，最近むしろ非特異的な現象であるとの報告が多くなっている．例えば，2002年のMantegazzaらの研究によると，本症患者11例，それ以外の部分あるいは全身痙攣を示す患者85例，その他の非痙攣性神経疾患者30例についてGluR3に対する血清中の抗体価を比較すると，抗体価は痙攣の強さや頻度と関連しており，本症そのものとはあまり関連がなかったという．患者の死後脳を直接調べた別の研究によっても，GluRの発現は全体的に低下しており，決してGluR3だけが問題ではないという．GluR3仮説は興味深いものであったが，今のところやや旗色が悪い．いずれにせよ，原因を問わず痙攣発作を繰り返すことにより，さらに二次的，三次的に脳に悪影響が及ぶことは間違いがない．
>
> 　　　　　　　　　　　　　　　　　　　　　　（国立精神・神経センター　金澤一郎）

配列をもつ38個のアミノ酸をコードすることが知られている．

3　ATP P2Xレセプター

　ATPレセプターはプリンヌクレオチド類を伝達物質とするプリンレセプターに属し，このうちイオンチャネル型レセプターとしてP2X1～P2X7までが知られている．他の非選択的な陽イオンチャネルでNa^+およびCa^{2+}の流入，K^+の流出を起こす．構造は2回膜貫通型と考えられている（図4-12 C）．脳における分布をみるとP2X1，P2X2は成人に比べて胎生に多い．P2X3は後根神経節などの感覚細胞に多い．P2X4とP2X6は脳全体に広く分布する．P2X5は心臓に多く，脳では少ない．P2X7は中枢から末梢までの各臓器に広く分布する．

4　イオンチャネル型レセプターに共通する性質

◆ 機能的ドメイン

　レセプターの細胞外ドメインは伝達物質と結合し，イオン孔を開口させる役割をもつ．伝達物質の結合部位については，GluRでは遺伝子変異法により推定されている．NMDARに関してはグルタミン酸以外にco-agonistであるグリシンの結合部位が同定されている．nAChR，$GABA_AR$に関してはいずれもαサブユニットに2個の結合部位のあることが知られているが，近傍のβサブユニット（$GABA_AR$）およびγとδサブユニット（nAChR）が関与している．nAChRではαサブユニット内の数カ所のアミノ酸配列が伝達物質との結合に関与していることが明らかになっている（図4-13 C）．また$GABA_AR$のベンゾジアゼピン結合部位についてはαサブユニット内のHis 100とGly 200とされているが，γとα接点も関連している．この理由として，ベンゾジアゼピンの作

A

		234 236 237 240	MII	251 254 255 258
AChR	α7	D S G ○E K I ○S L G I T V L L S L T	○V F M ○L○L V A ○E
GlyR	α1	D A A P A R V G L G I T T V L T M T T Q S S G S R A
GlyR	β	D A S A A R V P L G I F S V L S L A S E C T T L A A
GABAR	α1	E S V P A R T V F G V T T V L T M T T L S I S A R N
GABAR	β1	D A S A A R V A L G I T T V L T M T T I S T H L R E
		* * * * * *

B α7-WT

C Mutant α7-1

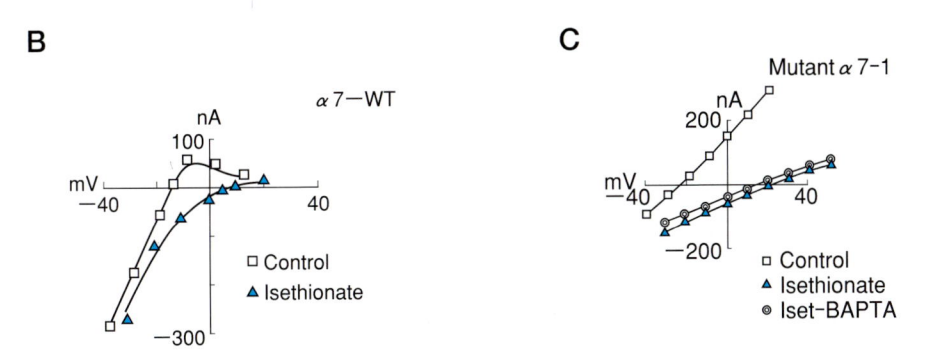

図 4-19　遺伝子変異法によるイオン選択性の変換
A：陽イオン選択的 nACh レセプター α7 サブユニットとこれに対応する陰イオン選択的レセプターのグリシンレセプター（GlyR）α1, β, GABARα1, GABARβ1 の第2膜貫通領域（M2）付近のアミノ酸配列．α7 の丸印のアミノ酸を GlyR α1 に合わせて変異させたものを Mutant α7-1 とした．
B：野生型 α7 電圧・電流曲線
C：Mutant α7-1 電圧・電流曲線
　□はコントロール，▲は塩素イオンをイセチオン酸に変えて陰イオンの透過を阻害した場合の変化．□と▲の差が陰イオンの透過性を示す．◎はイセチオン酸に BAPTA を加え，Ca イオンの関与のないことを示した．
（Galzi JL ら，1992[4]より改変引用）

用は γ サブユニットが必要であり，γ サブユニットのタイプによって薬理的効果が異なることが知られている．特に γ2 サブユニットの T142 が関連していることが明らかになっている．

　伝達物質の結合からイオンチャネルの開口までの過程で，M2～M3 の細胞外ループが特に重要な役割を担っていることが，遺伝子組換え法により明らかになった．これは膜孔の細胞膜近傍に存在すると考えられ，イオン透過性やイオン種選択性を決め，電圧・電流関係の変化が生じる．GABA$_A$R，nAChR については，この部分は M2 の膜内部分の側鎖にあると考えられている．興味深い研究として，nAChR の M2 にある数個のアミノ酸を対応する GlyR や GABA$_A$R サブユニットと同じアミノ酸に置換することにより，アセチルコリンに対して元の陽イオンから陰イオン選択性のチャネルに変わることがわかった[4]（図 4-19）．また nAChR のチャネル周辺の M2 の電荷をもつアミノ酸残基が，チャネルのコンダクタンスを決めていることも明らかになった．

　GluR についても nAChR との類似性から M2 セグメントがチャネルに面していると考えられるが，nAChR と異なり細胞膜を貫通せず，膜内にとどまった形状であるが，イオン透過性を調節している．RNA 編集により nAChR M2 内のグルタミンがアルギニンに変換されると，イオン透過性と電圧・電流関係が変わる．しかし同様の RNA 編集でもカイニン酸レセプターの GluR6 サブユニットの場合は，M1 と M2 の両方のイオン透過性が変わる．

◆ **チャネル蛋白の集合と局在**

　必要なレセプターのサブユニットを細胞膜に正確に配置するような遺伝子情報が，各サブユニッ

トの蛋白のアミノ酸配列や構造に組み入れられている．さらに，いったん集合したレセプター分子は伝達物質の放出部の近傍に集中する．この集合の仕組みに関してはnAChRではわずかにわかってきているが，GluRではほとんど不明であり，ATP P2XRではまったくわかっていない．すべてのサブユニット蛋白はN末をもっている．サブユニット蛋白は小胞体（ER）に挿入され，カルネキシン（calnexin）のような分子シャペロンの助けにより蛋白の折り込みが行われる．各レセプターのサブユニットは複雑かつ厳密なルールに従ってERに集合し，カルネキシンの離脱によって完成することがGABA$_A$Rに関して確かめられている．

最初の段階では細胞内でサブユニットの2量体，あるいは3量体の中間体の集合ができあがる．例えばシビレエイのnAChRではα，δとγサブユニットが3量体が迅速に形成され，1時間後にβサブユニットが加わる．その後数時間経って第2のαサブユニットが参加する．サブユニット間の集合の順序は決まっていて，きわめて特異的である．GlyRでは常に2（$\alpha\beta$）にαが加わって3α：2βの形となる．またソーティングの起こるのはERと細胞膜の間であり，サブユニットの特定の組合わせのみが運ばれる仕組みとなっている．GABA$_A$Rのα，β2，とγ2Lサブユニットでは$\alpha\gamma$2Lと$\beta\gamma$2Lの組合わせができるが，これはERにとどまり，α1β2あるいはα1β2γ2Lの組合わせのみが細胞膜表面に現われる．

GABA$_A$Rの場合，5量体のサブユニットの集合の組合わせとしてα，β2，とγ2を組合わせると30種以上存在する．しかしできあがったレセプターのコンダクタンスやゲート機構は同一であり，これは1個のサブユニットの関与が鍵を握っているためと考えられる．ニワトリの毛様体神経節細胞のnAChRの場合α3，α5とβ4サブユニットが主であるが，細胞外レセプターにはこれらのサブユニットがまったく含まれていない．

サブユニットの集合は第一義的にはN末端ドメインの3次元構造によって規定されるが，ある決まったサブユニット（nAChRの場合α）のM3〜M4ループがその後のaccessory proteinの集合や輸送を決めている．GlyRではasembly boxとよばれる4個のアミノ酸があり，これがα-αやβ-βのようなホモ2量体の形成を防いでいると考えられている．

集合したレセプターはニューロンの特定の部位に集まる．シナプスにおけるこのレセプターの密度はきわめて高いが，この場合レセプターとaccessory proteinとの相互作用により，チューブリンのような細胞骨格蛋白との結合が起こる．このaccessory proteinはnAChRではラプシン（rapsyn），GlyRではゲファリン（gepharin）とよばれている．これらはM3〜M4ループの特異的なアミノ酸配列と相互作用をする．ラプシンは43kDa蛋白ともよばれ，AChレセプターの集合のごく早い時期から認められている．ラプシン欠損マウスではアグリン（agrin）を与えてもAChRの集合が起こらない．ラプシンはまたmuscle receptor tyrosine kinase（MuSK）の細胞内局在や集合を調節し，キナーゼ活性を高めAChRのβサブユニットのリン酸化を起こす．ラプシンはアグリンによるシグナル経路を調節し，神経筋シナプスにおける分化に決定的な役割を果たしていると考えられる．

◆ 発達によるレセプター発現の調節

イオンチャネル型レセプターの各サブユニット遺伝子の発現は，空間的にも時間的にも特異的である．例えば，骨格筋では胎生型のnAChRのγサブユニットは，成長によりϵサブユニットに置換される[5]．またGlyRは胎生期はα2サブユニットのみであるが，成人型はα1とα3に変わる．ストリキニンに対する感受性の差は，これによって説明可能である．

レセプター遺伝子の発現や機能面における変化が，成長円錐の到着によって調節されるという注目すべき現象がある．この例として，アグリンの欠損マウスでは，神経および筋のAChR遺伝子の発現が欠如していた[6]．したがってアグリンは神経末端の成長円錐部から分泌されアセチルコリン性シナプスの形成に寄与していると考えられる．

◆ RNA レベルと翻訳後の修飾

　イオンチャネル型レセプター分子のアイソフォームの多様性は，転写後の RNA プロセッシングの過程で起こる．最も多く認められるのは転写の際に起こる alternative splicing である．例えば，PKC のリン酸部位に関わる短いエクソンが含まれるか否かという差によって，リン酸化作用による電位変化が明らかに異なる．さらに翻訳後のレセプター分子のアミノ酸配列の相同性から，リン酸化部位や glycosylation が推定されている．チャネル蛋白のリン酸化は広範に認められる現象で，nAchR や GluR でよく知られている．例えば GluR 1 サブユニットにおいては，PKC が Ser 831 を，PKA が Ser 845 をリン酸化する．PKA により AMPA 電流が 40％も増大するのは，この GluR 1 リン酸化によるものと考えられている．

　$GABA_A$ レセプターに関しても，PKA や PKC によるリン酸化が報告されており，β サブユニットはすべて PKA，PKC，PKG，CaMKII によるリン酸化部位をもっている．$GABA_A$ レセプターに対する PKC リン酸化に関しては，phorbolester による $GABA_A$ 性電流の低下が起こるが，電流の下降相の時定数には変化がない．

　一方チロシンリン酸化に関しては，シビレエイの電気器官の nAchR におけるチロシンリン酸化がよく知られており，これは β，γ と δ サブユニットがリン酸化を受けることがわかった．筋の nAchR のチロシンリン酸化はアグリンによる刺激に依存し，シナプスにおけるレセプターの集合と関連すると考えられている．また δ サブユニットのリン酸化は，SH 2 ドメインにおける Fyk や Fyn の活性化につながると考えられている．

　リン酸化と並んでレセプター蛋白の修飾の他の面として糖鎖付加（glycosylation）が重要な機能をもつ．glycosylation はレセプターの集合と細胞膜表面の発現に関係する．脳の精製された蛋白はさまざまな糖鎖をもつ．例えば $GABA_A$ レセプターでは，α と β サブユニット蛋白の glycosylation が起こる．N glycosylation は $GABA_A$ レセプターの形質膜への輸送に効果的に働いていることが明らかになっている．

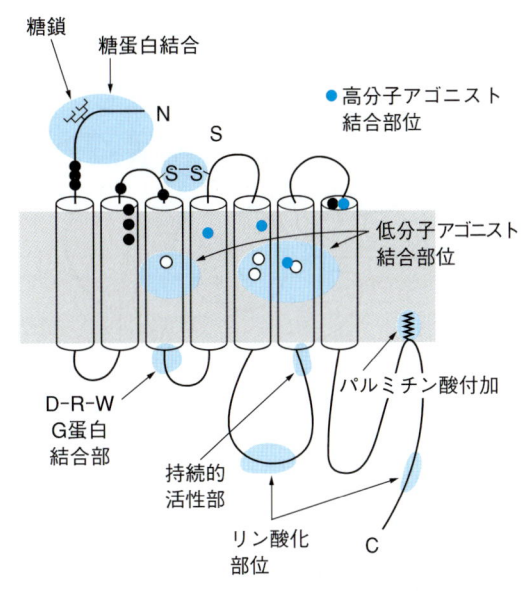

図 4-20　G 蛋白質型レセプターの構造模式図

G 蛋白質型レセプター

1　G 蛋白質型レセプターの一般的な性質

　G 蛋白質型レセプターは細胞膜を 7 回貫通するという共通の構造的特徴をもっている．これまで 200 種類以上の G 蛋白質型レセプターがクローニングされている．

　一般的に G 蛋白質型レセプター間のアミノ配列は膜貫通領域では類似性が高いが，N 末の細胞外の長さや 3 番目の細胞内ループと C 末は変異が大きい．G 蛋白質型レセプターの一般的な構造模式図を図 4-20 に示す．N 末端付近には糖鎖が結合するアスパラギン残基が数カ所あり，C 末端の細胞内領域のシステイン残基にはパルミチン酸が結合する部位がある．カテコールアミンなど低分子量伝達物質とレセプターの結合部位は膜貫通ドメインで，数個の helix にあるアミノ酸残基にあると考えられる．糖質やニューロキニンのような高分子は N 末端側の細胞外領域を中心に結合する．

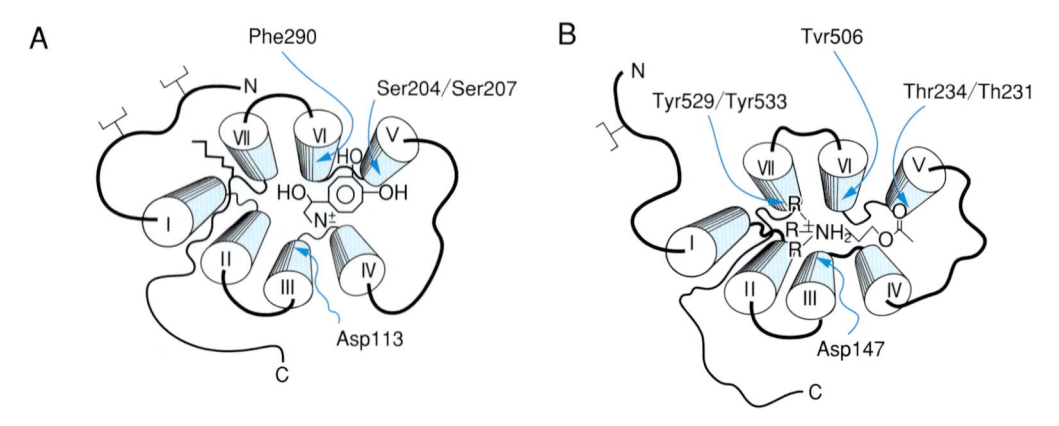

図 4-21 β2アドレナリンレセプター（A）とムスカリン性レセプター（B）のアゴニスト結合部位の比較

矢印に示した部位のアミノ酸がアゴニスト結合活性に影響を与える．（Koenig, 1997[7]）より改変引用）

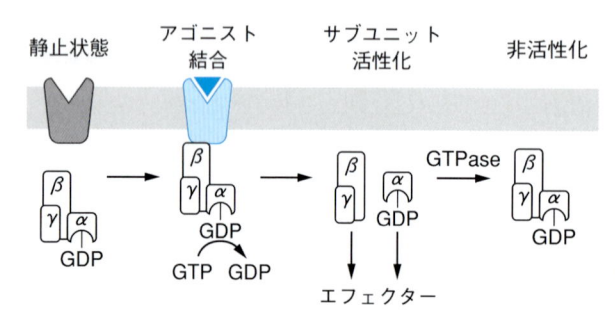

図 4-22 アゴニストとレセプターの結合後のG蛋白質の変化

2 リガンドの結合部位

βアドレナリンレセプターの場合，遺伝子変異法によって数個のアミノ酸がカテコールアミン結合に重要であることがわかった[7]（図 4-21）．これらは第3膜貫通部のAsp 113と第5膜貫通部のSer 204とSer 207および第6膜貫通部のPhe 290である．このうちSerとPheはカテコールアミンが結合するすべてのG蛋白質型レセプターに共通する．これに対してヒスタミンレセプターは，βアドレナリンレセプターのSer 204とSer 207に対応するアミノ酸がAsp 186とThr 190になっている．したがってSerとイミダゾール環との相互作用が関係するものと考えられる．ムスカリンレセプターの場合は，第5膜貫通部においてAsp 113のほかにThr 231とThr 234をもち，アセチルコリンのエステル基と相互作用が起こる．

一方，高分子の伝達物質とG蛋白質型レセプターとの結合はまったく様相が異なる．ニューロキニンレセプターでは，ペプチドアゴニストは細胞外ループの1と2および第2，第7の膜貫通ヘリックス部と結合する．しかし非ペプチドアゴニストは細胞外ループを必要としない．またレセプター内の1個のアミノ酸の置換により薬物の親和性が激変する．したがって膜貫通領域の異なった組合わせにより形態上の変化が起こり，G蛋白質を活性化すると考えられる．

3 レセプターとG蛋白質の会合

G蛋白質は3種のサブユニットから構成され，αサブユニットは39-52 K，βサブユニットは35-36 K，γサブユニットは6-7 Kである．βサブユニットとγサブユニットは生理的条件下では常に会合している．リガンドと結合した後，レセ

表 4-4 G 蛋白型レセプターの代表的な例と G 蛋白質およびエフェクターへの作用

受容体名	タイプ	共役する G 蛋白質	効果器系
カテコールアミン受容体	$\beta_1, \beta_2, \beta_3$ α_1 α_2	G_s G_q G_i, G_s, G_q, G_z	AC (+) PLC (+) AC (−), AC (+), PLC (+)
ドパミン受容体	D 1, D 5 D 2	G_s G_i	AC (+) AC (−)
ムスカリン受容体	m 1, m 3 m 2, m 4, m 5	G_q G_i, G_o	PLC (+) AC (−), Ca^{2+}チャネル (−)
ヒスタミン受容体	H 1 H 2	G_q, G_s G_s	PLC (+), AC (+) AC (+)
アデノシン受容体	A 1 A 2	G_i G_s	AC (−) AC (+)
タキキニン受容体	SP, SK, NK	G_q, G_s	PLC (+), AC (+)
PGE 受容体	EP 1 EP 2 EP 3	不明 G_s G_i	Ca^{2+}チャネル (+) AC (+) AC (−)
ロドプシン受容体		G_t	cGMP-PDE (+)
ペプチドホルモン受容体	TSH, LH/CG トロンビン	G_s, G_q G_q, G_i	AC (+), PLC (+) PLC (+), AC (−)

プターは G 蛋白質上で GTP と GDP への変換を触媒することにより，G 蛋白質とレセプターの複合体を分離し，α サブユニットと $\beta\gamma$ 2 量体を活性化する（図 4-22）．活性化した α サブユニットと結合した GTP および $\beta\gamma$ 2 量体はエフェクター（効果器系）に働く．G 蛋白質はそれ自身のもつ GTPase の作用で不活性される．エフェクターは酵素やイオンチャネルなどである．酵素としてはサイクリック GMP やフォスフォジエステラーゼ (PDE)，アデニレートサイクレース (AC)，フォスフォライペース (PLC) などであり，エフェクターがイオンチャネルの場合は，Ca^{2+}チャネルや膜電位レベルの制御が起こる．この結果 2 次メッセンジャーであるサイクリック AMP (cAMP)，サイクリック GMP (cGMP)，イノシトールリン脂質，Ca^{2+}やアラキドン酸などの細胞内濃度の変化により伝達物質の放出，ホルモン分泌，蛋白リン酸化や細胞骨格あるいは遺伝子転写などが調節される．

4 レセプターと G 蛋白質サブユニット

表 4-4 に G 蛋白質型レセプターの例とサブタイプ，共役する G 蛋白質サブユニットの種類およびエフェクターへの作用を示す．ロドプシン型レセプターは最初に構造と機能が明らかにされた．カテコールアミンなどのレセプター，ACTH やグルカゴンなどのペプチドレセプター，タキキニンレセプター，プロスタグランジンレセプターなど低分子からホルモンまでが含まれ，広く情報伝達に関わっている．

引用文献

1) Karlin A, Akabas MH : Toward a structural basis for the function of nicotinic acetylchline receptors and their cousins. *Neuron* **15** : 1231-1244, 1995
2) Unwin PNT : Neurotransmitter action : Opening of ligand-gated ion channels. *Cell* **72**/*Neuron* **10** (**Suppl**) : 31-41, 1993
3) Pellegrini-Giampietro DE, Gorter JA,

Benett MVL, et al : The GluR 2 (GluRB) hypothesis : Ca^{2+}-permeable AMPA receptors in neurological disorders. *Trends Neurosci* **20** : 464-470, 1997

4) Galzi JL, Devillers-Thiery A, Hussy N, et al : Mutations in the channel domain of a neuronal nicotinic receptor convert on selectivity from cationic to anionic. *Nature* **359** : 500-505, 1992

5) Mishina M, Takai T, Imoto K, et al : Molecular distinction between fetal and adult forms of muscle acetylcholine receptor. *Nature* **321** : 406-411, 1986

6) Gautam M, Noakes PG, Moscaso L, et al : Defective neuromuscular synaptogenesis in agrin-deficient mutant mice. *Cell* **85** : 525-535, 1996

7) Koenig J : G protein-coupled receptors. *In* Davies RW, Morris BJ (eds) : *Molecular Biology of the Neuron*, BIOS Scientific Publishers, Oxford, pp. 107-204, 1997

参考文献

8) North RA (ed) : Ligand-and Voltage-gated Ion Channels. CRC Press, Florida, 1995

9) Davies RW, Morris BJ (eds) : Molecular Biology of the Neuron. BIOS Scientific Publishers Ltd, Oxford, 1997

10) Ashcroft FM : *Ion Channels Diseases*. Academic Press, San Diego, 2000

11) 川合述史：分子から見た脳. 講談社サイエンティフィク, 1994

12) 宇井理生編：GTP結合蛋白質. メジカルビュー社, 1994

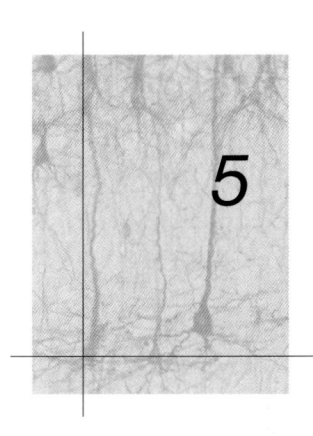

5 イオンチャネル

東田陽博　横山　茂　星　直人

生物が海から発生し個体を獲得したときより，外環境と細胞内環境のイオン差を調節せざるを得なくなった．この過程はATPの消費を伴うイオン交換ポンプによる濃度差の維持と，イオン濃度差を利用しATPを消費しないイオンチャネルを通る拡散によるイオン濃度差をなくす過程から成り立っている．さらに，情報伝達の効率化に特殊な進化を遂げた神経や筋細胞では，イオンチャネルが大変重要な役割を果たしている．

膜を横切りイオンが流れることは，神経細胞内電位誘導法で膜抵抗が減少することや，膜電位固定法でコンダクタンスの増加することでわかっていた．しかし，約20年前までそのイオンの通る道として膜に穴が開いているという人もいれば，またこれを否定する学者もいた．膜流動説に示された膜貫通蛋白質の1つがチャネル分子と考えていた人はいなかった．細胞全体の興奮の電気現象を（流れる状態と流れない状態の）2つの状態を行き来するということをNIHの田崎一二らはいっていた．それは現在わかっているイオンチャネルの動きを想定したものではなかったが，ある意味で近い概念で，安定な状態としてのそれら2つの間を蛋白質の構造がゆらぐという物理学上の根本概念に添っていたと理解できる．1個のチャネル分子の中を通るイオンの動きを最初に示したのはドイツのネーア（Neher E）で，パッチクランプ法として現在広く用いられている．

次に，京都大学沼研究室の野田（現基生研）らのグループは，シアトル・ワシントン大学のカテラル（Catterall WA）の方法により中山（現熊本大）が精製したNa^+チャネル蛋白質に対する抗体を使ってスクリーニングをし，それに基づきシビレエイのNa^+チャネルcDNAの全塩基配列を決定した．その配列に従って推定したアミノ酸配列により，Na^+チャネルの蛋白質としての分子の実体がはじめて明らかになった．続いてCa^{2+}やK^+チャネルの遺伝子が次々と得られ，イオンチャネルは神経細胞表面膜に存在する機能蛋白質の1つの素子としての地位を確立した．

イオンチャネルとは

生体膜はわずか7.5 nmのリン脂質二重層からなる．その膜を隔てて細胞質と外界のイオン組成は異なる．例えば，哺乳類神経細胞のNa^+は細胞外約145 mM，細胞内12 mM，K^+は細胞外4 mM，細胞内155 mM，Cl^-は細胞内4 mM，細胞外120 mM，Ca^{2+}では細胞外1.5 mM，細胞内0.1 μMと大きな差がある（図4-23）．そのイオン濃度差が維持され，一部のK^+以外にイオンを透過しないと神経細胞内が約−70 mV程度の静止膜電位がつくられる．また，神経細胞の活動電位はこのイオン濃度差を利用し，瞬時にエネルギーの消費を伴わずにイオンの流入，流出を行い，膜電位を静止膜電位よりプラス側へ移行（脱分極）させることにより生じる．このイオン流入出を司る蛋白質がイオンチャネルである．イオンチャネルの開口がシンクロナイズすることにより電気的興奮が生じるといえる．

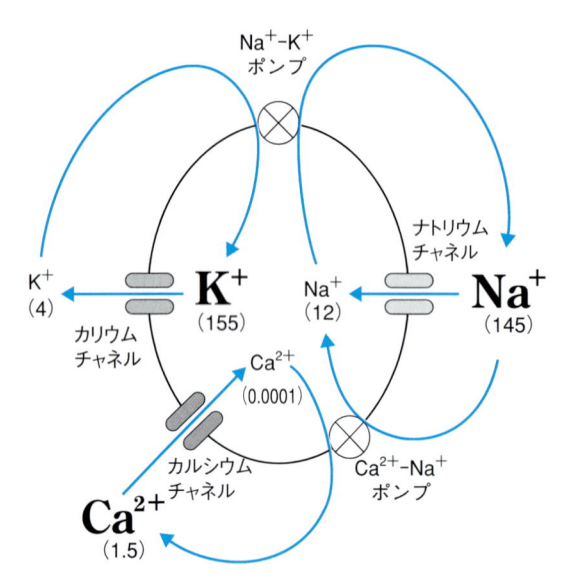

図 4-23 細胞内外の Na^+, K^+, Ca^{2+}濃度分布とそれに関与する機能蛋白質
（数字単位は mM）

表 4-5 イオンチャネルの分類

A．細胞表面膜に存在するチャネル
  膜電位依存性
  Ca^{2+}依存性
  cGMP/cAMP 依存性
  ATP 依存性
  受容体イオンチャネル
B．細胞内イオンチャネル
  イノシトール三リン酸（IP_3）依存性 Ca^{2+}遊離チャネル
  リアノジン受容体/Ca^{2+}遊離チャネル

表 4-6 イオンチャネルの種類（イオン別）

イオン	種類
Na^+	膜電位依存性（I_{Na}） アミロライド感受性
Ca^{2+}	膜電位依存性（I_{Ca}） トランジェントレセプターポテンシャル（TRP） IP_3依存性 Ca^{2+}遊離 リアノジン受容体/Ca^{2+}遊離 NMDA 受容体
K^+	Ca^{2+}依存性 遅延整流 内向き整流性 M S A ATP 依存性内向き整流性 アラキドン酸
Cl^-	Ca^{2+}依存性 過分極誘発性 GABA 受容体
カチオン	Ca^{2+}依存性 環状ヌクレオチド依存性 ニコチン性アセチルコリン受容体 NMDA 受容体

イオンチャネルは細胞表面膜と細胞内小器官膜に存在するチャネルに分けられ，かつ開口ゲートが異なる数種に分類できる（**表 4-5**）．また，通過するイオン別に，ナトリウム（Na^+）チャネル，カルシウム（Ca^{2+}）チャネル，カリウム（K^+）チャネル，クロライド（Cl^-）チャネルと非選択性カチオンチャネルに分類できる（**表 4-6**）．イオンチャネルの開口が，膜電位や神経伝達物質と細胞内セカンドメッセンジャー（Ca，ATP，IP_3）により行われるので，開口様式別に膜電位依存性イオンチャネル，神経伝達物質作働性イオンチャネル，セカンドメッセンジャー感受性イオンチャネルなどとよぶ．普通は開閉機構とイオン選択性を組み合わせて，膜電位依存性 Na^+チャネルのように用いる．特定の伝達物質リガンドで作動するイオンチャネルは，ニコチン性アセチルコリン受容体イオンチャネルのように受容体名でよぶ．このチャネルについては，受容体の項で説明されている．したがってこの項では主に膜電位依存性イオンチャネルについて述べる．

◆ 膜電位依存性イオンチャネルの基本構造

イオンチャネル分子は蛋白質の精製や遺伝子構造の解明により，それら多種類に共通している基本的構造が存在していることが明らかになった．

① イオンを通す役割を担う α サブユニットとそれ以外の 2～4 個のサブユニットと複合体を形成している．

② α サブユニットには疎水性アミノ酸を含む α ヘリカル部分がイオン種により 2, 4, 6, 24 個の膜貫通ドメインが存在する．

③ 膜陥入ドメインの H 5 がイオン通過路（ポア）

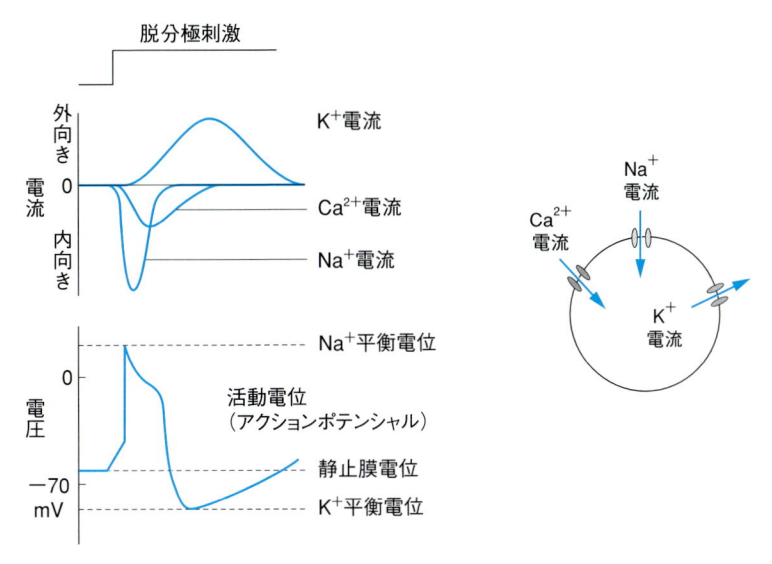

図 4-24 神経活動電位と Na⁺, Ca²⁺ チャネルの活性の時間経過

膜の脱分極刺激により，Na⁺チャネルが開き内向き電流が流れ膜電位は Na⁺の平衡電位 (E_{Na}) に近づく．次いで K⁺チャネルが開き，外向き電流が流れ K⁺の平衡電位 (E_K) に近づくため，膜電位は静止状態に戻っていく．Na⁺電流に遅れて Ca²⁺の内向き電流が流れる細胞もある．
(東田，他：代謝 **27**：187-196, 1990 より改変引用)

を形成する．
④ α サブユニット第4番目の膜貫通部分には，3個目ごとに＋に荷電しているアルギニンないしリジンが繰り返され，膜電位センサーとして働く．

◆ イオンチャネルの神経細胞内での機能の概要

Na⁺や Ca²⁺性の活動電位を生じることがイオンチャネルの第1の機能であり，その脱分極から回復するために K⁺チャネル（遅延整流 delayed rectifier）が活性化する（図4-24, 4-25 A）．Ca²⁺依存的 K⁺もこれに参画し，活動電位後過分極を生じる．活動電位のモジュレーションも受容体からの信号により膜電位依存性チャネルに伝えられる．その結果透過性が変わり，膜の興奮性の変調や Ca²⁺の流入量の調節が行われる（図4-25 B）．次に個々のチャネルの分子性状を詳述する．

膜電位依存性 Na⁺チャネル

Na⁺チャネルは，脱分極により Na⁺のすばやい流入を生じ，すばやく活性化される電流を生じる．この活動電位の Na⁺スパイクを発生する蛋白質のことを Na⁺チャネルという（図4-26）．Na⁺チャネルはその拮抗薬である麻痺性貝毒を結合する糖蛋白質として，電気ウナギ発電器官，心筋・脳・骨格筋などで精製された．発電器官やヒヨコ心筋の Na⁺チャネルは α サブユニットのみからなるが，ラット脳やウサギ骨格筋の Na⁺チャネルは α のほかに，これを取り囲むように β_1, β_2 サブユニットが存在する．α は約 260 kDa, β_1 は 36 kDa, β_2 は 33 kDa で，β_2 は α と S-S 結合でつながっている．α サブユニットにイオンを通す中心イオンポアが存在する．また，A キナーゼや C キナーゼによってリン酸化される部位は，α サブユニットの細胞質側にあり，フグ毒テトロドトキシン（TTX）や二枚貝毒サキシトキシン（ScTx）が結合する主な部位は α サブユニットの細胞外側にある．このように，α サブユニットが Na⁺チャネルとしての主たる機能を有している．

Na⁺チャネル α サブユニットの遺伝子は中枢神経で4種類，末梢神経で2種類，骨格筋，心筋でそれぞれ3種類以上の計12種類以上の遺伝子

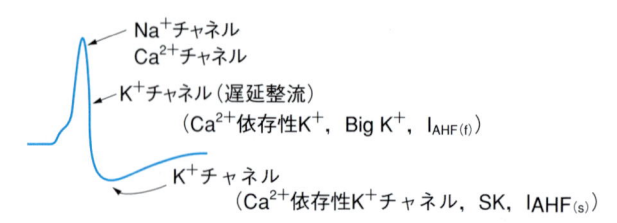

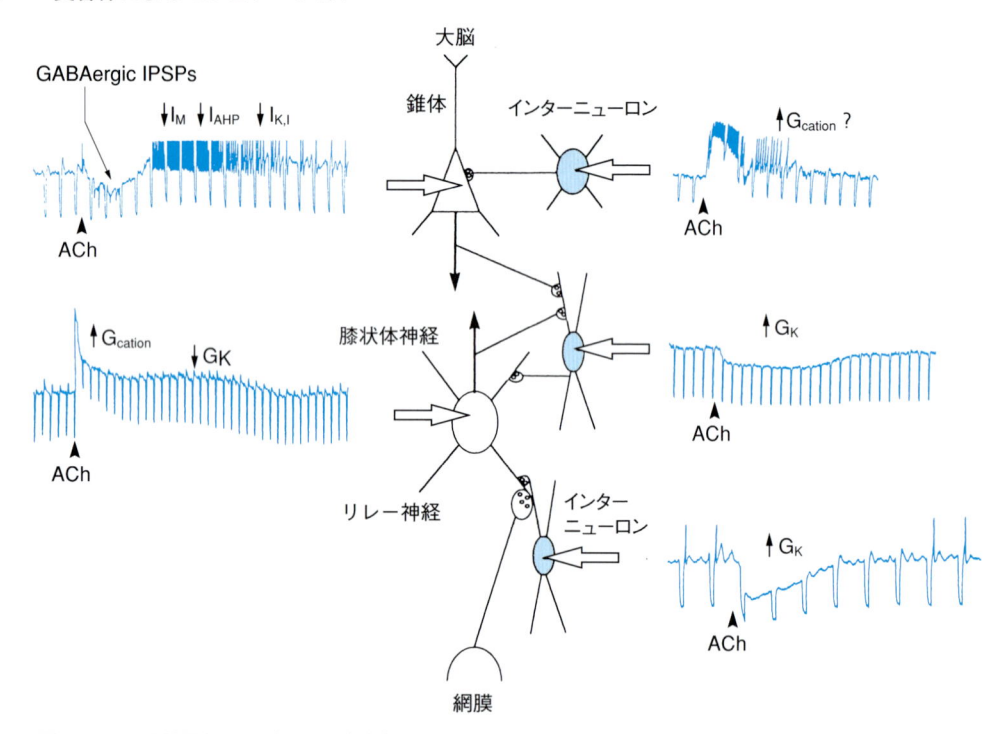

図 4-25　活動電位発生中および受容体刺激により誘発される電位変化時に働くイオンチャネル
A：1回のアクションポテンシャルに関与するイオンチャネル
B：視覚経路のそれぞれの部位の神経細胞のトランスミッター添加により活性化あるいは抑制される
チャネルの電流を示す．
I_M：Mタイプカリウム電流　　I_{AHP}：活動電流後過分極性カリウム電流　　Gcation：陽イオン電流
（非選択性）　　Gk：カリウム電流　　ACh：アセチルコリン
（東田，他：代謝　**27**：187-196，1990 および TINS　**12**：21，1989 より改変引用）

が見つかっており，Nav 1.1～Nav 1.9 や Nav 2.1～Nav 2.3 のように名前が付けられている（*Annu Rev Physiol* **63**：871-894，2001 の表1参照）．Na^+チャネルαサブユニットは1,820個前後のアミノ酸からなる．哺乳動物では，1次構造の特徴は，①分子内に相同性の高い4回の繰り返し（リピート）構造がある．②各リピートは，脂質膜を貫通する6つのそれぞれ特徴あるセグメント（S1～S6）から成り立っている．③S4：3個のアミノ酸ごとにアルギニンやリジンがある．④S5とS6の間に，SS1-SS2 あるいは H5 とよばれる部位があり，この部分がイオンを通過させる中心部（ポア，P region）を形成する．

　ホジキンとハックスレー（Hodgkin AL & Huxley AF）は，電気生理学の速度論的解析から，チャネル開閉は活性化過程とそれに続く不活性化

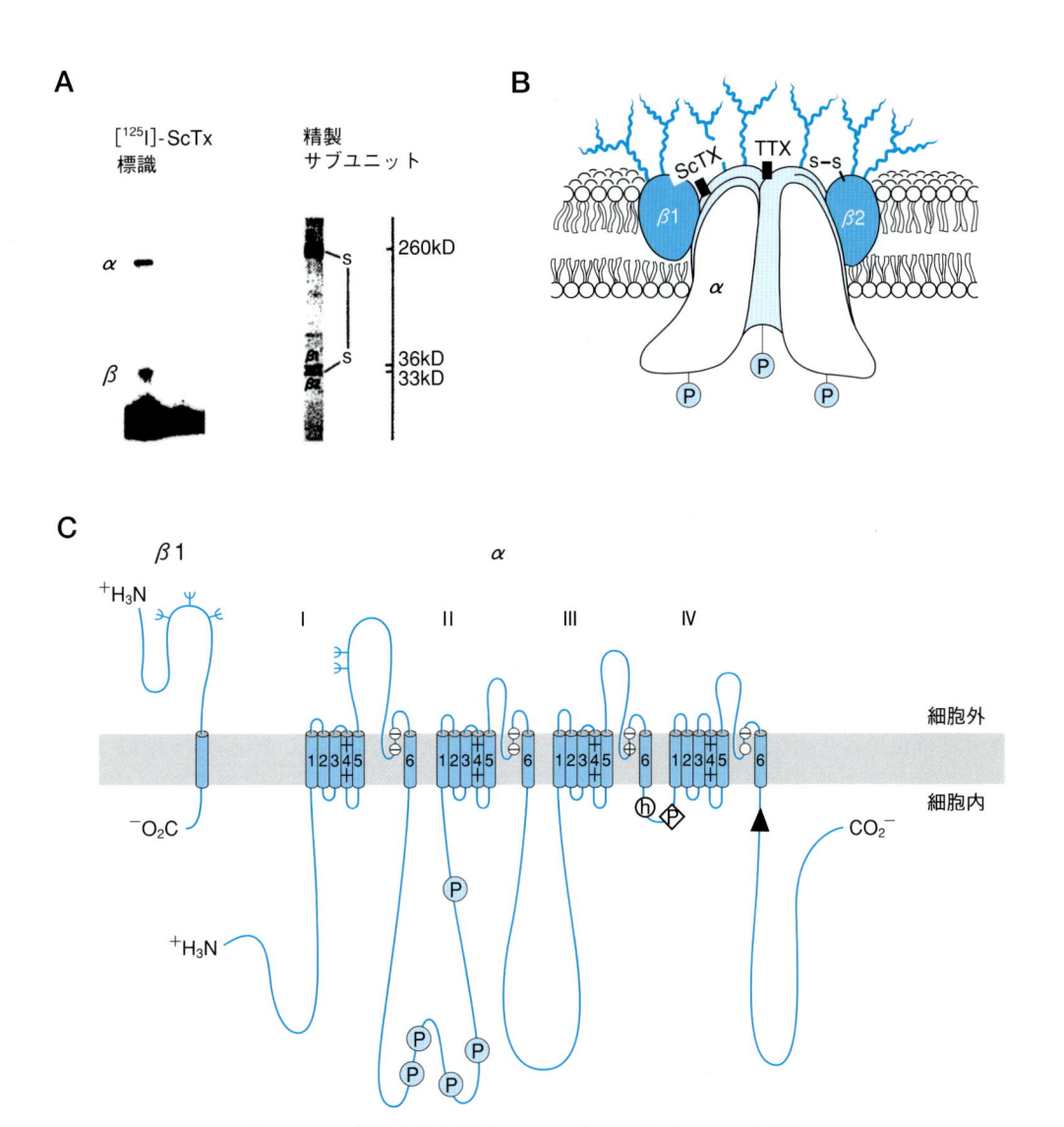

図 4-26 膜電位依存性 Na⁺チャネルのサブユニット構造
A：[^{125}I] サキシトキシンでラベルされるラット脳の α と β サブユニットの SDS 電気泳動図．α と β 2 間にジスルヒド結合がある．
B：α と β サブユニットのインポア等を脂質二重膜上に示した模式図
C：トランスメンブランおりたたみ構造模式で示す Na⁺チャネルサブユニットの 2 次構造
(Catterall WA：*Neuron* **26**：13-25, 2000 より改変引用)

過程からなり，おのおのの過程を行う仮想的担体として 3 個の活性化粒子（m）と 1 個の不活性化粒子（h）を想定し，四次非線形式（m³h）で近似した．分子の側からこの活性化過程を担う分子構造として，S4 の正電荷（リピートあたり 4〜8 個で合計 23 個）と S2，S3 の負電荷（リピートあたり 2〜4 個で合計 13 個）との共同作用であるとの仮説が提唱された．カテラル（Catterall WA, 1988）は，脱分極によりプラスにチャージした筒状の α ヘリックス，S4 セグメントが 60°外方向（すなわち，上方へ回転しながらスライド）するとイオン対がずれて正電荷が 1 個移動すると考え，これがチャネル全体のコンフォメーション変化を生じ，チャネルを開くという考えを示した．不活性化は，アームストロング（Armstrong CM）によりチェーンの先についたボール状の蛋白質が，開い

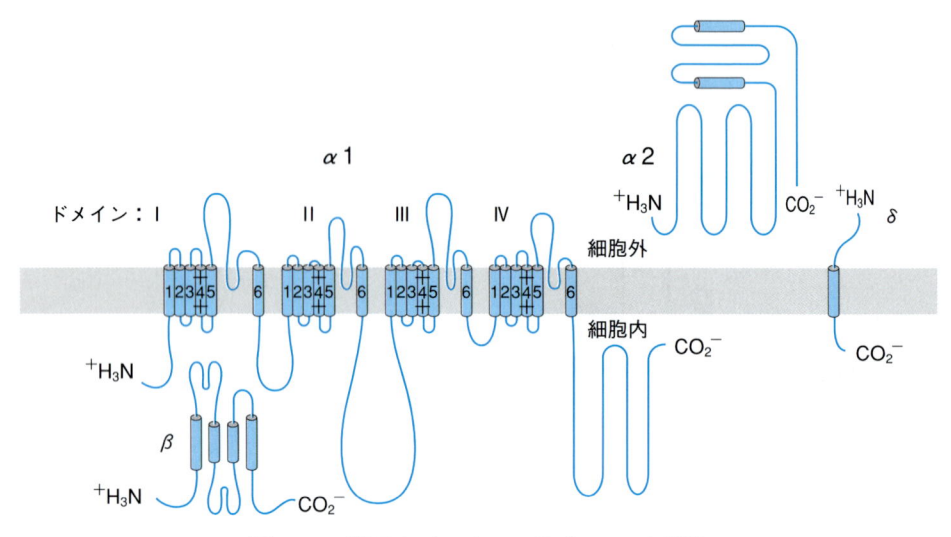

図 4-27 脳 Ca^{2+} チャネルのサブユニット構造
トランスメンブランおりたたみ模式図
(Catterall WA：*Ann NY Acad Sci* **868**：144-159, 1999 より改変引用)

たイオンポア部位に入り込み，閉じるという「ボールとチェーン説」で説明される（具体的には K^+ チャネルの項）．

Na^+（半径 0.95Å）は生体内では1個の水分子が強く結合した水和状態にあって，最小 3×5Å 径の Na^+ チャネル孔を通る．水和 Na^+ をより効率よく解離する機構として，Na^+ チャネルの入口（mouth）にはカルボキシル基や水の酸素原子のような親水的で電子供与性の原子が存在しており，カチオンはこれらの原子との相互作用によって障壁（ポテンシャル）を越えて細胞内に入っていく．現在では，SS1-SS2 セグメントにその機構があると考えられている．ドメイン3と4のリジンとアラニンをグルタミン酸に変えると，イオン選択性が Ca^{2+} チャネルのそれに変化することがわかっている．

局所麻酔剤の作用点（結合部位）がリピートIVのS6の後の細胞内部位であることがわかった（図4-26Cの▲で示す）．

膜電位依存性 Ca^{2+} チャネル

細胞の脱分極で，Ca^{2+} 単独のスパイクを出すことはほとんどない．しかし，K^+ の動きを抑制し，外液の Ca^{2+}，Ba^{2+} や Sr^{2+} 濃度を10倍増した条件下でみると，Ca^{2+} の内向き電流が観察される（図4-24）．このように膜電位依存性 Ca^{2+} チャネルは細胞表面膜に存在し，Ca^{2+} の流入を司る主要な蛋白質である．

骨格筋のT管に存在する膜電位依存性 Ca^{2+} チャネルは，Long-lasting な内向き電流（Lタイプ）を生じ，高血圧の診療に使われているジヒドロピリジンに代表される Ca^{2+} 拮抗薬により抑制される．カテラル（Catterall W）は，ウサギ骨格筋T管からジヒドロピリジン結合部位を可溶化し精製した．精製産物は3つのサブユニット，α（分子量 167 kDa），β（54 kDa），および γ（30 kDa）よりなっていた（図4-27）．α は α_1 と α_2 の混合物である．このうち α_1 はジヒドロピリジン結合部位を有し，チャネル形成に必要な疎水性部位をもっている．212 kDa と 175 kDa の2種類の α_1 があり，90％以上は 175 kDa の方である．

α サブユニットの基本構造は Na^+ チャネルと同じであり，6つの膜貫通領域（S1-S6セグメント）とH5をもつ構造が4回リピートしている．Na^+ チャネルと異なる点として，電位センサー役として働くS4の塩基性残基の数があげられ

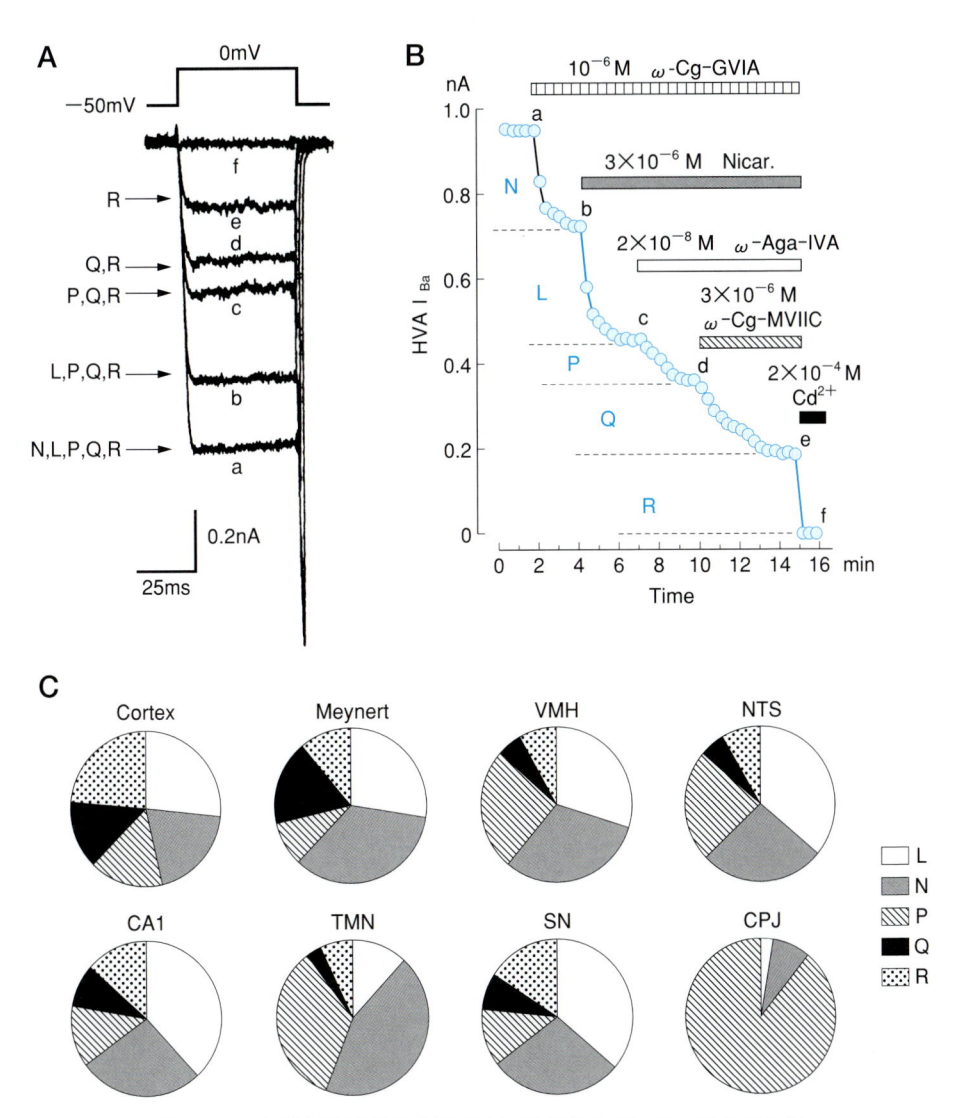

図 4-28 高閾値膜電位依存性 Ca^{2+}（$HVACa^{2+}$）チャネルの性質

A：$-50\,mV$ から $0\,mV$ へのジャンプにより生じた黒質神経細胞の $HVACa^{2+}$ チャネル電流が薬物により段階的に減少する．

B：与えた薬物の薬物投与の時間経過と電流量のプロット

C：各部位ニューロンの5種類の（$HVACa^{2+}$）チャネルの占有率

（石橋 仁，他：中枢ニューロンの電位依存性 Ca^{2+} チャネル．赤池紀扶，他（編）：脳機能の解明，九州大学出版会，pp.77-82, 1998 より改変引用）

る．また，S5-S6間にあって今ではP領域とよばれるイオン選別フィルターとして働くSS2セグメントにおいて，Ca^{2+} チャネルでは2番目のアミノ酸残基はドメインⅠ～Ⅳのすべてで，グルタミン酸である．

Ca^{2+} 拮抗薬の結合部位については，ジヒドロピリジンは細胞外からリピートⅣのSS2付近に，ベラパミルは細胞質側からリピートⅣのS6に続く部分に結合する．$α_1$ サブユニットはチャネル形成に必要な疎水性部位，リン酸化を受ける部分，ジヒドロピリジン結合部位などの，チャネル機能の本体を担っている．脳からは少なくとも5種類の $α_1$ が見出されており，骨格筋の $α_1$ と相同的な部分もあるが，特に細胞質に露出した部分の構造

表 4-7　高閾値膜電位依存性 Ca^{2+} チャネルの性質

高閾値Ca^{2+}チャネルのタイプ	イオンポア形成主サブユニット	局在	機能
L	α_{1C}, α_{1D} (Cav 1.3, Cav 1.2)	神経細胞体 樹状突起	遺伝子発現 シナプス結合
N	α_{1B} (Cav 2.2)	神経終末 樹状突起 細胞体	トランスミッター放出
P/Q	α_{1A} (Cav 2.1)	神経終末 樹状突起 細胞体	トランスミッター放出
R	α_{1E} (Cav 2.3)	細胞体 樹状突起	シナプス統合 頻回発射

(新分類：*Neuron* **25**：533-535, 2000 より引用)

が異なる．一方，α_2 は酵素による切断により δ（24〜27 kDa）を失って生じる 143 kDa の蛋白質で，3本の細胞膜貫通部位をもつ．β は親水性の蛋白質で，α_1 の細胞質側に結合しており，リン酸化を受ける．α 鎖と β 鎖をコードする mRNA を同時にツメガエル卵母細胞に注入すると，α 単独よりも数十倍の電流が生じることから，α と β が共同して Ca^{2+} チャネル分子を形成している．γ は骨格筋のみで見出されている．

他方，T型とよばれる低い膜電位で開き，すばやく不活性化するチャネルが存在する．さらに，高閾値 Ca^{2+} チャネルも，薬理学的にジヒドロピリジン（DHP）系 Ca^{2+} 拮抗薬感受性の L 型以外に，貝毒 ω-conotoxin-GVIA（ω-Cg-GVIA）感受性の N 型，クモ毒 ω-agatoxin-IVA（ω-Aga-IVA）感受性の P 型，貝毒 ω-conotoxin-MVIIC（ω-Cg-MVIIC）感受性の Q 型が存在する（図 4-28）．ω-Cg-MVIIC は Q 型だけではなく，N と P 型 Ca^{2+} チャネルも抑制する．また，これら4薬物に非感受性の R 型もある．それぞれに対応する α_1 遺伝子の種類と神経細胞の局在を 表 4-7 に示した．L，N，P，Q と R 型からなる5種類の Ca^{2+} チャネルの分離過程を示す．2週齢ラット脳における5種類の Ca^{2+} チャネルの全電流に対する占有率は，図 4-28 C に示したように各脳部位で著明な差を示す．

K^+ チャネル

活動電位を終焉させるためにあるいは活動電位発射の頻度を変えたり，また一方細胞の静止膜電位をつくるため，K^+ を外に出すことにより外向き電流を発生する蛋白質を K^+ チャネルという．それには多くの分子種が知られている．

ショウジョウバエの X 染色体 16 F にマップされる *Shaker* 遺伝子の変異バエ株 *Shaker* は，エーテル麻酔をかけると脚を激しく震わせ（leg-shaking），腹部や触覚の攣縮などを示す．これは，カッツ（Katz B）により筋内で見出された（遅延整流でない）急速に活性化し，不活性化する一過性の K^+ 電流（A 電流）の障害によって，神経線維やハネを動かす筋肉などの活動電位の異常，および神経筋接合部の神経伝達物質の放出が遷延化するためである．そこでジャン夫婦ら（LY Jan & YN Jan, 1990）はこの *Shaker* 遺伝子のクローニングを行い，K^+ チャネルとしてはじめてその1次構造を決定した．

Shaker K^+ チャネル cDNA でコードされる蛋白質のアミノ酸配列は，Na^+ チャネルと Ca^{2+} チャネルにみられる4つの分子内繰り返し単位の1つに相当し，分子量約5〜6万の糖鎖を結合するポリペプチドである（図 4-29）．すなわち，S1，S2，

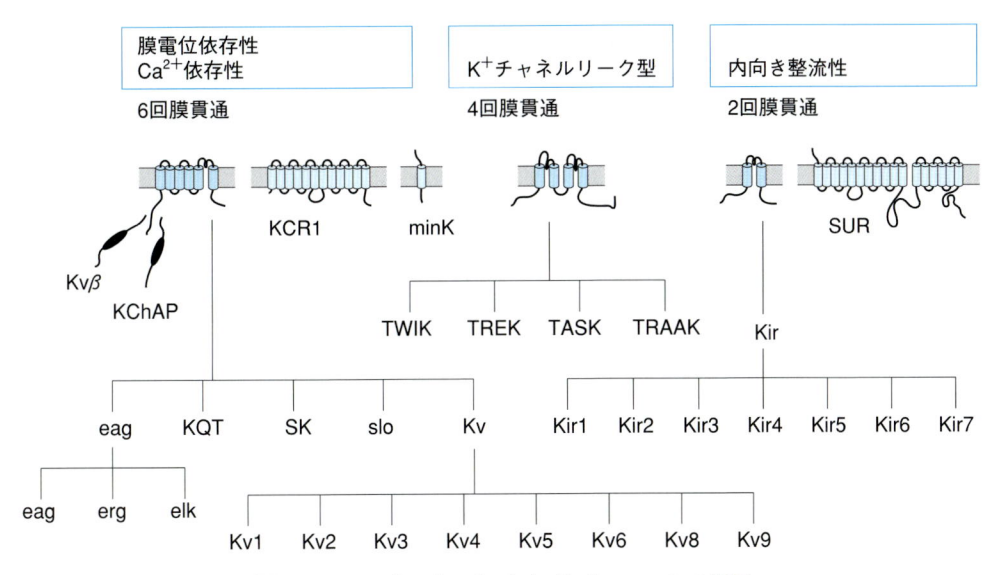

図 4-29　K⁺チャネル主（α）サブユニットの提示
膜トポロジーから3種類に分類，それぞれのグループに属するK⁺チャネルを示す．
(Coetzee WA, et al：*Ann NY Acad Sci*　868：233-285, 1999 より改変引用)

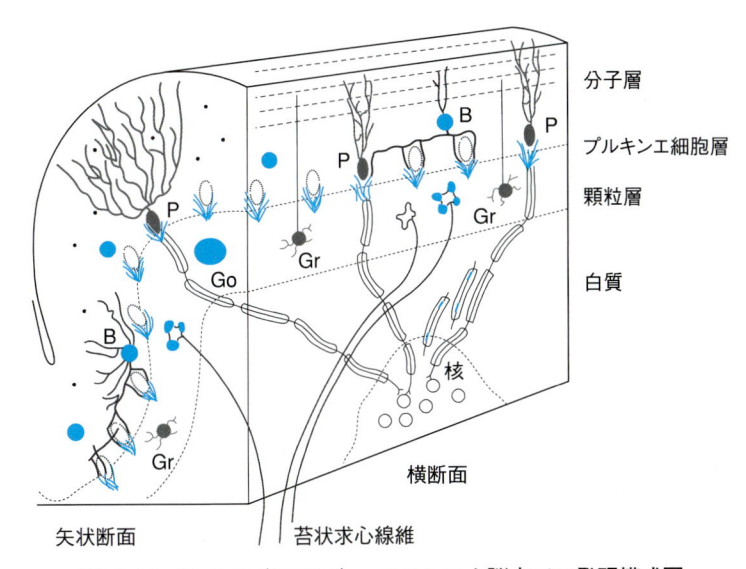

図 4-30　Kv 1.2（NGK 1）mRNA の小脳内での発現模式図
青色で示した部位に存在する．
(McNamara NM, et al：*Eur J Neurosci* 8：688, 1996 より改変引用)

S3, S5, S6の5つの疎水性の強い膜貫通領域とアルギニンあるいはリジンが3つ目ごとに約5～6個並ぶ特徴的な構造を示すS4セグメントの，合計6つの膜貫通セグメントが含まれている．S4セグメントは，電位センサーとしての機能を担っている．さらに，S2のグルタミン酸とS3のアスパラギン酸は，Na⁺チャネルとCa²⁺チャネルの各繰り返し単位の対応する位置によく保存されている．S5とS6との間にH5とよばれる膜に陥入していると思われる部分があって，それがK⁺の通過するチャネルポアを形成する．

図4-29に示すように，現在では膜電位依存性K⁺チャネルとして *Shaker*, *eag*, *elk*, *erg* やCa²⁺依存性K⁺チャネルの *slo* などの遺伝子が明らか

Kv3.1 mRNA発現	～0	+++	?
4-AP感受性K$^+$電流	++	+++	+
スパイク数	正常頻度	高頻度	低頻度

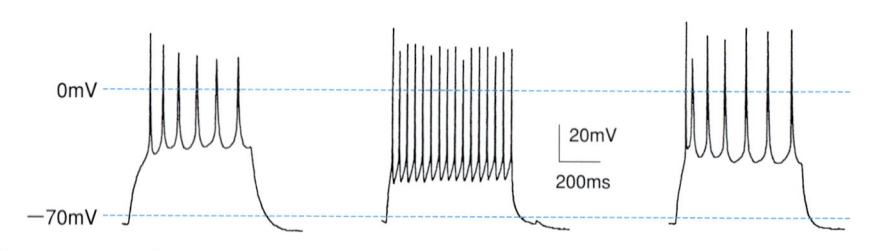

図 4-31　マウス新生児大脳IV層より培養した神経細胞の興奮性とK$^+$チャネル
長い脱分極刺激（1分）により生じる活動電位発火頻発度（スパイク数）により3種類に分けられる．
それぞれのタイプの細胞の4-アミノピリジンに対する感受性とKv 3.1 mRNA発現との相関を示す．

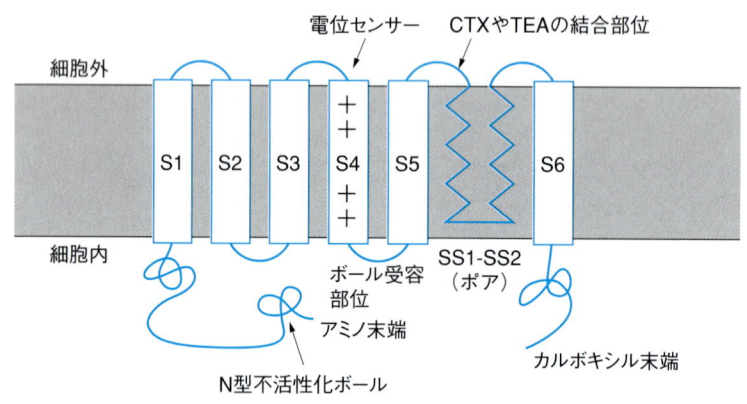

図 4-32　*Shaker* 型 K$^+$チャネルの構造模式図

になっている．また，H5と2個の膜貫通域からなる内向き整流電流（Kir）チャネルや，H5を2個もつタイプも見つかっている．

K$^+$チャネルの中枢神経内の局在は，例えば，Kv 1.2は，嗅脳，大脳，海馬，視床，下丘，小脳などに存在する．そして小脳では，苔状線維の終末とゴルジ細胞体も染まる．分子層のバスケット細胞の細胞体およびそのプルキンエ細胞体に接する終末が強染されることが報告されている（図4-30）．また Kv 3.1 は主に小脳顆粒細胞，深部小脳核投射神経，黒質，視床腹側，下丘側，上オリーブ核，聴覚神経核，大脳基底核，大脳，海馬に存在する．細胞体と軸索膜終末(樹状突起に少ない)に染まることが知られ，Ca^{2+}結合蛋白質としての

パルブアルブミンの存在と一致しておりGABA含有神経細胞に存在するとされている．

中枢神経細胞興奮性に対する個々のK$^+$チャネルの寄与を具体的に示すと，大脳第4層の細胞では，Eタイプトランジェント型と遅延整流と4-アミノピリジン（4 AP）感受性の外向きK電流が記録できる．このうち，4 AP感受性のK$^+$チャネルの発現が高頻度スパイク神経細胞に多いこと，またその細胞は Kv 3.1 を発現していることがわかった．したがって，Kv 3.1 は活動電位の持続時間短縮を行い，発火頻度を上昇させる作用をもつ（図4-31）．

N末端20ほどのアミノ酸（ボール）が，不活性化に必須である．この部分を削除したmRNAよ

表 4-8 イオンチャネル病

チャネル	チャネルサブユニット	遺伝子	病気
Ca²⁺	α1A	CACNA1A	脊髄小脳失調症6型
	α1A	CACNA1A	反復発作性運動失調症2型
	α1A	CACNA1A	家族性片麻痺性片頭痛
	α1S	CACNA1S	低カリウム性周期性四肢麻痺
	α1S	CACNA1S	悪性高熱症5型
	自己免疫		Lambert-Eaton 筋無力症候群
K⁺	Kvl.1	KCNA1	反復発作性運動失調症1型
	minK	KCNE1	QT延長症候群5型（Jervell and Lange-Nielsen症候群）
	Mir P 1	KCNE2	QT延長症候群6型
	Mir P 2	KCNE3	低カリウム性周期性四肢麻痺
	HERG	KCNH2	QT延長症候群2型
	Kir 1.1	KCNJ1	Bartter症候群2型
	Kir 2.1	KCNJ2	Andersen症候群
	Kir 6.2	KCNJ11	新生児持続性高インスリン血性低血糖症
	LQT 1	KCNQ1	QT延長症候群1型（Romano-Ward症候群）
	LQT 2	KCNQ2	良性新生児てんかん1型
	LQT 3	KCNQ3	良性新生児てんかん2型
	LQT 4	KCNQ4	常染色体優性非症候性感覚神経性難聴
	自己免疫		後天性ニューロミオトニア
Na⁺	Nav 1.1	SCN1A	熱性痙攣などを伴う全般てんかん2型
	Nav 1.4	SCN4A	高カリウム性周期性四肢麻痺
	Nav 1.4	SCN4A	先天性パラミオトニア
	Nav 1.4	SCN4A	カリウムにより増悪するミオトニア
	Nav 1.5	SCN5A	QT延長症候群3型
	Naβ1	SCN1B	熱性痙攣などを伴う全般性けいれん1型
Cl⁻	ClC-1	CLCN1	先天性ミオトニア（Thomsen病, Becker病）
	ClC-5	CLCN5	Dent病,（X染色体劣性）腎結石症
	ClC-7	CLCN7	大理石骨病

り発現したチャネルは，早い不活性化を生じない．また，この部分の合成ペプチドを細胞内に注入すると不活性化が生じることから，アームストロングによる不活性化の ball と chain 説でよく説明できる．ボールを受けとめる部分も S 4 と S 5 の間の細胞質側にある．他に C 末端側ではゆっくりした不活性化が生じる．最近一部の K⁺ チャネルに β サブユニットが存在することがわかり，これも不活性化に関与しているといわれている（図 4-32）．

内向き整流 K⁺ 電流を生じるチャネルは，高い内外の K⁺ 分子を引き込む働きをする．この内向き整流の機構は，細胞内 Mg^{2+} による電位依存性のブロックによる．また，チャネルが開口する膜電位の範囲は，外液中の K⁺ 濃度が高いほど陽性側にシフトする．この内向き整流 K⁺ チャネルのアミノ酸残基数は 390 前後と Shaker より短く，Shaker 遺伝子にある H 5 部分とその前後（S 5 と S 6）に相当する 2 カ所の膜貫通部位からなる．

G 蛋白質にカップルする内向き整流性 K⁺ チャネルは心筋由来で，ムスカリン性アセチルコリン受容体（m 2）により G 蛋白質を介して活性化される．内向き整流 K⁺ チャネルと同様，H 5，M 1（S 5），M 2（S 6）の 3 つの特徴ある部位をもつ．G 蛋白質 βγ との作用部位が C 末端細胞質領

BOX

■ イオンチャネル病

　イオンチャネルの異常による疾患は「チャネル病」，「チャネル異常症」あるいは「チャネロパチー」などと総称される．この場合イオンチャネルの範囲もさまざまな考え方があり，狭くはナトリウム，カリウム，カルシウムそしてクロライドの4種類のイオンチャネルに限定した考え方から，広くはイオンの出入りするチャネル（道）すべてという意味から，イオンチャネル型受容体はもとよりトランスポーターにまで広げる考え方まである．さらにその病因についても，本文にあるように重症筋無力症，Lambert-Eaton 症候群あるいは neuromyotonia などのような免疫性疾患もあれば，CAG リピート病としての脊髄小脳失調症6型などのような遺伝性疾患もある．

　神経系のイオンチャネル異常を通覧してみると，それらがいくつかのカテゴリーに括ることができる．第一のカテゴリーはいわゆる「痙攣性疾患」であり，いくつかのイオンチャネル異常による遺伝性てんかんやグリシン受容体異常によるびっくり病などがこれに属する．第二のカテゴリーは「運動麻痺やミオトニア」であり，カルシウムイオンチャネルやナトリウムイオンチャネル異常による周期性四肢麻痺あるいはクロライドイオンチャネル異常による先天性ミオトニアなどがこれに属する．いずれも筋肉を舞台とする疾患である．第三のカテゴリーが「小脳性運動失調症」である．これにはカルシウムイオンチャネルのα1Aサブユニット遺伝子内のCAGリピートの異常伸長による脊髄小脳失調症6型やカリウムイオンチャネル異常による周期性失調症などがこれに属する．当然ながらイオンチャネルは心臓や腎臓などにも発現しており機能的にも重要な働きをしているし，それぞれに特有なチャネロパチーもある．しかし，であるにもかかわらず，なぜ神経系のチャネロパチーだけがこうしたカテゴリーに分けられるのかは不思議といえば不思議である．おそらくは，イオンチャネルそのものが細胞膜の興奮性と関わっており，膜の興奮性の異常が最も重要な意味をもつのは神経系と筋肉だからであろう．

（国立精神・神経センター　金澤一郎）

域に存在する．

Cl⁻チャネル

　膜電位依存性 Cl⁻チャネルは，脱分極活性化型 Cl⁻チャネル，過分極活性型 Cl⁻チャネル，およびベル型電位依存性 Cl⁻チャネルに分類される．その他に，細胞内サイクリック AMP に感じて開閉するもの，細胞内の Ca^{2+} に依存して開閉するものなどがある．

　ラットの骨格筋 Cl⁻チャネル（CLC-1）や，Torpedo 発電器官や筋肉の Cl⁻チャネルの1次構造は，12個の膜貫通セグメント（M 1-M 12）をもつ単一ペプチドである．筋緊張症のモデル動物とされる ADR マウスでは，この Cl⁻チャネルをコードする遺伝子に ETn ファミリートランスポゾンが挿入され，Cl⁻チャネルの機能障害が生じている．また，脳に多く存在する Cl⁻チャネルは CLC-3 と CLC-4 である．

イオンチャネル病

　イオンチャネルの遺伝子の同定が進むなかで，イオンチャネル遺伝子の変異や自己免疫が疾患をきたすことがわかってきた（**表 4-8**）．神経終末の Ca^{2+} チャネルに対する抗体による Ca^{2+} 流入不全によるアセチルコリン放出能低下により生じる筋麻痺（Lambert-Eaton 症候群）がそれである．脊髄小脳変性は主に小脳系に変性をきたす一群の病気である．脊髄小脳失調症6型（SCA 6）は，常染

色体優性遺伝形式をとる変性疾患で，電位依存性 Ca^{2+} チャネルの α 1A サブユニットの C 末端に CAG リピートの異常伸長が原因のポリグルタミン病の1つであることが明らかにされた．心臓の KvLQT K^+ チャネルの神経組織に発現しているホモローグ KCNQ2 と KCNQ3 がある．これらの点変異はドミナントネガティブな効果をもち，稀な病気ではあるが，新生児にみられる成長とともに消える良性てんかんの原因であることが明らかにされた．さらに KCNQ4 は聴覚有毛細胞に発現しており，難聴はこの遺伝子変異によることがわかった．

イオンチャネル遺伝子に関する爆発的なデータの集積がこの10～20年に行われた．その結果，神経細胞興奮性のメカニズムが同定されたイオンチャネル分子に基づいて理解できるようになってきた．またそれらの異常による神経疾患もわかってきた．しかし，イオンチャネルが脳のある部位の個々の脳細胞でどのように機能しているかなど未解決の問題も多い．

参考文献

1) Conley EC, Brammar WJ : *The Ion Channel Fact Book IV* : *Voltage-Gated Channels*. Academic Press, San Diego, pp. 1-860, 1999
2) Rudy B, Seeburg P : Molecular and functional diversity of ion channels and receptors. *Ann New York Acad Sci* **868** : 1-774, 1999
3) Higashida H, Yoshioka T, Mikoshiba K : Molecular basis of ion channels and receptors involved in nerve excitation, synaptic transmission and muscle contraction. *In* : Memory of Professor Shosaku Numa. *Ann New York Acad Sci* **707** : 1-565, 1993
4) 東田陽博：イオンチャンネル1. メジカルビュー社, pp. 1-226, 1993
5) 東田陽博：イオンチャンネル2. メジカルビュー社, pp. 1-198, 1993
6) 東田陽博，横山 茂：カリウムチャネルの分子構造と機能. 蛋白質・核酸・酵素 **40** : 2275-2319, 1995
7) 村越隆之, 栗原 崇, 三枝弘尚, 他：イオンチャネルの分子生物学. 羊土社, pp. 1-139, 1998
8) 岡田泰伸：チャネルとトランスポーター——その構造と疾病への関与. メビオ **15** : 11-130, 1998
9) 曽我部正博：イオンチャネル，電気信号をつくる分子シリーズ ニューバイオフィジクス5. 共立出版社, pp. 1-224, 1997

6 トランスポーター

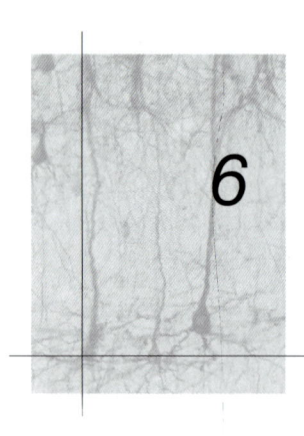

野田百美　前野浩巳　和田圭司

　トランスポーターとは，イオンの濃度勾配を利用して膜の外から内へ（あるいは内から外へ）基質を能動輸送する蛋白質のことである．脳に発現するトランスポーターは1990年初頭に最初の遺伝子が単離されて以来，その分子的実体が次々に明らかにされており，いずれも高次脳機能の発現・維持，あるいは精神神経疾患の発症・進行に重大な関与をしていることが示されている．本項では脳に発現するトランスポーターの概略を述べ，次いでグルタミン酸トランスポーターを例にして脳機能における重要性について解説する．

トランスポーター概略

　脳に発現するトランスポーターには，細胞表面に発現して神経伝達物質の作用の不活化に関係するものと，シナプス小胞膜に存在して神経伝達物質の貯蔵に関係するものとが存在する．小胞膜のトランスポーターがH^+依存性であるのに対し，細胞膜のトランスポーターはNa^+/Cl^-もしくはNa^+/K^+依存性である．

1　Na^+/Cl^-依存性トランスポーター

　Na^+/Cl^-依存性トランスポーターには，グリシンやGABAあるいはドパミン，セロトニン，ノルアドレナリンなどのアミンを基質とするトランスポーターが存在する．12回膜貫通型であり，アミノ酸配列の相同性から3群に分けることができる

（図4-33, 4-34）．ニューロンあるいはグリアの細胞膜に存在し，複数のアイソフォームが存在する場合もある．

　このファミリーのトランスポーターは薬物との関連で重要である．ドパミントランスポーターはパーキンソン病様病態を誘発する神経毒MPP^+を選択的に取り込み，コカインはドパミントランスポーターに結合してドパミンの取り込みを阻害する．また，抗うつ薬はモノアミントランスポーターを濃度依存的に抑制することが報告されている．例えば，三環系の抗うつ剤はノルエピネフリントランスポーターやセロトニントランスポーターに結合して，基質の取り込みを阻害する．選択的セロトニン取り込み阻害剤（SSRI）の作用部位はセロトニントランスポーターである．相同遺伝子組換え法によりそれぞれのトランスポーター遺伝子の欠損マウスが報告されている．ドパミントランスポーター欠損マウスではコカインやアンフェタミンに対する感受性が脱落し，自発運動量の増加など行動学的異常を呈する．逆にノルエピネフリントランスポーター欠損マウスでは中枢神経興奮薬に対する感受性が亢進していた．

　分子遺伝学的な解析から，セロトニントランスポーター遺伝子の転写調節領域の多型と不安に関する性格の相関性が示されて以来，遺伝子多型と疾患や性格の相関に関する興味深い報告が続いている．セロトニントランスポーター遺伝子コーディング領域ではさらに気分障害との関連性が注目されている．注意障害においてはドパミン受容体D4遺伝子とともにドパミントランスポーター

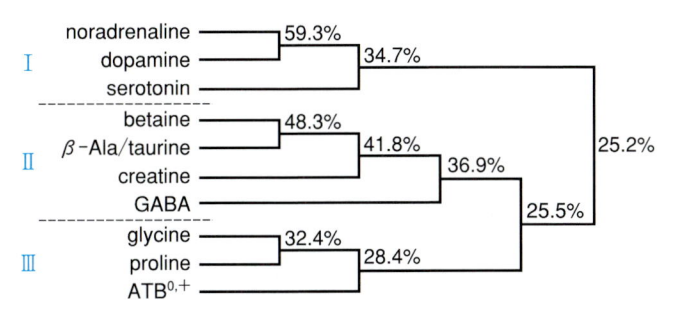

図 4-33 Na$^+$/Cl$^-$依存性トランスポーターファミリー
(Seal RP, et al : *Neuron* 25 : 695-706, 2000 より一部改変引用)

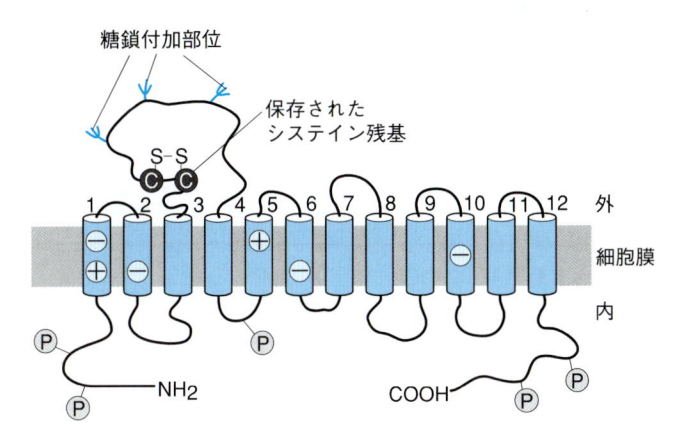

図 4-34 Na$^+$/Cl$^-$依存性トランスポーターの2次構造モデル
(金井好克, 1999[2]) より改変引用)

遺伝子多型との相関性が指摘されている.

2 Na$^+$/K$^+$依存性トランスポーター

神経伝達物質のトランスポーターではグルタミン酸トランスポーターが唯一このファミリーに属する. 構造については諸説あるが, 12回膜貫通型トランスポーターとの間にはアミノ酸配列の相同性はない(図4-35). 現在まで少なくとも5種のアイソフォームが報告されている. このうち成体脳ではGLAST (EAAT 1), GLT-1 (EAAT 2) はグリア細胞に, EAAC 1 (EAAT 3) はニューロンに広く存在する. 他方, EAAT 4 は小脳プルキンエ細胞に, EAAT 5 は網膜に限局した分布を示す.

これまでの研究からグルタミン酸トランスポーターは, 細胞外グルタミン酸濃度の調節にきわめて重要な役割を果たしていることが示されている. 神経回路の可塑性だけでなく, 病態においては神経細胞死, グルタミン酸興奮毒性などとの関連に着目し, その作用薬の開発も盛んである. これについては後述する.

3 H$^+$依存性トランスポーター

シナプス小胞膜に存在するトランスポーターがこのファミリーに属する. Vacuole type H$^+$-ATPaseにより形成されるプロトン勾配を利用して基質を輸送する. これまでにモノアミントランスポーター, アセチルコリントランスポーター,

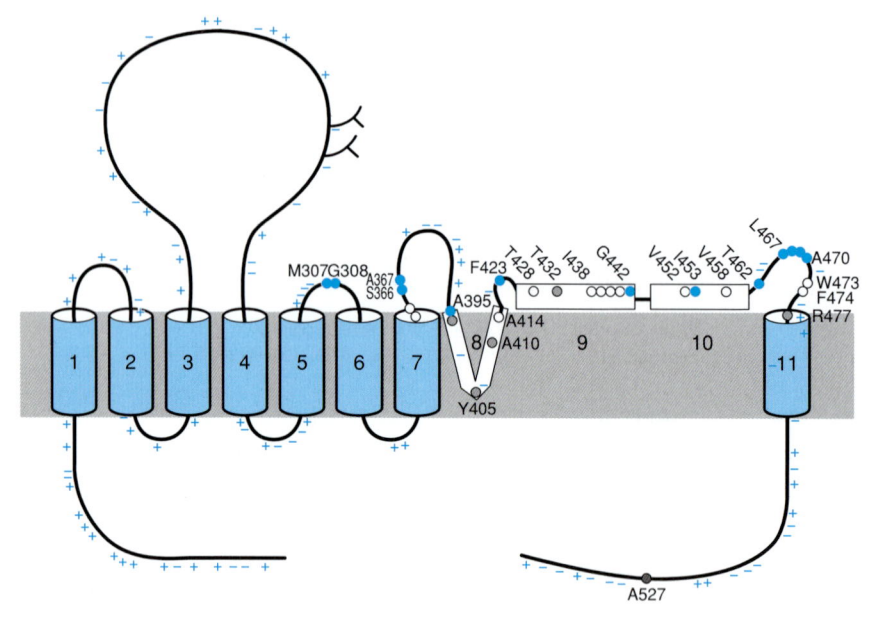

図 4-35 Na⁺/K⁺依存性トランスポーター（グルタミン酸トランスポーター）の2次構造モデル（金井好克，1999²⁾より改変引用）

GABAトランスポーターの遺伝子が同定されていたが，ごく最近グルタミン酸トランスポーター（VGLUT 1）も同定された．モノアミントランスポーターとアセチルコリントランスポーターはアミノ酸配列が近似し，グルタミン酸トランスポーターとともに Na/PO_4 トランスポータースーパーファミリーに属する．GABAトランスポーターは独自のファミリーを形成する．いずれのトランスポーターも細胞膜型のトランスポーターとはアミノ酸配列で相同性はない．機能的にはシナプス小胞における神経伝達物質の貯蔵・濃縮に重要な役割を果たす．GABAトランスポーターに続くグルタミン酸トランスポーターの同定は神経細胞が興奮性，抑制性を選択していく分子機構の解明に貢献するであろう．また，VGLUT 1 に相同性の高い VGLUT 2 も同定された．VGLUT 2 は脳特異的な発現を示すが，脳内の分布は VGLUT 1 の分布と完全に一致しない．VGLUT 2 の機能解析が待たれるが，小胞型グルタミン酸トランスポーターには複数のアイソフォームが存在する可能性が考えられる．

一般に小胞性トランスポーターは細胞膜型に比べて基質である神経伝達物質に対する親和性は高くないが，どの神経伝達物質を取り込むかという基質の選択に関しては，細胞膜型よりもきわめて厳密であるとされている．この高い基質選択性の分子基盤解明は，トランスポーターだけでなく薬理学一般の発展にも貢献するはずである．

グルタミン酸トランスポーター

1 グルタミン酸トランスポーターと神経伝達

先に述べた小胞性グルタミン酸トランスポーターVGLUT 1 は，実は脳グルタミン酸作動性ニューロンに特異的に発現する Na⁺依存性リン酸輸送（BNPI）と同一であることが最近判明した．つまり，BNPI がシナプス小胞のグルタミン酸トランスポーターとして機能し，グルタミン酸の取り込みと放出を行っている．また，ラット海馬より単離した GABA 作動性ニューロンに BNPI を強制発現した場合，グルタミン酸作動性を獲得することが示された．

シナプス小胞に取り込まれたグルタミン酸は小胞の細胞膜への融合により量子的に放出され，シ

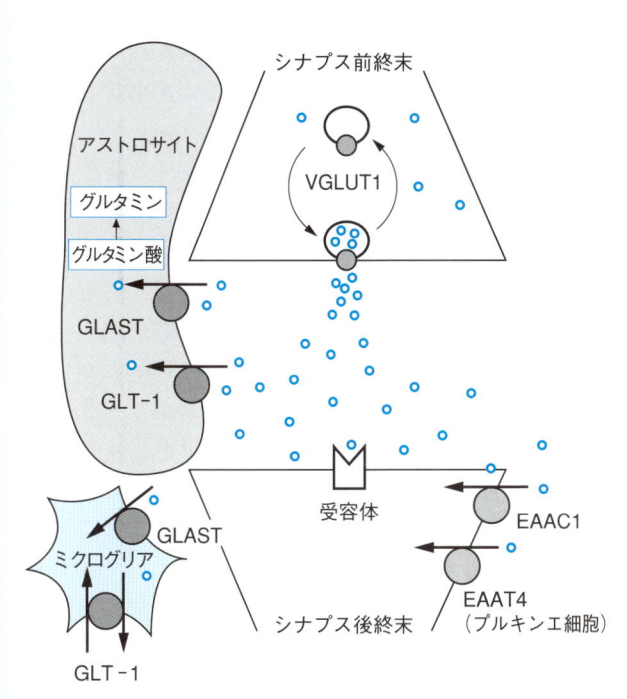

図 4-36　シナプスとグルタミン酸トランスポーター

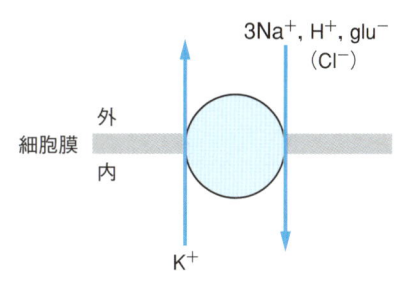

図 4-37　グルタミン酸トランスポーターの基質取り込み機構（正常時）

しているかは不明であるが，病態時や傷害時には発現や機能が上昇していることが示されている（図4-36）．

　神経型グルタミン酸トランスポーターの重要性については不明な点が多いが，特にEAAC1とEAAT4はシナプス間隙の外側に位置するため，グルタミン酸の取り込みにおける役割は他のサブタイプに比べて低いと考えられる．しかし，虚血時などの病態時には，シナプス前終末にあるグルタミン酸トランスポーターの逆転がグルタミン酸の放出を主に担っている，という報告がある．

　神経細胞の興奮はただちにグリア細胞，特にアストロサイトのグルタミン酸トランスポーターを活性化させるが，逆にアストロサイトがグルタミン酸トランスポーターを介して積極的に神経の興奮性を調節している，という見方もある．グルタミン酸トランスポーターはグリア型（GLT-1）および神経型（EAAT3/EAAC1）ともに，1個のグルタミン酸分子と3個のNa^+イオン，および1個のH^+イオンが同方向へ輸送され，逆方向へ1個のK^+イオンが輸送されると考えられている．サブタイプによってはCl^-イオンが輸送される場合もある（図4-37）．したがって，グルタミン酸が輸送される方向へ電荷が移動することになり，グルタミン酸の取り込みはすなわち細胞にとって内向き電流が生じることになって，膜は脱分極する．神経細胞を取り巻くアストロサイトでグルタミン酸の取り込みが起こると，アストロサイトの脱分極が起こり，神経細胞の興奮性を変化させることが報告されている．また，神経細胞とアストロサイト間には特殊な結合組織があって連結してお

ナプス伝達が行われる．シナプス前終末からシナプス間隙に放出されたグルタミン酸は，シナプス後膜にあるグルタミン酸受容体に作用する以外は，速やかに神経終末やグリア細胞膜にある細胞膜型のグルタミン酸トランスポーターによって細胞内へ取り込まれる．特にグリア細胞では，グルタミン酸をグルタミンに変換する酵素がたくさんあるため，グリア細胞内のグルタミン酸濃度は低く保たれていて，それだけグルタミン酸を取り込む能力があると考えられている．このグリア細胞による速やかなグルタミン酸の取り込みがシナプス間隙からグルタミン酸が漏れ出て（spill over），近傍の代謝型グルタミン酸受容体を刺激したりグリシン応答を抑制したりするのを防いでいると示唆されている．グリア型（GLT-1）グルタミン酸トランスポーターの発現は，神経から放出される何らかの信号によって制御されていることが示されており，神経とグリア細胞がグルタミン酸処置に対して連絡を取り合っているようで興味深い．グリア型グルタミン酸トランスポーターはアストロサイトだけでなく，脳内で免疫を司っているミクログリアにも存在する．正常時にどれだけ機能

り，今後，さらにグルタミン酸トランスポーターを介した神経・グリア細胞の連関とその機能解明が期待される．

2　グルタミン酸トランスポーターと神経発生

発達に伴う発現変化については，GLT-1，GLASTともそのダイナミックな変化が特徴的で，胎生期および生後2, 3週にピークをもつ二相性の発現が広範囲の部位で認められる．このことはグリア型グルタミン酸トランスポーターが神経組織の発生，神経回路の発達に積極的に関係している可能性を示唆しており興味深い．とりわけGLASTは，放射状グリアの発生分化を追ううえでよきマーカー分子になり得ることがこれまでの研究で示されている．脳室層で発生した幼若ニューロンは脳表面に向かって移動する際，放射状グリアに接触しながら移動すると考えられている．放射状グリアはこれまで選択的マーカーが乏しかったが，GLASTとの関連性の発見でその機能解析が進むと考えられる．またGLT-1は神経発生の段階においてはニューロンにも発現する．細胞特異的発現の制御機構を解析するうえでも興味深い現象である．

3　グルタミン酸トランスポーターと病態・創薬

発現・分布の解析からグリア型トランスポーター，なかでもGLT-1がグルタミン酸の取り込みに関して主要な分子と考えられる．グルタミン酸トランスポーターは細胞外グルタミン酸濃度を低値に保ち，神経細胞をグルタミン酸興奮毒性から保護するのに重要であるが，実際GLT-1を欠損したマウスでは臨床神経学的には痙攣が著明で，脳細胞保護力も低下していた．この結果は個体レベルにおいてGLT-1が脳内の主要なグルタミン酸除去分子であることを示すだけでなく，GLT-1欠損マウスはグルタミン酸興奮毒性のきわめて優れた個体モデルであることを示す．実際GLT-1欠損マウス脳においてシナプス間隙のグルタミン酸濃度が上昇していることも示されてい

る．なお疾患との関係では，GLT-1 RNAのスプライシング異常と筋萎縮性側索硬化症の因果関係が報告されているが，否定的な報告も多い．

グルタミン酸トランスポーターに作用する薬物はとりわけ病態との関連でその開発が盛んである．脳血管障害など脳虚血・低酸素の場合，ATPの枯渇などによりイオン濃度勾配が消失し，細胞外 K^+ イオン濃度の上昇による脱分極の結果，グルタミン酸トランスポーターが逆向きに回転する可能性が指摘されている．その結果，かえって細胞外グルタミン酸が上昇し，病態をより悪化させることになる．グリア型の逆向きグルタミン酸トランスポーターの活性化は，アミロイド蛋白によっても起こることが報告されており，アルツハイマー病脳におけるグルタミン酸毒の機序が示唆されている．したがってグルタミン酸トランスポーターの阻害剤，とりわけ逆回転の阻害剤は神経細胞死を防ぐ重要な薬物になりうる．逆に，グルタミン酸トランスポーターの刺激薬は，グルタミン酸トランスポーターの機能低下に伴う病態，たとえば神経変性疾患のよき治療薬になることが期待される．実際パーキンソン病治療薬として知られているブロモクリプチンなど，麦角アルカロイドは，グルタミン酸トランスポーターのグルタミン酸に対する親和性を増大させることが報告されている．

今後の展望

これまでの研究からトランスポーターの重要性が再確認されているが，今後は生理的・病態生理的役割の解明だけでなく，「治療」を視野に入れた研究の一層の展開が必要になってくるであろう．従来のトランスポーターを標的にした創薬だけでなく，例えば，内在性トランスポーター分子の賦活（あるいは抑制）や遺伝子導入など外来性にトランスポーター機能を制御する技術の確立が強く望まれるようになるであろう．また，分子遺伝学的研究においては遺伝子多型の研究が一層展開するであろう．疾患との相関性だけでなく，人格な

ど人間の根幹に関する生物学的基盤の研究も倫理的配慮などに関し社会的コンセンサスが得られた場合大きく飛躍する可能性がある．

参考文献

1) Anderson CM, Swanson RA：Astrocyte glutamate transport：Review of properties, regulation, and physiological functions. *Glia* **32**：1-14, 2000
2) 金井好克：Na$^+$依存性アミノ酸トランスポーター．生体の科学 **50**：291-297, 1999
3) 金井好克：脳のトランスポーターと薬理．臨床神経科学 **18**：124-125, 2000；ibid, **18**：246-247, 2000
4) Takamori S, Rhee JS, Rosenmund C, et al：Identification of a vesicular glutamate transporter that defines a glutamategic phenotype in neurons. *Nature* **407**：189-194, 2000
5) 田中光一：イオンポンプおよびトランスポーター．脳の科学 **1999年増刊号**：53-60, 1999
6) Kullmann DM, Asztely F：Extrasynaptic glutamate spillover in the hippocampus：Evidence and implications. *Trends Neurosci* **21**：8-14, 1998
7) 和田圭司：てんかんとグルタミン酸トランスポーター．蛋白質核酸酵素 **43**：244-250, 1998
8) 和田圭司：トランスポーター．金子章道, 川村光毅, 植村慶一編：脳と神経―分子神経生物学入門．共立出版, pp. 137-146, 1999
9) Noda M, Nakanishi H, Akaike N：Glutamate release from microglia via glutamate transporter is enhanced by amyloid-beta peptide. *Neuroscience* **92**：1465-1474, 1999
10) Rossi DJ, Ooshima T, Attwell D：Glutamate release in severe brain ischaemia is mainly by reversed uptake. *Nature* **403**：316-321, 2000

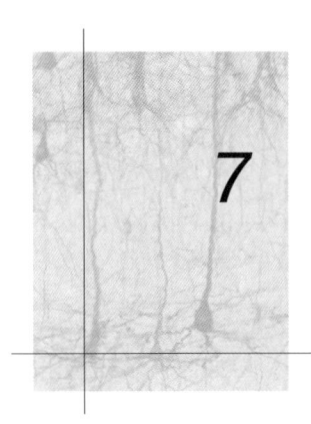

7 細胞内カルシウム制御機構
細胞内カルシウム放出機構を中心に

御子柴 克彦

カルシウムイオン（Ca^{2+}）は，金属イオンとしては唯一の細胞内セカンドメッセンジャーsecond messengerである．生理的な状態の細胞内Ca^{2+}濃度は10^{-7}M，細胞外濃度は10^{-3}Mを維持している．外界からの種々の刺激に対応して細胞外からの細胞表面膜を介するCa^{2+}流入と，細胞内小器官（主に滑面小胞体，その他にミトコンドリアがある）からのCa^{2+}放出の機構が協調的に働き，時間的・空間的に特異な細胞内のCa^{2+}変動を引き起こし，多様な生理機能を引き起こす．

はじめに

カルシウムは地核を構成する全元素の3％を占め，金属元素ではアルミニウム，ナトリウムに次いで3番目に豊富なものである．カルシウムは天然水に比較的大量に含まれている．Ca^{2+}は生体において必須のシグナル伝達分子として生理機能に関わっている．動物体内に存在するカルシウム総量のほとんどは，骨，歯，などの硬組織にヒドロキシアパタイトの形で存在しており，きわめてわずかな量のカルシウムがイオン（Ca^{2+}）の形で細胞内外の体液中に存在している．細胞内のCa^{2+}濃度は10^{-7}Mと非常に低い．細胞膜を介して細胞外からCa^{2+}が流入したり，細胞内小器官から細胞質内にCa^{2+}が放出されることにより，Ca^{2+}依存性の種々の生理機能が活性化される．そしていったん上昇した細胞内のCa^{2+}は種々の排出系により速やかに細胞外あるいは小胞体内へ移り，細胞内は再び低Ca^{2+}濃度の定常状態に戻る．Ca^{2+}の関与する細胞機能は以下のように多岐に渡っている．

(1) 刺激—分泌共役（ホルモン分泌，神経伝達物質放出），(2) 刺激—収縮共役（筋収縮），(3) 神経伝達物質の生合成，(4) 細胞の形態，運動，(5) 細胞分裂，(6) 軸索流，(7) シナプスの可塑性，(8) 遺伝子発現，(9) 受精，(10) 背腹軸決定（腹側化因子として）のほか，種々の代謝反応などがある．

細胞内 Ca^{2+} 濃度の調節メカニズム

Ca^{2+}は細胞内では重要なセカンドメッセンジャーとして知られている．定常時の細胞内のCa^{2+}濃度は細胞外Ca^{2+}濃度（1～2 mM）に比べて1～2万分の1というきわめて低い濃度（約100 nM）であり，細胞表面膜の外と内で大きな濃度勾配ができている．細胞膜に存在するCa^{2+}-ATPaseやNa^+/Ca^{2+}エクスチェンジャーが細胞質内のCa^{2+}を細胞外へ排出したり，小胞体や筋小胞体などの細胞内Ca^{2+}貯蔵庫に存在するCa^{2+}-ATPaseが貯蔵庫内腔へ取り込む機構が働くためである．また，細胞質にはCa^{2+}結合蛋白質が存在し，遊離したCa^{2+}をトラップする機構がある．厳密に制御された細胞内Ca^{2+}が一時的に数100 nM以上に上昇すると，Ca^{2+}依存性の酵素や蛋白質の活性が変化して，多彩な生理機能の発現を引き起こす．

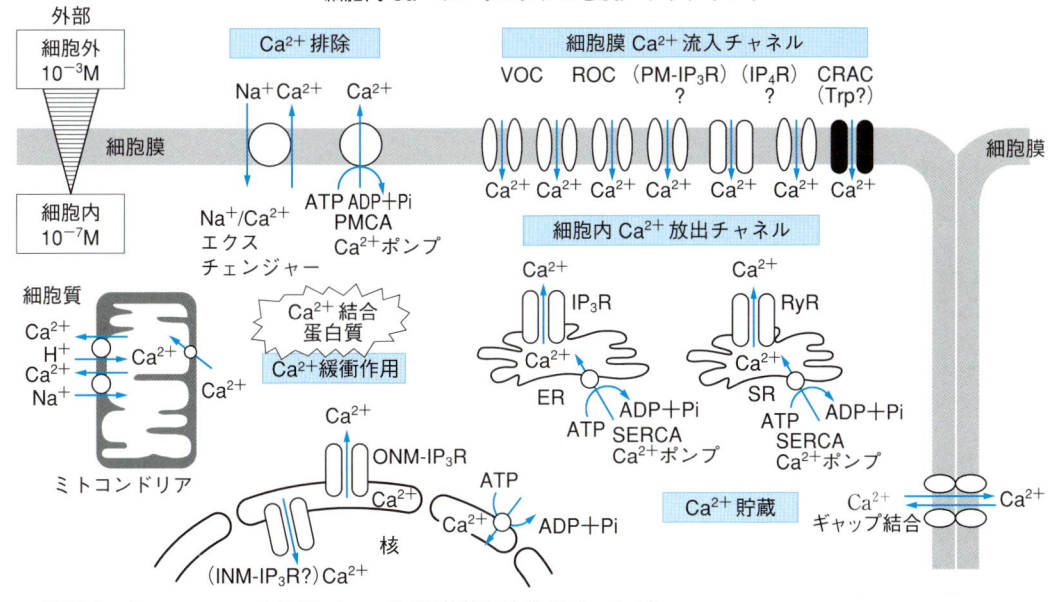

図 4-38 細胞内 Ca^{2+} 動態を制御する種々の機構（Mikoshiba K, 2003[1]）より引用）

VOC：voltage operated Ca^{2+} channel（電位依存性 Ca^{2+} チャネル）
ROC：receptor operated Ca^{2+} channel（レセプター依存性チャネル）
PM-IP$_3$R：IP$_3$ receptor like immunoreactive plasma membrane channel（細胞膜上の IP$_3$R 様チャネル）
IP$_4$R：IP$_4$ receptor（IP$_4$ により開くチャネル）
CRAC：Ca^{2+} release activated Ca^{2+} channel（小胞体からの Ca^{2+} 放出により活性化される Ca^{2+} チャネル）
PMCA：plasma membrane Ca^{2+} pump（細胞膜上の Ca^{2+} ポンプ）
INM-IP$_3$R：inner nuclear membrane IP$_3$R（核膜の内膜の IP$_3$R）
SERCA：sarcoendoplasmic reticulum Ca^{2+} pump（小胞体上の Ca^{2+} ポンプ）
ER：endoplasmic reticulum（小胞体）
SR：sarcoendoplasmic reticulum（筋小胞体）

細胞内 Ca^{2+} シグナル

細胞刺激により誘発される Ca^{2+} シグナルは，細胞外からの流入と細胞内貯蔵庫からの放出の 2 つの経路からなる．Ca^{2+} 流入は，細胞表面膜上の電位依存性 Ca^{2+} チャネルやイオンチャネル型受容体（NMDA 型グルタミン酸受容体など）の活性化により起こる．Ca^{2+} 放出は，刺激で Ca^{2+} 放出能をもつセカンドメッセンジャーのイノシトール 1,4,5 三リン酸（D-myo-inositol 1,4,5-trisphosphate；IP$_3$ または InsP$_3$ と略記）が産生され，これが Ca^{2+} 貯蔵庫に作用して Ca^{2+} を細胞質へ放出する（IP$_3$-induced Ca^{2+} release；以下 IICR と略）（図 4-38）．IP$_3$ と Ca^{2+} は小胞体に局在する Ca^{2+} 放出チャネルである IP$_3$ レセプターに作用して IICR を導く（図 4-39, 40）．筋小胞体の Ca^{2+} 放出チャネルは ryanodine 受容体（RyR）で，細胞内 Ca^{2+} が上昇すると，さらに Ca^{2+} シグナルを増幅する Ca^{2+} 誘導 Ca^{2+} 放出（Ca^{2+}-induced Ca^{2+} release；CICR）に関与する．

細胞内で上昇した Ca^{2+} はポンプ機構により速やかに定常 Ca^{2+} レベルに戻る．Ca^{2+} シグナルは一過性で他のセカンドメッセンジャーに比べて寿命はきわめて短く，細胞内の作用範囲もきわめて狭い（Xenopus 卵で，それぞれ～3 ms，～0.1 μm（表 4-9）．このため Ca^{2+} シグナルは Ca^{2+} 上昇点（つまり Ca^{2+} チャネル部位）をピークとして濃度勾配をつくる．これを Ca^{2+}（microdomain）といい，作用する細胞内ターゲットを限定する Ca^{2+} シグナルの特徴である．標的分子の細胞内における空間的局在の違いや Ca^{2+} に対する親和性の違いから，

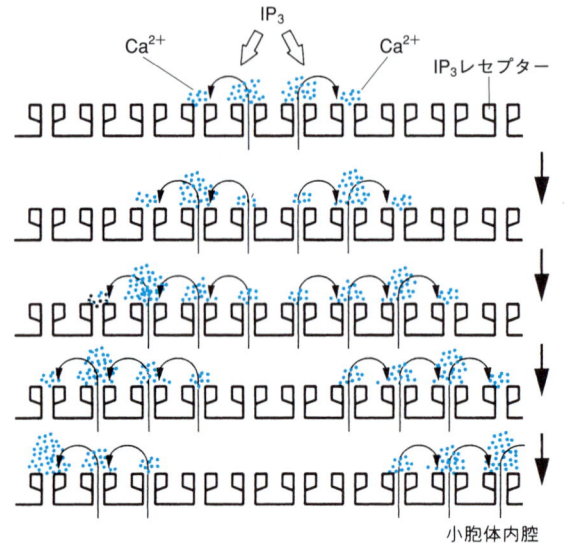

図 4-39 Ca²⁺の波や振動が伝播されるしくみ

IP_3は拡散性セカンドメッセンジャーとして，細胞内を広く拡散し，IP_3レセプターのある場所においてCa^{2+}を放出する．細胞内に多種のCa^{2+}結合蛋白質が大量にあるのですぐに捕捉されてしまうために，細胞内での拡散距離と寿命はきわめて短い．そこで放出されたCa^{2+}はすぐ隣のIP_3レセプターを活性化し，順次伝播する．いったん活性化されたIP_3レセプターは不活性化され，波や振動の産生が抑えられる．

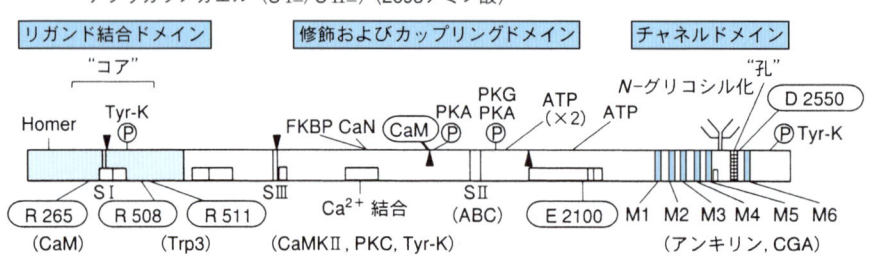

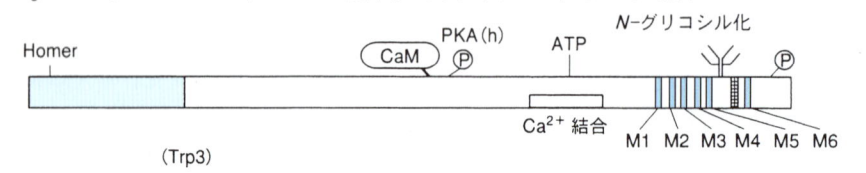

(Mikoshiba K, 2003[1]より引用)

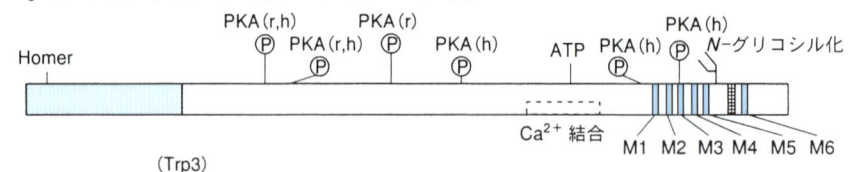

Tyr-K：tyrosine kinase
CaN：calcineurin
PKG：protein kinase G
PKC：protein kinase C
FKBP：FK 506 binding protein
PKA：protein kinase A
CaMK II：calmodulin dependent protein kinase II
PKA (h)：protein kinase A (human) 〈ヒトでPKAによりリン酸化される部位〉
PKA (r, h)：protein kinase (rat, human) 〈ラットとヒトでPKAによりリン酸化される部位〉

図 4-40 3種のIP_3レセプターの構造・機能相関
(Mikoshiba K, 2003[1]より引用)

表 4-9　IP_3とCa^{2+}の細胞内での拡散距離と寿命

メッセンジャー	拡散係数（$\mu m^2/s$）	寿命（s）	拡散距離（μm）
Ca^{2+}			
遊離イオン	223	0.00003	0.1
緩衝化	13	1	5
IP_3	280	1	24

Ca^{2+}とIP_3は同じセカンドメッセンジャーであるにもかかわらず，拡散距離と寿命に大きな差がみられる．Ca^{2+}は局所（Ca^{2+}が放出された近傍でのみ）で作用することが明らかである．この原因として，細胞内には膨大な量で多種のCa^{2+}結合蛋白質があるため，遊離したCa^{2+}は速やかに捕捉されてしまうことによると考えられる．
(Allbritton Nら，1992[23])より引用)

Ca^{2+}流入とCa^{2+}放出で異なったCa^{2+}シグナル伝達がくるために，特異的な細胞機能をもたらすことになる．

1　細胞表面膜でのCa^{2+}流入の調節機構
（図4-38）

細胞膜には，Ca^{2+}チャネルが存在するが，その機構の違いから受容体作動性Ca^{2+}チャネル receptor-operated Ca^{2+} channel (ROC) と電位依存性Ca^{2+}チャネル voltage-operated Ca^{2+} channel (VOC) に分類される．ROCは，受容体刺激に共役して受容体そのものにチャネルが構成されているものを総称し，以下に紹介するサイクリックヌクレオチド作動性カチオンチャネル，神経ニコチン性アセチルコリン受容体，NMDAレセプター，AMPAレセプターなどがある．また，VOCは膜の脱分極によって作動して細胞外からのCa^{2+}流入が起こる．

◆ 電位依存性Ca^{2+}チャネル

電気生理学的，薬理学的性質の違いにより，T型チャネル，L型，N型，P型，Q型，R型チャネルに分けられる．電位依存性Ca^{2+}チャネルは基本的には$\alpha 1$, $\alpha 2$-8, βの3種のサブユニットからなるヘテロオリゴマーである．骨格筋L型チャネルではこれ以外にγサブユニットを，またP/Q型チャネルでは95 kDの糖蛋白質を組み込んでいる．$\alpha 1$は共通であり，電位センサー，イオン選択フィルター，チャネルポアなどを有しており，最も重要なサブユニットである．

βサブユニットは親水性の高い蛋白質で，膜貫通領域がみられない．細胞質側から$\alpha 1$と相互作用すると考えられる．$\alpha 1$とβサブユニットの共発現により，電流量の増強やキネティクスの変化など，チャネル特性やリガンド結合に影響する．αサブユニットはβサブユニットが存在して電流量などを調節して生理機能を発揮すると考えられている．

◆ サイクリックヌクレオチド作動性カチオンチャネル

サイクリックヌクレオチド作動性カチオンチャネル cyclic nucleotide gated cation channel はcGMPやcAMPにより活性化されるカチオンチャネルであり，視細胞のウシ網膜 cGMP gated channel における光情報交換，そして嗅細胞のラット嗅覚神経の cGMP gated channel における匂い情報交換において中心的役割を果たしている．サイクリックヌクレオチド作動性チャネルは膜電位依存性ではなく，サイクリックヌクレオチドの種類や濃度により，Ca^{2+}，Na^+の細胞内流入が調節されている．

◆ 神経ニコチン性アセチルコリンレセプター

神経ニコチン性アセチルコリンレセプター neuronal nicotinic acetylcholine receptor は9種類のαサブユニットと4種類のβサブユニット，1種のγ（胎児型），1種のδ，1種のε（成熟期にγから入れ替わる）の存在が明らかにされて

いる．2個のα1，1個ずつのβ1，γ，δの5量体として機能する．アセチルコリンにより活性化して，骨格筋アセチルコリン受容体はNa^+とK^+を通し，神経型はCa^{2+}流入を引き起こす．この違いはTM2領域のアミノ酸の違いによると考えられている．

◆ グルタミン酸レセプター
ionotropic glutamate receptor

グルタミン酸がNMDA型（NMDA type）レセプターや，それ以外のnon-NMDA型（カイニン酸型；AMPA/kainite type）AMPAレセプターに結合することによりCa^{2+}流入を促進する．

1）NMDAレセプター

NMDAレセプターは，神経伝達物質（グルタミン酸）と，膜電位双方にその活性が依存しており，Na^+とCa^{2+}を浸透させる．ζサブユニット単独でNMDAレセプターを形成するが，εと共発現させると活性が高くなるため，ζとεはヘテロメリックな構造をとっていると考えられている．PKCによるリン酸化，グルタミン酸やグリシンに対する親和性，Mg^{2+}によるブロックはεサブユニットに依存する．

2）AMPAレセプター

AMPA（α-amino-3-hydroxy-5-methyl-4-isoxazole propionic acid）レセプターを構成するαサブユニットは4種類存在している．αサブユニットがCa^{2+}透過性に関わっていることが明らかとなってきている．すなわちα2を含むチャネルはCa^{2+}透過性がないが，α2を除く組み合わせ（α1，α3，α4）で形成されるチャネルはCa^{2+}を透過させる．α2のArg（R）をGln（Q）に置換するとCa^{2+}透過性を有するようになる．しかもこのArgはRNA editing（RNA編集*）の対象となっている．

◆ Ca^{2+}貯蔵庫枯渇作動性チャネル

細胞内小器官のCa^{2+}が枯渇すると開く細胞膜受容体チャネル（Ca^{2+} release-activated Ca^{2+} channel〈CRAC〉またはstore-operated Ca^{2+} channels〈SOCs〉）である．IICRによりIP_3感受性Ca^{2+}貯蔵庫が枯渇すると，Ca^{2+}流入が誘導される現象が多くの細胞で報告されている（容量性Ca^{2+}流入：capacitative Ca^{2+} entry〈CCE〉）．現在，CCEを担う形質膜チャネルがどのような分子か，Ca^{2+}貯蔵庫の枯渇情報をいかに感知して活性化されるのかに関心が集まっている．これは特に細胞表面膜直下に存在する小胞体に局在するIP_3受容体との関わりが注目される．これまでに，SOCsあるいはCRACがIP_3受容体と機能的・構造的に共役するモデル（mechanical coupling model）や，receptor-operated channels（ROCs）が貯蔵庫の枯渇で遊離される低分子の拡散性シグナルで活性化されるモデル（CIFモデル，Ca^{2+} influx factor model）などが提唱されている．またショウジョウバエのTrpやTrpl遺伝子ホモログがコードすると考える分子のいくつかが，SOCやROCチャネルの候補の一つに上がっている．

◆ ギャップ結合

歴史的には電気シナプス連絡が発見されて以来その物質的・構造的基盤が探索されていたが，ギャップ結合がその本体であることが判明した．ギャップ結合とは細胞と細胞の接触部位でイオンや低分子をチャネルの小孔を通して細胞間の連絡を行うチャネルで，コネキシン6分子から構成されコネキソンを形成する．最近，Ca^{2+}のみならず，IP_3，cAMPもギャップ結合を通ると言われている．脳のアストロサイトでは，ギャップ結合を介したCa^{2+}波を形成する．ギャップ結合を阻害するオクタノールやハロセン処理でCa^{2+}波が抑えられる．ギャップ結合をつくらないC6グリオーマにコネキシン43遺伝子を発現させると，Ca^{2+}波がみられるようになる．Ca^{2+}波によりアストロサイトの活性化を広い領域で広げて神経線維のまわりの環境を保ち，かつ神経情報処理の調節を行っ

---

* RNA編集：mRNAの塩基配列を変えることにより，翻訳される蛋白質に変化をもたらすもの．1986年に原虫（トリパノソーマ）のミトコンドリアmRNAで最初に発見された．

ている．

◆ Ca^{2+}排出系

形質膜および小胞体膜には，濃度勾配に逆らってそれぞれ細胞外および小胞体内にCa^{2+}をくみ出すCa^{2+}ポンプが存在している．その分子実体はCa^{2+}, Mg^{2}-ATPaseである．一方，細胞外からCa^{2+}を流入する逆反応として，受動性輸送のCa^{2+}/Na$^+$エクスチェンジャーがある．

◆ ミトコンドリアでの Ca^{2+} 調節

ミトコンドリアへのCa^{2+}の流入と放出は，プロトン（H$^+$）の出入を調節しているFCCP（carbonylcyanide p-trifluoromethoxyphenylhydrazone）感受性である．Ca^{2+}は，細胞質Ca^{2+}濃度が上昇するとミトコンドリアに取り込まれ，取り込まれたCa^{2+}は，ほかの排出機構が進行した後に細胞質内に放出される．したがって，鋭いピークの後のなだらかに減少するカーブとして観察されている．

小胞体からの Ca^{2+} 放出の調節機構

細胞内Ca^{2+}貯蔵部位としては，小胞体がその役割を演じている2つのCa^{2+}放出系がある．IP$_3$により放出するIICR（IP$_3$-induced Ca^{2+} release）とCa^{2+}により放出するCICR（Ca^{2+}-induced Ca^{2+} release）の機構である．IICRでは，IP$_3$レセプターが，CICRではリアノジンレセプターがその実体である．

1 IP$_3$レセプター (1)

細胞外より細胞が刺激を受けるとG蛋白質と共役する刺激受容体を活性化する経路と，チロシンキナーゼ活性と共役する刺激受容体を活性化する経路によりIP$_3$が生産される．いずれの経路でも情報交換酵素であるフォスフォリパーゼC（phospholipase C；PLC）が活性化され（G蛋白質との共役の場合はPLCβ，チロシンキナーゼの場合はPLCγ），細胞膜のフォスファチジル・イノシトールニリン酸 phosphatidylinositol-4,5-bisphosphate（PIP$_2$）が分解されて2つのメッセンジャー，IP$_3$とジアシルグリセロール diacylglycerol（DG）が産生される．IP$_3$はIP$_3$レセプターに作用して細胞内Ca^{2+}動員を誘導する．一方，DGはプロテインキナーゼC（protein kinase C；PKC）を活性化する．IP$_3$レセプターは，IP$_3$シグナルをCa^{2+}シグナルに変換するシグナル伝達分子である．したがって，IP$_3$レセプターは，IP$_3$/Ca^{2+}シグナル伝達の鍵を握る．細胞外からの刺激の強度により，細胞内でのCa^{2+}放出の応答は異なっている．

◆ IP$_3$レセプターの発見の経緯──発達特異的なリン酸化糖蛋白質（P 400）としての IP$_3$レセプター

IP$_3$レセプターは，小脳を構成するニューロンの一つであるプルキンエ細胞に特異的で，小脳の発達とともに増加する糖蛋白質である．小脳プルキンエ細胞に異常のあるミュータントマウスでその量が変化している．プルキンエ細胞変性マウス（pcd〈P̲urkinje c̲ell d̲egeneration〉, nervous, Lurcher）やプルキンエ細胞の樹状突起の形成不全がありシナプスを形成すべき棘突起の欠損したstaggerer マウスでは著明な減少を示し，顆粒細胞欠損の weaver マウスで蛋白質当りで増加していた[1)~3)]．しかもこのP 400蛋白質はリン酸化蛋白質であった[1)]．P 400は後に他のグループによってもリン酸化蛋白質（PCPP-260）（グリンガード Greengard ら，1986[5)]），シナプスに特異的な糖蛋白質（GP-A）（ケリーKelly PT ら，1984[6)]）としても解析されていた．また高ビリルビン血症のGunn ラットの小脳でも著明な減少を示す蛋白質としても解析されていた[7)~9)]．しかもP 400は卵母細胞にも高いシグナルが得られていたために，発生・分化に重要な分子であることがMikoshibaらにより予想されていた．このP 400の解析より遅れて1983年にストレップ（Streb H）ら[10)]によりIP$_3$がセカンドメッセンジャーであることが報告された．Mikoshibaらは P 400がIP$_3$レセプターと同じ分子であることを見出した[11)~13)]．発

生・分化に重要な分子と予測されていたように，その後の研究により，受精，細胞分裂，受精後4細胞期における背腹軸決定，ニューロンの突起伸展など[14]~[17]，まさに多様な発生・分化に深く関わる分子であることが明らかとなった[1]．しかもIP$_3$レセプターが欠損するとてんかんや小脳失調症を引き起こすこと[18]，IP$_3$レセプターはシナプス可塑性[19]~[21]などに関わっていることも明らかとなった．しかもP 400/IP$_3$レセプターは単純な分子ではなく，細胞内を機能に応じてダイナミックに動きまわる四量体よりなるCa^{2+}チャネルであった[1][22]．またIP$_3$レセプターは非常に多くの分子とカップリングしていることが明らかになりつつある．

◆ 細胞内の局所的なCa^{2+}放出から，細胞全体にわたるCa^{2+}振動へ

弱い刺激を細胞に加えることにより，細胞内の三次元空間の特定の場所に引き起こされる局所的Ca^{2+}上昇のことをCa^{2+}パフ（Ca^{2+} puff）という．二十数個のIP$_3$レセプターが集まり，そのうち5~10個近くが同時に活性化されるとパフが生じるという試算もなされているが，3種類のIP$_3$レセプターの組み合わせにより，細胞内で時空間的なCa^{2+}放出の多様性が生まれると考えられる．このCa^{2+}パフがある一定の閾値に達すると，細胞全体にゆっくりとしたリズムを有するCa^{2+}振動を引き起こし，種々の生理機能を導くと考えられている．このユニークな性質はIP$_3$レセプターの構造と機能およびCa^{2+}とIP$_3$の性質に依存している．

IP$_3$とCa^{2+}は細胞内の重要なセカンドメッセンジャーであるが，細胞内でCa^{2+}の寿命は極端に短く，また拡散距離もIP$_3$に比べて極端に短い（表4-9）[23]．両者のこのような違いは，細胞内に圧倒的にCa^{2+}結合蛋白質の種類と量が多いことによると考えられる．

◆ Ca^{2+}の波や振動を引き起こすCa^{2+}オッシレーターとしてのIP$_3$レセプター

細胞内でCa^{2+}は寿命が短く，拡散距離が短いのになぜ細胞内でCa^{2+}は波や振動として伝播するのであろうか．実はIP$_3$レセプターは，IP$_3$とCa^{2+}をco-agonistとする点に理解への糸口がある[1]．

図4-39に示すように，IP$_3$とCa^{2+}によりIP$_3$レセプターが活性化されてCa^{2+}を放出すると，そのCa^{2+}は隣りのIP$_3$レセプターをさらに活性化させて，自己再生的なCa^{2+}放出を繰り返す．これはあくまでもモデルであり，このモデルが正しいためには，IP$_3$レセプターは相互に隣り合っていなければならないが，その状況を示すデータはまったくなかった．液体ヘリウムを用いた急速凍結法により，IP$_3$レセプターが隣り合っており，ほぼ結晶構造に近い像として天然の小胞体膜上に存在することが明らかになり[24]，モデルに従ってCa^{2+}波が伝幡すると考えられる．

ヘパリンなどのいくつかの薬剤を用いて，IP$_3$レセプターがCa^{2+}振動に関わっているらしいことは予想されていたが，これら薬剤がさまざまな阻害機能をもつことから決定的なことはいえなかった．卵は興味深いことに小脳プルキンエ細胞などのニューロンに多いタイプI型がほとんどであった（発生後期に2型，3型が発現する）．受精に伴うCa^{2+}波がIP$_3$レセプタータイプ1特異抗体で阻害されたことによりIP$_3$レセプターがCa^{2+}オッシレーターであることが最初に証明された[14]．さらにホヤの卵のCa^{2+}振動はIP$_3$レセプタータイプ1の阻害抗体により，ヒトデでは"IP$_3$スポンジ"（天然のIP$_3$レセプターのIP$_3$結合の親和性よりも約1,000倍高い親和性をもつ配列）[25]（図4-42）がIP$_3$を吸収することにより受精現象が停止すること[26]からも，IP$_3$レセプターがCa^{2+}波やCa^{2+}振動の産生に必須であることがさらに確認された．

2 IP$_3$レセプターのユニークな生化学的特徴

IP$_3$レセプターはリガンド依存性Ca^{2+}チャネル（図4-40, 41）であるが，細胞膜のCa^{2+}チャネルと比較するといくつかのユニークな生化学的特徴がある．以下にそれらの特徴につき紹介する．

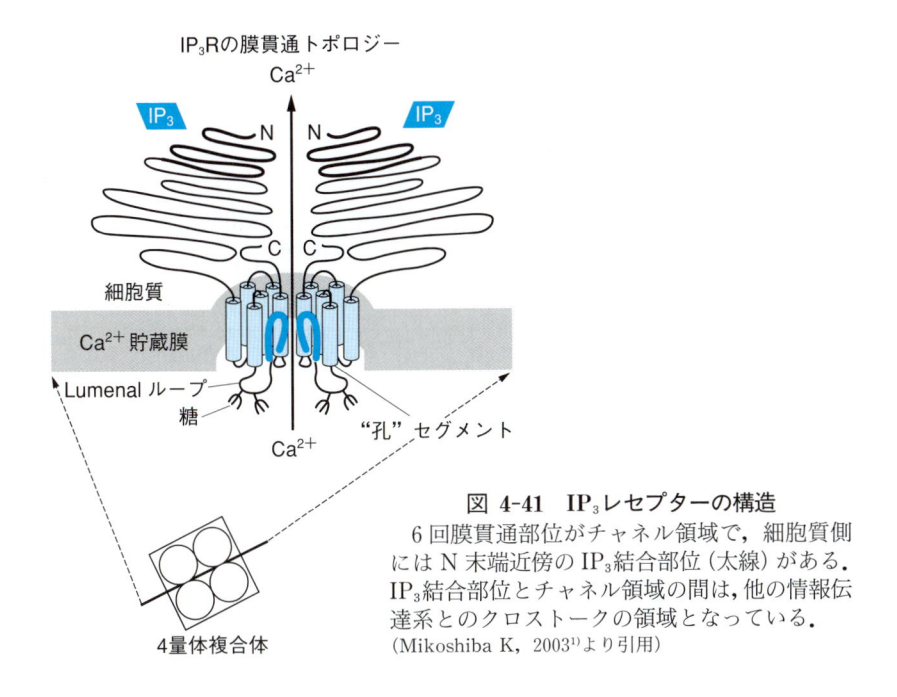

図 4-41 IP₃レセプターの構造
6回膜貫通部位がチャネル領域で，細胞質側にはN末端近傍のIP₃結合部位（太線）がある．IP₃結合部位とチャネル領域の間は，他の情報伝達系とのクロストークの領域となっている．
(Mikoshiba K, 2003[1]より引用)

◆ トリプシンで分断されてもIP₃結合活性とCa²⁺放出活性を有するIP₃レセプター

IP₃レセプタータイプ1を軽度にトリプシン処理することにより，数個の断片に分かれる．SDS PAGEで明らかにIP₃レセプターは分断されているにもかかわらず，分断化されたIP₃レセプタータイプ1はIP₃結合活性もIICR活性も対照とまったく差がない[27)28)]．ちょうど分断されている部位は，スプライシング部位に相当するものもあり，他のプロテアーゼでもほぼ同様の部位が切断された（図4-42, 43）．おそらくこれらの機能ドメインが進化の過程で共有結合して，現在の巨大なIP₃レセプターが作り上げられた可能性も考えられる．

◆ IP₃スポンジ（IP₃結合領域内に存在する高親和性IP₃結合配列）

IP₃レセプターのIP₃結合領域のなかに，IP₃レセプターより約1,000倍IP₃結合活性の高い配列（IP₃結合コア）が含まれていることを発見した（図4-42）．IP₃レセプタータイプ1のIP₃結合領域はN末端約750アミノ酸に相当する．その部分のIP₃結合活性は天然のものと同じであるが，N末端側のアミノ酸を除去したところ，Kd値は約500倍高くなり，さらにアミノ酸の変異を入れることにより最終的に1,000倍高いIP₃結合能を示した（図4-42）．細胞内にこの高親和性配列を導入すると，天然のIP₃レセプターよりもIP₃に対する親和性が高いために，細胞内のIP₃を補足することで，IP₃レセプターの働きを抑えることができる．そこで高親和性IP₃結合配列のことをIP₃スポンジと名付けた[25)]．この"結合領域の中の結合ドメイン"のN末端側は抑制領域となっている（図4-42参照）．しかも，その後ろにコアドメインがある．そのためにコアドメインのみであると抑制領域がないためにIP₃結合活性が上昇すると考えられる．

IP₃結合ドメインはさらに，まったくIP₃結合性をもたないもの（Ia/b 40/37 K）とわずかにIP₃結合性を示すもの（II 64 K）の2つのドメインに分かれた（図4-42）．II 64 KがIP₃結合のプロトタイプで，おそらく進化の過程でIa/b 40/37 Kの一部分（青色部分）が付け加わり，これによりIP₃結合活性が飛躍的に増加したが，それを調節するためにそのN末端に"抑制"領域がつけ加わったのであろう（図4-42, 43）．

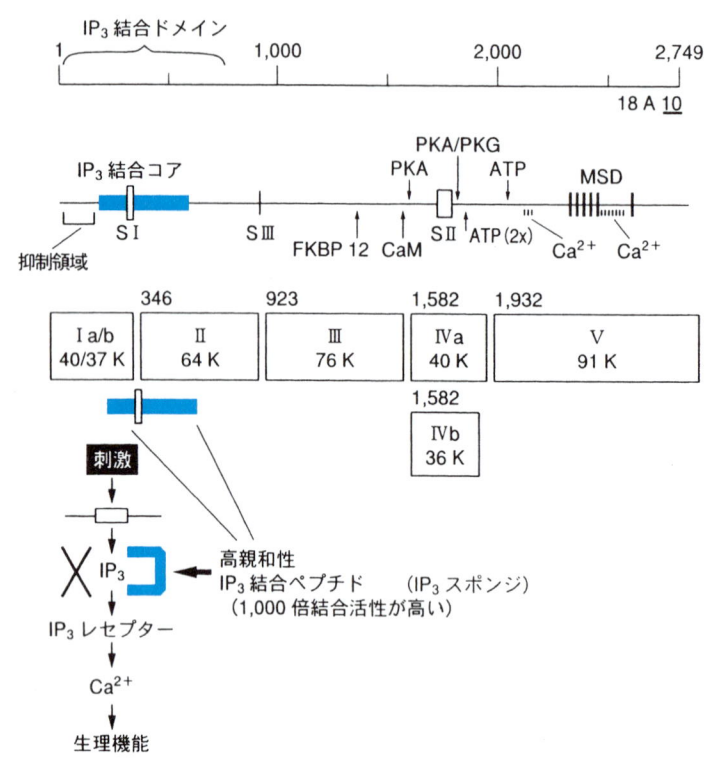

図 4-42 IP₃レセプターの各機能ドメイン

　IP₃レセプターは，温和なトリプシン処理により6個の機能ドメイン（Ⅰa/b，Ⅱ，Ⅲ，Ⅳa，Ⅳb，Ⅴ）に分けられる．そのうちの2カ所（Ⅰ，Ⅱ）が集まってIP₃結合能を有する．IP₃結合コア〔IP₃結合に必須で，IP₃親和性が天然のIP₃レセプターの500〜1,000倍高い活性を示す（青い部分）〕の中央で切断されるが，両者を合わせることにより活性は回復する．この部位（青い部分）は，IP₃との親和性が天然のIP₃レセプターよりも高いため，この部位をとり出して細胞内へ注入すると，"IP₃スポンジ"として天然のIP₃レセプターに結合すべきIP₃を特異的に補捉することができる．
（Yoshikawa Fら，1999[27)28)]より改変引用）

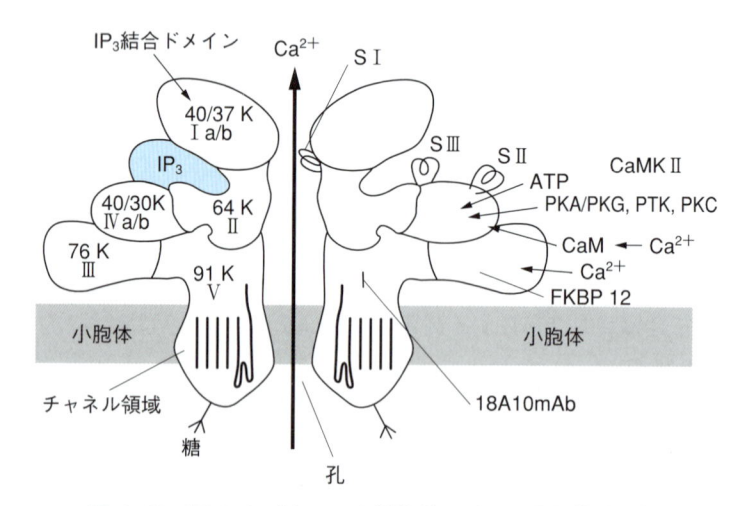

図 4-43 IP₃レセプターの各機能ドメインの分子集合状態

　IP₃レセプターの切断された各機能ドメインは，分子集合により正常のIP₃結合能とIP₃依存性Ca^{2+}放出能を示す．
（Mikoshiba K，2003[1)]より引用）

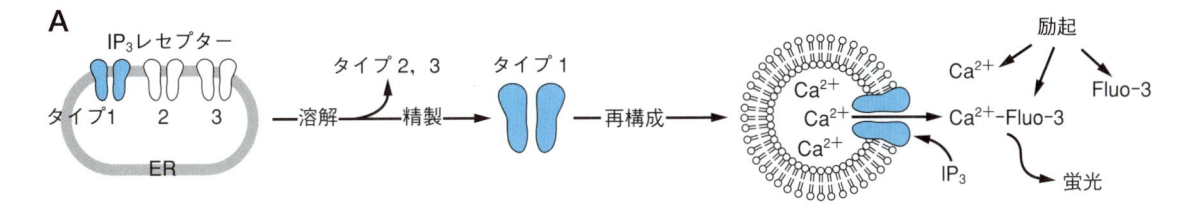

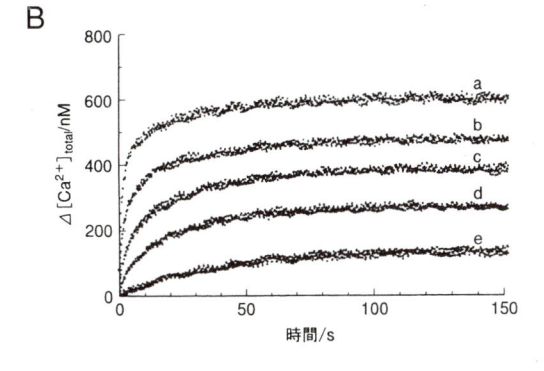

図 4-44 IP$_3$レセプターによる Ca^{2+}の量子的放出
A：3種類あるIP$_3$レセプターから構成される膜分画から1種類のIP$_3$レセプターを精製し、リポソームへ組み込む。Fluo-3：Ca^{2+}を検知する蛍光色素。
B：IP$_3$依存的Ca^{2+}放出能。a～eはIP$_3$の量の違いを示し、その結果Ca^{2+}放出量が段階的（量子的）に変化する。
(Hirota Jら, 1995[29]より改変引用)

◆ 量子的 Ca^{2+}放出 (quantal Ca^{2+} release)

　細胞膜上のチャネルは、通常リガンドなどが結合すると、時間とともに放出は最大値に達する。IP$_3$レセプターは、最大放出量以内であると、リガンドであるIP$_3$の量に依存して段階的にCa^{2+}放出が変化して、その放出量は時間経過に依存しない。これを量子的放出 quantal release という。この刺激量に対応した応答は感覚系の基本原理でもある。

　この量子的放出を説明するために種々の機構が考えられていた。第1の説明は、IP$_3$受容体のサブタイプのそれぞれのIP$_3$結合とCa^{2+}放出のキネティクスが異なることに起因するというものである。第2の説明は、IP$_3$レセプターを制御するさまざまな分子により引き起こされるというものである。そこでこれらの可能性を明らかにするために、小脳からIP$_3$レセプタータイプ1を精製し、リポソームに組み込ませて実験を行うとIP$_3$レセプタータイプ1のみで量子的放出が観察された。すなわちIP$_3$レセプターそのものに量子的放出を引き起こす機能をもつことが明らかとなった[29]。IP$_3$レセプタータイプ1のどの部位がこれに関わっているかを知ることは興味あるところである。すなわち感覚系の基本的原理ともいえる量子的Ca^{2+}放出が、小胞体膜上のIP$_3$レセプターに存在していたのである（図 4-44）[30]。

◆ カルモジュリンは IP$_3$レセプタータイプ1 を不活化し、Ca^{2+}依存的ベル型の Ca^{2+}放出曲線を示す

　ミクロソーム分画を用いてIP$_3$依存的Ca^{2+}放出能を測定すると、ベル型のCa^{2+}による活性曲線を描くことが知られていた。すなわちCa^{2+}濃度を増加するに従いIP$_3$レセプタータイプ1のCa^{2+}放出の開口確率が増加し、さらにCa^{2+}濃度を増すと、減少するというものである。

　このベル型Ca^{2+}依存性はIP$_3$レセプタータイプ1の性質で、これがCa^{2+}波やCa^{2+}振動を起こすメカニズムの一つと考えられていた。しかし、IP$_3$レセプタータイプ1を精製するとほぼ直線的に活性が上昇し（図 4-45 A）、カルモジュリン（CaM）を加えるとベル型を示す（図 4-45 B）こと、さらに、ミクロソーム分画にCaMの阻害剤のW7を加えると精製標品と同様になる（図 4-45 D）ことが明らかとなった。すなわち、IP$_3$レセプタータイプ1そのものはベル型のCa^{2+}放出機能をもつわけではなく、ほぼ直線的に活性化されること、そしてIP$_3$レセプタータイプ1はCa^{2+}/CaMカルモジュリンにより不活化を受け、ベル型のCa^{2+}放出曲線を描くことが明らかとなった（図

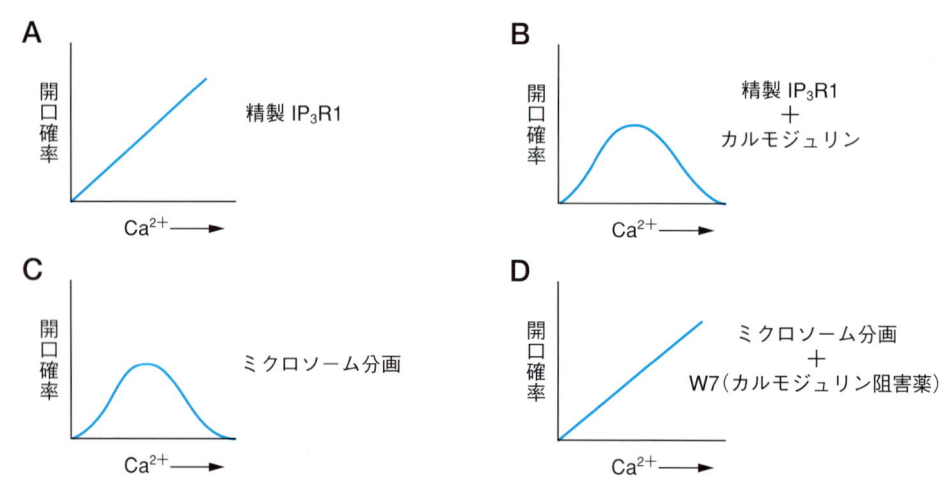

図 4-45　IP₃レセプター（タイプ 1 型，IP₃R 1）の Ca^{2+} 濃度に伴うチャネル活性の変化

これまでミクロソーム分画を用いた実験では，Ca^{2+} 濃度の変化に伴いベル型（bell shape curve）を示した（**C**）が，精製 IP₃R 1 では，Ca^{2+} 濃度の増加とともに活性が増加する（**A**）．精製 IP₃R 1 にカルモジュリンを添加することによりベル型を示した（**B**）．またミクロソーム分画に W 7 を加えると，精製標品と同様な活性化を示した（**D**）．(Michikawa T ら，1999[31])のデータより図を作成)

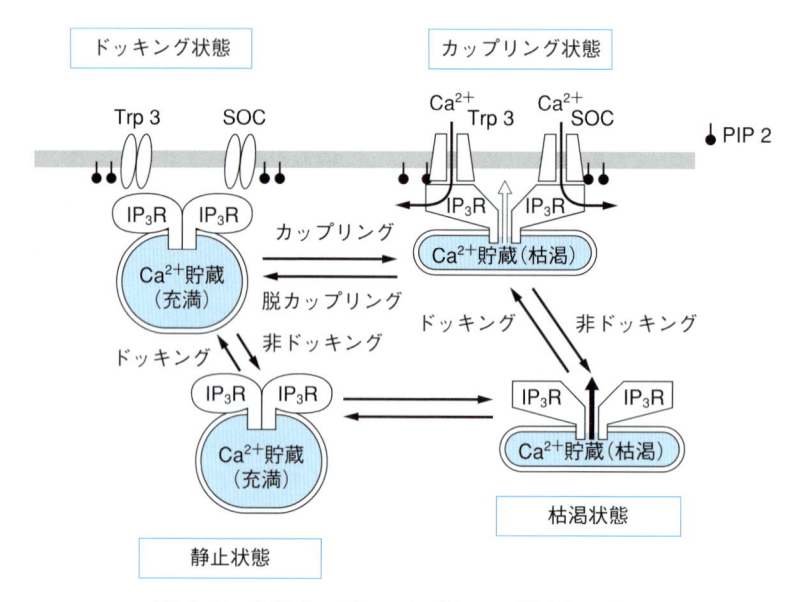

図 4-46　細胞内の IP₃レセプターのダイナミズム

小胞体内の Ca^{2+} の状態により IP₃レセプターと小胞体は 4 つの状態を示すと考えられる．IP₃レセプターと細胞表面膜の Ca^{2+} チャネルである Trp とは結合することが明らかとなっている[32]．また小胞体から Ca^{2+} が放出されることによりその情報が細胞表面膜へ伝わり，Ca^{2+} の流入が起こる．
SOC：store operated Ca^{2+} entry channel
(Mikoshiba K ら，2000[22])より改変引用)

4-45)[31]．

◆ **細胞内を動きまわる IP₃レセプター**

小胞体内の Ca^{2+} は，外界の刺激により放出をするが，それに伴い細胞外から Ca^{2+} 流入が起こる．これを容量性 Ca^{2+} 流入（capacitative Ca^{2+} entry；CCE）という．この CCE が起こる刺激として IP₃レセプターが細胞表面膜の Ca^{2+} チャネ

BOX

■ 日本人研究者によるCa^{2+}研究への貢献の歴史

　Ca^{2+}に関しては，日本の研究者が大きな貢献をしてきた．筋肉の収縮にCa^{2+}が関わっていることを最初に示したのはEbashiであり，トロポニン（troponin）の概念を提唱し，Ca^{2+}の作用点であるトロポニンCの発見へと展開した．Ebashiはfather of Ca^{2+}ともよばれている．骨格筋，心筋だけでなく，全身の組織に普遍的にCa^{2+}がいずれの細胞でも重要な働きをしていることを示したのはKakiuchiらによるカルモデュリンcalmodulinの発見による（彼はアメリカのCheungと同時に，しかも別々に発見した）．EndoはCa^{2+}誘導，Ca^{2+}放出（Ca^{2+}-induced Ca^{2+} release；CICR）の現象を見出した．Numaらは細胞膜に存在する電位依存性Ca^{2+}チャネルおよび小胞体からのCICRに関わるリアノジン受容体ryanodine receptor（RyR）のcDNAクローニングと構造決定を行った．Mikoshibaらは，小胞体からのCa^{2+}放出を行うイノシトール三リン酸（inositol-1,4,5-trisphosphate；IP_3）受容体（IP_3R）を小脳発生の研究より見出し，そのcDNAクローニングと構造決定，さらに発生における重要性を確立した．またCa^{2+}スパイクの概念は，Hagiwaraらにより確立された．

（東京大学医科学研究所　脳神経発生・分化分野　御子柴克彦）

ルと何らかのドッキングをしている可能性と，小胞体からのCa^{2+}放出により何らかの情報分子が分泌されて細胞膜へ伝わり，Ca^{2+}流入を引き起こす可能性である．最近，TrpというCa^{2+}チャネルとIP_3レセプターとのカップリングが見つけられている[22)32)]（図4-46）．また，細胞膜のチャネルとのカップリングに際して細胞骨格が関わっていることも明らかになっている[33)]．

◆ IP_3レセプターのタイプ特異的な組織発現

　各タイプのIP_3レセプターは組織特異的な発現分布を示す．各タイプが共発現する細胞ではIP_3レセプター-Ca^{2+}チャネルが多彩なサブユニット構成でさらに多様性を増す．1つの細胞内分布も各タイプで同じ局在を示す部分があるが，大部分はその局在が異なっており，これに基づいて細胞機能に応じて微細なIP_3依存的Ca^{2+}放出の調節がなされると思われる．

1）組織での分布

　IP_3レセプタータイプ1は小脳プルキンエ細胞に圧倒的に多い．その他の脳領域でもニューロンに強く発現している（特に海馬CA1，線条体，大脳皮質，嗅結節など）．非神経組織では，平滑筋細胞や卵母細胞に特徴的なほか，多くの細胞・組織で発現が観察される．IP_3レセプタータイプ2は，限定的な発現分布を示し，発現レベルは概して低い．顎下腺，腎臓，輸卵管，精巣上体，肝細胞，十二指腸の胚細胞，卵巣の顆粒膜細胞・黄体細胞などで比較的強く，脳，肺，胎盤などでも発現する．IP_3レセプタータイプ3は，小腸上皮，唾液腺・膵臓の外分泌細胞や胃壁細胞などに特徴的な表現があり，このほか，脳，肺，腎臓，精巣，胸腺，胎盤などに広く発現する．

2）細胞内での局在

　小脳プルキンエ細胞では，IP_3レセプタータイプ1は滑面小胞体に最も多く存在し，核外膜，表面下漕，粗面小胞体にもわずか存在する．他の細胞でも小胞体ネットワークや核外膜に存在する．極性をもつ細胞によってはIP_3レセプターが一極に限局して分布するものがある．また刺激依存的な発現誘導や細胞内局在の変動も知られている．これらは多様なCa^{2+} microdomainの発生につながり，特異的な細胞応答を導くために重要である．核外膜IP_3レセプターによる核膜間隙からの放出Ca^{2+}は，核膜孔から核質へ拡散して核内Ca^{2+}動態も左右する．Ca^{2+}誘導性の遺伝子発現など核内

BOX

■ Calcium-induced calcium release 発見のいきさつ

　われわれは1967年頃，名取のファイバー（骨格筋細胞から油の中で細胞膜を取り除いたスキンド・ファイバー）を水溶液中で用いられるようにして，種々の溶液環境の下での収縮反応を研究していた．たまたま学会に演題を出す必要からスキンド・ファイバーに対するカフェインの作用を調べることにした．カフェインは，低濃度で骨格筋の収縮を促進し，高濃度で筋拘縮を起こす薬物である．筋小胞体ベジクルからカルシウム・イオンを放出させる作用があることが分かっていたので，スキンド・ファイバーにカフェインを適用すると，その小胞体からカルシウム放出が起こってカフェイン濃度に応じた強さの収縮を起こすであろう，と考えていた．予想に反して，低濃度のカフェインを適用すると，スキンド・ファイバーは，しばらくの潜伏期の後に最大収縮に近い大きな一過性の収縮を起こし，その後20分ほどの間隔で何回も同様な収縮を繰り返し起こした（図）．カフェイン濃度を上げると，収縮頻度が増大した．ファイバーが最大張力を発するということは，ファイバー中の全筋原線維が全長にわたって収縮していることを意味する．1回目の収縮は，カフェイン作用の結果小胞体があらゆる場所でほぼ同時にカルシウムを放出すると解釈できるが，20分にも及ぶ間隔で2発目以降も繰り返し同期性が悪くなることなしにファイバー全体が一斉に収縮するためには，どこかで始まった収縮の結果あるいはその原因自体が隣接部分の収縮を起こすという正のフィードバック機構が存在しているのに違いないと考えた．そのフィードバックの成立機序を探索した結果，収縮反応の結果産生されるADPや無機リン酸，あるいは収縮の引き起こす力学的効果などはいずれも収縮の惹起に無効であった．しかし収縮惹起物質のカルシウム・イオン自身が小胞体からのカルシウム放出を起こすという事実が見つかったのである．予定外の実験に取り組んだお蔭であった．

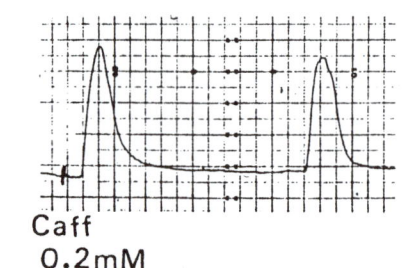

図　スキンドファイバーの低濃度カフェインによる自発反覆収縮（Endo Mら，1970）

（埼玉医科大学　副学長　遠藤　實）

Ca^{2+}シグナル伝達は今後の研究の展開が期待される．

◆ IP_3依存的 Ca^{2+} 放出を調節する因子

　ATPはIP_3レセプタータイプ1と1：1の比で結合してIICRをアロステリック制御する．ATPはIICRのコンダクタンスに影響せずにPoとToを増大させる．ATP結合の効果は二相性で，細胞内ATP濃度（約1 mM）付近ではIICR活性は促進効果を示す．細胞内ATPが0.1 mM以下になると促進効果は失われる．この点は，虚血などでのATPレベルの低下との関係が注目される．

　解糖系-クエン酸回路でのエネルギー代謝に重要なNADHも，ATPと共通部位に作用してIICR活性を増強する．Ca^{2+}シグナルのメディエーターであるCaMは，IP_3レセプタータイプ1とIP_3レセプタータイプ2に結合するが，IP_3レセプタータイプ3とは結合しない．したがってCaMによる制御もタイプ特異的と予想される．

　免疫抑制薬FK506結合蛋白質（FKBP12）がIP_3レセプタータイプ1に結合すると，構造的に安定化してチャネルの開閉を安定化する．この複合体にさらにCa^{2+}/CaM依存性フォスファターゼ（カルシニューリン）（calcineurin；CaN）が会合してPKCによるリン酸化部位を選択的に脱リン

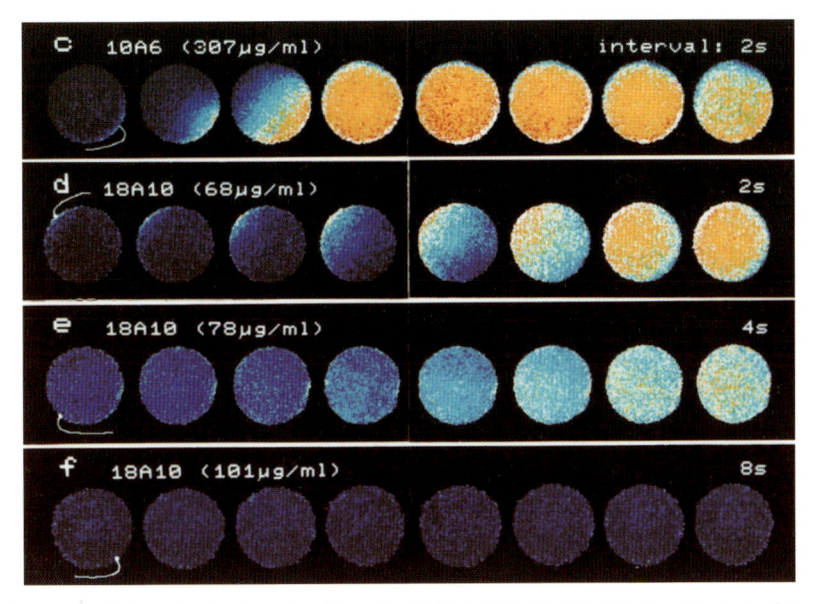

図 4-47 受精に IP_3 と IP_3 レセプタータイプ 1 が必須であることと，IP_3 レセプタータイプ 1 が Ca^{2+} オッシレーターであることを示すデータ
1 段目：受精に伴う Ca^{2+} 波の産生
4 段目：IP_3 レセプタータイプ 1 型の機能阻害抗体を加えることにより精子がありながら Ca^{2+} 波が産生されない．
2 段，3 段目：徐々に抗体量を加えることにより，Ca^{2+} 波の産生が抑えられることを示す．
(Miyazaki S ら，1992[14]より引用)

酸化することから，Ca^{2+} シグナルをめぐるリン酸化と脱リン酸化のサイクルが提唱されている．Ca^{2+} 依存性にリン酸化/脱リン酸化サイクルによる IP_3 レセプターの制御は，CaMKII と CaN でも提唱されており，細胞内 Ca^{2+} 動態と IICR 活性との密接な関係が示唆される．

IICR はリン酸化カスケードとクロストークをしている．in vitro で IP_3 レセプターは，cAMP 依存性プロテインキナーゼ（cAMP-dependent protein kinase；PKA），cGMP 依存性プロテインキナーゼ（cGMP-dependent protein kinase；PKG），カルモジュリン依存性プロテインキナーゼ（CaM-dependent protein kinase；CaMK），Fyn チロシンキナーゼでリン酸化される．これらによるリン酸化は一般的に IICR 活性を増強する（ただし PKA で逆の効果の報告もある）．

3 IP_3 レセプターの生理学的役割

◆ 受精現象における IP_3 レセプターの役割

IP_3 レセプタータイプ 1 の Ca^{2+} 放出能を阻害する抗体を用いた実験により，受精に伴って卵にみられる Ca^{2+} 波が停止することが示された．この実験から受精に伴う Ca^{2+} 波は IP_3 と IP_3 レセプタータイプ 1（ニューロンで強い発現を示すタイプ I 型）を利用していることが明らかとなった（図4-47）．

◆ 背腹軸決定因子としての IP_3 レセプターとその下流因子の NF-AT（図 4-48, 49）

中胚葉誘導の始まるアフリカツメガエル 32-64 細胞期胚で IP_3 の細胞内濃度が一過性に上昇し，これがリチウムにより阻害されることは知られていた．リチウムはイノシトールリン酸代謝系の阻害を引き起こすため，このような作用があったものと考えられる．さてリチウムをアフリカツメガ

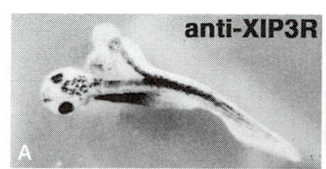

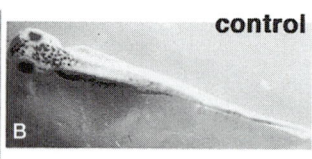

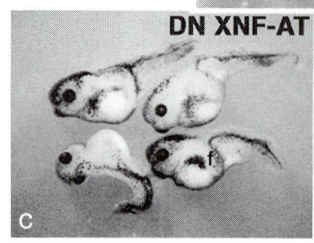

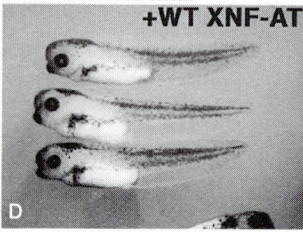

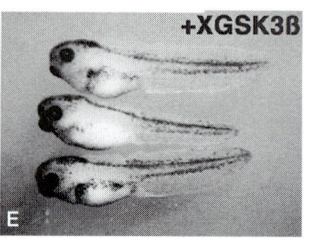

図 4-48　IP₃ レセプターの抗体による阻害（A）と NF-AT のドミナントネガティブフォームを導入することによる二次軸の形成（C）と GSK 3β による回復（E）

NF-AT のドミナントネガティブフォームによる二次軸形成（C）は，NF-AT（D）および GSK 3β（glycogen synthase kinase 3β）（E）により回復する．
DN：ドミナントネガティブフォーム　　WT：野生型　　X：*Xenopus laevis*（アフリカツメガエル）
（Kume S ら，1997[15]，および Saneyoshi T ら，2002[16] より引用）

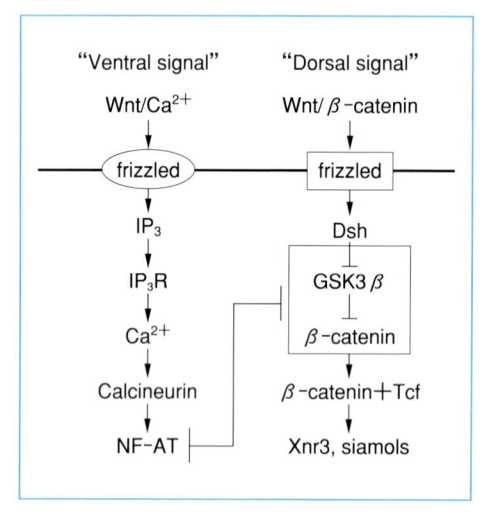

図 4-49　二次軸形成〔背側化（神経化）・腹側化〕の決定に関わる模式図
（Saneyoshi T ら，2002[16] より引用）

エル初期胚へ加えたところ，腹側が背側に変換して二次軸の形成がみられた．そこで背腹軸形成において IP₃ 受容体/Ca²⁺ シグナル系が働いている可能性を検証するため，IP₃ 受容体に対する特異的機能阻害抗体を作製し，4 細胞期の腹側へ注入して腹側を背側に変換できた[15]．各種分子マーカーの解析を含めて腹側の細胞が背側に運命転換したことが明らかとなった．さらに，IP₃ レセプターの下流の因子を探したところ，免疫系で働く NF-AT（nuclear factor of activated T cell）であることがわかった[16]．4 細胞期にドミナントネガティブな NF-AT を注入することにより，二次軸の形成がみられた[16]．一方，GSK 3β（glycogen synthase kinase 3β）は，最近タウ蛋白質のリン酸化を行い，アルツハイマー病との関わりが示唆されているが，NF-AT のドミナントネガティブな作用により引き起こされた二次軸形成が，GSK 3β の導入により回復することが明らかとなった[16]．

◆ ニューロンの突起伸長の制御に関わる IP₃ レセプター

レーザー光線を用いて特定分子を局所的に不活化する方法が導入された．標的分子に対する特異抗体にある種の色素（マラカイトグリーン）を結合させ，レーザー照射してラジカルを放出させて標的分子を破壊する新しいレーザー分子不活化法（chromophore-assisted laser inactivation）[17] により，ニューロンの先端の神経成長円錐での小胞体からの Ca²⁺ 放出が突起伸長に必須であることが明らかとなった[17]．

◆ IP₃レセプター欠損マウスにみられるてんかん発作や小脳失調症

遺伝子相同組換え法によりIP₃レセプタータイプ1を特異的に欠損しているマウスの作製が進められた．このマウスはてんかん発作を起こし，全例20日齢頃死亡する．ヒトに使用するペントバルビタールやジアゼパムなどでてんかん発作は消失し，てんかん発作のためはっきりと確認できなかった小脳性運動失調が現れた[18]．すなわちIP₃レセプターはてんかんや小脳失調を起こさせないようにする大切な分子であることが明らかとなった．

◆ IP₃レセプターの神経可塑性における役割

IP₃レセプター欠損マウスを用いてシナプス可塑性が解析された．小脳では特徴的なシナプス可塑性である長期抑圧現象がある．欠損マウスではこの学習機能が抑えられていた[19]．また海馬では長期増強現象が促進していた[20)21]．これらの結果から，IP₃受容体はシナプス可塑性に関わっていることが示された．

海馬を構成する神経細胞は各種の入力に対応して，神経可塑性を示すことが知られている．海馬のCA1ニューロンに対して100 Hzで100パルスの標準テタヌスあるいは低頻度刺激（LFS，1 Hzで1,000パルス）でLTP（long-term potentiation）やLTD（long-term depression）が起きる．テタヌス刺激の60分前に加えた低頻度刺激はLTPの誘導を抑制する（LTP suppression）．野生型マウスとIP₃レセプタータイプ1欠損マウスでは，通常の刺激ではLTP，LTDに変化は見られなかったが，100 Hz 10パルスの短テタヌスにより誘導されるLTPは，IP₃レセプタータイプ1欠損マウスの方が野生型マウスよりも高値を示した．DP（depotentiation）やLTP suppressionはIP₃レセプタータイプ1欠損マウスでは減少していた[21]．

以上，IP₃レセプタータイプ1は，海馬のLTP，DP，LTP suppressionに関わっていることが示された．

◆ IP₃レセプターと細胞分裂や細胞の形の変化

小胞体から放出されるCa^{2+}波が細胞分裂に際して分裂溝にみられることが見出され，かつ小胞体を含むIP₃レセプターが細胞分裂面決定因子として働きうることが報告された[34]．さらに細胞にIP₃を注入することにより，細胞骨格のうちアクチンフィラメント再編成の結果，その局在の変化を起こして，細胞の形の変化を起こすことも示された[35]．

4 リアノジンレセプター

Endoにより骨格筋において最初に見出されたCa^{2+}誘導性Ca^{2+}放出（Ca^{2+}-induced Ca^{2+} release；CICR）は，その後，多くの興奮性細胞に存在することが示され，CICRは細胞内Ca^{2+}シグナルの普遍的な機構と考えられるようになった．また，CICRチャネルの薬理学的性質が検討され，リアノジンはCICRチャネルに特異的に結合し，そのチャネルを開口状態に固定する薬物であることが示された．標識リアノジンを用いた結合活性を指標に骨格筋より精製されるリアノジンレセプター（RyR）は，分子量400 K以上の膜蛋白質が単一分子4量体を形成し構成されており，人工膜への再構成実験においてCICRチャネル機能を有した．一方，骨格筋では細胞表層膜が細胞内に陥入した横管（T管）と筋小胞体 sarcoplasmic reticulumの膜が近接した三つ組構造 triad junctionが存在し，電子顕微鏡により観察される"foot"構造は横管と筋小胞体膜の隙間を埋めるように存在する．CICRチャネル，RyR，foot構造蛋白質はそれぞれ個別に研究されてきたが，現在ではすべて同一の分子である．

遺伝子クローニングにより，哺乳動物には別々の遺伝子にコードされる1型/骨格筋型（RyR-1），2型/心筋型（RyR-2），3型/脳型（RyR-3）の3種類のRyRサブタイプが存在することが示された（図4-50）．3種のサブタイプはそれぞれ約5000アミノ酸残基よりなり，互いに約65％のアミノ酸配列の相同性がある．ショウジョウバエと線虫においてはどのサブタイプにも属さないRyR

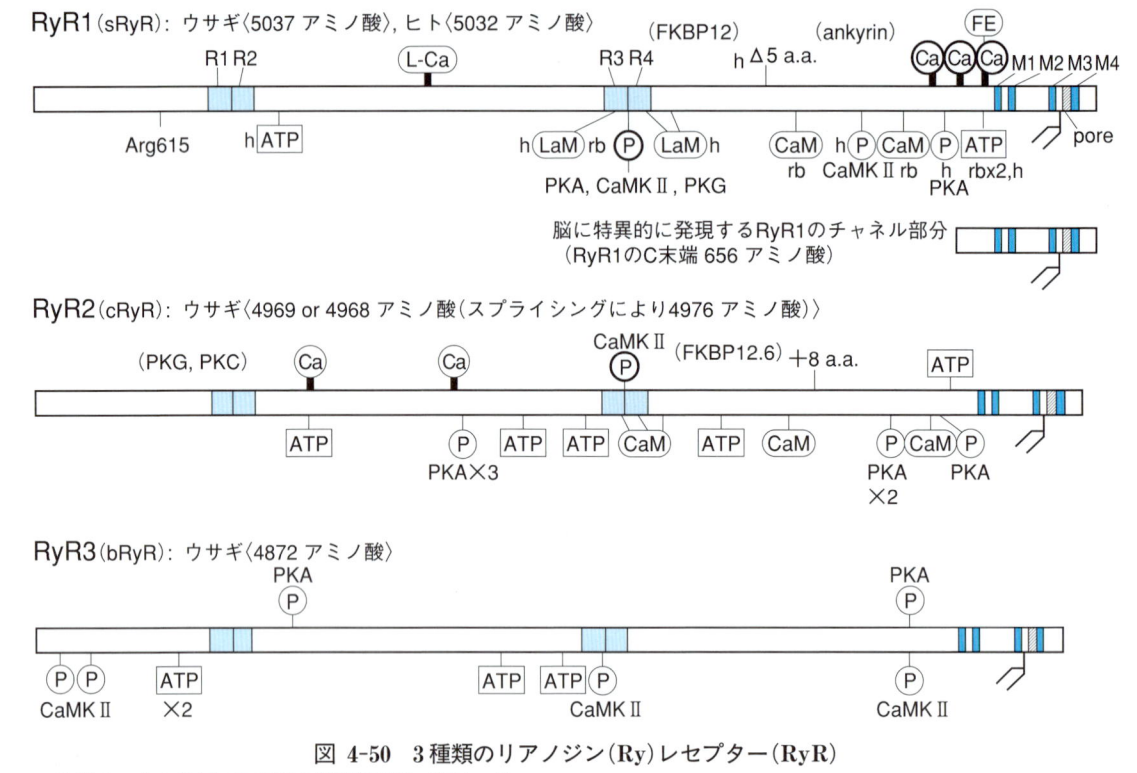

図 4-50　3種類のリアノジン(Ry)レセプター(RyR)

Ca²⁺チャネル領域：C末端の膜貫通部分（M1〜4）
リン酸化部位：PKA (cAMP-dependent protein kinase)，PKG (cGMP-dependent protein kinase)，PKC (protein kinase C)，CaMKⅡ (calmodulin-dependent protein kinase II)，Tyr-K (tyrosine kinase)，Ca (Ca²⁺結合部位)，PE (Ca²⁺結合部位の中の Pro-Glu リピート)，CaM (カルモジュリン結合部位)，ATP (ATP 結合部位)，FKBP (FK 506 結合蛋白質)，sRyR：骨格筋タイプ RyR，cRyR：心筋タイプ RyR，bRyR：脳タイプ RyR
(Furuichi T ら，1999[36]より改変引用)

相同物が同定されている．無脊椎動物においては単一遺伝子にコードされている．

◆ 1型/骨格筋型リアノジンレセプター（RyR-1）

RyR-1 は骨格筋に大量に存在する．また中枢神経系のニューロンのうちで，小胞のプルキンエ細胞にのみその発現が認められる．骨格筋では細胞外の Ca²⁺ がない状況においても細胞表層膜の脱分極によって，Ca²⁺ ストアである筋小胞体により Ca²⁺ 放出が起こり，筋収縮反応が観察される．この現象は骨格筋型興奮収縮連関とよばれる．骨格筋型興奮収縮連関の機構を担う重要な構成分子は，横管の脱分極を認識する分子（電位センサー）であり，電位依存性 Ca²⁺ チャネルとしても機能する骨格筋型ジヒドロピリジンレセプター（skDHPR）が，機械的に筋小胞体上の Ca²⁺ 放出を司る RyR-1 と連絡しており，細胞膜電位変化に応じた筋小胞体からの Ca²⁺ 放出を制御するものと考えられている．

◆ 2型/心筋型リアノジンレセプター（RyR-2）

RyR-2 は心筋細胞に大量に存在し，平滑筋や脳の全般の神経細胞にもその発現がみられ，興奮性細胞である心筋の収縮では最も一般的な CICR チャネルである．心筋収縮においては，脱分極刺激によって心筋型 DHPR の構成する電位依存性 Ca²⁺ チャネルの開口が起こり，細胞外から流入した Ca²⁺ が RyR-2 に結合し活性化し，筋小胞体からの Ca²⁺ 放出を引き起こす．この CICR 機構により，細胞内 Ca²⁺ が上昇して心筋収縮反応が起こる．骨格筋では骨格筋型 DHPR と RyR-1 が機械的に連結しているが，心筋では心筋型 DHPR と RyR-2 の機能的連絡にはセカンドメッセン

ジャーとしてCa^{2+}が必須である．3種のサブタイプ間でRyR-2は最も高いCa^{2+}感受性をもつCICRチャネルを形成する．静止時のCa^{2+}濃度下での局所的RyR-2開口，または心筋型DHPRの部分的活性化による局所的RyR-2開口に起因するCa^{2+}濃度上昇は，Ca^{2+}スパーク（Ca^{2+} spark）として観察される．この現象は心筋収縮連関のCa^{2+}動員の基本構成要素であると推定されている．RyR-2欠損マウスは胎生10日ころに心停止し，末梢組織に浮腫症状を呈し死亡する．

◆ 3型/脳型リアノジンレセプター（RyR-3）

RyR-3は，視床，海馬，線条体などの中枢神経系，平滑筋，骨格筋，一部の上皮細胞やリンパ球において発現している．RyR欠損マウスの骨格筋を利用することにより，各タイプの性質が明らかとなってきた．RyR-3の形成するチャネルは，RyR-1およびRyR-2のチャネルと類似の薬理学的特性を有することが示された．その中で最も重要なチャネル活性調節因子であるCa^{2+}では，RyR-1チャネルと比較してRyR-3チャネルは著しくCa^{2+}感受性が低下しており，サブタイプ間ではRyR-3チャネルのCICR機構による活性化には最も高いCa^{2+}濃度が必要である．RyR-3の欠損マウスのみかけの行動や生殖能力，発達は野生型マウスと比べほとんど変化がなかった．しかし，自発運動が亢進していたり，ある特定の学習能力（モリス水迷路のprobe trial test）で亢進していたが，他の学習能力は低下していた．RyR-3欠損マウスの海馬CA1領域での長期増強は亢進していた（刺激条件などの実験条件により低下するという報告もある）．

◆ リアノジンレセプターの分子構造

RyRとIP$_3$レセプターは1次構造上の相同性を有し，細胞内Ca^{2+}チャネルファミリーを形成していることが知られている．両レセプター間では，C末端の推定膜貫通セグメントを含む約200アミノ酸で特に高い相同性がみられることから，この部位が細胞内貯蔵庫のイオンチャネルとしての機能を有すると考えられる．約5000アミノ酸残基からなる．RyR分子の1次構造に基づいた疎水性解析から，N末端側約4500アミノ酸がfoot構造に対応する領域を形成し，4本の推定膜貫通セグメントを含む残りのC末端500アミノ酸がチャネル領域を形成するものと予想される．精製RyR-1の電子顕微鏡観察の3次元再構築により，4量体構造によるチャネルは四つ葉のクローバ状の立体構造を有すると報告されている．

RyR-1 cDNAの欠失変異RyR-1を用いた実験において，全体の約20％に相当するC末端約1000アミノ酸残基よりなる領域のみでチャネルが生成されることが，脂質二重膜への再構成実験により示された．このC末端領域を形成するチャネルは，正電荷イオン選択性，細胞質側Ca^{2+}による活性化機構，リアノジン感受性を保持している．しかし，全長のRyR-1のCICRチャネルと異なり，高いCa^{2+}濃度による不活性化機構が欠失し，イオンのチャネル透過性に異常があった．したがって，CICRチャネルとしての基本的性質はRyRのC末端約20％で規定されることが明らかになった．

RyR-1またはRyR-1とRyR-3同時欠損マウス骨格筋由来の初代培養系でのcDNA発現実験において，正常のRyR-1 cDNA導入により興奮収縮連関の回復が起きるが，RyR-2 cDNAではCa^{2+}スパークやCa^{2+}波（Ca^{2+} wave）が観察されても興奮収縮連関は回復しない．すなわち，骨格筋興奮収縮連関に関わるかどうかはRyRの1次構造の違いに起因することを示している．

◆ Ca^{2+}スパーク

直径数μm以下の限局した卵や筋細胞で，一過性の細胞内Ca^{2+}濃度上昇がみられ，これらはCa^{2+}スパークとよばれ，おのおの接近した数個のリアノジン受容体が，ほぼ同時にCa^{2+}を放出したために起きる現象と考えられている．これは放出の1ユニットと考えられている．Ca^{2+}スパークが細胞膜直下で起こると，Ca^{2+}依存性K$^+$チャネルが活性化される．このチャネルは大きなコンダクタンスをもつので，局所的に活性化されても細胞を過分極するには十分である．このため，血管平

BOX

■ リアノジン受容体と悪性高熱症，セントラルコア病

　カルシウムイオン（Ca^{2+}）は興奮性細胞の活性を調節する重要な役割を果たしている．細胞内Ca^{2+}放出チャネルであるリアノジン受容体は，Ca^{2+}誘発性Ca^{2+}放出（Ca^{2+} induced Ca^{2+} release；CICR）によるCa^{2+}放出を担う分子である（リアノジン受容体の詳細は323頁を参照）．

　リアノジンは殺虫剤として用いられた植物毒で，骨格筋を不可逆的拘縮状態にすることが知られていた．リアノジンは，筋小胞体からのCa^{2+}放出を開口固定してしまい，筋細胞質のCa^{2+}濃度が上昇したままとなって骨格筋を不可逆的な収縮状態にさせる．このリアノジンの作用が非常に特異的だったことから，放射性同位元素でラベルしたリアノジンを用いて，リアノジン受容体タンパクが精製され，その遺伝子がクローニングされた．

　ハロタンなどの全身麻酔薬により，骨格筋の異常な収縮状態が生じる疾患が悪性高熱である．その病態がリアノジンの作用と類似するだけでなく，リアノジン受容体のCa^{2+}放出チャネルとしての性質であるCa^{2+}誘発性Ca^{2+}放出（Ca^{2+} induced Ca^{2+} release；CICR）の速度が悪性高熱患者では異常に亢進している．リアノジン受容体がクローニングされてから間もなく，分子遺伝学的手法により，1型リアノジン受容体（RyR-1）の変異により悪性高熱が生じることが示された（悪性高熱症1型：MHS 1）．悪性高熱の約半数がMHS 1と考えられている．

　悪性高熱を生じやすいことが知られていた先天性ミオパチーであるセントラルコア病（CCD）も，分子遺伝学的手法によりRyR-1の変異で生じることが明らかとなった．RyR-1の変異がCCDにおける筋変性を生じる機構はまだわかっていない．またMHS 1とCCDは必ず合併するというわけではなく，それぞれの変異がどのようにして臨床症状を規定するかについてはわかっていない．

　本稿で紹介した知見には，日本人の業績が多い（320頁のコラムも参照）．骨格筋のCICRを解明し，悪性高熱患者におけるCICRの亢進を示したのは遠藤である．悪性高熱における全身麻酔薬の薬理作用は高木により研究された．リアノジン受容体の遺伝子クローニングを行い，一次構造を最初に明らかにしたのは竹島らであった．悪性高熱症1型患者におけるリアノジン受容体遺伝子の変異を最初に報告したのは大津らであった．

（国立精神・神経センター　武蔵病院　神経内科　尾方克久）

滑筋細胞では，Ca^{2+}スパークは過分極にすることにより電位依存的にCa^{2+}チャネルを抑制し，弛緩を引き起こす可能性も考えられている．

◆ リアノジンレセプターの活性調節

　RyRは，リン酸化，cADPリボース，酸化還元状態，ほかの蛋白質分子との相互作用などのチャネル活性の内因性調節機構が示唆されている．免疫抑制剤であるFK 506を結合する蛋白質群のなかで，FKBP 12はcis-transプロリンペプチド異性化酵素であるとともに，RyRおよびIP_3レセプターと強く結合していることが明らかにされている（ただしIP_3レセプターに関しては異論をとなえる論文も発表されている）．FKBP 12はRyR-1に対して，チャネル整流作用と安定化作用に活性を有しており，RyR-1の内因性調節分子として機能することが示唆された．また，FKBP 12欠損マウスは致死性の拡張型心筋症となり，RyR-1とRyR-2のCICRチャネル活性に異常があることが示された．トライアジンは分子量約100 Kの小

胞体膜に存在する膜貫通蛋白質であり，RyR-1と蛋白質-蛋白質相互作用することが骨格筋において報告されている．小胞体内腔側においては，トライアジンはCa^{2+}結合蛋白質であるカルセクエストリンと相互作用しており，RyR-トライアジン-カルセクエストリンの3量複合体構造をとることが予想されている．

おわりに

以上，細胞内のCa^{2+}動態を紹介してきた．細胞にはさまざまな調節系が準備されており，静止状態では細胞内のCa^{2+}濃度は10^{-7}Mと低い濃度に保たれている．しかし，この静止状態といえども多くのCa^{2+}制御因子が活発に働いている．さて，細胞に刺激が伝わると細胞外からのCa^{2+}流入と細胞内膜系，特に小胞体からのCa^{2+}放出が起きる．

細胞内では時間的・空間的にユニークなCa^{2+}局在が，細胞内にある小胞体からのCa^{2+}放出と細胞膜を介した細胞外からのCa^{2+}流入により引き起こされる．特に最近注目され，また今回主に紹介した小胞体からのCa^{2+}放出が細胞分裂，分泌をはじめとして脳の高次機能なども含む多様な働きに深く関わっていることが明らかとなってきた．

● チャネル・レセプターに関する全般的総説

1) 御子柴克彦, 清水孝雄：感覚器官と脳内情報処理．日本生化学会編，共立出版，2002
2) 御子柴克彦：IP_3レセプター．日本生化学会編：感覚器官と脳内情報処理，共立出版，pp. 64-79, 2002
3) Hille B：Ion channels of excitable membranes, 3rd ed., Sinauer Associates INC., Publishers Sunderland, Massachusetts, 2001
4) 御子柴克彦, 宮本英七：特集カルシウムシグナリングと細胞機能1．細胞工学，16巻1号，1997
5) 三品昌美, 御子柴克彦：イオンチャンネル・レセプターと細胞機能．実験医学 12巻増刊, 1994
6) 御子柴克彦, 遠藤 實, 宮本英七：カルシウムイオンとシグナル伝達．蛋白質・核酸・酵素 43巻12号，1998
7) ニコルス・ディビット（青島均訳）：神経情報伝達のメカニズム．シュプリンガー・フェアラーク東京，1997
8) Carafoli E, Klee C (ed)：*Calcium as a Cellular Regulator*. Oxford University Press, Oxford, 1999
9) 御子柴克彦, 三品昌美, 井村裕夫：イオンチャネルとレセプター．実験医学 10巻増刊, 1992
10) 遠藤 實, 西塚泰美, 八木康一, 宮本英七：カルシウムイオンと細胞機能．蛋白質・核酸・酵素 33巻臨時増刊，1988
11) 吉岡 亨, 桐野 豊, 工藤佳久編：カルシウムシグナリング．情報生物学シリーズ3, 培風館，1997
12) Conley E：Inositol 1, 4, 5-trisphosphate-sensitive Ca^{2+}-release channels. In：*The Ion Channel：Facts Book II Intracellular Ligand-gated Channels*. Academic Press, Harcourt Brace & Company, Publishers, San Diego, pp. 195-283, 1996

引用文献

1) Mikoshiba K：IP_3 receptor. *Physiol Rev* 2003（in press）
2) 御子柴克彦, Changeux J-P：小脳プルキンエ細胞の特異蛋白の神経化学的研究．神経化学 **16**：133-136, 1977
3) Mikoshiba K, Huchet, M, Changeux JP：Biochemical and immunological studies on the P 400 protein：A protein characteristic of the Purkinje cell from mouse and rat cerebellum. *Dev Neurosci* **2**：254-275, 1979
4) Mikoshiba K, Changeux J-P：Morphological and biochemical studies on isolated molecular and granular layers from bovine cerebellum. *Brain Res* **142** 487-504, 1978
5) Walaas SI, Nairn AC, Greengard P：PCPP-260：A Purkinje cell-specific cyclic AMP-regulated membrane phosphoprotein of Mr 260,000. *J Neurosci* **6**：954-961, 1986
6) Groswald DE, Kelly PT：Evidence that a cerebellum-enriched, synaptic junction glycoprotein is related to fodrin and resists extraction with triton in a calcium dependent manner. *J Neurochem* **42**：534-546, 1984
7) Mikoshiba K, Kohsaka S, Takamatsu K, et al：Cerebellar hypoplasia in the Gunn rat with hereditary hyper-bilirubinemia：Immunohistochemical and neurochemical studies. *J Neurochem* **35**：1309-1318, 1980
8) Kashiwamata S：Mode of prevention by

phototherapy of cerebellar hypoplasia in a new Sprague-Dawley strain of jaundiced Gunn rats. *Pediatr Neurosci* **12** (3) : 145-150, 1985-86
9) Kashiwamata S, Aono S, Semba RK : Characteristic changes of cerebellar proteins associated with cerebellar hypoplasia in jaundiced Gunn rats and the prevention of these by phototherapy. *Experientia* **36** : 1143-1144, 1980
10) Streb H, Irvine RF, Berridge MJ, et al : Release of Ca^{2+} from a nonmitochondrial intracellular store in pancreatic acinar cells by inositol-1,4,5-trisphosphate. *Nature* **306** : 67-69, 1983
11) Furuichi T, Yoshikawa S, Miyawaki A, et al : Primary structure and functional expression of the inositol 1,4,5-trisphosphate-binding protein P 400. *Nature* **342** : 32-38, 1989
12) Maeda N, Niinobe M, Mikoshiba K : A cerebeller Purkinje cell marker P 400 protein is an inositol 1,4,5-trisphosphate ($InsP_3$) receptor protein : Purification and characterization of $InsP_3$ receptor complex. *EMBO J* **9** : 61-67, 1990
13) Maeda N, Kawasaki T, Nakade S, et al : Structural and functional characterization of inositol 1,4,5-trisphosphate receptor channel from mouse cerebellum. *J Biol Chem* **266** 1109-16, 1991
14) Miyazaki S, Yuzaki M, Nakada K, et al : Block of Ca^{2+} wave and Ca^{2+} oscillation by antibody to the inositol 1,4,5-trisphosphate receptor in fertilized hamster eggs. *Science* **257** : 251-255, 1992
15) Kume S, Muto A, Inoue T, et al : Role of inositol 1,4,5-trisphosphate receptor in ventral signaling in *Xenopus* embryos. *Science* **278** : 1940-1943, 1997
16) Saneyoshi T, Kume S, Amasaki Y, et al : The Wnt/Calcium pathway activates NF-AT and promotes ventral cell fate in *Xenopus* embryos. *Nature* **417** : 295-299, 2002
17) Takei K, Shin R-M, Inoue T, et al : Regulation of nerve growth mediated by inositol 1,4,5-trisphosphate receptor in growth cones. *Science* **282** : 1705-1708, 1998
18) Matsumoto M, Nakagawa T, Inoue T, et al : Ataxia and epileptic seizures in mice lacking type 1 inositol 1,4,5-trisphosphate receptor. *Nature* **379** : 168-171, 1996
19) Inoue T, Kato K, Kohda K, et al : Type 1 inositol 1,4,5-trisphosphate receptor is required for induction of long-term depression in cerebellar Purkinje neurons. *J Neurosci* **18** : 5366-5373, 1998
20) Nishiyama M, Hong K, Mikoshiba K, et al : Calcium stores regulate the polarity and input specificity of synaptic modification. *Nature* **408** : 584-588, 2000
21) Fujii S, Matsumoto M, Igarashi K, et al : Synaptic plasticity in hippocampal CA1 neurons of mice lacking type 1 inositol-1,4,5-trisphosphate receptors. *Learning & Memory* **7** : 312-320, 2000
22) Mikoshiba K, Hattori M : IP_3 receptor-operated calcium entry. *Science* {Science's stke (Signal Transduction Knowledge Environment) Perspective (Web publication)} 1-4, 2000
23) Allbritton N, Meyer T, Stryer L : Range of messenger action of calcium ion and inositol 1, 4, 5-trisphoshate. *Science* **258** : 1812-1815, 1992
24) Katayama E, Funahashi H, Michikawa T, et al : Native structure and arrangement of inositol-1,4,5-trisphosphate receptor molecules in bovine cerebellar Purkinje cells as studied by quick-freeze deep-etch electron microscopy. *EMBO J* **15** : 4844-4851, 1996
25) Uchiyama T, Yoshikawa F, Hishida A, et al : A novel recombinant hyper-affinity inositol 1,4,5-trisphosphate (IP_3) absorbent traps IP_3, resulting in specific inhibition of IP_3-mediated calcium signaling. *J Biol Chem* **277** : 8106-8113, 2002
26) Iwasaki H, Chiba K, Uchiyama T, et al : Molecular characterization of the starfish inositol 1,4,5-trisphosphate receptor and its role during oocyte maturation and fertilization. *J Biol Chem* **277** : 2763-2772, 2002
27) Yoshikawa F, Iwasaki H, Michikawa T, et al : Cooperative formation of the ligand-binding site of the inositol 1,4,5-trisphosphate receptor by two separable domains. *J Biol Chem* **274** : 328-334, 1999
28) Yoshikawa F, Iwasaki H, Michikawa T, et al : Trypsinized cerebellar inositol 1,4,5-trisphosphate receptor. *J Biol Chem* **274** : 316-327, 1999
29) Hirota J, Michikawa T, Miyawaki A, et al : Kinetics of calcium release by immunoaffinity-purified inositol 1,4,5-trisphosphate receptor in reconstituted lipid vesicles. *J Biol Chem* **270** : 19046-19051, 1995
30) Mikoshiba K : The Ins (1, 4, 5) P_3 receptor, In : Shears S (ed) : *Signaling by Inositides : A Practical Approach*. pp. 173-193, Oxford University Press, London, 1997
31) Michikawa T, Hirota J, Kawano S, et al : Calmodulin mediates calcium-dependent inactivation of the cerebellar type 1

inositol 1,4,5-trisphosphate receptor. *Neuron* **23** : 799-808, 1999
32) Boulay G, Brown DM, Qin N, et al : Modulation of Ca^{2+} entry by polypeptides of the inositol 1,4,5-trisphosphate receptor (IP_3R) that bind transient receptor potential (TRP) : Evidence for roles of TRP and IP_3R in store depletion activated Ca^{2+}entry. *Proc Natl Acad Sci USA* **96** : 14955-14960, 1999
33) Ma HT, Patterson RL, van Rossum DB, et al : Requirement of the inositol trisphosphate receptor for activation of store-operated Ca^{2+} channels. *Science* **287** : 1647-1651, 2000
34) Mitsuyama F, Sawai T, Carafoli E, et al : Microinjection of Ca^{2+} store-enriched microsome fractions to diving newt eggs induces extra-cleavage furrows via inositol 1,4,5-trisphosphate-induced Ca^{2+} release. *Dev Biol* **214** 160-167, 1999
35) Muto A, Mikoshiba K : Activation of inositol 1,4,5-trisphosphate receptors induces transient changes in cell shape of fertilized *Xenopus* eggs. *Cell Motil Cytoskeleton* **39** : 201-208, 1998
36) Furuichi T, Michikawa T, Mikoshiba K : Intracellular calcium channels. *In* : Carafoli E, Klee C(eds) : *Calcium as a Cellular Regulator,* Oxford Univ. Press, New York, Oxford, 1999

8 細胞内情報伝達

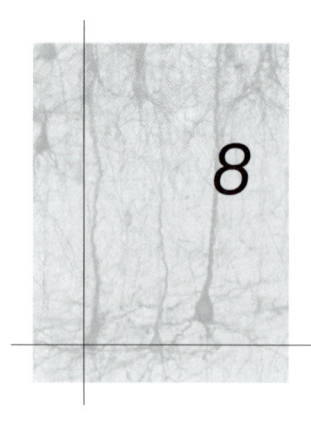

伊藤　俊樹　　竹縄　忠臣

細胞内情報伝達概論

神経細胞を含むすべての細胞は，ホルモン，成長因子，細胞表面分子，細胞外マトリックスなどの細胞外情報物質を認識し，適切な応答をする．細胞膜を透過できない細胞外情報物質は細胞膜に存在する受容体を介して認識され，細胞内情報へと変換される．こうして発生した細胞内情報が「受容体」から「適切な応答」まで伝達されていく過程を「細胞内情報伝達」とよぶ．

1 細胞膜を貫通する受容体は，細胞外領域を介したリガンド結合の情報を細胞内情報へと変換する

細胞は外界からの刺激（細胞外情報物質＝リガンド）を認識するための受容体を細胞膜上に発現している．受容体蛋白は細胞膜を貫通しており，細胞外領域でリガンドと結合すると細胞内領域を含めたアロステリックな構造変化を起こす．すなわち，細胞「外」情報が細胞「内」情報に変換されることになる．この変換様式はおおよそ次の3つのグループに分類することができる（図4-51）．
①受容体がイオンチャネルを構成しており，リガンドの結合によってチャネルを開き，細胞内イオン濃度の変化を誘導する．ニコチン性アセチルコリン受容体や NMDA 受容体，AMPA 受容体などがこれに含まれる．
②受容体自身が酵素活性をもつか，あるいは受容体の細胞内領域で酵素蛋白と結合しており，リガンド結合によって上昇する酵素活性が細胞内分子を修飾する．Trk ファミリーに属するニューロトロフィン受容体などの受容体型チロシンキナーゼや，ナトリウム利尿ペプチド受容体などの膜結合型グアニル酸シクラーゼがこれに相当する．
③細胞内領域で G 蛋白と共役するもの．リガンド結合に伴って G 蛋白を GTP 型に変換し，そのエフェクターの活性を制御する．ムスカリン性アセチルコリン受容体やアドレナリン受容体などの7回膜貫通型受容体である．

2 セカンドメッセンジャーの産生は細胞膜受容体からの情報を増幅する

受容体から生じた細胞内情報は，酵素反応による物質変換によってセカンドメッセンジャーとよばれる物質を産生する．例えば G 蛋白はアデニル酸シクラーゼを活性化してサイクリック AMP（cAMP）を産生し，G 蛋白およびチロシンキナーゼはホスホイノシチド特異的ホスホリパーゼ C（PI-PLC）を活性化してジアシルグリセロール（DG）とイノシトール三リン酸（IP_3）を産生する（第4章7「セカンドメッセンジャー」参照）．cAMP や DG は PKA, PKC といった蛋白キナーゼを活性化して蛋白リン酸化を引き起こし，IP_3 は細胞内 Ca^{2+} 動員を引き起こす．これらのセカンドメッセンジャーはアデノシン三リン酸（ATP）やホスファチジルイノシトール 4, 5 二リン酸

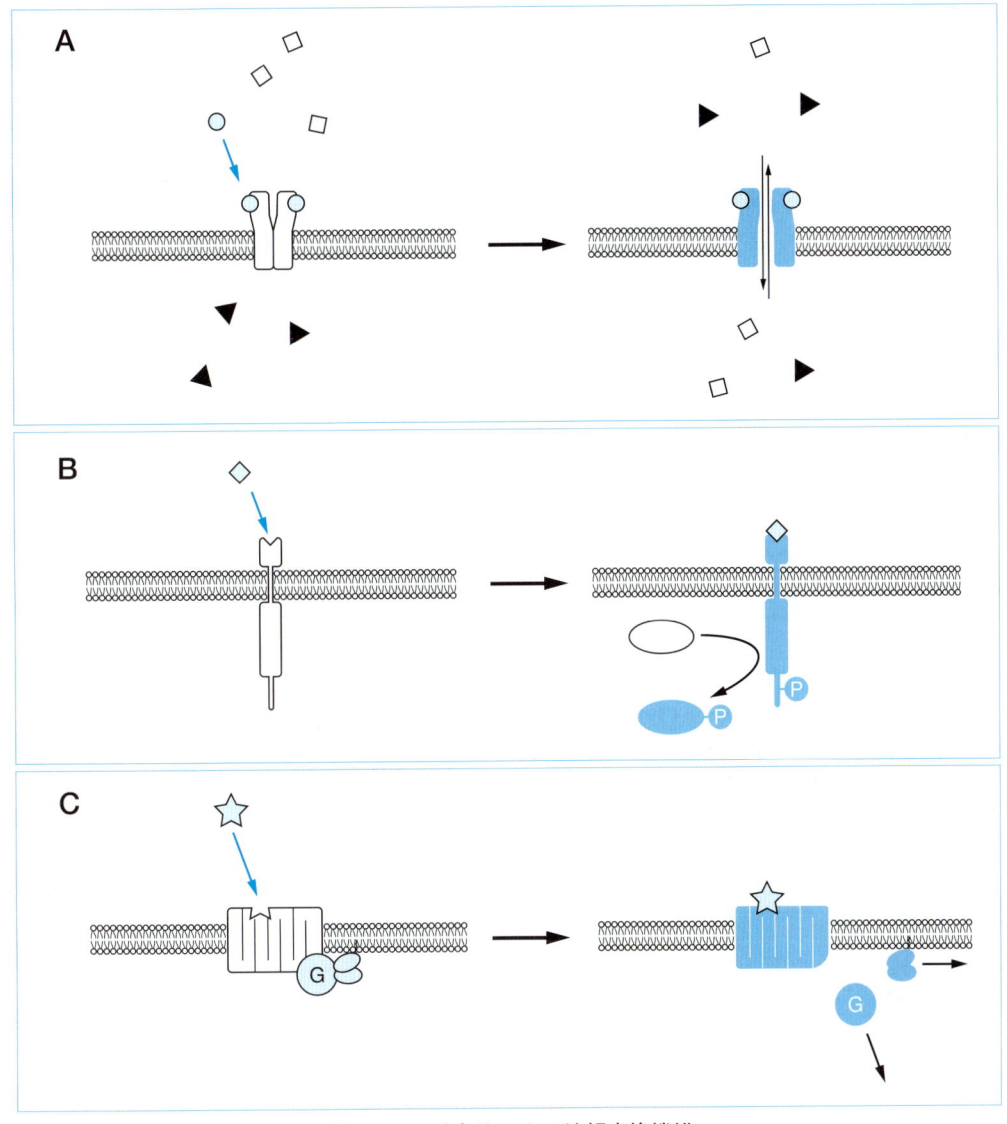

図 4-51 受容体による情報変換機構
細胞膜を貫通する受容体が，リガンド（細胞外情報）との結合に伴って細胞内情報を発生する機構．
イオンチャネル型受容体（**A**），受容体型チロシンキナーゼ（**B**），G 蛋白共役型受容体（**C**）を例に示す．

（PIP_2）などのありふれた細胞内物質を変換した産物である．また，cAMP はホスホジエステラーゼによって，IP_3 は IP_3 キナーゼや IP_3 フォスファターゼによって迅速に代謝されるので，細胞内の一過的なセカンドメッセンジャー濃度の上昇を実現することができる．

セカンドメッセンジャーはその産生酵素が活性化状態にとどまっている間，継続して産生され続ける．1 分子の産生酵素から 1,000 分子のセカンドメッセンジャーが生じると仮定すると，セカンドメッセンジャーと 1 対 1 で結合する 1,000 分子の下流蛋白の活性化を引き起こすことになる．このように，セカンドメッセンジャーの産生は細胞内情報を増幅する効率的な仕組みである．

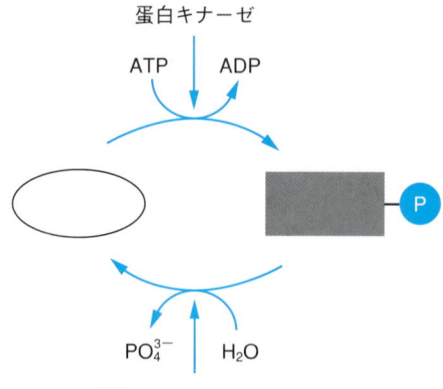

図 4-52　可逆的リン酸化による蛋白修飾
蛋白キナーゼ，フォスファターゼは基質蛋白のリン酸化，脱リン酸化を行う．リン酸化，脱リン酸化型によって，基質蛋白は立体構造変化などにより性質のまったく異なる 2 つの状態に可逆的に変換される．

3 情報伝達蛋白は可逆的なリン酸化によって制御される

　細胞内情報は G 蛋白やセカンドメッセンジャー産生を介して，細胞内の蛋白キナーゼとよばれる酵素を活性化する．蛋白キナーゼは，基質蛋白のセリン，スレオニン，あるいはチロシン残基側鎖の水酸基に ATP の γ-リン酸基を転移する反応（リン酸化）を行う酵素である．基質蛋白に共有結合したリン酸基は，蛋白フォスファターゼ（脱リン酸化酵素）による加水分解によって除かれる（図 4-52）．これら蛋白キナーゼ，フォスファターゼによるリン酸化-脱リン酸化反応は，基質蛋白を可逆的に修飾する性質をもっている．さらに重要なのは，リン酸基がもつ大きな負電荷によって蛋白の立体構造が大きく変化し，その活性や他の蛋白との相互作用など，蛋白全体の機能が変化することである．蛋白リン酸化は，1 種類の蛋白を性質の異なる 2 つ以上の蛋白に可逆的に変換できる，情報伝達において最も有効な仕組みの一つである．

4 ドメイン-モチーフ相互作用は情報伝達の特異性を実現するだけでなく，情報伝達経路の進化においても重要な意味をもつ

　細胞内情報伝達に関わる蛋白の多くは，進化上保存された「ドメイン」とよばれる 1 次構造を有する．ドメインは一見無関係な蛋白群の 1 次構造上の相同領域として見出されることが多いが，その立体構造や機能まで保存された 1 つの「ユニット」である．その機能は，①触媒活性を担う活性ドメインと，②蛋白複合体形成に関与する結合ドメインの 2 つに分類することができる．結合ドメインは，その大きな立体構造上のポケット様部位で短いペプチド（ペプチド修飾依存的もしくは非依存的に）やリン脂質などの小さな単純構造を認識して結合し，蛋白どうしの相互作用や蛋白の細胞内局在に重要な役割をもつ．その結合はペプチドの配列やリン酸化の有無，リン脂質の種類などを識別するものであり，蛋白間相互作用に基づく情報伝達経路の特異性を実現する要素である．

　ドメインが進化上保存された構造と機能をもつ「ユニット（単位）」であることは，情報伝達機構の進化において非常に重要である．ドメインというユニットが進化の過程でさまざまな蛋白に広がれば，同時にそれに伴う機能も広がっていく．例えば，細胞質中の可溶性蛋白が進化の過程でリン脂質に結合するドメインを獲得すれば，その蛋白は脂質キナーゼ制御下で細胞膜に局在するという「機能」を獲得することを意味する．さらに，1 つの蛋白がさまざまなドメインとそれに伴う多様な機能を同時に併せ持つことも可能になる（図 4-53 A，B）．このような変化の一つ一つは最小限の染色体転座などによって起こりうる現象であり，進化の過程において情報伝達経路の多様性を実現した要因であると考えられる．

　もう 1 つの重要な点は，ドメイン自体の特異性が多様化することである（図 4-53 C）．「リン酸化されたある配列のペプチドに結合する」という機能が確立されたドメインに単純な突然変異が起これば，異なる配列のリン酸化ペプチドに結合できるようになるであろう．実際，今日見出されるほぼ

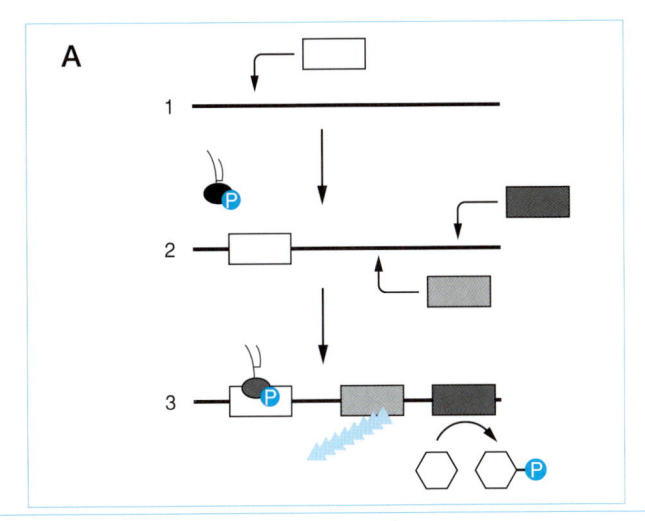

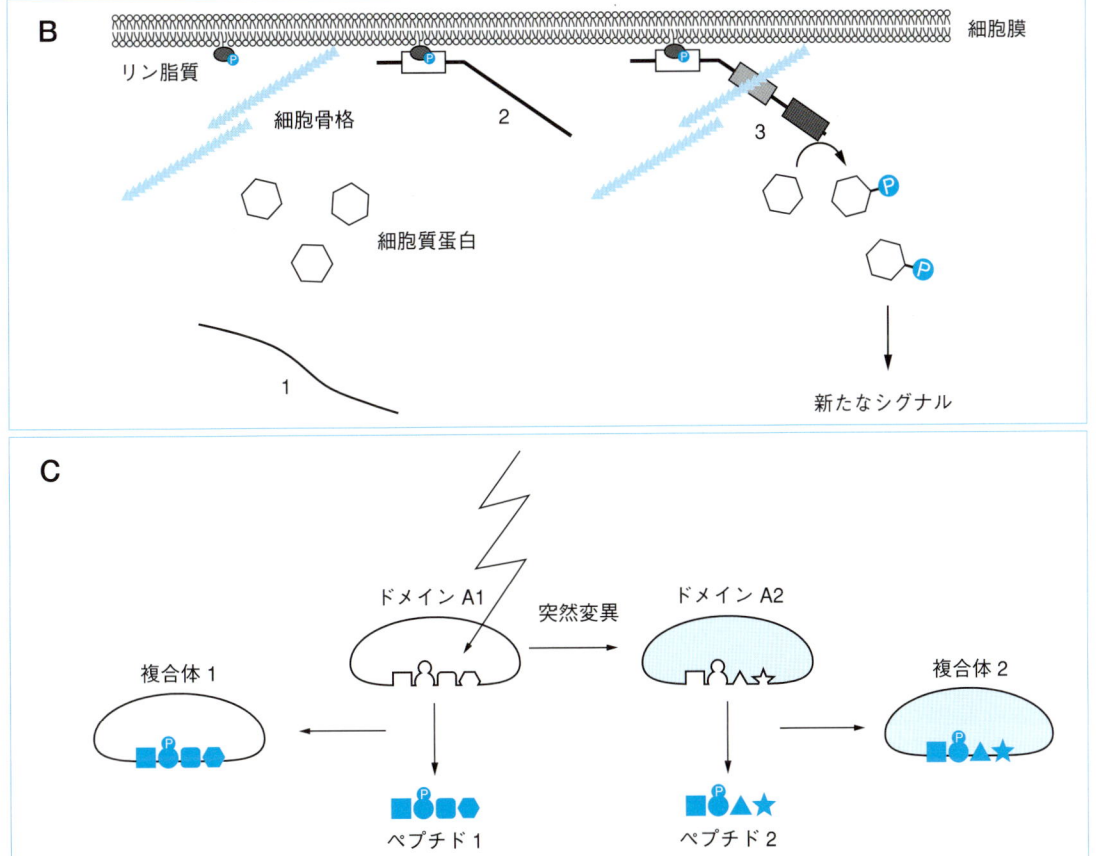

図 4-53 ドメイン獲得による新たな情報伝達経路の誕生

A，B：新たな機能ドメインの獲得とそれに伴う細胞内での機能の進化を示す．
A：ある蛋白1をペプチド鎖によって示している．進化の段階で，染色体転座などによりリン脂質結合ドメイン（白色）を獲得し（蛋白2），さらに細胞骨格結合ドメイン（灰色），蛋白キナーゼ活性ドメイン（黒色）を獲得（蛋白3）していく様子を示している．
B：進化の各段階での細胞内における機能．蛋白1は機能ドメインをもたず，他の蛋白と無関係に細胞質中に存在する．蛋白2はリン脂質結合によって細胞膜に局在できるようになる．蛋白3ではさらに細胞骨格と協調して他の蛋白をリン酸化し，さらに下流への情報伝達に関与できるようになる．
C：ドメインの新たな特異性の獲得．リン酸化ペプチド結合ドメインA1はペプチド1に配列特異的に結合する．ドメインA1全体の立体構造やリン酸化アミノ酸結合部位には影響を与えない程度の突然変異（点突然変異など）によって，異なる配列のリン酸化ペプチド2に結合できるドメインA2が誕生する．

すべてのドメインが，特異性の異なるいくつかのサブグループをもっている．

G蛋白

G蛋白はグアノシン三リン酸（GTP）およびグアノシン二リン酸（GDP）に結合する蛋白であり，その結合状態（GTP，GDP型）によって特異的なエフェクター蛋白*への結合が制御されていることから，細胞内情報伝達においてはシグナルのオン・オフを司るスイッチとして機能する．

G蛋白には，
① 自身がもつGTPアーゼ（GTP加水分解酵素）活性によって，結合したGTPをGDPへと変換する過程
② GDPを取り去り，新たなGTP分子と交換する過程

の2つのステップによる変換サイクルが存在する．それぞれの過程は，①GTPアーゼ活性化蛋白（GTPase-activating protein；GAP），②グアニンヌクレオチド交換因子（guanine nucleotide exchange factor；GEF）によって促進される（図4-54）．

G蛋白には大きく分けて3量体G蛋白と低分子量G蛋白の2種類が存在する．

1　3量体G蛋白

3量体G蛋白は，α，βおよびγの3種類のサブユニット各1分子ずつから構成されるヘテロ3量体である．αサブユニットは分子量約38〜52 kD，現在までに35種類以上が同定されており，それらは構造と機能によってGαs，Gαi，Gαq，およびGα12の4つのサブファミリーに分類されている．βサブユニットは分子量約35〜36 kD，5種類が同定されている．また，γサブユニットは分子量約6〜9 kDで，7種類が同定されている．γサブユ

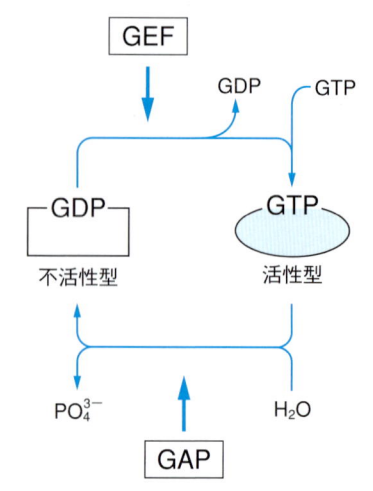

図4-54　G蛋白のGTP-GDPサイクルとGAP，GEF
GDP型（不活性型）G蛋白からのGDP解離反応はGEFによって促進される．細胞内GTP/GDP存在比は圧倒的に高いため，GDPから解離したG蛋白はGTPと優先的に結合してGTP型（活性型）となる．GAPはG蛋白自身がもつGTPアーゼ（GTP加水分解酵素）活性を上昇させ，GDP型への変換を促進する．

ニットが脂肪酸付加修飾を受けているため，ヘテロ3量体は細胞膜に局在している．

3量体G蛋白は通常，神経伝達物質受容体やホルモン受容体など，細胞膜に7回貫通するタイプの受容体にカップルしている（このとき，αサブユニットはGDP型で，受容体に弱く結合している）．リガンドとの結合に伴って受容体の細胞内領域の立体構造が変化すると，αサブユニットからのGDPの解離とGTPへの交換反応が促進される．すなわち，リガンドに結合した受容体はαサブユニットのGEFとして作用する．GTP結合型となったαサブユニットは受容体から解離すると同時に，βγサブユニットからも解離する．その結果，αサブユニットとβγサブユニット（ヘテロ2量体）はそれぞれのエフェクターに結合できるようになり，その活性を正や負に調節する（図4-55）．

受容体にカップルした3量体G蛋白の主な作

---

*G蛋白自身は下流の現象を直接遂行する酵素活性などはもたないため，以下に述べるように，他の蛋白を介してその機能を発現している．このような蛋白をG蛋白の効果器，すなわちエフェクター蛋白とよぶ．

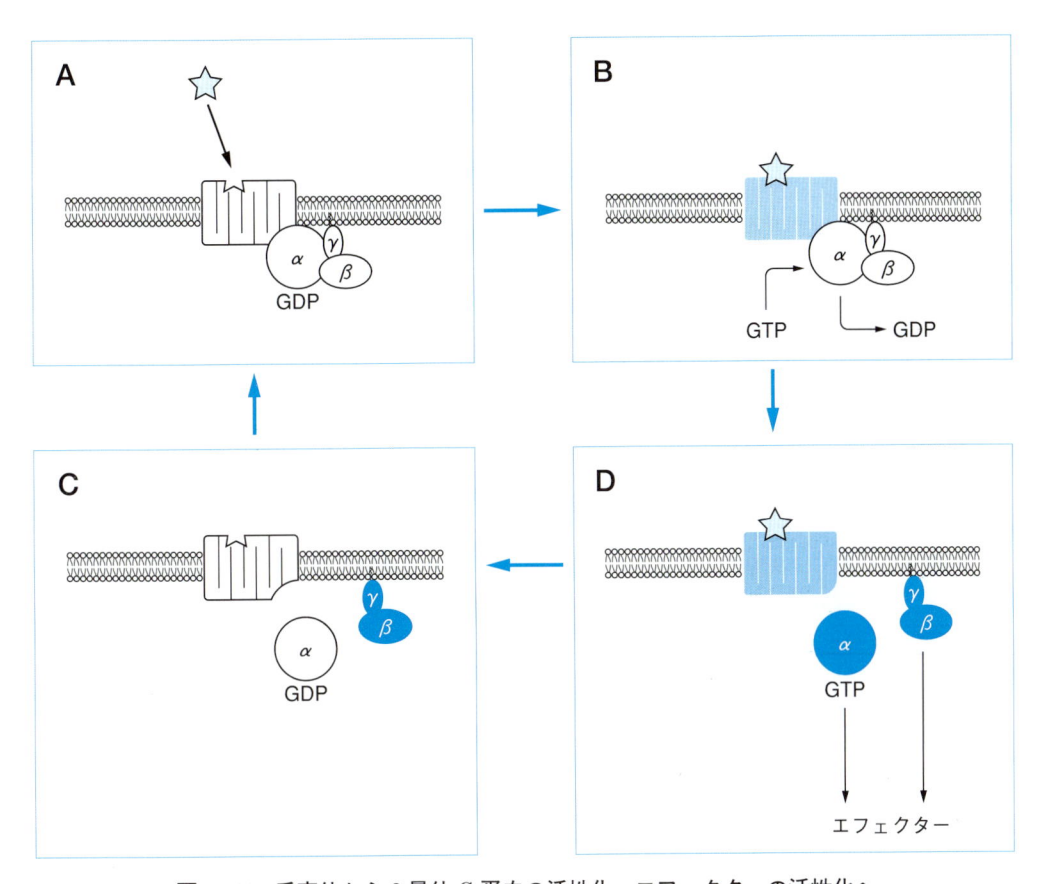

図 4-55　受容体から 3 量体 G 蛋白の活性化,エフェクターの活性化へ

A：静止期の細胞膜では GDP 型 α サブユニットが βγ サブユニットと 3 量体を形成し,受容体に弱く結合している.
B：リガンドが受容体に結合すると,受容体の細胞内領域の構造変化が起こり,α サブユニットに対する GEF として作用する.
C：GTP 型に変換された α サブユニットは,βγ サブユニットと解離し,それぞれのエフェクターを制御する.
D：α サブユニットはエフェクターとの結合や,RGS などの GAP によって GDP 型へと変換される.一方,受容体もまたエンドサイトーシスなどによって分解,再利用されるため,細胞膜上にはリガンドに結合していない受容体が増加する.
　GDP 型 α サブユニットは βγ サブユニットと再び 3 量体を形成し,再び受容体に結合する（**A**）.

用は,以下の 3 つに分類することができる.

1）イオンチャネルの活性制御

百日咳毒素感受性 G 蛋白（Gi/Go）は βγ サブユニットを介して内向き整流 K^+ チャネルを活性化する.一方,電位依存性 Ca^{2+} チャネルは抑制される.反対に,Gαs は L 型 Ca^{2+} チャネルを活性化する.

2）アデニル酸シクラーゼによる cAMP 産生調節

Gαs はアデニル酸シクラーゼに結合し,これを活性化することにより細胞内 cAMP 産生を促進する.反対に Gαi はアデニル酸シクラーゼを抑制する.一方,βγ サブユニットに関しては,アデニル酸シクラーゼのサブタイプによって作用が異なる.βγ サブユニットはアデニル酸シクラーゼタイプ II,IV（おそらく VII も）を活性化するが,タイプ I,III,VIII には抑制的に作用する.また,タイプ V,VI には影響を及ぼさない（第 4 章 7「セカンドメッセンジャー」参照）.

3）PI-PLC による DG と IP_3 の産生

Gαq は PI-PLCβ1 または β3 に結合し,これを活性化する.一方,Gi および Go では βγ サブユ

■ 蛋白質リン酸化の重要性

　蛋白質にリン酸が含有されることはおよそ百年前，Fischer E の門下，Levene PA が気付いており，細胞核に多いことからパラ核酸とよんでいた．Levene は 20 世紀の初め，ロックフェラー医学研究所の初代細胞生物学教授としてベルリンから渡米した．1932 年同じくベルリンから同研究室へ 1 年留学した Lipmann F は，パラ核酸とはセリンの水酸基にリン酸を結合したものであることを同定した．パラ核酸は今日での転写因子群など，核蛋白質の総称であったろうが，その生理学上の意味は当時は不明であった．第二次大戦前，再びロックフェラーへ渡った Lipmann は 1960 年になって，カゼイン・キナーゼ，ついで 1964 年にヒストン・キナーゼを見出したが，これらの反応は不可逆的であり，蛋白質に結合しているリン酸が高エネルギーリン酸結合の貯蔵型であるとの当時の考えに合わず，これら酵素の意義は不明のままであった．

　もう一つの研究史は 20 世紀の初めプラハのカレル大学に始まっている．この研究は，Cori CF および Cori GT 夫妻による血糖の調節に関わるもので，夫妻も第一次大戦後渡米した．1940 年から 1950 年代，Cori 夫妻門下セント・ルイス学派の Sutherland EW, Rall TW による cyclic AMP の発見や，Krebs EG, Fischer E, Larner J などの研究として継承され，グリコーゲンの分解と合成に関与する酵素のリン酸化反応として発展され，やがて 1968 年，Krebs による蛋白質リン酸化酵素 A（PKA）の発見に及んでいる．1970 年になると PKA との類似から PKG（Greengard P ら），1977 年にはカルモジュリンが関与する CaMK（八木康一，宮本英七，藤沢仁，Hartshorne DG ら）や PKC（西塚ら）の発見がある．一方，1911 年の Rous P の肉腫ウイルスの研究は Erickson RL の研究，1979 年には Hunter T のチロシンリン酸化反応の研究へ受け継がれていて，1980 年代の細胞内シグナル伝達における蛋白質リン酸化反応の解明の時代を迎えた．

　本文に詳述されているように細胞のシグナル伝達においてはセリン，トレオニンおよびチロシンの水酸基がリン酸化されるが，これらの反応は真核細胞，ことに多細胞生物に認められる．多細胞生物では，構成蛋白質群のおよそ 80％がリン酸基を含んでいると言われていて，蛋白質のリン酸化反応の意義は細胞どうしの連携や相互作用，シグナル伝達にとって基本的な役割を果たしている．細胞の生死に関わるというよりも，同種や異種の細胞群の共存や協調作用に果たす役割が重要であるともいえる．この反応は当初，個々の蛋白質のもつ生理活性の調節が主であると考えられたが，最近十余年の研究によって個々の蛋白質の活性の調節もさることながら，リン酸化，脱リン酸化反応はその蛋白質の細胞内局在，あるいは他の蛋白質や細胞膜脂質との相互作用の動的な調節を通して個体を構成する細胞の多様な機能の維持，分裂周期，分化，形態形成，細胞死などに決定的な役割を果たしていることが明らかになってきている．

（前神戸大学　学長　西塚泰美）

ニットが PI-PLCβ2，β3 を活性化する（第 4 章 7「セカンドメッセンジャー」参照）．

　上述したように受容体は 3 量体 G 蛋白の GEF として機能するが，一方，GAP 活性をもつ蛋白として RGS（Regulator of G-protein Signaling）とよばれるファミリーが同定されている．現在までに 20 種類以上の RGS 蛋白が同定されているが，その情報伝達における役割の多くはまだ十分には理解されていない．

2 低分子量G蛋白

　低分子量G蛋白は単量体で機能する分子量約20〜35 kDのG蛋白である．通常，脂肪酸付加修飾を受けて細胞膜や小胞器官膜などの膜画分に局在しており，GTP結合に伴うコンフォメーション変化によってエフェクター蛋白との結合のオン・オフが制御されている．この特異的なエフェクター蛋白の作用が，個々の低分子量G蛋白特異的な機能を実現している．低分子量G蛋白はRas，Rho，Rab，Arfなど，数多くのサブファミリーに分類され，実に多様な細胞内での機能を担っている．その機能は細胞増殖から，細胞骨格制御や細胞内小胞輸送にまで至る．以下にその主な機能をあげる．

◆ Ras

　Rasは癌遺伝子として最初に見出された低分子量G蛋白であり，細胞増殖や分化において主要な役割を担う．その主なエフェクターはRafなどのMAPキナーゼカスケードの上流蛋白キナーゼであり，核内転写因子などへの情報伝達のスイッチングを行う．

◆ Rho

　Rhoは同一サブファミリーのRac，Cdc 42とともに，アクチン細胞骨格の制御とそれに伴う細胞形態変化，細胞運動などにおいて重要な役割を担う．また，JNKカスケードやSRF，NF-κBなどの核内転写因子への情報伝達にも関与している．そのエフェクターは蛋白キナーゼやアクチン調節蛋白など近年数多く同定されており，その機能発現機構は加速度的に明らかになっている．細胞骨格の制御という側面から，神経突起形成，軸索誘導など，神経細胞特異的な現象にも関与している．

◆ Rab

　Rabは約30種類からなるサブファミリーを構成しており，細胞内の小胞輸送に関与する．主に細胞膜からの小胞の取り込みとエンドソームの形成，エンドソームからの選別的輸送を制御していると考えられている．神経細胞においてはシナプトソームにおいてシナプス小胞の制御に重要な役割を果たしている．Rabファミリーのエフェクターもいくつか同定されており，小胞の融合に必須の役割を担うSNAP-SNARE複合体との関与が報告されている．

◆ Arf

　Arfはゴルジ体膜からの小胞輸送を行うCOP I，COP II，AP-1〜4といった小胞コート蛋白に結合して，主にゴルジ体，小胞体の形態形成と物質輸送を制御する．PLD，PIPキナーゼなどのリン脂質代謝を行う酵素もArfのエフェクターとなることが知られており，リン脂質を介した小胞輸送の制御を行うものと考えられている．

3 低分子量G蛋白の活性化機構

　細胞膜受容体からのシグナルは，これら低分子量G蛋白をGTP型，すなわち活性型へと変換する．その分子レベルでの活性化機構が明らかになってきている．

◆ チロシンキナーゼ型受容体

　チロシンキナーゼ型受容体に起こる自己リン酸化部位はGrb 2，Shcなどのアダプター蛋白の結合を促す（「チロシンキナーゼ」の項参照）．その結果，RasのGEFであるSosが細胞膜へ局在し，細胞膜に存在するRasを活性化する．また，RacのGEFであるVavはチロシンキナーゼにより直接チロシンリン酸化され，活性化されることが知られている．

◆ 3量体G蛋白共役型受容体

　LPAやトロンビンなど3量体G蛋白共役型受容体のリガンドも，RasやRhoなどの低分子量G蛋白を活性化する．

　GiはRasを介してMAPキナーゼカスケードの活性化を誘導することなどから，GiからRasへの情報伝達経路が存在することが知られていた．この経路に関しては主に2つの可能性が報告

されている．1つは，Giから解離した$\beta\gamma$サブユニットがチロシンキナーゼc-Srcを活性化し，アダプター蛋白Shcのチロシンリン酸化を亢進する．チロシンリン酸化を受けたShcはGrb2-Sos複合体を介してRasを活性化する．もう1つの可能性は，神経系に高い発現を示すRasのGEFであるp140 Ras-GRFが，$\beta\gamma$の下流の蛋白キナーゼによってリン酸化されて活性化する，というものである．

一方Rhoに関してはp115 RhoGEFが重要な働きをする．p115 RhoGEFはRhoGEF活性ドメイン（Dbl Homology domain；DH domain）のほかに，RGSドメインをもっている．RGSは前述したように3量体G蛋白のGAPであり，実際にこのRGSドメインはGα12およびGα13に対するGAPとして働く．p115 RhoGEFは単独では不活性型の構造をとっているが，Gα13とRGSドメインとの相互作用によって活性型GEFに変換される．

セリン・スレオニンキナーゼ

受容体からのシグナルはセカンドメッセンジャー産生やG蛋白の活性化などを経て，蛋白リン酸化を引き起こす．細胞内での蛋白リン酸化は圧倒的にセリンおよびスレオニン残基に起こり，全体の約95%がセリン，約3〜4%がスレオニンである．この反応を司るセリン・スレオニンキナーゼはその制御機構によって，①セカンドメッセンジャー依存型，②セカンドメッセンジャー非依存型の2つのグループに分類することができる．

1 セカンドメッセンジャー依存型キナーゼ

◆ cAMP依存型蛋白キナーゼ

cAMP依存型蛋白キナーゼ（PKA）は2分子ずつの触媒サブユニット（分子量約40 kD）と調節サブユニット（分子量約50〜55 kD）から構成される不活性型の4量体として存在する．cAMPが調節サブユニットに結合すると，触媒サブユニットは活性型キナーゼとして解離する．

◆ cGMP依存型蛋白キナーゼ

cGMP依存型蛋白キナーゼ（PKG）は同一蛋白（分子量約75 kD）からなるホモ2量体を形成しており，それぞれのポリペプチド内にcGMPに結合する調節ドメインと触媒活性をもつ触媒ドメインが存在する．cGMPとの結合によりPKGは活性型となり，2量体のまま機能する．

◆ 蛋白キナーゼC

蛋白キナーゼC（PKC）はCa^{2+}だけでなく，ジアシルグリセロール（DG）やフォスファチジルセリン（PS）といったリン脂質によって活性化される蛋白キナーゼである．特にPI-PLCによって生じる2つのセカンドメッセンジャーによって活性化される蛋白キナーゼとして重要な役割を担う．通常，PKCは分子内の調節ドメインによって触媒ドメインをマスクされた不活性型として存在しているが，Ca^{2+}およびDG結合によってこのマスクが解除され，活性型となる．また，DG結合に伴う活性型PKCの細胞膜への局在も重要な意味をもつ．

◆ PKB/Akt

PKB/AktはPI 3-キナーゼの反応産物，$PI(3,4)P_2$および$PI(3,4,5)P_3$によって活性化される蛋白キナーゼで，神経細胞のアポトーシス回避のシグナル伝達においては必須の役割を担う．PKB/Aktは分子内にPH（Pleckstrin Homology）ドメインをもち，$PI(3,4)P_2$および$PI(3,4,5)P_3$と相互作用する．さらにPKB/Aktの完全な活性化には自身のリン酸化が重要である．このリン酸化を行う蛋白キナーゼ（phosphoinositide-dependent kinase；PDK）もまたPHドメインをもち，$PI(3,4,5)P_3$に結合し活性化される．この活性化にはアロステリックな機構だけでなく，細胞膜へPKB/AktとPDKが同時に局在することも重要な意味をもつ．

■ 低分子量 G 蛋白質

　1980年頃，がん遺伝子として Ras 変異体が発見され，その後の研究によって，生体内には Ras に類似した一次構造をもつ蛋白質が数多く存在し，低分子量 G 蛋白質という一つのスーパーファミリーを形成していることが明らかになった．現在までに，出芽酵母で37種，哺乳類では100種類近い低分子量 G 蛋白質が見出されている．低分子量 G 蛋白質は，従来より知られている蛋白質合成に関与している G 蛋白質や細胞膜受容体に連結している三量体 G 蛋白質と同じように，GDP と GTP を特異的に結合する蛋白質で，グアニンヌクレオチドの結合状態によって2つの立体構造をとり，ある特定の機能発現のオン-オフを司る「バイオタイマー」として機能している．スイッチのオン-オフは低分子量 G 蛋白質とそれぞれに特異的な活性制御蛋白質によって切り替えられている．上流からのシグナルによってオンになると，低分子量 G 蛋白質はそれぞれの標的蛋白質（エフェクター）と結合することによってシグナルを一定時間下流に伝達し，その後にスイッチがオフになってシグナル伝達を停止させる．

　低分子量 G 蛋白質スーパーファミリーは，Ras, Rho, Rab, Arf/Sar の4つのファミリーと Ran からなっている．Ras ファミリーは遺伝子発現を，Rho ファミリーは細胞骨格制御と遺伝子発現を，Rab と Arf/Sar のファミリーは小胞輸送を，Ran は核-細胞質間物質輸送や核膜や中心体の形成を，それぞれ制御している．これらの低分子量 G 蛋白質は低分子量 G 蛋白質間や，プロテインキナーゼなどの他の細胞内シグナル伝達構成因子とクロストークし，細胞の増殖・分化・死や運動，接着，極性形成などの基本的な細胞機能の制御に重要な役割を果たしている．また，低分子量 G 蛋白質あるいはその活性制御蛋白質や標的蛋白質の異常が，がんや種々の循環器疾患や脳神経疾患の原因になっていることも明らかになっている．

（大阪大学大学院医学系研究科　生体制御医学　生化学・分子生物学　高井義美）

◆ Ca^{2+}-カルモジュリン依存型蛋白キナーゼ

　Ca^{2+}-カルモジュリン依存型蛋白キナーゼ (CaMK) は，Ca^{2+}-カルモジュリン複合体（Ca^{2+}-CaM）によって活性化される蛋白キナーゼであるが，その活性化機構は各サブタイプによって異なっている．CaMK II は通常，分子内阻害機構によって不活性型として存在するが，調節ドメインに Ca^{2+}-CaM が結合すると，阻害機構が解除され活性型となる．CaMK II は巨大な多量体を形成することも特徴の一つである．CaMK I および CaMK IV は Ca^{2+}-CaM によってだけでなく，蛋白リン酸化によっても活性化される．このリン酸化を行うキナーゼは CaMK キナーゼとよばれるが，CaMK キナーゼもまた Ca^{2+}-CaM によって活性化される．これらの例は次に述べる MAP キナーゼカスケードとやや類似した活性化機構である．

2　セカンドメッセンジャー非依存型キナーゼ

◆ MAP キナーゼカスケード

　MAP キナーゼ (MAPK) はホルモン，増殖因子，サイトカイン，熱ショックや高浸透圧ショックなどのストレス，細胞-細胞外基質間接着など多様な細胞外シグナルによって活性化されるが，その活性化機序は蛋白リン酸化を介する特徴的なものである．MAPK は自身がもつ TEY (Thr, Glu, Tyr) という配列の Thr および Tyr 残基にリン酸化を受けて活性化される．このリン酸化を行うキナーゼ，すなわち MAPK キナーゼ (MAPKK) は dual specific 蛋白キナーゼ（セリン・スレオニンとチロシンの両方を基質とするキナーゼ）である．

　MAPKK もまた自身のセリン残基に受けるリン酸化によって活性化される．MAPKK のリン酸化を行うキナーゼ，MAPKK キナーゼ (MAPK-

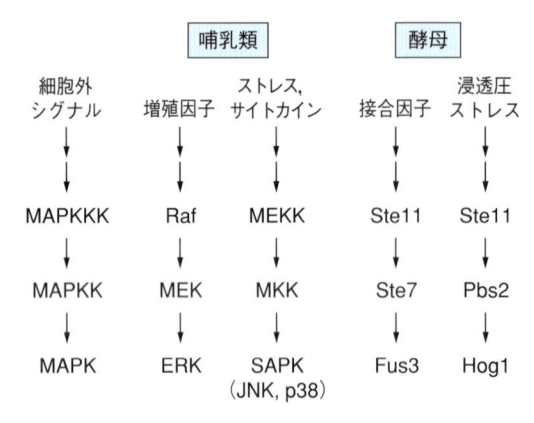

図 4-56 MAP キナーゼカスケード

さまざまな細胞外シグナルによって活性化されるMAP キナーゼカスケードは，増殖刺激によって活性化されるERKの経路と，ストレス刺激によって活性化されるSAPKの経路の2つに分類される．酵母においても接合因子（フェロモン）刺激とストレス刺激の経路それぞれを担う2つのMAPキナーゼカスケードが存在する．

KK）活性をもつものとしては癌原遺伝子産物 c-Raf-1 や c-Mos, B-Raf, MEKK などが同定されている．このように，一連の蛋白キナーゼが順次引き起こすリン酸化によってMAPKへとつながる活性化機構は「MAPキナーゼカスケード」とよばれる．MAPキナーゼカスケードは進化上，酵母から哺乳類まで保存されている（図4-56）．MAPキナーゼの基質のほとんどは Elk-1 や c-Jun, c-Myc といった転写因子であるが，MAPKAPK (MAPK-activated protein kinase) や p90^{rsk}S6キナーゼなどの蛋白キナーゼをリン酸化し活性化することも知られている．

3 セリン・スレオニンフォスファターゼ

キナーゼによるシグナルをオフにする酵素として，蛋白フォスファターゼもまた重要な役割を担っている．

◆ Protein phosphatase 1

protein phosphatase 1（PP1）には $\alpha \sim \gamma$ の3つのアイソフォームが存在する．PP1はinhibitor 1, 2, DARPP-32, NIPP1などの蛋白と複合体を形成し，活性を阻害される．inhibitor 1 は PKA, inhibitor 2 は GSK-3, DARPP-32 および NIPP1はPKAとカゼインキナーゼによってリン酸化され，PP1阻害活性を制御されている．

◆ Protein phosphatase 2A

protein phosphatase 2A（PP2A）はA, B, Cの3つのサブユニットからなる．そのうち，Cサブユニットが触媒活性をもち，A, B両サブユニットは構造の維持や酵素の細胞内局在に関与している．PP2Aα, β の2つのアイソフォームが存在し，PP2AにもPP1と同様に inhibitor 1^{2A}, 2^{2A}という inhibitor protein が存在する．

◆ Protein phosphatase 2B

protein phosphatase 2B（PP2B）はカルシニューリンともよばれる，Ca^{2+}-CaM 依存型蛋白フォスファターゼである．触媒活性をもつAサブユニットと，Ca^{2+}-CaMに結合するBサブユニットから構成される．FK-506やシクロスポリンといった免疫抑制剤とその結合蛋白，イムノフィリンの複合体によってPP2Bの活性が阻害されることから，免疫細胞での機能に注目が集まっていた．しかし，PP2Bおよびイムノフィリンが脳においても高い発現を示すことなどから，近年，PP2Bの脳内での機能が注目されつつある．

チロシンキナーゼ

v-Src や v-Abl といった癌遺伝子がチロシンキナーゼ活性をもつこと，さらにEGF受容体やPDGF受容体などの一回膜貫通型受容体が細胞内領域にチロシンキナーゼ活性をもつことが明らかとなって以降，チロシンキナーゼの情報伝達における役割は急速に明らかになった．上述したとおり，チロシンリン酸化は細胞内で起こるリン酸化のわずかに1%以下を占めるにすぎない．しかしながら，細胞膜上で起こるチロシンリン酸化は細胞の増殖，分化などにおいて非常に重要な役割を担っている．

1 受容体型・非受容体型チロシンキナーゼ

◆ 受容体型チロシンキナーゼ

EGF，PDGFやNGFなどの受容体は細胞膜を1回だけ貫通することにより，細胞外領域，細胞内領域に分かれている．細胞外領域はイムノグロブリン様領域，システインに富む領域やフィブロネクチンリピートなどを含む多様性に富む構造をしているのに対し，細胞内領域には1つもしくは2つのチロシンキナーゼドメインをもつ．細胞外領域でそれぞれのリガンドに特異的に結合すると，受容体の2量体形成が誘導され，互いの受容体分子内にチロシンリン酸化を引き起こす．チロシンリン酸化した受容体型チロシンキナーゼは活性型となり，さまざまな蛋白基質のチロシンリン酸化を行うだけでなく，自己リン酸化によって自身の細胞内領域にもチロシンリン酸化を引き起こす．この自己リン酸化部位は，後に述べるようにシグナリング蛋白が受容体をアンカーとして細胞膜近傍に集合するために重要な意味をもつ．

◆ 非受容体型チロシンキナーゼ

Src，TecやFakファミリーといった非受容体型チロシンキナーゼは，細胞膜を貫通していない代わりに，さまざまな方法で細胞膜に局在している．Srcファミリーチロシンキナーゼは，アミノ末端に脂肪酸付加の修飾を受けることによって細胞膜に局在する．これに対しTecファミリーは，アミノ末端にPHドメインをもつことによってイノシトールリン脂質を介して細胞膜に局在できる．Fakファミリーはインテグリンなどの膜蛋白との結合によってこれを実現している．

SrcファミリーおよびTecファミリーには，カルボキシル末端から順にSrc Homology (SH) 1, 2, 3とよばれる相同領域が存在する．チロシンキナーゼ触媒領域であるSH1ドメインとはまったく異なった意味で，SH2, SH3ドメインはチロシンキナーゼによる情報伝達において重要な役割を担っている．

2 SH2ドメインはチロシンリン酸化ペプチドを特異的に認識し結合する

SH2, SH3ドメインがSrc自身の機能において調節的な機能をもつことは，さまざまな変異体を用いた研究から明らかになっていた．しかし，PLCγなどチロシンキナーゼ以外の酵素にもSH2, SH3ドメインが保存されていることや，癌遺伝子の一つであるv-Crkのように，SH2, SH3ドメインのみから構成される分子が見出されたことが，両ドメインの機能解明に重要なヒントをもたらした（図4-57 A）．1990年に複数のグループによってSH2ドメインはチロシンリン酸化蛋白に結合することが示された．すなわち，SH2ドメインは受容体型チロシンキナーゼの自己リン酸化部位や基質蛋白のチロシンリン酸化部位に結合することで，情報伝達においてチロシンキナーゼからのシグナルのオン・オフを感知し，それを受け取るドメインとして機能する．さらに，SH2ドメインは単にリン酸化チロシンというアミノ酸だけを認識して結合するのではなく，カルボキシル末端側の数アミノ酸（4〜6残基）を含む短いペプチド配列を認識し，特定のSH2ドメインは特定の配列に対してのみ高い親和性を示す（図4-57 B）．したがって，SH2ドメインはシグナルのオン・オフだけでなく，その特異性を実現することができる．

3 SH3ドメインはプロリンに富む短いペプチドを認識し結合する

一方，SH3ドメインもまたペプチド結合ドメインとして機能する．酵母two-hybridスクリーニング，ペプチドライブラリーやファージディスプレイ法などの手法によって同定されたさまざまなSH3ドメインに対する結合配列は，いずれもプロリン残基に富むものであった．SH3ドメインが結合するペプチドは，左向きポリプロリン2型（PP II）ヘリックスとよばれる立体構造をとり，ペプチド内のアミノ酸は3残基ごとにヘリックスの同一側面に位置する．SH3ドメインの結合ポケットに入り込むヘリックスの構造はペプチ

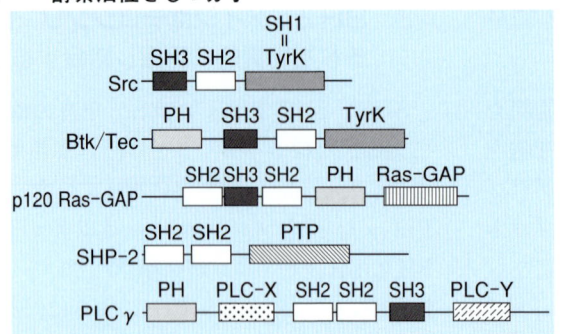

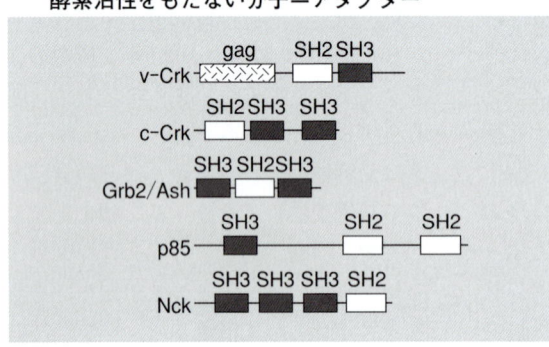

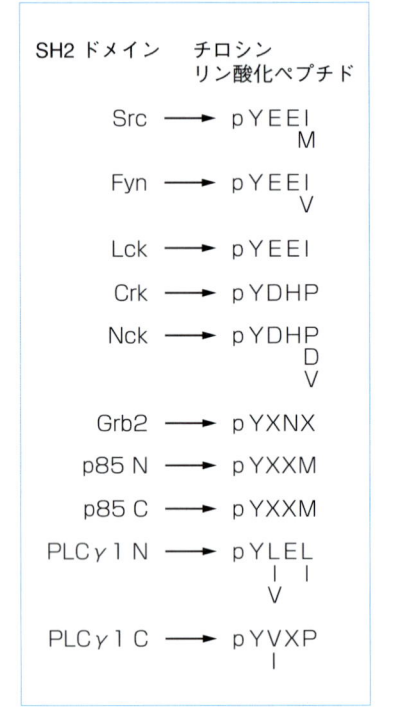

図 4-57 SH 2，SH 3 ドメインをもつ蛋白の 1 次構造と，各 SH 2 ドメインの結合特異性
A：SH 2, SH 3 ドメインをもつ蛋白の 1 次構造．Src や PLCγ といった酵素をもつ蛋白と，それらの酵素活性をまったくもたないアダプター蛋白に分類される．
B：各 SH 2 ドメインの結合特異性
 pY：リン酸化チロシン　　E：グルタミン酸　　I：イソロイシン　　M：メチオニン　　V：バリン
 D：アスパラギン酸　　H：ヒスチジン　　P：プロリン　　N：アスパラギン　　L：ロイシン
 X：任意のアミノ酸

ド鎖の方向性を問わないため，各リガンドによってN末→C末というペプチド鎖の方向性をもつ場合と，逆にC末→N末という方向性をもつ場合がある．この方向性によってクラス1, 2と名づけられたペプチドのコンセンサス（共通）配列は，それぞれクラス1：+XϕPXϕP，クラス2：ϕPXϕPX+（+：塩基性アミノ酸，ϕ：疎水性アミノ酸，X：任意のアミノ酸）となっている．基本的にSH 3 ドメインとポリプロリンペプチドとの結合はリン酸化などの修飾を必要としない恒常的なものである．

4 SH 2，SH 3 ドメインはチロシンキナーゼからのシグナルを下流蛋白に伝達する

PLCγ や SHP-2, Ras-GAP といった酵素蛋白は SH 2 ドメインを介して，PDGF 受容体などの自己リン酸化したチロシンキナーゼ型受容体に結合する．この結合によってこれらの蛋白は細胞膜に局在するようになり，それぞれの基質と反応することによってシグナル伝達を行う．

一方，Grb 2/Ash や Crk, Nck といった蛋白は SH 2, SH 3 ドメインのみをもち，チロシンキナーゼと下流蛋白をつなぐ「アダプター」として機能する．例えば，Grb 2/Ash は SH 3 ドメインを介して Ras の GEF である Sos に恒常的に結合している．チロシンキナーゼ型受容体が活性化し自己

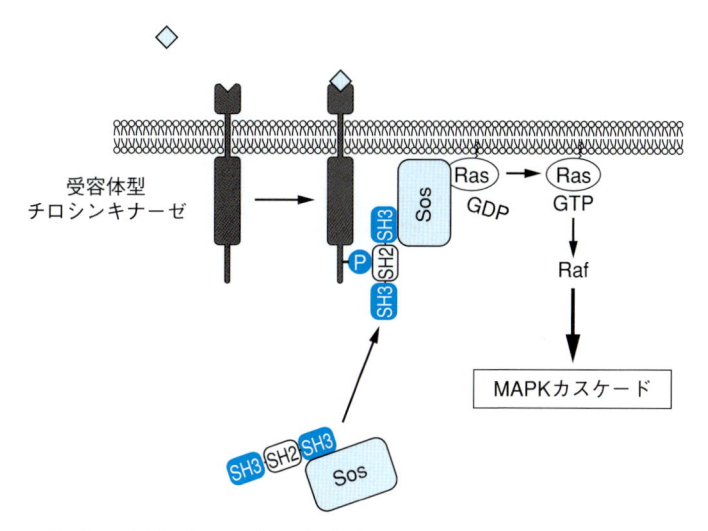

図4-58 アダプター蛋白（Grb 2/Ash）を介したチロシンキナーゼからMAPキナーゼカスケードへの情報伝達機構

Grb 2/AshはSH 3ドメインを介して恒常的にSosと複合体を形成し，主に細胞質に存在する．一方，Rasは脂肪酸付加によって細胞膜に局在している．増殖刺激によって受容体型チロシンキナーゼの自己リン酸化が起こると，Grb 2/AshのSH 2ドメインを介して，複合体は受容体の自己リン酸化部位に結合する．するとSosは細胞膜上でRasを活性化できるようになり，Rafの活性化を経てMAPキナーゼカスケードが活性化される．

リン酸化すると，この複合体はGrb 2/AshのSH 2ドメインを介して受容体に結合する．SosはGrb 2/Ashによって間接的に受容体に結合することになり，細胞膜に局在するRasを活性化できるようになる（図4-58）．アダプターのSH 3ドメインに結合する蛋白はSosだけでなく，アクチン細胞骨格を制御するN-WASPやエンドサイトーシスなどの膜輸送に関わるダイナミンなど数多く同定され，チロシンキナーゼのシグナルがさまざまな細胞内現象に伝達されるメカニズムが明らかになりつつある．

神経細胞における情報伝達機能分子の役割

1 低分子量G蛋白と軸索誘導（axon guidance）

低分子量G蛋白のなかでも，RhoサブファミリーはアクチンP細胞骨格を制御し，細胞の形態変化や運動といった現象に深く関与している．神経細胞の特徴である樹状突起や軸索などの複雑な細胞形態の形成や，神経回路網形成の過程においてもRhoサブファミリーは重要な役割を果たしている．

LPAやトロンビンは神経芽腫細胞neuroblastomaの神経突起の退縮を引き起こすが，この現象はRhoの阻害剤であるC3ボツリヌストキシンによって阻害される．アセチルコリンは伸長突起先端部にフィロポディア（糸状突起），およびラメリポディア（葉状仮足）構造を誘導するが，これらの構造変化はそれぞれCdc 42, Racを介している．神経突起が伸長・退縮を繰り返しながら，標的細胞に到達する過程では，Cdc 42, Racは伸長方向に，Rhoは退縮方向に働いていると考えられる．

ショウジョウバエを用いた遺伝学的，形態学的手法によってもRhoサブファミリーの重要性が確認されている．ドミナントネガティブ型Rac, Cdc 42の高発現によって，ショウジョウバエの正常な筋神経motor axonの誘導は阻害される．ま

た，RacのエフェクターとしてPakの変異や，RacのGEFの一つであるtrioの変異によって，発生過程における視神経（photoreceptor axon）の誘導が異常になる．Pakはプロリンに富む領域を介してアダプター蛋白Dock（哺乳類Nck）のSH3ドメインに結合し，さらに上流には受容体型チロシンフォスファターゼ（Dlar）が存在するなど，チロシンキナーゼ情報伝達との関連も示唆されている．

2 CaMK IIと長期増強，記憶

CaMK IIは海馬の全蛋白量の約2％を占めるほど脳内に多量に存在する．CaMK IIは長期増強，長期抑制に関与するうえで重要な2つの性質を兼ね備えている．1つは一過性なCa^{2+}上昇でも自己リン酸化によって持続的な活性化状態を実現できることであり，もう1つは繰り返し起こるシナプス信号に伴うCa^{2+}スパイクの「頻度」というパラメーターをキナーゼ活性に反映できることである．

後シナプスにおいて，CaMK IIはグルタミン刺激や脱分極に伴うCa^{2+}流入によって形成されるCa^{2+}-CaM複合体と結合し，Thr 286の自己リン酸化によって活性型となる．自己リン酸化したCaMK IIはCa^{2+}-CaMに依存しない活性型キナーゼとなるが，Ca^{2+}-CaMとの結合親和性が数百倍上昇するため，Ca^{2+}濃度が通常レベルに下がってもCaMK IIはCa^{2+}-CaMに結合した安定な活性型のまま維持される．また，CaMK IIの活性化はCa^{2+}-CaM刺激の「頻度」に依存する．実際，in vitroにおけるCaMK II活性測定系においてCa^{2+}-CaMが常に存在する場合に比べて，パルス状にCa^{2+}-CaMを加えた場合，CaMK IIの自己リン酸化と酵素活性は大きく上昇する．

また，CaMK IIの活性化は実際の神経細胞内ではCa^{2+}-CaM結合によるCaMK IIのPSD（後シナプス肥厚部）への局在化を伴っている．PSDにおいて，CaMK IIはAMPA受容体GluR1サブユニットのSer 831をリン酸化し，AMPA受容体の電導率を上昇させる．これらの生化学的，細胞生物学的知見は，生体における長期増強や記憶という高次機能にCaMK IIが重要な役割を担うことを示唆している．実際に，CaMK IIのノックアウトマウスは海馬の長期増強，空間学習と記憶に障害が認められる．遺伝子組換えマウスを用いた実験により，これらの生理機能にはCaMK IIのThr 286の自己リン酸化が必要であることも報告されている．

3 神経細胞におけるチロシンキナーゼ──NGF受容体，神経-筋接着におけるMusK

ニューロトロフィン受容体の1つTrkファミリーは，4回膜貫通型の受容体型チロシンキナーゼである．Trkファミリーはそれぞれ異なるニューロトロフィンに対する受容体であり，TrkAはNGF，TrkBはNT 4/5（neurotrophin 4/5）やBDNF（brain-derived neurotrophic factor），TrkCはNT 3に親和性をもっている．TrkAはNGFとの結合に伴って細胞内領域のTyr 490，Tyr 785に自己リン酸化を起こす．このチロシンリン酸化はそれぞれShc，PLCγ1のSH 2ドメインの結合部位を提供している．Shcはさらにチロシンリン酸化されてGrb 2/Ash-Sos複合体と結合し，Rasが活性化され増殖，分化へつながる．NGFによる神経細胞のアポトーシス回避，いわゆる生存シグナルsurvival signalにはPI 3-キナーゼ→Akt/PKBの経路が重要な役割を果たす（「セリン・スレオニンキナーゼ」の項参照）．PI 3-キナーゼはRasに直接結合するほか，調節サブユニットp 85がSH 2ドメインを介してGab 1，IRS-1/2などのチロシンリン酸化アダプター蛋白に結合することによって活性化される．

神経-筋接合部には，アセチルコリン受容体が10,000分子/μm^2という通常の1,000倍以上の高密度で集積している．このように高密度に存在する受容体は，迅速な信号の伝達と，脱分極による筋収縮開始の効率化に寄与していると考えられるが，この現象にはアセチルコリン受容体のチロシンリン酸化が関与している．アセチルコリン受容体の集積を誘導する因子として，agrinとよばれ

る細胞外マトリックス蛋白が重要な役割を果たしているが，agrin は MuSK（muscle-specific kinase）という受容体型チロシンキナーゼを活性化するリガンドとして機能すると考えられている．Agrin, MuSK のノックアウトマウスは誕生することはできるが，ともに神経-筋伝達が起こらないためまったく動くことができずに死亡する．また，神経-筋接合部のアセチルコリン受容体の集積も認められない．MuSK の活性化がアセチルコリン受容体の集積を引き起こす情報伝達経路はまだ明らかになっていない．

参考文献

1) Neer EJ : Heterotrimeric G proteins : Organizers of transmembrane signals. *Cell* **80** : 249-257, 1995
2) Marshal CJ : Ras effectors. *Curr Opin Cell Biol* **8** : 197-204, 1996
3) Hall A : Rho GTPases and the actin cytoskeleton. *Science* **279** : 509-514, 1998
4) Novick P, Zerial M : The diversity of Rab proteins in vesicle transport. *Curr Opin Cell Biol* **9** : 496-504, 1997
5) Hunter T : Protein kinases and phosphatases : The yin and yang of protein phosphorylation and signaling. *Cell* **80** : 225-236, 1995
6) Waskiewicz AJ, Cooper JA : Mitogen and stress response pathways : MAP kinase cascades and phosphatase regulation in mammals and yeast. *Curr Opin Cell Biol* **7** : 798-805, 1995
7) Neet K, Hunter T : Vertebrate non-receptor protein-tyrosine kinase families. *Genes Cells* **1** : 147-169, 1996
8) Pawson T : Protein modules and signaling networks. *Nature* **373** : 573-580, 1995
9) Gallo G, Letourneau PC : Axon guidance : GTPases help axons reach their targets. *Curr Biol* **8** : R 80-82, 1998
10) Lin MZ, Greenberg ME : Orchestral maneuvers in the axon : Trio and the control of axon guidance. *Cell* **101** : 239-242, 2000
11) Soderling TR : CaM-kinases : Modulators of synaptic plasticity. *Curr Opin Neurobiol* **10** : 375-380, 2000
12) Kaplan DR, Miller FD : Neurotrophin signal transduction in the nervous system. *Curr Opin Neurobiol* **10** : 381-391, 2000
13) Burden SJ : The formation of neuromuscular synapses. *Genes Dev* **12** : 133-148, 1998

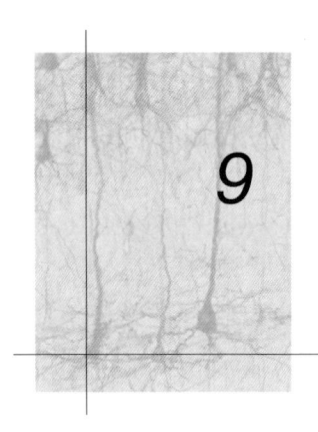

9 シナプス可塑性に関与する機能分子

茜谷 行雄　津本 忠治

　記憶や忘却のシナプスモデルとして，シナプス長期増強 long-term potentiation（LTP）や長期抑圧 long-term depression（LTD）という現象が注目されだしてから，30年近く経過した．最近になって，このような電気生理学的現象を分子レベルで捉えようとする試みが多々なされ，LTPやLTDを分子レベルで説明する新しいモデルが提唱されている．その1つに，PDZ domain-containing protein（その名称はPSD-95，DLG，ZO1の3つの蛋白質に由来する．本節ではPDZ含有蛋白質とよぶことにする）とN-methyl-D-aspartate（NMDA）受容体との分子間結合が発見されたことから，提唱されたものがある．このメカニズムはシナプス後部におけるものであるが，シナプス後部からシナプス前部に伝達される逆行性メッセンジャーによるシナプス前部におけるメカニズムも存在するといわれている．ここではシナプス前部とシナプス後部のそれぞれに関与するメカニズムについて述べる．

シナプス長期増強と長期抑圧

　現代の神経科学では，あるニューロンから他のニューロンへ，シグナルが伝達されるメカニズムは，次のように理解されている．ニューロンの軸索を伝わってきた興奮が末端部（シナプス前部 presynaptic site）に伝わると，グルタミン酸などのような神経伝達物質 neurotransmitter を含むシナプス小胞 synaptic vesicle がシナプス前膜と融合し，神経伝達物質がシナプス間隙に放出される（エキソサイトーシス exocytosis）．放出された神経伝達物質がシナプス間隙を拡散し，シナプス後部 postsynaptic site にある受容体に結合することにより，シグナルがシナプス後部に伝わり，さまざまな電気的，化学的および形態的反応が引き起こされる．神経間隙に残った神経伝達物質は，トランスポーター transporter などを介する再取り込み機構により，再びシナプス前部のシナプス小胞の中に回収される．ただし，一部はシナプス間隙から流れ出し（spillover），近傍のシナプス後部の受容体を刺激するとの説もある．LTPやLTDなどの現象は，一定のパターンや特定の組合わせの入力後にシナプス伝達効率が，長期間（数時間～数日，あるいは数カ月）持続的に増大あるいは減弱することをいう[24)25)]．

　現在まで，これらの現象が起こるとき，シナプス前部，シナプス後部あるいは両方のうちどれが重要なのか（責任があるのか），という問題が長い間論じられてきた．多くの実験から，責任部位は，脳の個々の領域により異なるという結果が出ている．ただ，LTPを誘発 induction と維持 maintenance の二相に分けてみると，その維持にシナプス後部から前部へ情報を伝達する逆行性メッセンジャー retrograde messenger が必要であることが示唆されている．しかし，このような逆行性メッセンジャー分子は，まだ完全に同定されたとはいえず，その候補として，数種類の分子があげられている．

　一方，LTPやLTDにシナプス後部に存在する

グルタミン酸受容体が深く関与していることが，多くの実験から明らかになってきた．これらは，すべてのシナプス間で同一のメカニズムを共有する部分と，脳内の特定領域においてのみ有効な部分とがある．しかし，そのメカニズムについてはいまだ不明な点が多い．最近，Yeast two-hybrid screening という分子生物学的手法を使って，グルタミン酸受容体に結合しうる蛋白質（PDZ蛋白質）がいくつか発見され，この知見に基づいて，LTPやLTDの現象を説明する試みがなされようとしている．後半では，それらの新しい仮説も紹介する．

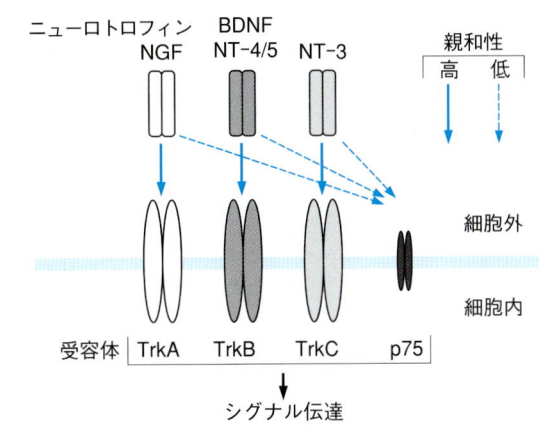

図 4-59 ニューロトロフィンとその受容体の関係
NGF は TrkA に，BDNF と NT-4/5 は TrkB に，NT-3 は TrkC に結合し，その tyrosine kinase domain を活性化し，細胞内へシグナルを伝達する．また，これらすべてのニューロトロフィンは低親和性受容体であるp75にも結合する．

逆行性メッセンジャー

生体に存在することが想定されている逆行性メッセンジャーの候補として，次のようなものがあげられている[26]．

①神経成長因子 nerve growth factor（NGF）のような神経栄養因子や可溶性蛋白質
②脂質やその関連分子：アラキドン酸 arachidonic acid，アナンダミド（anandamide，N-arachidonoylethanolamine）など
③PAF（platelet-activating factor）など
④低分子ガス：一酸化窒素 nitric oxide（NO），一酸化炭素 carbon monoxide（CO）など

1　神経栄養因子

神経細胞に対して，生存，維持，発達や病的状態の防御などの作用をもつ蛋白質を，総称して神経栄養因子とよぶ．約半世紀前に，レビ・モンタルチーニ（Levi-Montalcini R）は神経成長因子（NGF）を発見し，1986年にノーベル医学生理学賞を受賞した．1980年代以降，分子生物学的手法の発達により，NGF family である brain-derived neurotrophic factor（BDNF），neurotrophin-3（NT-3），neurotrophin-4/5（NT 4/5）が発見され（現在のところ，NT-6，NT-7 まで発見されている），全体として，ニューロトロフィン neurotrophin と称されている（図4-59）．

その後，それらの高親和性受容体が protooncogene 産物である TrkA，TrkB，TrkC，また，低親和性受容体がp75と称される蛋白質であることが明らかとなった．BDNF, NT-3, NT 4/5, TrkB, TrkC は脳内に広範囲に分布するが，特に海馬や大脳皮質に多く含まれる．これに対して，NGF や TrkA は，末梢の脊髄神経節に多く含まれ，中枢では脳の限定された部分にしか存在しない．

当初，これらニューロトロフィンの生物学的機能は，ニューロンの生存，維持など，慢性的なものとされてきた．しかし，1993年にロホフ（Lohof AM）らにより，アフリカツメガエル Xenopus の神経筋接合部 neuromuscular junction において BDNF と NT-3 が伝達効率を急速に高めることが報告された[1]．さらに中枢神経系では，カン（Kang H）とシューマン（Schuman EM）により，BDNF が海馬 CA1 領域におけるシナプス伝達効率を高めることが示された[2]．大脳皮質視覚野でも，BDNF がシナプス伝達効率を高めることや，LTPを増強したり，LTDを阻止することが示された[3,4]．

BDNF ノックアウトマウスを用いた解析によ

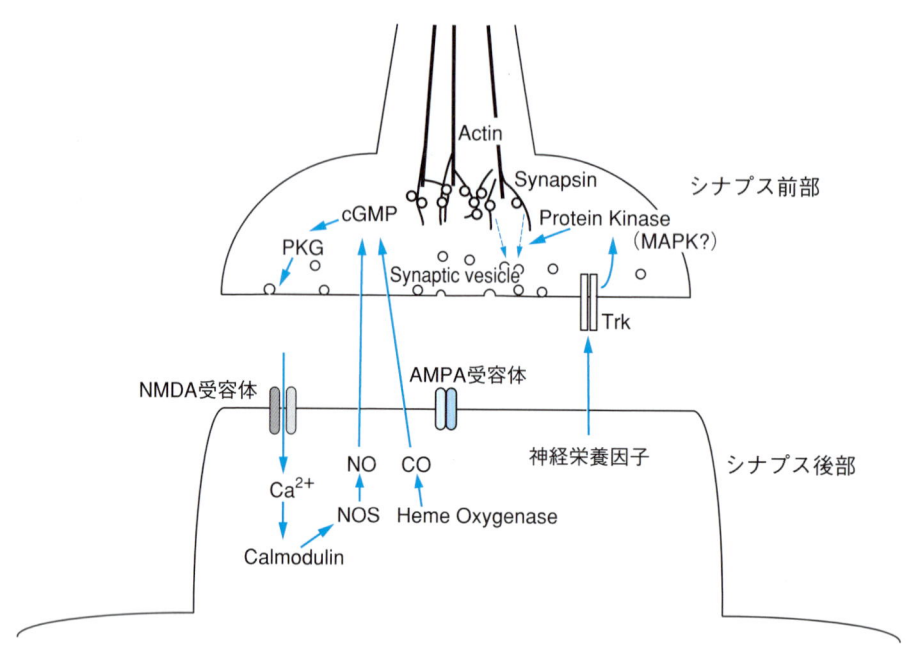

図 4-60 逆行性メッセンジャー候補とその作用メカニズム

ニューロトロフィンなどの神経栄養因子は，シナプス前部にある Trk などの受容体を刺激し，そのシグナルが MAP kinase などの protein kinase を活性化する．これが，細胞骨格蛋白質である actin と結合する synapsin をリン酸化することによって，synapsin に繋がれたシナプス小胞が, active zone に移動する．一方，NO は，シナプス前部から放出されたグルタミン酸がシナプス後部にある NMDA 受容体を刺激すると，それを介してカルシウムイオンが細胞内へ流入し，calmodulin を刺激し，さらに，NOS を活性化し NO を産生させる．NO は低分子なので，容易にシナプス前部へ拡散し，cGMP を介して PKG を活性化することで，シナプス小胞の放出を増大させ得る．

(Hawkins RD, ら：*Prog Brain Res* **118**：155, 1998 より改変)

ると，BDNF が存在しないと LTP は減弱するが，外部から投与された BDNF によりレスキューできるという[5]．paired-pulse facilitation (PPF) というシナプス前部の機能を評価する方法により，このような BDNF のシナプスに対する急性作用の責任部位は，シナプス前部であることが示唆されている[6]．また，超遠心法により抽出した大脳皮質シナプス小胞を用いた実験から，シナプス前部の MAP kinase 経路を活性化し，さらに，synapsin I をリン酸化することによって，細胞骨格蛋白質である actin に繋がれていたシナプス小胞を解き放ち，exocytosis されやすい状態にするという説がある[28]（図4-60）．しかし，神経筋接合部では，cAMP-dependent protein kinase (PKA) の関与が示唆されている．一方，海馬 CA 1 領域での BDNF によるシナプス伝達効率の増強には，蛋白質合成が必要とされ，シナプス後部に存在するとされる BDNF mRNA の翻訳が起こるとの説もある[8]．また，最近 BDNF はシナプス前部から後部へ神経活動に依存して移行することが示された[9]．このように BDNF は，逆行性メッセンジャー候補として最後に登場したが，順行性メッセンジャーである可能性もあり，いずれにしても有力な細胞間メッセンジャーとして，最近得に注目されている[28]．

2 アラキドン酸

アラキドン酸は，細胞膜を構成する脂質二重層 lipid bilayer から, phospolipase A 2, phospholipase C, glyceride lipase の作用により産生され，cyclooxygenase により prostaglandin や

thromboxane に, lipoxygenase により leukotrien, lipoxin や monohydroxyeicosatetraenoic acids(HETES), hydroperoxyeicosatetraenoic acid (HPETE) に代謝される. アラキドン酸のLTPに対する効果は, それ単独でというよりもむしろ, 代謝型グルタミン酸受容体の活性化が必要とされる[10]. つまり, アラキドン酸と代謝型グルタミン酸受容体の刺激がLTPの発現に相乗的に働く. アラキドン酸誘導体であるアナンダミドも脳内に存在し, cannabinoid receptor に作用することが証明されている. アナンダミドは, 海馬CA1のSchaffer-collateral fiberにおけるLTPを抑制することが報告されているが, ニューロトロフィンやNO, CO などに比べて, 注目度は低い.

3 Platelet-activating factor

platelet-activating factor (PAF) は phospholipase A2 や別の経路を介して産生され, その受容体も脳内に存在することが証明されている. PAF受容体阻害剤が海馬CA1におけるLTPを抑制すること, また, 海馬で興奮性後シナプス反応や高頻度電気刺激が海馬スライスからのPAFの放出を増大させることが知られている[11][12]. また, PAF受容体ノックアウトマウスでLTPが抑制されることが報告されている[13]. さらに, PAFの脳内直接投与は, ある種の記憶行動に影響を及ぼすことが示された[14]. このように, PAFも, 逆行性メッセンジャー候補としてシナプス可塑性に関与することが示唆されている.

4 NO, CO

初めは血管を拡張する因子である vascular endothelial growth factor (VEGF) として知られていたものが, 後に nitric oxide (NO) と同定された. NOは, NO synthase (NOS) により, L-arginine から産生される. NOS には, neuronal NOS (nNOS, type I) と endothelial NOS (eNOS, type II)が, 同定されており, これらの活性には Ca^{2+}/calmodulin と α-nicotinamide adenine dinucleotide phosphate, reduced form (NADPH) が必要とされる. NOが逆行性メッセンジャーの候補としてあげられるようになったのは, NOS阻害剤が海馬スライスにおけるLTPを抑制したり, その抑制を L-arginine の過剰投与により防いだり, さらにはシナプス後部に阻害剤を直接注入することによりLTPを抑制する実験結果からである[15]. nNOS や eNOS は脳内に存在し, 特に海馬CA1領域に多い. 細胞レベルでは, eNOS は細胞膜に結合し, nNOS は細胞質に多いとされている. しかし最近 nNOS は, NMDA receptor subunit の一つである NR2 と結合する postsynaptic density protein 95 (PSD-95) と結合しうるということが判明した (図4-62). さらに, nNOS も細胞膜直下の postsynaptic density (PSD) に存在することが, 電子顕微鏡下の観察によりわかった. nNOS や eNOS の単独またはダブルノックアウトマウスによる海馬CA1領域における解析によると, いずれの単独ノックアウトマウスでもLTPは正常に出現し, このときのLTPはNOS阻害剤により不完全に抑制される. これに対して, ダブルノックアウトマウスでは, LTPは不完全に抑制されるが, このLTPに対して阻害剤は何ら効果を示さない. これらの結果から, nNOSとeNOSは互いに機能を代償し合っているか, 別の逆行性メッセンジャーの関与が示唆される.

NOの作用メカニズムは, 現在, 次のように考えられている. LTPを誘発するような電気刺激がシナプス前部に与えられると, シナプス後部のNMDA受容体を介して Ca^{2+} が細胞内に流入し, calmodulin や NOS を活性化し NO を産生し, シナプス前部に拡散する. そしてシナプス前部において cyclic GMP を増産し, protein kinase G を活性化することによってシナプス小胞からの伝達物質の放出を増大させる (図4-60). このように, NOは逆行性メッセンジャー候補の一つとして, 多くの研究がなされているが, 研究グループにより相反する結果が出て, いまだ決着がついていない.

表 4-10 グルタミン酸受容体の薬理学的分類

Receptor		Subunit
イオンチャネル型	NMDA	NR 1〜3
	AMPA	GluR 1〜4
	KA	GluR 5〜7, KA 1〜2
代謝型		mGluR 1, 5 (group I)
		mGluR 2, 3 (group II)
		mGluR 4, 6〜8 (group III)

Carbon monoxide (CO) は heme oxygenase により，heme が biliverdin になるときに生成される．また，heme oxygenase も NOS と同じく，脳内，特に海馬錐体ニューロンに存在する．Heme oxygenase 阻害剤が LTP を抑制することにより，CO も LTP に関与している可能性が示唆されている[16]．しかし CO の関与は，未だ確立した知見となっていない．

PDZ 含有蛋白質などのグルタミン酸受容体結合蛋白質

1 グルタミン酸受容体の LTP や LTD への関与

シナプス前部からシナプス間隙に放出されたグルタミン酸は，シナプス後部にあるグルタミン酸受容体に結合し，これが細胞内シグナル伝達の引き金となる．グルタミン酸受容体は，薬理学的に NMDA 受容体，α-amino-3-hydroxy-5-methyl-4-isoxazolepropionic acid/kainate (AMPA/KA) 受容体，metabotropic glutamate 受容体 (mGluR) に分類される．NMDA 受容体と AMPA/KA 受容体は，mGluR に対して ionotropic 受容体とよばれる[29)30]．さらに，これらの受容体は，いくつかの subunit の複合体を形成して，はじめて機能をもった受容体となりうる．現在のところ，NMDA 受容体は NR 1〜3 (NR 2 は A-D の 4 つのサブクラスがある)，AMPA 受容体は GluR 1〜4，Kainate 受容体は GluR 5〜7 からなる (表 4-10)．mGluR は mGluR 1〜8 の subunit が発見されており，さらに，agonist, antagonist への特異性から，Group I (mGluR 1, 5), II (mGluR 2, 3), III (mGluR 4, 6〜8) に分けられる．これらの subunit の組合わせにより，性質の異なるグルタミン酸受容体として脳内に存在していると考えられる．

グルタミン酸受容体の発現は，脳の発達期と成熟期とで特徴的な差異がみられる．例えば，出生前後から発達初期においては，NMDA 受容体が優位に発現し，機能の面でも重要な役割を果たす．これに対して，GluR 1-3 の AMPA 受容体の発現は，発達後期以降から漸増し，成熟期にピークを迎える．例外的に，GluR 4 の発現は，NMDA 受容体と同様に，発達初期にピークを迎え，その後漸減していく．また，NMDA 受容体複合体の組成の点からみれば，発達初期では NR 1/NR 2 B 複合体が優位に発現し，成長するにつれて NR 1/NR 2 A 複合体に移行していくと考えられてきた．しかし，1994 年のシェン (Sheng M) らの免疫沈降法を用いた実験からは，成熟期は NR 1/NR 2 A/NR 2 B が主要な複合体であると考えられる[17]．この場合，native NMDA 受容体は，4 量体または 5 量体であると考えられており，4 量体であるとすれば，図 4-61 A のようなモデルが想定され，複合体の中央に穴が形成され，そこをイオンが出入りすると考えられる．AMPA 受容体も，NMDA 受容体と同様に，4 量体または 5 量体の heteromer であると考えられていて，NMDA 受容体と比べて，native な状態での，その組成は明らかでないが，海馬における興奮性ニューロンでは，ほとんどが GluR 1/2 または GluR 2/3 であると考えられている．最近，mGluR のうち mGluR 1

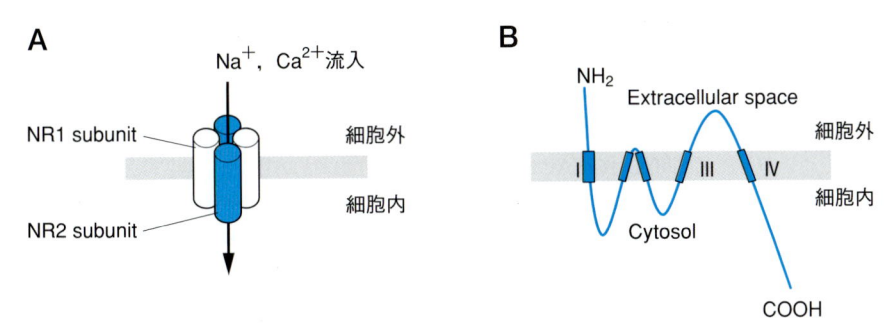

図 4-61 NMDA 受容体分子構造モデル
A：NMDA 受容体複合体が 4 個の subunit で構成される場合，NR 1 subunit と NR 2 subunit が図のように配置され，その内側に pore が形成される．そこをカルシウムなどのイオンが細胞内外を通る．
B：現在想定されている NMDA 受容体分子の細胞膜貫通モデル．NMDA 受容体はアミノ基末端（NH_2-）を細胞外へ，カルボキシル基末端（COOH-）を細胞内へ出し，4 個の細胞膜貫通 domain をもつとされる．
(Seeburg PH：The molecular biology of mammalian glutamate receptor channels. *TINS* **16**：359, 1993 より改変)

9 シナプス可塑性に関与する機能分子

の結晶構造は，homodimer の形をとっていることが証明された[18]．

グルタミン酸受容体が機能するためには，ただ発現するだけではなく，細胞膜に存在し，リガンドとしてグルタミン酸が結合できるように一部が細胞外に突出していなければならない．さらに，シナプス間の信号伝達効率の点からいえば，グルタミン酸受容体は後シナプス領域の外（extra-synapse）でなく，シナプス部位に集中して位置することが重要である．グルタミン酸受容体 subunit は，プロセッシングを受けた後，アミノ基末端側を細胞外へ，カルボキシル基末端側を細胞内へ向け，4 個の細胞膜貫通領域をもつとされている（図 4-61 B）．

グルタミン酸受容体が，LTP や LTD に重要な役割を果たしていることは，主に，阻害剤を用いた薬理学的な実験から示唆されてきたが，阻害剤の受容体特異性の不明確さから，必ずしも決定的なデータではなかった．そこで，1990 年代前半から，目的の遺伝子がまったく発現しないか，発現しても機能をもたないようにしたり，または，逆に過剰に発現させたりするトランスジェニックマウスを分析することが盛んに行われだした．この方法で，あるグルタミン酸受容体 subunit をノックアウトすれば，その蛋白質はその生体にはまったく含まれないことになる．こうして，NR 2 A ノックアウトマウスでは，海馬 CA 1 で NMDA 受容体チャネル電流が減少し，LTP が障害されること，また GluR 2 ノックアウトでは，逆に，LTP が増強されることが判明した．しかし，NR 1 または NR 2 B ノックアウトマウスの場合は，出生後すぐに死んでしまうため，生後の解析が不可能であったが，1996 年にツェン（Tsien JZ）らは，海馬 CA 1 領域特異的 NR 1 ノックアウトマウスを作成し，LTP が障害されることを見出した[19]．さらに，NR 2 B 過剰発現マウスでは LTP が増強され，smart mouse と呼称されている[20]．しかし，LTP の増強が知能の増進と関係があるかは，まだ不明である．

2　PDZ 含有蛋白質

LTP や LTD が起こるメカニズムとして，活性化したグルタミン酸受容体を介して，Ca^{2+} が細胞質内へ流入し，蛋白質リン酸化酵素や脱リン酸化酵素の活性化がトリガーとなり，いくつかのステップを経て，cAMP response element binding protein（CREB）などの転写因子が活性化し，最終的には蛋白質合成が行われ，このことが LTP や LTD の維持につながると考えられている．こ

表 4-11 グルタミン酸受容体に結合する PDZ 含有蛋白質

グルタミン酸受容体 subunit	PDZ 含有蛋白質
NR 2	PSD-95/SAP 90 SAP 102
GluR 1	SAP 97
GluR 2	GRIP 1 GRIP 2 ABP PICK 1

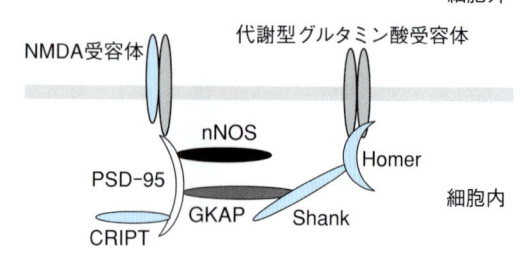

図 4-62 PDZ 蛋白質を介する NMDA 受容体と代謝型グルタミン酸受容体の連結モデル

NMDA 受容体の NR 2 subunit のカルボキシル基末端と PSD-95 の PDZ domain が結合し，PSD-95 は別の PDZ domain を介して CRIPT と GKAP に結合する．GKAP は Shank と結合し，さらに Shank は Homer と結合する．Homer は PDZ domain を介して，代謝型グルタミン酸受容体である GluR 1 または 5 のカルボキシル基末端と結合する．
(Valtschanoff JG ら：Laminar organization of the NMDA receptor complex within the postsynaptic density. *J Neurosci* **21**：1211, 2001 より改変)

れらのステップについては多くの研究がなされてきたが，なぜ，どのようなメカニズムで，グルタミン酸受容体がシナプス後部の細胞膜に集中して存在するのかは不明であった．1990 年代後半，Yeast two hybridization 法を駆使して，*in vivo* で，既知の蛋白質に結合しうる蛋白質が次々発見されてきた．グルタミン酸受容体の場合，図 4-61 B のように，カルボキシル基末端側が細胞質内に突出した形で存在していると考えられるため，この部分を bait として 表 4-11 のような種々の蛋白質が同定されてきた[31]．

まず最初に発見されたのが，NR 2 のカルボキシル基末端側を bait として，postsynaptic density protein-95 (PSD-95)/synapse-associated protein (SAP) 90 で，そのほかに SAP 102, Chapsin 110/PSDS-93 が見つかった．これに対して，GluR 2/3 のカルボキシル基末端側を bait として，glutamate receptor-interacting protein (GRIP), AMPA receptor-binding protein (ABP), protein interacting C kinase 1 (PICK 1) が，GluR 1 に対するものとして，SAP 97 が見つかった．さらに，PDZ 含有蛋白質ではないが，Group I 型の mGluR に対するものとして Homer が発見された．PDZ domain は，GLGF (Gly-Leu-Gly-Phe) リピートを有することを特徴とする約 90 個のアミノ酸残基に由来する．PSD-95 は細胞接着分子である neuroligin や KA 1 や KA 2 と結合し，また guanylate kinase associated protein (GKAP) とも結合しうる．GKAP は Shank とも結合し，Shank は Homer とも結合しうる．すなわち，PSD において NMDA 受容体-PSD-95-GKAP-Shank-Homer-mGluR という結合関係をもった巨大な分子構造が存在する可能性が予想される[32]（図 4-62）．NMDA 受容体と mGluR が連結した状態がどのような機能をもつのかは興味深い点であるが，まだ不明であり，今後の課題となっている．

3 サイレントシナプス

サイレントシナプスという概念は，形態上認められるシナプスが，すべて生理的な機能をもつのかという疑問から始まり，シナプスは場合によってはその機能が急速に変化するという実験結果から，その存在が推測されていた．一方，最近になって，LTP を説明するメカニズムとして，サイレントシナプスの存在が脚光を浴びた．サイレントシナプスには，①シナプス前部の構成成分の一部が欠損している，②シナプス後部の構成成分の一部が欠損している，③シナプス後部の構成成分はそろっているが，機能を正常に発揮できる状態にない，などの可能性がある．③の場合を，NMDA 受容体と AMPA 受容体の発現と細胞内存在部位の

■ 塚原仲晃氏とシナプス可塑性

シナプスを介する信号伝達の可塑性に着目し，シナプス可塑性の研究を牽引したのは故塚原仲晃大阪大学教授である．塚原は，東京大学医学部でネコの赤核ニューロンの電気的性質を調べた後，ニューヨーク州立大学の Brooks 教授および浅沼広博士と赤核の仕事を続けた．さらにノーベル賞受賞者の Eccles 教授のもとで小脳の研究をしたのち，若干 36 歳で大阪大学基礎工学部生物工学科の教授に就任し，赤核ニューロンのシナプス可塑性を研究し始めた．ネコの赤核脊髄路ニューロンは大脳皮質と小脳中位核から入力を受けるが，小脳中位核を破壊すると，大脳皮質からの入力が赤核ニューロンに新たなシナプスを形成する「シナプス発芽 (Sprouting)」という現象を見つけ，世界的に注目された．彼は，大脳皮質と小脳核から投射する入力が異なる時間経過のシナプス電位を発生することに注目し，シナプス電位の形状を指標にしてシナプス発芽を見出した．健常ネコの大脳皮質感覚運動野からの入力による興奮性シナプス電位は，立ち上がり時間の長く小さな電位を発生する．ところが小脳中位核を破壊すると，立ち上がり時間の短い成分が重畳してくる (1974)．

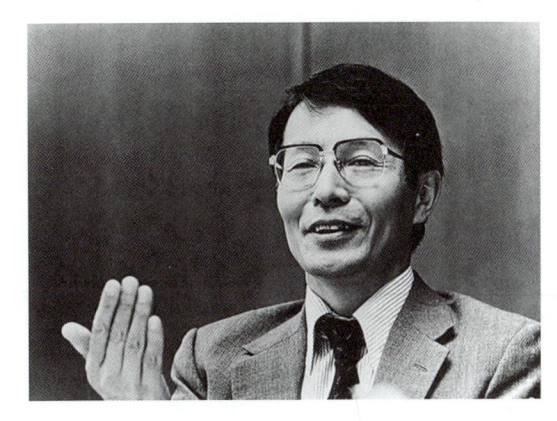

塚原仲晃氏 (1933〜1985)

塚原は Rall のケーブル理論を赤核細胞に適用して，シナプス電位の形状からシナプスの位置を推定した．大脳皮質からの入力線維はもともと細胞体から電気的に遠い樹状突起上にシナプスを形成していたが，小脳核の破壊によって細胞体に近い部位に新たなシナプスを形成したと結論した (1975, 1977)．同じ結論はシナプス位置を電子顕微鏡を用いて定量的に調べた結果からも導かれた (1982)．「シナプス発芽」は脳損傷だけでなく，より生理的な条件でも起こることに大きな意義がある．前腕の屈筋と伸筋を支配する末梢神経を逆につなぎなおす交叉接合をした後にも，大脳皮質由来のシナプス電位に形状変化が見出された (1976, 1982)．交叉接合で逆転した運動出力を，シナプス発芽が補償すると考えられた．さらに，前腕の屈曲運動の古典的条件付けによっても赤核ニューロンでシナプス発芽が起こることを示した (1981, 1987, 1994)．シナプスの新生が学習の素過程になりうることを明らかにし，彼は「可塑性の塚原」として世界に知れわたった．

シナプス発芽は当初シナプス前線維の発芽とシナプス新生による現象と考えられていたが，塚原はシナプス後部の樹状突起上のスパインの形態変化の可能性にも注目していた (1983, 1984)．その予想どおり，神経活動に依存したスパインのダイナミックな形状変化が，最近二光子励起レーザ顕微鏡を用いて観察され，シナプス発芽研究は新たな展開を迎えている．脳損傷後の機能補償から学習・記憶のメカニズムとしてシナプス発芽の研究が発展していた最中の 1985 年，次年度から始まる文部省の研究プロジェクト「神経回路網の可塑性」の総責任者として最後の打ち合わせを終えた帰路，塚原は航空機事故で還らぬ人となった．51 歳であった．

（大阪大学大学院 生命機能研究科 小田洋一）

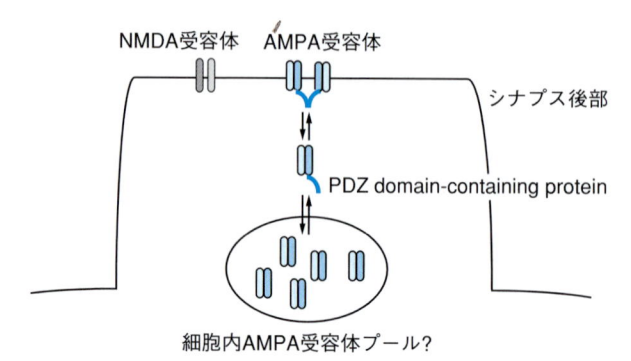

図 4-63　サイレントシナプス

AMPA受容体は細胞質の貯蔵部位にのみ存在し，NMDA受容体と共存しない場合は，シナプス前部からグルタミン酸が放出されても，NMDA受容体のMg^{2+}ブロックをはずす脱分極が発生しないので，信号が伝わらず，サイレントシナプスとなる．AMPA受容体の細胞膜への運搬，安定化や，シグナル伝達などにPDZ蛋白質が関与していると想定されている．
(Malinow R ら：LTP mechanism：From silence to four-lane traffic. *Cur Opin Neurobiol* **10**：352, 2000 より改変)

点から考え，次のように説明することができる．すなわち，生後数週間はNMDA受容体の発現は多いが，AMPA受容体はほとんどみられず，NMDA受容体の特徴であるMg^{2+}ブロックのため，シナプスはほとんど機能していない．発達が進んで，AMPA受容体の発現と機能が著明になると信号伝達が正常に行われる．さらに，図4-63のようにNMDA受容体は細胞膜にあり，AMPA受容体は細胞質にプールされている場合，もし，AMPA受容体を細胞膜上へ運ぶ作用をもつ蛋白質が近くに存在すれば，AMPA受容体は細胞膜上でNMDA受容体と共存し，機能的なシナプスとなる．そこで，このような蛋白質の候補として，PDZ含有蛋白質が注目されるようになった．

4　PDZ含有蛋白質によるサイレントシナプスの説明

PDZ含有蛋白質の機能としてあげられているものの中で，有力なものに，①細胞質にある結合蛋白質を細胞膜に運ぶ(trafficking)，②逆に，膜にある結合蛋白質を細胞質内へ運ぶ(internalization)，③結合蛋白質を細胞膜に挿入させる(scaffolding)，④多数の結合蛋白質の集合体を作る(clustering, assembling)，⑤細胞内へ信号を伝達する(signal transduction)，などがある．

グルタミン酸受容体が，その機能を発揮するためには，細胞膜上に露出しグルタミン酸などのリガンドの刺激を受ける状態になければならない．そこで，各subunitごとに神経細胞の細胞膜にあるものと細胞全体に含まれるものとの割合を調べてみたところ，NR 1，NR 2 B，GluR 1，GluR 2/3 は，それぞれ40～50%，90%，40～50%，60～70%であったとの報告がある[21)22)]．このことから，NMDA受容体に関しては，NR 2 Bのほとんどは細胞膜上にあり，これに対してNR 1とGluR 1-3は細胞質にプールされる場所をもち，そこから細胞膜へ移行しているものと考えられる．しかし，そのようなプールされるオーガネラを同定しようと試みられているが，未だ明らかとなっていない．

LTPとLTDをシナプス後部におけるグルタミン酸受容体subunitの数と種類で説明するモデルとして，成熟期においてはGluR 1が，発達期においてはGluR 4が，神経活動依存的に細胞膜と細胞内のプール間をPDZ蛋白質（同定されていない）と結合することにより行き来するというものがある．すなわち，GluR 1/4が細胞膜にあるときはLTP，細胞質内にあるときはLTDが起きると想定されてる[33)]（図4-63）．

LTDをPDZ含有蛋白質を用いて説明する別の仮説として，小脳プルキンエ細胞でのモデルがあげられる．小脳プルキンエ細胞で，LTDが誘発されるとき，シナプス後部でプロテインキナーゼC（PKC）がGluR 2/3カルボキシル基末端近傍に位置するセリン残基（Ser-880）をリン酸化することが知られていた．このSer-880のリン酸化は，カルボキシルキ末端部におけるGRIP/ABPとの結合親和性を低下させ，PICK 1との結合を促進させ，クラスリンを介するエンドサイトーシスによりGluR 2/3-PICK 1は細胞質へinternalizeする．このようなGluR 2/3のシナプス後部の細胞膜上からの減少が，シナプス伝達効率の減少，すなわち，LTDをもたらすのではないかと考えられる．

PDZ含有蛋白質ノックアウトマウスでのLTPの解析は，PSD-95に対してしか報告されていないが，海馬でLTPが増強され，空間学習能が障害されるが，NMDA受容体のkineticsは影響を受けないという結果が得られている[23]．このようなPDZ含有蛋白質を考慮したサイレントシナプスに関する仮説は，ごく最近提唱されたものであり，今後，PDZ含有蛋白質の動態の解析が進み，グルタミン酸受容体，PDZ含有蛋白質，それと結合しうる蛋白質との関係が明らかとなることが期待される．

本節ではLTPやLTDなどのシナプス可塑性について，最近の分子レベルでの仮説を中心に述べてきた．このような現象に，少数の分子のみが関与することは考えにくく，多数の分子（蛋白質）が相互に，脳の部位依存的に，あるいは発達依存的に関与しているものと考えられる．

引用文献

1) Lohof AM, Ip NY, Poo MM : Potentiation of developing neuromuscular synapses by the neurotrophins NT-3 and BDNF. *Nature* **363** : 350-353, 1993
2) Kang H, Schuman EM : Long-lasting neurotrophin-induced enhancement of synaptic transmission in the adult hippocampus. *Science* **267** : 1658-1662, 1995
3) Akaneya Y, Tsumoto T, Kinoshita S, et al : Brain-derived neurotrophic factor enhances long-term potentiation in rat visual cortex. *J Neurosci* **17** : 6707-6716, 1997
4) Akaneya Y, Tsumoto T, Hatanaka H : Brain-derived neurotrophic factor blocks long-term depression in rat visual cortex. *J Neurophysiol* **76** : 4198-41201, 1996
5) Patterson SL, Abel T, Deuel TA, et al : Recombinant BDNF rescues deficits in basal synaptic transmission and hippocampal LTP in BDNF knockout mice. *Neuron* **16** : 1137-1145, 1996
6) Gottschalk W, Pozzo-Miller LD, Figurov A, et al : Presynaptic modulation of synaptic transmission and plasticity by brain-derived neurotrophic factor in the developing hippocampus. *J Neurosci* **18** : 6830-6839, 1998
7) Jovanovic JN, Czernik AJ, Fienberg AA, et al : Synapsins as mediators of BDNF-enhanced neurotransmitter release. *Nat Neurosci* **3** : 323-329, 2000
8) Kang H, Schuman EM : A requirement for local protein synthesis in neurotrophin-induced hippocampal synaptic plasticity. *Science* **273** : 1402-1406, 1996
9) Kohara K, Kitamura A, Morishima M, et al : Activity-dependent transfer of brain-derived neurotrophic factor to postsynaptic neurons. *Science* **291** : 2419-2423, 2001
10) Herrero I, Miras-Portugal MT, Sanchez-Pieto J : Positive feedback of glutamate exocytosis by metabotropic presynaptic receptor stimulation. *Nature* **360** : 163-166, 1992
11) Arai A, Lynch G : Antagonist of the platelet-activating factor receptor block long-term potentiation in hippocampal slice. *Eur J Neurosci* **4** : 411-419, 1992
12) Clark GD, Happel LT, Zorumski CF, et al : Enhancement of hippocampal exitatory synaptic transmission by platelet-activating factor. *Neuron* **9** : 1222-1216, 1992
13) Chen C, Magee JC, Marcheselli V, et al : Attenuated LTP in hippocampal dentate gyrus neurons of mice deficient in the PAF receptor. *J Neurophysiol* **85** : 384-90, 2001
14) Izquiedo Z, Fin C, Schmitz PK, et al : Memory enhancement by intrahippocampal, intraamygdala, or intraentorhinal infusion of platelet-activating factor measured in an inhibitory avoidance task. *Proc Natl Acad Sci USA* **92** : 5047-5051, 1995
15) Schuman EM, Madison DV : A requirement

for the intercellular messenger nitric oxide in long-term potentiation. *Science* **254**: 1503-1506, 1991

16) Stevens CF, Wang Y: Revesal of long-term potentiation of haem oxygenase. *Nature* **364**: 147-149, 1993

17) Sheng M, Cummings J, Roldan LA, et al: Changing subunit composition of heteromeric NMDA receptors during development of rat cortex. *Nature* **368**: 144-147, 1994

18) Kunishima N, Shimada Y, Tsuji Y, et al: Structural basis of glutamate recognition by a dimeric metabotropic glutamate receptor. *Nature* **2000** 407: 971-977, 2000

19) Tsien JZ, Huerta PT, Tonegawa S: The essential role of hippocampal CA1 NMDA receptor-dependent synaptic plasticity in spatial memory. *Cell* **27**: 1147-1148, 1996

20) Tang YP, Shimizu E, Dube GR, et al: Genetic enhancement of learning and memory in mice [see comments]. *Nature* **401**: 63-69, 1999

21) Hall RA, Soderling TR: Differential surface expression and phosphorylation of the N-methyl-D-aspartate receptor subunits NR1 and NR2A in cultured hippocampal neurons. *J Biol Chem* **272**: 4135-4140, 1997

22) Hall RA, Soderling TR: Quantitation of AMPA receptor surface expression in cultured hippocampal neurons. *Neuroscience* **78**: 361-71, 1997

23) Migaud M, Charlesworth P, Dempster M, et al: Enhanced long-term potentiation and impaired learning in mice with mutant postsynaptic density-95 protein. *Nature* **396**: 433-439, 1998

参考文献

24) Tsumoto T: Long-term potentiation and long-term depression in the neocortex. *Prog Neurobiol* **39**: 209-228, 1992

25) Bliss TV, Collingridge GL: A synaptic model of memory: Long-term potentiation in the hippocampus. *Nature* **361**: 31-39, 1993

26) Williams JH: Retrograde messengers and long-term potentiation: A progress report. *J Lipid Mediat Cell Signal* **14**: 331-339, 1996

27) Hilfinker S, Pieribone VA, Czernik AJ, et al: Synapsins as regulators of neurotransmitter release. *Phil Trans R Soc Lond B* **354**: 269-279, 1999

28) Thoenen H: Neurotrophins and neuronal plasticity. *Science* **270**: 593-598, 1995

29) Nakanishi S: Molecular diversity of glutamate receptors and implications for brain function. *Science* **258**: 597-603, 1992

30) Hollmann M, Heinemann S: Cloned glutamate receptors. *Annu Rev Neurosci* **17**: 31-108, 1994

31) Ziff EB: Enlightening the postsynaptic density. *Neuron* **19**: 1163-1174, 1997

32) Sheng M, Pak DTS: Ligand-gated ion channel interactions with cytoskeletal and signaling proteins. *Ann Rev Physiol* **62**: 755-778, 2000

33) Malinow R, Mainen ZF, Hayashi Y: LTP mechanism: From silence to four-lane traffic. *Cur Opin Neurobiol* **10**: 352-357, 2000

10 栄養因子

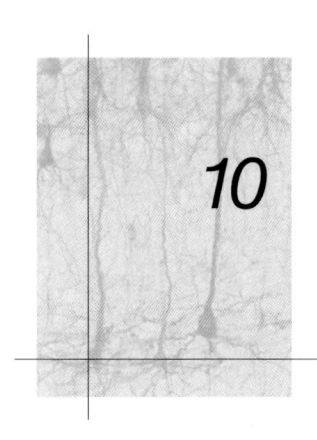

畠中　寛

　神経系における栄養因子は脳神経系に働く細胞成長因子の一種であり，この因子の仲間は多く知られるようになった．特に，ニューロトロフィンファミリーが見出され，そのレセプターとして trk 遺伝子産物の存在についても研究が進んでいる．一方，本来は脳神経系での作用が知られていなかった他の細胞成長因子の多くも，脳神経系への栄養因子作用があることが明らかになっている．免疫系に働くサイトカインもその一つである．サイトカインも含め神経栄養因子は，脳神経系の成立とその維持に欠かせない蛋白質群としてますます重要度を増している．

栄養因子の概念——トロフィック仮説

　神経栄養因子 neurotrophic factor という概念は比較的新しく生まれたものであるが，その代表的な存在である神経成長因子 nerve growth factor（NGF）という分子の存在は古くより知られ，50年ほど以前に見出されている．ヒトを含む多細胞生物における個体の生は，構成する細胞間のコミュニケーションによって維持されている．細胞は1つの社会を作っており，細胞社会における相互の連絡，情報のやりとりは社会の正常な運営に不可欠である．これら細胞間の情報を司る分子は，多くの種類が知られている．拡散性の蛋白質分子もその一群である．成熟したニューロンのほとんどはもはや増殖しないため，ニューロンへの作用は，栄養 trophic として働くとされる．ニューロンとニューロンあるいはその他の細胞とのトロフィックな相互作用というのは，もともと期間としては長い作用で，その細胞の分化・生存に働いているものをいった．最近では，かなり短い時間軸の作用，シナプス可塑性に対する効果も含まれる．これらの細胞間分子メッセージのうち，蛋白質性のものが神経栄養因子とよばれる．

　神経栄養因子は細胞間の相互作用を担う拡散性の因子として知られる．このトロフィック仮説では，神経系は，身体の諸細胞諸器官を神経支配しコントロールしている一方で，身体は，ニューロンから一方的に支配されているだけとは考えないのである．脳神経系の進化や，発生分化過程の解析を通して，脳神経系の動的な挙動を観察してみると，身体がいかに大きな影響を脳神経系に及ぼしているのかがわかる．また，脳神経系においても同様な多様な細胞集団がある．それは主としてグリア系細胞とニューロンである．神経情報を担う細胞集団としてニューロンがあり，グリア細胞はニューロンの果たす神経機能を与える役目を担っている．ニューロンは個々によく分化していて，多様な機能を担うことが可能である．

栄養因子を代表する蛋白質群——ニューロトロフィン

　NGF は，脳由来神経栄養因子 brain-derived neurotrophic factor（BDNF）など4〜5種の相同因子蛋白質とファミリーを作っている．総称してニューロトロフィン neurotorophin とよぶが，こ

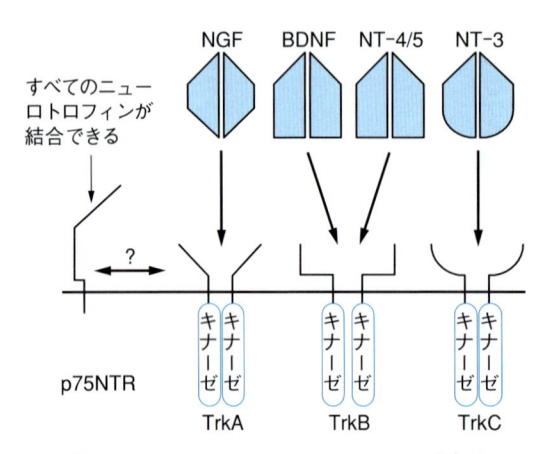

図 4-64 ニューロトロフィンとその受容体

p75NTR は低親和性ニューロトロフィン受容体を示す。TrkA，TrkB および TrkC は，高親和性受容体で，それぞれ NGF，BDNF と NT-4/5 および NT-3 と特異的に結合することにより，細胞質ドメインのチロシンキナーゼを活性化し，細胞内に情報伝達する。p75NTR の役割については現在確定していない。
(Glass DJ ら：*Trends Cell Biol* **3**：262, 1993 より改変引用)

れらは類似の生理作用を行い，物理的化学的構造もよく似ている。ただ，相手となるニューロンの特質性に違いがある。つまり，多種にわたるニューロンの種類の中の特定の群にのみ作用するため，異なった因子があるということである。図4-64 は，ニューロトロフィンおよび，そのレセプターを示したものである。

ニューロトロフィンのニューロンへの作用様式は標的のニューロンなどの細胞側からの逆行性の作用として考えられている。すなわち，シナプス形成を考えるとき，標的組織側が拡散性の蛋白質因子を放出し，ニューロンを導き，特異的なシナプスを形成させると考える。そして形成された神経回路に対して逆行性に，今度は維持作用として機能するのである。しかし，最近の研究では必ずしも逆行性因子作用だけではなく，順行性の作用も考えられてきている。表4-12 は，ニューロトロフィンの神経系への作用を示している。

中枢神経系においても，神経回路形成とその維持にニューロトロフィンは作用している。中枢神経系におけるニューロトロフィン応答ニューロンはきわめて限られていると思われていた。特にNGF は主たる応答細胞として前脳基底野コリン作動性ニューロン，および，その他わずかなニューロン群が知られているのみである。BDNF は，NGF 応答ニューロンに重複して同様の作用を示すとともに，NGF の作用のみられない黒質ドパミン作動性ニューロンなどへの作用も知られている。BDNF は，これら特定のニューロン群への作用に加えて，よりスペクトラムの広いニューロン群に対しても作用することが知られている。第3のニューロトロフィンであるニューロトロフィン-3 (neurotorophin-3；NT-3) の中枢ニューロンへの作用はわずかにしか知られていない。またNT-4/5 という新しい因子はその生理作用の多くは BDNF と重複していると考えられている。

表 4-12 ニューロトロフィンの神経系への作用

ニューロトロフィン	受容体	末梢ニューロンへの作用	中枢ニューロンへの作用
NGF (神経成長因子)	TrkA	交感神経節ニューロン 知覚神経節ニューロン	前脳基底野コリン作動性ニューロン
BDNF (脳由来神経栄養因子)	TrkB	迷走神経下神経節ニューロン 知覚神経節ニューロン	前脳基底野コリン作動性ニューロン 運動ニューロン 黒質ドパミンニューロン
NT-3 (ニューロトロフィン-3)	TrkC	知覚神経節ニューロン	運動ニューロン
NT-4/5 (ニューロトロフィン-4/5)	TrkB	迷走神経下神経節ニューロン 知覚神経節ニューロン	前脳基底野コリン作動性ニューロン 黒質ドパミンニューロン

(畠中 寛：モノとしての「脳」―ニューロンの生と死のなぞ．講談社，1994 より引用)

神経成長因子などの発見

　神経栄養因子研究の端緒となったNGFの発見についても興味深い話が残っている．
　NGFは，1948年，Buekerの研究が契機となった．彼は，マウス肉腫をニワトリ胚の体壁に移植すると，脊髄後根神経節の体積が増大することを観察した．しかし，この脊髄後根神経節（後には交感神経節も増大することが見出された）の増大が，マウス肉腫との接触によるのか，またあるいは肉腫からのある種の放出因子の影響なのかについては明らかにせず，現象の記述にとどまった．
　この実験報告から，ついにNGFを発見したのが，1987年度ノーベル医学生理学賞を授賞したLevi-Montalciniである．1951年，彼女とHamburgerは，はるかに離れたところに移植しても，同様に神経節の肥大が起こることを観察した．さらに，彼らは取り出したニワトリ胚後根神経節を培養皿に置き，肉腫の抽出液を添加することによっても，神経節の分化，神経線維の伸長を観察することに成功した．つまり，肉腫由来の拡散し得る因子によって神経節のニューロンが影響を受けていること，この場合分化が促進されていることを明らかにした．
　Levi-Montalciniらの実験での培養下のニューロンからの神経線維の伸長というアッセイ系は，この後きわめてポピュラーなものとなり，現在でもなお多くの研究者に用いられている．Levi-Montalciniは，イタリアのユダヤ人家庭に生まれ，ファシスト政権下で迫害を受けながら自宅で実験を続け，戦後アメリカへ招聘され，NGFの発見という輝かしい成果をあげたのである．このことは，彼女の自伝に詳しい記述がなされている（「美しき未完成―ノーベル賞女性科学者の回想」平凡社）．
　彼女の開発したアッセイ系は，NGFのもっとも優れたバイオアッセイ系であるとともに，未知の神経栄養因子の存在も基本的には同じ方法論で，すなわち，別の神経節あるいは神経組織または単離ニューロンを培養し未知物質を含む液を培地に加え，神経線維の伸長をみるという形で用いられている．NGFはその後，雄マウス顎下腺に多量に存在することがLevi＝Montalciniと同時にノーベル賞に輝いたCohenによって見出され，蛋白質として単離同定されたのである．Cohenは，生化学者としてこの研究に参加し，直ちに活性成分が肉腫のミクロゾーム分画に存在することを見出した．
　このとき，NGF研究史上最大の幸運がおとずれた．未精製のミクロゾーム分画には核酸も蛋白質も混じっている．そこで，ヘビ毒のフォスフォジエステラーゼを用い，核酸を分解してしまっても活性が残るのかどうかを調べた．ある朝，Cohenは顕微鏡をみつつ，NGF活性がヘビ毒の処理によって高められており，ヘビ毒そのもので高いNGF活性があることに気づいたのである．その結果，ヘビ毒には多量のNGF活性をもつ蛋白質が存在していることが明らかとなって，ヘビ毒NGFとして精製された．この後Cohenは，ヘビ毒の外分泌器官としての類似性からマウスの顎下腺に目をつけたのである．このとき用いたのが雄のマウスであることが幸いした．雌では，低いNGF活性しかなかったであろうし，ラットでは，雄でも雌でもNGF活性を検出できなかったであろう．こうして，雄マウス顎下腺のNGFは，蛋白質として均一にまで容易に精製できたのである．
　BDNFの発見は，1982年である．Bardeは，ブタ脳より100万倍の精製で純品を得た．粘り強く10年の歳月をかけ，地道な蛋白質精製という手段でようやく彼らは，BDNFの構造を明らかにしたのである．クローニングの論文は，1989年9月14日号*Nature*に報告された．NGFとアミノ酸配列で60％の相同性があった．ファミリー蛋白質なのである．構造の類似性から，彼らは，PCR法を用い，第3の仲間，ニューロトロフィン-3（NT-3）を発見し，1990年1月24日に論文をやはり*Nature*に提出し，のち受理されている．わずか4カ月後である．しかしそれより驚くのは，彼ら以外に5カ所の世界各国の研究グループがNT-3を発見したとして，まったく独立に，同じ年の，2月9日，3月27日，4月2日，4月18日，5月4日と，ほとんど間をおかず国際的な一流誌に論文を送っているのである．

（大阪大学大学院 蛋白質研究所 生合成部門　畠中　寛〈故人〉）

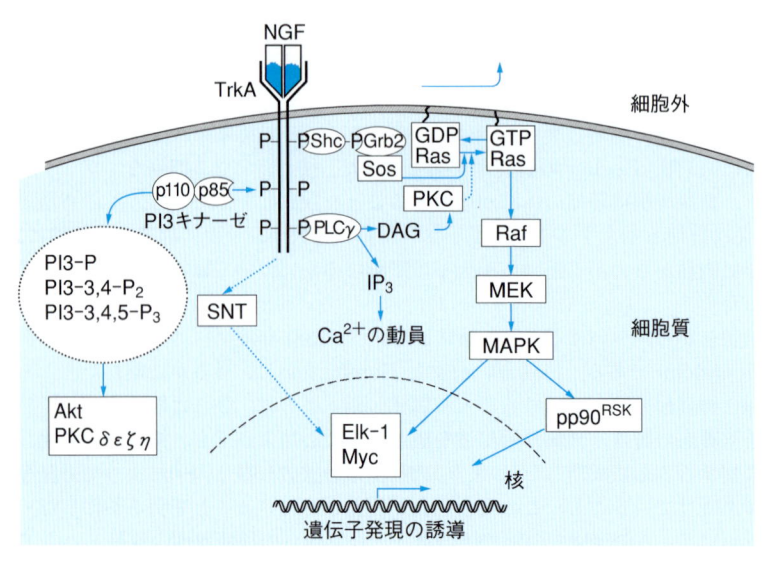

図 4-65　TrkAによる細胞内シグナル伝達

TrkAは，NGFとの結合に伴い細胞膜上で2量体となり，活性化され細胞質ドメインのチロシン残基を自己リン酸化する．続いて，TrkAはPLCγ，PI 3キナーゼ，Shcなどを介して細胞内にシグナルを伝えていく．図は，このTrkAから始まる細胞内シグナルの模式図である．TrkBおよびTrkCでは，それぞれBDNF（あるいはNT-4）およびNT-3がリガンドとなってTrkの自己リン酸化を生じさせる．基本的には，これらTrksのシグナルは同様であると考えられている．
(山田雅司ら：現代科学 **32**(増刊)：121，1997より改変引用)

Trkによる細胞内シグナル伝達

　TrkAは，790アミノ酸残基（成熟型は758残基）からなるレセプター型チロシンキナーゼで，分子量が約140 kDaの糖蛋白質である．NGFがTrkAに結合するとTrkAの2量体化が誘導され，TrkA自身のもつチロシンキナーゼの活性化が引き起こされる．TrkAチロシンキナーゼの最初の基質は，TrkA分子それ自身であり，2量体を形成しているTrkA間において，相手方のTrkA分子をリン酸化する．このTrkA分子間のチロシンリン酸化を自己リン酸化とよぶ．TrkAの自己リン酸化されるチロシン部位は少なくとも5カ所存在し，そのうち3カ所はチロシンキナーゼドメイン内に，残りの2カ所はキナーゼドメイン外にあることが知られている．キナーゼドメイン内にあるチロシン残基のリン酸化が最初に誘導され，それによりチロシンキナーゼ活性の増強が起こり，続いてキナーゼドメイン外のチロシン残基がリン酸化されると考えられている．

　活性化に伴い自己リン酸化されたTrkAには，シグナル伝達に関与するさまざまな蛋白質が結合し，細胞内にシグナルを伝えていく．TrkAとシグナル蛋白質の結合は，シグナル蛋白質がもつSH 2（src homology 2）ドメインあるいはPTB（phosphotyrosine binding）ドメインとTrkA上のリン酸化チロシン残基との間に形成されると考えられている．TrkAに結合するシグナル蛋白質としてはフォスフォリパーゼCγ（phospholipase Cγ；PLCγ），フォスファチジルイノシトール（phosphatidylinositol；PI）3キナーゼ，Shcなどが知られており，PLCγとPI 3キナーゼはSH 2ドメインを，ShcはPTBドメインを介して結合する（図4-65）．また，これらのシグナル蛋白質の結合は特異性が高く，その特異性は結合する部位のチロシン残基周辺のアミノ酸配列とSH 2ドメインやPTBドメインの多様性によって決まっていると考えられる．実際，リン酸化チロシン残基を含む合成ペプチドやアミノ酸置換変異導入の技術を利用して，これらのシグナル蛋白質が結合するTrkA上のチロシン残基が同定されている．

Ras-MAPキナーゼ経路の活性化では，まずShcのリン酸化が起こる．Shcは，既知の触媒ドメインをもたないが，PTBドメインとSH2ドメインを1個ずつもつことにより，アダプター蛋白質として働いている．Shcは，TrkAのリン酸化された490番目のチロシン残基にPTBドメインを介して結合し，さらにTrkAによりチロシンリン酸化される．次いで，リン酸化されたShcには，Grb2とよばれるSH2ドメインを1個とSH3ドメインを2個もつアダプター蛋白質が結合する．SH3ドメインもまた蛋白質-蛋白質相互作用に関与するドメインであり，プロリン残基に富んだ配列を認識し結合する性質をもつ．Grb2のSH2ドメインはShc上のリン酸化チロシン残基と結合し，Grb2のSH3ドメインはSosとよばれるグアニンヌクレオチド交換因子と結合する．その結果，TrkA-Shc-Grb2-Sosの複合体が形成される（図4-65）．Rasには，GTPが結合した活性型とGDPが結合した不活性型が存在する．SosはGDPをGTPに交換する反応を触媒することにより，GDP結合型からGTP結合型への転換を促進し，Rasを活性化する．TrkA-Shc-Grb2-Sos複合体形成により，細胞質蛋白質であるSosの細胞膜への移行を導き，その結果Sosが細胞膜に存在するRasと接触することが可能になり，Rasの活性化が引き起こされると考えられている．そして，活性化したRasは，Raf，MEKといったプロテインキナーゼの活性化を介してMAP（mitogen-activated protein）キナーゼを活性化する．MAPキナーゼには，44 kDaと42 kDaの分子種が存在し，それぞれErk1（extracellular signal-regulated kinase 1），Erk2ともよばれている．PLCγは，TrkAのリン酸化された785番目のチロシン残基にSH2ドメインを介して結合する．結合したPLCγは，TrkAによりチロシンリン酸化され，その結果，活性化される．PLCγは，フォスファチジルイノシトール4,5-二リン酸をジアシルグリセロール（DAG）とイノシトール1,4,5-三リン酸（IP$_3$）に分解する反応を触媒する．DAGはプロテインキナーゼC（PKC）を活性化し，IP$_3$は小胞体からのCa^{2+}の遊離を引き起こす．

PI3キナーゼは，85 kDaの調節サブユニットと110 kDaの触媒サブユニットからなるヘテロダイマーである．85 kDaサブユニットは2つのSH2ドメインをもち，PI3キナーゼは，このSH2ドメインを介してチロシンリン酸化蛋白質と結合することにより活性化される．上述においては，PI3キナーゼが直接，リン酸化されたTrkに結合すると説明したが，最近の報告では，リン酸化されたGab-1（Grb2-associated binder-1）などのアダプター蛋白質への結合を介して間接的に活性化されるという考えが主流になってきている．PI3キナーゼの反応産物である3位がリン酸化されたフォスファチジルイノシトールはAktとよばれるセリン・スレオニンキナーゼ，およびPKCのδ, ε, ζ, ηを活性化する（図4-65）．PC12細胞において，Ras-MAPキナーゼ経路はニューロン様分化応答に関与するが，PI3キナーゼはアポトーシスの抑制，すなわち生存維持効果の発揮に必要とされている．

p75ニューロトロフィンレセプター

p75ニューロトロフィンレセプター（p75 NTR）は，427アミノ酸残基（成熟型は399残基）からなる75 kDaの膜1回貫通型の糖蛋白質で，Trkとは異なり，すべてのニューロトロフィンと結合することができる（図4-64）．p75 NTRはPC12細胞にも発現しており，最初はニューロトロフィン作用に必須と考えられてきたが，その必要性を否定するさまざまな報告が出されている．TrkAの発現がなくp75 NTRのみを発現しているPC12細胞の変異株は，NGFによるニューロン様分化応答を示さないこと，TrkAには結合できるがp75 NTRには結合できないようなNGF変異体が，PC12細胞や知覚神経節ニューロンに対して野生型NGFとまったく同様の作用を示すこと，NGFのTrkAへの結合は阻害しないがp75 NTRへの結合を阻害するような抗p75 NTR抗体が，NGFによるPC12細胞の分化応答を阻害しないこと，Trkは発現しているがp75

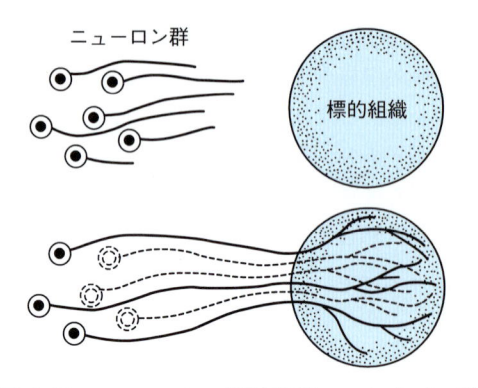

図 4-66　ニューロンの標的組織へのシナプス形成モデル図
シナプス形成時において，一部のニューロンはシナプス形成をし損なう，あるいは標的組織から十分な栄養因子を受け取れず，アポトーシスによる死を迎える．図の破線は死細胞を示す．
(Davies AM : Trends Genet　4 : 139, 1988 より改変引用)

NTRを発現していないようなニューロトロフィン応答性の細胞が存在すること，などが報告されている．

以上のように，ニューロトロフィンの機能発現にp75 NTRは必要とされないことが示されているものの，p75 NTRがニューロトロフィンの作用に対して補助的な役割をもつことを示す報告が出されている．p75 NTRのノックアウトマウスより培養した三叉神経節ニューロンが，野生型と比べ高濃度のNGFを生存維持のために必要とすること，ある種の神経前駆細胞株においてTrkAとp75 NTRを共発現させた場合，TrkAを単独発現させたときと比べ，NGFによる分化誘導およびTrkAのチロシンリン酸化が強く起こること，PC12細胞においてNGFのp75 NTRへの結合を阻害することによって，NGFのTrkAへの結合およびNGFによるTrkAのチロシンリン酸化が弱められること，線維芽細胞株においてTrkと細胞内ドメインを欠失させたp75 NTR変異体を共発現させると，ニューロトロフィンに対するTrkの感受性が上がることなどが報告されている．以上の結果は，p75 NTRがTrkのニューロトロフィンに対する応答性を増強していることを示している．しかしながら，p75 NTRによるこの増強効果がどのような機構によって誘導

されているかについては今後の検討課題である．

p75 NTRは，細胞内ドメインにおいて既知のものとの相同性がみられないのに対し，細胞外ドメインにおいては，腫瘍壊死因子tumor necrosis factor (TNF)レセプターやFas抗原と相同性をもつことが知られている．TNFレセプターやFas抗原へのリガンドの結合は，スフィンゴミエリナーゼの活性化を誘導し，スフィンゴミエリナーゼはスフィンゴミエリンを切断し，セラミドとホスホコリンを産生することが知られている．そして，セラミドはセカンドメッセンジャーとして働き，細胞内にシグナルを伝えていくことがわかっている．最近，ニューロトロフィンのp75 NTRへの結合によって，スフィンゴミエリナーゼの活性化が起こり，セラミドが産生されることが報告された．また，TNFレセプターは，転写因子であるNF-κBの活性化を誘導しうることがわかっているが，p75 NTRもまたNF-κBの活性化を引き起こしうることが報告されている．ただし，このp75 NTRを介したNF-κBの活性化は，BDNFやNT-3によっては引き起こされず，NGFによってのみ誘導されることが報告された．しかし，こうしたp75 NTRを介した細胞内シグナルの研究は始まったばかりであり，その詳細および生理的意義については今後の研究の発展が期待される．

ニューロトロフィンによる
ニューロン死の防御

ニューロンの生理的死はシナプス形成期に生じる．脳神経系の器官形成はシナプス形成によってなされる．シナプス形成の後はじめてニューロンは神経機能を営みはじめる．神経情報の連絡がニューロン間で，そしてニューロンと，例えば筋肉細胞でスタートするのである．まちがえずに正しく相手の標的ニューロンあるいは筋肉細胞を見出し，正確にシナプスを形成させるメカニズムが必要なのである．

図4-66にシナプス形成に伴う生理的死（プログ

■ 痛みを感じない症候群

痛みを感じければどんなにいいか，と思うのはいささか軽々にすぎるだろう．痛みを感じないと怪我をする確率が上がるし，危険なレベルにまで達した病変にも気づかないことも起こる．だから，病気のセンサーとしての「痛み」は重要な意味があると言える．しかし，正直を言えば，たとえ痛みが生物の生命維持にとってそのように大切なものであるとしても，もう少しコントロールしやすく，できれば柔らかな痛みでとどまってほしいというのが人間としての本音であろう．

さて，学生時代教科書で学んだ病気の一つに「生まれつき痛み感覚のない病気」がある．これは congenital insensitivity to pain あるいは congenital indifference to pain とよばれている．この病態はいくつかのグループに分かれる．第一は先天性に痛みがないのみで，他には神経系の異常はないグループである．第二はやはり先天性に痛みがないのであるが，その他に明らかな無汗症があるグループである．第三は無汗症，低血圧症，体温調節不良などさまざまな自律神経が主体で，それにさまざまな程度の痛覚低下が伴うグループであり，Riley-Day 症候群ともよばれる．

最近多くの遺伝性疾患においてその原因遺伝子が同定されてきているが，これらのうち，第二グループ，すなわち常染色体劣性遺伝形式をとる先天性の無痛とともに無汗を示すグループの患者の遺伝子解析を行った研究がわが国から報告されている．1996 年に熊本大学小児科の犬童（いんどう）らは，この患者の DNA を解析し，神経成長因子の受容体である TrkA 遺伝子のチロシンキナーゼドメインにさまざまな種類の遺伝子変異を認めた．その後もこれを確認する報告が続いている．また，第三の Ashkenazi のユダヤ人のみに見られる Riley-Day 症候群についても，2001 年にボストンの Gusella らのグループによりその多くが I kappa B kinase complex-associated protein 遺伝子のスプライス部位に変異があることが報告された．今後もこうした研究が進められるであろうが，治療に少しでも結びつくことが期待される．

(国立精神・神経センター　金澤一郎)

ラム死)の模式図を示した．今ニューロン群は標的細胞群との間にシナプスを形成し，神経回路を完成させようとしている．この場面，モデルは末梢神経節ニューロンである．神経節中のニューロンは将来必要とされる数の約 2 倍作られている．標的細胞へシナプスを形成するとき，過剰のニューロンが後に排除されると考えるのである．シナプス形成しそこなったニューロンは場面から積極的に除かれる，すなわち生理的死を迎える．これらはまた，生き残るニューロンの回路形成に付随したものであることから，予定された，あるいはプログラムされた死ともよばれている．シナプス形成が正常になされたとき，ニューロンの約半分が死ぬ．しかし，標的細胞を完全に切除してしまう，半分取り去る，あるいは逆に他の動物から同じ組織を移植して標的細胞群を増やしてやるといった操作をすると，ニューロンの生き残る割合はそれぞれ，ゼロ，1/4，そしてほとんど生き残るという結果を生む．すなわち，ニューロンの生理的死の量も，標的細胞群の量，すなわち，標的組織が分泌する神経栄養因子に依存していることを意味している．ニューロトロフィンの供給が標的細胞群の大きさによって定まっているとすれば，供給量の限界以上のシナプス形成をしようとしても，ニューロンからの神経線維の標的部位への到達はできないことになる．神経回路の形成はニューロン側に主導権があるのではなく，標的細胞側が NGF などでコントロールしているのである．過剰のシナプス形成となるそのニューロンが，その場から除かれる仕組みがあるということであ

異なった標的細胞群は異なった標的由来神経栄養因子を産生分泌し，それぞれの因子によって導かれたニューロンとの間でシナプスが形成される．すなわち神経回路形成の特異性を決める因子の一つとして，神経栄養因子の違いをあげることができる．

 中枢神経系におけるニューロトロフィンの生存維持効果を判断する材料として，ラット脳におけるNGF，BDNF，NT-3のmRNAの発現量を，発生段階を追って調べ，定量化したデータがある．その結果によれば，NT-3の発現はニューロンが未分化な時期に高く，ニューロンの成熟とともに減少するのに対して，BDNFはニューロンが成熟するにつれて発現が高まった．また，NGFの発現変化は，はっきりとした傾向がみられず，異なった部位で異なったパターンを示していた．これらの結果は，脳神経系において，それぞれのニューロトロフィンが発生段階に応じて別々の役割を担っている可能性を示唆している．また，成熟ラットの海馬において，NGF，BDNF，NT-3のすべてが高く発現していたのも特徴的である．

 ニューロトロフィンの中で最も解析が進んでいるのはNGFである．このNGFに応答する中枢ニューロンは非常に数少なく，前脳基底野コリン作動性ニューロンと線条体コリン作動性ニューロンに限られている．高親和性のNGFレセプターであるTrkAの発現も，これらのコリン作動性ニューロンに限定されている．このようなコリン作動性ニューロン特異性は，脳におけるNGF作用の大きな特徴である．また，新生ラットの脳室内に抗NGF抗体を注入すると，これらのコリン作動性ニューロンのアセチルコリン合成酵素choline acetyltransferase（ChAT）活性が減少したことから，in vivoにおいても内因性のNGFがこれらのニューロンに作用することが示されている．

 前脳基底野は，中隔野・ブローカ対角帯核・マイネルト基底核の神経核からなる．Ch1～4の神経核として記載される場合もある．これら領野に散在するコリン作動性ニューロンは海馬および新皮質に投射し，ラットでは生後2週齢（P2w）にシナプス形成を終了する．また，このニューロンは，アルツハイマー病や老化ラットにおいて変性脱落が報告されており，学習・記憶に重要な役割を果たすと考えられている．ラット前脳基底野におけるNGFの作用は，in vivo，in vitroの両実験系を用いて調べられている．成熟ラットを用いたin vivoでの解析によると，中隔野-海馬の投射切断による前脳基底野コリン作動性ニューロン数の減少が，NGF投与によって抑えられることがわかった．in vitroでの解析によっても，NGFおよびBDNFが生存維持効果をもつことが明らかにされている．それによると，NGFとBDNFの作用は，新生期からシナプス形成終了期にあたる生後2週齢（P2w）にかけ，分化誘導型から生存維持型へとシフトする．すなわち，新生期である生後3日齢（P3）ではNGFとBDNFの添加によってChAT活性が上昇したが，ChAT陽性細胞数は変化しなかった．この結果は，ChAT陽性細胞あたりのChAT活性が上昇していることを示しており，NGFおよびBDNFがコリン作動性ニューロンの分化を促進することを示唆している．一方，P2w（P12およびP16）の培養系において，NGFやBDNFはChAT活性と陽性細胞数の両方を増加させたが，ChAT陽性細胞あたりの活性値はほとんど変化させなかった．培養日数を変化させた実験から，この陽性細胞数の増加は，無添加時に起きる細胞死の抑制効果を反映していることが示され，NGFおよびBDNFが生存維持因子として働くことが示された．

 黒質ドパミン作動性ニューロンは，運動障害を伴うパーキンソン病患者で特異的に変性脱落することが知られている．BDNFは，胎仔期ラット初代培養系において，無血清培養に伴うニューロン死を抑えるだけでなく，パーキンソニズムを引き起こすといわれている神経毒MPTPによるニューロン死を抑えることがわかっている．

 ニューロトロフィンの果たす生理的役割を明らかにするために，近年，ニューロトロフィンあるいはニューロトロフィンレセプターを欠損させたノックアウトマウスが作成された．これらの欠損

マウスの一部は生まれる前に死んでしまうが，残りは生後数週間まで生存する．これらのマウスの解剖学的な解析によると，末梢神経系では，それぞれのニューロトロフィンに生存維持を受けるニューロン群において，ニューロン数の減少が観察されたが，それと対照的に中枢神経系においては，顕著なニューロン数の減少は観察されなかった．前脳基底野コリン作動性ニューロンにはNGFとBDNFの両方に応答するものが存在すると考えられるが，このような「冗長性」によって，脳神経系ではニューロンの生存がより確実に保証されているのかもしれない．中枢神経系におけるノックアウトマウスの特徴としては，trkA（−/−）マウスにおいて，海馬でのコリン作動性神経線維の減少がみられたこと，BDNF（−/−）マウスでは，大脳皮質や海馬においてニューロペプチド-Y，パルブアルブミン，カルビンジンの発現減少がみられたこと，小脳顆粒細胞の正常な細胞移動が少し遅れたこと，があげられる．これらの異常は，脳神経系においてニューロトロフィンが多様な生理的役割を果たしていることを示している．シナプス可塑性に対しても，BDNFが効果をもっているのもその一例であろう．

ニューロトロフィンとシナプス可塑性

ニューロトロフィンの新しい役割として，成熟脳におけるシナプス可塑性に関わることが多くの例で示されるようになった．それによると，ニューロトロフィンの中でも脳由来神経栄養因子（BDNF）が中心的な役割をしているのではないかと考えられている．中枢神経系において，ニューロトロフィンは生理的条件下ではニューロンで合成されており，これらのmRNAの発現は神経活動によっても調節されている．ラットに痙攣を誘発するような電気刺激を海馬に与えると，迅速で（30分以内）顕著なBDNF mRNAの発現上昇がみられた．培養中枢ニューロンを用いた実験では，高カリウムによる脱分極刺激によってNGFおよびBDNF mRNAの上昇が観察され，またグルタミン酸受容体のアゴニストであるカイニン酸によってNGFおよびBDNF mRNAレベルが顕著に上昇することが，in vivoおよびin vitroにおいてともに認められた．さらに，GABAのアンタゴニストはこれらmRNAレベルを上昇させたことから，NGFおよびBDNF mRNAの発現は興奮性の神経伝達によって上昇し，抑制性の神経伝達によって抑制されるということが示唆された．

一方，大脳皮質の初代培養ニューロンをBDNFで刺激すると，速い一過的なグルタミン酸の放出が起こり，この放出はTrkの阻害剤であるK-252a処理によって抑制されることが見出されている．このことは，ニューロトロフィンが神経伝達物質を直接的に放出させている可能性を示している．このメカニズムについては不明な点が多いが，一つの考え方として細胞内カルシウムの上昇があげられる．通常，神経伝達物質放出は脱分極刺激に応答して，細胞内カルシウムの上昇によって一連の過程が進行すると考えられている．ニューロトロフィンによって細胞内カルシウムの上昇が報告されているのは，主にPC12細胞やクロマフィン細胞を用いての実験で，NGF刺激によるものである．中枢神経系においても，ラット胎仔の海馬神経細胞の培養系でBDNFとNT-3による一過性の細胞内カルシウムの上昇が観察される．

神経伝達効率の増強として，成熟ラット海馬のスライスを用いた系において，興奮性シナプス後電位 excitatory postsynaptic potential（EPSP）の上昇がニューロトロフィンによってみられている．NT-3およびBDNFを30分間灌流液に添加しておくと，Schaffer collateralを刺激してCA1領域で記録されるEPSP slopeは3倍以上の上昇が2〜3時間にわたって観察された．またpaired puls facilitationの実験から，これらニューロトロフィンの作用は前シナプスからの神経伝達物質の放出の増強の結果であると考えられた．この作用はK-252aの前処理で消失したが，K-252aの後処理やニューロトロフィンの前処理後の除去では消えずに2〜3時間持続した．この神経伝達効率の

増強作用は，刺激に応答した神経伝達物質放出を促進していることを示唆しており，前述したニューロトロフィンそれ自体が誘発する神経伝達物質放出とは異なったメカニズムで，持続的（数時間単位）に作用するものと考えられる．実際，大脳皮質の初代培養ニューロンにおいて，BDNF短時間（30〜60分）処理すると，グルタミン酸の脱分極刺激に応答した放出が増強される．可能性としては，シナプス小胞の膜近傍への輸送，膜への結合，融合といった開口放出過程に対し，これらに関わる蛋白質（シナプシン，SNAP-25，シンタキシンなど）やイオンチャネルのリン酸化などを通じて促進的に働いていることが考えられ，これをサポートするような報告もされている．

ニューロトロフィンによる迅速で持続的（1〜3時間単位）な神経伝達の増強は，テタヌス刺激によるLTPの場合とよく似ている．そこでLTPに対するBDNFの作用が精力的に研究されはじめた．LTPの大きさや持続時間は脳の発達に従って増加していく．生後12〜13日のラット海馬スライスでは，テタヌス刺激による増強はいわゆる短期増強とよばれるもので，30〜40分程しか続かなかったが，BDNFを前処理（2時間半以上）しておくとLTPが成立した．成熟ラットのスライスでは，テタヌス刺激によるLTPを増強するような作用はみられなかったものの，BDNF添加群では弱いテタヌス刺激でもLTPが成立した．

内在性のBDNFの作用を知るさらに直接的なアプローチとして，BDNFのノックアウトマウスを使った実験が報告されている．BDNF+/+（wild）のマウスでは約90％の海馬スライスでLTPが成立したのに対し，BDNF+/−（heterozygote）では30％以下，BDNF−/−（homozygote）では，生後16日まででは5％ほど，P17〜P28でも30％ほどでしかLTPが成立しなかった．残念ながらBDNFノックアウトマウスは2〜4週間ほどしか生きられないため，さらに成熟したラットを用いて実験できない．またLTPが成立したもののなかでも，増強の程度には差があった．薬理学的な実験からは+/−，−/−ともLTPが成立するものに関しては同じメカニズムで起こっていることが示唆されており，しかも，海馬ニューロンの形態は少なくとも光学顕微鏡レベルでは差がなく，海馬の層構造も保たれていることを考えると，BDNFはLTPの成立に重要な役割を担っていると考えられる．このBDNFの作用は神経回路の形成に関わるような発生における長期的な作用ではなく，逆行性メッセンジャーとしての短期的な作用である可能性が高いと考えられる．このことはBDNFノックアウトマウスのスライスにBDNFを添加する実験からも支持されている．BDNF−/−のLTP（EPSP slope）はBDNFを添加し，2〜4時間インキュベーションすることによってある程度回復し，5〜8時間処理することによって完全に回復した．一方，無刺激時のシナプス伝達に関しては，12〜15時間の処理でやっと+/−のレベルまで回復したのみであった．この結果は，少なくともLTPの成立に関しては，スライスへのBDNFの浸透に要する時間なども考えあわせ，遺伝子発現を介するような長期的な作用ではないことを示唆している．

種々の栄養因子

近年，ニューロトロフィン以外の神経栄養因子も数多く見出されている（表4-13）．多様な因子群のニューロンへの作用様式は互いに大きく異なっている．ニューロトロフィンは標的由来神経栄養因子であり，シナプス形成に関わる．一方，このスタイルとはまったく異なり，グリア細胞など標的とはなり得ない細胞から産生される因子も多い．また拡散性因子として働くことが想定されていながら，細胞質蛋白質として非分泌性分子の性質しか示さないものも多い．

以下に，これら栄養因子のいくつかの代表的な例を簡単に紹介する．毛様体神経栄養因子 ciliary neurotrophic factor（CNTF）は，もともとの働き，すなわち末梢の副交感神経節ニューロンへの栄養因子作用をはるかに越えてその重要性は増している．特に脊椎運動ニューロンの生存を維持する働きが注目されている．CNTFは非分泌性蛋白

表 4-13 神経栄養因子

もともと神経栄養因子として見出された蛋白質	神経栄養因子としての作用をもつことが明らかとなった蛋白質性因子
神経成長因子（NGF） 脳由来神経栄養因子（BDNF） ニューロトロフィン-3（NT-3） ニューロトロフィン-4/5（NT-4/5） 毛様体神経栄養因子（CNTF） ヘパリン親和性神経栄養因子（HBNF）	塩基性線維芽細胞増殖因子（bFGF） 酸性線維芽細胞増殖因子（aFGF） インスリン様増殖因子（IGFs），インスリン上皮増殖因子（EGF） トランスフォーミング増殖因子α（TGFα） インターロイキン-1（IL-1） インターロイキン-3（IL-3） インターロイキン-6（IL-6） プロテアーゼネキシンⅠ, Ⅱ コリン作動性分化因子

（畠中　寛：モノとしての「脳」—ニューロンの生と死のなぞ．講談社，1994より引用）

質であり，末梢神経系ではシュワン細胞の細胞体に多量に蓄積されている．運動ニューロンの軸索損傷時に破壊したシュワン細胞から放出されるCNTFが，運動ニューロンへ軸索を逆行し作用するものと考えられている．

CNTFノックアウトマウスの実験結果によれば，運動ニューロンの異常は生後すぐには見出されず，成熟後，コントロールに比べわずかな細胞数の減少しかみられなかった．また運動機能の低下も小さいものであった．すなわち，完全な正常機能には必須ではあるが，なくても致命的ではない因子としてユニークなものである．生理学的にはCNTFの作用が以上のようなユニークなものであるのに対し，薬理学的にはCNTFの投与は運動ニューロンの異常を治癒できうることが明らかにされている．微量で強力な作用が証明されている．なお，運動ニューロンに対する標的由来因子は，BDNFおよび塩基性線維芽細胞増殖因子 basic fibroblast growth factor（bFGF）の仲間であるFGF-5であると考えられている．

bFGFはもともと末梢組織の分裂増殖細胞へのマイトジェンとして知られていた．しかし，bFGFは多くの中枢ニューロンに対しその分化を促進し，生存を維持する作用が知られるようになった．bFGFもCNTFと同様に分泌シグナルをもたない細胞質蛋白質であるが，細胞外マトリックス分子のヘパラン硫酸ドメインに結合し，他の細胞へ作用するとされている．bFGFの生理作用もまた損傷に伴うものと考えられている．上皮増殖因子epidermal growth factor（EGF）も神経栄養因子作用が見出されている．

また，インターロイキン-6（interleukin-6；IL-6）の神経栄養因子作用も報告されている．IL-6の作用ではすでに，生後の中枢ニューロンの生存維持には有効であるが，幼若のニューロンの分化には効かないことが示されている．インターロイキンの仲間には，IL-2など栄養因子作用をするものが知られている．

神経栄養因子研究の目指すものとして特筆すべきものの一つは臨床への応用であろう．代表的な例として，アルツハイマー病におけるマイネルト基底核ニューロンの萎縮防止にNGFが期待されている．すでに一部の臨床応用がなされており，今後とも集中的になされようとしている．パーキンソン病における黒質ニューロンの脱落には，BDNFの有効性が期待されている．また筋萎縮性側索硬化症での運動ニューロンの脱落は，BDNF, NT-3, FGF-5そしてCNTFの臨床への応用が企画されている．また，一方では脳移植時における神経栄養因子の利用も重要な課題となっている．

第5章

システムの構造と機能

編集
篠田　義一

第5章 システムの構造と機能

1. 中枢神経系の構造と機能

- 〔1〕脳の構造と機能 ——— *371* 伊藤正男
- 〔2〕脳機能画像法 ——— *376* 花川　隆, 他
- 〔3〕筋電図 ——— *385* 目崎高広, 他
- 〔4〕臨床脳波 ——— *390* 池田昭夫, 他
- 〔5〕誘発電位 ——— *399* 人見健文, 他
- 〔6〕脳波の基礎と脳磁図 ——— *404* 佐々木和夫

2. 運動の神経機構

- 〔1〕中枢運動制御系序論 ——— *415* 水野　昇
- 〔2〕筋と運動ニューロン：運動ニューロン-筋単位相関と筋活動 ——— *425* 神田健郎
- 〔3〕筋紡錘・伸張反射とその異常 ——— *433* 田中勵作
- 〔4〕脊髄の運動制御 ——— *442* 工藤典雄
- 〔5〕運動性下行路による運動制御 ——— *451* 佐々木成人
- 〔6〕前庭系の機能 ——— *458* 篠田義一
- 〔7〕眼球運動系 ——— *471* 篠田義一
- 〔8〕姿勢制御と歩行 ——— *488* 森　茂美
- 〔9〕大脳と随意運動 ——— *499* 丹治　順, 他
- 〔10〕小　脳 ——— *511* 伊藤正男
- 〔11〕大脳基底核 ——— *524* 木村　實
- 〔12〕随意運動の計算理論 ——— *535* 川人光男
- 〔13〕運動疾患の病態生理 ——— *545* 柳澤信夫

3. 脳幹の神経機構

- 〔1〕主な神経核の構造と神経結合 ——— *561* 松下松雄
- 〔2〕呼吸運動制御 ——— *578* 江連和久
- 〔3〕咀嚼運動制御 ——— *586* 中村嘉男
- 〔4〕サーカディアリズム ——— *593* 本間研一
- 〔5〕睡眠・覚醒機構 ——— *600* 前田敏博
- 〔6〕睡眠・覚醒障害 ——— *606* 清水徹男
- 〔7〕自律神経機構 ——— *616* 佐藤昭夫

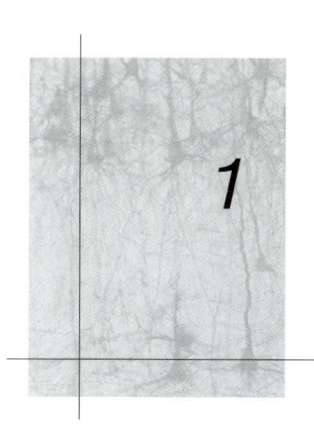

1 中枢神経系の構造と機能

〔1〕脳の構造と機能

伊藤 正男

　脊髄と脳を合わせて中枢神経という．脳は脳幹，小脳，大脳に分かれ，脳幹は延髄，橋，中脳，間脳に分かれ，間脳は視床と視床下部に分かれる．大脳は深部の大脳基底核，脳幹付着部を囲む大脳辺縁系と，大脳表面に広がる新皮質に分かれる．これらの領域はそれぞれ特有の神経回路網をもち，その構造と機能の関係を明らかにすることが脳神経科学の重要な課題である．各構造の構造と機能について該当の節において詳しく述べられる前に，ここでは，全体の概観を試みたい．

　脳神経系は通常，感覚系，運動系のように分けるが，実際にはこれらは一体になって働くので，ここではそれらを含めて成立する機能系とその調節系の形で脳神経系を切り分けることにする．

脳幹・脊髄の機能系

◆ 反射

　脊髄・脳幹にかけて多数の反射中枢がある．それぞれ入力刺激を受ける感覚受容器とその信号を中枢に伝える求心路，中枢からの信号を効果器に伝える遠心路からなっている（図5-1）．効果器は筋肉や分泌腺である．それで，反射中枢を制御装置，効果器を制御対象とするもっとも古典的な形の制御系が構成される．

　膝の下を叩くと下肢が上がる腱反射は，筋紡錘からの信号を受けた伸筋運動ニューロンが発火して起こる単シナプス反射である．頭が回転すると，三半規管の信号が前庭核のニューロンに伝えられ，そこからさらに外眼筋の運動ニューロンに伝えられて，反対方向に眼球が回転する前庭動眼反射が起こる．このような反射がおおよそ百種類ほどあって，無意識のうちに自動的に働いている．

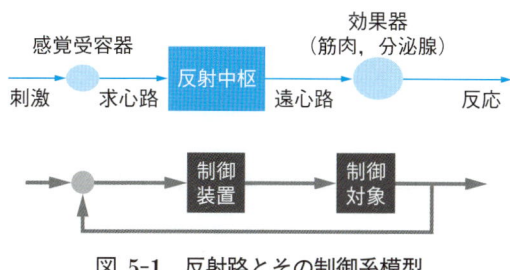

図 5-1　反射路とその制御系模型

◆ 複合運動

　歩いたり，走ったり，泳いだり，空を飛んだりの運動にはいくつもの反射が含まれ，それに加えてリズムを生成する装置が必要である．このようなランクの機能を複合運動という．姿勢を保つのも一種の複合運動であるが，それには重心計がなくてはならない．中脳の尾側半分を損傷すると姿勢が取れなくなるので，その辺にあると思われるが，実態はまだはっきりしない．あるいは，目をちらりと動かして指標を正確にとらえるサッケード（衝動性眼球運動）では，眼球をある距離だけ飛ばすために延髄のニューロンが高周波のスパイク信号を発生する．これらは一種の関数発生器ということができる．複合運動は関数発生器を含み，いくつかの反射を複合した機能系の働きである（図5-2）．

図 5-2 複合運動系

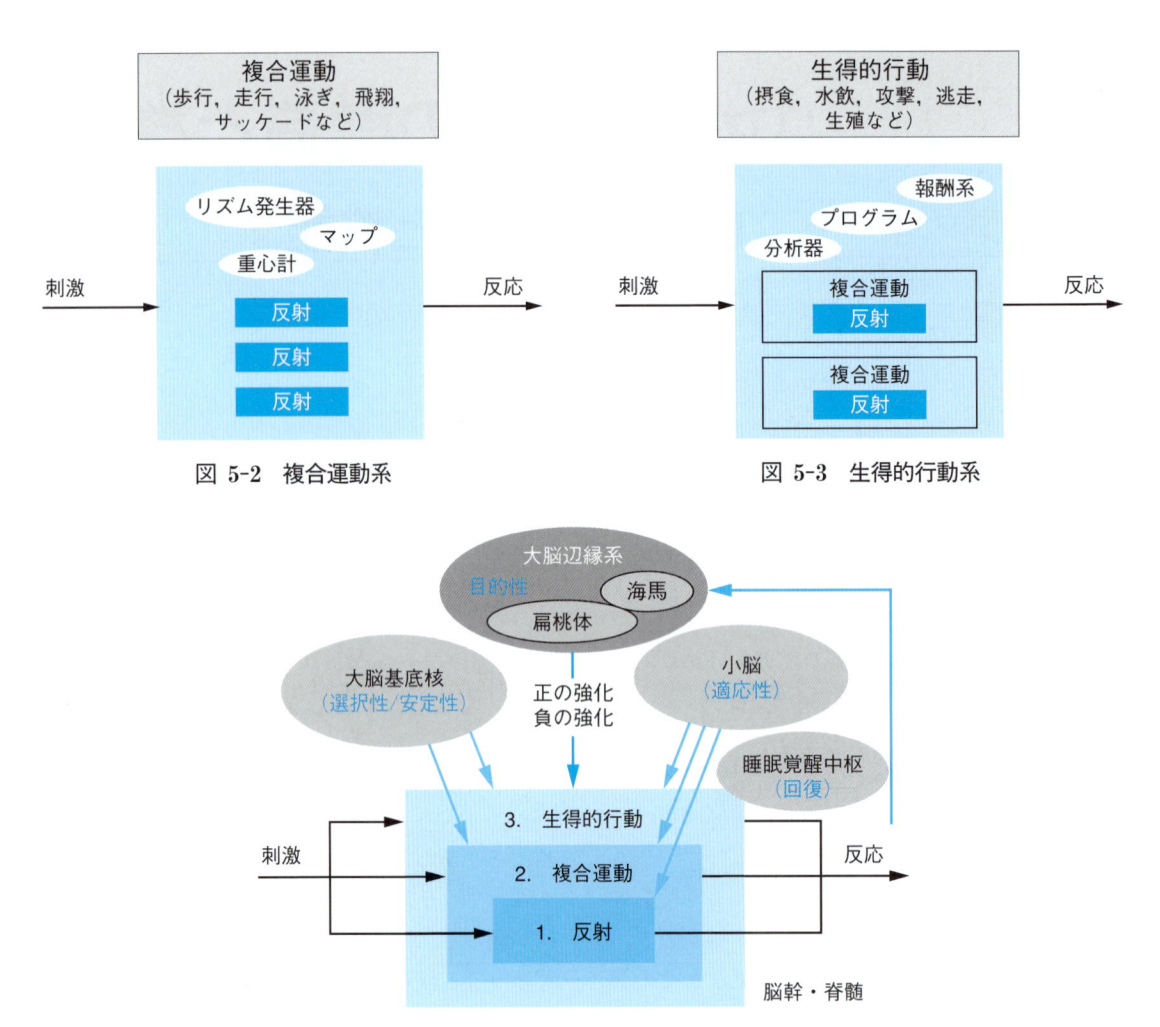

図 5-3 生得的行動系

図 5-4 脳幹・脊髄の機能系とその調節系

◆ 生得的行動

摂食，水飲，攻撃，逃走，生殖などのいわゆる本能的な行動は餌，水，異性という刺激によって触発される定型的な運動パターンをもつ行動である．生得的行動の中枢は視床下部にある．一つの生得的行動のために，いくつもの複合運動が組織されている（図5-3）．例えば，摂食には，走行，咀嚼嚥下運動が含まれる．行動のパターンは生まれつきプログラムされている．そのプログラムは視床下部から脳幹にかけて存在するとされるが，実体は明らかではない．また，生得的行動には刺激を分析するための精緻な情報分析器が必要である．行動の結果が生物にとって有益か有害かの判断をし，生得的行動を駆動する報酬系の存在も知られている．

上位の調節系

上記の脳幹・脊髄の機能は機械的で，それだけでは変転きわまりない自然現環の中で生存することは難しい．そこで，小脳，大脳基底核，大脳辺縁系および脳幹の睡眠覚醒系が4つの調節系として働くと思われる（図5-4）．

◆ 小脳

小脳は登上線維の誤差信号によって，間違った動作をしないように学習する働きがあり，この働

きにより多くの反射，複合運動に適応性を与えている．歩行を例にとると，ネコが走る道の条件が変わるとそれに合わせて歩行のパラメータを修正し，安定して歩き続けることを可能にするのは小脳の働きである．生得的行動に小脳がどのように寄与するかはまだはっきりしていない．

◆ **大脳基底核**

大脳基底核の機能についてはまだ説が定まっていないが，損傷時の症状からみて，運動機能の安定化をはかっていると考えて大過ないと思われる．大脳基底核がサッケード運動を普段は抑えていて，抑制をといた時だけ眼球運動を起こさせることが知られているが，同時多発的に起こる多くの複合運動や生得的な行動を抑制していて，適切な場合だけ抑制を解いて働かせるという方式で，生物全体として行動，運動のまとまりのある安定性を保証しているものと思われる．

◆ **大脳辺縁系**

扁桃体や海馬を含む大きな構造であるが，中枢神経系の働きに生物に特有の目的性を与える構造と思われる．扁桃体は刺激の生物的な価値判断をする器官として知られている．その価値判断により，有益な刺激に対しては接近行動が正の強化を受けて恒常化し，有害な刺激に対しては負の強化により接近行動は抑圧され，回避行動をとるようになる．例えば，ラットが水をみて飲んだところ甘ければ，繰り返し飲むようになるが，苦ければ，回避するようになる．同じように見える水を見てもその起こす行動が正反対になる．こうして扁桃体は生得的行動を生命の維持，種の保存という生物にとっての至上命令にかなうように保つ．海馬は記憶装置として，空間地図の形成場所として知られており，目的にかなった動物の行動を助けるのであろう．

目的性とならぶ生物のもう一つの特徴は自発性であるが，その起源を大脳辺縁系に求められるかどうかは明らかでない．

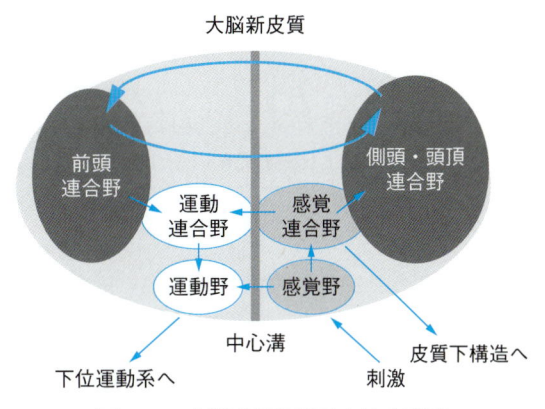

図 5-5 大脳感覚運動系と連合野系

◆ **睡眠覚醒中枢**

睡眠に疲労からの回復の意味があることは間違いないが，レム，ノンレム2型の睡眠の存在はそれ以上の意味があることを示唆している．

大脳皮質機能

魚，両生類，爬虫類までの中枢神経系は，上に述べた3つの機能系と4つの調節系の合計7つのブロックで成り立っているが，鳥で大脳新皮質の原基が現れ，哺乳類になるとそれが発達し，霊長類でその極致に達する．大脳皮質は中心溝により前頭葉と側頭・頭頂・後頭葉に分かれ，後ろが受信部であり，前が発信部に分かれる．

◆ **大脳感覚野・運動野**

感覚系の受けた刺激の情報は大脳皮質感覚野に送られ，情報処理された後，運動野に送られ，運動の司令信号に変えられる．この情報の流れは脳幹・脊髄の機能系に並列して，一段と精緻な情報機能を脳に与える．感覚野，運動野の周辺には連合野が次第に発達し，感覚信号の処理機能や運動の計画機能を向上させる（図5-5）．しかし，信号の流れは依然として刺激から応答へと向かっている．

注意しなければならないのは，感覚連合野の信号が脳幹・脊髄に送られて複合運動や生得的行動に用いられる場合が少なくないことである．しか

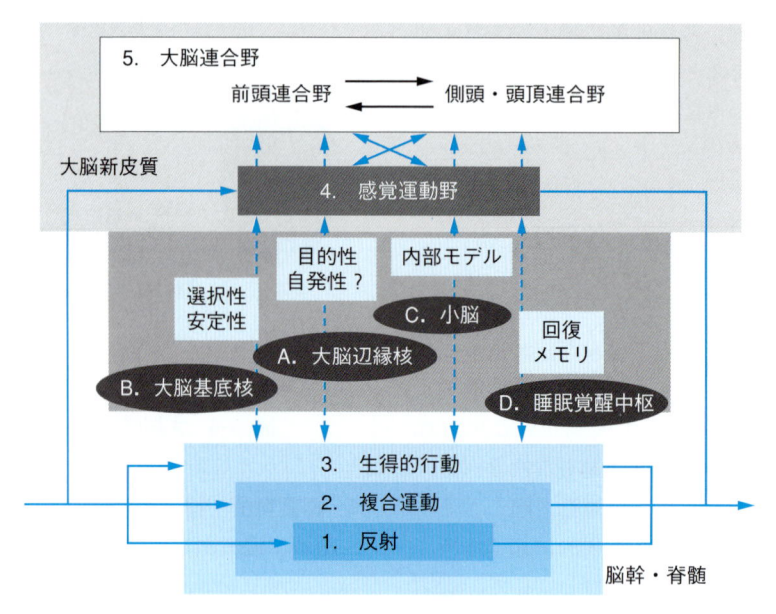

図 5-6　霊長類における中枢神経系のブロック構造

し，この際にも信号は刺激から応答へと流れでる．

◆ **大脳連合野**

霊長類では連合野が発達し，ヒトでは大脳皮質の 3/4 を覆うに至る．おおまかにいって前頭連合野と側頭・頭頂連合野の二手に別れ，相互に信号を授受しあうループを形成する．上記の各系が外界からの刺激を受け，外界に向けて応答するのに対し，大脳連合野は内部ループにより外界と関係なく活動する構造を備えている．これが，進化の果てに脳が獲得したユニークな構造で，人間の心的な過程を営む構造的な基盤を与えるものと思われる．

大脳皮質への調節系

解剖学的な線維連絡や生理学的な知見からみて，脳幹・脊髄に働きかける 4 つの調節系は，大脳皮質に向けても働きかけると考えられる（図5-6）．調節系の中で働く機能原理は同じだが，脳幹・脊髄相手と，大脳皮質相手では具体的な働きは変わっても当然であろう．例えば，小脳は脳幹・脊髄に対しては適応制御の中枢として働くが，大脳に対しては内部モデルを与えると考えられる．大脳基底核については大脳運動連合野や前頭連合野に対しても脳幹・脊髄と同じように，同時多発的な活動を抑制し，統制して，安定を図るもののようである．大脳辺縁系も大脳皮質の働きに目的性を与え，動機づけ，評価し，その活動結果に満足し，あるいは不満を感ずるといった役割を演ずるのであろう．睡眠覚醒系については回復のためだけではなく，もっと手の込んだ情報的な意味も考えられる．昼間受けた多くの情報から，不要のものを消去する過程であるとするクリック（Crick F）の説はよく知られているが，記憶の固定過程への関与や脳組織の発達における役割も指摘されている．

自発性は，人間の自由意志にも関連する重要な性質であるが，それが大脳辺縁系にあるのか，大脳連合野にも備わるのかはまだ全く不明である．大脳辺縁系における動機づけの活動の高まりの結果，大脳連合野での自発性の発現が促進されることも考えられる．

おわりに

ヒトの中枢神経系は5つの機能系と4つの調節系を含む9つのブロックの組み合わせからなっている．それぞれのブロックは特有の構造をもち，特有の働きをするのだが，そのメカニズムにはまだ不明のことが多い．神経回路の構造の分析から，その機能モデルを構成し，内部のメカニズムの理解にいたる道筋には多くの困難がある．その点，小脳の研究が先駆的な進歩を見せたが，近い将来，9つのブロックのすべてにおいて，そのような研究が実を結び，中枢神経系全体の働きについての深い理解が得られるよう期待したい．

参考文献

1) Ito M：Controller-regulator model of the brain. *J Integ Neurosci* **1**：129-143, 2002

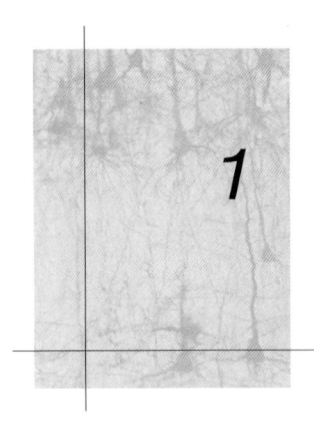

1 中枢神経系の構造と機能
〔2〕脳機能画像法

花川　隆　柴﨑　浩

脳機能画像法とは

　ヒトの豊富で柔軟な認知・行動パターンを支えているのが，よく発達した脳であることは広く知られている．しかし，知覚や運動から表面に顕れない精神活動に至るまで，多様な神経活動が脳内のどの部位にどのように表現されているかは脳神経科学における最大の疑問の一つである．従来，この疑問にアプローチする最も直接的な方法は，脳損傷患者における欠落症状の観察であり，特定の脳機能を解明するためには，目的の脳機能領域にたまたま障害を受けた患者例を蓄積する必要があった．しかも臨床例では脳障害の部位や大きさが一定しないために，正確な機能局在を知ることは困難であった．一方，脳機能の評価を目的として広く用いられている心理物理学的方法では，脳がどのように情報を扱っているかということは推測できても，どの部位が扱っているのかという疑問に答えるのは難しい．また，電気生理学的手法である頭皮上脳波は優れた時間的解像度をもち，神経活動がいつ生じたかを知るには適した方法であるが，くも膜・硬膜・頭蓋骨・頭皮などさまざまな構造物を経て電気活動が伝わる際に神経活動がどこで生じたかはあいまいになってしまう．これら既存の方法論を補いうる方法として，1990年代に急速な発展を遂げたのが脳機能画像法 functional neuroimaging である．脳機能画像法は，課題に伴う脳活動の変化を非侵襲的に測定し画像化する方法である脳賦活検査法 brain activation study を拡張した概念であり，最近その応用範囲はヒトにとどまらない[1]．脳機能画像法により，無作為に抽出された被験者群において，統制された条件下で，生きた脳の活動を深部まで観察できる．あるいは個々人において，暗算の達人などエキスパートの特殊な能力の神経基盤の解明や，脳外科手術の合併症である機能脱落を避けるための術前検査にも応用可能である．脳機能画像法の急速な発展の背景には，ポジトロン断層法 positron emission tomography（PET）や磁気共鳴画像法 magnetic resonance imaging（MRI）などの生体信号の画像化技術と基礎となるコンピューターテクノロジーの急速な進歩とが密接に関係している（図5-7）．脳機能画像法の発展は同時に，いかに多くの神経科学者が，ヒトの神経活動を非侵襲的に探索できる方法を待ち望んでいたかということを反映している．

　前述の定義に従えば，脳内の電気活動や磁場の変化を測定し，波形や分布として可視化することのできる脳波や脳磁図などの電気・磁気生理学的方法も脳機能画像法に含まれるが，その詳細は他節に譲り，本節では神経活動に伴う代謝循環動態の変化を測定する狭義の脳機能画像法について述べる．ここでは脳機能画像法を，PETやシングルフォトン断層法 single photon emission computed tomography（SPECT）などの外因性トレーサー法と機能的磁気共鳴画像法 functional MRI（fMRI）や近赤外線スペクトロスコピー法 near infra-red spectroscopy（NIRS）などの内因性トレーサー法に二分し，各方法論について後述する．

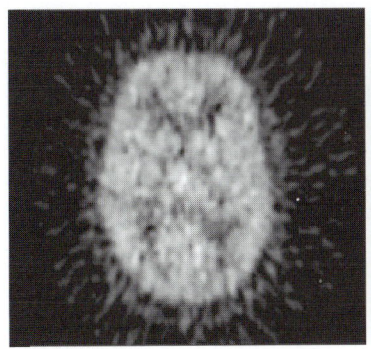

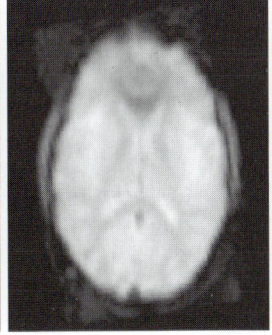

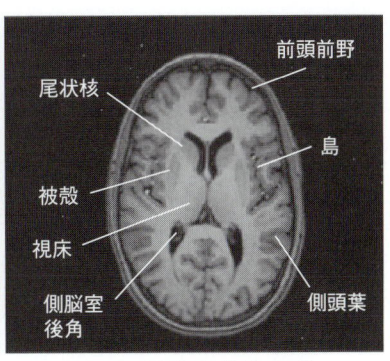

A：H₂¹⁵O PET　　B：エコープラナーMRI像　　C：T1強調解剖学的MRI像

図 5-7　脳機能画像法で用いられるイメージの例
いずれも個人の1回の撮像によるもので（被験者は異なる），大脳基底核を通るレベルでの軸位断．

H₂¹⁵Oを用いたPETと，fMRI用撮像条件として現在最も広く使用されているエコープラナーecho planar像の例を図5-7 A，Bに示す．画像はともに大脳基底核レベルの軸位断axial sliceであり，それぞれのイメージング法の特徴がおわかりいただけると思う．T1強調解剖学的MR像を参考のために図5-7 Cに示す．PET画像よりもエコープラナーMRI像の方が解像度に優れるが，エコープラナー像の内側前頭前野には不自然な信号低下が見られる．これは近傍の副鼻腔内の空気に接する部分の磁場不均一 magnetic inhomogeneityの影響である．

参考のために示したT1強調MRIは従来から解剖学的情報を得るために用いられてきたが，最近脳機能画像法の方法論を応用して灰白質の量を被験者群間で比較する目的で用いられるようになった（voxel-based morphometry）．この方法により疾患での脳萎縮部位や脳の可塑性に伴う脳の量的変化を，関心領域 region of interest（ROI）を設定せずに客観的に測定することができる．

神経血管カップリング

神経活動が生じた脳部位をPETやfMRIなどの脳機能画像で同定するまでにどういった現象が介在するかを図5-8に示す．神経活動の亢進した部位で脳血流が増加する現象は，1890年にロイと

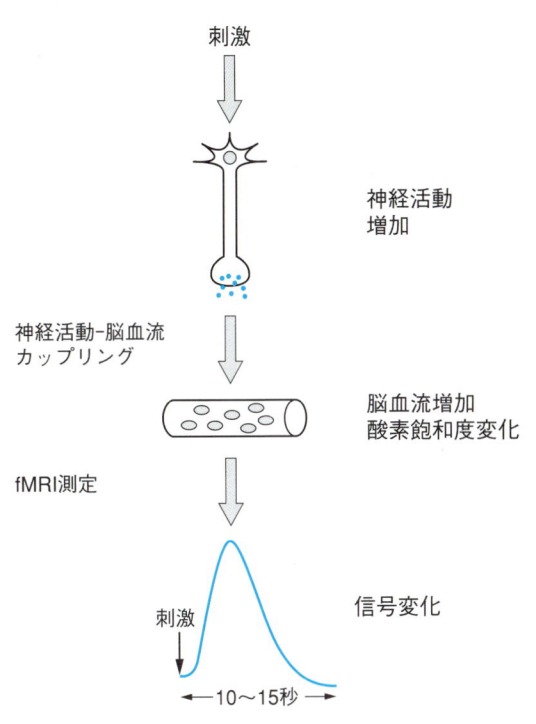

図 5-8　神経活動が生じた脳部位を脳機能画像で同定するまでの過程
　fMRIは脳血流と密接に関係した信号変化（BOLD効果）を測定しているため，測定結果を神経活動と結びつけて論じるためには，神経活動-脳血流のカップリングが成立していることが前提条件となる．図中の"信号変化"は短時間の生理学的刺激に続いて測定される典型的なMRI T2*信号の変化（BOLD効果）を示す．

シェリントン（Roy CS & Sherrington CS）[2]が報告して以来よく知られるようになった．脳循環

動態の変化を測定する現在主流の脳機能画像法は，この神経活動と脳血管活動の相関，すなわち神経血管カップリング neurovascular coupling が成立していることを前提にしている．さらにこの前提には2つの独立した過程が存在する．まず脳局所のエネルギー消費（主にグルコース代謝）が神経活動と相関すること，そして局所脳血流 regional cerebral blood flow (rCBF) が脳局所のエネルギー消費と相関することである．それぞれの過程においてカップリングが成立していると考えられていることが，脳機能画像法の理論的根拠となっている[3]．

安静時，そして神経活動亢進時にも，局所グルコース代謝とrCBFの間にカップリングが成立することは多くの実験によって示されており，確実だと思われる．また，正常時の脳はそのエネルギー源のほとんどすべてを好気性グルコース代謝によるアデノシン三リン酸（adenosine triphosphate；ATP）産生に頼っているという事実がある．このエネルギー消費の多くは，ニューロン発火よりはむしろシナプス活動 synaptic activity に伴う膜電位とイオン勾配の変化を回復するために用いられていると考えられている．

電気刺激による神経活動の増加や誘発電位の振幅の増加と血流増加が平行することも示されており，局所脳血流増加を局所における神経活動の総和の指標として用いることは妥当であると思われる．しかしながら局所脳血流増加が，どのような機序で調節されているかなど不明な点も多い．またfMRIで観察される信号変化についても，局所の神経活動，特にシナプス活動を反映するという直接的な知見が蓄積されつつある[1]．

脳機能画像法と脳機能局在

脳機能画像法は，ある脳機能を司る特定の脳領域が存在し，その領域は解剖学的に分離していること，すなわち脳機能局在 functional segregation を解析の前提とすることが多い．したがって脳内のどの部位に脳機能が表現されているかということが主な探索の対象となり，しばしば脳機能マッピング法 functional brain mapping とよばれる．地図上の位置の記述法としては，タライラックとトルノー（Talairach J & Tournoux P）[4]による定位脳手術用座標 stereotaxic coordinate に準ずる3次元的表現が最も広く用いられているが，脳溝を展開して2次元マップ上に表現する方法も提案されている．各施設の研究結果を蓄積し，脳機能マップを完成させていくために，共通座標についてのコンセンサスの成立が待たれる．

脳機能局在は，脳が全体としてさまざまな機能を表現しているという考えと対立するが，ある脳機能が1つの脳領域に完全に限局して存在するという古典的局在論とも異なる．脳機能画像法における脳機能局在は，解剖学的に離れて存在する複数の脳領域間のダイナミックな結合により脳機能が表現されているという脳機能連関 functional connectivity の考えを内包するものである．脳機能局在に立脚した画像解析の基本は，ある課題に伴う神経活動には部位的な差はないという帰無仮説 null hypothesis を検定することで，ある部位で仮説に反して活動の増加がみられた場合に賦活 activation を認めたという．現在の脳機能画像研究は，機能局在を前提とした課題設計と解析から得られた賦活部位を脳機能領域と関連付けて議論する立場が主流である．一方，脳機能連関を重視した解析法として PATH analysis や sequential equation modeling (SEM) 法が提案されている．

外因性トレーサーを用いる脳機能画像

ある化合物を構成している元素の一部を，放射性同位元素 radioisotope (RI) で置き換えて標識 label することで，その化合物をトレーサー tracer として用いることができる．微量のRIトレーサーを身体に投与すると，トレーサーは基礎になっている化合物の性質に従って体内に分布する．例えばPET用核種のフッ素（^{18}F）で標識したフルオロデオキシグルコース fluorodeoxyglucose (^{18}F-FDG) は，ブドウ糖と同様に細胞内

に取り込まれリン酸化反応を受けるが，それ以上には代謝されず細胞内に留まる．^{18}Fの崩壊により体外に出てくる放射線を計測することで，グルコースの細胞内取り込みを反映する画像を再構成することが可能である．このように外部から投与したRIトレーサーを用いる検査法は，臨床医学領域で診断のため広く応用されており，核医学検査法またはRI検査法とよばれている．脳機能画像法への応用としては，現在ではH$_2$^{15}Oをトレーサーとして用いるPETでの脳血流測定が主流であるが，前述の^{18}F-FDGを用いる脳賦活検査も可能である．このようにトレーサーを工夫することで，血流・代謝動態や神経伝達物質受容体・トランスポーター活性などさまざまな脳機能を画像化できることがSPECTを含めたRI法の大きな利点である．一方RI法に共通する問題点としては，トレーサー投与のために通常静脈注射が必要であり，またトレーサーからの放射線による若干の被爆が避けられない点である．被爆に関しては，被験者や実験者の健康に対する影響がないよう各施設で厳密な基準を設けて行っているが，このためトレーサーの投与回数が制限される．

1 ポジトロン断層撮像法（PET）

^{15}Oや^{18}Fなどポジトロン（陽電子）核種のβ^+崩壊の際に放出されるポジトロンは電子の反粒子であり，すぐ近傍の電子と衝突して消滅する．この際，電子の質量に相当するエネルギー（511 keV）をもつ一対の消滅放射線が正反対の方向に放出される．ポジトロンカメラにより，この2本の放射線を同時計測することで，陽電子が発生した位置，すなわち体内のトレーサー分布を測定できる．身体の周囲360°からデータ収集を行うことで，画像を横断断層像として再構成する[5]．

^{15}O（半減期約2分）で標識した水（H$_2$^{15}O）を静脈注射すると，動脈血によって脳に運ばれ，組織に取り込まれた後ただちに血液中に再流出してくる．脳に一時的に取り込まれたH$_2$^{15}O由来の放射線をPETで測定することにより，局所脳血流を測定することができる．神経血管カップリングの項で述べたように，局所脳血流は局所神経活動総和の指標として利用することができる．

H$_2$^{15}Oによる脳賦活検査の場合，脳血流像は約1分間の計測値の平均として得られるため，PETで間接的に観測できる神経活動も約1分間の平均である．したがって撮像時間内に目的の神経活動が多数回反復するか，撮像時間中に神経活動が持続する課題が必要である．通常，総計8～20回程度のPET測定を10分程度の間隔をおいて行うが，このうち同じ課題を2～3回反復して行うことが多い．PETではそれぞれの撮像が，互いに独立した観察であり，各課題遂行中の脳血流の定常状態を反映するものとして取り扱う（ブロックデザイン block design）．異なった課題間の神経活動を反映する脳血流が線形的に加・減算可能であると仮定した解析を subtraction analysis とよぶ．課題Aと，課題Aにある認知要素Xを付加した課題Bの間で，脳血流像の統計学的引き算（t検定）を行い（B－A），残った賦活部位が目的の認知要素Xに関係する脳領域であると議論する方法である．複数の因子を含む課題をデザインし，課題間の相互作用 interaction も考慮にいれた実験デザインおよび解析を factorial analysis とよぶ．また parametric analysis とは同じ課題間で，あるパラメーター（例えば視覚刺激や運動の頻度）を変化させ，脳血流がパラメーターの変化に相関して変化すると仮定する方法である．Parametric analysis は，刺激強度と局所脳血流の間には一定の条件下で線形関係が成立することを前提としている．

PETによる研究を行うためには，高価な設備と専門知識をもった多くのスタッフが必要である．したがって，現在PETを利用できるのは限られた施設においてのみである．しかしながら，ドパミン受容体のPETを応用した新しい脳機能画像法なども実用化されており，今後もfMRIと並んで脳機能画像法の重要な柱であると考えられる．

2 シングルフォトン断層法（SPECT）

SPECTでは，ガンマ（γ）線を放出して崩壊する

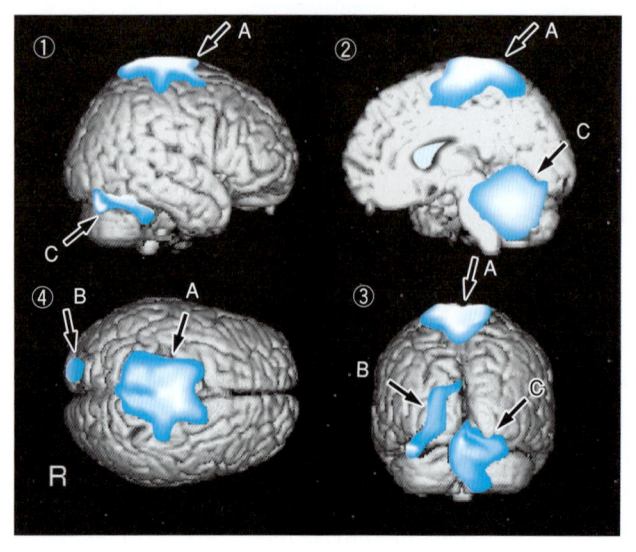

図 5-9 SPECT による歩行の賦活検査[6]

歩行により有意に脳血流が増加した部位を色で示す．補足運動野，下肢の 1 次運動感覚野を含む前頭-頭頂部（A），視覚野（B），小脳から脳幹背側（C）にかけての賦活を認める．

左上から時計周りに，①脳を右側面からみた像，②右半球内側面，③後方からみた像，④上方からみた像．

原子番号の大きな RI（例えば ^{99m}Tc）で標識した化合物をトレーサーとして用いる．放出される γ 線を，身体の周囲を回転する複数のガンマカメラで測定し，断層像を再構成する．SPECT 用の脳血流測定用トレーサーである ^{99m}Tc-HMPAO や ^{99m}Tc-ECD は，静脈投与後，局所脳血流に比例して脳組織に取り込まれ，そのまま残留する性質をもっている．さらに核種の半減期が比較的長い（例えば ^{99m}Tc で 6 時間）ため，投与後数分間に脳内に固定した脳血流像を，少し後に撮像することが可能である．この性質を利用して他の方法では測定困難だった神経活動の計測が可能である．PET や MRI では，課題を行っている最中に撮像を行う必要があり，しかも撮像中には頭部の固定が必須であるため，例えば歩行中の神経活動を調べることは不可能である．ところが SPECT を用いると，歩行中に投与したトレーサーによる脳血流像をスキャナー上に移動した後に撮像することが可能である（図 5-9）[6]．

SPECT は空間解像力で他の機能画像法に劣り，反復測定も 2 回が限界であるという点で通常の脳賦活検査への適応は限定される．一方，工夫によって他の脳機能画像法では困難な神経活動へのアプローチが可能である．さらに PET よりも簡便かつ安価で医学臨床において広く用いられている技術であることから，今後主に神経疾患の病態解明への寄与が期待される．

内因性トレーサーを用いる脳機能画像法

1990 年代に入り，外部からトレーサーを投与せずとも，神経活動に伴う内因性のトレーサーの変化を画像化する方法が実用化された．その代表が fMRI である．神経活動・グルコース代謝・局所脳血流のカップリングについては先に述べたが，この過程で派生するヘモグロビン分子の質的変化が内因性トレーサー法に共通の理論的基礎となっている．動脈血中のオキシヘモグロビン oxyhemoglobin は，神経活動の生じた脳部位で酸素を組織に与え，デオキシヘモグロビン deoxyhemoglobin になる．磁化率の高いデオキシヘモグロビン濃度の変化は血管周囲の磁場に影響を与える．この現象を blood oxygenation level dependent (BOLD) 効果とよぶ．一方，NIRS はヘモグロビンを主体とする色素性物質の濃度変化を測定している．つまりこれらの方法では生体内に本来存在する内因性の物質，すなわちヘモグロビンが，神経活動を反映するトレーサーとなっているわけである．

1 機能的磁気共鳴画像（fMRI）

1992年に複数の施設から方法論が発表されて以来，fMRIは高い空間解像度，比較的良好な時間解像度，非侵襲性が歓迎されて急速に広まり，現在PETに代わり脳機能画像法の主流となっている．

MRIはその撮像単位である1個のボクセルvoxel中に数千兆個も含まれる水素原子の原子核（プロトンproton）に由来する信号を測定し画像化している．プロトンは非常に早い速度で回転する小さな磁石として振る舞い，強力な静止磁場（B0）の中では磁力線の方向を中心にして歳差運動を行う．歳差運動の周波数はB0の強度に比例し，ラーモア周波数または共鳴周波数とよばれる．臨床用MRIの磁場強度では，プロトンの共鳴周波数は無線周波数 radio frequency（RF）の電磁波であり，外部から同じ周波数のRF波を照射すると共鳴現象が生じる．巨視的には，1ボクセルに含まれるすべてのプロトンはB0方向を中心に歳差運動を行う磁化ベクトルと見なせるが，共鳴現象により磁化ベクトルは回転を続けながらB0方向から遠ざかるように倒れていく．外部からのRF波の照射を止めると，磁化ベクトルはRF波を放出しながら再びB0方向へ戻っていく（緩和現象 relaxation）が，アンテナに相当するコイルを用いて放出されるRF波を測定することができる．緩和現象は組織によって異なり，縦（T1）緩和と横（T2）緩和という2種類のパラメーターがある．得られる信号がどの緩和パラメーターを反映するかは繰り返し時間 repetition time（TR）やエコー時間 echo time（TE）などの撮像条件によって決まり，適切な条件設定によりBOLD効果を反映するT2*強調像を得ることができる．なおT2*とはT2緩和に加えて磁場の不均一性による信号減衰を含んだパラメーターであり，BOLD効果の検出原理はこの磁場の不均一性によるMR信号変化に基づいている[7]．

原理的に撮像の繰り返しに制限のないMRIでは，エコープラナー法 echo planar imaging（EPI）をはじめとする高速撮像法を用いて短時間に数百回以上の反復測定を行うことで，数パーセントほどの小さなBOLD変化であっても統計的に有意な変化として検出することができる．EPIでは数秒間に全脳をカバーするT2*強調像を撮像できる．欠点としては，図5-7Bに示したように空気が他の組織と接する場所，例えば副鼻腔近辺では磁化率が急激に変化するため，画像のゆがみが大きいことがあげられる．fMRIに応用されている他の高速撮像法としては，fast low-angle shot（FLASH）や principles of echo shifting with a train of observations（PRESTO）などEPIと同様にBOLD効果を観察するものや，arterial spin labeling（ASL）法を用いて脳血流像を評価する方法がある．それぞれに利点と欠点があり，研究目的によって適切な撮像法を選択すべきである．

現在までに2種類のBOLD効果が知られている[8]．1つは，神経活動に伴う好気性代謝亢進に伴い，一過性にデオキシヘモグロビン濃度が上昇し磁場が不均一になることでT2*が短縮する陰性BOLD効果である．この効果は超高磁場MRI装置を用いた実験において，一過性の信号低下 initial dipとして観察される．この変化は神経活動の生じた部位とタイミングを正確に反映するが，1.5テスラ（Tesla）のMRI装置では観察がむずかしく，しかも現在まで観察報告が視覚野に限られていることから，実際にはあまり利用されていない．現在ほとんどのfMRIは陽性BOLD効果を用いて脳賦活の画像化を行っている．賦活部位では神経活動に数秒遅れて脳血流量が平均50%程度増加するが，酸素消費量は数%程度しか増加しないために，結果的に過剰の動脈血が流入し，毛細血管から小静脈レベルでデオキシヘモグロビン濃度が相対的に低下する．すると局所磁場はより均一となるためT2*が延長し，T2*強調画像での信号強度増加が生じると考えられている．実際，感覚刺激から数秒遅れて立ち上がり，6～8秒後にピークに達する信号変化は，1.5 Teslaの装置でも1～2%の信号変化として観察可能である．ただしこの信号変化が真のBOLD効果によるものかどうかには異論もあり，1.5 Teslaの磁場強度でグラディエントエコー（gradient echo）系の撮像法

BOLDの原理

血液の酸素飽和度に依存してMRI信号が変化するという現象はAT&T Bell LaboratoriesのOgawaらにより発見され，BOLDコントラストと命名された．BOLD法の原点は，局所磁場不均一に鋭敏なグラディエント・エコー法により，脳内に多数の線状の低信号構造が明瞭に描出されたことにある．局所磁場不均一に対して感受性の低いスピン・エコー法では，この低信号はほとんど消失した．低信号の線状構造は，血管，特に静脈系の血管に対応し，酸素飽和度の低い静脈系に存在するデオキシヘモグロビンが強い局所磁場不均一を引き起こすことによると説明された．簡単に言えば，BOLDコントラストは内因性の陰性造影剤である静脈内のデオキシヘモグロビン量を反映し，BOLD法によるfMRIでは，外部からの刺激に応じて活性化する脳の賦活領域が，デオキシヘモグロビン量の変化する領域として描出される．一般的に，賦活領域の血流の増加は，酸素消費率と比較して大きい．このため，陰性造影剤であるデオキシヘモグロビン量が減少し，賦活領域の信号強度は安静時と比べて相対的に増加することになる．このBOLD信号変化を定量的に理解するには，2つの段階に分けて考えればよい．1) 脳血流に代表される生理学的因子の変化が，デオキシヘモグロビン量の変化にどのように還元されるのか．2) デオキシヘモグロビン量の変化が与えられたとして，静磁場強度，エコー時間，に代表される撮像条件の違いが，BOLD信号変化にどのように影響するのか．実際には，多くの生理学的因子と撮像条件が相互に関係し，測定結果はBOLD信号変化という一つのパラメーターに集約されるため，定量的理解はモデルの段階である．しかし，脳血流計測のためのASL法，PET，NIRSなどの他の機能画像法による生理学的因子の評価を組み合わせることにより，BOLD法によるfMRIは，すでに確立された定性的な脳機能画像法から，より定量的な手法に近づいている．

（大阪大学大学院医学系研究科 未来医療開発専攻　藤田典彦）

を用いた場合，むしろ静脈への血液流入効果 inflow effectが大きくなる可能性が指摘されている．このことは脳表に近い静脈に最大の信号変化が観察されることを意味し，実際に神経活動が生じた部位から離れた部位を賦活の中心とみることになるため注意が必要である．以上のように臨床用MRI装置であっても信号変化は十分に観察可能であるが，実際にどういう信号を観察しているかについては完全に理解されているとはいえない．

またfMRIでは観察している信号変化が小さいために，各種のノイズに対して脆弱であることを認識しておく必要がある．MRI信号には，呼吸や脈拍など生理的なものや，撮像中の動きに伴うもの，ランダムなものなどさまざまなノイズが含まれている．これらのノイズは，BOLD効果による信号変化よりもはるかに大きい場合がある．ノイズを減少させるためには，撮像中の頭の動きを制限する方法や，統計解析前に各種のノイズの影響を取り除くアルゴリズムの使用などが必要になる．

fMRIによる脳賦活検査では，PET以上に課題設計が重要となる．例えば5分間の連続撮像の間に，課題条件と対照条件を30秒ずつ交互に繰り返し，それぞれを定常状態とみるのがブロックデザインに基づく典型的なfMRI実験である．目的の脳領域が3秒で撮像できるとすると，課題と安静の各条件につきそれぞれ50回の測定を行うことができる．BOLD効果によるMR信号変化は課題開始/終了に数秒遅れて増加/減少するため，この時間的ずれを考慮したうえで課題に伴う信号変化予想モデルを作成し，モデルとMRI信号の相関を計算することで，脳賦活を統計的に抽出する．

fMRIでもPETと同様に，subtraction analy-

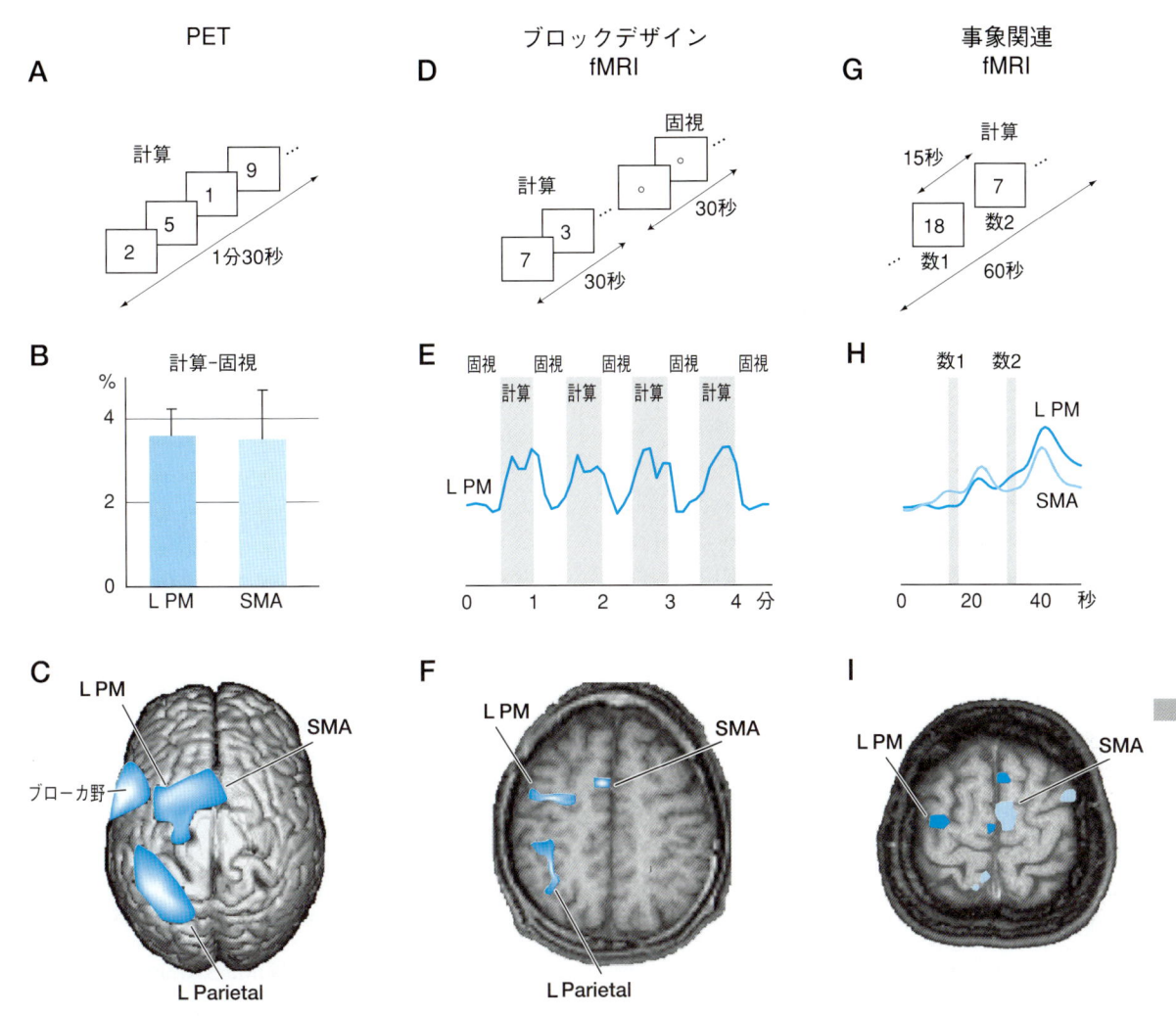

図 5-10 **PET，ブロックデザインに基づく fMRI，事象関連 fMRI のデザインから得られる情報と脳賦活マップ**[10]

いずれも視覚的に提示された数を暗算で加算する課題で，対照条件は視覚刺激の固視課題．

- **A**：PET では 1 分〜1 分半の撮像中，原則的に同じ課題が続く．例示した暗算課題では撮像中の運動の要素を排除するため，被験者は数を暗算で連続加算し，撮像終了後に和を報告する．
- **B**：別の撮像で得た対照条件との比較で統計解析を行い（subtraction analysis），被験者群における（例では 10 名）平均の相対的脳血流変化が，暗算による神経活動を反映する指標として得られる．認知課題であるにもかかわらず，運動関連領域である左運動前野 (L PM) と補足運動野 (SMA) に暗算に伴う相対的血流の増加があることがわかる．
- **C**：有意な脳血流変化を解剖学的に標準化された脳の上に表示することで脳賦活マップが得られる．計算に関係していると予め予測されたブローカ野，左頭頂葉 (L Parietal) の賦活以外に，左運動前野と補足運動野の賦活が連続した領域として描出されている．
- **D**：ブロックデザイン fMRI では，PET の課題と類似した課題設計を用いる．課題条件は対照条件と 30 秒ずつ交互に繰り返される．
- **E**：左運動前野には課題開始から少し遅れてピークを迎える信号の上昇を認める．
- **F**：fMRI では個々人の脳賦活マップが高い空間解像度で作成可能であり，例に示した 1 人の被験者では左頭頂葉，左運動前野，補足運動野に暗算中の賦活を認める．
- **G**：事象関連 fMRI のデザインを用いると，15 秒の間隔を空けて数字を 2 回提示し，2 つ目の数（図中の数 2）を 1 つ目の数（図中の数 1）に足すよう指示することで，両方の数の提示に一致する数の認知および記憶の要素と，2 つ目の数の提示にのみ生じると期待される暗算の要素を分離することができる．
- **H**：数の提示に一致して上昇する信号変化が補足運動野と左運動前野に認められるが，補足運動野では 2 種類の刺激提示への反応にあまり差がない（薄青）のに対し，左運動前野では 2 つ目の提示に対する反応がより大きい（濃青）．
- **I**：やはり個人レベルでの脳機能マップが作成可能である．補足運動野を含む 2 つの数刺激に共通に反応する領域（薄青）と，左運動前野を含む 2 つ目の刺激に対する反応が大きい領域（濃青）を被験者自身の MRI に重畳した図．

sis を用いて目的の認知要素と関係する脳領域を抽出することができる．Parametric analysis については陽性 BOLD 効果で評価した場合，神経活動と信号変化の間に必ずしも線形関係が成り立たない可能性が指摘されており，注意が必要である．fMRI は数秒程度の時間解像度があり，しかも観察の対象は神経活動そのものではなく，はるかに時定数の長い血行動態学的変化である．したがって，事象間にある程度の間隔（10〜15 秒程度）を置くことで，単一の事象あるいはきわめて短時間の神経活動に伴う信号変化を分離して観察することが可能である．こういったアプローチは，脳波における事象関連電位と類似性があり，事象関連（event-related）fMRI または time-resolved fMRI とよばれている[9]．事象関連 fMRI によって柔軟な課題設計が可能になり，ブロックデザインでは観察できなかった神経活動も探索可能となった．最近ではさらに短い刺激間隔（5 秒以下）を用いた事象関連 fMRI も行われている．

事象関連 fMRI の登場で脳機能画像法の可能性が大きく広がったと同時に，課題設計の重要性がより増したといえよう．同じ脳機能を異なる脳機能画像法で研究した場合，得られる情報は相補的なものとなる（図 5-10）[10]．各脳機能画像法の特徴をよく理解したうえで，目的に最もかなった方法，もしくは方法の組合わせを選択することが必要である．

引用文献

1) Logothetis NK, Pauls J, Augath M, et al：Neurophysiological investigation of the basis of the fMRI signal. *Nature* **412**：150-157, 2001
2) Roy CS, Sherrington CS：On the regulation of the blood supply of the brain. *J Physiol* **11**：85-108, 1890
3) Jueptner M, Weiller C：Review：Does measurement of regional cerebral blood flow reflect synaptic activity？：Implication for PET and fMRI. *Neuroimage* **2**：148-156, 1995
4) Talairach J, Tournoux P：Co-planar stereotaxic atlas of the human brain. Thieme, Stuttgart, 1988
5) 西村恒彦編：最新脳 SPECT/PET の臨床．メジカルビュー，1995
6) Hanakawa T, Katsumi Y, Fukuyama H, et al：Mechanisms underlying gait disturbance in Parkinson's disease：A single photon emission tomography study. *Brain* **123**：1271-1283, 1999
7) NessAiver M（押尾晃一，百島祐貴 訳）：図解 原理からわかる MRI．医学書院，1998
8) Ogawa S, Menon RS, Kim S-G, et al：On the characteristics of functional magnetic resonance imaging of the brain. *Annu Rev Biophys Biomol Struct* **27**：447-474, 1998
9) Josephs O, Turner R, Friston KJ：Event-related fMRI. *Hum Brain Mapping* **5**：243-248, 1997
10) Hanakawa T, Honda M, Sawamoto N, et al：The role of rostral Brodmann area 6 in mental operation tasks：An integrative neuroimaging approach. *Cereb Cortex* **12**：1157-1170, 2002

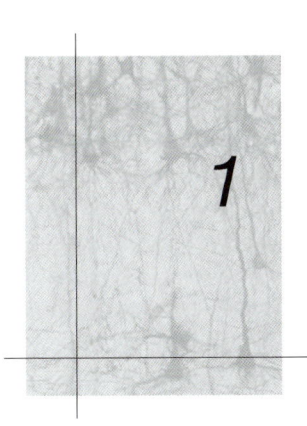

1 中枢神経系の構造と機能
〔3〕筋電図

目崎高広　柴﨑浩

筋電図の定義

ここでいう筋電図とは，筋の電気活動を記録する検査法 electromyography である．これに用いる器械を筋電計 electromyograph，得られた結果を electromyogram という．

汎用される筋電図検査には大別して針筋電図と誘発筋電図とがある．誘発筋電図の代表は神経伝導検査である．しかし，神経伝導検査のうち感覚神経伝導検査は，筋の電気活動を記録する検査ではない．また，実際の筋電計には誘発電位のプログラムなども搭載されているので，語義どおりでは臨床検査の実態が反映されないことになる．そこで一般に，筋電計を用いて行う検査すべてを総称して筋電図と呼称することが慣用されている．

針筋電図

針筋電図は，骨格筋に針電極を刺入し，筋線維の電気活動を記録する検査法である．針電極には種々の種類があるが，一般的な針筋電図では単極針電極または同芯針電極が多く用いられる．

1 目的

筋力低下を呈する疾患で，それが神経原性 neuropathic か筋原性 myopathic かを決定することが，針筋電図の基本的な目的である．一般に，熟練した医師が検査を行った場合，筋力低下があれば必ず針筋電図異常を検出できるとされる．つまり針筋電図は筋力測定よりも異常の検出感度が高い．ほかに異常の分布や症状の重症度判定，急性慢性の鑑別にも有用である．

2 原理

骨格筋線維が神経筋接合部で神経興奮を受容すると，収縮に先んじて膜興奮が生じる．その後，興奮収縮連関 excitation-contraction coupling によって筋収縮が起こるが，筋電図検査で記録するのは膜興奮の電気活動であり，収縮自体ではない．

標準的な同芯針電極の場合，針電極が電気活動を受容する範囲（記録野 uptake area）は，振幅に関与する成分については針先から半径 0.5 mm 以内，持続時間については半径 2.5 mm 以内であるとされる．この範囲内にある，同一運動単位に属する筋線維の電気活動の総体が運動単位電位 motor unit potential（MUP）として記録される．針先から筋線維までの距離が近いと立ち上がりが急峻な運動単位電位が得られ，基本的にはこれを解析対象とする．一方，距離が遠いと運動単位電位の立ち上がりは緩やかとなる．運動単位はすべて大きさ，分布が異なるので，異なる運動単位から得られる運動単位電位は異なった波形を呈する．

3 解析方法

針電極を筋内に挿入する．同芯針電極では針自身に陰極と陽極とがあるが，単極針電極では皮膚上に基準電極（陽極）を別途配置する．

電極を挿入した瞬間には刺入時活動が出現するが，100 msec 程度で終焉し，その後電気活動はなくなる（electrical silence）．神経原性変化をきたす疾患では，しばしば刺入時活動が延長し，また安静時活動が出現する．安静時活動には線維自発収縮 fibrillation，陽性鋭波 positive sharp wave などがある．筋原性疾患では刺入時活動の減少がみられる．安静時活動は出現しないことが多いが，筋炎の活動期には線維自発収縮や陽性鋭波がみられる．このほか特殊な所見として，筋強直性ジストロフィーではミオトニーmyotonia が出現する．

安静時活動に続いて，被検筋の弱い収縮を行わせ，運動単位電位を観察する．その後，強収縮を行わせ，干渉波形の形成を検討して，その筋の検査を終了する．これらの操作を，必要な各筋において行う．

一般に筋収縮力の増加は，参加する運動単位の数の増加（リクルートメント）と，参加している運動単位の発火頻度の増加との2つの機序で行われる．正常筋では，力を増すとともに数の増加と頻度の増加とが平行して生じ，全力を入れると運動単位電位が互いに重なり合って，基線の見えない複合した波形を呈する（干渉波形 interference pattern）．神経原性疾患において，運動単位の脱落が生じた場合にも，筋駆動に際しての各運動単位の参加閾値は決まっており，順序を交代することはないとされる．脱落を埋め合わせるには，すでに参加している運動単位の発火頻度を増加させることが唯一の方法である．この場合，筋電図モニタ上には，少数の運動単位が高頻度発火している様子が現れる．これをリクルートメントの遅延 late recruitment (reduced recruitment) という．また全力を入れても，参加している運動単位数が少ないため，各運動単位電位が独立して高頻度発火している様子が観察される．これを干渉の劣化

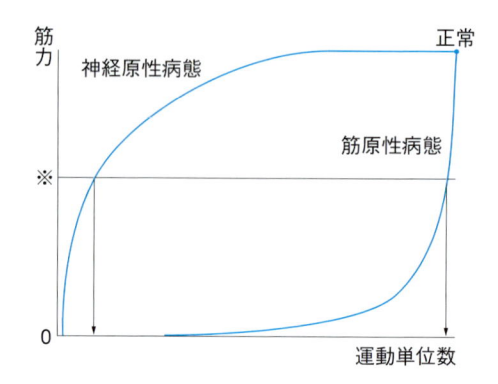

図 5-11 残存運動単位数と筋力との関係

神経原性の病態では運動単位数が減少するが，慢性病態では残存する運動単位からの再支配による代償のため，筋力はなかなか低下しない．一方，筋原性の病態では運動単位数の減少がなくても筋力は著明に低下する．これらの機序により，同程度の筋力低下であっても（※）両者の残存運動単位数には大差を生じる（矢印）．針筋電図では，この点がリクルートメントの遅延または早期化として反映される．
（目崎原図．ただし，園生雅弘：筋原性疾患の筋電図診断．臨床神経生理学 29：228-236，2001 掲載の図を参考に作成）

discrete interference という．逆に筋原性疾患では，運動単位の減少・脱落はないが，各運動単位の収縮力が低下しているために，目標とする筋力を実現するには，より多くの運動単位を駆動する必要が生じる．そのため，わずかな力を入れるために多数の運動単位が同時に駆動されることになる．これをリクルートメントの早期化 early recruitment という．また筋原性疾患では，全力で収縮する前に，すでにすべての運動単位が駆動されてしまっており，早々に干渉波形が出現する（early full interference）．個々の運動単位電位の形状よりも，以上の所見，すなわちリクルートメントが遅い（神経原性）か，早い（筋原性）かの鑑別の方が，神経原性疾患と筋原性疾患との鑑別には重要と考えられている（図5-11）．

神経原性疾患では運動単位の脱落（脱神経 denervation）が生じ，神経支配を失った筋線維では，やがて脱神経過敏 denervation supersensitivity が生じる．線維自発収縮と陽性鋭波（この両者は針電極と筋線維との位置関係の違いのみであり，同一の意義をもつ）はこれの反映である．脱神経過敏は脱神経から数週間で生じ，数カ月以

■ 針筋電図をはじめて記録した人は誰か？

　AdrianとBronkは，1929年に発表した論文（J Physiol 67, 119）の中で，自分たちの考案した同芯針電極concentric needle electrodeを用いて，Adrian自身の上腕三頭筋から記録した随意収縮時の筋電図を示した．これが現在のわれわれの理解に通じる所見を示す最初の針筋電図記録である．

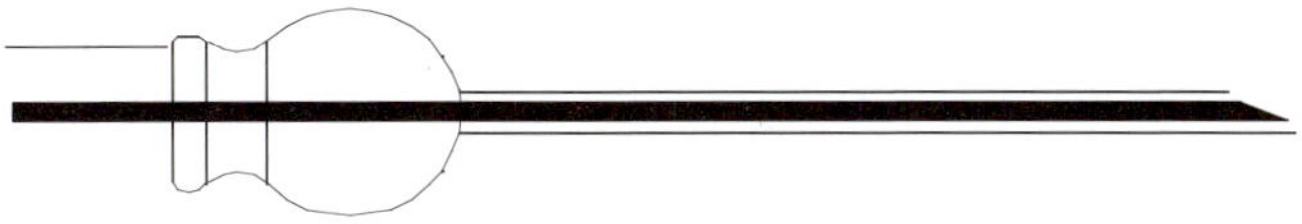

Fig. 13 Concentric needle electrode

　彼らはネコの後肢をつまんだ時に起こる足関節の屈曲反射における単一の運動神経線維のインパルスの性質を研究していた．彼らの実験システムは，神経を1本になるまでときほぐし，その活動電位を2本の絵筆電極で導出し，三極真空管増幅器で増幅後，毛管電位計と拡声器へ接続し，実験中ずっと拡声器を通して神経線維を伝わる活動電位の過程を聴きながら，必要な部分のみを毛管電位計の動きの写真記録とし解析するものであった．増幅度が高く，刺激アーチファクトが大きいため電気刺激は使えず，後肢をつまむ機械刺激で実験を行っていた．

　この実験モデルはときほぐしの技術がむずかしく，そのうえ結果の解釈でも感覚性インパルス排除の影響も勘案しなければならないことに配慮するうちに，無傷の健全な筋肉内の筋線維径に近い極小サイズの一対の電極による筋線維（群）の活動電位記録が，神経自身から得られる情報と等価になることに思い至り，そのような電極の試作に取り組んだ．そして彼らが最後に採用したものが皮下注射スチール針の中にエナメル銅線を通した上図（Fig. 13は彼らの論文の中の表示）に示される同芯針電極で，これを使って上記のヒトの随意収縮のほか，ネコの機械刺激および電気刺激による反射収縮の記録を示した．

　Adrian（1889〜1977）はイギリスの神経生理学者で，上記を含む神経機能の解明への貢献により1932年にSherringtonとともにノーベル医学生理学賞を受けた．彼はBergerの脳波研究の再評価をしたことでも有名である．Bronk（1897〜1975）はAdrianとの共同研究で若くして名声を得たアメリカの生理学者である．

（上野病院　廣瀬和彦）

後は次第に減弱するので，線維自発収縮と陽性鋭波は脱神経が最近生じたことを示唆する所見（急性脱神経変化）である．また，脱神経が生じると，近傍の生残している運動単位から側枝が出て，新たに筋線維への支配がなされる．そのため運動単位は次第に大きくなる．その途上で，新しい側枝の伝導がまだ不十分な時期には多相性電位 polyphasic wavesが出現し，またこれらの支配が完成すると，大きい運動単位であることを反映して，振幅の大きい，持続時間の長い運動単位電位となる．これらは脱神経後の修復過程とその最終像との反映であるから，慢性脱神経変化と考えられる．

　一方，筋原性疾患では，筋の起電力が小さくなるため，運動単位電位は一般に小さくなる．すなわち，低振幅で持続時間の短い運動単位電位が中心となる．しかし，これら運動単位電位の各パラメータには針電極の性能が影響するほか，例外が少なからず出現する．したがって，同じ傾向をもった波形が多数出現する場合の診断的価値は高いが，個々の波形にとらわれすぎると，判断を誤る

可能性がある．

4 その他の針筋電図

単一線維筋電図は，単一の筋線維の電気活動について，そのゆらぎを観察することにより，運動神経最末端の伝導または神経筋接合部における伝達の確実性を知ることができる．主として神経筋接合部疾患（重症筋無力症など）の診断に用いる．

マクロ筋電図は単一運動単位に属する筋線維すべての電気活動を記録する検査法である．運動単位の大きさを把握でき，一般に神経原性疾患では振幅増加，筋原性疾患では振幅減少をきたす．

誘発筋電図

誘発筋電図は，体外から刺激（通常は電気刺激．時に機械的刺激や磁気刺激）を与え，これに対する反応として生じる筋の電気活動を記録する検査法である．ただし前述のように，必ずしも筋の電気活動を記録する検査ばかりではない．

1 神経伝導検査

神経伝導検査は末梢神経障害の診断に用いる検査法であり，脱髄と軸索障害との鑑別を主目的とする．運動神経伝導検査と感覚神経伝導検査とに大別できる．

運動神経伝導検査は，神経幹に（通常は電気）刺激を与え，支配筋の上に置いた記録電極から筋の電気活動を記録する検査法である．得られる波を複合筋活動電位（M波またはCMAP〈compound muscle action potential〉）という．刺激強度は，M波の最大振幅が得られる強度よりも若干強くする（最大上刺激）．M波は振幅がmV単位と大きいので記録しやすいが，潜時には神経筋接合部での液性伝達（アセチルコリンを介する）など，純粋の神経伝導以外の時間を含むため，別の部位で刺激を行って得られたM波との潜時差と刺激点間の距離とから，運動神経伝導速度を計算

する．脱髄においては伝導速度の遅延（伝導遅延 conduction delay），伝導ブロックconduction block のほか，M波の持続時間延長（時間的分散 temporal dispersion），多相性電位などを認める．脱髄が局所性の場合，それ以外の区間では伝導は正常である．一方，軸索障害では伝導遅延は目立たないが，M波の振幅低下が生じる．軸索障害の場合，原則として神経幹上のどこを刺激しても同様の異常所見を認める．

運動神経伝導検査では，神経近位部の伝導が十分に検索できない．刺激すべき神経幹が深部に位置し，刺激しにくいためである．そこでF波が代用される．F波は，刺激部位から近位方向へ伝導した興奮が脊髄前角細胞に達し，一部（数%）で再発火を生じて戻ってきた興奮が筋に到達したことで形成される波である．したがって振幅は小さく，おおむねM波の5%以下である．また，どの神経細胞が再発火するかは決まっていないので，毎回波形が異なる点が特徴である．現在はF波の最短潜時を評価対象としているが，潜時のばらつきや，持続時間の延長をも考慮すると，異常の検出感度はより高くなる．なお，これと似た波にH波，T波，A波がある．H波は電気刺激で誘発された単シナプス性反射波，T波は機械的刺激で誘発された単シナプス性反射波である．A波は運動神経伝導検査の際，近位で軸索の分岐を生じている神経で，一方の軸索のみが末梢で刺激され，分岐点で電気興奮が他方の軸索へ反転して戻ってきた波である．A波はF波と異なり，常に同一の波形が「全か無か」で出現すること，刺激が強くなると消失すること（分枝した神経が両方とも刺激されるため），が特徴である．

感覚神経伝導検査は，感覚神経に刺激を与え，その神経を通過する電気興奮を別の部位で記録する検査法である．刺激電極を遠位におく順行法（生理的な感覚伝導の方向と同じ）と，記録電極を遠位におく逆行法とがある．いずれも神経幹の電気興奮の伝導を記録するため，振幅はμV単位と小さい．そのため平均加算によってノイズを除去することが必要である．

2 その他の誘発筋電図

疲労検査（Harvey-Masland検査）は，最大上刺激を一定頻度で反復し，M波の振幅変化を観察する検査法である．正常では，3 Hz・10発の刺激ではM波の振幅低下は起こらないが，重症筋無力症では多くの場合，4～5発目を中心に10%以上の振幅低下 decrement が生じる．逆にランバート-イートン（Lambert-Eaton）症候群では，20～50 Hzの高頻度反復刺激で著しい振幅増加 increment を起こすのが特徴である．

瞬目反射 blink reflex は，三叉神経刺激による反射性瞬目を記録する検査法である．正常では，刺激側のみにR1（10 msec内外），その後両側にR2（30 msec内外）の2つの反応が眼輪筋から得られる．R1は橋における乏シナプス性反射，R2は延髄を経由する多シナプス性反射による．

長ループ反射 long-loop reflex は，末梢神経刺激により，脊髄よりも高位の中枢を介して出現する反射である．正常では安静状態の筋から記録することは困難であるが，一定の随意収縮を持続させながら刺激を与えると誘発可能となる．3つの波があり，このうちM1（早期反応）は脊髄由来（H波あるいはF波の関与が強い），M2（中間反応）は起源に議論があり不明，その後静止期を経てM3（後期反応）は随意収縮による，と考えられている．

表面筋電図

筋上の皮膚表面に電極を配置して，当該筋の電気活動を記録する検査法である．個々の運動単位電位ではなく，筋の電気活動の総体を記録する方法であり，不随意運動の記録などに有用である．また，誘発筋電図は表面筋電図の応用であるといえる．

参考文献

1) 藤原哲司：筋電図・誘発電位マニュアル，第3版．金芳堂，1999
2) Kimura J：*Electrodiagnosis in Diseases of Nerve and Muscle：Principles and Practice*, 3rd ed.. Oxford University Press, New York, 2001
3) 柴﨑 浩，柳澤信夫：神経生理を学ぶ人のために，第2版．医学書院，1997

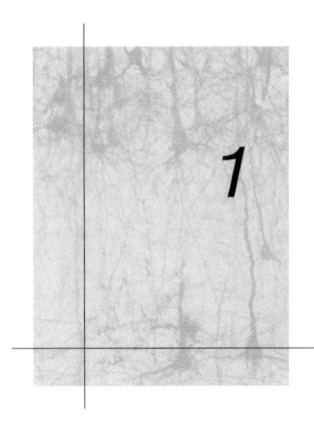

1 中枢神経系の構造と機能
〔4〕臨床脳波

池田昭夫　柴崎浩

はじめに

　臨床に脳波が応用され始めたのは，1929年にベルガー（Berger H）が「ヒトの脳波について」という論文を初めて発表した以降の1930年代である．1929年のこの論文では，正常者の後頭部に優位に出現する10 Hz前後の律動性活動をアルファ波，それより速い18～20 Hzの活動をベータ波と記載した．その後，臨床脳波は急速に世界中に広まった．ギブス夫妻（Gibbs FA & Gibbs EL）およびレノックス（Lennox WG）らによりてんかん発作に伴って棘徐波結合が脳波で記録され，てんかん発作と脳波異常の関係はelectro-clinical correlationとして体系化され，後年てんかん発作の国際分類（1981年），さらにはてんかん症候群の国際分類（1989年）の大きな原動力となった[1)2)]．またジャスパー（Jasper HH）とペンフィールド（Penfield W）により，1930年代からモントリオール神経学研究所（Montreal Neurological Institute）において，てんかん手術のための局所麻酔による開頭手術の最中に直接ヒトの大脳皮質から脳波を記録することが実用化され，ヒトの皮質脳波の知見は，彼らの1954年の著書「Epilepsy and functional anatomy of the human brain」の段階でほぼ体系化され，また同時に術中のヒトの大脳皮質刺激の結果に基づき，彼らにより皮質機能マッピングの知見も体系化されたのは周知のとおりである[3)]．また脳腫瘍の際には，脳波に徐波が出現してくることから，脳内病変の診断あるいは局在診断を非侵襲に可能とすることが示され，脳波の臨床診断での応用がその後ますますさかんとなった．1930年代当時は，単純X線撮影以外の中枢神経系の特別な検査診断法としては，気脳撮影が実用化された段階であり，脳血管撮影（1940年代に普及），CT（computed tomography）（1973年以降），MRI（magnetic resonance imaging）（1980年以降）が臨床に登場するまでの間，脳波は非侵襲的な検査として，CT登場までの約40年間にわたり重要で画期的な検査であったことが容易に想像できる．

　脳波の臨床的意義は以下の2点に集約される．(1)「病態診断・性状診断」：脳の電気活動を頭皮上から記録して，脳機能が直接反映される．(2)「局在診断」：脳波の異常所見（徐波に代表される非突発的異常とてんかん性放電である突発的異常）の分布を知り，さらにまた非突発的異常の場合は，その脳波の性状から異常部位の深度を推定する．これらの脳波の特徴は，後述するように近年の記録・解析機器の発展，特に1990年から世界中で一気に普及したデジタル脳波計の使用により，現在さらに進歩を遂げている．頭皮上脳波は，後述する国際10-20法に基づき装着された21個の頭皮上電極から記録され，そのため視察的脳波判読における局在診断は基本的には21素子のレベルでの分解能であり，その状況で「局在診断」の役割も果たしてきた．現在ではMRIあるいはCTの高い空間分解能により正確な病変の局在診断がされ，むしろ脳波は本来最もその意義において重要であるところの「病態診断・性状診断」（機能診断）

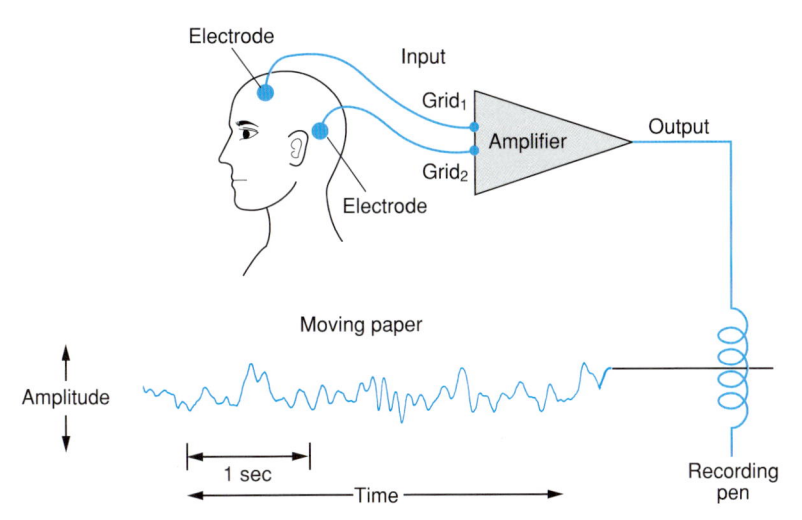

図 5-12 頭皮上脳波記録における被験者と機器との関係の模式図
(Tyner FS ら，1983[4])より改変引用)

により活用されるようになってきた傾向がある．しかしながら画像上形態的異常がまったく現われず，脳波異常のみを示す脳内異常（例えば MRI に異常がまったく出てこないてんかん焦点の脳波異常や，脳炎の初期など画像異常が出現せず脳波異常のみが先行する場合など）においても，後述するように，まだ問題は残されてはいるものの，脳内双極子推定法の臨床応用による「局在診断」もさらに発展を遂げている．

発生機序と記録方法[4)]

脳波は，頭皮上（あるいは脳表面）においた2個の記録電極の間の電位差を増幅器により処理して記録する．通常脳波計の増幅器の時定数は0.1～0.3秒に設定され，律動性活動（交流成分）を主として記録している（図5-12）．臨床で通常記録される脳波変化は，大脳皮質の神経細胞群の尖頂樹状突起の興奮性シナプス後電位（EPSP）と一部抑制性シナプス後電位（IPSP）の総和を反映したものであり，それは皮質において垂直方向の双極子（dipole）を形成する．さらに視床と大脳皮質の連関により，律動的なリズムが形成される．すなわち，大脳皮質に脳波の起電力が生じ，視床で

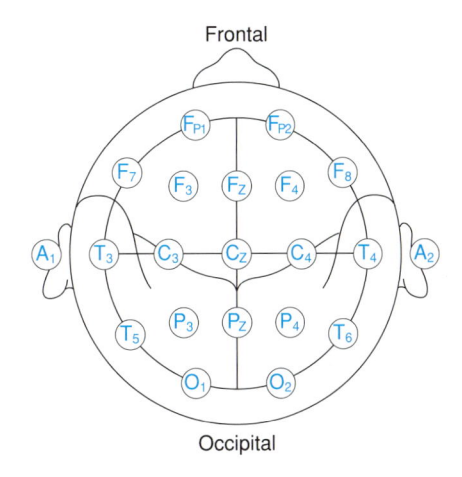

図 5-13 国際10-20法による頭皮上脳波電極の配置
（頭部を上からみた配置図）
(Tyner FS ら，1983[4])より改変引用)

リズムが形成され，脳幹網様体が意識覚醒レベルを調節して，臨床的な脳波が形成される．シナプス後電位変化は多数のシナプスからの入力が経時的に重畳して形成され，神経細胞から発する活動電位の出力閾値を決定し，神経細胞活動の重要な機能を反映する（正常脳波の基礎的な発生機序の詳細は本書の前節「脳波と脳磁図」に記されているので参照されたい）．

臨床脳波は，図5-13に示すように，頭皮上に国

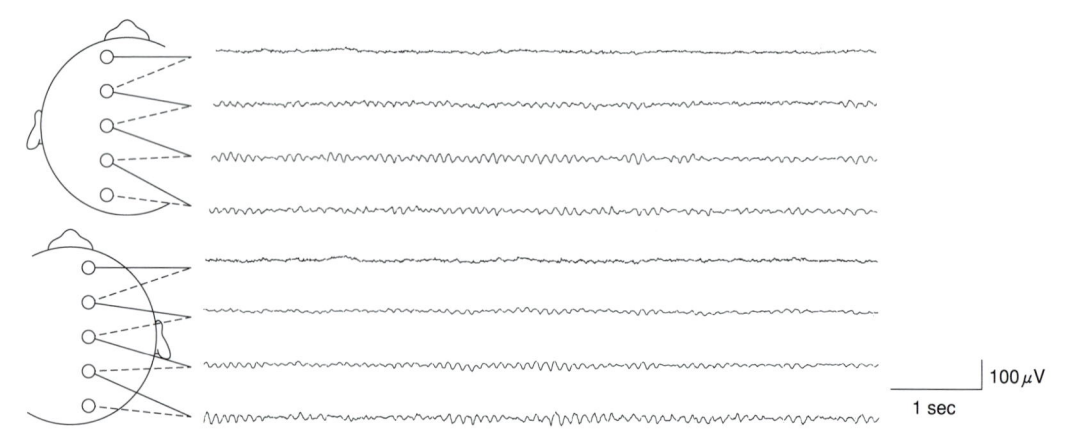

図 5-14 頭皮上脳波
閉眼・覚醒中の健常成人（57歳，男）の頭皮上脳波で，後頭・頭頂部に約 10 Hz の後頭部優位律動が連続して出現する．これは開眼にて抑制される．

表 5-1 び漫性の脳波所見と臨床的な意識障害の程度との相関

意識障害の程度	脳波所見	
	反応性	基本所見
軽度（傾眠） ↓ ↓ 高度（深昏睡） 脳死	あり ↑ 自発的変動 および 外部刺激に対する反応性 ↓ 消失	正常の後頭部優位律動あり 後頭部優位律動の徐波化 び漫性間欠性徐波の出現 び漫性持続性多形性徐波 周期性パターン 　（アルファ昏睡） 低振幅持続性徐波 Burst suppression 電気的大脳無活動 　（Electrocerebral inactivity；ECI）

（池田，柴崎，1992[6]より改変引用）

際 10-20 法で定めるように，耳朶の電極を含んで計 21 個の電極を各電極間距離が一定の比率になるように配置して記録する（Fp 1, Fp 2, F 3, F 4, C 3, C 4, P 3, P 4, O 1, O 2, F 7, F 8, T 3, T 4, T 5, T 6, Fz, Cz, Pz, A 1, A 2）．基本的に，ある 2 電極の電位差を増幅した結果が波形（連続した時系列）として出力されて，ペン書き波形として，あるいはデジタル脳波計ならばディスプレイ上に表出される．隣接する電極間の電位の差分を数珠つなぎ状に配列出力する様式を「双極導出法」（図5-14）とよび，一方ある一つの基準電極とそれぞれの頭皮上電極との電位の差分を配列出力する様式を「基準導出法」とよぶ．多くの場合は耳朶電極を基準電極にするが，すべての電極値の平均値を基準にする平均基準電極，あるいは頭蓋頂 Cz を基準電極にすることもある．

正常所見・異常所見とその意義

正常の頭皮上脳波は，閉眼・覚醒・安静状態で後頭・頭頂部に 50〜100 μV で 10 Hz 前後の律動

BOX

■ Bergerの最初のEEG記録

　ヒトの脳波を初めて記録したのはドイツのJena大学の精神神経科教授Hans Berger（1873〜1941）であった．彼は神経生理の専門家では決してなく，また彼が当初ヒトの脳波の研究で目指したものは，最終的に彼が発見したヒトの脳波に関する知見そのものではなかった．彼は精神医学の立場から，精神エネルギー（彼によるとそれは思考や感情をもヒトからヒトに伝達可能とする力）に関連するものとして，脳波の研究に着手したといわれている．1924年に，第1次世界大戦後の頭部外傷で頭蓋骨が欠損した患者から律動的な脳の電気活動を記録し，このような活動が正常者の頭皮上からも記録されることを示した．それをElektroenzephalogram（Electroencephalogram）（脳波）と命名し，息子Klausから記録したデータも含めて1929年に発表した．その後1934年まで14編の論文を記し，意識レベルの変動，睡眠中の脳波の記載，低酸素状態の脳波への影響，各種脳疾患での脳波所見，さらにはてんかん性放電も記録した．1929年の論文に対しては当初懐疑的な意見が多かったが，1934年にケンブリッジ大学の高名神経生理学者のAdrian EDがBergerの知見を確認してから，その功績は広く認められた．しかしすぐにドイツのナチス政権からの迫害により1938年には研究生活からの引退を余儀なくされ，のちに高度のうつ病となり1941年に自ら命を絶った．

　Bergerは高名な神経生理学者ではなかったが，慎重で，良識深く，純粋な精神をもった，勤勉な精神神経科医であった．彼がdilettante（デイレッタント）として常にいだいていた「精神エネルギーに関連する脳活動」に対する純粋な興味の探究の過程において，一種のserendipityともいえる形で，ヒトの脳波が明らかになったことは興味深い．

(京都大学大学院医学研究科 脳病態生理学講座 臨床神経学　池田昭夫)

的な活動を認め（これを単にアルファ波とよぶこともあるが，正確には「後頭部優位律動」とよぶ），生理的には開眼で抑制され，覚醒度が低下すると消失する．これは上述したように視床と大脳皮質の連関より発生し，脳機能全体の統合性が良好であることを示唆し，臨床脳波の判読上最も基礎となる所見である（図5-14）．後頭部優位律動が徐波化ないし消失すれば，び漫性の脳機能低下を意味する．正常所見は年齢に応じても大きく異なる．

　一般に，病的に脳機能が低下すれば，脳波は「徐波化・振幅低下・律動不良ないし消失」すると考えてよい．これがび漫性の脳波所見ならば，表5-1に示すように，その所見の程度に応じて臨床的な意識障害が相関する[5)6)]．その最たる状態が脳波上は「電気的大脳無活動」（electrocerebral inactivity〈ECI〉あるいはelectrocerebral silence〈ECS〉）であり，臨床的には「脳死」に対応する（「平坦脳波」ともよばれるが，臨床脳波学上は記録感度と脳波振幅に一定の定義があるものの，一見平坦に見えるものを表現する用語とも混同されるため，「平坦脳波」の表現は臨床脳波学ではあまり相応しくないとされる）．一方，これが局在性の脳波所見の場合は，「徐波化・振幅低下・律動不良ないし消失」は，その出現量の寡多（散在性，間欠的，連続的）と密接に関連して，脳波異常を発する領域の異常度を反映する．局在性の徐波化は白質・皮質にかかわらずある領域の脳機能低下を示唆し，それが連続する徐波となれば器質的障害を示唆する．さらに振幅が低下すれば，上述したように大脳皮質の起電力の低下を反映し，大脳皮質の器質的障害を示唆するか，あるいは単に記録電極と発生源との間で電位の減衰が病的に増大するような状態（硬膜下血腫や硬膜上血腫）の場合もある．また波形の性状から病変領域の深度（大脳皮質，白質，視床や第3脳室周囲の中心部正中構造，脳幹部など）が推察される．特徴的な脳波所見により病因がほぼ確定できる場合もあるが，本来脳波は病態とその程度（機能診断），およびそ

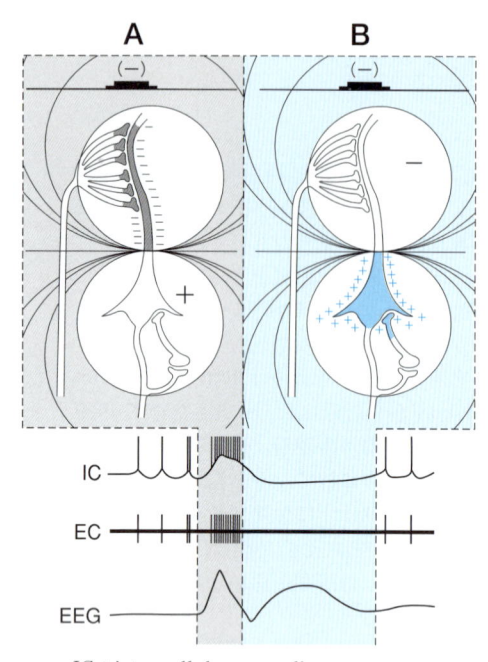

図 5-15 突発性脱分極変位（PDS）の発生機序の一つと考えられる giant EPSP の仮説の模式図

興奮性のシナプス入力により尖頂樹状突起の浅層側に PDS が発生して（A），反回性抑制入力を通じて持続が長い過分極が後続する（B）．
(Engel J Jr, 1989[7]より改変引用)

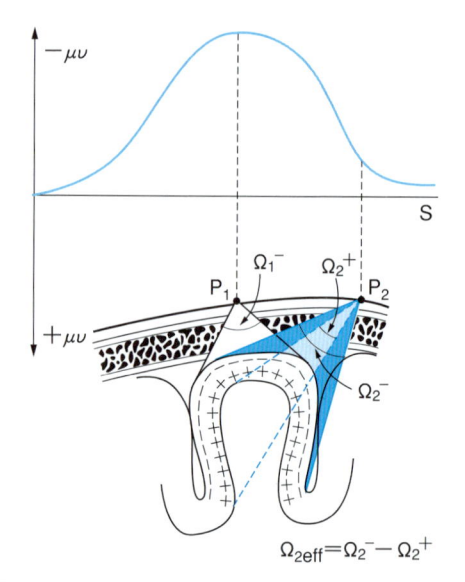

IC : intracellular recording
EC : extracellular recording

図 5-16 大脳皮質の dipole に対する記録電極からの solid angle の模式図

頭皮上の P_1 の電極からは，Ω_1^- の solid angle に相当する dipole の陰性電位を記録する．一方，P_2 の電極では，Ω_2^- の solid angle に相当する dipole の陰性電位と，Ω_2^+ の solid angle に相当する dipole の陽性電位との差である Ω_{2eff} に相当する電位が記録され，これは P_1 での電位よりも小さな陰性電位となる．
(Gloor P, 1985[10]より改変引用)

の予後を把握する方法であることを銘記する必要がある．

一方，突発性過剰興奮であるてんかん性放電は，数十〜200 msec 程度の持続時間からなる背景活動より突出した「棘波あるいは鋭波」とよばれ，てんかん焦点の神経細胞群に起こる突発性脱分極変位（PDS）を記録したものである．これは内因性脱分極変化あるいは巨大な異常 EPSP に相当するとみなされる（図 5-15）．この所見は，てんかん発作の診断上特異度が高い所見であり，現在脳波の臨床応用の中では最も重要な役割を果たしている病態の一つである[7]．

いずれの異常所見も，頭皮上脳波であるかぎりは，所見の解釈においては皮質脳波と比較してその限界を常に考慮する．頭皮上脳波は大脳皮質から発生した電位が，髄液・髄膜・頭蓋骨・頭皮を経て信号が減衰されて記録されるが，そのうち頭蓋骨のインピーダンスが最も高く，その影響が大きく，しかも 15 Hz 以上の高周波数成分がより選択的に減衰するため，「高周波フィルタ」に相当するといわれる．通常皮質脳波は感度 70 μV/mm で記録するが，頭皮上脳波は感度 10 μV/mm にて記録し，単純にでも約 1/7 の振幅の減衰がある．過去の研究では 6 cm² 以上の広さの脳表が同期した脳波活動（に相当する電位の大きさ）がなければ，電位が減衰して頭皮上からは記録されないとされる[8]．同様の結果は，最近の脳磁図と硬膜下電極からのヒトのてんかん性放電の同時記録でも得られており，下側頭回で 4 cm² の皮質面積に及ぶてんかん性放電は硬膜下記録で 300 μV の振幅を示し，脳磁図上で安定して記録された[9]．実際に脳冠および脳溝内の皮質が一つの領域として同時に興奮する時は，図 5-16 に示すように，複数の dipole のうち互いの dipole が逆向きのため相殺される分を差し引いた残りの dipole に対して，記録電極が示す solid angle の大きさに応じて電位

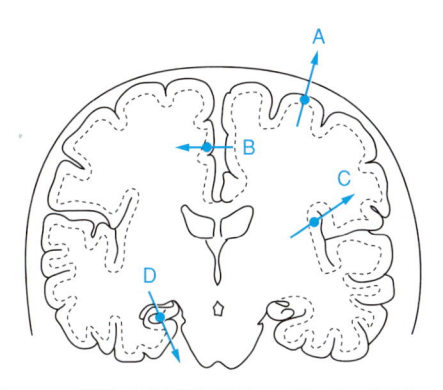

図 5-17 頭皮上電極と脳内の dipole（図中の矢印 A, B, C, D）の位置との関連の模式図

A の dipole 由来の頭皮上電位は最もよく頭皮上電極から記録されるが，B, C, D では頭皮上電極からの距離および dipole の方向の点から，記録は困難である．

が記録される[10]．また大脳半球外側面（穹窿部）は頭皮上電極に最も近くて皮質活動は比較的よく記録されるが，大脳半球内側面・前頭葉底部（眼窩部）・側頭葉内側（海馬）および底面は，頭皮上電極からは距離があることと，発生する dipole が記録電極に対して示す solid angle の問題から記録されないと考えて差し支えない（図 5-17）．そのために大脳半球内側面や前頭葉内側（海馬）由来の信号は，脳波を加算平均することで S/N 比を上げて初めて明らかになることがある．

睡眠脳波は，睡眠ポリグラフィーとして，睡眠時脳波に加えて，オトガイ筋の表面筋電図，呼吸流量，胸郭・腹部の呼吸運動，前脛骨筋の表面筋電図を同時に記録することにより，「睡眠異常症」あるいは「睡眠時無呼吸症候群」の診断のために広く臨床応用されている．

記録電極の影響

脳波の記録時には，同時に記録電極の特性にも注意を払う必要がある．通常の頭皮上電極としては，非分極電極である銀塩化銀電極が汎用されている．これは電極の接着面で発生する分極電圧が小さくなり，増幅回路の中で電極電位が占める割合が小さくなることで，増幅された信号に歪みが小さくなり，これは特に緩電位の記録においては重要である．また材質により，緩電位の記録に適・不適なもの（それぞれプラチナとステンレススチール），ノイズが多いもの（ステンレススチール），生体内で組織障害性があるもの（銀塩化銀）などがある．また記録電極の表面積が大きい形状（皿状電極）が小さい形状（深部記録用の針状電極）より緩電位がより記録されやすい，などの特徴がある．しかし近年の機器の発達により増幅器の入力インピーダンスが 200 MΩ 以上を有するような場合は，これらの電極の特質の影響が小さくなってくる[11]．

緩電位変化とその意義

脳波は各種の周波数成分が時間的，空間的に重畳しているが，大きく直流成分と交流成分に分けることができる．通常脳波計の増幅器の時定数は 0.1〜0.3 秒に設定され，律動性活動（交流成分）が記録される．一方，直流電位あるいは 1 Hz 以下のような緩徐な電位変化は，脳波の交流増幅器の時定数を数秒以上に設定するかあるいは直流増幅器によって初めて記録される．これは神経細胞の膜電位変化を電場電位としてより直接的に反映し，生理的状況では，期待・準備・予想などの高次の脳機能活動や睡眠覚醒水準を反映するとされ，運動準備電位 Bereitschaftspotential(BP)や随伴陰性変動 contingent negative variation (CNV)がこれに相当する．一方病的状態では，てんかん発作時の直流電位変動 ictal DC shifts，低酸素状態，高炭酸ガス血症，spreading depression などの病態を反映する．CNV と BP はそれぞれ 1964 年にウォルター（Walter WG），1965 年にコルンフーバーとデーケ（Kornhuber HH & Deecke L）により脳波を順行性・逆行性に平均加算して初めて記録されたが，いまだその発生機序と発生源が十分に明らかでない．そのため，その後精神科領域および神経内科領域の運動異常症で臨床応用が試みられてきたが，それはいまだ限ら

■ 位相の逆転と臨床的意義

　脳波の一過性変動（徐波あるいはてんかん性放電）の発生源が頭皮上のどこにあるか（焦点）を知るには，最大電位を示す電極位置を正確に把握する必要がある．臨床脳波では，本文で記したように，個々の増幅器に入力される2電極間の電位差を増幅・処理した結果が，脳波用紙に順に配列して同時に出力され，その際，「入力1－入力2＝陰性が上向きの脳波の振れ」，として出力される（本文図5-16）．そのため，「基準導出法」で脳波を判読すれば（図1），基準電極（耳朶電極が多用される）は原則として最小点（基準点）になり，焦点は「等高線の頂上」と同じように最大振幅点になり，図1ではF8となる．

　一方，同じ活動を「双極導出法」で判読すると（図2），「入力1－入力2」の結果は，引き算の値の極性が変わる位置（正の値から負の値，あるいは負の値から正の値）が頂点となり，それぞれ陰性位相逆転（negative phase reversal），陽性位相逆転（positive phase reversal）とよぶ．図2では，順に配列したFp2-F8，F8-T4，T4-T6，T6-O2のうち，F8で陰性位相逆転する．

　「双極導出法」における位相逆転は，最大点を容易にかつ正確に見出すことができ，特に部分てんかん発作におけるてんかん性放電の焦点検索に有用である．以下，誤解しやすい注意2点を記す．

　1）頭皮上，全般性の脳波活動（例えば全般性の棘徐波複合）でも，双極導出法では前頭部で陰性位相逆転が見られることはあるが，これは全般性の棘徐波複合全体としてのベクトルの最大点を示すだけである．位相逆転による焦点の局在は，あくまでも局在性の活動に関する解釈である．2）基準導出法でもし位相逆転があれば，その脳波活動により基準電極が活性化され最小点ではなくなったことを意味し，双極導出法での判定がより有用である．

図1　50歳男性（右側頭葉てんかん）で記録された，右前側頭部の発作間欠期のてんかん性放電（基準導出法）．F8で最大振幅となるてんかん性放電を示す．右耳朶基準電極A2が活性化されたため，O2-A2の波形にもA2由来の陽性波形が出現．

図2　図1の記録を「双極導出法」に変換したもの．F8で陰性位相逆転を示すてんかん性放電を示す．

（京都大学大学院医学研究科 脳病態生理学講座 臨床神経学　池田昭夫）

れている．その他の緩電位変化も同様で，臨床応用は限られているのが現状である[12]．

今後の展望

　以下の点が今後，臨床脳波の発展として期待される[13]．

◆ 脳波自動判読

　心電図の自動判読が現在，臨床上十分に活用されているように，脳波も自動判読が期待される．脳波は心電図と比較して，幅広い周波数成分が時間的・空間的に変動・重畳し，記録時間も非常に長いこと，正常所見は睡眠覚醒レベル，あるいは年齢に応じて大きく異なること，突発的脳波異常所見は多種多彩であることなど，より複雑ではあるが，すでに背景活動の脳波自動判読は実用化されており，さらに統合的な脳波自動判読システムも近いうちに完成すると期待される．また各周波数成分の分布図を視察的にほぼリアルタイムに表示することも，各種画像検査との比較検討上重要である．

◆ 発生源の同定と信号の二次解析

　記録した脳波信号の発生源を推定する方法（逆

図1

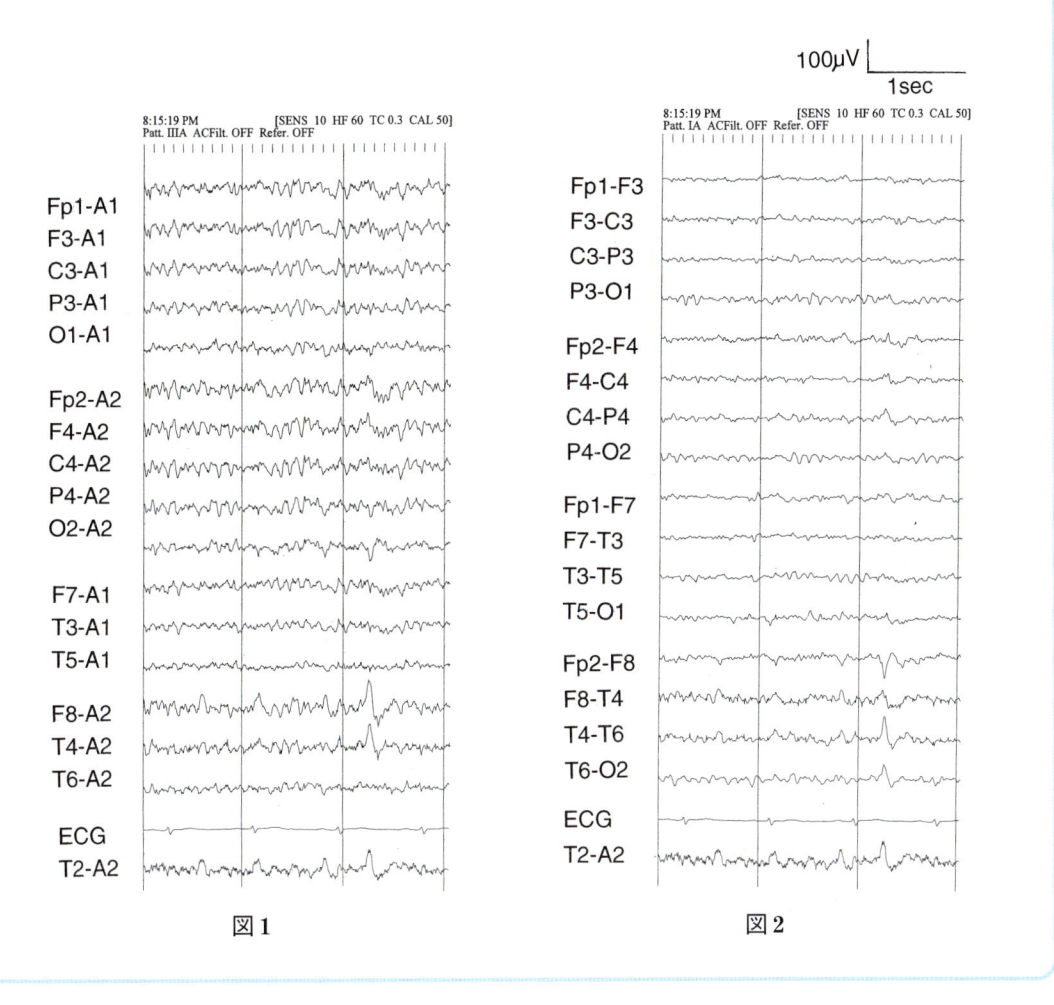

図2

問題）は，1990年代から実用化されてきた．脳波は，頭皮，頭蓋骨，髄膜，髄液からなる異なる容積導体を経て頭皮上から記録され，複雑に減衰と不鮮明化を呈するため，脳波による逆問題の解析は，脳磁場より困難な場合がある．容積導体の相違を考慮し，さらに個々の被験者のMRIの頭部形状モデルを使用することにより，より正確な結果が現在得られつつある．またデジタル記録された脳波信号は，その後にフィルタ，モンタージュの変更，パワー解析，コヒーレンス解析などの信号の二次処理がさらに発展すると期待される．

◆ 脳内電極からの脳波記録と脳刺激療法との連関

難治てんかんに対するてんかん外科療法や，パーキンソン病，ジストニア，難治振戦などの運動異常症に対する深部脳刺激療法が近年普及して，ヒトの脳内から直接脳波を記録できる機会が増し，頭皮上記録では反映されない脳波活動の分析が可能となった．また頭皮上脳波の発生源に関する研究では，ヒトの皮質脳波記録がそれを実証していく方法の一つとして今後も重要な役割を果たす．また現在脳内電極からてんかん発作開始を早い時点で自動検出して，てんかん発作の抑制のために脳刺激を開始するシステムの実用化も検討

されていて，発作時脳波変化の自動検出法，てんかん発作の抑制効果のための最適刺激条件・刺激部位に関する研究が行われている．

◆ 他の非侵襲的脳機能診断法との共用

正常のヒトの高次脳機能の研究，あるいはてんかん発作の焦点検索などの臨床目的で，PET（positron emission tomography），脳血流SPECT（single photon emission tomography），fMRI（functional MRI）との共用がなされている．脳波を含めてそれぞれが反映する機能は異なるため，その結果はいずれも相補的に解釈されているのが現状である．

◆ 緩電位変化の検討

脳波の緩電位変化は従来雑音との区別が困難であり，また記録の技術的な問題からも臨床脳波学上はむしろ注目されてこなかった．19世紀に大脳皮質の脳波活動を動物から最初にケイトン（Caton R）が記録したのは緩電位変化であったが，1930年代に低周波フィルタが導入された後は緩電位変化はむしろ注目されなくなった．近年記録機器および解析装置の格段の進歩により，比較的容易に緩電位変化を記録できる状態にある．また現在，脳磁図は，全頭から同時に脳磁場変化を記録・解析可能であるが，緩徐な磁場変化の記録も技術的な問題が克服されつつある．今後，全頭から非侵襲的に緩徐な脳波・脳磁図が信頼をもって容易に記録できるようになれば，臨床的な意義と有用性がさらに増すものと期待される．

引用文献

1) Commission on Classification and Terminology of the International League Against Epilepsy : Proposal for revised clinical and electroencephalographic classification of epileptic disorders. *Epilepsia* **22** : 489-501, 1981
2) Commission on Classification and Terminology of the International League Against Epilepsy : Proposal for revised classification of epilepsies and epileptic syndrome. *Epilepsia* **30** : 389-399, 1989
3) Penfield W, Jasper H : *Epilepsy and Functional Anatomy of the Human Brain*. Little, Brown and Company, Boston, 1954
4) Tyner FS, Knott JR, Mayer WB Jr : *Fundamentals of EEG Technology. Vol. 1, Basic Concepts and Methods*. Raven Press, New York, 1983
5) Ikeda A, Klem G, Lüders HO : Metabolic, infectious and hereditary encephalopathies. *In* : Ebesole JS and Pedley TA (eds) : *Current Practice of Clinical Electroencephalography, 3rd ed.*, Lippincott Williams & Wilkins, Philadelphia, pp. 348-377, 2003
6) 池田昭夫，柴﨑 浩：脳波，神経疾患と検査法．*Medicina* **29** : 2246-2250, 1992
7) Engel J Jr : Basic mechanisms of epilepsy. *In* : Engel J Jr (ed) : *Seizures and Epilepsy*. F. A. Davis, Philadelphia, pp. 71-111, 1989
8) Cooper R, Winter AL, Crow HJ, et al : Comparison of subcortical, cortical, and scalp activity using chronically indwelling electrodes in man. *Elecroenceaphalogr Clin Neurophysiol* **18** : 217-28, 1965
9) Mikuni N, Nagamine T, Ikeda A, et al : Simultaneous recording of epileptiform discharges by MEG and subdural electrodes in temporal lobe epilepsy. *Neuroimage* **5** : 298-306, 1997
10) Gloor P : Neuronal generators and the problem of localization in electroencepharography : Application of volume conductor theory to electroencephalography. *J Clin Neurophysiol* **2** : 327-354, 1985
11) Cooper R, Osselton JW, Shaw JC : *EEG Technology*. Butterworths, London, 1980（邦訳，石崎 博，斉藤正己，畑田耕志訳，星和書店，1984）
12) Casper H : DC potentials recorded directly from the brain. *In* : Remond A (ed) : *Handbook of Electroencephalography and Clinical Neurophysiology, Vol. 10, Part A*. Elsevier, Amsterdam, pp. 7-87, 1974
13) 大熊輝雄：臨床脳波学の歩み—現況と展望．臨床神経生理 **30** : 112-113, 2002（抄）

参考文献

14) 大熊輝雄：臨床脳波学，第5版．医学書院，1999
15) 柳澤信夫，柴﨑 浩：神経生理を学ぶ人のために，第2版．医学書院，1997
16) Niedermeyer E, Lopes da Silva F : *Electroencephalography : Basic, Principles, Clinical Applications, and Related Fields, 4th ed.*, Williams & Wilkins, Boltimore, 1999

1 中枢神経系の構造と機能
〔5〕誘発電位

人見健文　目崎高広　柴﨑　浩

誘発電位の概要

誘発電位 evoked potential（EP）とは，何らかの刺激により主に中枢神経系において刺激と対応する部位に誘発される電気的反応で，誘発反応 evoked response ともよばれる．

通常の誘発電位はきわめて小さい（5μV以下）ため，同じ刺激を反復して与え，各刺激の開始時点をトリガーとして波形を加算平均する方法（averaging）を用いる．この方法により雑音は相殺され，刺激に直接関連した信号のみが引き立ってくる．刺激から誘発電位の測定点までの時間を潜時 latency という．誘発電位は感覚神経から大脳皮質までの経路で発生し，刺激から一定の潜時で出現する複数の陰性または陽性頂点からなる．誘発電位の頭皮上記録に脳磁図 magnetoencephalogram（MEG）を用いると（誘発脳磁場），大脳皮質の機能局在推定により有用である．

誘発電位は潜時により短，中，長潜時誘発電位の3つに分けられる．一般に短潜時成分の記録には数百回以上の加算を要する．また，同一検査を2回以上施行し，波形の再現性を確認することが重要である．誘発電位の各頂点の名称は，その極性（陰性Nまたは陽性P）と健常者の平均潜時に基づいて決められる．例えば潜時20 msの陰性頂点はN_{20}と表す．

臨床的に汎用されているのは体性感覚誘発電位，視覚誘発電位，聴覚誘発電位である．このほか本節では，最近応用範囲が広がってきている経頭蓋磁気刺激法による運動誘発電位（厳密な意味での誘発電位ではない）に関しても述べる．

体性感覚誘発電位

◆ 定義

体性感覚誘発電位 somatosensory evoked potential（SEP）は，種々の体性感覚刺激により中枢神経系および一部末梢神経系に誘発される電位である．

◆ 刺激法

末梢神経を電気刺激する方法が一般的である．上肢では正中神経を手関節部で，下肢では脛骨神経を足関節部で刺激することが多い．矩形波電気刺激（持続0.2〜0.3 ms）を用い，刺激強度は支配筋の収縮閾値上または感覚閾値の3倍程度，刺激頻度は3 Hz程度とする．探査電極は上肢刺激の場合，刺激側の鎖骨上窩（Erb点），第5または第7頸椎棘突起上，および対側の頭皮上手感覚領野（C3'，C4'；それぞれC3，C4の2 cm後方）に置く．基準電極は刺激と同側の耳朶（または両側耳朶連結），FzまたはFPz（あるいは両者の中点FPz'），または非刺激側のErb点を用いる．下肢刺激では膝窩，脊椎棘突起上（L_4，Th_{12}），頭皮上足感覚領野（Cz'：Czの2 cm後方）に置く．基準電極には両側耳朶連結や，FzまたはFPz（あるいは両者の中点FPz'）を用いることが多い．接地電極は刺激部位の近位部に置く．

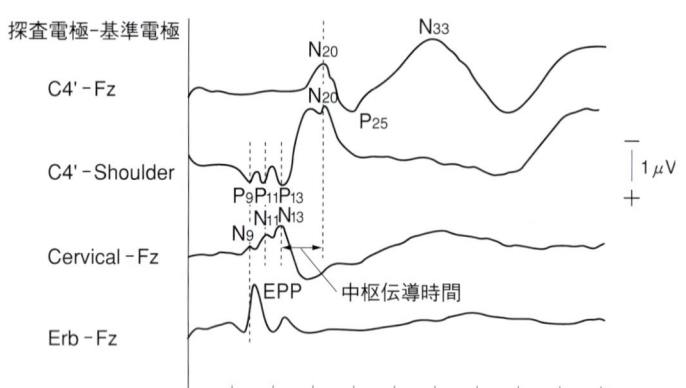

図 5-18　上肢 SEP の正常波形
(廣瀬和彦，1995[1])より改変引用)

◆ 正常波形

正中神経刺激における正常波形を図 5-18[1])に示す．頭皮上導出の誘発電位（N_{20}）と第 7 頸椎棘突起導出の誘発電位（N_{13}）との頂点間潜時は中枢伝導時間 central conduction time (CCT) と命名され，おおむね延髄下部から大脳一次感覚野までの伝導時間を表している．一方脛骨神経刺激では，Cz' から記録される P_{40} が正中神経刺激の N_{20} に相当する．

◆ 波形の異常と臨床応用

電気刺激による SEP の異常は固有感覚障害と相関し，後索・内側毛帯系を介すると考えられている．各頂点の波形異常によりある程度の局在診断が可能である．評価に際し，末梢の感覚神経伝導速度や身長を十分考慮する．後索・内側毛帯系の病変検索に多く用いられるほか，進行性ミオクローヌスてんかん，無酸素後脳症（Lance-Adams 症候群），クロイツフェルト・ヤコブ病の後期などでは巨大 SEP を認め，診断に有用である．このほか，脊髄機能の術中モニターなどにも用いられている．

視覚誘発電位

◆ 定義

閃光刺激または図形刺激により後頭部頭蓋上から記録される脳電位を視覚誘発電位 visual evoked potential (VEP) という．

◆ 刺激法

刺激には閃光刺激 flash stimulation と図形刺激 pattern stimulation がある．通常は後者の図形反転刺激 pattern reversal stimulation が用いられる．閃光刺激は刺激用ゴーグルを用い，1～2 秒に 1 回閃光刺激を行う．図形反転刺激は眼前 1 m にスクリーンを置き，白黒の格子縞模様 checkerboard pattern を毎秒 1 回程度の頻度で反転させて行う．目的に応じて両眼同時か単眼刺激を，全視野または半側視野において行う．

探査電極は外後頭隆起 inion の 5 cm 前方（MO）と，その左右 5 cm 外側（LO，RO）の計 3 カ所に設置する．基準電極は鼻根部 nasion の 12 cm 後方（MF），接地電極は Cz に置くことが多い．刺激をトリガーとし，200 回程度加算平均する．

◆ 正常波形

閃光刺激では潜時約 40 ms で始まる多相性波形が MO 中心に左右対称性に出現し，主成分は潜時約 100 ms の陽性頂点（P_{100}）である．図形反転刺激では，全視野刺激で MO 最大の左右対称な陰性（N_{75}）-陽性（P_{100}）-陰性（N_{145}）の 3 相性反応を認める．P_{100} は協力的な健常者では全例に出現するので最も重要である．

◆ 波形の異常と臨床応用

閃光刺激 VEP は健常者でも波形のばらつきが大きいので，反応の欠如や著明な左右差のある場合のみを異常とする．意識障害の患者や乳幼児の

ように視標を凝視できない場合に用いられる．

図形反転刺激 VEP では反応の欠如，3相性波形（特に P_{100}）の異常，P_{100} の潜時延長，波形の左右差などを異常とする．単眼全視野刺激での異常は刺激側の視神経障害を，また両眼半側視野刺激での異常は視交叉後（視索，外側膝状体，視放線，一次視覚領）の障害を示唆する．

聴覚誘発電位

◆ 定義

聴覚誘発電位 auditory evoked potential (AEP) には，音刺激により脳幹聴覚路で生じた活動電位を遠隔電場電位 far-field potential として頭皮上から記録した電位と，聴覚皮質で生じる皮質 AEP とがある．

◆ 刺激法

AEP のなかで汎用されているのは短潜時 AEP で，脳幹聴覚誘発電位 brainstem auditory evoked potential (BAEP) または聴性脳幹反応 auditory brainstem response (ABR) とよばれる．

持続時間の短い (0.1～0.2 ms) クリック音を刺激とし，これをヘッドホンで聴かせる．刺激強度は音圧レベルで聴覚閾値から+60 dB，刺激頻度は 10 Hz 程度とする．非刺激側には，骨導による刺激伝搬の影響を抑えるため雑音を与える．2チャンネル記録の場合，左右の耳朶または乳様突起を探査電極，Cz を基準電極とすることが多い．加算回数は 2,000 回程度とする．

◆ 正常波形

BAEP ではクリック音刺激から 10 ms 以内に 7 つの陽性頂点 I～VII 波が記録される．I 波：聴神経，II 波：蝸牛神経核または聴神経，III 波：上オリーブ付近，IV 波：外側毛帯，V 波：下丘付近，VI 波：内側膝状体付近，VII 波：聴放線にそれぞれ起源があると考えられているが，不明な点も多い．I～III 波の頂点間潜時は下部脳幹，III～V 波の頂点間潜時は上部脳幹の伝導時間をそれぞれ表す．

◆ 波形の異常と臨床応用

聴神経障害では，I 波を含む全成分の反応消失または潜時延長を認める．下部脳幹障害では III 波以後の異常，上部脳幹障害では V 波以後の異常を認める．

BAEP は脳幹の潜在病変の検出に用いられるほか，昏睡患者における脳幹機能の客観的評価にも利用される．脳死判定では脳幹機能廃絶の証明が必須で，BAEP も有力な手段である．このほか，手術の際の聴神経機能のモニターとしても利用される．

経頭蓋磁気刺激法

◆ 定義

経皮的大脳皮質刺激法には電気刺激法と磁気刺激法とがあるが，電気刺激法は被検者の負担が大きいため，一般には用いられない．1985 年にバーカー（Barker AT）らが開発した磁気刺激装置を用いる方法がもっぱら用いられている．ここでは大脳運動野の磁気刺激により骨格筋から運動誘発電位 motor evoked potential (MEP) を記録する方法，すなわち経頭蓋磁気刺激法 transcranial magnetic stimulation (TMS) を中心に述べる．

◆ 刺激法

刺激用コイルに強い電流を瞬間的に流し，周囲に変動磁場を惹起する．これにより生じた渦電流を利用し，頭蓋内の神経組織を刺激する．現在用いられているコイルには円形コイル，8 の字コイル，ダブルコーンコイルなどがある．円形コイルはコイル直下，8 の字およびダブルコーンコイルでは 2 つのコイルの中心線の交点直下で誘導電流密度が最大となる．コイルに流れる電流と逆方向の渦電流が生体内に生じることを理解したうえでコイルを当てる．例えば，上肢筋では円形コイルの外縁，8 の字およびダブルコーンコイルでは中心線の交点を上肢運動野に置き，渦電流が中心前回の後方から前方に流れるように刺激する．下肢筋では同部を Cz 付近に置き，渦電流を左右に流

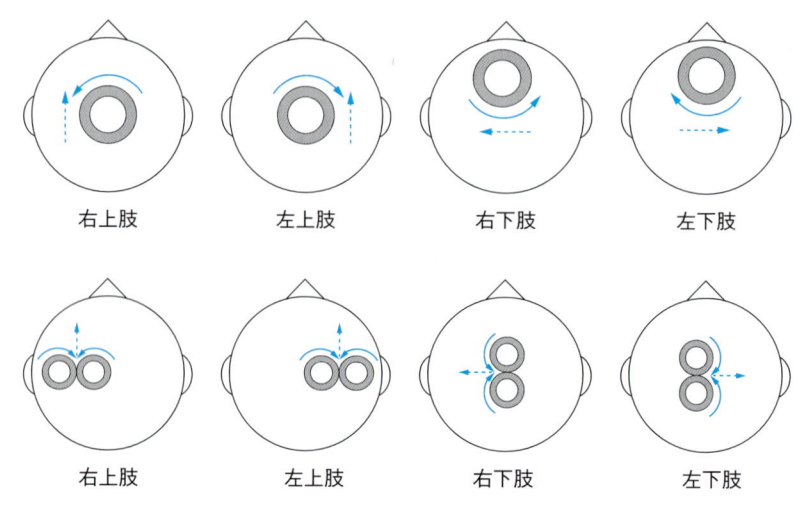

図 5-19 磁気刺激の方法
それぞれの部位を刺激する際のコイルの当て方を示す．図は頭を上から見た場合で，上段は円形コイル，下段は8の字コイルを用いた方法である．実線がコイルを流れる電流，破線は脳表面を流れる電流を表している．
(木村　淳ら，1994[2])より改変引用)

す（図 5-19）[2])．

まず安静時のMEP閾値を測定する．はじめに閾値が最も低く潜時も最も短い刺激点を探し，10～20回の刺激で50～100μV以上のMEPが50%以上の確率で誘発できる最小刺激強度をMEP閾値とする．閾値+20%程度の刺激強度で数回刺激を行い，MEPの潜時や振幅を測定する．

◆ 正常波形

運動皮質刺激では潜時約20 msで対側の手に，約40 msで対側の足にMEPが誘発される．末梢神経電気刺激を併用することにより，中枢運動伝導時間 central motor conduction time（CMCT）が計算できる．CMCTは，運動皮質刺激で得られたMEPの潜時から末梢伝導時間 [(M波潜時＋F波潜時＋1)/2] を差し引くことで計算できる．上肢遠位筋の場合は約7 ms，下肢遠位筋の場合は約15 msである．MEPの振幅の評価は，末梢神経刺激による同じ筋のM波振幅に対する百分率を用いるのがよい．皮質刺激の際に記録筋を随意収縮させると閾値が低下し，潜時も約2 ms程度短縮し，振幅も増大する．これは磁気刺激が運動皮質の介在ニューロンを介して錐体路細胞を興奮させるためと考えられている．

◆ 波形の異常と臨床応用

錐体路障害では閾値の上昇，CMCTの延長，MEP波形の異常（振幅の低下または消失，波形の時間的分散）などが認められる．これに対し心因性運動麻痺では正常所見が得られる．

ヒトの随意運動調節機構の研究にも磁気刺激は用いられている．二連発刺激を用いることで，一側の手の運動領野から対側の手の運動領野へ，また小脳から運動皮質への抑制効果が証明された．また最近では，1 Hz以下の低頻度連続磁気刺激がうつ病やパーキンソン病などに対する治療として試みられている[3])．

◆ 安全性

最も大きな問題は人体に対する安全性である．磁気刺激法は，画像診断法としてすでに広く臨床応用されているMRI（magnetic resonance imaging）同様に強い磁場を人体に与えるが，MRIが定常的な磁場を与えるのに対し，磁気刺激は瞬間的に強い磁場を与える点が異なる．現在，単発刺激，二連発刺激に関しては安全性にほぼ問題ないと考えられているが，脳動脈瘤クリッピング後やペースメーカー使用中の患者では禁忌であり，連続刺激（特に高頻度の場合）ではてんかん発作誘発の

■ 経頭蓋磁気刺激法の言語機能解明への応用

　経頭蓋磁気刺激法（transcranial magnetic stimulation；TMS）とは，頭皮上から1 msecほどの磁気のパルスを与え，大脳皮質に誘導電流を引き起こす方法である．1985年に初めて報告されて以来，主に臨床で利用されてきた．単発および二連発磁気刺激法の無侵襲性および安全性は世界中で確認されており，基礎科学にも応用されるようになっている．なお，1 Hz以上の高頻度磁気刺激法（repetitive TMS；rTMS）は，安全性についてまだ未知の部分があり，臨床以外の適用は限られている．fMRIやPETなどの脳機能イメージングの方法では，認知機能に伴って脳のどの部分が活動するかがわかるが，その逆は不明である．それに対し，TMSは脳の一部分を刺激して，脳の領野と機能の因果関係を明らかにできる，現在唯一の実験手法である．広く用いられている8の字コイルは磁場の局在に優れており，刺激部位や反応条件を適切に選ぶことで，磁気刺激が認知機能の抑制を誘発し，その効果を反応時間の増加や正答率の低下として定量的に計算できる．

　言語機能については，rTMSを左脳に加えると，発話が一時的に止まる失語発作が報告されている．最近のTMSの実験では，文法処理を司る大脳の部位が特定された（Neuron 35, 1177-1182）．文法の判断課題と意味の判断課題を直接対比することで，左脳のブローカ野に与えた磁気刺激が，文法の判断を特異的に促進することが明らかになった．文法判断が促進されるという結果は，予め磁気刺激によってブローカ野の活動が誘起されることで，その後の文法判断に伴う活動が起こりやすくなることを示唆する．「文法」という抽象的な概念が脳の中でどのように使われているかという疑問に対し，この研究は特定の大脳皮質の働きとして客観的に答えたものであり，言語機能の解明へ向けて，TMSの手法の有用性が示された．

（東京大学大学院 総合文化研究科　酒井邦嘉）

危険性がある．そこで，安全性に関する指針が国内外で提出されている[4)5)]．

■ 引用文献

1) 廣瀬和彦：筋電図判読テキスト．文光堂，pp. 335-360，1995
2) 木村　淳，真野行生，宇川義一，他：磁気刺激のスタンダードな方法．脳波と筋電図　**22**：218-219，1994
3) Wassermann EM, Lisanby SH：Therapeutic application of repetitive transcranial magnetic stimulation：A review. *Clin Neurophysiol* **112**：1367-1377, 2001
4) Wassermann EM：Risk and safety of repetitive transcranial magnetic stimulation：Report and suggested guidelines from the International Workshop on the Safety of Repetitive Transcranial Magnetic Stimulation, June 5-7, 1996. *Clin Neurophysiol* **108**：1-16, 1998
5) 日本神経科学学会研究倫理委員会：「ヒト脳機能の非侵襲的研究」の倫理問題等に関する指針，2001

■ 参考文献

6) 柳澤信夫，柴﨑　浩：神経生理を学ぶ人のために．医学書院，pp. 203-259, 321-327, 1997
7) 藤原哲司：筋電図・誘発電位マニュアル．金芳堂，pp. 113-168, 1999

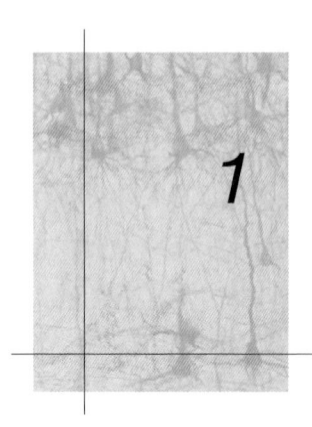

1 中枢神経系の構造と機能
〔6〕脳波の基礎と脳磁図

佐々木　和夫

概要

　脳の電気活動の研究は，ケイトン（Caton R）の動物実験の報告（1875年）をはじめとして，次第に多くの研究者が参加するようになった．ヒトの脳波はベルガー（Berger H）が頭皮上から律動的電気変動を記録し，その方法を Elektroenzephalographie（EEG）とよんだ（1929年）のに始まる．当時の"Berger波"について，大部分の研究者はそれが脳の電気活動であることに疑問をもっていたが，エドリアン（Adrian ED）がいち早く，これは注目すべき現象だと発言していたことを，ジャスパー（Jasper HH）自身が自分の若い研究者のころの記憶として話されたことがある．フライブルグ大学で保存されているベルガーの実際の記録をユンク（Jung R）にみせてもらったことがあるが，ノイズが多く，当時疑問視した人が多かったのも無理はないと思われた．

　最初は自発性脳波が記録分析され，動物とヒトについての意識のレベル，睡眠などと律動波の周波数成分（いわゆる α，β，θ，δ 波など）との関係が主として研究された．一方，動物実験による刺激誘発電位の記録解析が脳脊髄の種々の部位について行われ，大脳皮質表面からの記録と，さらに微小電極によるより詳細な電気生理学的研究に対応して，ヒトの感覚器または神経の刺激による誘発電位が頭皮上から記録され，平均加算法の適用により知見が増加した．運動に先行する電位（運動準備電位）は比較的最近になってコルンフーバー（Kornhuber HH）ら（1969）が平均加算法により記録し，ヒトおよび動物について種々の研究に発展した．

　一方，電流に伴って磁場が生じることから，脳波および誘発電位に随伴して磁場が生じることは当然予想されることであり，それを記録して分析すれば，これら電位の発生源の推定に有利かもしれないことは多くの考えることであった．脳磁場計測の試みは1960年代から行われたが，現実のものとなったのは，液体ヘリウムを用いた低温超伝導によるJosephson's effectの実用化（superconducting quantum interferenece device；SQUID）によるもので，1980年代になってからである．最初シングルチャネルの磁束計から次第にチャネル数が増大し，現在の全頭型に至っている．センサーコイルもコアキシアル coaxial，プラナー planar のタイプが多く使われ，それぞれ長所，短所がある．

　脳波および脳磁図は脳のいかなる活動に対応したものか，その発現機序に関してさまざまな考え方が提唱され，実験的・理論的裏付けが試みられてきた．それらは脳波と脳磁図による脳活動の本態と活動部位の推定の基礎となる重要問題であるが，必ずしも明確に理解されていない場合が見受けられた．特に，動物の脳内に微小電極を刺入して細胞外および細胞内電位（電流）を記録解析している基礎生理学研究者と，ヒトの頭皮上から脳波・脳磁図を主として記録し取り扱う研究者（臨床神経生理学，臨床医学，心理学など），さらに電気工学的研究者との相互理解が必ずしも十分でな

い場合がある．

発現機序――電流双極子の発生源

　頭皮上で記録される脳波と脳磁図は，その発生源がほぼ共通していると考えられる．脳内に発生した電流源による電場電位を頭皮上の2点の電極間（耳朶などの不関電極を含めて）の電位差として記録するか，同じ電流源による磁場を頭皮上でとらえるかである．脳組織が頭皮上の2ヵ所の電極間に測定可能な電位差を生じさせ，また頭皮上の磁気センサーに計測可能な磁場を発生する源は，脳内の発電体，なかんずく神経細胞による電流双極子である．

1　開電場と閉電場

　脳内で電流双極子を形成する可能性として考えられるのは，神経細胞が最も有力である．そのなかでも，大脳皮質錐体細胞 pyramidal neuron のような，樹状突起がある方向に偏った主要軸（電気的極性）をもつことが必要である．小脳皮質のプルキンエ細胞などもその点で候補になるが，後でも触れるように脳波，脳磁図の発現には別な理由により寄与はほとんどないと見なされる．脳細胞の多数を占める星状細胞 stellate neuron は樹状突起が細胞体を中心として放射状で，電流双極子を形成しにくく，その発生する電流は閉電場 closed field と閉磁場となる傾向が強い[1]（図5-20）．よって頭皮上で記録しうる脳波と脳磁場の源にはほとんど影響しないと考えられる．このことは脳活動における星状細胞の役割の重要性とは関係ないことである．脳幹，間脳（視床，視床下部など），終脳の大脳基底核などは，特殊な場合を除いて有意の電流双極子を形成しにくいと考えられる．グリア細胞が緩電位を発現し，脳波および誘発電位の源となる可能性は議論されたことはあったが，その形状と配列から，頭皮上で記録される電位または磁場となることは考えにくい．

　結局，大脳皮質錐体細胞の細胞体-尖樹状突起が

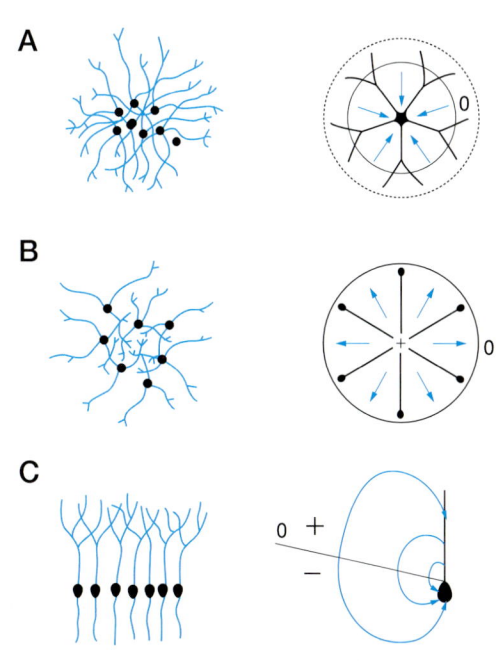

図5-20　閉電場（A，B），開電場（C）と構成ニューロン
　AとBは星状細胞群，Cは皮質錐体細胞群の場合を示す．
（Lorente de Nó R，1947[1]）より改変引用）

電流双極子を形成する主な要素であり，開電場 open field として細胞外電流を形成し，頭皮上の脳波，誘発電位として記録される．また個々の錐体細胞の細胞外電流の総和が細い尖樹状突起内を還流し，その高密度の電流が電流双極子を形成する．このような電流双極子が一定数以上，同時に同じ方向に形成されると，頭皮上から記録される磁場を形成する主な実体となる[2]．しかし，細胞体から尖樹状突起に一様に膜電位の変化が生ずれば，電流双極子，したがって細胞外電流はほとんど発生せず，開電場を作らない．活動電位は持続が短く，多くの細胞でその持続が重なり合うようには同期しにくいので，伝導路を構成する多数の神経線維が同期して活動電位を伝達するような特別の場合（伝導路の直接電気刺激など）を除けば，記録しうるような開電場を形成しないと考えられる．結局，大脳皮質錐体細胞のように細胞体と尖樹状突起も含めて長軸方向（皮質表面に垂直方向）に遍在して生じた興奮性シナプス電位が脳内開電場および磁場形成の主役となるのは後にも述べる

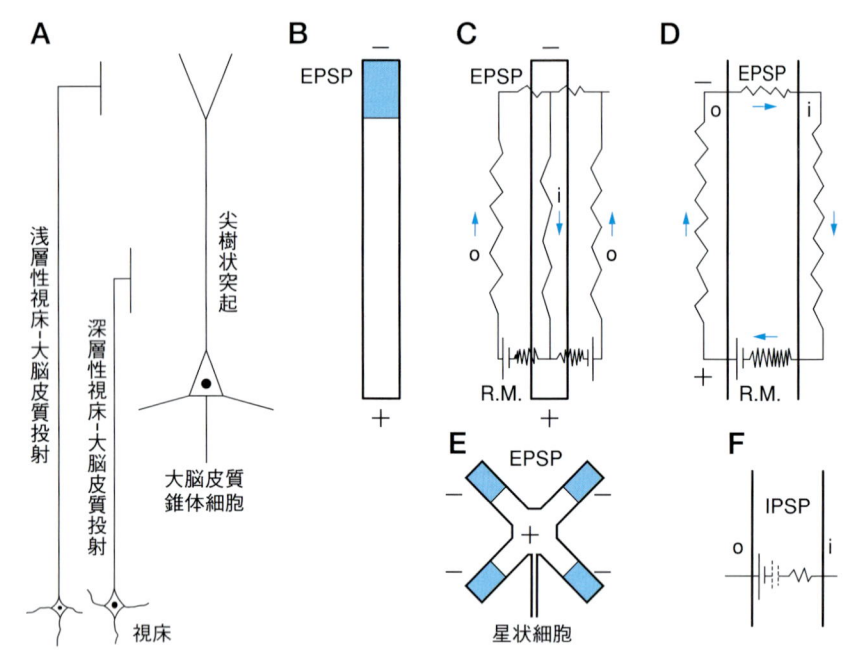

図 5-21 大脳皮質錐体細胞（A）と星状細胞（E）に興奮性シナプス電位（EPSP）が発現した場合の模式図

A〜D：錐体細胞への視床-大脳皮質入力に浅層性視床-大脳皮質投射と深層性視床-大脳皮質投射があり，それぞれ皮質浅層と深層で錐体細胞の尖樹状突起にEPSPを与える（A）．錐体細胞を膜に包まれた円柱構造と近似すると（B），例えば浅層性視床大脳皮質投射は円柱の表層部の膜を脱分極し，円柱内外に電流を引き起こし，尖樹状突起内（i）と突起外（o）の電流を引き起こす（C）．膜電位と電気抵抗をDに示す．

E，F：星状細胞では樹状突起のそれぞれにEPSPが発現し，閉電場となる（E）（図5-11参照）．抑制性シナプス電位（IPSP）は静止膜電位にさらに過分極を与えるか不明のことが多い（F）（破線のバッテリー）．

（Sasaki K ら[2〜5]より改変引用）

（図 5-21）[2〜5]．

小脳皮質のプルキンエ細胞と，バスケット，ゴルジ，ステレイト細胞なども，その細胞体，樹状突起の形状から開電場形成の可能性を示唆するが，種々の試みにもかかわらず，小脳の活動を電気的，磁気的に頭皮上から記録できた経験をもたない．小脳から磁場活動を記録した報告も散見されるが，十分納得できるものではないし，その後の発展はみられないようである．小脳には多くの神経細胞が同期して活動する仕組みが十分でないことも一因であるが，特に，小脳皮質の細かい小葉 folium が各方向に向いているため，たとえ皮質のプルキンエ細胞をはじめ諸細胞による個々の電流双極子が形成されたとしても，一定の方向性をもってある量的レベルに達しがたく，頭皮上から計測可能な電流双極子，したがって開電場形成の可能性が低いと推論される．

2 興奮性と抑制性シナプス電位

ここで興奮性シナプス電位（EPSP）と抑制性シナプス電位（IPSP）の関与の問題を取り上げる．EPSPの平衡電位（おおむね0膜電位）は静止膜電位との差が大きく，電流双極子，したがって開電場形成に有力である．IPSPはその平衡電位が静止膜電位に近い．静止膜電位とIPSPの平衡電位との関係は実測が困難である．すなわち，微小電極の細胞内刺入に伴う避けられない傷害により静止膜電位の実測値が正確であるという保証がないためである．厳密には，静止膜電位の値は実験的

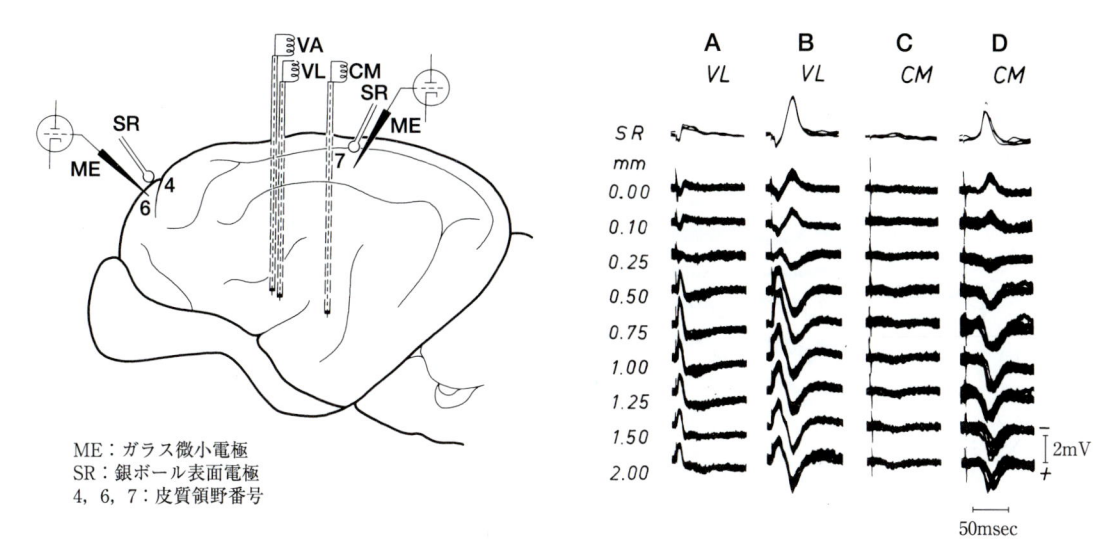

図 5-22 ネコの視床核 (VA-VL 核と CM 核) 刺激による大脳皮質層的電場電位
(Sasaki K, 1970[4])より改変引用)

に確定不能というべきである．

したがって，IPSP が確かに静止膜電位に対して過分極性であることを証明するには，EPSP の混在しない純粋の IPSP をある脳領野に発現させて，微小電極により細胞外陽性電位を記録する必要がある．このような証明のできる中枢神経（脳脊髄）細胞の種類はごく限られた種類の細胞である．

電極刺入により静止膜電位が脱分極された場合は IPSP が明らかに過分極性に振れるが，それは電極を刺入しない正常状態とは必ずしも同一とは断定できないものである[3]．また，てんかん発作などで異常興奮した細胞内のイオン濃度，特に Cl イオンが正常値より増大すると，IPSP が逆転して脱分極性となり，てんかんなどの発作波（例えば spike and wave 波）として現われることもありうるが，今後さらに検討を要する．

3 浅層性と深層性視床-大脳皮質投射

大脳皮質錐体細胞の EPSP が，電流双極子，したがって開電場形成の主役であるためには，さらに必要条件がある．前述のように，細胞体-尖樹状突起に均等でなく，相対的に皮質浅層と深層に"差働的"に EPSP が入力しなければならない．この点は，視床-大脳皮質投射が浅層と深層に終わる〔浅層性と深層性視床大脳-皮質投射．ジャスパーらの提唱したいわゆる特殊性と非特殊性視床-大脳皮質投射（specific & non-specific thalamo-cortical projection）を止揚した概念〕，錐体細胞の異なる層に EPSP を発生させることが明らかである[4]〜[6]（図 5-21）．皮質-皮質投射は深層性視床-大脳皮質投射の層的入力様式に近い．以下に，視床-大脳皮質投射と皮質電場電位との問題を具体的動物実験記録を基に解説する（図 5-22，5-23）[4][5]．

ネコの大脳皮質にガラス管微小電極をその表面に垂直に刺入して，皮質表層から深層の種々のレベル（0.00〜2.00 mm）で，視床核刺激による誘発応答を層的電場電位 laminar field potential（不関電極に対する細胞外容量電流による微少電極記録電位）として記録したのが図5-22である（SR は皮質表面の銀ボール電極による記録）．視床核として，皮質運動野・運動前野（4・6野）に組織形態学的に投射の認められる VA-VL 核と，投射の認められない CM 核に同心円刺激電極を挿入して電気刺激（0.1 ms 持続）を与える．単発刺激（毎秒 1 回以下）の刺激では，A 列と C 列のように，VL 核では最初皮質表面陽性（下向き）-深部陰性（上向き）の応答とそれに続く表面陰性-深

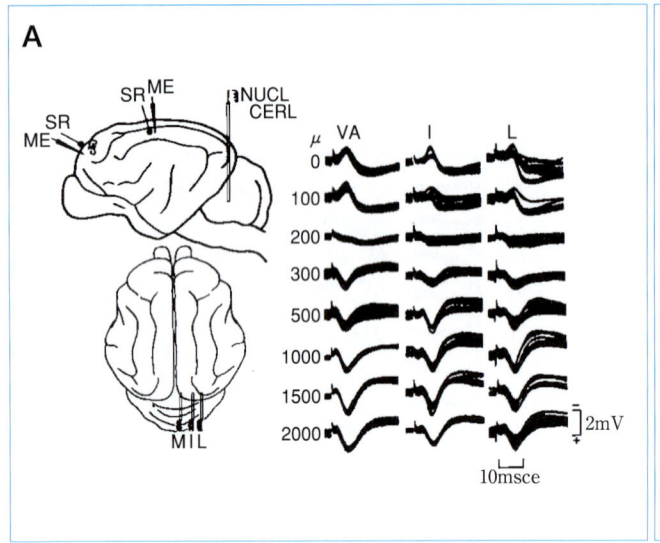

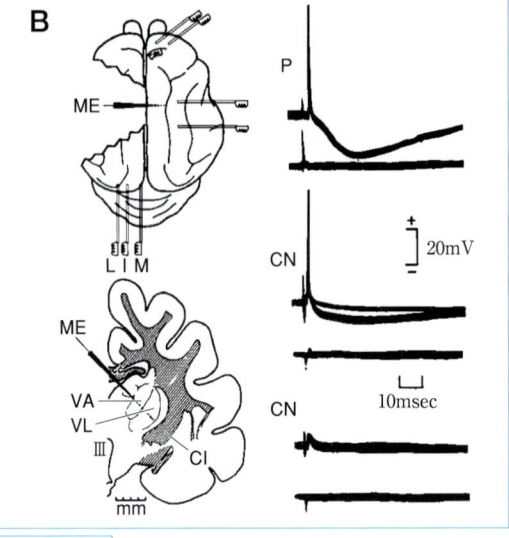

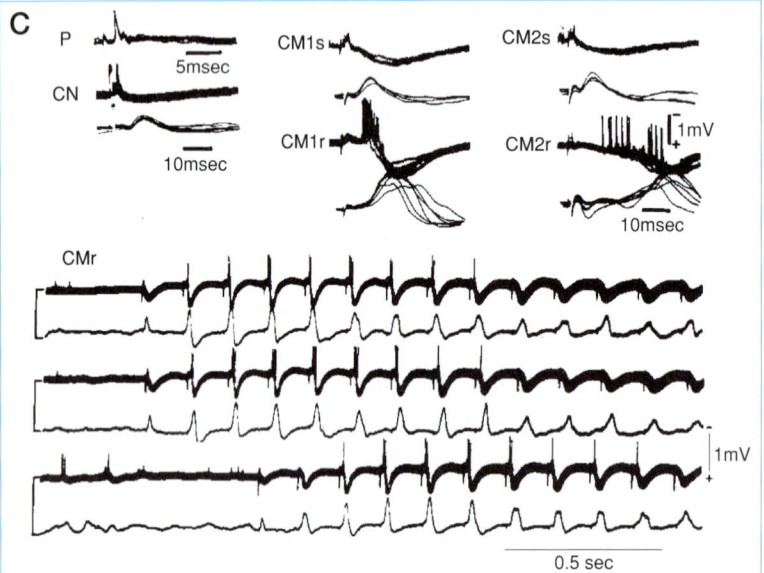

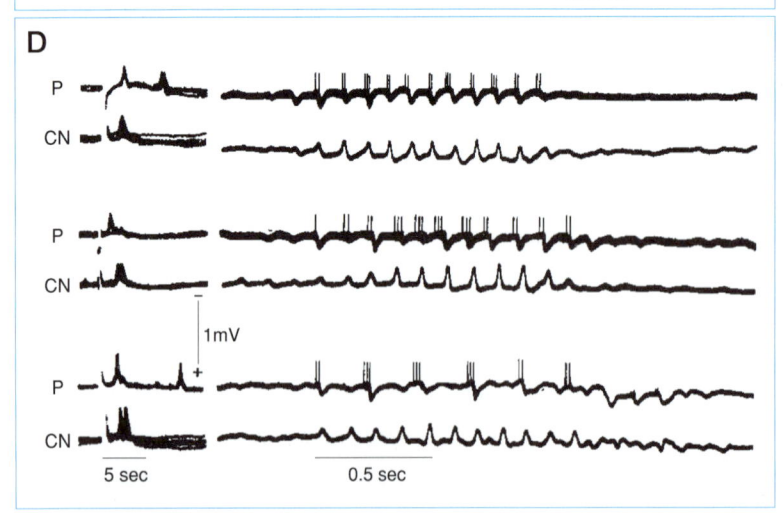

図 5-23 ネコの小脳-視床-大脳皮質投射と漸増応答，紡錘応答の関係

A：NUCL CERL は小脳核に刺入した同心円刺激電極で，M, I, L はそれぞれ小脳内側，中位，外側核に挿入したもの．右の記録は，視床 VA 核，小脳中位核（I），外側核（L）の単発刺激による頭頂連合野の層的電場電位（皮質表面0〜2000 mu 深部）を示す．CRU：cruciate sulcus

B：視床 VA-VL 核細胞の細胞内記録．P：頭頂葉連合野の刺激による視床細胞の逆行性活動電位 CN：小脳外側核刺激による単シナプス性応答

C：視床 VA-VL 核単一細胞の細胞外記録．それぞれ（P を除く）2本の対の記録の，上は単一視床細胞活動の，下は大脳皮質表面電位の銀ボール電極の記録．いずれも約10回の記録を刺激時点で重ねて記録．視床細胞の発火が皮質漸増応答に先行している．下3本の連続記録は CM 核の反復刺激の際のもの．　P：頭頂連合野刺激による逆行性応答　CN：小脳外側核刺激による単シナプス性順行性応答　CM1s と CM2s：視床 CM 核の2カ所の単発刺激（応答なし）　CM1r と CM2r：CM 核の2カ所の反復（7/sec）刺激への応答

D：C と同様に同定した視床細胞（別の3個）がそれぞれ脳波の紡錘放電の波（下線）に先行して発火していることを例示
(Sasaki K ら[5)8)9)]より改変引用)

部陽性の応答（一次応答）が出現するが，CM 核ではほとんど何の応答もみられない．同じ VL 核と CM 核を頻回（毎秒 7 回）に刺激すると，VL 核では単発刺激の場合より潜時と時間経過は長いが，A 列と似た電位が増幅されて出現している（B 列）．皮質表面電位（SR と 0.00 mm）は陽性-陰性電位が増大している．これはいわゆる増強応答 augmenting response である．一方，CM 核の頻回刺激（毎秒 7 回）では，潜時の長い皮質表面陰性-深部陽性の応答が出現している．これは漸増応答 recruiting response とよばれるものである．図 5-22 のこれらの記録は，頻回刺激の応答を刺激の時点でそれぞれ 20 回重ね合わせて記録したもので，その反復刺激による皮質電位の時間経過を連続記録した漸増応答の例を図 5-23 C（下半分）の 3 つの記録例（3 列のそれぞれ 2 本ずつの同時記録の下線）に示す．これら 3 例のいずれも，反復刺激の最初の刺激では応答が小さく，2 回目，3 回目と次第に大きくなり，その後小さくなったり大きくなったりする（wax and wane）．増強応答の場合もこれと類似して応答の大きさの wax and wane はみられる．増強応答と漸増応答の違いは，皮質表面記録でみると，前者では最初陽性（下向き）次いで陰性（上向き）であり，漸増応答では長い潜時で陰性応答から始まることである．これと対応して，層的電場電位の差が図 5-22 のように見られるのである．

図 5-22 の B 列（増強応答）と D 列（漸増応答）の皮質内層的電場電位（20 回重ね合わせたもの）でみると，増強応答（B 列）のうち，潜時の長い表面陰性-深部陽性の成分と漸増応答（D 列）の成分は，皮質層的分布が類似しているのがわかる．この事実を詳細に検討して，増強応答の前の部分，すなわち表面陽性-深部陰性の成分は大脳皮質錐体細胞の深部（細胞体と尖樹状突起深部）に発現した EPSP による電流によるものであり，後の部分，すなわち表面陰性-深部陽性の成分は錐体細胞尖樹状突起の表層部の EPSP による電流に基づくと考えた．この後者は漸増応答と同じ種類の皮質内電流を示すものである．多くの実験結果から解釈して，図 5-21 A の模式図のように，浅層性お

よび深層性視床-大脳皮質投射の概念を提案した[4]．深層性投射は多くの形態学者により組織学的染色法で示されている．浅層性投射は，ロレンテドゥノォ（Lorente de Nó R）の組織形態図を引用して，フルトン（Fulton JF）[7]が unspecific or pruriareal afferents と記している．しかし，その起始核が視床と記載された文献は見出せない．

ジャスパー[6]は diffuse projection system（汎投射系）という概念を提案し，視床の網様核を念頭に，non-specific thalamo-cortical projection（非特殊性視床-大脳皮質投射）をロレンテドゥノォの unspecific afferents に対応させたと推察される．以来，組織学的に視床由来の明確な specific thalamo-cortical projection（特殊性視床-大脳皮質投射）と，必ずしも明確でない非特殊性視床-大脳皮質投射が，増強応答と漸増応答を引き起こす神経経路と見なす傾向が一般的となったように思われる．しかし，その後，視床網様核はその軸索が視床そのものへの反回性投射と見なされ，ロレンテドゥノォの unspecific pruriareal afferent とジャスパーの非特殊性視床-大脳皮質投射は，双方ともに形態学的根拠の乏しい存在となった．したがって，ジャスパーの非特殊性視床-大脳皮質投射と汎投射系を漸増応答に結び付ける実体が失われたと考えられる．しかし，視床の CM 核に代表されるような皮質投射が組織学的に証明されない視床核の低頻度（毎秒 5〜12 回）頻回刺激が漸増応答を惹起し，動物がその際，入眠状態になることは実験的事実であり，入眠時にみられる紡錘波 spindle wave と閉眼安静時アルファ波の発現が，非特殊性視床-大脳皮質投射，汎投射系の構造と関連づけられて記述されることがあった．

漸増応答の伝播が浅層性視床-大脳皮質投射による可能性は，ネコの小脳-視床-大脳皮質投射の研究の過程で判明してきた．すなわち図 5-23 に要約されるように，小脳外側核の電気刺激により，これまでよく知られていた大脳皮質運動野の応答のみならず，新たに頭頂連合野（反対側）に皮質表面陰性-深部陽性波が誘発されることが明らかとなった[8)9)]．図 5-23 A は小脳外側核または小脳中

位核に単発電気刺激を加えると頭頂葉連合野（area 5 & 7）に表面陰性-深部陽性波が短潜時で誘発され，その中継核が視床 VA 核と考えられることを示す知見である．図 5-23 B のように，微小電極を VA 核に刺入し，視床細胞の細胞内記録を行って，頭頂葉皮質の刺激に対する逆行性応答と小脳核刺激による単シナプス応答から，この細胞が視床から頭頂連合野皮質に浅層性視床-大脳皮質投射を送る細胞であることが確認される．図 5-23 C はこのように同定された浅層性視床-大脳皮質投射細胞が，視床 CM 核の 7/sec の頻回刺激により，大脳皮質漸増応答に先行して活動していることを示す．図 5-23 D は入眠状態の紡錘応答の際の皮質電位にもこのような浅層性視床-大脳皮質投射細胞が先行して発火していることを示している．CM 核の 5〜12/sec の頻回刺激がいくつかのシナプスを介して最終的に浅層性視床-大脳皮質投射細胞（図 5-23 の場合は VA 核）により大脳皮質に送られて漸増応答を引き起こすと考えられる．

これらの実験により，浅層性視床-大脳皮質細胞の存在と，この細胞が皮質表面陰性-深部陽性の漸増応答および紡錘応答を引き起こす活動電位を伝播していることが電気生理学的に証明された．その後，新しい組織学的染色法により，これら 2 種類の視床-大脳皮質投射，特にこれまでの染色法で検出されなかった浅層性視床-大脳皮質投射の大脳皮質表層（主として第 1 層）への終末が明確に示された[10)11)]．

以上を要約すると，大脳皮質錐体細胞の細胞体-尖樹状突起への浅層性と深層性視床-大脳皮質投射の層的差働性 EPSP 入力により脳内に電流双極子が形成され，その細胞外電流が頭皮上の 2 つの電極間に作る電位差が脳波および刺激誘発電位として記録され，尖樹状突起内を流れる高密度電流（電流双極子）に伴う磁場が脳磁図の主要発生源となる．いずれも，個々の神経細胞の発現する電流，磁場は微小であり，あるまとまった数の錐体細胞が同じ極性で同期して活動しないと，頭皮上から記録しうるような脳波，脳磁場にはならない．この同期は，自発性脳波と磁場においては，視床，脳幹などによる律動的活動が視床-大脳皮質投射により大脳皮質錐体細胞群に同期して発現する興奮性シナプス電位によるものであり，誘発電位と磁場については，感覚入力，運動などに伴う視床-大脳皮質投射による皮質錐体細胞群のシナプス電位に基づくと結論される．潜時の長い誘発電位の場合には，皮質-皮質投射によるシナプス電位の関与も考慮する必要がある．

脳波と脳磁図の比較

同じ電流双極子の発生した細胞外電流（電場）を頭皮上の電極で記録する脳波と，その細胞内（尖樹状突起内）電流に基づく磁場を頭皮上で計測する脳磁図と，それぞれの長所と短所を考えてみたい．記録の簡便性，経済性などは脳波の方が優れているのはいうまでもないので，脳波で得られない情報が脳磁図で得られるかという問題になる．

脳波の記録法で，不関電極（通常両耳朶連結）に対する頭皮上の単極誘導と，頭皮上の 2 点間の双極誘導で違いがあるが，単極誘導では，頭皮に垂直方向 radial current の電流双極子が記録に大きく寄与する．脳磁場では頭皮上のセンサーコイルに対し，頭皮に接線方向 tangential current の電流双極子が鋭敏に反映される．このような差に関しては，脳波と脳磁図は相補的とみるべきである．

両者で有意の違いをみせるのは，電流双極子の局在推定に関してである．そのような違いの原因となりうるものは，脳の発現する電流双極子をとりまく組織の電気伝導度の差違によるものが主である．左右の大脳半球はそれぞれ 3 枚の脳膜に包まれ，頭蓋骨に囲まれ，その上を皮膚と皮下組織が覆っている．これらの組織で，脳内電流が頭皮上に到達する際，脳組織に対して相対的な意味で，大きく分けて絶縁効果と短絡効果の 2 つを考慮しなければならない．絶縁効果が最大の組織は頭蓋骨である．次いで硬脳膜，皮膚であろう．短絡効果では最大の問題は脳脊髄液である．次いで皮下組織が考えられる．

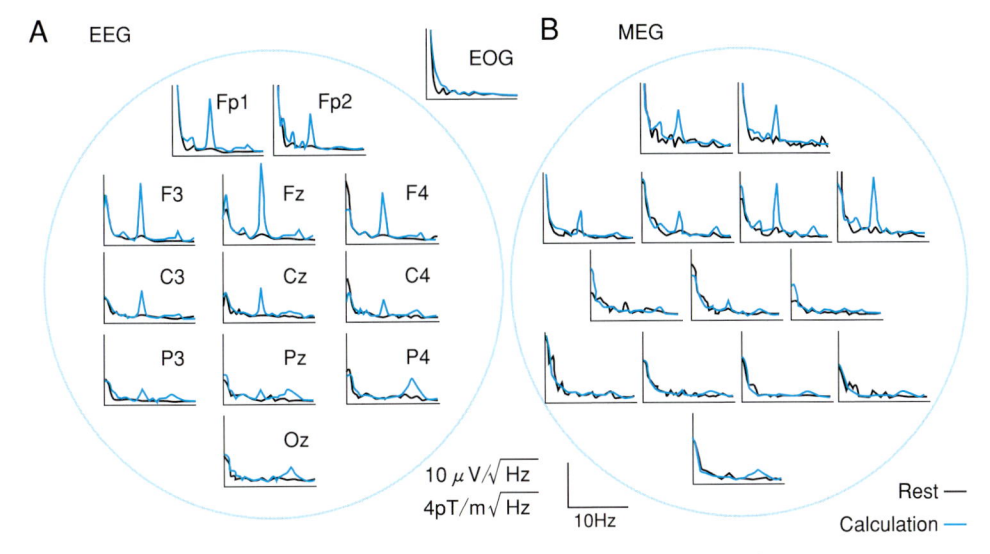

図 5-24 閉眼暗算中の前頭知的シータ波の頭皮上分布

脳波（A）と脳磁図（B）の同時記録．2分間の暗算中の記録を fast fourier transformation により周波数分布として示す．各グラフの左端が 0 Hz．黒線は閉眼安静時のコントロール．脳波では Fz が最大にみえるが，電磁図では右前頭部（EEG で F4 相当部）に最大に現われている．
（Sasaki K ら，1996[15]）より改変引用）

　頭蓋骨の絶縁効果はかなり強力（脳組織の約100倍のインピーダンス）であるが，脳底部を除いてほぼ一様で，球形に近く比較的単純である．硬脳膜と皮膚はインピーダンスとして骨に比べ相対的に値が低い．皮膚と皮下組織は頭蓋骨に沿って球形に近い．したがって，これらの絶縁効果は補正が比較的容易である．

　問題は短絡効果で，特にクモ膜下腔の脳脊髄液がきわめて重要である[3]．脳脊髄液のインピーダンスは脳組織の約 1/4〜1/5 で短絡効果がきわめて強力である[12]．そのうえ，左右の大脳半球間に二重に存在し，さらに脳溝にも入り込んでいる．頭蓋骨，皮膚，皮下組織などのような比較的単純な球形ではなく，その立体的形状はきわめて複雑で，個人差も大きい．脳の電流双極子の発現する細胞外電流（容量電流）が頭皮上の記録電極に到達するまでの脳脊髄液による歪みはきわめて大きく，かつ個々の脳で大きく異なる．この問題を解決するのが脳磁図を用いる最重要利点である．

　脳脊髄液の短絡効果による脳波の発生源推定の歪みを，脳磁場計測で是正した実例を図 5-24 に示す．人がある知的課題に集中した場合[13]，特に閉眼して暗算，音楽のイメージ演奏などに集中すると，前頭部に 5〜7 Hz のシータ（θ）波が出現する[14]．脳波と脳磁図を同時に記録すると，脳波では約6 Hz のシータ波のピークが Fz を中心に最大と記録されるが，脳磁図では右外側に最大となる．種々記録分析すると，このようなシータ波は前頭中央部が最大ではなく，左前頭部が最大の被験者が多く，この例のように右前頭部が最大の被験者も時にみられることがわかった[15]．いずれの場合も，脳波では前頭部中央が最大となる．このような中央部が脳電図で最大になるのは，多くの場合にみられるが，脳磁図で記録解析すると左または右の前頭外側部で大きい場合がしばしばである．これは，脳脊髄液による短絡効果による電流源推定の問題点を如実に示すものであり，正中部最大の脳電位（運動準備電位，事象関連電位-CNV）などでも同様の問題がみられ，注意を要する．

脳波，脳磁図の問題点

　脳波と脳磁図は，主として，大脳皮質錐体細胞

群の浅層性および深層性視床-大脳皮質投射による興奮性シナプス電位に基づき，それぞれ細胞外電流（容量電流）と，錐体細胞群の尖樹状突起内電流による磁場を計測していることを説明した．その際，特別な場合を除けば，IPSPと活動電位の寄与はほとんど考慮しなくてもよいと結論した．

EPSPを受ける錐体細胞群が，ある狭い皮質領野に限られていて同期したEPSPの入力を受ける場合，それは1つの測定しうる大きさの電流双極子と見なされる．その局在を推定することは，それを覆う電気的絶縁作用と短絡作用が存在しても，脳磁図ではその影響を受けることはほとんどなく，比較的正確である．脳波の場合は，その局在推定にあたり，主として脳脊髄液の短絡効果による歪みを注意しなければならないことが多いのは先に述べたとおりである．一方，両者は電流双局子の方向が頭皮に接線方向（脳磁図）と垂直方向（脳波）の場合にそれぞれ最も感度がよいので，両者はその点相補的であるのもすでに触れたところである．問題は，一様に興奮性シナプス電位を受ける錐体細胞が広い領野に存在する場合と，異なる多数の領野に出現する場合（multifoci）である．

1 広い領野に存在する場合

例えばcontingent negative variation（CNV）の発現は，サルで大脳皮質各領野から直接記録すると，運動野，運動前野，補足運動野，前頭前野，体性感覚野などの広い領野の，しかも左右両半球に及ぶことが多い[16]．このような場合，電流双極子発現の要素である錐体細胞が多数，広い皮質領野に並立して存在し，おのおのの錐体細胞の尖樹状突起内を流れるある方向の電流と，その反対方向に流れる細胞外電流（容量電流）がその広い皮質領野で交錯し，相殺，干渉し合い，きわめて複雑な磁場を形成する．ヒトでも同様か，あるいはサルの場合以上に広い皮質領野で発現することが考えられるので，電流双極子の分布を磁場計測により推定するのはきわめて困難である．この場合，脳波の方が，その活動領野をおおまかにでも推定する可能性が高いことが多い．

運動準備電位でも同様の可能性が考えられ，サルの実験で，主として運動する手と対側運動野と体性感覚野，両側運動前野，補足運動野などで記録されるので[17]，CNVと同様の問題が起こるであろう．

2 多数の領野に複数存在する場合

多数の異なる領野に，複数の電流双極子が同時に，またはある時間のオーバーラップをもって発現した場合は，脳波，脳磁図ともにその局在推定に関し問題が多い．種々のmultidipole model推定法が提案されて使用されている．しかし，脳波，脳磁図いずれの場合も，電流双極子の数と強度および位置・方向の仮定が人為的で任意性が強い．一番fitnessの高い場合が採択され，他の非侵襲的脳機能計測法と侵襲的動物実験による知見を参考に複数の電流双極子が推定される．ヒトのPETやfMRIなどの非侵襲的計測法の援用のおりに，次に触れるような問題があるので注意すべきである．

このような複数の電流双極子が発現する条件，また広い皮質領野にEPSPが分布する場合などでは，動物実験，特にサルによる電気生理学的研究が参考になる場合がある[16)17]．

他の非侵襲的脳活動計測法の援用とその問題点

脳波と脳磁場計測以外の非侵襲的脳機能計測法，特にPET（positron emission tomography），fMRI（functional magnetic resonance imaging）などの批判と吟味はここで行う立場にはない．ただ脳波および脳磁場で解析が困難なmultidipolesの場合に，PETやfMRIの知見を用いて複数の異なる領野に発現した電流双極子の位置推定に援用するおりの注意点を考えてみたい．

PETとfMRIは脳血流の変化の動態を計測する方法とされている．脳を構成する神経細胞とグ

リア細胞の活動に応じて酸素やグルコースの消費量が増減し血流量が変化するとすれば，脳活動の局在が複数カ所および広い領野にわたって計測できるとされる．これらの計測法の利点は，それらの変化を脳全体について，その各断面に重畳して表せることである．すなわち3次元空間分解能に優れている．

脳波と脳磁図は時間分解能に長け，ミリ秒以下の現象の変化が追求できる．その対象は大脳皮質の錐体細胞の尖樹状突起に発現した興奮性シナプス電流が主である．脳血流の変化に寄与するのは，あらゆるタイプの神経細胞とグリア細胞の総和で，興奮性シナプスも抑制性シナプスも錐体細胞も星状細胞もひっくるめてその活動に伴う代謝量に関係している．したがって，少なくとも秒，多くは分の単位の時間経過の変化を対象としている実態の差のみならず，異なる神経素子を含んでいることを考慮すべきである．単純に電流双極子の局在推定のために援用するのは危険で，誤った結論を導く危険性がある．

動物実験結果の援用の必要性

ヒトの頭皮上から脳波，脳磁図を記録することにより，完全に非侵襲的にその脳活動を計測し，脳機構の研究に役立てることが可能になってきたのは大きな進歩であったし，今後もさらに発展することが期待される．PET，fMRIなどとの併用で相補性のあることもふれた．しかし，いずれにせよこれらの方法自体の限界も明らかであり，今後の技術的改善を期待しても，やはり動物実験の結果を援用しないと解明されない多くの研究領野が存在することは否めない．

動物実験により，EEG，MEG，PET，fMRIなどを用いた実験的研究を行い，同じ実験条件の際の微小電気生理学的および形態学的研究結果と対比検討することが必要である．MEGについていえば，岡田ら[20]が長年，広範に研究されたMicro-SQUIDによる in vivo と in vitro の研究が貴重な知見を与えてきた．このような研究の一層の推進が必要である．同様のことは，PET，fMRIなどについても必要であり，特に脳の高次機能に関しては，サルを用いたこれらの機器による研究と侵襲的研究を併行して進め，ヒトのデータと関連づけることが必要不可欠である．

引用文献

1) Lorente de Nó R : A study of nerve physiology. Studies fron Rockefeller Institute 132, CH 16, 1947
2) 佐々木和夫，玄番央恵，南部篤，他：脳磁場および脳電場計測による前頭連合野の動態研究．日本生理誌 **57**：13-21, 1995
3) Sasaki K, Shimono T, Kawaguchi S, et al : Field potential produced by the parallel fibre stimulation in the cerebellar cortex. *Jpn J Physiol* **19**：80-94, 1969
4) Sasaki K, Staunton HP, Dieckmann G : Characteristic features of augmenting and recruiting responses in the cerebral cortex. *Exp Neurol* **26**：369-392, 1970
5) Sasaki K, Matsuda Y, Oka H, et al : Thalamocortical projections for recruiting and spindling-like responses in the parietal cortex. *Exp Brain Res* **22**：87-96, 1975
6) Jasper HH : Diffuse projection systems : The integrative action of the thalamic reticular system. *Electroenceph Clin Neurophysiol* **1**：405-420, 1949
7) Fulton JF : *Physiology of the Nervous System*. Oxford University Press, Oxford, 1951
8) Sasaki K, Kawaguchi S, Matsuda Y, et al : Electrophysiological studies on cerebello-cerebral projections in the cat. *Exp Brain Res* **16**：75-88, 1972
9) Sasaki K, Matsuda Y, Kawaguchi S, et al : On the cerebello-thalamo-cerebral pathway for the parietal cortex. *Exp Brain Res* **16**：89-103, 1972
10) Kawaguchi S, Samejima A, Yamamoto T : Post-natal development of the cerebello-cerebral projection in kittens. *J Physiol* (*Lond*) **343**：215-232, 1983
11) Shinoda Y, Kakei S : Distribution of terminals of thalamocortical fibers originating from ventrolateral nucleus of the cat thalamus. *Neurosci Lett* **96**：163-167, 1989
12) Van Harreveld A, Ochs S : Cerebral impedance change after circulatory arrests. *Am J Physiol* **187**：180-192, 1956
13) Ishihara T, Yoshii N : Multivariate analytic study of EEG and mental activity in juvenile

delinquents. *Electroenceph Clin Neurophysiol* **33**：71-80, 1972
14) Sasaki K, Tsujimoto T, Nambu A, et al：Dynamic activities of the frontal association cortex in calculating and thinking. *Neurosci Res* **19**：229-233, 1994
15) Sasaki K, Tsujimoto T, Nishikawa S, et al：Frontal mental theta wave recorded simultaneously with magnetoencephalography and electroencephalography. *Neurosci Res* **26**：79-81, 1996
16) Sasaki K, Gemba H, Tsujimoto T：Cortical field potentials associated with hand movement on warning-imperative visual stimulus and cerebellum in the monkey. *Brain Res* **519**：343-346, 1990
17) Sasaki K, Gemba H, Hashimoto S：Premovement slow cortical potentials on self-paced hand movements and thalamo-cortical and cortico-cortical responses in the monkey. *Exp Neurol* **72**：41-50, 1981

参考文献

18) 高倉公朋, 大久保昭行編：MEG—脳磁図の基礎と臨床. 朝倉書店, 1994
19) 佐々木和夫：SQUID磁束計で見る人間の脳高次機能. 科学 **62**：793-799, 1995
20) Okada YC, Papuashvili N, Xu C：What can we learn from MEG studies of the somatosensory system of the swine？ *Electroenceph Clin Neurophysiol Suppl* **47**：35-46, 1996

2 運動の神経機構

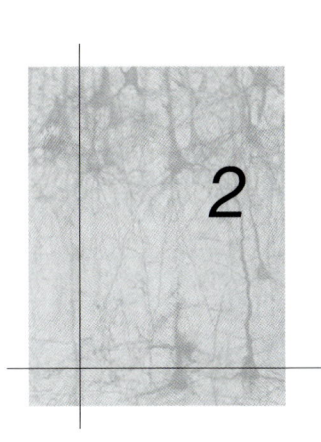

〔1〕 中枢運動制御系序論

水野 昇

　広義の脳，すなわち中枢神経系（脳と脊髄）の出力ニューロン（軸索を中枢神経系以外の部位に送るニューロン）には，運動ニューロン motoneuron と節前ニューロン preganglionic neuron がある（視床下部のニューロンのうち，下垂体に軸索を送るものをこれに加えることもある）．節前ニューロンが自律神経節に軸索を送り，節後ニューロンの働きを介して，平滑筋・心筋・腺細胞を支配して植物性機能に関わるのに対し，運動ニューロンは軸索を骨格筋に直接送って動物性機能に関わる．ただし，運動ニューロンは体性感覚入力の影響を受けるばかりでなく，内臓性入力の影響をも受け得る（図5-25）．

　末梢性入力の起始や様態 module が一応説明可能であり，入力の起始から運動ニューロンに至るまでの神経回路が比較的簡単である場合，そのような神経回路を介して起こる運動はしばしば"反射運動"であるとされる．しかし，"反射"の定義については論議が多い[1]．"反射"の定義が難しいのは，それが一方で"随意性"をどう考えるかという問題と直結しているからである．また，反射運動と随意運動の"中間"に位置する運動として，歩行・咀嚼・呼吸など，リズミカルで持続的な運動がしばしば"自動運動"とよばれる．反射運動や自動運動の"中枢"は，入力経路と出力経路の転換点やリズム発生器 rhythm generator などの形で下位脳幹（中脳，橋，延髄）に求められている．ある運動について，このような意味での"中枢"が大脳皮質に求められるとき，おそらくその運動は随意運動とよばれるであろう（筋紡錘か

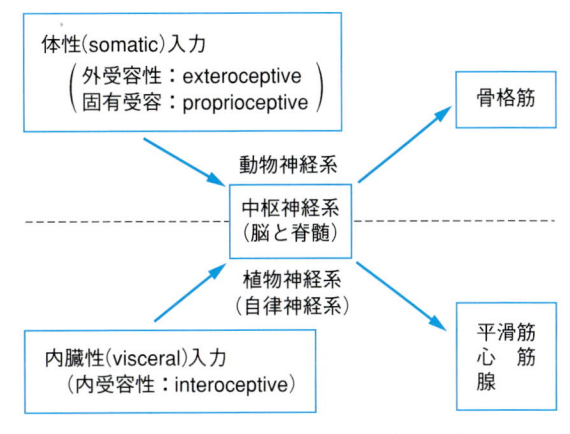

図 5-25　中枢神経系への入力と出力

らの入力が3a野を介して引き起こす"大脳皮質経由反射 transcortical reflex"の存在が論じられたことがあるが）．

　一般に，随意運動の実行系は大脳皮質の出力部と運動ニューロンを結ぶ系であると考えられている．このような随意運動実行系は末梢神経系や中枢神経系のさまざまな領域からの入力の影響下にあるが，小脳と大脳基底核（群）は特に随意運動の二大調節系と考えられている（図5-26）．

　"随意運動"には次のような局面が考えられる．すなわち，①複数の要素的な運動を目的のある1つの行動に組み上げる過程（企画・構成），②運動の学習と記憶，③訓練による運動の"自動化"（熟練），などである．小脳や大脳基底核はこのような運動機能に関与するばかりでなく，さらに認知機能にも関与することが示唆されている[2〜5]．

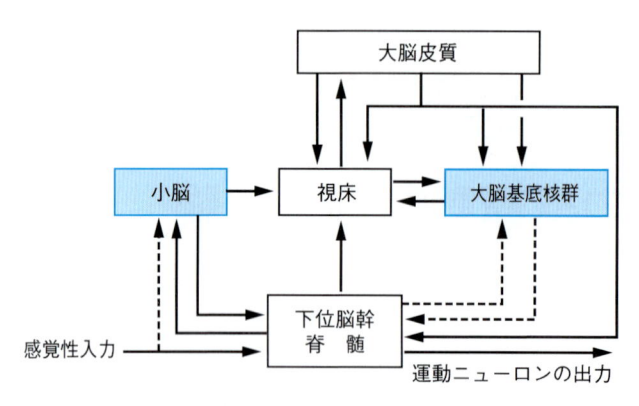

図 5-26 随意運動制御系としての小脳と大脳基底核群の位置付け
破線の連絡線は量的に少ない連絡を意味する（小脳へ直接入る感覚性入力線維は前庭神経節からのものである）．

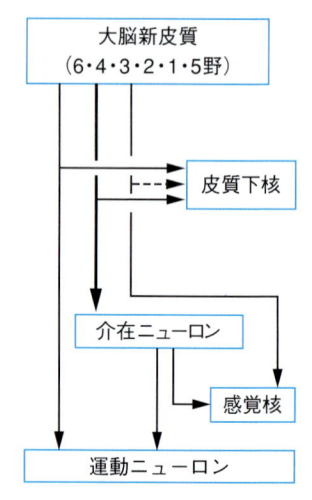

図 5-27 いわゆる"錐体路"の神経線維連絡の概要
破線の連絡線は量的に少ない連絡を意味する．

大脳皮質と下行性神経路

いわゆる下行性神経路のうち，橋網様体・延髄網様体からの下行線維群の一部や大細胞性赤核からの下行路は，大脳皮質からの下行系に組み込まれた形でとらえられる場合が多いが（cerebro-reticulo-bulbar/spinal pathways, cerebro-rubro-bulbar/spinal pathway），橋や延髄の脳幹網様体から起こる下行線維の多くをはじめとして，中脳の間質核や上丘，延髄の前庭神経核群などの下位脳幹の神経核から起こる下行性神経路は反射運動や自動運動の実行系としてとらえられている（interstitio-bulbar/spinal tract, tecto-bulbar/spinal tract, vestiblospinal tracts）．例えば，上丘からの下行路は外眼筋や頚筋を支配する運動ニューロンに作用することによって定位反射 orienting reflex に関わり，前庭神経核群からの下行路は身体平衡の維持・姿勢の保持などに重要である．間質核からの下行路も姿勢の保持（特に頚部や躯幹の姿勢）に関わると考えられる．

随意運動の基本的な実行系は錐体路 pyramidal tract とされる．錐体路は，大脳皮質Ⅴ層の錐体細胞 pyramidal cell（グルタミン酸作動性）から起こり，延髄腹側に錐体 pyramis を形成して脊髄まで下行する線維群（皮質脊髄路 corticospinal tract，すなわち狭義の錐体路）と，皮質脊髄路の線維とともに下位脳幹まで下行し，皮質脊髄路と同等の機能的意味をもつ線維群，すなわち皮質核路 corticonuclear tract（または corticobulbar tract）よりなる．ただし，錐体路は運動性皮質から起こるばかりでなく，体性感覚性皮質からも起こる．また，運動ニューロンに作用するばかりでなく，体性感覚核や脊髄後角にも投射して末梢性入力に対する感覚核ニューロンの反応性に影響するほか，視床核や下位脳幹の中継核にも側枝を送ることが知られている（図5-27）[6)7)]．

錐体路に軸索を送る大脳皮質Ⅴ層錐体細胞，すなわち錐体路ニューロン pyramidal tract neuron（PTN）には速錐体路ニューロン（fast PTN）と遅錐体路ニューロン（slow PTN）が区別され，それらの間に局所回路による機能的な連絡がある[5)]．速錐体路ニューロンは運動に際して相動性に活動するのに対し，遅錐体路ニューロンは安静時にも活動電位を出しており，緊張性に活動する．運動野の錐体路ニューロンの活動は運動の"方向"や"力"，特に"力"と最もよく相関する．錐体路ニューロンは，ネコでは少なくとも1個の介在ニューロンを介して運動ニューロンと連絡する．しかし，錐体路ニューロンと手や指の筋を支配する運動ニューロンとの連絡に関しては，サルにおいては単シナプス性連絡が主である．手や指をよ

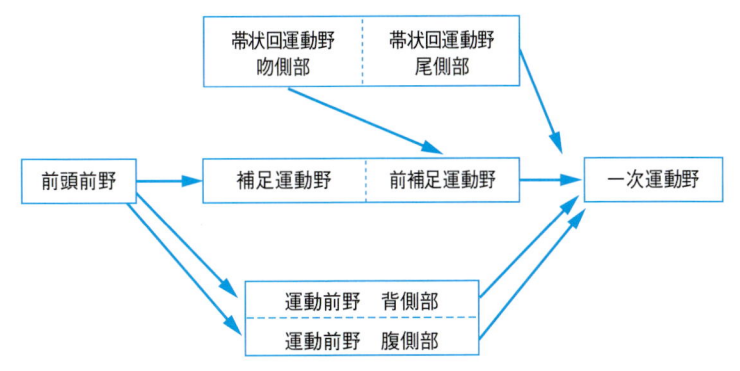

図 5-28 前頭前野から一次運動野へと向かう神経情報の"流れ"

く使うアライグマやラットなどにおいても単シナプス連絡の存在が報告されている．また，複数個の異なる筋のそれぞれを支配する運動ニューロンが，同一の錐体路ニューロンの支配を受ける場合があることが確認されている[8]．すなわち，1つの錐体路ニューロンが支配する複数個の運動ニューロンが，すべて同一筋を支配する運動ニューロンであるわけではない．

"行動"の次元でとらえられる運動（随意運動）は認知機能と無関係ではあり得ないであろう[9]．事実，随意運動の実行系としての錐体路の中心的な起始部である運動野には，感覚野や連合野で情報処理を受けた多彩な神経情報が入る[10〜12]．連合野における情報処理過程，特に前頭前野における情報処理過程（図5-28）が"随意性"の大きな部分を担うのであろう．

随意運動調節系としての小脳

小脳に軸索を送る神経核を小脳前核（群）precerebellar nuclei とよぶ．大脳皮質から起こる下行性線維を受ける小脳前核には橋被蓋網様核（Bechterew核）・橋核・下オリーブ核・延髄外側網様核・傍正中網様核などがある．ヒトやサルでは，「大脳皮質-橋核-小脳」の系が特によく発達している[13]．

小脳皮質への入力線維，小脳皮質ニューロン，および小脳核ニューロンで形成されるニューロン連絡の形式は小脳皮質の全領域で共通である（図

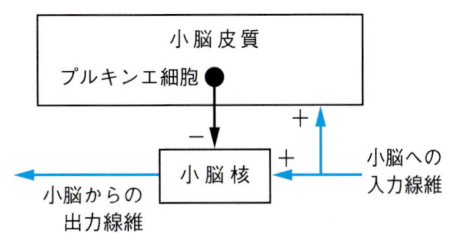

図 5-29 小脳における神経情報の"流れ"の基本様態
＋：興奮性連絡 −：抑制性連絡（GABA作動性）

5-29）．まず，小脳への入力線維は小脳皮質と小脳核（内側核，前中位核，後中位核，外側核）に終止する．小脳皮質の出力ニューロンはプルキンエ細胞である．すなわち，小脳皮質のニューロンネットワークで情報処理を受けた入力情報は，プルキンエ細胞の軸索を介して同側の小脳核へ送られる．小脳核は小脳の出力核である．

小脳皮質ニューロンのうち，顆粒細胞は興奮性であるが，その他はGABA作動性である（図5-30）．小脳皮質への主要な入力線維のうち，プルキンエ細胞に終止する登上線維は，下オリーブ核ニューロンの軸索である．1個の下オリーブ核ニューロンから起こる登上線維は分枝して1〜10個程度のプルキンエ細胞とシナプスするが，1個のプルキンエ細胞は1本の登上線維からの分枝とだけシナプスする．登上線維が活動するとプルキンエ細胞は強く興奮して複雑スパイク complex spike（3〜4連発の群発性の活動電位）を発生する．その他の入力線維は，モノアミン含有ニュー

図 5-30 小脳のニューロン連絡

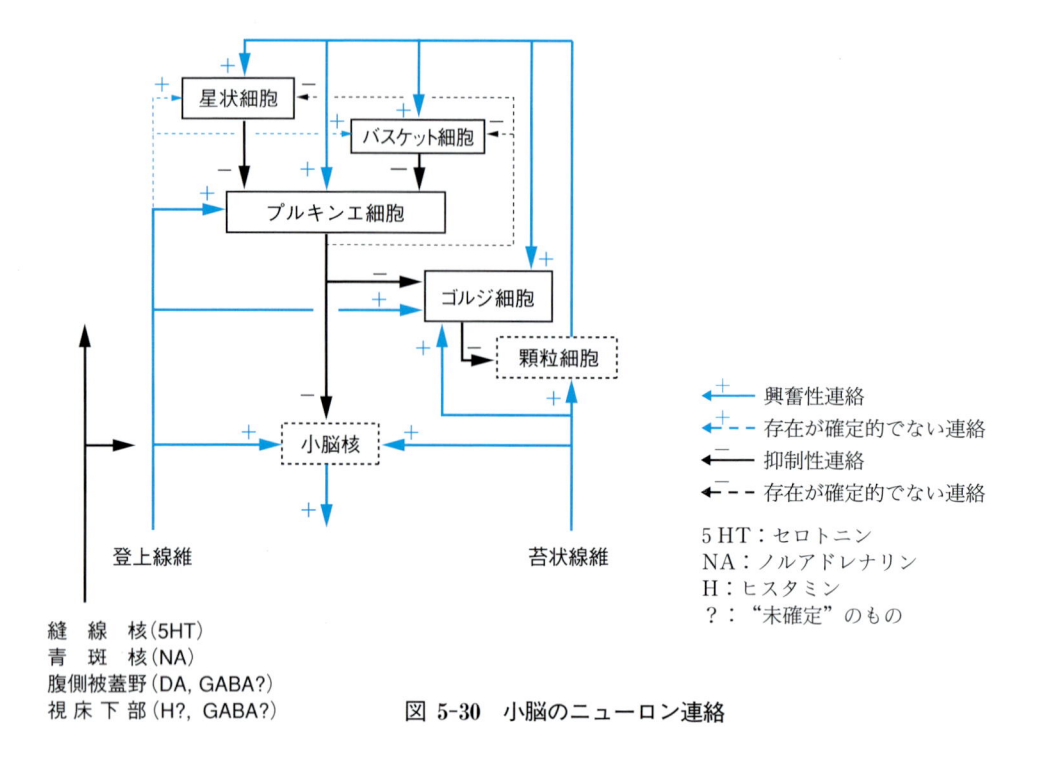

凡例：
- ←—— 興奮性連絡
- ←--- 存在が確定的でない連絡
- ←—— 抑制性連絡
- ←--- 存在が確定的でない連絡

5HT：セロトニン
NA：ノルアドレナリン
H：ヒスタミン
？："未確定"のもの

縫　線　核（5HT）
青　斑　核（NA）
腹側被蓋野（DA, GABA?）
視床下部（H?, GABA?）

ロンの軸索などの特殊なものを除いては，すべて苔状線維として顆粒層に終止する．顆粒細胞の軸索は分子層に入ると水平方向にT字状に二分枝し，皮質表面に平行に走る平行線維（分枝点より3 mm程度）を形成する．1本の平行線維は500個程度のプルキンエ細胞とシナプスし，1個のプルキンエ細胞は約1,800個の顆粒細胞からの入力を受ける．苔状線維の活動に基づくプルキンエ細胞の活動（主として顆粒細胞の平行線維からの入力による活動）は単純スパイク simple spike である．単純スパイクの発射頻度は安静時には40〜80/secであるが，その発射パターンは手関節の屈伸運動の速度に一致して変化することが観察されている[14]．一方，複雑スパイクの発射頻度は安静時で1〜3/sec以下，運動時で5〜8/sec程度であるが，発射と運動の関連は明確でない．

小脳核の投射ニューロンは主として興奮性（おそらくグルタミン酸作動性）ニューロンであり，一方，小脳核の内在性ニューロンにはGABA作動性のものが多い．しかし，小脳核のGABA作動性ニューロンの中には下オリーブ核などへ軸索を送るものがあることが報告されている[15]．小脳核はプルキンエ細胞の軸索の投射を受ける神経核として定義できる．しかし，前葉（I〜V小葉）の虫部，VIII〜IX小葉の虫部，および前庭小脳のプルキンエ細胞の中には，その軸索を同側の前庭神経核群，特に前庭神経外側群（Deiters核）や前庭神経下核に送るものがあり，これらの前庭神経核が"小脳核"の一部として取り扱われる場合も多い．実際，X小葉の外側部，すなわち片葉flocculusのプルキンエ細胞の軸索は主として前庭神経核に終止する．

随意的に手関節の屈伸運動をするサルにおいて，屈伸運動をする手と同側の小脳半球部のプルキンエ細胞や小脳核（中位核・外側核）ニューロンの中に，運動と関連して発射頻度が変化するものが観察されている．この場合，小脳核ニューロンでは発射頻度が手首の運動の方向によって増大ないし減少するのに対して，プルキンエ細胞では単純スパイクの発射頻度が手首の運動の方向とは関係なく増大する[14]．また，小脳核ニューロンについては，運動の開始に際して，中位核ニューロン

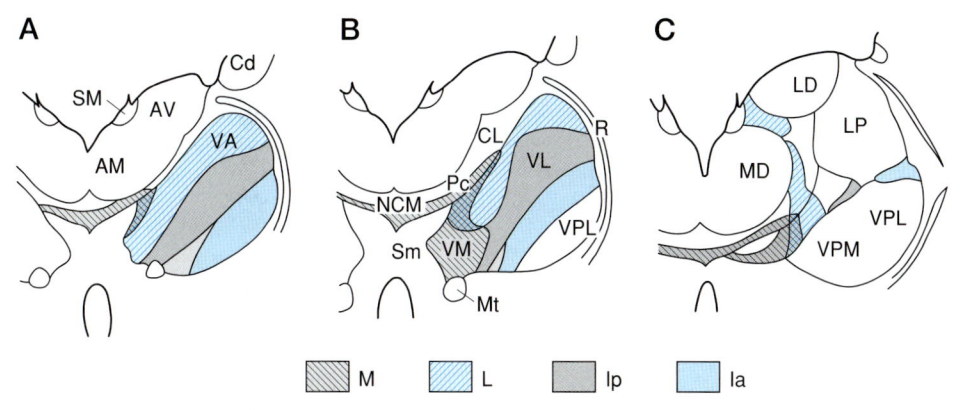

図 5-31 小脳核から反対側の視床へ向かう投射線維の終止領域（ネコ）
(Sugimoto T ら，1981[16]より改変引用)
A〜C：前頭断切片を"吻側レベル〜尾側レベル"の順に配列
M：小脳内側核からの投射領域　　L：小脳外側核からの投射領域　　Ip：小脳後中位核からの投射領域　　Ia：小脳前中位核からの投射領域　　SM：(視床)髄条　　AM：内側前核　　AV：腹側前核　　Cd：尾状核　　VA：前腹側核　　NCM：内側中心核　　Sm：中間下核　　Pc：傍中心核　　CL：外側中心核　　VM：内側腹側核　　Mt：乳頭体視床束　　VL：外側腹側核　　VPL：後外側腹側核　　MD：背内側核　　LD：背外側核　　LP：後外側核　　VPM：後内側腹側核

が大脳皮質運動野の錐体路ニューロンより 40 msec 程度遅れて活動するのに対して，外側核ニューロンは運動野ニューロンとほとんど同時か，むしろやや早く活動を開始する．

小脳疾患の患者には，運動失調・推尺障害・企図振戦・平衡障害などとともに，多くの場合，筋緊張の低下が認められる（ただし，イヌやネコの小脳を切除した場合には筋緊張亢進や伸筋固縮が起こる）．小脳の領域を，そこが主としてどのような入力を受けるかによって区分すると，前庭小脳 vestibulocerebellum・脊髄小脳 spinocerebellum・橋小脳 pontocerebellum となる．前庭小脳は主として前庭神経節および前庭神経核群からの入力線維が終止する部分で，Ⅹ小葉（片葉小節葉 flocculonodular lobe）の全体とⅨ小葉虫部（虫部垂 uvula）の大部分がこれにあたる（ただし，前庭器からの入力は，これ以外にも，小脳虫部に広く入力する）．前庭小脳は主として平衡・姿勢や眼球運動の調節に関わる領域である．脊髄小脳は脊髄からの上行性線維が主として終止する部分で，前葉（Ⅰ〜Ⅴ小葉）虫部，前葉中間部，Ⅵ小葉虫部（山腹 declive）の吻側部，Ⅵ小葉中間部の吻側部，Ⅷ小葉虫部（錐体 pyramis），Ⅷ小葉中間部，Ⅸ小葉虫部（垂 uvula）の大部分，Ⅸ小葉中間部の大部分，などがこれにあたる．これらの部分からの出力は主として脳幹網様体や前庭神経核に送られ，姿勢・歩行・注視などに関わる．Ⅵ小葉虫部には視覚性および聴覚性入力も入る．橋小脳は橋核からの投射線維が終止する部分であって，大脳皮質から小脳への入力の大部分を受け，随意運動調節系としての小脳の主な部分を構成する．後葉の半球外側部とⅦ小葉虫部（隆起 tuber）・中間部がこれにあたる（ただし，大脳皮質からの入力は前葉半球部，特にその尾側部にも入る）．

小脳に出入りする神経線維は，3つの小脳脚（上・中・下小脳脚）を形成する．3つの小脳脚は一続きの神経線維群である．上小脳脚は，主として小脳核から中脳や間脳へ投射する神経線維（一部は脊髄から小脳へ入る神経線維）によって形成される．中小脳脚は，橋と小脳を連絡する神経線維によって形成される．下小脳脚は，脊髄・延髄と小脳を連絡する神経線維によって形成される．小脳核の投射ニューロンの軸索の多くが上小脳脚を通って視床に達する（図 5-31）[16]．これらの軸索の伝達する神経情報には，橋小脳からの神経情報ばかりでなく，脊髄小脳や前庭小脳からの神経情報も含まれる．これらの情報は，視床ニューロンによって，さらに大脳皮質や大脳基底核（特に線

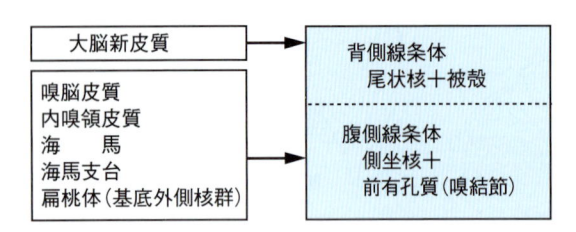

```
大脳新皮質  ──→  背側線条体
                  尾状核＋被殻
嗅脳皮質
内嗅領皮質
海　馬     ──→  腹側線条体
海馬支台         側坐核＋
扁桃体(基底外側核群)  前有孔質(嗅結節)
```

図 5-32　背側線条体と腹側線条体

条体)に伝達される[17][18]．

随意運動調節系としての大脳基底核

　大脳基底核が損傷された場合，運動系の症状としては安静時振戦，舞踏様運動，バリスムなどの不随意運動(止めようとしても止められない運動)，筋弛緩ないし筋緊張の増加，"運動の開始がスムーズに行えない"，"一定のリズムで運動ができない"，動作緩慢，姿勢反射障害などがみられる．大脳基底核の入力部，すなわち広義の線条体は背側線条体と腹側線条体に区分される(図5-32)．背側線条体，すなわち狭義の線条体(尾状核と被殻)は，運動性皮質，感覚性皮質，連合性皮質を含む新皮質の広範な領域からの投射を受ける．腹側線条体，すなわち側坐核と前有孔質(嗅結節)は，無顆粒性島皮質や帯状回皮質のような中間皮質や，海馬皮質や海馬台皮質のような不等皮質からの投射を受ける．中間皮質や不等皮質からの投射線維の一部は背側線条体の内側部や腹側部にも入る．線条体からの投射線維を受ける淡蒼球においても，主として腹側線条体からの投射線維を受ける部分が腹側淡蒼球として区分される．腹側線条体や腹側淡蒼球は，感情・情動の表出に関わる運動機能との関係が深いと考えられる．

　線条体・淡蒼球外節・淡蒼球内節・黒質網様部の投射ニューロンはGABA作動性であり，視床下核のそれはおそらくグルタミン酸作動性である．また，黒質緻密部の投射ニューロンはドパミン作動性である．大脳基底核からの出力線維はGABA作動性の抑制性ニューロンの軸索であって，主として淡蒼球内節(脚内核)と黒質網様部から起こる．これらの出力線維は主として視床へ向かうが，上丘・赤核後領域・脚橋被蓋核・下位脳幹網様体などへ向かう(図5-33)．黒質網様部から上丘への投射は随意的な視覚依存性の急速眼球運動にとって重要であり，脚橋被蓋核への投射はおそらく歩行運動と関係が深く，また，網様体への投射は顎運動その他の口腔顔面領域の運動に

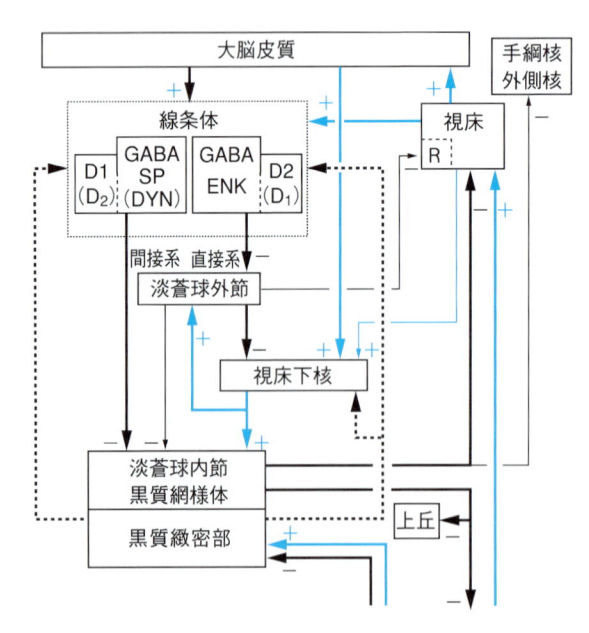

──　興奮性連絡
──　抑制性連絡

点線の連絡線：黒質緻密部のドパミン作動性ニューロンからの投射
R：視床網様核

図 5-33　大脳基底核のニューロン連絡
　直接系：線条体の投射ニューロンのうち，GABAとP物質(SP)(さらにしばしばダイノルフィンDYNをも)を発現するものは，その軸索を淡蒼球内節や黒質網様部に送る．ドパミン受容体としては主としてD1を発現する[37]．
　間接系：線条体の投射ニューロンのうち，GABAとエンケファリン(ENK)を発現するものは，その軸索を淡蒼球外節に送る．ドパミン受容体としては主としてD2を発現する[37]．

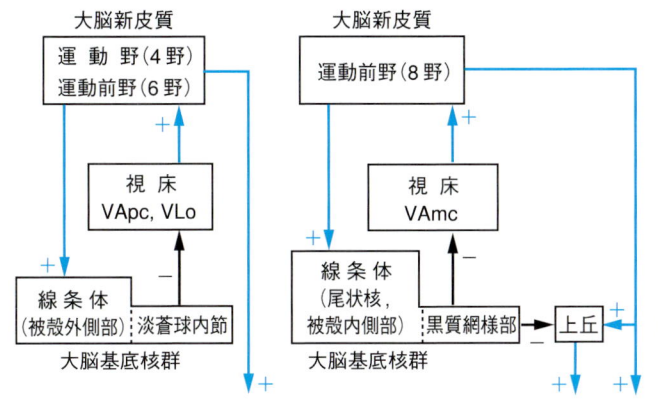

図 5-34 大脳新皮質，大脳基底核，視床の間に形成されると考えられる神経回路の例

VApc：視床前腹側核小細胞部
VLo：視床外側腹側核吻側部
VAmc：視床前腹側核大細胞部

関わると考えられる[2)19)]．

大脳基底核ニューロンの活動状態も運動と関連して変化する．サルにおいて，安静時の活動電位の発生頻度は，線条体ニューロンでは3～8/sec，視床下核ニューロンでは25～30/sec，淡蒼球ニューロンでは70/sec以上である．淡蒼球内節・淡蒼球外節・視床下核においては，運動と関連して活動電位の発生頻度を増加するニューロンの方が発生頻度を減少するニューロンより多い．これらのニューロンにおける活動電位の発生頻度は運動の"方向"，"最大速度"，"サイズ"などと正の相関を示す場合が多いことが報告されている．しかし，運動の"サイズ"や"力"などとの関連は強くないようである．

大脳基底核からの出力線維のうち，随意運動調節系として最も重要なものは視床への投射線維であり，量的にも最も多い．この大脳基底核-視床投射を中心にして「大脳皮質-大脳基底核-視床-大脳皮質」回路が考えられており（図5-34），この回路における情報処理の様態をめぐって，「funnelling」か「parallel」かの議論がある[2)20)～22)]．

大脳基底核は，小脳とともに，多数の投射線維を視床に送る．この場合，大脳基底核から視床への投射線維が抑制性であるのに対して，小脳から視床への投射線維は興奮性であり，視床における両者の投射域はかなりの程度に重なりあう（図5-35）[23)～25)]．しかし，個々の視床ニューロンについてみると，大脳基底核からの投射と小脳からの投射の両方を受けるものは少数であるらしい．すなわち，大脳基底核から視床への抑制性チャネルと小脳から視床への興奮性チャネルは，視床においてそれぞれほとんど"独立"している（図5-36）．一方，視床からは多数の投射線維が大脳皮質へ向かうが，視床髄板内核群（特に正中心核や束傍核）からは大脳基底核，特に線条体へ向かうものも多い[26)27)]（この中には視床から大脳皮質へ向かう投射線維の軸索側枝も多く含まれると考えられる）．背側線条体へ軸索を送る視床ニューロンは，髄板

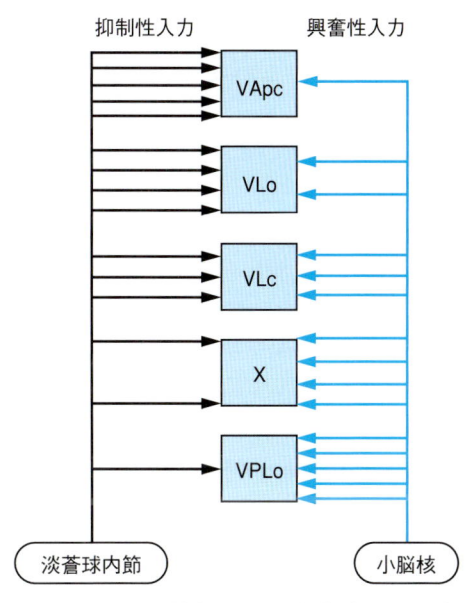

図 5-35 大脳基底核からの投射線維および小脳核からの投射線維と運動性視床核群との関係（サル）[23)]

VApc：視床前腹側核小細胞部　VLo：視床外側腹側核吻側部　VLc：視床外側腹側核尾側部　X：視床X野　VPLo：視床後外側腹側核吻側部

2 運動の神経機構(1) 中枢運動制御系序論

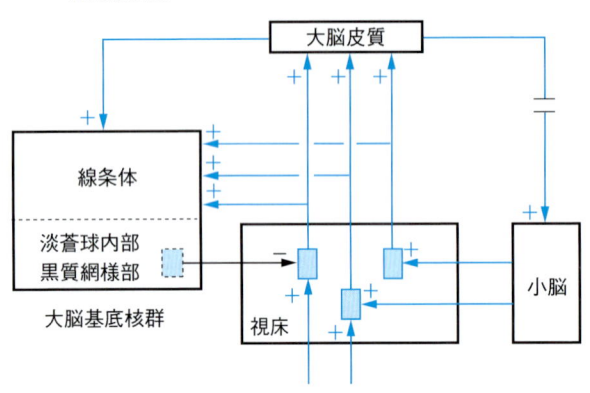

図 5-36　大脳基底核からの投射線維および小脳核からの投射線維と視床ニューロンとの関係

大脳基底核視床線維は GABA 作動性であり，小脳核視床線維はおそらくグルタミン酸作動性である．

内核群や正中線核群に分布するほか，外側腹側核吻側部（VLo）をはじめ，前腹側核（VA），後外側腹側核尾側部（VLc），後外側腹側核吻側部（VPLo），X 野などの運動性視床核群 motor thalamus にも分布する[28)29)]．このような視床から線条体への投射を介して大脳基底核は小脳からの影響を受け得る．すなわち「小脳-視床-大脳基底核」チャネルが存在する．これに対して，大脳基底核が小脳に影響を与え得るような直接的なチャネルは存在しない．

大脳基底核出力部（淡蒼球内節，黒質網様部）からの GABA 作動性出力を受ける視床ニューロンや上丘ニューロンにおいては，それら GABA 作動性出力からの脱抑制によって興奮性が高まる．しかし，GABA 作動性入力からの脱抑制によって視床ニューロンや上丘ニューロンがただちに発火し，それによって特定の運動が起動されるわけではない．例えば，黒質網様部へ GABA アゴニストを微量注入しても，それらによってただちに急速眼球運動が起動されるわけではない．すなわち，大脳基底核出力部からの GABA 作動性出力を受ける視床ニューロンや上丘ニューロンが発火して特定の運動が起動されるためには，GABA 作動性出力から脱抑制されたそれらのニューロンに，司令信号としての興奮性入力が，大脳基底核以外の脳部位から，タイミングよく送られてくることが必要である．

大脳基底核からの GABA 作動性投射線維を受ける視床ニューロンの中には，大脳皮質へ軸索を送るもの，線条体へ軸索を送るもの，また大脳皮質と線条体の両方へ軸索を送るものがあると考えられる（図 5-36）．これらの視床ニューロンが受ける興奮性入力は下位脳幹や脊髄からの上行性線維や小脳核からの上行性線維からの入力である．大脳基底核から視床へ向かう投射線維の主な役割は，大脳皮質へ向かう上行性入力の強さとタイミングをその最後の中継点（視床）において抑制的に調節することにあるのではないか．

大脳基底核の構成ニューロンは多種多彩である．例えば，線条体では，種々の局所回路ニューロンの存在が知られているほか[30)31)]，投射ニューロンもそれらが合成する神経活性物質の種類と軸索の投射領域によって二大別され，それぞれが直接路ないし間接路を形成するとされる（図 5-33）[32)33)]．すなわち，「直接路」は線条体の投射ニューロンと大脳基底核出力核（淡蒼球内節と黒質網様部）の投射ニューロンとの間の単シナプス性連絡であり，直接路の起始となる線条体ニューロンは，神経伝達物質として，GABA のほか，P 物質やダイノルフィンを含む．また，ドパミン受容体として D1 受容体を発現するとされる．一方，「間接路」は線条体の投射ニューロンと大脳基底核出力核の投射ニューロンとの間の多シナプス性の連絡であって，「線条体-淡蒼球外節-視床下核-大脳基底核出力核」のような連絡系を構成する．間接路の起始となる線条体ニューロンは，GABA のほか，エンケファリンを含み，ドパミン受容体としては D2 受容体を発現するとされる．したがって，直接路の興奮が大脳基底核出力核の投射ニューロンを抑制するのに対して，間接路の興奮は，「淡蒼球外節の GABA 作動性投射ニューロンの抑制」すなわち「視床下核のグルタミン酸作動性投射ニューロンの脱抑制」の形で，基底核出力核の投射ニューロンに興奮性の影響を与えることになる．また，D1 受容体ないし D2 受容体を発現するニューロンはドパミン作動性入力によってそ

れぞれ興奮性ないし抑制性の影響を受けるから，直接路の線条体ニューロンと間接路の線条体ニューロンは黒質緻密部のドパミン作動性ニューロンからの入力によってそれぞれ興奮性ないし抑制性の影響を受けることになる．以上のような「直接路・間接路」の"モデル"は，パーキンソン病やハンチントン病などの大脳基底核疾患の症状を，大脳基底核出力核の投射ニューロンに対する直接路と間接路の作用のバランスの"乱れ"として巧みに説明しうるものである[32)33)]．しかし，実験データのすべてがこのモデルを全面的に支持するわけではなく[34)]，例えば，直接路と間接路の区別を不確実なものとする事象として，直接路の線条体ニューロン（P物質やダイノルフィンを含む）の淡蒼球外節への投射[35)]や，線条体の投射ニューロンの軸索側枝による直接路と間接路の部分的な"交叉"[36)]，また，線条体の投射ニューロンにおけるＤ1受容体とＤ2受容体の共発現[37)]などが報告されている．さらに，線条体は，黒質緻密部（A 9），腹側被蓋野（A 10），赤核後領域（A 8）などに分布するドパミン作動性ニューロンの直接投射を受けるほか[38)]，背側縫線核のセロトニン作動性ニューロンの直接投射を受ける．また，線条体の投射ニューロンは線条体内で多くの軸索側索を分枝することによって，種々の線条体局所回路ニューロン[30)31)]とともに，線条体内の局所回路の形成にも参加する[36)39)40)]．

以上のように，線条体をはじめとして，大脳基底核は種々の神経活性物質や受容体を発現するニューロンの一大集合であり，化学機械としての脳を代表する領域である[41)42)]．

引用文献

1) Prochazka A, Clarac F, Loeb GE, et al：What do reflex and voluntary mean？ Modern views on an ancient debate. *Exp Brain Res* **130**：417-432, 2000
2) 彦坂興秀：大脳基底核. 神経科学レビュー **1**：36-85, 1987
3) Thach WT：On the specific role of the cerebellum in motor learning and cognition：Cues from PET activation and lesion studies in man. *Behav Brain Sci* **19**：411-431, 1996
4) Lombardi WJ, Gross RE, Trepanier LL, et al：Relationship of lesion location to cognitive outcome following microelectrode-guided pallidotomy for Parkinson's disesase：Support for the existence of cognitive circuits in the human pallidum. *Brain* **123**：746-758, 2000
5) Middleton FA, Strick PL：Basal ganglia and cerebellar loops：Motor and cognitive circuits. *Brain Res Rev* **31**：236-250, 2000
6) 水野 昇：錐体路；とくに大脳皮質脊髄線維について—a morphological review. 脳神経 **38**：719-740, 1986
7) 水野 昇：いわゆる"錐体路"の神経解剖学. 神経内科 **43**：297-305, 1995
8) Shinoda Y, Yokota J, Futami T：Divergent projection of individual corticospinal axons to motoneurons of multiple muscles in the monkey. *Neurosci Lett* **23**：7-12, 1981
9) Georgopoulos AP：Neural aspects of cognitive motor control. *Curr Opin Neurobiol* **10**：238-241, 2000
10) 水野 昇：大脳皮質運動野への入力系—a hodological review. 脳神経 **37**：529-543, 1985
11) 水野 昇：随意運動の発現に関する神経回路. 神経進歩 **28**：7-25, 1984
12) Rizzolatti G, Luppino G, Matelli M：The organization of the cortical motor system；New concepts. *Electroencephalogr Clin Neurophysiol* **106**：283-296, 1998
13) 水野 昇，中村泰尚，岩堀修明，他：Precerebellar Nucleiへの求心線維—最近の知見と問題点. 脳神経 **51**：1053-1080, 1976
14) 真野範一：歯状核系の機能と形態. 神経進歩 **34**：9-22, 1990
15) De Zeeuw CI, Gerrits NM, Voogd J, et al：The rostral dorsal cap and ventrolateral outgrowth of the rabbit inferior olive receive a GABAergic input from dorsal Group Y and the ventral dentate nucleus. *J Comp Neurol* **341**：420-432, 1994
16) Sugimoto T, Mizuno N, Itoh K：An autoradiographic study on the terminal distribution of cerbellothalamic fibers in the cat. *Brain Res* **215**：29-47, 1981
17) Sato M, Itoh K, Mizuno N：Distribution of thalamo-caudate neurons in the cat as demonstrated by horseradish peroxidase. *Exp Brain Res* **34**：143-153, 1979
18) Hoover JE, Strick PL：The organization of cerebellar and basal ganglia outputs to primary motor cortex as revealed by retrograde transneuronal transport of Herpes simplex virus Type 1. *J Neurosci* **19**：1446-1463, 1999

19) 水野　昇：大脳皮質，大脳基底核，および扁桃体から三叉神経運動核への投射—とくに顎運動との関連. 神経進歩 **37**：798-819, 1993
20) Alexander GE, DeLong MR, Strick PL：Parallel organization of functionally segregated circuits linking basal ganglia and cortex. *Annu Rev Neurosci* **9**：357-381, 1986
21) Alexander GE, Crutcher MD：Functional architecture of basal ganglia circuits：Neural substrates of parallel processing. *Trends Neurosci* **13**：266-271, 1990
22) Parent A, Hazrati L-N：Functional anatomy of the basal ganglia. I. The cortico-basal ganglia-thalamo-cortical loop. *Brain Res Rev* **20**：91-127, 1995
23) Sakai ST, Inase M, Tanji J：Comparison of cerebellothalamic and pallidothalamic projections in the monkey (*Macaaca fuscata*)：A double anterograde labeling study. *J Comp Neurol* **368**：215-228, 1996
24) Sakai ST, Inase M, Tanji J：Pallidal and cerebellar inputs to thalamocortical neurons projecting to the supplementary motor area in *Macaca fuscata*：A triple-labeling light microscopic study. *Anat Embryol* **199**：9-19, 1999
25) Sakai ST, Stepniewska I, Qi HX, et al：Pallidal and cerebellar afferents to presupplementary motor area thalamocortical neurons in the owl monkey：A multiple labeling study. *J Comp Neurol* **417**：164-180, 2000
26) Fenelon G, Francois C, Percheron G, et al：Topographic distribution of the neurons of the central complex (centre médian-parafascicular complex) and of other thalamic neurons projecting to the striatum in macaques. *Neuroscience* **45**：495-510, 1991
27) de las Heras S, Mengual E, Velayos JL, et al：Re-examination of topographic distribution of thalamic neurons projecting to the caudate nucleus.：A retrograde labeling study in the cat. *Neurosci Res* **31**：283-293, 1998
28) Nakano K, Hasegawa Y, Tokushige A, et al：Topographical projections from the thalamus, subthalamic nucleus and pedunculopontine tegmental nucleus to the striatum in the Japanese monkey, *Macaca fuscata*. *Brain Res* **537**：54-68, 1990
29) McFarland NR, Haber SN：Convergent inputs from thalamic motor nuclei and frontal cortical areas to the dorsal striatum in the primate. *J Neurosci* **20**：3798-3813, 2000
30) Kawaguchi Y, Wilson CJ, Augood SJ, et al：Striatal interneurones：Chemical, physiological and morphological characterization. *Trends Neurosci* **18**：527-535, 1995
31) Kawaguchi Y：Neostriatal cell subtypes and their functional roles. *Neurosci Res* **27**：1-8, 1997
32) DeLong MR：Primate models of movement disorders of basal ganglia origin. *Trends Neuosci* **13**：281-285, 1990
33) Smith Y, Bevan MD, Shink E, et al：Microcircuitry of the direct and indirect pathways of the basal ganglia. *Neuroscience* **86**：353-387, 1998
34) 水野　昇：大脳基底核の解剖. 臨床神経 **38**：977-981, 1998
35) Lee T, Kaneko T, Taki K, et al：Preprodynorphin-, preproenkephalin-, and preprotachykinin-expressing neurons in the rat neostriatum：An analysis by immunocytochemistry and retrograde tracing. *J Comp Neurol* **386**：229-244, 1997
36) Mounir S, Parent A：The expression of neurokinin-1 receptor at striatal and pallidal levels in normal human brain. *Neurosci Res* (in press).
37) Surmeier DJ, Reiner A, Levine MS, et al：Are neostriatal dopamine receptors co-localized? *Trends Neurosci* **16**：299-305, 1993
38) Joel D, Weiner I：The connections of the dopaminergic system with the striatum in rats and primates：An analysis with respect to the functional and compartmental organization of the striatum. *Neuroscience* **96**：451-474, 2000
39) Lee T, Kaneko T, Shigemoto R, et al：Collateral projections from striatonigral neurons to substance P receptor-expressing intrinsic neurons in the striatum of the rat. *J Comp Neurol* **388**：250-264, 1997
40) Li J-L, Wang D, Kaneko T, et al：Relationship between neurokinin-1 receptor and substance P in the striatum：Light and electron microscopic immunohistochemical study in the rat. *J Comp Neurol* **418**：156-163, 2000
41) Graybiel AM：Neurotransmitters and neuromodulators in the basal ganglia. *Trends Neurosci* **13**：244-254, 1990
42) Hauber W：Involvement of basal ganglia transmitter systems in movement initiation. *Prog Neurobiol* **56**：507-540, 1998

2 運動の神経機構

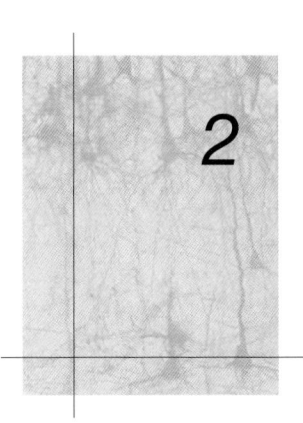

〔2〕筋と運動ニューロン
運動ニューロン-筋単位相関と筋活動

神田健郎

最終共通路と機能グループ

　反射ごとに感覚器・求心路はそれぞれ異なるが，反射弓の出力側を構成する運動ニューロンは，効果器（筋）へ司令を伝える共通の通路（最終共通路 the final common path）（シェリントン Sherrington CS）となっている．随意運動の場合も，脳からの司令は最終的には運動ニューロンに集まり，筋肉に伝えられる．最終共通路である運動ニューロンとそれが支配する一群の筋線維は運動単位という機能単位を形作っていて，互いにその性質を整合させている．運動単位の特性は変化に富んだものであり，機能分化した運動単位が，それぞれの筋に課せられた仕事を遂行するのに適した組み合せで集まっている．幅広い特性を備えた運動単位の集合を統括・制御している仕組みの一つに，紋切り型の動員をもたらす機構がある．

　一方，解剖学的に一つの名前でよばれる筋でも，その起始と終止の広がりによっては，活動部位により発生する力のベクトル方向が微妙に異なったり，時には互いに拮抗的に働く場合もある（例えばヒトの三角筋）．腱膜で仕切られた複数のコンパートメントからなる筋もある．2関節にまたがる筋では，その収縮が一方の関節を伸展させ，他方を屈曲させる．歩行の異なる相で個別に活動する運動単位のグループが一つの筋内に混在していて，これら2つのグループを支配する運動ニューロンの脊髄内の分布には差が認められない例も報告されている．これらの観察結果は形態学的に独立した一つの筋でも，その中に異なった機能をもつ複数の運動単位グループが存在し，条件によってこれらは独立した動員パターンを示す場合もあることを示している．また，動作の多くは複数の筋の共同活動で行われるが，運動単位動員の序列化が複数の筋にまたがってみられる場合も報告されている．このように運動単位を機能グループとして制御している機構は，最終共通路，紋切り型動員パターンからイメージされるものよりも複雑である．

運動単位

　筋は長さが短縮したり，力を発生することで機能しているが，それは構成している筋線維の活動の総和として現われている．個々の筋線維は独立に活動しているのではなく，同一の運動ニューロン軸索から出た枝により支配されている筋線維どうしは一体となって活動する．一般に成熟した動物の骨格筋では筋線維に対する多重神経支配はなく，また，発生した運動ニューロンの活動電位は枝分かれしたすべての軸索の終末に到達し，誘発された終板電位は筋形質膜に活動電位を発生させるに十分な大きさをもっている．したがって，1個の運動ニューロンとこれにより支配される一群の筋線維は筋活動の最小機能単位を作っていることになり，運動単位 motor unit とよばれる．筋線維部分（筋単位）の広がりは通常解剖学的に区分される一つの筋内に留まる．一方，一つの筋を支配

表 5-2 運動単位の特性

型 (収縮特性)	FF	FR	S
(エネルギー代謝特性)	FG	FOG	SO
(ミオシン免疫組織化学)	IIb, IIx*	IIa, IIx	I
筋単位特性			
単収縮時間	速	速	遅
力出力	大	中	小
疲労抵抗性	低	中-高	高
解糖系酵素	高	高	低
酸化系酵素	低	中-高	高
筋線維の太さ	太い	中位	細い
神経支配比	大	中	小
分布密度	大	中	小
領域面積	広い	中-小	狭い
運動ニューロン特性			
膜抵抗	低	中	高
全表面積	大	中	小
樹状突起の分枝	多	多	少
軸索伝導速度	速	速	遅
後過分極電位の持続	短	中	長
基電流	高	中	低
入力抵抗	低	低	高
Bistability	不完全	不完全-完全	不完全-完全
酸化酵素活性	低 ――――――――→		高
シナプス入力・活動パターン			
Ia EPSP	小	中	大
Disynaptic IPSP	小	中	大
Renshaw IPSP	小	中	大
Cutaneous PSP	脱分極優位	脱分極優位	過分極優位
Rubrospinal PSP	脱分極優位	脱分極優位	過分極優位
発射パターン	高頻度バースト	中間	低頻度持続的
1日の活動量	少	中	多

＊　ヒトの場合

している運動ニューロンは，脊髄・脳幹のそれぞれ特定の部位に集まっていて，いわゆる運動核を形作っている．

　一つの筋を構成している運動単位どうしであっても，それぞれ生理学的にも形態学的にも性質が非常に異なっている．一方，運動ニューロンとそれが支配する筋単位との間には一定の相互に調和の取れた関係がみられる（表 5-2）．収縮の特性（不完全強縮時に "sag" 現象を示すかどうかと，反復興奮に対する疲労抵抗性＝疲労指数）から，運動単位は3ないし4つの型，すなわち，S型（slow twitch unit），FR型（fast twitch, fatigue resistant unit），FF型（fast twitch, fatigable unit）それに FI型（fast twitch, intermediate unit）に分類される．これはネコ内側腓腹筋を対象とした実験を基に提唱されたものであるが，その後の多くの研究は，ネコの他の筋やヒトを含む異なる種の筋でも，この分類法が適用できることを示している．同一の運動単位に属する筋線維はまったく同質ではないが，すべてよく似た特性をもつ．したがって，運動単位は構成筋線維のエネルギー代謝（＋生理学的）の特性から SO型，FOG型，FG型に，また，ミオシン重鎖の違いによる免疫組織化学的特性に従い，I型，IIa型，IIx型，IIb型とも分類される．各分類法による運動単位型間の対応はラット内側腓腹筋では S型-SO型-I型，FR型-FOG型-IIa型・IIx型，FF型-FG型-IIb型となっている．ヒトでは従来 IIb型とされていた筋線維が，免疫組織化学的には IIx型であると報告されているので，FF型の運動単位は IIx型に対応していると考えられる．筋全体が発生する力は，活動する（動員された）運動単位の数と

■ 運動ニューロン病

　神経内科領域には原因はもちろんのこと，治療法もまだ確立していない難病が多い．その代表が神経変性疾患である．多くの神経変性疾患に共通するのは，臨床的には徐々に発症し，その後長い経過で進行するところに特徴があり，病理学的にはある種の神経細胞が原因不明の変性・脱落をきたす．日常生活が次第に制限され，患者はもとより家族にとっても気が重いものが多い．多くはパーキンソン病のように長い経過で徐々に進行するが，生命にかかわることは少ないものであるが，中には運動ニューロン病に属する筋萎縮性側索硬化症（amyotrophic lateral sclerosis；ALS）のように早い経過で命を落とすものもある．この ALS があるために，神経内科には治らぬ病気が多いとされてしまうとさえ言える．

　運動ニューロン病は，上位運動ニューロンである一次運動野の Betz 細胞あるいは下位運動ニューロンである脊髄前角細胞などの運動ニューロンに変性・脱落をきたす神経変性疾患の総称である．したがって，これにはさまざまな経過，さまざまな症状の組み合わせを示すものが含まれている．その中で最も多いものが，上位および下位運動ニューロンがともに侵され，経過も 2〜3 年で嚥下筋や呼吸筋がコントロールを失うために命にかかわる ALS である．下位脳神経により支配される舌や咽頭が侵される結果として，嚥下や発語機能が障害される球麻痺，四肢の末梢側から侵される筋力低下，筋萎縮および線維束性攣縮が臨床的であり，感覚障害，膀胱直腸障害，などを伴わない点にも特徴がある．

　このような「悪魔のような病気」については，古くから多くの神経学者，基礎神経科学者がその謎を解こうと挑戦してきた．ALS は元来孤発性の病気であるが，比較的稀な優性遺伝性 ALS の中のさらに一部が superoxide dismutase 1 の点突然変異によることがわかり，話題になっている．ただし，これはあくまでも一部の ALS に関する知見であり，大多数の ALS 患者には当てはまらない．弧発生の場合の原因についは不明のままであるが，前角細胞表面のグルタミン酸受容体（GluR 2）編集が正常に起こっていないために細胞死を起こしやすいとする仮説は興味深い．なお，治療に関して神経栄養因子の効果に期待されたが未だ成功していない．その他の薬物としては coenzyme Q 10 をはじめとしてあらゆる種類の薬が試みられてきた．その中で唯一 ALS の治療薬として承認されているのは riluzole であり，もともとは神経細胞毒たりうるグルタミン酸の拮抗薬である．しかし，その効果も明確とはいえず，より強力な薬物の開発が望まれる．

（国立精神・神経センター　金澤一郎）

個々の運動単位が発生する力の程度（活動頻度）との 2 つの要素によって決まる．

運動単位の動員

1 紋切り型の動員序列

　運動単位の動員順序が，筋電図上振幅の小さなものから大きなものへと固定化していることが最初に注目されて（デニィ-ブラウン Denny-Brown DE）以来，脊髄前根で細胞外記録されたインパルスの振幅が小さなものから大きなものへ，軸索の伝導速度の遅いものから速いものへの順となっていること，また，筋単位の発生する張力の小さなものから大きなものへ，さらに，運動単位の型からは，S 型，FR 型，FF 型の順になっていることが報告されている．伝導速度もインパルスの振幅もともに軸索の太さに関係し，太いものは細胞体も大きいものと推測されることから，

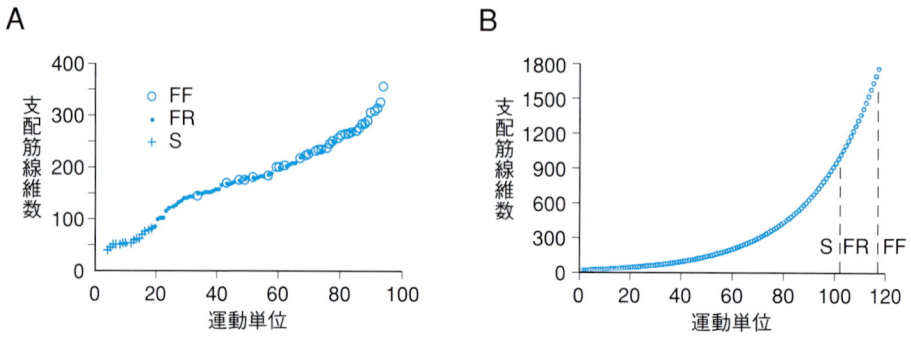

図 5-37　運動単位の型と大きさの分布

ラット内側腓腹筋（**A**）とヒト手第 1 背側骨間筋（**B**）を構成する運動単位の筋線維数（神経支配比）を示す．神経支配比の小さなものから大きなものへと並べてある．
A：ラット内側腓腹筋は実験データ（文献 1）を基に計算．S 型では 43〜83（n＝15），FR 型では 55〜272（n＝47），FF 型では 149〜359（n＝33）．
B：ヒト手第 1 背側骨間筋は Enoka らによる推測．S 型で 21〜875（n＝101），FR 型で 908〜1638（n＝17），FF 型で 1700〜1770（n＝2）．(Enoka RM ら，2001[2])を改変引用)

この運動単位の動員法則は「大きさの原理 size principle」（ヘネマン Henneman E）と名づけられた．この運動単位動員の順序は，異なる入力で誘発された反射でも，随意収縮でも広く認められ，力の調節の観点からは理にかなっている．すなわち，力が弱いときには動員による力の増加が小さく，強いときには相応に大きくなることである．運動ニューロンの入力抵抗，膜抵抗，基電流値，活動電位の電圧閾値などが，その軸索の伝導速度と正の相関を示すことから，ニューロン固有の性質が運動単位動員の序列化をもたらす要因になっていると考えられている．ニューロン固有の特性に違いがあることからくる紋切り型の動員順序に対して，皮膚刺激によって，また，伸長性収縮 lengthening contraction 時に，活動する運動単位の組合わせが変化することから，シナプス入力の違いによっても動員順序は修飾を受けることが示唆されてきたが，それらの結果を必ずしも支持しない報告もなされている．

2　神経支配比

個々の運動単位が発生する最大強縮張力は同一筋を構成するものでも大きく異なり，最も小さいものと最も大きなものとの差は 2 桁〜3 桁にも達する．一般的な動員パターンでは，小さなものから順次大きなものへと並んでいることはすでに述べた．運動単位の発生する最大強縮張力は，筋単位部分を構成する筋線維の数（神経支配比），平均の太さ（断面積）および単位断面積当たりの発生張力（比張力）により決まるが，なかでも筋線維数の影響が大きい．したがって，同じ筋の運動ニューロンでも，その支配する筋線維の数には大きな違いが存在することになる．一つの筋単位の形態学的（筋線維の数，太さ，分布など）・組織化学的特性は，実験動物ではグリコーゲン枯渇法を用いて調べることができる．ラットの内側腓腹筋の 23 個の運動単位をこの方法で調べ[1]，そのデータを基にこの筋全体の構成を推定してみると，1 つの運動ニューロンが支配する筋線維の数は S 型に属するものが最も少なく，FR 型，FF 型の順に多くなる（**図 5-37 A**）．神経支配比が最も小さいものは 43，最も大きなものは 359 である．方法上の制約からヒトではデータがないが，エノーカ（Enoka RM）らの推定によると[2]，ヒト第 1 背側骨間筋の運動単位で神経支配比の最も小さなものは 21 で，最大は 1,770 と，その差は非常に大きい（**図 5-37 B**）．運動単位の型により神経支配比が異なるので，各型に属する運動ニューロンの数が占める割合とそれぞれに対応する筋線維が占める割合とは必ずしも比例しない．S 型運動単位に属する運動ニューロン数は I 型筋線維の割合から想像

されるより実際には多く，逆にIIb型筋線維の数の多さから予想されるよりもFF型運動ニューロンは非常に少ないということになる．また，FF型運動ニューロンの異常（細胞死など）が力発生や筋組織像に与える影響は，S型運動ニューロンより格段に大きいことになる．

3 動員序列とエネルギー代謝

運動単位活動のパターン，発射頻度，全活動量は個々の運動単位によって大きく異なる．ネコ下腿筋においては，立位姿勢を保つだけならS型運動単位のみの活動で十分であり，歩行にはFR型の活動が加わり，速く走るとか高いところにジャンプするなどの運動にはFF型の活動参加が必要となることが示唆されている．無拘束ラットの24時間筋電図記録によると[3]，長趾伸筋では0.5〜3分間しか活動しない運動単位の群と，23〜72分間活動していた群があり，ヒラメ筋の運動単位は活動時間が長く，5.3〜8.4時間であった．長趾伸筋の2つの群はそれぞれFF型，FR型に相当し，ヒラメ筋の運動単位はS型と考えられる．FF型運動単位は発射頻度が高く，バースト期間は短い．一方，ヒラメ筋の運動単位は，低頻度で長時間にわたって活動していた．1日の全発射数はFF型と思われる運動単位では少ないもので2,600発であったのに対して，ヒラメ筋のS型と考えられる運動単位では多いもので495,800発に達していた．このように筋単位の疲労抵抗性が高いS型は，動員閾値が低く，活動期間も活動量も大きく，一方，筋単位が疲労しやすいF型の運動単位は，動員閾値が高く，発射期間が非常に短く，活動量も小さい．このように筋単位の特性と運動ニューロン活動量とがよく適合している．運動ニューロンのエネルギー供給機構も「大きさの原理」に従った動員を支えるものになっている．すなわち，細胞体の小さな運動ニューロンの方が大きなものに比較してコハク酸脱水素酵素のようなミトコンドリア酸化酵素の活性が高い．

4 固有の膜特性による活動調節

運動ニューロン表面には数千のシナプスがあり，これらのうちの多くが持続的に非同期的に活動することによって生じるシナプス後電流が加算され，その強弱により発火の頻度が調節されている．最近になり，運動ニューロンの膜の特性が変化して発射頻度の調節が行われている機構が明らかになってきた．除脳ネコの腓腹筋支配運動ニューロンで観察されていた刺激終了後も持続してスパイクを誘発する脱分極が，従来解釈されていたような反回回路を介して多シナプス性に起こされているものではなく，運動ニューロンの固有の性質によるものであることが明らかになったのである．膜の二重安定性 bistable property とか，平坦電位 plateau potential の存在である．一過性の興奮性入力による脱分極で持続的な内向き電流が発生し，さらなる脱分極を加えスパイク発射頻度の上昇をもたらす．また，筋紡錘1次終末からのインパルスにより誘発される興奮性電位を増強して入出力ゲインを上げる．これは主に近位樹状突起のL型カルシウムチャネルに由来するもので，セロトニン，ノルアドレナリンなどにより修飾を受ける．無拘束のラットやヒトの筋電図記録からもこの機構が働いていることをうかがわす活動パターンが示されている．典型的な bistability を示す運動ニューロンは近位筋の低閾値で持続発火する（多分S型やFR型運動単位に属する）ものに多いことから，この性質は姿勢保持などに必要な持続的な活動を効率よく行うのに役立っていると考えられる．歩行中のラット運動単位の活動は bistability を示さないが，活動開始時に2,3発の非常に高頻度の発射をしている．すでに活動している他の運動単位の発射には変化がみられないので，運動ニューロン固有の性質に由来するもので，plateau potential の関与が示唆されている．同様の活動開始時の高頻度発射はヒトの随意収縮時の運動単位活動でも観察されている．筋単位はこのような活動によって，張力を急速に増強させ，catch property のような筋単位の特性によって，発射頻度は落ちてもその張力レベルを保つことが

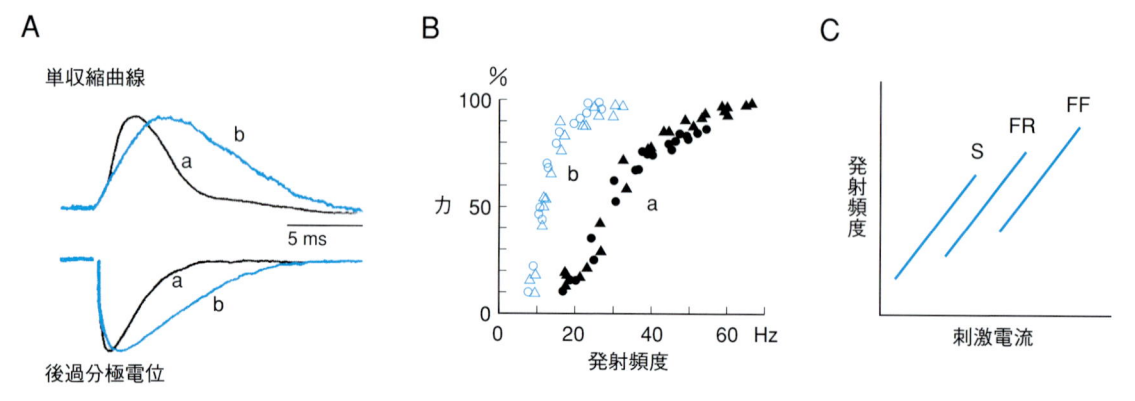

図 5-38 運動ニューロンの発射特性と筋単位の収縮特性
A：運動ニューロン（a, b）の後過分極電位とそれが支配する筋単位の単収縮曲線．後過分極電位の持続時間と単収縮の時間がほぼ等しい（Bakels Rら，1993[4]より改変引用）．
B：Aで示された運動ニューロンの発火頻度と筋単位の発生する力との関係（力-頻度関係）．運動ニューロンの発火は通電刺激によるもの．primary range の頻度で最大張力の約85％まで達している（Bakels Rら，1993[4]より改変引用）．
C：運動ニューロンの通電刺激と発射頻度との関係(f-I slope)．S型，FR型，FF型の順に持続発火に必要な電流値（電流閾値）と発火しはじめの頻度が高くなる．電流閾値は運動ニューロンによりほぼ10倍の開きがある（Binder MDら，1993[5]より改変引用）．

できるのではないかと考えられる．なお，この平坦電位の働きについては，以上の他に運動ニューロン動員の調節や種々の活動パターン（制御信号に直接応じて活動する，直接の駆動信号なしに持続的に発射する，反復群発射をするなど）に応じた設定をしていることも示唆されている．

運動ニューロンの発射頻度と筋収縮スピード

1 運動ニューロンの周波数-刺激電流関係と筋単位の力-頻度曲線

刺激頻度と筋単位が発生する張力との関係は，図5-38 Bに示されるごとくS字状の曲線を描く．したがって，運動ニューロンの発射頻度によって発生張力を大きく有効に変化させることができるのは，比較的限られた周波数の範囲ということになる．無拘束ラットの運動単位の活動を長趾伸筋とヒラメ筋で比較すると，平均の発射頻度はそれぞれの筋の力-頻度曲線の最も勾配の急峻なところにほぼ一致する[3]．また，曲線が立ち上がる，す

なわち，収縮の時間加重が起こり始める頻度は，その筋単位を支配する運動ニューロンが細胞内通電により持続発火を始める最低の頻度に近い値である．運動ニューロンの最低持続発射頻度は，そのニューロンのスパイク電位に続く後過分極電位（AHP）の持続時間に影響され，単収縮の全時間とAHPの持続時間とはほぼ一致する（図5-38 A）[4]．AHPはカルシウム依存性カリウムコンダクタンスの変化を反映している．細胞内通電量を変えて発火頻度との関係（運動ニューロンの周波数-電流関係）をみると，通電量が増えるに従って発火頻度は直線的に増し（primary range），ある値に達して以降勾配が急になる（secondary range）．筋単位の最大張力の約85％までは支配運動ニューロンのprimary rangeの発火頻度で調節されており，筋の力-頻度曲線の勾配が非常に緩やかになるところではsecondary rangeになる．このように運動ニューロンの発射頻度特性と筋単位の収縮のスピードとはよく適合している．ネコ内側腓腹筋神経を長期間低頻度刺激すると，この筋のすべての運動単位の収縮特性・筋単位部分の組織化学的性質がSO型に転換する．このとき運動ニューロンのAHP時間も延長するが，収縮時間に一致

するまでには至らない．筋線維の収縮時間はむしろ運動ニューロンの発射頻度によって決められており，また，AHPの持続時間は筋の活動量により逆行性の影響を受けていることが示唆されている．

primary rangeにおける勾配に支配筋単位の単収縮時間（運動単位の型）による違いはなく，持続発火の電流閾値およびそのときの発射頻度がS型，FR型，FF型の順に大きくなる（図5-38C）[5]．S型とFF型では電流閾値に約10倍の開きがある．すでに述べたplateau potentialの存在下では，筋紡錘1次終末などからの興奮性入力による周波数-刺激電流関係は急峻になる．

2 筋疲労とエネルギー消費の効率化

細胞内通電により運動ニューロンに持続発射を起こすと，発射頻度は最初急激に，次いで徐々に低下する．後期の順応はS型運動ニューロンよりF型運動ニューロンで顕著に現われる．ヒトにランプ・アンド・ホールド状の随意収縮を行わせると，ホールド時一定の力を保っているにもかかわらず運動単位の発射頻度が低下し，閾値の高い運動単位にこの傾向が強い．筋単位の強縮後増強はS型運動単位ではほとんど起きないが，FR型，FF型では大きい．閾値の高いFR型，FF型運動単位は活動中に同様の機構が働いて発生張力が増すので，発射頻度を落としても一定の力が保たれるのではないかと想像される．高齢者ではホールド中発射頻度が低下せず，高齢ラットのF型で強縮後増強の程度が低下していることは，前記の解釈を支持する．また，漸増性の随意収縮中で高閾値の運動単位が次々に動員され，その発火頻度が次第に高まる状況下では，すでに活動していた低閾値の運動単位の発火頻度は増加せず頭打ちの状態になる．これも低閾値で小さな運動単位に要求される以上の発火をさせて無駄なエネルギー消費を抑えるのに役立っているのではないかと考えられている．

最大努力の随意収縮を持続させると，疲労により次第に力が低下する．このとき運動単位の発射頻度は徐々に低下している．一定頻度の電気刺激を加えられた場合よりかえって力の低下の程度が緩やかである．この運動ニューロン発射頻度の低下は，疲労中に運動単位の収縮スピードが低下するのにマッチさせ，力発生を最適状態にし，また，エネルギーの浪費を防いでいるのではないかと考えられている（the muscle wisdom theory）（マースデン Marsden CD）．また，最大随意収縮力の50%のランプ・アンド・ホールド収縮を繰り返すと，次第に新たな運動単位が動員されてくるのと同時に，低閾値の運動単位の発射頻度が低下する．これもエネルギーの消費を抑えるのに役立っているようにみえる．なお，強い随意収縮中に起こる運動ニューロンの発射頻度の低下は，運動ニューロンの固有の膜特性，筋紡錘発射頻度の低下による脱促進，III/IV群筋求心線維の活動による抑制，運動野からの下行性駆動の低下による脱促進などが関与している．

以上述べてきたように，運動実行の最終段階に位置する運動ニューロンと筋とは，その静的・動的機能特性が相互に密接に関係していて，かつ，活動のパターンによく適合している．これら両者の整合性は，電気的活動のパターンや量，それに栄養因子による相互作用の結果である．

引用文献

1) Kanda K, Hashizume K：Factors causing difference in force output among motor units in the rat medial gastrocnemius muscle. *J Physiol* **448**：677-695, 1992
2) Enoka RM, Fuglevand AJ：Motor unit physiology：Some unresolved issues. *Muscle Nerve* **24**：4-17, 2001
3) Hennig R, Lømo T：Firing patterns of motor units in normal rats. *Nature* **314**：164-166, 1985
4) Bakels R, Kernell D：Matching between motoneurone and muscle unit properties in rat medial gastrocnemius. *J Physiol* **463**：307-324, 1993
5) Binder MD, Heckman CJ, Powers RK：How different afferent inputs control motoneuron discharge and the output of the motoneuron

pool. *Curr Opin Neurobiol* **3**：1028-1034, 1993

参考文献

6) Binder MD, Mendell LM (eds)：*The Segmental Motor System.* Oxford University Press, New York, 1990
7) Binder MD (ed)：*Peripheral and Spinal Mechanisms in the Neural Control of Movement.* Progress in Brain Research. Vol. 123, Elsevier, Amsterdam, 1999
8) Burke RE, Motor Units：Anatomy, physiology and functioal organization. *In*：Brookhart JM, Mountcastle VB (eds)：*Handbook of Physiology. The Nervous System, Motor System. Sect 1, Vol. II*, American Physiological Society, Washington DC, pp. 345-422, 1981
9) Cope TC, Pinter MJ：The size principle：Still working after all these years. *News Physiol Sci* **10**：280-286, 1995
10) Henneman E, Mendell LM：Functional organization of motoneuron pool and its inputs. *In*：Brookhart JM, Mountcastle VB (eds)：*Handbook of Physiology. The Nervous System, Motor Control, Sect 1, Vol II, Part 1*, American Physiological Society, Bethesda, pp. 423-507, 1981
11) Kernell D, Bakels R, Copray JCVM：Discharge properties of motoneurones：How are they matched to the properties and use of their muscle units？ *J Physiol* (*Paris*) **93**：87-96, 1999
12) Kuno M：A hypothesis for neural control of the speed of muscle contraction in the mammal. *Adv Biophys* **17**：69-95, 1984
13) Marsden CD, Meadows JC, Merton PA：Muscular wisdom' that minimizes fatigue during prolonged effort in man：Peak rates of motoneuron discharge and slowing of discharge during fatigue. *In*：Desmedt JE (ed)：*Motor Control Mechanisms in Health and Disease*, Raven Press, New York, pp. 169-211, 1983

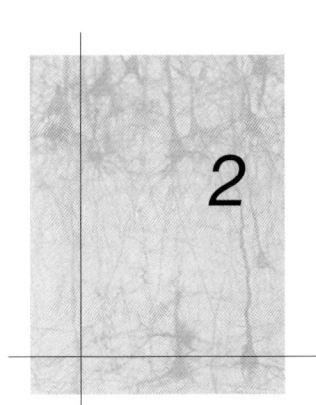

2 運動の神経機構
〔3〕筋紡錘・伸張反射とその異常

田中 勵作

運動は運動ニューロンの興奮を受けた骨格筋の収縮により実現する．運動ニューロンの活動を制御するために最初に発達した神経機構が「反射回路」である．脊髄・脳幹には多くの反射機構が存在する．その中で「筋伸張反射」は最も簡単な単シナプス性興奮性結合という中枢構造をもち，機能の明確さからも反射の代表格である．

本節では筋伸張反射回路の基本的構造と機能，そして本回路の活動異常がもたらす病態―筋緊張（筋トーヌスともいう）の異常―について解説する．

筋紡錘とγ運動ニューロン支配

筋活動に関わる重要な感覚情報として，筋の長さおよび張力があげられる．そして，それぞれに筋紡錘および腱紡錘の2種類の感覚器官が備えられている．

筋紡錘は文字通り紡錘形をした組織で，そのサイズは直径数百μm，全長数mmである（図5-39A）．筋伸張受容器として都合のよいように筋線維の走行と並列に配置されている．1個の筋に含まれる筋紡錘の数は筋により数十～数百に及ぶ．筋紡錘の密度は一般に細かな運動をする筋群ほど高い傾向にあるが，頚筋・脊柱筋では高いという例外もある．

平均的な筋紡錘は2種の錘内筋線維，2本ほどの核袋線維と4本ほどの核鎖線維，の集合体である（図5-39B）．その中央部および側方隣接部にそれぞれ1次終末と2次終末という感覚受容器があり，各々にIa群線維とII群線維の2種の感覚神経線維が分布している*．

1次終末/Ia群線維は，収縮要素である筋線維と平行に配置されている．したがってその活動は筋が他動的に伸張されるとともに伸張されて増強し，α運動線維の興奮などにより短縮すると緩みが生じて減弱・停止する（図5-40）．

筋を一定速度で伸張すると（図5-41 Aa, Ba），伸張刺激進行中に急激に発射頻度を増大させるが，伸張終了後に漸次頻度を下げて一定値に安定する．伸張前後の安定した発射頻度の差は長さの絶対値変化に対応するものであり，静的反応とよばれる．伸展進行中の急激な増強反応は伸張速度の高低に対応して増減するので，動的反応とよばれる．定量的には伸張中の最大頻度と伸張後の安定頻度の差で表す．なお，この動的反応は筋の短縮時には活動の激減という逆の形をとって現れる．

これに対し，2次終末/II群線維では静的反応が主体であり，感度もIa群線維より低い．

2次終末のさらに側方にはγ運動ニューロンの

---

*感覚線維は直径分布の太い順にI（20～12μ），II（12～6μ），III（6～1μ），IV（無髄）の4群線維に分類されている．1次終末から出る感覚線維はI群線維に属するが，腱紡錘から発する感覚線維もI群線維なので，便宜的に筋紡錘由来のものをIa，腱紡錘のそれをIbとよんで区別する．

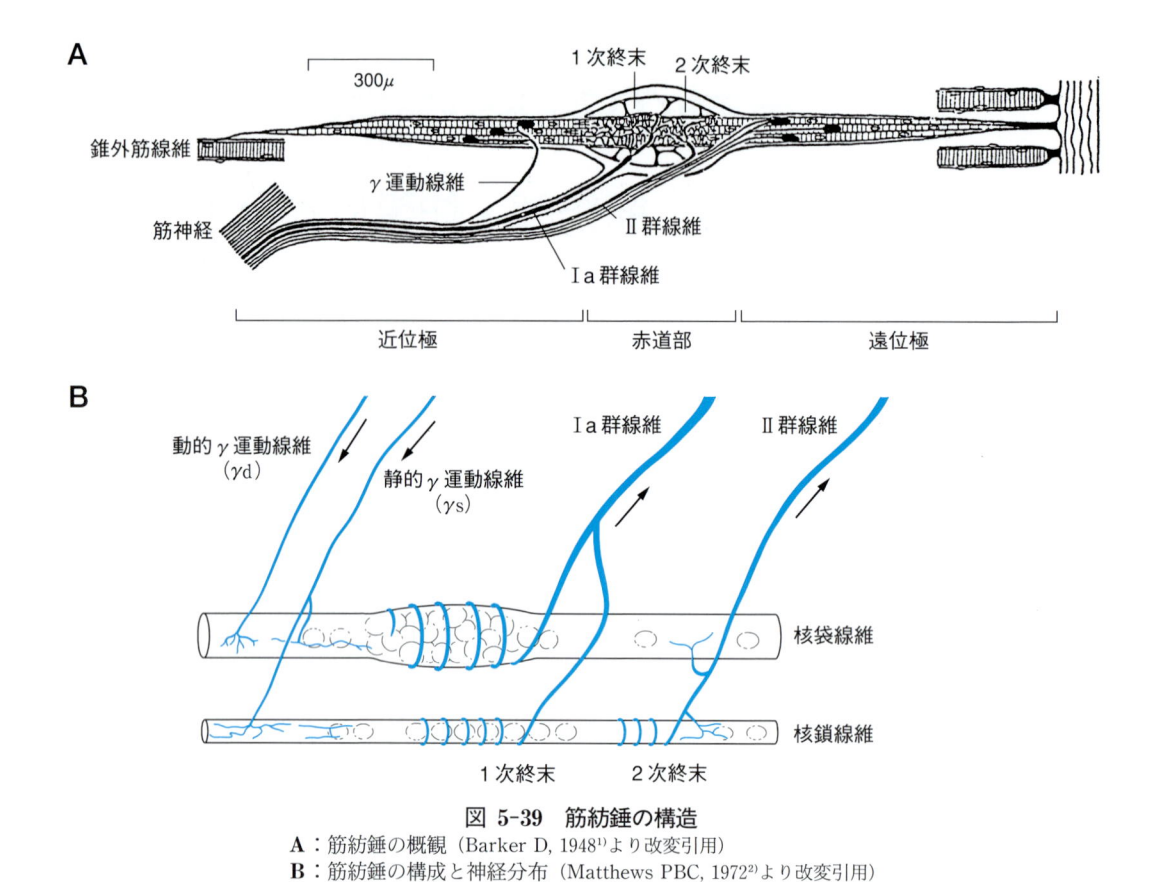

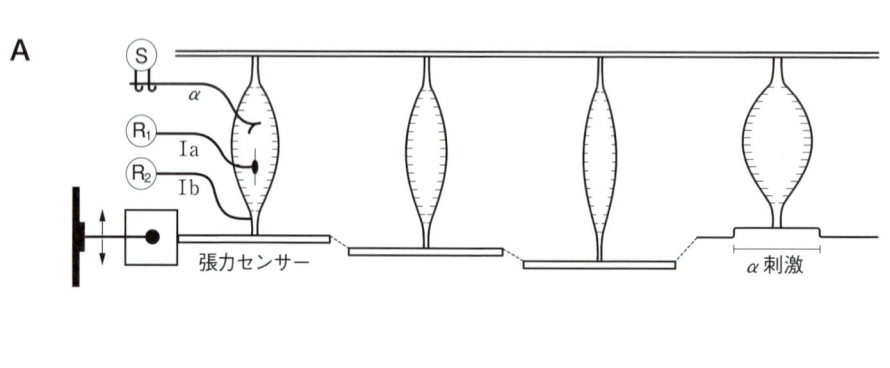

図 5-39 筋紡錘の構造
A：筋紡錘の概観（Barker D, 1948[1]）より改変引用）
B：筋紡錘の構成と神経分布（Matthews PBC, 1972[2]）より改変引用）

図 5-40 筋紡錘1次終末と腱紡錘の反応の比較
A：S, R1, R2は, それぞれα運動線維刺激電極, Ia・Ib活動記録電極を示す.
B：Ia・Ib群線維の活動記録

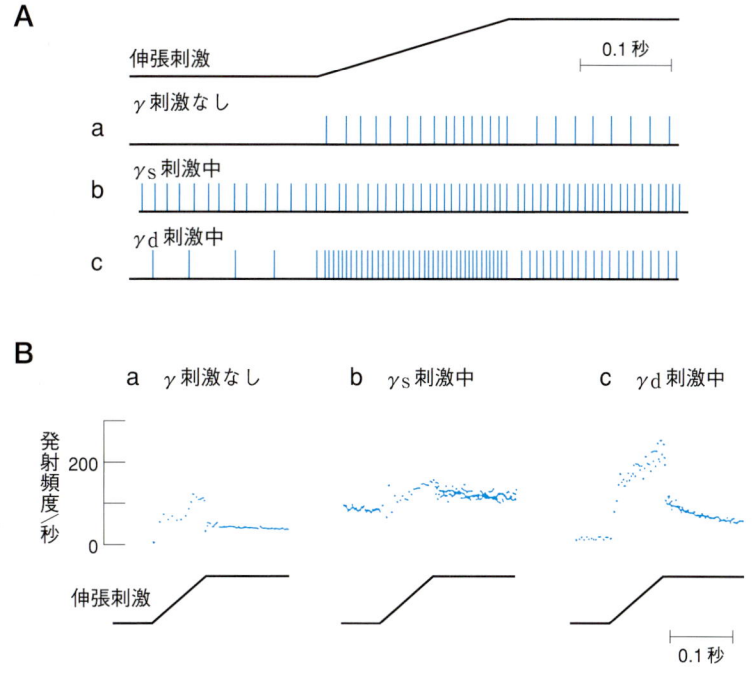

図 5-41 筋紡錘 1 次終末- I a 群線維の筋伸張に対する反応と γ 運動ニューロン活動の効果
 I a 活動の記録例（**A**）とその瞬時発射頻度ヒストグラム（**B**）を示す．
γs：静的 γ 運動ニューロン　　γd：動的 γ 運動ニューロン
（Matthews PBC, 1972[2]）より引用）

終末部が接合し，錘内筋線維を支配する（図5-39 B）．錘内筋線維は横紋筋の一種ではあるが，収縮力はきわめて弱く，筋張力として寄与する効果はない．γ運動ニューロンによる錘内筋線維の収縮の役目は1次・2次終末部の緊張度を強めて，その感度を高めることにある．Ia群線維の筋伸張刺激への反応が2種類あることに対応して，2種類のγ運動ニューロンが存在する．図5-41 Ab，Bbに示した例は静的反応を特異的に高めながら動的反応を抑えており，これを静的γ運動ニューロン（γs）とよぶ．図5-41 Ac，Bcでは動的反応が特に高まっており，動的γ運動ニューロン（γd）とよぶ．また，静的反応のみを示すII群線維はγsのみの調節を受ける．このような遠心性の筋紡錘感度調節機構は筋短縮の際に激減するはずのIa群線維活動を補償する（α-γ連関，後述）．さらに運動遂行場面に応じて筋の収縮情報，伸縮の長さあるいは速度，を選択して中枢にフィードバックできるようにする機能をもつと考えられている．

近年，錘外筋と錘内筋の両者を支配する運動ニューロンの存在が注目をあびており，これをαおよびγ運動ニューロンと区別するためにβ運動ニューロンとよぶ．サイズはα運動ニューロンと同等である．γ運動ニューロンと同じく静的反応および動的反応の感度を高める2種があり，それぞれβs，βdとよばれる．機能については，以下に述べるα-γ連関を個体で具現していることになろう．

腱組織に内在する腱紡錘（ゴルジ腱器官ともいう）は筋紡錘と異なり，筋線維に対して直列の配置をとり，張力センサーとしての役割をもつ．筋が他動的に伸張される場合にも能動的筋収縮によ

---

*γ運動ニューロンに対して，運動単位を構成する，あるいは錘外筋線維を支配する運動ニューロンをα運動ニューロンとよんで区別する．γ運動ニューロンの軸索直径はα運動ニューロンのそれ（10〜18 μm）より有意に細い（3〜8 μm）．

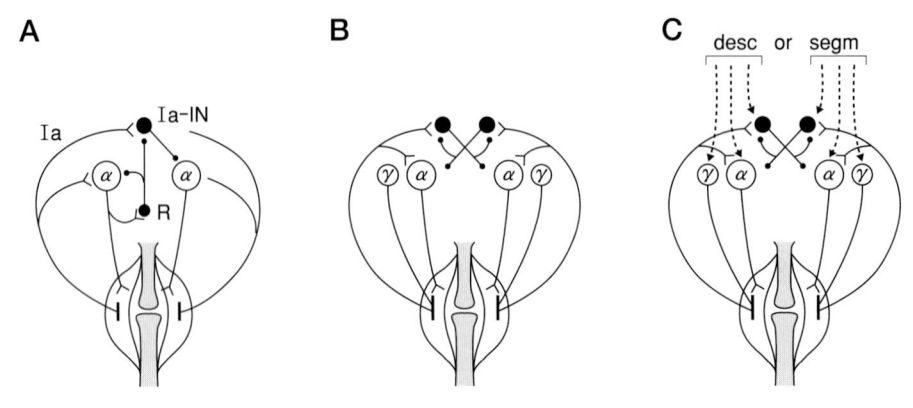

図 5-42　筋伸張反射をめぐる脊髄回路網
α：α運動ニューロン　　γ：γ運動ニューロン　　Ia：Ia群線維　　Ia-IN：Ia抑制ニューロン　　R：反回抑制ニューロン（レンショウ細胞）　　desc：下行性（上位脳よりの運動命令）入力　　segm：脊髄節性（反射性感覚）入力

り短縮する場合にも，ともに張力が発生して腱紡錘に作用し，その活動を増強する(図5-40)．伸張刺激に対する感度は筋の無活動時には筋紡錘のそれよりきわめて低く，さらに筋紡錘のような遠心性調節機構をもたない．しかし，筋がα運動ニューロンの興奮により能動的に収縮している状態では，伸張刺激に対する感度が筋紡錘に匹敵するまで急激に上昇して，筋張力情報の担い手としての意義を示している．

筋伸張反射

　筋紡錘は筋伸張反射の感覚入力部にあたる．Ia群線維は運動ニューロンプール内で同名筋およびその協力筋を支配する運動ニューロンと単シナプス性興奮結合をしており，筋伸張はこれらの運動ニューロンを直接に興奮させ，筋収縮を引き起こす(図5-42 A)．これが筋伸張反射の基本的構造である．いわゆる膝蓋腱反射（膝蓋骨下部の腱を叩くと大腿四頭筋が収縮して下腿が持ち上がる反射）がこの好例である．γ運動ニューロンは筋紡錘の感度を高めることにより反射活動の利得（ゲイン）を増大させる（図5-41 B）．

　近年，筋伸張反射の要因としてIa群線維による単シナプス性興奮結合に加えて多シナプス性興奮結合の関与が注目されている．さらに，従来は屈筋反射入力とされてきたII群線維による興奮性結合，脳幹・大脳を含む長ループ反射の関与も主張されている．

　αおよびγ運動ニューロンはともに上位脳（皮質脊髄路，前庭脊髄路など）あるいは末梢感覚神経から同じようなシナプス入力を受け，同時に活動することが多い（図5-42 C）．α運動ニューロンのみの興奮の際には筋が収縮すると筋紡錘が弛緩し，収縮前に存在していたIa群線維からの興奮性インパルスが低下・停止して，運動ニューロンへの興奮入力が減少することになる（前述）．しかし，同時にγ運動ニューロンが活動して筋紡錘の感度を高めれば，この減少を補償することができる．これを「α-γ連関」，あるいは単純に「α-γ同時活動」とよぶ．ヒトにおいて観察された結果を図5-43に示す．緩やかな能動的指屈曲運動の際に，主動筋が明らかに短縮していくにもかかわらず同筋Ia群線維の発射頻度が増大しており，γ運動ニューロン活動がα運動ニューロン活動（筋電図）と平行して生じていることがわかる．

　関節には反対方向へ引き合う複数の筋群が対となって付いている．例えば，上腕三頭筋と上腕二頭筋の組合わせのように，肘関節を伸ばす伸筋と屈曲させる屈筋である．伸筋どうしあるいは屈筋どうしのように同じ働きをする筋どうしを「協力筋」，伸筋に対して屈筋（あるいは屈筋に対して伸筋）のように反対の働きをする筋を「拮抗筋」と

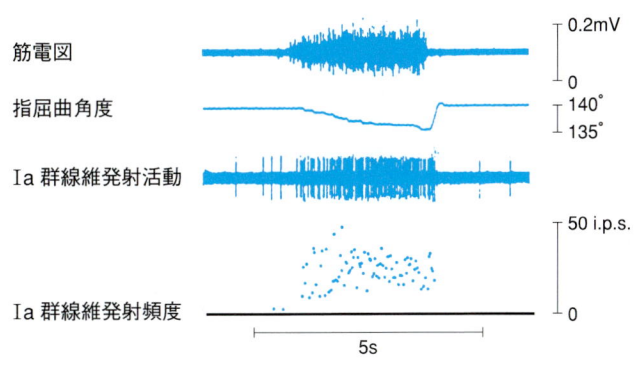

```
筋電図
指屈曲角度
Ia群線維発射活動
Ia群線維発射頻度
```
0.2mV
0
140°
135°
50 i.p.s.
0
5s

図 5-43　ヒトにおける「α-γ連関」の一例
(Vallbo AB, 1981[3]) より改変引用)

よぶ．主動筋（運動の主体となって収縮する筋）が興奮する際にその拮抗筋が抑制される機構を「相反性抑制」とよぶ．この仕組みが働かないと，主動筋の収縮により拮抗筋は伸張されて筋伸張反射が誘発されて収縮し，目的とする動きを妨げることになる．「相反性神経支配」とは主動筋の興奮と拮抗筋の抑制を一括した用語である．これは以下のように筋伸張反射においても成立している．

相反性抑制を実現する最も簡単な神経機構が"Ia抑制回路"である．Ia群線維は，同名筋・協力筋運動ニューロンとの単シナプス性興奮性結合に加えて，拮抗筋α運動ニューロンと1個の介在ニューロンを通じて2シナプス性抑制結合をもつ（図5-42 A）．この介在ニューロンはIa抑制ニューロンとよばれ，脊髄前角にある運動ニューロンプールのすぐ背内側部に集合して存在する．このニューロンの特徴は拮抗筋に属するIa抑制ニューロンをも抑制することである（図5-42 B）．このニューロンもα・γ運動ニューロンと同様な支配を上位脳・感覚入力から受けている（図5-42 C）．すなわち，相反性抑制についてもα-γ連関が成立することになる．

この抑制機構が実際に機能していることは，ヒトの随意運動において確認されている[4)5)]．

筋伸張反射に密接に関係するもう1つの重要な抑制機構として"反回抑制"（この抑制の発見者にちなんでレンショウ抑制ともいう）が存在する．α運動ニューロンの軸索側枝は前角腹内側（Ia抑制ニューロンに対して腹側）にある別種の抑制性介在ニューロンと結合する（図5-42 A）．このニューロンは，自らを支配するα運動ニューロンおよび同族のIa抑制ニューロンを抑制する．自らに回帰する閉じたループを形成するのが反回とよばれるゆえんである．筋出力の担い手であるα運動ニューロン活動が限度を超えた場合に負のフィードバックをかけてこれを抑え，相反性神経支配のバランスを保つ働きをもつ．

以上，筋紡錘・Ia群線維に端を発する筋伸張反射の特徴は，①正と負の出力をもっていること，②その活動は主動筋-拮抗筋両者のバランスの上に調節されていること，③さらに上位脳がこの仕組みを巧みに利用していること，に集約される．

筋緊張とその異常 —— 低下と亢進

1　筋緊張 muscle tone

健常者において無活動状態にある四肢筋を他動的に伸張すると，微弱な反発力を感じることがある．これを筋緊張あるいは筋トーヌスという．この主たる発生要因は筋固有の物理的弾粘性と筋伸張反射である．筋病変などによる筋組織自体の構造的変質を伴わないかぎり，筋の弾粘性は一定かつ恒常的である．全身麻酔下での筋伸張に対する反応がこれにあたり，手応えをほとんど感じない程度のものである．したがって，筋緊張の変動の主たる要因は筋伸張反射にあるといえる．反射の

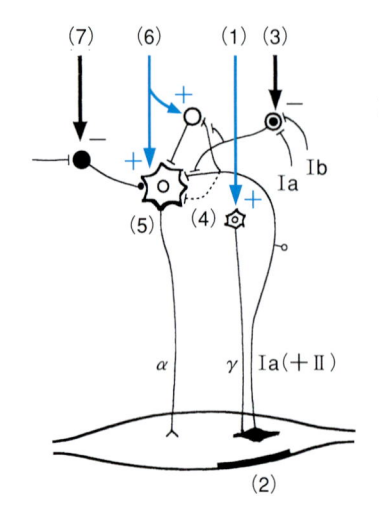

痙縮をもたらす要因

筋伸張反射回路要素
(1) γ運動ニューロン活動の亢進
(2) 筋の形態学的変化による筋紡錘受容器の感受性上昇
(3) Ia群線維終末に対するシナプス前抑制の減少
(4) Ia群線維の発芽現象
(5) シナプス後膜の感受性の増大

その他の神経要素
(6) α運動ニューロンへの興奮性入力の増大
(7) α運動ニューロンへの抑制性入力の減少

図 5-44 筋伸張反射活動の亢進をもたらす脊髄機構の概観
介在ニューロンは多シナプス性結合を代表させており，必ずしも1個とはかぎらない．
青矢印は興奮性（＋），黒矢印は抑制（－）であることを示す．筋上の肥厚部分は構造上の変化を示す．

活動状態は上位運動中枢に依存しているので，中枢の機能状態を鮮明に反映する．

十分な安静状態にある健常者では通常筋伸張反射は出現しない．しかし，医師による診察を受ける時など多少のストレス状態にある場合には，筋伸張反射回路の興奮性レベルが若干上昇して他動的筋伸張に際して反応を生じやすくさせ，上記のような微弱な反発力となる．これは健常者にも観察される正常な筋緊張レベルである．ただしこのような抵抗は被検者が精神的に落ち着くとともに消失する．精神緊張その他で容易にこの状態を生じることは健康体であることの証左である．また，このことは必要に応じて運動を開始させるための準備状態を作るのに役立っていることになる．このレベルを明らかに上下に逸脱した筋緊張を呈する場合，筋緊張低下症あるいは亢進症とする．

2 筋緊張低下症 hypotonia

無運動状態で，精神緊張状態を高めたり一定の増強負荷を与えてもまったく受動的で手応えのない状態である．多くは末梢性障害により筋伸張反射回路の入力部（感覚神経）あるいは出力部（運動神経）が遮断されて生じる．障害の部位により他の特徴的な徴候を伴うことになる．例えば，ポリオ（急性灰白髄炎）では運動ニューロンそのものが侵されるので運動麻痺・筋萎縮を伴う．Ia群線維の変性を伴う脊髄癆では運動麻痺はないが肢位感覚の障害を伴う．

中枢性障害による例としては，脊髄ショック（脊髄損傷の急性期），小脳障害あるいはコレア（舞踏病）やジストニアなどの不随意運動を主徴とする大脳基底核疾患（ただし，不随意運動の出現していないとき）などがあげられる．小脳障害での筋緊張低下ではγ運動系の選択的機能低下が重要視されている．

3 筋緊張亢進症 hypertonia

安静時において常に筋伸張反射を示す状態は明らかに病的であり，筋緊張亢進症としての診断は容易である．亢進症の現れ方はさまざまであるが，代表例として痙縮と固縮をあげる．この状態を引き起こす要因を図5-44に模式図とともに箇条書きした．本図では筋伸張反射回路網を構成する要素とそれに付随する要素に着目している．亢進症を伴う疾患はさまざまであり，障害される中枢部位・内容・程度なども多岐にわたっている．したがって，それぞれ疾患により異なったメカニ

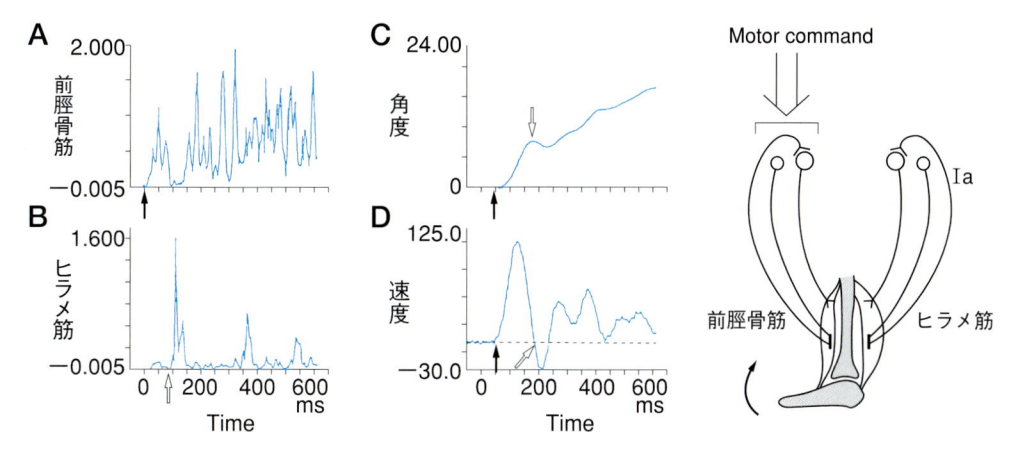

図 5-45　痙性患者の足背屈運動の異常
A，B：前脛骨筋（TA），ヒラメ筋（SOL）の筋電図（積分値表示）を示す．
C，D：踝関節の角度（deg）と速度（deg/s）の変化を示す．
白矢印：主動筋・拮抗筋の筋電図の開始時点，黒矢印：引き戻し運動の開始および背屈運動の開始時点
（A～D：Corcos DM ら，1986[7]より改変引用）

ズム（の組合わせ）による亢進症があり得ることを念頭におくべきである[6]．

◆ **痙縮 spasticity**

痙縮は相動性筋伸張反射 phasic stretch reflex（反応の強度が筋の伸展速度に比例する）の病的亢進状態として定義される．腱単打に対する反応の亢進のみならず，徒手的筋伸張検査法により，①筋の受動的伸張が進行しているときに特異的に出現し，伸張刺激の停止で速やかに減弱あるいは消退する抵抗感，②筋伸張の速度が高いほど強くなる抵抗，が特徴である．痙縮が高度になると，間代（クローヌス）や折り畳みナイフ現象を示す．大脳から脊髄に至る中枢神経系内のいろいろなレベルに生じる脳血管障害，外傷，変性などを病因とする．病変の部位・程度により多彩な徴候，運動麻痺，屈筋反射亢進，病的反射出現，知覚障害，などを合併する．

痙縮が個々の患者にみられる運動障害にどこまで関わっているかを見きわめるのは必ずしも容易ではない．痙縮そのものに起因する運動障害についてこれまで確認された2点について述べる．第1は，相動性筋伸張反射活動の亢進による相反性神経支配の機能障害である．図5-45に示すように，痙性患者に急速な随意的足背屈運動を行わせるとその軌跡は健常者のように滑らかではなく，百数十 msec で一時的に底屈方向に引き戻されてしまう（図5-45 C，白抜き矢印）．この引き戻しは速度記録で負の速度として記録され，一層明らかである（図5-45 D）．

筋電図パターンをみると，前脛骨筋（TA，主動筋）では最初の群発-小休止-第2群発が（図5-45 A），そしてその小休止の時期に対応してヒラメ筋（SOL，拮抗筋）に群発が観察される（図5-45 B）．TA の記録は健常者の急速な屈伸運動時にみられる3相性筋電図パターンに相似する．重大な相違は SOL の群発が異常に大きいことで，上記の引き戻しはこの拮抗筋活動の結果である．このような反応は健常者では最大努力に近い運動にのみみられるものであり，筋電図量も微弱である．患者での反応は筋伸張反射活動の異常亢進に由来する．このような過剰反応の原因の一つとして，運動開始時の相反性抑制機構の障害が関与している可能性がある[6]．

第2は，運動麻痺に対する2次的作用である．腱延長術，アルコールブロック処置による痙縮症状の軽減が，随意収縮力の著しい改善をもたらすという臨床上の経験からうかがい知ることができる．その一例を図5-46に示す．脳血管障害による片麻痺患者において，下腿三頭筋の痙縮を軽減さ

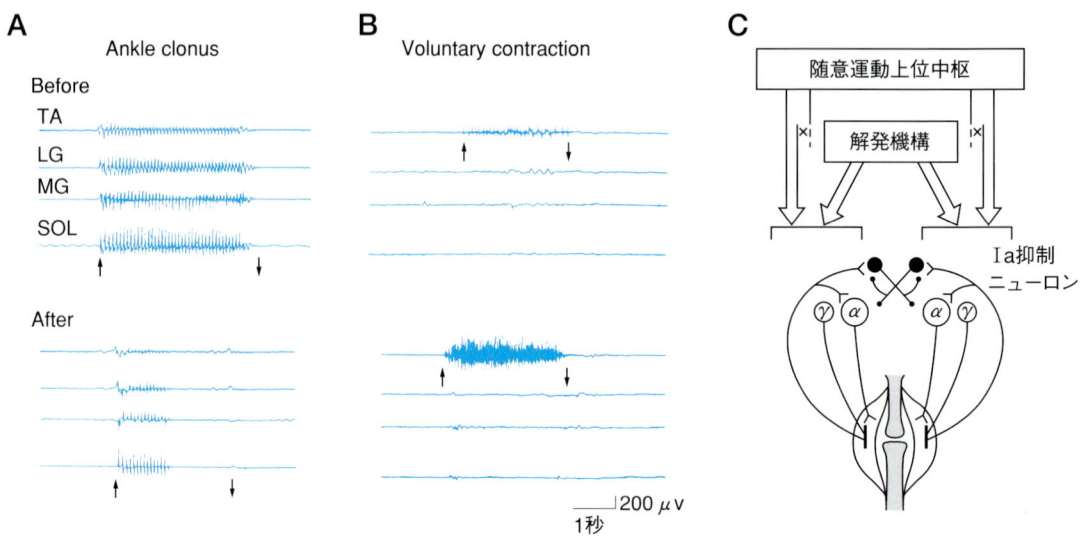

図 5-46 片麻痺患者の痙縮下腿三頭筋（LG, MG, SOL）に対するアルコール・ブロックの効果
A, B：下腿三頭筋クローヌスの軽減（A）と前脛骨筋筋力（TA）の向上（B）を示す．
C：効果のメカニズムを示す模式図
（Yanagisawa N ら，1976[8]）より改変引用）

せる目的で同筋の運動点にアルコール・ブロックを行い，α 運動線維の遮断による筋力の低下を僅少にとどめながらクローヌスを著明に減少させることができた（図5-46 A）．このブロックの予期せぬ副産物は，術前には極度に低下していた前脛骨筋の随意最大収縮力が，この筋自体の神経支配に直接手を加えていないにもかかわらず，大幅に向上したことである（図5-46 B）．この現象は，術前には伸筋優位の痙縮—筋伸張反射活動亢進—がⅠa抑制回路を通じて屈筋の興奮性を抑えて，下行路遮断による筋力低下を2次的に増悪させたものと解釈できる（図5-46 C 参照）．

痙性を示す疾患群の多様性からみてもその神経機構を一元的に説明することは不可能であろう．現在実験結果を基に提唱されているいくつかの説を取り上げる．この最右翼は選択的 γ 神経ブロック実験に基づいた「γ 運動ニューロン活動の亢進」説，特に動的 γ 運動ニューロン活動の亢進である．この関与は上述の生理学的特性から容易に理解できる．次いで，Ⅰa 線維終末部におけるシナプス前抑制機能の低下も重要視されている．

今後の課題としては，上位運動中枢の多岐にわたる障害がそれぞれどのような仕組みによりこの

ような筋伸張反射機能の異常を起こすのか，という点である．このことは次の固縮に関してもいえることである．

◆ 固縮 rigidity

固縮は持続性筋伸張反射 tonic stretch reflex（反応の強度が筋の伸ばされた長さに比例する）の病的亢進状態として定義される．徒手的筋伸張検査法では伸張の長さに従って抵抗感を増し，伸張を途中で停止しても抵抗感は消退しない．腱反射検査では亢進が目立たないことが多い．代表的な疾患としてパーキンソン病があげられる．

この神経機序も，痙縮の場合と同様に選択的 γ-ブロックの方法が応用され，γ 系活動の亢進状態を原因とする説が中心である．ここでは静的 γ 活動の亢進が主体である．マイクロニューログラム研究の結果は必ずしも γ 系活動の亢進を示していないという．固縮筋の伸張に対するⅠa 群線維の反応は弱い随意収縮下の正常筋のそれと近似しており，その程度は背景筋電図量に比例し，α-γ 連関に従うと報告された．これら2種の実験結果の乖離はいまだ解決されていない．また近年，パーキンソン病では上位脳における運動実行プログラ

BOX

■ ワルテンベルグの業績

　Robert Wartenberg（1887～1956）は，どの臨床神経学の教科書にも必ず顔を出すほどの人物である．例えばワルテンベルグ反射とは，患者の拇指以外の4指の先を軽く曲げさせ，そこに検者の指2本を横にして軽く当てて，検者のその指をハンマーで軽く叩いた時に，患者の拇指が反射的に屈曲することを陽性とする．これは上肢の深部反射の異常亢進の証拠として診断学では有名な徴候である．また，検者の4本指を患者の4本指に引っ掛けるように当てて互いに引っ張った時，フリーであった拇指がゆっくりと内転してくるとそれは異常な協同運動であり，その側に錐体路障害があることを推定できる．これもワルテンベルグ徴候（実はこの名のついたものは数多くあるが）とよばれている．

　ワルテンベルグの名前は，実は佐野圭司教授が訳された「神経学的診察法」という薄い本の原著者としても有名であり，われわれの世代の神経内科医は必ず熟読したものである．神経学的な診察の真髄がコンパクトながら熱っぽく述べられている名著である．その姉妹編として「反射の検査法」という本もある．これはいわゆる全身の深部反射について，その発現メカニズムを先の著書よりもさらに熱っぽく語っているものであり，「すべての深部反射は筋伸展反射である」ことを繰り返し説いている．例えば，上肢にはHoffmann反射のように一見Babinski徴候のような病的反射と思われるものもあるが，これも実は単なる筋伸展反射の亢進にすぎないことを明解に述べている．

　彼は，若い頃ドイツのフライブルグ大学神経科にいたが，ナチスの手を逃れて米国に渡り，後にサンフランシスコ大学の臨床神経学教授になったリトアニア系の米国人である．日本からの留学者も多く，その中に後の新潟大学名誉教授で日本神経学会理事長を長く務めた椿忠雄氏もいる．

（国立精神・神経センター　金澤一郎）

ム作成に問題があることも示されている．

■ 引用文献

1) Barker D: The innervation of the muscle-spindle. *Quart J Micro Sci* **89**: 143-186, 1948
2) Matthews PBC: *Mammalian Muscle Receptors and Their Central Actions*. Edward Arnold, London, 1972
3) Vallbo AB: Basic patterns of muscle spindle discharge in man. *In*: Taylor A, Prochazka A (eds): *Muscle Receptors and Movement*, pp. 263-275, Macmillan, London, 1981
4) Tanaka R: Reciprocal Ia inhibition during voluntary movements in man. *Exp Brain Res* **21**: 529-540, 1974
5) 田中勵作: 随意運動調節における抑制の役割. 臨整外 **25**: 1049-1055, 1990
6) 田中勵作: 痙縮の神経機構―再訪. リハ医学 **32**: 97-105, 1995
7) Corcos DM, Gottlieb GL, Penn RD, et al: Movement deficits caused by hyperexcitable stretch reflexes in spastic humans. *Brain* **109**: 1043-1058, 1986
8) Yanagisawa N, Tanaka R, Ito Z: Reciprocal Ia inhibition in spastic hemiplegia of man. *Brain* **99**: 555-574, 1976

2 運動の神経機構

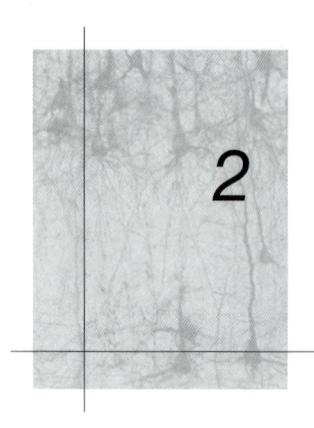

〔4〕脊髄の運動制御

工藤 典雄

介在ニューロンの役割

上下肢の運動に密接な関係のある頸膨大部と腰膨大部の脊髄の灰白質には，多数の出力細胞と介在細胞がある．出力細胞は比較的大型で，その軸索を骨格筋に投射する運動ニューロンと上位脳に投射する脊髄上行路起始ニューロンからなる．軸索投射が脊髄内に終わるニューロンは，脊髄介在ニューロンまたは脊髄固有ニューロンとよばれる．介在ニューロンは，運動ニューロンや脊髄上行路起始ニューロンに比べて，一般的に細胞体は小さい．図 5-47 に示すように，脊髄の後角，中間帯，前角いずれの部位においても，小型の介在ニューロンの数は大型のニューロンに比べて圧倒的に多い[1]．運動ニューロンが存在する前角では，比較的大型のニューロンが多いが，それでも介在ニューロンの数よりはるかに少ない．

介在ニューロンは，軸索が短く，その投射が髄節内に限局するものをいうが，実際にはすべての脊髄介在ニューロンの軸索側枝は，白質に出て，他の髄節の灰白質にも投射する．一般的に，比較的長い軸索をもち，脊髄固有ニューロンとして特別に呼称されているニューロン（例えば，頸髄において皮質，赤核，視蓋，網様体から入力を受ける C3-C4 脊髄固有ニューロン系）以外は，軸索が数脊髄節にまたがって側枝を出していても介在ニューロンとして扱われることが多い．

運動ニューロンに直接シナプス結合している末梢からの一次求心性線維は，筋紡錘由来のⅠ群線維と少数のⅡ群線維のみである．他の末梢入力はすべて介在ニューロンを介する多シナプス反射路を構成する．皮質脊髄路，前庭脊髄路，網様体脊髄路などの脊髄下行性の線維も，一部の運動ニューロンに直接興奮性シナプスを形成するが，その作用は弱い[2]（図 5-48）．したがって，反射性の運動も，上位脳からの下行性指令による運動も，その多くは介在ニューロンによって中継されてい

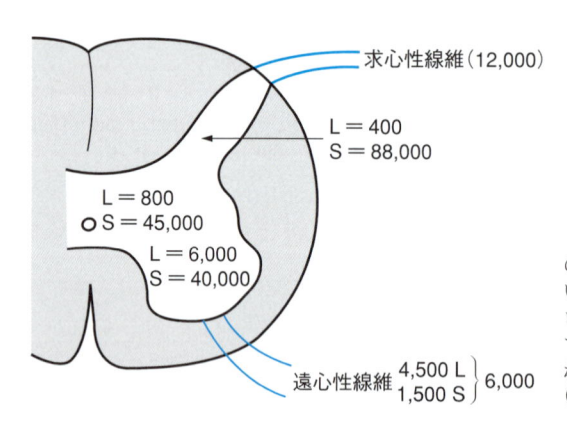

図 5-47 入出力線維とニューロンの数
イヌの第 7 腰髄の求心性線維の数と遠心性線維の数を示す．遠心性線維は 8 μm を境界にして太い線維 (L) と細い線維 (S) に分けてある．ニューロンの数はそれぞれ後角，中間帯，前角に分類してある．直径が 34 μm 未満のニューロンを S，それ以上のものを L で表してある．
(Gelfan S ら, 1963[1]より改変引用)

図 5-48　単シナプス性と多シナプス性効果
上のトレースは後肢伸筋運動ニューロンの細胞内誘導記録，下のトレースは脊髄背側電位．1〜5発の外側前庭核の刺激によって誘発される興奮性シナプス後電位（EPSP）を重ねて示してある．それぞれの刺激によって誘発される単シナプス性興奮（矢印）の応答の大きさは変わらない．一方，連続刺激によって誘発される多シナプス性応答は，単シナプス性応答よりはるかに大きくなる．
(Grillner S ら，1976[2])より改変引用)

る．上位脳からの脊髄下行路効果を脊髄運動ニューロンに中継する介在ニューロンと，脊髄反射に関わる末梢入力を脊髄運動ニューロンに伝える介在ニューロンは，独立した別のグループであると考えられたこともあった．しかしながら，現在では，個々の介在ニューロンは，末梢入力，上位脳からの下行性入力，他の介在ニューロンからの入力が収束しており，情報の統合の場として働くことが明らかとなった．したがって，介在ニューロンによって構成される神経回路網が脊髄運動中枢の実体といえる．

介在ニューロンは，その軸索が脊髄内に終止しているため，生理学的な同定がむずかしい．そのため，運動制御系における個々のニューロンの機能や集団としての役割分担には未知の部分が多い．近年，発達の過程では，特有な遺伝子や転写因子の発現パターンなどで介在ニューロンを区分けして同定することができるようになりつつあるが，この手法は成熟動物にはいまだ適用できない．また，幼若動物（ラットやマウス）の脊髄摘出標本やスライス標本を用いた in vitro の実験系が開発され，介在ニューロンの機能やその形態学的特徴が詳しく調べられつつある．しかしながら，これらの実験系では，介在ニューロンと上行路起始ニューロンとの区別が難しいことが多く，結果の解釈には十分な注意が必要である．

この節では，運動系の脊髄調節機構のうち，介在ニューロンの役割が比較的詳細に調べられている例について概説する．

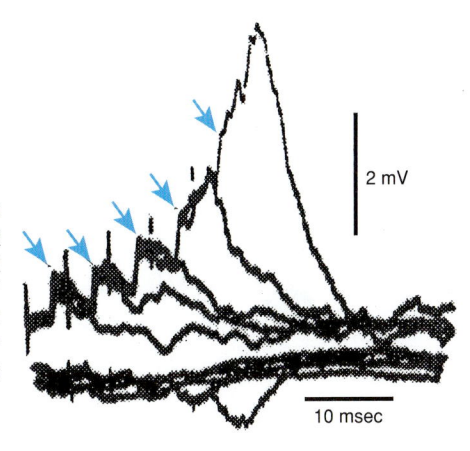

関節角度の調節——拮抗作用

四肢の運動制御には，関節角度の調節機構が主要な役割を担う．関節角度の調節には，ある方向に関節を動かす筋（主動筋）とそれと反対の作用をする筋（拮抗筋）との間にある拮抗抑制 reciprocal inhibition の機構が重要である．例えば，屈筋が収縮するとき，拮抗筋である伸筋の活動が抑制されて弛緩すれば，滑らかな関節角度の調節が可能になり，屈曲運動が容易になる．逆に，屈筋と伸筋の間に相互抑制がほとんどない場合は，伸筋と屈筋を同時に収縮させ，関節の硬さ joint stiffness を高い状態に保ち，外部からの力や負荷に対して関節の角度を一定に保つことができる．

1　Ia 抑制

「筋紡錘・伸張反射」の節で述べられているように，ある筋からの Ia 群線維入力は直接同じ筋を支配する運動ニューロンを興奮させる（単シナプス反射）とともに，抑制性介在ニューロンを介して拮抗筋の運動ニューロンを抑制する（Ia 抑制）（図 5-49）．この経路は拮抗抑制の最も単純な経路であり，中継する抑制性介在ニューロンの部位も同定され，その機能についてもよく調べられている[3]．

この反射路を構成する抑制性介在ニューロン（Ia 介在ニューロン）は，末梢の筋紡錘由来の 1

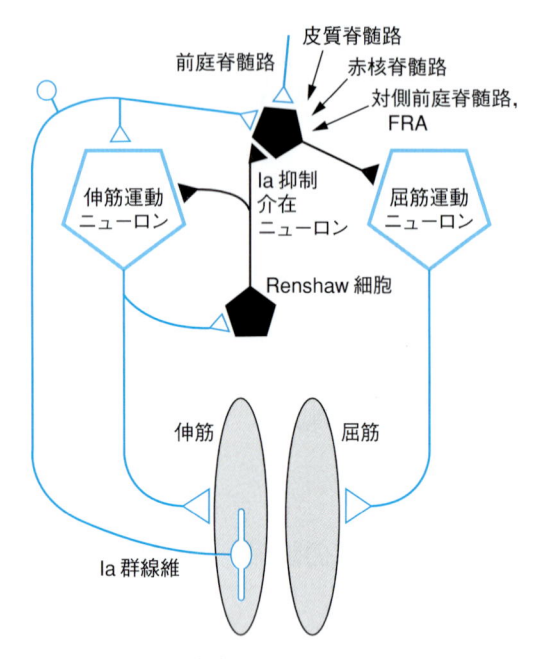

図 5-49　Ia 介在ニューロンへの入力の収束
伸筋運動系の反回抑制と Ia 抑制のみを示す．基本的には同様の機能構築が屈筋系にも存在する．

次求心性線維（Ia 群線維）から入力を受けるだけではなく，皮質脊髄路や前庭脊髄路などの多くの脊髄下行路線維からシナプス入力を受けている（図5-49）．これらの下行性入力によって介在ニューロンの興奮性を変化させ，拮抗抑制の強さを調節することができる．この機構は，伸筋と屈筋の張力を微妙に調節し，ある運動に最適な関節の硬さを作り出す．

2　屈曲反射と交叉性伸展反射

侵害刺激によって起こる同側の肢を躯幹に引き寄せる屈曲反射では，屈筋運動ニューロンの興奮と拮抗筋である伸筋運動ニューロンの抑制がみられる．この場合は，興奮路も抑制路も2つ以上の介在ニューロンを介して運動ニューロンに伝達されている多シナプス反射である[4]．この屈筋運動ニューロンへの興奮と伸筋運動ニューロンへの抑制の組合わせによって，素早い円滑な逃避反射が可能になる．また，同じ侵害刺激は，反対側の肢に逆のパターンの運動を引き起こす．すなわち対側の伸筋運動ニューロンの興奮と屈筋運動ニューロンの抑制である．これを交叉性伸展反射という．この対側の反射運動は，屈曲反射に際し，反対側の肢で体重を支える制御機構と考えられている．

屈曲反射や交叉性伸展反射は，必ずしも高閾値の神経線維の興奮による侵害刺激ばかりではなく，比較的閾値の低い皮膚神経や関節神経の刺激によっても起こる．そこでこれらの屈曲反射を引き起こす求心性線維を一括して flexor reflex afferents (FRA) とよぶことがある．しかし，皮膚に由来する一次求心性線維は，常に屈曲反射を起こすのではなく，刺激される部位（例えば，手掌や足底）によっては固有の反射活動が誘発されるし，また同じ部位の皮膚刺激でも特定の筋には屈曲反射のパターンとは異なる効果が観察される．すなわち，皮膚反射の効果は常に固定されたパターンで出現するものではなく，生体内外の状況や個々の筋によって変化しうる．

3　歩行運動のパターン形成機構

歩行運動は伸筋と屈筋の交代性の運動であり，その形成機構にはいろいろな考えが提唱されている（「姿勢制御と歩行」の節参照）．例えば，伸筋運動ニューロンを興奮させる介在ニューロン群と，屈筋運動ニューロンを興奮させる介在ニューロン群との拮抗的な相互抑制が歩行運動形成の基本機構であるという仮説 (half-center hypothesis) は，ネコの実験から提唱されている．

四肢で歩行する動物の移動運動（歩行運動）では，そのスピードによって，左右肢や前後肢の活動の位相が異なる[5]（図5-50 A）．また，除脳ネコにおいて中脳歩行中枢の連続刺激によって誘発される歩行運動でも，刺激の強度によって歩行運動のパターンは変わることが知られている[6]（図5-50 B）．これらのことから歩行運動は，単に介在ニューロンレベルの拮抗抑制による伸筋・屈筋の交代性のリズム運動ではなく，状況によって四肢の運動パターンを変化させうる，より複雑な中枢神経機構によって形成されていると考えられる．この神経機構は Central Pattern Generator

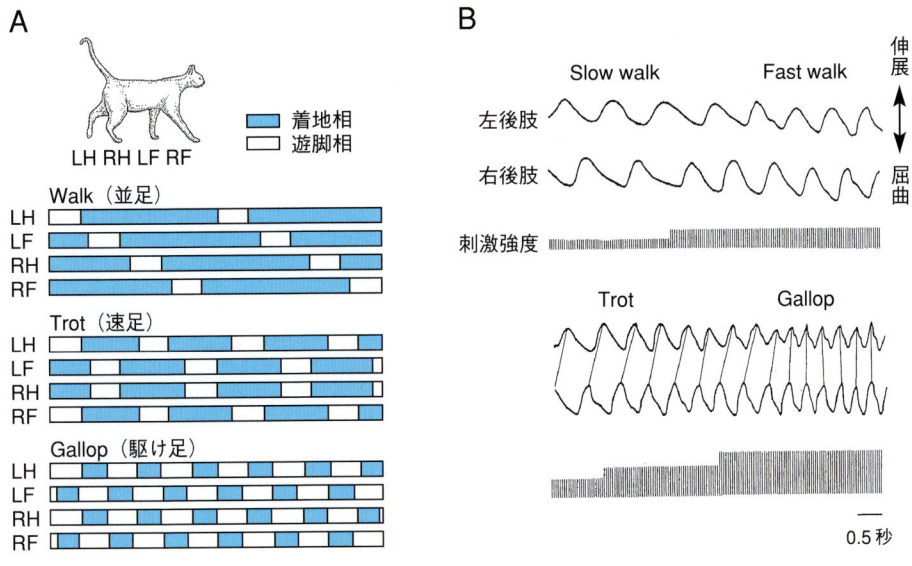

図 5-50 歩行運動のパターン
A：ネコの並足，速足，駆け足における四肢の着地相と遊脚相の関係を示す．並足では，常に3本以上の肢が着地している（Schepherd GM, 1988[3]）より改変引用）．
B：除脳ネコの中脳歩行中枢の刺激強度を次第に増すと，リズムの頻度は高くなり，歩行パターンも変化する（Pearson K, 1976[6]）より改変引用）．

（CPG）とよばれる[7]．

歩行運動は頚髄の刺激でも起こる．また脊髄を胸髄のレベルで切断しても，ネコやラットでは，脊髄ショックから回復後に歩行ベルトの上で後肢に歩行運動が出現する．さらに，ヒトの無脳症の場合にも歩行様運動が出現することなどから，脊髄に介在ニューロン群からなるCPGの神経機構があると考えられている．近年，この神経機構を構成する介在ニューロンの局在部位についても明らかにされつつある．

新生ラットやマウスの脊髄・後肢の摘出標本を用いた in vitro 実験系においては，興奮性アミノ酸やセロトニンを灌流液に投与することによって左右肢の交代性の歩行様運動が誘発できる[8]（図5-51）．また，in vitro 標本において脳幹や吻側脊髄の刺激によっても歩行様のパターンをもつ運動ニューロンの活動が記録できる．これらの標本を用いた薬理学的実験から，左右の肢や伸筋・屈筋の交代性運動はいずれもグリシン性の抑制機構が関与していることが明らかにされている．また，グリシンやGABAによって伝達される抑制路の遮断によってもリズム運動は出現することから，

歩行運動のリズム形成には，前述の相互的な拮抗抑制の機構は必ずしも必要ないと考えられている．しかし，CPGにおける歩行パターン形成やパターンの変換機構の詳細についてはいまだわかっていない．

最近，成熟動物の中枢神経も末梢神経と同様に適当な条件下では，損傷後にその軸索が再生することが明らかになり[9]，脊髄においても損傷後の下行路軸索の成長を促進する因子の研究が盛んになっている．胸髄損傷の軸索再生の機能的解析として，後肢歩行運動の回復や前後肢歩行の協調性が指標として利用されることが多いが，これらの実験によく利用される齧歯類では歩行運動のCPGの自律性が高い．そのため，機能回復の判定に歩行運動を使用する場合は十分慎重である必要がある．

帰還路による運動制御

運動の制御には，運動指令やその効果を運動中枢にフィードバックする帰還路の働きが重要であ

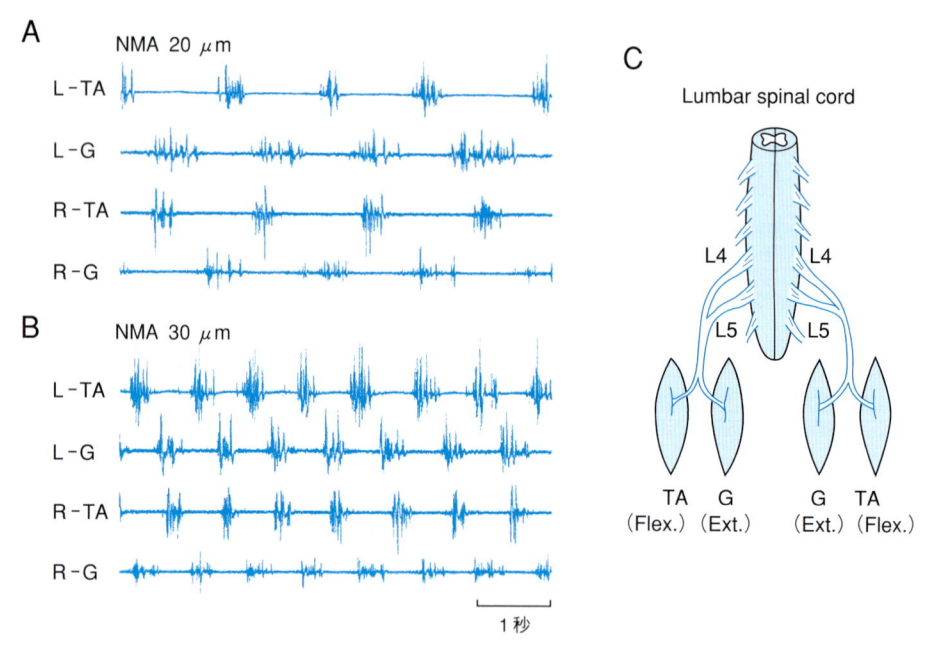

図 5-51　摘出標本における歩行運動
興奮性アミノ酸である N-Methyl-D, L-aspartate（NMA）を灌流液に投与すると，左右の同名筋の交代性運動，同側の拮抗筋の交代性運動が誘発される．A, B は左右の前脛骨筋（TA）と腓骨筋（G）から誘導された筋電図．NMA の濃度を上げるとリズムの頻度は高くなる．
（Kudo N ら，1987[8]）より改変引用）

る．脊髄における運動調節においてもこの制御系の役割は大きい．この帰還路の機構が，①脊髄内に限局する場合と，②運動情報が上位脳にまで到達し，新たな運動指令や調節信号となって脊髄運動中枢へフィードバックされる場合とがある．筋の長さを一定に保つ伸張反射は，前者の一例である．ここでは，さらに比較的詳細が明らかにされているいくつかの帰還路について述べる．

1 反回抑制

運動ニューロンの出力は，遠心性線維となり筋に投射するが，その軸索は脊髄内で側枝を出し，介在ニューロンにコリン作動性のシナプスを形成する（図5-49）．この介在ニューロンは発見者の名前にちなんでレンショウ（Renshaw）細胞とよばれ，運動ニューロンの活動によって特徴的な連続したスパイク発射を起こす．Renshaw 細胞の軸索は，自らの運動ニューロンを含む同名筋を支配する運動ニューロンにシナプス結合をし，グリシンを伝達物質とする時間経過の長い抑制を引き起こす．この抑制を反回抑制，または Renshaw 抑制という．反回抑制は主としてネコを用いて研究されてきたが，ヒトについても，筋電図とコリン作動薬の作用を指標としてその存在が明らかにされている．

同名筋運動ニューロン間の反回抑制は，指の筋を支配する運動核以外のすべての運動核で観察される．さらに，この抑制は協同筋運動ニューロンにも及ぶ．したがって，反回抑制は主動筋運動ニューロンの出力の利得を調節するとともに，一種の側方抑制として出力を主動筋に限局させる働きをもつと考えられる．

Renshaw 細胞の軸索は，さらに，同名筋の Ia 群線維が投射する抑制性介在ニューロンにも投射し，筋紡錘からの拮抗抑制を抑制する（図5-49）．これは，前述のように主動筋と拮抗筋を同時に収縮させ，関節の角度を一定に保つ機構（co-contraction strategy）として重要である．

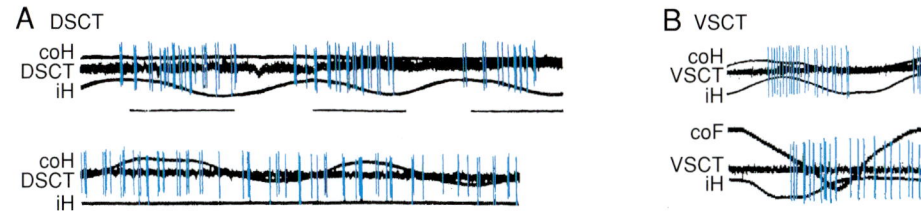

図 5-52　脊髄小脳路ニューロンの発射活動と歩行運動
A：中脳歩行中枢の刺激による歩行運動中の後脊髄小脳路（DSCT）ニューロンの活動．iH，coH：同側および反対側後肢の動き（屈曲が上向き）．上の記録は，反対側の肢を固定してあるが，DSCTニューロンには，歩行リズムと同期した群発射がみられる．最下段のトレースは着地相を示す．下の記録は，同側の後肢を固定した時の記録．同側の末梢入力の遮断により，歩行リズムと一致したニューロンの発射活動は消失する（Arshawsky YI ら，1972[10]）より改変引用）．
B：前脊髄小脳路ニューロン（VSCT）の活動．coH：反対側後肢の動き（伸展が上向き），VSCT：単一前脊髄小脳路ニューロンの記録，iH：同側後肢の動き（屈曲が上向き），coF：対側前肢の動き（屈曲が上向き）を示す．下の記録では，後根を切断して感覚入力を完全に遮断してあるが，歩行運動に一致したVSCTニューロンの周期的な活動がみられる．（Arshawsky YI ら，1972[11]）より改変引用）

2　脊髄小脳路

　末梢および脊髄の情報を上位脳に送る脊髄上行路としては，後索路，脊髄視床路，脊髄網様体路，脊髄小脳路などが知られている．これらは，すべて感覚系と運動系の両者に関係している．末梢からの感覚情報の代表的な伝達路である後索路においても，上行する一次求心性線維の側枝は脊髄灰白質に多数投射し，脊髄反射弓の入力となり，運動の制御に関与する．

　各種の上行路情報は，運動制御に関係ある脳幹，小脳，大脳に直接，または中継ニューロンを介して伝えられ，他の情報と統合処理されて，新たな運動指令として脊髄運動中枢にフィードバックされる．ここでは，運動系に最も関係の深い上行路である脊髄小脳路の機能について述べる．

　脊髄小脳路は，ネコでは起始ニューロンの脊髄内位置や軸索の交叉・非交叉によって細かく分類されている．後肢領域からの伝達路として代表的なものは，胸髄のクラーク（Clarke）柱を構成するニューロンに起始する後脊髄小脳路 dorsal spinocerebellar tract（DSCT）と，VII～IX層のニューロンに起始する前脊髄小脳路 ventral spinocerebellar tract（VSCT）がある．どちらの経路も筋，関節，皮膚からの入力を受ける．また，運動時，例えば歩行運動に際しては，歩行の周期に一致するバースト状の活動電位が観察される[10)11)]（図5-52）．このとき，末梢情報の伝達路である脊髄後根の切断や後肢の固定などによって，運動に伴う末梢入力を遮断すると，DSCTの歩行リズムに同期した発射活動は消失する（図5-52 A）が，VSCTのリズム発射活動は残る（図5-52 B）．これらのことからDSCTは，主として運動に伴う筋，関節，皮膚からの末梢入力を小脳に伝える経路であり，VSCTは末梢入力と介在ニューロン群の活動を統合した情報，すなわち脊髄運動中枢の活動状況を小脳に伝える経路であると考えられる．

介在ニューロンネットワークの多様性

　各種の末梢入力によってステレオタイプな筋活動を引き起こすという脊髄反射の概念は，特定の実験条件下でのみ当てはまる．正常な動物では，同じ感覚種の入力が，生体の置かれている環境や運動の状態によって，それぞれ異なるパターンの反応を起こす．すなわち，脊髄反射では，それぞれの反射を伝達するニューロンネットワークは複数あり，その時点で最適な系が選択される．またネットワークを構成する多くの介在ニューロンも複数の反射路，下行路，歩行CPGの構成要素と

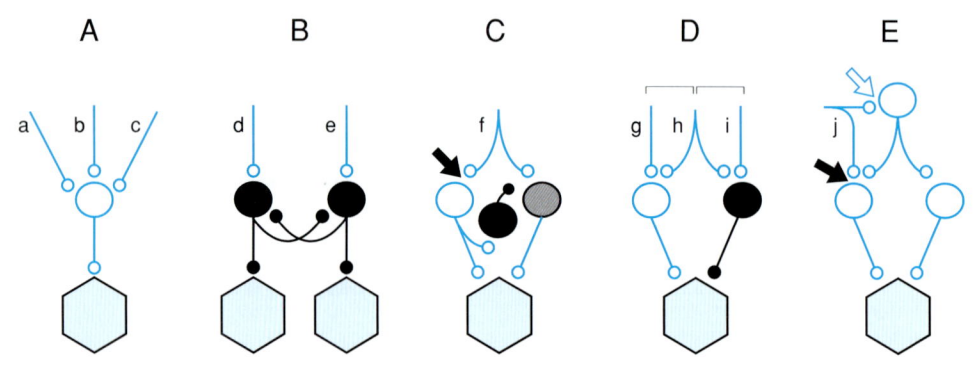

図 5-53　介在ニューロンの機能のまとめ
色の丸は興奮性，黒丸は抑制性の介在ニューロンを示す．灰色の丸は，複数の介在ニューロンによる興奮路を示す．六角形の細胞は運動ニューロンを示す．
(Jankowska E, 2001[3])より改変引用)

なっており，それぞれのシステムの間に相互作用がある．脊髄下行路の機能のうち，グルタミン酸を伝達物質とする伝導速度の速い下行路系は，短い潜時で最終共通路 final common pathway である運動ニューロンに運動指令を伝える．一方，モノアミン系に代表される伝導速度の遅い下行路は，脊髄の広範囲に終止し，ネットワークの伝達様式や個々のニューロンの特性に影響を与え，運動調節系を制御している．

1　介在ニューロンの機能構築

図 5-53 は，運動ニューロンに直接軸索を投射する最終介在ニューロンの機能構築の概略をまとめたものである[3]．A はすべての介在ニューロンにみられる基本的な特徴である．末梢情報と上位脳からの運動指令を含む複数の入力が収束し，介在ニューロンはこれらの情報の統合の場として働く．B は抑制性介在ニューロンの相互抑制を示す．この機構は，Ia 抑制，Ib 抑制，Renshaw 抑制の経路で見出されている．この機構では d, e の入力の強度によって拮抗する筋の活動バランスが調節される．前述の関節の硬度の調節機構として重要な役割を担う．C は，FRA の刺激による屈筋運動ニューロンへの興奮と伸筋運動ニューロンへの抑制が，L-DOPA の投与によってその持続時間が大幅に長くなるという観察から推論された制御様式

である．通常は持続時間の短い興奮効果を誘発する経路（色）が持続時間の長い他の興奮路（灰色）の活動を抑制しているが，矢印で示す伝達が L-DOPA などによって遮断されると，それまで抑えられていた長時間持続する興奮活動が出現するようになる．伸筋への抑制路にも同様なことが起こる．この伸筋と屈筋の時間経過の長い相互抑制は歩行運動の形成の基本機構の一つと考えられている(half-center hypothesis)．D では，1 つの入力 (h) が興奮と抑制を引き起こしうる．どちらの効果が出現するかは，興奮路と抑制路の興奮性の違いによる．前述の Ib 反射の正負の帰還作用はこの機構によるのであろう．E は，末梢からの入力 (j) が複数の反射路（この例では，2 シナプス性と 3 シナプス性）のいずれを利用するかを決定する機構である．末梢からの伝達効率を別々（黒矢印と白矢印）に制御することによって反射経路の切り替えが起こる．

上記の介在ニューロンの機能構築は，本節で述べた介在ニューロンのほか，これまでに同定された Ia 群線維と Ib 群線維の両者から入力を受ける抑制性介在ニューロン，II 群線維から 2 シナプス性の反射を中継している介在ニューロン，FRA からの多シナプス性の反射路を構成している介在ニューロン，末梢神経からのシナプス前抑制を伝達している介在ニューロン，吻側頚髄にあり上位脳からの運動指令を統合している C_3-C_4 脊髄固有

ニューロン，皮膚反射を中継している介在ニューロンなどの解析の結果を基にしている．

2 モノアミンによる調節

脊髄の運動調節機構はモノアミン，特にノルアドレナリン（NA）とセロトニン（5-HT）によって強い影響を受ける．これらのモノアミンニューロンの細胞体は，多くは脳幹にある．NAを放出する下橋網様核脊髄路と5-HTを放出する縫線核脊髄路の軸索は，後角から前角にわたる広範な部位に終止する．モノアミンの脊髄反射に対する作用については，異なる結果を示す報告が多く，混乱している部分も多い．これは，(1) 5-HT受容体に代表されるように，作用の異なる多くの受容体のサブタイプがあり，同じニューロンの細胞体と樹状突起でもサブタイプの種類や分布が異なっている，(2) 運動ニューロンや介在ニューロンなどのシナプス後組織だけではなく，シナプス前終末にもNAや5-HTの受容体が存在する，(3) シナプス終末は小型の通過型のタイプが多く，また伝達物質はシナプス間隙にのみ放出されるのではなく，細胞間隙にも放出され，周囲のニューロンに作用する（シナプス前終末にはNAと5-HTの受容体はあるが，シナプス構造はない），(4) 他の伝達物質の受容体やニューロンの膜の特性に直接影響する，などが要因になっている．

NAと5-HTは，協調して働くことが多く，たとえば，図5-53Cでは，いずれも比較的短潜時のFRA反射路の伝達を抑制（黒矢印）し，多数の介在ニューロンを経由する長潜時で長い持続時間をもつFRA反射を誘発する経路の機能を解放する．一方，NAと5-HTの両者とも，Ia群や皮膚の低閾値線維からの運動ニューロンへの反射効果には影響しないといわれてきた．しかし，最近，Ia群線維からIa抑制介在ニューロン（図5-49），中間帯の介在ニューロン，および脊髄小脳路ニューロンへの効果は，NAと5-HTによって増強することが報告されている．

II群線維からの入力によって活性化される経路では，NAと5-HTが異なる役割を演じる．II群線維から視床や小脳への伝達は，NAによって抑えられるが，5-HTによって促通される．また，II群線維から運動ニューロンへの2シナプス性経路はNAによって抑制，5-HTによって促通される（図5-53，黒矢印）．一方，後角にある多シナプス性効果を伝達する介在ニューロンへのII群線維からの伝達は，逆に5-HTによって抑えられ，NAによって促通される．すなわち，II群線維から運動ニューロンへの反射路の選択は，NAと5-HTが拮抗して制御していることになる．

NAと5-HTは，ニューロン自体にも作用する．大脳皮質ニューロンや脊髄運動ニューロンでは，NAや5-HTの投与下に，短い興奮性刺激を与えると膜が持続的に脱分極の状態を保つことが報告されている．これをプラトー電位 plateau potentialsという．この電位は，L型Caチャネルの活性化とCa依存性K電流の低下によるものであり，ニューロンの興奮性を上昇させ，連続する発射活動を引き起こす．プラトー電位は膜を過分極にさせる刺激によってただちに消失し，運動ニューロンの静止膜電位を元のレベルに戻す．NAや5-HTによる持続的な興奮性の上昇は，脊髄の一部の介在ニューロンでも観察されており，ネットワークの伝達効率に深く関与していることが予想される．また，歩行誘発時に周期的な活動をする介在ニューロンにもプラトー電位が出現する．おそらく，歩行形成の神経回路（CPG）にとって，この機構は，ニューロンにおけるミリ秒単位のシナプス電位変化を，歩行時における秒単位の周期的な変化に変換させる機構として重要であると考えられる．

引用文献

1) Gelfan S, Tarlov IM : Altered neuron population in L 7 segment of dogs with experimental hind-limb rigidity. *Am J Physiol* **205** : 606-616, 1963
2) Grillner S, Hongo T, Lund S : The vestibulospinal tract : Effects on alpha-motoneurones in the lumbosacral spinal cord in the cat. *Exp Brain Res* **10** : 94-120, 1976
3) Jankowska E : Spinal interneuronal sys-

tems: Identification, multifunctional character and reconfigurations in mammals. *J Physiol* **533**: 31-40, 2001

4) Pearson K, Gordon J: Spinal reflex. *In*: Kandel ER, Schwartz JH, Jessell TM (eds): *Principles of Neural Science. 4th ed*, McGraw-Hill Co, New York, pp.713-736, 2000

5) Schepherd GM: *Neurobiology, 2nd ed*. Oxford University Press, Oxford, 1988

6) Pearson K: The control of walking. *Sci Am* **235**: 72-86, 1976

7) Grillner S: Control of locomotion in bipeds, tetrapeds, and fish. *In*: Brooks VB (ed): *Handbook of Physiology, Vol. 2*, American Physiological Society, Bethesda, pp.1179-1236, 1981

8) Kudo N, Yamada T: N-Methyl-D, L-aspartate-induced locomotor activity in a spinal cord-hindlimb muscle preparation of the new-born rat studied *in vitro*. *Neurosci Lett* **75**: 43-48, 1987

9) Jones LL, Oudega M, Bunge MB, et al: Neurotrophic factors, cellular bridges and gene therapy for spinal cord injury. *J Physiol* (*Lond*) **533**: 83-89, 2001

10) Arshawsky YI, Gerkinbilt MB, Fukson OI, et al: Recordings of neurones of the dorsal spinocerebellar tract during evoked locomotion. *Brain Res* **43**: 272-275, 1972

11) Arshawsky YI, Gerkinbilt MB, Fukson OI, et al: Origin of modulation in neurones of the ventral spinocerebellar tract during locomotion. *Brain Res* **43**: 276-279, 1972

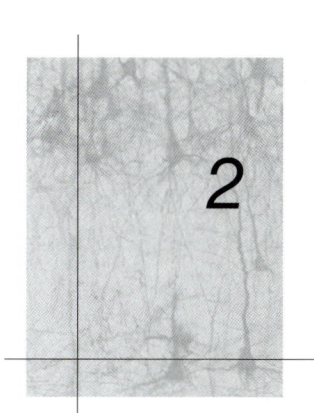

2 運動の神経機構

〔5〕運動性下行路による運動制御

佐々木成人

内側系と外側系

体幹の運動を制御する経路（内側系）と四肢の運動を制御する経路（外側系）はそれぞれ異なると考えると運動制御は理解しやすいカイパース（Kuypers HGJM, 1981）．

図5-54は脊髄の体幹（C2，C4，L2）と四肢支配領域（C8，L4，L7）を重ね，その上に内側系（A）と外側系（B）の終止様式を示したものである．C8とL7では四肢の運動を支配するニューロン群が元の体幹を支配する脊髄に新たに加わり，膨大し頸膨大（上図），腰膨大（下図）となっているのがわかる．

体幹の運動を支配する内側系の下行路には，網様体脊髄路 reticulospinal tract，前庭脊髄路 vestibulospinal tract などがある．いずれも主軸索は前索を下行する．図5-54 A は内側系の例として網

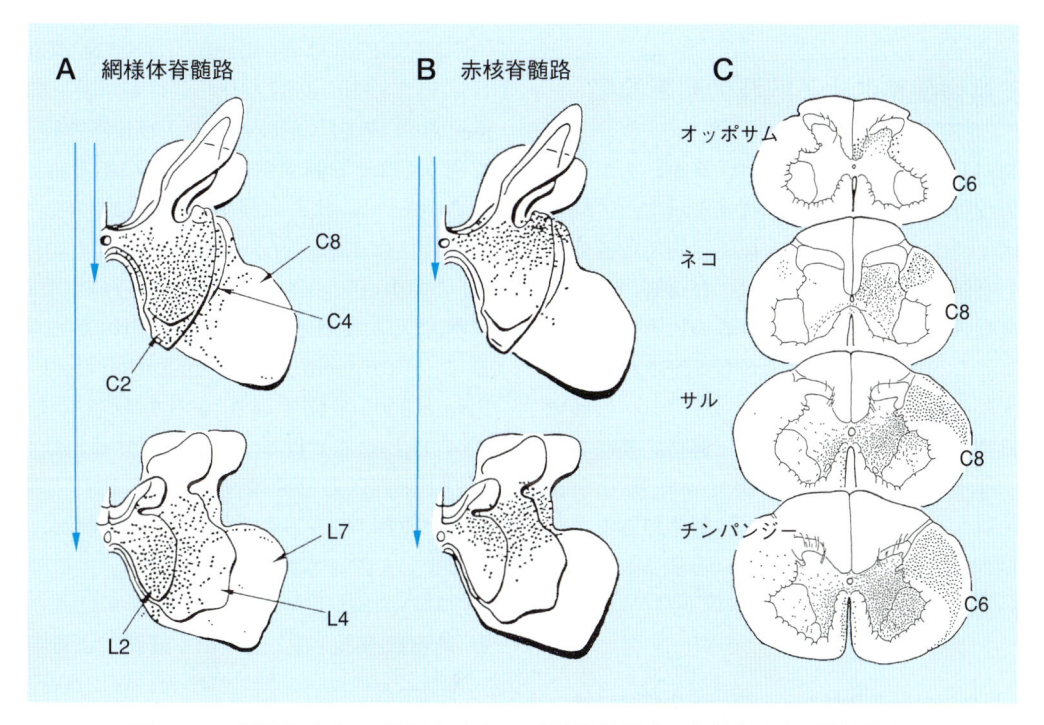

図 5-54 内側系（A）と外側系（B）の脊髄投射様式と皮質脊髄路の投射様式
（A, B：Giovanelli-Barilari M ら, 1969，C：Kuypers HGJM, 1981 より改変引用）

様体脊髄路の投射様式を示している．C2, C4, L2 では脊髄前角を中心にⅧ層，Ⅵ-Ⅶ層，体幹運動核（前角の最腹側部）に終止している．頸および腰膨大（C8, L7）でも，相当する領域に終止し，四肢運動核には終止していない．この入力を受けた介在ニューロンは主に脊髄前索，側索腹部を下行して，主に，体幹筋運動ニューロンとそれに関連した介在ニューロンなどに終止する．

一方四肢を支配する外側系には皮質脊髄路 corticospinal tract，赤核脊髄路 rubrospinal tract などがあり，脊髄側索（特にその背側半）を下行するのが特徴である．図5-54 B は赤核脊髄路の投射様式を示す．内側系と異なり，脊髄灰白質中間帯外側，主にⅤ-Ⅶ層外側半に終止する．この入力を受けた介在ニューロンは主に側索（主に腹側半と一部前索）を下行し，主に外側の四肢の運動核（Ⅸ層）と関連する介在ニューロンに終止する．

このように内側系，外側系は下行路およびその投射領域が異なる．以下に外側系の代表として，皮質脊髄による運動，内側系の代表として，網様体脊髄路による頸の運動制御について述べる．

皮質脊髄路による四肢の制御機構

図5-54 C はオポッサム，ネコ，サル，チンパンジーの皮質脊髄路の脊髄投射様式を示す．主軸索はオポッサムでは後索，それ以外は側索背側部を下行し脊髄中間層（Ⅵ-Ⅶ層）およびⅧ層に終止する．運動核に終止するようになるのは霊長類以上である．この解剖学的な結果から推定されるように，大脳皮質から四肢の運動ニューロンへの最短経路は霊長類では単シナプス性（興奮）経路であるが，ネコなど他の哺乳動物では脊髄で介在ニューロンを介して2シナプス性経路である．以下に結合様式がよく調べられているネコと霊長類について述べる．

1 ネコにおける運動ニューロンとの結合様式

ルンドバーグ（Lundberg A）ら Sweden Göteborg のグループにより，その介在ニューロンが前肢運動ニューロン（C6〜Th1）のある髄節より数髄節吻側のC3〜C4髄節（実際にはC5も入る）にあるC3-C4 propriospinal neurons（C3-C4 PNs）と運動ニューロンと同じ脊髄節にある介在ニューロンにより中継される2つの経路が存在することが明らかになった（図5-55 A）．

◆ C3-C4 PNs 経路による中継

C3-C4 PNs はⅥ-Ⅶ層の外側半に存在し，その主要な入力を皮質脊髄路から受ける．これ以外にも赤核脊髄路，視蓋脊髄路，網様体脊髄路から単シナプス性興奮入力を受けるが，前庭脊髄路からは受けないのが特徴である（図5-55 B）．C3-C4 PNs の軸索は脊髄側索に出ると，上行枝と下行枝に二分する．下行枝は側索腹側を下行して，前肢運動核（Ⅸ層）に投射する（図5-55 A）．その投射の強さは，近位筋ほど大きく，遠位筋ほど小さい関係がみられる．一方上行枝は外側網様核 lateral reticular nucleus（LRN）に投射する．LRN は小脳へ投射するので，前肢運動ニューロンへ伝達されたと同じ情報が小脳にも同時に伝えられる．

C3-C4 PNs は feedback（I_1）と feedforward（I_2）の2種類の抑制入力を受ける（図5-55 B）．feedback 経路は，前肢の筋および皮膚神経が後索を通りC3-C5髄節内側Ⅴ-Ⅵ層にある抑制性介在ニューロン（I_1）に投射し，これを介して2シナプス性に末梢入力から抑制を受ける経路である．この feedback 抑制は非常に強力で，毛の自然刺激で大きな IPSP が C3-C4 PNs から記録できる．一方 feedforward inhibition は，C3-C4 PNs と同じ部位で混在する抑制性のC3-C4 PNs（I_2）から受ける．この抑制性C3-C4 PNs への下行性入力は興奮性C3-C4 PNs と同じであり，運動ニューロンを抑制すると同時に，興奮性C3-C4 PNs も抑制する．

◆ 前腕髄節内介在ニューロン経路による中継

運動ニューロンと同じ脊髄節にも皮質脊髄路からの入力を仲介するニューロンがある．これらは筋および皮膚などの末梢神経からの反射を仲介す

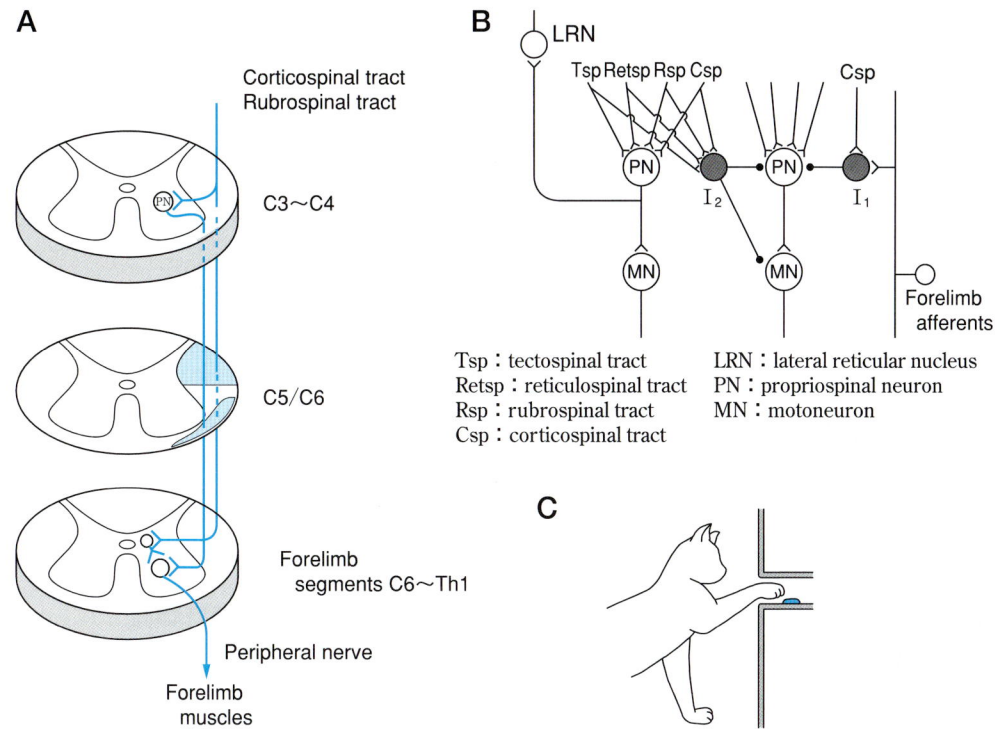

図 5-55 C 3-C 4 PNs の軸索投射様式（A）と入力様式（B）と Target-reaching の模式図（C）
(Alstermark B ら，1999 より改変引用)

Tsp : tectospinal tract
Retsp : reticulospinal tract
Rsp : rubrospinal tract
Csp : corticospinal tract

LRN : lateral reticular nucleus
PN : propriospinal neuron
MN : motoneuron

るニューロン群で多種類ある．基本的には下行路がこれらの反射回路を修飾するように働いている．これらには，皮質脊髄路から運動ニューロンへの2シナプス性興奮を介在するものもあるが，主に多シナップス性経路として機能している．

◆ 各経路の機能的意義

この2中継路の役割を明らかにするため前方の細いチューブの内側に置かれた肉片を手で取り出して食べるようにネコを訓練して，それぞれの経路への下行性入力または出力路を選択的に切断し，障害される行動変化を調べた（図 5-55 C）．C 2 で皮質脊髄路と赤核脊髄路を切断すると，主要な下行性入力を失うので，ネコは前肢をあげることができなくなる．一方 C 3-C 4 PNs の軸索を C 5 側索腹側で切断すると（図 5-55 A），手をチューブまでは正確に持っていくことはできるが，チューブに手を入れる直前に手が上下，左右に揺れて正確にチューブの中に入れることができなくなる．

しかし，いったんチューブの中に手が入ると，ネコは餌を掴み口に持ってきて食べることができる．一方 C 5 の側索背側半を切断して，運動ニューロンと同髄節の介在ニューロンへの入力のみをを遮断すると，ネコは正確に手をチューブの中に伸ばして入れることまでは正常と同様にできるが，肉片を手で掴み取ることが不可能になる．以上の結果から，C 3-C 4 PNs は手を正確にターゲットまでもっていく reaching 運動の制御に，運動ニューロンと同髄節の介在ニューロンは指を使って肉片を掴み取る運動に関与していることがわかる．

次に feedback 抑制経路の役割を明らかにするため，抑制介在ニューロン I_1 への入力を後索を切断することによって遮断すると，reaching のときターゲットの近傍に近づいても速度の低下が起こらず運動が継続しパネルに衝突することより（C 2 後索切断では起きない），チューブに到達したとき，運動を停止させるのに関与することがわかる．

一方，feedforward 抑制経路の機能は reaching に必要な運動ニューロン群を経時的に選択していくことに関与していると考えられている．

2 霊長類における運動ニューロンとの結合様式

霊長類になると皮質脊髄路は直接手の運動ニューロンに投射するようになる．またサルよりチンパンジーの方が，その投射は強い（図5-54 C）．これは指のより細かい独立した運動制御に関与するためと考えられる．実際サルでその投射の強さを皮質脊髄路の単シナプス性 EPSP の大きさを指標に調べると，遠位筋（指の筋など）には強く投射するが，近位筋（体幹近くの筋）には非常に弱いか，存在しない．しかしながら図5-54 C からもわかるように，運動ニューロンへの直接結合は新しくできたもので，ネコ同様に脊髄中間層，および上部頸髄への投射はみられるので，ネコと同じ C3-C4 PNs 経路の存在が示唆され，サルでも皮質-運動ニューロン結合は，2シナプス経路が存在することが明らかになっている．残念ながらヒトの皮質脊髄路の脊髄での投射様式についてはサルやネコほどわかっていない．ヒトの皮質脊髄路は運動ニューロンに直接投射する経路のみと考えられがちであるが，サルやチンパンジーと同様に，運動ニューロンに直接投射する経路以外に介在ニューロンを介する経路が存在し，前者の割合がより高いと考えられている．C3-C4 PNs に相当する経路については，H-reflex を用いた間接的な方法で，ヒトでもその存在が強く示唆されている．

3 その他の動物

ラットについては皮質脊髄路は脊髄の後索を下行して，運動ニューロンに直接投射するとされていたが，介在ニューロンを介するらしい．この機能については不明であるが，ラット・マウスでは指の運動が非常に発達しているので，今後の研究が待たれる．

4 皮質脊髄路の起始細胞および脳幹投射

皮質脊髄路の起始細胞の主体はいわゆる運動野，1次体性感覚野である．これ以外にも運動前野，補足運動野，帯状回運動野からも起始するが，これらは運動核に直接投射するのではなく，主に中間層および後角に投射する．また皮質脊髄路は脊髄に側枝を派生するばかりでなく，下行中に橋・延髄網様体，脊髄で豊富に軸索側枝を派生する．脳幹では軸索側枝は錐体から背側に伸び，正中を交差し，主に内側網様体，大縫線核（raphe magnus）および後索核に終止する．また橋の橋核にも終止する．

網様体脊髄路

1 網様体脊髄路ニューロンの投射様式

網様体脊髄路は中脳から延髄に存在する網様体脊髄路ニューロン reticulospinal neurons（RSN）により構成される．脊髄に投射する RSN は主に橋・延髄網様体のものである．図5-54 A で示したように，脊髄の全長にわたって終止する．

単一の RSN は脊髄の全長にわたって終止するのではなく，主軸索の投射レベルから上部頸髄（N-RSN），下部頸髄（C-RSN），腰髄（L-RSN）に投射するものに分けられ，それぞれは頸髄，頸髄-上部胸髄，頸髄-腰髄に終止する．さらにそれぞれは，下行する脊髄部位から，脊髄前索と側索，および対側を下行するものに分類できる．前索を下行する RSN は主に前角腹側の運動核とⅧ層に終止する．側索を下行する RSN は脳幹網様体の深い部位から起始する傾向があり，前索を下行するものと異なり，V-Ⅷ層外側に終止し，Ⅸ層への投射は少ない．対側を下行するものの多くは延髄網様体由来の RSN であり，対側の脊髄前索内側を主に下行し，Ⅷ層に側枝を派生する．体幹筋運動核への直接の投射もみられる．

A 指向運動　　　　　　**B** 上丘から頚筋までの経路

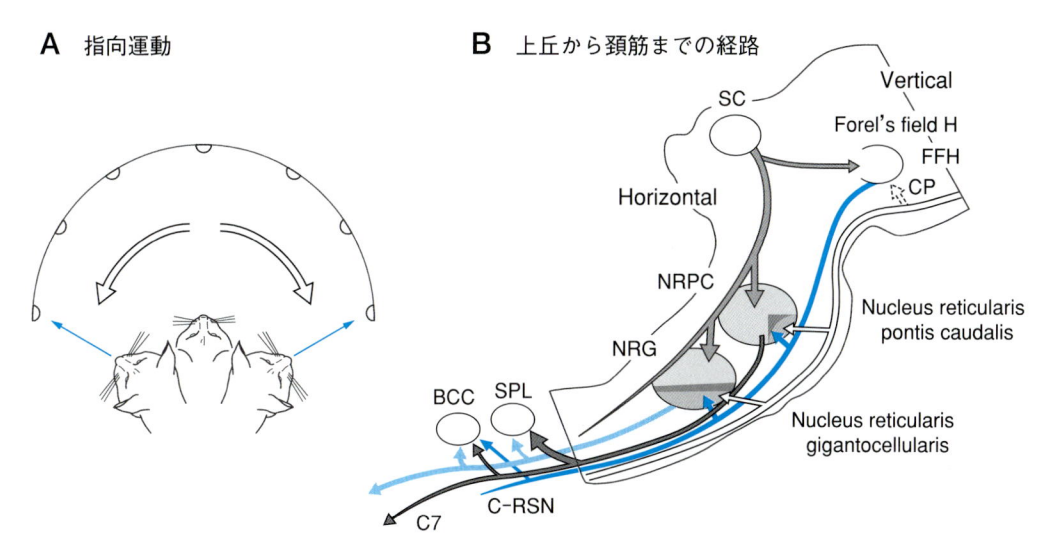

CP：cerebral peduncle　　FFH：Forel's field H　　SC：superior colliculus　　NRPC：nucleus reticularis pontis caudalis　　NRG：nucleus reticularis gigantocellularis　　SPL：splenius　　BCC：Birenter cervices and complexus　　C-RSN：Cervial projecting reticulospinal neurons

図 5-56　指向運動（A）とその経路（B）（佐々木ら，1996 より改変引用）

2　網様体脊髄路の機能

網様体脊髄路の機能については姿勢調節，歩行リズム調節，指向運動の調節など多様な機能が推定されている．上丘，前頭眼野などから強い入力を受けることより，主要な機能の一つは指向運動の制御である．以下に指向運動と橋・延髄網様体脊髄路の関係について述べる．

◆ 指向運動の経路

指向運動 orienting とは視野内に現われた対象物に視線を向ける運動である（図5-56 A）．図5-56 B はこれまでに明らかにされている，頭の指向運動を制御する上丘から頚筋までの経路の模式図である．指向運動の脳幹の中枢は上丘であることは，破壊，刺激，神経活動の記録などから明らかにされている．頭の指向運動は基本的には水平方向と垂直方向の運動に分かれて制御される．水平方向の運動は上丘-橋・延髄網様体-頚筋運動ニューロンの経路で制御され，垂直運動は上丘-フォレル野H-頚筋運動ニューロンの経路で制御される．

頚筋に投射する RSN は，橋の nucleus reticularis pontis caudalis（NRPC）と延髄の nucleus reticularis gigantocellularis（NRG）に起始するものが主体をなす．この NRPC と NRG の RSN のうち，頚筋運動ニューロンに投射するのは，その軸索を下部頚髄まで投射する C-RSN である．NRPC-C-RSN と NRG-C-RSN はともに上丘，大脳皮質（運動野と 6 野）から入力を受ける．NRPC-C-RSN では上丘からの入力が皮質からのものに比して強く，NRG-C-RSN では逆である．皮質入力に関しては NRPC-C-RSN は 6 野からの入力が強く，NRG-C-RSN は 6 野と運動野（4 野）からほぼ同程度に受ける．NRPC-C-RSN は脳幹で延髄網様体，顔面神経核，外転神経核など豊富に軸索を派生するタイプが多いので，頭，眼球の共同運動に強く関与する．一方 NRG-C-RSN はほとんど脳幹で側枝を派生せず脊髄に下行するので，主に頭の運動に関与すると考えられている．NRPC-C-RSN は脊髄では同側の前索内背側を下行するが，NRG-C-RSN はより外側を下行する．図 5-57 は NRG-C-RSN の上部頚髄と下部頚髄での投射様式を示す．上部頚髄では側枝を前角に向かって派生し，主にⅥ-Ⅷ層と体幹筋運動核終止する（図 5-57 A）．これらの C-RSN は下部頚髄に同時に下行枝を派生し，主にⅧ-Ⅶ層と体

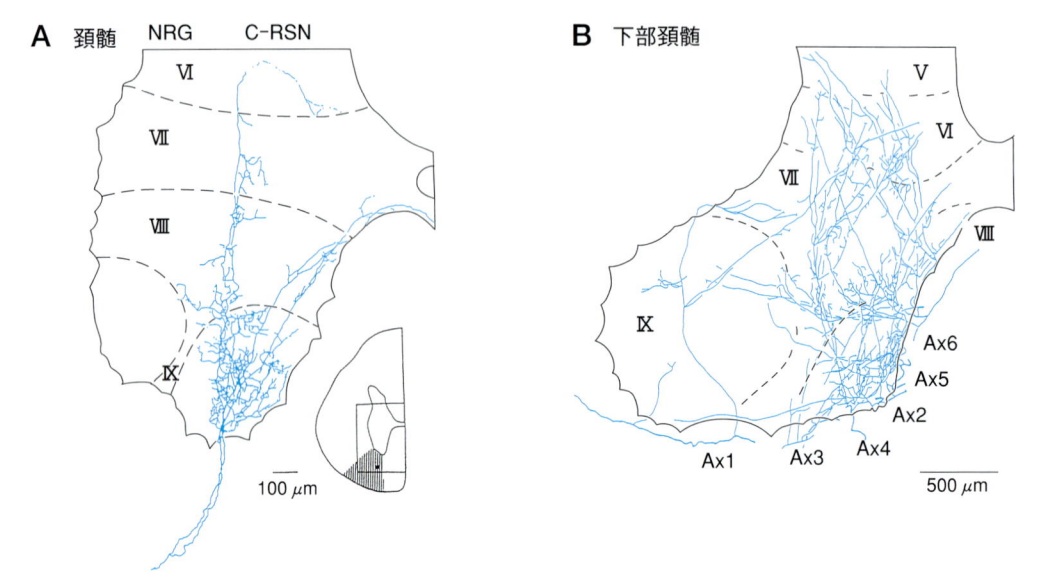

図 5-57　C-RSN の頚髄 (A) と下部頚髄での投射様式 (B)
(佐々木ら，1996，1997 より改変引用)

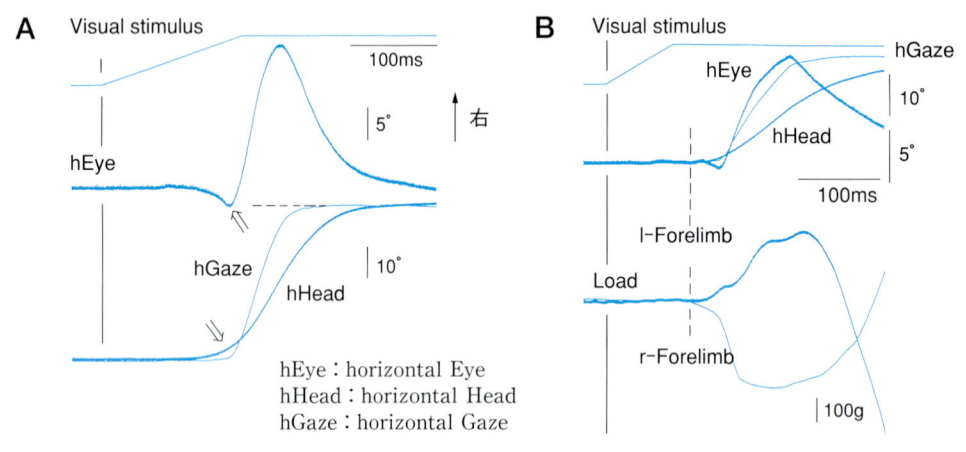

図 5-58　指向運動 (A) とその時点の前肢での荷重変化 (B)
(佐々木ら，1999 より改変引用)

幹筋運動核（内側のIX層）に終止し，前肢運動核にはほとんど終止していない（図5-57 B）．

◆ **指向運動と姿勢制御**

　図5-58 A はネコを前方のパネル中央を注視した状態から光点を左に急速に動かし，これに指向した時の頭，眼球と視線の運動を示したものである．光点が動き出すと，まず頭が最初光点に向かってゆっくり動き出す．このとき眼球は vestibulo-occular reflex で対側に動く，このため視線は空間に固定している．次に急速眼球運動 saccade と，それに続く頭の早い運動が起こり，視線はターゲットに向かいこれをとらえ，静止する．その後も頭は動き続けるので，眼球は vestibulo-occular reflex で頭と逆方向に動き，元のレベル（正中）に戻るが，視線は空間内で静止している．このように頭と眼球は共同して働いている．頭の運動が先行するのは，頭は眼球に比べ慣性が大きいため，

あらかじめ少し動かしておき（エンジンをかけておき），それから速く（アクセルを踏む）動かすためと考えられている．

頭の運動は必然的に重心の移動を起こす．図5-58BのLoadは，指向運動を行っているときの前肢にかかる荷重を示している．頭を指向する方向では最初荷重が減少し，反対側で増加する．荷重変化の潜時は頭の運動とほぼ同期していることから，指向運動と同期して姿勢調節が行われていることがわかる．これはC-RSNが頚筋運動ニューロンと同時に下部頚髄（前肢運動センター）（図5-57）に投射して，頭と同時に姿勢調節を行っているためと考えられている．

下行路の多領域・多髄節投射の機能的意義

運動指令は大脳皮質から出され，それが単純に脊髄運動ニューロンを駆動していると考えられがちであるが，ここで示したように，上位中枢から下行するニューロンは途中で豊富に軸索側枝を派生し，異なる部位に同時に同じ情報を送っている．このmultiple projectionの機能的意義についてはこれまであまり論じられていなので，ここでその重要性を指摘しておきたい．自然の状態で運動を行うときは，たとえば指1本の運動でも，手，腕を運動ができるように固定することによって可能となる．また腕，頭，体幹の運動では，運動に伴って重心の移動が起こるが，われわれは運動によって重心の移動が起こることを考慮して運動を行っているのではなく，姿勢はほぼ自動的に制御されている．これは，ターゲットの筋に投射する以外の軸索側枝により運動遂行に必要な姿勢の調節，体の固定などが自動的に調整されているためと考えられている．

参考文献

1) Baldissera F, Hultborn H, Illert M：Integration in spinal neuronal systems. *In*：*Handbook of Physiology, The Nervous System. Vol. II*, Part 1, pp. 509-595, American Physiological Society, Betheda, 1981
2) Kuypers HGJM：Anatomy of the descending pathways. *In*：*Handbook of Physiology, The Nervous System. Vol. II*, Part 1, pp. 597-666, American Physiological Society, Betheda, 1981

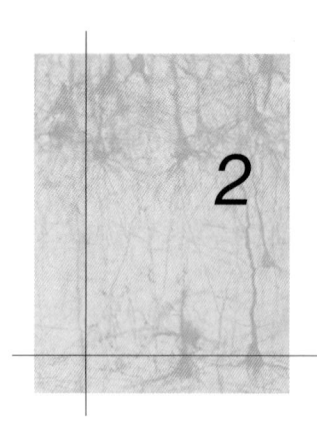

2 運動の神経機構
〔6〕前庭系の機能

篠田義一

　頭部の回転あるいは位置の変化に対する姿勢調節は，側頭骨内に含まれる前庭迷路の働きによっている．この調節は意識にのぼらず反射的に行われているため，その重要性については必ずしも十分理解されていない．前庭受容器は，耳石器と半規管からなっている．耳石器 otolith は卵形嚢 utriculus と球形嚢 sacculus からなり，それぞれ水平面と傍矢状面における直線加速度，または重力加速度を感受している．半規管 semicircular canal は，前（または上）半規管，後（または下）半規管と外側（または水平）半規管の三半規管からなり，互いにほぼ90°の角度をなしており，各平面内における頭部の回転角速度により賦活される受容器である（図5-59）．一側前庭迷路が破壊されると，姿勢変化が起こる．ハトやウサギでは破壊側への首の捻転が強く起こるが，ネコではその変化が軽く，サルやヒトではきわめて軽度で，病側への頭部の傾斜はよほど注意して観察しないとわからない．しかし，歩行させると体の平衡が崩れやすく，破壊側へ倒れやすくなる．目を開けていると，この転倒傾向はほとんどみられないが，暗所または閉眼にすると，破壊側へ転倒する（Romberg 徴候）（図5-60 A）．この症状は前庭脊髄反射 vestibulospinal reflex の障害による．

　前庭からの平衡感覚の入力は，脊髄に至り，頸筋，体幹筋を主とする四肢筋の筋緊張の調節や姿勢の調節に働いている．迷路機能障害では，視覚入力による視覚性の姿勢調節機能が前庭系を補償しているため，視覚遮断により両系が働かなくなり平衡失調を起こしてしまう．さらに，一側の迷路破壊が急に起こった場合は，回転性の強いめまい感が起こる．これとともに眼球には眼筋の筋緊張異常が起こり，病側へゆっくりとした眼球偏位（緩徐相）に続いて健側への急速な眼球運動（急速相）が生ずる．これが前庭動眼反射 vestibulo-ocular reflex（VOR）の障害によって起こった眼振 nystagmus である．回転感覚，傾斜感覚が大脳のどこで知覚されるかということは未だ明らかでないが，前庭からの入力は前庭核・視床を介して大脳皮質前庭野へ投射する．この前庭-皮質系に引き起こされたアンバランスによりめまい感が生ずると考えられている．これらの症状に加えて，吐気・嘔吐・冷汗・血圧下降などの自律神経症状が起こることがある．前庭迷路の刺激で血圧下降が起こることは古くから知られるが，迷走神経の興奮・交感神経の抑制が起こることが明らかとなってきた．しかし，前庭自律神経反射を，種々の自律神経現象にわたって交感神経性，あるいは副交感神経性と一義的に説明するのは難しく，おのおのの現象に対して相反する結果が報告されている場合も多く，自律神経現象の多様性を物語る結果といえよう．この前庭-自律系の異常が乗り物酔いと深い関係をもっている．

　以上のように前庭迷路からの入力は一次求心神経を通り，脳幹に入って前庭神経核に終わり，そこから以下の5つの遠心路，1）前庭脊髄運動系，2）前庭動眼運動系，3）前庭自律系，4）前庭-視床・皮質系，5）前庭小脳系，に分かれ，重要な前庭機能に関与している．

Sup., Post., Lat.：上，後，外側半規管
Sac. end.：内リンパ嚢
Utr：卵形嚢
Sacculus：球形嚢
N. vest：前庭神経
Sup., inf. Gangl. Scarpae：スカルパ神経節
N. cochl.：蝸牛神経
N. fac.：顔面神経

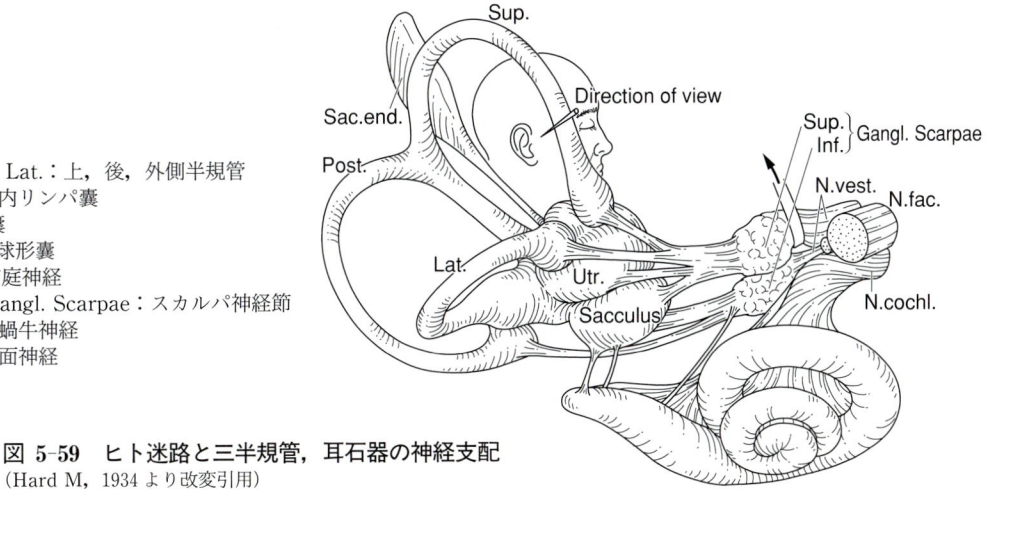

図 5-59　ヒト迷路と三半規管，耳石器の神経支配
(Hard M, 1934 より改変引用)

前庭脊髄系の機能

1 除脳固縮と姿勢反射

　動物の脳をあるレベルで切断すると，そのレベルに応じて残存している姿勢反射機能を観察することができる．脊髄以上の高位脳が切断された脊髄標本では，肢に侵害刺激を加えると，動物はその肢を屈曲し，刺激を避ける屈曲反射 withdrawal reflex が起こる．このとき収縮する筋が生理学的屈筋 physiological flexor，弛緩する筋が生理学的伸筋 physiological extensor と定義されている．この生理学的に定義された屈筋，伸筋は，解剖学的屈筋・伸筋とは必ずしも一致しない．

　ネコの脳を赤核の尾側のレベルで切断すると，動物は四肢を伸展し，体幹は後弓反張といわれる姿勢をとる．これを除脳固縮 decerebrate rigidity という（図5-60 A）．除脳固縮とは，四肢の生理学的伸筋と頭部挙上筋，背部の伸筋，尾の挙上筋，下顎挙上筋（咬筋）などが過緊張状態を呈し，これらの拮抗筋は弛緩あるいは弱い緊張しかしていない状態である．この時，緊張状態にある筋はいずれも重力に対して体を直立の状態に保とうとする機能をもつことから，抗重力筋 antigravity muscle という．除脳固縮は，動物が重力に抗して起立した姿勢を保つという基本的な機能の現れであり，迷路反射，頸反射とともに脳幹が営む姿勢保持機能の一部を表している．この筋緊張のパターンは，橋，延髄からの下行性の指令と，末梢の固有知覚性の求心入力によって成り立っていると考えられている．末梢求心性入力の関与は，除脳固縮が脊髄後根を切断すると消失すること，前庭系が関与していることは，ネコの両側迷路を破壊すると，頭部の直立位が保てなくなって下降する（図5-60 B），あるいは，一側迷路を破壊すると，破壊側の筋緊張が低下する（図5-60 D）ことから理解できる．

2 緊張性頸反射と緊張性迷路反射

　除脳固縮を呈しているネコで，頭部を前屈または後屈させると肢位が変化する．この反射には，迷路からと頸部にある受容器からの両方の入力が関与していると考えられる．両側迷路破壊をした除脳動物において，頭部を前屈させると，両上肢は屈曲し，両下肢は伸展する（図5-60 B）．逆に頭部を後屈させると，両上肢は伸展し，両下肢は屈曲する．前者はネコが下方をみて獲物を捕えようとするときの姿勢であり，後者はネコが上方を見上げたり，跳躍するための準備の姿勢である．また，頭部を左に回転させると，左上下肢は伸展し，右上下肢は屈曲する．これはヒトで弓を引くときの構えの姿勢にみられる筋緊張パターンと同一で

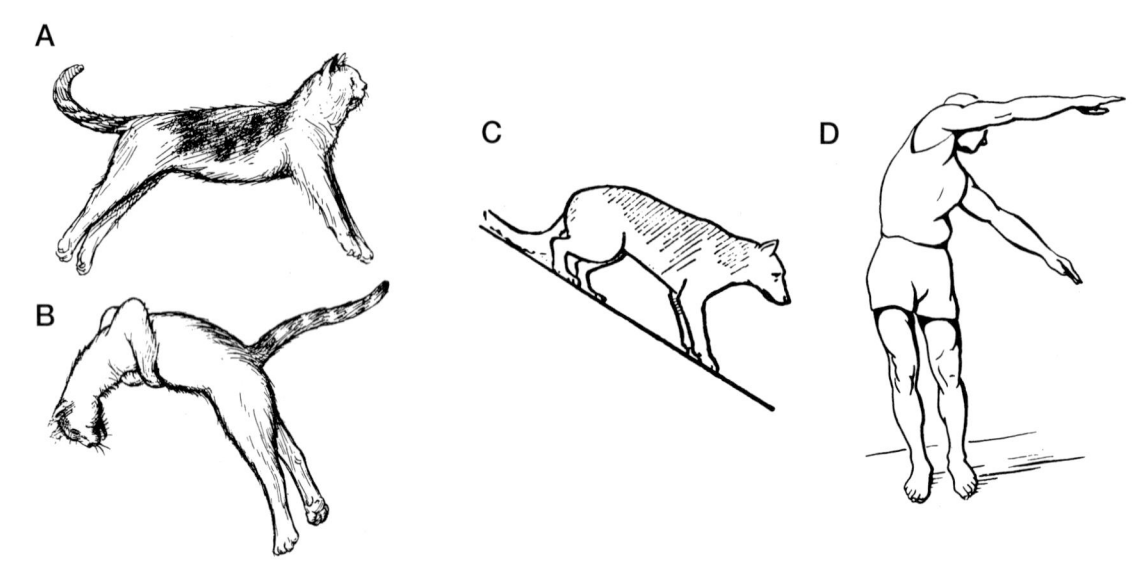

図 5-60 除脳固縮（A），除脳固縮の標本でさらに両側迷路破壊後の緊張性頸反射（B），緊張性迷路反射（C）による特有な姿勢と，ヒト左末梢迷路の破壊時の姿勢異常（D）

ある．このような反射は，頸部にある受容器からの入力によって生じるもので，緊張性頸反射 tonic neck reflex とよばれる．これらの反応は頸部の脊髄神経（主に第 1, 2 頸髄）後根の切断によって起こらなくなる．古くは，関節にある受容器からの入力によって起こるとされたが，頸筋はきわめて豊富な筋紡錘を含んでいることから，最近は頸筋からの入力が重要と考えられている．このような緊張性頸反射は，除脳ネコのみならず，両側の大脳皮質運動野および運動前野を除去したサルでも認められる．また，ヒトでも，新生児期や脳性麻痺症例で認めることができる．健常成人でも，運動を行っている最中などに（例えば砲丸投げの準備姿勢，ボールを跳び上がって捕える姿勢など），最高の力を出そうとする瞬間には，緊張性頸反射の姿勢が無意識のうちに発現していることがある（福田，1981）．このように，緊張性頸反射は動物が随意運動をする際に，それを助け，最大の力が発揮できるようにするための神経機構であるということができる．

上部頸髄の後根を両側性に切断し，頸部受容器からの影響を取り除いた動物で，頭部を動かすことにより，迷路反射 labyrinthine reflex のみを観察することが可能になる．このような前庭迷路に起因する姿勢反射は，マグヌス（Magnus R, 1924）によって詳細に研究され，空間において体幹や頭部を重力に対して正しい位置に保持する，あるいは空間に対して頭部の動きを減弱し注視を保持する反射ということができる．すなわち，前庭脊髄反射と前庭眼反射の両者を合わせた迷路反射の基本的役割は，体に外乱が加わった際に，重力に対して頭部と体幹を正しい位置に戻し，最終的には頭部に対して眼球を正しい位置に保持するということである．

頭部を傾斜することにより耳石器反射が誘発される．頭部を前額面で前後軸のまわりに傾けると（roll），傾けた側の上肢は伸展し，対側上肢は屈曲位をとる．頭部を矢状面で左右の水平軸のまわりに傾けると（pitch），前屈した場合は，両側上肢を伸展し，下肢を屈曲し，後屈した場合は，両側上肢を屈曲し，下肢を伸展する．いずれも主に卵形嚢による static labyrinthine reflex であり，頭部と体幹の位置の傾きを修正して重力に対して正常な体幹と頭部の位置をとるように四肢が働いているわけである．動物を急激に落下させた場合，着地以前にすでに上・下肢伸筋の筋電図が増加し着地のための準備がなされている．この反射は球形嚢によると考えられている．図 5-60 C にイヌにお

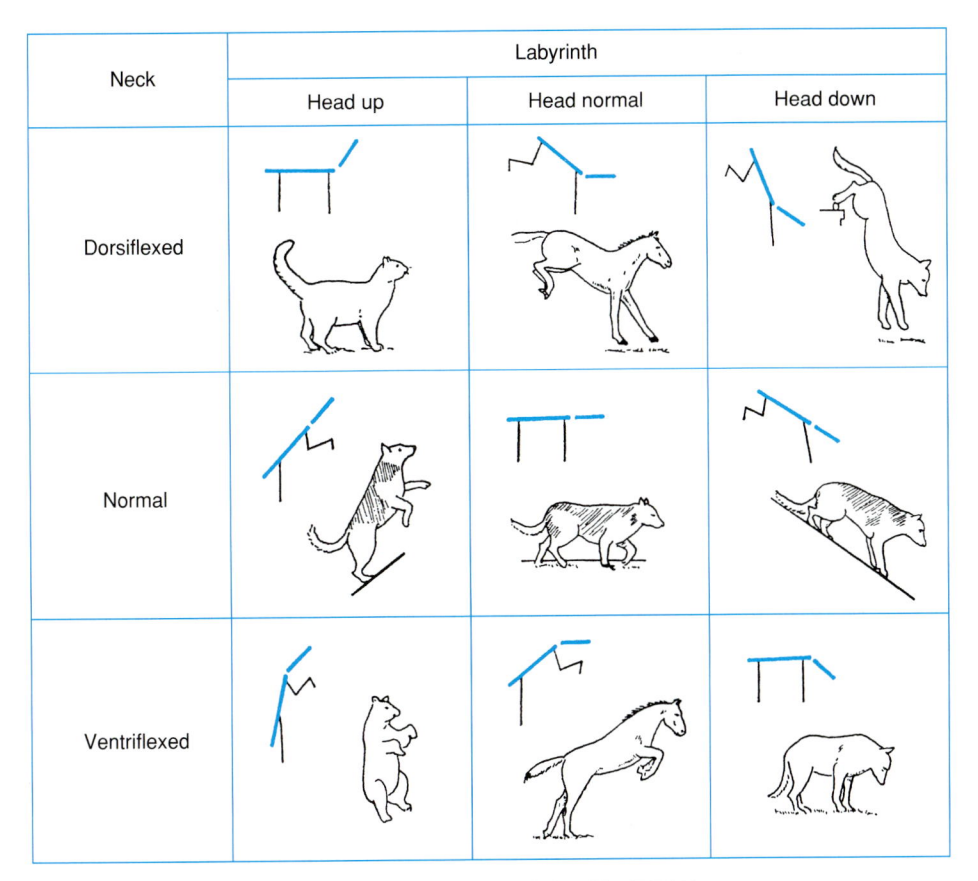

Neck	Labyrinth		
	Head up	Head normal	Head down
Dorsiflexed			
Normal			
Ventriflexed			

図 5-61 四肢に対する迷路反射と頸反射
頭部が正常の時は頸反射が，頸部が正常の時は迷路反射のみがみられ，他の姿勢では迷路反射と頸反射の相互作用として現れる（Roberts TDM, 1978 より改変引用）．

ける緊張性迷路反射 tonic labyrinthine reflex の例を示した．台を前傾させると上肢が伸展し，下肢が屈曲し，外乱によって起こった頭位の変化を打ち消し，重力に対して元の頭位に戻すように姿勢の変化が起こり，頭位は重力に対して垂直位置を保持している．動物の日常の運動のなかでは，頭部が動くと，頸部の深部受容器と迷路が同時に刺激されるのが通常である．したがって，通常は頸反射と迷路反射が同時に起こっていることになるが，あるときには両者が助け合い，あるときには相殺しあって，両者の相互作用の結果が行動として観察されることになる．この両者の相互作用を図に示しておく（図5-61）．

3 前庭有毛細胞における機械的刺激の電気信号への変換機構

頭部に対する回転角加速度ないし直線加速度入力は，前庭器により感受され，前庭神経の電気的インパルスの信号に変換される．この機構は2段階に分けられる．第1段階は，機械的刺激によって感覚有毛細胞の線毛 cilia が変形を受け感覚細胞に膜電位変化（受容器電位 receptor potential）を引き起こす過程（mechano-electric transduction），第2段階は，この感覚有毛細胞の膜電位変化が前庭一次神経のスパイク頻度に変換される過程（synaptic transmission）である（図5-62 A）．

感覚細胞である前庭有毛細胞は，1本の動毛 kinocilium と数十本の不動毛 stereocilia からなる線毛をもつ．電気生理学的解析によれば，線毛

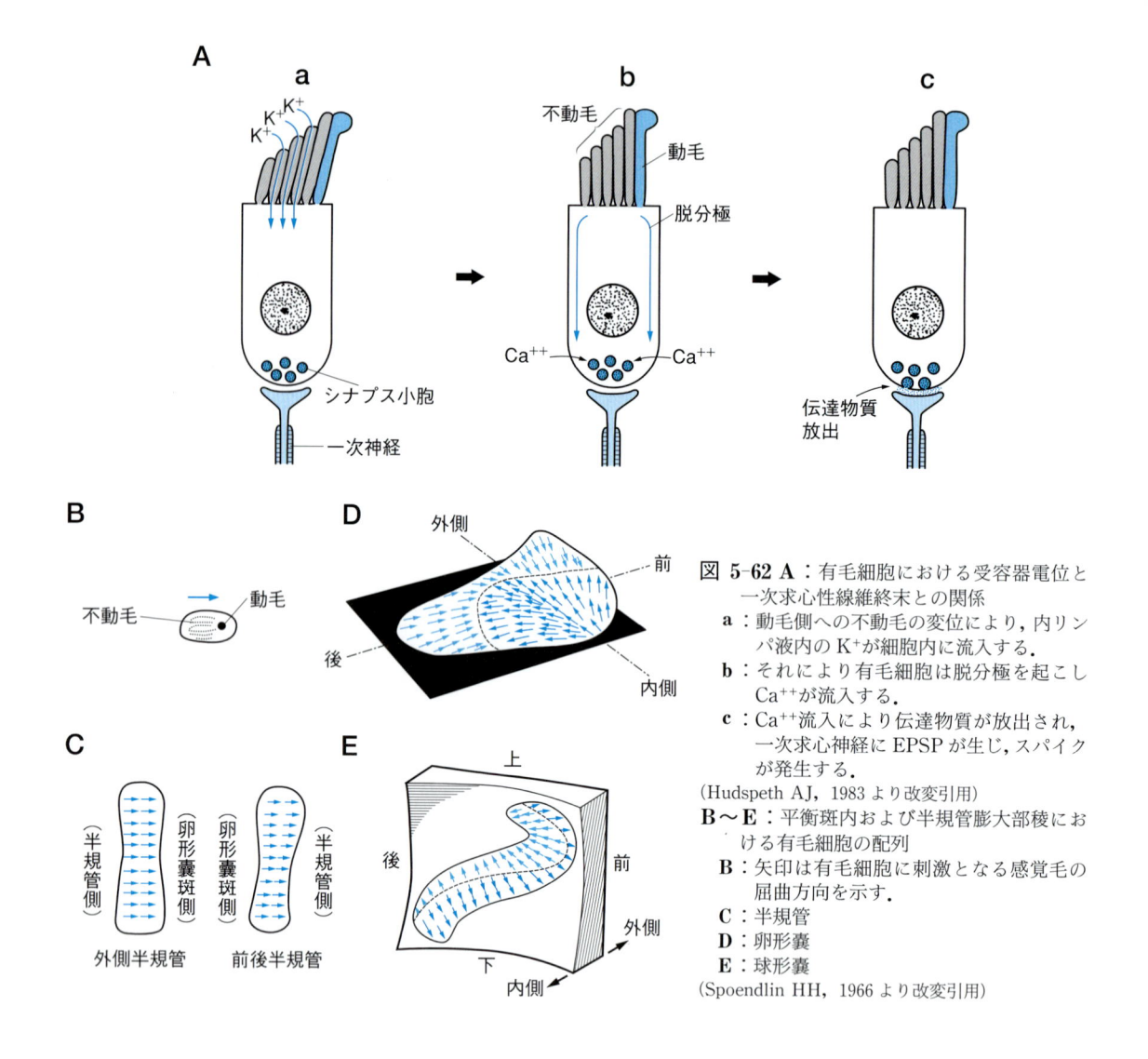

図 5-62 A：有毛細胞における受容器電位と一次求心性線維終末との関係
　a：動毛側への不動毛の変位により，内リンパ液内の K^+ が細胞内に流入する．
　b：それにより有毛細胞は脱分極を起こし Ca^{++} が流入する．
　c：Ca^{++} 流入により伝達物質が放出され，一次求心神経に EPSP が生じ，スパイクが発生する．
（Hudspeth AJ，1983 より改変引用）
B〜E：平衡斑内および半規管膨大部稜における有毛細胞の配列
　B：矢印は有毛細胞に刺激となる感覚毛の屈曲方向を示す．
　C：半規管
　D：卵形嚢
　E：球形嚢
（Spoendlin HH，1966 より改変引用）

を動毛の方向に曲げたときに感覚細胞には脱分極が起こり，一次神経のスパイク増加が起こる．逆に動毛とは反対側に線毛を曲げたときは感覚細胞に過分極が起こり，神経のスパイク頻度が減少する．線毛を側方または下方に曲げた場合はほとんど効果がない．ハドスペス（Hudspeth AJ）ら（1979）は，動毛と不動毛を別々に刺激した結果，膜電位の変化は，動毛でなく，不動毛の屈曲・伸展によっていること，ほとんどの1価および2価の陽イオンに対する透過性が高まることを明らかにした．生体における内リンパ液内には，K^+ が Na^+，Ca^{++} よりはるかに多量に含まれているので，生体においては機械—電気変換電流は，K^+ の細胞内流入によっている．耳毒性が知られている微量のストレプトマイシンを与えると，この電流は消失する．有毛細胞と一次求心神経終末との間には，化学的伝達に特有のシナプス構造があり，この伝達が化学的伝達であること（Furukawa T ら，1972），またその伝達物質は glutamate であることが証明されている（Ohmori H ら，1996）．

4　前庭受容器における有毛細胞の配列と最適刺激方向との関係

有毛細胞の応答が感覚毛の屈曲方向によって決まることから，各前庭器官において感覚毛がどの

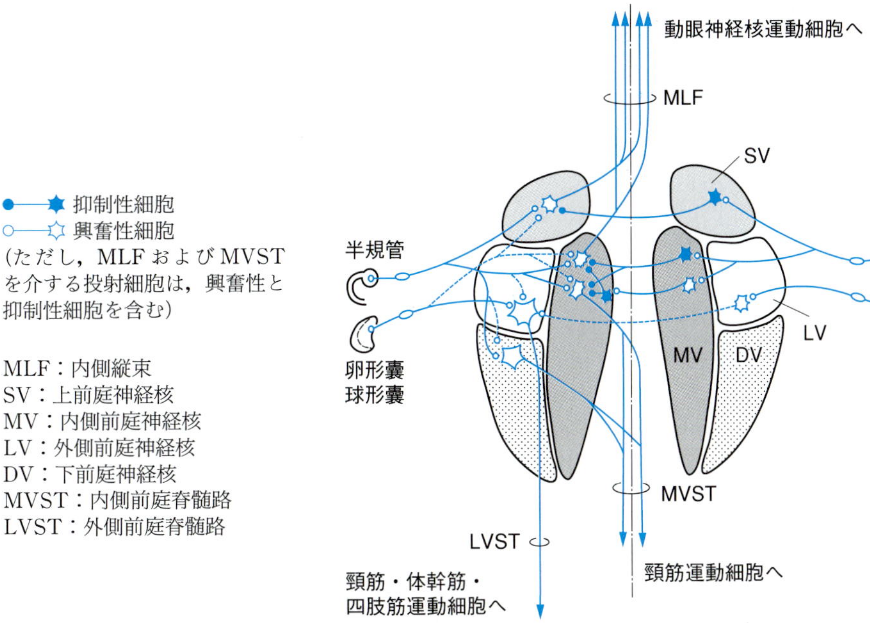

抑制性細胞
興奮性細胞
(ただし，MLFおよびMVSTを介する投射細胞は，興奮性と抑制性細胞を含む)

MLF：内側縦束
SV：上前庭神経核
MV：内側前庭神経核
LV：外側前庭神経核
DV：下前庭神経核
MVST：内側前庭脊髄路
LVST：外側前庭脊髄路

図 5-63 半規管と耳石器からの一次求心神経の前庭核神経内での投射様式と左右前庭神経核間における交連性抑制

ように配列されているかによって機械的刺激に対する応答が異なってくる．三半規管では，半規管膨大部稜において感覚毛はすべて同一の方向を向いているので，単一半規管に属するすべての求心神経は，その半規管と同一平面の一方向への頭部の角加速度刺激で興奮し，それと反対方向の回転刺激で抑制される．動毛と不動毛の位置から感覚細胞の極性をみると，外側半規管では，動毛が卵形嚢側にあって卵形嚢へ向かう極性をもち，一方，前・後半規管では逆に卵形嚢と反対へ向かう配列をしており，動毛方向へのリンパ流が感覚細胞を興奮させる（図 5-62 B, C）．これが古くから知られる"Ewald の第一法則"に相当する．

半規管とは異なり耳石器の平衡斑では，線毛の並び方が一方向だけではなく複雑である．卵形嚢斑では，周辺部から中心に向かって極性があり，短い不動毛が周辺部に，動毛が中心部にある（図 5-62 D）．球形嚢斑では逆に中心部から周辺部に向かって不動毛と動毛が並ぶ極性になっている（図 5-62 E）．卵形嚢斑は水平に位置しているので，頭部を外側へ傾けると，その側の卵形嚢の内側部にある感覚細胞がさまざまな程度に興奮を示し，外側部にある感覚細胞は抑制を示すことになる．球形嚢斑は垂直に位置しているので，正常頭位においては前下方にある感覚細胞が強い興奮を示し，後上方の感覚細胞は抑制されている．

前庭神経からスパイク活動を記録すると，記録側の回転刺激に対してスパイク頻度は増加し，対側への回転では減少する（Type I 細胞）．前庭神経核細胞でも同様で，Type I 細胞が主であるが，同側回転で減少，対側回転で増加を示す Type II 細胞も存在する．この細胞は，対側の Type I 細胞から興奮性の入力を受け，同側の Type I 細胞を抑制する抑制性細胞である．Type I 細胞は，対側前庭神経からこの経路による3シナプス性の抑制，または対側の抑制性 Type I 細胞を介する2シナプス性の交連性抑制を受ける（図 5-63）．水平半規管入力を受ける前庭核細胞は，対側水平半規管からの交連性抑制を受け，後半規管から興奮を受ける前庭核細胞は，対側の前半規管から，前半規管から興奮を受ける細胞は，対側後半規管から抑制を受けている．このように交連性抑制は，

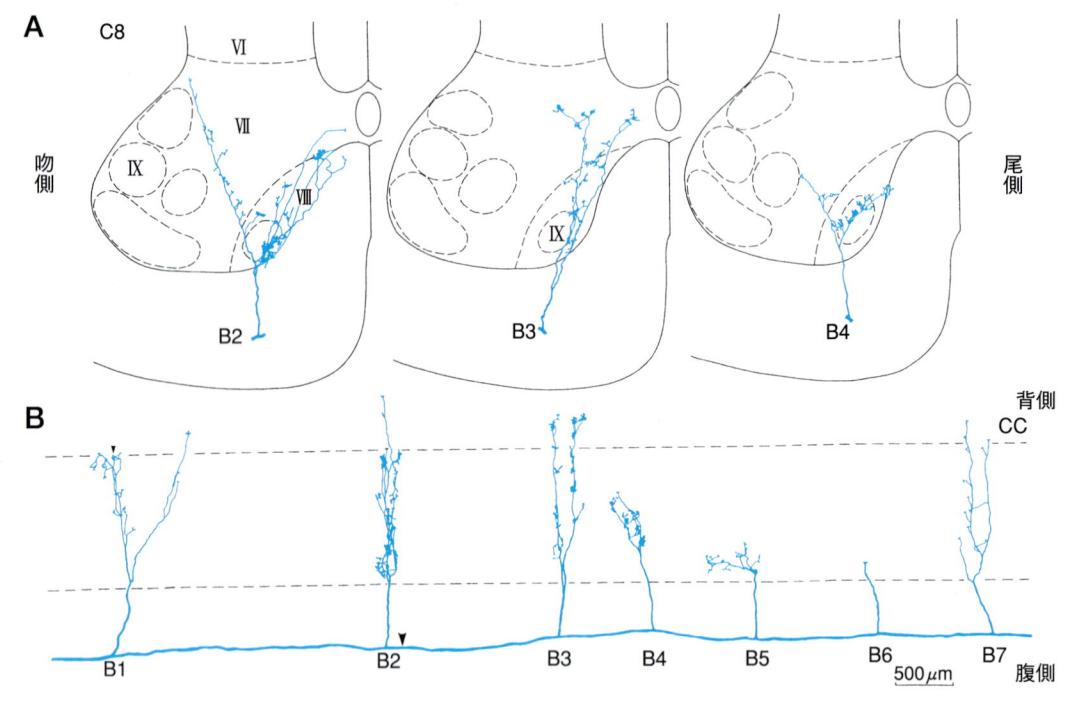

図 5-64 単一外側前庭脊髄路細胞の C_8 レベルにおける脊髄内軸索分枝の形態
A は B 図の中の B2〜B4 の軸索側枝の前額面への投射図，B は脊髄を側方からみた図．
点線：中心管の背側および腹側のレベル　矢頭：HRP注入部位　CC：中心管　VI〜IX：RexedのVI〜IX層（Shinoda Yら，1986より改変引用）

同一の半規管平面内で起こり，前庭核細胞の回転入力に対しての感受性を高める働きをしている．

5　前庭脊髄路系

前庭神経核から脊髄に下行する経路には，外側前庭脊髄路 lateral vestibulospinal tract (LVST) と内側前庭脊髄路 medial vestibulospinal tract (MVST) の2種類の経路が存在する．LVSTは，外側前庭神経核から起始し，同側の頸髄，胸髄，そして腰髄に至る．LVST細胞はすべて興奮性である．MVSTは，主に内側および下前庭神経核に起始し，内側縦束 medial longitudinal fasciculus (MLF) を通り，ほとんどが上部頸髄から下部頸髄のあたりで終わる．このMVSTの経路は両側性，興奮性と抑制性細胞の両方が存在する．LVST細胞の軸索側枝は，脊髄灰白質に入った後，分枝を繰り返し，扇状に広がりながらRexedのVIII層とVII層の内側部（いずれも介在ニューロンの存在する部位），およびIX層（運動神経核）に投射する（図5-64）．おのおのの側枝の投射領域の吻尾方向の広がりは狭く，隣り合った側枝間の間隔は大きいため，隣接する側枝により支配される領域間には，そのLVST細胞が投射しない領域が存在している．MVST細胞の形態もLVST細胞と類似しており，おのおのの側枝の投射領域の吻尾方向の広がりは狭く，それに対して内外方向および背腹方向には大きく広がっている．単一のMVST細胞が第1〜3頸髄（C_1〜C_3）の範囲に，1〜7本の軸索側枝を出しており，上部頸髄に強い投射をしていることが明らかにされた．灰白質の中では，VII〜IX層に投射しており，IX層の中では，単一のMVST細胞が複数の異なった頸筋の運動神経細胞に終止している．すなわち単一のLVSTおよびMVST細胞が複数の脊髄レベルにおいて，複数の軸索側枝を出して，複数の筋を同時に支配していることが明らかとなっている．

LVST細胞の多くは耳石器入力を伝えるが，そ

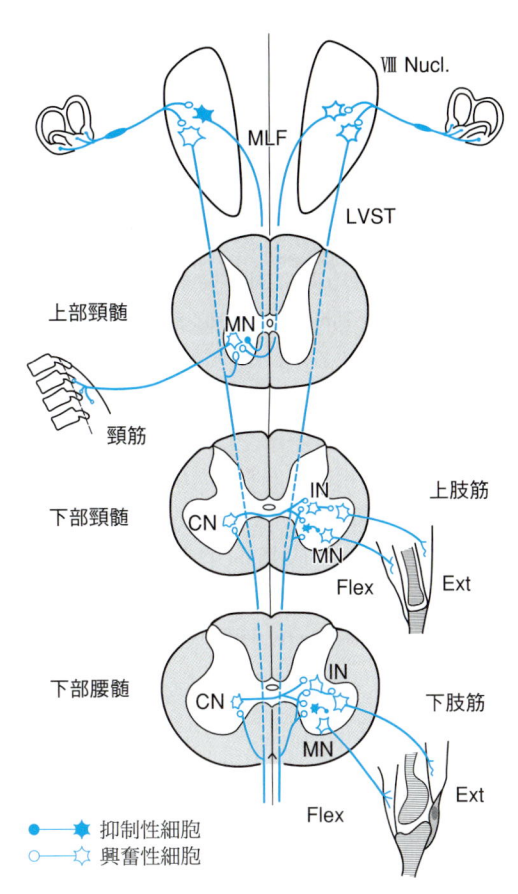

図 5-65 前庭脊髄路による頸筋，体幹筋，四肢筋運動細胞の神経支配様式
LVST：外側前庭脊髄路　　MLF：内束縦束
Ext：伸筋　　Flex：屈筋　　IN：介在細胞
CN：交連性介在細胞　　MN：運動細胞

を示す．一般に対側下肢運動ニューロンへの影響は多シナプス性であり，同側性のものに比べて弱い．頸筋運動ニューロンへの前庭入力は強く，潜時も短いものが多く，前庭神経から前庭核にある興奮性または抑制性細胞を介して2シナプス性である．興奮性入力にはLVSTとMVSTが関与し，抑制性入力にはMVSTが関与する．

前庭動眼系の機能

眼球は頭蓋内に固定されているので，頭部のわずかな振動で眼球も動揺し，その結果，網膜上の像のぶれが生ずることになる．このような頭部の動きによって生ずる不都合を補正し，中心窩視を可能にしているのが，前庭動眼系である．頭部を回転すると，回転と逆方向へ眼球がスムーズに動くが，これが頭部回転によって半規管に角加速度刺激が加わって起こった前庭動眼反射（VOR）である．頭が動いた場合，頭蓋内にある眼球が頭と一緒に動くとすれば，視標が網膜上で同じ方向に移動するので，物体が反対方向に動いたように見えてしまう．このような状態は両側迷路機能廃絶者にみられ，歩行時の動揺視を訴える．しかしながら正常者では前庭動眼反射が働くため，頭部の回転方向とは逆の方向へ眼球が動く．たとえば右へ3度回転した時，頭蓋内で眼球が左へ3度回転するならば，頭の回転にもかかわらず眼球は外界に対して同じ位置を保つことになり視線の移動は起こらず，物体を固視し続けることができる．眼前に指を出し，これを1Hzで正弦波状に左右に振り頭部を動かさず目だけで追ってみると，視標を追跡することができず像がぼやけてしまう．ところが指を固定して，同じ周波数で同じ振幅で頭を振った場合には，はっきりと像が揺れずに見える．前者の場合は，滑動性眼球運動系のみが働いており，この系は低い周波数領域でしか働くことができないため，視標の動きが速くなると眼球運動はサッケード（衝動性眼球運動）になってしまい，物体の細部がはっきりと見えなくなる．後者の場合は，固視の系に加えて前庭動眼反射が働い

の多くは末梢前庭神経から2個以上のシナプスを介するものである．ただし，LVST細胞の一部は，半規管入力を伝えることが知られている．MVST細胞の多くは末梢前庭神経から直接入力を受け，そのほとんどは半規管入力である．LVSTは，同側の伸筋運動ニューロンに興奮を及ぼす（ただしこの場合の"伸筋"は生理学的伸筋である）．特に膝と足首の伸筋運動ニューロンには直接性（単シナプス性）の入力を及ぼす．一方LVSTは，同側の屈筋の運動ニューロンには介在ニューロンを1個介して2シナプス性の抑制を及ぼす（図5-65）．LVSTから対側脊髄ニューロンへの入力に関しては，伸筋，屈筋に対して同側のものに対する効果とほぼ同様の興奮性・抑制性パターン

ており，より高い周波数の領域まで視線を空間に対して固定することを可能にしているのである．

1 前庭動眼反射と前庭頸反射

被検者の座っている回転椅子を一方へ回すと，反対方向へのゆっくりとした眼球偏位と頭部の回転が生ずる．これが角加速度刺激によって誘発された半規管動眼反射と半規管頸反射である．一方向への回転が長く続くと，この反対方向への代償性眼球運動（眼振緩徐相）は，回転方向に向かう急速な眼球または頭部の運動によってリセットされ（眼振急速相），以後このリズミカルなslow-quickの運動を繰り返す．これが眼振と頭振とよばれる現象で，トリなどでは頭振が主体となるが，サルやヒトでは頭振はほとんど出現せず，眼振のみが観察される．いずれも頭部の回転に対して，眼球と頭部の位置を安定化して，視線の方向を一定に保つように作用している．

この前庭動眼反射と前庭頸反射 vestibulocollic reflex の重要な違いは，前者はオープンループ系の反射であって，前庭入力によって起こった眼球運動の結果が前庭半規管に反映されていない．それに対して後者では，頸筋の収縮の結果として起こった頭部の運動が前庭器官に影響を与えるので，クローズドループのフィードバック制御系ということができる．前者はオープンループ制御系であるが，頭部回転に対して正確な量の眼球偏位が起こるように scaling ができている．この調節に小脳の片葉が重要な役割を果たしている．上記の眼振は角加速度回転中に出現することから，回転中眼振とよばれる．等速回転中は半規管は刺激されず，暗所では回転による眼振は出現しないが，急に停止すると眼振が出現する．この眼振は回転後眼振とよばれ，回転中眼振の急速相が回転方向に向かうのに対し，回転とは反対方向への眼振が起こり，回転停止直後に最も頻度が高く，以後，指数関数的に頻度が減少して消失する．

各半規管刺激による眼球運動の方向を図5-66に示す．これは，Suzuki JI と Cohen B（1964）の実験データを基に作られた図である．外側半規管，後半規管，前半規管を単独に刺激したときの眼球偏位は，いずれもそれぞれの半規管の存在する平面内で起こる．すなわち，外側半規管刺激の際は，両側眼球は刺激側と反対方向に水平に偏位する（図5-66 A）．左後半規管刺激の際は，後半規管を含む平面内で両眼とも下方向に偏位するが，いずれも反時計方向に回旋要素が入る（図5-66 B）．左前半規管刺激では，両眼とも前半規管を含む平面内で上転するが，反時計方向の回旋要素が入る（図5-66 C）．これらの動きは，半規管刺激によって生ずる前庭性眼振における眼振緩徐相に相当し，眼振急速相はこの逆方向に起こる．

耳石器眼反射については半規管眼反射ほどよく調べられていない．前額面で前後軸に対して頭部をゆっくりと回転すると，眼軸を中心に反対方向への純回旋性の眼球偏位が起こる．これは眼球反対回旋といわれ，耳石器反射によるものである（ただし，速く回転した場合は，前・後半規管による動的反応の要素が付加される）．また，水平方向に左右に平行振子様刺激を加えると，水平方向の直線加速度に反応して反対方向への水平性の眼球偏位が観察される．

2 前庭動眼反射の神経回路，いわゆる "3 neuron arc"

一側前庭神経を電気刺激すると，両側眼球は反対側に共同偏位する．この時，対側の外直筋と同側の内直筋が興奮し，対側内直筋と同側外直筋は抑制されている．この水平半規管―動眼反射系のニューロン回路を図5-66 D に示す．まず外転神経核への経路から説明すると，前庭一次ニューロンからの入力は，同側の内側前庭核の興奮性二次ニューロンを介して，対側外転神経核運動ニューロンを興奮させる．一方，同側外転神経核運動ニューロンは，同側前庭核内の抑制性二次ニューロンによって抑制を受ける．これが前庭動眼反射弓の基本で，同様な系は垂直半規管―動眼反射系（図5-66 E，F）でも存在し，"3 neuron arc"とよばれる（ロレンテドゥノォ Lorente de Nó R, 1933）．

この興奮経路と抑制経路の結果をまとめると，

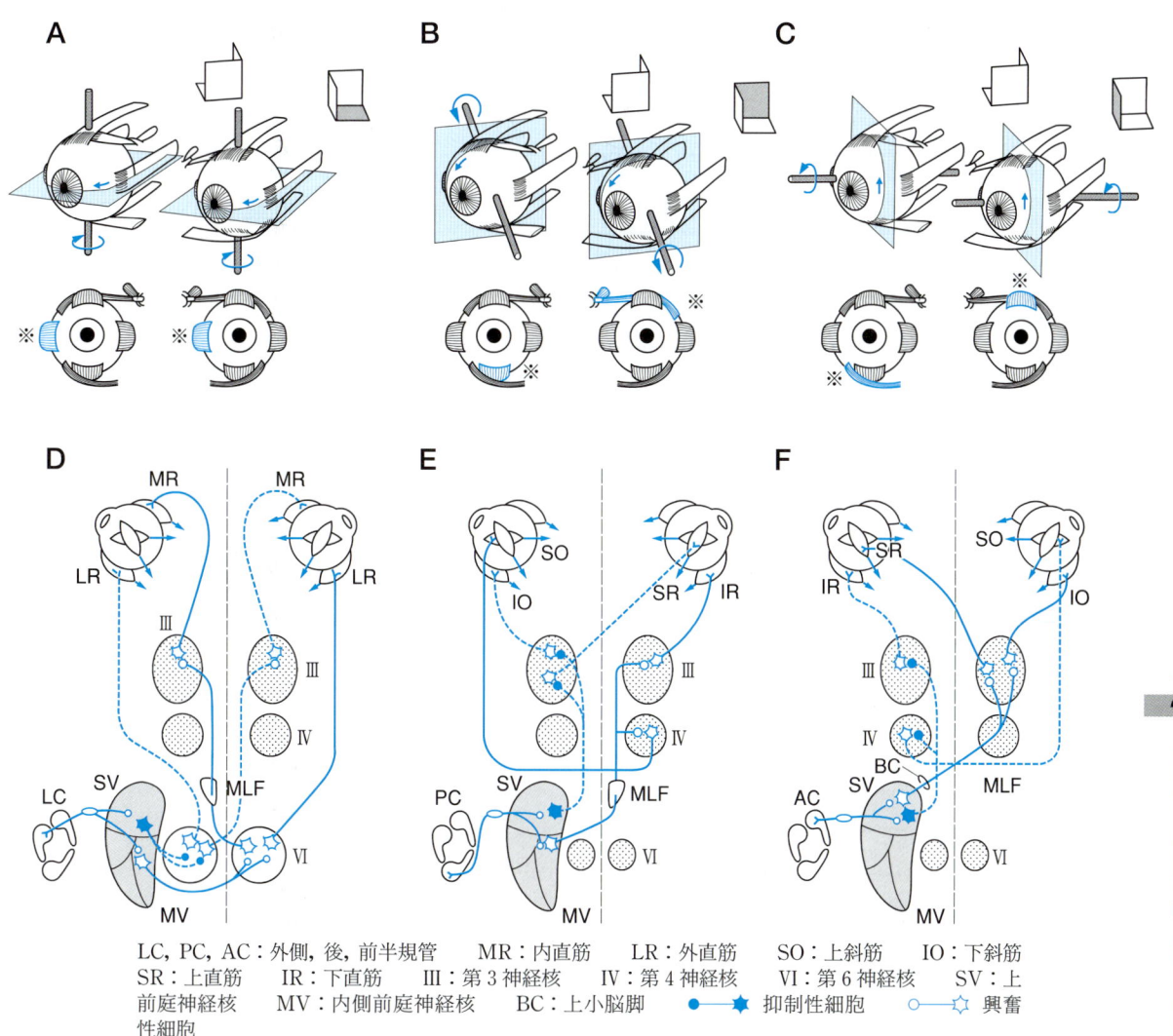

LC, PC, AC：外側, 後, 前半規管　　MR：内直筋　　LR：外直筋　　SO：上斜筋　　IO：下斜筋
SR：上直筋　　IR：下直筋　　III：第3神経核　　IV：第4神経核　　VI：第6神経核　　SV：上前庭神経核　　MV：内側前庭神経核　　BC：上小脳脚　　●─★ 抑制性細胞　　○─☆ 興奮性細胞

図 5-66　前庭動眼反射とその神経系路
A～C：左外側半規管（A），左後半規管（B），左前半規管（C）が刺激された時に起こる眼球運動を回転軸と回転面（半規管平面と平行）とともに表す．下図は主に収縮する眼筋を※で示す（Suzuki JIらのデータを基に作成）．
D～F：A～Cの各半規管動眼反射を引き起こす神経回路（Ito Mら，Uchino Yらのデータを基に作成）

（1）ある眼筋を支配する運動ニューロンは，対側の半規管から興奮性入力を受け，同側の半規管から抑制を受けている．（2）対側水平半規管から興奮性入力を受ける運動ニューロンは，同側の水平半規管から抑制入力を受ける．（3）対側前半規管から興奮性入力を受ける運動ニューロンは，同側後半規管から抑制入力を受けている．（4）対側後半規管から興奮性入力を受ける運動ニューロンは，同側前半規管から抑制入力を受けている．

水平眼球運動を起こす内直筋への経路は，水平半規管から外直筋への経路と違い，3 neuron arc以外の経路が存在する（図5-66 D）．それは，対側MLF内を上行し対側内直筋運動ニューロンに興奮を及ぼす外転神経核内にある介在ニューロンで核間介在の細胞（internuclear neuron）の系である．このニューロンは，同側水平半規管から前庭内側核を介して2シナプス性の抑制，対側水平半規管から前庭内側核を介して2シナプス性の興奮を受ける点で，外転神経核運動ニューロンとまったく同様である．

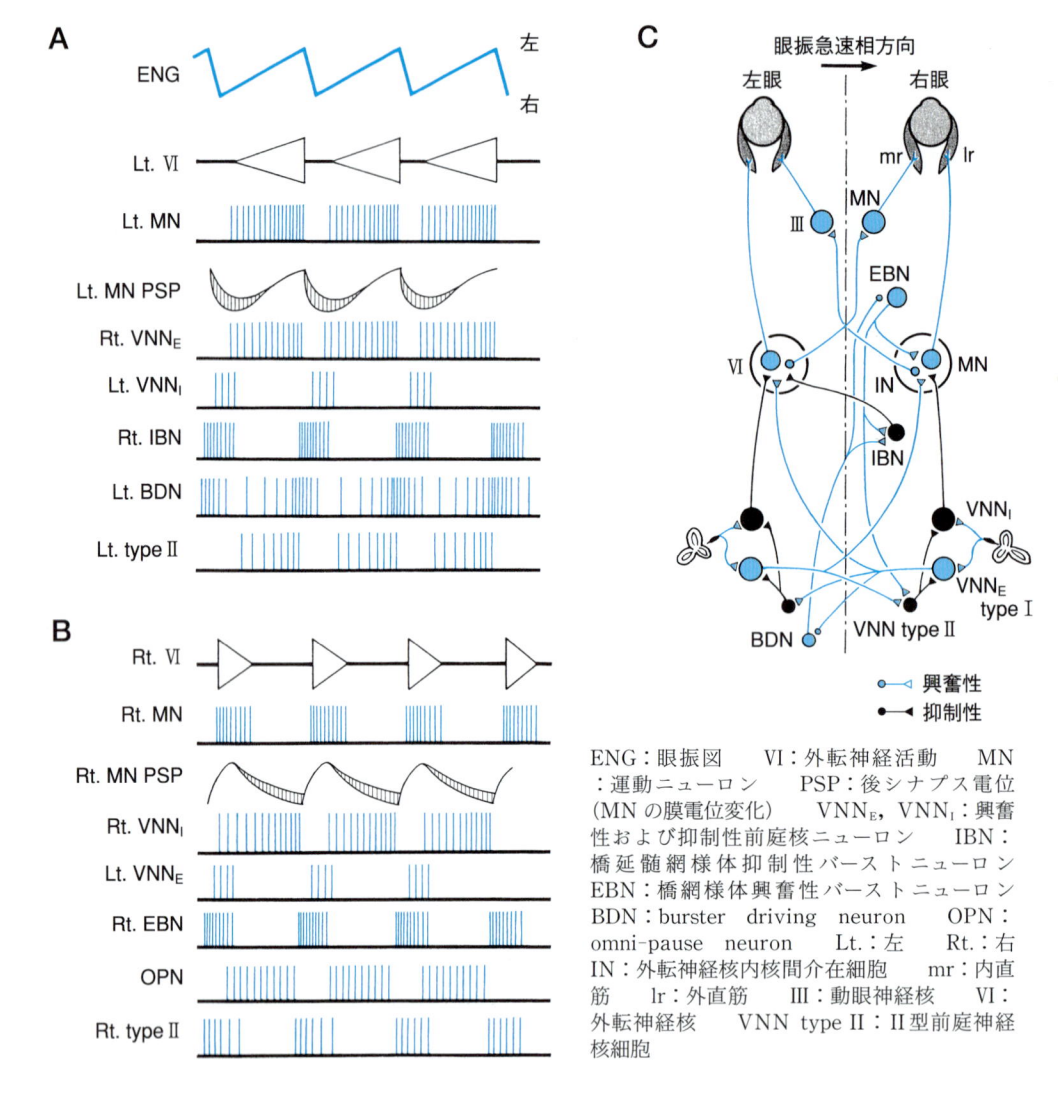

図 5-67　水平性前庭眼振発現中の脳幹諸ニューロンの活動様式

右前庭神経刺激による左向きの眼振緩徐相と右向きの眼振急速相に働くニューロンを示す．
A：左外転神経核運動ニューロン（同核内の右内直筋神経核へ投射する internuclear neuron もまったく同様の入力を受けるが，図では省略してある）へ投射するニューロンおよびそれに関連するニューロンのスパイク発射のパターン
B：右外転神経核運動ニューロンへ投射するニューロンおよびそれに関連するニューロンのスパイク発射のパターン
C：水平性前庭眼振のリズム形成の神経機構を示すシェーマ

ENG：眼振図　Ⅵ：外転神経活動　MN：運動ニューロン　PSP：後シナプス電位（MN の膜電位変化）　VNN_E, VNN_I：興奮性および抑制性前庭核ニューロン　IBN：橋延髄網様体抑制性バーストニューロン　EBN：橋網様体興奮性バーストニューロン　BDN：burster driving neuron　OPN：omni-pause neuron　Lt.：左　Rt.：右　IN：外転神経核内核間介在細胞　mr：内直筋　lr：外直筋　Ⅲ：動眼神経核　Ⅵ：外転神経核　VNN typeⅡ：Ⅱ型前庭神経核細胞

③ 前庭性眼振発現の中枢機構

　一側前庭神経の活動が他側に比べて高い状態が続くと，対側へ向かう緩徐な共同性眼球偏位（緩徐相）に続いて，同側に向かう急速な眼球運動（急速相）が生じる．この律動的な眼球運動の繰り返しが眼振であるが，これは前庭神経核の活動に起こった左右のアンバランスによって生じた現象で，生理的に起こる回転性眼振やメニエール病など一側迷路障害の時にみられる．

　島津（H Shimazu）のグループによって明らかにされた交連抑制系を含めた水平半規管系の眼振緩徐相発現の際の神経回路の動作を図 5-67 に示す．右前庭神経が刺激されると，右前庭神経核が

興奮し，交連抑制によって左前庭神経核は抑制される．右前庭神経核から左外転神経核へは興奮性前庭神経核細胞（VNN$_E$）を介して興奮，右外転神経核へは抑制性前庭神経核細胞（VNN$_I$）を介して抑制が起こり，これにより，左外直筋と右内直筋が収縮し，左内直筋と右外直筋は弛緩する．さらに，左前庭核からの右外転神経核への興奮と左外転神経核への抑制が，交連抑制によって左前庭核のVNN$_E$とVNN$_I$のそれぞれの自発放電が抑制されるため減少する．これにより，左外転神経核は興奮を受け（脱抑制といい，興奮と同じ効果を示す），右外転神経核は抑制を受け（脱興奮といい，抑制と同じ効果を示す），結果として右前庭核の作用と協調して働き，左への眼球偏位を増幅することになる．

眼振急速相の発現には，これまでに説明した前庭動眼系に加えて，興奮性バースト細胞（EBN）と抑制性バースト細胞（IBN）が働く（図5-67 C）．右前庭刺激で右前庭核が興奮し，左への緩徐相が起こるが，このとき，左舌下神経前位核にある興奮性細胞（バーストドライビング細胞；BDN）が徐々に発火頻度を増加して，ある時点で急激な発火頻度の増加を示す．この細胞は対側傍正中橋網様体 paramedian pontine reticular formation（PPRF）（Komatsuzaki A & Cohen B, 1972）にあるEBNに投射しており，この細胞に急激な発火を引き起こす．すなわち，右側にあるEBNがバースト状の発火を起こし，右外転神経核へ投射して，右外転神経運動細胞と（左内直筋運動細胞に投射する）右核間介在細胞を興奮させることにより，右外直筋と左内直筋が急激に収縮する（図5-67 C）．また，右側EBNは同側のIBNに投射し，IBNを発火させるが，これが対側の外転神経核へ投射し，そこにある左外転神経運動細胞と右内直筋運動細胞に投射する左核間介在細胞を抑制し，その結果，左外直筋と右内直筋が急激に弛緩する．こうして，右向き急速眼球運動が起こり，これが眼振急速相となる．BDNでtonicな信号がphasicな信号に変えられ，眼振のリズムが形成されると考えられているが，その機構はいまだ不明である．図5-67 Cに示していないが，外転神経核の吻側部の正中部の青斑核 Nucl. raphe pontis にあるポーズ・ニューロン omni-pause neuron（OPN；あらゆる方向の眼振急速相で発火を停止することからこうよばれる）は，眼振緩徐相では一定の発火をしているが，急速相の直前で発火を休止し，ほぼ急速相の間その状態を持続する（図5-67 B）．この細胞は，両側のEBNとIBNに抑制性に結合していることから，いまだ不明の機序で，この細胞の発火が抑制されることが，EBNとIBNのバースト発火に重要と考えられている．

4 カロリックテストの原理と応用

一側外耳道に冷水または温水を入れると前庭性眼振が起こる（カロリックテスト）．このメカニズムに関しては，迷路の温度変化により内リンパの対流が起こり，クプラの偏位が生じるとするバラニー（Bárány R, 1906）の説が一般に支持されている．右外耳道温水注入時を例にとると，中耳腔の温度上昇→温められた内リンパ液は軽くなり上へ動く→これは外側半規管では向膨大部流となるので，クプラが動毛側へ偏位→感覚有毛細胞の脱分極→有毛細胞からの伝達物質放出→一次求心神経終末にEPSP発生→一次神経のスパイク頻度増加→前庭核細胞の活動増加→左への水平性眼球偏位（眼振緩徐相）→右への眼振急速相となり，注入側への眼振が起こる（Ewaldの第二法則）．しかしながら，最近宇宙船内の無重力下のカロリックテストで眼振が起こることが報告され，この内リンパ流動以外の要素も関与することが考えられている．

病的状態で前庭性眼振が出現し，回転性のめまい感が生ずる場合は，左右前庭神経核の活動にアンバランスが存在していると考えるのが妥当である（これに対してたとえば，両側迷路機能廃絶者は，眼振はなく，めまい感を訴えることもない）．このように一側内耳または前庭神経の障害では健側へ眼振が出現し，めまいが起こるが，一定の時間が経つとめまいが消失し，その後眼振も消失する．これは前庭性代償 vestibular compensation とよばれる現象で，左右入力の差によって起こる

左右前庭神経核間のアンバランスを打ち消すようなメカニズムが小脳，脳幹で起こっている．

前庭系の機能異常を調べるためにカロリックテストと回転検査が用いられる．回転刺激では，一側末梢前庭系が破壊されても他側耳の興奮と抑制で眼振は誘発されるので，回転検査で障害側を決定することはほとんどできない．しかし，回転刺激を与えて眼球運動や四肢の偏位を定性的に観察することは小児神経学では重要で，幼児などでカロリックテストができないときに役立つ．特に幼児の運動系発達の遅い例では，脳性麻痺と両側迷路機能廃絶（風疹などによる）の鑑別に有用である．一方，温度刺激は非生理的であるが，一側のみに刺激を与えるので，患側を決定する場合に有効であり，内耳，前庭神経の障害の有無をみる場合のみならず，脳幹機能を知るうえでも役立つ．昏睡，ないしはそれに近い患者では，眼振の急速相は出現せず，眼球偏位のみが観察される．温度眼振の出現の有無により意識障害の程度が推定できる．意識障害のある患者では随意的な眼球運動をすることは期待できないので，カロリックテストで眼球運動系を含む脳幹障害部位を知ることができ，脳死判定に用いられている．ただし，この場合最大の刺激を加えるために氷水を注入することが大切である．

参考文献

1) Ito M：*The Cerebellum and Neural Control*. Raven Press, New York, 1984
2) Roberts TDM：*Neurophysiology of Postural Mechanisms*. Butterworths, London, 1978
3) Wilson VJ, Melvill-Jones G：*Mammalian Vestibular Physiology*. Plenum Press, New York, 1979
4) Brandt T：*Vertigo：Its Multisensoy Syndromes*. Springer, London, 1999
5) 小松崎篤，篠田義一，丸尾敏夫：眼球運動の神経学．医学書院，1985
6) 福田　精：運動と平衡の反射生理．医学書院，1981

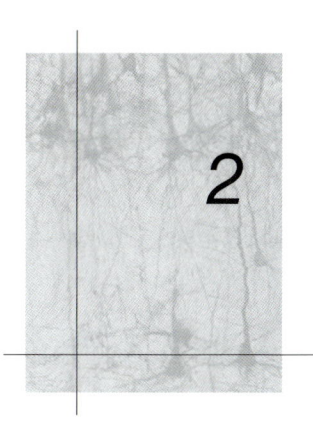

2 運動の神経機構
〔7〕眼球運動系

篠 田 義 一

　われわれは，興味を引く物体が視野内に現れると，すばやい眼球と頭部の運動を起こして物体を注視する．この反応は，定位反応 orienting response（おやなんだ反応）とよばれ，すべての動物に備わっている生命維持に不可欠の反応である．この時起こる眼球運動は衝動性眼球運動 saccade（サッケード）とよばれる．さらにその対象物が眼前をゆっくりと動く場合には，その細部を正確に見るために，対象物と同じ速度で眼球を動かす滑動性眼球運動 smooth pursuit（追跡性眼球運動）とよばれる眼球運動が起こる．ハトなどの鳥類では，眼球運動よりも頭部の回転による視線の移動の方が重要な役割を果たしており，動物が高等になり中心窩視が発達してくると，眼球運動が頭部や体幹の運動よりも優位になり，眼球だけで視標を追うことができるようになる．この系統発生的な進化は，個体発生的にもみられ，正常の乳児では生後1〜2カ月で固視 fixation が起こり，生後2〜3カ月で物体を追うようになるが，初めのうちは眼と首の運動が同時に起こって物体を注視している．初めは，注視は水平方向のみであるが，ついで垂直方向も可能となり，生後4カ月くらいになって頭を動かすことをせず眼球運動だけを独立させて注視が可能になる．

　物体を正確に見るためには網膜の中心窩で対象をとらえることが必要である．眼球は頭蓋内に固定されているので，頭部のわずかな振動で眼球も動揺し，そのため網膜上の像のブレが起きてしまう．このような不都合を回避し，常に中心窩で正確に物体を捕えることができるように働いているのが，前庭動眼運動系 vestibulo-oculomotor system である．さらに，歩行時や頭を回転させた時など，外界全体が視野内で移動する時には，視運動性眼球運動系 optokinetic system が同様な働きをしている．この2つの系が頭部や体が動いた時や，外界が動いた時に retinal slip を減らして視線を物体に固定し，中心窩視が可能になるよう補償している（visual stabilization）．これに加え，視覚型の動物である霊長類には，両眼視による空間知覚，特に奥行知覚を行うため左右両眼の輻輳性眼球運動があり，両眼の中心窩に同時に像を結ぶ機構が備わっている．このように眼球運動は，対象への視線の移動と中心窩視のための visual stabilization という2つの役割を担っている．

眼球運動の種類と機能分担

1 共同性眼球運動と非共同性眼球運動

　視線を左右，あるいは上下へ移動させると，左右の両眼球はほぼ平行して同方向に移動する．このような眼球運動を共同性眼球運動 conjugate eye movement とよぶが，上下・左右・斜め方向の随意性および反射性眼球運動のほとんどの場合に両眼は平行して移動する（version といい，vergence に対となる言葉）．生理的条件下で唯一の例外は，近づいたり遠ざかったりする物体を見る時の眼球運動で，この場合は両眼が反対方向に動く（disconjugate eye movement，非共同性眼球運

動）．この眼球運動はvergenceとよばれ，輻輳および開散運動（convergenceとdivergence）に分類される．これ以外の非共同性の眼球運動は病的状態で，外転神経麻痺などの際にみられる．

2 水平性眼球運動と垂直性眼球運動

共同性眼球運動は上下・左右・斜めと2次元の平面内であらゆる方向に起こるが，眼球運動系の中枢神経機構は，水平系と垂直系の2つの系からなっており，斜めの動きは，この両系が同時に働くことによると考えられている．

たとえば松果体の腫瘍によって中脳被蓋の病変が起こると，上下の垂直方向の眼球運動（垂直性眼球運動 vertical eye movement）がまったく起こらなくなる．このような時，水平方向の眼球運動（水平性眼球運動 horizontal eye movement）はほとんど影響を受けない．一方，脳幹の外転神経核付近の両側性病変（両側性PPRF症候群といい，脳幹腫瘍や血管障害で起こる）の時，水平方向の眼球運動は起こらなくなる．しかしこの時，垂直方向の随意性眼球運動はほとんど影響を受けることがない．歴史的にみると，中枢神経系に障害のある患者の症例，動物における破壊実験および中枢神経系の刺激実験から上記の2つのシステムの存在が考えられ，近年，神経生理学的解析によってその中枢神経機序がしだいに明らかにされてきている．

これに加えて，回旋性の眼球運動が知られるが，この運動は随意性に起こすことができず，また視覚性にも誘発はできない．生理的には頭部を垂直面内で横に傾けた時，眼軸のまわりに反対方向への回旋（counter-rolling）が起こる．これは前庭動眼反射の一種で，急激に傾けた時は同側の前・後半規管刺激の要素が入るが，ゆっくりと傾けた時は卵形嚢の刺激のみによって誘発される．

3 生理的眼球運動の種類

眼球運動系は，一般的に速い眼球運動（fast or rapid eye movement）と遅い眼球運動（slow eye movement）の系に分けることができる．速い眼球運動は，サッケードと前庭性眼振および視運動性眼振の急速相を含む．これらはいずれも注視点を移動させる時に起こる運動で，運動中は視覚が低下している．これらの急速眼球運動を司る脳幹の神経機構はかなりの部分が共通であると考えられている．遅い眼球運動は，滑動性（追跡性）眼球運動，前庭性眼振と視運動性眼振の緩徐相を含む．いずれも視標を網膜の中心窩上に固定して，外界を動く視標や静止している視標の細部をはっきりと識別する時に働く．これらの遅い眼球運動系も脳幹で一部共通の最終経路へ収束すると考えられているが，特に，最近の研究では，視運動性眼振と前庭眼振の緩徐相は前庭核を含む系が重要な役割をしているのではないかと考えられている．以上の眼球運動はいずれも共同性眼球運動であるが，これに対して非共同性眼球運動で，きわめて遅い眼球運動に属する輻輳性眼球運動がある．この運動は両眼単一視（立体視）にとって重要である．

以下それぞれの眼球運動についての特徴を解説する．

◆ サッケード

随意的に物を見ようとして注視点を変える時にみられる急速な眼球運動で，サッケードの特徴はひとたび運動が起こると，そのサッケードが終わるまで随意的に停止できないことである．運動の速度は眼球の回転角度に依存しており，随意的に調節できない．サッケードの持続時間は振幅に比例して増加する（約1 msec/度）．また最大速度も運動の振幅に比例して増大し700°/secにまで達するが，10〜20°の振幅では350〜500°/secくらいである．

◆ 滑動性眼球運動

ゆっくりと移動する視覚対象を目で追従している時に起こっている眼球運動で，運動を起こす刺激は動いている対象の物体の速度で，これに等しい速度で眼球運動が起こる．速い動きには追従できず，30°/secまでしか滑らかに追うことができ

ず，それ以上速いと前述のサッケードとなってしまう．ただし，視標の軌跡が予測できるような場合は，約90°/secまで追うことができる．

図5-68はさまざまな随意性の眼球運動の例である．これらの眼球運動について説明をすることによって，サッケードと滑動性眼球運動の特徴と両者の違いを示す．

(1)5-68aはサッケードの例で，正面にある視標が，急に15°右方へ移動した時に，視覚刺激後約200 msecの潜時で眼球運動が開始され，約60 msec以内に動作が終了して，きわめて正確に視標をとらえている．この図の後半部では，視標が逆の左方向へ20°移動した時のサッケードが示されているが，この場合眼球運動が不十分で視標までとどかず(undershoot)，続いて小さなサッケードが起こって補正をしている．このように視標の移動が大きい場合（約20°以上）は，undershootがしばしば起こる．続いて起こる補正のためのサッケードは，先行するサッケードから約150～200 msecの潜時をもって始まる（別の言い方をすると，この間は，次のサッケードが起こらない不応期である）．

これに対して，図5-68dは滑動性眼球運動の例で，眼前をゆっくりと一定の速さで動く視標を正確に追う動作をさせている．ramp状の視標の動きが始まってから，約130 msecの潜時でまずゆっくりとした眼球運動が起こっている．このことは，滑動性眼球運動の開始の方がサッケードよりも短い潜時で起こることを示している．それに続いて視標と中心窩の誤差を補正するためのサッケード（catch-upサッケード）が起こり，以後きわめてスムーズな眼球運動がみられる．次の矢印のところで視標が中心窩からずれたため，補正のための小さなcatch-upサッケードが起こっている．

(2)サッケードと滑動性眼球運動は，視覚からのフィードバック情報を利用しているか否かで大きな違いがある．すなわち滑動性眼球運動では，中心窩で視標をとらえ，動く物体が中心窩からずれる（retinal slip）と，そのズレをゼロにすべく眼球を追従させることによってスムーズな運動が引き起こされる（正確には，中心窩だけでなく，ほかの網膜部位への視覚刺激でも滑動性眼球運動は誘発されるが，刺激が中心窩に近いほど反応は強く，中心窩を含む刺激の場合は，中心窩から外へ向かう刺激の方が外から中心窩に入る刺激よりも強い効果をもつ）．眼球運動中に注視点が消えると，それ以後，スムーズな運動を続けるように被検者に命じても，滑動性眼球運動は起こらず，サッケードの連続となってしまう（図5-68e）．動く視標が入力として滑動性眼球運動に必要であることは図5-69にさらによく示されている．眼前で振幅30°の正弦波状に動く一点を注視させると，スムーズな運動が起こっている（図5-69a）．ところどころでretinal slipを補正するための小さなサッケードが混じっている．ところが，静止した線分（30°の視覚に相当する長さをもつ）をできるだけスムーズに追うように命じても，図5-69bに示されるように，サッケードの連続で階段状波形を示している．閉眼して目をスムーズに動かさせた時（図5-69c）も同様に，大小不同のサッケードの連続となってしまう．このように滑動性眼球運動が起こるためには，スムーズに動く視標が必要であり，滑らかに動く視標を随意的に追跡する時以外の随意性眼球運動はすべてサッケードである．

滑動性眼球運動の時，視標の網膜上での位置情報と動きの情報（速度または加速度）のいずれが刺激として用いられているかが問題となる．図5-68fに示すように，注視点を一方に数度ジャンプさせ，その後反対方向に一定の速度で移動させると，被検者はゆっくりとした滑らかな眼球運動を，サッケードなしに指標のジャンプとは逆方向に起こす．このことは，滑動性眼球運動は，網膜上の視標の位置ではなく，速度情報が刺激となって誘発されることを示唆している．一方，サッケードの場合は網膜上での視標の位置情報がトリガーとなって眼球運動が誘発されるが，滑動性眼球運動とは異なり，その後は視標の存在が必要でない．移動する点を注視するよう命じておいて，眼球運動が起こる直前に視標を消しても眼球はきわめて正確に当初の視標の位置に移動する（図5-68b）．

このことは，目標点と現在の眼位の差を誤差情

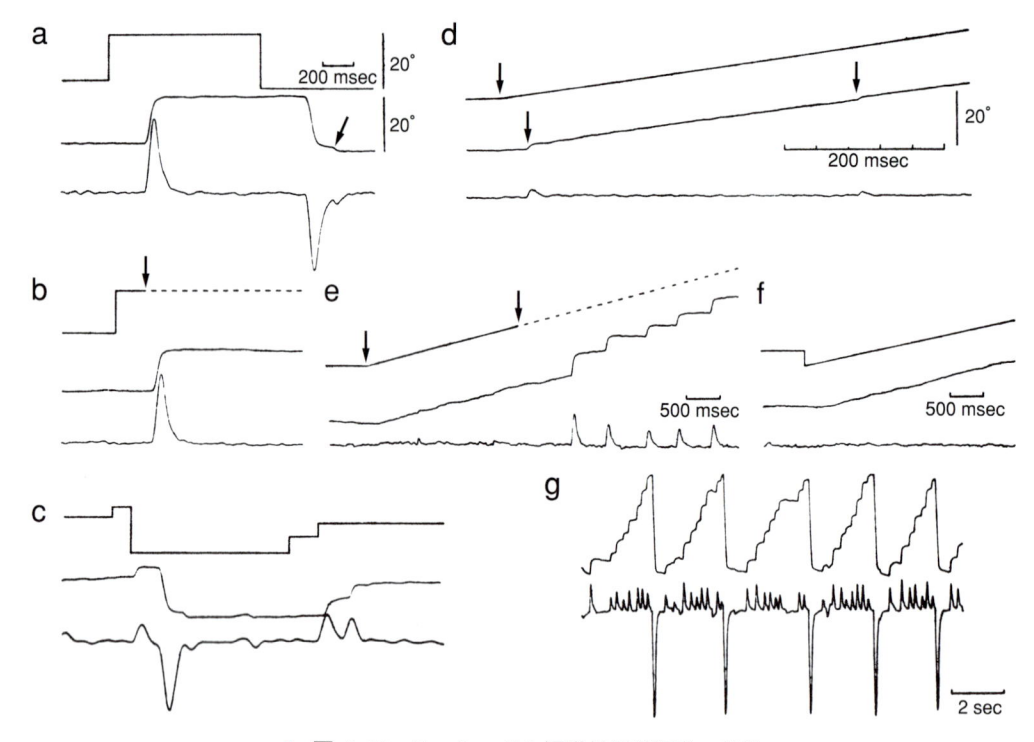

↑ 図 5-68　サッケードと滑動性眼球運動の特徴

a：眼前の点がステップ状に位置を変えた時の水平性サッケード．矢印のところで undershoot を補正するためのサッケードが起こっている．上段：水平性の視標の位置，中段：水平性眼球運動の EOG (electrooculogram) (DC 記録)，下段：EOG の微分波形で眼球速度を示す．
b：視標がステップ状に位置を変えた後，眼球運動が開始する前に視標が消えた場合（点線）．眼球運動は正確に視標のあった位置に到達している．
c：ダブルステップ状に視標の位置を変えた時のサッケード．右向きに視標が動いた後，左向きまたはさらに右向きに視標を動かしているが，いずれも初めの刺激でサッケードが起こり始める前に，次の視標の位置変化が与えられている．二度目のサッケードが一度目のサッケード終了後すぐに起こらず，約 200 msec の不応期をおいて開始されている．
d：ランプ状に視標の位置が変化する時に起こる水平性の滑動性眼球運動．矢印のところで，誤差を補正するための catch-up サッケードが起こっている．視標の速度に対する滑動性眼球運動の速度（＝gain）は 1 よりやや小さいが，十分練習を積んだ場合はほぼ 1 となる．
e：滑動性眼球運動の途中で視標を消し，続けてなめらかに眼球を動かすよう命令した場合．**b** のサッケードと異なり，視標がなくなると（点線），もはや滑動性眼球運動はできなくなり，サッケードの連続となってしまう．
f：視標の位置が左へジャンプした後，右方向へランプ状の移動をした場合．左向きサッケードが起こらずゆっくりとした右向きの滑動性眼球運動が起こっている（この場合ランプ状の軌跡が，はじめの視標の位置を通過するまでの時間が 150〜200 msec であることが必要）．視標の位置変化に応じて pursuit のシステムが反応するとすれば，左へのステップ変化の方向へ眼球運動が起こるはずである．
g：横書きの文章を読ませた時の眼球運動．サッケードの連続で視標の移動が行われており，滑動性眼球運動はみられない．大きな反対方向への動きは文章の行が変わったところである．

→ 図 5-69　さまざまな随意性眼球運動と視性および前庭性眼振

a：視角 30°で正弦波形に水平方向に動く指標を注視している時の滑動性眼球運動．きわめて滑らかであるが，ところどころでサッケードによる補正が起こっているのが，速度波形を見るとわかる．上段：視標の位置，中段：水平方向の EOG，下段：その速度波形．
b：眼前の水平な直線をできるだけスムーズに追うよう命じた時の眼球運動．指標は連続した直線であるにもかかわらず，眼球運動はサッケードの連続になっている．
c：閉眼をさせ，できるだけ滑らかに目を左右に動かすよう命じた時，不規則なサッケード様の眼球運動からなっている．
d：正面の固定点を注視したまま頭をなめらかに正弦波状に振るよう命じた時は，眼球運動（上段，EOG，下段その速度波形）は，非常に滑らかな動きをしている．

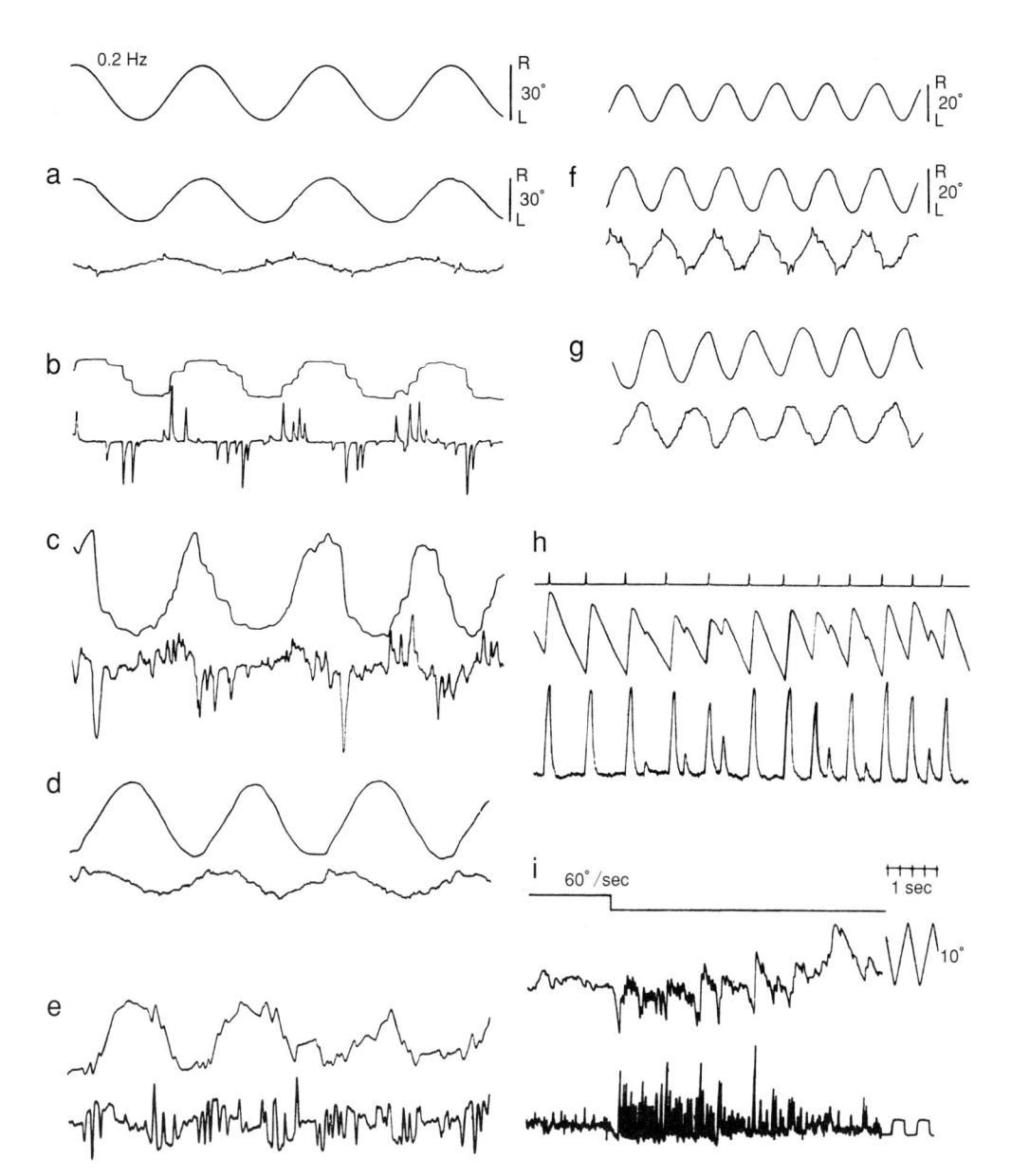

図 5-69 さまざまな随意性眼球運動と視性および前庭性眼振

e：閉眼したまま頭を正弦波状に回転させた時の前庭動眼反射．ゆっくりとした compensatory movement がところどころ眼振の急速相で逆方向へ引き戻されている．回転周波数が遅いので，眼球運動の振幅は小さい．

 a と **d** を比べると滑らかさはあまり違わないが，この周波数 (0.2 Hz) から 0.5 Hz に変えると，**f** と **g** に示すように差が明らかとなる．**f** は smooth pursuit，**g** は一点注視時の頭部正弦波回転中の眼球運動．固視機能系・滑動性眼球運動系と前庭動眼反射系の協調により，より高い周波数にわたって注視が可能になることがわかる．

h：白と黒の縞のドラムを被検者のまわりで左回りに等速回転させ，その縞を目で追わせた時現れる視運動性眼振．上段に示される縞を1本1本追いかけるのに対応して眼球運動（中段，下段はその速度波形）が起こっているが，その間にところどころ起こっている眼振に注意のこと．

i：回転後眼振の例．回転台に被検者を座らせて左回りに 60°/sec で等速回転を行っている時，急に回転台を止めた時に回転方向とは逆の右向きの前庭性眼振が起きている．時間とともに左向きの眼振緩徐相の速度（下段）が減少していくのがみられる．等速回転中は眼振が起こらないことに注意せよ．

報とするフィードバック（feedback）機構によって，誤差修正の繰り返しを行いながら最終的に誤差がゼロになるように運動調節を行っているのではなくて（このような制御はフィードバック制御系とよばれる），運動が開始される前にすでに中枢神経系内で眼球運動のプログラムがつくられ，それに基づいて運動が起こることを示している．このような運動は，preprogrammed movement とよばれ，制御系としてはフィードフォーワード（feedforward）制御系である．この運動では，生まれてから後の学習によって経験的に眼球運動の gain（または感度，sensitivity）の scaling ができあがっていると考えられる．

　サッケードは，特殊な場合を除いて，ひとたび運動が開始した後は，随意的に変更することができないので，ballistic（弾道的）movement といわれる．図 5-68 c はその例を示している．反対方向と同方向へ連続したステップ状の視標の移動を与え，視標の各ステップの移動開始の間隔を 200 msec 前後とする．2 つ目のステップ移動が，初めの刺激による眼球運動が起こる前に与えられても，その後起こる眼球運動は 1 回のサッケードで最終位置に到達するのではなく，まず初めのステップ刺激の視標の位置へのサッケードが起こり，その後最終的な視標の位置へもう一度サッケードが起こるのである．このような視標の位置の連続した変化に伴って起こる連続したサッケードの場合には，初めのサッケードの後，約 150〜200 msec の不応期が起こる．すなわち，初めの視標の移動による retinal error に対して，第 1 のサッケードが起こる．そしてそれが終了した時点で，ふたたび retinal error の有無が調べられ，このとき第 2 の視標の移動のため retinal error がまた起こっているので，第 2 のサッケードが起こると考えられた．視標の位置情報が一度サンプルされたシステムが働くと，次にシステムが働くまである一定の不応期が起こるということである．

　もう一つ重要な事実は，サッケードのシステムは，空間に対する座標（頭の中での眼球の位置座標）系を計算していると考えられることである．

サッケードの途中で運動中の眼球の中心窩にのみ短時間の光刺激を与えると，初めのサッケードが終了した後，与えた光刺激の位置にもどるサッケードが起こり，眼球は，正確に光刺激の位置に移動する．ここで重要なことは，中心窩上に光が与えられたので，retinal error がゼロである点である．もし retinal error の位置情報でサッケードがトリガーされるとしたら，二度目のサッケードは起こらないはずである．上記の事実は，サッケードのシステムは，眼窩内における眼球の位置情報と retinal error を加えた情報を用いて視標の座標を計算していることを示している．

　(3) 図 5-68 g は横書きの文章を読ませた時の例であるが，サッケードとポーズの連続として目が動き，文章を読んでいる．この時 2〜3 回/sec でサッケードが起こっているが，読者は気づいていない．外界が網膜上を横切っているにもかかわらず，像のぼけは感覚されないのである．このような saccadic jump の間は視覚入力に対して閾値の上昇が起こっており，視覚が抑えられている（saccadic suppression）．それに対して追跡眼球運動時の視覚は正常である．眼球を他覚的に動かした時（眼窩角を指で圧して眼球を動かしてみよ），外界は反対方向に動いて見える．しかしながら随意的に目を動かした場合は外界が動いたとは感じない．これを視覚の空間的恒常性という．網膜上の像の動きは同じでありながら，対象物が動いたのか，自分の眼球あるいは頭部が動いたのかを区別できるためには，眼球位置と網膜像の位置を比較するメカニズムが存在することが必要である．フォンホルスト（von Holst E），スペリー（Sperry RW）(1950) らは，随意性の眼球運動の司令信号とまったく同じ信号（遠心性コピー，efference copy または corrollary discharge）が，網膜からの求心性信号と合成されて知覚中枢に送られると考えた．この説によれば，対象が固定していて随意的に眼球のみ動かす場合は，遠心性コピーと求心性活動の符号が逆であるから，その合成和はゼロとなり，対象は静止して見える．一方眼球のみを引っ張って他動的に動かすと，遠心性コピーはゼロであるので外界は動いて見える．ま

表 5-3　サッケードと滑動性眼球運動の性質の比較

性　質	サッケード	滑動性眼球運動
運動を誘発するための刺激	視標の位置変化	視標の速度変化
視標が与えられてから運動開始までの潜時	約 200 msec	約 130 msec
最大眼球運動速度 （予測可能な視標の運動のとき）	ヒト：700°/sec サル：1,000°/sec	ヒト：30°/sec サル：50°/sec （ヒト：90°/sec　サル：140°/sec）
随意的な眼球運動速度の調節	不可（サッケードの振幅に比例して眼球速度は増加）	可（視標の速度の関数となる）
運動遂行にとって視標が必要か	不要	必要
反応様式	非線型	線型
制御システム	フィードフォーワード制御，非連続制御系	フィードバック制御，連続制御系
運動中の視覚の精度	低下	正常
麻酔薬（バービツレイト）に対する反応	影響されにくい	敏感に影響される

た，筋弛緩剤で眼筋の麻痺を起こしている時，目を随意的に動かそうとすると，外界が動いて見える．これは，求心性活動は不変だが遠心性コピーの入力があるので，外界が動いて見えるということになる．しかしながら，現在この現象を理解するための脳内機構はわかっていない．

(4)軽い麻酔をかけると滑動性眼球運動ができなくなり，サッケードだけが残る．また中枢神経系の部分的障害で一方が障害されるということがある．

以上のことから，サッケードと滑動性眼球運動の中枢神経機構は異なるものと考えられる（**表 5-3**）．この両眼球運動系は制御工学的な言葉では予測制御系（フィードフォーワード制御系）とフィードバック制御系ということができる．前者は応答速度が速い利点をもつが正確さに難点があり，後者は応答速度は遅いがきわめて正確であるという利点がある．この両系を組み合わせることにより応答速度を速め，正確な眼球運動を行うことが可能となっている．すなわちサッケードで対象の近くに素早く視線を向け，その後，滑動性眼球運動を使って正確に対象をとらえるというわけである．

◆ **代償性眼球運動** compensatory eye movement

頭部を回転すると回転と逆方向へ眼球がスムーズに動く．頭部回転によって内耳半規管に角加速度入力刺激が加わって起こったいわゆる前庭動眼反射である．頭が動いた場合，眼球が頭と一緒に動くとすれば，視線を空間内で一定に保つことができず，物を注視していても網膜上に対象物が頭部運動と反対方向に動くので物が揺れて見えてしまう．しかしながら，実際にはこの反射によって頭部の運動方向と反対方向に眼球が動くので（両者の位相の遅れが180°あるということ），もし右に 5°頭を回転した時，頭蓋内で眼球が左へ 5°回転したとすると，眼球は頭の回転にもかかわらず，空間内で元と同じ位置にとどまり，視線を同じところに保つことになる．それゆえ，網膜上の映像が動かず，像がブレないで物体を注視できることになる．眼前に指を出し，これを 0.5 Hz で正弦波状に左右に振って頭部を固定して目だけで追ってみると，指を追跡できず像がぼやけてはっきり細部が見えない（図5-69 f）．次に指を固定した位置に置き，指先を注視しながら同じ周波数で同じ振幅で頭を振ってみよう．この時は，はっきりと指の細部が揺れずに見える（図5-69 g）．前者の場合，滑動性眼球運動のシステムでは視標の動きを十分追跡できないが，後者では固視と同時に前庭動眼

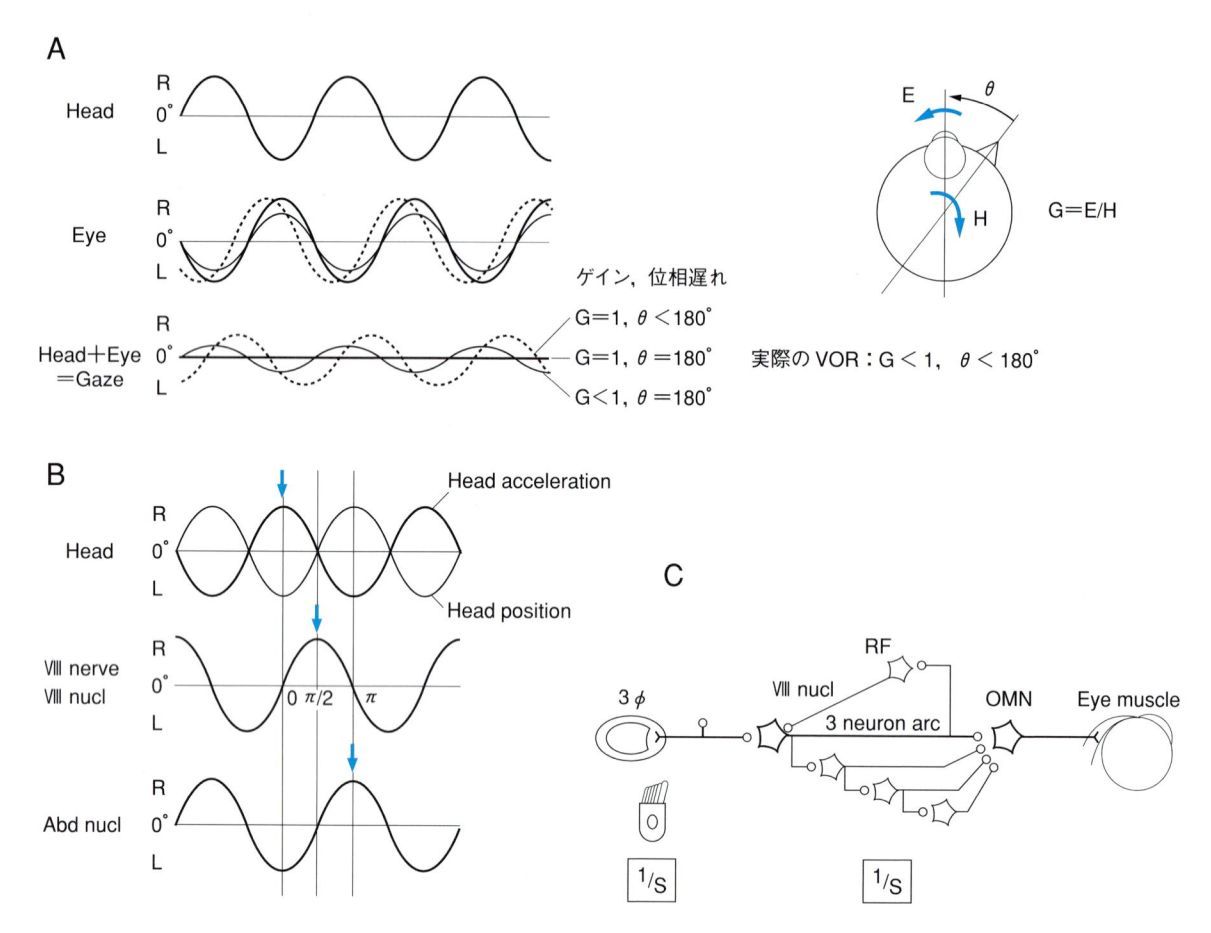

図 5-70 前庭動眼反射系（VOR）の動特性と神経積分器
A：頭部（H）の動きに対する眼球運動（E），ゲイン（G）＝E/H とする．θ は，頭部位置に対する眼球位置の位相遅れ．
B：頭部のサイン波状刺激に対する VOR の経路における神経細胞の発火頻度変化の位相遅れ．前庭神経（VIII nerve）と前庭神経核（VIII nucl）細胞は約 90°の位相遅れ，外転神経核（Abd nucl）細胞は，約 180°の位相遅れを示す．
C：脳幹（RF）における神経積分器（1/S）と三半規管（3φ）有毛細胞における積分（1/S）．OMN：ocular motor neuron

反射が働くため高い周波数でも注視ができる．一般に滑動性眼球運動は低い周波数領域でしか働かず，速い動きになるとサッケードになってしまう．それに対して前庭動眼反射の周波数特性は，低い周波数では位相遅れも少なくなり，また gain（眼球の回転角度/頭部の回転角度）も低い．一方，周波数が高くなると位相がしだいに遅れ 180°に近づき，gain も 1 に近くなる（図 5-70）．さらに速い動きになると gain が落ちてくるようになる．このことからきわめてゆっくりとした頭の動きの時は前庭動眼反射はほとんど働かず，随意性の眼球運動を使って注視していることになる．速い動きになってくると随意性の smooth pursuit のシステムでは追従できないが，その時前庭動眼反射が共同して働くと，網膜上で映像が動かないようになる．すなわち両方のシステムが働くことにより，より広い周波数領域にわたって視線を空間内に固定することが可能になるのである．正常者では，このような異なったシステムの協調的働きによって揺れる電車のなかで本が読めるのであるが，両側迷路消失患者では，像が揺れてしまい字が読めない．同様な理由で，歩行時に外界が揺れてしまう（jumbling 現象）ため，患者は遠方の一点を見るようにして歩いている．

前庭動眼反射（VOR）の動特性についてもう少し定量的に考えてみる．頭が右へ 5°回転した時，

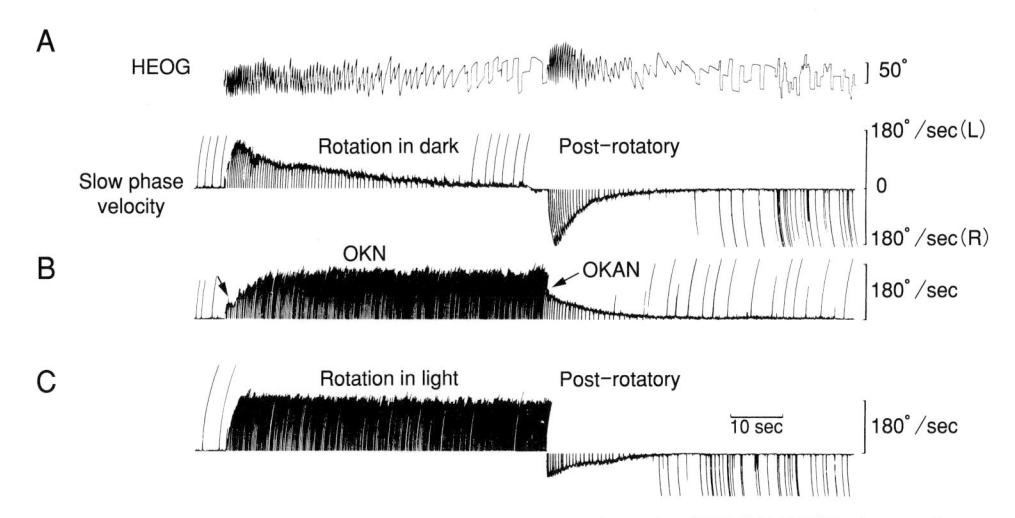

図 5-71 回転中眼振・回転後眼振と視運動性眼振（OKN）・視運動性後眼振（OKAN）

A：暗所における回転中眼振と回転後眼振．頭部回転刺激は，回転椅子を step 状に右回りの等速回転（180°/sec）を 50 秒間行った後，急に回転を停止する．

HEOG は水平眼球運動の記録，slow phase velocity は HEOG を電気的に微分し，眼球運動速度を求め，眼振の急速相はクリップして緩徐相速度のみを図示している．等速回転開始時と回転停止時に，逆方向への回転角加速度刺激がインパルス状に加わるので，方向を逆にする回転中眼振と回転後眼振が生ずる．等速回転中は，前庭刺激とならないため，眼振緩徐相速度は時定数に従ってしだいに減衰しゼロとなる．回転後眼振は反対向きに起こる．L：左，R：右

B：視運動性眼振とその後眼振．180°/sec で白黒の縦縞のドラムを被験者の回りで左回転させる．50 秒後，光を消し暗所開眼にすると，OKN とその後眼振が生ずる．緩徐相のみを図示．

C：明所開眼での頭部回転刺激．B と同様の縞模様のドラムを停止させたまま，回転椅子を 180°/sec で右向きに等速回転させた時．回転開始時，前庭動眼反射による緩徐相の方向と，視運動性刺激による緩徐相の方向が一致するため，B に比べて，立ち上がりが早くなっている．そして，回転刺激が持続するかぎりこの緩徐相速度の減衰はほとんど見られない．50 秒後暗所にすると，回転後眼振は暗所に比べるとはるかに短くなっている．ちょうど，A と B の後眼振が組み合わさった形になっている．

（Raphan T, Matsuo V, Cohen B, 1979 より改変引用）

眼球が眼窩内で 5°左へ回転すれば，外界の空間に対して，視線が固定されたまま正面を向くと前に述べた．しかしながら，この条件が起こるためには，$G=E/H=1$ だけでなく，θ（位相遅れ）$=180°$ でなければならない（図 5-70 A，太線）．もしこの時 $\theta<180°$ であれば，たとえ $G=1$ であっても，視線は正面視から動くことになる（図 5-70 A，点線）．同様に $\theta=180°$ であっても，$G<1$ であれば，視線は動いてしまう（図 5-70 A，細線）．実際の VOR では，G，θ ともに頭部のサイン波状回転の周波数の関数として変化し，$G<1$，$\theta<180°$ であるから，VOR だけでは，頭部の動きに対して視線を完全に固定することはできない．

前節で述べられたように三半規管の有毛細胞は，頭部の角加速度に反応するのであって，等速回転にはまったく反応しない．図 5-71 A にステップ状の頭部等速回転時の眼振の時間経過を示す．回転開始と停止の時のみ，インパルス状の加速度刺激入力に反応しているのがわかる．図 5-70 B に示すように，頭部角加速度信号が VOR により 180°位相遅れが起こり，頭部位置信号と逆の眼球位置信号に変換されるためには，2 回の積分が VOR の経路で起こらなければならない．このうち，最初の積分は，有毛細胞の有毛の物理的性質によって起こることが古くからわかっている．前庭神経核細胞の反応をサイン波状の頭部回転刺激に対して調べると，神経細胞のスパイク頻度の変化は，約 90°の位相遅れを示していた．さらに同様の解析を外転神経核運動細胞で行うと，約 180°の位相遅れを示すことから，もう一つの積分は前庭核から外転神経核運動細胞の間で起こることが明らかになった（図 5-70 C）．しかしながら，この積分は，前述の VOR の 3 neuron arc では理論的に起こり得ないことはわかってるが，この神経積分

器の実体については，いまだにどのような神経回路が対応するのかは明らかでない．

◆ 視運動性眼球運動 optokinesis

日常の頭部回転運動では短時間のうちに，加速・減速が起こるので，この時働く前庭動眼反射（VOR）によって視線が空間内に安定化される．しかし，自分自身が長い間回転したり（図5-71 Cの状態），外界が回ったりする場合（図5-71 Bの状態）はVORは働かず，網膜上で外界全体の像が動いてしまいズレが起こる．この網膜上の像全体のズレが信号となって像のズレをなくすように視運動性眼球運動 optokinetic eye movement が誘発される．また長い間体が回転した後に急に停止すると，いわゆる回転後眼振（緩徐相が，回転と同方向に向き，急速相が回転と反対方向が起こる（図5-71 A）．この時，開眼していると，外界が緩徐相と逆方向に網膜上を動くので，それが視運動性眼振 optokinetic nystagmus（OKN）の緩徐相を誘発する刺激となり，結果としてこの回転後眼振を早く抑える働きをする（図5-71 Cの回転停止時）．このようにVORとOKNの系は頭部の回転時に起こる網膜上の像のズレを減少させ，正確な視覚を保証するよう共同して働いていると考えられる．

以上のような眼球運動はすべての動物に顕著であるわけではなくて，ハトやカメでは眼球運動の代わりに頭を回転させることによって物体を追跡する．視運動性刺激の速度を早めると，それにつれて頭の回転速度は増加し，ハトではヒトの眼球運動よりも早い速度の視性刺激まで頭部回転はついてゆくことができる．このような頭の動きを眼振に対して頭振という．ハトは大脳皮質の発達していない動物であるが，ヒトと同等ないしはそれ以上の追跡能力をもっていることを考えると，この機能にとって大脳皮質は必ずしも必要でないことがわかる．

OKNは被検者をとりまく外界の視野全体を動かすとき最大に誘発される．通常は白と黒の縞模様のドラムの中心に被検者をおいてドラムを種々の速度で回転させると，回転方向に緩徐相をもつ眼振が誘発される（図5-71 B）．ドラムの回転を一定時間続けた後，暗黒にすると，OKNと同じ方向へ眼振がかなり長い間続いて起こる（ヒトでは1〜2分続く）．これはOKAN（optokinetic afternystagmus）とよばれる．明所でドラム回転を止めた時も起こるが，その持続はきわめて短い．

視運動性眼振には，中心窩が動く視標を追跡することによって生じる眼振（というより緩徐相という方が適切であろう）と，中心窩で追わなくても生じる眼振の2種類がある．OKN誘発時，この両者の時間経過や含まれる割合は動物ごとに著しい差があることが知られている．OKN解発にとって中心窩視が必ずしも必要でないことは，①ウサギのような中心窩のない動物でもOKNは起こる，②物体が目で追えない速さでも起こったり，新生児に起こること，③中心暗点を有する患者で起こること，④眼筋麻痺の患眼に視運動性刺激を与えると，健側眼に眼振が起こることなどから明らかである．

視運動刺激が一定速度で与えられている間に，OKNの緩徐相速度は刺激開始直後に急速な増加を示し，その後徐々にゆっくりとした増加を続け一定の速度に達する（図5-71 B）．このゆっくりした緩徐相速度の増加の時定数は約3秒であるが，初期の急速増加の際の時定数は約500 msecである．この初期増加の成分は，追跡性眼球運動系の働きによる smooth pursuit と考えられており，この系の発達しているヒトやサルでは大きく，ウサギのような中心窩の未発達の動物ではきわめて小さい．一方，OKNのゆっくりとした増加分の時定数とOKANの減衰の時定数はよく似ており（図5-71 B），これらの成分は視運動性眼球運動系によるものと考えられ，サルの場合もウサギの時間経過とよく似ている．

◆ 輻輳性眼球運動

以上の眼球運動はいずれも両眼が同時に同じ方向に動く共同性眼球運動 conjugate eye movement であり，視標が観察者から等距離上を動いている時，左右および上下方向への眼球運動は version が起こる．しかし，実際の視標は3次元空

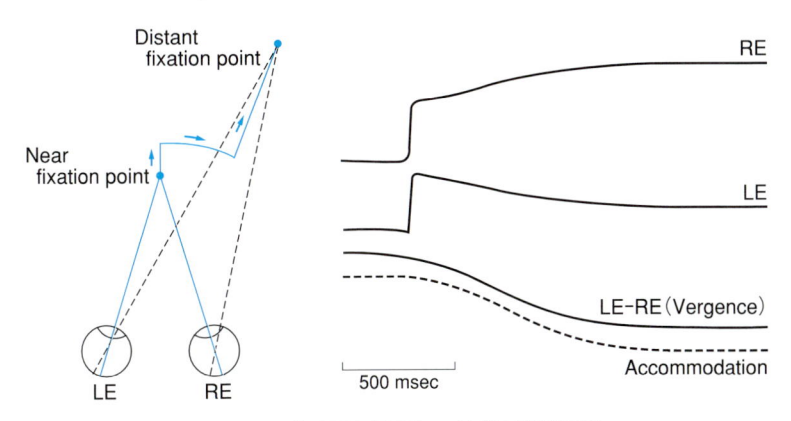

図 5-72 輻輳眼球運動と水平性眼球運動

近いところから遠いところに注視点を移す場合，両眼の開散と水平性サッケードが起こる．開散の成分は左眼の運動から右眼の運動を差し引く（LE-RE）ことによって得られる．これに伴って起こるレンズの厚さの調節 accommodation は開散よりも100 msecほど遅れて始まるが，これは視線の移動を完全に終えるまでに要する秒オーダーの時間と比較するとはるかに小さいものである．レンズの調節系と輻輳性眼球運動の調節系は水平眼球運動系に比し，その反応特性が遅いことがわかる．

間で動くので，視標が観察者から等距離上を動かず，前後方向に移動すると，視標が近づいた時には両眼が内転（輻輳，convergence）し，遠ざかる時は両眼が外転（開散，divergence）する．この両者を合わせて vergence とよばれるが，この時同時にレンズの厚さの調節（accommodation）が起こり，この両眼視と相まって像がぼけずに視標を追うことが可能となる．トリやウサギでは眼球が側方に付いているため，この両眼視ができず，フクロウ，ネコ，サル，ヒトでは両眼が正面に位置しており，さらに中心窩が発達して両眼視が可能となり，これが立体視に重要な役割を果たしている．図5-72は，正面近位にある視標が瞬間的に右側遠方へ移動した時に起こる両眼球運動の時間経過を示している．この場合，version と divergence が起こるが，開散の開始（約150 msec）の方が水平眼球運動の開始（約200 msec）よりわずかに早く起こる．そのためまずわずかな開散が起こり，続いて水平方向への共同運動によって視標の方へ視線の移動が起こる．その後，開散がゆっくりとした時間経過で進行する．このように version の運動速度に比べて，vergence は時間経過が遅く，時定数が約 200 msec の指数関数的な変化を示し，1～2 秒かかって vergence が完了する．輻輳反応に約 100 msec 遅れて焦点調節のためレンズの厚さの調節が起こるが，この時間経過も遅く，輻輳系とほぼ同じ時間経過で進行する．以上は物体が遠のく場合であるが，物体が近づく場合は開散の代わりに輻輳が同様の時間経過で起こる．この近くの視標を注視する場合は，輻輳とレンズ調節が同時に起こるが，それに加えて瞳孔の縮小が起こっており，これらを合わせて近見反応（near reflex または near triad）とよばれている．

水平注視中枢について

共同注視の問題に関しての知識の多くは，共同注視麻痺の症状を示した患者の臨床病理学的研究に負うところが大であった．すぐれた臨床家による注意深い臨床像の観察と記載，十分な病理的検索と深い洞察力によって病変部位と機能の関係が次々に想定されていった．その後，これと平行して動物を用いた脳の破壊実験，刺激実験が行われ，解剖学における染色法の発達も加わり，さらに脳機能の解析にとって基本的な第3の方法，すなわち訓練された動物で眼球運動に一致して発火する単一細胞の活動の記録法が用いられるようにな

り，次第に眼球運動に関与する中枢神経系の局在が明らかとなっていった．

古くから，ヒトの大脳病変では，対側の上下肢の運動麻痺に伴い，患者が病変側（片麻痺と反対側）をにらむこと（共同偏視），それに対しててんかんの患者では，上下肢の痙攣の側と同側に共同偏視が起こることが知られていた．さらに，橋の病変では片麻痺側を患者がにらむことから，水平眼球運動を伝える経路はほかの大脳運動野の皮質運動路と同様，脳幹で交叉することが示唆された．その後，フォビーユ（Foville ALF, 1858）は，Foville症候として今日知られる，一側の顔面神経麻痺とその側への共同注視麻痺，それと反対側の上下肢の麻痺のある患者を報告し，外転神経核が同側への共同注視中枢であることを提案した．大脳の「上位側方注視中枢」に対して，これが脳幹における核上性の「下位側方注視中枢」を仮定した最初である．その後この「下位側方注視中枢」の部位は，外転神経核の頭側の脳幹網様体であるとする説が出され両説が対立し，この問題に決着がついたのは1970年代に至ってからであった．水平注視の神経機構の研究の歴史のなかで，もう一つの重要な臨床例はいわゆる核間麻痺（現在はMLF症候という）である．側方注視麻痺では，両眼が正中位までしか動かない（図5-74 Bd）のに対して，この症候では側方注視時，外転眼は正常に動くが内転眼が正中位までしか動かないという障害が起こるが，輻輳を行うと内転が可能なことから，これが単純な内転神経麻痺でないことがわかる（図5-74 Bc）．

ヒトでは，大脳の刺激性病変，すなわちてんかんの際に上下肢の痙攣に伴って病巣と対側へ向かう水平ないしは斜めの共同偏視が起こることが知られていた（ジャクソン Jackson H, 1866）．その後，フェリヤー（Ferrier D, 1875）は，サルを含む種々の動物の大脳刺激実験を行い，大脳刺激によってひき起こされる眼球運動は常に対側に向かい，両眼がconjugateしていることを見出した．電気刺激によって誘発される眼球運動は，(1)前頭葉，後頭葉のみならず，頭頂葉，側頭葉の一部からも生じ，(2)主な眼球運動は，対側へ向かう水平性な

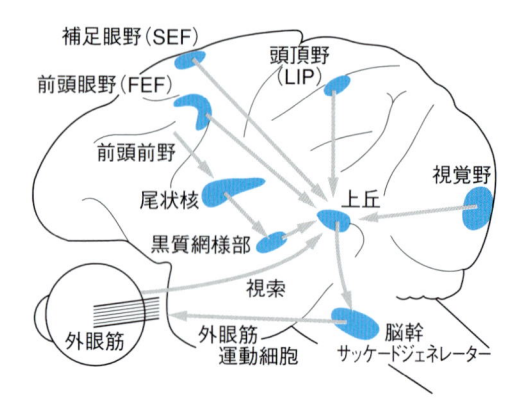

図5-73 サッケードに関わる大脳部位とその出力

いしは斜行性の両眼の共同偏位で，純粋な垂直性眼球運動は起こらないという特徴をもっている．これに付随して頭部回転が起こることがあるが，その方向は対側で眼球運動と同じ方向である．さらに，ベンダー（Bender）一派による詳しい刺激実験から，間脳・中脳の刺激も対側への水平ないし斜めの両眼の共同偏位を引き起こすが，動眼-滑車神経核のレベルで刺激効果は逆転し，それより尾側脳幹では刺激と同側への共同偏位が起こることが示された．その後さらに責任部位が限定され，Komatsuzaki Aらは，橋における刺激効果とその部の破壊による変化を調べ，橋で同側への共同注視麻痺を生ずる部位は，外転神経核のやや頭側の正中線から数mm外側の部分（paramedian pontine reticular formation；PPRF）に限局していることを明らかにした．

現在明らかになっているサッケードに関与する経路を以下に述べる．まず大脳では，刺激実験と破壊実験から前頭眼野 frontal eye field（FEF）が最も重要と考えられている．しかしながら，FEF単独の障害では，障害は一過性でサッケードの開始および精度はほとんど影響を受けない．一方，上丘に障害が限局した場合にはやはり障害は一過性で大きな変化を生じない．ところが，同側のFEFと上丘を同時に障害すると，障害と対側へのサッケードが不正確で目標に到達しなくなり，障害は長く続く．上丘から対側PPRFへはきわめて強力な投射があり，またFEFからPPRFへの投射も知られている．このことからFEFと

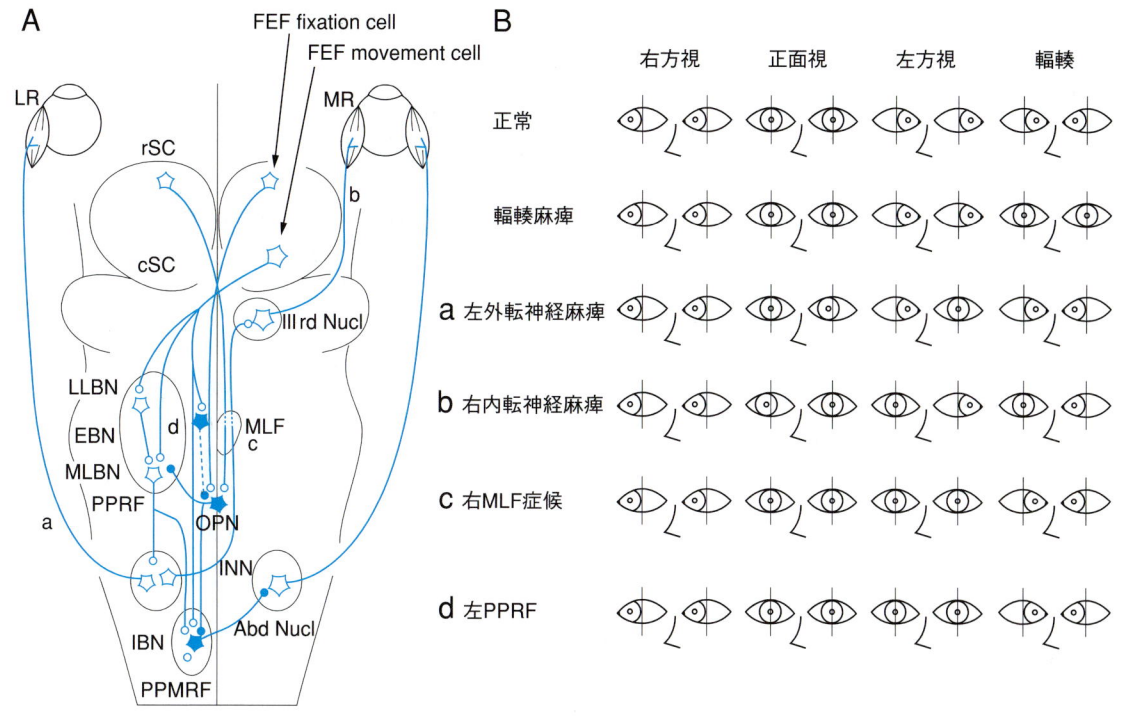

図 5-74 サッケード生成に関わる神経回路（A）と水平系の異常眼球運動（B）

A：サッケード生成に関わる神経回路．点線の抑制性ニューロンの存在部位は不明．LR：外直筋，MR：内直筋，rSC：上丘前部，後部，LLBN：long-read burst neuron，MLBN：medium-lead burst neuron，OPN：omni-pause neuron，IBN：inhibitory burst neuron，INN：internuclear neuron，Abd Nucl：外転神経核，IIIrd Nucl：第III神経（動眼神経）核，MLF：medial longitudinal fasciculus，FEF：前頭眼野，fixation all：固視ニューロン，movement cell：運動性ニューロン

B：さまざまな水平系の異常眼球運動．a～d は，A 図の各 a～d 部位に病変が起こった時の随意性眼球運動障害を示す．
　a：正面視で左眼がやや内転位をとる．
　b：正面視で右眼がやや外転位をとる．
　c：輻輳が可能な点が b と異なる．
　d：左方注視時．両眼とも正中位までしか動かない．

上丘の両者からPPRFへのパラレルな経路が想定されている．

　最近の刺激実験と神経細胞活動記録の研究から，FEF以外に，補足眼野（supplementary eye field），後頭頭頂野のLIP（lateral intraparietal area）などが，サッケードに関与することが明らかになってきた（図5-73）．補足眼野は，狭義の随意性サッケード（暗闇で何も視標がない状況で，自らの意思で眼を動かす時）の発生に関与し，前頭眼野は，視標や音など感覚性刺激に対して起こすサッケードに主に関与していると考えられたが，必ずしもそうではないことがその後の研究で判明し，これら異なる大脳領野がそれぞれどのような役割を担っているかは十分わかっていない．これらの大脳各領野からは同側の上丘（主に上丘後部）に出力が出され，上丘からの出力が対側PPRFへ投射し，脳幹のサッケードジェネレーターに運動司令信号を送っている．さらに，PPRFからの出力は同側外転神経核に至り，そこで同側外転神経運動ニューロンと，対側内直筋運動ニューロンに投射する核間介在ニューロン（internuclear neuron）にシナプス結合する．さらに後述するごとくPPRF内には，種々の眼球運動に一致して活動する核上性細胞の存在が明らかとなってきた（図5-74 A）．

サッケード生成に関わる脳幹神経機構

ある点から別の点に注視点を移す時のサッケード生成の脳幹機構について，水平および垂直両系について一部異なる機構が含まれるが，水平系の研究について述べる．目標点が移動すると，200〜300 msec の遅れをもって眼球運動が開始される．この間に中枢神経系内では，視標の移動点を同定し，眼球を移動する距離を計算し，運動開始の信号を運動ニューロンに送る．ひとたび運動が始まると，眼球は加速され，軌跡の中点近傍では最高速度に達し，その後減速されて，中心窩を正確に視標に向ける．このサッケードの時に観察される脳幹のニューロン活動のパターンは4型に分類できる．典型的な例を模式的に示すと，バースト・トーニック・ニューロン（burst tonic neuron）(A)，バースト・ニューロン（burst neuron）(B)，トーニック・ニューロン（tonic neuron）(C)，ポーズ・ニューロン（pause neuron）(D) とよばれている（図5-75）．この4型のニューロンのうち，トーニック・ニューロンは，眼球の位置に比例した信号を伝えていると考えられる．一方，バースト・ニューロンは急速眼球運動時のみ高頻度発射を示し，方向特異性があり，速度情報を伝えていると考えられる．これに対してポーズ・ニューロンは，ふだん眼球位置に関係なく一定の規則的な頻度で発射しており，急速眼球運動時のみ活動を停止し，ちょうどバースト・ニューロンと逆の関係にある．バースト・トーニック・ニューロンは，トーニック・ニューロンとバースト・ニューロンの性質を合わせもっており，その発射パターンは位置と速度の両情報を含んでいる．

外眼筋およびそれを支配する運動ニューロンは，ある点を注視している時，眼位に比例して一定のスパイク頻度の発射活動を示す．この眼球の位置に応じてみられる発射活動に加えて，眼球が動いている間は，その速度に比例してスパイク頻度の増減が起こる．これによって眼窩内の結合組織や脂肪組織，眼球および筋肉などの機械的性質に由来する弾性要素および粘性要素に拮抗する張力を発生させ，急速なサッケードを起こしている．このような性質は，外転神経核，動眼神経核，滑車神経核ニューロンで観察されている．

図5-75 A に外転神経核ニューロンの活動様式の例を示す．外転時，運動開始に 5〜7 msec くらい先行して急激にスパイク頻度が増加を示し，サッケードの終了直前までこのバースト状発射が続く．その後注視時は外転の眼位に比例してスパイク発射が起こる．スパイク頻度は，外転位に比例して直線的増加を示すが，個々の運動ニューロンは異なった閾値をもっており，外転に際して一定の順序で動員される．内転時には運動開始に 5〜7 msec 先行してスパイク頻度の減少（ほとんどの場合が抑制によってスパイクが消失）が起こり，サッケード終了の直前で新しい眼位に比例した値となる．

このように最終出力の運動ニューロンの発射パターンは，速度情報と位置情報を含んでいることが明らかとなったが，次にこれらの情報を運動ニューロンに送る核上性のニューロンの存在とその部位が問題となる．2つの可能性，すなわち単一細胞が速度情報と位置情報の両方を運動ニューロンに伝える場合（バースト・トーニック・ニューロン）と，速度情報と位置情報のおのおのを別の核上性ニューロンが伝える場合（バースト・ニューロンとトーニック・ニューロン）が考えられる．これまでこれらのいずれのタイプの核上性ニューロンも脳幹で見出されているが，サッケード発現に重要と考えられるものについて以下に詳述する．

上述の運動ニューロンにみられたバースト・トーニックの発射パターンのうち，バーストをひき起こすと考えられる核上性のバースト・ニューロンが PPRF 内で記録されている．このニューロンは，サッケード開始の約 6〜8 msec 前から高頻度発射（1,000/sec 以上に達する）を示し，サッケード終了の直前に発射を停止する．またサッケードの持続時間とバーストの持続時間の間には直線的比例関係が成り立つうえ，このニューロンは，サッケードの時のみ発射して，smooth pursuit のときは発火しない（図5-75 B）．このグループに

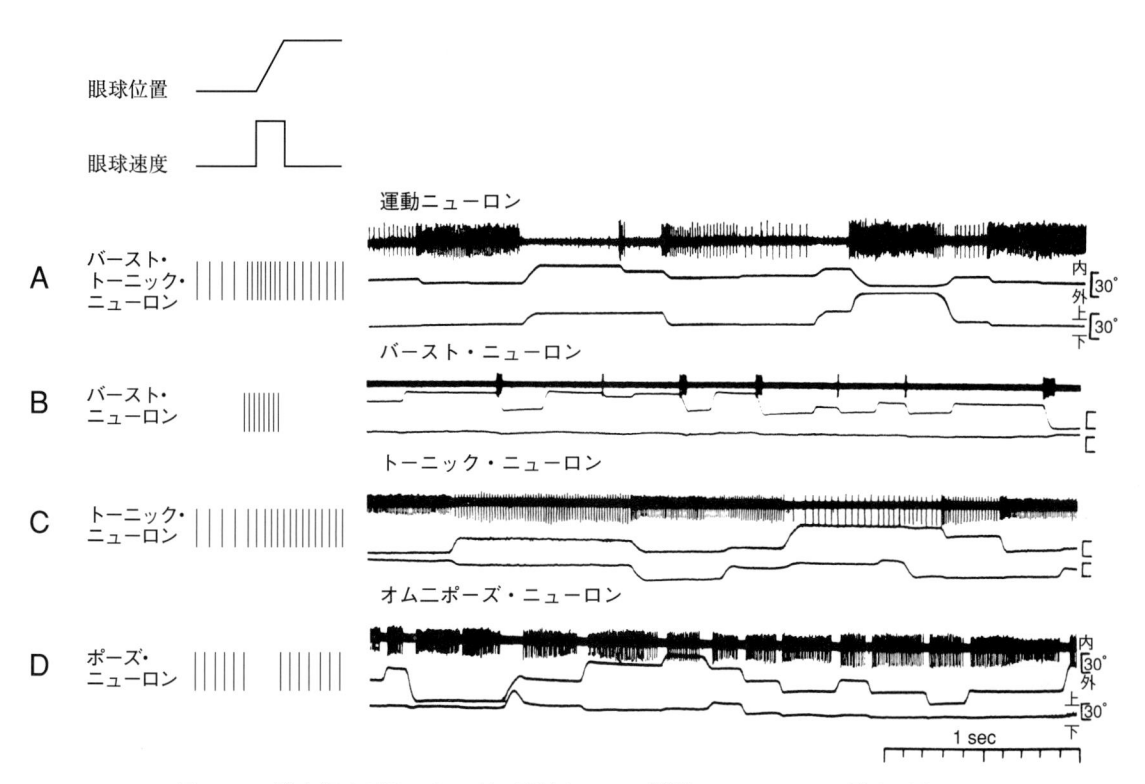

図 5-75　発火頻度がサッケードに関連している脳幹のニューロンの発火パターン

A：外直筋のEMG活動を，スパイクでトリガーして平均加算することによって同定された外転神経核運動ニューロンは，外側への（中段のトレースで下方への振れ）サッケードに対してバーストを，また眼の外転度（眼球位置）に伴って増加する持続性の発火を示す．
B：バースト・ニューロンは，サッケードの持続時間に応じて活動電位のバーストの持続時間の増加を示し，おそらく運動ニューロンのパルス状の発火をつくり出す．
C：トーニック・ニューロンは眼球の外転度に比例した頻度で発火し，運動ニューロンにステップ状の位置情報を伝える発火をなすと考えられる．
D：オムニポーズ・ニューロンは固視の間は高い一定頻度で発火するが，あらゆる方向のサッケードが起こる時に休止する．これはサッケードの間にバースト・ニューロンにトーニックな抑制効果を及ぼすものと思われる．各ニューロンについて，中段，下段のトレースはそれぞれ水平性，垂直性の眼位である．下への振れが左および下への偏位に対応する．キャリブレーションは30°を表す．
（Fuchs AF & Kaneko CRS, 1981 より改変引用）

は，運動ニューロンに興奮を起こすものと，抑制を及ぼすものの2種類が考えられるが，この発射パターンからだけではそのいずれか不明であるのみならず，同側の外転神経核へ投射するのか，対側へ投射するのかも不明である．すなわち，右向きサッケードのときバースト発射をするニューロンを考えると，もし同側の外転神経核へ投射しているとすれば，これは興奮性バースト・ニューロン（後述のEBNに相当する）とも考えられるが，他側の外転神経核へ投射するとすれば，抑制性バースト・ニューロン（IBN）ということができ

る．PPRF内にはEBNが存在しており，IBNは外転神経核の内尾側部 paramedian pontomedullary reticular formation（PPMRF）に存在する．なおこれらのニューロンは垂直性のサッケードの時は発射せず，水平性の時でも反対方向へのサッケードでは発射は起こらない．

もう1つのタイプのニューロンはポーズ・ニューロン（図5-75 D）で，静止視標を注視している時に持続発射をしている．しかし，あらゆる方向のサッケードに約10～12 msec先行して，スパイク発射を停止し，この発射停止の持続時間は

サッケードの持続時間とほぼ比例し，ほぼサッケードの起こっている間続く．このようにあらゆる方向のサッケードでポーズを示すニューロンはオムニポーズ・ニューロン（OPN）とよばれる．さらにOPNのある部位を電気刺激すると，サッケードの発現が抑えられることから，OPNがバースト・ニューロンを持続的に抑制していることが示された．

これらに対して，位置情報をコードしているのがトーニック・ニューロンである（図5-75 C）．注視時，一定の頻度の発射を示し，外転の眼位にほぼ直線的に比例して発射頻度が変化する．運動ニューロンでみられる興奮性のバースト・トーニックの発射頻度の増加が，興奮性バースト・ニューロン excitatory burst neuron（EBN）と，興奮性トーニック・ニューロン（TN）のおのおのによってひき起こされることが仮定されている．TNとしては Nucl. prepositus hypoiglossi（舌下神経前位核）の細胞が有力視されている．実際的には，EBNのスパイク数とサッケードの振幅が正確な比例関係にあることがわかっているので，このスパイク数を数えること（すなわち数学的には積分していることになるが）によって眼球の動く距離が決定されると考えられる．この積分作用の部分の動作を，EBNがTNを興奮させ，TNの出力が反回性の興奮性反響回路等を介して自分自身を再び興奮させる形で想定されているが，実体は不明である．この結果トーニック・ニューロンの出力は，眼球位置を示す神経信号の情報を示すことになる．以上のように，サッケードを起こすためには，目標とする視点を示す神経信号によってEBNが強い興奮を受けることが必要である．固視の間はEBNがOPNから強い抑制を受けている．速いサッケードを起こすためEBNは低い閾値をもち，急速なスパイク頻度の増加をひき起こすことが必要であるが，他方シナプスのノイズ等の外乱に敏感であってはならない．この点を保証するため，固視の間OPNがEBNを強く抑制していると考えられる．そして，おそらくサッケードの開始直前にOPNは抑制され，それによりEBNやIBNは抑制が解除され，興奮性入力を受

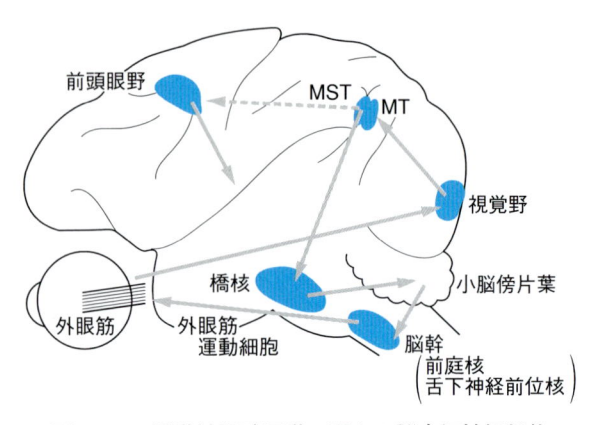

図5-76 滑動性眼球運動に関わる脳中枢神経部位

けバースト発火を起こすことになるのであろう．

このサッケードジェネレーターが働くためには，視覚情報を処理した後に高次中枢から上丘を介して，EBNとOPNへ2種類の信号が入ることが必要である．この運動司令のうちEBNへは，空間における視標の位置（T）（網膜上の誤差信号でなく，空間に対する眼球の位置信号）を司令する興奮性入力が入らねばならない．次の2つの例は，Tが網膜誤差でなく，外界の座標空間での位置情報であることを示している．第1の例は，サッケードで指標に到達する直前に脳を電気刺激して眼位に変化を加えても，眼球は正確に指標をとらえる．第2の例は，サッケードの途中で指標をずらし，さらにそれを消してやると，二度目のサッケードも正確に指標をとらえる．しかし，このTが中枢神経系のどの部位でどのようにつくられているかは未だ明らかではない．もう1つの信号は開始直前にOPNを抑制するためのトリガー信号である．現在OPNへの入力信号は，両側上丘前部の固視時に発火する固視ニューロンから興奮性入力を受けていると考えられている．また，サッケード開始時に，OPNの発火を止める信号も対側上丘から抑制性介在細胞を介して入ると考えられているが，この経路は未だ詳細は不明である（図5-74 Aの点線の抑制ニューロン）．

垂直性サッケードに関しては，上丘までの入力経路は水平系と同様であるが，上丘の出力は，中脳の rostral interstitial nucleus of medial longitudinal fasciculus（riMIF）に投射する（ネコで

は Forel H 野とよばれる)．この投射は主に同測性で，この部が水平系の PPRF に相当し，EBN を含んでいる．ここからの出力が垂直系の動眼神経核と滑車神経核に投射する．水平系の IBN を含む PPMRF に相当する部位は，垂直系では未だに明らかになっていない．

滑動性眼球運動に関与する中枢神経機構

サッケードの神経機構に比べて，滑動性眼球運動の中枢神経機構に関しては未だほとんど明らかになっていない．これまで，Kawano K らによる詳細な研究によると，視覚野から入った視覚信号が，大脳の MT 野 (middle temporal area) から MST 野 (medial superior temporal area) に至り，そこから同側橋核に出力が出される．さらに信号は，橋核から苔状線維を介して対側小脳傍片葉 (paraflocculus) に至り，小脳皮質のプルキンエ細胞がそれと同側の前庭核に投射する．この前庭核細胞は，抑制性で同側の外転神経核運動ニューロンを抑制する．この前庭核抑制細胞がプルキンエ細胞に抑制されるので，その投射先の外転神経核運動ニューロンは興奮する (disinhibi-tion，脱抑制という)．それにより刺激によって興奮を受けた大脳と同側へのゆっくりとした眼球運動が発現すると考えられている(図 5-76)．この経路に加え，最近，ブルース (Bruce CJ) や Fukushima K により，前頭眼野の一部に滑動性眼球運動に一致して発火する細胞が見出された．さらに，前頭眼野には，輻輳性眼球運動に関係する細胞も見出されており，前頭眼野は，サッケードだけでなく，滑動性眼球運動，輻輳性眼球運動の制御にとっても重要であることが明らかになった．この前頭眼野から滑動性眼球運動の脳幹機構を含む経路は現在未だ不明である．

参考文献

1) 小松崎篤，篠田義一，丸尾敏夫：眼球運動の神経学．医学書院，1985
2) 篠田義一：前庭半規管の機能．野村恭也編：臨床耳鼻咽喉科・頭頸部外科全書，1B 耳 (基礎 2)，金原出版，pp. 244-290, 1988
3) 篠田義一編：眼振・眼球運動の神経機構．日本めまい平衡医学会，2001
4) 増田寛二郎編：神経眼科．眼科学体系第 7 巻，中山書店，1995
5) Leigh RJ, Zee DS : *The Neurology of Eye Movements,* F. A. Davis Company, Philadelphia, 1991

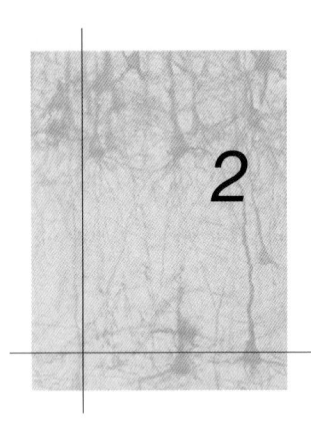

2 運動の神経機構
〔8〕姿勢制御と歩行

森　茂美

　ヒトでも動物でも運動の開始に先立って多彩な姿勢 posture の変化が観察される[1]．姿勢変化の多くは目的とする指標 target に向けられる．そのような場合に姿勢は"構え" attitude ともよばれる．動物において歩行運動は補餌する動作と密接に関連している．動物は視覚や聴覚によって餌の位置をとらえ，頭の位置を整える．次に左右の前肢・後肢の位置を定めて，その目的にふさわしい構えをとる．また餌が遠くにある場合には，歩いてより餌に近づこうとする．頭の空間内位置は迷路 labyrinthine の働きと密接に関係している．歩いているときに四肢の位置変化などは筋・関節の固有受容器 proprioceptor などで検出される．すなわち姿勢や歩行の制御には視覚系，前庭迷路系そして固有受容器系など，ほぼすべての感覚受容器から始まる外界信号そして内界信号が重要な働きをしている．視覚系そして聴覚系は距離の受容器 distant receptor ともよばれる[2]．

姿勢制御とシナジィー

　ヒトや動物においては，身体を頭部と頭部から下の部分と2つの運動分節 motor segment に大別することができる．下部の運動分節はさらに体幹そして左右の上下肢など数多くの部分運動分節に分けられる．したがって全体としての姿勢 total posture は運動分節の部分姿勢 segmental posture の集合体として構成される[2]．全体姿勢を形成する頭部には視覚受容器，聴覚受容器，そして平衡感覚を検出する迷路受容器が，体幹や四肢には筋感覚を検出する固有受容器が備わっている．頭部の動きは迷路を刺激し，その刺激効果は頭部から下部の運動分節に伝えられる[3]．その一方で，下部の運動分節は頭部の位置を決めることにも関わっている．前庭迷路系と固有受容器系との関わりは，脳幹が上位脳から完全に離断された除脳ネコ decerebrate cat でよく調べられている[3)4]．このような実験標本では，除脳後に頚部や四肢伸筋（抗重力筋）の筋活動が著しく亢進する．この状態は除脳固縮 decerebrate rigidity とよばれ，四肢を床上の適当な位置におくと，除脳ネコは反射直立姿勢 reflexively standing posture をとる．このような姿勢は直立姿勢の原型 prototype と考えられている[2]．

　図5-77 には除脳ネコの反射直立姿勢とその姿勢変化を示してある（図5-77 Aa, Ba）．この例においては迷路刺激の影響を取り除くため両側迷路は破壊してある．除脳ネコの頭部を上に向かせると，左右前肢の抗重力筋はその活動レベルを増強する（図5-77 Ab）．頭部を強く上向きにさせた場合には左右前肢の抗重力筋活動はさらに増強し，それとともに左右後肢の抗重力筋活動は減弱する．除脳ネコは上を向いて餌をとるような姿勢をとる（図5-77 Ac）．除脳ネコの頭部を下に向かせると，左右前肢の抗重力筋活動は減弱し，左右後肢の抗重力筋活動は前肢とは逆に増大する（図5-77 Bb）．その結果，除脳ネコは前肢がうずくまった姿勢をとる（図5-77 Bc）．このような姿勢の変化はネコが床上にある餌を食べようとする際に観察され

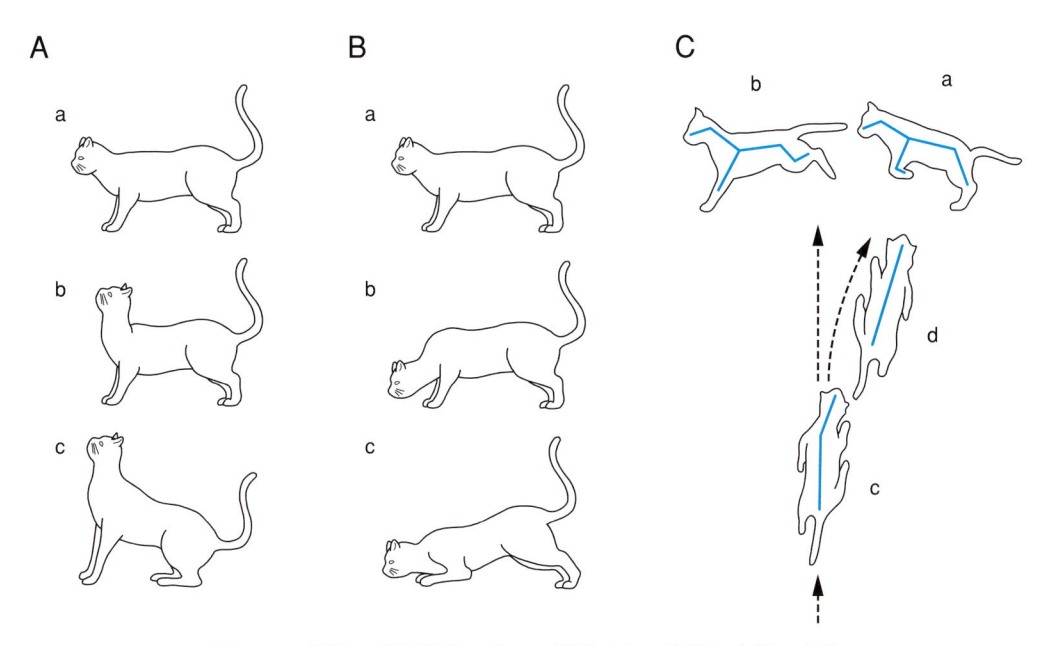

図 5-77 頭部の位置変化によって誘発される姿勢と歩行の変化
A, B：頭部の位置変化によって誘発される肢位の変化
C：跳躍時の肢位の変化と右方への頭部の位置変化によって誘発される肢位の変化
(Eyzaguirre F, 1975[4])より改変引用)

る．これら頭部の位置変化によって引き起こされる四肢の位置変化は，頸筋や椎体関節などに備わっている固有受容器から検出される感覚情報が，頸膨大部や腰膨大部まで脊髄全長にわたって伝えられること，そしてその感覚情報が前肢や後肢の肢位，すなわち部分運動分節の動きを変化させ，新しい全体姿勢を作り出したことを示している．

別な表現をすると，脳幹・脊髄そして小脳をつなぐ神経回路 neural circuits の中には，全体姿勢の変化を自動的に形成する神経機構が備わっている[1)5]．このような四肢の位置変化はシナジーsynergy，あるいは姿勢反射 postural reflexes ともよばれる[3]．シナジーは，頸膨大部や腰膨大部などの脊髄分節に備わっている髄節性反射 segmental spinal reflexes の神経回路を相互につなぐことによって形成される．髄節性神経回路の機能的接続には，下行性および上行性の脊髄固有神経回路 descending and ascending propriospinal system が関わっている．このような神経回路は，歩行時における前肢と後肢の動きを協調させる際にも重要な役割を果たしている[2]．

迷路を含む中枢神経系が無傷なネコにおいても歩行中にシナジーの動員 recruitment がみられる[4]．図 5-77 C には障害物を乗り越えようとする際のネコの姿勢（図 5-77 Ca, Cb）と右方向に歩行の方位を変えようとする際の前肢・後肢の位置変化を示してある（図 5-77 Cc, Cd）．前方にある障害物を乗り越えようとする際にネコの左右前肢は屈曲し，左右後肢は伸展する（図 5-77 Ca）．ネコが着地しようとすると，左右の前肢は伸展し，左右の後肢は屈曲する（図 5-77 Cb）．興味深いのは歩行面に対して頭部の位置はほとんど動いていないことである．四足歩行しているネコが頭部を右側に向けると迷路が刺激され，右側の前肢そして後肢の伸筋活動は増強し，左側の前肢そして後肢の伸筋活動は減弱する．その結果，ネコは歩行軸（方位）を転換すること（方向転換）が可能となる．ネコでは左側前肢が前方に動くと，左側後肢がその動きに続いて前方に動く（図 5-77 Cc, Cd）．このようなネコの歩容 locomotor pattern を lateral sequence gait とよぶ．サルになると左前肢と右後

肢は前方に，そして右前肢と左後肢は後方に動く．このような歩容をdiagonal sequence gaitとよぶ．

　図5-77から興味深い考え方が出てくる．すなわち，小脳・脳幹そして脊髄を機能的につなぎ合わせる下位神経回路 lower neural circuits の中には，四肢の動きを自動的にそして巧みにつなぎ合わせる神経回路が含まれている[5]．このような神経回路を運動プログラムmotor programとよんでもよい．中枢無傷ネコが外的環境に適応して姿勢や歩容を変化させようとする場合に，高次の神経機構は頭部や肢位の変化を1つずつ作り出すのではなく，下位の神経回路に内在する運動プログラムを動員し，姿勢反射 postural reflexes に代表されるシナジーを作り出す[1]．高次の神経機構は動物が予期しない新しい外的条件（障害物）に出会った場合には，別の形のシナジーを動員する．また必要に応じてその動きを止めたり，随意的に運動プログラムを変え，随伴する姿勢も変える．ヒトが障害物をあらかじめ予想して姿勢を変化させる場合には，その状態を予測姿勢制御 anticipatory postural adjustment，そして障害物に出会って適応的に姿勢を変化させる場合には，その状態を適応姿勢制御 reactive postural adjustment とよぶ[6]．Anticipatory postural adjustment そして reactive postural adjustment には視覚に代表される距離の受容器，そして固有受容器からの感覚信号がそれぞれ重要な役割を果たしている．姿勢と運動は相互に切り離してその制御機序を考えることはできないことから，シェリントン（Sherrington CS, 1906）は，姿勢は運動に影のようにつきまとう"posture follows movements like a shadow"と述べている[2]．

歩行運動の制御とシナジー

1 除脳ネコ歩行標本と制御歩行

　脳幹が上丘 superior colliculus の前縁と腹側にある乳頭体 mammillary body の後縁を結ぶ面で完全に離断された除脳ネコは，歩行標本 locomotor preparation とよばれる[7]（図5-80 A 参照）．このような除脳ネコの頭部を脳固定装置につけ，四肢を流れベルト上におく．この際に腹部はゴムベルトなどで吊り上げ，ネコに歩きやすい姿勢をとらせる（図5-78 A）．この状態で下丘 inferior colliculus の約6 mm腹側に位置している楔状核 cuneiform nucleus に微小電極を刺入する．そして，この部位に連続矩形波パルス（持続0.2 ms，頻度50 pulses/s，強さ10～50 μA）を加えて電気刺激すると，刺激が加えられたときにのみ除脳ネコは流れベルト上を歩き出す（図5-78 B）．この発見は1966年にシックやオルロフスキー（Shik ML & Orlovsky GN）を中心とするソ連邦科学アカデミーの研究者によってなされた[7,8]．刺激の強さが弱い場合には四足歩行が，そして刺激を強くしたり流れベルトの速度を速くすると，ネコの歩容はトロットそしてギャロップにまで変化する（図5-78 C, D）．電気刺激で誘発される除脳ネコの歩行運動は，制御歩行 controlled locomotion とよばれる．また歩行運動は限局した部位の刺激のみで誘発されることから，この刺激部位は中脳歩行誘発野 mesencephalic locomotor region（MLR）とよばれる[7]．

　興味深いのは除脳ネコの歩行運動が脳幹の切断レベルによって変化することである．歩行標本は流れベルト上で自発歩行をしない．しかし脳幹が上丘 superior colliculus の前縁と脳幹の腹側にある乳頭体 mammillary body の前縁を結ぶ面で切断された除脳ネコは，中脳歩行誘発野MLRに刺激を加えなくても流れベルトを動かすだけで自発歩行する．脳幹が下丘の後縁と乳頭体の後縁を結ぶ面で切断された除脳ネコでは，自発歩行も制御歩行も誘発することができない．これらの観察成績から，次のような推論が出てくる．①脳幹・脊髄・小脳をつなぐ神経回路の中には，四肢の動きを組み立て歩行運動を生み出す基本的運動プログラムがある．②中脳歩行誘発野（MLR）はこの運動プログラムを駆動し，四足歩行運動を誘発する．③上位脳はこれら運動プログラムが自動的あるいは不随意的に働かないように抑制的に制御してい

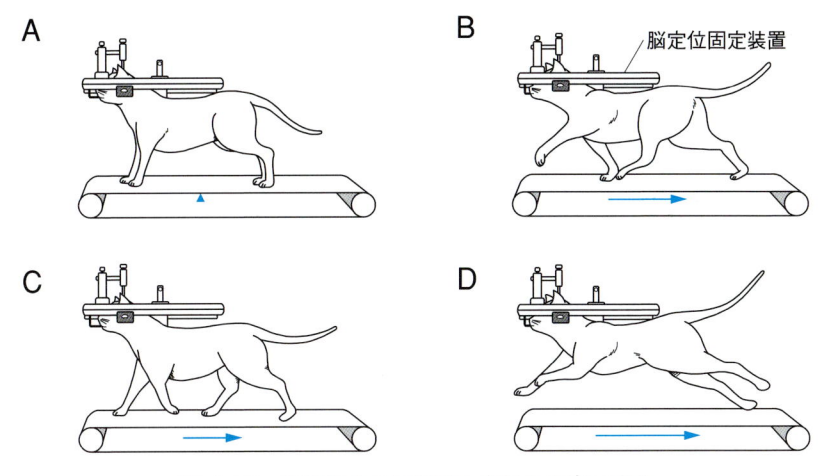

図 5-78 歩行標本の反射直立姿勢と歩容の変化
中脳歩行誘発野の微小電気刺激で誘発される制御歩行と歩容の変化を示す．トレッドミルに付けた右方向の矢印はトレッドミルの進行方向を，また矢印の長さはトレッドミルの相対的速度変化を示す．

る．④上丘前縁と乳頭体の前縁，そして上丘の前縁と乳頭体の後縁をそれぞれ結んだ2つの切断面の間には，自発歩行の発動に関わる神経機構がある[1]．

歩行標本において制御歩行を引き起こす脳幹・脊髄神経機構は，その実行系（運動下行路）を含めてかなりのレベルまで解明されてきた（図5-79）[1)7]．中脳歩行誘発野から下行する歩行発動信号は，橋・延髄部にある網様体脊髄路 reticulospinal tract の起始細胞群 cells of origin に伝達される．そしてこの運動路 motor pathway を下行する運動司令信号 motor command は，頚膨大部そして腰膨大部において介在細胞 interneurons の神経回路で作られる歩行リズム発生器 spinal stepping generator (SSG) を活動させ，左右の前肢および後肢などの運動分節において律動的な動きを作り出す．さらにこの信号は，抗重力筋における筋トーヌスレベルも制御する[1]．迷路の刺激効果を脊髄に伝達する前庭脊髄路 vestibulospinal tract の起始細胞群は，中脳歩行誘発野 MLR から下行する信号を直接的には受容しない．この運動路を下行する運動司令信号は抗重力筋活動の形成そしてバランスの保持に重要な役割を果たし，さらに一部の信号は SSG を形成する神経回路にも投射する．網様体脊髄路そして前庭脊髄路の起始細胞群間には，脳幹レベルにおいてそれらを機能的に接続する神経回路がある[9)10]．このことは2つの運動下行路が姿勢や歩行運動の制御に際して，脳幹レベルそして脊髄髄節レベルのそれぞれにおいて協調的に働き，筋トーヌスを歩きやすいレベルに調節していることを示している[1]．

中脳歩行誘発野に加えて視床下部歩行誘発野 subthalamic locomotor region (SLR) も，歩行発動中枢としてネコやサルの間脳で同定されている[11]．除脳ネコの筋トーヌスレベルは橋中心被蓋野の背側部 dorsal tegmental field (DTF) や腹側部 ventral tegmental field (VTF) を電気刺激することによってもセットできる．DTF 部位を刺激すると筋トーヌスは減弱し，VTF 部位を刺激すると筋トーヌスは増大する．そして刺激効果は刺激中止後にも持続する[1]．SLR から始まる歩行発動信号，そして DTF 部位や VTF 部位から始まる筋トーヌス制御信号も網様体脊髄路細胞に伝達される（図5-79）．

2 新しく同定された小脳歩行誘発野

脳幹からは網様体脊髄路，前庭脊髄路そして赤核脊髄路 rubrospinal tract などの運動下行路が

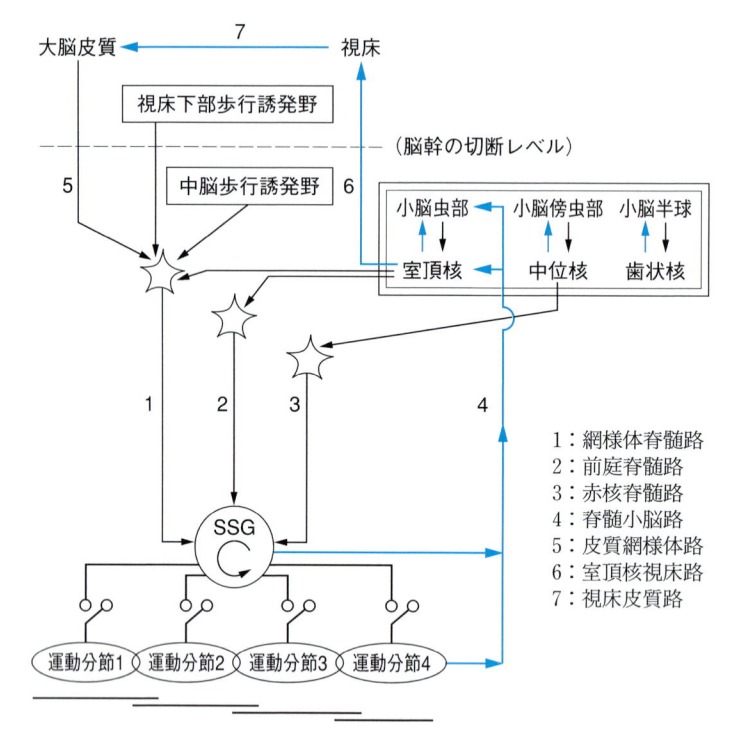

図 5-79 歩行運動の発動・制御に関わる中枢神経機構
一側の後肢（下肢）は上腿，下腿，足そして足指の部分運動分節（運動分節1～4）で作られる．SSGからの運動出力は時間的に決められたシーケンスでそれぞれの運動分節に伝達され，後肢の律動的動きを作り出す．運動分節の下の横線は筋活動の発射位相を示す．色矢印は信号の上行路，黒矢印は信号下行路を示す．

1：網様体脊髄路
2：前庭脊髄路
3：赤核脊髄路
4：脊髄小脳路
5：皮質網様体路
6：室頂核視床路
7：視床皮質路

始まる（図5-79）[9]．網様体脊髄路や前庭脊髄路の起始細胞群は小脳の室頂核 fastigial nucleus から始まる室頂核網様体路 fastigioreticular tract，室頂核前庭路 fastigiovestibular tract の支配下にあり，赤核脊髄路の起始細胞群は中位核 interpositus nucleus の支配下にある（図5-79）[12]．小脳の虫部 vermis そして傍虫部 parevermis のプルキンエ細胞 Purkinje cells は，運動下行路の起始細胞群を抑制的に支配する．一方，脊髄から始まる背側および腹側脊髄小脳路 dorsal and ventral spinocerebellar tract (DSCT, VSCT) は，歩行運動に関わる脊髄情報や筋感覚情報を虫部・傍虫部の小脳皮質，そしてそれらの支配下にある室頂核や中位核に伝達する．小脳と脳幹そして脊髄との間には，室頂核から脳幹の運動下行路起始細胞群に対する投射，これらの運動下行路から脊髄に対する投射，そして脊髄から小脳の虫部や室頂核に上行する脊髄小脳路などによって閉鎖神経回路 closed spinocerebellar loop が形成されている（図5-79）[5]．網様体脊髄路，前庭脊髄路そして赤核脊髄路の起始細胞群は DSCT および VSCT からのフィードバック信号を受容し，歩行運動中にそれぞれに固有の位相で律動的群発射をする[5,7,8]．

これらの成績は室頂核が脳幹より上位の中枢として機能し，歩行運動の発動やその制御に重要な役割を果たしていることを推定させる．ヒトや動物で室頂核や室頂核を支配する小脳虫部 cerebellar vermis に障害があると，体幹失調 trunk ataxia とよばれる異常な歩行運動が発現することは古くから知られている[13]．室頂核の歩行制御に果たす役割は，この神経核の破壊そして刺激実験などによって解析されてきた[14]．重要な点は虫部のプルキンエ細胞 Purkinje cell から始まる下行性の軸索が室頂核内を通過し，同側前庭脊髄路の起始細胞群に投射し，それらの細胞活動を抑制することである（図5-80 B）．これら通過線維 fibers of

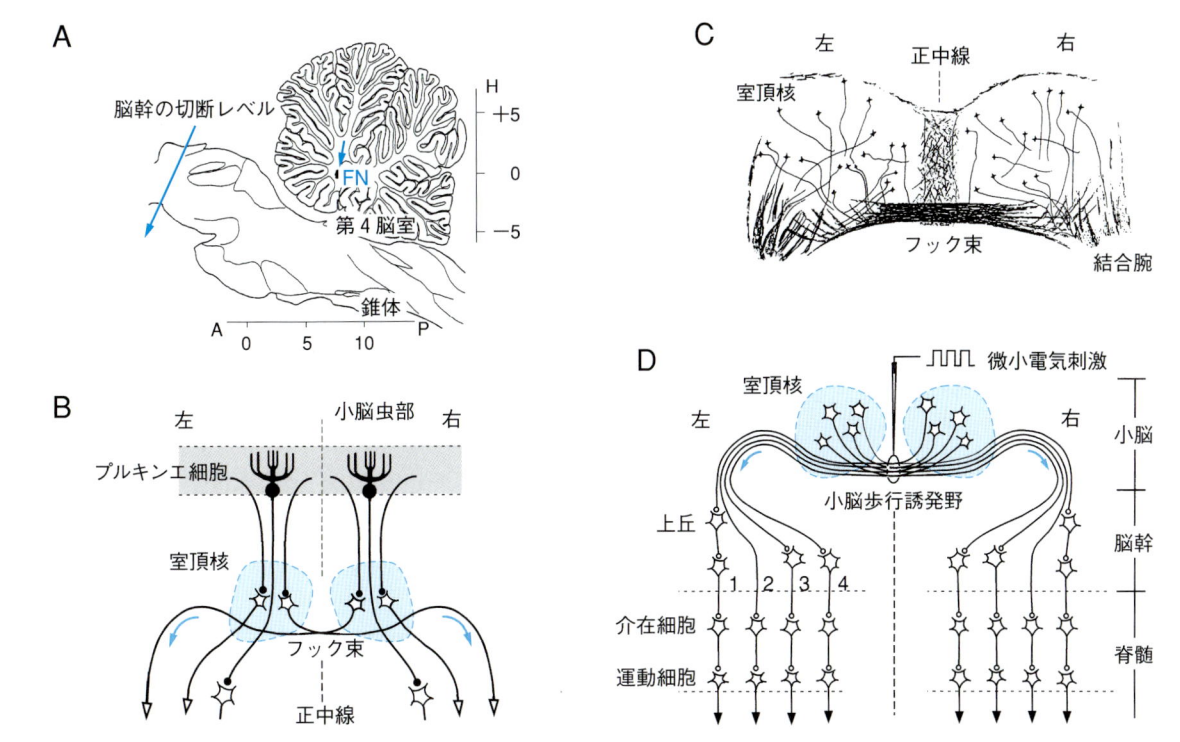

図 5-80 小脳歩行誘発野とフック束を通る交叉性室頂核遠心路
A：小脳・脳幹の正中矢状面と小脳歩行誘発野の位置（下向き矢印）
FN：室頂核，矢状面下の横線は Horsley-Clarke 軸を示す．
B：室頂核に終わるプルキンエ細胞の軸索と，室頂核内を通過し前庭脊髄路細胞に終わるプルキンエ細胞の軸索
C：左右の室頂核から始まる交叉性の室頂核遠心路とフック束
D：小脳歩行誘発野（CLR）はフック束の正中部に相当する．
　　1：室頂核・上丘・網様体脊髄路　　2：室頂核脊髄路　　3：室頂核網様体脊髄路　　4：室頂核前庭脊髄路

passage の特徴的な走行様式から，室頂核の刺激・破壊は抑制性プルキンエ線維の刺激・切断を引き起こすことが容易に推定される．したがって，室頂核の刺激効果そして破壊効果をこの神経核がもつ本来の機能と直接的に結びつけて理解することには，方法論的な限界があった．

森ら[10)15)]は，室頂核の刺激では歩行運動が誘発できないという問題を解決するため，歩行標本を用い小脳白質内において室頂核の近傍をシステマティックに微小電気刺激した．そして左右の室頂核から始まる遠心性線維 fastigiofugal fibers が小脳の白質で交叉するフック束 hook bundle の正中部を連続微小電気刺激すると，歩行標本が流れベルト上で歩き出すことを観察した．また歩行運動の開始に先行して，ネコは頸・体幹そして前・後肢伸筋の筋活動を増強し，歩行の開始にふさわしい姿勢をとることも観察した．この部位を機能的観点から小脳歩行誘発野 cerebellar locomotor region（CLR）とよんだ[15)]．CLR を単一矩形波パルスで電気刺激すると，室頂核網様体路そして室頂核前庭路線維が同時に刺激されることになる．したがって MLR 刺激の場合とは異なり，CLR を刺激すると，網様体脊髄路のみならず外側前庭脊髄路の起始細胞群からも強い単シナプス性の興奮性応答が得られる[10)]．このことは室頂核から始まる歩行発動信号が，歩行運動の実行系である網様体脊髄路，そして姿勢制御の実行系である前庭脊髄路の起始細胞群に効果的に伝達されることを示している．図 5-80 D には小脳白質の刺激部位と，その刺激効果を脊髄に伝達する4群の運動下行路を示してある．上丘・網様体脊髄路は指標に向かって頭部や体幹の位置を決める（オリエンティング

orienting) 際に[16]，室頂核脊髄路は頭部を持ち上げる際に[17]それぞれ重要な役割を果たす．この研究成果は室頂核がネコの姿勢を整えるとともに，歩行運動を発動できることをはじめて明らかにしたものであり，その意義は大きい．

3 小脳歩行誘発野と並列運動下行路

図 5-80 B, C, D に示したように，フック束の中を室頂核から始まる4群の交叉性遠心路線維が通過する[16]~[20]．それらの1つは室頂核・上丘路線維 fastigiotectal fibers である．上丘からは頭部や体幹の方位を決める視蓋網様体脊髄路線維 tecto-reticulospinal fibers が始まる[16]．第2の遠心路線維は室頂核脊髄路線維 fastigiospinal fibers である[17]．この中に含まれる単一軸索は上部頚髄の介在細胞群を直接支配し，結果として頚部伸筋活動の制御に重要な役割を果たすと考えられる．第3，第4の遠心路は室頂核網様体路，室頂核前庭路線維である[18]~[20]．系統発生的にみると，網様体脊髄路は脊椎動物の中でも最も早くから発達してくる運動下行路であり，この下行路の次に前庭脊髄路が発達してくる[9]．これら2つの下行路は，立つ・歩く機能を支配する最も基本的な制御系である[1][21]．重力場における歩行運動では，迷路の支配下にある前庭脊髄路が四肢の抗重力活動を作り出すのに重要な役割を果たしている．網様体脊髄路や前庭脊髄路を形成する単一軸索 single axon は脊髄全長にわたって軸索側枝を出し，介在細胞群を支配することも明らかになってきている[10][22]．さらに延髄レベルで反対側に交叉する伝導速度の速い網様体脊髄路線維の一部は，腰髄レベルで交連介在細胞 commissural interneuron を支配し，それらに歩行リズム形成に関わる律動的な発射活動を誘発できることなども明らかになってきた．

これら室頂核から始まる並列運動下行路のもつ機能的役割を理解する目的で，小脳歩行誘発野 (CLR) のみを選択的に微小破壊することによって興味深い成績が得られた．CLR を破壊する前の中枢無傷ネコは頭部を持ち上げ，前肢そして後肢の動きを左右肢間で協調させ，歩行の方位をスムーズに変えることができた．しかし CLR を破壊すると，ネコは頭部を持ち上げることができず，左右前肢と後肢の協調が乱れるようになり，歩行の方位を変えようとするとしばしば転倒した．これまでの研究から視蓋網様体脊髄路は頚や頭を目的とする方向に向ける際に，そして室頂核脊髄路は頚部伸筋活動の増強にそれぞれ重要な役割を果たすことが明らかとなっている[16]．得られた観察成績は円滑な歩行運動の遂行，すなわち数多くの部分運動分節の動きを協調させ，それらを統合するためには，立つ・歩くことの基本的制御にかかわる網様体脊髄路，前庭脊髄路に加えて，頭部の空間内位置を定める視蓋網様体路そして室頂核脊髄路の関与が重要であることを示している[10]．

歩行運動の制御と高次機能

CLR の破壊効果は1週間もたつと観察できなくなる．このことは障害された機能を代償するメカニズムもどこかに備わっていることを示唆している．姿勢や歩行の制御には数多くの運動分節 motor segment の動きを統合することが必要である (図 5-79)．この機能統合に際しては，それぞれの部分運動分節に運動司令信号を伝達する並列制御系 parallel control system の関与が重要である．室頂核からは4群の交叉性室頂核遠心路に加えて，同側性の室頂核網様体路そして室頂核前庭脊髄路も始まる[18]．すなわち網様体脊髄路そして前庭脊髄路の起始細胞群には，交叉性・同側性を含めて室頂核からの強い神経支配がある．CLR が破壊された場合には，同側性の室頂核網様体路そして室頂核前庭路がその機能を強化し，切断された交叉性室頂核遠心路の機能を代償するようになったと考えられる．室頂核には視覚・平衡感覚・体性感覚など，ほぼすべての外界情報そして内界情報が収斂する[12]．室頂核はこれらすべての情報を処理し，運動分節の機能統合に必要な運動司令信号を，機能の異なる複数の運動下行路に送り出していると考えられる．その意味で室頂核は運動分節の動きを並列的に集中制御できる重要な中枢

姿勢と歩行異常

　臨床神経学では，姿勢・起立・歩行などの異常はきわめて重要な診察ポイントである．なにしろ，診察室へ入ってくる患者さんを一目見ただけでさまざまな情報を得ることができるし，場合によってはおおよその診断の見当がつく症状だからである．

　例えば，起立時の姿勢を見ると，背中を丸めた前かがみ（単なる老化，脊椎骨の楔状骨折あるいはパーキンソン病を疑う）か，逆に前かがみができずにそっくり返っている（脊椎硬直症候群などを疑う）か，左右どちらかに傾いている（脊椎側弯，ジストニアあるいはパーキンソン病のななめ徴候などを疑う）か，などの情報が得られる．また，起立した状態での安定性を見ることも重要である．立位を保持できずにすぐにたたらを踏むか倒れかかる場合には深部感覚障害によることが多いが，小脳性や前庭性の平衡障害の場合もある．また舞踏運動がこのように見えることもある．さらに，立っている患者の胸を急に押したり引いたりした時の「立ち直り」具合も大切である．パーキンソン病の患者はその程度の軽い外乱でも立位を維持できずに一方向に突進する．立つだけでなくその場所で足踏みをしてもらうと，不安定さがさらに明らかになる．

　歩いてもらうと，より多くの情報が得られる．筋力低下を伴う運動麻痺はすぐわかる．例えば錐体路徴候としての痙縮が明らかな場合には，膝が曲がらない突っ張った「痙性歩行」や「はさみ足歩行」となる．片側だけだと「外ぶん回し歩行」となり，一見して片麻痺の存在がわかる．前脛骨筋や腓骨筋の筋力低下がある時に普通に歩こうとすると地面に足先が引っかかるので，一歩一歩膝を高く上げる「鶏歩」となる．骨盤に近い筋肉群に筋力低下があると，腰が安定せず尻を振るいわゆる「動揺歩行」となる．同じように千鳥足といえる「小脳性歩行」「迷路性歩行」「脊髄性歩行」などはそれぞれ特徴をもっており，よく見ると区別できる．一歩一歩が5〜20 cm 程度しかない「小刻み歩行」は，多発性脳梗塞に多いが，パーキンソン病でも似たような状態になる．パーキンソン病では前傾姿勢で上肢のスウィングが少ない独特の「パーキンソン歩行」となり，進行すると第一歩が出しにくく向きを変えることが著しく困難な「すくみ歩行」となる．特にすくみ歩行を見ていると，脊髄に存在が想定されている歩行のパタンジェネレーターが壊れたかのような印象がある患者もあり，興味深い．

　このように姿勢・起立・歩行は二足歩行動物としての人間の基本的で本質的な運動機能であり，その異常は人間としてかなり重要な障害というべきであろう．

（国立精神・神経センター　金澤一郎）

であると考えられる[10]．

　さらに興味深いのは，室頂核からは視床核 thalamic nuclei に終わる室頂核視床路 fastigio-thalamic tract も始まることである[23]．これらの視床核からは視床大脳皮質路 thalamo-cortical tract が始まる[24]．また大脳皮質からは視床に対する投射 cortico-thalamic tract もある（図5-79）[25]．すなわち室頂核からは歩行運動の運動司令信号（実行信号）を脳幹・脊髄に伝える下行路に加えて，それらの情報を大脳皮質にフィードフォワード的に伝達する上行路も始まる．この上行路は大脳皮質に歩行実行信号の efference copy を伝達しているとも考えられる[10]．室頂核から始まる室頂核・視床・皮質路は，大脳と小脳との間に形成される閉鎖神経回路 cerebro-cerebellar loop の上行路を形成する．大脳から始まる運動司令信号は，橋核 pontine nucleus を介して小脳虫部そして室頂核に終わる．この投射路は上記した閉鎖神経回路の下行路である．大脳と小脳をつなぐ神経回路に加えて，大脳皮質と基底核との間にも閉鎖神経回路が形成されている．基底核には室頂核視床路を介した室頂核からの投射もある[26]．

基底核出力の一部は脚橋被蓋核 pedunculopontine nucleus を介して網様体脊髄路の起始細胞群に伝達される．網様体脊髄路細胞は大脳皮質・小脳そして基底核からの出力を統合し，姿勢や歩行運動を制御する主要な運動下行路として機能していると考えられる[1]．

大脳皮質が除去された除皮質ネコ decorticate cat や両側の視床が破壊されたネコ，すなわち大脳・小脳神経回路の一部が破壊されたネコは，単純な歩行運動を実行することができる．しかし横においたはしごの上や障害物上を歩くことはできない[27)28]．

大脳皮質から始まる運動司令信号は小脳虫部や室頂核に伝達され，歩行運動の実行系に働かせる．さらにこの運動司令信号は，皮質脊髄路 corticospinal tract の軸索側枝や皮質網様体路 corticoreticular tract を介して網様体脊髄路の起始細胞群にも伝達される[29]．大脳皮質は室頂核から伝達される efference copy に基づいて姿勢や歩行を精緻に修飾し，目的とする運動・動作を円滑にするために重要な役割を果たしていると考えられる．このように考えると，大脳・小脳神経回路は姿勢と歩行運動制御のための高位システム higher-order-system として機能し，予測的な制御 anticipatory control を含む歩行運動の随意的制御 voluntary control に，そして小脳・脳幹・脊髄をつなぐ神経回路は下位システム lower-order-system として機能し，歩行運動の適応的な制御 reactive control を含む自動的制御 automatic control にそれぞれ重要な役割を果たしていると考えられる[10]．室頂核は高位そして下位のシステムの機能を統合し，網様体脊髄路細胞に歩行運動の実行信号を送り出す"かなめ"の位置にある[10]．

まとめ

1965年に中脳歩行誘発野(MLR)が同定されて以来，四足歩行運動の自動的制御に関わる小脳・脳幹・脊髄神経機構の理解は急速に進んできた[5)8]．そして得られた成績に基づき，脊髄損傷などによって失われた歩行機能を再建しようとする試みも多角度から進められている．その一方では高齢者の人口増大という社会的側面から，歩行運動の随意的制御に関わる高次脳機能を明らかにしようとする研究の重要性も注目され始めている．繰り返し説明してきたように，歩行運動は全体姿勢として形成され，一部の部分姿勢にみられる異常は全体姿勢の形成を困難にし，結果として安全で円滑な歩行運動の遂行を困難とする．予測制御そして適応制御を含む全体姿勢の形成機序を理解することは，中枢神経系のもつ運動分節の高次統合機序を理解することにもつながる．高次脳機序の中には，情動脳 emotive brain とよばれる大脳辺縁系 limbic system，そして認識脳 cognitive brain とよばれる大脳新皮質 neocortex の関与が含まれる[30)31]．これら情動脳と認識脳の両者が，直立二足歩行に代表されるヒトの高次運動機能をどのように制御しているのか．この疑問に答えるためには新しい実験モデルの確立とその導入が必要である．

森ら[32]はこのような観点から若齢ニホンザルに歩行運動課題を与え，トレッドミル上で直立二足歩行を遂行する能力を獲得させることに成功した．さらに positron emission tomography(PET)法を用いて，同一サルが四足歩行そして直立二足歩行を遂行している際の脳内におけるグルコース代謝部位を計測した．そして運動野，補足運動野，視覚野に加えて，室頂核を含む小脳の虫部や傍虫部などにおいて，グルコース代謝が歩行パターンに対応して特異的に変化することを観察している．これらの観察成績は，情動脳そして認識脳を含む複数の脳内中枢が歩行運動の高次制御に関わっていることを示唆している．さらに小脳の正中部においてグルコース代謝が有意に増大していたことは，室頂核が歩行運動の高次統合中枢として機能しているという森らの新しい作業仮説を支持している．サル直立二足歩行モデルのような新しい実験モデルを直立姿勢と二足歩行の統合制御に関わる研究分野に導入し，その一方では近年急速に進歩している非侵襲的解析手法を神経解剖学

的そして神経生理学的解析手法をともに用いることによって，これまで困難であった運動分節の高次統合機序を理解することも可能になりつつある．

引用文献

1) Mori S : Integration of posture and locomotion in acute decerebrate cats and in awake, freely moving cats. *Prog Neurobiol* **28** : 161-195, 1987
2) Sherrington CS : *The Integrative Action of the Nervous System*. Yale Univ. Press, New Haven, 1906
3) Magnus R : *Körperstellumg*. Verlag von Julius Springer, Berlin, 1924
4) Eyzaguirre F : *Physiology of the Nervous System*. Year Book Medical Publishers, Chicago, 1975
5) Arshavsky Yu I, Gelfand IM, Orlovsky GN : *Cerebellum and rhythmical movements*. Springer-Verlag, Berlin, 1986
6) McFadyen BJ, Belanger M : Neuromechanical concepts for the assessment of the control of human gait. *In* : Allard P, Cappozzo A, Lundberg A, et al (eds) : *Three-dimensional Analysis of Human Locomotion*. John Wiley & Sons, New York, pp. 49-66, 1997
7) Shik ML, Orlovsky GN : Neurophysiology of locomotor automatism. *Physiol Rev* **56** : 465-501, 1976
8) Orlovsky GN, Deligiana TG, Grillner S : *Neuronal Control of Locomotion : From Mollusc to Man*. Oxford Univ. Press, Oxford, 2000
9) Brodal A : *Neurological Anatomy in Relation to Clinical Medicine*. Oxford Univ. Press, London, 1981
10) Mori S, Matsui T, Mori F, et al : Instigation and control of treadmill locomotion in high decerebrate cats by stimulation of the hook bundle of Ruseell in the cerebellum. *Can J Physiol Pharmacol* **78** : 945-957, 2000
11) Waller WH : Progression movements elicited by subthalamic stimulation. *J Neurophysiol* **3** : 300-307, 1940
12) Armstrong DM : Supraspinal contribution to the initiation and control of locomotion in the cat. *Prog Neurobiol* **26** : 273-361, 1986
13) Dow RS, Moruzzi G : *The Physiology and Pathology of the Cerebellum*. The Univ Minnesota Press, Minneapolis, 1958
14) Chambers W Wo, Sprague JM : Functional localization in the cerebellum. I. Organization in longitudinal corticonuclear zones and their contribution to the control of posture, both by pyramidal and extrapyramidal. *J Comp Neurol* **130** : 105-129, 1955
15) Mori S, Matsui T, Kuze B, et al : Stimulation of a restricted region in the midline cerebellar white matter evokes coordinated quadrupedal locomotion in the decerebrate cat. *J Neurophysiol* **82** : 290-300, 1999
16) Sasaki S, Naito K, Oka M : Firing characteristics of neurones in the superior colliculus and the pontomedullary reticular formation during orienting in unrestrained cats. *In* : Norita M, Bando T, Stein B (eds) : *Progress of Brain Reserach* **112** : 99-116, 1996
17) Fukushima K, Peterson BW, Uchino Y, et al : Direct fastigiospinal fibers in the cat. *Brain Res* **126** : 309-328, 1977
18) Homma Y, Nonaka S, Matsuyama K, et al : Fastigiofugal projection to the brainstem nuclei in the cat : An anterograde PHA-L tracing study. *Neurosci Res* **23** : 89-102, 1995
19) Matsushita M, Iwahori N : Structural organization of the fastigial nucleus. I. Dendrites and axons. *Brain Res* **25** : 597-610, 1971
20) Rasmussen AT : Origin and course of the fasciculus uncinatus (Russell) in the cat, with observations on other fiber tracts arising from the cerebellar nuclei. *J Comp Neurol* **57** : 165-197, 1933
21) Kuypers HGJM : Anatomy of descending pathways. *In* : Brookhart JM, Mountcastle YB (eds) : *Handbook of Physiology : The Nervous System, Vol. II*, Amekican Physiological Society, Bethesda, Md. pp. 597-666, 1981
22) Matsuyama K, Takakusaki K, Nakajima K, et al : Multi-segmental innervation of single pontine reticulospinal axons in the cervico-thoracic region of the cat : Anterograde PHA-L tracing study. *J Comp Neurol* **377** : 234-250, 1997 a
23) Asanuma C, Thach WT, Jones FG : Distribution of cerebellar terminations and their relation to other afferent terminations in the ventral thalamic region of the monkey. *Brain Res Rev* **5** : 237-265, 1983
24) Rispal-Padel L, Massion J : Relations between the ventrolateral nucleus and the motor cortex in the cat. *Exp Brain Res* **10** : 331-339, 1970
25) Rinvik E : The corticothalamic projection from the pericruciate and coronal gyri in the cat : An experimental study with silver-

impregnation methods. *Brain Res* **10**：79-119, 1968
26) Sadikot AF, Parent A, Smith Y, et al：Efferent connections of the centromedian and parafascicular thalamic nuclei in the squirrel monkey：A light and electron microscopic study of the thalamostriatal projection in relation to striatal heterogeneity. *J Comp Neurol* **320**：228-242, 1992
27) Bellozerova IN, Sirota MG：Role of motor cortex in control of locomotion. *In*：Gurfinkel VS, Joffe ME, Massion J (Eds)：*Stance and Motion：Facts and Concepts*. Plenum Press, New York, pp. 163-176, 1988
28) Shaltenbrandt G, Cobbs S：Clinical and anatomical studies on two cats without neocortex. *Brain* **53**：449-488, 1930
29) Matsuyama K, Drew T：Organization of the projections from the pericruciate cortex to the pontomedullary brainstem of the cat：A study using the anterograde tracer Phaseolus vulgaris-leucoagglutinin. *J Comp Neurol* **389**：617-641, 1997 b
30) Holstege G：The emotional motor system in relation to the supraspinal control of micturition and mating behavior. *Behav Brain Res* **92**：103-109, 1998
31) Mogenson GJ, Jones DL, Yim CY：From motivation to action：Fucnctional interface between the limbic system and the motor system. *Prog Neurobiol* **14**：69-97, 1980
32) Nakajima K, Mori F, Takasu C, et al：Integration of upright posture and bipedal locomotion in non-human primates. *In*：Dengler R, Kossev AR (eds)：*Sensorimotor Control*. IOS Press, Amsterdam, pp. 95-102, 2001

2 運動の神経機構

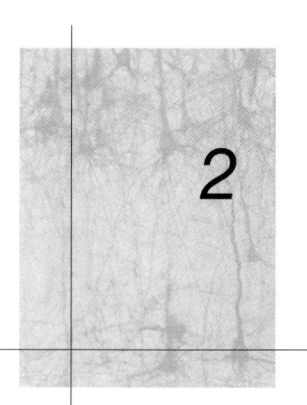

〔9〕大脳と随意運動

丹治　順　嶋　啓節　松坂　義哉

大脳皮質の運動関連領野

　大脳と運動を論ずるとき，まず"運動野"という語が最初に出てくるであろう．教養書などで使われる運動野という言葉は，1次運動野を意味する．確かに1次運動野は運動出力に際して中心的な役割を果たすが，大脳には他に多数の運動野が存在することをまず強調したい．1次運動野以外の運動野をまとめて高次運動野という．本節では特に大脳皮質の高次運動野，すなわち運動の発現と制御に特に深い関連を有する領域について，理解がどこまで進んでいるかを解説する[1]．大脳基底核については他節を参照されたい．

　ヒトの脳を外側から見ると，図5-81に示すように，中心溝の直前に1次運動野があり，それより前方に運動前野がある．運動前野は背側と腹側の2領域に分けられており，それらの機能の違いも知られている．運動前野のさらに前方には，眼球運動をコントロールする中枢である前頭眼野がある．腹側運動前野の前下方にある言語野は，言語中枢という理解で，運動野には含めない．次に大脳の内側面をみると，1次運動野の下肢支配領域の前方に補足運動野が見られる．補足運動野よりさらに前方には前補足運動野がある．前補足運動野のすぐ外側には，眼球運動の発現に関与する補足眼野がある．これらの運動野とは別に，帯状溝に埋まった部分に帯状皮質運動野が存在し，それは前後2領域に分けられている．図5-81 AとBを見比べると，ヒトとサルの運動野の基本構成と配置はきわめてよく似ていることがわかる．

　このように運動野が多数存在するのはなぜだろうか．運動が意味をもつためには，単なる筋収縮では事足らず，目的性をもった動作を構成・実現しなければならない．その動作は個体の要求を満たすべく発現し，しかも周囲の状況や局面に適応している必要がある．そのためには，外界と身体内部の状態を的確に把握したうえで，なすべき動作，さらには動作の複合された行動を企画・遂行する必要がある．

　言い換えると，運動を意のままに行って目的を達するには，認知過程を正しく行うことが要件であり，認知情報を駆使して運動を発現・制御する必要がある．認知情報の多様性と，認知に関与する脳の部位の広範さを考えると，認知-行動企画-動作構成-運動の発現と制御という一連の過程に関与する脳部位もまた広範であることもうなずける．脳の神経回路を調べると，個々の運動野は特有の入・出力をもって脳内に位置していることは明らかであり，それぞれに存在意義があるに違いない．本稿ではおのおのの運動野の使い分け方を示す研究成果を紹介しながら，この疑問に対する答えを求めようとする．

1次運動野

　1次運動野 primary motor cortex は中心前回にあって，ブロードマン（Brodmann）の分類では4野とされ，上肢支配領域は大部分が中心溝に埋

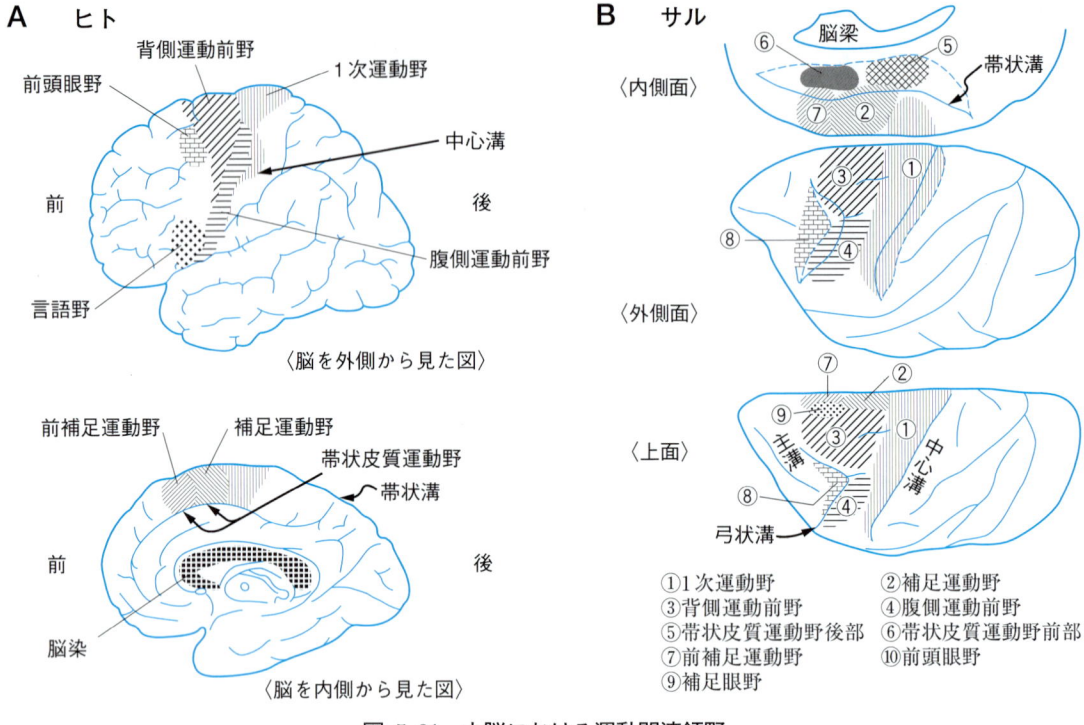

図 5-81 大脳における運動関連領野

A ヒト
- 前頭眼野
- 背側運動前野
- 1次運動野
- 中心溝
- 腹側運動前野
- 言語野
〈脳を外側から見た図〉

- 前補足運動野
- 補足運動野
- 帯状皮質運動野
- 帯状溝
- 脳梁
〈脳を内側から見た図〉

B サル
〈内側面〉脳梁、帯状溝
〈外側面〉
〈上面〉弓状溝、主溝、中心溝

① 1次運動野　② 補足運動野
③ 背側運動前野　④ 腹側運動前野
⑤ 帯状皮質運動野後部　⑥ 帯状皮質運動野前部
⑦ 前補足運動野　⑩ 前頭眼野
⑨ 補足眼野

もれて位置する．1次運動野に関する総説は多いので，基本的な構成の解説は他著に譲り[2)～5)]，ここでは2つのポイントに焦点を絞って，その働きを考察したい．

1　1次運動野からの出力の構成

1次運動野が傷害されると麻痺が生ずるし，1次運動野の出力は直接脊髄や脳幹に送られることが顕著なので，運動の出力を指令する主要な運動野と考えてよい．ヒトの皮質脊髄路は一側百万本の線維が下行し，脊髄の複数の髄節に分枝するとともに，脊髄の終止部で著しく分岐して，複数の運動核と中間灰白質に至る[6)]．したがって個々の皮質脊髄路細胞は，脊髄運動細胞を直接または介在細胞を経由して支配することにより，複数の筋活動を調節すると考えて間違いない．他方，1個の脊髄運動細胞に接続する出力細胞は，1次運動野の数mmに及ぶ範囲にわたって広く分布する．したがって1次運動野における機能単位は，複数の筋活動の促進と抑制の組み合わせで構成されると考えるのが合理的であろう．

他方1次運動野から出る出力の大部分は，脊髄以外の脳部位，すなわち大脳基底核，視床，中脳，橋，延髄の諸中枢へ向かうことも忘れてはならない．それらの部位への出力によって，運動の効率的な遂行と正確な実行が可能となっている．さらに1次運動野は，大脳皮質の他領域や小脳と情報の交換を行い，運動の遂行状況を伝えていることも大切な意味をもっている．

2　1次運動野は運動の何を指令するか

1次運動野における神経活動は，シグナルとして運動の要素のうち何を表現するのであろうか．前述のように1次運動野は脊髄運動細胞の活動レベルを制御できるので，一定方向に手足を動かすとき，発生する力を調節することができると考えるのは自然である．実際，1次運動野の出力細胞活動と，運動により発生する力の大きさの関係を調

べた研究によると，両者に直線的な関係の明らかな例が存在することは，この考えを支持する[7)8)]．

それでは運動出力の他のパラメータはどうか．ここでは運動の方向を取り上げてみよう．ジョージョプラス（Georgopoulos AP）ら[9)]は上肢を用いて1定点から8方向に向かう運動をサルに行わせ，その際の1次運動野細胞活動を解析した．図5-82Aに示すように，運動に先行する細胞活動は運動方向を明らかに反映しており，図5-82Bのように，横軸に運動方向（角度），縦軸に細胞活動量をプロットすると，見事に余弦関数曲線上に乗っていた．多数の細胞活動を用いると，行おうとする運動方向を正しく予測できることも判明した．つまり1次運動野の細胞活動を用いて，動作方向を制御することが可能ということが示された．

ただし，この事実は1次運動野の細胞活動が運動の方向を表現するということを必ずしも意味するものではない．運動を行うときの負荷の条件や肢位によっては細胞活動は運動の方向を表現しないことも多いし[10)11)]，最近の理論的考察によれば，細胞活動が筋活動を直接表現すると仮定しても，図5-82Aのような実験データは得られるという[12)]．他方，脳の他領域である小脳，大脳基底核，体性感覚野の細胞活動を運動方向でプロットしても，図5-82Bのように余弦関数曲線にフィットされ得ることも，この種のデータの解釈に慎重を要することを示している．

ともあれ，1次運動野が大脳の神経回路網の一部を構成しているからには，そこに運動出力以外の認知的情報の一部が表現されていても不合理ではない[13)14)]．問題は，そのような認知情報が1次運動野の主要な働きに，不可欠か否かを区別することにあろう．

補足運動野

補足運動野 supplementary motor area（SMA）はペンフィールドとウェルチ（Penfield W & Welch K）によって発見されて以来，大脳の内側を占める第2の運動野という理解をされていたが，現在その領域は2つの領域に分けることが定説となっており，前方部を前補足運動野，後方部を狭義の補足運動野とよんでいる．脊髄や1次運動野へ出力を送るのは補足運動野の方に限られる．

1 運動出力制御に関しては補足的である

補足運動野を電気刺激すると運動が誘発されるが，その刺激効果は1次運動野に比較すると弱いものであるし，補足運動野の機能が失われても麻痺は明らかではない．最近の定量的研究によれば，補足運動野から脊髄へ向かう下行性投射の密度は，1次運動野のそれに比べて明らかに小さく，しかも脊髄の運動核に至る投射はごく弱い[15)]．補足運動野の細胞活動特性を調べても，それは運動の出力を直接制御するには適切でない[16)]．ペンフィールドらが言ったように，運動出力自体の調節系としては，補足運動野は補足的にすぎないと考えるのが妥当といえる．補足運動野からの下行系の機能は，姿勢調節と動作遂行のバランスなど，別な意味を有するものであろう[17)]．

2 補足運動野傷害による徴候

ヒトの補足運動野が破壊されると，特有の徴候が出現する．受傷直後には発語と運動発現がきわめて乏しくなり，自らは何も言わず，何もせずという状態になる．強制すると発語や運動を行うので，運動自体を行えないのではなく，運動麻痺とは異なる．他方，"強制把握"とよばれている現象が特徴的である．これは何か物体（ひも，パイプ，ペンなど）が手掌に触れると，自動的にそれを握ってしまい，いったん握るとそれを離すことが困難となる徴候である．この徴候は，把握反射（大脳を経由するとされている）の制御が効かなくなった状態と解釈されている．

受傷後しばらくすると，自発性運動発現は回復するが，奇妙な徴候が出現することがある．それは，自らの意図にそぐわない運動が発現することで，自分の手でありながら他人の手のように勝手

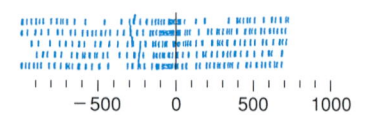

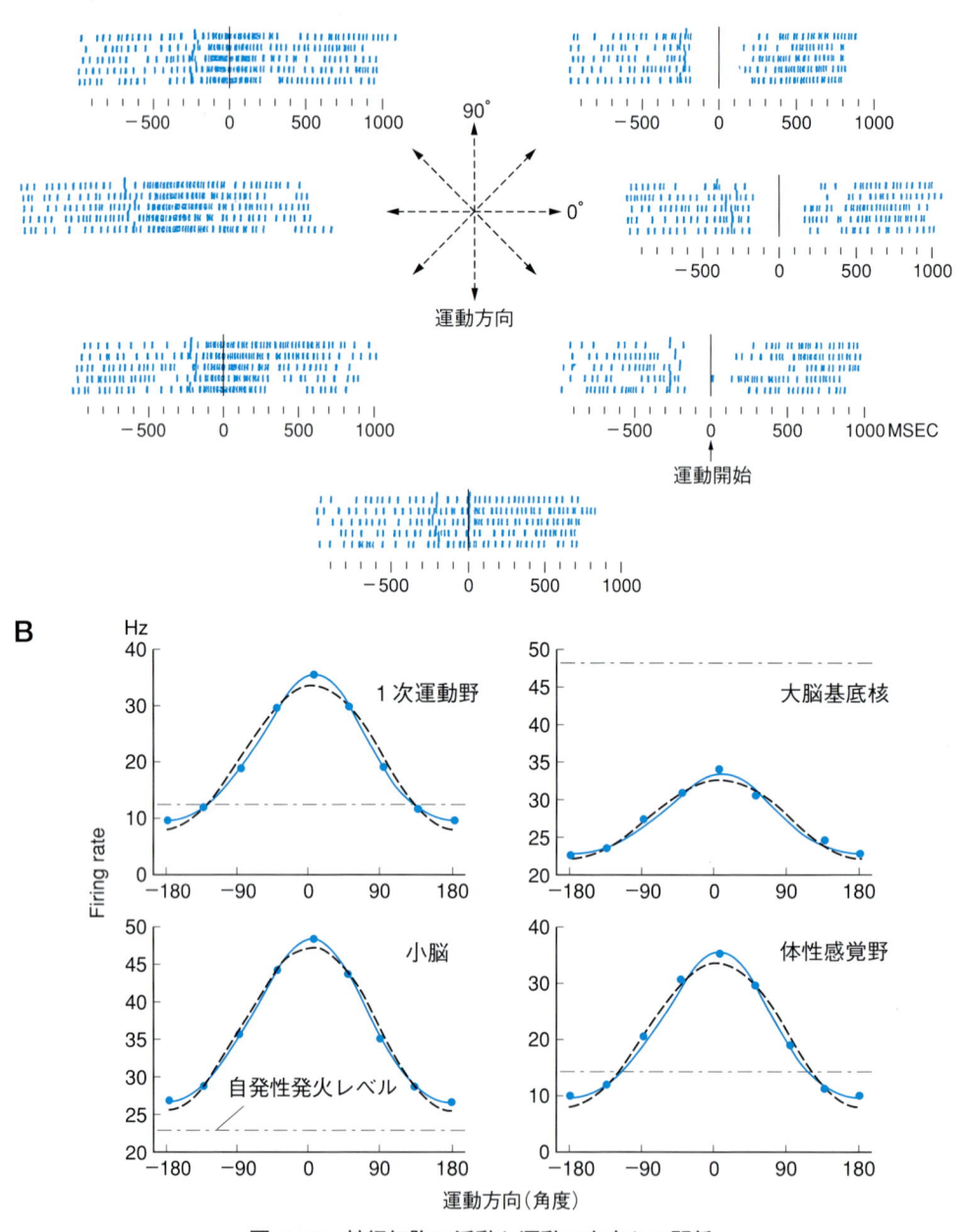

図 5-82 神経細胞の活動と運動の方向との関係
A：8 方向へ向かう運動に伴う一次運動野細胞の活動
B：脳の 4 領域における神経細胞活動と運動方向の関係

に動いて，やりたくもない動作を行ってしまうなどの例が報告されている．別な例では，同時進行する動作，あるいは左右両手の協調動作が行えなくなるという問題が生じたりすることが知られている．

さらに，動作の順序制御ができなくなる例も少

A 複数動作の順序制御の実験モデル．中立位にハンドルを保持してから，3種類の動作を数秒の間隔をおいて行う．

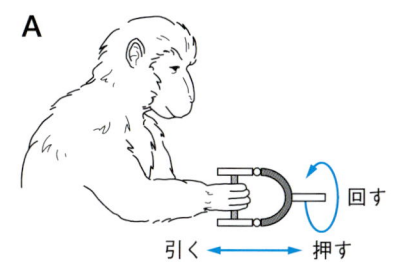

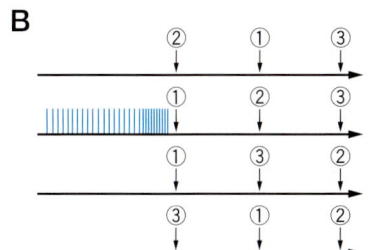

B これから行うべき動作の順序を表現する補足運動野の活動．行うべき順序は①→②→③であることを表現している．

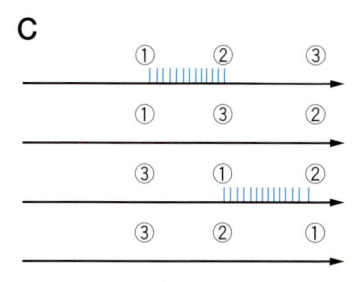

C 特定の2種類の動作の間をつなぐ情報を表現する補足運動野細胞の活動．

図 5-83　実験モデル（A）とその実験における補足運動野細胞の活動の時間経過（B, C）

なくない．それは連続動作の遂行不能という症状となる場合もあるが，さらに深刻なのは，ある目的のために数種類の動作を，順序よく組み立てて行うことに支障をきたす例である．たとえば，顔を洗うために洗面所へ行ったとき，さて何から始めてよいのか，ふっとわからなくなって立ち往生してしまうというような問題が生じたりする．

以上はヒトの補足運動野が壊れたときに見られる徴候とされているが，ただしその傷害部位は補足運動野と前補足運動野の両方を含んでいる場合が多く，さらに帯状皮質運動野や脳梁にも傷害が及んでいるケースもあることに留意する必要がある．しかし上記のさまざまな徴候は補足運動野の機能を考えるうえで重要なヒントを与えてくれる[18]．

3　細胞活動からみた補足運動野の働き

ヒトの脳活動を画像として記録する手法（PET法，fMRI法）の進歩で，補足運動野の活動特性についても魅力的な研究が行われた．それによると，連続動作やリズムないし時間的順序を自らが構成することを要する動作課題で，補足運動野の活動が著しいというデータが得られている．しかしそれらの手法は脳機能画像の空間的・時間的解像度の点で物足りなく，もっと機能の動態に肉迫した研究が望まれる．したがって細胞活動レベルでの解析が必要となり，サルを用いた実験モデルによる詳細な解析を行わざるを得ない．

単純な動作を行っているときに補足運動野で観察される細胞活動は，1次運動野のそれと似ており，見分けがつきにくいかのように見える．しかし定量的な解析を行うと，活動変化を示す細胞の出現頻度，個々の細胞活動の変化量ともに1次運動野よりも低く，また個体の反応応答時間と細胞の応答時間との相関も，1次運動野細胞に比べて小さいことがわかった[19]．単純動作時には，動作する四肢と反対側の細胞活動が同側よりも大きいが，しかし左右両手を使い分けること自体が作業課題である場合には，左手ないし右手の単独使用か，あるいは両手を同時使用するかを両半球の細胞活動が区別するようになることもわかった[20]．

補足運動野の細胞活動は，動作の時間的構成の要求度が高まると，より顕著になり，例えば連続動作の制御を指示信号なしに行うようなときに，著明に観察される[21]．他方，複数の動作を時間をおきながら順序よく行っていくという課題（図5-83 A）を要求すると，特有の細胞活動が見出された．動作開始に先立って，行うべき動作順序を特定したり（図5-83 B），動作①と動作②を時間的に結びつけることに有用と思われる細胞活動が発見された（図5-83 C）．このような細胞活動は1次運動野や運動前野には観察されなかったので，補足運動野を特徴づけるといえよう．他方，抑制物質であるmuscimolを補足運動野ないし前補足運動野に微量注入すると，動作の順序が狂ってしまうことも確かめられているので，脳のこれらの領域は複数動作の順序構成に関与することは間違いなかろう[22]．

前補足運動野

前補足運動野 presupplementary motor area (Pre-SMA)は前述のように，1次運動野へ直接出力を送っていないが，その反面前頭前野から入力を受けている．このような神経回路をみても，その働きは補足運動野よりもさらに連合野的ないしは認知的であることはうなずける．前補足運動野に関する研究はまだ歴史が浅く，まだ十分な知見の集積に至ってはいない．しかしこの領域の神経細胞活動特性を根拠にすると，以下の機能仮説が成立する．すなわちこの領域は単純な動作の単発的な遂行にはほとんど関与しないが，何らかの情報に基づいて動作企画をするときには役割をもつようになる[23]．特に，動作の切り替えや，パターン化された動作から抜け出して新たな動作を行おうとする過程，あるいは新たな状況において動作のレパートリーを作ろうとするとき，あるいは自らの動作の手順や順番をモニターするときなどに前補足運動野の働きが重要となるようである[24)25]．

帯状皮質運動野

大脳皮質の内側，脳梁の上に帯状溝という大きな溝が前後方向に走っているが，その帯状溝の内部，すなわち帯状溝の上・下壁に帯状皮質運動野 cingulate motor area が存在する．このように大脳の内側に埋もれて存在することや，この部分が壊れても1次運動野傷害後のような麻痺をきたすことがないことから，帯状皮質運動野の存在は近年まで知られていなかった．しかしこの領域を電気刺激すると体動が誘発されるし，傷害されると動作や行動に変化をきたすことは，古くから知られていた．近年，この領域が運動野の一つであると決定づける根拠は，解剖組織学的研究と生理学的な研究によって得られた．帯状皮質運動野は大脳の1次運動野に出力を直接送るし，脊髄にも下行性出力を送る．特に帯状皮質運動野の後方領域はそれらの出力投射が著しい．それに加えて，後述するように，運動遂行に際して帯状皮質運動野の細胞が明らかに活動することがわかったので，運動野としての概念が確定するに至った[26]．

1 帯状皮質運動野の脳内での位置付け

帯状皮質運動野の情報源はどこであろうか．帯状皮質運動野への入力部位をまとめると，①帯状回，すなわち帯状溝のすぐ下の大脳内側面，②前頭葉の底面(眼窩面)，③扁桃核と海馬周辺の皮質，④前頭前野外側面，⑤側頭連合野前部，⑥頭頂連合野の後方下部，⑦視床前方領域などである．この入力情報の意味を解釈するならば，帯状皮質運動野は大脳辺縁系からきわめて豊富な入力を受け，体内情報や報酬に関する情報を受けるとともに，情動や内的欲求の発現に関わる情報を受容する位置にあるといえる．他方，前頭前野から行動全体の遂行状況に関する情報，側頭・頭頂連合野からは外界の状況に関する情報をも受け取ることができる．帯状皮質運動野からの出力は大脳の1次運動野，補足運動野，前補足運動野，運動前野に送られており，また脳幹や脊髄にも出力は送られる．

以上の知見をまとめると，図 5-84 の神経回路が描かれる．この回路の構成から帯状皮質運動野の働きを推理すると，大脳辺縁系から身体や報酬の状況を伝える情報や，内的欲求や情動に関する情報を取り入れ，それらを多種の連合野情報と統

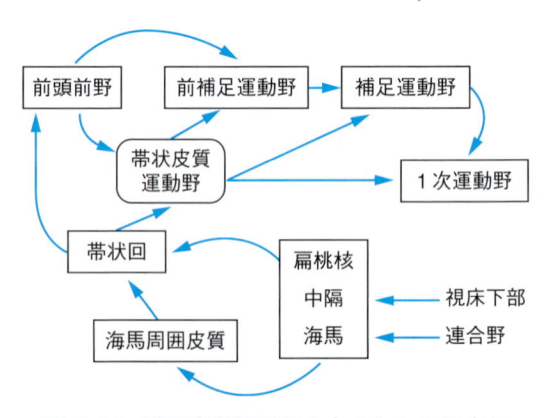

図 5-84 帯状皮質運動野を中心とした脳内の情報の流れ

合・処理して，個体が必要とする動作や行動を発現させるための情報を複数の運動野に送り込む系であると概括される．

2 ヒトの脳活動イメージングによる知見

ヒトの脳活動を描画するPET法やfMRI法で，帯状皮質運動野の活動の様子を調べた研究が行われた．それによると，ボタン押しやレバー操作などの単純な動作遂行時には，目立った活動はみられていない．しかし以下のような条件が付加されると，活動が明らかになってくるという．眼前のカラースクリーンに，「赤」「緑」という字を次々に，赤色または緑色を取り混ぜて表示していき，文字そのものを読んでいく課題を課した後に，色を告げる課題に切り替えると，つっかえたり間違えたりという現象がみられる．このような課題をストループ課題 Stroop test というが，その課題遂行中に帯状皮質運動野の活動が高まったという報告がある．このように複数の情報に矛盾があるときにその矛盾を乗り越えて動作を遂行する場合，あるいは別の研究によれば動作結果が予測と矛盾するときに，帯状皮質運動野の活動が高まるという解釈がなされている．

他方，これとは別の研究グループは，強い情動を伴う状況設定を行って，そのような条件下で一連の動作を行う過程をイメージとして思い描くことを被験者に要求した．そのような状況においては，帯状皮質運動野に著明な活動増加が認められたという．これらの脳機能画像による研究は未だ初期的な段階であり，現状では帯状皮質運動野の働きに関するヒントを与えてくれるにすぎないが，今後はもっと実験条件の設定を系統的に行い，厳密な仮説の検証を行えるように実験の工夫・改良を重ねていけば，より説得力のある，興味深い知見が得られよう．

3 細胞活動からみた帯状皮質運動野の働き

◆ 前方領域と後方領域の違い

細胞活動を比較すると，領域による違いが明らかになった．帯状皮質運動野の後方領域では，1次運動野に近似した活動が多く観察されている．高次運動野とみなされるこの領域の活動がなぜそのようであるか，現在その説明はついていない．未だ見逃されている重要な活動特性があるかもしれない．これに対して前方領域の細胞は，単純な動作時には活動が明らかでなく，動作の選択・企画・準備に関する条件付加が加わったときに活動が高まることが，理解されつつある[27]．

◆ 報酬の価値判断に基づいた動作の選択

帯状皮質運動野の特徴をあらわす活動はどのような状況で出現するであろうか．特に，帯状皮質運動野前方部（吻側部）は，どのような使われ方をするだろうか．すでに前項で説明したように，帯状皮質運動野は，大脳辺縁系と運動系の接点に位置することが知られている．このことから，帯状皮質運動野は内的欲求に基づいた，自発性の行動発現に関与することが推理される．

動作の選択という局面を取り上げるならば，指示に従って，命ぜられるままに選択を行うときよりも，自己の決定に基づいて自ら選択をするときに，帯状皮質運動野は活動が高まるのではなかろうか．この推論が正しいかどうかを確かめるために，以下の研究が最近行われた[28]．この研究においては，随意的な動作選択の過程として，報酬の価値判断に基づいた運動の選択という過程を実験モデルとして取り上げている．それは次のような実験設定である．

日本ザルを訓練し，光信号を合図として，ハンドルを回す，あるいは押すのどちらかの動作をさせた．動作の選択はサル自身が行った．当初はある1つの動作（たとえばハンドルを回す）をすると正解で，それを繰り返し行うと一定量のジュースが与えられたが，そのうちにジュースの量を少しずつ減少させた．この段階になると，現在の動作を選択しつづけると報酬は減る一方となり，サルは自ら判断して，別の動作，ハンドルを押すという動作に切り替えると，元の一定量のジュースがもらえるように実験条件を設定した．この実験の進行の様子を図5-85に示す．このように行動し

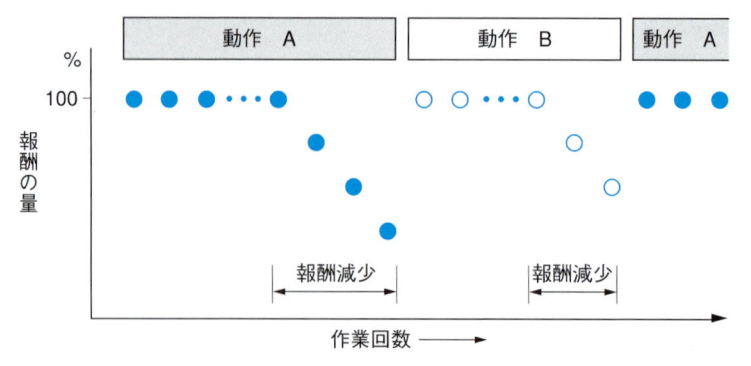

図 5-85 帯状皮質運動野の特性を調べるための研究で用いられた作業課題の時間経過

ているサルの帯状皮質運動野から神経細胞活動を記録した．

特徴的な活動は，帯状皮質運動野の前方部分で顕著に観察された．報酬が減少して，次に別の動作を選択しようとしている，まさにその時に一致して活動を示したのである．通常の報酬が一定量出ているときにはまったく活動変化を示さなかった．減少した報酬に特異的に反応する細胞は，報酬の減少だけではなく，次の動作を切り替えるということが活動変化の必要条件になっていた．さらに，要求される動作が切り替わったことを音の手がかり信号によって明示的に教えた場合には，細胞は反応を示さなかった．

現在行っている動作から別の動作に切り替えるときに特異的に活動する細胞活動は，4つのタイプに分類された．報酬が減少したときに，その減少した報酬の出現直後に数百msec反応するタイプの細胞があり，他方，切り替えるべき運動の開始に向かって，次第に活動を高めるタイプの細胞が見出された．時間的にそれらの中間に位置して，時間をつなぐ形で活動する細胞も見つかったのである．これら4つのタイプの活動をリレー式につないでいくと，報酬減少という情報を受容してから，次の動作を選択するまでの過程を順次再現することができる．そのような細胞活動は，帯状皮質運動野の前方に特徴的であった．

このような細胞活動は，報酬の価値判断に基づく動作の選択に帯状皮質運動野の前方領域が関与することを示唆している．もしこの仮説が正しければ，その部位の機能を脱失させれば，動作の選択が正しく行われなくなるはずである．それを確かめるために次の実験を行った．サルが上記の課題を行っている際に，抑制性伝達物質GABAのアゴニストであるムシモールを微量注入した．その結果，帯状皮質運動野前方部を機能脱落させると，課題を正しく行えず，誤りが多くなり，ついにはまったく行えなくなった．

特徴的な所見としては，報酬が減少しても動作を切り替えることをしなくなり，ほとんど報酬がなくなっても同一の動作を繰り返し行ったり，または逆に報酬が減ってもいないのに運動を切り替えてしまう誤りをしてしまうことが観察された．しかしその時に，音による指示を与えて，動作の切り替えを明示すると，正しく切り替えることができた．このような徴候は，帯状皮質運動野尾側部への注入では見られなかった．以上の実験結果から，帯状皮質運動野の前方部は報酬に関する情報に基づいた動作の随意的選択過程に重要な働きをしていることがわかった．

運動前野

運動前野 premotor cortex はその発見以来，姿勢調節や巧緻性を要する運動の発現と制御に関与するとされてきたが，現在ではむしろ感覚情報による動作の誘導や認知情報に基づく動作企画・準備における役割が重視されている[29]．運動前野は

背側のPMdと腹側PMvの2領野に分けられており、それぞれ脳の他領域との連絡を異にする。頭頂葉は運動前野の重要な情報源であり、運動に必要な視覚・体性感覚情報を提供するが、上頭頂小葉はPMdに、下頭頂小葉はPMvに投射する。視床からの入力も異なり、VLo、VLc核はPMdに、X核とVApc核はPMvに投射する。

1 背側運動前野と腹側運動前野の機能仮説

この2領野はどのように働き、どの点で異なっているのであろうか。現時点における理解をまとめてみる。PMdは行うべき動作の企画と準備に重要な関与をすると思われている。そのために必要な感覚情報を獲得し、統合するとともに、その情報を行うべき動作の情報に変換していく過程の重要部分がここで行われることを示唆する研究が、後述するように発表されている。一口に言うと、それは感覚情報と動作の連合ならびにその連合に基づく動作企画・準備過程と表現されよう。

他方、PMvは視覚情報による動作の空間的誘導および動作選択に必要な視覚情報の獲得において、主要な働きをするとみなされている。さらに一歩進んで、PMvには動作のライブラリーないしは動作のアイデアが内蔵されているという説もあり[30]、今後の研究による検証が望まれる。

2 細胞活動からみた背側と腹側運動前野の使い分け

動作のプラン形成に必要な情報の獲得と、複数の要素的情報の統合は、背側運動前野と腹側運動前野でどのように行われるであろうか。それらの過程は細胞活動にどのように反映されるであろうか。この疑問に答えるために、以下の実験研究を行い、興味深い発見があった[31]。

実験モデルとして、4種類の動作を設定した（図5-86）。①右腕で前方右のターゲットを捕捉する、②左腕で右方のターゲットを捕捉する、③右腕で左方のターゲットを捕捉する、④左腕で左方のターゲットを捕捉する、のいずれかである。動作決定に必要な要素的情報はすべて視覚情報として与えた。実験にはニホンザルを用いた。初期条件として、スタート点に手を置き、眼前のスクリーンに出現するスポットを固視して、指示を待つ状況を設定した。次に(1)動作のターゲット、あるいは(2)動作に使うべき腕（右または左）という2種類の要素的情報を、2段階の視覚信号によって与えた。スクリーン中央の固視点が青色に変化したときは(1)を、緑色のときには(2)を意味し（図5-86Aの■と✚）、右・左の区別を示すために、色表示された固視点の右または左に白色の正方形（図5-86Aの□）を、指示信号として提示した。2段階で継時的に与えた指示信号は0.5秒ずつで、その後それぞれ遅延期間を置き、数秒後に動作準備の警告信号を、さらにその1秒後に動作開始信号を与えた。

上記の課題を正確に遂行している際に、大脳皮質の多数の領域から細胞活動の記録・解析を行った。特に前頭前野の細胞活動に着目し、その活動特性を調べた。指示信号に対する反応が注目されたが、前頭前野の細胞応答の多数は、指示信号がスクリーンの右または左に出現したという、視覚的情報を反映するか、あるいは中央の信号の色または形態を反映するものであった。つまり前頭前野では、視覚情報の時間的連鎖をモニターすると解釈される活動を行っていたことになる。次いで、腹側の運動前野を探索したが、細胞活動の特性は前頭前野のそれに近似していた。

本研究において最も興味深かったのは、背側の運動前野における細胞活動であった。第1の指示信号に対する細胞応答を調べたところ、それは単なる視覚応答ではなく、すでに(1)ターゲットはどちらかを表現するか、あるいは(2)使うべき腕はどちら側かを表現していた。さらに、第2の指示信号に対する応答の半数は、(1)と(2)の両者の情報を合わせ持っていることが判明した。すなわち、どちら側の腕を用いて、どのターゲットに向かって腕を伸ばすかを表現することが明らかとなった（図5-87）。

以上の実験結果は、動作を決定することに必要な空間的ターゲットと、用いるべき体部位の情報

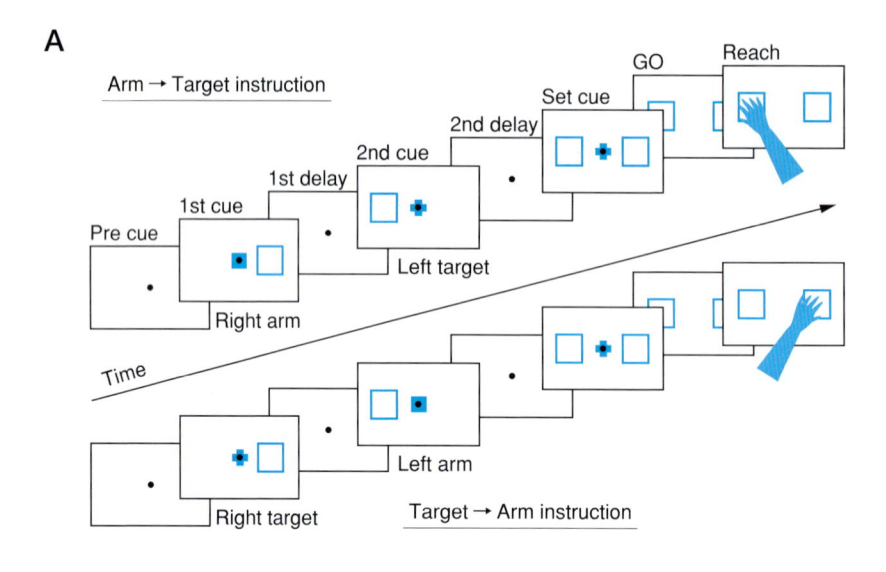

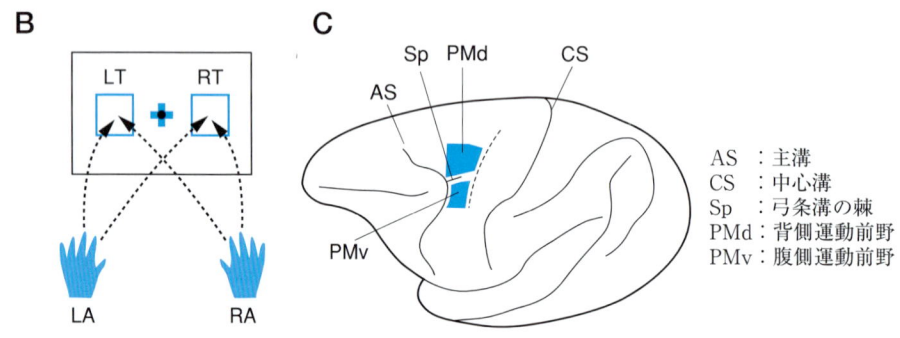

図 5-86 運動前野における細胞活動特性

A：研究に使用した作業課題．行うべき動作の情報を 2 段階に分けて与え，使うべき腕の情報→動作のターゲットの順（上段）か，その逆順（下段）に指示した．指示信号は中央の青ないし緑の図形（■と✚）と，その右または左側の正方形（□）の位置で構成した．
B：指示信号に従って計画するべき動作は，4 種類であることを示す．
C：記録解析部位のうち，特に興味深い細胞活動の得られた運動前野の位置をサル大脳の表面図に示す（点線より前方は運動前野，後方は 1 次運動野）．

という，2 種類の要素的情報が運動前野で統合され，動作の企画段階において，行うべき動作の情報として用意されていることを意味する．

おわりに

大脳皮質には，1 次運動野以外に多数の高次運動野が存在する．それらのうち大脳半球の内側に存在する領野は，運動発現の自発性に深く関わっており，また動作の時間的な構成によって意味のある行動を形成することにも重要な役割を果たしている．他方大脳半球の外側の高次運動野は，個体を取りまく外界の情報を獲得し，その情報に依拠した動作の発現と制御に関与することが主要な働きとみなすことができよう．他方，高次運動野よりもさらに前方に，前頭前野が存在する．前頭前野に関する詳細は他節に譲るが，前頭前野は行動の統合的な制御系として，高次運動野に情報を送り，行動に目的性を与えるとともに，個体の行う行動の過程をモニターしていることが最近の研究で明らかにされつつある．

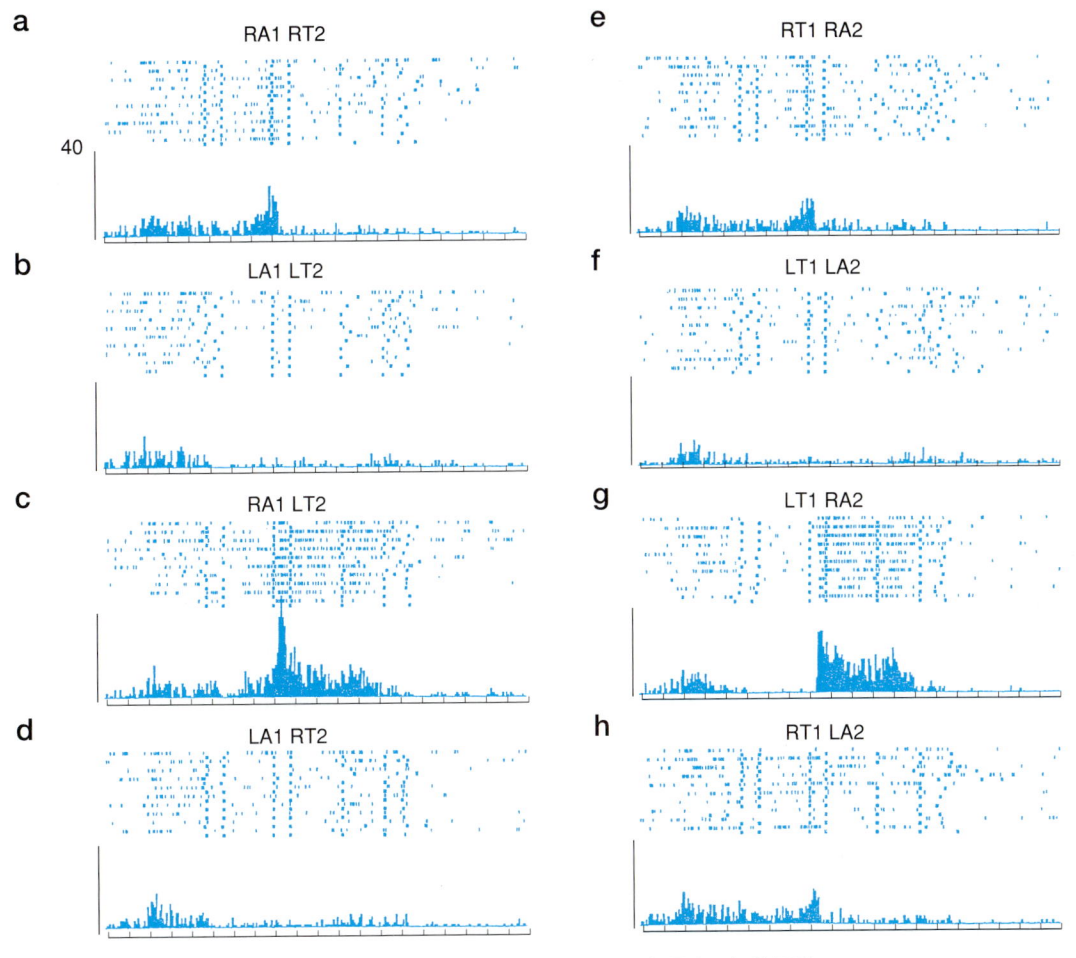

a	RA1 RT2		e	RT1 RA2
b	LA1 LT2		f	LT1 LA2
c	RA1 LT2		g	LT1 RA2
d	LA1 RT2		h	RT1 LA2

図 5-87 行うべき"アクション"を表現する細胞活動

運動前野背側部で観察された典型的な例の活動を時系列的に点表示したもの．細かい点は細胞が発火した時点を示し，横1列は1回の作業課題遂行時に対応するので，a〜hまでの8種類の条件下で，それぞれ10回の課題遂行における細胞活動の時間経過がまとめられている．RA, LA はそれぞれ右腕，左腕を意味する指示信号の出現時点を示し，RT, LT は右・左のターゲットを意味する指示信号を示す．この細胞は，使うべき腕が右で，左のターゲットを捕捉するという指示によって(c, g)，企画するべき動作が決まった時点で，著明に活動が高まっている．細胞の活動時期は，動作自体の開始点（右端の小四角で図示）よりもずっと先行している．

引用文献

1) 丹治 順：脳と運動．共立出版，1999
2) 久保田 競編：随意運動のメカニズム．神経進歩 **28**：1-173, 1984
3) Porter R, Lemon RN: *Corticospinal Function and Voluntary Movement*. Clarendon Press, Oxford, 1993
4) Schieber M: Constraints on somatotopic organization in the primary motor cortex. *J Neurophysiol* **86**: 2125-2143, 2001
5) Flash T, Sejnowski TJ: Computational approaches to motor control. *Curr Opin Neurobiol* **11**: 655-662, 2001.
6) Shinoda Y, Yokota J, Futami T: Divergent projection of individual corticospinal axons to motoneurons of multiple muscles in the monkey. *Neurosci Lett* **23**: 7-12, 1981
7) Evarts EV: Relation of pyramidal tract activity to force exerted during voluntary movement. *J Neurophysiol* **31**: 14-27. 1968
8) Cheney PD, Fetz EE: Functional classes of primate corticomotoneuronal cells and their relation to active force. *J Neurophysiol* **44**: 773-791, 1980
9) Georgopoulos AP, Kalaska JF, Caminiti R, et al: On the relations between the direction of two-dimensional arm movements and cell discharge in primate motor cortex. *J Neuro-*

sci **11**：1527-1537, 1982
10) Kalaska JF, Crammond DJ：Cerebral cortical mechanisms of reaching movements. *Science* **255**：1517-1523
11) Scott SH, Gribble PL, Graham KM, et al：Dissociation between hand motion and population vectors from neural activity in motor cortex. *Nature* **413**：161-165, 2001.
12) Todorov E：Direct cortical control of muscle activation in voluntary arm movements：A model. *Nat Neurosci* **3**：391-398, 2000
13) Tanji J, Evarts EV：Anticipatory activity of motor cortex neurons in relation to direction of an intended movement. *J Neurophysiol* **39**：1062-1068, 1976
14) Carpenter AF, Georgopoulos AP, Pellizzer G：Motor cortical encoding of serial order in a context-recall task. *Science* **283**：1752-1757, 1999
15) Maier MA, Armand J, Kirkwood PA, et al：Differences in the corticospinal projection from primary motor cortex and supplementary motor area to macaque upper limb motoneurons：An anatomical and electrophysiological study. *Cereb Cortex* **12**：281-296. 2002
16) Tanji J：The neuronal activity in the supplementary motor area of primates. *Trends Neurosci* **27**：282-285, 1984
17) Massion J, Viallet F, Massarino R, et al：The supplementary motor area region is involved in the coordination between movement and posture. *CR Acad Paris* **308**：417-423, 1989
18) Tanji J：The supplementary motor area in the cerebral cortex. *Neurosci Res* **19**：251-268, 1994
19) Tanji J, Kurata K：Comparison of movement-related activity in two cortical motor areas of primates. *J Neurophysiol* **48**：633-653, 1982
20) Tanji J, Okano K, Sato KC：Relation of neurons in the nonprimary motor cortex to bilateral hand movement. *Nature* **327**：618-620, 1987
21) Mushiake H, Inase M, Tanji J：Neuronal activity in the primate premotor, supplementary, and precentral motor cortex during visually guided and internally determined sequential movements. *J Neurophysiol* **66**：705-718, 1991
22) Shima K, Tanji J：Neuronal activiy in the supplementary and presupplementary motor areas for temporal organization of multiple movements. *J Neurophysiol* **84**：2148-2160, 2000
23) Picard N, Strick P：Medial wall motor areas：A review of their location and functional activation. *Cereb Cortex* **6**：342-353, 1996
24) Matsuzaka Y, Tanji J：Changing directions of forthcoming arm movements：Neuronal activity in the presupplementary and supplementary motor area of monkey cerebral cortex. *J Neurophysiol* **76**：2327-2342, 1996
25) Picard N, Strick P：Imaging the premotor areas. *Curr Opin Neurobiol* **11**：663-672, 2002
26) Vogt BA, Gabriel M：*Neurobiology of Cingulate Cortex and Limbic Thalamus*. Birkhauser, Boston, 1993
27) Shima K, Aya K, Mushiake H, et al：Two movement-related foci in the primate cingulate cortex observed in signal-triggered and self-paced forelimb movements. *J Neurophysiol* **65**：188-202, 1991
28) Shima K, Tanji J：Role for cingulate motor area cells in voluntary movement selection based on reward. *Science* **282**：1335-1338, 1998
29) Passingham RE：*The Frontal Lobes and Voluntary Action. Oxford Psychology Series No. 21*. Oxford Univ. Press, Oxford, 1993
30) Rizzolatti G, Luppino G：The cortical motor system. *Neuron* **31**：889-901, 2001
31) Hoshi E, Tanji J：Integration of target and body-part information in the premotor cortex when planning action. *Nature* **408**：466-470, 2000

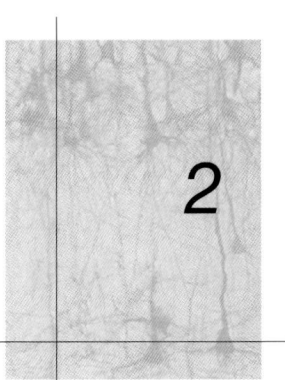

2 運動の神経機構
〔10〕小　脳

伊　藤　正　男

小脳研究の歴史

　20世紀中頃までの小脳に関する解剖学的な知見はヤンセンとブロダール（Jansen J & Brodal A）の著書「小脳の解剖学 *Anatomy of the Cerebellum*」に，臨床的な観察や小脳の損傷実験の膨大な記録はダウとモルツイ（Dow R & Moruzzi G）の著書「小脳の生理学と病理学 *Physiology and Pathology of the Cerebellum*」に集大成されている．1809年，ローランド（Rolando L）がいろいろな動物の小脳を傷つけて運動に障害が起こるのを観察したのが，小脳の実験的な研究の始まりとされている．1824年，フルーラン（Flourens P）は，小脳を損傷しても動物は自発的に動くが，動くときに四肢の協調が損なわれ，ぎこちない動きになることを認めた．1913年バビンスキー（Babinski J）は，小脳に障害のある患者に目を閉じたまま指先を鼻先に急速に当てさせようとすると狙いが狂う，推尺異常とよばれる症状が特徴的に現れることを見出した．1917年，ホームズ（Holmes G）は第1次大戦で小脳に銃創を受けた患者について調べ，手の動きが損傷の側で遅れることを明らかにした．これら古典的な観察は，小脳の働きが「運動を円滑に，正確に，早い速度でも，視覚フィードバックがなくても，遂行するために必要である」ことを示している．

　このようなことを行うためには学習が必要である．小脳に一種の学習機能があることは古典的な実験結果からも示唆されていた．フルーランは若い雄鶏の小脳の上部を切除したところ，体の平衡失調が起こったが，この症状は2週間以内に消失した．しかし，雌鶏の小脳を全部摘出すると，症状は4カ月経っても回復しなかった．1891年，ルチアニ（Luciani L）が最初の部分損傷により引き起こされた運動失調が回復したあとで，第1損傷の隣に第2の損傷を作ったところ，あたかも第1と第2の損傷を同時に加えたのと同じような重篤な症状が起こった．第1の損傷によって起こった機能の欠損が隣接する小脳の部分によって補償されたと解釈できる観察である．このことは，小脳組織が学習能力をもつか，あるいは他の所に蓄えられた記憶にアクセスするのに必要であることを示している．このほかにも小脳が可塑性あるいは一種の学習能力をもつことを示唆する観察はいくつかある．例えば，動物を回転すると，眼球振盪とよばれる繰り返し眼球運動が起こるが，回転刺激を繰り返すとそれが起こらなくなる．しかし，小脳を損傷するとこの慣れの現象が消えてしまう．また，前庭神経を片側損傷すると，やはり眼球振盪が起こるが，やがて収まる．そこで，小脳を損傷すると眼球振盪がまた起こってくる．こういう小脳の補償力は，小脳を一部切除しても，あるいは大きな腫瘍ができて小脳組織が圧迫されても，運動症状が出にくいという臨床的な観察からも裏付けられる．

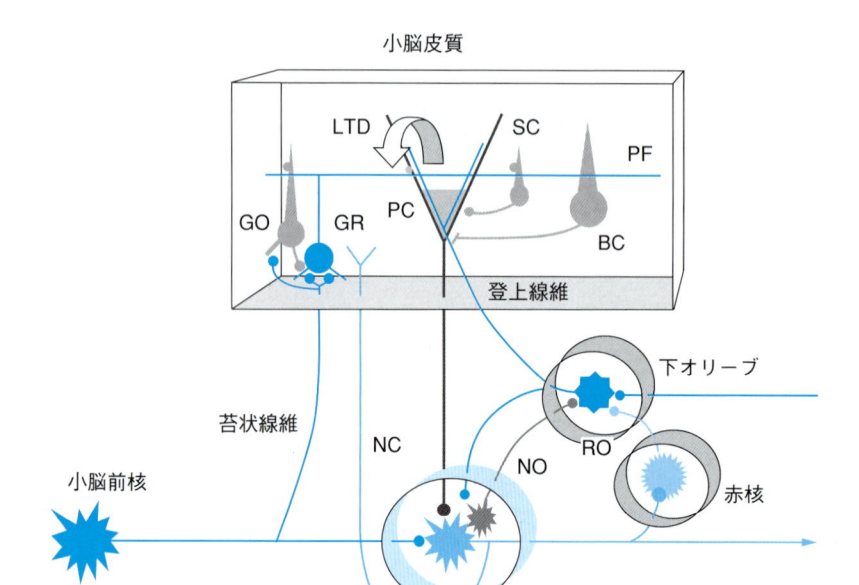

図 5-88 小脳の神経回路
PC：プルキンエ細胞　　BC：バスケット細胞　　SC：星状細胞
GR：顆粒細胞　　GO：ゴルジ細胞　　RO：赤核オリーブ路
NO：核オリーブ路　　NC：核皮質路　　LTD：長期抑圧

小脳の神経回路

　小脳に存在する種々のニューロンとその結合がカハール（Cajal SR, 1911）以来詳しく調べられ，1960年代にはシナプスの興奮性・抑制性も区別されて，神経回路のほぼ全貌が明らかになった（図5-88）（第1章1, 図1-12参照）．小脳表面の皮質には，抑制性のプルキンエ細胞，バスケット細胞，星状細胞，ゴルジ細胞と興奮性の顆粒細胞の5種類のニューロンが含まれる．小脳外のいろいろな小脳前核から小脳に入力する線維の大部分は苔状線維として顆粒層に終わり，顆粒細胞に興奮性シナプスを供給する．顆粒細胞の突起は平行線維となって，プルキンエ細胞および他の抑制性細胞の樹状突起に興奮性のシナプス結合をする．一方，延髄の下オリーブからの入力だけが直接プルキンエ細胞の樹状突起に登上線維終末をつくり，興奮性シナプス結合を供給する．1個のプルキンエ細胞に多数の平行線維が入力するのに対し，登上線維は1本だけが多数のシナプスを作りながら入力する．最近，ラットの小脳で調べられたところによると，プルキンエ細胞の樹状突起100ミクロンの長さあたり，平行線維のシナプスは11.4，登上線維のシナプスは1.7個分布する．1個のプルキンエ細胞当たり平行線維のシナプスが17万5,000個あるので，登上線維のシナプスは2万6,000程度ある計算になる．ただし，登上線維は樹状突起の末端までは及ばないので，これよりは少ないものと思われる．

　小脳皮質は皮質下の構造と結びついて，特徴的な神経回路を構成する．小脳の奥にある小脳核（小脳の場所によっては延髄の前庭核）は苔状線維の側枝から興奮性の信号を受ける．別の見方をすれば，小脳外からの信号は小脳核の細胞を興奮させて，その出力を小脳外に送り出させるが，同時に側枝を小脳皮質に送って苔状線維となる．登上線維の幹線維もまた側枝を小脳核に送って興奮性のシナプスを供給する．小脳皮質からの出力信号はすべてプルキンエ細胞の軸索により運ばれ，小脳

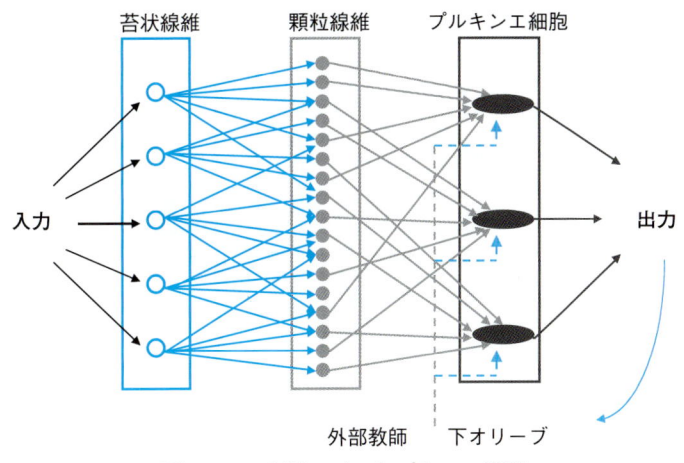

図 5-89 小脳のパーセプトロン模型

核，前庭核の細胞に抑制性シナプスを作る．

これらの主要な結合に加えていくつかの付随的な結合が知られている．小脳核（特に歯状核）からの出力線維は中脳の小細胞性赤核の細胞に興奮性シナプスを作り，小細胞性の赤核細胞は下オリーブの細胞に興奮性のシナプスを送る．これにより，オリーブ-歯状核-赤核三角が作られる（図1-13 参照）．また，小脳核の細胞は主に興奮性であるが，特に下オリーブに抑制性のシナプスを供給するニューロンを一部含んでいる．さらに，小脳核から出る出力線維の側枝が小脳皮質に苔状線維として投射し返す．

小脳の神経回路網模型

1970 年頃，小脳の神経回路図の意味を読み解こうとして理論的な考察がさかんに行われ，1969 年マー（Marr D）が，1971 年アルブス（Albus JS）がそれぞれ多層回路網理論を提案した．アルブスは苔状線維，顆粒細胞，プルキンエ細胞をつないだ3層構造を単純パーセプトロンに模した模型を考案した（図5-89）．単純パーセプトロンでは，第1層の細胞が受けた信号を第2層の細胞にばらまいて，第2層の細胞の発する信号の中から，第3層の細胞が選び取る形になっている．外部教師がいて，パーセプトロンが正解を出すと，その時活動している第2層から第3層への結合をすべて増強し，誤りのときは減弱させる．これを繰り返すことにより，正答率が100％に近づく．アルブスの模型では，登上線維が外部教師の役をして，平行線維とプルキンエ細胞の間のシナプスの伝達効率を変える．マーは特にパーセプトロンを意識していなかったが，ほぼ同様の回路原理を想定していた．ただし，マーが教師からの指示信号により平行線維とプルキンエ細胞の間のシナプスが増強すると仮定したのに対して，アルブスは，動作の安定さなどの実際的な理由から，減弱するとした．パーセプトロンでは増強と減弱の両方ができるが，生物では片一方しか実現できないので，マーは増強を，アルブスは減弱を採ったもので，両者とも理論的な意味には違いないと考えてもよいと思われる．

マーの増強説は，ブリンドレイ（Brindley GS）のヘッブのシナプスの考えを踏襲したものであった．登上線維がプルキンエ細胞に強力な興奮を起こすので，これと同時に平行線維が活動すればそのシナプスではシナプス前と後の同時興奮が起こり，ヘッブの仮定した増強が起こるだろうと考えた．そのようなシナプス可塑性がはたして存在するかどうかについていろいろな研究室で実験的な検証が行われたが，技術的な困難に阻まれて成功しなかった．1982 年になって，筆者の研究室ではじめて長期抑圧 long-term depression（LTD）が

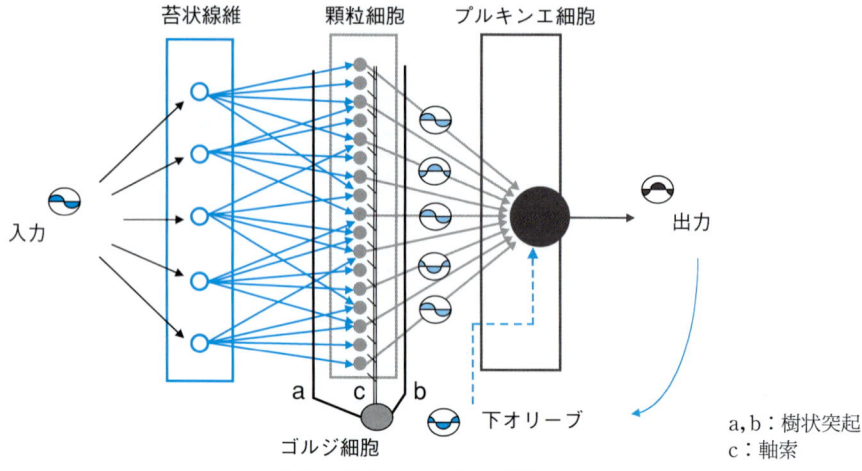

図 5-90 小脳の適応フィルター模型

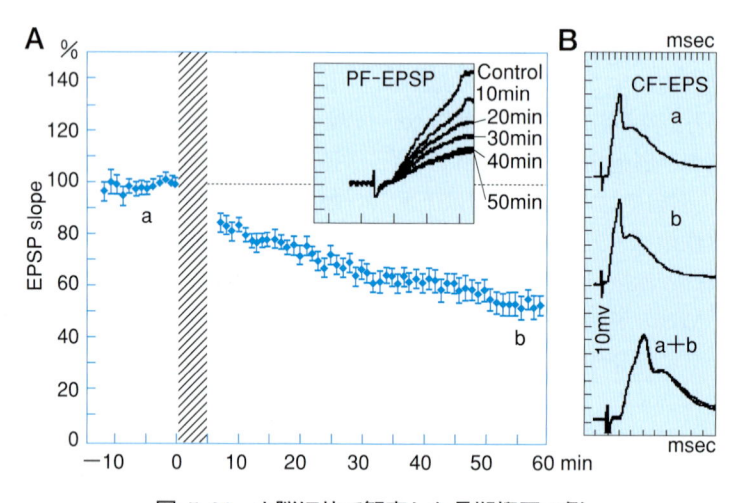

図 5-91 小脳切片で観察した長期抑圧の例

　　PF-EPSP（平行線維を刺激して起こした興奮性シナプス後電位）の立ち上がり部分を示す．登上線維と平行線維を同時に1Hzで300回刺激した後，表示した時点で記録したものを重ねて示す．

　A：グラフ，縦軸に興奮性シナプス後電位の立ち上がりの勾配．組み合わせ刺激以前の大きさを100%にとって示す．

　B：**A**のグラフに示す時点a，bにおける登上線維反応を示す．

起こることを示す証拠が得られ，アルブスの理論的な仮説を裏付けることができた．単純パーセプトロンは網膜の3層構造を模して考案されたといわれるが，小脳の回路に最もよく適合することになった．

　単純パーセプトロン模型は図形のような空間的な情報を扱うにはよいが，時間的に変化する信号を扱うことはできない．藤田昌彦（1982）はゴルジ細胞が積分作用をもっており，しかも苔状線維，顆粒細胞とゴルジ細胞の間の伝達の微小な変化によって積分の時定数が大きく変わることをシミュレーションで示した．そのようなゴルジ細胞の働きで，苔状線維の信号はいろいろな位相遅れをもって顆粒細胞に現れることが考えられる．このようにして作り出された位相の違う平行線維信号から，プルキンエ細胞は登上線維信号ともっとも同期する確率の低いものを選択すると仮定すれば，小脳皮質の入出力の位相関係を学習により自

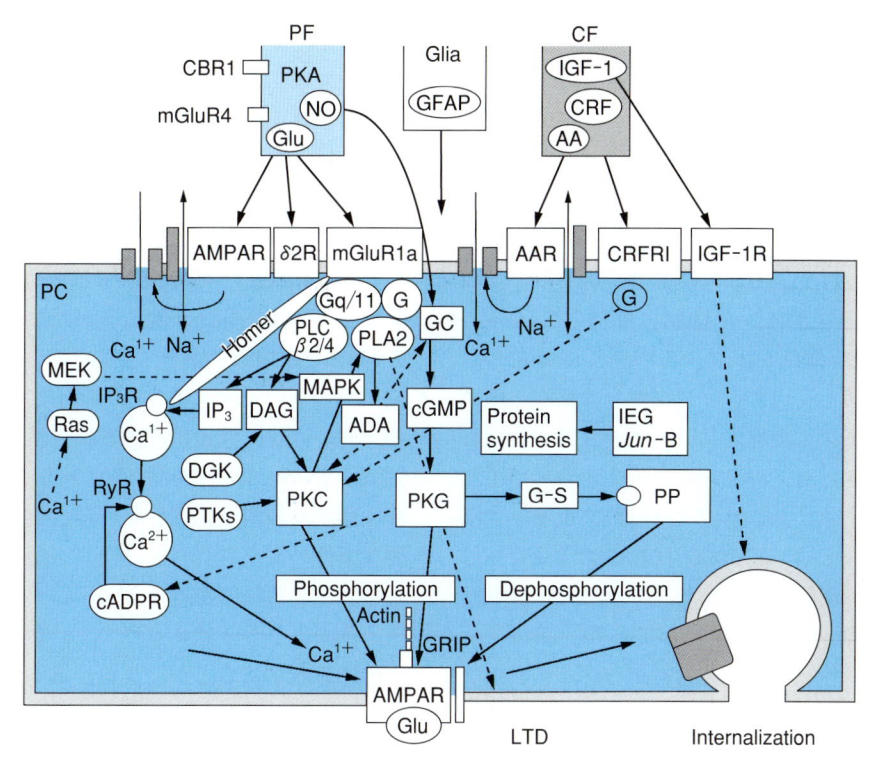

図 5-92 長期抑圧に含まれるシグナル伝達

PF：平行線維　　CF：登上線維　　PKA：蛋白キナーゼA　　CBR1：カンナビノイド1型受容体　　mGluR4：代謝作動型4型受容体　　NO：酸化窒素　　Glu：L-グルタミン酸　　Glia：グリア細胞　　GFAP：グリアの線維状酸性蛋白　　CF：登上線維　　IGF-1：インシュリン様成長因子1型　　CRF：コルチコトロピン放出ホルモン　　AA：グルタミン酸様興奮性アミノ酸　　AMPAR：AMPA選択的グルタミン酸受容体　　δ2R：デルタ2型受容体　　mGluR1a：代謝作動型1a型受容体　　AAR：興奮性アミノ酸受容体　　CRFR1：CRF受容体1型　　IGF-1R：IGF1受容体　　PC：プルキンエ細胞　　Gq/11：q/11型のG蛋白　　G：型不明のG蛋白　　PCLβ2/4：フォスフォリパーゼベータ2/4型　　PLA2：フォスフォリパーゼA2型　　GC：グアニリールサイクレーズ　　MEK：マップキナーゼキナーゼ　　MAPK：マップキナーゼ　　Ras：ラス蛋白　　IP$_3$：イノシトール1, 4, 5トリスリン酸　　IP$_3$R：IP$_3$受容体　　DAG：ダイアシルグリセロール　　ADA：アラキドン酸　　cGMP：サイクリックGMP　　IEG：最初期遺伝子　　DGK：ダイアシルグリセロールリン酸化酵素　　PKC：蛋白キナーゼC　　PKG：蛋白キナーゼG　　G-S：G基質　　PP：蛋白フォスファターゼ　　cADPR：サイクリックADPリボーゼ　　GRIP：グルタミン酸受容体相互作用蛋白　　Internalization：内在化　　Phosphorylation：リン酸化　　Dephosphorylation：脱リン酸化

由に変えることができるようになる（図5-90）．この藤田の適応フィルター模型と単純パーセプトン模型を組み合わせれば，時間空間のいずれの情報をも扱うことができる．

長期抑圧

小脳切片でプルキンエ細胞から記録しながら，平行線維と登上線維を同時に毎秒1回，300発続けて電気刺激すると，長期抑圧を引き起こすことができる（図5-91）．培養したプルキンエ細胞では，平行線維の刺激の代わりにその伝達物質グルタミン酸を外から与え，同時に膜の脱分極によってカルシウムイオンの細胞内流入を起こすと，グルタミン酸に対する感受性が低下する形で，長期抑圧を捉えることができる．

長期抑圧が起こる時の細胞間および細胞内信号伝達過程の詳細が調べられている（図5-92）．平行線維にインパルス信号がくると，そのシナプス形

成部位からは伝達物質としてグルタミン酸が放出され，プルキンエ細胞側のシナプス後膜に分布するグタミン酸受容体に作用する．グルタミン酸受容体にはAMPA型のイオン作動性受容体と第1型の代謝作動型受容体とがあり，このほかデルタ2型受容体も存在する．さらに平行線維では酸化窒素が合成されて，インパルス信号がくるとこれが放出され，プルキンエ細胞に拡散して入る．AMPA型受容体はシナプスの中央部に分布し，グルタミン酸と反応するとプルキンエ細胞の膜に興奮性のシナプス後電位EPSPを発生させ，それが十分に大きいとプルキンエ細胞体からスパイク電位が発生する．つまり，平行線維-プルキンエ細胞間の興奮性伝達が起こる．代謝作動性受容体はシナプス部の周辺部に分布し，グルタミン酸と反応するとG蛋白の働きを介してC型フォスフォリパーゼを活性化し，膜の脂質からダイアシルグリセロール(DAG)とイノシトール三リン酸(IP_3)を切り出す．DAGは蛋白キナーゼCを活性化し，IP_3は細胞内の小胞体のIP_3受容体に作用して貯蔵されているカルシウムイオンを放出させる．代謝作動性グルタミン酸受容体は別型のG蛋白を介してA2型フォスフォリパーゼをも活性化し，膜の脂質からアラキドン酸やオレイン酸を切り出す．デルタ2型受容体の働きはまだはっきりしない．NOはグアニリールサイクレーゼを活性化してサイクリックGMPの合成を促進し，サイクリックGMPは蛋白キナーゼGを活性化して，プルキンエ細胞に特異的に存在する基質G蛋白をリン酸化する．リン酸化されたG蛋白は強いフォスファターゼ作用を発揮する．

一方，登上線維の伝達物質はほぼグルタミン酸と思われるが，その放出がまだ確認されていないので，完全に特定されたと言いがたい状況にある．放出された後はAMPA型の受容体に作用して大きなEPSPを発生させ，膜電位依存性のカルシウムチャネルを活性化してカルシウムスパイクを発生させる．これに伴ってカルシウムイオンがプルキンエ細胞に流入する．登上線維からはコルチコトロピン放出ホルモン(CRF)も放出され，プルキンエ細胞のCRF1型の受容体に作用する．その結果蛋白キナーゼCと干渉が起こる．登上線維からはそのほかインスリン様成長因子1型(IGF-1)が放出され，IGF-1はシナプス後部の膜のエンドサイトーシスを促進する．

培養細胞にグルタミン酸を直接作用させ，膜の脱分極によってカルシウムの流入を起こさせるリンデン(Linden D)らの実験では，NO，IP_3，CRFはなくても長期抑圧が起こるが，シナプスを介して起こす時には，上記の過程のどれかとでも拮抗剤や阻害剤で干渉すると長期抑圧は起こらなくなる．そのほか，急速に代謝される蛋白合成，最初期遺伝子 Jun-B も重要な役割を演じている．長期抑圧は多くの信号伝達経路の総合作用によって必要な条件の満たされた時だけ必ず起こるように保証されているのであろう．

上記のような知識に基づいて，長期抑圧を薬理学的に遮断することができる．あるいは，遺伝子操作により，信号伝達の要素のどれかを欠損するマウスで，長期抑圧の起こらぬマウスが作られている．これらは長期抑圧の果たす機能的な役割を特定するための重要な手法になっている．

小脳の縦帯，微小帯域，核皮質複合体

1970年代に見出された重要事項の一つは，小脳皮質に体軸の前後方向にいくつかの縦帯構造があることである．通常はA，B，C1，C2，C3，D1，D2の7つに分けるが，各縦帯は小脳核，前庭核の一部とそれぞれつながっており，下オリーブのそれぞれ別の所から登上線維を受ける．これらの縦帯構造は Zebrin などのペプチドの分布にも反映されている．しかし一方では，平行線維は縦帯の境界を越えて連続的に分布しており，すべての構造要素が縦帯状に組織されているわけではない．7つの主要な縦帯のほかに，さらに細かい縦帯も特定されている．オスカーソン(Oscarsson O)は電気生理学的に細かく調べると，幅0.3 mm，長さ3 mm程度の短冊状の皮質が一つの単位になっているとして，これを微小帯域とよんだ．

筆者は微小帯に小脳核ないし前庭核の一部，下

オリーブの一部を組み合わせたものが小脳の機能単位として働くと考え，これを皮質核複合体（略して複合体）とよんでいる（図5-93）．その基本的な働きは，①小脳外からの信号が小脳核，前庭核の細胞を経由して小脳外に送り出される主経路に，小脳皮質を経由する側路が付着し，プルキンエ細胞の抑制信号によって小脳核経由の信号の流れを制御する．②出力側で誤差が起こると，誤差信号が登上線維によりプルキンエ細胞に伝えられる．③登上線維の誤差信号は平行線維-プルキンエ細胞間のシナプスに長期抑圧を起こす．それで，皮質側路における信号の伝わり方が変わり，したがって小脳核への抑制性信号の送られ方が変わり，小脳核の入出力関係が変わる．

この複合体模型の難点として，登上線維の誤差信号が戻ってくるのに時間がかかり，平行線維の信号とはぶつからないのではないかとの指摘がされた．しかし，電気的な信号についてはそうであるとしても，それに続いて起こる化学信号はずっと長続きするので，それで相互作用をすると説明できる．

登上線維の特異な役割

登上線維の信号はプルキンエ細胞に特徴的な登上線維反応を起こすので，それを記録することにより登上線維の信号がどのような状況で起こるかが調べられてきた．大きな音に驚かされた，目に空気が吹きつけられた，転んで痛みを感じた，物の動きがぶれて見えた，などの場合には登上線維が信号を発射し，運動がうまくいかなかった結果を示す誤差信号と解釈される．登上線維の起源である下オリーブの細胞間には電気シナプスがあり，小脳切片で調べると，膜電位に規則的な正弦波状の変化が起こるので，登上線維に時計作用があるといわれているが，サルの登上線維反応の観察からはそのような証拠は得られていない．

ネコが歩いている時に足下が急に沈み込むとやはり登上線維反応が起こるが，足先が沈み込んだ床にぶつかる時点の前後に起こり，ぶつかってから起こる場合よりタイミングが早い．このため，結果誤差ではなくて，脳脊髄の中で上位から降りてきた運動指令と，脊髄レベルで発生した指令信号の食い違いを示す，いわば内部誤差を示すものではないかと考えられる．

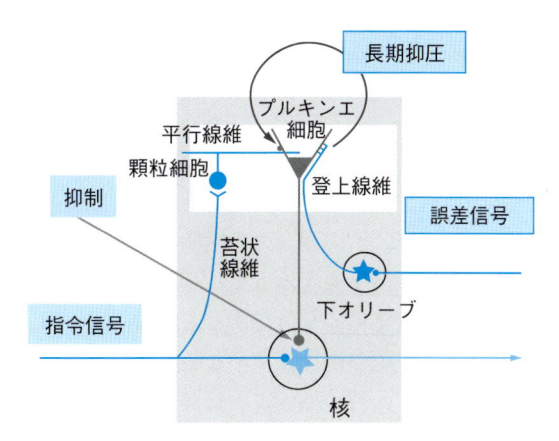

図 5-93 小脳の皮質核微小複合体の構造と働き

サルが目前のスクリーンのランダムな場所に現れるスポットを指さす場合，Kitazawaら[1]によると登上線維反応が3つの時点で現れる．第1は，指さしが終わって，指の位置をサルが見た後に現れ，結果誤差に対応する．第2は，指さしが終わる時点に起こり，結果誤差にしては早すぎ，内部誤差に対応している．第3に，腕の運動の開始時期に起こり，これは最初の手の位置と，目標の光点との差に関係している．これも予測的な誤差と考えると，登上線維はいろいろな意味を含めて誤差信号を表しているとの考えを維持することができる．

微小複合体では，何らかの指令信号が小脳核を通して伝わるとき，皮質の側路によってその調節を行うが，調節が適切でなくて誤差が起こると，誤動作に関与した平行線維-プルキンエ細胞間のシナプスに長期抑圧を起こして止めてしまう．これを繰り返す間に，誤動作に責任のあるシナプスは止められ，成功した時の接続が残る．筆者が提案する微小複合体仮説では，これが練習によって上達する運動学習の原理と考える．

小脳機能の具体例

第5章2-1に述べたように，中枢神経系は脳幹脊髄の反射，複合運動，生得的行動，大脳皮質の感覚運動機能，大脳連合野の機能の5つに大別される．小脳の微小複合体はそれぞれの機能系につながって，適応機能を付与する形になっている．したがって小脳の働きは多彩な脳機能に結びついて発現するが，特に端的に小脳機能を示すものとして研究されてきた例を次にあげる．

1 反射の適応

◆ 前庭動眼反射

内耳の前庭迷路から出た信号が，前庭核を経て外眼筋の運動ニューロンに伝えられて起こる．頭の回転に応じて眼球を回転させ，視野のブレを防ぐ働きがある．実験的によく調べられるのは，水平面内での回転刺激で起こる水平性の前庭動眼反射であるが，垂直性，回転性の反射も調べられている．

網膜から前庭迷路にはフィードバックがきかないので，したがって前庭動眼反射だけでは正確な動作はできない．それを正確に働かせるためには一種の学習機能がなければならない．実際に，頭と視野の動きの関係を人為的に変えて，前庭動眼反射に誤差を起こさせると，前庭動眼反射は次第に適応して利得が代わり，網膜誤差を減少させる学習効果が現れる．視野を左右逆転させるプリズム眼鏡をかけると，前庭動眼反射は抑えられ，視野を拡大するプリズム眼鏡をかけると増強される．あるいは，動物を回転台の上で左右に回転させるとき，視野を同じ方向に動かすと，前庭動眼反射は抑えられ，視野を回転台と反対方向に動かすと，反射は増強する．

網膜上の視覚刺激の動きは網膜誤差として捉えられ，それが登上線維を介して小脳片葉に伝えられる．小脳片葉のプルキンエ細胞は前庭信号を苔状線維経路を経て受けるので，小脳片葉，前庭核の一部によって構成される複合体が前庭動眼反射に組み合わさっている．網膜誤差が起こらぬように小脳片葉が前庭動眼反射を常にキャリブレートしているというのが筆者の唱えた前庭動眼反射の片葉仮説である．ウサギについての研究結果により支持されているが，サルについての研究では，片葉への眼球運動速度入力を重視する考えもある．片葉仮説では，適応の記憶は平行線維とプルキンエ細胞の間のシナプスに蓄えられると考える．ただし，前庭核にも蓄えられるとする考えもあるが，実体はまだ不明である．

◆ 視機性眼球運動

頭を動かさないで，視野だけを左右に動かすと，それを追って目を動かす視機性眼球運動が起こる．ウサギでは，網膜からの信号が前庭核の中の前庭動眼反射の中継細胞に信号を送って視機性眼球運動を起こすと同時に，苔状線維として小脳片葉に投射し，プルキンエ細胞の抑制作用を通じて視機性眼球運動の調節をする．つまり，同じ小脳片葉が同じ網膜誤差信号に依存しながら，前庭動眼反射と視機性眼球運動の両方の適応的な調節をしている．

◆ 追従眼球運動

視野の動きに応じて眼球を動かすもう一つの仕組みがサルの小脳傍片葉にある．視野の動きの情報は大脳皮質のMST領域で処理されたのち眼球を動かし，いわゆる大脳を介する長ループ反射の形になっている．視覚信号はついで小脳傍片葉に苔状線維により伝えられる．眼球運動中のプルキンエ細胞のスパイク発射は，眼球の加速度と速度の関数になっており，眼球のダイナミクスの逆（逆ダイナミクス）を表現している．あとで随意運動の制御について述べるように，小脳が制御対象の逆ダイナミクスを表現するとの考えを支持する所見である．

◆ 瞬目条件反射

眼球角膜に空気を惹きつけたり，目の回りの皮膚を電気刺激すると，瞬目反射が起こる．ウサギに音を聞かせ，音の終わらぬうちに角膜ないし眼

瞼の刺激をすることを繰り返すと，音刺激だけで瞬きが起こるようになる．これが瞬目条件反射である．この条件反射は小脳核中位核の前方部により中継されており，これを損傷するとまったく起こらなくなる．中位核の前方部は小脳皮質の第6小葉の一部からプルキンエ細胞の抑制を受ける．また，この小脳領域は音刺激を苔状線維を介して受けると同時に，角膜や眼瞼の刺激を登上線維信号を介して受ける．中位核の細胞は普段はプルキンエ細胞の抑制信号により，抑えられているが，登上線維と苔状線維の信号が繰り返しぶつかり合うと，登上線維信号とタイミングのあった平行線維に長期抑圧が起こって，プルキンエ細胞の発火を一時起こらなくする．それで，中位核細胞がその時だけ抑制をまぬがれて発火し，反射を起こすと考えられる．

2 複合運動の適応

◆ 歩 行

歩行に際して四肢の協調を取るためには小脳の働きが必要である．例えば，除脳ネコを流れベルトの上で歩かせる時，片方の上肢を乗せるベルトの速度だけを急に倍程度に増加させると，歩き方が乱れるが，100歩程度の歩行の間に適応して円滑な歩行を取り戻す．この適応の中枢は小脳の第5小葉虫部の外側部にある．マウスの場合，四肢を乗せるベルトの速度を変化させると，正常では相当に早いところまで追従するが，小脳に障害のある場合は追従できない．ネコが横にしたはしごの上を歩行中に，その横木が急に下に沈むと，一種の誤差信号になって，登上線維が発火する（上記参照）．これらの例は，いろいろな状況の変化の下でも，小脳の適応機能により，四肢の協調のとれた巧みな歩行をすることができることを示している．

◆ サッケード（衝動性眼球運動）

頭を固定した状態で，前方の視野内になにか視標が現れるとそれに向かって急速に眼球を動かすのがサッケードである．眼球の動きは脳幹のニューロンが発生する高頻度のインパルス信号によって起こされる．動きが急速であるのでフィードバックにたよる余裕はなく，一種の予測制御になっている．したがって，眼球が正確に目標を捉えるためには学習が必要である．このことは，外眼筋を一部損傷して目の動きを悪くして，サッケードの狙いを狂わせても，やがてそれが回復することでわかる．この学習は小脳を損傷すると起こらなくなり，小脳の働きによると思われる．

3 生得的行動の学習

視床下部や辺縁系と小脳の間に線維連絡があることは解剖学的，電気生理学的に示されている．小脳室頂核を刺激すると情動反応が起こる．しかし，小脳がどのように生得的行動の適応に関与するかはわかっていない．

4 大脳感覚運動機能における小脳の役割

運動学習にはいろいろな要素があり，運動の計画段階についての学習は大脳運動前野で起こる．大脳運動野は随意運動の司令信号を作って骨格筋肉系に送るが，指や手を使った器用な運動を訓練すると運動野が拡大し，この種類の学習が運動野で起こることを示す．古典的な研究が示すように（上出），視覚性のフィードバックなしにでも正確に，円滑に，迅速に，運動するよう学習し，獲得した熟練を維持するのが小脳の独特の役割であるが，そのために小脳がモデルを提供して予測を可能にすると考えられるようになった．人の顔をみて個人がすぐ識別できるのは，脳の中にそのモデルがあってそれと照合していると考えられているが，複雑な運動を容易にできるのも，頭の中に運動についてのモデルがあって，そのモデルを使って運動の結果を正確に予測していると考える．この考えは，後に示すように制御理論から出てきたものであるが，次のような実験により支持されている．

サルやヒトでは，次の2種類のテストがよく行われる．

1）目の前に現れる視標を指で差す．ヒヒの歯状核を損傷したり冷却すると，差したときの指の位置と視標の間のズレが大きくなり，早くしかも正確に差すために小脳が働いていることを示す．サルで指標を固定した位置においてこのテストを繰り返せば，学習が進むが，視標の位置をランダムに動かすと，常に誤差が起こり，同じ学習段階を繰り返しテストできる（上出）．

2）動く視標を指や手の動きと連動したレバーやカーソルの動きで追跡する．ヒトがコンピュータマウスを動かして，スクリーン上を動く視標を追いかけるとき，マウスの動きとカーソルの動きの関係を急に変えると，ちょうど新しいマウスを与えられた時のように練習による学習が起こる．今水らは，この時小脳の広い領域が活動するがそれが小さな微小帯域様の領域に次第に限局することを示し，ここにマウスのモデルが表現されると推定した[2]．

随意運動をする時，運動の結果生じた感覚刺激が無用な感覚を起こしたり反射を起こさぬように脳の中でこれを消去する信号（エフェレンス・コピーefference copy）が作られると考えられてきた．運動司令信号を小脳のモデルに与えることにより，正確なエフェレンス・コピーが作られると考えられる．ヒトにくすぐられるとくすぐったいが，自分でくすぐっても何も感じないのは，自分でする時はエフェレンス・コピーによりくすぐられた感覚が消去されてしまうと推定される．ブレークモア（Blakemore SJ）ら[3]は，右掌に外部から刺激を加えた場合と，自分の左手でロボットの腕を動かして刺激した場合を比べた．ロボットを動かす時，左手を動かしてから右掌に刺激が及ぶまでの時間遅れをいろいろ変えてみると，時間遅れが長いほど刺激を強く感じた．この時，小脳半球の一部が活動し，その強さは時間遅れの増加と正の相関をもって増加した．

5 心的活動における潜在学習

運動と関係のない心的機能への小脳の関与は，人間の大脳連合野と小脳との間の密接な線維連絡

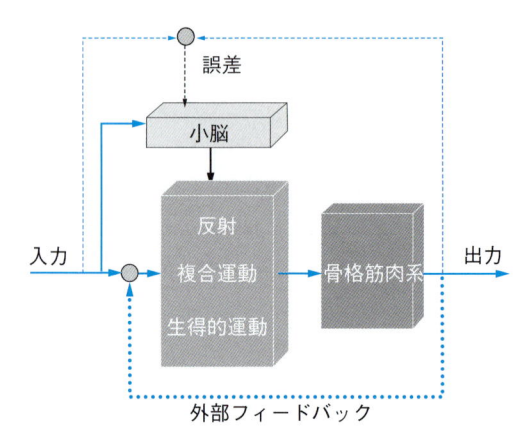

図 5-94 小脳による脳幹・脊髄機能の適応制御

に基づいてダウ（Dow R）らがはじめて示唆した．筆者は運動と思考は，四肢を動かすか，イメージや概念や観念を動かすかの違いで，制御システムとしての構造は相同であると考えてこれを支持した．最近，この考えを裏付ける臨床例が報告され，脳の画像法による研究からも支持するデータが得られるようになった．

言語については小脳損傷により2通りの機能障害が現れる．1つは運動機能の障害で，小脳旁虫部の機能が損なわれると，発声のために使う筋肉の制御がうまくいかず，リズムの異常な不明瞭な発語になる．もう1つは非運動性の症状で，文法が失われて，位置の自由な形態素（意味を担う最小の言語単位）を省略し，語形変化の代わりに不定詞を使うようになる．言葉を見つけたり，言葉の間に随意に関係をつけること，あるいは言葉に関連した学習ができなくなる．小脳が言語およびその他の系列化機能を担っていることを示す症例も報告されている．

ヒトの脳画像法による研究で，注意を集中したり，痛みの刺激がくることを予測した不安状態には，小脳の広い領域に活動が起こることが知られている[4]．小脳損傷の患者では認知的な計画をし，実地に行って学習することができず，時間間隔を判断する時誤差を検出し，違う感覚種の間で急速に注意を向けかえたり，3次元空間での認知的な行動をすることができなくなるとの報告がある．

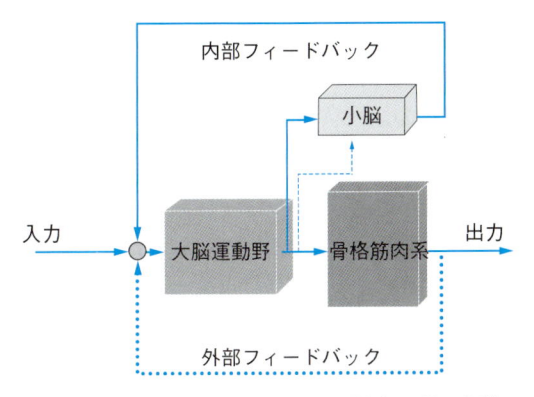

図 5-95　小脳の順モデルによる随意運動の制御

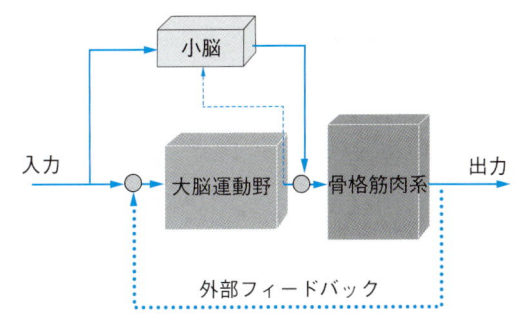

図 5-96　小脳の逆モデルによる随意運動の制御

小脳機能の制御論的解釈

小脳の機能的な役割を理解するには，機械系の制御理論が有効である．制御理論では，制御される側を制御対象，制御する側を制御装置とよび，両者を組み合わせて制御系を構成する．古典的な制御系はフィードバックを備えているが，生物系では，フィードバックが得られないか，あるいは非効率で，前向き制御になることが多い．

◆ 脳幹・脊髄機能の適応制御

第5章1-1に述べるように，反射は古典的な制御系を形成し，複合運動はこれに関数発生器，生得的行動は行動プログラムを組み込んだ制御系である．これらに付随する小脳部分は，適応機能を付与し，誤差を検出してそれを減少させる方向に制御系の動特性を修正する．これらは適応制御系の考えによく適合している（図5-94）．フィードバックのない前向き制御系では，制御装置が制御対象の逆モデルを表現するとき，指示入力通り制御対象を動かすことができる．このため，反射中枢などの運動中枢と小脳とを合わせた動特性が，制御対象の逆モデルになるように学習が行われるものと思われる．

◆ 随意運動の順モデル

随意運動に際しては，大脳皮質運動野で作られた運動指令信号が脳幹脊髄の下位運動中枢に送られて運動を起こす．大脳運動野が制御装置になり，下位運動中枢と四肢の骨格，筋肉を含んだ運動の実行装置が制御対象になる．大脳運動野から出る錐体路は延髄，脊髄に信号を送るほか，小脳の旁虫部にも苔状線維の信号を送る．旁虫部は中位核に，中位核はさらに視床の腹外側部で中継され，運動野に投射する．つまり，大脳運動野と小脳旁虫部をつなぐ大小脳連関ループが形成される．その様子をみると，上記のような適応制御系の形にならないので，筆者は進化により大脳が出現した時，その動作原理は同じままで，小脳の役割が変わったのであろうと考えた．運動野が運動を制御する時，外部のフィードバックループの代わりに小脳を通る内部ループを使うのではないかと解釈した（図5-95）．制御対象のモデルが小脳に形成されれば，この内部モデル（後出の逆モデルと対比して順モデルという）を参照することにより，フィードバックなしにでも正確な制御ができるはずである．この内部モデルは練習を繰り返す間に，小脳の中に長期抑圧に基づく学習機序によって形成されると考える．

◆ 随意運動の逆モデル制御

川人らの提案した2自由度制御系の方式では，小脳が大脳とループを作らず並列に結合されている．そのような結合が大脳連合野と小脳半球との間に見られる．大脳運動野はフィードバック制御系を構成し，小脳が構成する前向き制御系と並列に組み合わされている（図5-96）．小脳は骨格運動系と直列につながっているので，骨格筋肉系の動特性のちょうど逆モデルを小脳がもてば，運動指

令を実際の運動に忠実に変換することができる．大脳運動野を使ってフィードバック制御を繰り返す間に，小脳の逆モデルが小脳のなかに形成されて，大脳を煩わさなくても小脳だけで正確な制御ができるようになると考える．

川人ら（1987）の提案したフィードバック誤差学習の方式では，大脳運動野の出す指令信号を骨格筋肉系に送ると同時に，小脳に誤差信号として送る．大脳皮質から登上線維への入力は実際に存在するし，シミュレーションではこれで最も効率的な学習ができる．

現在は，上記の順モデルと逆モデルによる2つの制御形式が共存し，相補的に働いていると考えられている[5]．

◆ 思考の小脳制御

心的機能への小脳の寄与が示唆される中で，筆者は，運動と思考は制御論的に考えると同一であろうと考えた[6]．運動では四肢を動かすが，思考では脳の中，おそらくは側頭連合野に表現されるイメージ，概念，観念を動かす．動かすものはまるで違うが，それを動かす制御の仕組みは同じであろう．したがって，上記の随意運動に関する考察はすべて思考にも当てはまる．練習を重ねて運動を自動的に，無意識に，なお正確に素早くできるようになるように，繰り返し考えたことは無意識に自動的に，しかも正確に素早く答えが頭に浮かぶようになるという，われわれの日常の経験と合致する考えである．

今後の研究課題

小脳の研究は，過去40年にわたり目覚ましく進歩したが，まだ重要な問題が残されている．長期抑圧は運動学習における記憶の役割をしていると考えられるが，それがどれほど長く持続するのか，はたして永久メモリーとして働くのかどうかはまだ確かでない．また，小脳の神経回路の中に長期抑圧以外のシナプス可塑性がいくつも見つかっているが，それぞれの役割を特定せねばならない．

小脳は運動だけでなく，思考を含めて潜在性の記憶学習に広く関わっていることが確かになったが，潜在性の記憶学習は顕在性の認知記憶学習とともに，われわれの生活の大きな部分を支配している．その制御の原理は上記のように運動制御の原理とのアナロジーにより理解されているが，小脳の神経回路に概念や観念がはたしてどのようにコードされるのかはまったく明らかではなく，今後解明すべき重要な課題となっている．

引用文献

1) Kitazawa S, Kimura T, Yin PB：Cerebellar complex spikes encode both destinations and errors in arm movements. *Nature* **392**：494-497, 1998
2) Imazumi H, Miyauchi F, Tamada T, et al：Human cerebellar activity reflecting an acquired internal model of a new tool. *Nature* **403**：192-195, 2000
3) Blakemore SJ, Fritth CD, Wolpert M：The cerebellum is involved in predicting the sensory consequences of action. *NeuroReport* **12**：1879-1884, 2001
4) Ploghause A, Tracey I, Gati JS, et al：Dissociating pain from its anticipation in the human brain. *Science* **284**：1979-1981, 1999
5) Wolpert DM, Miall C, Kawato M：Internal models in the cerebellum. *Tredns Cog Sci* **2**：338-347, 1998
6) Ito M：Movement and thought：Identical control mechanisms by the cerebellum. *Trends Neurosci* **16**：448-450, 1993

参考文献

7) Dow R, Moruzzi G：*The Physiology and Pathology of the Cerebellum*. Univ. Minnesota Press, Minneapolis, 1958
8) Eccles JC, Ito M, Szentágothai J：*The Cerebellum as a Neuronal Machine*. Springer-Verlag, Heidelberg, 1967
9) Ito M：*The Cerebellum and Neural Control*. Raven Press, New York, 1984
10) Ito M：Cerebellar learning in the vestibulo-ocular reflex. *Trends Cog Sci* **2**：313-321, 1998
11) Ito M：Neural control of cognition and language. In：Marantz A, Miyashita Y, O'Neil W (eds)：*Image, Language, Brain*. MIT

Press, MA, pp. 149-162. 2000
12) Ito M : Cerebellar long-term depression : Characterization, signal transduction, and functional roles. *Physiol Rev* **81** : 1143-1195, 2001
13) 川人光男：脳の計算理論，産業図書，1996
14) Hansel C, Linden D, D'Angelo E : Beyond parallel fiber LTD : The diversity of synaptic and non-synaptic plasticity in the cerebellum. *Nature Neurosci* **4** : 467-475, 2001
15) Schmahmann ID : The Cerebellum and cognition. *Internat Rev Neurobiol* **41** : 475-487, 1997

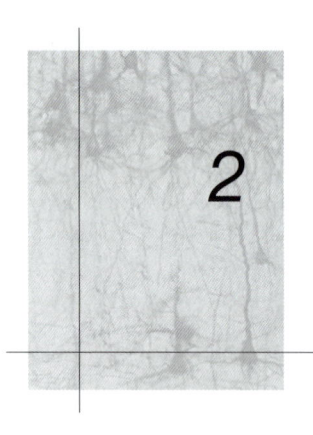

2 運動の神経機構
〔11〕大脳基底核

木村　實

はじめに

　大脳基底核は，その名のとおり大脳皮質の奥底にある4つの大きな神経核である線条体，淡蒼球，視床下核，黒質からなり，運動機能のみならず以下に示すとおり認知機能にも深く関わっている．大脳の運動系皮質や赤核や脳幹にある運動中枢とは異なり，脊髄との間に直接の求心性，遠心性接続をもたない．広範囲の大脳皮質と視床からの部位特異的な投射と，中脳からのドパミン性投射，背側縫線核からのセロトニン性投射，青斑核からのノルアドレナリン投射による求心性情報は線条体に送られ，基底核内の緊密な神経回路による統合作用を経た後，淡蒼球内節と黒質網様部から遠心性情報が視床を介して大脳皮質と脳幹の下位運動中枢に向けて送り出される．

　古くから，大脳基底核に病変が生じると著しい運動障害を特徴とする症状が現れることが知られており，運動機能への関わりが注目されてきた．よく知られているパーキンソン病，ハンチントン病，ヘミバリスムなどは，いずれも大脳基底核に病理変化があり，振戦を含む不随意運動，姿勢と筋緊張の異常，麻痺を伴わない寡動と運動緩徐などの障害が現れる．これらの臨床症状は，痙攣性と麻痺を特徴とするいわゆる"錐体路症状"と対照的であることから，"錐体外路症状"とよばれることがある．しかし，以下に述べるいくつかの理由により，この二分法的な呼称は適切ではなくなってきている．第1に，大脳基底核の運動に関する情報は下位運動中枢に直接向かうとともに，視床を介して大脳の運動系皮質に向かい，最終的に皮質脊髄路を下る錐体路の情報として反映される．したがって，"錐体路"と"錐体外路"との間には著しい重複があり，区分ができないのである．第2に，大脳基底核の担う働きは従来考えられてきたように運動機能に限らず，学習・記憶や動機づけ，注意など，多くの認知機能にきわめて大きな役割を担っているからである．

特徴的な神経回路と伝達物質

1 線条体

　線条体は，被殻および尾状核からなる背側線条体と，前交連より腹側に位置する腹側線条体（側坐核）に分けられる（図5-97）．被殻は，大脳皮質一次運動野，内側・外側運動前野，補足運動野，前補足運動野や帯状回運動皮質などの運動系皮質や体性感覚野や頭頂葉から部位依存的な投射を受ける．一方，尾状核は前頭前野，眼窩前頭皮質，頭頂葉や側頭連合野から，やはり部位依存的な投射を受ける．これらの部位依存的な投射は，線条体の中で吻側・尾側方向に平行な部位に終止し，それぞれの投射部位間には比較的重複が少ない．また，運動系皮質からの投射は前交連レベルより尾側の被殻に限ること，側頭連合野からの投射は尾状核の尾部および尾側部の被殻腹側部に限局することなどでわかるように，吻側，尾側間で皮質

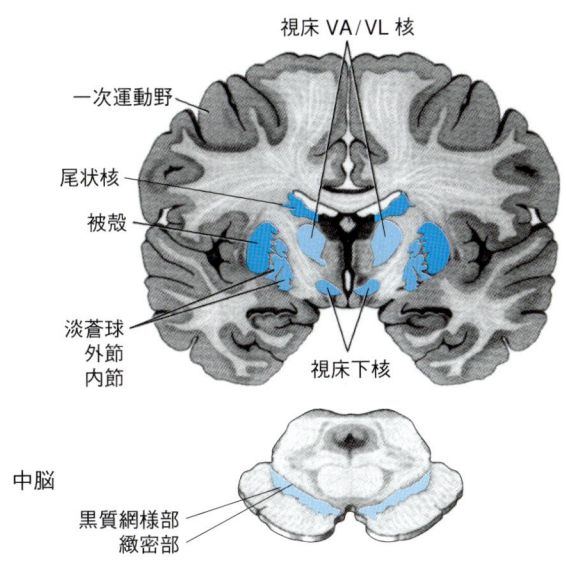

図 5-97 大脳基底核と関連する脳部位

からの投射が異なっている．腹側線条体は，背側線条体と入力情報を受ける脳部位が異なり，大脳皮質からは前頭前野に加えて，前帯状回皮質や眼窩前頭皮質から投射を受けるとともに，扁桃体からも強い投射がある．背側線条体に比べて辺縁系からの投射が強くなっている．視床から線条体にも強い投射がある．視床髄板内核である CM 核および Pf 核からと，VL 核からの投射である．部位特異的な投射であり，CM 核から前交連より尾側の被殻に，Pf 核からは前交連より吻側部の尾状核，および被殻に投射する．一方，VL 核からの投射は前交連より尾側の被殻を中心として広範囲の線条体に投射している．

線条体は大脳皮質や小脳皮質などのような層構造をしておらず，細胞構築学的には均一である．被殻，尾状核，腹側線条体も同一である．構成するニューロンは，およそ 95％が中型の細胞体と，有棘の樹状突起をもっている．軸索は淡蒼球および黒質に投射しており，GABA を神経伝達物質とする抑制作用を及ぼす．線条体には数種類の介在細胞があり，アセチルコリン含有細胞，GABA 性介在細胞，ソマトスタチン含有細胞などがある．腹側線条体の投射細胞も GABA を神経伝達物質とする抑制作用をもつと考えられているが，主な投射先は腹側淡蒼球である点で背側線条体と異なる．

線条体は層状構造をもたないが，神経化学的には不均一な構造をしている．被殻と尾状核は，アセチルコリンエステラーゼ，カルバインディン，エンケファリンなどの神経化学マーカーで染色すると，直径 0.3〜0.5 mm ほどの不均一な構造が斑点状にみられ，ストリオゾーム striosomes とよばれ，それ以外の部位はマトリックス matrix とよばれている．ストリオゾームは眼窩前頭皮質や島などの辺縁系からの投射を受けるのに対して，マトリックスは広範囲の大脳皮質から部位依存的な投射を受け取るという点で異なっている．また，ストリオゾームにある GABA 性投射細胞の樹状突起はストリオゾームの境界を越えてマトリックスに出ることはなく，またマトリックスの細胞の樹状突起もストリオゾームに入り込むことがないように守られている．ただし，境界部分にはアセチルコリン含有細胞が存在することが多く，その大型で棘をもたない樹状突起はストリオゾームに入り込んでおり，辺縁系からの入力情報を近傍のマトリックスの細胞に伝えるのに都合のよい構造をしている．

大脳皮質と視床から線条体への投射はグルタミン酸を伝達物質とする興奮性の投射である．大脳皮質からの神経軸索は，線条体の GABA 性投射細胞の樹状突起棘上でシナプスをつくるのに対して，視床からの軸索は比較的細胞体寄りの樹状突起に直接シナプスしているものが多い．大脳皮質と視床から線条体への投射は，GABA 性投射細胞に限らず，アセチルコリン含有細胞や GABA 性介在細胞にも向かい，興奮性の投射をしていることが知られている．

線条体のマトリックスにある GABA 性投射細胞の軸索は，淡蒼球外節，内節および黒質網様部に投射している．霊長類ではこれらの部位へは独立に投射するものが主で，重複投射は少ない．一方，ストリオゾーム起源の投射細胞はマトリックス起源のものと異なり，黒質緻密部のドパミン細胞に直接投射する．このようにストリオゾームとマトリックスは入出力の神経回路が対照的であ

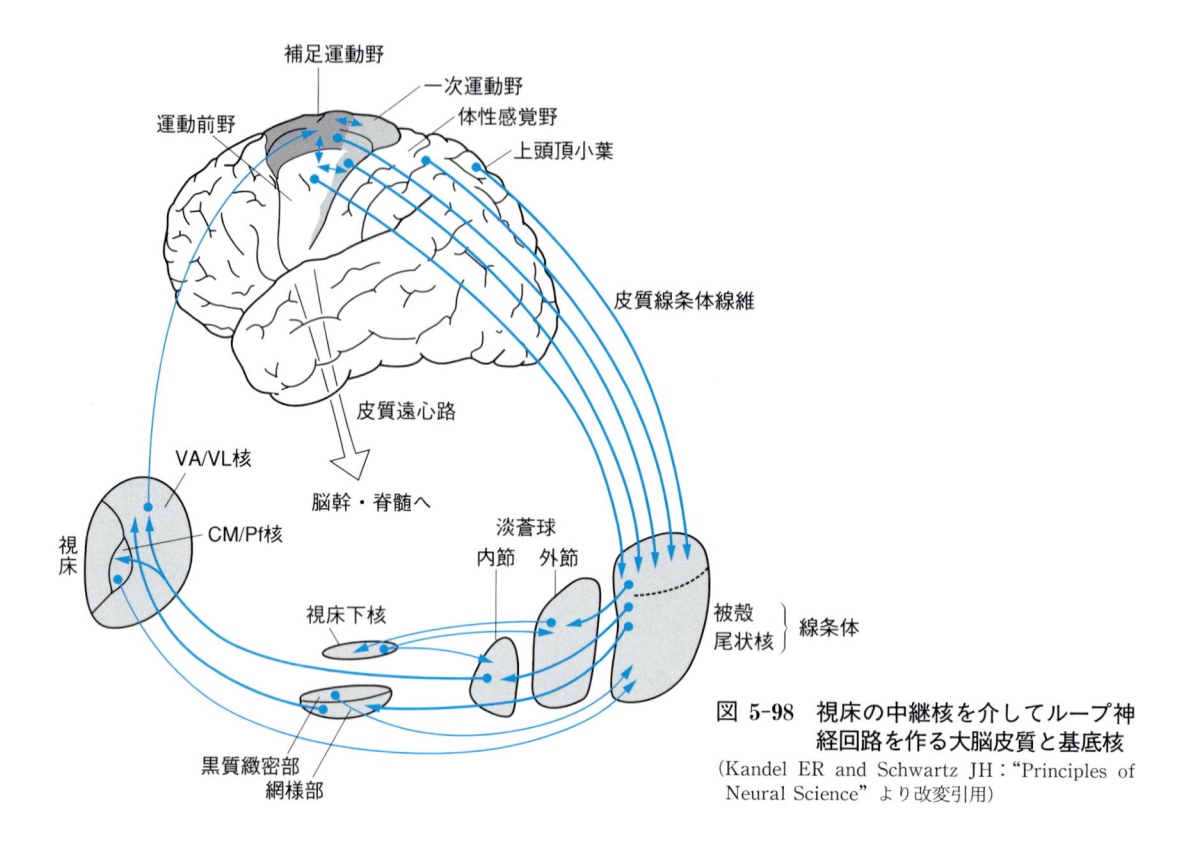

図 5-98 視床の中継核を介してループ神経回路を作る大脳皮質と基底核
(Kandel ER and Schwartz JH : "Principles of Neural Science" より改変引用)

り，線条体の機能単位をなしていると考えられているが，まだ実態は明らかではない．

2 淡蒼球

淡蒼球は，被殻に接する外節，および内側で内包に接する内節とに区分され，被殻と淡蒼球外節，内節はレンズを重ねたような形になっているので，レンズ核とよばれる．淡蒼球外節と内節は細胞構築学的には均一であり，GABAを伝達物質とする投射細胞が主役である．線条体の投射細胞からの軸索は淡蒼球の外節，内節でシナプスして終止するとともに，一部は内包を越えて黒質に達する．淡蒼球の細胞は，線条体からの入力線維に直交する方向に 900〜1,500 μm の大きな樹状突起を広げて，線条体からの抑制性入力を細胞体に近い樹状突起部位で受け取るとともに（パーシェロン Percheron G ら，1984），樹状突起の広がりと同じ方向から入る視床下核由来の興奮性の投射を樹状突起の細胞体寄りから末端部に向けて複数回シナプスを作る形で受け取っている（ハズラティとパラン Hazrati LN & Parent A, 1992）．淡蒼球の細胞は毎秒 70〜90 回ほどのきわめて高頻度の自発放電をもっており，この放電を増減させることによって標的細胞の活動を制御していると考えられるが，そのための主要な入力が線条体と視床下核によってもたらされている．外節の細胞は視床下核に部位依存的な投射をする．内節から視床下核への投射はみられない．これに対して内節の細胞は，主に視床にある大脳皮質への投射の中継核に対して抑制性の支配をしている．この投射も部位特異的であり，内節のうち最も腹側部分は視床を介して大脳皮質腹側運動前野に，背側部分からは大脳補足運動野に，そしてその中間部分からは大脳皮質中心前回の一次運動野に投射する．視床の中継核は VA, VL, VLo 核である（図5-98）．また，髄板内核群のうち CM/Pf 核に投射した後，線条体に投射する．

3 視床下核

視床下核は，主な入力投射を大脳運動系皮質，視床CM/Pf核および淡蒼球外節から受ける．大脳皮質一次運動野からの投射は外側部に，背側運動前野と補足運動野からの投射は内側部に区分されており，内外側の中央部分に下肢の領域，最内側，外側に顔面領域が再現されている（南部ら，1996）．また，前頭眼野と補足眼野からの眼球運動に関する投射は，これより腹側部に広がっている．視床下核の投射細胞は，グルタミン酸を伝達物質とする興奮性の作用を淡蒼球外節・内節および黒質網様部に及ぼしている．したがって，大脳基底核4つの主要な神経核がGABA性の抑制作用をもった出力を備えているのに対して，唯一興奮性の作用をもつ核であり，特に基底核の強い抑制出力の維持と増強に必須の働きをもつ．また，大脳皮質から直接興奮性の入力を受けるとともに，線条体-淡蒼球外節-視床下核という，いわゆる間接路（図5-99参照）を介して皮質性の入力を受けている．

4 黒 質

黒質は，網様部および緻密部からなる．網様部は，内包を挟んで外側に位置する淡蒼球内節と細胞構築学的に同じであり，GABA性の抑制性投射細胞が主体である．入力は，尾状核由来の抑制性投射，視床下核からの興奮性投射である．また，網様部は淡蒼球内節と同様に神経ペプチドであるP物質が多く含まれており，尾状核からのGABA性の投射ニューロンが同時にP物質をも含有しているためと考えられる．投射細胞は，視床VM，VPM核に投射し，その中継細胞は皮質の前頭前野，帯状回皮質，前補足運動野などの前頭葉吻側部へ投射して，皮質-基底核ループを形成している（図5-98）．一方，上丘中間層に投射し，眼球サッケードや首の運動機序に関わる．そのほか脳幹の運動中枢に投射し，歩行や咀嚼などの運動に関わる．

黒質の緻密部は，伝達物質としてのドパミンを含有する細胞のうち，背側線条体に投射する細胞の細胞体がある．脳内カテコラミン含有細胞の分布部位の中A9である．緻密部のドパミン含有細胞への入力は，線条体のストリオゾームにある投射細胞からのGABA性投射，脚橋被蓋核（PPTN）からのアセチルコリン性およびグルタミン酸性の投射がある．さらに，ドパミン細胞の樹状突起は黒質内で網様部に入り込み，GABA性投射細胞から抑制を受ける．

抑制と脱抑制による選択機能

大脳基底核の入力部分である線条体の大多数を占める細胞はGABA性の投射細胞であるが，自発放電頻度が毎秒0.1〜0.2回程度ときわめて低い．これは，細胞内電位が−80 mV程度のダウン状態と−60〜−50 mV程度のアップ状態を毎秒2〜3回行き来しており，アップ状態の時に大脳皮質や視床から多数の強い興奮入力がこないと活動電位を発生できないことによる．したがって，通常は放電しないものの，大脳皮質や視床から線条体の対応する部位にある細胞に感覚情報，運動情報や短期記憶，報酬情報などを担う強い興奮性信号が送り込まれると，毎秒20〜80回の高頻度放電をする（図5-99，線条体）．これに対して，線条体の投射細胞から抑制を受け取る淡蒼球や黒質網様部の細胞は，対照的にきわめて高頻度の自発放電をもつ．毎秒60〜100回にも及び，脳内でも最も忙しく放電している部位である．一方，唯一の興奮性投射細胞をもつ視床下核は，毎秒20〜30回の放電をもつ．

線条体から基底核の出力核である淡蒼球内節や黒質網様部に投射する経路は直接路とよばれる．これに対して，淡蒼球外節に投射し，視床下核を経て淡蒼球内節と黒質網様部に投射する経路は間接路とよばれている（アレキサンダーとクラチャー—Alexander GE & Crutcher MD, 1990）[1]．直接路と間接路を構成する線条体の細胞の樹状突起にはいずれもドパミン受容体が高密度で存在するが，直接路細胞は主に細胞内でアデニレートシ

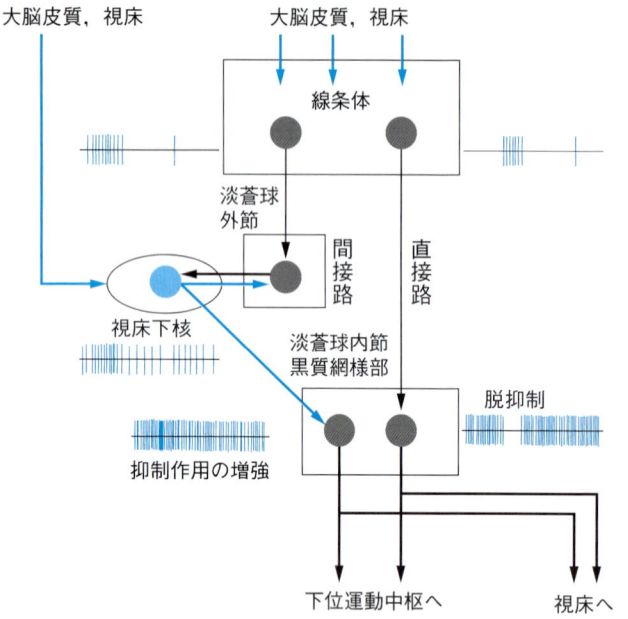

図 5-99 大脳基底核の神経回路による抑制, 脱抑制作用

神経細胞の黒丸と黒矢印は抑制細胞を，青丸と青矢印は興奮性細胞を示す．淡蒼球と黒質網様部の細胞は高頻度の自発放電をもつので，矢印を太く描いてある．回路を構成する代表的な神経細胞と，その放電様式を模式的に示す．

クラーゼを活性化させるD1クラスの受容体をもつのに対して，間接路の細胞はアデニレートシクラーゼの活性化を伴わないD2クラスの受容体をもつ点で異なる機能的な役割を担うと考えられる．また，直接路を構成する投射細胞はGABAのほかにP物質を伝達物質としてもっており，一方，間接路細胞はエンケファリンを含有することが知られているが，これらのペプチド性の伝達物質の機能はまだ明らかではない．

さて，直接路を構成する線条体の細胞が，皮質からの同期した入力によってバースト放電をすると，この細胞から投射を受ける淡蒼球内節や黒質網様部の細胞のもつ高頻度放電は一時的に休止することになる（図5-99，直接路）．その結果，視床や上丘などへの基底核の出力細胞の強い抑制作用が短時間外れることになり，脱抑制という．視床や上丘の標的細胞は，持続的にかかっていた抑制の外れた，車のブレーキが外れたような状態になるとともに，基底核からの強い抑制のために駆動されることのなかった興奮入力（たとえば，視床では大脳皮質からの投射，上丘では網膜や前頭眼野からの投射など）によって容易に放電するようになる．これに対して，間接路を構成する線条体の細胞が放電すると，淡蒼球外節から抑制を受けている視床下核の細胞が脱抑制によって放電を増加することになり，その結果，淡蒼球内節や黒質網様部の細胞は高頻度放電をさらに増大させ，視床や上丘の標的細胞の活動への抑制作用を一層強めることになる（図5-99，間接路）．

このように，大脳基底核は直接路と間接路を使い分けることによって強力な抑制出力をはずし（脱抑制）て，その状況で起こるべき大脳運動系皮質や連合野での情報処理を推し進めるとともに，その状況では望ましくない情報処理を積極的に抑圧することができる．この働きは，デニィ・ブラウンと柳澤（Denney-Brown D & Yanagisawa N, 1976）[3]が多くの大脳基底核疾患の臨床症状の観察と動物での破壊実験に基づいて"clearing house（手形交換所）"とよんだ，大脳皮質を中心とする複数の運動発現系の作用の間の交通整理をする働きのメカニズムである．大脳基底核の細胞の運動や感覚応答は大脳皮質一次運動野や上丘の細胞に比べて少し遅れて現れるものが多いので，従来から運動の発現機構への関与よりも，ほかの脳部位の働きによって発現した運動の実行に関わるのだろうと考えられてきたが，行動文脈に基づいて脳内の複数の行動発現系の交通整理をすることで，ゴールに向かう適切な行動発現に必須の働

きをしていることになる．

ドパミン系のはたらき

1 線条体でのドパミンの放出

　黒質のドパミン細胞の数は，ラットでおよそ8,000（オールショ Oorschot DE, 1996），マカクザルで80,000～116,000（ジャーマン German DCら，1988，パーシェロン Percheron G ら，1989）である．線条体の細胞はラットで約2,800,000，サルで31,000,000であるので，単純計算では1個のドパミン細胞は最低でも線条体の細胞300～400個と接続していることになる．1個のドパミン細胞の軸索は線条体内の限られた部位で著しく分枝することで弱い部位特異的な投射をし，細い軸索は平均4μm間隔で500,000ほどのバリコシティーをつくり，ドパミンを分泌する．したがって，線条体のすべてのタイプの細胞にドパミンの作用を及ぼすことになる．ドパミン分泌の60～70％はシナプス外バリコシティーで生じ，残りの30～40％がシナプスで起こる（デスキャリーズ Descarries L ら，1996）．

　ドパミン細胞が毎秒10～50回放電すると，動物の安静状態での平均放電頻度である毎秒5回程度の放電に比べて，線条体でのドパミン濃度が著しく高くなる．それは，放出されたシナプス外のドパミンの再取り込みトランスポーターの働きが急速に飽和することによる．in vivo 電気測定法の結果によると，単一インパルスによって約1,000分子のドパミンが放出される．シナプス部のドパミン濃度が瞬時に0.5～3.0μMに上昇し，40μs後には90％以上のドパミンはシナプスから離れるので，シナプス外の濃度は3～9 ms後にピークである250 nMに達すると推定される．したがって，同様な振る舞いをするものが多い覚醒動物のドパミン細胞の75％が後述するように報酬に関連してバースト放電をすると，線条体全体がほぼ一様な最高濃度150～400 nMに達することになる．ドパミン細胞が20～100 ms間隔で100～200 ms間

放電したとすると，ドパミン濃度の上昇は500～600 ms続く．その後，シナプス外の再取り込みトランスポーターによってドパミン濃度が5～10 nMに戻される．これは，シナプスでの放出に限られる古典的伝達物質と異なり，シナプスで放出されたドパミンはシナプス隣接部位に拡散し，短時間濃度が上昇する．

2 ドパミン受容体

　線条体細胞のもつドパミン受容体の8割はD1タイプであり，2割はD2タイプである．D1タイプの8割はドパミンに対する親和性が低く（2～4μM），2割は高い親和性をもつ（9～74 nM）．D2タイプの1割未満は低いドパミン親和性をもち，8，9割が高い親和性をもつ．したがって，D1タイプの受容体はD2タイプに比べて100倍ほどドパミン親和性低いことになるので，全体の6～8割のドパミン細胞が同様にバースト放電をすると，背側，腹側線条体や大脳前頭葉にグローバルな信号を送ることになり，線条体では淡蒼球外節に投射するすべての細胞（主にD2受容体をもつ）と淡蒼球内節や黒質網様部に投射する多くの細胞（主にD1受容体をもつ）の信号伝達特性を調節すると考えられる．

3 線条体でのドパミン依存的なシナプス可塑性

　線条体の1個の投射細胞の樹状突起には，10,000の皮質線条体投射線維の終末と1,000のドパミン線維のバリコシティーが終止すると推定されている．ドパミンバリコシティーと皮質線条体シナプスの多くが同じ樹状突起の棘突起に終わっていることは，ドパミン依存的なシナプス伝達の可塑性が投射細胞の樹状突起棘の上で生じるために好都合な形態的な基盤をなしている．大脳皮質から線条体に投射する線維にテタヌス刺激を与えると，線条体の投射細胞のもつ皮質線条体グルタミン酸性シナプスの長期増強や長期抑圧が生じる．このシナプス可塑性にはドパミン受容体依

存的なしくみが関与している．ドパミン系は次項4で述べるとおり，報酬情報の処理に深く関わっているので，細胞体の存在する中脳の黒質緻密部（A9），腹側被蓋野（A10）および黒質背外側部（A8）から軸索の上行する腹側前脳束を，実験動物が自分でレバーを押すことによって電気刺激をすることができるようにすると（脳内自己刺激 intracranial self-stimulation；ICSS），動物は自分で刺激を与え続けることが古くから知られており（オールズとミルナー Olds J & Milner P, 1954）[5]，脳刺激報酬とよばれる．ウィケンス Wickens らは，ICSS として有効なドパミン系への刺激によって皮質線条体シナプス電位がドパミン依存的に長期増強を起こすことを示した．ラットの黒質に ICSS 用の電極を入れて刺激し，数時間で動物が自発的に刺激する ICSS が確立することを確認したうえで，動物を麻酔し，in vivo で大脳皮質刺激によって線条体細胞に誘発される興奮性シナプス後電位（excitatory postsynaptic potential；EPSP）を記録した．また，細胞内通電によって動物が行動したときのように放電を増加させた．そこで，ICSS として有効な強さで黒質を刺激すると，刺激後に皮質線条体 EPSP が長時間増強することがわかった（図 5-100）．

このシナプス可塑性はドパミン D1 受容体の拮抗薬を投与すると生じないので，ドパミン受容体依存的なしくみが関与する．また，ICSS 前後でニューロンの細胞膜の電気的な特性（電流電圧関係）は変化していないので，シナプスの伝達効率の変化であることがわかる．

4 ドパミン細胞の報酬関連活動と強化学習仮説

ドパミン細胞は毎秒 4〜5 回程度の自発放電をもっており，少量のドパミンを線条体のほぼすべての細胞に供給している．四肢や眼球の運動に伴う放電頻度の変化はみられない．また，覚醒時と睡眠時の放電頻度も明確な違いはない．しかし，実験動物にリンゴやジュースなどの報酬を与えると，放電が一過性に増大する．また，報酬そのものではなくても報酬の入っていることのわかる入れ物を見るだけでも活動が増える．シュルツ（Schultz W）ら[7]はドパミン細胞の活動を詳しく調べ，重要な活動特性を見出した．すなわち，報酬が得られることを予測していないときに報酬が

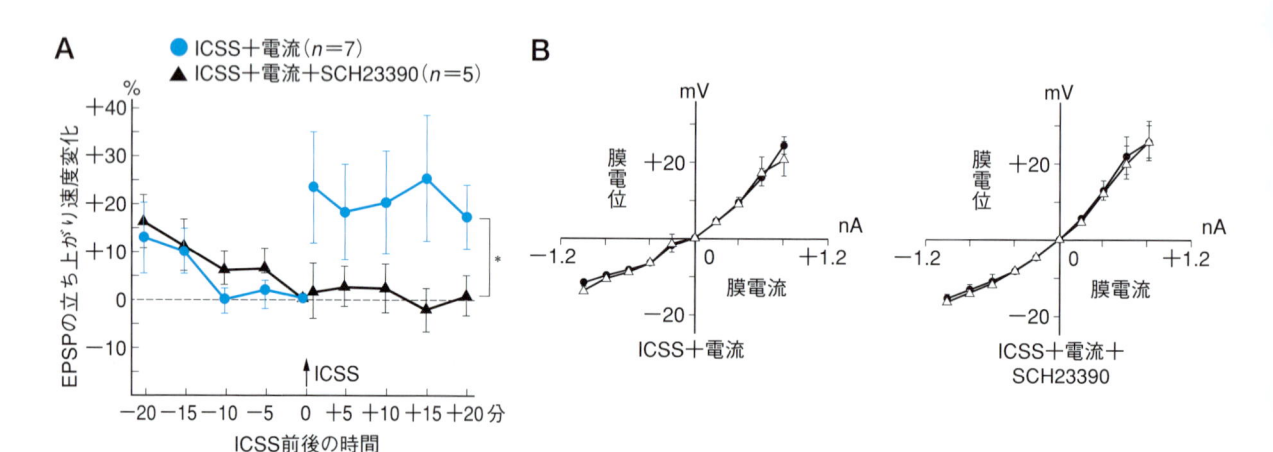

図 5-100 脳内自己刺激（ICSS）として有効なドパミン系への刺激によりドパミン依存的に長期増強を起こす皮質線条体シナプス電位

A：対側の大脳皮質刺激によって線条体細胞に誘発される EPSP の大きさ（立ち上がり速度）を ICSS として有効なドパミン系への刺激を加える前後で比較した．*は ICSS 標本と ICSS と SCH 23390（ドパミン D1 受容体拮抗薬）投与標本で有意差（p<0.02）があることを示す．
B：2 標本ともに，ICSS として有効なドパミン系への刺激を加える前後で細胞膜の電気的特性（電流電圧関係）が変わらないことを示す．
（Reynolds JH ら，2001[6]より改変引用）

得られる場合には活動するが，あらかじめ提示された手がかりによって予測されている報酬が与えられても活動せず，予測される報酬が得られなかった場合には放電を減少させる（図5-101）．このことは，ドパミン細胞の活動が報酬の予測誤差情報を担っていることを示唆している点で重要である．それは，学習に関する脳の計算理論や心理学の研究から提唱されている「強化学習」仮説での教師信号とまさに一致するからである．

強化学習では，報酬の得られる可能性のあるさまざまな行動を試行錯誤によって試み，結果の良し悪しを報酬が得られたかどうかというスカラー値での強化子 reinforcer として受け取ることで，一定時間での報酬量（強化子）の期待値を最大にするように出力を修飾し，同時に各行動を行ったときに得られる報酬予測を変えていく報酬依存的な学習である．学習における教師信号は強化信号とよばれ，各試行にはあらかじめ報酬予測をもって臨むので，課題が思いがけずうまく解けた場合

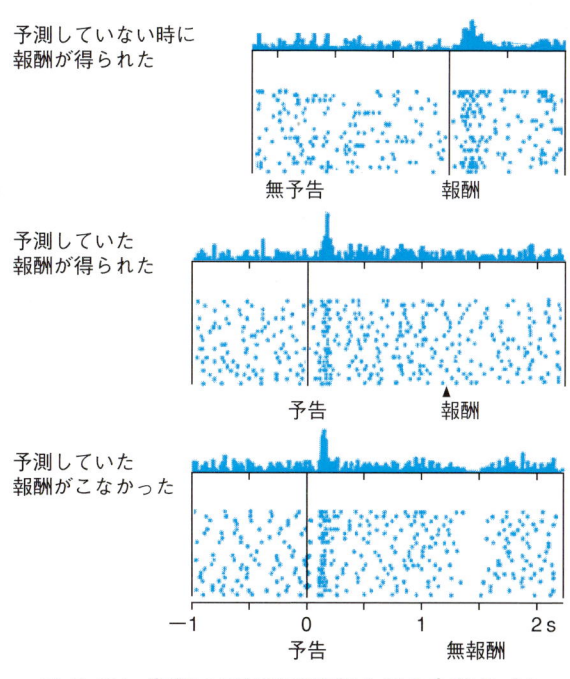

図 5-101 報酬の予測誤差情報を担う中脳ドパミン細胞（Schultz W ら，1997[7]）より改変引用）

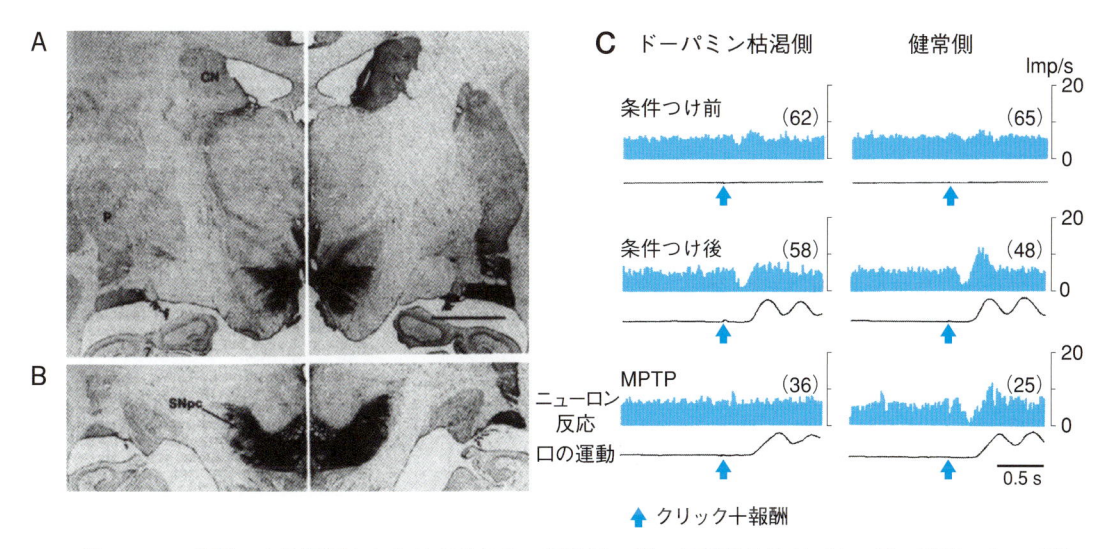

図 5-102 学習により獲得された線条体細胞の活動は一側の黒質線条体ドパミン系の破壊によって消失する

A，B：線条体と黒質のチロシン水酸化酵素（TH）抗体による染色．左脳のドパミンが枯渇されているのがわかる．

C：ドーパミン枯渇側と健常側の線条体細胞の報酬に連合したクリック音に対する反応の集合反応ヒストグラム．上から，条件付け前，条件付け後，神経毒MPTPによるドーパミン枯渇後．下のトレースは報酬をなめる口の運動．カッコ内の数字はヒストグラムの算出に用いた細胞数

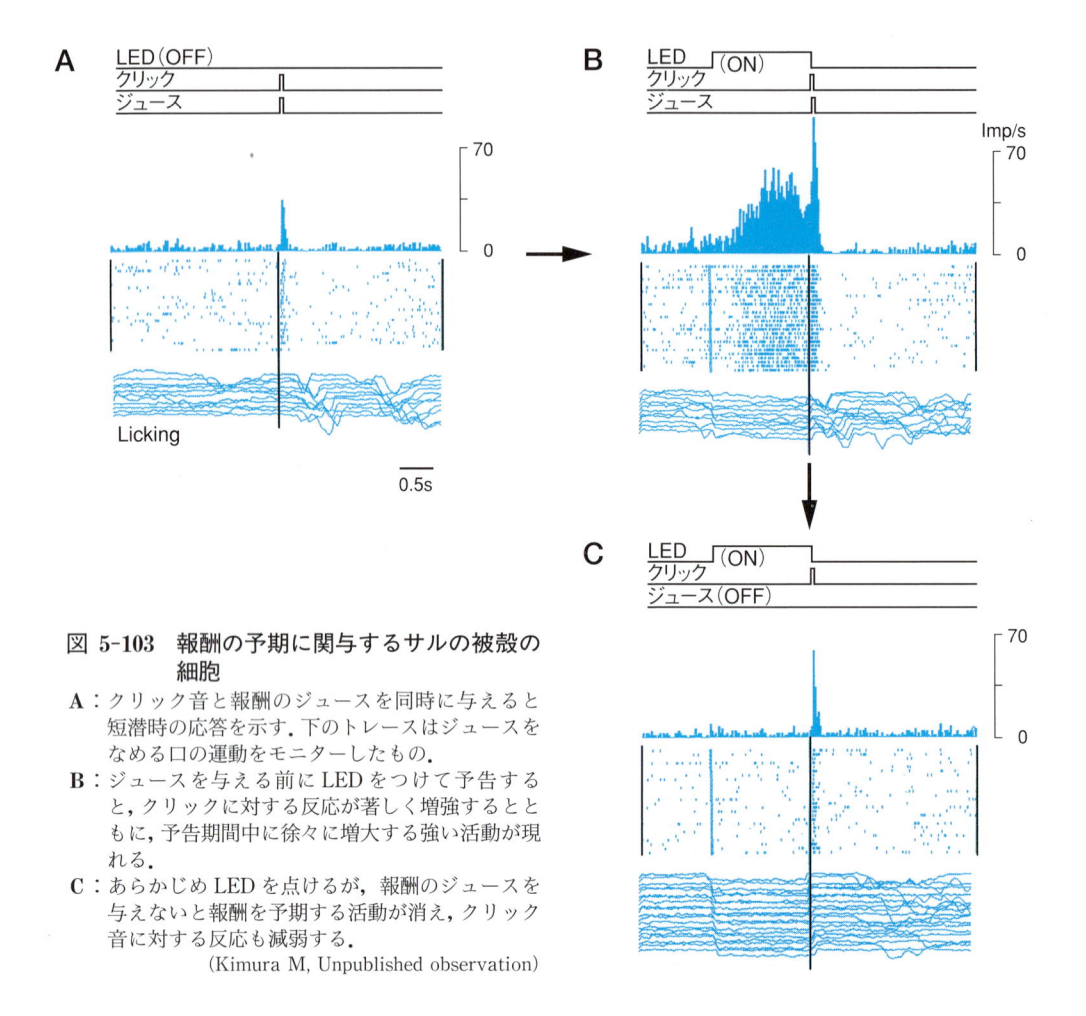

図 5-103 報酬の予期に関与するサルの被殻の細胞
A：クリック音と報酬のジュースを同時に与えると短潜時の応答を示す．下のトレースはジュースをなめる口の運動をモニターしたもの．
B：ジュースを与える前に LED をつけて予告すると，クリックに対する反応が著しく増強するとともに，予告期間中に徐々に増大する強い活動が現れる．
C：あらかじめ LED を点けるが，報酬のジュースを与えないと報酬を予期する活動が消え，クリック音に対する反応も減弱する．
(Kimura M, Unpublished observation)

には正の強化信号を，予測に反して失敗したために報酬が得られなかったときには負の強化信号を得る．したがって報酬予測誤差情報である．サットンとバルトー（Sutton RS & Barto AG）[9]は，報酬の予測値の時間変化分 temporal difference と報酬が得られたかどうかという強化子との和（TD error）が強化信号であり，これをゼロにするという学習の枠組み（TD 則）を提唱しており，例えばチェスの上達やさまざまなロボットの学習則などに使われて成功している．このように，大脳基底核の学習は強化学習則によって達成されている可能性が非常に高い．もっとも，強化学習が TD 則によって実現されているかどうかは今後の研究によって明らかにされるべき問題である．

強化学習は，前庭動眼反射や追従眼球運動の調節のように出力の目標値が与えられていて，運動を行ったときに目標値からどれだけずれたかというベクトル量での評価（教師）信号を受け取る小脳での教師つき学習と違って，報酬が得られたかどうかという大雑把な教師信号であるだけに学習に時間がかかるという不利な点があるものの，試行錯誤の繰り返しや直感を頼りに複数ステップでゴールに到達する道筋をみつけることを可能にする学習アルゴリズムであり，運動学習に限らずきわめて多くの学習の基礎となっている．大脳皮質の前頭葉から後頭葉に至るまでほとんどすべての大脳領野から背側・腹側線条体に向かう投射がこれを可能にさせている．また，前項 3 で述べた線条体でのドパミン依存的なシナプス可塑性が学習の細胞メカニズムであるに違いない．

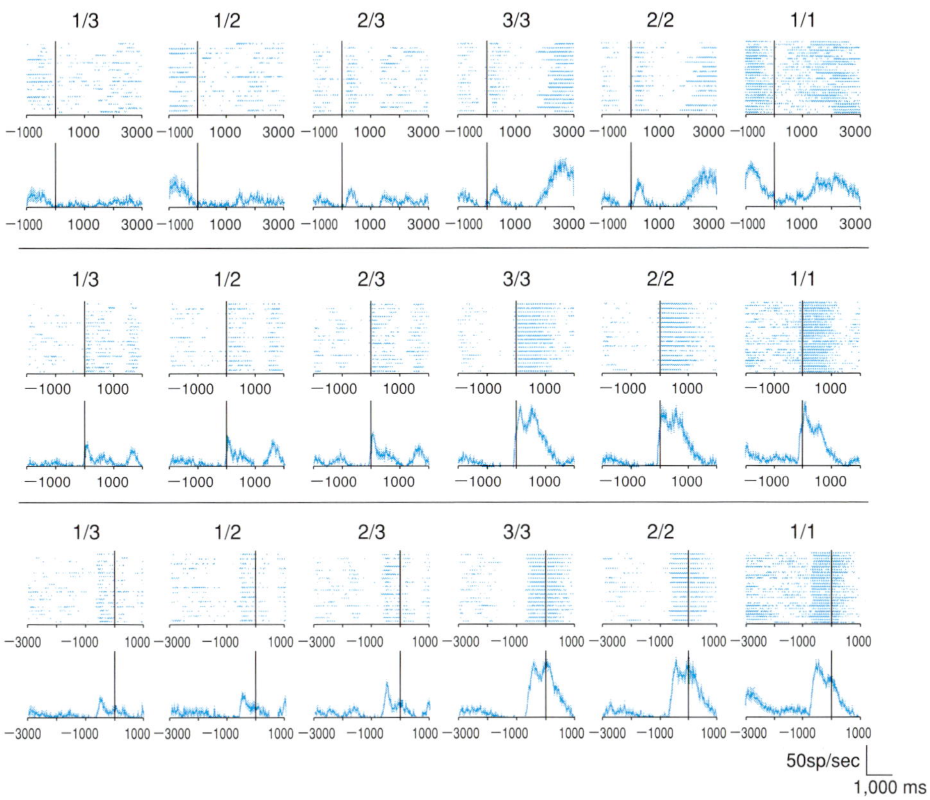

図 5-104 報酬のスケジュールに依存して活動するサルの腹側線条体細胞
LEDの教示に従ってレバーを放すことで報酬を得る課題．ただし，報酬を得るまでに1回（1/1），2回（1/2, 2/2），または3回（1/3, 2/3, 3/3）の試行が要求され，サルはそのスケジュールを理解している．
A：LEDの教示に対する応答
B：レバー放しに関係する活動
C：報酬と関わる活動
(Shidara M, ら1998[8])より改変引用

学習に伴って線条体細胞のドパミン依存的なシナプス可塑性を通して獲得された新しい神経活動の維持のプロセスにもドパミン系が必要であることがわかっている．サルにクリック音と報酬の条件づけ学習をさせると，数日間の学習に伴って線条体の細胞が報酬と連合したクリック音に反応するようになる（図5-102）．しかし，この動物の一側の線条体にドパミン特異的神経毒MPTPを投与してドパミンを枯渇させると，枯渇した側の線条体細胞に形成されていた報酬と連合したクリック音に対する反応が消失した（Aosaki Tら，1994)[2]．一方健常側の細胞は依然として学習した反応特性を維持しており，枯渇側の細胞もドパミ ン受容体作動薬を投与すると反応を回復したので，ドパミン特異的な過程が関与することが確認される．

5 線条体細胞の報酬依存的な情報処理の機能的な意味

先に述べたとおり，線条体は大脳皮質のほぼ全領域から部位依存的な投射を受けるので，線条体の細胞には対応する皮質領野によって四肢や眼球の運動に関連する活動，行動課題の手がかりとなる感覚刺激に対する応答，作業記憶に関わる活動など実にさまざまな種類の活動をするものがある．これらの細胞の活動特性は，大脳皮質との連

関ループを介して大脳皮質の対応する脳部位の活動を再現しているだけなのだろうか．この問いに十分に答えるのは簡単ではないが，皮質情報の再現に新たな意味付けをする機能が重要であり，この意味付けに基づいて先に述べた抑制と脱抑制による選択機能が果たされるのである．

皮質情報に新たな意味付けをするうえで最も重要な情報は，報酬に関わる情報である．中脳黒質から線条体へのドパミン性の投射が報酬に関わる情報を担うことは上で述べた．ドパミン性の投射を受ける線条体の細胞の活動も報酬情報によって強い影響を受ける．たとえば，サルの線条体の細胞のあるものは，動物にクリック音とともに報酬を与えると感覚応答をするが，同一のクリック音を提示するが報酬を伴わない条件では反応がみられなくなる．また，報酬と連合したクリック音に応答する細胞のあるものは，クリックと報酬に先立ってLEDを点けて予告すると，クリック音に対する応答が著しく増強されるとともに，予告期間中に徐々に増大するような強い活動が生まれる（図5-103）．これは，報酬の予期または予測に関わる神経活動である．また，報酬を得るプロセスで複数のイベントが現れ，それに応じて行動を起こす必要があるような状況では，報酬のスケジュールに依存して，報酬の獲得が近づくにつれて感覚応答，運動関連活動や報酬に関連する活動が増大する細胞が腹側線条体にみられる[8]（図5-104）．このような細胞は，腹側線条体と前頭前野を結ぶループ神経系が，報酬の獲得に向けて複数の行動プロセスが期待通りに進んでいることを確認する働きとして重要であろう．

このように線条体の情報処理において報酬情報による修飾作用が強いが，空間的な位置や色，音色や振動の強さなど感覚刺激のもつ物理的な情報と報酬情報との関係はどうであろうか．サッケード眼球運動の運動方向を指示する視覚刺激を与えてから，短時間その運動方向を記憶しておいて，GO刺激を合図にサッケードをさせる．その際，上下左右4方向すべてのサッケードの後で報酬を与えると，尾状核の細胞は対側視野への刺激に緩い選択性をもった反応をする．しかし，4方向の中1方向へのサッケードの後だけに報酬を与えると，報酬を与える方向に現れる刺激に対する反応が増大し，無報酬の方向の刺激には応答が弱い．したがって，報酬に差のない条件で示す方向選択性は報酬にアンバランスが生じると，報酬の得られる，または期待される方向に大きく選択性を変えるのである（Kawagoe Rら，1998）[4]．このことは，基底核の感覚情報の処理が刺激のもつ物理的な性質の分析や，特別な方向やサイズの運動発現に主要な働きがあるのではなく，報酬の獲得，すなわちゴール，に向かう行動発現や学習のために働くことを示している．

参考文献

1) Alexander GE, Crutcher MD：Functional architecture of basal ganglia circuits：Neural substrates of parallel processing. *Trends Neurosci* **13**：266-271, 1990
2) Aosaki T, Graybiel AM, Kimra M：Effect of the nigrostriatal dopamine system on acquired neural responses in the striatum of behaving monkeys. *Science* **265**：412-415, 1994
3) Denney-Brown D, Yanagisawa N：The role of the basal ganglia in the initiation of movement. *In*：Yahr RD (ed)：*The Basal Ganglia*, Raven Press, New York, pp. 115-148, 1976
4) Kawagoe R, Takikawa Y, Hikosaka O：Expectation of reward modulates cognitive signals in the basal ganglia. *Nat Neurosci* **1**：411-416, 1998
5) Olds J, Milner P：Positive reinforcement produced by electrical stimulation of septal area and other regions of rat brain. *J Comp Physiol Psychol* **47**：419-427, 1954
6) Reynolds JH, Hyland BI, Wickens JR：A cellular mechanism of reward-related learning. *Nature* **413**：67-70, 2001
7) Schultz, W, Dayan P, Montague PR：A neural substrate of prediction and reward. *Science* **275**：1593-1599, 1997
8) Shidara M, Aigner TG, Richmond BJ：Neuronal signals in the monkey ventral striatum related to progress through a predictable series of trials. *J Neurosci* **18**：2613-2625, 1998
9) Sutton RS, Barto AG：*Reinforcement Learning*, MIT Press, Cambridge, MA, 1998

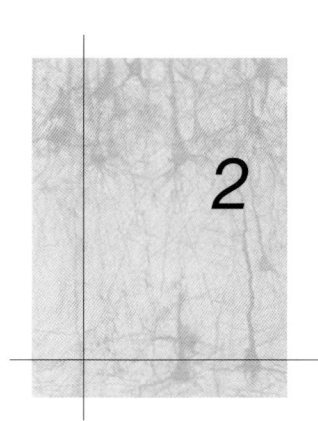

2 運動の神経機構
〔12〕随意運動の計算理論

川人 光男

脳の計算理論

脳の計算理論，もしくは計算論的神経科学は，次のように定義できる．脳の機能を，特に情報処理に焦点を当てて理解しようとする試みである．そのとき，脳が解いているのと同じ問題を，脳が用いているのと同じ原理で解くことのできる計算機のプログラム，もしくは人工的な機械を作れる程度に脳を知ることを目指す．これによって，従来の神経科学がおちいりがちであった，単なる場所と物質に関する知識の積み重ねの学問からの脱皮を計っているのである．キャッチフレーズとしては，脳を作ることによって，脳を知るのである．また逆に脳を作るために脳を知るのである．

コミュニケーション，言語，意識などのヒトで著しく発達した高次認知機能が脳科学，神経科学の真面目な研究対象になるとは15年前には予想さえできなかった．これは，主に4つの駆動力によると考えられる．第1は実験的神経科学の急速な進歩である．脳に関するわれわれの知識は，場所（例えば脳のどの部位にどのような機能が局在しているかなど）と物質（遺伝子，蛋白質など）については，多重電極や光学システムによる神経活動の計測や，分子生物学の手法など新しい実験技術の導入によって目覚ましく拡大した．第2は計算論的神経科学の勃興である．場所と物質に関する知識が積み重ねられるほど，それだけでは脳の機能，さらにいえば情報処理の理解には単純につながらないことが明らかになった．その結果，

脳の計算原理，情報表現，アルゴリズムなどを真正面から研究する計算論的研究が進展し，システムレベルの実験神経科学との緊密な協同研究が行われるようになった．まだ歴史は浅いが，脳の特定の機能（視覚，運動制御）や特定の部位（小脳，大脳基底核，大脳皮質視覚野）については素晴らしい成果が得られた．第3は脳活動を外から，脳を傷つけずに測る手法（非侵襲計測法）の著しい発展である．20年前には，空間的解像度のほとんどない脳波が唯一の手段であったが，脳磁計，PET（陽電子断層撮像法），fMRI（機能的磁気共鳴画像法）など新しい方法が次々に開発されてきた．第4は，心理学，認知科学，言語学，哲学などと，脳神経科学の境界がぼやけながら，より高次へと移動する，研究者の心理と人気のある研究トピックスの動きである．

このように，神経科学がヒトの知性と心の問題に真正面から取り組む気運が盛り上がりつつあるが，いまなお，それは大変困難である．最大のチャレンジは，ヒトに対しては，電気生理学の単一細胞記録の手法や，トレーサーを用いた神経回路同定の解剖学的手法などが用いられない条件の下で，いかにして心と物質をつなぐかという点にある．非侵襲脳活動計測の手法は，進歩したとはいえ，上の手法とは較べようもないほど得られる情報が限られている．非常に多数のニューロンの活動を空間的，時間的に平均化し，それが2次的に引き起こすだろうと思われる，電場，磁場，血流などの変化を間接的に観測するだけなのであるから，ヒトの知性に関わる個々のニューロンが，例

えば言語課題の遂行中にどのように興奮しているか，それを含む神経回路はどのようになっているか，したがって1個のニューロンの情報処理がどのように行われているかを観測することは，少なくとも近い将来では不可能である．

したがって，ヒト固有の高次機能の研究は，例えば視覚や運動制御など，ヒトと実験動物で共有される機能に比べて，著しく困難になる．このことは次のような研究プログラムに関する思考実験を行えば，明らかであろう．仮に，視覚や運動制御の研究で使える手法が，計算理論と心理学（損傷脳の研究を含む）と非侵襲計測の3つしかないとしよう．その結果，当然われわれは，高次の視覚野，高次の運動野の存在も，脊髄や小脳の神経回路も，これらの脳部位でのニューロンの発火パターンも，情報表現も，情報処理も知らないことになる．この条件の下では，われわれは脳の中でどのように視覚や運動制御の情報処理が行われているかについて，何も確からしいことは知り得ない．

言語など『ヒト固有の？』高次認知機能の解明は，この3つの手法に頼るしかないから，神経科学としての理解の見込みはないのであろうか．答えは，必ずしもそうとは限らない．ヒトの高次認知機能を担う神経回路や神経計算原理そのものには，ミクロなレベルでは，サルとの不連続がないと考える．そうすると，計算理論主導で，サルの神経生理学的研究を，ヒトを対象にした脳活動非侵襲計測研究，認知科学，心理学，言語研究などと結びつけるアプローチが有効となる．ヒトの高次認知機能の解明は，このような計算理論主導の方法しかあり得ない．本節では，随意運動の計算理論で重要な役割を果たす内部モデルについて，その概念，神経生理学的な検証，ヒトでの実験，そしてそれが，いかに高次機能の理解へとつながるかを解説する．

小脳の内部モデル

小脳は，脊椎動物の脳の一部位の名称である．ヒトでは，大脳に比べて，体積は1/10，表面積は半分以上，ニューロンの数ではかえって多い．小脳皮質は，わずか5種類のニューロンから構成されている（プルキンエ細胞，顆粒細胞，ゴルジ細胞，バスケット細胞，星状細胞）．小脳皮質からの出力は，プルキンエ細胞の軸索に限られる．プルキンエ細胞は，主に2種類のシナプス入力線維をもつ．数十万個のシナプスを作る平行線維からの入力と，ただ1本であるが，強力なシナプスを作る登上線維である．平行線維からのシナプスの伝達効率は，登上線維からの信号に依存して，変化する．このシナプス可塑性は，長期減弱と長期増強として知られ，教師有り学習則として定式化できる．

小脳皮質が登上線維入力を教師信号として運動学習を行うとするマー・アルブス・イトウ（Marr-Albus-Ito）仮説は，1970年前後に提案された．1980年代終わり頃になって，小脳皮質に学習で獲得される計算論的実体は，制御対象の内部モデルであるという仮説が提案された．小脳皮質は，非常に単純化すれば，3層の前向き結合だけをもつ神経回路であり，入力を出力に変換する非線形写像を提供していると考えられる．第2層(中間層)を構成する顆粒細胞は百億個以上存在するので，この回路で実現できる非線形関数のクラスは広い．

内部モデルとは，脳の外に存在するある対象の入出力特性をまねることができる脳内の神経回路である．脳の中にあるということで，内部という用語を用いる．外界のある物のまねをする，シミュレーションする，エミュレーションするという意味で，モデルという用語を使う．内部モデルには運動制御対象の入出力特性を直接まねる順モデルと，その入出力特性の逆を近似する逆モデルがある．順モデルは運動指令の遠心性コピーから運動軌道を予測することができる．逆モデルは目標軌道から必要な前向き運動指令を計算できる．

ヒトを含む動物が，ある目的を達成しようとして身体を動かすとき，脳を含む神経系はかなり複雑な計算問題を解く必要が生じる．運動制御の計算のために，脳の中に，運動制御の対象である身

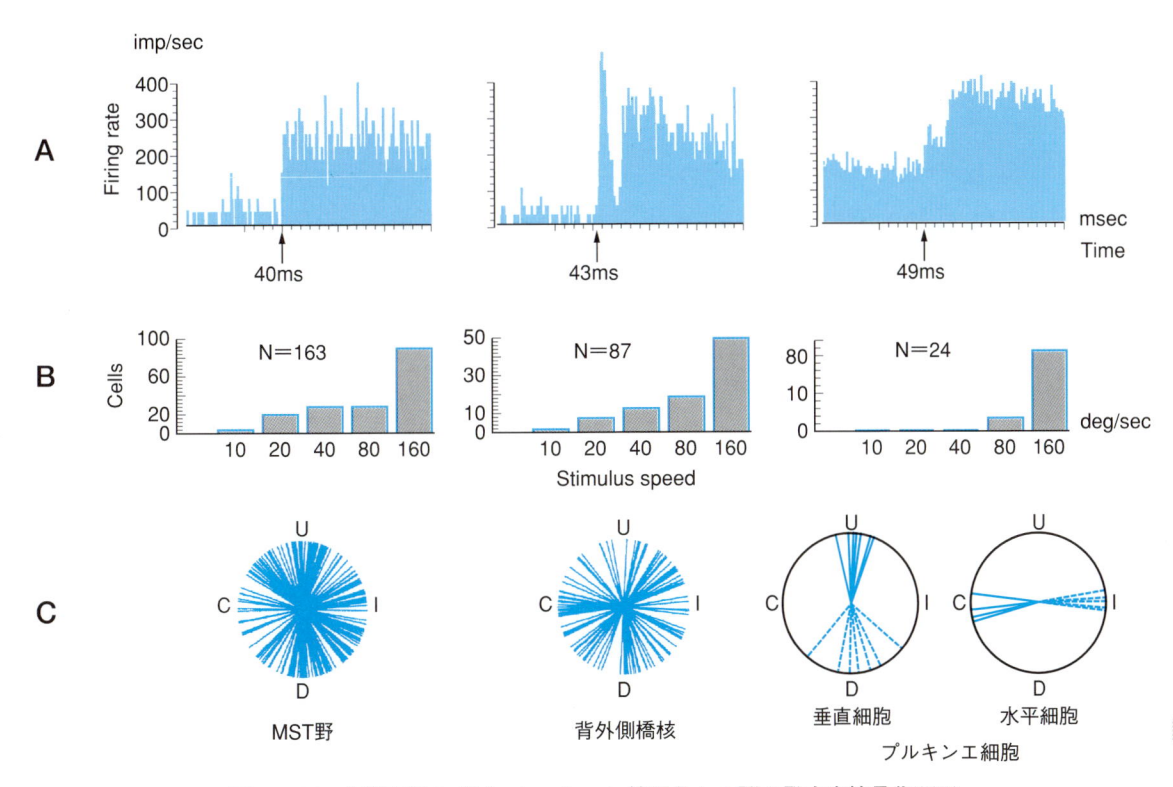

図 5-105　大脳皮質のポピュレーション符号化と小脳の発火率符号化[7)9)10)]

体の各部位や環境のモデルが，学習で獲得されることがわかってきた[1)]．ヒトの身体の動特性や環境は生後激しく変化するので，内部モデルを遺伝的情報であらかじめ決めておくことはできない．したがって，内部モデルは学習で獲得されなければならない．内部モデルを学習で獲得できる脳部位は，シナプス可塑性をもち，ニューロンとニューロンを結合するシナプスの伝達効率を自由に変更できなければいけない．

フィードバック誤差学習の生理学的検証

逆モデルは，目標軌道を受け取って，運動指令を出力しなければならない．もし，脳に正しい運動指令を計算する他の部位があれば，それを教師として使って逆モデルを獲得することができる．ところが，そもそも脳に正しい運動指令を計算する機構があったとすれば，それを使って運動制御を行えばよいわけで，正しい運動指令を教えてくれる教師が存在するという都合のよい仮定はできない．

つまり，逆モデルを獲得するために脳は，運動を行った結果得られる運動軌道の空間での誤差を，運動指令の空間の誤差に変換するという重大な計算論的困難を含む問題を解いていると考えざるをえない．フィードバック誤差学習理論は，登上線維入力が，フィードバック運動指令を伝えることによって，そのような運動指令の誤差信号を提供していると提案した[2)~4)]．この仮説は，神経生理学的研究と詳細な神経回路モデルを組合わせて，かなりの程度まで証明された[5)~8)]．

サルの追従眼球運動（大きな視覚パターンを移動させるときの比較的単純な眼球の運動）中に，小脳腹側傍片葉のプルキンエ細胞が特徴的なスパイクの列を発生させる．そのスパイク発火頻度変化の時間波形がフィードバック誤差学習理論の予測とよく一致した．図5-105と図5-106に示されている神経生理データは小林ら[7)]，河野ら[9)]，竹村

―― 9個のプルキンエ細胞から加算平均された発火頻度の時間波形
―― 眼球の逆ダイナミクスモデルによる理論予測

単純スパイク　　　　　　　　　　**複雑スパイク**

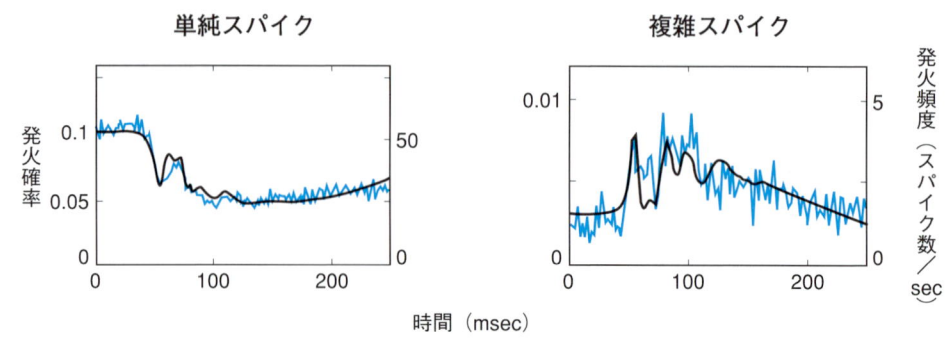

図 5-106　単純スパイクと複雑スパイクの鏡像関係[7)9)10)]

ら[10)]による．

図 5-105 は大脳皮質 MST 野，背外側橋核，小脳腹側傍片葉の発火の特性をそれぞれ，左，中，右列に示す．図 5-105 A は，3 つの脳部位の典型的なニューロンの発火頻度時間波形を示す．時間の原点は，視覚刺激のランプ状の速度変化の開始にとってある．B は，ある視覚刺激速度の範囲に最適速度をもつ細胞の数のヒストグラムである．C は，最適刺激方向の極座標表示である．U, C, D, I はそれぞれ，上方向，対側方向，下方向，同側方向を示す．小脳腹側傍片葉のプルキンエ細胞は単純スパイク（点線）と複雑スパイク（実線）の最適刺激方向によって，垂直細胞と水平細胞の 2 つのグループに分類される．

図 5-106 は，上向きの追従眼球運動時の小脳腹側傍片葉のプルキンエ細胞の発火頻度の時間波形を示す．9 個のプルキンエ細胞から加算平均された発火頻度の時間波形（青線）と，眼球の逆ダイナミクスモデルによる理論予測（黒線）が示してある．理論はさらに，各プルキンエ細胞ごとに，単純スパイクの発火頻度の時間波形と複雑スパイクのそれが互いに鏡像になることを予測する．小林ら[7)]はこれを確認して，さらに単純スパイクと複雑スパイクの両方が逆ダイナミクスモデルで再構成できることを示した．

図 5-107 は追従眼球運動を制御する神経回路を示す．追従眼球運動を制御する神経回路は 2 つの主要な経路に分けられる．上の大脳皮質から小脳皮質にいたる経路は，フィードバック誤差学習モデルの前向き経路に対応する．下の経路は，系統発生的に古いフィードバック経路で副視索系を含む．これはフィードバック誤差学習モデルの，フィードバック制御器に相当する．フィードバック誤差学習理論は，副視索系が運動指令の座標系を最初に決めると予測する．この場合は前視蓋（PT）で上向き，視索核（NOT）で反対側である．この運動指令の座標系は，下オリーブ核に伝えられ，結局複雑スパイクの方位選択性を規定することになる（図 5-105 C 右列実線）．プルキンエ細胞のシナプス可塑性である長期減弱と長期増強に基づいたモデルの予測から，それぞれの細胞で，単純スパイクの最適方位は複雑スパイクのそれのちょうど 180°反対になると期待される．図 5-105 C 右列に示した実線と点線の関係は，この予測が正しいことを示している．図 5-105～107 に示したデータは全体としてフィードバック誤差学習の最も本質的な仮定，登上線維が誤差信号を運動指令の座標系で表現していて，これに誘導されて，単純スパイクの波形が制御対象の逆ダイナミクスモデルを構成するように，学習で獲得されることを強く支持している．

大脳皮質と橋核では，情報がポピュレーション符号化されているのに対して，小脳皮質の出力，単純スパイクは，情報を決められた運動指令の座標系で発火頻度の時間波形によって，発火率符号化している．山本ら[11)12)]はフィードバック誤差学

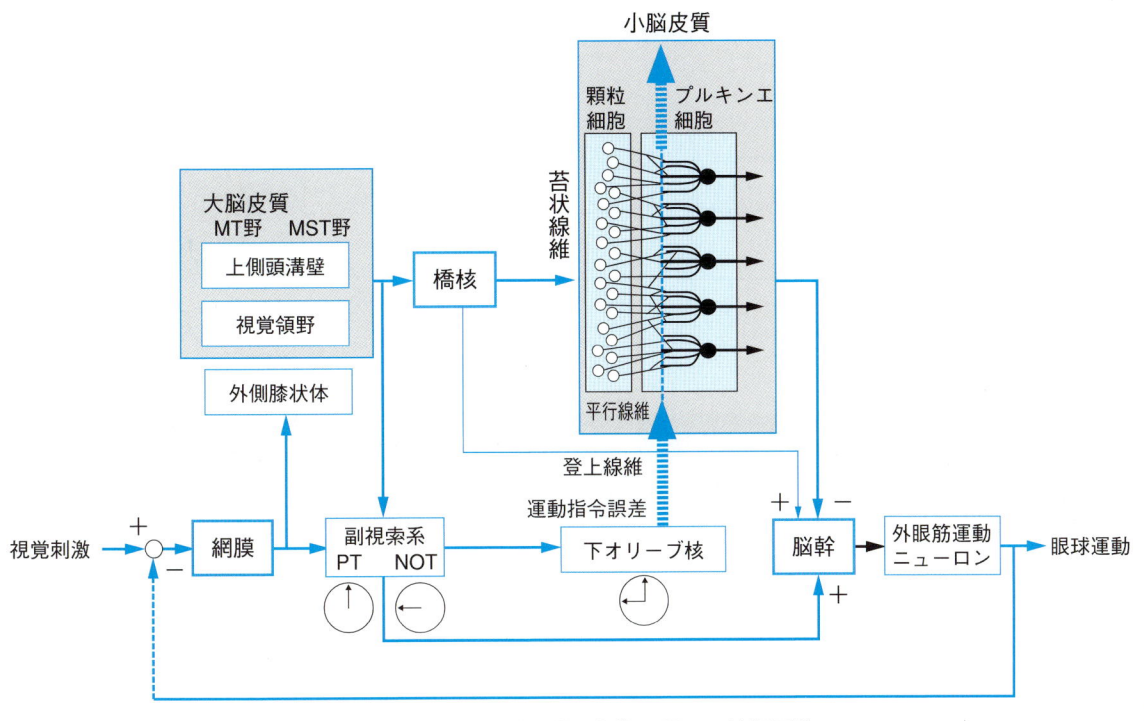

図 5-107　追従眼球運動の制御に関わる神経回路

習に基づくシミュレーションによって，神経符号化の劇的な変化も含めて，図5-105〜107にまとめられているほぼすべてのデータが再現できることを示した．

ヒト知性の内部モデル仮説

以上述べてきたように，小脳内部モデル仮説は，サルを対象にした電気生理学的研究と解剖学的研究によって，かなりの程度検証され，仮説を支持するデータが蓄積してきた．ヒトやサルの小脳は，数千個から，数万個のマイクロゾーンとよばれる小さな解剖学的単位に分かれる．生理学的な検証が行われたのは，たかだか数個のマイクロゾーンからなると思われる，小脳腹側傍片葉という部位である．この部位のプルキンエ細胞がスパイク列（電気的なパルス）を眼球運動中に発生するが，そのスパイク発火頻度の時間波形が理論の予測とよく一致するなどのデータがさまざまに得られたのである．特に，この運動とこの小脳部位に関して

は，登上線維入力が運動指令の誤差として用いることのできるフィードバック制御器の出力を表現しており，小脳皮質は，制御対象である眼球の逆ダイナミクスモデルを提供していることがわかった．運動制御と直接関わる系統発生的に古い小脳部位は，このように，運動制御の対象である身体のさまざまな部位の逆ダイナミクスモデルを学習で獲得していると考えられる[13]．

川人らは『大脳皮質，小脳，大脳基底核がなす閉ループは，時系列的な感覚運動統合から，非言語コミュニケーション，言語までのさまざまな情報処理を，脳内のミクロなレベルでは同じ神経計算原理に基づいて解いている』という仮説を提案する．最近5年間に，小脳と大脳基底核が高次認知機能（言語，想像，自閉症，分裂病）に関わっていることを示す多くの非侵襲脳活動計測と臨床的なデータが得られ，小脳と大脳基底核が，運動制御だけに関わる脳部位であるという古い考えはすてられつつある．それにかわって，大脳皮質，小脳，大脳基底核はそれぞれ異なる学習アルゴリズムを実行していると考えると，なぜ感覚運動統

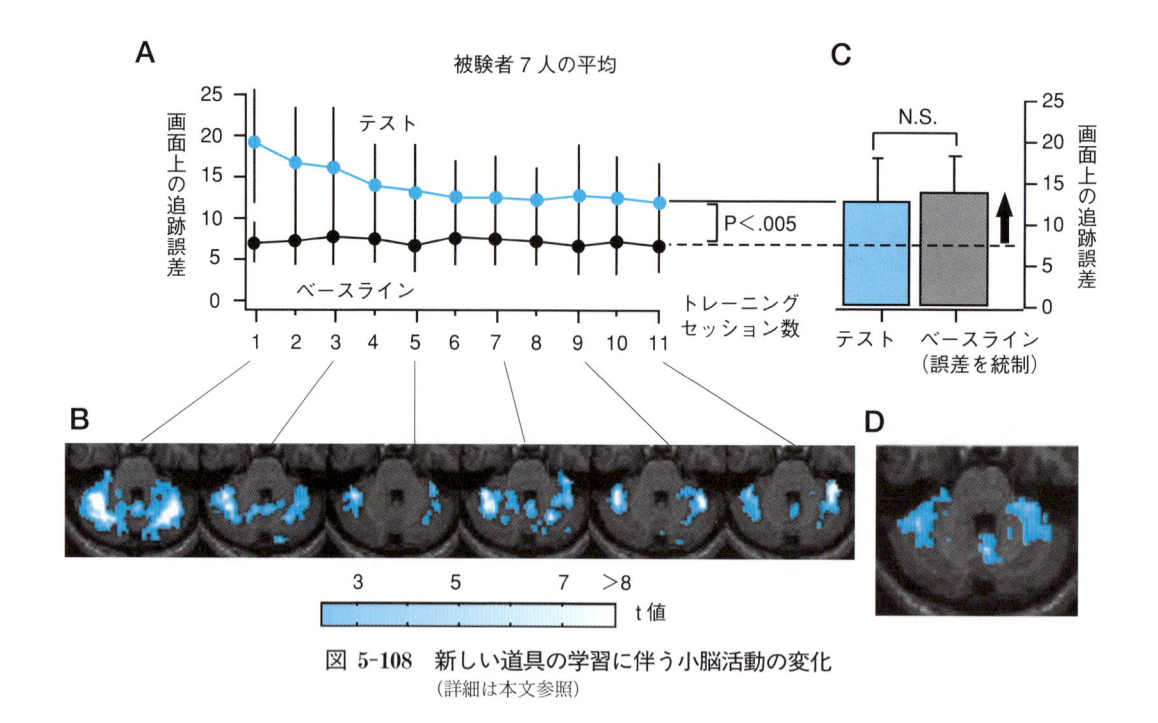

図 5-108 新しい道具の学習に伴う小脳活動の変化
（詳細は本文参照）

合から言語などの高次認知機能まで，3つの脳部位が役割分担をするのか理解できる[14]．特に小脳は，系統発生的に新しい部分も古い部分も皮質の神経回路は同じで，シナプス可塑性も場所によらないので，同じ神経計算原理が運動制御から言語まで働いていることがわかる．小脳の系統発生的に古い部分は，身体など運動制御対象の内部モデルを学習で獲得する[15]のに対して，小脳の系統発生的に新しい部分は，道具[16]，他者，他の脳部位のモデルを獲得すると考えられる．

小脳は実に広範囲な認知活動に役立っているが，一見無関係とも思える多くの機能を説明する統一的な計算理論はあるのだろうか．

ヒト小脳の内部モデル

今水ら[16]は，fMRI法を用いて，ヒト小脳の系統発生的に比較的新しい場所に，道具の内部モデルが誤差に誘導される教師あり学習で獲得されることを明らかにした．これによって，小脳内部モデル仮説が，運動制御からヒト特有の高次認知機能に拡張できることが示唆された．

今水ら[16]は，ヒト被験者が，新しい道具の使用を学習している最中と，学習が終わった後の小脳の活動をfMRI計測で調べた．普通のコンピュータマウスに細工をして，うまく使えるようになるのに2,3時間かかるような回転マウスと積分マウスを作った．回転マウスでは，マウスの動きと，コンピュータ画面上のカーソルの動きの間に120°の回転変換が入っている．積分マウスでは，マウスの位置が，カーソルの速度を規定する．

課題は，画面上でランダムに2次元的な動き（数個の正弦波の重ね合わせで作りだした動き）をする標的を，上記の特殊なマウスを操作し，カーソルを動かして，追跡することである．したがって課題の誤差つまり追跡誤差は，標的とカーソルの距離の時間平均とする．図5-108は，新しい道具使用の学習に伴う追跡誤差の減少（A）と，それに伴う小脳活動の変化（B）を示す．C，Dの実験では，回転マウスと通常のマウスで追跡誤差が同じになるように（C），標的の速度が実験的に調節されている．11回のトレーニングセッションでの追跡誤差と（A），奇数回目のセッションで計測された小脳活動（B）を並べて示している．7人の被験者から得られたデータが平均されている．

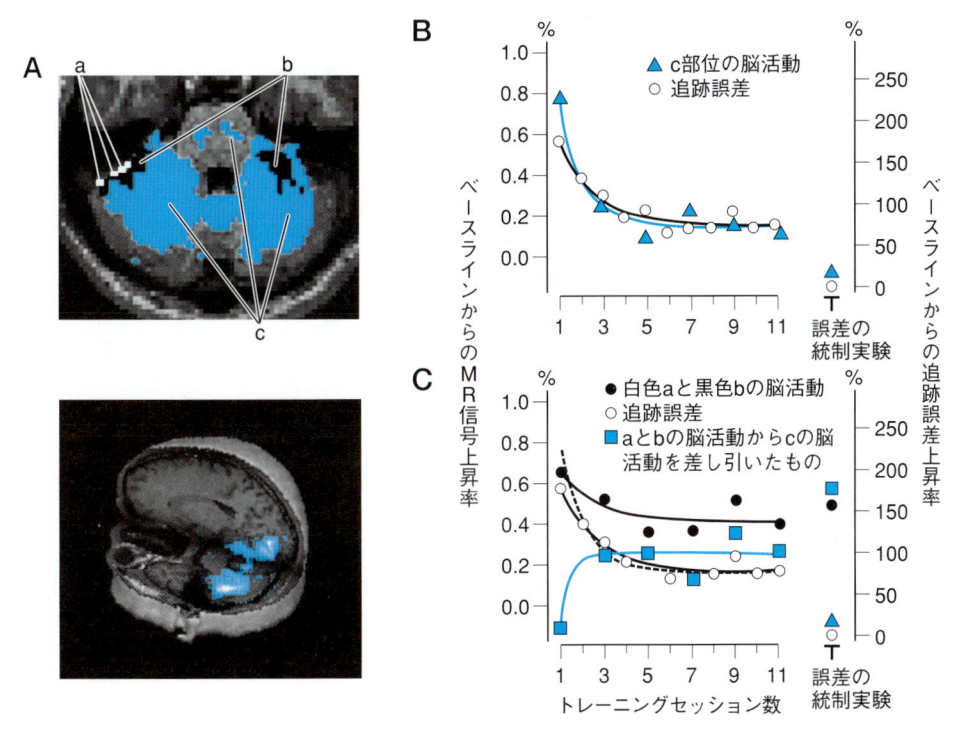

図 5-109　誤差信号と内部モデルの小脳活動

　図5-108 Aで色丸で示したテストは，回転マウスを使った課題である．一方黒丸で示したベースラインは，細工をしない通常マウスを使った課題である．通常マウスについては誤差がセッション数とともに変化しないが，回転マウスでは誤差が訓練とともに減少し，11セッション目ではほぼ定常状態に達していることがわかる．

　図5-108 BのfMRI信号は，テストでベースラインより有意に活動が高い場所を統計的検定の有意さ（t値）で示してある．学習のはじめには，広い範囲で活動がみられたが，学習の終わりには小さな場所にだけ活動が残っている．

　運動課題や認知課題の学習に伴って小脳の活動が顕著に減少することは，過去の非侵襲脳活動計測でも観測されていた．これらのデータをもとに，小脳は学習の初期には重要であるが，学習が完了したときには記憶の痕跡は（つまり内部モデルも）小脳にはないという解釈がしばしばなされてきた．しかし，図5-108 CとDに示すデータは，この考え方を否定した．

　図5-108 CとDに示した実験では，ベースライン条件で，標的の速度を増加させ，テストとベースラインでの追跡誤差を等しくした．この条件では，視覚刺激速度，運動の大きさ，注意，努力などすべての要因がベースライン条件の方が大きい．それにもかかわらず，テスト条件の方で小脳活動が大きい部位が図5-108 Dのように見つかったのである．したがってテスト条件でより大きくなる小脳の活動は，新しい道具の使用法の記憶，さらにいえば，回転マウスの内部モデル以外として解釈することはできない．

　図5-109は追跡誤差を表現する広い小脳部位（Aの青色cの部位）と，内部モデルが獲得される狭い部位（Aの白色aと黒色bの部位）との比較を示す．青色cの部位の脳活動（▲）と追跡誤差（○）は訓練セッションに対してプロットすると非常に高い相関を示す（図5-109 B）．それに対して，図5-109 Cに示したように，白色aと黒色bの部位の脳活動（●）は追跡誤差（○）との相関は低い．そこで，白色aと黒色bの部位の脳活動からBに

示した青色cの部位の脳活動（▲で示した各セッションごとの平均のfMRI信号値）を差し引くと，■の曲線が得られる．これは理論が予測する，内部モデルの学習に伴う獲得を表していると解釈できる．Aの下図は，fMRI画像の計測された脳内水平断面の高さなどを示す立体図で，青い部分が小脳内の活動を示す．学習の最初に広く活動する部位（図5-109 Aの青色c）の信号値を空間的に平均して，セッション数に対してプロットすると，追跡誤差とほとんど同じ時間経過をたどることがわかる（図5-109 B）．一方最後まで活動が残る部位（図5-109 Aの白色aと黒色b）では，信号値は追跡誤差のようには減少せず，追跡誤差に対応する灰色cの部位の活動を差し引くと，図5-109 Cの■で示したように，学習とともに増加する曲線が得られる．これは学習とともに徐々に獲得される内部モデルの活動に対応していると考えられる．

この結果から，系統発生的に新しい小脳部位での道具使用という認知的な課題でも，フィードバック誤差学習モデルが支持されたことになる．つまり，青色cの部位での信号は，登上線維が表現している運動誤差を表している．一方，白色a，黒色bの部位では，学習によって内部モデルが徐々に獲得され，その活動は学習が完了しても観測される．

さらに玉田ら[17]は，大脳と小脳の活動の左右差が反対称になることを利用して，最後に活動の残る小脳部位が，大脳皮質運動前野腹側部（三角部と弁蓋部）と機能的に結合していることを示している（図5-110）．本図は道具使用の学習に伴う大脳小脳機能連関図である．代表的な1人の被験者における学習初期（A）と学習後期（B）の脳活動を示している．丸で囲んだ部分が，ベースライン条件よりテスト条件で有意に高い（$p<0.0001$）信号値を示した領域である．図の左上が頭頂，左下が小脳下部の水平断面を示す．大脳皮質のさまざまな脳部位が，道具使用の学習に伴って活動することがわかる．これらの部位のうち，大脳と小脳では対側に結合があるという事実に基づいて，小脳と機能的に結合されている場所を探ると，弁蓋部・三角部だけが残った．この大脳部位の左側は，言語野であるブローカ野を含んでおり，道具使用と言語の神経機構が重なっていることを示している．

さらに今水ら[18]は，複数の道具に対して，小脳の異なる部位が活動することも示している．また川人ら[19]は，把持力負荷力結合という行動課題を用いて，物体の順モデルが小脳内に存在することを示している．これらの実験データは，全体として，次に説明する多重順逆モデルを強く支持するデータとなっている．

モザイクモデル

最後に，ヒトの柔軟な運動学習と環境への迅速な適応能力を説明するモデルとして提案された，モザイクモデルを紹介する．

このモデルの計算論的根拠は次の2つである．第1に，ヒトが感覚運動統合において取り扱わなくてはならない外部世界は非常に複雑で，しかしある種のモジュール構造をもっているので，対応する制御器（逆モデル）もモジュール構造をもっている．第2は，複数の制御器を異なる環境，時間，制御対象物にあわせてスイッチングし，学習することが，最も困難な計算論的課題になるが，これを解決する最良の方法は，多数の順モデルに並列に状態変化を予測させ，その予測のよさに応じて，逆モデルの最終的な制御出力への寄与と，順モデルと逆モデルのある学習データへの責任を決定するというものである．つまり，ある環境でもっともよい予測をした順モデルと対になっている逆モデルを，その場面での制御に主に使う．この場面ではこの対になっている順モデルと逆モデルが，それぞれよりよい予測を行うように，そしてよりよい制御を行うように集中的に学習させる．したがって，予測の悪かった順モデルとそれと対になっている逆モデルは，予測にも制御にも学習にもほとんど関与しないことになる．この操作が，予測と，そのソフトマックス関数による比較，そして学習のゲーティング，出力の重み付け和の数学的な手続きによって，まったく自動的に

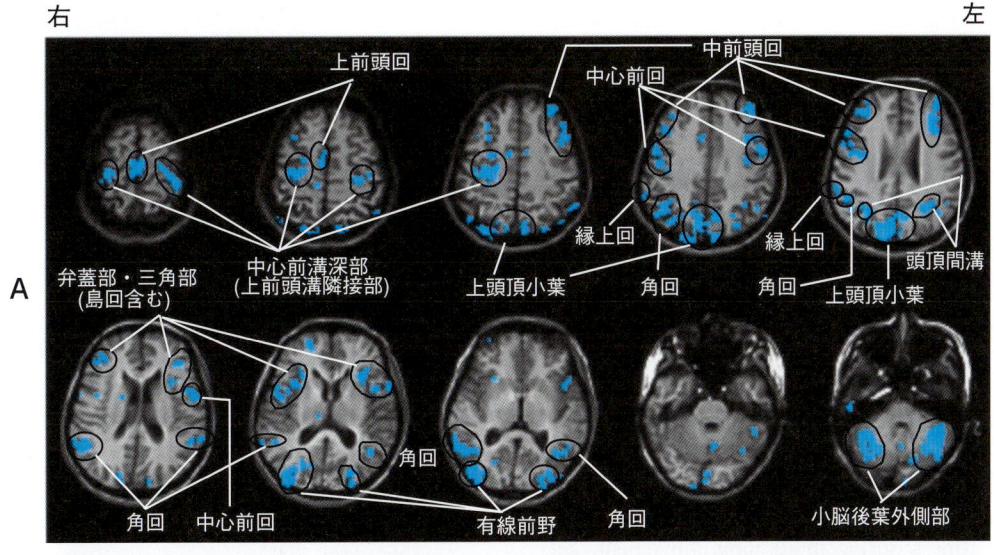

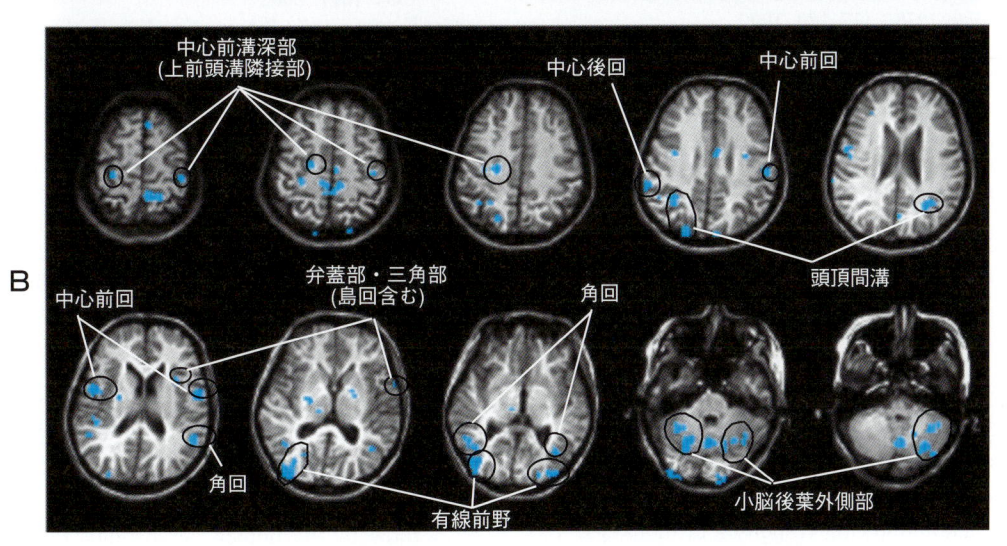

図 5-110　道具使用学習における大脳と小脳の機能的連関

行えるのである．これによって，いわば，運動のプリミティブ（逆モデル）と認知のプリミティブ（順モデル）が組になって，多重に学習で獲得されることになる．

モザイクモデル仮説は，次のような論理とデータに基づいている．

(1) 小脳皮質の神経回路構造は一様であるから，計算原理も系統発生的に新しい部分と古い部分で共通である．

(2) 系統発生的に古い小脳では，運動制御対象（身体の一部）の逆モデルが，シナプス可塑性に基づく運動学習で獲得されることが明らかになった．

(3) 認知機能に関わる新しい小脳部位でも，新しい道具の使用など，認知的な課題で誤差に誘導される学習が生じていることが，非侵襲脳活動計測から明らかになってきた．

(4) ヒト小脳に，把持される物体の順モデルが獲得されることを示唆する非侵襲脳活動計測のデータが得られた．

(5) ヒト小脳に複数の道具に対応して，複数の内部モデルが存在することがわかった．

(6) 計算論的に考えれば，小脳皮質は，入力を出力に変換する非線形写像を，教師あり学習で獲得する．特に，この基本的なモザイクモデルを階層化したモデルは，階層モザイクモデルとよばれる．階層モザイクモデルは，小脳と大脳の連関ループ，さらには特にヒトで著しく顕著な，小川の三角形（小脳歯状核，中脳の小細胞性赤核，脳幹の下オリーブ核が構成する興奮性神経結合の閉ループ）を中心とする神経回路と見事に対応する．

参考文献

1) Gomi H, Kawato M：Equilibrium-point control hypothesis examined by measured arm-stiffness during multi-joint movement. *Science* **272**：117-120, 1996
2) Kawato M, Furukawa K, Suzuki R：A hierarchical neural-network model for control and learning of voluntary movement. *Biol Cybern* **57**：169-185, 1987
3) Kawato M, Gomi H：Computational models of cerebellar motor learning. *Trends Neurosci* **16**：177-178, 1993
4) Wolpert D, Miall C, Kawato M：Internal models in the cerebellum. *Trends Cog Sci* **2**：338-347, 1998
5) Shidara M, Kawano K, Gomi H, et al：Inverse-dynamics model eye movement control by Purkinje cells in the cerebellum. *Nature* **365**：50-52, 1993
6) Gomi H, Shidara M. Takemura A, et al：Temporal firing patterns of Purkinje cells in the cerebellar ventral paraflocculus during ocular following responses in monkeys. I. Simple spikes. *J Neurophysiol* **80**：818-831, 1998
7) Kobayashi Y, Kawano K, Takemura A, et al：Temporal firing patterns of Purkinje cells in the cerebellar ventral paraflocculus during ocular following responses in monkeys. II. Complex spikes. *J Neurophysiol* **80**：832-848, 1998
8) Kawato M：Internal models for motor control and trajectory planning. *Curr Opin Neurobiol* **9**：718-727, 1999
9) Kawano K, Takemura A, Inoue Y, et al：Visual inputs to cerebellar ventral paraflocculus during ocular following responses. *Prog Brain Res* **112**：415-422, 1996
10) Takemura A, Inoue Y, Gomi H, et al：Change in neuronal firing patterns in the process of motor command generation for the ocular following response. *J Neurophysiol* **86**：1750-1763, 2001
11) Yamamoto K, Kobayashi Y, Takemura A, et al：A mathematical model that reproduces vertical ocular following responses from visual stimuli. *Neurosci Res* **29**：161-169, 1997
12) Yamamoto K, Kobayashi Y, Takemura A, et al：Computational studies on the acquisition and adaptation of ocular following responses based on the synaptic plasticity in the cerebellar cortex. *J Neurophysiol* **87**：1554-1571, 2002
13) Kitazawa S, Kimura T, Yin P：Cerebellar complex spikes encode both destinations and errors in arm movements. *Nature* **392**：494-497, 1998
14) 銅谷賢治：運動学習の神経計算機構―基底核，小脳と大脳皮質．別冊・数理科学「脳科学の前線」，サイエンス社，pp. 141-152, 1997
15) 川人光男：脳の計算理論．産業図書, 1996
16) Imamizu H, Miyauchi S, Tamada T, et al：Human cerebellar activity reflecting an acquired internal model of a novel tool. *Nature* **403**：192-195, 2000
17) Tamada T, Miyauchi S, Imamizu H, et al：Cerebro-cerebellar functional connectivity revealed by the laterality index in tool-use learning. *NeuroReport* **10**：325-331, 1999
18) Imamizu H, Kuroda T, Miyauchi S, et al：Modular organization of internal model of tools in the human cerebellum. *Proc Natl Acad Sci USA*, 2003 (in press)
19) Kawato M, Kuroda T, Imamizu H, et al：Internal forward models in the cerebellum：fMRI study on grip force and load force coupling. *In*：Prablanc C, Pelisson D, Rosseti Y (eds)：*Progress in Brain Research "Neural Control of Space Coding and Action Production"*. Elsevier, Amsterdam, pp. 171-188, 2002

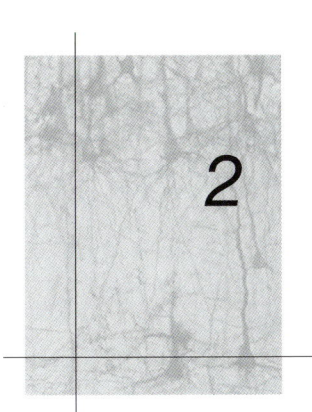

2 運動の神経機構
〔13〕運動疾患の病態生理

柳澤信夫

随意運動および反射運動の異常は，神経・筋系の異なる部位の異なる病的過程によって種々である．運動は分泌とともに動物の外界への出力のすべてを構成する．運動の基本的な神経過程は，外界からの刺激の受容→中枢への伝達→中枢処理→運動の構成→運動の実行である．このいずれに障害があっても，適切な運動は発現しない．しかし歴史的に運動疾患すなわち運動障害を主徴とする疾患は，効果器としての筋，筋を支配する運動神経，脊髄・延髄の運動細胞（2次運動ニューロン），運動の発現と調節の中枢である基底核あるいは小脳を侵す系統疾患（変性性疾患）をいう．またこれらの運動発現の神経機構やそれらを結ぶ経路に血管障害や腫瘍などの局在病変が生ずると，特徴的な運動障害が出現する．これら各種疾患の運動症状の病態生理を理解することは，治療の根拠を提供するという臨床目的に沿うほかに，正常の運動機構や神経損傷の代償機構の理解に資するものである．ここでは運動障害の神経機序を理解する立場から，古典的に臨床神経学で整理されている主な運動障害について，その症候と明らかにされている機序や考え方を述べる．

筋緊張の異常

1 筋緊張の診かた

筋緊張（トーヌス）は，骨格筋の緊張状態をいう．いわば筋の硬さであり，運動あるいは姿勢保持に際して骨格筋が活動する準備状態としての意味が大きい．正常では，筋は安静状態で一定の緊張を保つ．これは外傷による神経切断によって筋の神経支配が急激に断たれた場合に，筋は正常の形を失い，重力によって垂れ下がり，触れてみると正常の硬さを失って柔らかくなることから明らかである．正常の安静状態において筋緊張が保たれる機序として，以前は主に脊髄反射により脊髄運動ニューロンが一定の持続性興奮を生ずることにより，わずかな筋収縮を生ずるためと考えられていた．このような神経機構は躯幹筋では十分に存在しうるが，安静状態の四肢筋からは活動電位を記録できないことはこの説に矛盾する．

筋緊張は触診による硬さ（硬度 consistency），関節周囲の受動運動に対する抵抗（受動性 passivity），関節可動域の範囲（伸展性 extensibility）によって調べるが，受動性と伸展性は主に筋伸張反射と，筋および関節や皮下組織など周辺の組織の状態によって規定される．

2 筋緊張に関与する神経機構と筋緊張異常の種類

筋緊張に関与する中枢神経は，大脳皮質，基底核，小脳，脳幹（網様体），脊髄介在ニューロンが主である．大脳皮質1次運動ニューロンからの下行路である錐体路の急性・慢性の障害は筋緊張の変化を生ずる．さらに伸張反射，防御反射など，末梢神経をその回路に含む各種反射も，筋緊張を規定する重要な神経機序である．

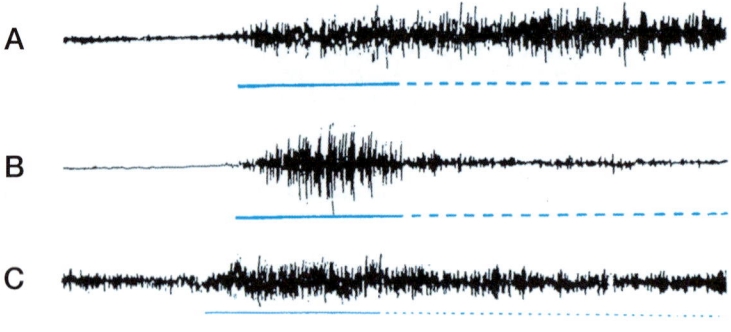

図 5-111　筋緊張亢進の伸張反射
固縮 rigidity（A），痙縮 spasticity（B）および rigido-spasticity（C）．
記録下の実線の間は筋を伸張し，点線の間は伸張位を保つ．
（Narabayashi H ら，1965 より引用）

筋緊張異常には，低下 hypotonia と亢進 hypertonia があり，亢進には痙縮 spasticity と固縮 rigidity およびジストニア dystonia がある．

◆ 筋緊張低下

受動性の亢進（ヒポトニア）は関節周囲の受動運動の抵抗の低下である．臨床的には手足をブラブラ動かしたときの抵抗のなさで確かめる．また振り子試験 pendulousness test といい，患者に高い椅子やベッドに腰をかけさせて膝蓋腱をハンマーで叩打すると，正常では腱反射により足が挙上したのち3〜4回揺れて元の位置に停止するが，ヒポトニアではさらに長く6〜8回振り子のように揺れ続ける．反対に痙縮の場合は腱反射が大きく，足は高く素早い動きで挙上するが，揺れは正常より少なく，1〜2回で停止する．

筋の伸展性の亢進は，受動的な関節運動範囲の拡大としてみられ，著しい筋緊張低下の際にのみ認められる．

末梢運動神経（2次運動ニューロン），大脳皮質運動野から脊髄運動細胞を支配する錐体路（1次ニューロン）のいずれかが急性に神経伝達機能を失い，筋の運動神経支配が遮断されると，運動麻痺と著しいヒポトニアを生ずる．外傷，神経炎などの末梢運動神経障害では，受動性の亢進のみでなく，過伸展性および硬度の低下を伴う．錐体路の遮断は脳卒中による内包損傷が最も頻度が高く，損傷の程度によりヒポトニアの程度は異なる．内包の完全遮断では末梢神経切断と同様に著しいヒポトニアを生ずる．軽い損傷の場合は受動性の亢進のみを示し，損傷の数時間後から腱反射の亢進が始まる．

小脳障害でもヒポトニアが生ずる．これも外傷や小脳出血，薬物中毒など急性病変の場合に著しい．受動性の亢進が目立つ．フランスの古典的神経学では基底核障害によるヒポトニアと異なり，小脳性のヒポトニアでは過伸展性を伴わないとして，この相違を両者の鑑別点とするが，ヒポトニアの程度により小脳病変でも過伸展性を生ずる．

基底核障害でもヒポトニアを生ずる場合がある．リウマチ性脳症の線条体病変による小舞踏病は，受動性の亢進と過伸展性を生ずる．視床下核の血管障害によるバリズムでも受動性が亢進する．線条体の病変は一般に脳性麻痺やパーキンソン病にみられるように，筋緊張亢進が知られており，これらの異なる筋緊張異常の基底核内機序はなお明らかでない（後述）．

◆ 痙縮

痙縮 spasticity は，相性の伸張反射 phasic stretch reflex の亢進状態である（図5-111）．臨床的には腱反射が亢進し，著しい場合はクローヌスが出現する．さらに高度の痙縮では，折りたたみナイフ現象 clasp-knife phenomenon がみられる．これは筋の伸張に対して強い反射性収縮が生じて硬い抵抗を生ずるが，さらに伸張を続けると

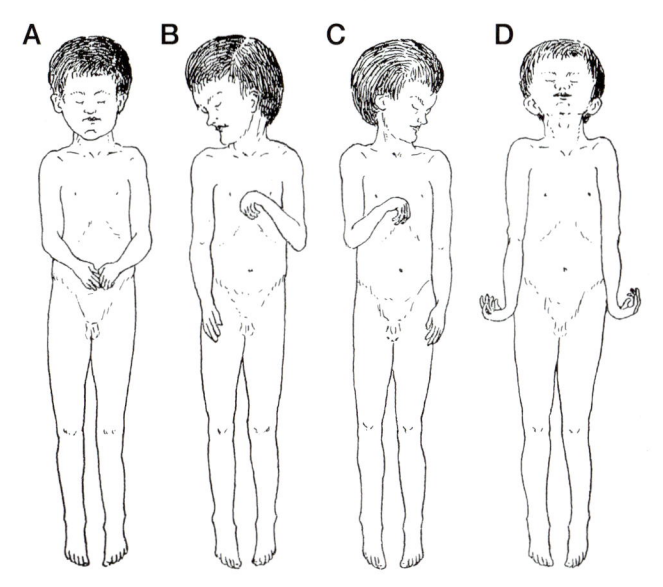

図 5-112 除脳固縮と姿勢反射
ヒトの除皮質固縮と真の除脳固縮の相違を図示した．
A：除皮質固縮．頭部を正中にした背臥位にて，両上肢は屈曲位をとる．
B，C：頭部の回旋により上肢の位置が変わる．
D：ヒトの真の除脳固縮．上肢は伸展し，回内位をとる．
(Fulton J：Textbook of Physiology, 1946 より引用)

抵抗は持続し，ある限界に達すると突然抵抗が止み，反射収縮が消えて，筋が容易に伸張される現象である．

痙縮は内包から脊髄側索に至る錐体路の病変の慢性期に生ずる．その機序は Group Ia 線維による単シナプス反射の亢進が主なものと考えられる．腱反射は基本的に GIa による単シナプス反射であり，痙縮では腱反射の亢進が特徴的な所見である．また実験的な脊髄切断により，運動細胞に対する下行路のシナプスが変性し，そのあとを末梢の感覚線維の端末が埋めるという発芽現象 sprouting が生ずる．この sprouting は伸張反射の亢進の形態的な背景と考えられる．伸張反射が突然消失する折りたたみナイフ現象の機序は不明である．筋伸張の初期に GIa が強く発射し，伸張の程度が大きくなるにしたがって GII 線維の発射が増加すること，および素早い筋伸張に対して GIa より閾値が高く，同名筋に抑制性結合を有する GII 線維の効果とする推測が成り立つが，証明はされていない．

◆ 固縮

固縮 rigidity は持続性の伸張反射 tonic stretch reflex の亢進状態である．痙縮が錐体路病変によって生ずるのに対して，固縮は基底核や脳幹など錐体外路性病変によって生ずる．

広範な脳障害による固縮として除皮質固縮 decorticate rigidity と除脳固縮 decerebrate rigidity が代表的なものである．除皮質固縮は，脳無酸素症などによる広範な大脳皮質または白質の病変によって生ずる姿勢で，高度の大脳機能低下を伴う．上肢は屈曲位，下肢は伸展位に固定される．一方，除脳固縮は脳幹部の障害によって生ずるもので，上肢は伸展，回内位，下肢も伸展位をとる(図5-112)．これは，上丘と下丘の間の切断によって生ずるシェリントン(Sherrington)型の除脳固縮と同じパターンの姿勢であり，ヒトでは小児の脳幹部腫瘍や成人の脳幹部血管障害などでみられる．

固縮では，腱反射の亢進を認めないことから GIa による伸張反射の亢進の関与は大きくないで

あろう．しかし，固縮には脊髄反射の亢進によるものと，脊髄反射が関与しないものの2型がある．パーキンソン病や脳幹の上丘と下丘の間を切断して生ずる古典的除脳固縮では，後根を切断すると固縮が消失する．この型の固縮は γ 運動細胞の機能亢進によって生ずる伸張反射亢進によることから，γ 型の固縮とよばれる．

一方，動物で両側の頚動脈と脳底動脈を結紮して小脳の前半を含む脳幹の遮断を行うと，筋収縮が持続して後根を切断しても筋緊張は基本的に変わらない．これは γ 固縮に対して α 運動細胞に対する下行性の直接興奮によることから α 固縮とよばれる．しかし生理学的機序として固縮を持続性伸張反射亢進状態と定義すれば，"α 固縮"は固縮とはいえない．伸張反射によらない不随意的な筋緊張亢進状態はスパズム spasm とよばれる．"α 固縮"はスパズムの一型といえる．

◆ スパズムとジストニア

不随意的な激しい持続性筋収縮状態をスパズムというが，これには持続性の tonic spasm と間欠的に収縮が中断する clonic spasm がある．tonic spasm は，大動脈手術による血流遮断や腫瘍による脊髄圧迫で脊髄の抑制性介在ニューロンが選択的に死滅した時に激しいものが生ずる．これはストリキニン中毒と同様の状態である．痙攣(cramp または spasm)ともよばれ，激しい収縮が持続するために疼痛を生じ，有痛性痙攣 painful spasm とよばれる．筋そのものの代謝異常や K channel 異常により，こむらがえりや有痛性筋痙攣を生ずることがあるが，これはミオパチー(McArdle 病，ミオトニア，全身性こむら返り病など)であり，神経障害によるものではない．clonic spasm は，顔面神経が動脈によって圧迫されて生ずる半側顔面痙攣やジストニアでしばしばみられる．

ジストニアは本来著しい筋緊張亢進を伴う固定的な姿勢異常（fixed abnormal attitude）をいう．その筋緊張亢進は，線条体の直接病変による症候性ジストニアにみられる筋固縮と，特発性捻転ジストニアにみられる全身性あるいは局所性姿勢反射の亢進によるスパズムがある．捻転ジストニアでは tonic spasm と clonic spasm のいずれもがみられる．

不随意運動

不随意運動は，意思によらないで生ずる運動をいう．さらに神経学用語としての"不随意運動"には，運動がひとりでに現れてしまい，患者には不利益をもたらすか，少なくとも有利には働かない不自然な動きという意味が含まれ，明らかな反射や連合運動はこれに含めない．不随意運動の中で最も頻度が高いのは振戦 tremor であり，これは各種の病態で出現する．ついで大脳基底核の障害による舞踏病 chorea，バリズム，アテトーゼ，ジストニアなどが複雑な動きを呈する不随意運動の代表である．そのほか神経疾患の重要な徴候としての不随意運動にはてんかん，ミオクローヌス，チック，ミオキミアなどがある．

1 振　戦

振戦は身体の一部あるいは全身のふるえであり，"等しい時間間隔で類似の運動が繰り返されること"（ウィルソン Wilson K, 1925），"規則的な時間間隔で繰り返されるあらゆる型の動き"（マーシャル Marshall J, 1968）などと定義される．その運動は一般に単純なもので，多くは1関節での屈伸運動である．2関節にわたって動きがみられる場合は，回旋の要素も加わることがある．一定の振幅で規則正しく揺れるものばかりではなく，個々の動きの大きさが種々に変わるものも含む．また手指の振戦では個々の指がバラバラに動くことがある．

振戦は神経質，疲労，筋力低下などで出現し，潜在的には正常人にもみられる生理的振戦 physiological tremor と，運動神経中枢の障害による異常振戦 abnormal tremor あるいは病的振戦 pathological tremor に分けられる．

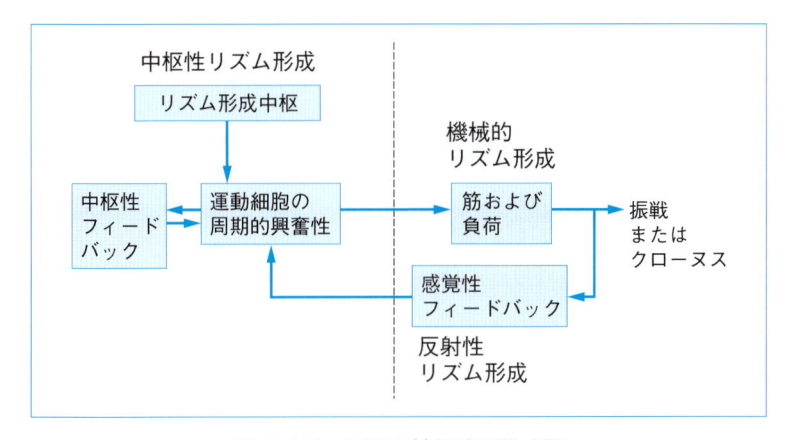

図 5-113　振戦の神経機構模式図
(Stein R ら，1977)

◆ 振戦の機序

振戦は基本的に筋の短い収縮が規則的に繰り返されることによって生ずるもので，これは脊髄運動細胞の群化放電による．運動細胞の群化放電は中枢神経系内部のリズム形成回路の活動により運動細胞に対して周期性興奮作用が及ぼされる結果と，反射回路の活動により運動細胞が周期性に興奮する2つの機序による（図5-113）．異常振戦はすべて中枢神経系の障害によるもので，脳内にリズム形成回路が形成されて，それにより群化放電のパターンが決められ，脊髄反射弓の活動は振戦のリズムやばらつきを修飾する．生理的振戦の機序は明らかではないが，筋のβアドレナリン受容体や，脊髄反射弓の関与が大きいと考えられる．

◆ 振戦の観察

振戦は，発現部位，発現する状況，動きの大きさ，頻度（1秒間の繰り返し運動の数），規則性などを観察する．特に出現する状況によって，安静時振戦 resting tremor，姿勢時振戦 postural tremor，動作時振戦 action tremor を分けて観察する．

◆ 病変と疾患による振戦の特徴

1．生理的振戦

生理的振戦の頻度は毎秒8〜12回と異常振戦より早いが，頻度や1回毎のふるえの大きさはこまかく変動する．筋電図では複数の運動単位が同期して群化放電を生ずることはないが，筋電図を積分すればリズムに応じた放電量の増減を認める．屈筋と伸筋の放電に一定の関係はない．神経質，疲労，筋力低下などで手指の生理的振戦は出現する．

2．異常振戦

a．安静時振戦

安静時振戦は安静位で上肢または下肢が規則的にふるえるものをいう．主なものはパーキンソン（Parkinson）病である．毎秒4〜6回の頻度で手指をすり合わせ，丸薬をまるめるような（pill-rolling），あるいは貨幣を数えるような手指の動きの繰り返しが特徴的である．そしてふるえている手で動作をしようとすると，その意思のみで振戦はとまり，動作中から目標に達しそのままの姿勢で手を止めると，振戦は消えたままである．ただし振戦が激しい例では姿勢を保持して数秒を経てから再び振戦が発現する（図5-114）．

またパーキンソン病では力を入れて動作をする最中にこまかいふるえが出現することがあるが，その性状は安静時振戦とは異なり，約10 Hzと安静時振戦の2倍の頻度で振幅も小さい．パーキンソン病では黒質ドパミン含有神経細胞の変性消失（60％以上）により症状が現れ，振戦は初発症状の60％以上を占め，ドパミン補充薬によってきれいに消失する．

b．姿勢時振戦と動作時振戦

姿勢時振戦と動作時振戦は同じ病態に現れるこ

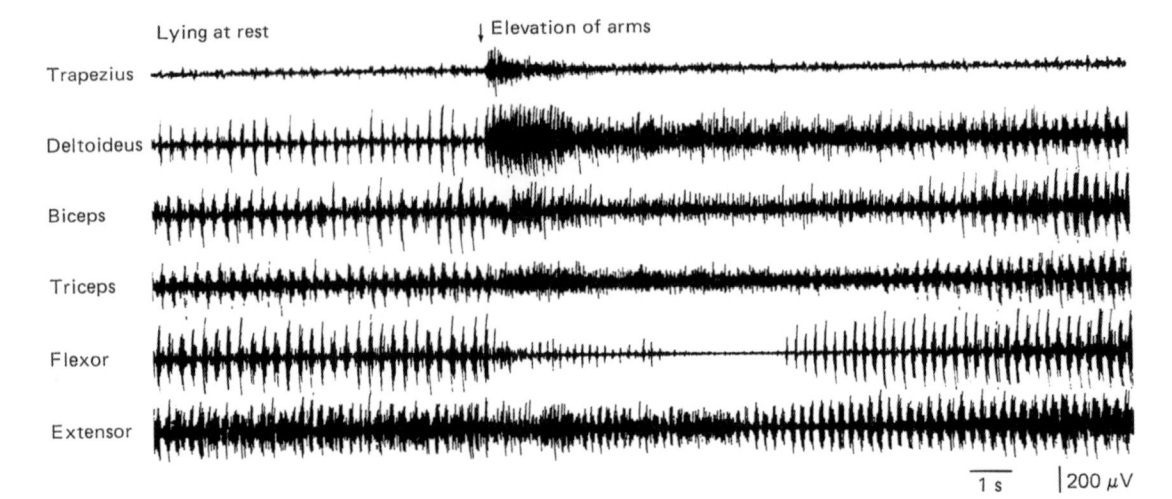

図 5-114　パーキンソン病の振戦の筋電図
　上から僧帽筋，三角筋，上腕二頭筋，三頭筋，前腕屈筋，伸筋の同時記録．安静時の振戦を生ずる群化放電は上肢挙上（矢印）により筋活動のdesynchronizationおよび消失をきたし，そのままの姿勢を保つとふたたび振戦が出現する．
　（柳澤，1984）

とが多い．代表的な疾患は本態性振戦，小脳障害，脳幹の血管障害や外傷による中脳振戦，ウイルソン（Wilson）病，捻転ジストニア，そのほか基底核障害による振戦である．主なものを述べる．

1）小脳性振戦

　毎秒4～5回の頻度の姿勢時振戦に加えて協調運動障害，筋緊張低下，平衡障害などの小脳障害の症状を伴う．

　姿勢時振戦は指鼻試験の上肢筋や立位の下肢筋に生ずるが，筋電図では規則的な群化放電が屈筋と伸筋に交代性に出現する．

2）脳幹振戦

　中脳振戦，赤核振戦ともいわれる．小脳歯状核から視床へ向かう遠心路である上小脳脚の病変によるもので，脳卒中や外傷により，いずれの場合も発作後数カ月を経て現れる．姿勢時振戦，動作時振戦が主で，興奮すると静止時にも振戦が現れる．姿勢および静止時振戦は毎秒2.5～4回と他の振戦に比べて緩徐であり，手指と腕がバラバラに動く傾向がある．動作時の振戦は粗大で不規則，回旋性の要素を伴う企図振戦である．

　脳幹振戦と小脳振戦の発現機序は，基底核障害の場合と同様に，局所病変の結果，異常な神経回路網が形成され機能することによると考えられる．脳幹振戦は血管障害や外傷ののち数週間～数カ月を経て徐々に出現することから，その間に生ずる神経再支配が必要条件と考えられるが，具体的な神経機構は不明である．ただパーキンソン病も小脳，脳幹振戦も，視床腹外側核（VL），腹側中間核（Vim）の定位手術によって消失することから，振戦を生ずるリズム情報は視床から大脳皮質へ投射する経路を経て運動ニューロンへと伝えられると考えられる．

c．振戦を規定する要因

1）頻度と規則性

　生理的振戦や本態性振戦など脊髄反射弓の役割が大きい振戦の頻度は6～12 Hzであり，基底核，小脳病変による振戦の4～6 Hzに比べると大きい．神経回路網の物理的な距離が一つの規定要因と考えられる．一方，振戦の頻度は疾患および患者毎に一定であり，動きの大きさには影響されない．パーキンソン病の安静時振戦で，治療薬L-dopaの静注によって振戦が減少，消失する過程をみても，振戦の大きさは変わるが，頻度は変わらない．また同一例の同一部位の振戦は，日を変え，状況が変わっても筋放電の頻度，すなわち振戦の

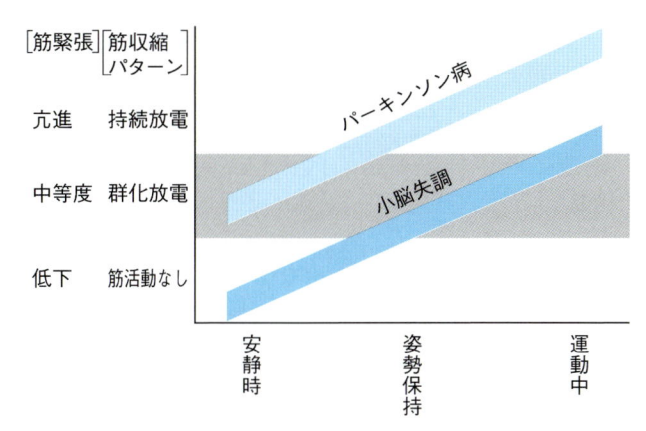

図 5-115 振戦の発現状況と筋緊張の関係
黒の網かけは振戦が現れる領域を示す.

リズムは基本的に変わらない．安静時振戦と姿勢時振戦がともにみられる場合も，あるいは姿勢時振戦と動作時振戦がともにみられる場合も，おのおのの振戦の頻度は症例毎に一定である．

振戦の規則性は中枢で規定されるが，脊髄反射弓の活動も寄与する．古典的な研究で，パーキンソン病の患者の後根を切断すると，支配領域の筋固縮は消失し，振戦は頻度がやや減り，リズムが不規則になることが示された．

2) なぜ安静時振戦か動作時振戦か

パーキンソン病では安静時に振戦が現れ，姿勢保持や動作で筋活動がdesynchronizeしたり，群化放電そのものが消失して振戦は消える（図5-114）．一方本態性振戦や小脳振戦では安静時に筋活動はなく，姿勢保持や動作遂行時にのみ群化放電が出現する．

パーキンソン病では筋固縮を伴い，安静状態ですでに筋緊張亢進がある．小脳失調では安静時には筋緊張は低下しており，姿勢保持や動作時にはじめて運動細胞が発射しうる活動水準の上昇が得られる．運動を生ずる脊髄運動細胞発射は，一定の活動レベルの維持のうえに運動発現の興奮性シグナルが加わることで効果的に実現するのであろう．そのように考えると，パーキンソン病では安静時に，そして小脳疾患では動作時に振戦が出現する機序は，群化放電を生ずる至適トーヌスの上に現れると考えることでよく理解できる（図5-115）．

2 基底核疾患による不随意運動

不随意運動の典型は舞踏病(chorea)，バリズムballismなど基底核障害によるものである．古くから奇妙な動きとして注目されてきた．責任病変としては線条体(尾状核と被殻)，視床下核，淡蒼球などであり，各不随意運動の特徴を表5-4に示した．

基底核障害による不随意運動にはいくつかの特徴がある．第1に表5-4に示した異なる型には移行がある．動きの早いものから順に舞踏病・バリズム，アテトーゼathetosis，ジストニアdystoniaであるが，動きの早いものほど背景の筋緊張は低下しており，安静状態で出現するという関係がある（図5-116）．

第2に多くの基底核疾患は一つの型の不随意運動ではなく，症例によって複数の型の不随意運動を呈したり，同一例で経過中異なる型の不随意運動を示す場合がある．代表的な疾患の病像の重なりを図5-117に示した．これは線条体が量として大きく，神経変性疾患でも障害が異なる分布で進行したり，マトリックス状に部位的に不均一に変性が現れることがあるなど，障害部位の不均一性と，尾状核と被殻，そして小細胞と大細胞，グリア，神経線維など異なる機能をになう神経要素の障害のされ方が異なることによると考えられる．そして病変が進展して全般的な神経細胞の高度変性が進むと，パーキンソニズムや，筋固縮が著し

表 5-4 基底核障害による不随意運動の特徴

種類	部位	性状	主な責任病巣
舞踏病	全身のどこでも	すばやい，不規則，非対称性の，無目的で奇妙な，持続の短い運動	尾状核
バリズム	1側上下肢	四肢のつけねから投げ出す，振り回す，たたきつけるような動きをたえまなく繰り返す．	対側の視床下核
アテトーゼ	四肢遠位	指，手足をよじり，くねらせる緩徐な運動の連続	被殻
ジストニア	全身のどこでも	広範な筋群が強く持続性に収縮し，ゆっくり動く．奇妙な姿勢に固定したものをジストニア姿勢という．	被殻，淡蒼球

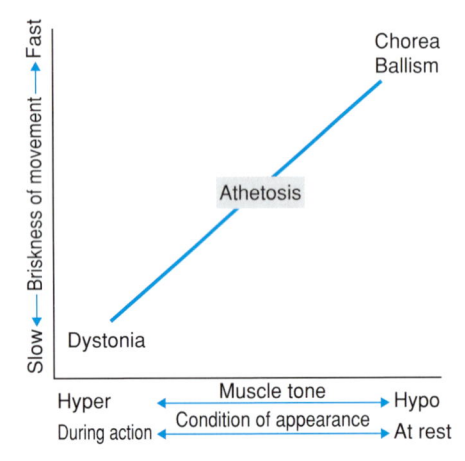

図 5-116 不随意運動の素早さと，基にある筋緊張および出現状況との関係
(Yanagisawa N, 1996 より改変引用)

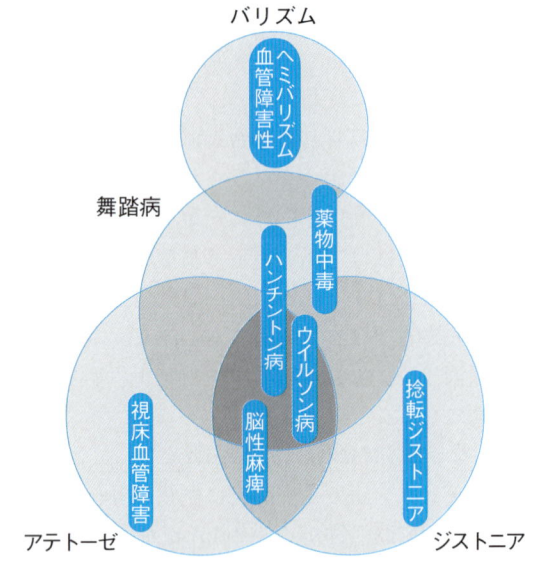

図 5-117 重なり合う不随意運動と基底核疾患
(柳澤，1983)

いジストニアなど，運動が乏しく硬い病態となる．

◆ 舞踏病 Chorea

舞踏病は四肢や顔面，躯幹の筋がバラバラに素早く収縮する結果生ずる"素早い，不規則，無目的，非対称の奇妙な不随意運動"である．この言葉は症候名として用いる．動きの速さはアテトーゼより素早く，チックより遅い（図5-118 A）．薬物性の舞踏病はジスキネジアとよばれる．

ハンチントン（Huntington）病

線条体，特に尾状核の小細胞 medium-sized spiny neuron の変性が特徴である．不随意運動は典型的な舞踏病が知られているが，線条体の系統性疾患でありながら異なる病型を示す疾患である．10代の若年症例では舞踏病でなく，仮面様顔貌，寡動，筋固縮など典型的なパーキンソン症状を呈することが多い（固縮型）（図5-118 C）．またアテトーゼや近位筋のジストニア様持続収縮もみられることがある（図5-118 B）．線条体細胞に選択的病変を生ずるハンチントン病で，年齢により病型が異なる理由は2つの可能性がある．この病気は triplet-repeat disease の一型であり，変異遺伝子の CAG リピートの数は若年型の方が多い．それによって線条体の病変がより著しい可能性がある．従来から神経病理学的には若年の固縮型では線条体の大細胞あるいは淡蒼球の神経細胞変性が

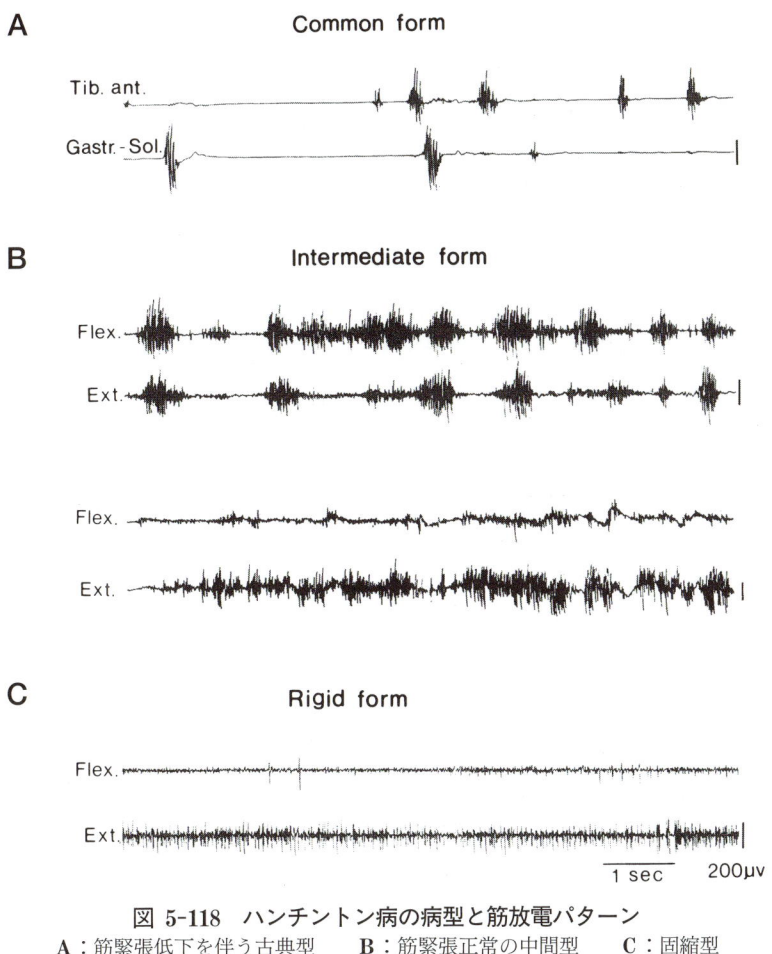

図 5-118 ハンチントン病の病型と筋放電パターン
A：筋緊張低下を伴う古典型　　B：筋緊張正常の中間型　　C：固縮型
(Yanagisawa N, 1992 より引用)

加わるという報告がある．
　もう一つの可能性は基底核ドパミン系の加齢による変化の影響である．McGeer，瀬川らは基底核ドパミン系が学童期から青年期に急激に変化することを重視している．舞踏病は L-dopa によるジスキネジアにみられるように，ドパミン系の変化によって生ずる．これも年齢によって表現型が変わる．ドパミン受容体遮断作用を有する抗精神病薬の副作用として，小児期にはジストニア，成人では舞踏病が生ずるのがその例である．
　不随意運動の病型と基礎にある筋トーヌスとの関係はハンチントン病にもみられる．定型的な舞踏病は，短い筋収縮が異なる筋に不規則な時間間隔で生ずるが，そのような患者の筋緊張は低下している．この組み合わせは小舞踏病やバリズムでも存在する．そして筋緊張が正常なハンチントン病患者では不随意収縮の1回の持続が長く，また屈筋と伸筋が同期して収縮するようになる．さらに固縮型では持続性収縮を認める（図5-118）．

◆ バリズム

　バリズムは四肢の付け根から投げ出すような，振り回すような，あるいはたたきつけるような激しい動きをたえまなく繰り返す不随意運動である．
　病因として最も多いのは，一側の視床下核を障害する脳出血または脳梗塞で，反対側の半身にバリズムを生ずる（ヘミバリズム hemiballism）．稀に視床下核以外，特に線条体に責任病変が考えられる場合もある．脳血管障害によるヘミバリズム

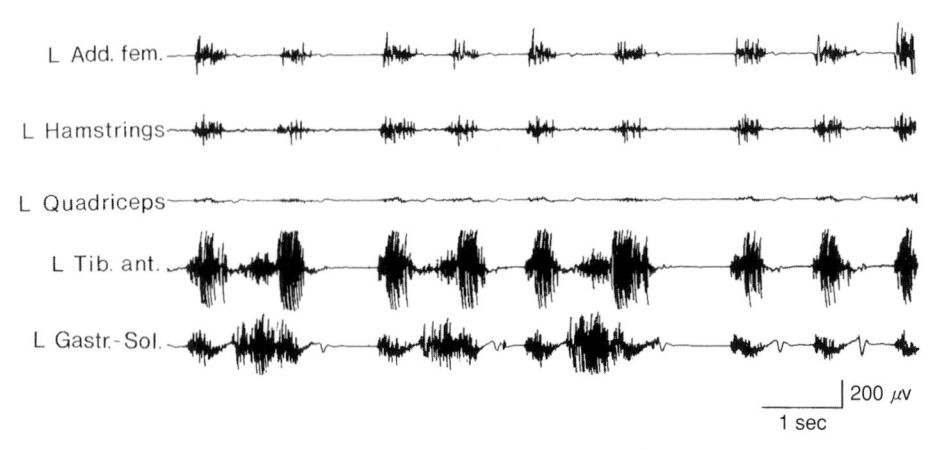

図 5-119 安静臥位におけるバリズムの筋電図
上から大腿内転筋，大腿屈筋，大腿伸筋，前脛骨筋，下腿三頭筋の同時記録．全筋が同期する特徴があるが，この例では下腿筋では屈筋と伸筋が交代性に収縮するパターンも認める．
(Yanagisawa N & Hashimoto T, 1992 より引用)

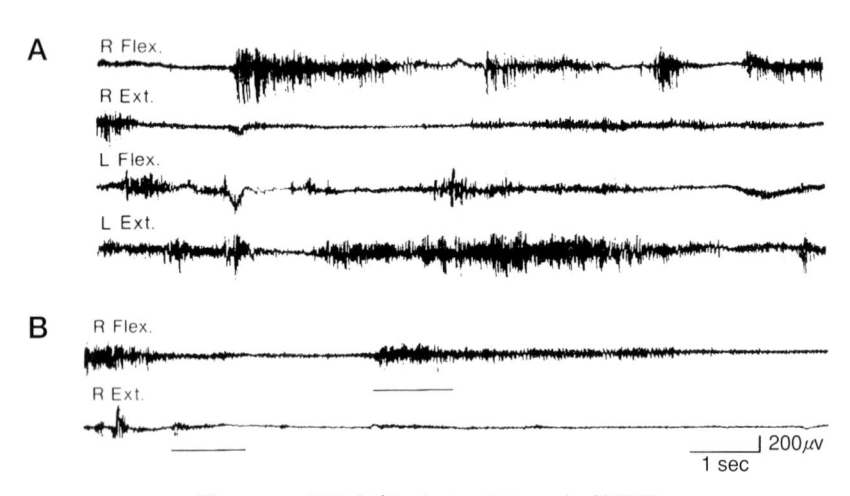

図 5-120 脳性麻痺によるアテトーゼの筋電図
A：安静臥位の不随意運動．上から右前腕の屈筋と伸筋，左前腕の屈筋と伸筋の同時記録．屈筋と伸筋に変動し持続の長い不随意収縮を認める．
B：受動的な筋伸張（下線）に対する反応．右前腕屈筋（Flex）に筋固縮を認める．
(Yanagisawa N & Hashimoto T, 1992 より一部引用)

は，脳卒中発作の直後から激しい不随意運動を生ずる．障害側の筋緊張は低下し，病変の広がりにより同側の不全片麻痺，感覚障害を伴うことがある．

不随意運動の際の筋活動をみると，障害されたほぼ全筋が同期性に，繰り返し収縮の頻度が 0.7～1.8 Hz，個々の筋収縮の持続が 0.2～0.8 秒のリズミカルな収縮を示す（柳澤，1981）（図5-119）．屈筋，伸筋ともに同期性に収縮するために，四肢の関節での屈伸は目立たない．

バリズムでは，筋活動はハンチントン病より規則的で，線条体を侵す血管障害性舞踏病と同程度の規則性を示す（Hashimoto T & Yanagisawa N, 1994）．血管障害性バリズムは発症後数週間で軽快し，舞踏様運動となり 1～2 カ月で消失する．稀に舞踏様運動が 1 年以上続く例がある．ドパミ

BOX

■ 楢林博太郎氏と神クリ

　大脳基底核あるいは錐体外路系の疾患を語る時，楢林博太郎順天堂大学名誉教授の名を忘れることはできない．日本がまだ敗戦後の混乱期にあった昭和27年，楢林先生は独自に考案・作成した脳定位固定装置を用いて，東大精神科においてパーキンソン病患者の淡蒼球手術を行い，成功させた．昭和22年に米国でSpiegelが，パーキンソン病ではないが，やはり自作の装置で定位脳手術を行っていた．しかし，戦後のこととてその情報は日本に届かず，後に学会でそのことをお互いに知り驚きあったとのことである．面白いことは，楢林先生もSpiegel氏も，ともに若い頃に哲学を志したことがあったが，父親の反対にあったために思考の場である脳に興味を集中した結果，ステレオ外科を打ち立てたことである．

　昭和31年に順天堂大学神経科助教授のまま，田園調布にステレオ手術のためのクリニックを開き，若い臨床神経学者や基礎生理学者を集めて先端的な研究要素も含めた錐体外路系の疾患の治療を開始された．対象はパーキンソン病を中心としながらも，脳性麻痺やジストニアなど広汎に及んだ．その後クリニックは中目黒に移り，神経科クリニックとしてさらに多くの若い人々を惹きつけた．2001年3月に亡くなるまで神クリは臨床研究者と基礎研究者のクリエイティヴな意見交換の場であり続けた．そうした異分野の人々との対話の中から，楢林先生は多くのものを生み出された．例えば，すくみ現象に有効とされるDOPSの開発，純粋無動の発見，若年性パーキンソニズムの確立など，枚挙にいとまがない．

　先生はわが国の誇る神経学者というにとどまらず，むしろ世界の楢林として多くの外国の研究者達から尊敬されておられた．そこで，日本神経学会では先生を偲ぶとともにご業績を称えて「楢林賞」を設け，錐体外路系の疾患に対して基礎あるいは臨床いずれの領域でも国際的な研究業績をあげた若い研究者を表彰している．

（国立精神・神経センター　金澤一郎）

ン受容体遮断薬のブチロフェノンでよく改善する．

◆ アテトーゼ

　アテトーゼは手足をくねらせ，よじるような比較的緩徐な不随意運動と，屈筋と伸筋の双方に同時に現れる緩徐な筋緊張の変動からなる間欠的な運動異常である．アテトーゼは脳性麻痺および基底核を侵す小児期の変性，代謝性疾患による両側性アテトーゼや，成人の脳血管障害による片側アテトーゼhemiathetosisが多い．

　アテトーゼはハモンド（Hammond W, 1871）がchoreaと総称されていた不随意運動から分けた病態で，固定した肢位をとらないという意味の語である．脳性麻痺の頻度が多かった時代は，アテトーゼのプロトタイプというべきアテトーゼ型脳性麻痺の不随意運動をアテトーゼとよび，舞踏病，ジストニアと並ぶ不随意運動として位置づけられてきた．しかしその独立性にはもろさもあった．アテトーゼは舞踏病より緩徐な動きであるが（図5-120），自由空間における不規則な，無目的運動という点で両者は似る．両者を分けるのは動きの早さのみといってよい．そしてしばしば両者の鑑別が困難なことがあり，choreoathetosisという言葉が用いられる．

　一方，アテトーゼとジストニアも歴史的な語として近縁である．アレキサンダー（Alexander L, 1942）は，アテトーゼとジストニア（後述）は同一の病態であり，前者が四肢末端に，後者が躯幹，近位筋に目立つのが両者の違いであると言い，その後の近代の神経学教科書はほとんどこの見方を採用している．この場合のジストニアは不随意運動としてのジストニアであり，アテトーゼより緩徐な動きである．

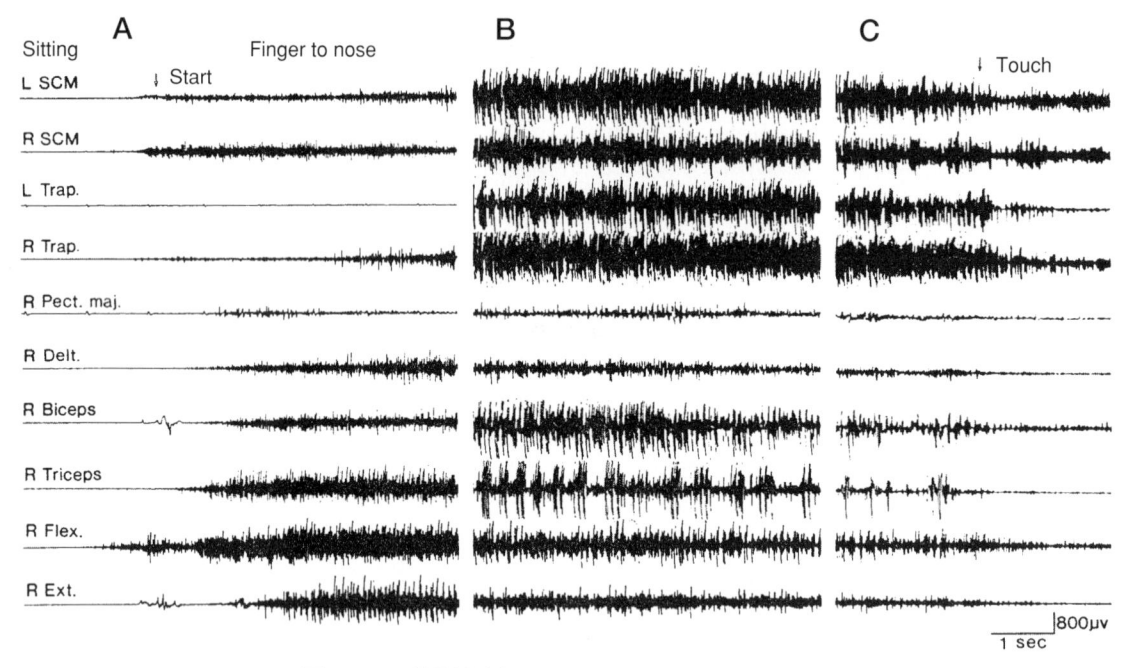

図 5-121 特発性捻転ジストニアの動作性ジストニア
上から左，右胸鎖乳突筋，僧帽筋，右大胸筋，三角筋，上腕二頭筋，上腕三頭筋，前腕屈筋，前腕伸筋の同時記録．指鼻試験の努力で上腕三頭筋，前腕筋，さらに広範な筋に収縮が現われる．不随意収縮に打ち克って示指が鼻につく（Touch）と，ホッとして力が抜ける．
（柳澤，1985 より引用）

◆ ジストニア

ジストニアは中枢性運動障害の中で特異な位置を占める．歴史的にみられた概念の混乱が近年になってようやく整理された．

ジストニアにはジストニア姿勢 dystonic posture，ジストニア運動 dystonic movement，動作性ジストニア action dystonia の 3 つの病態がある．

1．ジストニア姿勢

ジストニア姿勢は筋緊張亢進による固定した異常姿勢 fixed abnormal attitude (Denny-Brown) をいう．基にある筋緊張亢進は，四肢あるいは全身の姿勢反射の亢進に不均一な分布の筋固縮が加わったものである．被殻，淡蒼球の病変によるものが多い．

2．ジストニア運動

アテトーゼより緩徐な，躯幹や大関節の捻転を含む不随意運動が自然に現れるものをジストニア運動とよぶ．

3．動作性ジストニア

特発性捻転ジストニア〔idiopathic torsion dystonia (ITD), dystonia musculorum deformans〕と職業性ジストニアに現れる特異な症候である．ITD では安静状態では異常はない．目的運動に際して患者毎に特定の筋や広範な筋に不随意収縮が出現して目的運動を妨げる．正常な目的運動では四肢から躯幹，全身にわたり，多くの筋群が時間的，空間的，量的に組織化されて活動するが，ITD ではその際に特定の筋群が不随意に活動して目的運動を妨げる（図 5-121）．

しかし不随意収縮を避けて目的運動を行う能力は驚くべきである．独立歩行が困難な患者が，自動車を運転したり，自転車に乗ることができる．あるいはボールペンではまったく書けないが，毛筆で書や絵画を上手に描ける．

職業性ジストニアまたは職業性筋痙攣とよばれる病態がある．司書，タイピスト，音楽家など過剰に特定の筋を使用する職業で，その動作をしよ

うとすると動作性ジストニアと同様の広範な筋収縮が生じて目的動作ができなくなる．これはノイローゼといわれた19世紀から，運動の中枢障害や運動に伴う感覚入力の異常が推測されていた（ガワースGowers W, 1893）．

4．ジストニアの機序

古くからジストニア姿勢では，geste antagonisteまたはsensory trickとよばれる奇妙な現象が注目されてきた．これは痙性斜頸によくみられ，不随意的に回旋した頭部に患者自身の指でそっと触れると，筋緊張が解けて頭が正中位を向く．

ジストニアの発現における感覚刺激の重要性は近年注目されている．Kajiら（1995）は，書痙患者で振動刺激によりジストニア性の書痙が誘発され，感覚神経ブロックで書痙が改善することを見出した．実験的には，職業性ジストニアのモデルとして，サルで手を握っては開く動作の過剰な繰り返しで動作が拙劣になったとき，大脳皮質感覚野SIで手の受容野が正常の10～20倍に拡大し，個々の指の受容野が拡がって異常に重なり合う〔バイルByl N (1996)，レンツLenz F (1999) ら〕．

従来，線条体，淡蒼球から大脳皮質補足運動野，前運動野を含む運動発現の中枢回路の活動に機能異常が推定されたジストニアに，感覚受容とその処理過程に異常が認められる事実は興味深い．

基底核障害による無動，寡動，動作緩徐

パーキンソン病患者では日常生活における動作が乏しく，遅く，著しく制限される．これは無動akinesia，寡動hypokinesia，動作緩徐bradykinesiaなどとよばれ，本病の特徴的な運動症状である．

表情の乏しさ（仮面様顔貌），瞬目の欠如（reptile stare），歩行における手の振りの欠如などは無動の症候であるが，生理学的研究対象となるのは随意運動の障害として現れる動作緩徐である．パーキンソン病は黒質のメラニン含有神経細胞の変性脱落により線条体の機能障害を生じ，各種運動症状を呈するが，L-dopaにより欠乏する神経伝達物質ドパミンを外部から補充することにより，線条体機能を回復させて症状が改善することから，自然の実験として線条体機能の解明に資する所見が多く得られている．

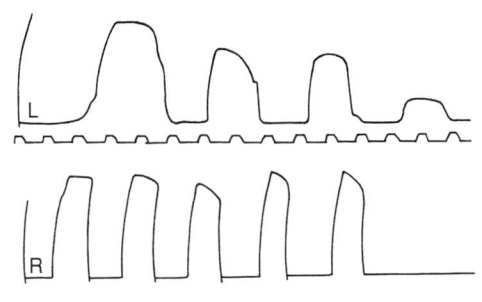

図5-122 片側性（L）パーキンソニズム患者の繰り返し運動にみられる特徴
反応時間の遅れ，動作時間の延長および易疲労性が患側でみられる．
（Wilson K, 1925）

ウィルソンWilson K (1925) は，片側性パーキンソニズムで膝の素早い屈伸を繰り返し行わせて発生する張力を記録し，パーキンソン病では，運動の開始が遅れ，運動遂行に時間がかかり，易疲労性があるという3つの特徴を示した（図5-122）．

パーキンソン病では，単純運動の反応時間が延長する．症状の進展により延長の程度は増す．そしてこの延長は予告あるいは注意により短縮し正常に近づくが，その度合は重症者ほど著しい（Yanagisawa Nら, 1989）．この注意による正常化は，火事やとっさの非常時に素早い動作ができる本病の特徴に関連するかもしれない．

また迅速運動において，最大出力を得るのに時間を要する．大きな出力を要する迅速運動では，最初の収縮によって十分な力が発生せず，階段状に目標に達する．これは小脳失調で最初のステップ運動で目標を越える出力が出て，補正により目標に達するhypermetriaと異なり，hypometriaが特徴といえる．随意性の眼球運動でもsaccadeの積み重ねが生ずるhypometriaが特徴である（Warabi Tら, 1986）．

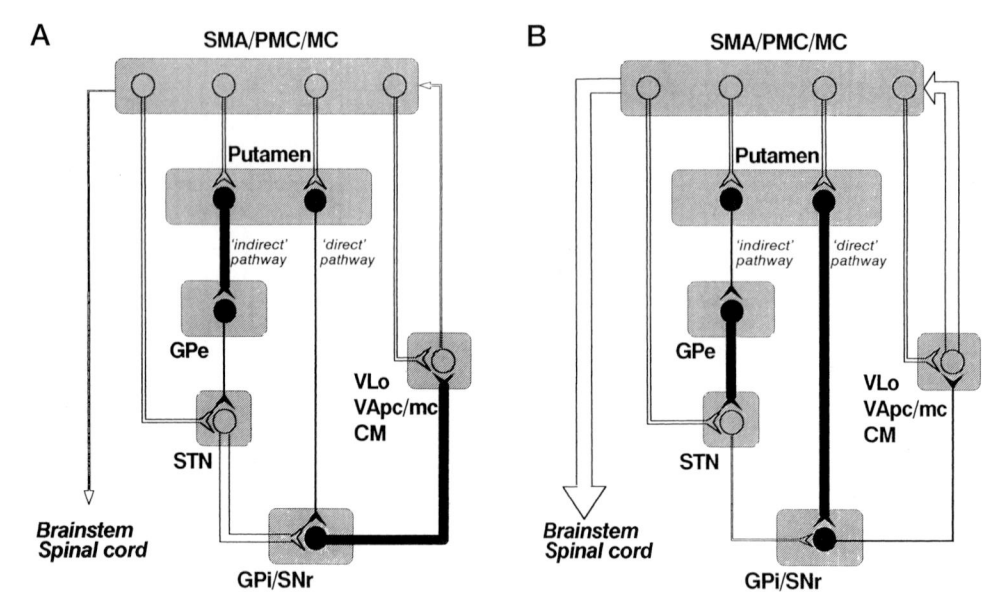

図 5-123 寡動 hypokinesia と不随意運動 hyperkinesia を生ずる基底核異常の想定図

A：寡動状態の神経活動．間接経路における淡蒼球外節 GPe の過剰な抑制は基底核出力部の淡蒼球内節・黒質網様部 GPi/SNr への過剰な興奮結合を生じ，視床ニューロンの過剰抑制を生ずる．直接経路の活動低下もこれを助長する．結果として皮質起源の運動に対する motor circut からの促通効果の減少を生ずると推測される．
STN：視床下核　　　VLo：視床外側腹側核前部　　　VApc：視床前腹側核小細胞部　　　VAmc：同大細胞部　　　CM：視床中心正中核　　　SMA：補足運動野　　　PMC：前運動皮質　　　MC：1次運動皮質

B：過剰(不随意)運動状態の神経活動．視床下核 STN から淡蒼球に対する興奮性投射の減少は，ヘミバリスムの視床下核病変の場合でも，ハンチントン病や L-dopa によるジスキネジアにおける間接経路の線条体淡蒼球の抑制効果減少の場合のいずれにせよ淡蒼球内節・黒質網様部からの抑制性出力を減じ，視床に対する過剰な脱抑制を生ずる．結果として motor circuit を介した中心前回運動野への positive feedback が過剰となり，不随意運動を生ずる．
(DeLong MR, 1990 より引用)

基底核障害の病型の多様性

　線条体の病変によって舞踏病を代表とする不随意運動と，無動を主徴とするパーキンソニズムというまったく対照的な病像を呈する機序は古くから謎とされてきた．デロング(DeLong MR)は 20 余年にわたる覚醒サルの基底核ニューロン活動記録の蓄積を基に，大脳皮質-基底核-視床-大脳皮質の回路網を提案した．その基本である基底核内の並行回路は古くからの疑問に一つの回答を与えた(図 5-123)．さらにこの回路網は，不随意運動や無動の機序を説明するのみでなく，視床下核の実験的破壊や，この部の深部脳刺激 deep brain stimulation (DBS) により実験的パーキンソニズムや患者の症状を改善する事実(Bergman H ら，1994)により，一層真実味を増した．

　さらにこの並行回路は，先に述べた不随意運動の型と背景にある筋緊張との関係，あるいは同一疾患や同一患者の経過において異なる不随意運動や筋緊張異常が出現する理由を説明しやすくするものである．

　しかし一方，①なぜ安静位で激しい不随意運動が出現するのか，②無動が淡蒼球内節から視床への抑制の過剰によるならば，その経路の遮断で無動が消失しないのはなぜか，などの疑問は解けない．

　定位脳手術は基底核機能について多くの知見を与えるが，ドパミン過剰状態で生ずる薬剤性ジスキネジアが視床の定位的破壊で完全に消失する事

実も興味深い．舞踏病運動は安静時振戦とともに，基底核の病変による異常信号が視床–大脳皮質の経路で発現することを推測させる．

小脳障害の症候

　小脳障害の症候学は第一次世界大戦の戦傷者を対象にホームズ（Holmes GM，1917）が確立した．ホームズは，急性の小脳半球障害により，①筋緊張消失 atonia，②随意運動における筋収縮と弛緩の遅れ，③運動失調として運動の解体 decomposition，推尺異常 dysmetria，振戦，④協調運動障害 adiadokokinesis，⑤失調性歩行 ataxic gait などを詳細に記載した．彼は運動失調全体の基にある異常として筋緊張消失を重視した．実際小脳の急性病変（薬物中毒，小脳炎，血管障害）ではヒポトニア（現在 atonia という用語は用いない）は著しく，目的運動で反応時間は遅いがいったん開始すると単純運動は目標を越えてしまい（hypermetria），その補正運動もまたいきすぎて oscillation をしながら目標に近づく．

1　障害部位からみた小脳症状

　ヒトでは小脳半球が発達しているが，半球はもっぱら四肢，特に上肢の随意運動に関わる．正中部は起立，歩行そして言語という人体の正中部の運動機能に関与する．

◆ 正中部の病変

　立位の平衡障害と前後方向の躯幹の揺れを生ずる．起立時の振戦は 3 Hz と一定で（マウリッツ Mauritz K ら，1979），下腿の屈筋と伸筋は相反性に規則的なリズムで収縮する（柳澤ら，1991）．これはリズムや 1 回の下肢筋の収縮量が不規則に変動する後索病変による失調性の躯幹の揺れの所見と対照的である．

　小脳正中部病変による言語は断綴性といわれ，滑らかさが失われて言葉の切れ目が不規則にみられ，爆発的な発語や，個々の構音の不明瞭など，

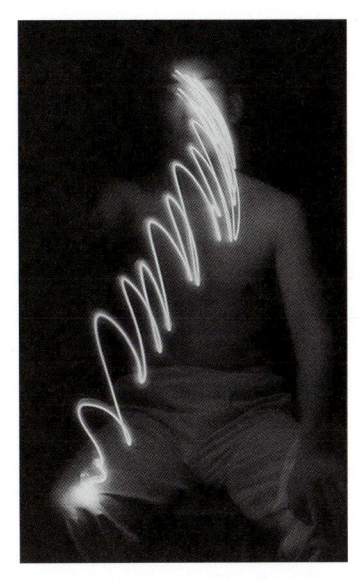

図 5-124　脳幹振戦の指鼻試験
示指の先に豆ランプをつけて動きの軌跡を示した．運動の開始から鼻に到達したのちまで振戦が続く．全体として目標への動きはよい．
（Yanagisawa N & Hashimoto T, 1992）

四肢の運動失調に類似した障害を示す．

◆ 半球障害

　四肢，特に上肢の運動失調が特徴的である．手の回内，回外を繰り返すと不規則なリズム，早さで個々の動きの形もバラバラになる（adiadokokinesis）．

　指鼻試験で目標をそれる（dysmetria）が，その内容はいきすぎ（hypermetria）である．これは視覚追跡実験でも確かめられる．ホームズ（1917）は運動の開始と終了の遅れを指摘したが，これは筋活動として主動筋の活動開始，拮抗筋活動による運動の停止の双方の遅れとしてみられる（ハレット Hallett M ら，1975）．小脳障害では，いったん運動が開始すると素早い動きとなるために，終止の遅れが hypermetria を生ずるのであろう．

　また緩徐に動く視標の追跡運動を行わせると，いきすぎと補正が規則的にみられ振戦を生ずるが，これは固有感覚 proprioception と視覚の両者による補正で生ずる．視覚情報を遮断するとかえって円滑な運動となることから，dysmetria を

伴う揺れは視覚情報による補正によるところが大きいとみられる（Beppu Hら，1987）．

◆ 小脳基底核と上小脳脚障害

四肢運動にかかわる小脳-大脳連関の小脳出力部は，ヒトでは歯状核である．この部位の病変は筋緊張低下，激しい運動失調と企図振戦を示す．企図振戦は目的動作の実施において出現し，目標に達しても持続する激しい振戦である．

図5-124に上小脳脚病変による脳幹振戦の典型例を示すが，示指を鼻につける努力でひざから鼻に向かう指は3～4Hzのほぼ規則的な振戦を示しつつ，全体として目標に向かうコースをとり，鼻についてさらに激しくふるえる．リズムの早さ，目標に到達後も激しく揺れることをみても，これを補正動作の繰り返しとみることには問題がある．上小脳脚病変では，意識障害を伴う場合があり，その場合は興奮時には自然に振戦が発現する．企図振戦は，随意運動の発現に際し，小脳振戦機序による運動細胞の律動的な不随意的な興奮が加わったものであろう．

ただしこの系の病変では，指鼻試験で hyperkinésie volitionnelle とよばれる激しい繰り返しの動きがみられることがあり，これは目標に向かう相性の動きが出力のコントロールを失い，補正を繰り返す結果や振戦を含む多彩な動きである．

2 小脳病変と代償機能

小脳，特に半球の代償機能には著しいものがある．半球の広範囲を侵す血管病変で歩行を含む著しい運動失調が出現しても，訓練によって数週間でほぼ完全に消失する．ただし歯状核とその遠心路が大きく侵されれば回復しない．

したがって現在一般にみられる機会が多い脊髄小脳変性症では，小脳症状は急性障害の場合と異なる．変性疾患では小脳神経細胞の変性が徐々に進行するなかで代償機能が働き，病変が限界を越えてはじめて永続的な症状が出現すると考えられる．脊髄小脳変性症では主に小脳半球の皮質病変を示すもの以外は筋緊張低下は目立たない．

参考文献

1) Gowers WR : *A Manual of Diseases of the Nervous System, 2 nd ed. 1893*, reprinted by Hafner, Darien Conn., pp. 591-730, 1970
2) Denny-Brown D : *The Basal Ganglia and Their Relation to Disorders of Movement*. Oxford University Press, Oxford, pp. 9-132, 1962
3) Luria AR : *Higher Cortical Functions in Man, 2 nd ed*. Basic Books, New York, 1980
4) Marden CD : The mysterious motor function of the basal ganglia : The Robert Wartenberg lecture. *Neurology* **32** : 514-539, 1982
5) Freund H-J : Abnormalities of motor behavior after cortical lesions in humans. *In* : Plum F (ed) : *Handbook of Physiology Section 1. The Nervous System Vol. V. Higher Functions of the Brain. Part 2*. American Physiological Society, Bethesda, pp. 763-810, 1987
6) 柳澤信夫，柴崎 浩：神経生理を学ぶ人のために，第2版．医学書院，1997
7) Ad Hoc Committee on Classification of Extrapyramidal Disorders : Classification of extrapyramidal disorders. *J Neurol Sci* **51** : 311-327, 1981
8) Denny-Brown D, Yanagisawa N : The role of the basal ganglia in the initiation of movement. *In* : Yahr MD (ed) : *The Basal Ganglia*. Raven Press, New York, pp. 115-149, 1976
9) Narabayashi H, Nagahata M, Nagao Y, Shimazu H : A new classification of cerebral palsy based upon neurophysiologic considerations. *Confin Neurol* **25** : 378-392, 1965
10) Wichmann T, DeLong MR : Functional and pathphysiological models of the basal ganglia. *Curr Opin Neurobiol* **6** : 751-758, 1996
11) Brooks DJ : The role of the basal ganglia in motor control : Contributions from PET. *J Neurol Sci* **128** : 1-13, 1995

3 脳幹の神経機構

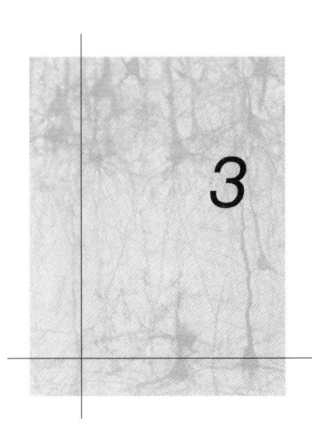

〔1〕主な神経核の構造と神経結合

松下松雄

　脳の中で，大脳皮質とその髄質からなる部分を外套とよぶ．この外套と脊髄とを連結する部分が脳幹 brain stem である．小脳は含まない．脳幹には，吻側から尾側に向かって，大脳核 cerebral nuclei（大脳基底核 basal ganglia），間脳 diencephalon，中脳 mesencephalon，橋 pons，延髄 medulla oblongata の5つの部分がある．しかし，この定義によらないで，中脳，橋，延髄だけを指していることが多い（図5-125，5-128）．脳幹のうち中脳，橋，延髄は，脳室系を境として，背側部と腹側部とに分けられる．腹側部はさらに被蓋と基底部からなる．系統発生的に被蓋は古く，基底部は新しい．

　中脳の背側部にある4つの丘状の隆起を四丘体とよぶ．吻側の一対を上丘 superior colliculus，尾側の一対を下丘 inferior colliculus とよぶ．腹側部には，脳幹の基本構造である脳神経核と網様体 reticular formation がある（表5-5）．吻側から尾側に連続した構造として網様体と縫線 raphe がある．網様体は，神経線維が密に織りなしてできた網目と，その中に散在する多数のニューロンの集団からなる．これらは，細胞構築学的に神経核として区分されている．正中の縫線には縫線核 raphe nuclei がある．

　基底部には，中脳から延髄，脊髄に続く，縦状の線維束がある．中脳の大脳脚 cerebral peduncle，橋の橋縦束 longitudinal pontine fibers，延髄の延髄錐体 pyramid である．大脳脚と橋縦束を通る神経路は同じものであって，皮質橋路 corticopontine fibers と錐体路 pyramidal tract からなる（図5-125）．皮質橋路は大脳皮質から起こり大脳脚，橋縦束を通り，橋核に終わる．錐体路は，大脳皮質の錐体細胞から起こり，大脳脚，橋縦束，延髄錐体を通り，運動性脳神経核に終わる皮質核線維 bulbar corticonuclear fibers と，脊髄運動ニューロンに終わる皮質脊髄線維 corticospinal fibers からなる．

　橋と延髄の背外側には，小脳に続く3つ大きな線維束がある．それぞれ上小脳脚 superior cerebellar peduncle，中小脳脚 middle cerebellar peduncle，下小脳脚 inferior cerebellar peduncle とよぶ．上小脳脚は，結合腕 brachium conjunctivum，結合腕の背側縁に沿って走る小脳鉤状束の線維，そして脊髄小脳路線維の3部からなる．結合腕は，小脳核から赤核や視床に至る小脳赤核路，小脳視床路からなる（図5-125）．中小脳脚は橋腕ともよばれ，主に橋核から起こり，交叉して対側の小脳にいく橋小脳線維からなる．下小脳脚は索状体 restiform body と索状傍体 juxtarestiform body（マイネルト下小脳脚内側部）からなる．索状体は脊髄や延髄から小脳に入る線維が通る．索状傍体は，索状体の内側にあって，前庭神経核から小脳にいく線維と小脳から前庭神経核や延髄にいく線維が通る．

　脳幹の神経核は，それぞれ固有の結合によって機能的に分化しているが，また，広くいろいろな部位と結合して，相互に影響を及ぼしている．脳幹の神経核（脳神経核を除く）を以下のように大別し，それらのうち主なものについて，中脳より下位における結合を中心に述べる．

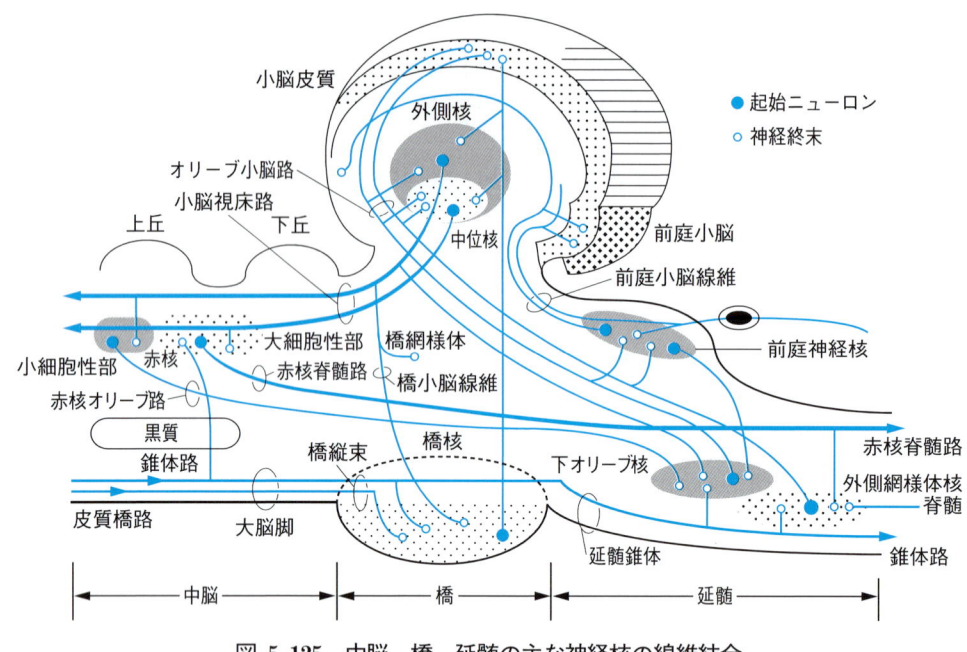

図 5-125　中脳，橋，延髄の主な神経核の線維結合
矢状断面（右側部）を内側よりみる．

【視覚・視運動系】視蓋前域，副視索系，上丘，カハール間質核，ダルクシェヴィチ核
【聴覚系】下丘，外側毛帯核，上オリーブ核，台形体核
【大脳基底核系】黒質，脚橋被蓋核
【延髄・脊髄下行系】上丘，赤核大細胞性部，橋網様体，延髄網様体
【小脳系】赤核小細胞性部，橋核，橋被蓋網様体核，外側網様体核，副楔状束核，下オリーブ核
【内臓感覚・内臓運動系】結合腕傍核，孤束核，最後野
【体性感覚系】後索核
【モノアミン作動性系】ドパミン（赤核後野 A 8 群，黒質緻密部 A 9 群，腹側被蓋前野 A 10 群），アドレナリン（外側巨大細胞傍網様核 C 1 群，孤束核 C 2 群，舌下神経前位核 C 3 群），ノルアドレナリン（青斑核 A 6 群；A 1, A 2, A 5, A 7 群），セロトニン（縫線核を含む B 1〜B 9 群），アセチルコリン（脚橋被蓋核 Ch 5 群，外側背被蓋核 Ch 6 群）

延髄・脊髄下行系

1　上　丘

　上丘 superior colliculus には 7 層の層構造がみられる．背側から腹側に向かって，白質層（神経線維層）と灰白層（神経細胞層）が交互に現われる．第Ⅰ層（帯層 zonal layer）に入った視覚野からの線維は，第Ⅱ層（浅灰白層 superficial gray layer）に終わる．第Ⅲ層（視神経層 optic layer）の視索線維（網膜の神経節細胞の軸索），前頭眼野と視覚野からの皮質視蓋線維は，第Ⅱ層と第Ⅳ層（中間灰白層 intermediate gray layer）に終わる．第Ⅱ層のニューロンは視床枕核や外側膝状体に投射する．第Ⅳ層のニューロンは視蓋前域に投射する．このように，第Ⅳ層より表層は，入出力とも主に視覚系の神経核と結合する．第Ⅳ層より深層は，視覚系とそれ以外の入力を受けて，運動系に出力する．第Ⅳ層には，黒質網様部からの GABA 作動性線維が終わる．第Ⅴ層（中間白質層 intermediate white layer）に入った体性感覚系（三叉

表 5-5 脳幹の代表的な神経核と神経路

		中 脳	橋	延 髄
神経核	脳神経の起始核と終止核	動眼神経核（III） 動眼神経副核（III） 滑車神経核（IV） 三叉神経中脳路核（V）	三叉神経運動核（V） 三叉神経主感覚核（V） 外転神経核（VI） 顔面神経核（VII） 上唾液核（VII） 孤束核（VII） 前庭神経核（VIII） 蝸牛神経核（VIII）	三叉神経脊髄路核（V） 舌咽神経核（IX） 下唾液核（IX） 迷走神経背側核（X） 疑核（IX，X，XI） 孤束核（IX，X） 副神経核（XI）* 舌下神経核（XII）
	その他の神経核	視蓋前域 副視索核 上丘 下丘（VIII） 赤核 黒質 Cajal 間質核 Darkschewitsch 核 外側毛帯核（VIII） 背外側被蓋核 中脳網様体 （脚橋被蓋核） 縫線核	結合腕傍核 青斑核 上オリーブ核（VIII） 台形体核（VIII） 橋核 橋網様体核 （橋網様体被蓋核） 縫線核	下オリーブ核 後索核 副楔状束核 延髄網様体 （外側網様体核） 縫線核
神経路	上行路	脊髄視床路，三叉神経視床路（V），外側毛帯（VIII），内側毛帯，内側縦束		
	下行路	視蓋延髄路と視蓋脊髄路，赤核オリーブ路と赤核脊髄路，内側縦束，前庭脊髄路，網様体脊髄路，皮質橋路，錐体路（皮質核線維と皮質脊髄線維）		
	小脳脚	上小脳脚，中小脳脚，下小脳脚		

境界を越えて存在する神経核は，その主部のある高さで分類してある．ローマ数字は脳神経の核とその関連の核および神経路．*主として頸髄上部に存在する．

神経視蓋線維と脊髄視蓋線維），聴覚系（下丘），小脳核からの線維は，第IV層と第VI層（深灰白層 deep gray layer）に終わる．第IV層と第VI層のニューロンは，視蓋橋路 tectopontine tract，視蓋延髄路 tectobulbar tract（視蓋網様体路），視蓋脊髄路 tectospinal tract などの下行路を出す．視蓋橋路は同側の橋核の背外側核に終わる．視蓋延髄路と視蓋脊髄路は第VII層（深白質層 deep white layer）を通って，腹側に向かい，対側の内側縦束の背側を下行する．視蓋延髄路は網様体に終わり，視蓋脊髄路は第四頸髄の高さまで，前索の内側部を下行して，脊髄の中間帯から後角基部に終わる．

2 赤 核

赤核 nucleus ruber は，中脳にあって，吻側から尾側方向に延びた円柱状の神経核である．吻側の小細胞性部と尾側の大細胞性部からなる（図5-125）．大細胞性部からは赤核脊髄路 rubrospinal tract が起こり，交叉して，対側の被蓋を脊髄まで下行する．その途中で，顔面神経核，三叉神経脊髄路核の吻側亜核，延髄の外側網様体核に側枝を

出す．脊髄においても，側枝を出しながら，側索の背側部を腰仙髄まで下行する．頸髄，胸髄，腰髄に投射するニューロンは，それぞれ，赤核において，背内側から腹外側に向かって局在している．脊髄では，軸索は脊髄の後角基部に入り，屈曲反射回路の介在ニューロンに終わる．屈曲運動の情報は屈曲反射求心性線維によって脊髄に伝えられ，脊髄からは，外側網様体核に伝えられる．赤核大細胞性部には，対側の小脳の中位核，特に前中位核からと，同側の大脳皮質運動野からの投射がある．このように，赤核大細胞性部は屈筋の運動に関係した重要な出力路である．大細胞性部は多くの動物でみられるが，ヒトでは発達しておらず，したがって，赤核脊髄路が明瞭なのは頸髄の高さまでであるといわれる．これに対して，小細胞性部は，ヒトやサルでよく発達しており，小脳外側核から投射を受けて，同側の主オリーブ核背側層板に投射し（図5-126），オリーブ核から小脳外側核に投射する．ここに，登上線維を介する1つの閉鎖回路が形成される．

小脳系

小脳に投射する神経核のうち，下オリーブ核ニューロンの軸索は，小脳皮質においてプルキンエ細胞 Purkinje cell と直接結合する．それ以外の神経核からの軸索は苔状線維終末 mossy fiber となって，顆粒細胞と結合する．

1 下オリーブ核

下オリーブ核 inferior olivary complex は延髄の腹側部に存在し（図5-125，5-126），主オリーブ核 principal olivary nucleus，内側副オリーブ核 medial accessory olivary nucleus，背側副オリーブ核 dorsal accessory olivary nucleus の3つの核からなる．内側副オリーブ核に属する細胞群として β 核と背内側細胞柱 dorsomedial cell column がある．また，主オリーブ核の一部に腹外側隆起 ventrolateral outgrowth と背側帽 dorsal cap がある．この2つの細胞群は，入出力からみると，内側副オリーブ核に属する細胞群と考えられる．主オリーブ核は系統発生的に新しく，ヒト，サルでは発育がよい．細胞層の横断面は襞のある袋状を呈するが，他の動物では層板状を呈し，背側層板 dorsal lamella と腹側層板 ventral lamella とに分けられる．オリーブ核ニューロンの軸索は正中で交叉して，対側の小脳皮質に入る（オリーブ小脳路 olivocerebellar tract とよぶ）．小脳皮質ではプルキンエ細胞の樹状突起を登攀して，樹状突起棘とシナプス結合をする．そのような走行を呈する線維を登上線維 climbing fibers とよんだが，その起源が明らかとなって以来，下オリーブ核ニューロンの軸索の別名として用いられている．

オリーブ核の各部分には，それぞれ特定の領域からの入力が終わる（図5-126 A）．体性感覚系入力として，脊髄，後索核，三叉神経脊髄路核と，主感覚核から，対側の内側副オリーブ核と背側副オリーブ核への投射がある．背側副オリーブ核には前視蓋前域核が投射する．体性運動系入力には，大脳皮質（第4野，第6野）から対側の主オリーブ核の腹側層板に，赤核小細胞性部から同側の主オリーブ核の背側層板に投射がある．内側副オリーブ核の吻側には，同側のカハール（Cajal）間質核，ダルクシェヴィチ（Darkschewitsch）核が投射する．それに続く尾側部には，対側の上丘からの投射がある．視覚・視運動系入力として，同側の腹内側被蓋野から背側帽への投射と，視索核から背側帽と腹外側隆起への投射がある．背側帽には，対側の舌下神経前位核からも投射がある．前庭系入力は，前庭神経内側核，下核，弧束傍核から同側の β 核と背内側細胞柱に伝えられる．これらの前庭性入力は GABA 作動性である．このように，下オリーブ核は，広汎な領域からの情報を小脳皮質の特定の領域（図5-126 B）と小脳核に伝達する．

小脳皮質には，矢状方向の帯状構造が存在する．すなわち，虫部のA，B，X帯，半球中間部のC1，CX，C2，C3帯，半球外側部のD0，D1，D2帯である．内側副オリーブ核は，A，X，CX，C2帯

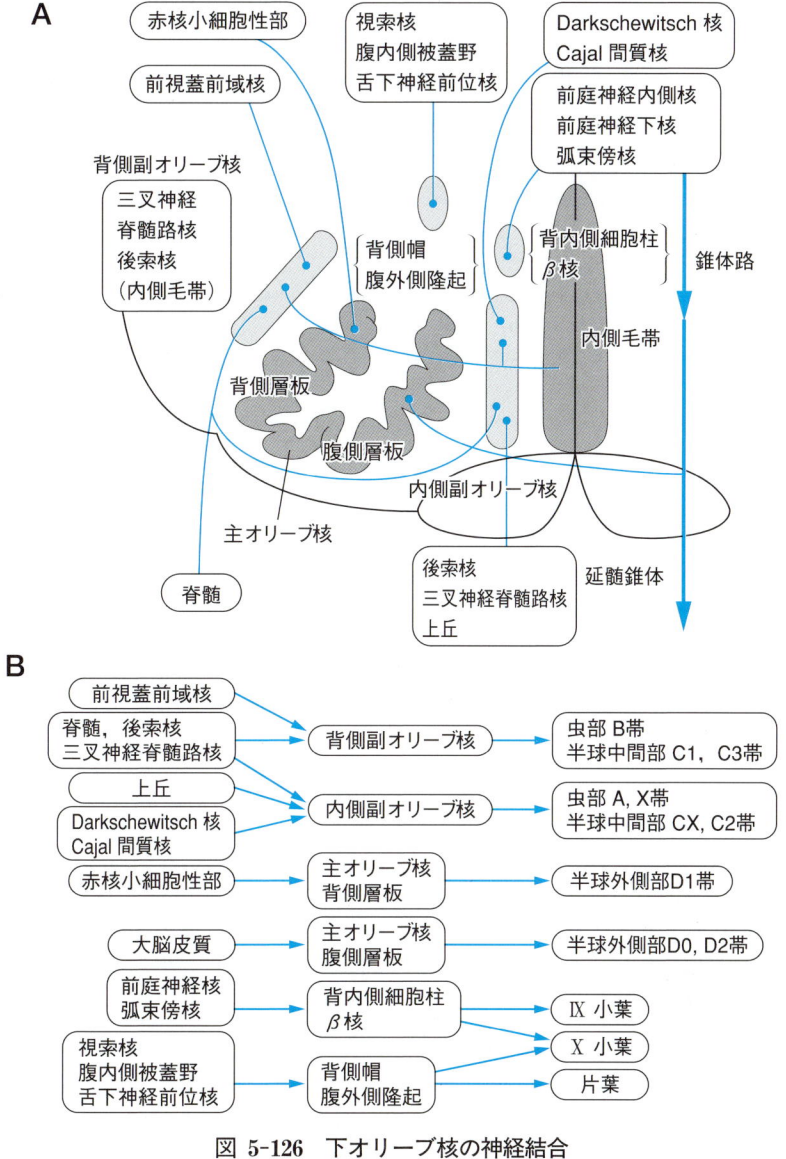

図 5-126 下オリーブ核の神経結合
A：求心性線維の起源と終止部位．下オリーブ核（左側）の横断面（尾側よりみる）．
B：下オリーブ核の各部分の入力と出力．小脳皮質への投射は対側性である．

に，背側副オリーブ核は，B，C1，C3帯に投射し，主オリーブ核はD0，D1，D2帯に投射する．上述の入力を受けた下オリーブ核ニューロンはこれらの皮質縦帯内で特定の領域に投射する．オリーブ小脳線維は，また，小脳核に軸索側枝を送り，小脳核ニューロンに興奮性入力を与える．その投射には局在性がみられる．一方，小脳核の抑制性（GABA作動性）小型ニューロンが対側の下オリーブ核に投射する（図5-125）．このように，①下オリーブ核から小脳核と小脳皮質（プルキンエ細胞）へ，②プルキンエ細胞から小脳核へ，③小脳核から上位あるいは下位の神経核と下オリーブ核へ，と結合の連関がある．しかし，それらが入力の種類ごとに，どのように対応しているのかについては，まだよくわかっていない．

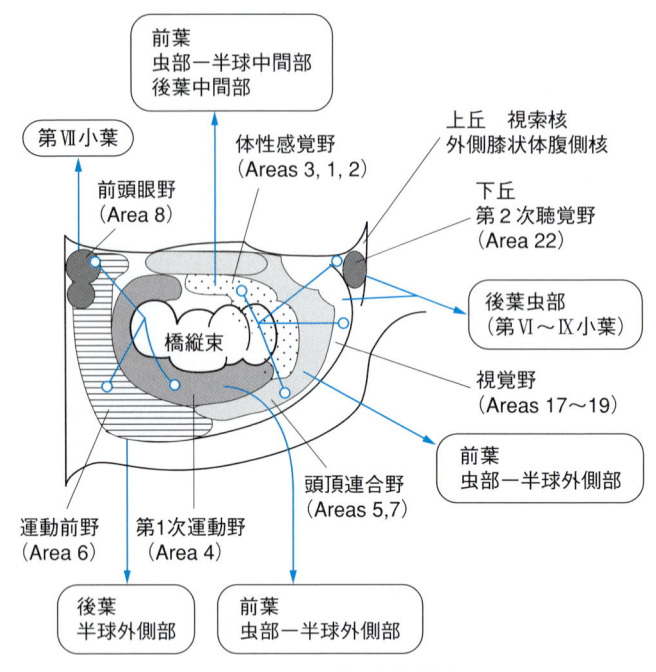

図 5-127　橋核の神経結合
橋縦束からの求心性線維の終止部位（○）と橋小脳線維の小脳皮質における投射部位（↑）．投射は対側性である．橋核（右側）の横断面（尾側よりみる）．

2　橋　核

　橋核 pontine nuclei は橋縦束を取り囲むニューロンからなる．系統発生学的に新しく，小脳皮質半球外側部，小脳外側核（歯状核），主オリーブ核とともに，大脳皮質の発達に伴って発達する．橋核のニューロン群は，橋縦束に対する位置関係から，前核，外側核，正中核，正中傍核，脚周囲核，背側核，背外側核，背内側核の8つの核に区分されている．橋核ニューロンの軸索（橋小脳線維 pontocerebellar fibers）は交叉して，対側の小脳に投射する（図5-125）．橋核は中枢神経系内のいろいろな領域から投射を受ける．その投射には局在がみられる（図5-127）．同側の大脳皮質からの投射が最も大きい．投射は第1次運動野，前頭眼野，運動前野，補足運動野，体性感覚野，頭頂葉，視覚野，聴覚野，帯状回に由来する．特に，運動前野と第1次運動野からの投射が顕著である．皮質下からは，視覚系（視索核，外側膝状体腹側核，上丘），聴覚系（下丘核），体性感覚系（脊髄後角，後索核，三叉神経脊髄路核の中位亜核）の神経核が投射する．これらの入力を受けた橋核ニューロン群は，小脳皮質の虫部から半球外側部の広い範囲に投射する．投射には，局在がみられる（図5-127）．片葉とそれに隣接する腹側傍片葉にはほとんど投射しない（橋被蓋網様体核が投射する）．求心性線維の起源と，それを受ける橋核ニューロンの投射部位を同時に調べた研究は少なく，投射の局在に関しては明らかでないことが多い．小脳核における投射の局在については調べられていない．橋核は，また，対側の小脳核から起こる小脳視床線維の側枝の投射を受ける（図5-125）．すべての小脳核が投射するが，外側核（歯状核）からの投射が最も広い．この投射は興奮性，グルタミン酸作動性である．局在に関しては十分調べられていない．

　橋被蓋網様体核 pontine reticulotegmental nucleus は，橋核の背側に接して存在する．小脳皮質と小脳核に投射し，小脳核から興奮性の入力を受ける．小脳皮質では，第Ⅰ小葉と第Ⅹ小葉を除

く，ほとんどすべての小葉に投射する．投射は両側性で，同側に多い．橋被蓋網様体核は，橋核と同じような投射を受けるが，橋核よりも，その起源は限られている．大脳皮質では，第1次運動野 (area 4)，運動前野 (area 6)，体性感覚野 (areas 3, 1, 2)，第5野が投射する．第1次運動野からの投射が多い．また，眼球運動に関連する入力がある．1つは，前頭眼野から背内側部へ，背内側部から小脳の第Ⅶ小葉に至る投射である．他の1つは，視索核と上丘から外側部（外側被蓋突起とよぶ）へ，外側部から小脳の片葉と隣接する腹側傍片葉の一部に至る投射である．

3 外側網様体核

外側網様体核 lateral reticular nucleus は，延髄下部網様体の外側部に存在する（図5-125）．この核は，末梢および中枢内の広い領域から運動に関する情報を統合して小脳に送る．内側の大細胞性部，外側の小細胞性部，三叉神経脊髄路核の腹側に位置する三叉神経下部からなる．求心性線維は脊髄，対側の大脳皮質運動野（錐体路），赤核大細胞性部（赤核脊髄路），前庭神経核，小脳内側核（室頂核）に由来する．そのうち，脊髄からのものが最大である．脊髄の全長から起こる．頸髄では，同側のⅤ，Ⅶ層，対側のⅦ，Ⅷ層，胸髄では両側のⅦ層，腰髄では対側のⅦ，Ⅷ層のニューロンから起こる．これらは，皮膚求心性線維，第Ⅱ，Ⅲ群筋求心性線維，関節からの求心性線維などからの屈曲反射の入力を伝える．この経路は，脊髄前索を両側性に上行する（両側性腹側屈筋反射路 bilateral ventral flexor reflex tracts とよばれる）．外側網様体核では，頸髄からの線維が内側の大細胞性部に終わる．下位からの線維は，次第に背外側に終わり，腰髄からの線維は外側の小細胞性部に終わる．外側網様体核は，小脳虫部と半球，およびすべての小脳核に投射する．特に，半球中間部の皮質と小脳核のうち中位核に投射が多い．投射は主として同側性，一部交叉性である．中位核は対側の赤核大細胞性部に投射するので，中位核，赤核大細胞性部，外側網様体核をめぐる回路が形成される．

4 副楔状束核

副楔状束核 accessory cuneate nucleus は，延髄の背外側において，楔状束核の外側から吻側にかけて存在する．第5胸神経から第1頸神経の後根線維が終わる．終止には，局在がみられる．胸神経由来の線維は背内側部に終わり，頸神経由来の線維は腹外側部に終わる．副楔状束核からは副楔状束核小脳線維 cuneocerebellar fibers として，同側の下小脳脚を通って，小脳の前葉（第Ⅰ-Ⅴ小葉）と後葉の第Ⅵ小葉の半球，後葉の第Ⅷ小葉の半球中間部に投射する．頸部，上肢，体幹からの第Ⅰ群と第Ⅱ群線維による固有感覚と表在感覚を小脳に伝える．副楔状束核には視床に投射するニューロンも存在する．

脳神経核とその中枢結合

脳神経は12対からなる．12対のうち，嗅神経と視神経以外は，脳幹から出る．脳神経の線維には遠心性（運動性）と求心性（感覚性）があり，それらは発生起源と支配器官の違いにより，さらに細分される．各脳神経は，その支配器官の違いにより，異なる線維で構成されている（表5-6，図5-128）．

1 舌下神経 (Ⅻ)

舌下神経 hypoglossal nerve は，延髄下部の高さにある舌下神経核から起こり，舌を動かす筋（それぞれ4筋からなる外舌筋および内舌筋）を支配する．外舌筋支配の運動ニューロンは，舌下神経核内において局在配列を示す．舌筋には多数の筋紡錘が存在する．その求心性ニューロンは，上位の頸神経の後根神経節にある．求心性線維は，舌下神経，ついでこれと吻合する頸神経（頸神経ワナ）を介して，頸髄上部の後角に入る．なお，舌粘膜の一般体性感覚（温覚，痛覚，触覚，圧覚）

表 5-6 脳神経の線維構成

	線維構成	起始核	終止核	支配器官
舌下神経（XII）	一般体性遠心性	舌下神経核		舌筋
副神経（XI）	特殊内臓遠心性	疑核（尾側部）		喉頭筋
	一般体性遠心性	副神経核		僧帽筋，胸鎖乳突筋
迷走神経（X）	特殊内臓遠心性	疑核（中間部）		軟口蓋の筋，咽頭の筋
	一般内臓遠心性	迷走神経背側核		（神経節細胞）→胸腹部の平滑筋
		心臓ニューロン		（心臓神経節）→心筋
	一般内臓求心性		弧束核←（下神経節）	胸腹部の内臓
			弧束核←（下神経節）	大動脈小体，大動脈洞
	特殊内臓求心性		弧束核←（下神経節）	喉頭蓋
	一般体性求心性		三叉神経脊髄路核←（上神経節）	外耳道，鼓膜の外側面
舌咽神経（IX）	特殊内臓遠心性	疑核（吻側部）		上咽頭収縮筋の一部と茎突咽頭筋
	一般内臓遠心性	下唾液核		（耳神経節）→耳下腺
	一般内臓求心性		弧束核←（下神経節）	咽頭，耳管，鼓室，鼓膜内側面
			弧束核←（下神経節）	頚動脈小体，頚動脈洞
	特殊内臓求心性		弧束核←（下神経節）	舌の後1/3の部分の味蕾
	一般体性求心性		三叉神経脊髄路核←（上神経節）	耳介
顔面神経（VII）中間神経	特殊内臓遠心性	顔面神経核		顔面の表情筋その他
	一般内臓遠心性	上唾液核		（翼口蓋神経節）→涙腺，口蓋腺
				（顎下神経節）→顎下腺，舌下腺
	特殊内臓求心性		弧束核←（膝神経節）	舌の前1/3の部分と口蓋の味蕾
	一般体性求心性		三叉神経脊髄路核←（膝神経節）	鼓膜外側面，耳介
内耳神経（VIII）前庭神経	特殊体性求心性（平衡覚）		前庭神経核←（前庭神経節）	前庭
	前庭遠心性	外転神経核の外側		前庭有毛細胞
蝸牛神経	（聴覚）		蝸牛神経核←（ラセン神経節）	蝸牛
	聴覚遠心性	上オリーブ周囲核		蝸牛有毛細胞
三叉神経（V）	特殊内臓遠心性	三叉神経運動核		咀嚼筋
	一般体性求心性		三叉神経脊髄路核，主感覚核←（三叉神経節）	頭部顔面
			（中脳路核）	←咀嚼筋，顎関節
外転神経（VI）	一般体性遠心性	外転神経核		外側直筋
滑車神経（IV）	一般体性遠心性	滑車神経核		上斜筋
動眼神経（III）	一般体性遠心性	動眼神経核		内側直筋，上直筋，下斜筋，上眼瞼挙筋
	一般内臓遠心性	動眼神経副核		（毛様体神経節）→瞳孔括約筋，毛様体筋

一般体性遠心性：体性横紋筋支配の運動性　特殊内臓遠心性：鰓弓起源の横紋筋支配の運動性　一般内臓遠心性：副交感性，平滑筋支配の運動性，外分泌腺支配の分泌性，心筋支配の運動性　一般内臓求心性：内臓感覚　特殊内臓求心性：味覚　一般体性求心性：体性感覚　特殊体性求心性：嗅覚，視覚，聴覚，平衡覚

は，舌の分界溝より前の部分では舌神経（三叉神経の枝）により，後の部分は舌咽神経によって三叉神経脊髄路核に伝えられる．

2 副神経（XI）

副神経 accessory nerve は，延髄根と脊髄根か

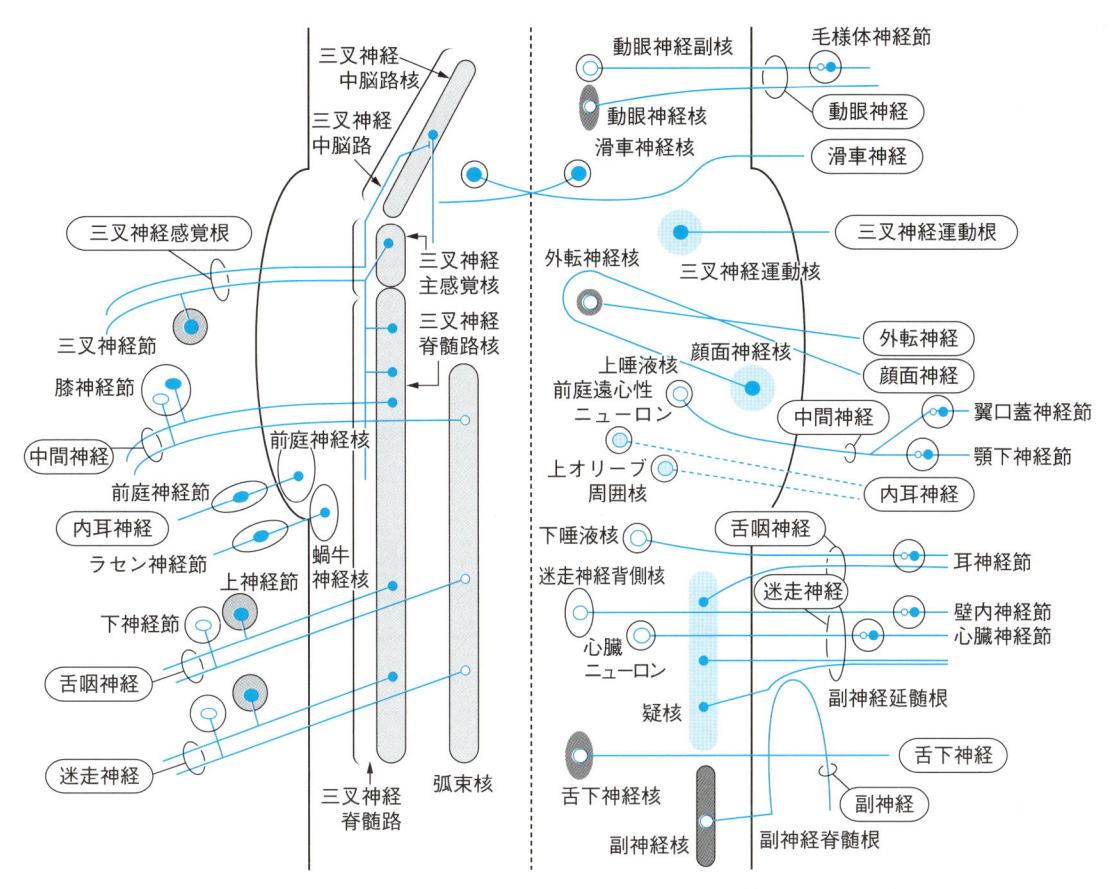

図 5-128 脳神経の遠心性線維の起始核（右）と求心性線維の終止核（左）
（中脳，橋，延髄を背側よりみる）

らなる．延髄根は疑核 nucleus ambiguus の尾側部から起こる．延髄を出ると，脊髄根と合して走るが，分かれて迷走神経に入る．その後は，上喉頭神経および反回喉頭神経に入り，喉頭筋を支配する．声門の開閉（発声）を司る．喉頭筋からの求心性線維は，迷走神経を介して弧束核に終わる．脊髄根は頸髄上部の副神経核 accessory nucleus から起こる．この核は，錐体交叉の高さから第5または第6頸髄の高さまで存在する．吻側では，前角の内側に位置する．次第に外側に移動し，尾側では前角の背外側で側索に内接して位置する．軸索は側索を貫いて脊髄の外に出る．頸髄の外側に沿って上行して，頭蓋内に入り，延髄根と合流する．その後，頸部を下行して，僧帽筋と胸鎖乳突筋を支配する．副神経には，第2〜第4頸神経からの線維が加わる．これらは，僧帽筋と胸鎖乳突筋

からの求心性線維と頸髄の運動ニューロンからの遠心性線維を含んでいる．

3 迷走神経（Ⅹ）

迷走神経 vagus nerve は2種類の遠心性線維と3種類の求心性線維からなる．遠心性線維の起始核は疑核 nucleus ambiguus（迷走神経腹側核 ventral nucleus）と迷走神経背側核 dorsal nucleus である．求心性線維の終止核は弧束核 solitary nuclei と三叉神経脊髄路核 spinal nucleus of trigeminal nerve である．

◆ 遠心性線維

疑核からは横紋筋支配の運動線維が起こり，軟口蓋の筋（口蓋垂筋，口蓋帆挙筋），3つの咽頭収

縮筋（上咽頭収縮筋，中咽頭収縮筋，下咽頭収縮筋），3つの咽頭挙筋のうち口蓋咽頭筋と耳管咽頭筋を支配する．したがって，迷走神経が傷害されると，嚥下困難が起こる．迷走神経背側核は，胸腹部の内臓にいく副交感節前線維を出す．節前線維は，これらの支配器官にある神経節細胞（壁内神経節），消化管では，筋間神経叢と粘膜下神経叢にある神経節細胞に接続して，平滑筋を支配する．副交感節前線維のうち，心臓支配のニューロン（心臓抑制ニューロン）は，疑核の近くで延髄網様体の腹側または腹外側に存在する．一部は，迷走神経背側核の腹側から疑核背側の延髄網様体に存在する．節前線維の大部分は，心臓神経叢内にある心臓神経節の節後ニューロンに終わり，一部は，洞房結節や房室結節付近あるいは心臓壁内に分布する節後ニューロンに終わる．迷走神経背側核は，視床下部の外側核や室傍核小細胞性部から入力を受けている．

◆ 求心性線維

　一般内臓求心性線維のニューロンは下神経節にある．咽頭，食道，腹部からの線維は孤束核の内側部に終わり，一部はさらに最後野 area postrema にも投射する．気管，気管支，肺からの求心性線維は孤束核の外側部に終わる．それぞれ，胸腹部の器官からの求心性線維の終止に局在がみられる．一般内臓求心性線維のうち，大動脈小体の化学受容器，大動脈洞にある圧受容器からの線維（大動脈神経）は，孤束核の内側部に終わる．味覚線維は，上喉頭神経の内枝を介して，喉頭蓋からの味覚を孤束核に伝える．一般体性求心性線維のニューロンは上神経節にあって，外耳道，鼓膜外側面の後上部からの体性感覚を三叉神経脊髄路核に伝える．

4 舌咽神経（IX）

　舌咽神経 glossopharyngeal nerve は，2種類の遠心性線維と3種類の求心性線維からなる．遠心性線維は疑核と下唾液核 inferior salivatory nucleus から起こる．求心性線維は孤束核と三叉神経脊髄路核に終わる．

◆ 遠心性線維

　横紋筋支配の運動線維は，疑核から起こり，上咽頭収縮筋の一部と茎突咽頭筋を支配する．下唾液核からの副交感節前線維は，鼓室神経 tympanic nerve から小錐体神経 lesser petrosal nerve となって耳神経節 otic ganglion にある節後ニューロンに接続し，耳下腺の分泌を司る．下唾液核のニューロンは，延髄の小細胞性網様核において，顔面神経核の尾側から疑核の吻側の高さで，それらの背側に存在する．

◆ 求心性線維

　一般内臓求心性線維のニューロンは下神経節にある．2種類の求心性線維がある．1つは，中咽頭，口峡，耳管，鼓室，鼓膜の内側面（鼓室面），舌の分界溝より後の部分の粘膜からの温度覚，痛覚，触覚を伝える．他の1つ（頸動脈枝）は，頸動脈小体にある化学受容器と頸動脈洞の圧受容器からの情報を伝える．中枢枝は孤束核の内側部で，背側の領域に終わる．味覚線維は舌の分界溝より前にある有郭乳頭と舌根にある舌乳頭からの味覚を孤束核に伝える．一般体性求心性線維のニューロンは上神経節にあって，耳介からの体性感覚を三叉神経脊髄路核に伝える．

5 顔面神経（VII）

　顔面神経 facial nerve は，横紋筋支配の運動線維と中間神経 intermediate nerve からなる．運動線維は顔面神経核 motor nucleus of facial nerve から起こり，顔面の表情筋を支配する．顔面神経核内では，それぞれ筋群を支配するニューロン群が局在している．顔面神経は，またアブミ骨筋，茎突舌骨筋，顎二腹筋の後腹を支配する．アブミ骨筋ニューロンは顔面神経核と上オリーブ核の内側から腹側に存在し，茎突舌骨筋ニューロンは顔面神経核の背側から背内側近くに分布している．顎二腹筋ニューロンは，顔面神経の下行脚の内側に接して存在する顔面神経副核に局在する．顔面

神経支配の眼輪筋が反射的に収縮する反射運動として，閃輝反射と角膜反射（三叉神経の項参照）がある．閃輝反射 dazzle reflex は，強い光刺激に対して瞼が閉じる反射である．この反射は，光刺激が網膜の神経節細胞から視蓋前域オリーブ核 olivary pretectal nucleus を経由して，両側の顔面神経核の眼輪筋運動ニューロンに伝えられることで起こる．

中間神経は，顔面神経根と内耳神経根の中間に位置する．中間神経は，遠心性線維と求心性の線維からなる．遠心性である副交感（分泌性）線維は上唾液核 superior salivatory nucleus から起こり，翼口蓋神経節 pterygopalatine ganglion と顎下神経節 submandibular ganglion に至る．翼口蓋神経節へ行く線維は大錐体神経 greater petrosal nerve を通る．翼口蓋神経節の節後ニューロンは涙腺と口蓋腺を支配する．顎下神経節に行く線維は，鼓索神経 chorda tympani と舌神経 lingual nerve を通る．顎下神経節の節後ニューロンは，顎下腺と舌下腺を支配する．上唾液核のニューロンは延髄の小細胞性網様体核において顔面神経核の背側に分布し，視床下部外側核，分界条床核など大脳辺縁系の制御を受けている．求心性線維には味覚線維と一般体性感覚線維があり，1次ニューロンは膝神経節 geniculate ganglion にある．味覚線維は，舌の分界溝より前の部分（舌の前 2/3 の部分）にある味蕾（有郭乳頭を除く）と口蓋に分布する味蕾を支配する．これらの部位からの味覚は，それぞれ舌神経-鼓索神経と口蓋神経によって弧束核吻側部に伝えられる．一般体性感覚線維は鼓膜外側面や耳介に分布し，表在感覚を三叉神経脊髄路核に伝える．

◆ 弧束核とその中枢結合

弧束核 solitary nuclei は橋から延髄にかけて存在し，吻側から尾側の方向に柱状の形をしている（図 5-128）．弧束核は，弧束を取り囲む 9 つの核（背側核，背内側核，内側核，交連核，中間核，腹側核，腹外側核，介在核，背外側核）からなる．舌咽神経，迷走神経，中間神経の味覚線維と舌咽神経，迷走神経の一般内臓求心性線維が終わる．入力の種類と末梢支配領域によって，終止部位が異なる．弧束核からの上行線維は，結合腕傍核，視床下部，大脳辺縁系（分界条床核，扁桃体の中心核），島皮質に投射する．これらの領域のほか，辺縁下皮質が弧束核に投射する．弧束核からの下行性線維は，腹側核，腹外側核，内側核，中間核から起こり，交叉性に頚髄と胸髄に投射して，横隔神経運動核や肋間筋運動ニューロンに接続する．

1）味覚の経路

味覚線維は主に，弧束核の吻側部に終わる．弧束核ニューロンの軸索は，交叉して対側の内側毛帯 medial lemniscus の最内側部を上行して，視床 thalamus の後内側腹側核 ventral posteromedial nucleus で最内側部の小細胞性部に終わる．小細胞性部からは大脳皮質の頭頂弁蓋部（第 43 野）から島皮質の境界部位に投射する．また，霊長類以下では，弧束核から同側の橋の結合腕傍核 parabrachial nuclei を経て，後内側腹側核に投射する系がある．

2）内臓感覚の経路

内臓感覚は，舌咽神経と迷走神経によって弧束核の尾側の領域に伝えられる．次いで，結合腕傍核，視床後内側腹側核，島皮質に伝えられるが，味覚とは異なる領域に投射する．

3）呼吸・循環の経路

呼吸と循環の入力は，舌咽神経と迷走神経の一般内臓求心性線維によって伝えられる．心臓の活動により血圧が上昇すると，大動脈洞と頚動脈洞の圧受容器からの信号が弧束核を介して，心臓抑制ニューロンに伝えられる．その結果，心臓の活動が抑制される．頚動脈洞の内圧を上昇させるか，あるいは頚動脈洞を外から圧迫すると，同じ機序により遅脈が起こる．この反射は頚動脈洞反射とよばれる．一方，PO_2 の低下は，大動脈小体と頚動脈小体の化学受容器を介して，その情報が弧束核に伝えられる．その結果，頚髄の横隔神経運動ニューロンと胸髄の外肋間筋運動ニューロンが活動し，吸息が促進される〔ヘーリング-ブロイエル（Hering-Breuer）呼息反射〕．吸息により肺，気管支が伸展させられると，遅順応型伸展受容器が刺

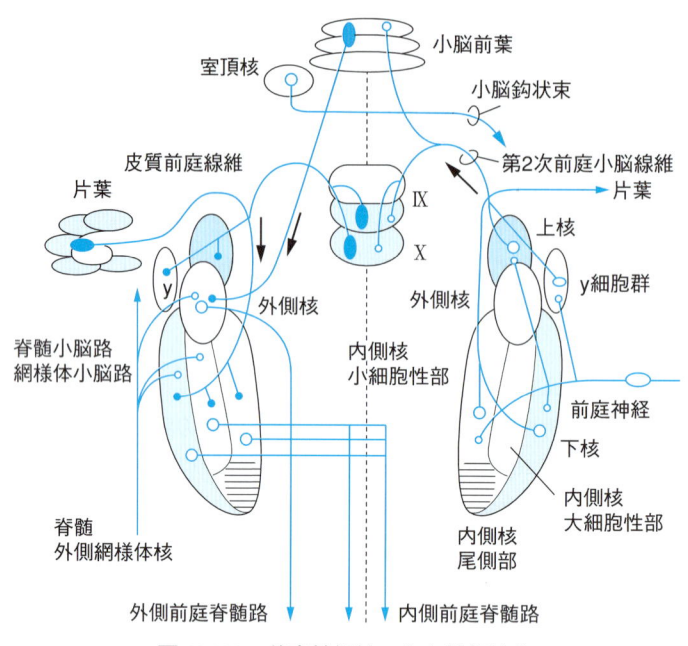

図 5-129 前庭神経核の主な神経結合

激され，その活動が迷走神経を介して孤束核に伝えられ，吸息が抑制される（Hering-Breuer 吸息反射）．呼吸運動に関連するニューロンは，孤束核（背側呼吸ニューロン群とよぶ）の他，延髄の腹外側網様核，中間網様核とベッツィンガー（Bötzinger）複合体に存在する（腹側呼吸ニューロン群）．これらのニューロン群には脊髄の横隔神経，肋間筋運動ニューロンと結合するものがある（詳細は第5章 3-2「呼吸運動制御」を参照）．

6 前庭神経（Ⅷ）

前庭神経 vestibular nerve は，内耳にある前庭神経節 vestibular ganglion の双極細胞に由来する．末梢枝は内耳の半規管，卵形嚢と球形嚢の有毛細胞とシナプス結合をする．中枢枝は前庭神経核 vestibular nuclei に終わる（図5-129）．前庭神経核には，外側核 lateral vestibular nucleus〔ダイテルス（Deiters）核〕，内側核 medial vestibular nucleus，上核 superior vestibular nucleus，下核 inferior vestibular nucleus（下行核 descending vestibular nucleus，脊髄核 spinal vestibular nucleus ともよばれる）の4核がある．前庭神経核は，索状傍体の線維束によって2群に分けられる．

1つは索状傍体の線維束の中に存在する外側核と下核である[1]．他の1つは，この線維束より内側と吻側に存在する内側核と上核である．バーマン（Berman AL）は外側核を背側部と腹側部に分けた[2]．背側部には小脳の虫部B帯から皮質前庭線維（プルキンエ細胞の軸索）が投射するが，前庭からの第1次前庭線維は投射しない．これに対して，腹側部には，第1次前庭線維が終わり，皮質前庭線維は投射しない．フォーフト（Voogd J）はこの皮質前庭線維（索状傍体の線維束）の存在しない腹側の領域を内側核の大細胞性部とみなした[1]．すなわち，内側核は，背側聴条より内側にある小細胞性部と外側にある大細胞性部とに分けられる．尾方では，大細胞性部がなくなる領域は小細胞性部と融合して，尾側部となる．その他，x，y，z，f，lの5つの細胞群と前庭神経間質核が前庭神経核群に含められる．l細胞群とf細胞群は，それぞれ外側核と下核の中の細胞群である．これに対して，x細胞群とz細胞群は，それぞれ，副楔状束核と薄束核の吻側にあって，脊髄からの投射を受ける．外側核（ダイテルス核），x細胞群とz細胞群は，第1次前庭線維の投射を受けないので本来は前庭神経核ではないと考えられる．

第1次前庭線維は，外側核以外のすべての前庭

神経核とy細胞群の腹側群に投射する．内側核では，下核との境界近くと大細胞性部に終わる．前半規管，外側（水平）半規管からの線維はさらに内側核小細胞性部に終わる．外側半規管と卵形嚢からの線維は内側に向かい，同側の外転神経核に終わる．外側半規管からの線維はさらに正中を越えて，対側の外転神経核と内側核に終わる．球形嚢からの線維はy細胞群の腹側群に投射する．第1次前庭線維は，小脳皮質に直接投射する．この第1次前庭小脳線維 primary vestibulocerebellar fibers は，虫部小節（第X小葉）と虫部垂（第IX小葉）の尾側部，前葉の虫部に終わる．前葉では，小葉の深部に投射し，第I小葉と第II小葉に投射が多い．前庭神経核は第1次前庭線維を受けた後，中枢内の多くの神経核と多彩な結合をする．

◆ 小脳との結合
1）第2次前庭小脳線維と小脳皮質前庭線維

第2次前庭小脳線維 secondary vestibulocerebellar fibers は内側核小細胞性部，上核，下核，y細胞群（腹側群）から起こり，前庭小脳（第X小葉，第IX小葉の尾側部，片葉），腹側傍片葉の一部，前葉（第I-V小葉）の虫部と第VI小葉に投射する．下核と内側核は第VII-VIII小葉にも投射する．これらの投射は両側性である．内側核大細胞性部と外側核は小脳には投射しない．一方，第I-VI小葉の虫部の外側部（B帯）と前庭小脳から起こった皮質前庭線維 cerebellar corticovestibular fibers（プルキンエ細胞の軸索）が前庭神経核に抑制性の投射をする．B帯のプルキンエ細胞は外側核に投射する．前庭小脳のうち，第X小葉は主に上核と内側核小細胞性部に投射し，第IX小葉は上核と下核に投射する．片葉は上核，内側核（大細胞性部と小細胞性部）に投射する．そのほか，前庭小脳はy細胞群（腹側群）に投射する．

2）小脳鉤状束

小脳室頂核（内側核）から起こる交叉性の下行路は，小脳鉤状束 uncinate fasciculus of cerebellum，交叉性室頂核前庭路，室頂核延髄路とよばれている．軸索は，正中で交叉した後，上小脳脚の背側に沿って下行し，対側の前庭神経上核，内側核，下核および弧束傍核に投射する．さらに，橋および延髄網様体に投射した後，頸髄上部の中間帯に終わる．室頂核は，これらの結合を介して，運動制御や姿勢の変化で引き起こされる循環の変動の制御に関与している．

◆ 交連性結合，上行性投射と下行性投射
1）交連線維

左右の前庭神経核間には広範な交連結合がみられる．外側核は交連結合に関与しない．一側の核は，対側の同名の核に強く投射するが，それ以外のすべての前庭神経核およびy細胞群（腹側群）にも投射する．これらの投射には，興奮性と抑制性の結合がある．

2）脊髄との結合

前庭神経核からは脊髄に投射して，運動ニューロンと介在ニューロンに結合する2つの経路が起こる．1つは，外側前庭脊髄路 lateral vestibulospinal tract で，外側核から起こり，脊髄の全長にわたって，同側性に投射する．他の1つは，内側前庭脊髄路 medial vestibulospinal tract で，内側核小細胞性部と大細胞性部および下核から起こり，同側あるいは対側の内側縦束 medial longitudinal fasciculus を下行する．小細胞性部は主に頸髄上部に投射し，他は腰髄に達する．頸筋や体幹筋の運動ニューロンに終わる．外側前庭脊髄路ニューロンは小脳皮質B帯プルキンエ細胞の抑制性入力を受ける．外側核への興奮性入力についてはよくわかっていない．脊髄や外側網様体核からの投射が知られている（図5-129）．脊髄からの投射は，脊髄小脳路の側枝に由来し，すべての高さから起こる．特に同側の頸髄上部の後角ニューロンと対側の中心頸核からの投射が多い．これらの頸髄のニューロンは内側核と下核にも投射する．

3）外眼筋運動核との結合

前庭神経核（外側核を除く）は外眼筋運動核（外転神経核，滑車神経核，動眼神経核）に投射する．投射は前庭神経内側核，下核，上核とy細胞群の背側群（小脳下核 infracerebellar nucleus）から起こる．上核から対側の動眼神経核（上直筋運動ニューロン）へ行く軸索は，結合腕の腹側から網

様体の腹側を通る．内側核大細胞性部から同側の動眼神経核（内側直筋運動ニューロン）へ行く軸索は，ダイテルス上行路 ascending tract of Deiters を通る．それ以外は，同側あるいは対側の内側縦束を上行する．上核と y 細胞群（背側群），および内側核から出た軸索は，それぞれ同側および対側の内側縦束を上行して，カハール（Cajal）間質核，ダルクシェヴィチ（Darkschewitsch）核に投射する．上核はさらに内側縦束の吻側間質核に投射する．カハール間質核からの下行線維は内側縦束を通り，動眼神経核（内側直筋運動ニューロンを除く），滑車神経核，舌下神経前位核に枝を出した後，前庭神経内側核と下核に終わる（詳細は第5章2-7「眼球運動制御」を参照）．また，内側核と下核には，軸索が分岐して，対側の動眼神経核と頚筋運動ニューロンの両方に軸索を送るニューロンが存在する．軸索は対側の内側縦束を上行および下行する．

4）前庭視床路

前庭視床路 vestibulothalamic tract は前庭神経内側核，下核，上核から起こり，視床の外側腹側核，中間腹側核，基底腹側核，髄板内核，膝上核，内側膝状体核に投射する．これらの視床の核からは，大脳皮質の第6野，前頭眼野，第3a野，第2野，頭頂島皮質（前庭皮質），側頭連合野などに投射する．頭部の傾き，眼球運動の信号によって，平衡感覚，眩暈の感覚，身体の空間位置覚の知覚に関与しているものと考えられる．これらの大脳皮質の領域は前庭神経核に投射する．

5）前庭神経遠心性線維

前庭神経には，求心性線維以外に末梢に至る線維が含まれている．起始ニューロンは，顔面神経膝の近くで前庭神経内側核の内側に接して存在する．この核からの線維は前庭の有毛細胞とシナプス結合をする．投射は両側性で，対側の方が多い．

7　蝸牛神経（Ⅷ）

蝸牛神経 cochlear nerve は内耳の蝸牛に到達した音を伝える．第1次ニューロンは蝸牛軸に存在するラセン神経節 spiral ganglion の双極ニューロンである．中枢枝は橋延髄の境界の高さで，その外側部から入り，上行枝と下行枝に分岐する．上行枝は蝸牛神経背側核 dorsal cochlear nucleus と蝸牛神経腹側核 ventral cochlear nucleus の前部に終わり，下行枝は蝸牛神経腹側核の後部に終わる．蝸牛神経核からは，中継核を経由して，最終的に大脳皮質聴覚野に至る．中継核は，それぞれ，次のように細区分されている．

① 台形体核 nucleus of trapezoid body（台形体腹側核）：内側核，外側核と腹側核からなる．
② 上オリーブ核 superior olivary nucleus（台形体背側核）：内側核，外側核とオリーブ周囲核からなる．オリーブ周囲核からは聴覚遠心路（上オリーブ核蝸牛路 olivocochlear tract）が出る．
③ 外側毛帯核 nuclei of lateral lemniscus：背側核，中間核と腹側核からなる．
④ 下丘核 nuclei of inferior colliculus：中心核，外側核と中心周囲核からなる．
⑤ 内側膝状体核 medial geniculate nuclei：内側核，背側核と腹側核からなる．

蝸牛神経核からは，3つ上行路（聴条 acoustic striae）が起こる．蝸牛神経背側核から起こり，交叉して対側の外側毛帯を上行して下丘に終わる背側聴条 dorsal acoustic stria，蝸牛神経腹側核の前部から起こり，同側の上オリーブ核，対側の台形体核と上オリーブ核の内側核に終わる腹側聴条 ventral acoustic stria，蝸牛神経腹側核の後部から起こり，両側の上オリーブ核の外側核に終わる中間聴条 intermediate acoustic stria である．次いで，台形体核は同側の上オリーブ核外側核と外側毛帯中間核に投射し，上オリーブ核は外側毛帯背側核に投射する．外側毛帯背側核はプロープスト（Probst）交連を介して，対側の外側毛帯背側核に抑制性の投射をする．外側毛帯核は下丘に投射する．下丘は，対側の下丘と内側膝状体に投射する（第6章3「聴覚」を参照）．

8　三叉神経（Ⅴ）

三叉神経は運動線維と一般体性感覚線維からなる．運動線維は三叉神経運動核 motor nucleus か

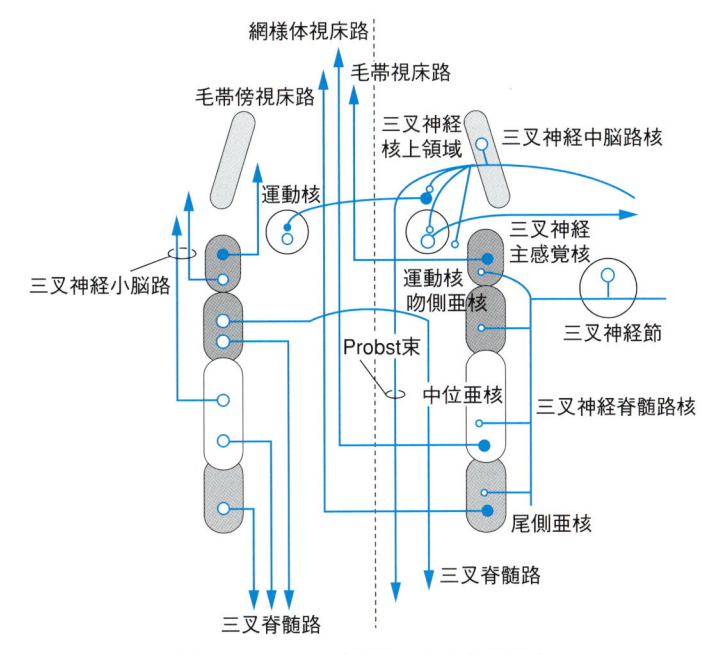

図 5-130　三叉神経核の主な神経結合

ら起こり，咀嚼筋（咬筋，翼突筋，側頭筋），顎二腹筋の前腹，鼓膜張筋，口蓋帆張筋を支配する．運動核内では，これらの筋を支配する運動ニューロン群が局在している．感覚線維のニューロンは三叉神経節 trigeminal ganglion と中脳路核 mesencephalic nucleus にある（図 5-128，5-130）．1 次求心性線維は上行枝と下行枝に分岐し，上行枝は三叉神経主感覚核 principal sensory nucleus に終わり，下行枝は三叉神経脊髄路核 spinal nucleus に終わる．三叉神経の感覚核は橋から延髄，脊髄上部にかけて柱状をなして存在する．脊髄路核は吻側から尾側に向かって吻側亜核，中位亜核，尾側亜核の 3 つの亜核からなる．脊髄路核に終わる線維は三叉神経脊髄路 spinal tract of trigeminal nerve を下行する．

中脳路核の細胞は偽単極性であって，三叉神経節の細胞が中枢神経内に移動したものと見なされている．末梢枝は咀嚼筋（閉口筋）や口蓋筋の筋紡錘，歯周囲膜，顎関節からの固有感覚を伝える．末梢枝は中枢内では三叉神経中脳路 mesencephalic tract を形成する．中枢枝は三叉神経運動核，三叉神経核上領域，核間領域，核傍領域に終わる．核上領域では，対側の運動核に投射する抑制性ニューロンと結合する．中枢枝は，さらに，橋延髄の背外側にあるプロープスト束を下行して，直接または間接的に，三叉神経脊髄路核の中位亜核，顔面神経核，舌下神経核の運動ニューロンと結合する．次いで，脊髄上部に至り，後角の基部に終わる．これらの結合は咀嚼，嚥下，頭部の運動や発語の際の顎，口唇，舌，舌骨の反射運動に関わっているものと考えられる．

◆ 三叉神経の中枢結合

三叉神経の感覚核は，頭部顔面領域，口腔内の組織（口腔粘膜，舌粘膜，歯）の温度覚，痛覚，触覚，圧覚などの一般体性感覚，外眼筋の固有感覚などの末梢性入力と中枢内のさまざまな領域から多種類の情報を受けて，他の領域に伝える．その投射部位も著しく広範囲である．

◆ 三叉神経視床路

三叉神経の中枢路（三叉神経 2 次路）として最も重要なものに三叉神経視床路 trigeminothalamic tract がある．この経路は背側路と腹側路からなり，三叉神経支配領域の一般体性感覚を大脳皮質の体性感覚野に伝える．久留（1949）[3]は，ヒ

トの材料において，マルキ法で変性線維を追跡し，3経路を区別した．現在までの，ヒト以外の動物における研究結果とを統合すると，おおよそ次のようになる．

1) 網様体視床路 reticular quintothalamic tract

三叉神経背側路 dorsal trigeminothalamic tract に相当する．中位亜核から起こり，交叉の後，対側の内側毛帯より背側において，網様体の中を通る．原始触圧覚を伝える．前脊髄視床路に対応する．

2) 毛帯視床路 lemniscal quintothalamic tract

三叉神経腹側路 ventral trigeminothalamic tract に相当する．主感覚核の腹側部から起こり，対側の内側毛帯の内側部を形成して上行する．下位の中位亜核からの線維も加わるものと思われる．識別性の触圧覚を伝える．痛覚にも関与している．なお，主感覚核の背側部からは同側性の径路が起こるが，腹側路とは異なる経過をとる．

3) 毛帯傍視床路 paralemniscal quintothalamic tract

久留によって初めて記載された径路である．尾側亜核のⅠ層と主にⅤ層のニューロンから起こり，交叉した後，対側の内側毛帯の背外側を通る．温痛覚を伝える．外側脊髄視床路に対応する．

これらの3つの経路は，視床腹側核の後内側部や髄板内核に投射する．視床腹側核の後内側部からは体性感覚野（第3，第1，第2野）の腹側部（頭部顔面の領域）に投射する．

◆ その他の三叉神経2次路

三叉神経の感覚核からは，次のような上行性と下行性の投射が起こる（図5-130）．

1) 三叉神経視蓋線維 trigeminotectal fibers

主感覚核および三叉神経脊髄路核，特に，吻側亜核から起こり，対側の上丘に投射する．

2) 三叉神経小脳路 trigeminocerebellar tract

主感覚核と中位亜核から起こり，同側の小脳後葉の虫部皮質（第Ⅵ-Ⅸ小葉）と後葉の半球皮質に投射する．主感覚核は虫部皮質には投射しない．

3) 三叉-脊髄路 trigeminospinal tract

吻側亜核から起こり，両側性に，中位亜核から起こり，同側性に脊髄に投射する．顔面の皮膚刺激によって頚部の反射運動（三叉神経-頚反射 trigeminocervical reflex）や体幹の反射運動（三叉神経-脊髄反射 trigeminospinal reflex）が引き起こされる．三叉神経-頚反射では，顔面皮膚の触覚が，吻側亜核のニューロンを介して，両側の頚筋運動ニューロンに伝えられる．2シナプス性の経路である．

4) 角膜反射 corneal reflex

角膜の触刺激によって，両側の眼瞼が閉じる反射である．触刺激は短毛様体神経から鼻毛様体神経を通って，中位亜核に伝えられる．次いで，3シナプス性あるいは網様体を介する多シナプス性の経路によって両側の眼輪筋運動ニューロン（顔面神経核）に伝えられ，眼瞼が閉じる．この両側性の結合により，一側の三叉神経が障害されても，対側の角膜刺激で眼瞼が閉じる．しかし，刺激側の顔面神経の麻痺があれば，この反射が起こらない．

9 動眼神経(Ⅲ)・滑車神経(Ⅳ)・外転神経(Ⅵ)

これらの神経は外眼筋を支配して，眼球運動を司る．滑車神経 trochlear nerve は上斜筋を支配し，外転神経 abducens nerve は外側直筋を支配する．動眼神経 oculomotor nerve は上丘の高さにある動眼神経核から起こり，内側直筋，下斜筋，下直筋，上直筋，上眼瞼挙筋を支配する．上斜筋，上直筋，上眼瞼挙筋の支配は交叉性である．軸索は核を出ると交叉して，対側の筋にいく．

◆ 動眼神経副核

動眼神経には副交感節前線維が含まれる．この節前線維は動眼神経副核 accessory nuclei of oculomotor nerve から起こり，外眼筋支配の軸索とともに走る．下直筋を支配する動眼神経の下枝から，交通枝を介して毛様体神経節 ciliary ganglion の節後ニューロンに接続する．節後線維は短毛様体神経 short ciliary nerves となって眼球の後面より眼球に入り，瞳孔括約筋と毛様体筋を

支配する．光反射 light reflex，輻輳反射 convergence reflex（近距離反射 near reflex），調節反射 accommodation reflex（または調節反応）を司る．光反射は，光の刺激に対して，瞳孔括約筋を収縮させて，瞳孔を閉じる反射である．輻輳反射は，物体を眼前に近づけるとき，眼球が内転して，焦点を合わせる反射である．その際，瞳孔が収縮する（縮瞳）．同時に，毛様体筋が収縮して，レンズの彎曲が増す．これを調節反射とよぶ．光刺激は，網膜の神経節細胞から，視蓋前域オリーブ核，次いで，両側の動眼神経副核に伝えられる．調節反応は，大脳皮質→上丘の中間層→視蓋前域オリーブ核と視索核→動眼神経副核に至る経路によって行われると考えられる．神経梅毒や糖尿病において，輻輳反射で縮瞳がみられるのに，光刺激では，縮瞳が起こらないことがある．これはアーガイル-ロバートソン（Argyll-Robertson）徴候とよばれている．障害部位は同定されていない．光反射を司る副交感神経核は，エディンガー-ウェストファール（Edinger-Westphal）核とよばれるが，核あるいはそれを構成する細胞群の定義は著者によって異なる．毛様体神経節に軸索を送るニューロンは，動眼神経核の吻側に位置する前正中核と背側に位置する内側内臓細胞柱と外側内臓細胞柱に存在する．したがって，これらの神経核が，副交感神経核を構成していると思われる．このうち，外側内臓細胞柱が視蓋前域オリーブ核から投射を受けることから，この細胞柱が光反射に関与するものと推定される．他の神経核の入力と機能は不明である．一方，光量が減少すると，その情報は胸髄上部の交感神経節前ニューロン（中間外側核）に伝えられ，交感神経支配の瞳孔散大筋が収縮して瞳孔が開く（散瞳）．網膜から中間外側核に至る経路は，まだ明らかになっていない．

　神経系の機能は，神経回路を基盤としてなり立っている．あるニューロン群の求心性入力の起源と機能，そのニューロン群の投射と結合を連続的に明らかにしなければならない．しかし，現在なお，基本的な結合についても未解明のことが多い．脳幹のうち，中脳，橋，延髄の主要な神経核

と脳神経の基礎回路の概略を述べてきた．その多くは，神経核単位で知られている結合に関するものである．

■ 引用文献

1) Voogd J : *The Cerebellum of the Cat : Structure and Fibre Connexions*. Van Gorcum, Assen, 1964
2) Berman AL : *The Brain Stem of the Cat : A Cytoarchitectonic Atlas with Stereotaxic Coordinates*. The Universtiy of Wisconsin Press, Madison, 1968
3) 久留　勝：人体脊髄並に脳幹にける於ける知覚伝導経路．創元社, 1949

■ 参考文献

4) Brodal P, Bjaalie JG : Organization of the Pontine Nuclei. *Neurosc Res* **13** : 83-118, 1992
5) Carpenter MB : *Core Text of Neuroanatomy, 4th ed*., Williams & Wilkins, Baltimore, 1991
6) Ito M : The *Cerebellum and Neural Control*. Raven Press, New York, 1984
7) 岩堀修明：神経解剖学．金芳堂, 京都, 1998
8) Federative Committee on Anatomical Terminology : *Terminologia Anatomica : International Anatomical Terminology*. Thieme, Stttugart, pp. 104-143, 1998.
9) 細谷安彦：視床下部の神経結合の現段階―下行性投射を中心として．脳神経　**44** : 399-410, 1992
10) Kobayashi Y : Distribution and size of cerebellar and thalamic projection neurons in the trigeminal principal sensory nucleus and adjacent nuclei in the rat. *Acta Anat Nippon* **70** : 156-171, 1995
11) Paxinos G : *The Rat Nervous System, 2nd ed*., Academic Press, San Diego, 1995
12) Voogd J, Gerrits NM, Ruigrok TJH : Organization of the vestibulocerebellum. *Ann NY Acad Sci* **781** : 553-579, 1996
13) Waxman SG : *Correlative Neuroanatomy, 24th ed*., Prentice-Hall International, Inc., London, 1999
14) Williams PL : *Nervous System. Gray's Anatomy. The Anatomical Basis of Medicine and Surgery*. Churchill Livingstone, New York, pp. 901-1397, 1995
15) 山田　坦：自律神経系の解剖―末梢と中枢との関連．神経精神薬理　**5** : 619-671, 1983

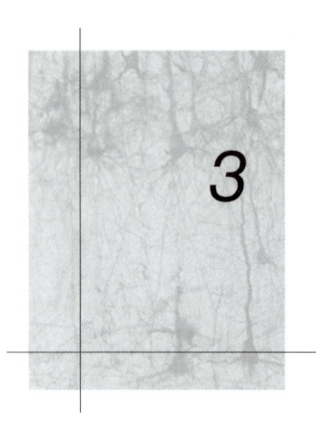

3 脳幹の神経機構
〔2〕呼吸運動制御

江連 和久

呼吸運動は，胸腔の周期的体積変化を引き起こす筋活動であり，肺におけるガス交換を目的とする．この運動は，循環系の活動と密接に連携し生体内環境の恒常性維持と外的環境への適応をもたらし，動物の活動性を最大限に保証する．呼吸運動は，幾重ものフィードバック機構で自動的に制御されており，この制御機能の失調は，個体生命を直接的に脅かす．呼吸運動制御機構の中心は，脳幹に存在する一群のニューロンとそれらのネットワークよりなり，その機能を含めて呼吸中枢 respiratory center とよばれる．

呼吸運動調節概説

呼吸運動の調節系を模式的に表現すると図5-131のようになる．呼吸中枢は延髄にあり（後出），呼吸の自律的なリズムと呼吸筋収縮のための時間空間的パターンを生成する．呼吸中枢からの出力はポンプ筋と上気道筋を収縮させる．ポンプ筋は横隔膜，肋間筋，腹筋であり，その収縮は胸腔ひいては肺の体積変化を引き起こし，換気運動の原動力となる．上気道筋とは咽頭や喉頭の開大筋・収縮筋群，さらには舌筋群であり，肺への空気の出入りを調節する弁の役割を果たす．ポンプ筋と上気道筋の調和のとれた収縮が正常呼吸の必須条件であり，その失調はさまざまな異常呼吸の原因となる．ポンプ筋の運動ニューロン（M）は脊髄にあり，呼吸中枢からの情報を中継ニューロン（BS）を介して受け取る（図5-131）．一方，上気道筋の運動ニューロン（M）は呼吸中枢およびその近傍の延髄に存在する（図5-131）．

基本的に自律的活動である呼吸運動は，意志によるコントロールも可能であるという点で特異な地位を占める．一般に，呼吸中枢の活動は，睡眠覚醒や情動，また痛み刺激や歩行運動に伴う筋活動といった上位中枢および脊髄からの入力によりさまざまな修飾を受ける．呼吸運動の結果生じた血中酸素，二酸化炭素の濃度変化は，延髄内外の化学的受容器を刺激し，呼吸中枢の活動にフィードバックされる．また，呼吸運動によって起こる肺の伸展・縮小は機械的受容器を刺激し，主要な呼吸反射を引き起こす．さらに，咳，くしゃみ，嚥下，嘔吐，発声などの活動時（後出）にも呼吸中枢は積極的に関与する．このように，呼吸中枢は自動性を基盤とし，その時々の動物行動に合わせ，ダイナミックにその活動を変化させる（図5-131）．

呼吸中枢

1 呼吸中枢と延髄

中枢神経系の損傷は生体機能にさまざまな異常を起こす．延髄の損傷は特に呼吸運動の障害を引き起こすため，呼吸の中枢が延髄に存在することは古くから知られている．呼吸に同期して活動するニューロンを呼吸（性）ニューロン respiratory neuron と総称するが，延髄には特別に強力な呼

図 5-131　呼吸運動調節系の概略
呼吸中枢の本体は延髄に存在する呼吸性ニューロンのネットワークである．呼吸中枢で生成され，時間空間的にパターン化されたリズムは，ポンプ筋と上気道筋の共同した運動を引き起こす．

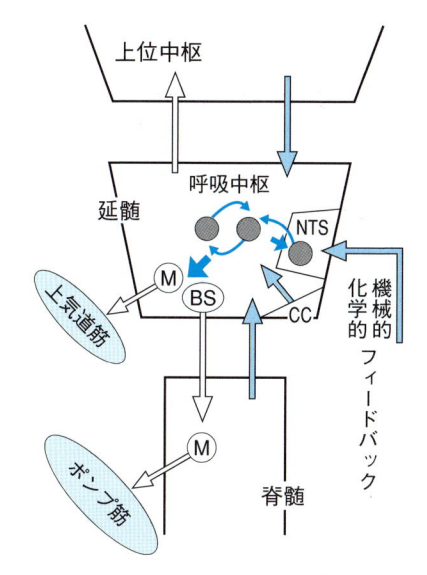

M：運動ニューロン
BS：脊髄投射ニューロン
NTS：孤束核
CC：中枢性化学受容野

吸リズムをもった呼吸性ニューロンが存在する（図5-132）．延髄を実験的に孤立させても延髄内呼吸性ニューロンの多くがそのリズムを維持するのに対し，延髄外の呼吸性ニューロンの活動は消失する．つまり中枢内ニューロンにみられる呼吸リズムの起源は延髄にある．この点は in vivo における切断実験のみでなく，摘出脳幹やスライス等の in vitro 標本でも確認されている（図5-132 B）．その意味で呼吸中枢は延髄にあり，中でも呼吸性ニューロンが密に存在している領域が呼吸中枢の実体である．通常，左右の呼吸中枢は一体として働いているが，正中で切断することにより左右独立にリズムを生成させることも可能である．

呼吸性ニューロンが密集する領域は延髄の背内側部と腹外側部の2カ所にある．前者は背側呼吸ニューロン群 dorsal respiratory group（DRG）とよばれ，孤束核周囲に存在する．後者は，より広い領域にわたり，疑核・後疑核周囲の腹側呼吸ニューロン群 ventral respiratory group（VRG）と後顔面神経核周囲のベッツィンガー複合体 Bötzinger complex（BÖT）に区別される（図5-133 A）．さらにVRGは吻側VRG（rVRG）と尾側

VRG（cVRG）に分けられる．最近はrVRGとBÖTの境界領域を前ベッツィンガー複合体（pre-BÖT）とよぶこともある．これらは機能的な区分であり，形態学的特徴と直接的には対応しない．延髄内のこれらの領域が呼吸中枢の中核である．そこには特徴的な発火パターンを示すさまざまな呼吸性ニューロンが存在し，それらの多くが呼吸運動の調節に1次的に関与していることが判明している．

延髄外にも，呼吸性ニューロンの群が同定される領域がある．橋の結合腕傍核近傍はその1つで，延髄の呼吸中枢と密接に連携して働いている．脊髄の呼吸性ニューロンはポンプ筋を駆動する運動ニューロンが主体であるが，各種の介在ニューロンも存在する（図5-133）．しかし橋や脊髄のこれら呼吸性ニューロンに関する研究は遅れており，機能的意味も判明していない．

2　呼吸性ニューロン群

呼吸は吸息相と呼息相の2つの相からなる．それに対応して，呼吸性ニューロンも，吸息相に発

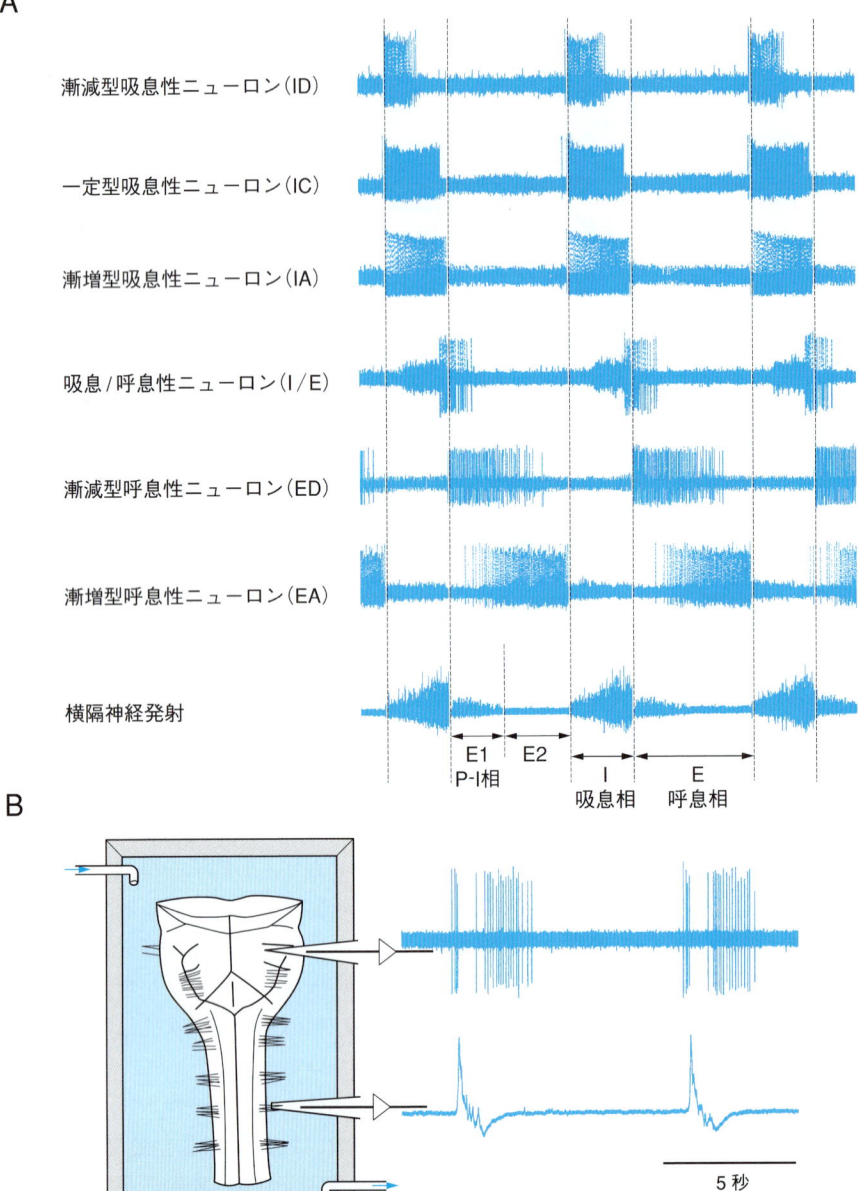

図 5-132 呼吸の相と呼吸性ニューロンの発火パターン
A：*in vivo* 実験で記録される呼吸性ニューロンの基本的発火パターン(仮想的同時期録)．通常，横隔神経発射を呼吸の相の指標とする．(Ezure K, 1996[5])より改変引用)
B：*in vitro* 実験で記録される呼吸性ニューロンの例(荒田晶子氏の提供)．

火する吸息性ニューロン inspiratory neuron と呼息相に発火する呼息性ニューロン expiratory neuron とに大きく分けられる(図5-132)．両ニューロンは，各相の中での発火パターンによってさらに，漸増型 augmenting type，漸減型 decrementing type，一定型 constant type の3種の基本的サブタイプに分けられる．吸息相から呼息相への切り替わりの時点で発火する特徴的なニューロンも存在する(図5-132)．このように両相にまたがって発火するニューロンを phase-span-

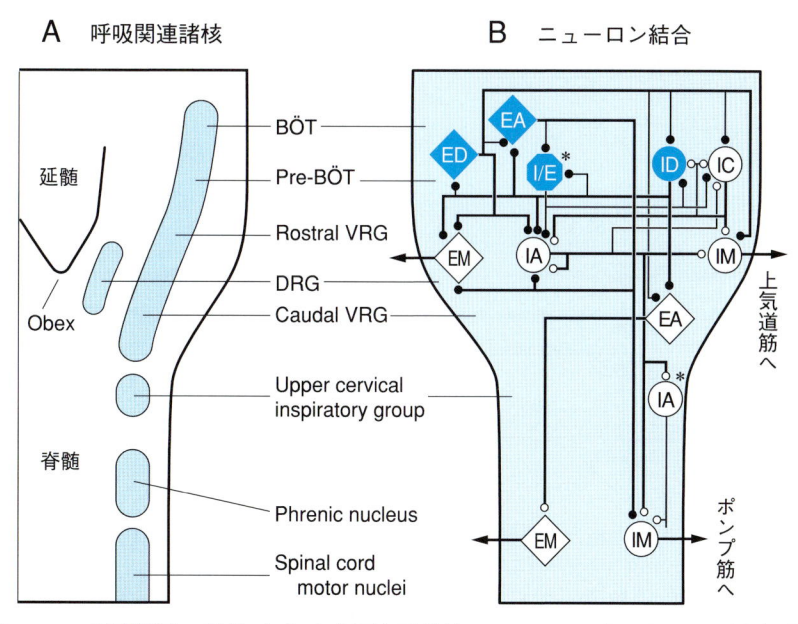

図 5-133 呼吸関連の諸核（A）と主要な呼吸性ニューロンのネットワーク概略（B）

AとBで細胞体の位置は，対応する吻尾方向のレベルにほぼ合わせてあるが，ニューロンの左右の配置は便宜的なものである．主要なニューロンは両側性に投射するため，片側でも必要なネットワークは保持され，リズム生成が可能である．また，延髄のIMとEMは上気道筋へ，脊髄のIMとEMはポンプ筋へ投射する．
白のニューロン：興奮性　　色のニューロン：抑制性　　＊：未確定　　ID, IC, IA, I/E, ED, EA：それぞれ図5-132のID, IC, IA, I/E, ED, EAに対応　　IM：吸息性運動ニューロン　　EM：呼息性運動ニューロン
BÖT：ベッツィンガー複合体　　DRG：背側呼吸ニューロン群　　VRG：腹側呼吸ニューロン群　　太線：判明している結合　　細線：予想される結合　　●：抑制性結合　　○：興奮性結合
(Ezure K, 1996[5]より改変引用)

ningニューロンと総称する．吸息相直後の呼息相に横隔神経発射（吸息活動の指標）が残存する期間がある．これを後吸息相post-inspiratory phaseとよぶ（図5-132 AのP-1相）．呼吸は，吸息相，後吸息相（呼息第1相ともよぶ）（図5-132 AのE1），残りの呼息相（呼息第2相ともよぶ）（図5-132 AのE2）の3つの相よりなるというリヒター（Richter DW）らの説もある．この立場では後吸息相に発火するニューロンを後吸息性ニューロン（post-inspiratory neuron）とよぶ．しかし，後吸息相および対応するニューロンの定義・命名は必ずしも一義的でない．以上は発火のパターンにのみ着目した分類である．例えば，漸増型呼息性ニューロンには抑制性ニューロンと興奮性ニューロンがあるが，これらの機能に関しては以下に述べる．

ニューロンネットワーク

1 シナプス結合

呼吸中枢のニューロン間の結合で最初に証明されたのが，BÖTの漸増型呼息性ニューロンからDRGの吸息性ニューロンへの抑制結合である．1983年のメリル（Merrill EG）らによるこの発表の後，呼吸中枢内のシナプス結合の様式が，電気生理学的手法と形態学的手法を用いて次々と明らかにされてきた（図5-133 B）．

図5-133は呼吸中枢内シナプス結合の主要なものを模式化したものである．例をあげると，BÖTの漸増型呼息性ニューロン（EA）は広範囲に軸索を投射し，DRGとVRGの吸息性ニューロン，VRGの呼息性の運動ニューロン，脊髄の吸息性ニューロンを抑制する．この抑制は強力で，この

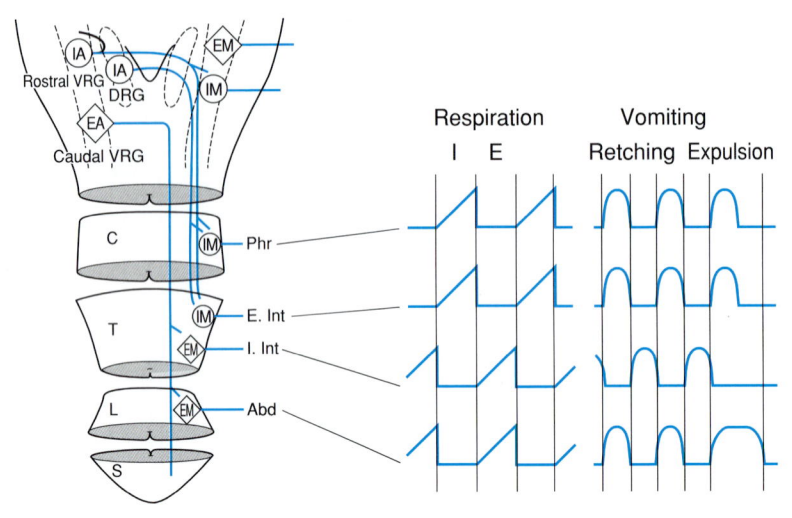

図 5-134 呼吸中枢から脊髄への基本的出力と呼吸および嘔吐運動時の筋活動
呼吸性ニューロンのネットワークは呼吸運動のみで解釈できない．
Phr：横隔膜　　E. Int：外肋間筋　　I. Int：内肋間筋　　Abd：腹筋を駆動する運動ニューロン　　C：頸髄　　T：胸髄　　L：腰髄　　S：仙髄　　IA, IM, EA,
EM, DRG：図 5-133 参照　　I：吸息相　　E：呼息相

ニューロンが発火しているかぎり呼息相が持続する．同じ領域にある漸減型呼息性ニューロン（ED）も抑制性ニューロンである．また，pre-BÖT を中心に分布する漸減型吸息性ニューロン（ID）は，呼息性ニューロンのみでなく吸息性ニューロンをも抑制し，呼息相から吸息相への切り替えや吸息相の漸増型パターンの形成に寄与している．一定型吸息性ニューロン（IC）は興奮性ニューロンであり，興奮入力を吸息性ニューロン群に送る．吸息相から呼息相にかけて発火するニューロン（I/E）は，相の切り替わりの機構に関連して興味深いニューロンであるが，その機能は確定していない．

呼吸中枢からの脊髄への興奮性出力は漸増型吸息性ニューロンと漸増型呼息性ニューロンによってもたらされる（図 5-133，5-134 の IA および EA）．吸息性の出力ニューロンは rVRG と DRG に存在し，軸索側枝は延髄内吸息性ニューロンにも興奮性結合をする．ポンプ筋と上気道筋を同じ吸息性ニューロンが同時に駆動する結合も存在する．一方，呼息性の出力ニューロンは cVRG に存在し，延髄内軸索側枝を保有せず単純な出力ニューロンである．上気道を支配する吸息性運動ニューロン（図 5-133，5-134 の IM）は吸息相に気道を開き，呼息性運動ニューロン（図 5-133，5-134 の EM）は呼息相に気道を閉じる．これら運動ニューロンは，咳や嚥下といった運動時（後述）にも複雑な調整を受けるが，入力の全体像は未解明である．

2 呼吸リズム生成

呼吸中枢の中枢たるゆえんは，自律的リズムを生成する点にある．上記のネットワークには，①吸息性ニューロンと呼息性ニューロンの間の相互の抑制，②吸息性ニューロン群あるいは呼息性ニューロン群の中での抑制，③吸息性ニューロン群の中での興奮性結合，が含まれている．これに，④ニューロン群を持続的に賦活する化学受容系からの入力，⑤一部のニューロンに疲労現象（accomodation）を取り入れるとリズムをシミュレートするのは容易である．このネットワークがリズムの時空間的パターン形成に必須であることは確実であるが，基本リズムそのものを生成しているかどうかは不明である．

また，呼吸リズム生成の機序としてネットワーク説に対峙するのが，ペースメーカー説である．

■ オンディーヌの呪い（Ondine's curse）

　睡眠時に呼吸が乱れることはよくある．夜中にたまたま眼が覚めたら，隣で寝ているつれあいが呼吸をしていないのに気付いて大騒ぎをしたが，しばらくしたらまた息をし始めたのでホッとした，という経験をお持ちの方もおられよう．この場合は，いわゆる「閉塞型睡眠時無呼吸症候群」の可能性が高い．日頃からそのつれあいがよくいびきをかく肥満体であり，昼間から異常によく眠る癖があればなおさらである．要するに睡眠によって舌根部が弛緩し沈下した結果（このためにいびきが生じる），気道が閉塞するための一時的な無呼吸状態である．低酸素状態が繰り返される結果，睡眠が十分ではなく，日中の過剰な睡眠が生じる．交通事故の原因にもなりうるので社会的にも重要な病態である．

　ところが，頻度は少ないが閉塞によらない睡眠時無呼吸状態もある．これが「中枢型睡眠時無呼吸症候群」である．脳幹や上部頚髄の病変によることが知られているが，先天性のこともあり，原因不明のこともある．社会的にも注目されている乳幼児突然死症候群の中にこの病態が含まれている．この病態では，延髄の呼吸中枢からの換気ドライブが減少する状態にあり，覚醒時はなんとか意識的な呼吸運動でカバーできるが，睡眠中にはカバーしきれずに呼吸が停止する．この病態の最初の報告は1962年に米国のSeveringhausとMitchellによってなされた．その学会抄録のタイトルが「オンディーヌの呪い（Ondine's Curse）」であった．オンディーヌとは，Jean Giraudouxの書いた戯曲の主人公の水の妖精の名である．彼女は恋の相手の騎士に裏切られて，「水の妖精の掟」に従ってやむなくその男に呪いをかけ，一切の自動的な生命を維持するための運動ができないようにした．騎士は常に覚醒して呼吸しなければならず，かと言って眠らなければならず，結局疲労の末眠ってしまい死ぬことになる．このように，オンディーヌの呪いとは，覚醒時は意識的に呼吸できるが，睡眠中はそれができないために死亡する病態をいう．かわいそうなOndineの心を思えば「水の妖精の掟による」という形容詞をつけるべきであろう．

　興味深いことに，このOndine's curseは腸管神経細胞の欠損によって巨大結腸を呈するヒルシュシュプルング病（エンドセリン3遺伝子異常によることが多い）と共存することが多いとされており，その場合にはエンドセリン3遺伝子の他にも，GDNFの受容体であるRET遺伝子にも異常が見出される場合もあることがわかっている．

（国立精神・神経センター　金澤一郎）

両者を折衷したいわゆるハイブリッド説もある．近年興味深い発展をとげているのが，胎生期から新生期の動物を用いた摘出脳幹やスライスでの呼吸性ニューロンの解析である．数百ミクロンの厚さのスライス中でも呼吸と思われるリズムが出現し，さまざまな呼吸性ニューロンが記録できる．これら in vitro 実験によりペースメーカー的性質をもったニューロンの存在が示されており（図5-132 B），新生期にはペースメーカー的ニューロンがリズム生成の主体ではないかとの考えも有力である．成熟動物でそういったニューロンが存在するかどうかは不明である．胎生期・新生期から成熟期を結ぶ呼吸中枢発達の研究および化学受容系との関連を明確化したリズム生成系の実証的研究が待たれている．ただ，pre-BÖTを中心としたBÖTからrVRGにかけての領域とそこのニューロン群が呼吸リズム生成に必須であるという点では，ネットワーク説，ペースメーカー説，また標本の違いを問わずほとんどの研究が一致している．

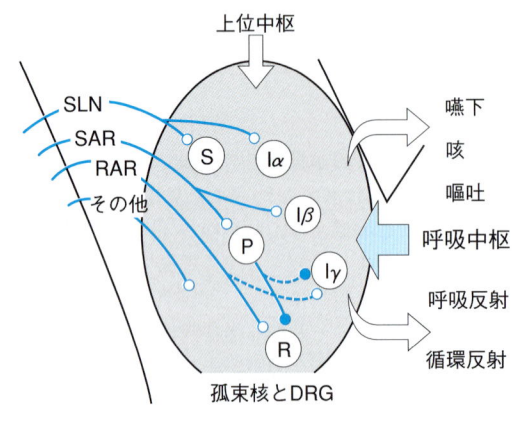

図 5-135　孤束核と DRG での情報処理
SAR 入力のある吸息性ニューロンは Iβ，ないものは Iα とよばれる．Iα には SLN 入力が顕著．RAR 入力を受けると思われる吸息性ニューロン（Iγ と仮称）も存在する．ポンプニューロンは脳幹に広範囲に軸索投射するが，核内の抑制性結合のみを描いてある．
図は脳幹背側部を模式的に示し，楕円は形態的に定義される孤束核と機能的に定義される DRG を包括的に囲む．

非呼吸性運動との統合

1 呼吸関連運動

呼吸リズムをもつニューロンすべてが呼吸調節に直接的に関与しているとは限らない．前述の出力ニューロンである漸増型呼息性ニューロンの一部軸索は仙髄まで下行する（図 5-134 の EA）．これは呼吸機能とは直接関係ない投射であろう．また上部頸髄の吸息性ニューロン（図 5-133 の IA）も強い呼吸リズムを保有するが，横隔膜や肋間筋の駆動を主目的とする様子はなく，その機能は不明である．こういったニューロンは，咳，くしゃみ，嚥下，嘔吐，発声などの運動との関連が推測される．これらの運動は，呼吸運動に使われるのと同じ筋群を使用する故に呼吸運動とは独立に起こり得ない．

嘔吐を例にとって説明する（図 5-134）．通常の呼吸運動時に，腹筋と内肋間筋は呼息相に収縮し胸腔体積を減少させる．ともに cVRG の漸増型呼息性ニューロン（EA）に駆動される．しかし，嘔吐時には胃の内容物を胸腔に向けて押し出すために，腹筋は横隔膜と同時収縮し，一方，胸郭を広げる妨げとなる内肋間筋の収縮は制限される．つまり，腹筋と内肋間筋は同じ呼息筋でも嘔吐時には逆位相の活動をする．cVRG の漸増型呼息性ニューロンも嘔吐時には対応した 2 種類の活動を示すようになる．このほかの呼吸性ニューロンもさまざまに関与することがわかっている．前記呼息性ニューロンの仙髄への投射は，腹圧上昇時に括約筋を収縮させ失禁などを防ぐ機能があると考えられる．

上記の嘔吐と同様，咳，くしゃみ，嚥下などの運動時には呼吸性ニューロンがダイナミックかつ合目的的にその発火を変化させることが知られている．これら活動を統括するのはいわゆる嘔吐中枢，咳中枢，くしゃみ中枢，嚥下中枢である．呼吸中枢を形成するニューロンの一部はそれら中枢の一部にも属している思われる．実際，呼吸運動時には単一のグループと思われていた呼吸性ニューロンが，嚥下や嘔吐時には複数の活動パターンを示す例が多い．呼吸よりもむしろ咳や嚥下や嘔吐に関与するニューロンが呼吸性ニューロンとして観察されている場合も多いと考えられる．これら重要な諸中枢の実体は未解明である．

2 呼吸調節と求心情報

肺を伸展すると吸息活動の抑制や吸息から呼息

への切り替わりが起きる〔ヘーリング-ブロイエル(Hering-Breuer)反射〕．肺の伸展が遅順応型肺伸展受容器を刺激し，呼吸中枢に働きかける結果である．この反射を中継するニューロン（ポンプニューロンとよばれる）（図5-135のP）は孤束核にあり，延髄と橋に広範囲に投射していることが知られている．この例のように，孤束核は，肺伸展受容器からの入力，末梢化学受容器からの入力，動脈圧受容器からの入力，さらには，咳，嚥下，嘔吐等を引き起こす入力など，自律系求心情報を中継する（図5-131）．しかし単純な中継核ではなく，高度な情報処理を行っている（図5-135）．

上記のポンプニューロンも最近まで単純な中継ニューロンと思われてきた．最近，呼吸中枢はこのニューロンに興奮と抑制性の出力を送り，自身への反射性入力を孤束核のレベルで調節していることが判明した．さらに，ポンプニューロンは孤束核中で速順応型肺伸展受容器の中継ニューロン（図5-135のR）を抑制し，2大肺伸展受容器入力が孤束核で統合されていることが判明した．しかし，これらニューロンを含め孤束核中の各種中継ニューロンが結合する相手のニューロンは実証的にはまったく特定されていない．

DRGとは孤束核を中心に分布する呼吸性ニューロン群のことであり，ポンプニューロンも含み，主に吸息性ニューロン群（図5-135のIα，Iβ，Iγ）より構成される．同じ発火パターンの吸息性ニューロンはVRGにも存在するので，DRGのものは孤束核に入ってくる求心情報との関連で存在意義があると思われる．早くからDRGの吸息性ニューロンには肺の遅順応型伸展受容器の入力を受けるもの（Iβニューロンとよばれる）とそれ以外の吸息性ニューロン（Iαニューロンとよばれる）の2種存在することが知られ（図5-135），また速順応型伸展受容器の入力を受けるもの（図5-135のIγ）の存在も示されているが，それらの機能的意義は不明である．一方で最近，Iαニューロンの多くが上喉頭神経性入力を直接受け，上喉頭神経刺激で起こる嚥下時にさまざまな活動パターンを示すことが判明した．これらは嚥下と呼吸の統合に一役買っているらしい．また，上喉頭神経中継ニューロン（図5-135のS）は単なる入力の中継ではなく，嚥下に対応した各種の活動を示すことが知られており，嚥下パターン生成機構の重要な構成員と考えられている．おそらく孤束核のこの領域は嚥下中枢の中核的部位であるが，その機能を発現するネットワークの解析は進んでいない．このように，呼吸調節のみでなく，循環系との相互作用，また，咳，くしゃみ，嚥下，嘔吐中枢などの解明にとっても，孤束核での情報処理機構の理解は必須であり，研究の進展が待たれている．

参考文献

1) 江連和久：延髄呼吸性ニューロン群の分類．神経進歩 **38**：353-364，1994
2) Ballany K, Onimaru H, Homma I：Respiratory network function in the isolated brainstem-spinal cord of newborn rats. *Prog Neurobiol* **59**：583-634, 1999
3) Bianchi AL, Denavit-Saubie M, Champagnat J：Central control of breathing in mammals：Neuronal circuitry, membrane properties, and neurotransmitters. *Physiol Rev* **75**：1-45, 1996
4) Ezure K：Synaptic connections between medullary respiratory neurons and considerations on the genesis of respiratory rhythm. *Prog Neurobiol* **35**：429-450, 1990
5) Ezure K：Respiratory control. *In*：Yates BJ, Miller AD (eds)：*Vestibular autonomic regulation*. CRC Press, New York, pp. 53-84, 1996
6) Miller AD, Bianchi AL, Bishop BP：*Neural Control of the Respiratory Muscles*. CRC Press, New York, 1997
7) Monteau R, Hilaire G：Spinal respiratory motoneurons. *Prog Neurobiol* **37**：83-144, 1991

3 脳幹の神経機構

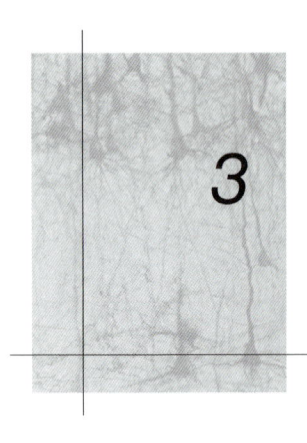

〔3〕咀嚼運動制御

中 村 嘉 男

咀嚼運動とは，口の中の食物を上下歯列の間で切断・破砕し，唾液と混ぜ合わせて，嚥下に適した大きさと硬さをもつ食塊を形成する顎・舌・顔面のリズミカルな協調運動である．

咀嚼運動は，食性に対応して，顎の上下運動，前後運動，側方運動が主なものなど，動物種により特徴的パターンを示す．また同一動物種でも，摂取する食物によって異なる顎運動パターンを呈する．このように，実際の咀嚼運動パターンは多彩であるが，いずれの動物のいずれの食物の咀嚼においても，開口運動と閉口運動とがリズミカルに交代性に出現するという共通の基本的パターンをもっている．

咀嚼運動の司令形成に関する現代の概念は，次のように要約される．まず，このリズミカルな運動の基本的パターンは，脳幹に位置するニューロン集団によって末梢からの感覚入力の関与なしに形成される．このニューロン集団は，定常性入力をリズムをもつ出力に変換する特性を有し，咀嚼の中枢性パターン発生器あるいはリズム発生器とよばれている．このニューロン集団の活動によってリズミカルな顎・舌・顔面運動が誘発されると，この運動自体ならびに口腔内の食物によって，顎・口腔・顔面領域の感覚受容器が刺激され，顎・口腔・顔面領域の運動感覚情報および食物の性状に関する感覚情報が中枢に送られ，咀嚼運動のパターンが食物の性状に適するように運動司令が調節されて，食物に適応したパターンの咀嚼運動が出現する．

咀嚼運動の神経機構に関するこの概念は，大脳皮質や脳幹の電気刺激によって誘発される顎と舌とのリズミカルな協調運動を，咀嚼運動のモデルとして用いた解析の成果である．

液状の母乳の吸啜運動から固形食物の咀嚼への転換は，哺乳動物の摂食行動の生後発達の特徴であるが，吸啜運動の基本的パターンも中枢で形成され，吸啜から咀嚼への転換は成長に伴う中枢神経系の再構成が1次的要因であることも明らかにされている[1]．

本節では，脳幹における咀嚼運動の中枢性パターン形成について概説し，ついで in vitro 脳幹標本における吸啜運動の中枢機構の解析の結果を紹介する．咀嚼運動の末梢性調節については参考文献 9) を参照していただきたい．

咀嚼運動の中枢性パターン形成

1 皮質咀嚼野

サル，ネコ，モルモット，ウサギ，ラットなど各種の動物で，大脳皮質のある特定の領域の連続電気刺激は，顎と舌とのリズミカルな協調運動を誘発し，この運動には唾液分泌が伴うことが知られている．この応答は全体として動物の自然咀嚼に類似しているので，このリズム運動を誘発する大脳皮質の領域は皮質咀嚼野 cortical masticatory area とよばれている．この領域は前頭葉に位置し，サルでは，連続電気刺激により開口運動が誘発される運動野顔面領域（4野）とは別個

の，運動前野外側部（6bα野）に位置する．皮質咀嚼野連続刺激により誘発される顎運動パターンは，無麻酔の自然咀嚼時の顎運動パターンと同一であることが，ウサギで明らかにされている[2]．また，ウサギ，モルモット，ネコなどで，扁桃体，脳幹網様体，錐体路をはじめとする皮質下の諸構造の連続電気刺激によっても，リズミカルな咀嚼様顎運動が誘発される．

2 咀嚼運動の中枢性パターン発生器

除脳動物（ウサギ，モルモット）や，中脳吻側端と延髄の尾側端で脳幹を切断して得られる遊離脳幹で，錐体路の連続電気刺激により，皮質咀嚼野の連続電気刺激による顎・舌運動と同一のパターンをもつリズミカルな顎・舌運動が誘発される．この顎・舌運動は，閉口筋，開口筋，舌筋の筋電図，これらの筋をそれぞれ支配する咬筋神経，顎舌骨筋神経，舌下神経のリズミカルな群発発射活動によってモニターできる．動物の非動化後，同一の刺激はこれらの顎筋および舌筋を支配する神経に，非動化前と同一のリズミカルな群発活動を誘発する．この場合，顎，舌，顔面をはじめ，体幹，四肢のいずれにもまったく運動が認められないから，このリズミカルな群発活動は末梢からのリズミカルな求心性入力の関与なしに脳幹の内部で形成されると結論される．そこで，このリズム形成に関与する脳幹のニューロン集団を，咀嚼パターン発生器あるいは咀嚼リズム発生器とよんでいる．

この顎運動および顎筋・舌筋神経の群活動のリズムは，皮質咀嚼野刺激の頻度とは独立で一定である．さらに，刺激頻度をランダムに変えても，出力である顎運動の頻度は一定である[3]．このことは，皮質咀嚼野連続刺激によって誘発される顎・舌のリズミカルな協調運動は，刺激の頻度を一定の比率で顎・舌運動の頻度に変換する入出力の周波数変換によるのではなく，リズムをもたない入力をリズミカルな出力に変換するリズム形成によることを示している．

3 咀嚼パターン発生器の局在

モルモットで，皮質咀嚼野から三叉神経運動核の顎筋運動ニューロンに至るニューロン連鎖を明らかにし，ついでこのニューロン連鎖のどの段階で，皮質あるいは錐体路連続刺激によるリズムをもたない活動がリズム活動に変換されるかを決定するという手法により，巨大細胞網様核吻側部の段階で，錐体路からのリズムをもたない入力がリズミカルな出力に変換されることが明らかにされている（図5-136）[4]．また，皮質刺激による巨大細胞網様核ニューロンのリズム活動は，この核の中央レベルにおける脳幹横切断後も残存する．これらのことから，リズミカルな咀嚼顎運動のパターン発生器が，巨大細胞網様核の吻側部を中心とする下位脳幹の背内側部に位置していると結論される．

4 咀嚼パターン発生器の出力を顎筋・舌筋運動ニューロンへ伝達する premotor neuron

巨大細胞網様核吻側部からのリズミカルな出力は，顎筋を支配する三叉神経運動ニューロンのpremotor neuron にリズミカルな活動を誘発する．この premotor neuron は，延髄網様体背外側領域の小細胞性網様体に位置し，①閉口筋運動ニューロンの興奮性 premotor neuron，②閉口筋運動ニューロンの抑制性 premotor neuron，③開口筋運動ニューロンの興奮性 premotor neuron の3種類からなる．①は，閉口相に群発活動を示し，②および③は開口相に群発活動を示す．これによって，閉口筋運動ニューロンには閉口相における興奮ならびに開口相における抑制，開口筋運動ニューロンには開口相における興奮が出現し，リズミカルな開閉口活動が出現する（図5-136）．このように，リズミカルな開閉口運動を遂行する顎筋運動ニューロンへのシナプス入力の様式は，閉口筋運動ニューロンと開口筋運動ニューロンとで相違している．

皮質咀嚼野刺激による舌下神経運動ニューロン

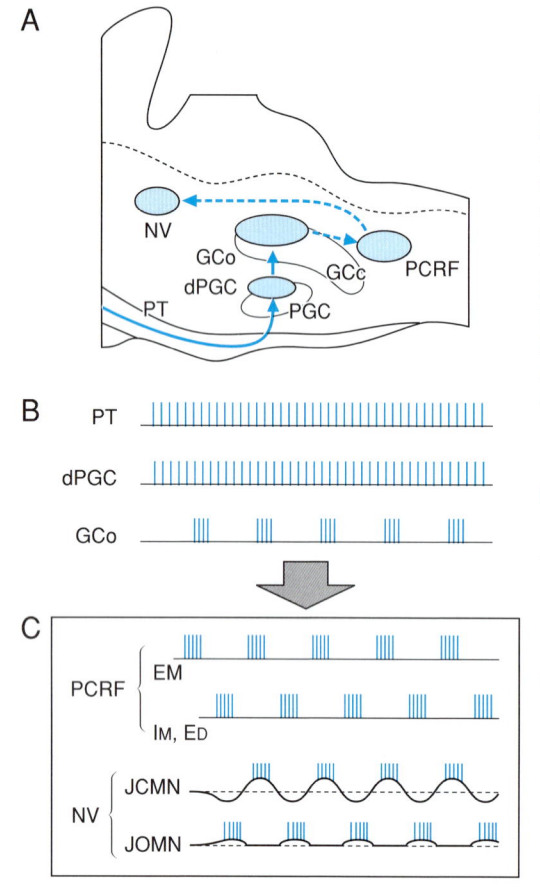

PT：錐体路
PGC：傍巨大細胞網様核
dPGC：傍巨大細胞網様核の背側領域
GCo：巨大細胞網様核の吻側部
GCc：巨大細胞網様核の尾側部
PCRF：小細胞性網様体
NV：三叉神経運動核
EM：閉口筋運動ニューロンの興奮性 premotor neuron
IM：閉口筋運動ニューロンの抑制性 premotor neuron
ED：開口筋運動ニューロンの興奮性 premotor neuron
JCMN：閉口筋運動ニューロン
JOMN：開口筋運動ニューロン

図 5-136 咀嚼の中枢性パターン発生器の局在（モルモット）

A：錐体路から三叉神経運動核へ至るニューロン連鎖を示す脳幹の矢状断面の模式図．実線および破線は，それぞれニューロンの定常的活動およびリズミカルな活動を表し，咀嚼リズムが巨大細胞網様核吻側部（GCo）で出現していることを示す．

B，C：皮質から三叉神経運動ニューロンへ至るニューロン連鎖の各部位の単一ニューロンの発射パターン．リズム活動は GCo で形成され，その出力が小細胞性延髄網様体（PCRF）の premotor neuron へ伝達され，それらが閉口筋あるいは開口筋を支配する三叉神経運動ニューロンの興奮相あるいは抑制相に一致したリズミカルな群発活動を示す．

(Nakamura Y & Katakura N, 1995[4])より改変引用)

のリズミカルな活動は，開口相における舌突出筋運動ニューロンの興奮および閉口相における舌後退筋運動ニューロンの興奮だけからなり，いずれの運動ニューロンにも興奮と興奮との間に抑制は認められない[5]．

皮質咀嚼野刺激によるリズミカルな舌下神経運動ニューロン活動の誘発に関与する premotor neuron は小細胞性延髄網様体に存在し，これには①舌突出筋運動ニューロンに投射する興奮性ニューロンと，②舌後退筋運動ニューロンに投射する興奮性ニューロンとがあり，舌突出および舌後退がみられる開口相および閉口相にそれぞれ群発発射を示す[6]．

in vitro 脳幹標本における吸啜運動のパターン形成

以上のようにして，咀嚼運動の中枢性パターン発生器の局在部位が明らかにされたので，次の課題は，この領域のニューロン集団において咀嚼運動のパターンを形成するニューロン機構の解明である．このためには，①中枢性パターン形成に不可欠なニューロン，すなわち中枢性パターン発生器を構成するニューロン，②これらのニューロンの膜特性，③これらのニューロン相互のシナプス結合様式，の解析によって，中枢性パターン発生器の入力受容ニューロンのリズムをもたない活動を出力ニューロンのリズミカルな活動へ変換する機構を明らかにしなければならない．

このような課題の解析のために，*in vitro* 標本

は，以下のような利点をもっている．
①ニューロンの細胞外環境（温度，H^+・塩類や薬物の濃度など）を意のままに設定できる．
②刺激，破壊の効果は中枢神経系に対する直接効果であり，末梢効果を介する2次的効果を除外できる．
③呼吸，脈拍に伴う脳の機械的変動がないので，ニューロン活動を細胞内外から長時間安定して記録できる．

そこで，摂食運動のパターン形成という機能発現に必要なニューロン集団を含む in vitro 標本の開発が試みられ，ラット新生仔の遊離脳幹-脊髄標本で吸啜リズム活動の誘発に成功している．

1 NMDAによる舌下神経のリズム活動の誘発

ラット新生仔から遊離された脳幹-脊髄標本では，灌流液からの酸素の拡散だけで長時間ニューロン活動が維持され，横隔を支配する頸髄運動ニューロンの軸索を含む第4-5頸髄前根から，自発性のリズミカルな吸息活動が記録される[7]．

この標本では，グルタミン酸やその agonist の N-methyl-D-aspartate（NMDA）を灌流液へ加えることによって，舌下神経にリズミカルな群発活動が誘発される（図5-137，5-138)[8]．このリズミカルな群発活動は，APV（D,L-2 amino-5-phosphonovaleric acid）の灌流液中への投与によって消失するので，この誘発効果はNMDA受容体を介するものである．

リズミカルな舌下神経運動ニューロン活動は，咀嚼，吸啜，嚥下，呼吸に伴って出現する．NMDAによる舌下神経のリズミカルな活動は，
①吸息活動とは別個の活動である．
②咀嚼が開始する以前の新生仔でみられる．
③嚥下に必須の役割を果たす孤束核を除去した後でも舌下神経に誘発される．
④顎・口腔・顔面領域の末梢器官を脳幹-脊髄との神経連絡を保持したまま一緒に摘出した in vitro 脳幹-脊髄標本で，NMDAによって誘発されるリズミカルな舌下神経活動に対応する舌運動をCCDカメラで撮影すると，吸啜時の舌運動に類似したパターンの舌運動が記録される．

これらのことから，NMDAによって舌下神経に誘発されるリズミカルな活動は，吸啜時の舌のリズム活動に対応するニューロン活動である，と想定される．

NMDAの灌流液への投与中に出現する，吸息活動と吸啜活動との2種類のリズミカルな活動のリズム形成機構の間の相互作用については，両者の群発活動の起始時点の相互相関の解析により，吸息リズム活動は吸啜リズム活動をリセットするが，逆に吸啜活動は吸息活動に対してこのような影響を及ぼすことはないことが明らかにされている．しかし，呼吸リズム形成に必須の役割を果たす吻側延髄の腹外側部 rostroventrolateral medulla へ，グルタミン酸の拮抗薬 kynurenic acid を両側性に微量注入してリズミカルな吸息活動を消失させても，吸啜リズム活動は残存する．したがって，吸啜リズム活動は，呼吸のリズム発生器とは別個の吸啜リズム発生器によって形成されると考えられる．

2 舌下神経のリズム活動のパターン発生器の局在

脳幹の正中切断後もNMDAの灌流液への投与により，両側舌下神経に吸啜リズム活動が誘発される．このことは，吸啜リズム発生器は脳幹の左右側にそれぞれ独立に一対の細胞集団として存在することを示している．また，①顔面神経と舌下神経との間，および延髄-脊髄境界のレベルで脳幹に横切断を加えた後，②脳幹の水平切断によって，孤束核を含んで舌下神経核より背側部分を除去した後，③脳幹に矢上方向の切断を加えて，三叉神経脊髄路核を含む橋・延髄の外側部を除去した後，いずれの場合もNMDAの灌流液への投与によって，舌下神経にリズミカルな吸啜様活動が誘発される．これらの結果は，NMDAの灌流液への投与による舌下神経のリズミカルな吸啜様活動を形成するパターン発生器は，延髄腹内側部の網様体に

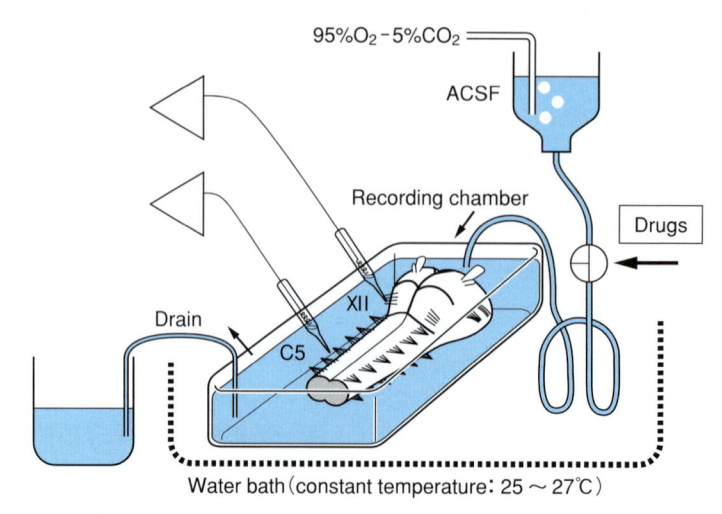

図 5-137　*in vitro* 脳幹-脊髄標本における記録の setup

記録槽は，95% O_2-5% CO_2 で飽和した人工脳脊髄液（pH 7.5, 25〜27℃）で灌流する．記録は，舌下神経および第 4 あるいは第 5 頸髄前根にガラス吸引電極を装着して行う．NMDA は三方活栓を用いて灌流液中に加える．
(Nakamura Y ら，1999[8])より改変引用)

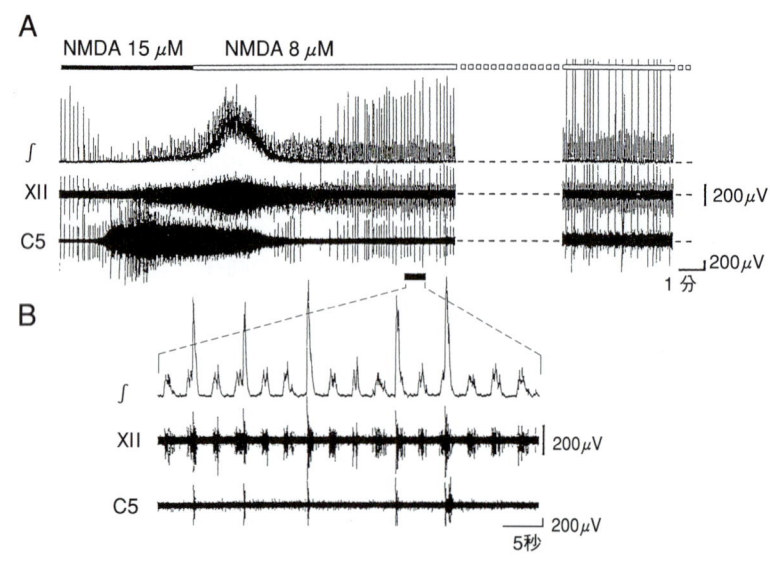

図 5-138　NMDA の投与によって舌下神経および第 5 頸髄前根に誘発されるリズミカルな神経活動

A：上から順に，NMDA の灌流液中への投与期間（最初の約 5 分間 15 μM の投与に引き続き 60 分以上の 8 μM の投与），舌下神経活動の積分整流波形，舌下神経活動の原波形，第 5 頸髄前根活動の原波形．NMDA は，舌下神経および第 5 頸髄前根の両者に一過性の持続的活動を誘発し，ついで舌下神経にリズミカルな活動を誘発している．この活動は，舌下神経および第 5 頸髄前根の自発性の大振幅のリズミカルな吸息活動とは明瞭に区別される．
B：パネル A の下のバーで示されている期間の活動を時間軸を拡大して記録したもの．NMDA によって舌下神経に誘発されたリズミカルな活動は，60 分以上にわたる NMDA 投与期間中ずっと出現し続けている．
(Nakamura Y ら，1999[8])より改変引用)

図 5-139 三叉神経（Vn）と顔面神経（VIIn）の間，顔面神経と舌下神経（XIIn）の間のレベルにおける脳幹の二重切断後（模式図）にNMDAによって誘発されたリズム活動

A：NMDA（20 μM）投与開始後6分におけ三叉神経活動
B：NMDA（20 μM）投与終了後8分の顔面神経活動
C：NMDA（20 μM）投与開始後7分の舌下神経活動

A，B，Cそれぞれの下の記録は原波形，上の記録はその整流積分波形を示す．NMDA投与によっていずれの脳神経にもリズミカルな活動が出現しているが，舌下神経にはNMDAによって誘発されたリズミカルな活動に加えて自発性の吸息活動がみられる．
（Nakamura Yら，1999[8]）より改変引用）

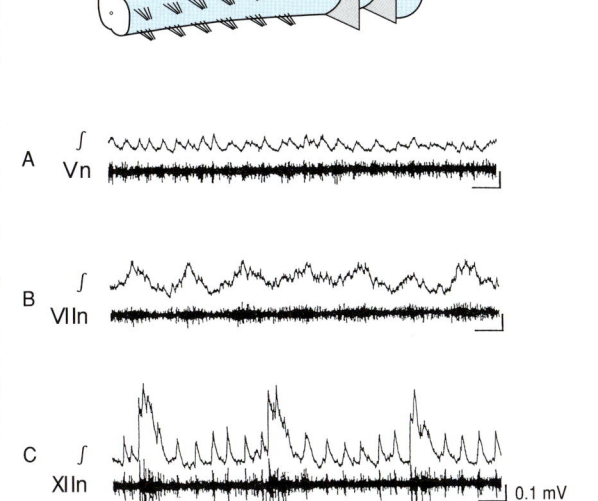

局在することを示している．

3 顎・舌・顔面の吸啜運動のリズム発生器の構成と局在

マウスの新生仔のin vitro脳幹-脊髄標本で，三叉・顔面・舌下神経から同時記録すると，NMDAの灌流液への投与によって，これらの脳神経にそれぞれ異なった周期でリズミカルな活動が誘発される．さらに，三叉神経と顔面神経との間，および顔面神経と舌下神経との間のレベルで脳幹を切断した後でも，NMDAの灌流液への投与によって，三叉・顔面・舌下神経に異なった周期のリズミカルな活動が誘発される（図5-139）[8]．これらの結果は，三叉・顔面・舌下神経のリズム活動は，三叉神経運動核・顔面神経核・舌下神経核のレベルに，それぞれ独立に吻尾方向に分節状に配置されているパターン発生器によって形成されることを示している．

しかし，顎・口腔・顔面領域の末梢器官を脳幹との神経連絡を維持したまま摘出したマウスのin vitro脳幹-脊髄標本では，NMDAの灌流液への投与によって，同一の周期で顎・舌・顔面のリズミカルな協調運動が認められる．したがって，それぞれ独立したパターン発生器によって誘発される，三叉・顔面・舌下神経運動ニューロンのリズミカルな活動を協調させて，同一のリズムで吸啜運動を出現させるには，末梢からの感覚情報が重要な役割を果たしていることが示唆される．

吸啜から咀嚼への転換に伴って，摂食運動の中枢性パターン形成機構がどのような再構成を受けるのか，哺乳動物の摂食運動の生後発達に関するこの最も基本的問題は，現在まだ謎に包まれている．

この問題の解析には，吸啜から咀嚼への転換を含む新生仔期から成熟に至る成長の各段階における摂食運動の中枢性パターン形成機構の経時的変化を明らかにすることが必要である．このためには，咀嚼活動の誘発可能な成熟動物のin vitro標本の開発が不可欠である．その最初の段階として，若い成熟マウスで，リズミカルな咀嚼活動を誘発できるin vitro標本の開発が試みられ，顎・口腔・顔面領域の器官をつけたままの摘出脳幹-脊髄標本で，錐体路の連続電気刺激によって，閉口筋（咬筋）および開口筋（顎二腹筋）の筋電図に咀嚼運

動様のリズミカルな相反性活動を誘発することに成功している．この結果は，咀嚼運動の中枢性パターン形成に不可欠な領域だけを含む in vitro 脳幹標本の開発の可能性を示しており，摂食運動の中枢機構の生後発達の解析のための強力な手段を提供することが期待される．

引用文献

1) 入来篤史, 野崎修一, 中村嘉男：吸啜から咀嚼への転換に関与する中枢神経系の再構成. 文部省特定研究「咀嚼システムの基礎的研究」総括班（編）：咀嚼システムの形成と適応. 風人社, pp. 53-65, 1988
2) Liu Z, Masuda Y, Inoue T, et al：Coordination of cortically induced rhythmic jaw and tongue movements in the rabbit. *J Neurophysiol* **69**：569-583, 1993
3) Dellow PG, Lund JP：Evidence for central timing of rhythmical mastication. *J Physiol* **215**：1-13, 1971
4) Nakamura Y, Katakura N：Generation of masticatory rhythm in the brainstem. *Neurosci Res* **23**：1-19, 1995
5) Sahara Y, Hashimoto N, Kato M, et al：Synaptic bases of cortically-induced rhythmical hypoglossal motoneuronal activity in the cat. *Neurosci Res* **5**：439-452, 1988
6) Sahara Y, Hashimoto N, Nakamura Y：Hypoglossal premotor neurons in the rostral medullary parvocellular reticular formation participate in cortically-induced rhythmical tongue movements. *Neurosci Res* **26**：119-131, 1996
7) Suzue T：Respiratory rhythm generation in the *in vitro* brain stem-spinal cord preparation in the neonatal rat. *J Physiol* **354**：173-183, 1984
8) Nakamura Y, Katakura N, Nakajima M：Generation of rhythmical food ingestive activities of the trigeminal, facial, and hypoglossal motoneurons *in vitro* CNS preparations isolated from rats and mice. *J Med Dent Sci* **46**：63-73, 1999

参考文献

9) 中村嘉男：咀嚼運動の生理学. 医歯薬出版, 1999
10) Nakamura Y, Sessle BJ (eds)：*Neurobiology of Mastication—From Molecular to Systems Approach*. Elsevier, Amsterdam, 1999

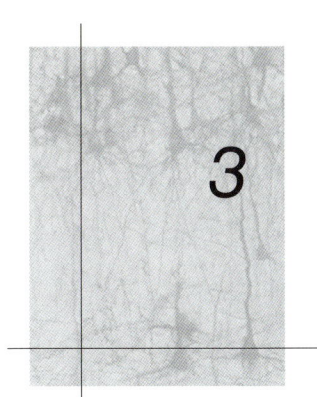

3 脳幹の神経機構
〔4〕サーカディアンリズム

本間 研一

サーカディアンリズム circadian rhythm は約24時間の周期をもつ生体リズムであり，1個のニューロンから行動，ホルモン分泌に至るまで多くの生理機能に認められる．サーカディアンリズムは生物時計から発振される．その生理的意義は，周期的に変動する環境に合わせて生体機能を調節することにあり，一義的には昼夜環境への同調がそれにあたるが，体内のさまざまなリズムを時間的に統合して，個としての機能発現の最適化をも図っている．ここ数年，時計機能に関与する遺伝子が次々と発見されている．サーカディアンリズム研究は，遺伝子から行動まで共通した論理が通用するポストゲノム研究のモデルでもある．

サーカディアン振動体

サーカディアンリズムは分離された1個の細胞にも認められるリズムで，その発振源は細胞内にある．哺乳類では，視床下部視交差上核（図5-140）に最も振動力の強いサーカディアン振動体が存在するが，視交差上核以外にも振動体の存在が推定されている．

1 視交差上核振動体

視交差上核は1側約8千個のニューロンからなり，GABA，AVP，VIPなどの神経伝達物質，神経ペプチドを含む．視交差上核は，組織学的に

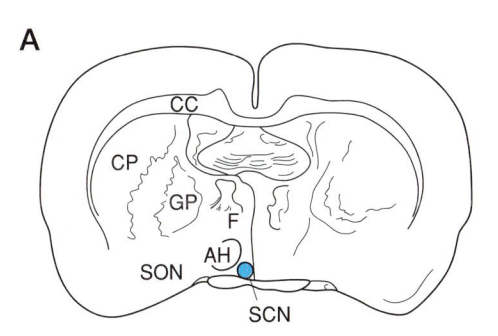

SCN：視交差上核　SON：視索上核　OC：視交差　CC：脳梁　GP：淡蒼球　CP：尾状核・被核　AH：前視床下部野　F：脳弓　CA：前交連　AN：弓状核　VMH：視床下部腹内側核　DM：背内側核

図 5-140 ラットの視交差上核
Aは脳の前額面，Bは矢状面を示す．

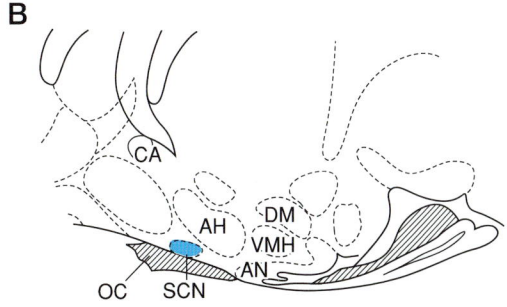

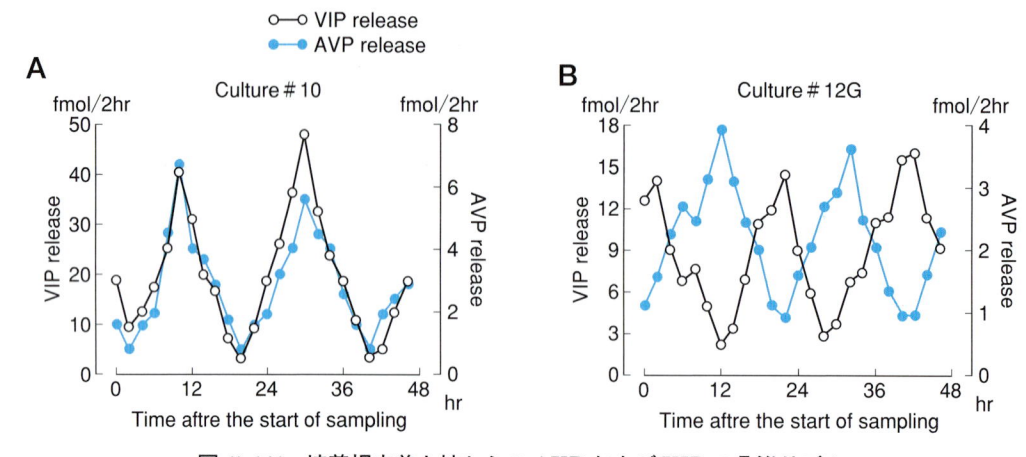

図 5-141 培養視交差上核からの AVP および VIP の分泌リズム
Aは分裂阻止剤を添加していない培養，Bは分裂阻止剤を添加した培養の成績である．
(Shinohara K, 1995[1]参照)

AVP を多く含む背内側部と VIP を含む腹外側部に分けられ，腹外側部は網膜や脳幹からの刺激が入力し，背内側部からはリズム信号が室傍核などへ出力される．新生児ラットの視交差上核を組織培養し，培養液中に分泌される AVP や VIP を経時的に測定すると，サーカディアンリズムが認められる．通常の培養条件では，AVP と VIP のサーカディアンリズムは同調しており，同じ位相にピークを示す[1]．しかし，グリア細胞の増殖を抑制する分裂阻止剤を培養初期に投与しておくと，AVP と VIP のピーク位相が必ずしも一致しなくなる(図5-141)．また，AVP リズムは比較的長期間維持されるのに対し，VIP リズムは早期に消失してしまう．これらの結果から，AVP と VIP は異なるサーカディアン振動体に駆動されていると考えられ，視交差上核の腹外側部と背内側部は機能的に異なることが示唆された．最近，時計遺伝子の発現リズムを指標とした解析でも，2つの部位に異なる振動体の存在が示されている．

底部に白金電極を格子状に多数張り付けた培養ディシュ（多電極ディシュ）で視交差上核ニューロンを分散培養し，特定の電極上にある個々のニューロンの電気活動を長期間記録すると，電気活動のサーカディアンリズムをニューロン単位で解析することができる[2]．活動リズムの周期は同一ディシュ内でもニューロンによって異なり，多数の振動体の存在が示唆される(図5-142)．分散培養では視交差上核の細胞構築が破壊される．細胞構築を維持した組織培養でニューロンの活動リズムを測定すると，リズム周期の分布範囲は分散培養に比べより狭くなるが，行動リズムの個体差よりも大きい．これらの実験結果から，視交差上核はサーカディアン振動体を含む多数のニューロンから構成されているが，腹外側部と背内側部ではこれら振動ニューロンが独立した振動体を形成していることが考えられる．さらに，この2つの振動体は通常は相互に同調して単一のサーカディアンリズムを発振しているが，条件によっては異なる周期で振動する．すなわち，視交差上核の生物時計は多数の振動体からなる階層的構造をもつと考えられる．

視交差上核のサーカディアンリズムはサーカディアン振動体を含む多数のニューロンが共役(coupling)して形成されると考えられる．共役のメカニズムとしては，シナプスを介する，ギャップジャンクションを介する，細胞間隙に分泌される液性因子を介するなどが考えられるが，リズム共役には正常の細胞構築が必要であることから液性因子の可能性は少ないと思われる．同一ディシュ内でサーカディアンリズムを示す2個のニューロンの発射活動を相互相関法で解析してみると[3]，リズム同調を示すニューロン間には強い

相関があり，リズム同調を示さないニューロン間には相関は認められなかった（図5-142）．この結果は，リズム同調には機能的なシナプスが必要なことを示唆している．ただしこの実験だけでは，シナプスがサーカディアンリズムの振動共役に関与しているのか，サーカディアン振動体をもつニューロンが振動体をもたないニューロンを単に刺激しているだけかの判別はつかない．一方，ギャップジャンクションが振動ニューロン間のリズム同調に関与している可能性も示唆されている．

視交差上核で発振されたサーカディアンリズムは他の神経系や末梢組織の生理機能に伝達され，生体リズムとして発現される．末梢にも生理機能を直接駆動するサーカディアン振動体が存在し，視交差上核のマスター振動体に対して従属振動体として機能しているとの説が有力である．もし，この説が正しければ，リズム伝達系も振動共役である．視交差上核振動体から末梢へのリズム伝達が神経性か液性かについては議論がある．ラットの視交差上核をハラスナイフを用いて他の脳部位から島状に切り離すと，行動リズムや他の脳部位の電気活動リズムが消失する．この結果は，視交差上核サーカディアン振動体からの出力は神経性であることを示唆している．一方，あらかじめ視交差上核を両側性に破壊して無周期にしたラットやハムスターに新生児の視交差上核を移植すると，行動リズムが再現する．しかも，リズム再現には必ずしも神経線維の再生は必要ない．この結果は，視交差上核の出力は液性であることを示唆している．しかし，視交差上核の移植で回復するのは行動リズムだけで，他のリズムは回復しない．行動リズムの回復は視交差上核振動体からの伝達機構の再生とは別のメカニズムで起きているのかもしれない．

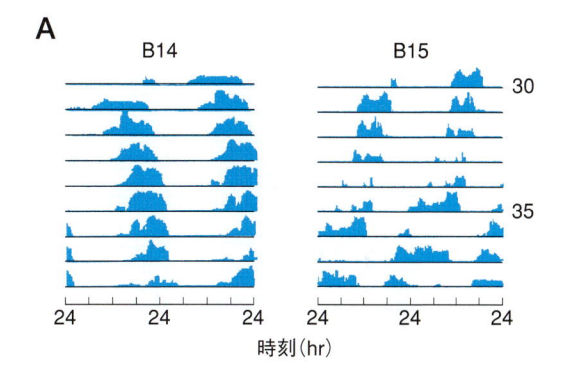

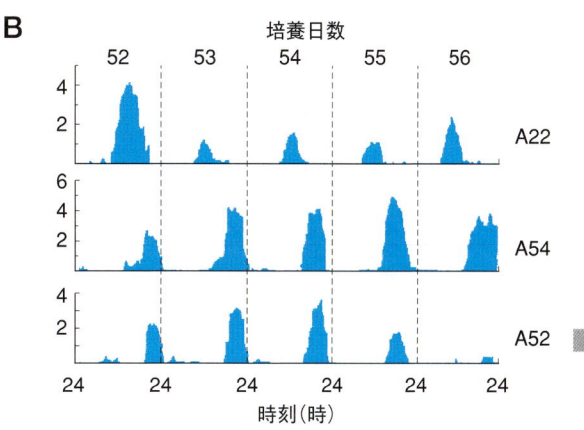

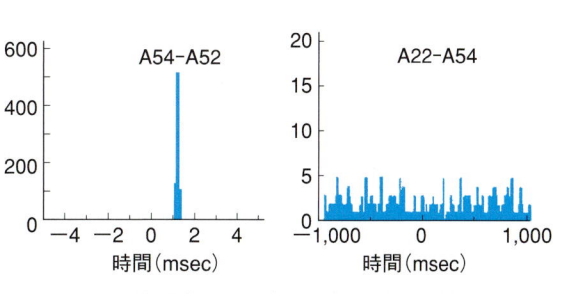

図 5-142 分散培養された単一の視交差上核神経細胞にみられる発射活動リズム
A：同一培養ディシュ内の神経細胞にみられたサーカディアン周期の異なる発射活動リズム（ダブルプロット図）．単位時間当たりの発射数をヒストグラフで表している．
B：同一培養ディシュ内のリズム同調を示した神経細胞と示さなかった神経細胞の発射活動リズム
C：リズム同調の有無と発射活動の相互相関．左図は高い相関を示し，右図は相関のないことを示している．
(Honma S, 1998[2]，Shirakawa T, 2000[3]参照)

2 視交差上核外振動体

サーカディアン振動体は視交差上核以外にも存在することが長いこと示唆されてきた．視交差上核を両側性に破壊しサーカディアンリズムを消失させたラットに1日2時間だけ一定時刻に餌を与える周期的制限給餌を行うと，1週間ほどで給餌前の活動が亢進し，あたかも給餌時刻を予知するようなピークが形成される．この給餌前ピークは

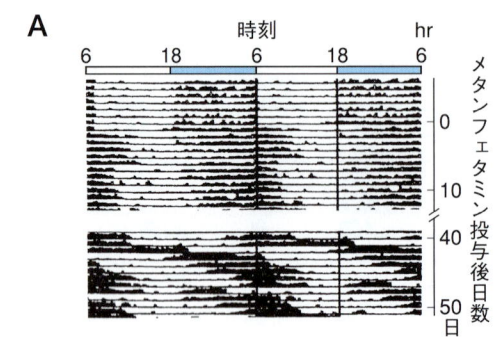

図 5-143 メタンフェタミン投与ラットにみられた行動リズムの脱同調と時計遺伝子発現リズム

A：メタンフェタミン投与ラットの行動リズムは明暗サイクルから脱同調し、フリーランしている．図は行動量をヒストグラムで表記している（ダブルプロット図）．
B：視交差上核における時計遺伝子（*mPer 1*）の発現リズム．メタンフェタミン投与で行動リズムが脱同調しているにもかかわらず、時計遺伝子発現リズムには変化がみられない．
C：線条体における時計遺伝子（*mPer 1*）の発現リズム．メタンフェタミン投与により、時計遺伝子発現リズムが逆転している．
(Masubuchi S, 2000[4])参照)

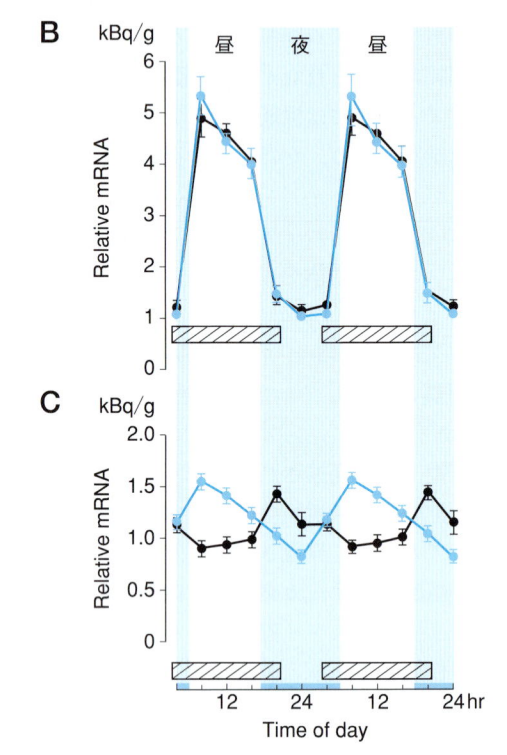

制限給餌を止めた後でもかなり長いこと持続する．また、給餌前ピークは24時間周期以外の制限給餌でも形成されるが、給餌周期が24時間から大きくずれると形成されない．これらの事実から、給餌前ピークの形成にはサーカディアン振動体が関与していると考えられる．一方、視交差上核破壊ラットに覚醒剤であるメタンフェタミンを慢性投与すると、サーカディアン帯域の周期をもつ行動リズムが発現してくる．

周期的制限給餌やメタンフェタミン投与ラットの時計遺伝子発現リズムを調べると[4]、視交差上核のリズムは全く変化しないが、線条体や大脳皮質など他の脳部位に発現している時計遺伝子のリズムは、行動リズムと同じように変化している（図5-143）．そこに行動リズムを直接駆動するサーカディアン振動体があるかどうかは別としても、視交差上核以外のサーカディアン振動体が関与していることは間違いないと思われる．

本来サーカディアンリズムを示さない培養線維芽細胞に高濃度の血清を作用させると、時計遺伝子のmRNAレベルにサーカディアンリズムが数サイクル現れる．これは、同調していない多数のサーカディアンリズム振動体が血清ショックによって同調した結果リズムとして現れたか、血清ショックによって新たにサーカディアン振動体が形成されたかどちらかであるが、前者の可能性が高いと思われる．サーカディアン振動体は体のいたるところに存在していると考えられる．

階層的多振動体構造

視交差上核のサーカディアン振動体が階層的多振動体構造をもつことはすでに述べた．同様の構造はヒトの個体レベルでも認められる．フリーランしているヒトの生物時計はしばしば内的脱同調とよばれるリズムの乖離を示す[5]．図5-144にその一例を示すが、隔離2週目までは睡眠覚醒リズム

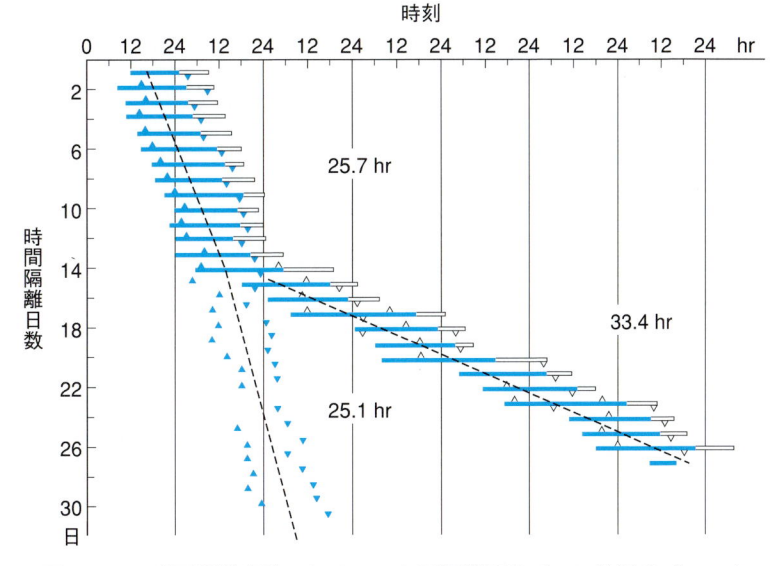

図 5-144 時間隔離実験におけるヒト睡眠覚醒リズムと体温リズムの内的脱同調

横バーは睡眠（白）覚醒（色）リズムを示し，三角は体温リズムの最高値（▲）と最低値（▼）位相を示す．
△▽は睡眠覚醒リズムに重ねて表示したものである．図中にリズム周期を記す．

と体温リズムは25.3時間の同じ周期でフリーランしている．ところが，2週目で，睡眠覚醒リズムの周期が突如33時間に延長し，一方，体温リズムはそれまでとほぼ同じ周期を維持する．同じような脱同調は睡眠覚醒リズムと松果体ホルモンであるメラトニンのリズムとの間にも認められる．内的脱同調はヒトの生物時計が少なくとも2つ異なる振動体から構成されていることを示すと考えられてきた．最近，睡眠覚醒リズムと血中メラトニンリズムの同調因子は異なることが明らかにされた．睡眠覚醒リズムの同調因子は社会的スケジュールなどの非光因子であり，血中メラトニンリズムの同調因子は光である．この結果はヒトの2振動体仮説を強く支持する．

ヒトの体温リズムや血中メラトニンリズムを駆動する振動体は視交差上核に存在するサーカディアン振動体と同一と考えられるが，睡眠覚醒リズムの振動体は不明である．メタンフェタミン慢性投与ラットの睡眠覚醒リズムはヒトの睡眠覚醒リズムと多くの共通点をもつことから，睡眠覚醒リズムの振動体は視交差上核外にある可能性が高い．

サーカディアンリズムの分子機構

サーカディアンリズムがいかにして発現するかについては，長いこと不明であった．1997年，Takahashiらのグループは人為的に遺伝子を変異させたマウスから行動リズムが消失するミュータントをスクリーニングし，さらにその責任遺伝子（*Clock*）をクローニングして，哺乳類ではじめて時計遺伝子を確認した．以来，現在に至るまで数種類の時計遺伝子が確認されている．

時計遺伝子*Clock*の遺伝子産物CLOCKはbHLH-PAS型の転写調節因子である．CLOCKは同じbHLH-PAS型の転写調節因子BMAL1とヘテロダイマーを形成し，時計遺伝子*Per*の転写を促進する．一方，*Per*の遺伝子産物PERはDNA修復蛋白CRY1，CRY2と結合して核内に移行し，CLOCK/BMAL1の転写促進作用を抑制する．つまり，*Per*遺伝子の転写翻訳を軸にオート

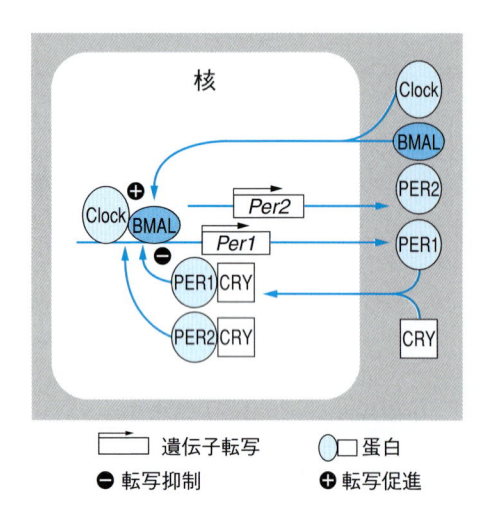

図 5-145　哺乳類のサーカディアンリズム発現に関する分子オートフィードバック・ループ仮説

フィードバック・ループが形成される（図5-145）．このフィードバック・ループがサーカディアンリズム発振の核と考えられている．フィードバック・ループを構成している遺伝子をノックアウトすると，行動のフリーランリズムが消失する．

時計遺伝子は視交差上核で強く発現しているが，遺伝子発現は視交差上核以外の組織でもみられる．視交差上核以外で発現する時計遺伝子の機能については不明であるが，サーカディアン振動体を形成していることは十分考えられる．ただし，視交差上核で想定されているオートフィードバック・ループがそのまま末梢組織でも作動しているかどうかは不明である．

ラットの網膜には視交差上核とは異なるサーカディアン振動体が存在し，網膜のメラトニンリズムを駆動している．網膜にも時計遺伝子は発現しているが，そのパターンは視交差上核とは大きく異なり，時計遺伝子の役割が変化している可能性がある．また行動のフリーランリズムが消失する Clock 変異マウスにメタンフェタミンを慢性投与すると，周期の長い行動リズムが出現する．したがって，メタンフェタミンによる行動リズムの発現には正常な Clock 蛋白は必要ない．視交差上核以外のサーカディアン振動体は異なる振動機構を有している可能性がある．

リズム同調

サーカディアンリズムの特徴の一つに環境因子への同調がある．リズム同調には光同調と非光同調が知られており，視交差上核のサーカディアン振動体は主として光同調に関与しているが，胎生期や授乳期には非光同調にも関わる．サーカディアンリズムの同調は非線形振動の引き込み現象と類似している．

◆ 光同調

視交差上核には網膜から直接神経線維が投射しており，光情報をサーカディアン振動体に伝えている．哺乳類では眼球を摘出するとサーカディアンリズムがフリーランすることから，光同調に関する情報は網膜のみからきていると考えられる．光情報は，最終的には細胞内情報伝達系を介して時計遺伝子の転写や翻訳，遺伝子産物のリン酸化などに影響し，時計遺伝子のオートフィードバック・ループを動かすと考えられる．

リズム同調の原理はサーカディアン振動体の同調刺激に対する位相反応にある．フリーランしているサーカディアンリズムに光刺激を与えると，リズム位相が変位して新しい位相から振動が開始される．位相変位の方向（前進あるいは後退）と大きさは，光刺激がサーカディアン振動のどの位相に与えられたかに依存する（位相反応曲線）[6]．ラットやマウスなどの夜行性哺乳類では，主観的昼（休息期）の後半から主観的夜（活動期）の前半に与えられた光刺激によりリズムの位相後退が生じ，主観的夜の後半から主観的昼の前半に与えられた刺激により位相前進が生じる．24時間より長いフリーラン周期をもつサーカディアンリズムでは光による位相前進が，24時間より短い周期をもつリズムは光による位相後退が，リズム同調に重要である．サーカディアンリズムの位相反応を指標として，リズム同調に関与する伝達物質や細胞内情報伝達系が解析されている．

◆ 非光同調

　ラットやマウスでは，胎生期の視交差上核にサーカディアンリズムが認められる．そのリズム位相は母親と同じ位相を示し，母親のリズムを逆転させると胎児のリズムも逆転することから，母子間にリズム同調が起きていると考えられる．ラットの場合，母子間の同調は生後1週間ほどまで続くが，その後は光同調に取って変わられる．視交差上核にはメラトニン受容体があり，外因性のメラトニンは胎児や新生児のサーカディアンリズムを同調させるが，母子間同調はメラトニンを産成する松果体を摘出した母ラットでもみられることから，メラトニンの生理的意義は疑問視されている．

　一部の哺乳類では，身体運動がサーカディアンリズムの同調に関与している．そのメカニズムは不明であるが，視交差上核には脳幹からセロトニンを含む神経が投射しており，またセロトニン受容体の刺激でサーカディアンリズムに位相反応が生じることから，この系が非光同調に関与している可能性がある．

引用文献

1) Shinohara K, Honma S, Katsuno Y, et al：Two distinct oscillators in the rat suprachiasmatic nucleus in vitro. *Proc Natl Acad Sci USA* **92**：7396-7400, 1995
2) Honma S, Shirakawa T, Katsuno Y, et al：Circadian periods of single suprachiasmatic neurons in rats. *Neurosci Lett* **250**：157-160, 1998
3) Shirakawa T, Honma S, Katsuno Y, et al：Synchronization of circadian firing rhythms in cultured rat suprachiasmatic nucleus. *Eur J Neurosci* **12**：2833-2838, 2000
4) Masubuchi S, Honma S, Abe H, et al：Clock genes outside the suprachiasmatic nucleus involved in manifestation of locomotor activity rhythm in rats. *Eur J Neurosci* **12**：4206-4214, 2000
5) Wever RA：Results of experiments under temporal isolation. In：*The Circadian System of Man*. Springer-Verlag, New York, 1979
6) 本間研一，本間さと，広重　力：生体リズムの研究．北海道大学図書刊行会, 1989

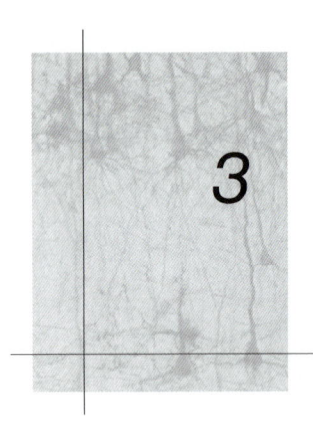

3 脳幹の神経機構
〔5〕睡眠・覚醒機構

前田　敏博

　この文章を読み返してみると，数年前と同じであると感じた．ここ数年睡眠学は何ら発達しなかったともとれるが，ステリアッド(Steriade)一派のCa電流理論は進んだといえるかもしれない[1]．しかし，彼らも読んでいくうちに木を見て森を見ずの間違いをおかしていることに気づいた．そこで本節では古いことを書きながら，時々新しいことを入れ，"脳は覚醒を基本として，睡眠は，それがどこかでおさえるから"という前田の理論[2]を書くことにする．もし意識に興味をお持ちの方がおられたら，最近読んだり書いたりしたものを引用するので利用してほしい[3,4]．また神経機構を前田の言う実行神経系と調節神経系に分けた．さらに，神経機構と物質機構も分けて考えたが，それ自体は何の意味もないことが，この文章から覚醒の神経機構[5]を抜いてみて初めてわかった．睡眠と覚醒は同じことだと言ったのは前田だったのだ．題が単に機構となっているのは，神経機構と物質機構とが含まれるからと思い，後者を足した．

　AChや5HTなどのいわゆる古典的伝達物質を含む系は，神経機構の中の調節神経系をまとめることにし，物質機構は神経機構の中で論ずることとした．なお，REM睡眠 rapid eye movement sleepといったり逆説睡眠 paradoxical sleepといったりするが，どちらも同じことを指している．

調節神経系と実行神経系

1 調節神経系

　ヒトを含む高等物質の神経細胞どうしの結合部位にはたいてい約30 nmの間隙（シナプス）がある．この間隙を電気的には越えられない．これを越えるために化学物質・神経伝達物質 neurotransmitters を使っている．この伝達物質を大きく分けると[6]，①アセチルコリン(ACh)，②アミン類，③アミノ酸，④ペプチド，⑤プリンとなる．前田は中枢神経系で，特に①のうち，ムスカリン性受容体に対応するものと②を合わせ「調節神経系」とよび[7]，アミノ酸(例えばグルタミン酸，アスパラギン酸，GABAなど)による on-off のいわゆるニューロン鎖の活性を横で上げ下げされている系を「実行神経系」として分けた(図5-146, 5-147)．少ない数の細胞体，膨大な数の終末，遅い伝導速度などで代表される．セロトニン(5 HT)，ドパミン(DA)，ノルアドレナリン(NA)，アドレナリン(AD)，ヒスタミン(HA)などを含むアミンニューロンや，アトロピンで抑えられるAChを含むコリンニューロンなどはすべてあてはまる．その他に，オレキシンを含む細胞体が外側視床下部にあり，特異な経路を通り青斑核，背側縫線核などを支配する[8]．これらのペプチドもこの調節神経系に入れる案があるが，どうであろうか．

図 5-146 脳内の調節神経系と実行神経系の関係を示す模式図
アミンニューロンやムスカリン性コリンニューロンは，実行神経系の活動を種々のレベルで調節し，同時にデジタルな情報をアナログにしている．覚醒系である視床下部後部のヒスタミンニューロンや前脳基底部外側のコリンニューロンもこの系に属する．

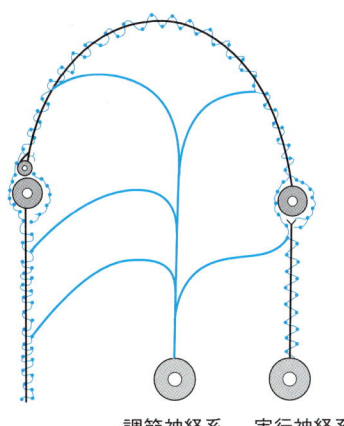

調節神経系　　実行神経系

2 実行神経系

1935年ブレマー（Bremer F）[9]の脳幹切断に始まり，戦後マグンとモルツィ（Magoun H & Moruzzi G）[10]によってまとめられた上行性網様体賦活系 ascending reticular activating system は，まことに正しい急性実験の結果である．その後，バンデルウォルフ（Van der Wolf CH）ら[11]は，視床を壊しても覚醒が得られたことから視床の意味を低く考えたが，脳の慢性実験の場合，他の場所が補償したりややこしい．この点急性実験では結果がはっきりしており，生理的状態を考えるのに都合がよい．前田はこの系を視床を通る路とそうでない路とに分けた[12]．すなわち，覚醒のための古典経路（経視床路）と別経路（非経視床路）である（図5-148）．まず脳幹からの刺激は視床を経て皮質にあるニューロンを興奮させる．つまり皮質の錐体細胞が興奮していて[1)13)]，睡眠・覚醒を起こさせている（図5-149）．前述のマグンとモルツィ[10]は中脳網様体を大切に考えすぎた．その後ジュヴェ（Jouvet M）らは中脳網様体の細胞体だけを破壊しても，睡眠・覚醒には何ら影響を与えないとした[14]．

一方別経路は，視床を通れないとき（例えば視床が破壊されているとき）に視床下部を通る経路で，辺縁系の前脳基底部に至る．ここにはAChをもち皮質へ投射するマイネルト（Mynert）の基底核がある．この系は生理的覚醒のためには仕事をしないで，REM睡眠のために働くものとされている．経視床路および非経視床路が起始するのはいずれも脳幹である．前述の急性実験の結果，脳幹下部は睡眠を，上部は覚醒を受け持っているようである．いずれも特異的に活動するニューロンが証明されていない弱味はあるものの，特に脳幹下部が睡眠と関係することは間違いないが，脳幹上部は問題である．視床下部は睡眠・覚醒の調節系をなしている．つまり，視床下部は前後に分かれ，後部は覚醒に関係することはナウタ（Nauta WJT）[15]の時代からわかっていたが，これをはっきりさせたのはジュヴェらである[16]．すなわち，前部は視索前野などであるが，その中央部は睡眠を維持することに関係し，また後部は視床下部腹内側核を含んでいるが，前部に相互抑制的に働いている（図5-149）．例えば5HTをパラクロロヘニルアラニン（PCPA）で減少させた動物は不眠となるが，この動物の視床下部後部をムシモル（GABAの作動薬）で抑えると睡眠が起こるし，ここから下降する線維は中脳の中心灰白質（PAG）腹側部でニューロンを替え，網様体の種々の調節神経系（ACh, 5HT, NA）のニューロンと連絡している．その証拠にPAG腹側部の細胞体の活動をムシモルで抑えると睡眠状態となり，そのほとんどは逆説睡眠となる[17]．

5HTが欠乏するとなぜか睡眠が抑えられる．そのくせ5HTニューロンの活動は覚醒のとき一番高くなる．Sakaiら[18]はps-offニューロン（REM睡眠のときだけ働かない）が調節神経系に限らないことと，セロトニンを含むニューロンに

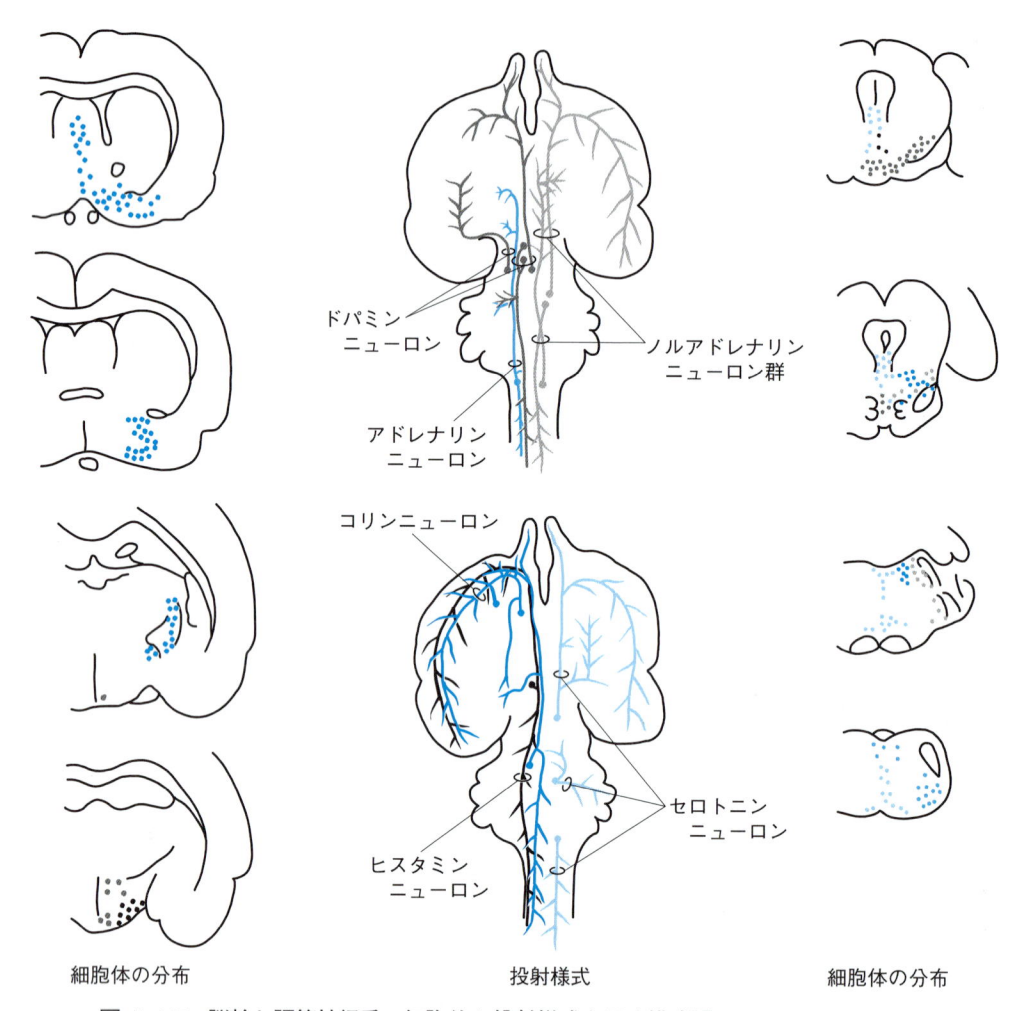

細胞体の分布　　　　　　　投射様式　　　　　　　細胞体の分布

図 5-147　脳幹と調節神経系の細胞体と投射様式を示す模式図（ラットを中心として）

- ●：コリンニューロンは前群（Ch 1〜4）と後群（Ch 5, 6）に分かれ，おもに前者は大脳皮質へ，後者は脳幹下部から脊髄へかけて投射し，前頭葉と視床だけは両者が投射すると考えている．
- ●：ドパミンニューロンは中脳の前にある．間脳（A 11, 12, 13）からはおもに下行性線維が出ており，脊髄はほとんどが A 11 より投射される．中脳（A 8, 9, 10）からは中脳線条体 DA 系と中脳辺縁系 DA 系が出る．前者は A 9（黒質緻密質）を主体とし，後者は赤核後核（A 8）と中脳腹側被蓋野（A 10）の細胞体からなり，大脳辺縁野，前頭前野，嗅結節，側坐核，中隔へ投射するが，ヒトを含む霊長類でこのような DA の集中的投射が特に後者に起こっているかは重大な問題である．
- ●：ノルアドレナリンは，橋上部で青斑核（A 6）を作り，主としてその背側部は大脳皮質へ，腹側部は脊髄に投射する．延髄の NA 細胞体（A 1, 2, 3）はおもに視床下部に投射している．アドレナリンの細胞体（●）は延髄に限られ（C 1, 2, 3），上行する線維も大脳へは入らないとされる．
- ●：セロトニン（5 HT）ニューロンの細胞体は脳幹正中部（縫線）にあり，前部，中間部，後部はそれぞれ前，中間，後ろへ投射する．したがって，大脳皮質へ投射するのは縫線背核の前部と大細胞縫線核である．ヒスタミンニューロン（●）を含むものは視床下部後部にかぎりその細胞体が見られ，全中枢神経系に投射している．

いくつもの種類があるといっている．このように考えると，調節神経系の ACh ニューロンには両方があることがわかる．コリンニューロンは覚醒のとき働き，徐波睡眠で働きが落ち，逆説睡眠に一斉に働くものと，覚醒からの徐波睡眠では働かないでいて逆説睡眠のときに働くものがあるが，いずれの場合も逆説睡眠のとき働いている．そこでアミンとコリンの交代説が出た[19]．

アミンとコリンニューロンの細胞体成分のほとんどはこの網様体に存在し，前田はこれを調節神

(a) **古典経路**（上行性脳幹網様体賦活系）
　視床髄板内核などの非特殊核は，知覚を受ける脳幹網様体からの興奮性刺激によって大脳皮質にある錐体細胞を興奮させる．視床網様核もまた脳幹から入力を受けるので，視床-皮質は大発作にはならない．この部分が昔の Magoun らの考えと違う点である．

(b) **別経路**
　視床を通れないとき（視床が破壊されたときなど）には別経路が使われる．脳幹からの興奮は前脳基底部に至る．そこの外側に ACh を含むマイネルト（Mynert）の基底核があり，全大脳皮質を覚醒させるとともに，脳幹からの刺激は視床下部後部のヒスタミンニューロンも興奮させて大脳皮質を覚醒させている．前脳基底部外側には s-on（睡眠の時だけ働く）ニューロンがあり，その働きによって視床網様核の抑制が変わり，生理的睡眠が起こる．

図 5-148　視床を通る古典経路とそれを通らない別経路を示す模式図

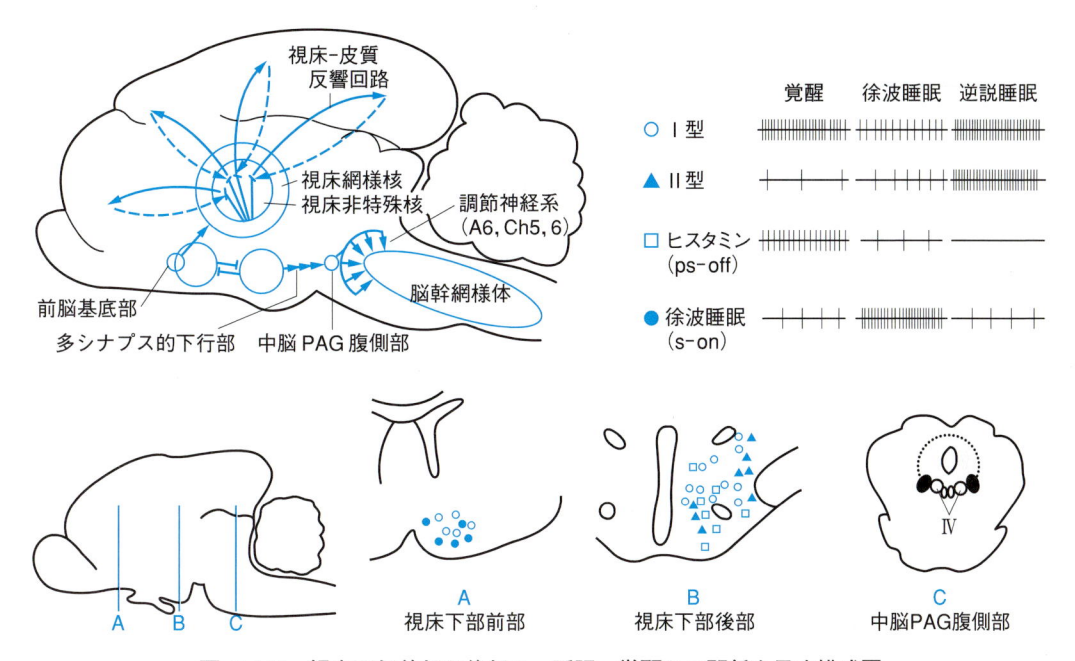

図 5-149　視床下部前部と後部と，睡眠・覚醒との関係を示す模式図
　視床下部の前部と後部は睡眠・覚醒に関しては相互に抑制している．前部は前脳基底部を含み，その外側部には前述の s-on ニューロンがあり，入眠の機構を作っている．後部からの興奮は多シナプス的に下降し，PAG 腹側部でニューロンを替え，脳幹網様体にある調節神経系に連なる．

経系とした（図 5-147）．何度も言うようであるが，生理的には視床を通って睡眠・覚醒は起こっている．しからば別経路は働いていないのかというとそうではない．生理的には前述のように REM 睡眠に働く．また辺縁系とした前脳基底部が視床網様核に働くところから睡眠は始まる．図 5-149 のように，前脳基底部外側の s-on ニューロン（睡眠の時だけ働く）は ACh を含む Mynert の基底核ではないようである[20]．

物質機構

　前田の言うように覚醒が抑えられて睡眠が起こるとしても，物質機構が入るのはどのレベルであ

ろうか．すべてのレベルに入り込み，それに続く覚醒の質を決めていると考えるのが妥当であろう．睡眠物質はもともと疲労物質と同じで，睡眠の受動説から生まれたものである．したがって，眠らないまたは眠らせない動物の脳実質，脳脊髄液から抽出しようとした[21]．これは当然のことであるが，どうしても能動説にしたいもので，ある物質をどこにうったら睡眠が増した[22][23]といった時代に入ったといえる．

なぜ睡眠は必要か

ここで「なぜ睡眠が必要なのか」の問題に少し入ろうと思う．睡眠時には大脳皮質の神経細胞が休んでいると考えるのが素朴かつ普通であろう．脳が休むためには徐波睡眠が有利である．したがって睡眠は機能を考えるためには徐波睡眠が主体となる．REM 睡眠は大脳が発達する状態では意味があったが，成体ではあまり意味がないのではないかと考えたわけである．つまり魚，両生，爬虫類など，系統発生の低いものは皆 REM 睡眠であったと思われる．つまり動かないのが睡眠であり，脳波をとることが無意味であるが，とれば動いている時より速いくらいである[24]．晩熟型の動物が生まれたときには REM 睡眠が多く，長ずるに従って REM 睡眠が減って，徐波睡眠が増えてくるとか[25]，徐波睡眠が記憶に関係[1]しても驚くことはない．本節では皮質下のすべての構造が，睡眠・覚醒の機構と関係すると論じたからである．

おわりに

結局，睡眠と覚醒が同じことになった．脳はもともと覚醒しているとする前田の考え[2]を書いたことになる．睡眠・覚醒の機構に関係する特別な場所はないことを書いたが，その関わりに濃淡はある．濃がいわゆる睡眠・覚醒の中枢である．

引用文献

1) Sejnowski TJ, Destexhe A：Why do we sleep？ *Brain Res* **886**：208-223, 2000
2) 前田敏博：睡眠の神経機構．動物心理学研究 **47**：99-106, 1997.
3) 亀 節子：意識の闇，無意識の光．創元社, pp. 1-281, 2001
4) 前田敏博：覚醒，苧阪直行編：脳と意識，pp. 45-56, 朝倉書店, 1997.
5) 前田敏博，覚醒の神経機構．*Clin Nerosci* **20**：386-388, 2002
6) 栗山欣弥，大熊誠太郎：神経伝達物質とは．中村重信編：神経伝達物質 update：基礎から臨床まで，中外医学社, pp. 1-7, 1991
7) 前田敏博：アミンニューロン．蛋白質核酸酵素 **35**：638-645, 1990
8) 小山純正，高橋和巳，香山雪彦：脳幹の覚醒機構．*Clin Neurosci* **20**：390-393, 2002
9) Bremer F：Cerveau isole et phsiologie du sommeile. *CRS Biol* **118**：1235-1242, 1935
10) Moruzzi G, Magoun H：Brainstem reticular formation and activation of the EEG, Electroencephal. *Clin Neurophysiol* **1**：455-473, 1949
11) Van der Wolf CH, Stewart DJ：Thalamic control of neocortical activation：A critical reevaluation. *Brain Res Bull* **20**：5229-5238, 1988
12) 前田敏博：意識と脳幹機構．伊藤正男，安西裕一郎，川人光男，他編：認知科学 9, pp. 53-87, 岩波書店, 1994
13) Steriade M, McCarley RW：*Brainstem Control of Wakefulness and Sleep.* Plenum Press, New York, 1990.
14) Denoyer M, Sallanon M, Buda C, et al：Nerotoxic lesion of the mesencephalic reticular formation and/or posterior hypothalamus does not alter waking in the cat. *Brain Res* **539**：287-303, 1991
15) Nauta WJT：Hypothalamic regulation of sleep in rats. *J Neurophysiol* **9**：285-316, 1946
16) Sallanon M, Denoyer M, Kitahama K, et al：Long-lasting insomnia induced by preoptic neuron lesion and its transient reversal by mucimol injection into the posterior hypothalamus in the cat. *Neuroscience* **32**：669-683, 1989
17) Sastre JP, Buda C, Kitahama K, et al：Importance of ventrolateral region of microinjections in the cat. *Neuroscience* **74**：415-420, 1996
18) Sakai K, Crochet S：Differentiation of presumed serotonergic dorsal raphe neurons in relation to behavior and wakes-sleep

states. *Neuroscience* **4**：1141-1155, 2001
19) Hobson JA：(井上昌次郎，河野栄子訳)：*Sleep* (眠りと夢), SA ライブラリー，東京化学同人，1986
20) McGinty D, Szymusiak R：The basal forebrain and slow wave sleep. *In*：Wauguir A, Dugovic C, Rduloracki M (eds)：*Slow Wave Sleep*：*Physiological, Pathophysiological and Functional Aspects*, pp. 61-73, Raven Press, New York, 1989
21) Komoda Y, Ishikawa M, Nagasaki H, et al：Uridine：A sleep-promoting substance from brainstems of sleep-deprived rats. *Biomed Res* **4**：223-228, 1983
22) Hayaishi O：Molecular mechanisms of sleep-wake regulation：Roles of prostaglandin D 2 and E 2. *FASEB J* **5**：2575-2581, 1991
23) 徳永義光，今井晋二，松村人志，他：睡眠・覚醒調節因子としての一酸化窒素. 日本臨牀 **56**：308-311, 2000
24) 鳥居鎮夫：睡眠の機能. 鳥居鎮夫編：睡眠の科学, pp. 1-31, 朝倉書店, 1984
25) 井深信男：行動の時間生物学. 朝倉書店, 1990

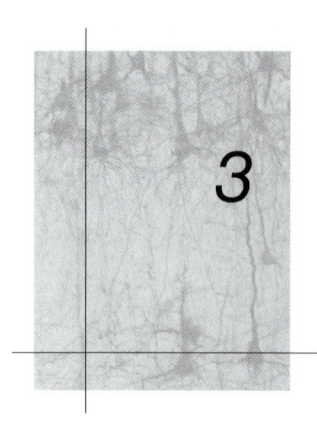

3 脳幹の神経機構
〔6〕睡眠・覚醒障害

清水 徹男

視床下部に睡眠・覚醒を司る中枢があるという仮説，REM睡眠の発見のいずれもが，ヒトの睡眠を観察することでもたらされた．前者はエコノモ（von Economo C）が1916～20年に流行した嗜眠性脳炎の臨床病理学的検討に基づいて提唱したものである[1]．エコノモによれば，睡眠中枢は前部視床下部に，覚醒中枢は後部視床下部に存在する．後者はシカゴ大学のアゼリンスキーとクライトマン（Aserinsky E & Kleitman N, 1963）がヒトの睡眠時の眼球運動を研究しているときに偶然に発見したものである[2]．また，視床が生理的な睡眠に重要であることも，家族性致死性不眠症というプリオン病が発見されて初めて明らかになった[3]．このようなヒトでの観察と，近年の分子生物学的研究の発展によって睡眠・覚醒機構の研究は急速に発展を遂げている．

ここでは脳幹部を広くとり，間脳を含む脳幹部と睡眠・覚醒障害について，臨床との関連で解説する．

橋・中脳の病変とREM睡眠の障害

1 REM睡眠の神経機序

中脳から橋にかけての被蓋部にはREM睡眠の実行系，すなわち，脳波の脱同調化 cortical desynchronization，橋に始まり，視床や広範な大脳皮質にインパルスを送り込んで夢を駆動すると考えられている PGO 波（ponto-geniculo-occipital wave），急速眼球運動 rapid eye movements（REMs）などの相動性活動 phasic activity を駆動する系，骨格筋トーヌスを抑制する（muscle atonia）系が互いに近接して存在する（図5-150）[4]．これらの要素が個別に障害されると，REM睡眠の各要素の間の解離現象が生じる．その代表的なものがREM睡眠行動障害（REM sleep behavior disorder；RBD）とよばれる現象である．

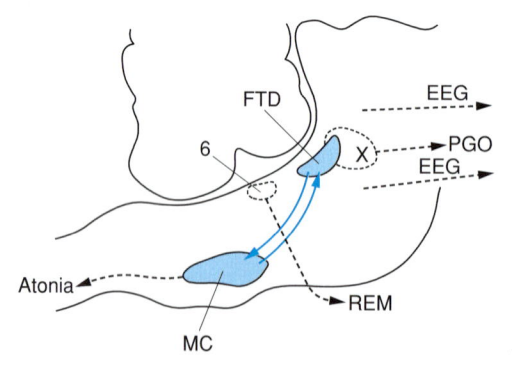

FTD：橋背側被蓋
X：X野
6：外転神経核
MC：延髄大細胞網様核
EEG：脳波の脱同調
PGO：PGO波
Atonia：筋トーヌスの抑制

図 5-150　REM睡眠の実行系（ネコ）

2 RBD

◆ RBDの臨床特徴

　RBDとは，REM睡眠の際に生理的には認められる全身の骨格筋トーヌスの抑制が障害されるものである．したがって，RBDの患者では"夢体験"がそのまま行動へと表出されることになる．軽い場合には，明瞭な寝言・笑い，寝床・寝具・寝間着を手でまさぐる，中空に手をさしのべるなどの無害なものであるが，重症例では起きあがって壁や家具に衝突する，家具などに殴りかかる，傍らに休む配偶者に暴行を加える，などといった危険な行動がみられることもある．実際にけがを負ったり，配偶者を負傷させる症例も報告されている．

　このように夜間に激しい異常行動がみられることから，RBDは，しばしば夜間せん妄と間違われることがある．しかし，RBDはあくまでREM睡眠の異常（睡眠時随伴症）であり，覚醒させることが可能で，覚醒するとその異常行動はただちに中断すること，目覚めたときの患者の意識は清明であり，見当識が保たれること，多くの場合に目覚める直前の夢体験を想起でき，その内容が直前の異常行動とよく符合することなどを手がかりにすると，せん妄状態との鑑別は比較的に容易である．

◆ RBDの動物モデル

　RBDの動物モデルとして，橋被蓋部のREM睡眠における筋トーヌス抑制に関わる実行系を破壊したネコの実験がある[5]．このようなネコの覚醒時の行動には大きな異常はみられない．しかし，REM睡眠に入ると，首をもたげてまぼろしの対象を注視する，まぼろしの対象を攻撃する，捕食行動をとるなど，ヒトのRBDと同様の夢内容の行動化が明瞭に認められる．

◆ RBDの原因

　RBDは，両側聴神経腫瘍，橋のグリオーマなど，直接的に筋トーヌス抑制機構を傷害する病変によって起こる．また，橋を含む脳幹網様体に病変の首座がある神経変性疾患，すなわち，多系統脳萎縮性疾患 multiple system atrophy（OPCA, Shy-Drager症候群など），パーキンソン病，進行性核上麻痺，最近第3の痴呆として注目を集めているレビー小体型痴呆 dementia of Lewy body type（DLB）などの患者にみられる．一方RBDは，何らの精神・神経学的異常を認めない高齢者にもみられることがあり，これは特発性RBDとよばれている．特発性RBDはRBDの原因としては最も多く，約6割を占める．

　近年，特発性RBDと当初診断された患者の経過を数年間フォローしているうちに，その4割近くがパーキンソン病を発症したという報告があり，注目を集めている．さらに，DLBの患者のうち，大多数のものが認知機能の障害が出現するよりも，数年以上前からRBDを呈していたというきわめて興味深い報告がなされている．すなわち，特発性RBDとよばれている病態は決して軽視してよいものではなく，神経学的徴候や認知記能について慎重に経過を追うべき病態であるといえる．

3 低コリンとRBD，幻視の関係

　DLBの暫定的診断基準には幻視体験が含まれている[6]．前述したように，DLBでは認知機能の低下に数年以上も遡ってRBDがみられる．しからば，DLBでみられるRBDと幻視の発現機序を統一的に説明できる仮説はないかという点に興味がもたれる．

　DLBではアルツハイマー型痴呆（AD）にもまして，脳の広範な部位でアセチルコリン（ACh）が低下していることが明らかになっている．さらに，幻覚のあったDLBの患者の死後，脳では幻覚のなかったものに比べて側頭葉のアセチルコリンが一層に低下していることが報告されている．また，以前より抗ムスカリン作用のある薬物の投与によって幻覚，主として幻視を伴う精神病状態が誘発されることはよく知られており，これは抗コリン精神病，あるいはアトロピン精神病ともよばれている[7]．以上のことから，DLBにおける幻覚の発現機序にこの低コリン状態が密接に関係して

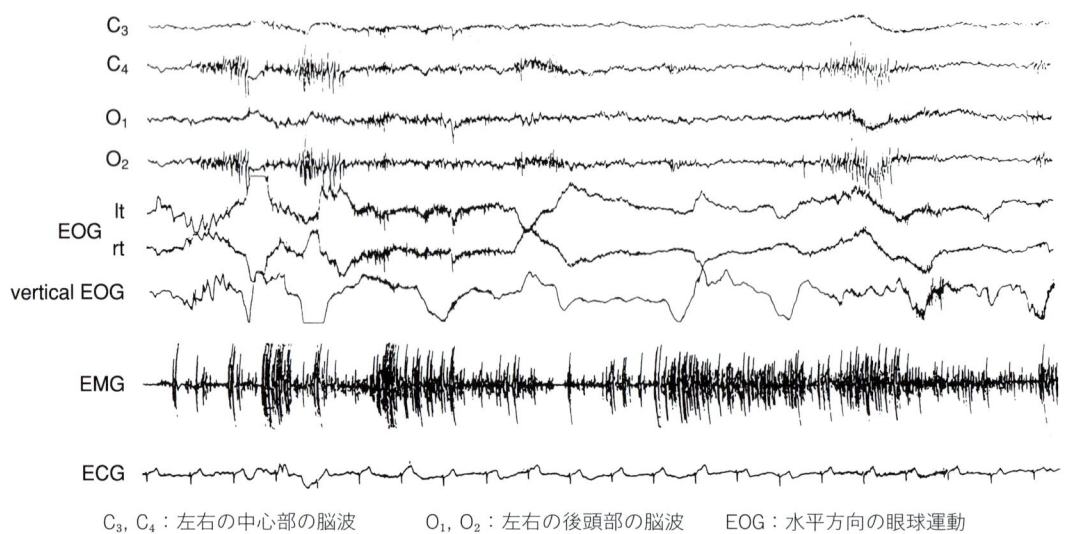

C₃, C₄：左右の中心部の脳波　　O₁, O₂：左右の後頭部の脳波　　EOG：水平方向の眼球運動
vert EOG：たて方向の眼球運動　　EMG：おとがい筋筋電図　　ECG：心電図

図 5-151　RBD を特徴づける筋トーヌスの抑制を欠く REM 睡眠のポリグラフ
生理的な REM 睡眠とは異なり，おとがい筋筋電図には持続的な放電がみられる．眼球運動が群発している時期に一致して，相動的な筋放電がみられるが，この時期に患者は大声で寝言をしゃべった．

いる可能性がある．

　それでは低コリンと RBD の関係はどうであろうか．抗ムスカリン作用のある薬物の投与により，意識変容が生じ，それが消退した後の夜間には，筋トーヌス抑制を欠く REM 睡眠（これは RBD の特徴である）と共通したポリグラフパターン（stage 1-REM）が観察される（図 5-151）[8]．また，橋被蓋に存在する REM 睡眠の筋トーヌス抑制機構はムスカリン受容体をもち，同部にコリン作動薬を局所投与すると，意識の状態によらず筋トーヌスが抑制される．前述したようにこの部位を両側性に破壊したネコの場合には，RBD の動物モデルといってよい状態が生じる．したがって，DLB の患者に認知機能の低下にかなり先行してみられることの多い RBD は，脳幹部の低コリン状態で引き起こされた可能性が考えられる．

　以上を総合すると，次のような過程が考えられる．DLB を発症するに先立ち，脳幹部のコリンが低下することにより筋トーヌスの抑制を欠く異常な REM 睡眠が出現し，夢の行動への表出，すなわち RBD が発症する．低コリンが進行し，全脳のコリンがある閾値まで低下することにより認知障害が顕在化し，さらに一層にコリンが低下することによって意識変容と幻覚が発現する．

4　夢と幻覚の関係

　DLB 患者にみられる幻覚そのものを REM 睡眠の夢のメカニズムで説明できないか，という問いかけも興味深いものである．すなわち夢の精神活動が覚醒時に生じることを幻覚のメカニズムとして考えることが可能であるか，という問題である．しかし，REM 睡眠の夢の精神活動を駆動すると考えられている PGO 波の実行系はコリン受容性かつコリン作動性ニューロンであろうとされており，低コリンで PGO 波の脱抑制が起こるという可能性は少ない．しかし，幻覚を呈するパーキンソン病の患者では RBD がみられ，幻覚は日中のまどろみの際に起こる RBD に引き続いて現れるという報告もある．幻覚と REM 睡眠の関係については今後さらなる検討が必要である．

閉じこめ症候群などにおける睡眠障害

　橋に限局した脳血管障害により，一部の眼球運

■ 閉じ込め症候群とは？

　1966年に出版されたモノグラフの中でPlumとPosnerはさまざまな意識障害の病態を述べた．その一つに両側性の橋から中脳にかけての脳幹腹側に病巣をもつ特殊な『意識障害』を紹介し，あたかもほとんどすべての身体的な運動を封じ込めたような状態であるところから，彼らはlocked-in（閉じ込め）症候群と名づけた．この病巣は外眼筋以外のほとんどすべての骨格筋を支配する両側錐体路を含んでいるために，意図的な筋肉運動が眼球以外はすべて不能になることに特徴がある．この原因の多くは脳底動脈閉塞であり，そこから直角に橋底部に入る細い貫通枝が支配する領域の梗塞による．中脳から上位はほとんど正常状態であり，通常の意味での意識障害はない．随意的な眼の動きによってほぼ完全な意思疎通が可能であることが最大の特徴である．予後はよいとは言えないが，ある程度は回復する場合もあるので，治療をあきらめてはいけない．いわゆる特殊な意識障害である無動性無言や大脳皮質の広汎な障害による失外套症候群などに類似しているところもあるため鑑別が必要であり，特にある程度命令に従って眼球を動かせる無動性無言とは区別がむずかしい．その場合，両側性の錐体路障害の存在は重要である．また，ある時期の筋萎縮性側索硬化症（ALS）は随意運動が眼球運動のみに限られるところから，やはり鑑別を要するが，経過や筋萎縮などから鑑別が可能である．

　ところで，興味深いことにPlumとPosnerはこの病態が19世紀のフランスの文豪アレクサンドル・デュマの傑作「モンテ・クリスト伯」の中に見事に描写されていることを指摘している．主人公エドモン・ダンテスを追訴するヴォルフォール検事の父親について「もはや腕を動かすことも，声をたてることも，体を動かすこともできなくなっていた．だが，この力づよい眼ざしこそは，それらにじゅうぶんとってかわっているものだった．老人は，なにか命ずるにしても，礼をいうにしても，すべてこの眼によってやった．まさに，生きた眼をもつ死骸とでもいうようであった．」と書かれており，まさに閉じ込め症候群の特徴を余すところなく伝えている．ヴォルフォール症候群とでも言いたくなる程である．

(国立精神・神経センター　金澤一郎)

動を除いてすべての随意運動が不可能になる病態，すなわち，閉じこめ症候群 locked-in syndromeが生じる．このような患者では睡眠時間が著しく短縮し，深い徐波睡眠がほとんど出現しないことが報告されている[9]．また，外傷による脳幹部損傷の症例において，睡眠時間の著しい短縮がみられ，セロトニンの前駆物質である5-hydroxy tryptophan（5 HTP）の投与により睡眠時間の正常化がみられたとの報告がある[10]．NREM睡眠はもっぱら前脳で営まれるものであり，脳幹部のセロトニン含有神経細胞（縫線核）はノルアドレナリン含有神経細胞と同様に覚醒時にその活動が最も盛んであり，NREM睡眠では発火頻度が低下し，REM睡眠では発火が停止することが知られている．これらのことはセロトニン神経系の障害で脳幹部損傷をもつ患者の不眠を説明することを困難にする．しかし，セロトニンを枯渇させる物質（PCPA）を投与した動物では睡眠が著しく減少し，5 HTPを投与すると睡眠が回復するなど，セロトニンがNREM睡眠の出現に重要な役割を果たすことを示唆する実験結果も多数あり[11]，橋の障害による睡眠の減少にセロトニン含有神経細胞の損傷が関与している可能性は否定できない．

視床下部病変と睡眠障害

　「視床下部と睡眠」というテーマは古くて新しい．古くは視床下部に睡眠と覚醒を司る中枢が存在するという前述のエコノモによる仮説に始ま

る．新しくは，視床下部外側部に神経ペプチドの一種であるオレキシン産生細胞が存在し，それが食欲と覚醒に関与するとともに，ナルコレプシーの発現に密接な関連をもつことが明らかになったことである．これはエコノモの予言した視床下部が覚醒中枢の一部といえるものである．これに対し，前部視床下部に睡眠中枢が存在するかという点は疑わしい．目下のところは視床下部のすぐ前方に位置する視索前野 preoptic area (POA) と前脳基底部 basal forebrain (BF) が大脳の主たる睡眠中枢であろうと考えられている．以上に加え，視床下部の視交叉上核は動物とヒトの主たる生体時計の機能を担っている．

以下に，視床下部とその近傍に存在する睡眠・覚醒機序を紹介し，また，視交叉上核と概日リズムの関係についても触れることとする．最後にその臨床的関連事項を解説する．

1 視床下部およびその近傍の脳部位と睡眠・覚醒機序

1946年ナウタ (Nauta WJH) は，動物における破壊実験によって，前部視床下部とそのすぐ前方に位置する POA に，睡眠を促進する機序が存在することを報告した．ヘス (Hess WR) は，その部位の電気刺激により睡眠が誘発されることを見出した．すなわち，エコノモの視床下部前部に睡眠中枢が存在するという仮説は支持されたことになる．しかし，その後の研究によって睡眠をもたらす大脳の中枢は視床下部のすぐ前方に位置する POA と BF であり，その部位には NREM 睡眠中に選択的に発火する，あるいは NREM 睡眠の開始に先立って発火する神経細胞群が存在することが明らかになった．

近年，炎症性物質であるプロスタグランジン D2 (prostagrandin D2；PGD2) が，内因性の睡眠物質のうちでも生理学的睡眠に最も関連が深い物質であることが，わが国の早石修らによって明らかにされた．PGD2 の作用部位は BF であると考えられ，BF には PGD2 受容体をもつ神経細胞が多数存在する．さらに，PGD2 を BF 近傍クモ膜下腔に投与すると，その付近のクモ膜下腔での遊離アデノシンが増加すること，アデノシン A2 受容体アゴニストを BF 近傍クモ膜下腔に投与すると睡眠が誘発され，PGD2 の睡眠誘発作用は A2 受容体アンタゴニストにより抑制されることなどのことから，PGD2 の睡眠誘発作用は BF 近傍の A2 受容体をもつ神経細胞により仲介されている可能性が高いと考えられる．ちなみに，カフェインが覚醒作用をもつことはよく知られているが，カフェインはアデノシン受容体のアンタゴニストである．また，サイトカインのうち IL1 と TNFα が睡眠物質としての作用をもつことが明らかになっているが，この睡眠誘発作用も BF における PGD2 の作用を介している可能性が高い．

2 オレキシン，視床下部と覚醒中枢

現在，睡眠研究の分野で注目を集めているのは，神経ペプチドであるオレキシン orexin (Ox)（ハイポクレチンともよぶ）受容体の機能欠損がイヌナルコレプシーの原因であること，Ox の前駆蛋白をコードする遺伝子がノックアウトされたラットはナルコレプシーと同様の症状を呈することが発見されたことである[12]．

ナルコレプシーとは昼間に耐えがたい眠気と居眠り（睡眠発作）が繰り返し起こること，情動刺激により骨格筋トーヌスの一過性消失～減弱の発作（情動性脱力発作，cataplexy）が生じることを主たる臨床特徴とする原因不明の疾患である．なお，脱力発作時の患者の意識は清明である．また，ナルコレプシーに特有の症状ではないが，ナルコレプシー患者には睡眠麻痺と入眠時幻覚が高い頻度でみられる．睡眠麻痺と入眠時幻覚は，通常は入眠後 NREM 睡眠が数十分持続した後に初めて現れる REM 睡眠が，入眠直後の時期に起こる (sleep onset REM period；SOREMP) ことにより発現する症状である．すなわち，覚醒状態からいきなり REM 睡眠に入ることで REM 睡眠の筋トーヌス抑制を麻痺として，夢体験を幻覚として体験するものである．情動性脱力発作の機序は REM 睡眠の筋トーヌス抑制が意識の状態とは解

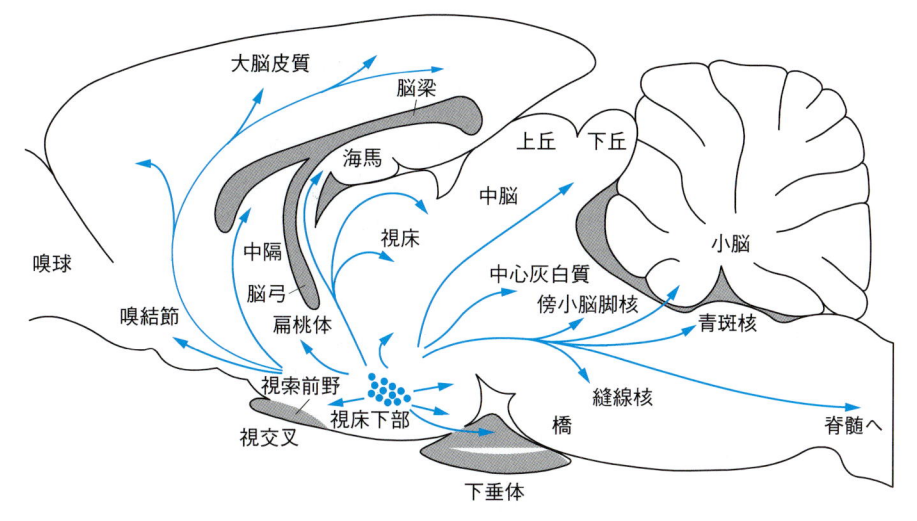

図 5-152 オレキシン含有細胞の投射部位
視床下部内部では弓状核，室傍核，結節乳頭核に密な投射がみられる．その他の部位，特に青斑核，縫線核などの脳幹部，視床，大脳皮質の広範な部位にも投射がみられる．
(Nambu T ら，1999[16])より改変引用)

離して覚醒時に起こるものと推定されており，脱力発作，睡眠麻痺と入眠時幻覚はナルコレプシーのREM睡眠関連症状ともよばれる．REM睡眠関連症状はREM睡眠を抑制する作用のある薬物，例えば三環系抗うつ剤などによって抑制される．眠気と睡眠発作はmethylphenidateなどの中枢神経刺激剤によって治療される．

ナルコレプシーの有病率は0.05～0.1％と見積もられており，その大多数は孤発例である．また，その大部分のものでHLAのDR2（遺伝子型ではDQB＊0602）が陽性である[13]．このことから病因に自己免疫の関与が疑われてきたのであるが，その証拠は得られていなかった．しかし，ナルコレプシーの動物モデルでその原因がOx系の異常にあることがわかったことで，ヒトのナルコレプシーの原因についても急速にその解明が進んできている．まず，大多数のナルコレプシー患者で髄液のOx濃度が著しく低下していることがわかり[14]，ヒトナルコレプシーの病因にもOx系の異常が関与することが明らかになった．さらに，ナルコレプシー患者の死後脳ではOx含有細胞が消失していることが示された[15]．このOx含有神経細胞の脱落の原因が自己免疫機序である可能性は高く，現在その証明が待たれるところである．

Ox含有細胞は視床下部外側部に限局して存在し，Ox含有細胞からは実に広範な脳部位へと投射する（図5-152）[16]．投射部位のうちには脳幹の主たるノルアドレナリン含有神経細胞である青斑核が含まれる．青斑核のノルアドレナリン含有神経細胞はREM睡眠になると発火が停止するREM off 細胞であり，Oxはこれらの神経核を刺激する作用がある．したがって，ナルコレプシー患者にみられるREM睡眠関連症状の発現に，OxによるREM睡眠抑制作用の障害が関与するものと推測される．また，Oxを動物の脳室内に投与すると顕著な覚醒作用を発揮する．これはナルコレプシー患者の過剰な眠気と睡眠発作を説明するのに都合がよい．さらに，Oxには覚醒作用に加えて摂食を促す作用，交感神経を賦活する作用，corticotropin releasing hormone（CRH）の分泌を促進する作用などが認められている．

ところで，覚醒系として有名なものに上行性脳幹網様体賦活系（ARAS）があげられる．ARASは，2つの経路を介して覚醒をもたらす．背側経路は前節で前田のいう古典経路であり，中脳橋被蓋のコリン作動性神経細胞に発し，視床非特殊核を

介して大脳皮質を覚醒させる．腹側経路（前田の別経路）は，青斑核のノルアドレナリン作動性神経細胞に発し，内側前脳束を通って前脳基底部のコリン作動性に到達した後，その部位より大脳の広範な部位へ投射して覚醒をもたらす系である．エコノモが提唱した視床下部後部の覚醒中枢は，ARASとは一応独立した覚醒の調節系であると考えられる．その後の研究により，その本態は視床下部の結節乳頭核 tubulomammilary nucleus（TM）に存在するヒスタミン含有細胞であることが明らかになった．TMは，大脳に広範に投射し，覚醒機構としての解剖学的特性を十分にもつ．

ここで興味がもたれるのは，Ox含有神経細胞とTMによる覚醒系の関係であろう．前述したようにOxはきわめて広範な脳部位に投射するが，そのターゲットには脳幹網様体（ARASを含む），青斑核，ならびにTMが含まれる．また，Oxの脳室内投与は覚醒作用を発揮するが，ヒスタミンH1受容体ノックアウトマウスではOxによる覚醒作用が減弱することが明らかになっている．したがって，視床下部には外側部に位置するOx含有細胞に発し，TMのヒスタミン含有細胞を介して全脳に投射する覚醒系が確かに存在するものと考えられる．この系は，ARASの古典経路が直接的に覚醒をもたらすものであるのに対し，覚醒状態を維持するのに重要な働きをするものと考えられる．

視床下部とその近傍に存在する覚醒中枢と睡眠中枢の間には，双方向性の神経結合がある．睡眠中枢であるPOAにヒスタミンを局所投与すると睡眠が抑制され，POAを刺激すると覚醒が抑制される．後者の作用はGABA系を介しているものと推定されている．

概日リズムと視交叉上核

時間の手がかりがまったくない恒常的な環境にヒトや動物をおいても，睡眠・覚醒，深部体温，ある種のホルモン分泌は24時間に近い周期で規則的に出現し続ける（概日リズム）．このような現象は体内に時計機構があることを示している．

この時計機構は哺乳類では視床下部にある一対の視交叉上核 supraoptic nucleus（SCN）に存在することがわかっている．動物のSCNを破壊すると，行動量，睡眠・覚醒，内分泌などにみられる概日リズムは消失し，そのリズムは胎児のSCNを第3脳室付近に移植すると回復する．また，SCNの発火頻度には明瞭な概日リズムがみられ，それはSCNの細胞を組織培養した場合にも同様である．

恒常条件下における概日リズムの周期は24時間より若干異なるのであるが，ヒトと動物は外界の1日である24時間に同調して生活している．生体時計の同調に最も大きく寄与するのは光であり，網膜からは視覚とは独立した経路（網膜視床下部路；retino-hypothalamic tract）でSCNに明暗の情報が伝達される．光を与えるタイミングが概日リズムのどの位相に相当するかによって光は時計を進めるか，遅らせるという逆の効果を発揮する．ヒトでは直腸温の最低点（明け方に相当）の後の数時間に光を与えると時計は進み，逆に最低点の前数時間に光を与えると時計は遅れる．

最近になって哺乳類時計遺伝子群が次々と同定され，概日リズムを刻む時計のメカニズムの解明が著しく進んでいる．詳細は別に譲るが，24時間の時を刻むのは転写-翻訳活性リズムであり，自身が生み出す蛋白群によってその転写活性が抑制される時計遺伝子（*Per 1, 2, 3, Cry 1, 2*）と，それらの転写活性を促進する時計遺伝子（*Clock, Bmal1*）の相互作用がその要素である．これらの作るリズムはSCNにおいて神経ペプチドなどの出力に変換され，全身の概日リズムを作り出すものと考えられている．また，光は夜間に与えると *Per 1* のmRNAを一過性に上昇させることが見出され，これが光による時計機構の同調機序の一部であろうと推測される．

視床下部の障害による睡眠・覚醒異常

エコノモが報告したように，視床下部に限局し

た病変によって嗜眠ないしは覚醒障害をきたしたという報告は比較的に多い．特に傍正中視床動脈域の脳梗塞によって嗜眠をきたす例が多く報告されている．これにはおそらく視床下部に存在する覚醒中枢が障害されたものと，上向性網様体賦活系の背側経路ないし視床の非特殊核の障害をもつものの両者が含まれているものと推測される．最近，鞍上部の脳腫瘍により視床下部が圧迫されている小児が2次性のナルコレプシーをきたしたという報告がなされた．報告者は視床下部のOx産生細胞が障害されたことが，ナルコレプシーの原因と推測している．また，間脳の梗塞後にナルコレプシーを発症し，髄液中のOxが低値であった症例も報告されている[17]．さらに，視床下部脳腫瘍の摘出術後に過眠を呈した小児例で，髄液Oxが低値であった症例の報告もある．したがって，視床下部付近の病変はOx産生神経など視床下部の覚醒中枢を障害し，過眠やナルコレプシーを引き起こすものと考えられる．

嗜眠をきたす他の脳炎として，*Trypanosoma brucei gambiense* の感染によるアフリカ眠り病が有名である．この脳炎患者の髄液では，PGD2が高値であることが報告されている[18]．*Trypanosoma brucei* を培養線維芽細胞とアストロサイトに感染させるとPGD2の産生が促進されるので，アフリカ眠り病における嗜眠は *Trypanosoma brucei* の感染によって脳内のPGD2産生が亢進し，それが視床下部に働いて催眠作用をもたらすことがその機序である可能性が示唆される．

強い不眠をきたしうる疾患として，ムズムズ脚症候群 restless legs syndrome（RLS）がある．RLSとは，安静時，特に夜間の臥床時に両下肢遠位部を中心に不快感を生じる病態であり，この不快感のために入眠が著しく妨げられる．また，入眠後には大多数の患者で周期性四肢運動障害 periodic limb movement（PLM）が現れ，これが中途覚醒をもたらす．PLMとは，10～90秒の周期で繰り返し現れる母趾の背屈，足関節の背屈，膝関節の屈曲などの不随意運動である．覚醒すると再び不快な異常感覚が現れて再入眠を妨げることになる．この病態の原因は未だ不明であるが，脳内のドーパミン神経の異常によるものと推測されている．最近，RLSの患者で髄液中のOxが増加することが報告され[19]，注目を集めている．

一方，下垂体腫瘍などによって視床下部前部が障害された結果不眠をきたした症例の報告もあるが，その程度は軽い．意外なことに視床下部の障害により概日リズムの異常をきたした症例は報告されていない．最近，時計遺伝子の異常によって常染色体優生遺伝を示す睡眠相前進症候群の家系が報告されて注目を集めている[20]．

視床と睡眠障害

視床の網様核と大脳皮質の間の共鳴回路は睡眠紡錘波の発現に関与する．また，視床はARASの一部として覚醒に関与する．しかし，視床そのものが睡眠・覚醒の発現に必須かという点については，従来，否定的な意見が大勢を占めていた．なぜならば，視床を完全に摘出した動物にも睡眠と覚醒がみられるからである．しかし，この見解も，ヒトの臨床例から疑問が投げかけられるようになった．

1986年に常染色体優性遺伝を示す強い不眠と致死性の経過をたどる疾患が見出され，それは家族性致死性不眠症 fatal familial insomnia（FFI）と名付けられた．後にFFIはプリオン遺伝子のコドン178のmutationによるプリオン病の一種であることが明らかになった．典型例では強い不眠で発症し，次第に睡眠がほぼ完全に消失するとともに，交感神経の過緊張状態に陥る．約1年以内に死亡するが，その脳病変は視床の前腹側核 antero-ventral（AV）と背内側核 dorso-medial（DM）にほぼ限局するという際だった特徴をもつ．したがって，これらのいずれかの病変がFFIの不眠の原因であろうと考えられる．後の動物を用いた破壊実験の結果から，DMの病変が重要であることが明らかになった．これは，視床が睡眠の発現に重要であるというビィラブランカ（Villablanca J, 1972）の顧みられることの少なかった報告に再び脚光をもたらした．

DMは辺縁系と視床下部の間を仲介する核であり，両者の離断がFFIの強い不眠と自律神経症状をもたらす可能性が指摘されている．一方，FFIの死因は未だ不明である．興味深いのは，FFIの末期にみられる交感神経の過活動と体重減少，体温調節機能の破綻は長期断眠動物の示す症状ときわめて類似していることである．したがって，不眠そのものがFFIの臨床症状，死因の原因である可能性すら考えられる．

睡眠・覚醒，概日リズムというきわめて統合的な生理現象が脳幹部により調整されていることが明らかになり，さらにその機序が分子生物学的な言葉で語られるようになった．今後，脳幹により調整される他の自律神経機能，種々の本能的・情動的行動，内分泌などの多様な生理学的機能と睡眠・覚醒，概日リズムの関係が分子生物学的レベルで急速に解明されることが期待される．

引用文献

1) vonEconomo C：*Encephalitis Lethargica: Its Sequelae and Treatment*. Oxford University Press, London, 1931
2) Aserinsky E, Kleitman N：Regularly occurring periods of eye motility, and concomitant phenomena, during sleep. *Science* 118：273-274, 1953
3) Lugaresi E, Medori R, Montagna P, et al：Fatal familial insomnia and dysautonomia with selective degeneration of thalamic nuclei. *New Engl J Med* 315：997-1003, 1986
4) 前田敏博：モノアミン学説の最近の進歩．睡眠の科学，朝倉書店，pp. 55-64, 1984
5) Jouvet M：What does the cat dream about? *Trends Neurosci* 2：280-282, 1979
6) McKeith IG, Galasko D, Kosaka K, et al：Consensus guidelines for the clinical and pathologic diagnosis of dementia with Lewy bodies (DLB). *Neurology* 47：1113-1124, 1996
7) Fisher CM：Visual hallucinations on eye closure associated with atropine toxicity. *Can J Neurol Sci* 18：18-27, 1991
8) 清水徹男，大川匡子，飯島壽佐美，他：健康成人の夜間睡眠に及ぼすクロミプラミンの影響．精神薬療基金年報 17：129-137, 1985
9) Feldman MH：Physiological observation in a chronic case of "locked in" syndrome. *Neurology* 21：459-478, 1971
10) Guilleminault C, Cathala JP, Castigne P：Effects of 5-hydroxy-tryptophan on sleep of a patient with a brain stem lesion. *Electroencephalogr Clin Neurophysiol* 34：177-184, 1973
11) Sakai K, Crochet S：Differentiation of presumed serotonergic dorsal raphe neurons in relation to behavio and wake-sleep states. *Neuroscience* 4：1141-1155, 2001
12) Chemelli R, Willie JT, Sinton CM, et al：Narcolepsy in orexin knockout mice：Molecular genetics of sleep regulation. *Cell* 98：437-451, 1999
13) Honda Y, Juji T, Matsuki K, et al：HLA-DR 2 and Dw 2 in narcolepsy and in other disorders of excessive somnolence witout cataplexy. *Sleep* 9：133-142, 1986
14) Nishino S, Ripley B, Overeem S, et al：Hypocretin (orexin) deficiency in human narcolepsy. *Lancet* 355：39-40, 2000
15) Thannickal TC, Moore RY, Nienhuis R, et al：Reduced number of hypocretin neurons in human narcolepsy. *Neuron* 27：469-474, 2000
16) Nambu T, Sakurai T, Mizukami K, et al：Distribution of orexin neurons in the adult rat brain. *Brain Res* 827：243-260, 1999
17) Scammell TE, Nishino S, Mignot E, et al：Narcolepsy and low CSF orexin (hypocretin) concentration after a diencephalic stroke. *Neurology* 56：1751-1753, 2001
18) Pentreath VW, Rees K, Owolabi OA, et al：The somnogenic T Lymphocyte suppressor prostaglandin D 2 is selectively elevated in cerebrospinal fluid of advanced sleeping sickness patients. *Trans R Trop Med Hyg* 84：795-799, 1990
19) Allen RP, Mignot E, Ripley B, et al：Increased CSF hypocretin-1 (orexin-A) in restless legs syndrome. *Neurology* 59：639-641, 2002
20) Toh KL, Jones CR, He Y, et al：An hPer 2 phosphorylation site mutation in familial advanced sleep phase syndrome. *Science* 291：1040-1043, 2001

参考文献

21) Boeve BF, Siber MH, Ferman TJ, et al：REM sleep behavior disorder and degenerative dementia. *Neurology* 51：363-370, 1998
22) Jones BE：Basic mechanisms of sleep-wake states. *In*：Kryger MH, Roth T, Dement WC

(eds): *Principles and Practice of Sleep Medicine, 3rd ed.,* WB Saunders, Philadelphia, pp. 134-154, 2000

23) 神林 崇, 菅原純哉, 清水徹男：ナルコレプシーの臨床生理学と分子遺伝学．臨床脳波 **42**：634-640, 2000

24) Lin L, et al: The sleep disorder canine narcolepsy is caused by a mutation in the hypocretin (orexin) receptor 2 gene. *Cell* **98**: 365-376, 1999

25) Lugaresi E: The thalamus and insomnia. *Neurology* **42**: 28-33, 1992

26) 守屋孝洋, 他：時計遺伝子とリズム同調．神経進歩 **44**：874-881, 2000

27) Pace-Schott EF, Hobson JA: The neurobiology of sleep: Genetics, cellular physiology and subcortical networks. *Nat Rev Neurosci* **3**: 591-605, 2002

28) 清水徹男：REM睡眠行動障害．*Progress in Medicine* **17**：2072-2078, 1997

29) 裏出良博：睡眠覚醒機構に関する最近の研究．脳21 **5**：49-55, 2002

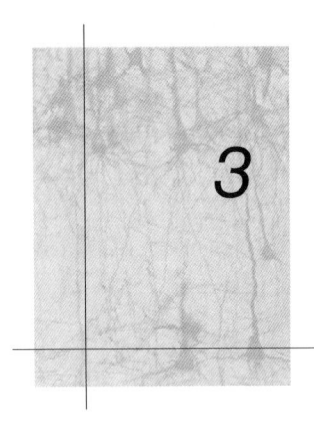

3 脳幹の神経機構
〔7〕自律神経機構

佐藤 昭夫

はじめに

自律神経系 autonomic nervous system は循環，呼吸，消化，代謝，分泌，体温維持，排泄などの自律機能を調節して，生体の内部環境を安定な状態に保つうえで重要な役割を果たしている．言いかえると，生体を取り巻く外部や内部環境が変化しても，自律神経系が働くことによって生体の恒常性（ホメオスターシス）が保たれる．このような自律神経系による生体機能の調節は一般に無意識のうちに行われる．一方では，精神的活動に伴って自律神経が働き，自律機能が調節されることも近年強調されるようになった．

自律神経系とは，従来は末梢神経の一部のシステムとして捉えられていたが，最近は末梢自律神経とその調節中枢とを合わせて自律神経系として取り扱う傾向がある．末梢自律神経の調節において脳幹は重要な調節中枢である．

解剖学的に，脳幹は中脳，橋，延髄と定義される場合が多いが，間脳を含める場合もある．自律神経系の中枢を理解するうえで，中脳，橋，延髄だけでなく，視床下部を含めて考える必要があるので，本節では脳幹に間脳を含めて考える．本節では自律神経系の中枢としての脳幹を中心に，大脳辺縁系と大脳皮質連合野とのつながりについても考えたい．さらに自律神経系が独立した系として存在するのではなく，内分泌系，体性運動神経系とともに協調的に作用することについても理解を深めてほしい．

末梢自律神経系

1921年にラングレー（Langley JN）が自律神経を末梢自律神経の遠心路と定義して以来，最近まで多くの人達が自律神経を遠心路に限定して考えてきた．しかし，末梢自律神経の中には多数の内臓求心性線維も存在する．最近では自律神経に遠心性と求心性の線維を含めて考えることが多い．

1）遠心路

自律神経の遠心性支配を受ける多くの内臓効果器は，交感神経と副交感神経の二重支配を受ける（図5-153）．しかも，両者による二重支配の場合，それぞれの作用が相反する拮抗作用を示すことが多い．自律神経遠心路は効果器に至る途中でシナプスを変える．シナプスを変える部位を自律神経節とよび，自律神経節に至る線維を節前線維，節から出る線維を節後線維という．

自律神経の中枢神経系への入出力部位は，副交感神経の場合は中脳・橋・延髄と仙髄に，交感神経の場合は胸髄と腰髄上部に限局される．頸髄と腰髄下部と仙髄下部には自律神経は入出力しないが，これらの部位には四肢の骨格筋を支配する運動ニューロンが密集する．

ほぼすべての自律神経は，安静時にも常時自発性に活動しており，この活動をトーヌス（緊張）とよび，この活動が増えるか減るかが，自律神経の働きにとって大切である．

2）求心路

交感神経や副交感神経の遠心路に沿って走行す

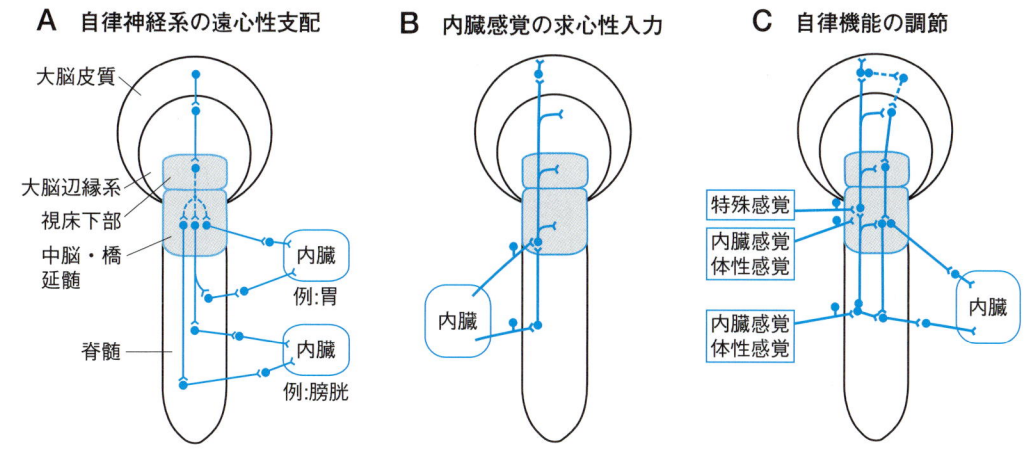

A 自律神経系の遠心性支配
大脳皮質
大脳辺縁系
視床下部
中脳・橋 延髄
脊髄
内臓 例:胃
内臓 例:膀胱

B 内臓感覚の求心性入力
内臓

C 自律機能の調節
特殊感覚
内臓感覚 体性感覚
内臓感覚 体性感覚
内臓

図 5-153　自律機能の調節の模式図

る内臓求心性線維は内臓の情報を常時中枢神経系に伝えている．

中枢神経系による自律神経の調節

1 中枢性自律神経調節

　自律神経節前線維の細胞体が存在する脊髄や脳幹は自律神経の一次中枢とよばれる．節前神経の活動を調節する場所は自律神経調節中枢とよばれる．

　自律神経系の一次中枢の節前ニューロンの働きは，中枢神経系のさまざまなレベルにおいて多様な様式で調節される．

1）反射性調節
　自律神経系の活動は，生体の内外からの感覚性情報によって反射性に調節される．この場合，自律神経の出力する脊髄と脳幹内の神経回路が反射中枢となる．

2）情動に伴う調節
　自律神経系は，恐れや怒り，喜びなどの情動によっても強く影響を受ける．情動とそれに伴う種々の自律性反応の統合には，視床下部と大脳辺縁系の働きが重要である．

3）意志・意識に伴う調節
　自律神経系は基本的には不随意的な調節系であ

るといわれるが，実際には意志や意識の影響を受けており，このような調節には大脳皮質連合野の働きが関与する．

2 自律神経の中枢

1）脊髄
　脊髄の自律神経節前ニューロンの活動は，末梢からの求心性情報によって脊髄を中枢として反射性に調節される．さらに，脊髄よりも上位中枢からの下行性情報によって調節される．

2）中脳・橋・延髄
　生命の維持に重要な自律機能を調節する部位が存在する．これらの部位はそれぞれの機能に関連して，循環中枢，呼吸中枢，排尿中枢，嘔吐中枢，嚥下中枢，唾液分泌中枢，瞳孔の対光反射中枢などとよばれる．脳幹のニューロンは大脳辺縁系，大脳皮質連合野，脊髄のニューロンと神経連絡をする．

3）視床下部
　視床下部のニューロンは，脊髄および中脳・橋・延髄のニューロンと連絡しており，脊髄・中脳・橋・延髄の自律神経中枢を統合する高次の自律神経中枢として働く．高次統合機能は，自律神経系のみならず，体性神経系，内分泌系や免疫系の協調的調節にも及ぶ．

　視床下部は，生体の恒常性維持に重要な役割を

果たす．視床下部のニューロンは，血液の温度，血糖値，細胞外液浸透圧などを直接感受したり，末梢受容器からの種々の感覚性情報を受け取り，それらを統合処理して内部環境の恒常性を維持する種々の反応を引き起こす．視床下部はまた，大脳辺縁系と連絡しながら本能および情動行動を統御する．

4）大脳辺縁系

大脳辺縁系は感覚入力とそれに関連する記憶や認識の情報を統合処理し，外部刺激の意味（たとえば恐ろしいものであるか，歓迎すべきものであるかなど）を理解し，情動状態を調節する．大脳辺縁系からの情報は視床下部に伝えられ，その結果自律神経系，内分泌系，体性神経系の働きが統合的に調節されて，適切な情動行動や本能行動を発現させる．

5）大脳皮質連合野

大脳皮質が障害されても自律性反応はほとんど影響を受けないため，自律神経機能調節における大脳皮質の役割はあまり重要視されていなかった．しかし，パブロフ（Pavlov IP）の条件反射がよい例であるが，視覚や聴覚の刺激による条件づけによって起こる唾液や胃液分泌の反射の成立には，大脳皮質連合野が関与する．また意志や思考が働く時や意識状態が変わるときなどに，血圧や呼吸などの自律機能が変動する．これは，大脳皮質連合野，特に前頭連合野が大脳辺縁系や視床下部と連絡しており，連合野の働きがこれらの自律神経中枢に影響を及ぼしているからである．

近年，意識に伴って自律神経系が変化することが広く認識されるようになってきた．たとえば，動物に運動させると心拍数が増加するが，訓練することにより心拍数を高めずに運動できるようになると報告されている[1]．

脳幹からみた各器官系の調節

1 循環の調節

全身循環は，主として心臓と血管と血液量の主な3要素を調節することによって維持される．調節は局所性，神経性，およびホルモン性（あるいは液性）に行われる．局所性調節は，心筋や血管平滑筋自体のもつ性質による調節である．神経性およびホルモン性調節は，局所性調節を修飾する調節である．

心臓と血管は自律神経によって遠心性にも求心性にも支配されている．心臓と血管の自律神経性調節は，局所性調節やホルモン性調節に比べて短時間（秒単位）で作動することを特色とする．

心臓支配の交感神経は主に第1～5胸髄に起始する．心臓支配の副交感神経は，延髄の迷走神経背側運動核と疑核に起始し，迷走神経を通って心臓に至る．全身の血管は胸・腰髄に起始する交感神経の支配を受ける．

◆ 循環中枢

血圧を自律神経性に調節している領域は，循環中枢（または心臓血管中枢）とよばれる．最初に，アレキサンダー（Alexander RS, 1946）によって，循環中枢は延髄網様体に存在するとの考えが提唱された．実験動物において，延髄網様体の背外側部には電気刺激で血圧上昇が起こる部位があり，延髄網様体の内側部には電気刺激によって血圧下降が起こる部位がある．血圧上昇を起こす部位は昇圧野，下降を起こす部位は降圧野とよばれた．これらの部位と迷走神経背側核と迷走神経心臓枝の節前ニューロンの延髄内起始核を含めた比較的広い領域が，1970年代まで循環中枢に含まれると考えられてきた．

1974年にガーツェンシュタイン（Guertzenstein PG）らにより，延髄網様体内の限局した領域の破壊によって顕著な降圧効果が生じる事実が示された．この領域は，吻側延髄腹外側部 rostral ventrolateral medulla（RVLM）とよばれる部位で（図5-154 A，C），その後このニューロン群は心臓・血管支配の交感神経の自発性活動を維持するのに重要な役割を果たしていることが見出された．延髄のRVLMのニューロン群は，多くの循環反射を起こす求心性情報および視床下部（図5-154 B），大脳辺縁系や大脳皮質などを含めた上位中枢

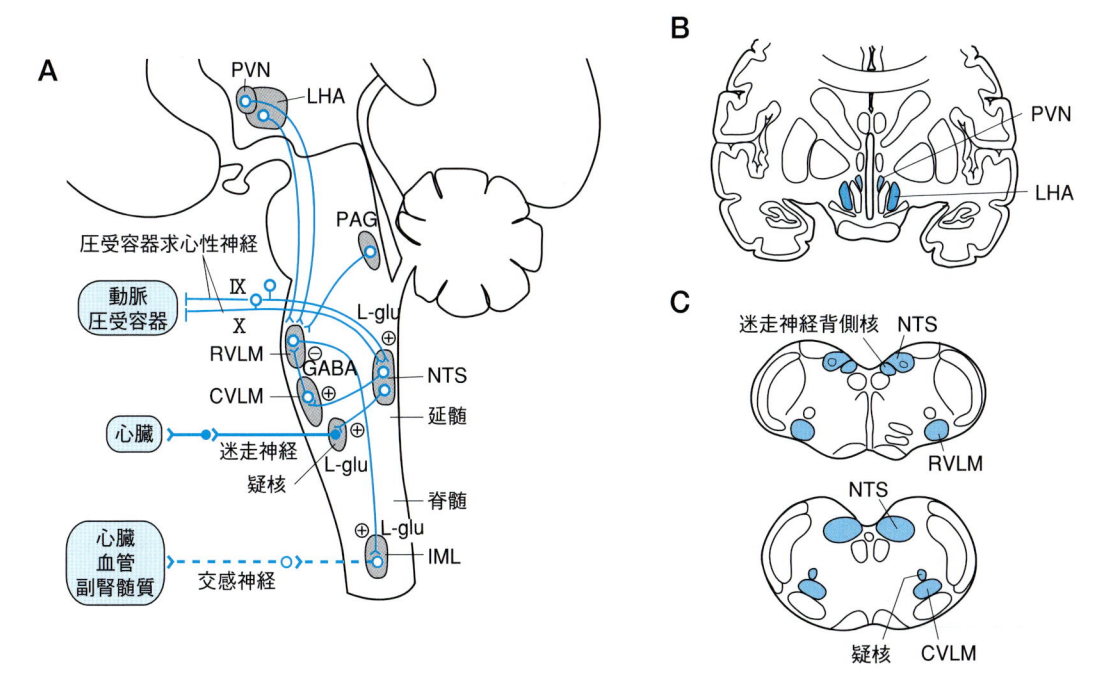

PVN：室傍核　　LHA：視床下部外側領域　　PAG：中脳水道周囲灰白質　　RVLM：吻側延髄腹外側部　　CVLM：尾側延髄腹外側部　　NTS：孤束核　　GABA：ガンマアミノ酪酸　　IML：中間質外側核　　L-glu：L-グルタミン酸

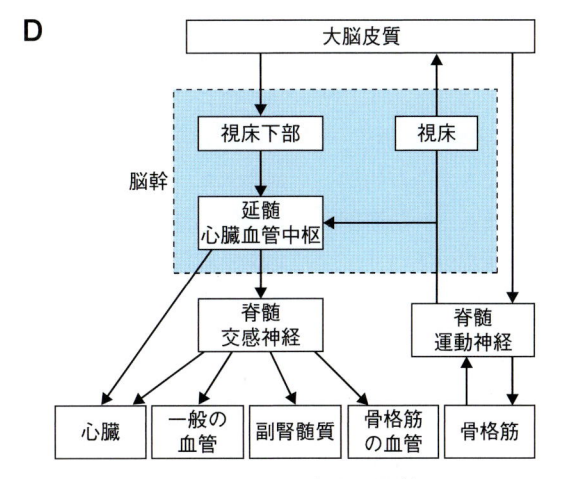

図 5-154　循環の調節
A：循環中枢と圧受容器反射の模式図．心臓支配迷走神経は疑核と迷走神経背側核から出るが，後者は省略してある．
B：PVN と LHA を示す視床下部の前頭面
C：RVLM，CVLM などを示す延髄の横断面
D：運動時の神経性循環調節機構の模式図

からの指令を統合する．循環中枢の重要な部位と考えられるに至っている．

◆ 動脈圧受容器反射

動脈圧受容器反射は RVLM を含む次のような中枢内経路を介していると考えられる（図5-154 A）．血圧の上昇によって動脈内の圧受容器が興奮

すると，その情報は圧受容器求心性神経を通って延髄の孤束核に伝えられる．ここではL-グルタミン酸が神経伝達物質として放出される．孤束核のニューロンは，尾側延髄腹外側部 caudal ventrolateral medulla（CVLM）にあるガンマアミノ酪酸（GABA）作動性の抑制性ニューロンに連絡し，さらにこの抑制性ニューロンがRVLMに投射する．RVLMのニューロンは脊髄を下行して中間質外側核（IML）にある心臓・血管支配の交感神経節前ニューロンに投射する．一方，孤束核からは迷走神経心臓枝の節前ニューロン（疑核と迷走神経背側核）にも興奮性線維が投射する．このような神経回路により，血圧上昇による圧受容器神経活動の増加に関する情報は，反射性に心臓・血管支配の交感神経の緊張性活動を抑制し，心臓の迷走神経活動を増加させるのである．

◆ 防衛反応

ネコの視床下部外側野のある部位を刺激すると，毛を逆立てて眼瞼を開き，耳介を平らにし，爪や歯を剥き出してうなる．この時血圧上昇，瞳孔散大などの自律神経性反応も起こる．このような一連の反応は「動物が緊急事態に遭遇した際に，逃避や闘争などの行動と直結して起こす全身的反応」という意味で，防衛反応とよばれる．防衛反応を誘発する視床下部の部位を防衛部位という．防衛部位の情報は延髄のRVLMに伝えられて，血管収縮性交感神経や心臓交感神経の活動亢進により，心拍が速くなり血管が収縮して全身の血圧が上昇する．一般に血圧が上昇すると圧受容器反射が働いて血圧を元に戻すメカニズムが働くが，防衛反応の際には，圧受容器反射は視床下部防衛部位からの指令によって働きにくくなる．情動に伴う心血管系の反応には，外側視床下部の脳弓周囲領域が重要である．防衛反応の際にはネコでは骨格筋血管を支配するコリン作動性血管拡張性交感神経を介して骨格筋血管が拡張することが知られている．

防衛反応は，大脳辺縁系に属する扁桃体の刺激によっても視床下部を介して誘発され得る．ヒトでも扁桃体の刺激により怒りや恐怖感が呼び起こされる．

◆ 精神性循環調節

大脳辺縁系と大脳皮質連合野が働いている時，たとえば感覚の認識を行っている時，感情や感性が働いている時，思考している時など，いずれの場合にも大脳連合野と大脳辺縁系からの下行性情報は視床下部，延髄に伝えられて心拍数が速まり，血圧は動揺する．血圧は多くの場合上昇するが，精神状態の種類によっては必ずしも上昇反応を起こすとは限らない．

◆ 運動時の神経性循環調節

運動時には，骨格筋に多くの血流を配分するために，心拍数や血圧は著しく増大する．このメカニズムには，①脳からの指令によるセントラルコマンド性神経性調節と，②運動している足からの情報による反射性神経性調節の2通りが区別される（図5-154 D）．セントラルコマンド性調節とは，大脳皮質連合野が運動プログラムを作成中に運動情報の一部が大脳辺縁系や視床下部に伝えられ，その情報が延髄のRVLMを働かせて，心臓・血管系支配の交感神経活動を亢進させる働きのことを意味する．反射性神経性調節機序とは，運動時の骨格筋の活動により生じた代謝産物が，骨格筋の化学受容器を刺激したり，運動中に関節の動きが関節の機械的受容器を刺激して，これら受容器からの感覚情報が，延髄のRVLMニューロンに伝えられ，心臓と広範囲の血管を支配する交感神経活動を亢進させて，反射性に心拍数増加・心拍出量増大・血圧上昇などを起こす働きを意味する．

◆ 体温調節時の神経性皮膚循環調節

暑いときには皮膚血管拡張，寒いときには皮膚血管収縮が起こるが，この場合も延髄の心臓血管中枢が働いて，皮膚交感神経の活動が調節されて起こる．この時に延髄の循環調節中枢に影響を与える部位は，視床下部の体温調節中枢である．視床下部には体温を一定に保とうとする体温調節中枢がある．外気温の感覚情報は，皮膚の冷，あるいは温受容器で受容されて視床下部の体温調節中

枢に伝えられる．視床下部の体温調節中枢のニューロン自体も温度を検出できる．視床下部の体温調節中枢が働くと，その情報は延髄の循環中枢に下行し，皮膚血管支配の交感神経活動を調節する．皮膚血管支配交感神経活動は，寒いと高まり，暑いと低下する．視床下部の体温調節中枢が働く場合，延髄の循環中枢に指令が送られるが，それ以外にも立毛筋，脂肪組織，副腎髄質などを支配する交感神経活動，甲状腺ホルモン分泌，骨格筋支配の運動神経活動などにも影響を及ぼす．このような場合には，自律神経系，内分泌系，運動系が協調的に働く結果となる．

2 排尿の調節

尿は常時腎臓から膀胱に送られて，膀胱の排尿筋（平滑筋）が弛緩し，尿道の外括約筋（横紋筋）が収縮して尿道が閉鎖して，膀胱内に尿が貯まる（蓄尿）．ある程度尿が貯まると，膀胱が収縮して尿道が弛緩して尿が体外に排出される（排尿）．このような膀胱と尿道の協調的な働きは，自律神経と体性神経の両者によって神経性に調節される．

膀胱の排尿筋は副交感神経（骨盤神経）と交感神経（下腹神経）により，尿道の外括約筋は体性神経（陰部神経）により支配される．副交感神経は仙髄（S2〜S4）に起始する．副交感神経の活動が高まると膀胱は収縮する．交感神経は胸腰髄（T11〜L2）に起始する．交感神経活動が高まると膀胱は弛緩する．外括約筋を支配する体性神経である陰部神経の運動ニューロン（Onuf核ニューロン）は，仙髄（S2〜S4）に起始する．陰部神経は外括約筋を収縮させる．

◆ 排尿中枢

排尿調節に重要な働きをもつ骨盤神経と陰部神経が出力する仙髄の神経回路を，仙髄排尿中枢とよぶ（図5-155 A）．さらに，下腹神経が出力する腰髄の神経回路も含めて腰仙髄排尿中枢とよぶ．バリントン（Barrington FJF，1925）は，脳幹の種々の部位に損傷を与えた慢性ネコの排尿状態を調べた結果，橋吻側部の破壊で長期間続く排尿障害が起こることを観察し，この部位が排尿に最も重要であることを指摘した．この部位は現在，橋排尿中枢とよばれる．仙髄の排尿中枢は，中枢神経系の種々のレベルからの支配を受ける．ルー（Ruch TC）ら（1956）は動物を用いて中枢神経系の種々のレベルにおける切断実験に基づき，仙髄排尿中枢に対して大脳および中脳は抑制的に，後視床下部と橋吻側部は促進的に働いていると指摘した．恐怖などの感情が失禁を起こすことから，このような排尿には大脳辺縁系，視床下部が関与しているらしい．

排尿の開始および停止には，大脳皮質をも含めた高位中枢が関与している．最近ブロック（Blok BFM）ら（1997）[2]は17人の男性を被験者として用い，膀胱に尿がたまった状態，排尿中および排尿後の脳血流をPETを用いて観察した．その結果，排尿中に脳血流は，橋被蓋背内側部，中脳水道周囲灰白質，視索前野，下前頭回で増加することが明らかになった（図5-155 B）．脳の下前頭回は，注意や物事の選択に関与する中枢部位とされているので，この部位は排尿をいつどこでするかの決定を下していると考えられる．また，排尿を我慢する時，前帯状回の血流が減少する．これは排尿を我慢する際に膀胱からの感覚入力が中枢神経内で抑制される結果，前帯状回のニューロン活動が低下して血流も低下するためと考えられる．

このように排尿調節は，基本的には脊髄の仙髄と橋が主な調節中枢とされており，各中枢はさらに高位の視床下部，大脳辺縁系，大脳皮質などよりさまざまな下行性の調節を受けている．

◆ 蓄 尿

膀胱に少量ずつ尿が貯る間，膀胱の内圧はほとんど上昇しない．膀胱の伸展情報が骨盤神経求心路を通って仙髄に入力し，反射性に交感神経遠心路を働かせて膀胱を弛緩させ，尿道外括約筋を支配する陰部神経の活動を反射性に亢進させ尿道外括約筋の緊張を高め，尿が漏れるのを防ぐ．膀胱内の尿が150〜200 mlになると，その求心性情報は骨盤神経求心路を介して上行し，視床を通って大脳皮質感覚野に伝えられ，尿意を起こす．膀胱

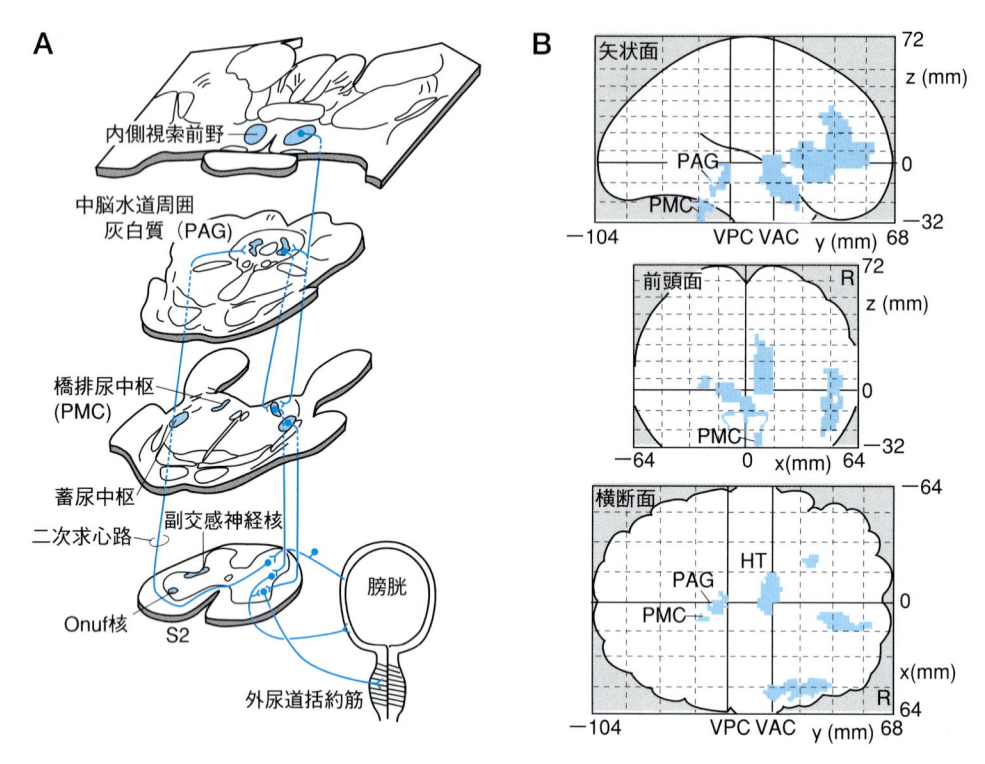

図 5-155　排尿中枢
A：排尿中枢の模式図
B：ヒトの排尿時における脳血流の変化．PET で調べた成績で，血流が増加した部位を青で示している．
R：脳の右側　　VAC：前交連を通る垂直線　　VPC：後交連を通る垂直線　　PAG：中脳水道周囲灰白質　　PMC：橋排尿中枢　　HT：視床下部
（Blok BFM ら，1997[2]）より改変引用）

内容量が 350〜500 ml になると，骨盤神経の求心性情報は著しく高まり大脳皮質感覚野に伝えられ，尿意が一層高まる．同じ情報は，中脳水道周囲灰白質を介して橋排尿調節中枢にも大量に伝えられ，排尿収縮のリズムが形成される．その結果骨盤神経の遠心路の活動が亢進して膀胱は収縮を始めるが，大脳皮質からの指令が橋排尿中枢の活動を抑制し，陰部神経活動を高めて尿道を強く収縮して，尿が漏れるのを防ぐ．

◆ 排　尿

排尿の実行は，最初に意識的に大脳皮質運動野からの尿道外括約筋に対する下行性の抑制性指令を，陰部神経の起始核である Onuf 核の細胞体に送り，尿道外括約筋の緊張を除くことにより始まる．同時に大脳皮質よりの橋排尿中枢への抑制をも解除させるので，橋排尿中枢から仙髄排尿中枢の膀胱支配の骨盤神経活動を著しく高め，膀胱が急激に収縮し膀胱内容を一気に排出する．

3　唾液分泌の調節

唾液腺は，交感神経と副交感神経による二重支配を受ける（図 5-156 A）．交感および副交感神経は効果器に対して一般に拮抗性に作用するが，唾液腺に対してはどちらの神経も唾液分泌を促す方向に働く．唾液腺を支配する副交感神経は，橋の上唾液核と延髄の下唾液核より起始する（図 5-156 B）．上唾液核に起始する副交感神経は，顔面神経を通って顎下腺と舌下腺に分布する．下唾液核に起始する副交感神経は，舌咽神経を通って耳下腺に分布する．唾液腺を支配する交感神経は脊髄第 1〜第 4 胸髄に起始して，耳下腺・顎下腺・舌下腺に分布する．

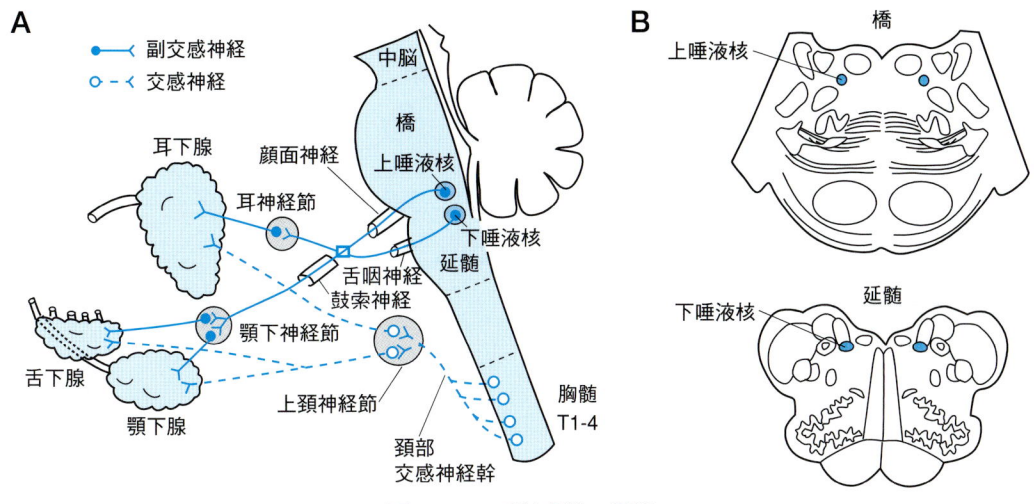

図 5-156 唾液分泌の調節
A：唾液腺に分布する自律神経
B：上唾液核と下唾液核を示す橋と延髄の横断面

◆ **唾液分泌反射**

　食物により口腔粘膜が機械的に刺激されたり、味覚や嗅覚の受容器が刺激されると、その感覚情報は求心性神経を通って、橋と延髄にある唾液核の副交感神経ニューロンに伝達され、反射性に副交感神経の活動を高めて、その結果唾液分泌を起こす。このように食物刺激によって起こる反射性唾液分泌は、生体が生まれつきもっている反射であり、無条件反射である。

◆ **条件反射**

　他方、パブロフ（Pavlov IP, 1904）が発見したように、視覚や聴覚刺激などの本来は唾液分泌を起こすことのない感覚刺激が、条件づけによって副交感神経の活動を反射性に高めて唾液分泌を誘発できるようになる。たとえばイヌにベルの音とともに食物を与え続けると、ベルの音を聞いただけで唾液を分泌するようになる。条件反射の成立には大脳、特に大脳皮質の関与が不可欠である。

4 眼の瞳孔と水晶体の厚みの調節

　眼に入る光量を調節する瞳孔の大きさは、瞳孔の周りの虹彩の中にある瞳孔括約筋（副交感神経支配）と瞳孔散大筋（交感神経支配）の張力のバランスにより調節される。他方、見るものの焦点の調節に重要な水晶体（レンズ）の厚みは、水晶体を引っ張っている毛様体筋（主として副交感神経支配）により調節される。これらの瞳孔括約筋・瞳孔散大筋・毛様体筋はいずれも平滑筋である。

　瞳孔括約筋と毛様体筋に分布する副交感神経は、中脳のエディンガー-ウェストファール核（Edinger-Westphal核；EW核）に起始し（図5-157 A, B）、動眼神経を通って瞳孔括約筋と毛様体筋に分布する。瞳孔散大筋支配の交感神経節前ニューロンは、脊髄の第8頚髄～第3胸髄に起始する（図5-157 A）。

◆ **瞳孔の調節**

　副交感神経が興奮すると、瞳孔括約筋が収縮して縮瞳が起こる。逆に副交感神経が抑制されると散瞳が起こる。一方交感神経が興奮すると、瞳孔散大筋が収縮して散瞳が起こる。逆に交感神経が抑制されると縮瞳が起こる。また感情や思考の状態の変動に伴って、大脳辺縁系や大脳皮質連合野からの影響を受けて瞳孔の大きさは変動する。

◆ **対光反射**

　眼に入る光の量が増えると瞳孔は縮小し、光が弱くなると瞳孔は散大する。この反応は対光反射

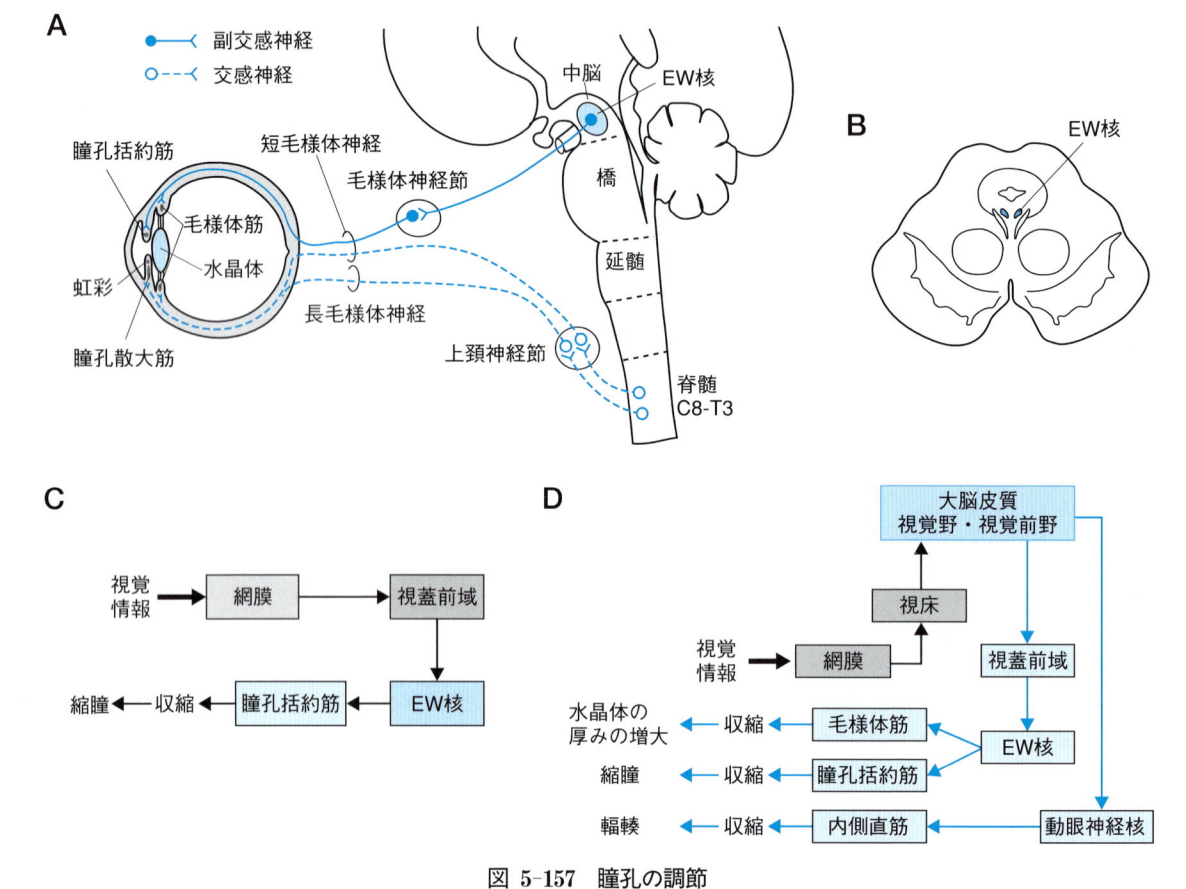

図 5-157 瞳孔の調節
A：瞳孔および毛様体に分布する自律神経．神経支配をわかりやすく示すため，上方の虹彩に副交感神経支配を，下方の虹彩に交感神経支配を分けて示してある．
B：Edinger Westphal 核（EW 核）を示す中脳の横断面
C：対光反射の経路の模式図
D：近見反応の経路の模式図

とよばれる．対光反射は，光の強度に応じて瞳孔の大きさを調節し，網膜像の明るさを適切な範囲に保ち，脳内の視覚情報処理の安定化に役立つ．強い光が当たった時，網膜を保護する意味でも重要である．対光反射は，眼からの求心性情報によって，脳幹の反射中枢が働き，反射性に瞳孔括約筋支配の副交感神経遠心路が興奮することによって起こる．一側の眼からの視神経求心性線維は両側の脳幹の視蓋前域に投射し，さらに視蓋前域のニューロンは瞳孔支配副交感神経遠心路の起始核である EW 核に両側性に投射する（図 5-157 C）．そのため，一側の眼の刺激で，両側の眼に縮瞳が起こる．対光反射は，視神経，脳幹，動眼神経中の副交感神経を介して起こる反射なので，網膜か

ら脳幹に至る視覚路や瞳孔支配自律神経の異常の診断，脳死の判定などにも広く利用される．

◆ 近見反応

近くのものを見るときには，水晶体の厚みの増大（屈折力の増大，調節），縮瞳，眼球の内よせ（輻輳運動）が起こる．水晶体の厚みの増大および縮瞳は副交感神経，輻輳運動は内側直筋支配運動神経を遠心路とする反応である．これら 3 つの反応をあわせて近見反応（あるいは近見反射）とよぶ．近くのものに眼の焦点を合わせようとすると，視覚情報に基づいて大脳皮質連合野から脳幹へ下行性指令が出される．この下行性指令は，視蓋前域を介して中脳の EW 核に起始する副交感神経遠

心路を興奮させる（図 5-157 D）．その結果，毛様体筋が収縮して，水晶体の厚みが増し屈折力が増大し，瞳孔括約筋が収縮して縮瞳が起こる．また，大脳からの指令によって動眼神経核の内側直筋支配運動ニューロンが興奮して，内側直筋が収縮し，眼球が内側に動く．これらの反応の総合結果として，鮮明な視覚像が得られる．水晶体は厚くなると，焦点深度が浅くなり，色収差や球面収差が大きくなるが，その際同時に起こる瞳孔の縮小は，カメラの絞りと同様に，焦点深度を深くしてレンズの収差を少なくするので，水晶体の特性の劣化を補う．

おわりに

自律神経系の働きについて，簡単ではあるが統合的に紹介した．内臓機能調節のホメオスターシス機能にとって重要な自律神経の求心路と遠心路と中枢，特に脳幹の役割，情動あるいは精神性に自律神経を介して調節される内臓機能の重要性などについても説明を加えた．

引用文献

1) Talan MI, Engel BT：Learned control of heart rate during dynamic exercise in non-human primates. *J Appl Physiol* **61**：545-53, 1986
2) Blok BFM, Willemsen ATM, Holstege G：A PET study on brain control of micturition in humans. *Brain* **120**：111-121, 1997

参考文献

3) Benarroch EE：*Central Autonomic Network：Functional Organization and Clinical Correlations*. Futura Publishing Company, Armonk, NY, pp. 697, 1997
4) Dampney RAL：Functional organization of central pathways regulating the cardiovascular system. *Physiol Rev* **74**：323-364, 1994
5) 後藤由夫, 松尾 裕, 佐藤昭夫編：全面改訂 自律神経の基礎と臨床. 医薬ジャーナル社, pp. 318, 1993
6) 廣重 力, 佐藤昭夫編：新生理科学大系 20 巻, 内分泌・自律機能調節の生理学. 医学書院, pp. 460, 1990
7) 佐藤昭夫, 佐藤優子, 五嶋摩理：自律機能生理学. 金芳堂, pp. 435, 1995

第6章

認知機能の神経機構

編集

宮下 保司

第6章　認知機能の神経機構

1. 知覚総論 ——————————————— *629* 外山敬介
2. 視　覚
   〔1〕哺乳類の網膜における視覚情報処理 ——— *642* 立花政夫
   〔2〕視覚中枢の構造と機能 ——————— *650* 田中啓治
   〔3〕主観的知覚としての視覚 —————— *669* 小松英彦
   〔4〕視覚系の発達：視覚系にみる活動依存的な
       神経回路発達 ——————————— *677* 畠　義郎
3. 聴　覚 ——————————————— *684* 大森治紀
4. 体性感覚と痛覚
   〔1〕体性感覚 ——————————— *702* 岩村吉晃
   〔2〕痛　み ———————————— *712* 熊澤孝朗
5. 化学受容覚
   〔1〕嗅　覚 ———————————— *721* 森　憲作
   〔2〕味　覚 ———————————— *731* 小川　尚
6. 記憶と学習
   〔1〕神経心理・病態 ————————— *739* 山鳥　重
   〔2〕神経回路・分子機構 ———————— *746* 徳山　宣,他
7. 情　動 ——————————————— *753* 小野武年,他
8. 意識と注意
   〔1〕意　識 ———————————— *771* 苧阪直行
   〔2〕注　意 ———————————— *780* 横澤一彦
9. 言　語
   〔1〕言語の認知心理 ————————— *786* 大津由紀雄
   〔2〕言語の神経機構 ————————— *791* 酒井邦嘉
10. 思　考
    〔1〕思考のメカニズム ———————— *801* 波多野誼余夫
    〔2〕思考の病理 —————————— *807* 岩波　明,他

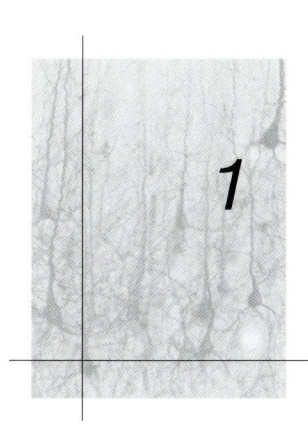

1 知覚総論

外山 敬介

知覚，感覚，認知

知覚 perception は感覚 sensation と認知 cognition に区分される．感覚はさまざまな形のエネルギーを介して伝えられる外界の情報（知覚刺激）を神経系が取り扱うことのできる電気信号に変換して受容する末梢神経系機能であり，まさに感じるという言葉がふさわしい．これに対して認知は感覚系から送られてくる情報に基づいて外界を知る高次神経系の機能である．

感覚

視覚は光エネルギーにより伝えられる外界の情報を受容する過程であり，目はそのために特殊化した感覚器である．同様に，聴覚は音波エネルギー，体性感覚は皮膚に加えられる機械的エネルギー，味覚や嗅覚は口や鼻に加えられる化学エネルギーを受容する過程であり，それぞれそのために特殊化した感覚器をもつ．それぞれの感覚器は刺激エネルギーを電気信号（受容器電位 receptor potential）に変換する感覚細胞をもつ．

認　知

1 反応選択性

認知は外界を知る過程であるが，これは過去の経験に照らして感覚情報を判断する機能を意味している．脳では過去の経験（学習によって獲得された知識）は，一般に神経細胞の反応選択性 response selectivity として蓄えられている．反応選択性とは神経細胞が特定の特徴を備えた刺激に対して反応し，他の刺激に対しては反応しない性質である．末梢の感覚細胞や視床 thalamus（視覚の場合は外側膝状体 lateral geniculate nucleus，聴覚の場合は内側膝状体 medial geniculate nucleus）の細胞は受容野に加えられたすべての刺激に反応し，反応選択性をもたない．

末梢感覚系でとらえられた感覚情報は1次感覚野 primary sensory cortex，高次感覚野 higher sensory cortex，連合野 association cortex で階層的に処理されるが，それぞれの皮質は情報処理の階層に対応した反応選択性を備えている．視覚系では1次視覚野の細胞は単一のエッジやスリットの方位，運動など個々の画素の特性に対して反応選択性をもち，高次視覚野の細胞は画素の集合の特性（例えば，テキスチャーの境界，画素のグループ運動）に，連合野の細胞は顔などの最も複雑なパターンに反応選択性をもつ．

反応選択性の学習は個体の発達期において特に著しい．これは学習がシナプス結合の変化するこ

とにより行われ，シナプス結合が変化する能力（シナプス可塑性 synaptic plasticity）が発達期において特に高いためである．このために感覚系皮質の反応選択性は発達期に学習される．ネコやサルの実験で発達期に視覚体験を剥奪すると，動物は認知の機能を欠き，視覚系皮質の細胞は反応選択性をもたないことが示されている．発達期に白内障などの視覚障害をもっていたヒトでは，発達後に手術により視覚障害を取り除いても，視覚障害は回復しないことも示されている．これらのことから，反応選択性は認知の基礎であると考えられている．

2 反応選択性の神経回路

◆ 直列モデル，並列モデル，計算論的モデル

反応選択性の神経回路の研究は，視覚系で最も進展している．1次視覚野には図形の形に対して異なる反応選択性を示す3型（単純，複雑，超複雑）の細胞がある．これらの反応選択性の神経回路に関しては，直列モデル[1]と並列モデルの論争がある．直列モデルは反応の選択性の違いを直列的な（外側膝状体細胞−単純型細胞−複雑型細胞−超複雑型細胞）神経回路で説明しようとするものであるが，これらの細胞について神経結合を調べるとX型外側膝状体細胞から単純，Y型外側膝状体細胞から複雑型細胞に興奮性結合があり，直列モデルでは想定されていない抑制がこれらの神経細胞の反応選択性に決定的な役割を担うことなどから，並列型モデルが提案されている[2]．

これらの実験的研究に基づくモデルとは別に，理論的観点からもいくつかの計算論的モデルが提案されている．スパース・コーディングが最も効果的な脳の情報表現であることが理論的研究で示されているが，さまざまな視覚風景を同心円型の受容野をもつ外側膝状体細胞を通して神経回路網モデルに呈示し，視覚野の神経活動がスパース・コーディングの条件を満たすように神経回路を逆伝播学習させると，視覚野には単純型細胞や複雑型細胞に対応する細胞が形成されることが示されている[3]．同様に主成分分析 principal component analysis や独立成分分析 independent component analysis を実現できるように神経回路を学習させても，ほぼ同様な結果が得られることも示されている．視覚認知には一般的に情報不足による不良設定問題 ill-posed problem が内在し，限られた情報に基づいて最善の推定を行う最良推定の情報処理が必要である．一般に軸索側枝を介する正帰還入力をもつ神経回路網は，入力の最適推定を行う機能をもつことが知られているが，形，色，運動などの情報を含む視覚入力の中から特定の入力（例えば方位の情報）を取り出し，その空間パターンの最適推定を得る視覚野モデルを構築することが可能であり，そのとき外側膝状体入力の比率の高い細胞は単純型，正帰還入力の比率の高いものが複雑型の受容野をもつことが示されている[4]．最近，実験的研究でも視覚野細胞が注意，文脈信号などの高次入力を受けることが示され，計算論的観点も取り入れた神経回路モデルの構築が求められている．

◆ 層状構造と階層構造

視覚系の神経経路は網膜の視細胞から連合野に至る十数段の階層構造をもつが，階層構造は基本的には学習に依存することなく，遺伝子仕掛けの軸索誘導機構の下で形成される．大脳新皮質は一般に6層の層構造をもち，それぞれの層に属する神経細胞は層に特有の神経結合（層特異的神経結合）をもつ．4層は下位の大脳あるいは神経核から入力を受け，3層に信号を伝え，3層は上位，もしくは同等の大脳皮質に，5/6層の細胞は下位の大脳皮質に投射する．また，3層から5層へ，5層から6層へ，6層から4層に至る皮質内の循環性興奮経路もある．これらの神経回路も基本的には遺伝子により制御されている．1次視覚野では4層の細胞が外側膝状体軸索の投射を受け，3層の神経細胞が高次視覚野の4層に軸索を投射する（図6-1）．この投射パターンを繰り返すことにより，十数段の階層的神経経路が形成される（図6-2）．したがって層状構造が階層構造の基本になっている．層状構造や階層構造は視覚系，他の感覚性皮質のみでなく，運動系皮質にもみられる普遍的な

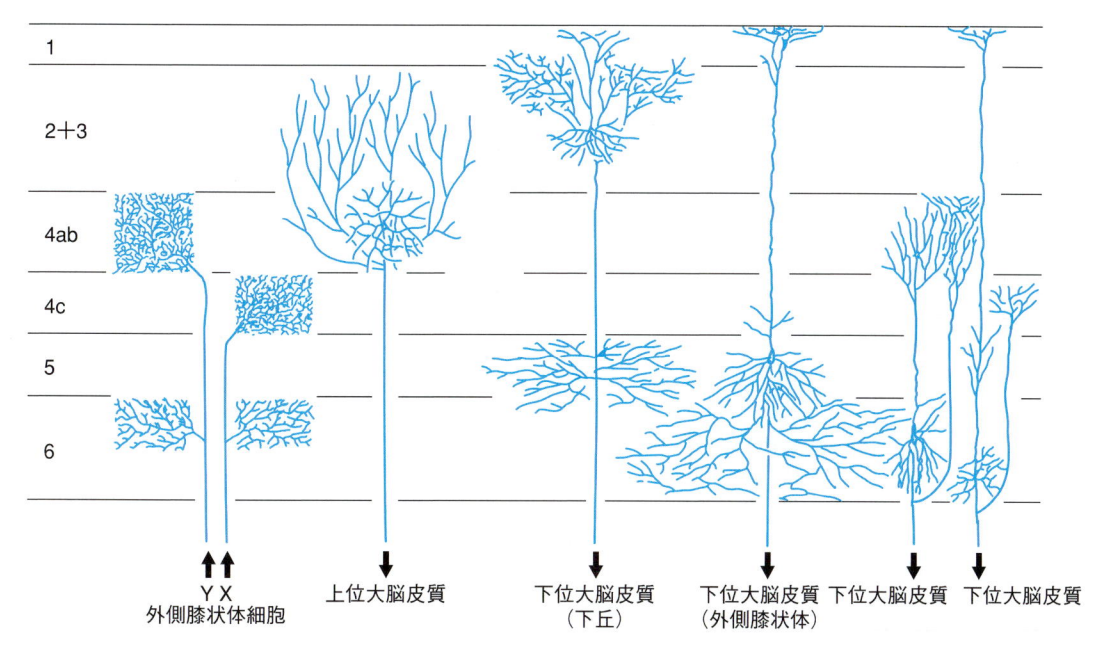

図 6-1 視覚野の層状神経回路
一般に視覚野を含む知覚系大脳皮質においては神経結合それぞれの神経細胞が属する層により規定される．
(Gilbert CD & Wiesel TN, 1983 より改変引用)

構造である．このことはすべての大脳皮質が層状構造と階層構造を規定する比較的少数の遺伝子群により構築されることを示唆している．

◆ 柱状構造

一般に感覚系皮質では反応選択性を共有する細胞が柱状に配列されている（柱状構造 columnar organization）．体性感覚野では同一の皮膚の部分から入力を受ける細胞が並ぶ円柱構造がある．1次視覚野には同一の方位選択性をもつ細胞からなる方位円柱 orientation column，眼優位性を共有する細胞からなる眼優位円柱 ocular dominance column，光の波長に対して反応選択性を備えた細胞からなる色円柱 color column がある．微小電極，神経活動の光学的記録法などの研究により，色円柱を中心に 10 度刻みで 0〜180 度の方位円柱が整然と配列され，これと直交して左と右目の眼優位円柱が交互に配列される ice-cube モデルが提案されている（図6-3）．円柱構造の形成機構に関しては，先天説と後天説の論争があったが，個体の発達期に感覚体験を奪うと柱状構造が形成されないことから，柱状構造は学習の産物であると考えられている．

3 ボトムアップ処理と不良設定問題

感覚情報は階層的神経経路のボトムアップ bottom-up 処理により認知されるとされてきた．視覚系では，1次視覚野では図形は線やエッジなどの単純な画素に分解され，高次視覚野では画素の集合の特徴が分析され，連合野で顔などの最も複雑な図形が認知される．しかしながら，視覚の計算論によれば，視覚認知は網膜でとらえられた視覚情報から視覚世界を再構築する計算過程であり，この計算は雑音，情報不足などによる不良設定問題を含み，脳においては何らかの方法で不良設定性が解決されていると考えられる．当初の研究では情報不足を記憶で補うことにより，不良設定性が解決されると考えられていたが[5]，その後の研究により，大脳皮質の最良推定の神経回路による循環的演算により解かれていることが示唆されている[6]．

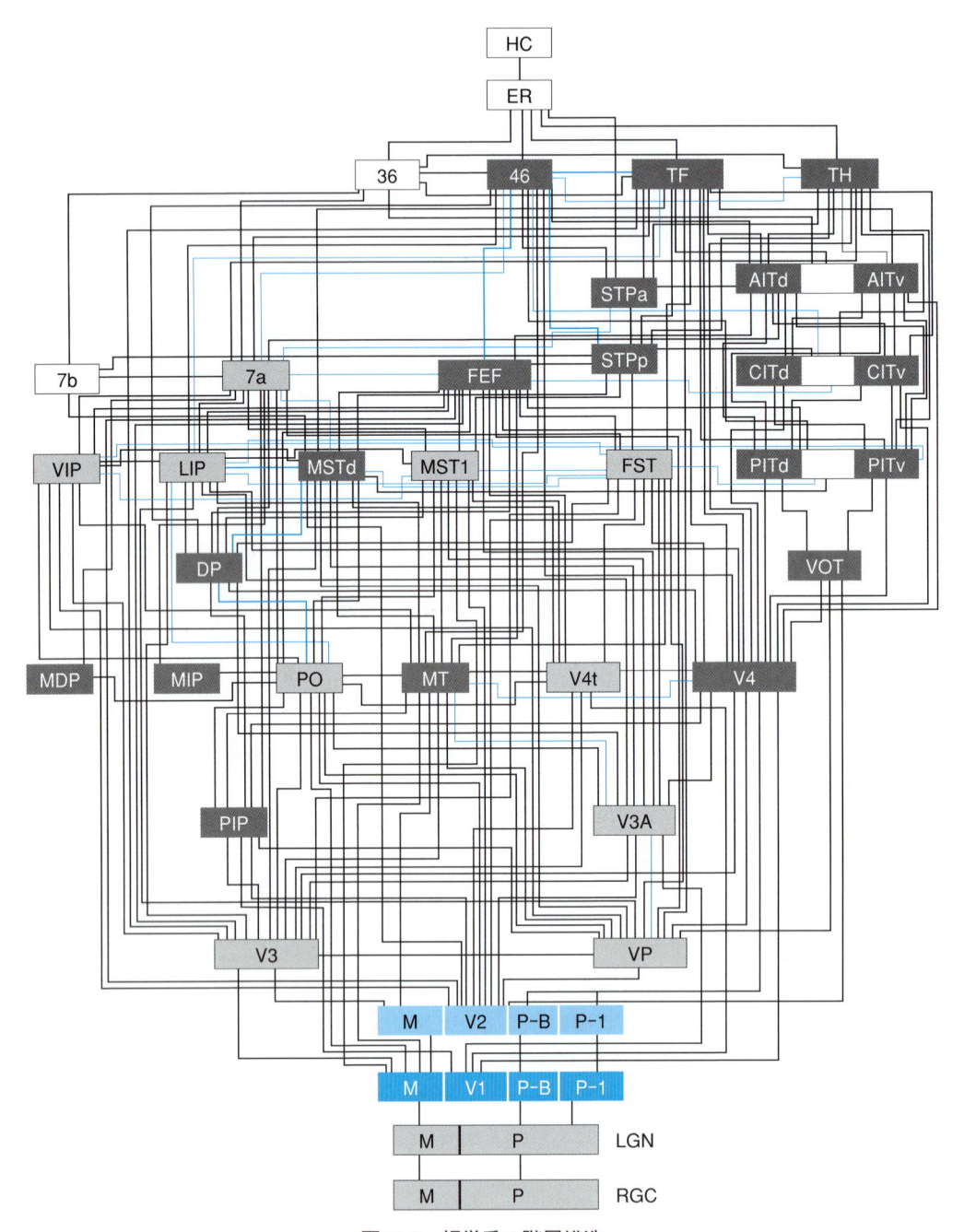

図 6-2 視覚系の階層構造
網膜神経節細胞（RGC）-外側膝状体（LGN）-視覚野（V1）-高次視覚（V2，V3，MT，MST，V4など）-連合野（7，STS，CIT，AIT，FEFなど）-海馬（HC）を結ぶ階層構造を示す．おのおのの神経構造を結ぶ結合は1本の線で示されているが，大部分の結合は上行性と下行性の結合が対になって存在する．
(Felleman DJ and Var Essen DC, 1991 より引用)

　視覚認知における不良設定問題の大部分は3次元の視覚世界を網膜の2次元の映像でとらえることに起因している．3次元の視覚世界を認知するためには2つの目でとらえられた2次元の映像から3次元の視覚世界を復元しなければならないが，そのとき情報不足による不良設定問題が生じ

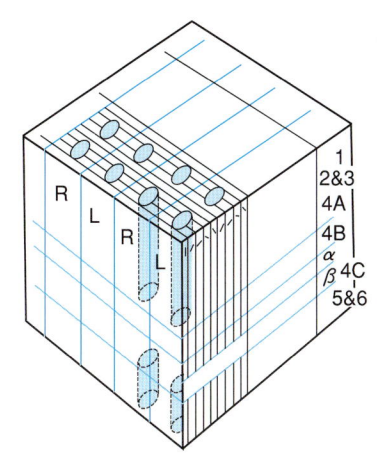

図 6-3　視覚野の円柱構造（ice-cube モデル）
10 度刻みで 18 個の方位円柱が横方向に，左右の眼優位延長が縦方向に，中央に色円柱が並ぶ．

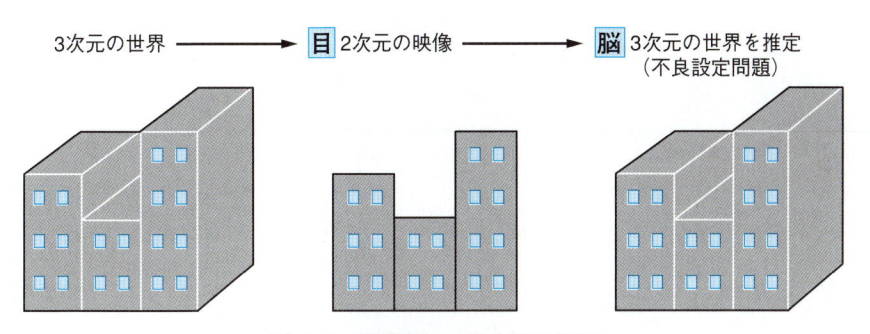

図 6-4　視覚認知の不良設定問題
3 次元の視覚世界は 2 次元の網膜信号として射像される．このとき奥行きの情報が失われる．網膜信号は大脳皮質に送られ，3 次元視覚世界が復元されるが，奥行き情報がないために不良設定問題が生じる．

る（図 6-4）．

　不良設定問題には低次と高次のものがある．低次の不良設定問題とは，解くべき計算の手続きは明らかであるが，感覚情報により得られた知識の量が方程式の変数の数より少ない場合で，その典型的な例が立体視における対応点問題である．立体視においては網膜でとらえられた映像の視差 disparity により 3 次元構造が認知される．視差の測定には両眼の映像の対応点を知る必要があるが，これに多義性（例えば右目でとらえられた 1 点に対して左目の多数の点が対応する）があるために，多義的な解釈が可能である．その典型的な例がランダムドットステレオグラム random-dot stereogram の立体視である．図 6-5 のランダムドットステレオグラムでは，中央の正方形の部分に視差（左右の目に呈示されるランダムドットの位置がずれている）がつけてあり，これを両眼で見ればたちまち正方形が背景から浮き上がって見え，この立体視に情報処理上の困難があるようには思われない．

　しかしながら，計算論的には対応点問題 correspondence problem とよばれる不良設定問題がある[7]．立体視の計算自体はきわめて簡単で左右の目の映像の対応点のずれ（視差）を求め，それを奥行きの情報に変換するだけである．ランダムドットステレオグラムはすべて同一大きさと形の点で構成されているために，理論的には左目の映像の 1 つの点に対して右目の無数の点が対応しうる．ステレオグラムの立体的解釈が無数にあるために，正解を求めることができない．ランダムドットステレオグラムを使ったヒトの立体視の研究により，多義的解釈（見え方）の中で最も平滑なも

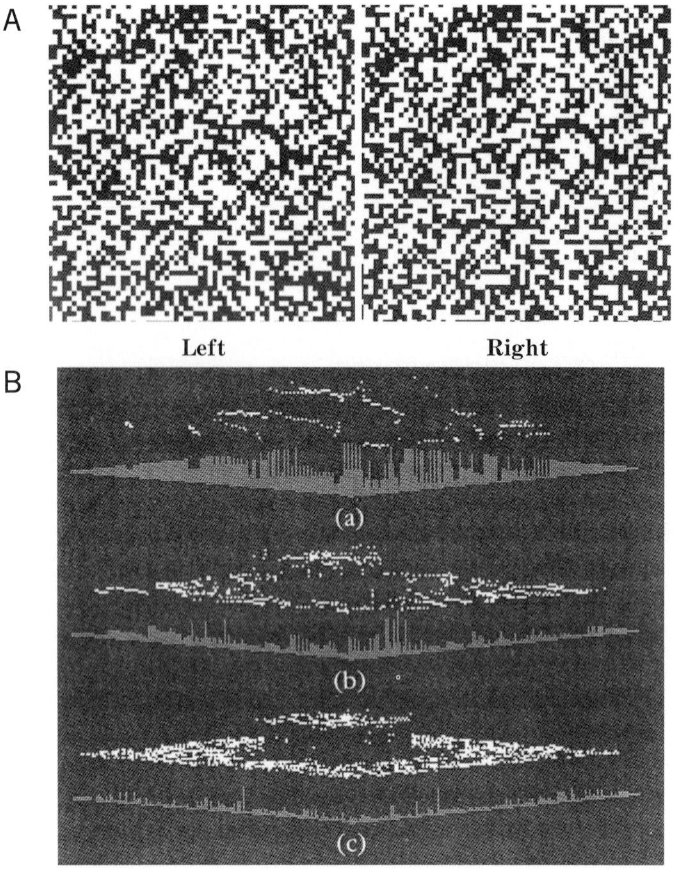

図 6-5 ランダムドットステレオグラムと立体視
A：左右の目に呈示されるランダムドットステレオグラム．中央の正方形の部分に視差がつけてある．
B：上図の立体視モデルによるシミュレーション．上から順に，立体視の進行状況を示す．最初はさまざまな視差円柱に属する神経細胞が興奮するが，次第に特定の視差円柱に興奮が収束し，中央の正方形が背景から浮かび上がって見えるようになる．
(Marr D and Poggio T, 1976[8])より引用)

のが採択され，最終的に認知されることが示されている[7]．この情報処理は正帰還の内部興奮性結合をもつ柱状構造と柱状構造を結ぶ側抑制の抑制性結合をもつ最良推定の神経回路（図 6-6）の弛緩ダイナミックス relaxation dynamics* として解くことができる[8]．

高次の不良設定問題とは計算手続きすら明らかでないケースで，この情報処理には仮説（方程式の設定）と検証を分担する階層的神経回路網による最良推定が必要である．上位の神経回路網は下位の神経回路から送られてくる情報に基づいて仮説を立て，仮説の予測を下位の神経回路網に送り返す（トップダウン top-down 処理）．下位の神経回路網は予測の情報と実際の情報を照合して，誤差の信号を上位の神経回路網に送り返し，上位の神経回路網は誤差信号に基づいて仮説を修正する．このボトムアップとトップダウンの双方向処理を繰り返して，誤差がなくなれば認知が成立する（図 6-7）[6]．

高次の不良設定問題の典型的な例が運動パララックスによる単眼立体視である．静止した映画やテレビの映像では立体視は不可能であるが，カメラを移動させて撮った映画の映像からは容易に3次元世界を認知することができる．カメラの動き（運動速度，方向）が未知であるために不良設定問題となるが，この不良設定問題は透視問題

---

* 循環的（recursive）な計算には，計算結果（出力）を入力に返す正帰還と循環の持続を制御する負帰還の神経回路が不可欠であるが，それを実現する神経回路には正帰還がもたらす振動傾向を負帰還で制御し（押さえ込み），適切な循環計算を実現する弛緩ダイナミックスが求められる．一般に，正帰還と負帰還をもつ神経回路は入力に対し減衰振動的に反応するが，このような特性を弛緩ダイナミックスとよぶ．

図 6-6 立体視の神経回路モデル
神経回路は特定の視差に反応選択性をもつ細胞を含むいくつかの視差円柱（0.1〜0.3度）で構成される．同一の視差円柱に属する神経細胞の間には興奮性結合があり，異なる視差円柱に属する細胞の間には抑制性結合がある．ランダムドットステレオグラムなどの視差入力があると，興奮性と抑制性の相互作用により弛緩ダイナミックスが生じる．最初はさまざまな視差円柱に興奮が生じるが，最終的には興奮は特定の視差円柱に収束する．

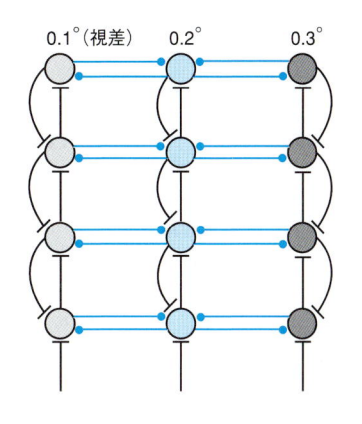

図 6-7 最良推定の神経回路
低次の不良設定問題は興奮性と抑制性相互結合をもつ単一皮質の神経回路網の弛緩ダイナミックスによる最良推定演算により解くことができる．高次の不良設定問題の処理には，上位と下位の神経回路網による弛緩ダイナミックスによる最良推定演算が必要になる．上位皮質は下位皮質より送られてくる視覚信号に基づいて，仮説を立て，視覚信号を予測する上位皮質と予測信号と実際信号の差（予測の誤差信号）を検出する下位皮質からなる階層的神経回路網が必要になる．下位—上位の信号循環による弛緩ダイナミックスは誤差信号がなくなることにより収束し，最良推定を得る．

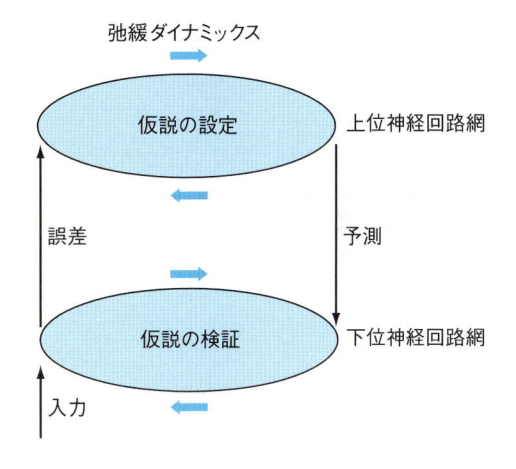

図 6-8 覗き窓問題
右斜め情報に運動する色の正方形を3×3の円形の覗き窓から眺めた場合，理論的には多数の解釈が可能である．その認知のためには，それぞれの窓を通して認知される輪郭と運動（矢印）の信号を静止している輪郭（窓）の信号から切り離し，統合する分節，結合処理が必要で，それは輪郭の運動を統合し（グループ運動の検出），最良な（最も自然な）解釈（仮説）を与える上位皮質と，その解釈と輪郭の運動の予測を検証する下位皮質による最良推定によって行われると想定される．

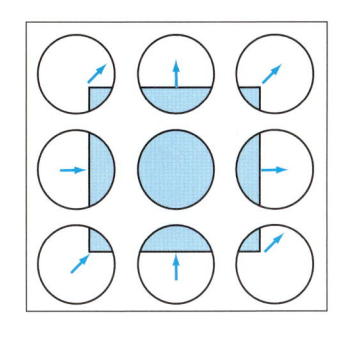

transparency problem とよばれる．画素のグループ運動を検出し，運動速度の差がカメラの動きと運動パララックスを推定し，運動パララックスから映像の奥行きを知ることができる．MTとMST野には運動パララックスに対して反応選択性をもつ細胞があり，運動パララックスによる立体視に関与していると考えられる．MT, MST 野で推定された運動パララックスとカメラの動きの情報は形の認知の高次視覚野であるV 2/3に帰還される．ここで推定の正しさが検証され，誤差があれば推定誤差が MT, MST 野に帰還され，推定が修正されると考えられる（「結合-分節問題」の項参照）．

透視問題に関連した不良設定問題として覗き窓

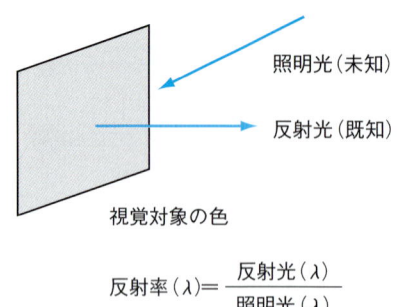

図 6-9 色認知の不良設定問題

視覚対象の色を知るためには視覚対象がどの波長の光を強く反射するか（光のスペクトルに対する反射率）を知らなければならない．しかしながら，われわれが知ることができるのは視覚対象から反射されてくる反射光のスペクトルだけで，照明光のスペクトルは一般に知ることができない．このために色認知についても不良設定問題が生じる．

$$反射率(\lambda) = \frac{反射光(\lambda)}{照明光(\lambda)}$$

λ：光の波長

問題 aperture problem がある（図6-8）．大きなものをいくつかの覗き窓から眺めその全貌を認知する場合で，これも情報不足のために不良設定問題が生じる．一般的にはこの不良設定問題は解決はきわめて困難であるが，動きの手がかりがあれば解決は比較的容易になる．これにもグループ運動の検出が不可欠で，MT, MST 野で推定されたグループ運動の情報を V 2/3 野などの下位の視覚皮質に帰還して，推定の正しさが検証されるものと思われる．

視覚対象の色の認知にも同様の不良設定問題がある[9]．視覚対象の色はそれから反射される光のスペクトルによって判断されるのではなく，スペクトル反射率（波長の関数としての反射率）で判断される．このために照明光のスペクトルに惑わされることなく，視覚対象の色を認知できる（色恒常性 color constancy）．しかしながら，網膜信号には照明光のスペクトル情報が含まれていないために，不良設定問題が生じる（図6-9）．色認知の高次視覚野であるV 4 野には色恒常性をもつ反応選択性を備えた細胞があることから，この不良設定問題処理にはV 4 が関与していると考えられる．この場合にも照明光の推定と検証が階層的神経回路で行われていると想定されるが，V 4 がどの機能に関与しているかは明らかでない．

これらの所見は高次視覚野の機能が視覚認知の不良設定問題処理であり，そのために形，動き，色の認知に特殊化した皮質領野があることを示唆している．階層的神経経路にはボトムアップとトップダウンの経路が対になって存在することは知られていたが，その機能的意味は不良設定問題処理にあるのではないかとする考えが有力である．ボトムアップとトップダウンの経路は視覚以外の感覚認知系，運動，思考系にも存在する．認知や思考は結果から原因を推定する機能であり，行動には望ましい結果を得るために原因を制御することが求められる．これらの因果関係を遡る情報処理には一般に不良設定問題が存在する．ボトムアップとトップダウンの経路による繰り返し演算が，それを解くための神経機構として認知，思考，行動系に普遍的に用いられているのであろう．

4 トップダウン処理

すでに述べたごとく，認知には限られた情報に基づいて対象を推定する最良推定の情報処理が必要である．一般に知覚系大脳皮質はボトムアップとトップダウンの神経経路によってつながる階層構造をもつ．認知は基本的には感覚情報のボトムアップ処理により成立するが，認知のさまざまな局面で情報不足を補うトップダウン処理の関与が不可欠であると想定されている．

◆ 結合-分節処理，文脈依存的情報処理

多数の知覚対象の中から共通するものを取り出して（分節問題 segmentation），1つのグループのまとめる（結合 binding）働きはすべての感覚情報処理に関わる重要な機能であるが，これも視覚系で最もよく研究されている．すでに述べたように，形はV 2, V 3 野，動きはMT, MST 野，色はV 4 野など，それぞれ高次視覚野が割り当てられ，並列的な情報処理が行われる．そこで問題となるの

図 6-10 動きの手がかりを使った結合-分節処理のブロック図

A：均一運動刺激（HM）．すべてのランダムドットが同一の方向に移動する．

B：分節運動刺激（SM）．各分節のランダムドットが互いに反対方向に動く．HM 刺激ではドットの平面的な一様運動が認知されるが，SM 刺激では分節の境界に主観的輪郭が認知され，分節が隣の分節から浮かび上がり，あるいは沈んで見える．

C，D：HM と SM 刺激により引き起こされたヒト視覚系皮質の脳磁図反応の解析から想定されるヒト視覚系皮質の情報処理のブロック図．主観的輪郭が認知されない HM 刺激では，V1 から V5 へのボトムアップ処理が優勢であるが，主観的輪郭が認知される SM 刺激では，V5 から V2/3 へのトップダウン処理が加わる．

(Toyama K ら，1999[20]）より引用）

はおのおののチャネルで処理された情報がいかにして統一的な認知を生み出すかということである．例えばりんご園でりんごの林を見ているとき，1 本の木から赤いりんごが落ちるのが見えたとしよう．どのようにしておのおのの視覚チャネルの情報が統合されるのか．例えば，りんごの丸い形は V2，V3，赤い色は V4，下向きの動きは MT，MST 野などの神経活動として表現される．これをいかにして統合し，赤いりんごが落ちるのを林，空，大地などの背景から切り出して認知するか．これが結合と分節問題である．

この問題は視覚の計算論の分野ではかなり以前から指摘されていたが，最近，感覚系の大脳皮質の神経活動に同期性の周期的活動があることが示され，これが結合のための手がかりとなっている可能性が指摘されている[10]．しかしながら，見出された同期性の活動が一般にきわめて弱く，きわめて弱い相関を脳がどのように検出し，利用できるかという問題点が指摘されている．この点についてはアトラクターあるいはカオスなどの神経回路のダイナミックスによる理論的モデルもあるが，必ずしも明快でない．

最近結合と分節問題を不良設定問題と結びつけて理解しようとする試みが始まっている．視覚情報処理の不良設定問題の核心は 2 次元映像から 3 次元の視覚世界を復元することにある．これには 2 次元の圧縮された映像から同じ奥行きの距離にあるものを切り出してまとめる，分節-結合の情報処理が必要である．MT，MST 野で推定された運動パララックスを奥行き方向の距離に変換し，V2/3 野で 3 次元世界が復元されることを示唆する実験結果がヒトの視覚系の非侵襲脳活動計測研究で得られている（図 6-10）．

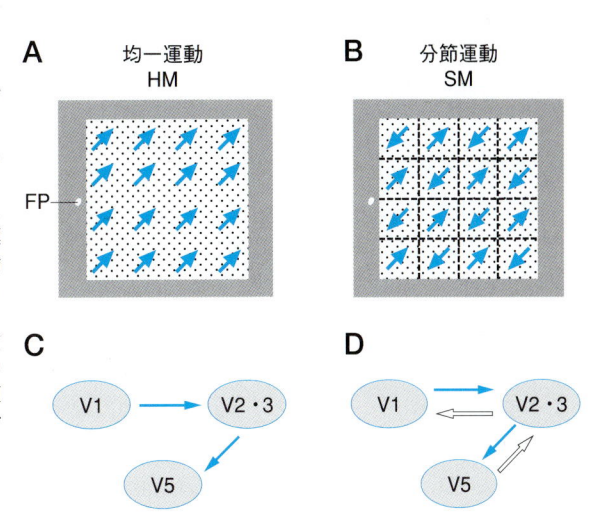

◆ 注　意

認知には多数の対象の中から最も重要なものを選ぶ，選択過程が不可欠である．この過程は注意 attention とよばれる．知覚系大脳皮質では特定の位置，形などの刺激の特徴をあらかじめ指定して，その特徴を備えた刺激が呈示されたときに反応することを求める注意タスクで，その特徴に反応選択性を備えた細胞の反応が選択的に増強することが知られているが[11]，そのメカニズムとして，前頭連合野，頭頂連合野などから伝えられる注意のトップダウン信号の存在が想定されている．

◆ 補　足

認知の不良設定性を補うために記憶が用いられることは古くから想定されてきたが，トップダウンの記憶信号が認知に用いられていることを示す実験的証拠が非侵襲脳活動計測を用いたヒトの視覚認知の研究で得られている．認知には認知対象を部分的に呈示されても，不足している情報を記憶で補い，対象を認知できる補足 completion と

よばれる機能がある．この機能にもトップダウン信号の記憶信号が関与していると想定される．

◆ **認知の不変性**

認知の重要な特性の一つとして刺激の条件が変化しても，認知が変化しない不変性 invariance がある．側頭連合野の顔細胞は視覚対象の位置，回転，大きさなどの観察条件の変化に対する不変性を備えている[12]．この神経回路についてもさまざまなモデルが提案されている．補足，連想，認知の不変性などの機能は最良推定の結果として得られるものであり，基本的には階層的神経回路によるボトムアップ-トップダウンの繰り返し演算により実現されると想定されている．非侵襲的脳活動計測を用いた研究により，この考え方を支持する実験的証拠が得られつつある．

情報表現

脳の情報表現原理の解明は認知を含むすべての脳機能の理解に不可欠の基本的な問題であるが，未解決の問題も多い．しかしながら，これに関する実験と理論の進展は著しいものがあり，多くの実験事実や理論的可能性が明らかにされている．

1 おばあさん細胞仮説

反応選択性が認知の基礎であることを最初に指摘したのはヘッブ（Hebb DO, 1949）[13]である．ヘッブが反応選択性は認知を生み，反応選択性はシナプス結合の可塑的変化により学習されるとした．彼の時代にはまだ単一の神経細胞の活動を観測する方法がなく，反応選択性もシナプス可塑性もイマジネーションの産物であったが，10年後には微小電極法が開発され，ヘッブの仮説を検証する実験的研究が始められた．その後50年にわたる研究により，反応選択性が認知を生み，シナプス可塑性が反応選択性を生むという2つの重要な概念はほぼ確立された．ネコやサルの視覚野にはスリット，エッジなど図形の特徴（方位，形，位置，端点）に反応選択性をもつ細胞が見出された．認知と神経細胞の活動の間には1対1の対応関係が保たれ，ある細胞が活動すれば，それに対応する認知が生じることになる．この考え方はおばあさん細胞仮説 grand-mother cell hypothesis, あるいは認知細胞仮説 gnostic cell hypothesis とよばれる．その後側頭連合野には顔に対して選択性をもつ細胞が存在することが示されるなど，個々の認知と単一細胞の活動との間に1対1の対応を仮定するおばあさん細胞仮説や認知細胞仮説を支持する多くの実験結果が得られている．

2 集団表現仮説とスパース・コーディング仮説

これに対し，細胞集団表現仮説 population coding hypothesis はすべての認知は細胞集団の活動パターンにより表現され，単一の細胞の活動と認知の間に1対1の対応関係はないと主張する．網膜あるいは他の末梢感覚系においては感覚情報が感覚細胞全体の興奮の時空間パターンとして表現されることは疑いのない事実である．現在のところ，認知あるいは概念などの高次脳活動については細胞集団表現仮説を支持する実験的証拠は少ないが，おばあさん細胞仮説に対する反論も数多く出されている．例えば，認知に対してそれぞれ1つずつ神経細胞を割り当てる認知細胞仮説の情報表現のやり方で，はたしてヒトが体験するすべての認知をまかなうことができるかという点について疑問がある．またヒトでは1日当たり数十万の神経細胞が死ぬといわれている．おばあさん細胞仮説によれば，これはそれだけの数の認知機能がなくなることを意味している．しかしながら，特定の認知がある日突然できなくなる（例えばある人を見て，それが誰であるかが分からなくなる）ことはない．一般に老化の過程では記憶などの知的な機能が全般的に徐々におかされるのが普通で，特定の認知機能がある日突然欠落することはない．このことは認知の情報が単一の細胞ではなく複数の細胞により表現されていることを示唆するものである．

最近，神経回路網モデルの連想学習の記憶容量に関する理論的研究から，ごく少数の神経細胞の活動による情報表現が記憶容量を最大とする最も合理的な神経情報の表現形式であることが示された（スパース・コーディング仮説 sparse-coding hypothesis)[14]．これを支持する実験的所見も得られている．形状視の中枢と想定されるサルの側頭連合野には特定の顔ではなく，顔の特徴に反応選択性をもつ神経細胞があることが示されている．これらの細胞はいくつかの顔に対して反応し，特定の顔がいくつかの顔の特徴抽出細胞の活動の組み合わせとして認知される可能性が示唆されている．側頭連合野の視覚パターン記憶細胞もこれに類似する反応性を備えていることが明らかにされている[15]．

これらの所見はいずれも視覚パターンが単一の細胞の活動ではなく，複数の細胞の活動として表現されていることを示すものである．これらの所見は認知・記憶系においては鋭い反応選択性を備えごく少数の細胞の活動により表現されるとするスパース・コーディング仮説に一致する．この考え方は脳情報が複数の細胞の活動により表現されるとする点では細胞集団仮説に一致するが，情報が鋭い反応選択性をもつきわめて少数の細胞の活動により表現されるとする点では，おばあさん細胞仮説に近い．

知覚系ではスパース・コーディング仮説が有力であるのに対し，末梢神経系，運動系では集団細胞仮説を支持する研究が多い．サルに2次元あるいは3次元のいろいろな方向に手を動かす運動を行わせ，手を支配する一次運動野の領域の神経細胞の活動を記録すると，神経細胞は運動方向に対して比較的広い反応選択性を示し，1つの方向の運動に対してほとんどすべての細胞が活動し，神経活動のアンサンブル平均により運動方向を予言することができることから，運動野でも集団細胞仮説的な情報表現が用いられていると考えられている[16]．

しかしながら，高次運動系に属する運動前野や補足運動野では集団表現仮説に反する所見も報告されている．視覚前野ではサルが視空間の特定の部位にある対象に手を伸ばすときに，特異的に活動する細胞が報告されている．また，サルに視空間に配置されたいくつかの押しボタンを指示された順序で押す作業課題を実行させると，一部の補足運動野の細胞が特定のボタン押し順序に選択的に活動することも示されている．これらの所見は，高次運動系は知覚系と同じように運動情報が鋭い反応選択性をもつ比較的少数の細胞の活動により表現されている可能性を示唆している．

3 スパイク数符号化仮説と時間パターン符号化仮説

従来脳の質的な情報は神経活動の空間パターンで，量的な情報は平均スパイク数で表現されるとされてきた（スパイク数符号化説 spike-number coding hypothesis)．しかしながら，最近，刺激と反応との相関を調べる情報伝達量解析の研究により，時間コード（主成因分析 principal component analysis の2次以上の高次成分）と空間コード（1次成分）がより多くの刺激に関する情報をもつことが示されている[17]．このことは神経活動の時間パターンにより多くの刺激に関する情報が埋めこまれていることを意味している（時間パターン符号化仮説 temporal coding hypothesis)．これは，必ずしも時間パターンの情報が脳で用いられていることを保証しないが，さまざまな視覚刺激に対して視覚系の細胞がきわめて多様な時間経過をもつ反応を示すことを考えると，時間パターンが脳の情報処理にまったく用いられていないとは考えにくい．

最近，菅瀬ら[18]は色,記号などの単純パターンやサルやヒトの顔写真を呈示し，その時に側頭連合野の顔細胞に生じる神経活動に含まれる視覚刺激の情報量を解析し，初期（50〜100 ms）の反応は顔か単純記号かなど刺激の大局的な情報を，後期の反応（100〜400 ms）は顔が誰かあるいは顔の表情など顔の詳細情報をコードしていることを明らかにしている．この所見は基本的にはスパイク数符号化説を支持するものであるが，側頭連合野の情報表現が時間的に変化していることを示すもの

としてきわめて興味深い．刺激が顔か顔以外のものかという大まかな計算は初期にボトムアップ的に，顔や表情の同定などの詳細な計算は時間をかけて（多分繰り返し演算により）行われるのであろう．

神経ダイナミックス

神経ダイナミックス neurodynamics は神経回路網における情報表現の基礎を与えるものとして計算論の最も重要な分野であるが，非定常，非線形などの困難があるために理論的な研究が遅れていた．しかしながら，スピングラス spin-glass，弛緩ダイナミックスなどの研究が進展し，神経ダイナミックスは夜明けの時を迎えようとしている．

1 スピングラスモデル

パーセプトロンに始まり，伝播モデルとして発展した神経回路網理論は知的機能の学習における教師信号の役割を明らかにし，神経回路網が教師信号に依存してさまざまな知的機能を獲得できることを明らかにした．しかしながら，脳活動は基本的にダイナミックな過程であり，静的な神経回路網理論で脳の神経回路の動的な機能を説明することは原理的に不可能である．この欠点を補うために，スピングラスモデル[19]などの動的な神経回路網モデルが提案されている．

スピングラスモデルは磁気ダイポールの相互作用を取り扱う物理学理論を神経細胞の相互作用に応用したもので，正と負の相互作用（興奮性と抑制性結合）の対照性を仮定するなど，脳の神経細胞の相互作用を必ずしも正確に再現したものではないが，興奮と抑制の相互結合をもつ神経回路網がアトラクターとよばれる活動状態をもつことを示した．このような特性を備えた神経回路網に入力を与えると，比較的自由エネルギーが高いいくつかの過渡的な活動状態を遷移した後，自由エネルギーが局所的に最小になるアトラクターとよばれる準定常な活動状態が生じる．アトラクターは認知，連想，記憶など神経活動を説明する概念として，その後の動的神経回路網モデルの研究に大きなインパクトを与えた．

その後相互作用の対照性の制約をはずし，より脳の神経回路網に近づけたいくつかの動的神経回路網モデルが提案されている．これらの動的神経回路網モデルの難点の一つは，いったんアトラクターに入るとそこから抜け出して，次のアトラクターに入ることが困難な点にある．これを解決するために神経回路網にカオスの特性を組み込んだ動的神経回路網モデルも提案されている．

2 弛緩ダイナミックスと双方向情報処理

ヒューベルとウィーゼル（Hubel DH & Wiesel TN）以後，視覚の実験的研究は視覚野から，高次視覚野，視覚系連合野に至る階層的情報処理の様相を明らかにした．また，視覚の計算論は視覚認知における不良設定問題の存在があり，それが既知の知識を生かした視覚対象の最良推定問題として神経活動の弛緩ダイナミックスにより解かれていることを示した．弛緩ダイナミックスは正帰還と負帰還をもつ神経回路網の非線形，非定常ダイナミックスとして研究されてきた．マーとポギオ（Marr D & Poggio T）が視覚野の柱状神経回路が弛緩ダナミックスの要件を備え，対応点問題を解く能力を備えていることを示して以来，双方向性（ボトムアップとトップダウン）神経結合を備えた階層性神経回路網の弛緩ダイナミックス処理の理論的研究が進展し，これらの神経回路網が視覚フロー，テキスチャー，陰影からの3次曲面の推定などの機能をもつことが示されている．また，脳の情報処理のさまざまな不良設定問題が階層的神経回路の弛緩ダイナミックスによる繰り返し演算として解かれている可能性が実験的研究でも指摘されている[20]．

引用文献

1) Hubel DH, Wiesel TN：Receptive fields, binocular interaction and functional archi-

tecture in the cat's visual cortex. *J Physiol* **160**: 106-154, 1962
2) Toyama K, Kimura M, Tanaka K: Organization of cat visual cortex as investigated by cross-correlation technique. *J Neurophysiol* **46**: 202-214, 1981
3) Olshausen BA, Field DJ: Emergence of simple-cell receptive field properties by learning a sparse code for natural images. *Nature* **381**: 607-609, 1996
4) Chance FS, Sacha BN, Abbott LF: Complex cells as cortically amplified simple cells. *Nat Neurosci* **2**: 277-282, 1999
5) Marr D: *Vision*. W. H. Freeman and Company, San Francisco, 1982
6) Kawato M, Hayakawa H, Inui T: Forward-inverse optics model of reciprocal connections between visual areas. *Network: Computation in Neural Systems* **4**: 415-422, 1993
7) Julesz B: *Foundations of Cyclopean Perception*. University of Chicago Press, Chicago, 1971
8) Marr D, Poggio T: Cooperative computation of stereo disparity. *Science* **194**: 283-287, 1976
9) Land EH: The retinex theory of color vision. *Sci Am* **237**: 108-130, 1964
10) Engel AK, Konig P, Keiter AK, et al: Temporal coding in the visual cortex: New vistas on integration in the nervous system. *Trends Neurosci* **15**: 218-226, 1992
11) Reynolds JH, Desimone R: The role of neural mechanisms of attention in solving the binding problem. *Neuron* **24**: 19-29, 1999
12) Sato T, Kawamura T, Iwai E: Responsiveness of inferotemporal single units to visual pattern stimuli in monkeys performing discrimination. *Exp Brain Res* **38**: 313-319, 1980
13) Hebb DO: *The Organization of Behavior*. Wiley & Sons, New York 1949
14) Amari S: Characteristics of sparsely encoded associative memory. *Neural Networks* **2**: 451-457, 1989
15) Miyashita Y: Neuronal correlate of visual associative long-term memory in the primate temporal cortex. *Nature* **335**: 817-820, 1988
16) Georgopoulos AP, Shwartz AB, Kettner RE: Neural population coding of movement direction. *Science* **233**: 1416-1419, 1986
17) Richmond BJ, Optican LM: Temporal encoding of two-dimensional patterns by single units in primate inferior temporal cortex. III: Information theoretic analysis. *J Neurophysiol* **57**: 162-178, 1990
18) Sugase Y, Yamane S, Ueno S, et al: Global and fine information coded by single neurons in the temporal visual cortex. *Nature* **400**: 869-873, 1999
19) Hopfield JJ, Tank DW: Neural computation of decisions in optimization problems. *Biol Cybern* **52**: 141-152, 1985
20) Toyama K, Yoshikawa K, Yoshida Y, et al: A new method for magnetoencephalography (MEG): Three dimensional magneto-meter-spatial filter system. *Neuroscience* **91**: 405-415, 1999

2 視　覚

〔1〕哺乳類の網膜における視覚情報処理

立花　政夫

網膜の構造

　脊椎動物の網膜 retina は，眼球の内側に貼り付いた厚さ約 0.2 mm のシート状の神経組織であり，光の受容と高次視覚中枢へ情報を送るための前処理を行っている．

　角膜や水晶体によって網膜上に投影された外界像は，2 次元的に配列された視細胞 photoreceptor の働きで，おのおのに入射した光の強度と波長に依存した電気信号に変換される．視細胞には暗所視で働く桿体 rod と，明所視で働く錐体 cone がある．

　視細胞の光応答は，介在ニューロンの双極細胞 bipolar cell によって網膜の出力を担う神経節細胞 ganglion cell に伝えられる．神経節細胞の軸索は眼球を出て視神経 optic nerve となり，視覚中枢に情報を伝える．視細胞は約 1 億個あるのに視神経線維は約百万本しかないということから明らかなように，網膜は視覚情報を圧縮して脳に送るという機能も担っている．

　視細胞-双極細胞間のシナプス伝達は水平細胞 horizontal cell によって修飾され，双極細胞-神経節細胞間のシナプス伝達はアマクリン細胞 amacrine cell によって修飾される．

光受容の精神物理学

1　視細胞の分布と視力

　網膜における視細胞の密度は空間分解能（視力 visual acuity）に大きく影響する．ヒトでは，視線を向けている外界領域は，網膜の中心窩 fovea（直径約 1.5 mm，視角約 5°）に投影される．その中央部（直径約 0.5 mm）には錐体のみが高密度に存在し，周辺にいくに従いその密度は急激に低下する．中心視の時に視力が最もよい．

　桿体は中心窩の中央部にはまったく存在せず，視軸から約 20°離れた周辺部で最も密度が高い．そのため，暗所視では周辺視の方が中心視よりも光の検出能力に優れている．

2　暗順応過程と絶対閾の測定

　暗室内で被験者に強力な白色順応光を短時間提示した後，同じ領域内にテスト光を提示して，その閾値を測定する．順応光を消した直後は強いテスト光を提示しても見えないが，数分で閾値が急速に低下し，弱いテスト光も見えるようになる．約 10 分を過ぎると，再び閾値が緩やかに低下しはじめ，約 40 分後にはきわめて微弱な光を見ることができるようになる．このようにして測定された閾値と経過時間との関係を暗順応曲線 dark adaptation curve という．初期に観察された急速な閾値の低下と，その後の緩やかな閾値の低下は，

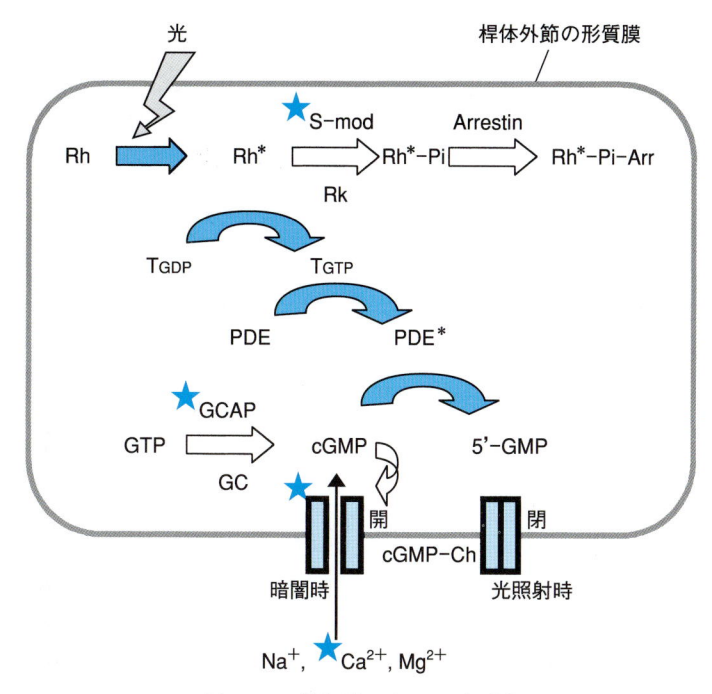

図 6-11 視細胞における光受容

それぞれ錐体と桿体における暗順応過程を反映している．

ヒトが完全に暗順応した状態では，1 msec 以内に，5〜14 個の桿体がおのおの 1 光量子を吸収すれば光覚が生じる．すなわち，各桿体はわずか 1 光量子を検出することができる．

光受容と感度の調節

1 光受容過程

桿体の外節部 outer segment は円筒形をしており，その内部に円板膜 disk membrane が多数積み重ねられている．円板膜は，外節の基底部で形質膜が細胞質側に折れ込んだ後，形質膜から切り離されてできあがったものである．円板膜にはロドプシン rhodopsin（Rh）とよばれる視物質が膜蛋白として存在する．ロドプシンは，膜を 7 回貫通するオプシン蛋白に，発色団である 11 シスレチナール（ビタミン A の誘導体）がシッフ結合したものである．ヒトでは，各桿体に約 10^8 のロドプシン分子が含まれる．

光量子がロドプシンに吸収されると，11 シスレチナールがオールトランスレチナールに異性体化し，オプシンの高次構造が変化する．複数の中間生成物を経て約 10 msec でメタロドプシン II（活性化されたロドプシン；Rh*）になる（図 6-11）．Rh* は円板膜平面を自由に拡散し，次々とトランスデューシン（三量体 G 蛋白質；T_{GDP}）を活性化させる（T_{GTP}）．T_{GTP} の標的分子はフォスフォジエステラーゼ（PDE）であり，この酵素は cGMP を GMP に加水分解する．cGMP は細胞質を自由に拡散することができるセカンドメッセンジャーであり，形質膜に存在する cGMP 依存性陽イオンチャネル（cGMP-Ch）に結合して，このチャネルを開ける．したがって，光量子がロドプシンに吸収されると，外節部の細胞質における cGMP 濃度が低下して形質膜の cGMP-Ch が閉じ，視細胞は過分極する．

カスケードとよばれるこのような一連の化学反応により，1 分子のロドプシンが 1 光量子により

活性化されると，毎秒約10^6分子のcGMPが加水分解され，視細胞は<1 mVの過分極変化を発生する．

Rh*は，ロドプシンキナーゼ（Rk）によってリン酸化され，T_{GDP}を活性化する能力を失う．また，T_{GTP}はそれ自身のGTPase活性によりT_{GDP}となり，PDEを活性化する能力を失う．これらの過程によって光応答は終了する．

形質膜のcGMP-Chは，Na^+，Ca^{2+}，Mg^{2+}を透過させる．外節部に流入したNa^+は，内節部inner segmentのNa^+-K^+ ATPaseによって細胞外に排出される．暗闇で細胞間隙を視細胞の内節部から外節部方向に流れている電流を暗電流とよぶ．光をつけるとこの暗電流が減少するので，網膜電図 electroretinogram（ERG）のa波が生じる．

2 感度の調節

背景光が存在すると視細胞の感度が低下し，より強い光刺激に対して飽和することなく応答することができるようになる．明順応 light adaptationとよばれるこのような感度調節は，視細胞のCa^{2+}フィードバック機構によって行われる．

視細胞外節のcGMP-Chから流入したCa^{2+}は，外節部にあるNa^+/Ca^{2+}，K^+交換機構によって細胞外に排出される．光刺激でcGMP-Chが閉じると，Ca^{2+}は細胞内に流入しなくなるが，Na^+/Ca^{2+}，K^+交換機構は働き続けるため細胞内Ca^{2+}濃度が低下する．その結果，Sモジュリン（S-mod）によるロドプシンキナーゼの抑制が外れてRh*がリン酸化されるとともに，グアニル酸シクラーゼ活性化蛋白（GCAP）が活性化状態となり，グアニル酸シクラーゼ（GC）を活性化してGTPからcGMPが合成される．いずれの反応も細胞質のcGMP濃度を上昇させる方向に働き，光でいったん閉じられたcGMP-Chを再び開けることになる．また，cGMP-Ch自体も細胞内Ca^{2+}濃度が低下するとcGMPに対する結合能が高くなり，cGMP-Chが再び開く方向に向かう．

このようにして，光刺激により視細胞のcGMP-Chが閉じても，細胞内Ca^{2+}濃度の減少が複数のフィードバック機構（図6-11の★）を働かせて再びこのcGMP-Chを開け，強い光刺激に対して応答することができるようになる．このとき，光応答のキネティクスも速くなる．

網膜神経回路

1 ON経路とOFF経路（図6-12）

第2次ニューロンの双極細胞は，同心円状の中心-周辺拮抗型受容野 receptive fieldを示す．双極細胞にはオン型（ON-BC）とオフ型（OFF-BC）がある．ON-BCは，受容野中心部を光刺激すると脱分極性の緩電位応答を発生し，周辺部を光刺激すると過分極性応答を発生する．OFF-BCは，応答の極性がちょうど逆になる．いずれも受容野全体を照射すると，中心-周辺の拮抗作用により，中心部のみを照射した時よりも応答は減弱する．

視細胞は暗闇で約−40 mVの膜電位を保ち，光刺激すると過分極（例えば，−50 mVへ変化）する．視細胞の膜電位が0 mVに近づくほどCa^{2+}電流が活性化されて，伝達物質のグルタミン酸が放出される．つまり，グルタミン酸の放出量は暗闇で多く，光照射で減少する．

視細胞から放出されたグルタミン酸がON-BCでは脱分極応答を，OFF-BCでは過分極応答を引き起こすのは，双極細胞の樹状突起 dendriteに存在するグルタミン酸受容体が異なるからである．ON-BCには代謝型受容体 metabotropic receptorのうちmGluR 6があり，OFF-BCにはイオンチャネル型受容体 ionotropic receptorのうち非NMDA型がある．

ON-BCのmGluR 6にグルタミン酸が結合すると，視細胞の光受容過程と類似のカスケード（グルタミン酸受容体→G蛋白質→フォスフォジエステラーゼ→cGMPの加水分解）によって細胞膜に存在するcGMP依存性陽イオンチャネルが閉じる．したがって，暗闇では視細胞から放出されたグルタミン酸によってON-BCのcGMP依存性陽イオンチャネルは閉じた状態にある．光刺激

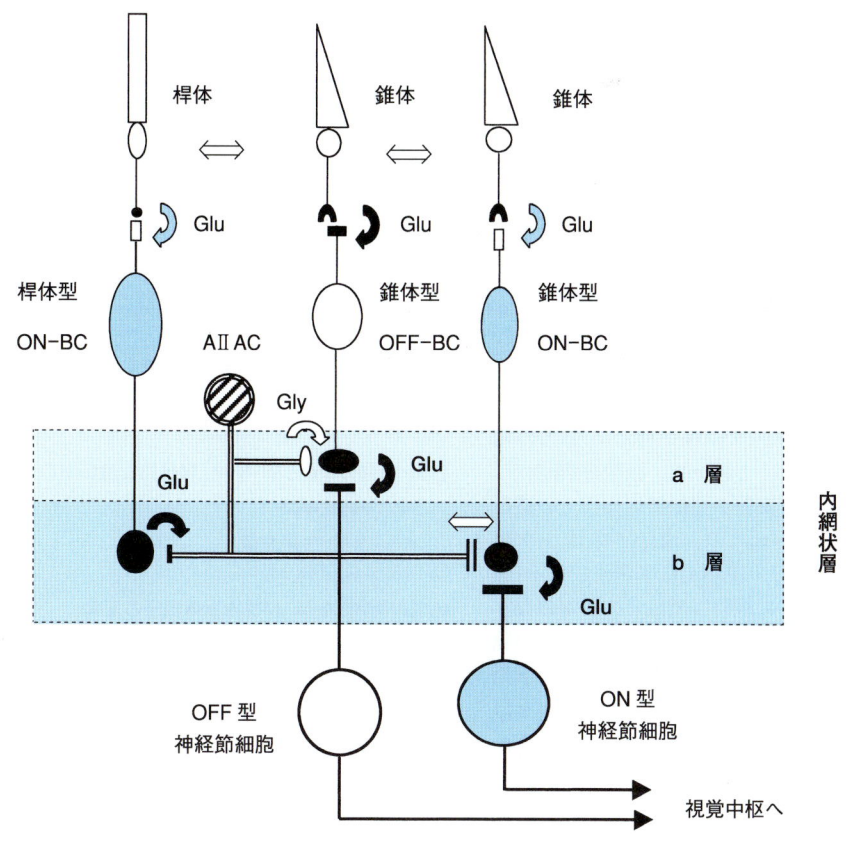

図 6-12 ON 経路と OFF 経路，桿体経路と錐体経路

で視細胞からのグルタミン酸放出量が減少すると，ON-BC の cGMP 依存性陽イオンチャネルが開いて脱分極する．

OFF-BC は，暗闇では視細胞から放出されたグルタミン酸によって非 NMDA 型受容体の陽イオンチャネルが開いて脱分極状態にある．光刺激によって視細胞からのグルタミン酸放出量が減少するので OFF-BC は過分極する．

双極細胞の軸索終末部は，OFF 型では内網状層 inner plexiform layer の遠位側（a 層）に存在し，ON 型では近位側（b 層）に存在する．双極細胞から入力を受けるアマクリン細胞や神経節細胞についても，OFF 応答を示す細胞の樹状突起は a 層に位置し，ON 応答を示す細胞の樹状突起は b 層に位置する．いずれの双極細胞もグルタミン酸を伝達物質として放出し，興奮性のシナプス伝達を行う．

2 桿体経路と錐体経路（図6-12）

哺乳類の網膜では，錐体から入力を受ける錐体型双極細胞には ON 型と OFF 型が存在するが，桿体から入力を受ける桿体型双極細胞には ON 型しか存在しない．

明所視 photopic vision では，錐体から錐体型 ON-BC を経て ON 型神経節細胞へ信号が伝達される ON 経路と，錐体から錐体型 OFF-BC を経て OFF 型神経節細胞へ信号が伝達される OFF 経路が並列して働く．薄明視 mesopic vision では，桿体から錐体へ電気シナプス（⇔）を介して信号が伝わり，それ以降は上記の ON 経路と OFF 経路に分かれる．

暗所視 scotopic vision では，桿体から桿体型 ON-BC へと信号が伝えられる．桿体型 ON-BC の脱分極応答はグルタミン酸作動性の興奮性化学

■ サルにも色盲はある！

　哺乳類の祖先である原子哺乳類は，爬虫類の全盛期に夜行性の生活をおくる中で，脊椎動物の祖先が保持した4種類の錐体視物質遺伝子のうちのいくつかを失った．そのためほとんどの哺乳類は現在でも2色性色覚をもっている．一方，ヒトの祖先はその後，長波長側の視物質遺伝子が分離し3色性となった．長波長（赤），中波長（緑）の視物質遺伝子はこのように同じ起源をもつため，364個のアミノ酸配列のうち15個が違うだけで非常に類似しており，ともにX染色体上にある．ヒトでは，この長波長，中波長の視物質遺伝子がタンデムに配列し，核酸のレベルではイントロンや両遺伝子のスペーサ領域を含めて98％の相同性を示す．このため，減数分裂時にしばしば不等交差や遺伝子変換などの遺伝子組換えが起こり，遺伝子の増加や欠損・ハイブリッドの遺伝子が生成する（図参照）．ヒトの視物質遺伝子の多型のなかで，最もよく知られているのが赤緑色覚異常（いわゆる色盲や色弱）で，ヒト男性の約5〜8％を占める．しかし，ヒト以外の旧世界霊長類（アジア，アフリカのサルや類人猿）ではこれまで色覚異常の個体は発見されなかった．

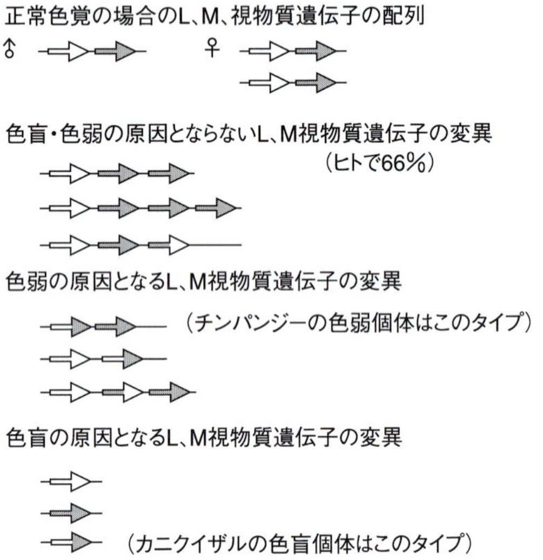

　そこで1997年以降，京都大学霊長類研究所，同理学部，岡崎共同研究機構，東京都神経総合研究所の共同で，色盲のサルの研究に取り組んできた．プロジェクトの開始当初

シナプスによってAIIアマクリン細胞（AII-AC）を脱分極させる．この細胞はグリシン作動性であり，抑制性化学シナプスを介して錐体型OFF-BCの軸索終末部に過分極応答を引き起こすとともに，電気シナプスを介して錐体型ON-BCの軸索終末部に直接脱分極応答を引き起こす．各錐体型双極細胞はそれぞれON型とOFF型の神経節細胞にグルタミン酸作動性シナプスを介して結合しているので，AII-ACの働きによって内網状層で形成されたON応答とOFF応答は別々の経路で視覚中枢に伝えられる．

3 神経節細胞

　神経節細胞は網膜の出力細胞である．その軸索は束ねられて視神経を構成し，脳の複数の領域（外側膝状体 lateral geniculate nucleus，上丘 superior colliculus，副視神経系 accessory optic system，視交叉上核 suprachiasmatic nucleus，視蓋前域 pretectum，視床枕核 pulvinar nucleus など）に投射する．外側膝状体は大脳皮質第1次視覚野への中継核となっており，この経路は膝状体系とよばれる．上丘から視床枕核あるいは視床後外側核を経て高次視覚野へ至る経路は，膝状体外系とよばれる．各領域はさらに小さな区域 zone からなり，多くの場合，1個の神経節細胞はいずれかの領域にある特定の区域に出力する．神経節細胞はNa^+スパイクを発生する．緩電位とは異なり，スパイクは減衰することなく遠くに伝わるので，網膜から脳に視覚情報を送るのに適している．

はヒトと同じ程度の出現頻度を予測したが，日本国内では見つからず，タイ，インドネシアを含め約3,000頭のマカカ属のサル（ニホンザル，アカゲザル，カニクイザルなど，旧世界霊長類のサブグループ）の血液サンプルを調査した．その結果，インドネシア，ジャワ島，パンガンダランに生息する3頭のカニクイザルのサンプルから，視物質遺伝子の異常が見つかった．これらのカニクイザルは，ハイブリットの遺伝子を1個しか持っていなかった．このハイブリット遺伝子は，ほとんど緑と同じ吸収波長特性をもつ視物質を発現するため，これらの個体は実質的に赤を欠損する第1色覚異常と判定された．遺伝子レベルで色覚異常と判定したカニクイザルについて，網膜の色刺激に対する応答を調べた結果，赤に対する応答が著しく低下しており，さらに，石原式色盲テスト票を模した図形弁別テストでも，これらのサルはヒトの赤緑色覚異常に匹敵する色覚を有することが明らかになった．

一連の研究で用いたサンプル数から計算したカニクイザル・オスの色覚異常の出現率は0.4％と，ヒトの出現頻度に比べて著しく低かった．そこで，進化の視点から，ヒトにより近い類人猿の視物質遺伝子の解析を開始した．約300頭の類人猿の血液サンプルを調べた結果，4頭のチンパンジーがハイブリッド遺伝子をもつことがわかった．さらに，網膜応答，図形弁別課題により，これらのチンパンジーのうちの1頭がヒト第1色覚異常と相同の表現型を持つことが明らかになった．チンパンジーの場合はオスのサンプル数が62頭と出現率を計算するには十分とはいえないが，オス62頭中1頭と考えると，ヒトとマカカ属サルの中間の値になる．

旧世界ザルや類人猿で色覚異常の出現率が少ないことの最も単純な説明は，「自然環境では赤緑色覚異常は赤い実を緑の葉の間で見つけにくいなど不利があり淘汰圧がかかる」という説明である．しかし，カニクイザルやチンパンジーの視物質遺伝子もエクソン部分は正常なヒトの視物質遺伝子とまったく同じである一方で，カニクイザルもチンパンジーも視物質遺伝子の多様性はヒトと比べて著しく少ない．また，カニクイザルの場合，ジャワ島のパンガンダランの特定の群には高率に存在するなど，この解釈だけでは説明のむずかしい事実もある．色覚異常が進化の過程でどのように人類に残っていたのかを解明するにはさらに調査研究が必要と思われる．

（京都大学霊長類研究所 行動神経研究部門 行動発現分野　三上章允）

網膜の内網状層はa層とb層に大別されるが，これらはさらにサブ層に細分化できる．樹状突起が広がるサブ層の位置と軸索終末部の投射先によって神経節細胞は多くのサブタイプに分類可能であり，それぞれが異なる機能を果たしているのであろう．

神経節細胞の多くは外側膝状体に情報を送る．霊長類の外側膝状体は12層から構成される．ニッスル染色で細胞体がよく染まる2層の大細胞層（magnocellular layer：M1とM2）と4層の小細胞層（parvocellular layer：P3～P6），これら6層の各下層にある染まりの悪いkoniocellular layer（K1～K6）である．各層は左右いずれかの眼から入力を受ける（同側入力：K2，M2，K3，P3，K5，P5，対側入力：K1，M1，K4，P4，K6，P6）．

サル網膜では，神経節細胞のうちミジェット型細胞 midget cell は外側膝状体の小細胞層に投射し，パラソル型細胞 parasol cell は外側膝状体の大細胞層に投射する．いずれの神経節細胞も同心円状の中心-周辺拮抗型受容野をもつ．ON型では，受容野中心部を光刺激するとスパイク発火頻度が増加し，周辺部を光刺激すると自発発火の頻度が減少して，光を消した時にスパイク発火頻度が一過性に増加する．OFF型では，ちょうどこれとは逆の応答を示す．神経節細胞の受容野はカウボーイハット型の空間形状をしており，視野の小領域（受容野）における空間コントラストを計算するのに適している．

4 網膜における側方伝達

網膜で側方伝達に関与しているのは水平細胞とアマクリン細胞であり，それぞれ，視細胞から双極細胞，双極細胞から神経節細胞へのシナプス伝達を修飾している．

水平細胞は双極細胞の受容野周辺部を形成するのに役立っている．哺乳類では，A型とB型があり，光刺激によって過分極性の緩電位応答を発生する．A型は軸索をもたず，樹状突起は錐体とのみシナプス結合している．一方，B型は，樹状突起は錐体と，軸索終末部は桿体とそれぞれシナプス結合している．水平細胞は選択的に特定の錐体と結合していないので，色対立型（color opponent）応答の発生には関係していない．また，水平細胞は同じ型の水平細胞と電気的にギャップ結合 gap junction で繋がっているため，広い受容野をもつ．この結合は化学伝達物質や細胞内セカンドメッセンジャーによって修飾されるので，網膜の順応状態に応じて受容野の面積を変えて局所的なコントラストを最適に検出するのに役立っているのであろう．

アマクリン細胞は，樹状突起の広がりやパターン，内網状層における樹状突起の位置，放出する伝達物質の種類，伝達物質受容体やイオンチャネルの種類などから多くのサブタイプに分類される．同一のサブタイプどうしはギャップ結合によって電気シナプスを形成している．すでに述べたグリシン作動性のAIIアマクリン細胞以外に，例えば，ドパミン作動性アマクリン細胞がある．この細胞は広い樹状突起をのばして密度の高い網目を内網状層に形成しており，光順応状態に応じて網膜にあるギャップ結合のコンダクタンスを変化させ，網膜全体の応答特性を調整していると考えられている．また，スターバーストアマクリン細胞 starburst amacrine cell はコリン作動性で，動き刺激に応答する神経節細胞群に出力しており，方向選択性の形成に関与している可能性が指摘されている．GABA作動性アマクリン細胞には双極細胞に抑制性フィードバック入力を送るものもある．

波長弁別

1 三原色過程

網膜に1種類の視細胞（＝1種類の視物質 visual pigment）しか存在しない場合，光の強度を適当に調節することによって波長が異なっても視細胞に同一の反応を引き起こすことができる．つまり，波長の違いを弁別することができない．実際，暗所視では桿体しか働いていないので，われわれは色の違いを区別することができない．

吸収極大波長の異なる視物質を含む複数の視細胞が存在することによって，波長の弁別が可能になる．明所視での混色実験から，ヒトにはS錐体（青感受性錐体），M錐体（緑感受性錐体），L錐体（赤感受性錐体）という3種類の錐体が存在することが明らかにされた．各錐体に含まれる視物質の吸収極大波長は，それぞれ425 nm，530 nm，560 nm 付近にある．これらの錐体視物質は，ロドプシンに類似した膜7回貫通型蛋白である．光量子が錐体視物質に吸収されると，桿体と同様なカスケードによって錐体に過分極応答が発生する．このように，視細胞レベルでは Young-Helmholtz の三原色説 trichromatic theory が成立している．

桿体・S錐体・M錐体・L錐体の視物質をコードする遺伝子は，それぞれ第3・第7・X・X染色体上に存在する．視物質遺伝子の欠損や変異により，色覚異常が生じうる．L錐体視物質とM錐体視物質をコードする遺伝子はX染色体上に連なって配列されており，伴性劣性遺伝をするため，赤・緑色覚異常は女性に比べて男性に多い．

2 反対色過程

ヒトの色覚には，赤/緑，青/黄，明/暗という3つの対立軸が認められる．ヘリング（Hering E）の提唱した反対色説 opponent-color theory に対応する光応答は，神経節細胞ですでに観察される．

双極細胞には，受容野中心部に対して特定の錐

体のみから入力を受けるものや，M錐体とL錐体との混合入力（＝黄入力）を受けるものも存在する．

哺乳類の神経節細胞のうちミジェット型は，パラソル型に比べて受容野が小さく，細胞体も小さい．中心窩近辺にあるミジェット型は，その受容野中心部にM錐体あるいはL錐体からの選択的入力を受けている．したがって，赤/緑の色対立型情報を外側膝状体に送っているのではないかと考えられている．一方，パラソル型は，受容野の中心部・周辺部ともに非選択的な錐体入力を受けているので，色対立応答を示さない(明/暗軸を形成しているのかもしれない)．

青ON型神経節細胞は，樹状突起を内網状層のa層とb層の両方に伸ばす小型細胞である．a層ではM錐体とL錐体に結合したOFF型双極細胞から信号を受けるので，黄OFF応答を示し，b層ではS錐体に結合した青ON型錐体双極細胞から信号を受けるので青ON応答を示す．青/黄の色対立型応答を示すこの神経節細胞は外側膝状体のK3とK4に投射し，そこから大脳皮質第1次視覚野の第3層にあるブロップblobに信号を送っている．

網膜を構成している神経細胞はわずか数種類にすぎないが，それぞれに多くのサブタイプが存在する．これらの組み合わせによって構成された神経回路はそれぞれが特定の情報処理（特徴抽出）を行い，その結果を特定の脳領域に伝えていると思われる．今後は，網膜における初期視覚情報の並列処理という観点から網膜の機能を解析し理解することが重要であろう．

参考文献

1) Davson H : *Physiology of the Eye, 5 th ed.* Pergamon Press, New York, pp. 206-422, 1990
2) Gegenfurtner KR, Sharpe LT : *Color Vision : From Genes to Perception.* Cambridge University Press, Cambridge, pp. 3-51, 1999
3) 村上元彦：どうしてものが見えるのか．岩波新書，pp. 1-190, 1999
4) Toyoda J-I, Murakami M, Kaneko A, et al : *The Retinal Basis of Vision.* Elsevier, Amsterdam, pp. 3-233, 1999

2 視 覚

〔2〕視覚中枢の構造と機能

田中啓治

たくさんの視覚領野

　大脳皮質の中で視覚情報を主に処理する領域は約1/3もの広い範囲を占める．この中には他の領野との結合および細胞の視覚刺激に対する反応の特徴が異なるたくさんの領野が含まれる．最近の研究によってこれらの領野の間にいくつかの直列的な結合の経路が認定され，これらの経路にそっての情報処理の様子が明らかになってきた．大脳視覚領域の研究はマカク属サルを実験動物に使って進められてきた．人間での研究は，通常のトレーシング結合研究法が適用できない，個々の細胞の性質を調べることができない，などの理由でサルの研究よりはるかに遅れている．しかし，非侵襲計測法などを使って調べられてきた人間での部分的な知見はマカク属サルでの結果と基本的に一致している．

　後頭葉の最も後ろの後頭極に位置する1次視覚野 primary visual cortex（V1野）は，細胞構築学的特徴および髄鞘構築学的特徴で周囲の領域から明確に区別することができ，以前から17野として識別されてきた．網膜 retina からV1野への結合は1対1対応の構造をもっているので，V1野では細胞の受容野 receptive field（視野 visual field の中で光刺激がその細胞の活動に変化を引き起こすことのできる範囲）の視野の中での位置と脳の中での細胞の位置の間に視野表出 visuotopy（または retinotopy）とよばれる規則正しい関係がみられる．V1野の境界はこのような視野表出からも明らかである．しかしその他の高次領野の区分はしばしば困難である．髄鞘構築学的特徴は2, 3の領野の区分に有効であるが，細胞構築学的特徴はほとんど役に立たない．また，細胞の受容野はV1野から遠くなるほど大きくなり，それにつれて視野表出も不明瞭になる．そこで，高次領野の識別は他の領野との結合の特徴でなされることが多い．これまでに20個あまりの領野が識別されている．

　視覚領野の間の結合はほとんど例外なく双方向性であるが，V1野から遠ざかる方向での投射は，2, 3層の細胞に始まり，4層と3層下部に終わるのに対し，V1野に戻る方向での投射は，主に5, 6層の細胞に始まり，4層を避けて上下の層，特に1層に終わるという違いがある．前者のパターンをもつ投射を順方向性，後者を逆方向性と見なして，領野の間の階層構造が整理されてきた（図6-13）．図6-13は図6-2の中の主要な結合を取り出したものである．

　網膜からの情報は視床 thalamus の外側膝状体 lateral geniculate body とよばれる核で中継された後，V1野へ伝えられる．他の視覚領野は外側膝状体の細胞の線維投射を受けず，V1野からの直接あるいは間接の結合を通して網膜情報を受け取る．図6-13の結合図には，数個の領野をつなぐ逐次的な結合連鎖がいくつか並列に存在する．すなわちまず，V1野およびV1野から強い線維投射を受けるV2野からは，木の枝分かれのように，MT野，V3野，V4野へ投射する．そしてこれらの枝分かれした結合はさらにいくつかの別の領野

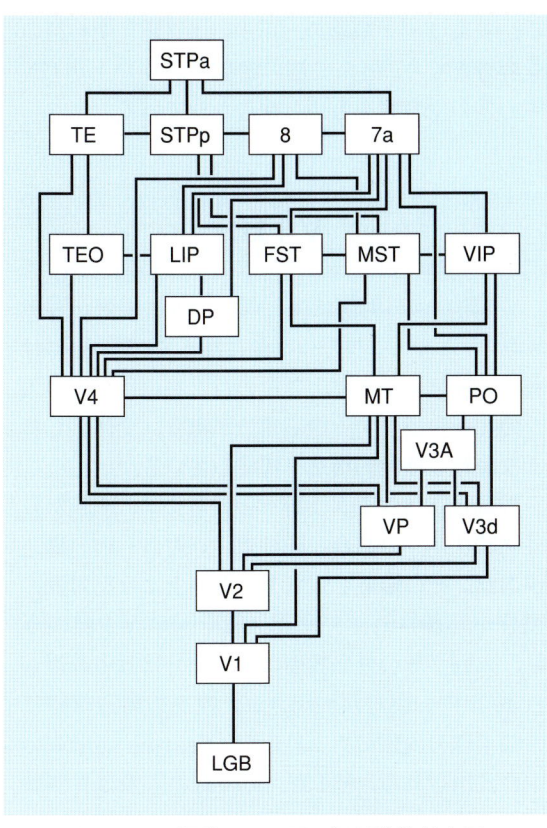

図 6-13　視覚領野の間の解剖学的結合図
四角の中は各領野の略称を，その間の線が結合を表す．

を経た後，7a野やTE野などの以前から連合野 association cortex として知られる領野へつながっていく．

外側膝状体

　網膜の神経節細胞の軸索は眼球を出て視神経 optic nerve とよばれる神経束を構成し，視床の中の外側膝状体に終わる．外側膝状体の神経細胞の軸策は扇状に広がって視放線 optic radiation を形成し，大脳の後頭葉 occipital lobe にあるV1野に終わる．左右の眼球から出た視神経は視交叉 optic chiasm で集まり，再び分かれて左右の外側膝状体に終わるが，この交叉に際して，左視野に対応する網膜から出た線維は右側の脳へ入り，右視野に対応する網膜から出た線維は左側の脳へ入る．このような網膜から外側膝状体への結合の構造により左視野の情報は右側の脳に，右視野の情報は左側の脳へ送られる．

　網膜からの情報を大脳へ中継する外側膝状体では2つの構造が注目される．第1は視野の写像 visual field mapping であり，第2は層構造 layer structure である．視野の写像は大脳皮質の多くの視覚領野でもみられる視覚系共通の構造である．外側膝状体は最腹側の第1層から最背側の第6層まで6層に分かれ，各層は弯曲したおわん状の局面をなして前後，左右に広がっている．視神経は腹側から外側膝状体へ侵入し，細胞にシナプス結合するが，この結合には網膜上の位置関係が曲面上の位置関係として保存されるような規則性がある．この規則的な結合の結果，各層の上には反対側の視野が写像されることになる．各層に写像された視野は重なり合っていて，層に垂直な直線に沿った各層の部位は同一の視野上の位置からきた情報を受ける．

　外側膝状体への視野の写像では，中心視部分の視野が外側膝状体上で相対的に大きい面積を占め，中心視と周辺視の縮尺の違いは30倍以上にも達する．そして細胞の受容野は中心視部分で小さく，周辺視部分で大きい．これは中心視と周辺視で空間的弁別閾値（弁別できる2つの点の間隔の最小値）が大きく異なる心理実験の結果に対応する．

　外側膝状体の細胞は網膜神経節細胞 retinal ganglion cell と同じく，ON中心型あるいはOFF中心型の同心円状の受容野をもつ（図6-14）．そして，外側膝状体の細胞は網膜神経節細胞とほとんど同じ反応をするので，外側膝状体の第一義的な機能は網膜から送られてきた情報をそのまま大脳へ向けて中継することであると考えることができる．しかし，外側膝状体の細胞は脳幹網様体 reticular formation in brain stem からの入力を受けることにより動物の覚醒状態に応じて信号の伝達様式を変え，また大脳視覚野からのフィードバックの入力を受けることにより細胞間の活動の時間的同期の強さを変えたりもする．

　外側膝状体の6つの層のうち，細胞体の大きさ

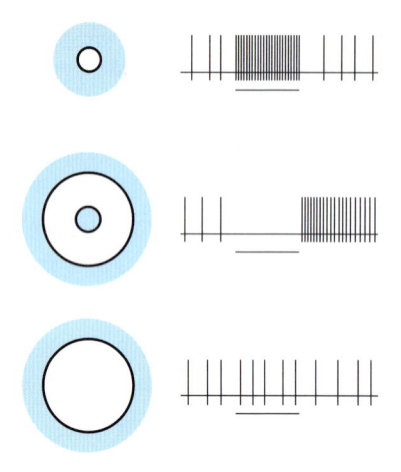

図 6-14　ON 中心型外側膝状体細胞の反応

の違いから，腹側の 2 つの層は大細胞層 magnocellular layer，背側の 4 つの層は小細胞層 parvocellular layer とよばれる．外側膝状体が 6 つの層に分かれていることの機能的意味はなににあるのだろうか．第 1 に，細胞は左目から入力を受けるか右目から入力を受けるかによって別々の層に分かれている．すなわち反対側の目に由来する視神経の線維は第 1 層，4 層，6 層の細胞にシナプス結合して反対側の目の情報を伝え，同側の目に由来する線維は第 2 層，3 層，5 層の細胞にシナプス結合して同側の目の情報を伝える．第 2 に，いくつかの反応の特徴が大細胞層の細胞と小細胞層の細胞の間で異なる．大細胞層の細胞は刺激光の波長（色）に対する選択性をもたないが，小細胞層の細胞は波長に対する選択性をもつ．また，大細胞層の細胞は小細胞層の細胞に比べて，輝度コントラストに対する感受性が数倍強い．反応の強さを輝度コントラストに対してプロットすると，大細胞層の細胞の反応は低いコントラストで急に立ち上がり，その代わり高いコントラストであまり増加しない．小細胞層の細胞の反応はコントラストとともに徐々に大きくなる．そこで，低いコントラストの刺激に対しては，大細胞層の細胞がはるかに強く反応する．第 3 に，背側の小細胞層の 4 つの層のなかでも，第 3，4 層と第 5，6 層では ON 中心型の細胞と OFF 中心型の細胞の比率が異な

る．第 3，4 層の細胞の 80％以上が OFF 中心型の受容野をもち，第 5，6 層の細胞の 90％以上が ON 中心型の受容野をもつと報告されている．

V1 野

V1 野にも外側膝状体と同じように視野が写像される．しかし，視野の写像に加えて，V1 野には刺激の輪郭の傾きおよび左の目と右の目からの入力の比をマップする微細構造があり，全体としてより複雑な機能的構造を構成している．

外側膝状体から V1 野への結合には，網膜から外側膝状体への結合と同様に，点対点対応の構造があり，その結果として V1 野の上には反対側の視野が写像される．マカク属サルの V1 野のうち，大脳半球の外側表面に出た部分には中心視から 10°以内の視野が表出され，視野の周辺部分は大脳半球の内側にある鳥矩溝 calcarine sulcus の中に表出される．V1 野への視野の写像は外側膝状体の場合と同様に不均等で，視野中心部がずっと広い脳の広がりを使って写像されている．

V1 野の多くの細胞は，外側膝状体の細胞と異なり，光スポットや黒スポットにはほとんど反応せず，細長い輪郭が特定の傾きをもって受容野に提示されたときだけに反応する．例えば図 6-15 の細胞は，45°の傾きをもった光スリットが受容野を横切るときに高い頻度で活動電位 action potential を発生するが，スリットの傾きがこの最適方位から 30°ずれるとまったく反応しなくなる．このような輪郭の方位に対する選択性は，方位選択性 orientation selectivity とよばれる．

V1 野と外側膝状体のもう 1 つの大きな違いは，V1 野には左右の両方の目から入力を受ける細胞が多数存在することである．これら両眼性の細胞は，左右の目の対応する位置に同じ最適方位をもった受容野をもつ．しかし，左右の目からの入力の強さの比は細胞ごとにまちまちである．

刺激の左右の網膜上への投影位置の差（左右眼視差 binocular disparity とよぶ）は，刺激と注視点の奥行き方向での位置関係によって決まる．刺

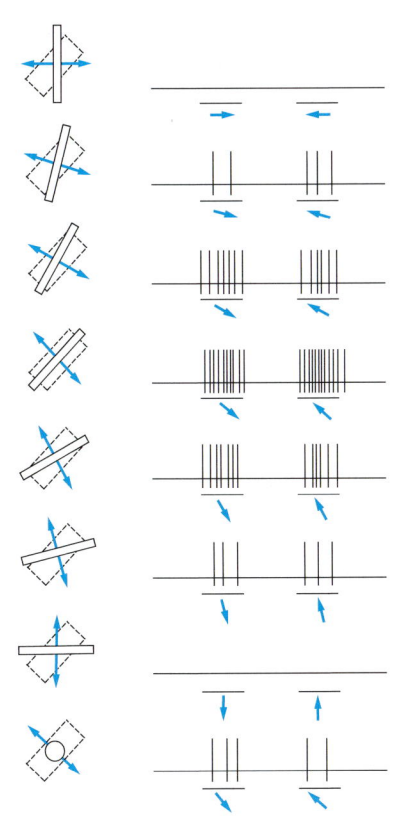

図 6-15 方位選択的な V 1 野の細胞の反応

このような刺激の動きの方向に対する選択性を運動方向選択性 direction selectivity とよぶ．V 1 野には刺激光の波長(色)，スリットの幅，長さに対する選択性をもつ細胞もある．最近の研究では，V 1 野の細胞の反応は受容野の外の広い範囲の刺激配置にも影響を受けることが報告されている．受容野外の刺激配置からの影響は反応の立ち上がりより約 60 msec 後から始まるとの報告もある．この影響は，層に平行に長く伸びる第 1 次視覚野内の水平軸策結合 horizontal connections によってもたらされる可能性と，高次野からの逆行性結合によりもたらされる可能性がある．

V 1 野のコラム構造

細胞の最適方位と眼優位性 ocular dominance が脳の中でどのように分布しているかを調べるために，大脳皮質の表面と層とに垂直に，あるいは斜めになるように微小電極を刺入して，次々と記録される細胞の性質を調べる実験が行われてきた．層に垂直な電極刺入路では，似た最適方位と眼優位性をもった細胞が次々と記録されることが多い．これに対して，層に斜めに刺入した電極刺入路では，図 6-16 の例にあるように，最適方位が時計まわりあるいは反時計まわりに少しずつ変化し，優位な入力を送る目（優位眼）がある程度の距離ごとに交代することが多い．これらの結果は，層に垂直な方向には同一の最適方位をもち，同じ優位眼をもった細胞が集まっていること，最適方位と眼優位性は層に平行な方向で規則的に変化する構造をもっていることを示している．同一の最適方位をもった細胞の集まりは「方位コラム orientation column」，同じ目から優位な入力を受ける細胞の集まりは「眼優位性コラム ocular dominance column」とよばれる．

V 1 野における方位コラムと眼優位性コラムの構造は，組織学的方法および光計測法を用いて詳細に研究された．眼優位性コラムは皮質表面からみれば帯状に伸びていて（この意味ではコラムよりはスラブとよぶ方が適当である），全体として

激が注視点と同じ奥行きにあれば視差は 0 で，刺激が注視点より手前または奥に離れるほど視差は大きくなる．注視点の手前と奥では視差の方向が反対である．V 1 野には刺激の左右眼視差に選択的に反応する細胞がある．0 に近い範囲（±0.2°以内）のいろいろな視差を中心に狭い範囲の視差に同調した同調興奮細胞 tuned excitatory cells に加えて，注視点より手前に対応する広い視差の範囲に反応する手前細胞 near cells，注視点より奥の広い視差の範囲に反応する遠方細胞 far cells がある．

方位選択性をもった細胞の反応を動くスリットで調べると，ほとんどの細胞は，スリットの長軸を最適方位に合わせ，これと直角の方向に動かしたときに最も強く反応する．動きの方向には行きと帰りの 2 つがあるが，多くの細胞はどちらでも同じように強く反応する．4 B 層および 6 層には，行きと帰りで反応の大きさの異なる細胞がある．

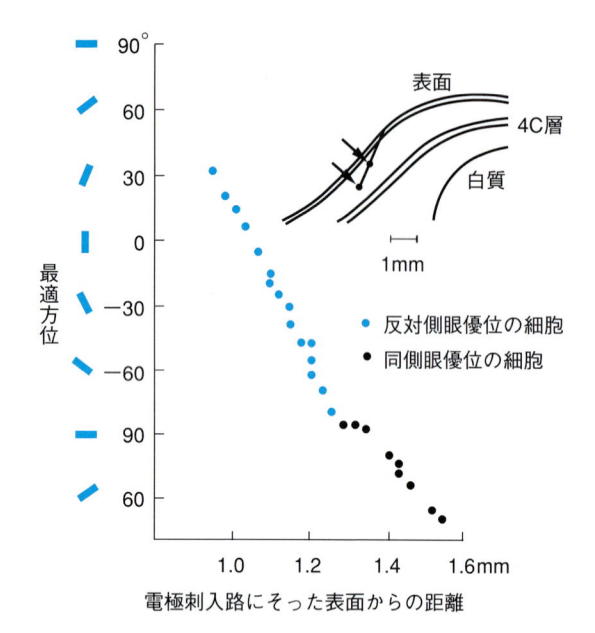

図 6-16 電極を斜めに刺入したときに記録される細胞の最適方位と眼優位性の変化

縞を構成する．左目コラムと右目コラムを足した1周期の幅はマカク属サルでは約1mmである．方位コラムは1点を中心に風車状に並んでいて，風車の中心のまわりに，時計まわりあるいは反時計まわりに180°の方位をカバーするコラムが並んでいる．風車中心と隣の風車中心との間隔はマカク属サルの場合は0.5mm程度である．風車中心は左目コラムあるいは右目コラムの真ん中に位置することが多く，眼優位性コラムの境目は方位コラムの一番太いところを垂直に横切る傾向がある．

眼優位性コラムの基礎となる構造は，外側膝状体細胞の軸索終末のV1野における分布様式にある．外側膝状体細胞の軸策は主に4C層に末端を分布させるが，左目からの入力を伝える細胞の軸索終末と右目の入力を伝える細胞の軸索終末はほとんど完全に分離して分布する．4C層の細胞は樹状突起の張りが小さい小型の細胞であって，そのためにほとんどの細胞がどちらか一方の目からの入力を伝える外側膝状体細胞の軸索終末とだけ結合する．4C層の上下の層の細胞は4C層の細胞に比べれば大きい樹状突起をもち，入力線維との直接の結合および4C層の細胞を介しての間接の結合によって，多くの細胞が両眼からの入力を受けることになる．しかし依然として左目由来の外側膝状体軸索終末分布の上下にある細胞では左目からの入力が優勢であり，右目由来の外側膝状体軸索終末分布の上下にある細胞では右目からの入力が優勢である．

方位コラムの基礎をなす構造を知るためには，まずV1野細胞の方位選択性ができるメカニズムを知る必要がある．これについては現在2つの仮説の間で論争が続いている．第1の仮説では，興奮性結合の収束convergenceの様式に方位選択性の起源を求める．視野のある方位に沿って少しずつ異なる位置に受容野をもついくつかの細胞から興奮入力を受ければ，この細胞はこの方位に伸びた輪郭に強く反応することになる．外側膝状体細胞から皮質細胞への結合，あるいは方位選択性をもたない4C層の皮質細胞から上下の層の皮質細胞への結合のどちらもこの収束構造をもつことができる．第2の仮説では，網膜および外側膝状体の細胞にすでにある程度の方位選択性があって，皮質内の異なった方位コラムの間の相互の抑制結合によって選択性が鋭くなると考える．網膜および外側膝状体の細胞の方位選択性は生後の発達期にだけ顕在するとの報告もある．いずれにしても層に垂直な方向に強い皮質内興奮結合が，コラム内の細胞の性質を似たものにするのであろう．

V1野の1mm四方の部分には，左目コラムと右目コラムが含まれ，180°の方位をカバーする方位コラムが含まれる．皮質上での1mmの移動に伴う受容野の移動は少なく，そこで第1次視覚野の1mm四方の部分には視野のある1点を分析するのに十分な要素がそこに含まれることになる．この単位は「超コラムhypercolumn」とよばれる．V1野には超コラムを単位として視野表現がある．超コラムの中には，微細構造として局所輪郭の傾きと眼優位性が表現されている．

V1野の切片をチトクローム酸化酵素cytochrome oxidaseに対する組織化学的方法で染色すると，4C層と4A層が連続的に濃く染まるのに加えて，2, 3層が濃く染まる領域がパッチ状に

分布する．層に平行な面でみると，濃く染まる1つの領域は直径200μm程度の円形または楕円形をしていて，CO小斑（CO blob）とよばれる．CO小斑は約0.5mm間隔で並んで列をなし，この列は眼優位性コラムのほぼ中央に位置する．CO小斑外の領域の2,3層の細胞は方位選択性をもつが，CO小斑内の2,3層の細胞は方位選択性をもたず，その代わり多くの細胞（中心視領域で70%，中心傍部で59%）が刺激光の波長（色）に対する選択性をもつ．CO小斑外の方位選択性をもった細胞の中にも波長選択性を併せもつ細胞があるが，その比率は低い（中心視領域で34%，中心傍部で14%）．このようにCO小斑では刺激光の波長（色）を分析し，CO小斑外の領域では主に輪郭の方位を分析するという，一種の分業構造がV1野には存在する．V1野の細胞の中には左右眼視差に選択的に反応する細胞や刺激の運動方向に選択的に反応する細胞もあるが，いろいろな最適左右眼視差をもった細胞あるいは反対の最適運動方向をもった細胞が脳の近傍に混在し，これらの選択性に関する機能的構造はV1野では見つかっていない．左右眼視差に関する機能的構造はV2野に，運動方向に関する機能的構造はMT野にある．

V1野とV2野を貫く並列構造

V2野はV1野のすぐ前方に接して細長く広がり，視野の下半分を表出する部分が背側に，視野の上半分を表出する部分が腹側に分かれて存在する．V1野から順向性の投射を受け，V3野とMT野を含むたくさんの領野に順向性の投射をする．V1野からV2野への投射はV1野の2,3層および4B層の細胞に始まる．V1野の2,3層の細胞のうちCO小斑外の領域の細胞は方位選択性をもち，CO小斑内の細胞は刺激光の波長に対する選択性をもつ．また，V1野の4B層の細胞の多くは刺激の動きの方向に選択的な反応をする．このようなV1野のCO小斑，CO小斑外領域，4B層の間でみられた機能分化は，V2野への投射に当

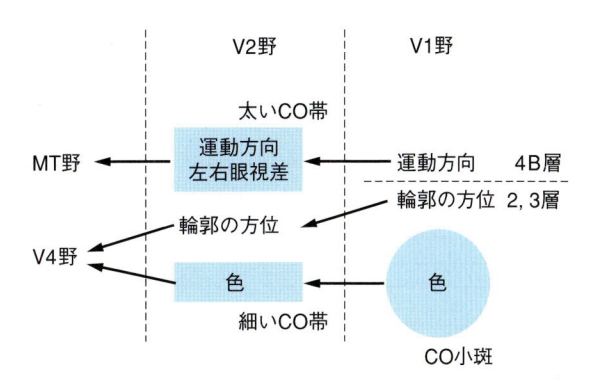

図 6-17 V1野とV2野を貫く並列構造

たっても維持される（図6-17）．

V2野をチトクローム酸化酵素に対する組織化学的方法で染色すると，2,3層が濃く染まる領域が帯状に伸びる（CO帯）．たくさんの帯が層に平行な面の中でほぼ一定の間隔で並んでいて，全体として縞を構成する．縞の周期は平均して約1mmである．CO帯は比較的太いものと比較的細いものがあり，交互に並んでいる．そして，細いCO帯（thin CO stripe）にはV1野のCO小斑の第2,3層の細胞が投射し，CO帯間隙領域（pale CO stripeまたはinterstripe region）にはV1野のCO小斑外の第2,3層の細胞が，太いCO帯（thick CO stripe）にはV1野の4B層の細胞が投射する．チトクローム酸化酵素が多い領域は組織の代謝活性が高いために，内因性信号を用いた光計測では暗く写る．光計測でCO帯の位置を観察した後，それぞれの領域に微小電極を刺入して神経細胞活動を記録することにより，細いCO帯の多くの細胞は刺激光の波長に対する選択性をもち，CO帯間隙領域の多くの細胞は方位選択性を，太いCO帯の多くの細胞は刺激の動きの方向に対する選択性および左右眼視差に対する選択性をもつことが明らかになった．

V2野からMT野への投射はV2野の太いCO帯の細胞に始まる．そこで，V1野の4B層に始まり，V2野の太いCO帯を経てMT野に至る経路に沿ったすべての領域の細胞が運動方向選択性をもつ．V1野の4B層が他の層よりもより多くの左右眼視差に対する選択性をもつかどうかはまだ不明であるが，V2野の太いCO帯とMT野では

左右眼視差選択性をもつ細胞の比率がきわめて高い（80％以上）点でも共通性がある．V2野からV4野への投射はV2野の細いCO帯およびCO帯間隙領域の細胞に始まり，細いCO帯およびCO帯間隙領域からの投射はV4野の投射先で重複しない．V4野でも方位選択性の強い細胞と刺激光の波長に対する選択性が強い細胞は別れて存在するので，V1野からV2野を経てV4野へ至る経路には方位選択性をもった細胞が多い経路と刺激光の波長に選択性をもった細胞が多い経路が並列に存在する可能性がある．ただし，V4野をチトクローム酸化酵素に対する組織化学的方法で染色しても規則的な空間パターンは観察されず，またチトクローム染色の濃さと細胞の刺激選択性の間の明瞭な対応関係はV4野では見つかっていない．

運動視の大脳皮質経路

頭頂葉 parietal lobe の7a野を両側性に破壊したサルでは，形の識別の能力は正常であるが，空間識別の能力が著しく低下する．そこでV1野から7a野に至る視覚領野の結合連鎖に沿っては，空間識別に関する情報の処理が進んでいくことが予想される．V1野から7a野へ至る経路は複数あるが，これを背側視覚路 dorsal visual pathway と総称する．背側視覚路の1つの経路を構成するMT野とMST野では，大部分の細胞は視覚刺激に対して運動方向選択的に反応する．運動方向選択性をもった細胞は，V1野の中でMT野へ出力を送る4B層および7a野にも多数存在する．そこで，V1野4B層→MT野→MST野→7a野の経路に沿って，動きについての情報の分析と統合が進んでいくことが示唆される．運動視 motion vision は広い意味での空間視 spatial vision の一部をなす．

MT野

MT野はV1野の4B層の細胞から直接，およびV2野の太いCO帯を介して間接に入力を受ける．MT野のほとんどすべての細胞は動く刺激によく反応し，その反応は運動方向に選択的である．MT野細胞の反応は刺激の波長（色）には影響されないが，色の違いで表出される輪郭の動きには反応する．MT野は外側膝状体，V1野を介して入力を受けるばかりでなく，網膜から上丘 superior colliculus，視床枕 pulvinar を経由する系からも視覚入力を受ける．そして，V1野の活動をブロックした状態でもMT野の細胞が運動方向選択性をもった反応をすること，およびサルの視床枕の細胞の反応は運動方向選択性をもたないことから，MT野細胞に運動方向選択性を作り出すメカニズムはMT野自身にもあると考えられる．

しかし，運動方向選択性はMT野で初めて現われる性質ではない．MT野に順向性に投射するV1野の4B層およびV2野の太いCO帯の多くの細胞が運動方向選択的な反応を示す．MT野のユニークな特徴の一つは，個々の細胞に最大の興奮反応を引き起こす最適運動方向が，脳の中で規則的に配列されていることにある．皮質表面に垂直にコラム状に広がった領域には同じ最適運動方向をもった細胞が集まっている．最適運動方向は皮質表面に平行な1つの方向に沿って時計方向あるいは反時計方向に少しずつ規則的に変化し，約0.5 mmで180°変化する．これと直角な方向には最適運動方向が180°異なる細胞が隣合って集まっている．すなわち0.5 mm四方のMT野の微小領域の中には360°すべての運動方向にそれぞれ最大反応する細胞が揃っている．一方，0.5 mm四方以内の細胞の受容野の位置はほとんど変わらないので，この中には視野のある局所領域における刺激の動きを表出するのに十分な細胞のセットが揃っていることになる．MT野全体には，V1野の場合と同じように，反対側の視野が表出される．0.5 mm四方の領域は視野表出の単位であり，その中に運動方向の表出のセットがある．この中の

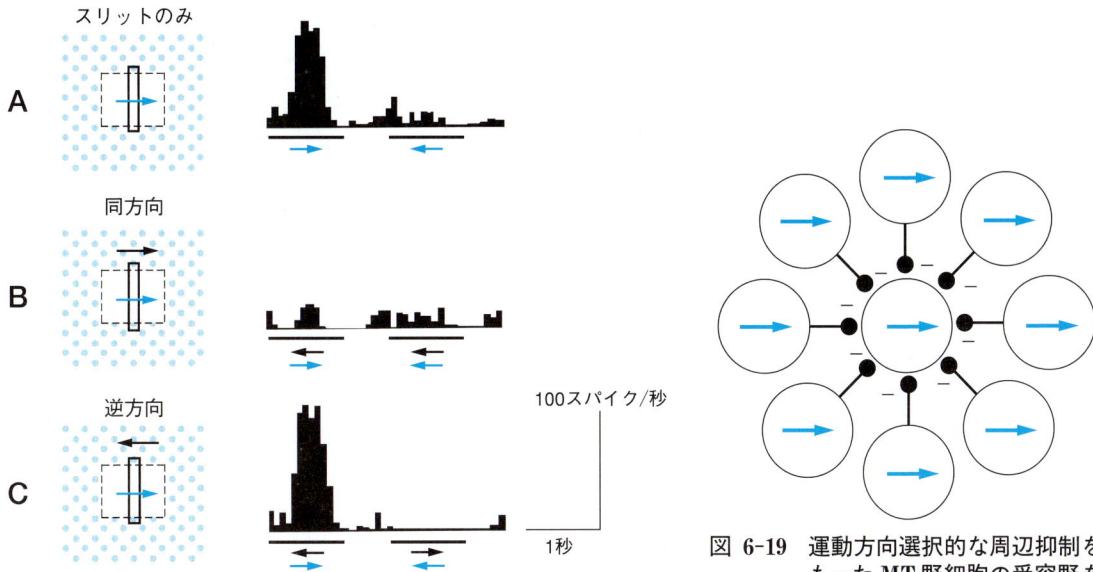

図 6-18 運動方向選択的な周辺抑制をもった MT 野細胞の反応

図 6-19 運動方向選択的な周辺抑制をもった MT 野細胞の受容野を構成するモデル

どのコラムが興奮するかに，対応する視野位置における刺激の動きが表出される．

V1野やV2野にみられないMT野のユニークな特徴の2つ目として，運動方向選択的な周辺抑制 surround inhibition がある．MT 野の約半数の細胞の受容野が運動方向選択的な周辺抑制をもつ．MT 野細胞は，受容野中心部 receptive field center の外に静止したドットパターンを提示しても，受容野中心部を横切ってスリットを動かすと，ドットパターンがない場合と同じように最適運動方向で強く反応する（図6-18 A）．しかし，ドットパターンをスリットと同じ方向に同じスピードで動かすと，約半数のMT 野細胞で著しい反応の減少が観察される（図6-18 B）．これは，受容野の興奮性領域のまわりに抑制性の領域があることを意味する．しかし，ドットパターンが物体と反対方向に動く場合は反応は減少しないので（図6-18 C），この受容野周辺部にある抑制性領域からの抑制は運動方向選択的であることがわかる．周辺抑制の方向選択性のチューニングを調べるために，中心部刺激の運動方向を最適方向に固定し，周辺部刺激の運動方向をこれから徐々にずらしていくと，典型的な細胞では60°のずれで抑制が半分になり，90°で抑制がほぼ消失する．周辺抑制は動きのスピードにも選択的である．中心部刺激と周辺部刺激のスピードが一致したときに抑制が最大で，周辺部刺激のスピードが早くなっても遅くなっても抑制が減少する細胞が多い．

運動方向選択的な周辺抑制は，図6-19に示すような簡単な神経回路のモデルで説明することができる．モデルでは，最適運動方向が同じで，しかし受容野の位置の異なるたくさんの入力細胞を想定し，標的細胞は中心部に受容野をもつ細胞からは興奮性の結合を受け，周辺部の細胞からは収束する抑制性結合を受けるとする．標的細胞は受容野中心部だけが最適方向への動きで刺激されたときに興奮し，全体が刺激されたときには周辺部からの抑制が中心部からの興奮をキャンセルして，反応しない．しかし，周辺部のパターンが違った方向へ動くときは抑制細胞が興奮しないので抑制が働かず，中心部からの興奮がそのまま現われる．

細胞の網膜上のパターンの動きは外空間における物体の動きだけでなく，動物自身の眼球，頭，体の動きでも引き起こされる．さらに物体の動きはしばしば動物自身の動きと組合わさって起こる．そこで，外空間における物体の動きを知るためには背景に対する物体の相対的な動きを知る必要がある．運動方向とスピードに選択的な周辺抑

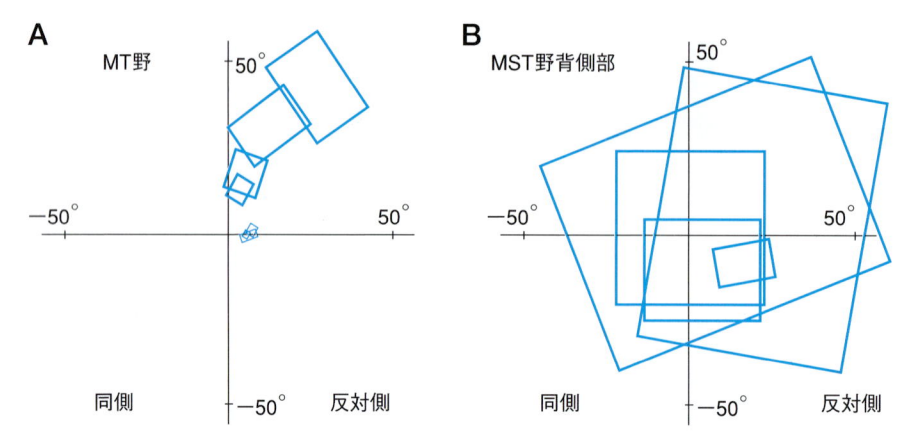

図 6-20　MT 野の細胞の受容野（A）と MST 野の細胞の受容野（B）
それぞれ代表的な数個の受容野を重ね書きしている．

制をもった MT 野細胞は，背景に対する物体の相対的な動きを抽出する役割を果たしていると考えられる．しかし，MT 野細胞による相対運動の検出には限界があり，相対運動が MST 野腹側部で初めて検出される刺激条件がある．

初期の研究では MT 野の周辺抑制は中心興奮野のまわりにほぼ均等に分布していると報告されたが，その後の研究で周辺抑制の空間分布を詳しく調べてみると，細胞によっては中心興奮野の一方だけに抑制野をもち，加えて，中心興奮の最適スピードと周辺抑制の最適スピード（最も強い抑制が引き起こされるスピード）が異なることがあった．奥行き勾配をもったテクスチャー面が中心興奮野の最適方向に動いたときに，このような細胞は面の勾配の方向に選択的に反応する．MT 野の周辺抑制は面の勾配の検出に使われている可能性がある．

MST 野背側部

図 6-20 は MT 野と MST 野のそれぞれ典型的な大きさの受容野をいくつか重ね書きしたものである．MT 野の細胞の受容野は，視野中心のそばでは小さい．例えば視野中心から 5°では 3°程度の直径をもち，視野中心から 10°では 5°程度の直径をもつ．視野周辺部へ行くと大きくなるが，なお受容野の内側の境界はだんだんに視野中心から遠ざかり，視野中心を含むような大きな受容野が現われることはない．MST 野の細胞の受容野はずっと大きく，多くが視野中心を含んで左右両側の視野に広がる．このような広い受容野をもつことから，MST 野の細胞は広視野にわたる情報の統合を行っている可能性がある．

MST 野の大部分の細胞は，MT 野の細胞と同じく，刺激が特定の方向に動いたときにだけ興奮反応する運動方向選択性をもつ．それに加えて，MST 野背側部の細胞は，広い視野が同時に動いたときにだけ反応する性質をもつ．広い視野の同期した動きは通常動物自身の眼球，頭，体の動きによって引き起こされる．小さな物体の動きには影響されず，広視野に広がったパターンが同時に動いたときにだけ反応する MST 野背側部の細胞は，視野の動きから自分自身の体の動きを知覚する役割を果たしているのではなかろうか．

動物の自己運動に伴う背景の動きは，各点が同じ方向に同じスピードで動く直線運動に限らない．動物が進行方向をみながら前進した場合はパターンの放射方向への動き，すなわちパターンの拡大が網膜上に起こる．後退した場合はパターンの縮小が，また視軸を中心として動物が回転したときはパターンの回転が生じる．これに対応するように，MST 野背側部にはパターンの直線運動に反応する細胞に加えて，広視野パターンの拡大，

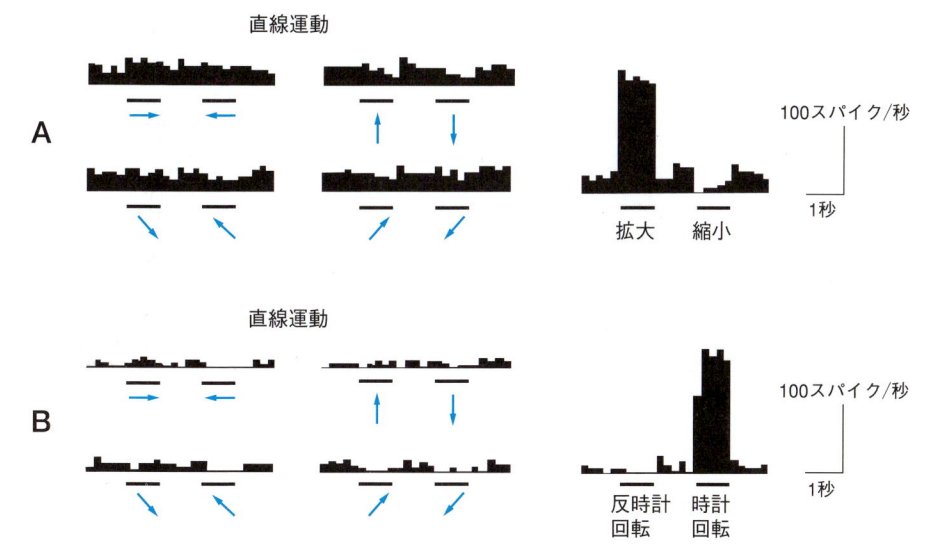

図 6-21 広視野に広がったパターンの拡大（A）および時計回転（B）にそれぞれ反応するMST野背側部の細胞の反応

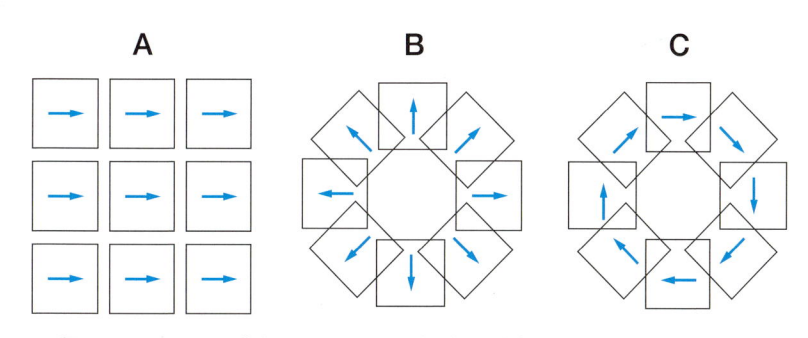

図 6-22 MST野背側部の3種類の細胞の受容野をMT野細胞からの入力で構成するモデル

縮小，時計回転あるいは反時計回転にそれぞれ選択的に反応する細胞が存在する．そこでMST野背側部の中のどの細胞群が興奮反応しているかをみることによって，背景がどのモードでどの方向に動いているかを知ることができる．図6-21にはパターンの拡大（A）および時計方向の回転（B）にそれぞれ選択的に反応する細胞の例を示す．

このようなMST野背側部の細胞の反応はどのようなメカニズムで生じているのであろうか．MST野はMT野から強い線維投射を受けるから，MT野細胞からの入力を受けてMST野の受容野を作るモデルを考える．MST野細胞の受容野はMT野細胞の受容野よりずっと大きいから，異なった場所に受容野をもつMT野細胞を集めてくる必要がある．そして同じ最適運動方向をもつ入力細胞を集めれば，直線運動に反応する細胞ができあがる（図6-22 A）．一方，最適運動方向が放射状に並んだ入力細胞を集めれば，パターンの拡大に反応する細胞ができあがり（図6-22 B），最適運動方向が同心円の接線方向に並んだ入力細胞を集めれば，回転に反応する細胞ができあがる（図6-22 C）．そして，多数の入力細胞が同時に興奮したときにだけ入力が活動電位発射の閾値を超えるように高い閾値を設定すれば，広視野が動いたときだけに反応する性質が実現される．入力源のMT野細胞は周辺抑制をもたない細胞であると

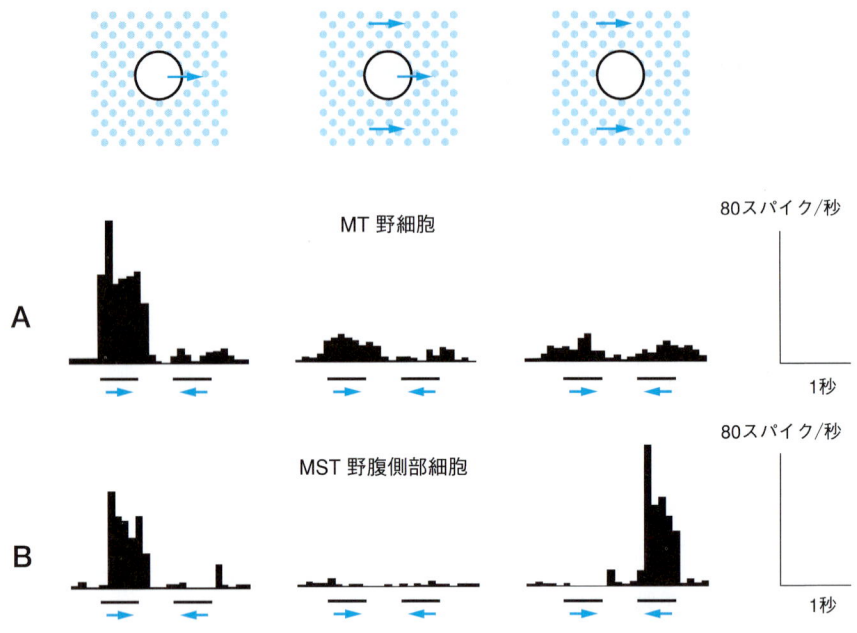

図 6-23 物体と背景の相対運動に対する MT 野細胞（A）と MST 腹側部の細胞（B）の反応

考えるのが自然である．

MST 野細胞はパターンの動きの中心が広い受容野のどこにあっても強く反応する．これに対して，図 6-21 のモデルではパターンの拡大，縮小，回転の中心が入力細胞の配置の中心に一致しなければ反応は生じない．この矛盾を解決するためには，1 つの MST 野細胞が異なる視野位置を中心に配置した複数の入力セットから興奮入力を受け，しかも興奮信号の統合はそれぞれの入力セット内でのみ起こる必要がある．これを実現するひとつの可能性として，異なる樹状突起でそれぞれ独立に統合された信号の間から最大値を細胞体が選んで出力する構造の存在が仮定される．

MST 野背側部の等距離面上の直線運動に反応する細胞の 90% は刺激の左右眼視差にも選択的である．ほとんどの細胞は注視点より奥の広い範囲の視差に反応する遠方細胞あるいは注視点より手前の広い範囲の視差に反応する手前細胞であり，同調興奮細胞はほとんどない．少数の細胞では注視点より遠方と手前で最適運動方向が反転する．外界に静止した物体を注視しながら自分が横に動くと，注視した物体の手前にある物体と奥にある物体は網膜上で反対の方向に動く．遠方と手前で最適運動方向が反転する細胞は，自己運動の抽出を 2 つの動きの組合わせでより確かにしているのではなかろうか．

MST 野腹側部

物体と背景の間の相対運動の検出において，MT 野ではまだ不十分な点がある．それは図 6-23 の右に示すように，物体が静止し，その後ろで背景パターンが動く場合である．静止背景上を物体が動く場合と，静止物体の後ろで背景が動く場合では，反対方向の動きで，背景上の物体の動きが一致する．そこで細胞が背景上の物体の相対運動に対応して反応しているのならば，2 つの状況では反対方向で反応するはずである．ところが MT 野の細胞は，図 6-23 A に示すように，静止物体の後ろで背景が動いた場合にはどちらの方向でも反応しない．

静止物体の後ろで背景が動いた場合に，静止背景上を物体が動いた場合と反対方向で反応する細

胞は，MST野の腹側部に存在する．図6-23Bにその一例を示す．MST野の腹側部の細胞は，背側部の細胞と同様に，MT野の細胞よりずっと大きい受容野をもつが，その多くは受容野よりずっと小さい刺激が動くときに反応し，広視野が同時に動くときには反応しない．ところが広視野の動きであっても，その前に静止物体を置くと，約1/3の細胞が，反対方向で強く反応するようになる．これらのMST野腹側部の細胞の活動は，周辺抑制をもつMT野細胞の活動に比べて受容野が大きいために，物体がどこにあるかという位置の情報はあまりもっていないが，物体の背景上の動きについてはより正確な情報を担っている．

では，静止物体の後ろでの背景の動きに対する反応は，どのようなメカニズムで生じているのだろうか．一番単純なモデルは，受容野中心部と周辺部が向い合わせの2つの方向でそれぞれ拮抗しあう，2重拮抗 double opponency の構造である．しかしこのモデルは次のような2つの理由で不適当である．第1に，静止物体の位置を受容野内で変えても反応は変化しない．第2に，静止物体の輪郭をぼかすと反応が消失する．後者の現象は，物体像の縁で，背景パターンの構成要素が消失したり出現したりすることが反応に不可欠であることを意味する．MST野腹側部では，視野各部位における動きの情報だけでなく，刺激の消失と出現の情報が併せて統合されて，物体の動きが分析されている．

MST野腹側部の約2/3の細胞は中心刺激の左右眼視差に選択的に反応する．その半分は遠方細胞または手前細胞であり，残りの半分は同調興奮細胞である．背景の視差がMST野腹側部の細胞の反応に与える影響はまだ十分に調べられていない．

運動視のまとめ

MT野には全体として1つの視野表出があり，周辺抑制をもつ細胞ともたない細胞が混じり合って存在している．受容野が大きいためMST野の視野表出はそれほどはっきりしないが，背側部と腹側部の境界部分の細胞が視野の周辺部に受容野をもち，それぞれ境界から離れた部分の細胞が視野の中心部を含む受容野をもつ傾向がある．すなわち背側部と腹側部にそれぞれ粗い視野表出がある．背側部の細胞は広視野の動きに反応し，腹側部の細胞は視野の狭い範囲の動きによく反応するので，MT野ではまだ未分離であった広視野と物体の動きの情報が，MST野ではそれぞれ背側部と腹側部に分けられている．情報が分離されることに加えて，背側部では，広視野の拡大，縮小，時計回転，反時計回転にそれぞれ選択的に反応する細胞が現われること，腹側部では，背景上の物体の動きの検出においてMT野の細胞より優れた性質をもつ細胞が現われる．

物体視の大脳皮質経路

下側頭葉皮質 inferotemporal cortex を両側性に破壊した動物では，空間識別の能力は正常であるが，物体を目で見て識別し，認識する物体視 object vision の能力が著しく減少する．そこで，V1野から下側頭葉皮質に至る視覚領野の結合経路（腹側視覚路 ventral visual pathway）にそっては，物体視覚像の識別と認識に有用な情報の処理が進んでいくものと予想される．マカク属サルの下側頭葉皮質は細胞構築学的特徴によって，後半部を占めるTEO野と前半部のTE野に区分される．腹側視覚路の経路はV1野→V2野→V4野→TEO野→TE野である．V2野からTEO野，V4野からTE野のような一段飛ばしの結合も存在するが，順を追っての結合の方が数が多い．TE野は腹側視覚路の最終段で，TE野からは視覚系の外の多くの脳部位への線維投射がある．投射先には嗅周野 perirhinal cortex，前頭前野 prefrontal cortex，扁桃核 amygdala，大脳基底核 basal ganglia の線条体 striatum などが含まれる．TE野，とりわけTE野前半部，からこれらの脳部位への投射は，腹側視覚路のTE野より下位の領野から同じ部位への投射より数が多い．この

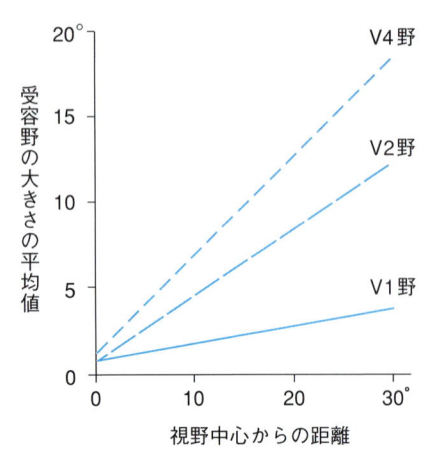

図 6-24　V 1 野，V 2 野，V 4 野の受容野の大きさの平均値を受容野の中心の視野中心からの距離に対してプロットした図
回帰直線だけを示す．

ように，V1野からTE野へは直列的な経路を経て視覚信号が伝えられ，信号処理の結果は経路の最終段であるTE野から視覚系以外の多くの脳部位へ分配される．

V 2 野

V2野には，輪郭の方位，刺激光の波長（色），左右眼視差，刺激の大きさに対する選択性がみられるが，これらの選択性はすでにV1野に存在していて，V2野の細胞の選択性はV1野とほとんど変わらない．またV2野の多くの細胞は，これらのパラメータをそれぞれの細胞の最適値に調整すれば，単純なスリット刺激によく反応する．V1野の細胞と同じく，受容野の大きさは視野中心からの距離に相関して大きくなるが，同じ視野中心からの距離で比較すれば，V2野細胞の受容野はV1野より大きい（図6-24）．一時期，左右眼視差選択性をもつ細胞はV2野で初めて現れるとの報告がなされ，V2野の特徴は立体視にあると考えられたことがあったが，その後の研究で左右眼視差選択性をもつ細胞の比率はV1野とV2野でほとんど変わらないことがわかった．

主観的輪郭 subjective contour の知覚を引き起

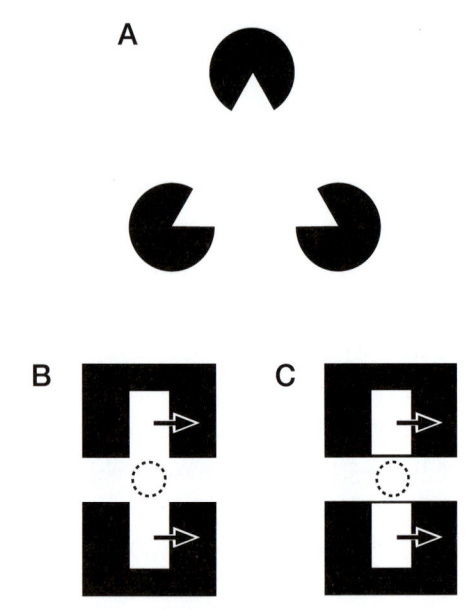

図 6-25　カニッツアの3角形（A）とV2野細胞の試験に使われた刺激（B, C）
主観的輪郭の知覚はBの刺激配置で引き起こされるが，Cの刺激配置では引き起こされない．点線は受容野を表す．

こす刺激に対する反応はV2野で初めて現われる．図6-25Aのような図形（カニッツアの3角形とよばれる）をみるとわれわれはそこに3角形があるように知覚する．このように物理的には輪郭がない場所に，まわりの刺激の影響から輪郭を知覚する現象を主観的輪郭と総称する．図6-25Bのような図形を受容野の両側を横切って動かすと，V2野細胞の一部は，あたかも光スリットが受容野を横切ったように反応する．図6-25Cのように上下の凹の出口を細い線でふさぐとこの反応は消失するので，閾値下の興奮野が受容野の上下にあって，上下の凹部分の動きで刺激されて反応が出たと説明することはできない．ある種の主観的輪郭刺激にはV1野の細胞も反応するとの報告もあるが，この反応の大きさは弱く，V2野細胞の反応が逆行性結合によって伝わってきたものと考えられている．主観的輪郭刺激に反応するV2野細胞は，普通の明暗コントラストによる輪郭にも同じように反応する．

V2野の多くの細胞はスリット刺激によく反応する．しかし，いくつかの角度の角，いくつかの

曲率の円弧，十字，円などのスリットよりは少し複雑な図形72個と8個のスリットを含む刺激セットで調べてみると，約1/5の細胞は最も効果的なスリット刺激よりも複雑な刺激のどれかに統計的に有意に強い反応を示した．複雑な形に対する選択性も一部のV2野細胞で発達しつつある可能性がある．

V2野には細いCO帯―CO帯間隙領域―太いCO帯―CO帯間隙領域の順で3種類の帯状の領域が繰り返し並び，細いCO帯には刺激光の波長に対する選択性をもった細胞が，CO帯間隙領域には方位選択性をもった細胞が，太いCO帯には運動方向選択性および左右眼視差選択性をもった細胞がそれぞれ多く存在する．太いCO帯の中では，遠方細胞，手前細胞，興奮性同調細胞がそれぞれ集まって別の領域に存在し，興奮性同調細胞が集まった領域の中では皮質表面に沿った方向で同調した視差が連続的に変化するミニマップの構造も観察された．このような左右眼視差に関する微小構造はV1野にはない．

V4野

V4野の多くの細胞もまた，輪郭の方位，刺激光の波長(色)，左右眼視差，刺激の大きさをそれぞれの細胞の最適値に調整すれば，単純なスリット刺激によく反応する．初期の研究では，左右眼視差選択性をもつ細胞はV4野には少ないと報告されたが，その後の研究では約半数のV4野細胞が左右眼視差選択性をもつと報告されている．この比率はMT野およびV2野の太いCO帯における左右眼視差選択性をもつ細胞の比率よりは少ない．初期の研究で，V4野では波長選択性をもつ細胞の比率がV2野などに比べて大きいと報告され，V4野は色の分析に特殊化した領野であると言われたことがあったが，その後の研究では波長選択性をもつ細胞の比率はV2野とV4野でほとんど変わらないとされている．

V4野の細胞の多くが，広くて強い周辺抑制野をもつ．周辺抑制野は直径30°以上にも及ぶ．中心興奮野に提示された刺激と同じ波長構成，また同じ空間周波数構成をもった刺激を周辺抑制野に提示すると，受容野中心部の刺激に対する興奮反応が抑制される．このような周辺抑制は，背景模様から物体の像を抜き出す「図と地の分離」に役立つと考えられる．しかし，V4野と下位の領野における周辺抑制の強さを定量的に比較した研究はまだない．

色の恒常性に対応する細胞反応がV4野にあるが，V1野にはないという報告がある．われわれは木の葉の色を日中の白い光のもとでも朝夕の赤っぽい光のもとでも同じように緑色と知覚する．このように，物体からの反射光の波長構成が照明条件の変化によって大きく変わっても，その物体の色を同じように知覚する心理現象を色の恒常性 color constancy とよぶ．表記の研究では，いろいろな色の長方形を組み合わせたモンドリアン模様を，赤，緑，青の3台の光源から照明した．例えば「白」の領域からの反射光の波長構成を，光源の間の光量のバランスを変えることによって，白色照明条件下での「赤」の領域からの反射光の波長構成に一致させることができる．モンドリアン模様の位置を調整して各領域の中心を記録中の細胞の受容野に合わせたときの細胞の反応を調べると，第1次視覚野の赤に選択的に反応する細胞は新しい照明条件下では「白」の領域に反応したが，V4野の赤に選択的に反応する細胞の一部は「白」の領域には反応せずに「赤」の領域に反応した．このようにV4野の一部の細胞が主観的な色の見えに対応した反応をするのは，広くて強い周辺抑制野によって，受容野中心部をカバーする長方形領域からの反射光の波長構成を，まわりのたくさんの色の領域からの反射光の波長構成の平均値と比較しているためと考えられる．これに対して，V1野の細胞や前述以外のV4野の細胞の反応は，受容野中心部をカバーする刺激領域からの反射光の波長構成によって決まっている．V1野にも同じ波長の光に対して中心では興奮，周辺では抑制が引き起こされる空間的拮抗構造をもった受容野をもつ細胞が存在するが，おそらく周辺野の広がりが不十分なために色の恒常性に対

応するに至らないのであろう．

　複雑な刺激により強く反応する細胞のＶ４野での比率はＶ２野での比率より大きい．TE野で用いられたのと同じ実物物体から出発して有効刺激をだんだんに単純化していく還元的手法を用いて行われた研究では，Ｖ４野の約1/3の細胞において何らかの複雑な刺激がどのスリット刺激よりもはっきりと強い反応を引き起こした．この研究では，Ｖ４野細胞の最適刺激にはいろいろな種類の図形特徴が含まれ，特定の種類の図形特徴がＶ４野で特に選んで抽出されているヒントは得られなかった．しかし別の研究では，異なる曲率をもった凸および凹の弯曲形を数個組み合わせて作った366個の図形を用いてＶ４野の細胞の反応を調べ，多くのＶ４野細胞が１つの弯曲形の曲率と方向（外に向かって凸または凹）に選択的に反応することを観察した．少数の細胞は当該の弯曲形の両脇の湾曲形の曲率と方向にもある程度の選択性を示した．いろいろな曲率の弯曲形は複雑な形を作る際に主要な要素であるので，Ｖ４野の多くの細胞が１つ弯曲形の曲率と方向，または２ないし３個の弯曲形の組合わせを抽出しているとの結果は理論的にも合理的である．この実験では，複雑な刺激に強く反応する細胞を選んで調べたので，このような細胞のＶ４野の中での比率はわからない．

　Ｖ４野の中では方位選択性をもった細胞と波長選択性をもった細胞がそれぞれ集まって，パッチ状の領域に別れて存在する傾向がある．Ｖ４野が全体として２つの大きな亜領域に分かれるわけではなく，Ｖ２野の３種類のCO関連領域のように２種類の小領域がパッチワーク状に分散して存在する．しかし，Ｖ２野とは違ってチトクローム染色での濃さと細胞の選択性の比率には明確な対応はない．波長選択性をもった細胞が集まった領域の中では，同じ波長選択性をもった細胞がコラム状の領域に集まり，皮質表面に沿って最適波長が徐々に変化するミニマップの構造があるという報告がある．

　Ｖ４野は空間的な注意と強く関連している可能性もある．視野に複数の刺激があったときに，われわれはより目立つ刺激に注意を向ける傾向がある．大きい刺激，背景との明るさあるいは色のコントラストが強い刺激が目立つ．目立たない刺激に注意を向けることもできるが，それには能動的な制御が必要である．Ｖ４野を部分的に破壊したサルでは，目立つ刺激に注意を向けることに問題はないが，破壊したＶ４野に対応する視野に目立たない刺激があったときに，この刺激に注意を向けることが困難になる．頭頂連合野または前頭連合野からの空間的注意の指令を受けて視覚刺激の信号を調整する働きがＶ４野で行われているのではなかろうか．

TE野

　物体視の脳内メカニズムの研究における障害の一つは，個々の細胞の刺激選択性を決めることの困難さにあった．自然界には途方もなく多数の図形特徴が存在し，脳がどうやってこの多様性の次元を圧縮しているかは現在のところ不明である．

　初期のTE野研究において，たわしのような多数の突起をもった形に反応する細胞が見つかったことから，円周からの周期的な凹凸の周波数と振幅で定義されるフーリエ表現素 Fourier descriptor がTE野における図形表現の基本ではないかと考えて行われた研究がある．任意の形の輪郭は異なった周波数のフーリエ表現素の線型和で構成することができる．この研究では，TE野のいくつかの細胞は刺激の大きさによらずに特定の周波数範囲のフーリエ表現素に選択的に反応した．しかし，TE野細胞の複合図形に対する反応は，図形を構成するフーリエ表現素に対する反応の線型和とはかけ離れたものであることが後の研究で示された．TE野の細胞が物体の形をいろいろな周波数のフーリエ表現素に分解して表現している可能性は低い．

　TE野細胞の刺激選択性を決める試みはむしろ還元的な手法を使った研究で成功している．これらの研究では，単一細胞からの活動電位を分離した後，まず数十種類の動物あるいは植物の立体模

型を提示して有効な刺激を探す．模型の異なった側面を異なった傾きで提示する．次に，有効刺激の像をビデオカメラで撮影してコンピュータに記憶し，テレビ画面に系統的に提示して最も効果的な刺激を決める．最後に，この最も効果的な物体刺激の像をだんだんに単純化して，細胞に引き起こされる反応が減弱しないかぎりにおいて最も単純な図形特徴を決定する．数百のTE野細胞について最適刺激を決めることにより，TE野の細胞の多くは図6-26に例示するような中程度に複雑な図形特徴を抽出して反応していることが結論された．これらの刺激特徴のいくつかは中程度に複雑な形であり，他はそのような形と色，あるいはテクスチャーの組合わせであった．これらの図形特徴は，1つの細胞だけで自然界に存在する特定の物体を特定するほどには特殊でない．数個〜数十個の異なった特徴に反応する細胞を組み合わせて初めて物体を特定することができる．

TE野およびTE野と上側頭溝上壁の多感覚性領野とに挟まれた上側頭溝前半部の深部には，顔の提示に選択的に反応する細胞が存在する．顔の正面像に最も強く反応する細胞，横顔に最も強く反応する細胞，正面像と横顔の中間の斜めの像に最も強く反応する細胞がある．顔の像を単純化した図形，例えば円形の輪郭の中の目に対応する位置に黒丸が2つ，鼻に対応する位置に縦棒，口に対応する位置に横棒がある図形（図6-26右下），に実物の顔の写真と同じように反応する細胞もある．しかし，顔の像を単純化すると，どのような方向に単純化しても反応が急に減少する細胞も多数ある．顔の全体像からどの一部（例えば目や口）が欠けても反応が著しく減少する．このような細胞は顔細胞とよばれることがある．ヒトの顔とサルの顔の両方に反応する細胞が多いが，どちらかだけに反応する細胞もある．

このようにTE野の1つひとつの細胞は，顔以外の物体については中程度に複雑な部分特徴に対して反応し，顔については顔そのものに反応する．この違いは顔がサルの社会でもつ重要性を考えれば理解できる．集団生活をするサルの社会では，顔の表情は重要な意思伝達の手段である．また顔

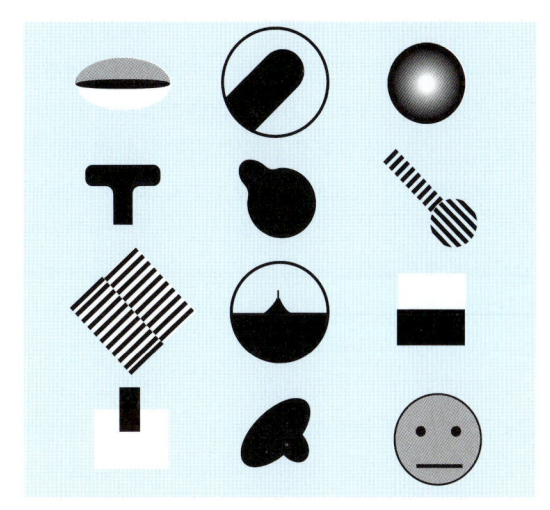

図 6-26　TE野細胞の最適刺激の12個の例

の微妙な個体差は個体識別の主要な手がかりである．顔に選択的に反応する細胞は，顔を他の物体から識別するという段階を通り越して，いろいろな顔の表情や個体差を識別する機能に関わっている可能性が高い．実際，顔に選択的に反応する細胞の多くは，顔の表情あるいは個体差にある程度の選択性をもって反応する．

顔以外の物体であっても，よく似た多数の刺激像の間の識別を必要とする場合は，その刺激の全体像に反応する細胞ができるとする考えがある．数個の棒を繋ぎあわせて作った多数の3次元物体をお互いに識別し分けるように数カ月間訓練したサルのTE野からは，訓練に用いた3次元物体のどれかに選択的に反応する細胞が多数記録されたとする報告がある．互いによく似た多数の刺激像を区別するためには，刺激像の局所的な部分特徴の違いを用いるよりは，全体的な特徴の違いを用いることが有利であることが多い．そこで刺激の全体像のいろいろな特徴に緩やかな選択性をもって反応する細胞を作ることで脳はこの必要に対応するのではないだろうか．

TE野の半数以上の細胞は刺激の左右眼視差にも選択的である．また，別の研究では，上側頭溝の下壁には左右眼視差の勾配構造，特に奥行き方向に凸あるいは凹の曲面に選択的に反応する細胞が集まっていることが観察された．このような細

2　視覚（2）視覚中枢の構造と機能

胞の多くは刺激の等距離面上での2次元的形状にも選択的である．理論的には2次元形状と刺激上の各点の視差の情報があれば物体の3次元的形状が復元できるが，TE野細胞の視差勾配構造に対する選択性は3次元形状を復元するほどには正確でない．表面に凸，凹，あるいは一方向性の勾配などの属性を定性的に付加することで，2次元的な形状の表現をよりリッチにして識別を助けているのではなかろうか．

上側頭溝前部の深部には，ヒトの体の像に選択的に反応する細胞もある．さらに，顔および体が特定の動きをしたときにだけ反応する細胞がある．反応を引き起こす動きは単純な等距離面上での平行移動である細胞も多いが，顔の奥行き回転であったり，体の場合は歩行運動であることもある．手が特定の行為（例えば紙をやぶる）をするのを見たときに選択的に反応する細胞もある．顔，体，手の動きは個体間の関係を知るための重要な情報源であるので，社会生活を円滑に進めるための個体間のコミュニケーションに関わる視覚情報が上側頭溝前部深部に集まり分析されている可能性がある．このような反応選択性は物体の形の情報と動きの情報の統合を意味するが，動きの情報がどのような経路で上側頭溝前部へ伝わるのかはまだ不明である．

TE野の細胞は10°～25°程度の大きさの受容野をもち，受容野のどこでもほぼ同じ刺激選択性をもつ．しかし，引き起こされる反応の大きさは受容野の中心部で大きく，周辺に行くにつれて徐々に小さくなる．多くの細胞の受容野が視野中心を含むが，受容野の中心が視野中心に一致するわけでは必ずしもなく，網膜上での刺激の位置の情報もある程度残っている．多くのTE野細胞が等距離面上での刺激の傾きに選択性をもっていて，刺激を90°回転すると反応が消失する．刺激の大きさについては，刺激の形ばかりでなく大きさにも選択的に反応するTE野細胞と，16倍以上の広い大きさの範囲で，反応するTE野細胞の両方が存在する．刺激の形を最適な形から変形していったときに，反応が急激に減少する変形の仕方と反応がなかなか減少しない変形の仕方があり，刺激の縦横比を変える変形では反応がなかなか減少しないTE野細胞が多い．したがって，TE野細胞の反応は特徴空間の中の1点にチューンしているよりは，ある方向に伸びたドメインにチューンしていると考えた方がよさそうである．しかし，図形の変形を定量化することは困難であるし，TE野細胞の反応選択性が決まる特徴空間を正確に定義できたわけでもないので，この議論は今のところ定性的なレベルにとどまっている．

TE野のコラム構造

V1野やMT野では似た反応の特徴をもった細胞が皮質を深さ方向に貫くコラム状の領域に集まって存在するコラム構造が見つかっている．MST野背側部でも，拡大あるいは縮小に反応する細胞，時計回転あるいは反時計回転に反応する細胞，そして等距離面上の平行移動に反応する細胞がそれぞれ集まって存在する傾向が認められている．TE野でも似た図形特徴に反応する細胞がコラム状の領域に集まっている構造が存在する．

コラム構造を調べるためには，皮質表面に垂直あるいは斜めに電極を刺入し，刺入路にそって次々に記録される多数の細胞の刺激選択性を比較検討する．TE野で行われた実験では，まず初めに微小電極を刺入路の中間地点まで進めて記録された細胞について最適刺激を決めた．続いて，この最適刺激を含む10～20個程度の刺激で刺激セットを作る．そして，微小電極を動かして刺入路上のいろいろな位置で細胞の活動を次々と記録し，この刺激セットを用いて反応選択性を調べた．皮質表面に垂直な刺入路では，2層～6層に至る灰白質のすべての深さで記録される細胞は，最初の細胞の最適刺激に共通に反応した．これに対して，皮質表面になるべく平行になるように傾けた刺入路では，最初に調べた細胞の最適刺激に反応する細胞は最初の細胞の近傍に限られ，その皮質表面方向での広がりは平均で0.4mmであった．TE野コラム構造の空間的性質は光計測法でさらに調べられた．TE野細胞の最適刺激としてよくみら

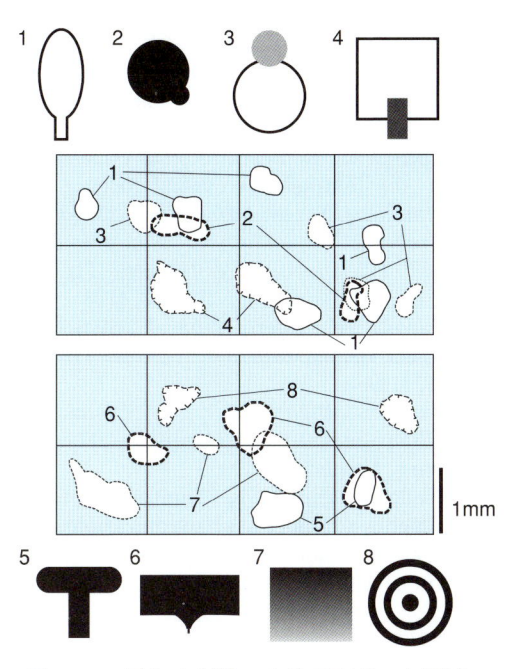

図 6-27 異なる刺激により TE 野の小領域に引き起こされた活動スポットの分布

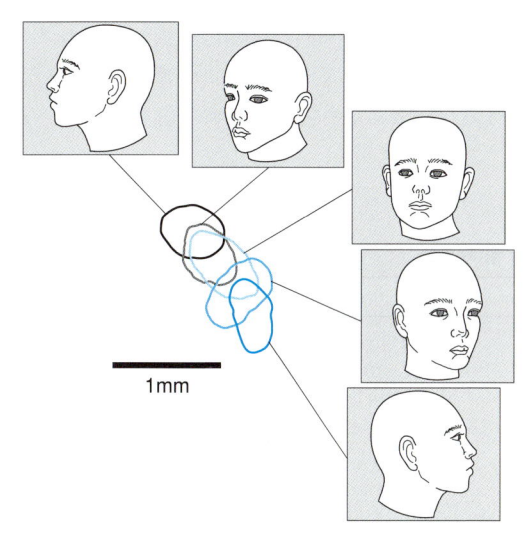

図 6-28 顔の回転に伴う活動スポットの一方向への移動

れるような中程度に複雑な図形特徴を提示すると，刺激ごとに異なる位置に直径 0.5 mm 程度の活動スポットが現れた．1 つの刺激に対して複数の活動スポットが現れ，その数は平均して 3 mm² に 1 個であった（図 6-27）．

これらの事実は 1 つの図形特徴に反応する細胞が皮質表面に平行な面で 0.5 mm 程度の広がりをもった領域に局在していることを示している（仮にこの領域をコラムとよぶことにする）．しかしだからといってコラムの中の細胞の最適刺激がすべて同じというわけではない．まわりの細胞は，最初の細胞の最適刺激に反応するが，もっと強い反応が少し異なった刺激で引き起こされることが多い．光計測でも，異なった刺激はおおむね異なった領域に活動スポットを引き起こすが，異なった刺激の間に活動スポットの部分的な重複がみられる（図 6-27）．活動スポットが重複する刺激の間には何らかの類似性を指摘できることが多い．

部分的に重複した活動スポットは異なった向きの顔のセットでも得られた．4 頭のサルの実験で，TE 野の後半部の上側頭溝の下縁の少し下の部位に，5 個の異なった向きの顔（正面向き，左右の横顔と，左右の斜め前向き）が互いに部分的に重複し合う活動スポットを引き起こした．スポットの中心はあたかも顔の回転につれてスポットが皮質上で 1 方向に動くようにずれていた（図 6-28）．個々のスポットの直径は 0.5 mm 程度で，5 個のスポットが覆う全体の領域の長径は約 1 mm であった．1 つの実験では正面向きの顔による活動スポットと横顔による活動スポットが重複した部分に微小電極を刺入し，ある細胞が正面の顔に最も強く反応し，別の細胞が横顔に最も強く反応することを観察した．

1 つのコラムの中の最適刺激のばらつき，および光計測で観察される活動スポットの部分的な重複は，TE 野におけるコラムの概念の変更を要求する．上に述べたすべての実験結果は，約 0.5 mm の幅をもったコラムの中のすべての細胞が同一の最適刺激に反応するわけではなく，この範囲に 1 つの図形特徴によく反応する細胞が分布していることを示すにすぎない．複数の異なる図形特徴に反応する細胞が同じ領域に重複して分布する．これらの空間的に重複する細胞群の間で局所神経回路を介して機能的な相互作用があるものと予想される．相互作用が主に抑制性であれば Winner-

take-all のような図形特徴間の選択が行われるであろうし，もし相互作用が主に興奮性であればより複雑な特徴に最も強く反応する細胞が形成されるであろう．

■ 参考文献

1) Gazzaniga MS, Ivry RB, Mangun GR : *Cognitive Neuroscience* : *The Biology of the Mind, 2nd ed.*, W. W. Norton & Company, New York, London, 2002
2) Mountcastle VB : Preceptual Neuroscience : The Cerebral Cortex. Harvard University Press, Cambridge, London, 1998
3) Kobatake E, Wang G, Tanaka K : Effects of shape-discrimination training on the selectivety of inferotemporal cells in adult monkeys. *J Neurophysiol* **80** : 324-330, 1998
4) Rolls ET, Deco G : *Computational Neuroscience of Vision*. Oxford University Press, New York, Oxford, 2002
5) Tanaka K : Representation of visual motion in the extrastriate visual cortex. *In* : Watanabe T (ed) : *High-level Motion Processing* : *Computational, Neurobiological, and Psychological Perspectives*. The MIT Press, Cambridge, pp. 295-313, 1998
6) Tanaka K : Inferotemporal cortex and object vision. *Annl Rev Neurosci* **19** : 109-139, 1996
7) Ulman S : *High-level Vision* : *Object Recognition and Visual Cognition*. The MIT Press, Cambridge, 1996
8) Wang G, Tanaka K, Tanifuji M : Optical imaging of functional organization in the monkey inferotemporal cortex. *Science* **272** : 1665-1668, 1996

2 視覚

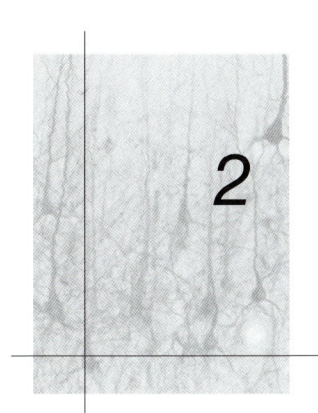

〔3〕主観的知覚としての視覚

小 松 英 彦

知覚とニューロン活動の対応

　視覚は網膜に写った像をもとにして，その原因となる外界の事象を理解する脳の機能である．視知覚の成立には視覚皮質が本質的な役割を担っている．視覚皮質のニューロンは視覚刺激によって活動する．それらのニューロン活動が，知覚という外からは見ることができない主観的な現象と関係していることをどのようにして実験的に知ることができるのだろうか．

　視覚皮質は数多くの領野に区別される[1]．領野によりニューロンがどのような視覚特徴に選択的な応答を示すかは異なっている[2]．ある視覚刺激に選択的に応答する細胞が集まって存在する領野は，そのような刺激の知覚に関わっていることが考えられる．心理物理学的方法を用いることにより，動物の知覚を測定できる．心理物理学的方法による知覚の測定とニューロンの応答の測定を同時に行うことにより，ニューロンの応答が知覚とどのように対応しているかを調べることができる．また電気刺激や薬物の脳内局所注入を行って，視覚領野の特定の場所のニューロン活動を変化させたときに知覚に現われる影響を測定することができる．

　動きの知覚に関して行われたそのような実験の例を図6-29に示す．サルにでたらめな方向に動く多くの光点をみせ，その中に一様な方向に動く光

A Newsomeらが用いた動きの刺激

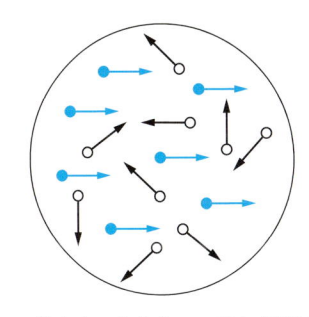

● 検出すべき方向への動き（信号）
○ 他の方向への動き（ノイズ）

B MT野の微小電気刺激の効果

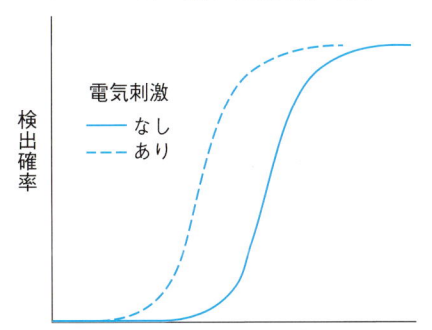

検出確率

電気刺激
― なし
--- あり

検出すべき方向と他の方向に動いているドット数の比（S/N比）

図 6-29　動きの知覚に関する実験とその結果
A：MT野のニューロン活動と動きの知覚の関係を調べる実験でNewsomeらが用いた刺激．信号とノイズのランダムドットの割合を変化させて，動物に信号の方向を答えさせ，信号方向の検出閾値を測定する．同時にMT野のニューロンの活動が信号方向をどれだけ区別しているかを定量的に測定する．
B：MT野に微小電気刺激を加えた実験の結果の模式図

点を混ぜて，一様な動き（信号成分）の検出閾値を測定する．一方，これと同時にMT野のニューロンが一様な動きの方向を区別できる閾値を，信号検出理論の方法を用いて求める．MT野は90%のニューロンが運動方向選択性をもっており，特定の動きの方向に反応するニューロンがクラスターを作っている．MT野の個々のニューロンの運動方向識別の閾値は，平均として同時に測定されたサルの動きの検出閾値とよく対応していた[3]．またサルが刺激をみているときに，信号成分と同じ方向を表現しているMT野のクラスターに微小電気刺激を加えると，検出閾値が低下した（図6-29 B）[4]．

このように視覚皮質の特定の場所で，ある刺激を与えたときに動物の知覚によく対応した活動を示すニューロンが見出される．それらのニューロンの活動を人為的に変化させることによって，知覚にも影響が生じる．このような実験を通して視覚野のニューロン活動と，知覚の間に密接な因果関係が存在することを示すことができるのである．

無意識の推論としての視知覚

外界においては同じ事象が生じていても，その置かれた環境によって目に入力される光刺激は大きく変化する．一方，逆に外界の異なる事象が同じ網膜像を生じることもある．例えば，網膜像は2次元パターンであるが，同じ2次元パターンを生じる3次元的な構造は原理的には無数に存在しうる．それにもかかわらず，主観的にはあいまいさをもたない世界が通常ははっきりと知覚される．これは，視覚神経系が巧妙な仕組みにより，さまざまな可能性の中から，ある網膜像のもとになる事象についての妥当な解釈を行っているためである．別のいい方をすると，視知覚とは無意識の推論の結果生じているということができる[5]．

そのような視知覚における無意識の推論の機能は，脳の高次領野の特定の領域が担っているわけではなく，初期視覚皮質で視野の各部分を表現している場所ごとに分散していると考えられる．多くの分散した機能単位が相互作用し合って，それら全体の働きとして実現されていると考えるべきである．そのような無意識の推論の機能を担っている視覚皮質ニューロンの働きのいくつかの例についてみることにしよう．

図地の分化

われわれを取り囲む環境は3次元的な世界であり，その中にさまざまな物体が存在している．ある物体が他の物体の一部を遮蔽すると，手前の物体の輪郭はみえるが，遮蔽された物体の輪郭は途切れることになる．つまり視野上で2つの領域が隣り合っている場合，両者の境界となるのは手前に存在する物体像の輪郭である．網膜像から外界の構造を理解するうえで，どの領域が手前にある物体（図）であり，どの領域が背景（地）であるのかを区別する，図地分化の過程が基本的な重要性をもっているということになる．

視覚皮質には，受容野を特定の傾きの輪郭が横切っているときに活動するニューロンが数多く存在する．そのようなニューロンの一部は図6-30 Aのように，輪郭の一部が暗く他方が明るいという明暗コントラストや色コントラストの輪郭に反応する．図6-30 BやCのような刺激を考えると，丸で示した受容野をもつニューロンにとっては，受容野内の刺激はAの場合とまったく同じである．しかしBでは暗い領域が刺激全体の中で図であるのに対し，Cでは暗い領域は全体の地にあたる．V2野には，BまたはCの一方のみに応答するニューロンがみられる[6]．

そのようなニューロンの1つの例を図6-30 Dに示す．このニューロンは上が灰色（図の明るい領域）で下が茶色（図の暗い領域）というコントラストの輪郭で，かつ茶色の領域が図である（Dの右上）ときにのみ活動した．つまり，このようなニューロンは受容野内部の刺激が同じであるにもかかわらず，その周囲に与えられた刺激の情報を用いて，輪郭のどちら側が図と地であるかを区別

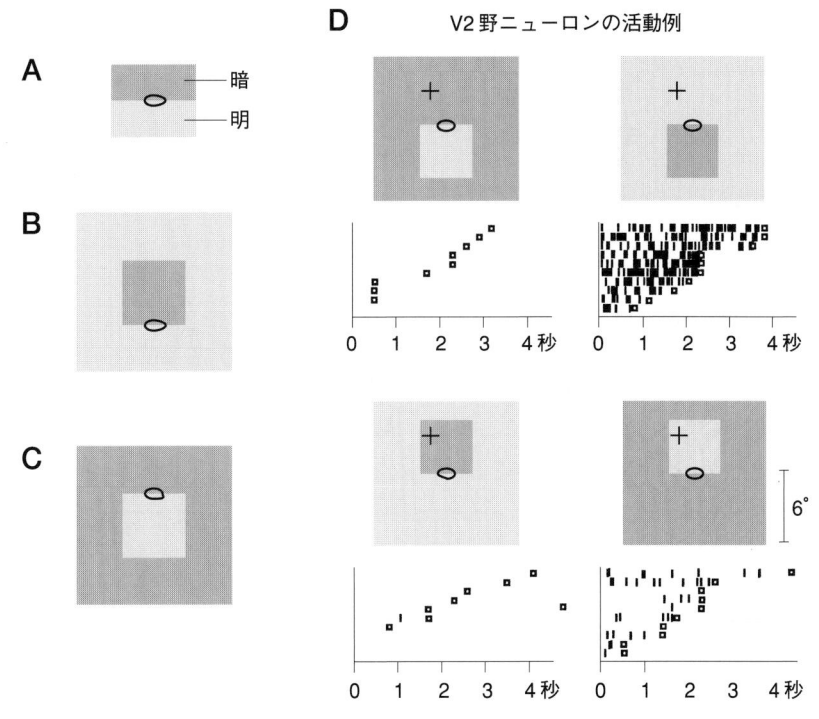

図 6-30 図地の知覚に対応した V 2 野ニューロン活動例
受容野付近の局所的な色や明るさのコントラストが同じでも，より広い範囲の刺激配置により図と地が逆転する例を A～C に示す．いずれも白い楕円で示した受容野の付近での刺激は同じ（上が暗，下が明）であるが，B では暗い部分が刺激全体の図で，C では明るい部分が刺激全体の図である．D にはコントラストの向きと，どちらが図であるかを区別して活動する V 2 ニューロンの例を示す．
(Zhou H, 2000[6])より改変引用）

しているということである．

視覚 1 次野（V 1 野）においても，受容野の内部の刺激が同じでも周囲の刺激によって活動が変化する例がみられる[7]．図 6-31 に示した例では B と C で受容野には同じテクスチャー刺激が与えられているが，B が一様なテクスチャーであるのに対し，C では周辺には直交する向きのテクスチャーが与えられている．そのため C では受容野を含むテクスチャーの領域が全体の図として周辺から区別されて知覚される．B と C の刺激に対する活動を比較すると，C でより強い活動が生じている．C のヒストグラムで，灰色の部分が反応が増強した分を示している．このように，V 1 野には受容野が図の内部にあるときに活動が増強するニューロンが数多くみられることが報告されており，V 1 野が図と地の区別に関わっている可能性が指摘されている．C にみられるようにこの増強は視覚応答の開始から数十 msec 遅れて始まっている．図と地を区別するためには広い視野の情報を統合する必要がある．視覚前野でそのような統合が行われた結果が，V 1 野のような初期視覚野にフィードバックされ，活動に影響を与えていることが考えられる．

このように受容野外に与えられた情報によってニューロンの活動に変化が生じる現象は文脈依存的修飾 contextual modulation とよばれている．

情報の補完

ある物体によって生じる網膜像はさまざまな理由で不完全なものとなる．例えば，手前に存在す

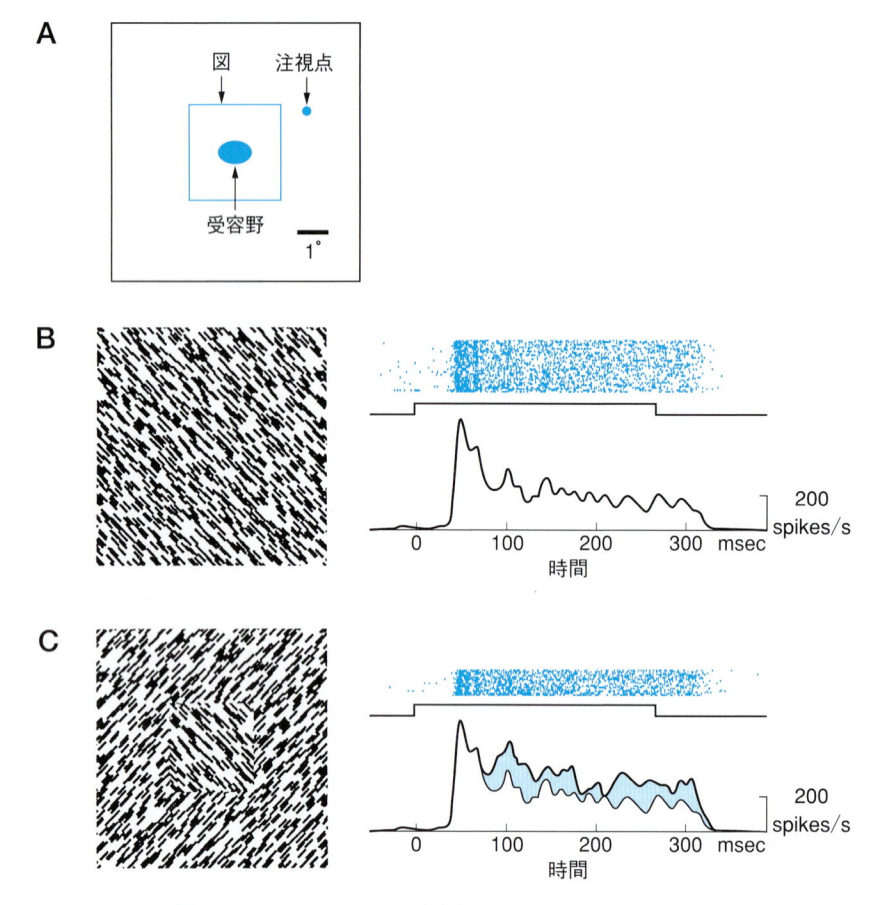

図 6-31 Ｖ１野における図地分化による活動変化の例
Ａは刺激と受容野の位置関係を示す．Ｂは一様なテクスチャーが刺激として与えられたときの活動．Ｃは受容野が図の中に入っているときの活動（太線）．比較のためＢの活動（細線）も重ね書きしてある．Ｂに比べて活動の増強（灰色の部分）が生じている．活動の増強は視覚反応の開始から数十 msec 遅れて始まっている．
(Zipser K，1996[7]）より改変引用）

る物体により遮蔽されると物体像の一部は欠けることになる．あるいは，物体表面と背景との輝度コントラストが非常に小さくなると，物体の輪郭がその場所で途切れてしまう．さらに網膜に存在する視神経乳頭や太い血管の場所では，網膜像が遮られ物体の不完全な情報しか入力されない．このようなときに，不完全な情報を補完する働きが視覚系には存在する．

図 6-32 Ａ では，斜めの棒が四角形によって遮蔽されている．斜めの棒の輪郭は途切れているが，通常は四角形の下で連続していると理解する．同様に図 6-32 Ｂ では正方形が円を遮蔽しているが，円の輪郭は正方形の下でつながっていると知覚する．このように実在感を伴わないが連続していると知覚することを非感性的補完 amodal completion とよぶ．図 6-32 Ａ のような刺激で遮蔽された輪郭を左右に動かして，見えない輪郭が受容野を横切る時に反応するニューロンがＶ１野に存在することが報告されている[8]．また運動刺激に反応する頭頂連合野のニューロンには，受容野を覆う面で刺激の動きが一時的に遮蔽される状況でも，あたかも受容野を刺激が横切ったかのように活動するものが存在する[9]．

一方，図 6-32 Ｃ や Ｄ では，実際には存在しない輪郭がつながっているように知覚される．この輪郭は主観的輪郭（subjective contour，あるいは

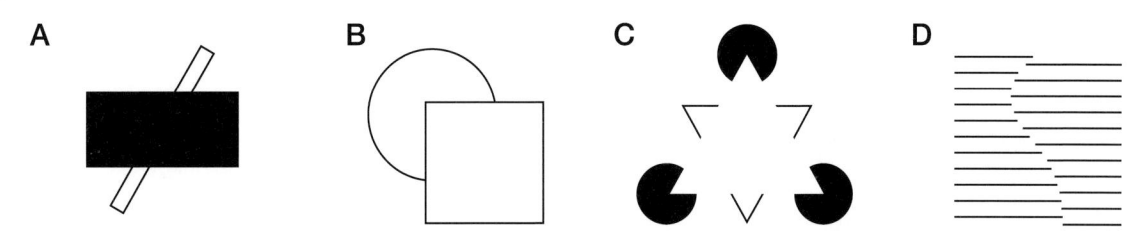

図 6-32　輪郭の補完のさまざまな例
AとBは非感性的補完，CとDは感性的補完の例を示す．

illusory contour）とよばれる．存在しない輪郭や面が実在感を伴って知覚されることを感性的補完 modal completion とよぶ．V2野には主観的輪郭に反応するニューロンが存在する[10]．

これらの例のいずれにおいても，ニューロンは実在する輪郭や光点などの刺激に対して反応し，その反応が生じる視野の範囲から受容野が決められている．非感性的補完あるいは感性的補完に伴って活動が生じる場合は，受容野の内部に刺激が存在していなくても外部に存在する刺激をもとにして，活動が生じているということになる．ニューロンの反応を引き起こすという点では，これらの刺激も広い意味での受容野に入っていたのではないかという議論もできる．混乱を避けるために，実在する刺激によって求められた受容野を古典的受容野 classical receptive field とよんで，受容野の定義を明確化することもよく行われる．そして古典的受容野の外であるが，そこに現れた刺激がニューロン活動に影響を与える領域を受容野周辺 receptive field surround とよぶ[11]．

充填知覚

上では主に輪郭の補完について述べたが，2次元の面にも補完は生じる．面を取り囲む境界部分での色や明るさのコントラストが低いときに，面の周辺のもつ特徴が面の内部にも広がることが生じる[12]．このような知覚は充填（フィリングイン＝filling in）とよばれる．充填知覚の1つの例は視覚像を網膜で静止させた静止網膜像において生じる．例えば，真ん中が緑で周辺が赤の同心円の刺激で，赤と緑の境界を網膜上で静止させると，中心の緑色の円の色が赤に置き換わり，やがて全体が赤い円板になる．通常の条件下では固視微動とよばれる不随意に生じる微小な眼球運動によって，輪郭部分に相当する光受容器に与えられる刺激は時間的に揺らいでおり，順応が生じにくい．しかし静止網膜像では，定常的な刺激によって光受容器に順応が生じ，視覚系に入力されるコントラストの信号が低下し，それによって充填が生じると考えられる．周辺視野では，注視を続けるだけでも充填が生じる場合がある．

図6-33のように，中心に穴があいたテクスチャー刺激を周辺視野において注視を続けると，最初は穴がはっきりみえるが，数秒で周りとの区別がつかなくなり，一様なテクスチャーが知覚されるようになる．このような充填知覚と対応した活動を示すニューロンがV2，V3野にみられる（図6-33 B）[13]．それらのニューロンの受容野が，Aの刺激の穴の中に入った状態（Hole）でサルが注視を続けると，徐々に活動が増加し，やがて一様なテクスチャーを呈示したとき（No hole）と同じレベルに達する．このような活動増加は穴の大きさが1°〜5.6°では生じるが，12.8°の大きな穴ではほとんど生じない．これはヒトで同じ刺激を用いて充填知覚が起きる穴の大きさに一致しており，またヒトで充填知覚が生じるのに要する時間と，ニューロン活動の増加の時間経過もよく一致していた．

充填の起きるもう一つの顕著な例は，盲点（視神経乳頭に対応する視野領域）や暗点など視覚信号が存在しない視野領域である．視覚入力が存在しないにもかかわらず，周囲と同様の色，明るさ，

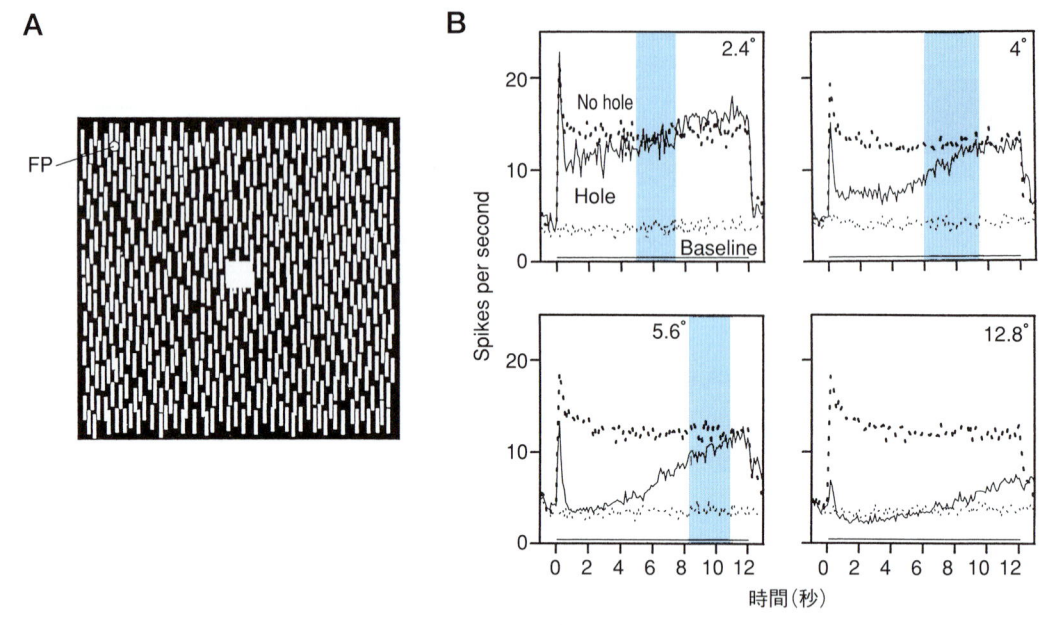

図 6-33 テクスチャーの充填知覚に対応したニューロン活動
A：テクスチャー刺激．真ん中に穴が開いている．注視点（FP）を数秒間注視していると，穴が6°以下のときには充填が起き，一様なテクスチャーが知覚されるようになる．
B：V2野とV3野で受容野がAの穴の中におさまるような状態でサルが注視を続けたときに活動が増強したニューロンの平均の活動を示す（実線，Hole）．4つの異なる穴の大きさに対する活動が示されている．穴があいていないテクスチャー刺激に対する活動（太い点線，No hole）と刺激が呈示されなかったときの活動（細い点線，baseline）も示してある．色の領域は同じ刺激をヒトが観察したときに，充填の起きたタイミングの範囲を示している．
(De Weerd P，1995[13]より改変引用)

テクスチャーが盲点や暗点の内部にも知覚される．サルのV1の盲点にあたる視野を表現している領域には，盲点側の眼のみを開いた状態では網膜からの直接の入力は存在しない．それにもかかわらず，盲点を覆う一様な面や盲点を横切る輪郭が呈示されたときに活動するニューロンが存在する[14]．このことは盲点の周囲の視野に呈示された視覚情報が，視覚皮質において盲点表現領域内部に伝播するメカニズムが存在することを意味している．

知覚のうえで視覚情報の補完が起こることに対応して，初期視覚野の網膜対応地図上の刺激が存在しない領域にも，周辺に与えられた刺激によってニューロン活動が生じる例をみてきた．このような活動は，網膜対応地図上で活動が水平方向に伝播する仕組みが存在することを示唆している．視覚皮質には水平方向に軸索を数mmにわたって伸ばしているニューロンが存在している．その

ような皮質領野内での水平結合により情報が横方向に伝播することが考えられる[15]．また，高次領野で広い視野の情報を統合するニューロンも初期視覚野に信号をフィードバックしている．これによって初期視覚野ニューロンの活動が広い視野範囲の刺激の影響を受けて，情報の補完に対応した活動が生じる可能性も考えられる．

恒常性

視覚はいうまでもなく，目に入力される刺激によって生じる．しかしヒトを含めて視覚を利用する動物にとって重要なことは，目に入力される光刺激そのものではなく，それが外界のどのような事象によって生じたものであるかを理解することであり，その生物学的な重要性を知ることにある．同じ事象であっても，その置かれた環境によって

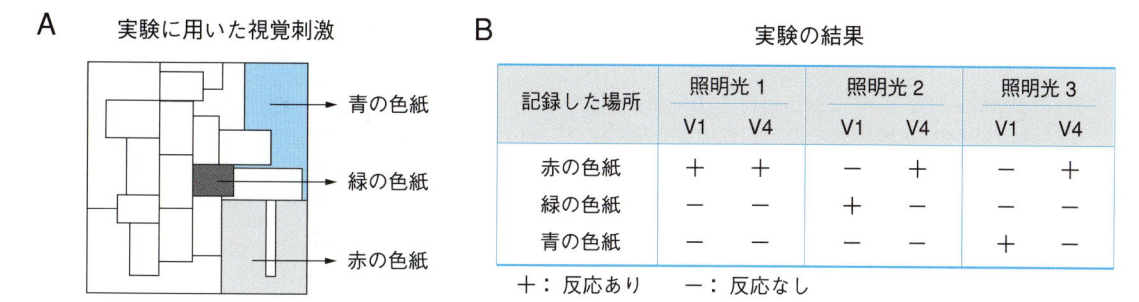

| A 実験に用いた視覚刺激 | B 実験の結果 |

記録した場所	照明光1		照明光2		照明光3	
	V1	V4	V1	V4	V1	V4
赤の色紙	＋	＋	－	＋	－	＋
緑の色紙	－	－	＋	－	－	－
青の色紙	－	－	－	－	＋	－

＋：反応あり　－：反応なし

図 6-34　V1野とV4野の細胞と色の恒常性の関係を調べたゼキ（Zeki S）の実験の模式図

目に入力される光刺激は大きく変化する．しかしわれわれは，そのような環境の変化によらず，ある事象に固有の性質を視覚入力から抽出する能力を備えている．そのような能力は視知覚のもつ恒常性とよばれる性質に表れている．

例えば物体表面の色について考えると，目に入ってくる光の波長分布は，照明光の波長分布と物体の分光反射特性の両方によって決まり，それらの積として表される．物の色を知るということは，物体表面に固有な性質としての分光反射特性を知るということである．そのためには，眼に入ってくる光の信号から照明光の成分を差し引かねばならない．さもなければ，照明光が変化すると物が違う色に知覚されることになる．われわれの視覚系は色の恒常性の能力を備えており，照明光がかなり変化しても物の色はあまり変化しないように感じる．照明光の成分を差し引いて物に固有な色を知覚する仕組みには，錐体レベルでの順応の他に，同時に与えられた多くの色を比較するメカニズムが重要な役割を果たしていると考えられている．

図6-34のようなカラーモンドリアンとよばれるさまざまな色の色紙を組合わせた刺激に，いくつかの異なる波長成分からなる照明光を当てると，ある色紙で反射される光の波長分布は照明光によって変化する．小さなのぞき穴を通して，その色紙だけを観察すると色は変化してみえるが，モンドリアン刺激全体をみると，照明光が変わっても同じ色紙は同じ色をもつように知覚される．このような色の恒常性にV4野が関係していることが示されている[16]．このような刺激を用いてニューロンの応答を調べると，V1のニューロンは色紙から反射される光の波長成分に従った応答を示すのに対し，V4には照明光によって反射光の波長成分が変化しても，いつも同じ色紙に反応するニューロンが見出される．またV4の破壊によって色弁別はあまり障害されないが，色の恒常性が障害されることも報告されている[17]．このようにニューロンが色の恒常性に対応した活動を示すためには，広い視野の範囲からの光の波長成分の情報処理が必要であると考えられ，受容野周辺の情報処理がこの場合にも重要な役割を果たしているものと考えられる．

まとめ

このように，われわれが主観的に体験する視知覚のさまざまな側面に対応したふるまいを示すニューロン活動が，視覚皮質のさまざまな領野で明らかにされており，それらの一部は視知覚との因果関係も証明されている．視覚皮質のニューロン活動には，一見高度に知的な推論の結果生じていると思えるようなものもみられる．視知覚にみられる無意識の推論に類した機能は，初期視覚野における分散的な処理において実現されていると考えられる．おそらく皮質領野内の水平結合や領野間のフィードバック投射が，そのような統合的な情報処理に重要な役割を果たしているものと思われる．しかし，その仕組みの詳細についてはまだ未知の部分が多い．

引用文献

1) Felleman DJ, Van Essen DC : Distributed hierarchical processing in the primate cerebral cortex. *Cereb Cortex* **1** : 1-47, 1991
2) Maunsell JH, Newsome WT : Visual processing in monkey extrastriate cortex. *Annu Rev Neurosci* **10** : 363-401, 1987
3) Britten KH, Shadlen MN, Newsome WT, et al : The analysis of visual motion : A comparison of neuronal and psychophysical performance. *J Neurosci* **12** : 4745-4765, 1992
4) Salzman CD, Murasugi CM, Britten KH, et al : Microstimulation in visual area MT : Effects on direction discrimination performance. *J Neurosci* **12** : 2331-2355, 1992
5) Nakayama K, Shimojo S : Experiencing and perceiving visual surfaces. *Science* **257** : 1357-1363, 1992
6) Zhou H, Friedman HS, von der Heydt R : Coding of border ownership in monkey visual cortex. *J Neurosci* **20** : 6594-6611, 2000
7) Zipser K, Lamme VA, Schiller PH : Contextual modulation in primary visual cortex. *J Neurosci* **15** : 7376-7389, 1996
8) Sugita Y : Grouping of image fragments in primary visual cortex. *Nature* **401** : 269-272, 1999
9) Assad JA, Maunsell JH : Neuronal correlates of inferred motion in primate posterior parietal cortex. *Nature* **373** : 518-521, 1995
10) Peterhans E, von der Heydt R : Mechanisms of contour perception in monkey visual cortex. II. Contours bridging gaps. *J Neurosci* **9** : 1749-1763, 1989
11) Allman JM, Meizin F, McGuinness E : Stimulus specific responses from beyond the classical receptive field : Neurophysiological mechanisms for local-global comparisons in visual neurons. *Annu Rev Neurosci* **8** : 407-430, 1985
12) Pessoa L, Thompson E, Noe A : Finding out about filling-in : A guide to perceptual completion for visual science and the philosophy of perception. *Behav Brain Sci* **21** : 723-802, 1998
13) De Weerd P, Gattass R, Desimone R, et al : Responses of cells in monkey visual cortex during perceptual filling-in of an artificial scotoma. *Nature* **377** : 731-734, 1995
14) Komatsu H, Kinoshita M, Murakami I : Neural responses in the retinotopic representation of the blind spot in the macaque V 1 to stimuli for perceptual filling-in. *J Neurosci* **20** : 9310-9319, 2000
15) Gilbert CD : Horizontal integration and cortical dynamics. *Neuron* **9** : 1-13, 1992
16) Zeki S（河内十郎訳）：脳のヴィジョン．医学書院，1995
17) Komatsu H : Mechanisms of central color vision. *Curr Opin Neurobiol* **8** : 503-508, 1998

2 視　覚

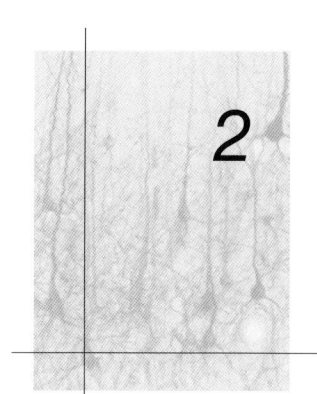

〔4〕視覚系の発達
視覚系にみる活動依存的な神経回路発達

畠　義郎

　ヒトはさまざまな性格や能力，行動の違いを示すが，それは各人の遺伝的背景や環境の違いによる脳の個性によるものであろう．われわれの脳は百億個を超える神経細胞からなり，それらは発生，発達の過程で整然としたネットワークを構築するようになる．脳内のネットワーク形成の最初の段階，軸索の標的への誘導やシナプス新生などは，主に，遺伝的メカニズムにより調節されている．しかし，神経回路の大枠ができあがった後，神経活動そのものに依存したネットワークの形成や消失が起こってくる．神経活動は，神経回路内の自発的な活動によるものもあるが，感覚や運動を通して環境と相互作用することによる神経活動もまた脳の形成過程に影響を与えるため，ネットワークの基本構造に個体差はなくとも，生後の環境要因によって最終的な形や機能は大きく変化する．哺乳類視覚系の発達の研究から明らかとなってきた，神経活動によるネットワーク形成過程について概説する．

哺乳類視覚伝導路と眼優位コラム

　ヒトやサル，ネコなどの哺乳動物では，網膜によって受容された視覚情報は，視床の外側膝状体背側核を経て大脳皮質1次視覚野（17野：以下，視覚野）に伝達される（図6-35 A）．このとき，左右の網膜で受容された情報は外側膝状体の別々の層に伝達されるため，外側膝状体ニューロンは左右どちらかの眼に与えた光刺激にのみ反応する．

これに対して視覚野には外側膝状体各層からの情報が収束するので，視覚野ニューロンの多くはどちらの眼に光刺激を与えても反応する性質（両眼反応性）を示し，この両眼の情報の統合が立体視を成立させると考えられている．視覚野ニューロンの視覚応答を調べると，さまざまな程度の両眼反応性を示す．入力層である第Ⅳ層では，外側膝状体からの入力線維が由来する眼への反応が強く，多くのニューロンが単眼性の応答を示すのに対して，それ以外の層ではより強い両眼反応性を示す．ただし，どちらの眼からの入力により強く反応するかという性質（眼優位性 ocular dominance）はニューロンによって異なり，両眼に対して等しく反応するものから一方の眼にのみ反応するものまで存在する．

　このように視覚野にはさまざまな眼優位性をもつニューロンが存在するが，それらは皮質内においてランダムに存在するわけではない．似たような性質の，つまりより強く反応する眼（優位眼）を同じくするニューロンが皮質表面から白質まで垂直に配列し，眼優位コラムとよばれる機能構造を形成している．眼優位コラムの形態学的な基盤を Transneuronal labeling 法により観察することができる．一方の眼球に放射性アミノ酸（[^{3}H]-proline など）をトレーサーとして注入すると，網膜神経節細胞に取り込まれたトレーサーが外側膝状体ニューロンに受け渡され，皮質第Ⅳ層に投射する神経終末を標識するので，標識した眼からの情報が視覚野上のどこに投射するかを調べることができる．この方法で一方の眼の投射領域を可視

A ネコ視覚伝導路

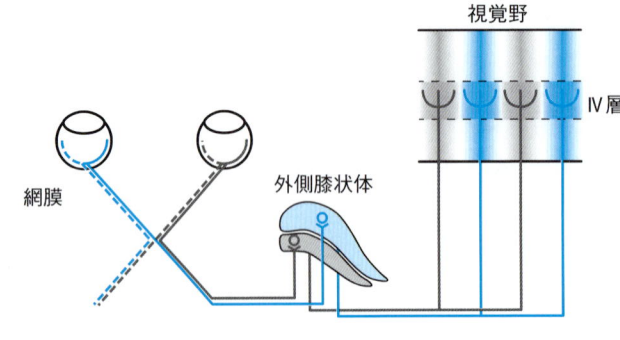

A：ネコの視覚伝導路の模式図．左右の網膜由来の軸索は，外側膝状体の異なった層に投射する．外側膝状体ニューロンの軸索は大脳皮質17野の第Ⅳ層に投射し，眼優位コラムを形成する．両眼反応性を示す視覚野ニューロンはⅣ層以外に多く分布する（白色の領域）．

B 眼優位コラムの生後発達

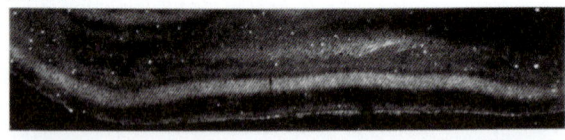

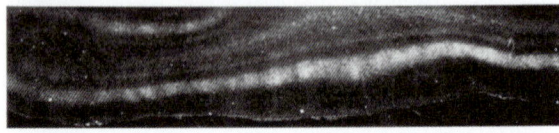

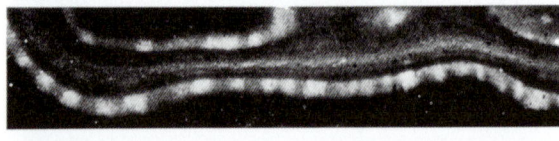

生後15日
生後22日
生後39日
生後92日

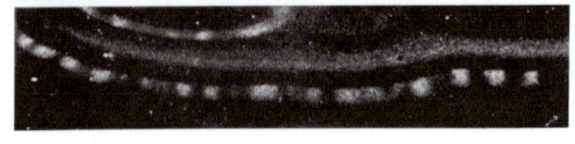

B：脳表面に垂直な視覚野の断面．図の白い部分が，一側眼球に注入した［^{3}H］-proline で標識された入力線維神経終末の分布を示すオートラジオグラフィ．生後齢に従い，眼優位コラムが形成されていく様子がわかる．(LeVay Sら：*J Comp Neurol* **179**：223-244, 1978 より改変引用：Reprinted by permission of Wiley-Liss Inc., a subsidiary of John Wiley & Sons, Inc.)

図 6-35　眼優位コラムとその生後発達

化すると，ネコの場合，それぞれの眼に対応する約0.4〜0.5 mmのパッチ状の領域が，皮質の約半分ずつを占めている様子がわかる．眼優位コラムという言葉は，しばしばこの構造を指して使われる（図6-36 B）．

幼弱な動物の眼優位コラムを調べてみると，成熟脳にみられるようなコラム状の構造は明確でない．例えば，さまざまな生後齢の仔ネコを用いて，Transneuronal labeling法により外側膝状体からの神経終末の皮質内分布を調べてみると，生後2週目ではコラム状の構造ははっきりしない．し
かしその後，生後4週目頃より次第に神経終末の局在化が進み，成熟脳にみられるようなパターンとなる（図6-35 B）．サルでもまた，胎生期にはコラム構造はみられず，出生後数週間で完成する．これは，発達初期には両眼からの入力は完全には分離しておらず，混在していることを示す．その後，発達するにつれて徐々に眼優位コラムは明瞭になっていくが，この時期に次に述べる視覚遮断の効果が最も強くみられる．

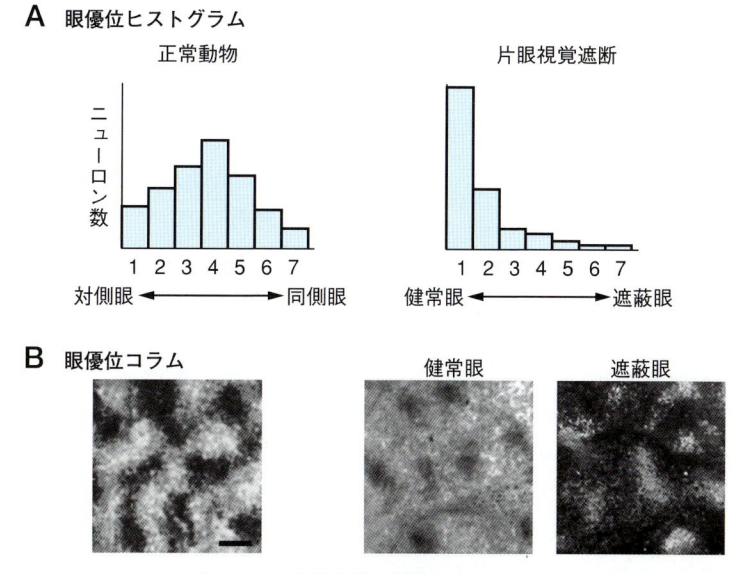

図 6-36　片眼視覚遮断による可塑性

A：視覚野ニューロンの眼優位性の分布．眼優位性は，それぞれの眼に反応する強さの割合で，7段階に評価してある．調べている視覚野ニューロンからみて反対側の眼にのみ反応する場合をグループ1，同側眼にのみ反応する場合を7，両眼に等しく反応すれば4とする．正常な動物では，グループ4をピークとする山型の分布を示すのに対して，片眼遮蔽動物では，ほとんどのニューロンが健常眼にのみ反応する．

B：脳表面に平行な断面でみた眼優位コラム．左の正常動物の例では，2種類のトレーサーをそれぞれの眼球に注入し，両眼のコラムを同時に可視化して白と黒で表示している．右の2つの図は，片眼遮蔽動物での眼優位コラムで，白い部分が標識された入力線維神経終末の分布．健常眼コラムの拡大と遮蔽眼コラムの縮小がみられる（scale：0.5 mm）．

片眼視覚遮断の眼優位性に対する影響

両眼反応性が視覚経験に対応して変化することが，ヒューベルとウィーゼル（Hubel DH & Wiesel TN）によって発見された．彼らは，生後初期の仔ネコの片眼を，眼瞼を縫合することで視覚遮断し，そのまま約6ヵ月飼育した．すると，遮蔽した眼瞼を再び開いて視覚刺激を与えても，ほとんどの視覚野ニューロンが遮蔽眼への刺激には反応しなくなっていた（図6-36）．この時，網膜や外側膝状体のニューロンは遮蔽眼にも正常に反応することから，視覚野ニューロンが遮蔽眼に反応しなくなったのは，視覚野内で，遮蔽眼由来の入力線維と視覚野ニューロンの機能的な結合が消失したためと考えられる．

片眼視覚遮断 monocular deprivation (MD) を行うと，視覚野ニューロンの眼優位性のみならず，解剖学的な眼優位コラムも異常なパターンになる（図6-36）．Transneuronal labeling 法で入力線維の分布を調べると，遮蔽眼のコラムは縮小し，健常眼のコラムは拡大していた．さらに，入力線維の単一軸索形態を観察すると，MDにより，健常眼由来の軸索はその広がりと分枝の複雑さを増し，遮蔽眼軸索は逆に広がりや分枝が貧弱になることがわかった．これらの結果は，MDにより単に遮蔽眼入力が退縮しただけでなく，もともと遮蔽眼が支配していた領域を健常眼入力が代わって占めるようになったことを意味し，ここから，皮質領域を巡って両眼からの入力が競合している可能性が考えられる．つまり，正常な動物では両眼からの入力はほぼ拮抗しており，同程度の領域を占めている．ところが一方の眼を視覚遮断すると

そちらの入力のみが弱くなり，入力の不均衡が生じる．その結果，より強い健常眼からの入力線維が競合に勝ち，より多くの視覚野ニューロンと皮質領域を獲得する，という考え方である．

両眼入力の競合

競合仮説は両眼視覚遮断 binocular deprivation（BD）の効果を調べることで確認された．視覚遮断の効果が，単に入力線維の神経活動が低下したことによるものであれば，BDでは両眼からの入力がともに弱まり，ほとんどの視覚野ニューロンが視覚応答を失うものと予想される．しかし，生後初期に両眼を視覚遮断した場合，視覚野ニューロンは正常動物に比べて弱い視覚応答を示すようになったが，弱いながらもはっきりとした視覚応答が観察され，MDにおける遮蔽眼のように，ほとんど反応性を失うようなことはなかった．このことは，MDでは，両眼入力の不均衡により遮蔽眼入力が競合に敗れ，著しく減弱するのに対して，BDの場合は，両眼入力が同じように弱まるものの不均衡は生じないため，両方とも維持されたものと考えられる．

さらに入力の相対的なバランスの重要性を示す研究が報告されている．動物に片眼遮蔽を行うとともに，その健常眼にテトロドトキシンを注入する．テトロドトキシンは電位感受性ナトリウムチャネルの阻害薬であり，網膜神経細胞の活動を遮断することができる．そのため，遮蔽眼は視覚入力を遮断されているだけで網膜の自発的神経活動が残っているのに対して，もう一方の眼球はテトロドトキシンにより自発活動すら阻害された状態になる．このような動物の視覚野ニューロンの光反応性を，テトロドトキシンの効果が消えた後に調べてみると，多くのニューロンが遮蔽眼に対する刺激によりよく反応することがわかった．この結果は，視覚入力を遮断された遮蔽眼の神経活動が相対的にテトロドトキシン注入眼よりも強かったため，競合においてより優位になったものと解釈することができる．

片眼視覚遮断の効果の臨界期

以上述べたMDを成熟動物で長期間行っても，眼優位性に変化はみられない．ネコの場合，出生後約1週間で開眼するが，MDの効果は生後4週頃に最も強く，この時期には24時間の視覚遮断でも大きな眼優位性の変化がみられる．その後，生後3ヵ月ぐらいまで大きな効果がみられるが，成熟して視覚野の眼優位性に関わる神経回路が完成した後は入力の影響を受けなくなる．サルで同様の実験をすると約6ヵ月まで眼優位可塑性が観察された．また，ヒトでは3歳頃までであるといわれている．このような，個体が特定の経験に対して特に敏感になる発達中の時期を，臨界期あるいは感受性期とよぶ．臨界期はすべての経験に対して同じ時期ではなく，両眼反応性や言語などさまざまな機能の獲得に重要な時期は異なっている．

臨界期がどのようなメカニズムで始まり，終わるのかについてはいまだ不明な点が多いが，視覚野では皮質内の抑制性神経結合が重要な役割を果たす可能性が指摘されている．MDによる眼優位性の変化はマウスにおいても観察されるが，抑制性伝達物質であるGABAの合成酵素の一種GAD 65の欠損マウスでは，MDによる眼優位性の変化が観察されなかった．さらに，まだ臨界期に至っていない，すなわちMDに反応しない時期の幼弱な正常マウスにおいて，皮質内抑制機構を薬理学的に増強してやると，MDに反応して眼優位性が変化した．これらの結果は，皮質内の抑制機構が生後発達に伴ってある程度以上の強さで機能しはじめることが眼優位可塑性発現の引き金となる可能性を示している．

眼優位コラムの発達と神経活動

上述のように，発達期の視覚野神経回路網は視覚経験の影響を大きく受けて，その機能や形態を変化させる．では，正常な眼優位コラムの発達過程も神経活動に依存したメカニズムによるのだろ

うか．サルの場合は，出生時にすでに眼優位コラムはかなり形成されている．また，ネコの場合，両眼の視覚入力を遮断しておいても，正常動物ほど明瞭ではないが眼優位コラムが形成される．これらのことから，眼優位コラムの形成に視覚経験は必要でないといえる．しかし，コラム形成期のネコの両側眼球にテトロドトキシンを持続的に注入し，網膜の神経活動をすべて遮断した状態で飼育すると，眼優位コラムが形成されないことが報告されている．したがって，眼優位コラム形成に神経活動は必要であるが，それは必ずしも視覚経験により引き起こされる活動である必要はなく，胎生期のサルや視覚遮断されたネコの場合，網膜の自発活動がコラム形成を可能にしたと考えられる．

Hebb則と眼優位可塑性

神経活動はどのようにして神経回路の形成や消失に影響するのか．ヘッブ (Hebb DO) は，シナプス前線維の伝える信号がシナプス後細胞を興奮させたときには，そのシナプスは強化されるという仮説を提唱した．この仮説を拡張し，形態変化まで含むようにすると，シナプス後細胞が興奮し強化されたシナプスでは入力線維終末は保持され，さらに新たな側枝を形成したりするのに対して，シナプス後細胞を興奮させられず弱められたシナプスでは，神経終末を維持できずに退縮すると考えられる．この考え方で，前出のMDによる眼優位性の変化はよく説明できる．また，視覚野ニューロンの神経活動を薬理学的に抑制することで，入力線維の伸長や退縮を調節しうることも報告されており，入力線維の形態変化にシナプス後細胞の神経活動が重要な役割を担っていると考えられる．

神経活動のパターンがシナプス結合に影響を与える仕組みが存在することは，海馬におけるシナプス伝達の長期増強や長期抑圧として知られている．これらはシナプス結合に特定のパターンの入力を与えたときに，シナプス結合の強さが変化し，それが持続するというもので，視覚野においても同様の現象が確認されている．さらにシナプス伝達の長期増強を阻害するNMDA型グルタミン酸受容体の阻害薬が，眼優位可塑性も阻害するということも報告されており，長期増強や長期抑圧が発達期の可塑性の基礎メカニズムである可能性が指摘されている．

入力線維の活動同期性による眼優位コラムの形成

眼優位コラムの形成過程もまた神経活動によるシナプス連絡の調節の結果として説明することができる．神経細胞は多くの場合複数の入力を受ける．この場合，複数のシナプス前線維が協調つまり同期して活動すると，シナプス後細胞では同時に入力を受けることになり，各入力線維がバラバラに活動したときよりもより強く活動する．視覚系において，1つの眼球由来の入力線維どうしは，もう一方の眼球由来の入力線維に対してよりも，より強く同期している．同期した入力がシナプス後細胞との結合を強め，非同期の入力は弱められるような仕組みが働くと，皮質の一領域がどちらか一方の眼からの入力のみを受ける状態が生じる．すなわち，第IV層の眼優位コラムは，よく似た（同期した）入力線維間の協調した神経活動と，異なった（非同期の）入力間の競合により生じると考えられる．

神経活動の同期性が眼優位コラムの形成に重要であることが，斜視動物の実験により明らかとなった．動物の外眼筋の一部を切断すると，もはや両眼を揃えて一点を注視することはできず，斜視となる．本来，視野上の一点は両眼網膜上で対応する部位に投影され，その情報は視覚野の同じ部位に収束する．しかし斜視の場合は，両眼網膜上で対応する部位が，視野上の異なる場所の情報を受け取るため，正常動物に比べて，より異なった活動パターンを示す．つまり，片眼視覚遮断の場合と異なり，活動の大きさそのものは両眼であまり変わらないが，両眼からの入力の同期性が弱

くなる．実験的に斜視にしたネコの眼優位コラムを調べると，正常な動物よりも明瞭な境界をもつ，すなわち両眼入力の分離が促進していることがわかった．さらに，通常であれば強い両眼反応性を示す第IV層以外の層においても，ニューロンは強い単眼性を示した．つまり，斜視は第IV層での両眼入力の競合を促進しただけでなく，第IV層以降の皮質内結合による両眼入力の統合を阻害したと考えられる．

同様に神経活動の同期性が重要であることを示す例として，視神経電気刺激実験がある．仔ネコの眼球にテトロドトキシンを注入して網膜の電気活動を阻害した状態で，視神経に留置した電極からパルス状の刺激を入力として与えた．両側視神経に同期した刺激を1日数時間ずつ数週間にわたって与えて飼育したところ，視覚野ニューロンのほとんどが強い両眼応答を示したのに対して，非同期刺激を与えた場合は，斜視動物のように単眼反応が強かった．これらの結果は，斜視や視神経の非同期刺激の場合は，両眼入力の競合が強まったことにより眼優位コラムの分離や両眼反応の減弱が起こり，視神経同期刺激の場合は，両眼入力の協調が強められることで，両眼反応性が強くみられるようになったと考えられる．

実際に，眼球間の競合がコラム構造形成に結びつくことを示した実験がある．胚の時期のカエルに他のカエルの眼球の原器を移植し，三つ目のカエルを作ることができる．カエルは本来，一方の眼球の入力は反対側の脳に到達し，両眼の入力が混在することはない．すなわち，眼優位コラムはそもそも存在し得ない．しかし，三つ目カエルの片方の脳では，もともとある眼と第3の眼の入力が収束する．すると，カエルには本来ないはずの眼優位コラムが形成される．

高次視覚機能の発達

以上述べてきたような眼優位コラムの発達は，両眼視機能の発達とも深く関わると考えられている．ネコやサルの眼優位コラムの完成時期は，行動学的に調べられた両眼視機能の獲得と時期が一致することがわかっている．また，この時期に両眼視差に選択的に反応する視覚野ニューロンが出現するとされている．したがってこの時期は，眼優位コラム形成に重要であるだけでなく，両眼立体視機能獲得の臨界期でもあると考えられる．

ヒトの視機能獲得にも視覚経験は大きな影響を及ぼすことがわかっている．ヒトの視力は大まかにいって出生後の半年ほどで急速に発達するが，この時，視覚入力が十分でない場合，早期に治療して視覚入力を回復しないと，視力発達が阻害される．例えば，白内障などにより生後数カ月間，パターン視覚入力がなかった乳児について，眼球治療直後に視力を計測したところ，新生児と差がなかった．このことは，ヒトの視力はパターン視覚入力がないと発達しないことを示す．また，この例のように早期に眼球の治療を行った場合は，すぐに視力の改善が認められるが，視力獲得の臨界期をすぎてから視覚入力が回復しても，視力はあまり回復しない．

まとめ

脳の発達過程においては，いったん神経回路網の大枠が完成した後，神経活動のパターンがその後の微妙な調整に大きな役割を果たすようになる．神経活動は内因性のものもあるが，外界との相互作用により誘発されるものもあるため，神経活動に依存した神経結合の修飾機構は，個体の経験が神経活動を介してシナプス結合の強さやネットワークのパターンに影響することを可能にする．特定の神経回路が経験の影響を受けやすくなるのは，生後発達の初期であり，その神経回路の臨界期となる．この時期に獲得した神経回路は，その後変化することはあまりない．

参考文献

1) Held R：Perception and its neuronal mechanisms. *Cognition* **33**：139-154, 1989

2) Katz LC, Shatz CJ：Synaptic activity and the construction of cortical circuits. *Science* **274**：1133-1138, 1996

3) Yuste R, Sur M (eds)：Developmental plasticity in neocortex. *J Neurobiol* **41**：1-164 1999

3 聴　覚

大　森　治　紀

聴覚の生理
有毛細胞の機能——求心と遠心伝達

　空気の振動である音波は耳介で集められ外耳道に導かれる．音波は外耳道の奥の鼓膜を振動させる．鼓膜の振動は内面，すなわち中耳側に張り付いているツチ骨を振動させる．ツチ骨-キヌタ骨-アブミ骨とよばれる中耳内部の3個の耳小骨の連らなりを通って，音波は骨という固体の振動として内耳（蝸牛器官）に導かれる．第3番目の耳小骨であるアブミ骨の振動が音波を卵円窓から蝸牛器官内部に伝達し，出口である正円窓から再び中耳へもどる．蝸牛器官はリンパ液で満たされているため，もし空気の振動がそのままリンパ液表面に伝えられた場合には，多くのエネルギーを失うことになる．音という空気の振動をはじめに膜で受け，さらに骨という固体の振動に変換した後にリンパ液に伝達することによって，振動エネルギーの伝達効率は大きく向上する．

1 内耳の機能解剖

　蝸牛器官内部は前庭階，中央階，鼓室階とよばれる隣り合った3つの階層に分かれている（図6-37 A）．前庭階および鼓室階は細胞外液の組成に近いイオン組成をもった外リンパ液で満たされている．一方，中央階はK^+濃度が高く，比較的細胞内液の組成に近いイオン組成の内リンパ液が満たす．音の振動は外リンパ液の圧力の変化として卵

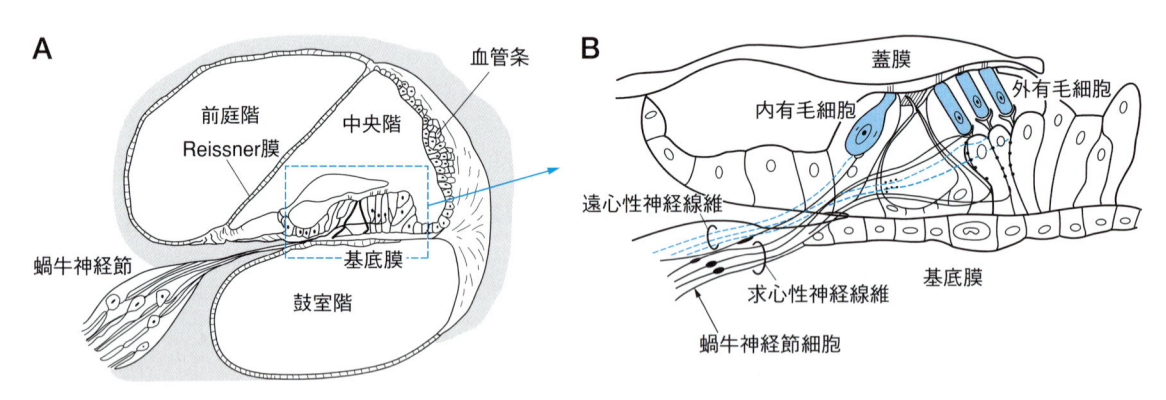

図 6-37　蝸牛器官とコルチ器
A：蝸牛器官．音は，アブミ骨の振動として卵円窓から内耳に伝達される．音波で生じたリンパ液の振動ははじめに前庭階に入り，蝸牛先端部で折り返され，鼓室階を伝わり正円窓から中耳に抜ける．コルチ器の部分をBに示す．
B：コルチ器の断面図．左側が内側，右側が外側に相当．内側より求心性（実線）および遠心性（破線）神経線維が入り込む．

円窓から前庭階内部に伝達され，さらに中央階を横切り鼓室階に向かって振動エネルギーは放散される．このとき，前庭階と鼓室階とで内圧の変化に位相差が発生し，両者の間にある中央階が振動する．中央階と鼓室階の間は基底膜とよばれる膜状の構造で仕切られ，音波は基底膜を振動させる．基底膜の振動は入り口である卵円窓部分から蝸牛器官頂部に向かって進行し，進行波 traveling wave とよばれる．さらに周波数成分によって振動の最大振幅の位置が系統的に変化する特性をもつ．卵円窓に近い位置の基底膜は硬く，幅も細く，高い周波数に応じて大きく振動するが，蝸牛器官先端部付近では柔らかく，幅は太く，低い周波数で最も大きく振動する．すなわち，基底膜の長軸方向の場所に対応して振動しやすい周波数が異なる．結果として音波は基底膜上の位置に対応した周波数成分に分割される．

基底膜上には，コルチ器官とよばれる構造があり，そこには頂部に感覚毛が生えた有毛細胞とよばれる細胞がある（図6-37 B）．基底膜の振動特性によって個々の周波数成分に分割された音波は有毛細胞頂部の感覚毛を動かし，その結果有毛細胞に電気信号が生じる[1)2)]．有毛細胞は蝸牛器官では聴感覚，そして前庭器官では平衡感覚のそれぞれの感覚信号を電気信号に変える働きをしている．有毛細胞は細胞の一方の端である頂部に特徴的な感覚毛をもつ．感覚毛は100本程度の不動毛と1本の動毛（原器のみで，もたない細胞もある）で構成される．不動毛はアクチン線維が内部に束になって詰まっており硬く，背の低い不動毛から背の高いものへと順序よく並んでいる[3)]．不動毛を背の高い方向へと曲げる機械刺激が脱分極性の電気信号を有毛細胞に生じる．こうして発生する電気信号が，蝸牛器官では音として認識され，三半規管，耳石器官などの前庭器官ではそれぞれ加速度あるいは体の軸の動きとして感じられる．有毛細胞で生じたこうした受容器電位によって有毛細胞からは神経伝達物質であるグルタミン酸が放出され[4)]，聴神経線維に求心性の信号伝達をする．また有毛細胞には遠心性神経もシナプスを形成している．聴覚中枢からのフィードバック信号が返さ れるものと考えられている．

2 音受容の分子・細胞機構

哺乳類の聴器すなわち蝸牛器官には内有毛細胞および外有毛細胞の2種類の有毛細胞がある．こうした有毛細胞には蝸牛軸を通って求心性神経線維および遠心性神経線維が入り込み，有毛細胞体底部にシナプス終末を形成する．内有毛細胞には求心性神経線維の大部分がシナプスを形成し，その数は1個の内有毛細胞当たり平均して100本程度となる．外有毛細胞には主として遠心性神経線維がシナプスを形成する．求心性神経線維の作るシナプスは外有毛細胞には少なく，1本の求心性神経線維が枝分かれして複数の外有毛細胞にシナプスを形成することが知られている[5)]．蝸牛器官に音波が入力するときコルチ器官全体が前庭階と鼓室階の間で振動し，蓋膜と基底膜の間に生じる機械的なズレが刺激として有毛細胞の感覚毛に加わる．感覚毛は有毛細胞体頂部への刺入点を軸としてピボット状に曲がり細胞体に電気信号を発生する．ところで，蓋膜に接触する感覚毛をもつ細胞は外有毛細胞である．内有毛細胞の感覚毛は蓋膜には接触していないと考えられている．これは，蓋膜表面には外有毛細胞感覚毛先端に対応したくぼみは観察されるが，内有毛細胞に対応したものがないことによる．したがって，大多数の求心性神経がシナプスを形成し，音を聞く中心的な細胞である内有毛細胞では感覚毛はリンパ液（内リンパ液）の動きによって間接的に刺激されていると考えられる．

求心性神経線維は大部分が内有毛細胞に分布しシナプスを形成し，外有毛細胞には遠心性神経線維が主としてシナプスする．したがって，数のうえで少ない内有毛細胞が音を聞くうえで特に重要な役割を果たしている．求心性神経線維は蝸牛神経節に細胞体があり，脳幹の蝸牛神経核に信号を送る（図6-41）．求心性神経線維は異なる閾値をもった多数の線維が1個の内有毛細胞体にシナプスを形成する．ここでは音の強弱は活動電位の数，および活動電位を発生する神経線維の本数として

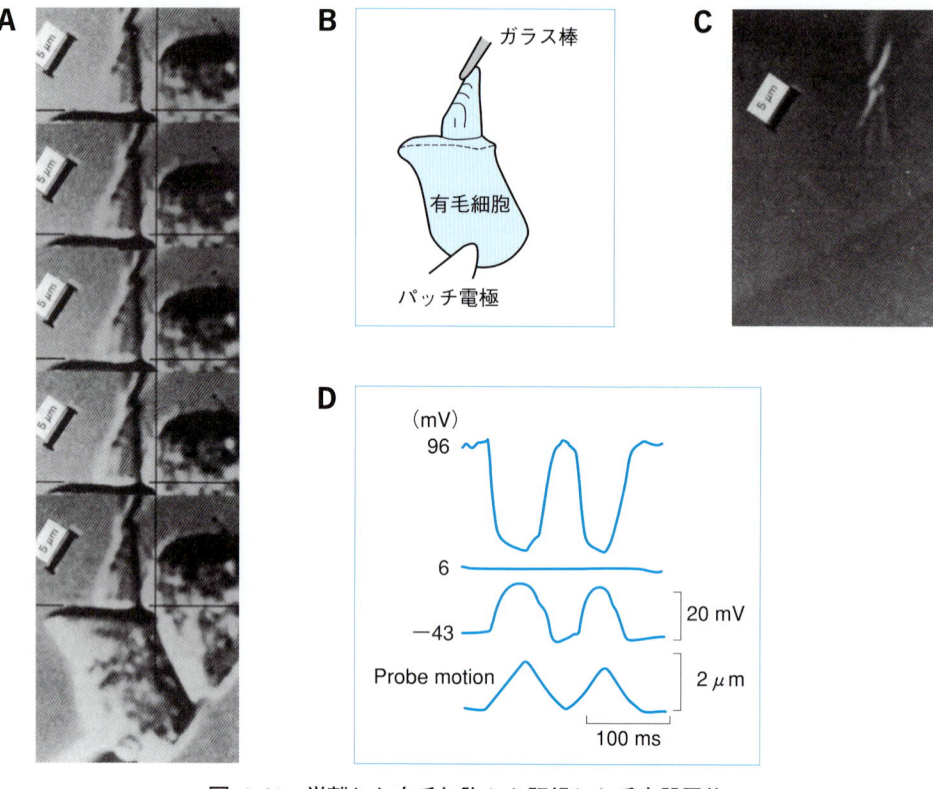

図 6-38　単離した有毛細胞から記録した受容器電位
A：有毛細胞感覚毛に加える一連の機械刺激を示す．機械刺激はガラス棒を振幅約 1 μm 動かして与える．
B：有毛細胞と刺激用のガラス棒，そして記録用のパッチ電極の配置を示す．
C：A の最上部のフレームと中央のフレームの比較
D：細胞膜電位を通電によって－43 mV から＋96 mV に変化させ，そのときに記録された受容器電位．受容器電位は＋6 mV で反転した．4 本のトレースの一番下はガラス棒の動きを光学的に検出したもの．
(Ohmori H, 1985[1], 1987[6]より改変引用)

　符号化される．
　有毛細胞を単離し，パッチ電極を用いて膜電位を記録し，ガラス棒で感覚毛に機械刺激を与えることができる[1)6)]．図 6-38 A はヒヨコから有毛細胞を単離し，およそ 1 μm 振幅の機械刺激を感覚毛に与えた，1 サイクルのビデオ記録である．図 6-38 A では感覚毛のすぐとなりに引かれた垂直線と感覚毛の形成する角度が，上から順に狭まり，そして広がる経過を示す．図 6-38 C は図 6-38 A の一番上の画像と中央の画像を比べたものであり，この間に動いた部分が白くなっている．下のくさび形の白い部分は感覚毛の動きに対応し，上の弓形の部分が刺激に用いたガラス棒の動きである．くさび形の軌跡は感覚毛が上部を押されることで，付け根部分を支点とするピボット運動をしたことを示している．図 6-38 D は，このようにして記録した膜電位変化である．膜電位を負から正に変化させることに伴い，受容器電位も上向き（脱分極性）から下向き（過分極性）に変化した．受容器電位が反転することは生理的な条件では起こらないが，実験的には膜電位を変えることで起こる．反転電位である＋6 mV の膜電位は，機械的に開閉されるイオンチャネルのもつイオン選択特性で決まる．このイオンチャネルは内リンパ液の主成分である K^+ をはじめとして多くの陽イオンに対して透過性をもち，特に Ca^{2+} をよく通し，50 pS ($50×10^{-12}$ Siemens. Siemens は抵抗の逆の次元をもつ．$1/Ω$ に等しい) の単位伝導度をもっている．また，機械刺激量に対する感度を示したのが図 6-39 である．これは，膜電位固定下に記録した受容器電

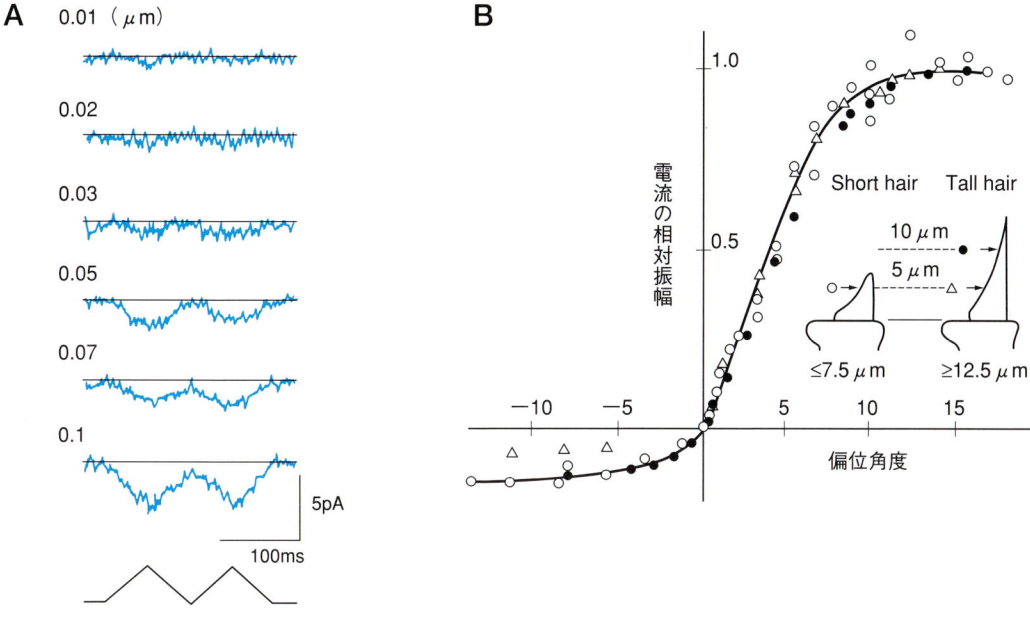

図 6-39 有毛細胞の機械刺激量と伝導度変化の関係
A：感覚毛の付け根から 5 μm の高さで機械刺激を加え，その振幅を変えた時の受容器電流
B：感覚毛に加えた刺激量を感覚毛の偏位角度に変換し伝導度変化分をプロットすると，感覚毛の長さ，刺激の位置によらず一定の入出力関係を示す．したがって，感覚毛の曲がる角度が刺激量として普遍的な意味をもつ．挿入図は実験に用いたいろいろな有毛細胞への機械刺激量の与え方を示す．加えた機械刺激の位置および感覚毛の長さを示す．
(Ohmori H, 1987[6])より改変引用)

流である．感覚毛の付け根から 5 μm の高さで加えた刺激に応じて図 6-39 A のように受容器電流が流れる．機械刺激は，感覚毛をより背の高い不動毛の方向に曲げる刺激がチャネルを開き，反対方向への刺激がチャネルを閉じる作用をもつ．有効であった最も小さな刺激量は 0.01 μm であり，これは感覚毛を 0.1 度曲げることに相当する刺激量である．さらに，図 6-39 B に示すように感覚毛への刺激量が増加することに伴い電流量は増加するが，およそ 10 度の刺激量で飽和する．受容器特性は 0.1 度の分解能をもち 10 度で飽和することから，およそ 100 倍のダイナミックレンジをもつ，すなわち 100 個程度のイオンチャネルによって担われていると考えられる[6]．

有毛細胞への最小有効刺激量はしたがって 0.01 μm，すなわち 10 nm 程度と考えられる．マウス蝸牛器官を器官培養した最近の研究でもやはり 10 nm が最小有効刺激量であった[7]．この最小有効刺激量はしかしながら，観察されている基底膜の振動振幅（0.1～1 nm 程度）に比べると著しく大きい．これは，基底膜の振動が有毛細胞感覚毛に加わる過程でもう一段の増幅がなされることを想像させるが，その実体は明らかでない．

3 機械感覚受容に関わるイオンチャネル

有毛細胞では感覚毛の先端に機械的に開閉されるイオンチャネルが存在し，感覚毛を構成する繊毛の先端を結ぶヒモ状の構造がチャネル分子に直接つながり，チャネルを開閉するというモデルが提案されている[8]．このモデルによれば，より背の高い不動毛の方向への刺激に応じてチャネルが開く有毛細胞の機械受容器特性は説明しやすい．チャネルの開閉が起こるためには，感覚毛に加わる機械刺激量が何らかの方法によってチャネルに伝えられることが必要であり，不動毛先端のヒモは，チャネルをゲートする構造としては理想的である．しかしながらヒモ状の結合は先端だけでは

なく，感覚毛を構成する不動毛間には相互に多くの線維状の結合が存在し張力を不動毛間に伝える構造として機能していると考えられる．不動毛先端のヒモもチャネルのゲートに結びついた特別な構造ではなく，そうした線維結合の1つである可能性もある．一方，ショウジョウバエの触毛では機械感覚受容に関わるイオンチャネルがクローニングされた[9]．このチャネルも Ca^{2+} を通し，有毛細胞の機械受容器特性に非常によく似た入出力特性を示している．分子構造では細胞膜の裏打ち蛋白質であるアンキリンを重複してコードする領域をもつ特徴がある．Ca^{2+} に高い透過性を示しアンキリン領域をもつことは TRP (transient responsive protein) 族のチャネルに多くみられる性質である．ショウジョウバエで発見されたこのチャネルは現在のところ内耳有毛細胞の機械受容器チャネルとの類似性が最も高いものである．

4　内リンパ腔電位の役割

　聴感覚の受容は機械刺激量に対する高い感度をもつ．一方，同じ受容機構をもつ平衡感覚の受容には，必要以上に高い感度をもつことはめまいを誘発するなどして，動物の行動にとってマイナス面が多い．生体は見事な手段で聴感覚と平衡感覚の受容機構に感度差を設けている．イオン電流がチャネルを流れる場合，細胞膜電位と透過するイオンの平衡電位との差で決まる駆動電圧が電流量を決める大きな要因である．有毛細胞の感覚毛は内リンパ液に囲まれており，受容器電流は内リンパ液の主たる構成イオンである K^+ が運ぶ．機械刺激で開閉するイオンチャネルが局在する感覚毛の生える有毛細胞の頂部は内リンパ液に接しており，K^+ 濃度が高い環境にさらされている．ここでは細胞内外の K^+ 濃度がほぼ等しいので，K^+ の平衡電位はおよそ 0 mV である．一方，有毛細胞の静止膜電位は側壁膜の K^+ チャネルで主として決まる．側壁膜は鼓室階に面し外リンパ液にさらされており，有毛細胞の示す静止膜電位は通常 −60 mV 程度である．したがって，単純には K^+ が運ぶ受容器電流の駆動力は 60 mV となる．こうした基本的な駆動力に加えて，蝸牛器官では内リンパ腔（中央階）の電位が +80 mV 程度であることから，中央階からみた有毛細胞内電位は −140 mV 程度である．したがって中央階から細胞内に流れる K^+ に対する電気的駆動力も増大して 140 mV 程度になっている．140 mV の駆動力をもつことによって，有毛細胞では 50 pS の単位伝導度をもつ1個のチャネルが開くことで 7 pA の電流が静止膜電位レベル（−60 mV）で流れ，7 mV の膜脱分極が引き起こされる．この値は単離した有毛細胞がおよそ 1 GΩ（$1×10^9$ Ω）の入力抵抗をもつことから計算したものである．有毛細胞側壁膜に分布する Ca^{2+} チャネルはおよそ −55 mV から活性化され，細胞内に Ca^{2+} が流入する．したがって，1個あるいは2個程度の機械受容器チャネルが開くことにより，神経伝達物質の放出に至る細胞内 Ca^{2+} 濃度の上昇が起こる．

　中央階における大きな正の電位は中央階の側面を形成する血管条とよばれる構造における起電性の Na-K-ATPase 活性によって形成される[10]．Na-K-ATPase は同時に内リンパ液の K^+ 濃度を上昇させる役割も果たす．一方，平衡器官では内リンパ腔電位はほぼ 0 mV であり，特に受容器電流の駆動力に寄与することはない．内リンパ腔電位（中央階内部の電位）はこのように有毛細胞の感度の調整に重要な役割を果たしている．

5　外有毛細胞と能動的な増幅機構

　外有毛細胞は内有毛細胞の3〜4倍の数が存在する．しかし，求心性神経線維（聴神経線維）の大多数は内有毛細胞にシナプス結合しており，外有毛細胞は音を聞く受容器細胞としての役割は小さい．また，現時点では外有毛細胞のもつ機能的な役割の多くは明らかでない．外有毛細胞の特異な性質は，膜電位に応じて長さを変えることである．膜脱分極によって短縮し，過分極によって伸展する．20 nm/mV 程度の伸展性がモルモット外有毛細胞で報告されている[11]．膜電位に応じて長さを変える機構は速い応答特性をもち（20 kHz 以上の応答特性をもつ），基底膜の振動特性に非線

形性をもたらす最大の要因であると考えられている．ここでいう非線形性とは，基底膜がその特徴周波数領域では特に大きく振動して，その振幅は振動源としての音波の，対応する周波数成分のもつエネルギーに見合った振幅以上であることを意味する．

外有毛細胞の運動性の基となる機構の実体が最近明らかにされ，陰イオン輸送蛋白質と類似した構造をもつことが示された（Prestin[12]）．一方，外有毛細胞は頂部において網状板 reticular lamina に固定されており，底部は支持細胞の１つであるダイテルス細胞に支えられている．したがって，刺激音が加わり対応する特徴周波数領域 characteristic frequency (CF) の外有毛細胞が膜脱分極し収縮しても，頂部において蓋膜と網状板との距離を直接変化させることはない．むしろコルチ器官自体にゆがみを生じると考えられる．こうした外有毛細胞の伸展・収縮の結果として，基底膜自体の振動特性が変化し，刺激音に対応する周波数領域では，基底膜の振動特性が変化することが期待されている．結果的に，閾値に至る刺激強度が特徴周波数領域で小さくなることが推測されている．ある特定の周波数領域に対応した位置にある外有毛細胞の長さに変化が起こることが，末梢聴器官での音の聞き分け，あるいは蝸牛器官での音の周波数分解能自体を改善する役割を担っていることが想像されている．

6 基底膜の同調特性

基底膜の振動特性は，基底膜標本の状態によって大きく変わる．フォンベケシー（Von Bekesy G, 1960）[13]がヒトの側頭骨標本で観察した基底膜の振動は，聴神経で得られた周波数同調特性に比べると著しく鋭さに欠けていた．この結果，蝸牛器官，特に有毛細胞に第２の周波数同調機能 second filter をもたせる仮説が 1970 年代にはしばらく議論された．しかし，生きた動物の蝸牛標本から基底膜の振動特性が精密に測定されるようになると，基底膜の振動自体が非常に先鋭な同調特性を示すことが明らかになった[14]．そして，その同調特

性は聴神経で観察されているものと同等であることがわかり，second filter の存在を想定する必要がなくなった[15]．基底膜の振動特性は加えた音の強さにも影響を受け，音が強くなると，鋭い同調性は失われる．

生きている個体の基底膜振動には，物理的な現象としてフォンベケシーが想定した以上の何らかの能動的なメカニズムが関与しており，その結果特徴周波数領域での同調振動の感度が増大するものと考えられている．そして，このエネルギー源として，外有毛細胞のもつ能動的な性質が考えられている．

7 有毛細胞と同調曲線

聴神経のもつ同調曲線の形状は外有毛細胞で決定され，閾値は内有毛細胞で決められている（図6-40）．これは電気活動を記録した聴神経を軸索内ラベルし，さらに①外有毛細胞を聴器毒性をもつカナマイシンで選択的に破壊した場合と，②内外の有毛細胞を過大音を聴かせるなどして破壊した場合などを丹念に検討して明らかにされた[16]．一連の実験では聴神経から電気記録を行うときに軸索内へ HRP（horseradish peroxidase）を注入することによって，記録を取った聴神経線維をラベルし，記録した同調曲線に対応する蝸牛器官内でのシナプス終末の位置を同定した．そして，その領域の有毛細胞の形態，主として感覚毛の状態を観察した．この結果，鋭い先端をもった正常の同調曲線は内・外の有毛細胞（外有毛細胞では特に，内側の第一列の細胞）の感覚毛が正常の形態を保つことが必須であること（図 6-40 A），さらに，一部の外有毛細胞に加えた選択的な傷害（①の場合）は同調曲線の一部（低周波数側）で閾値の低下を生ずるが，CF に相当する先端部では閾値が上昇すること（図 6-40 B），内有毛細胞は正常であっても，外有毛細胞が完全に消失すると同調曲線は原形をとどめずに，鍋底のような丸い形状になること（図 6-40 C，①の極端な場合），主として内有毛細胞が傷害を受けると，同調曲線は CF に相当する先端部も，低周波数領域のすそ野の部分もとも

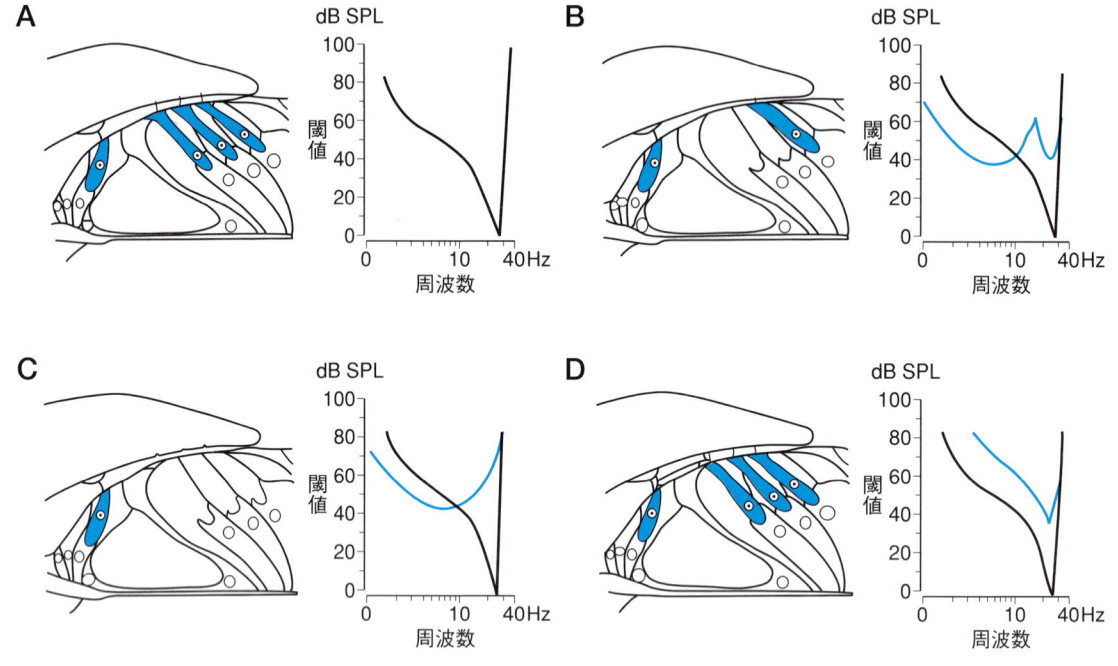

図 6-40　内外有毛細胞の傷害と聴神経の同調特性への影響
A：対照実験．コルチ器断面のシェーマを左に，対応する同調曲線を各パネルの右側に示す．
B：一部の外有毛細胞が傷害を受けたとき
C：すべての外有毛細胞が傷害を受けたとき
D：内有毛細胞が主として傷害を受けたとき

に閾値の上昇を示すことが，実験的に明らかにされている（図 6-40 D，②の場合．外有毛細胞も最内側の一列が感覚毛を傷害している）．こうした一連の実験によって聴神経線維の同調曲線は外有毛細胞によって周波数依存性が決定され，内有毛細胞によって閾値が定められていることが明らかにされた．

8　有毛細胞の放出する神経伝達物質

有毛細胞には求心性神経終末がシナプス形成し，有毛細胞膜の脱分極に応じて神経伝達物質が放出され，求心性の信号伝達が行われる[17]．グルタミン酸が最も可能性の高い伝達物質候補である．有毛細胞からのグルタミン酸の放出は次のような実験により確認された[4)18]．それは，小脳から初代培養した顆粒細胞をグルタミン酸の検出系として用いた実験である．顆粒細胞には NMDA 型のグルタミン酸受容体が数多く発現し，$0.1\,\mu M$ 程度以上のグルタミン酸濃度に応じてイオン電流が流れ，非常に高い感度をもつ．それに対して小脳ではプルキンエ細胞に多く発現する非 NMDA 型受容体は $1\,\mu M$ 程度以上のグルタミン酸濃度に対する感度しかない．有毛細胞を顆粒細胞あるいはプルキンエ細胞に密着させ，有毛細胞・顆粒細胞あるいは有毛細胞・プルキンエ細胞の双方を膜電位固定して行った実験では，顆粒細胞のみが有毛細胞の膜脱分極に応じて電気現象を生じた．NMDA 型，非 NMDA 型受容体ともにグルタミン酸以外の内在性アミノ酸にも反応するが，有毛細胞の放出する神経伝達物質は顆粒細胞に発現した NMDA 型受容体に相対的に高い親和性をもつグルタミン酸であると考えられる[4)18]．グルタミン酸が神経伝達物質として哺乳類の内有毛細胞から放出されることは，最近ラットから摘出された蝸牛器官を用いた実験によっても確認された[19]．

9 遠心性制御

有毛細胞には遠心性神経線維によるシナプスが形成されている[17]．このシナプスの機能は必ずしも明らかではないが，脳幹の上オリーブ核周辺に起源をもつ神経細胞から伸びるオリーブ蝸牛束 olivocochlear bundle の電気刺激が抑制性に作用することが知られている[20]．オリーブ蝸牛束には同側の蝸牛器官にシナプス結合する成分と反対側の蝸牛器官にシナプス結合する成分とがある．外有毛細胞に投射する遠心性神経線維の大部分は反対側の上オリーブ核に起源をもつ．また，内有毛細胞に分布する遠心性神経線維は求心性神経終末上にシナプスするが，その大部分は同側の上オリーブ核に起源をもつ投射線維である[5]．

外有毛細胞に投射する遠心性神経線維は外有毛細胞膜を過分極させる抑制性のシナプス作用が知られている[21)22)]．ここでは遠心性神経束に電気刺激を加えると，その後数 10 msec にわたり，求心性神経線維での活動電位の発生が抑制される[22]．アセチルコリンが遠心性の神経伝達物質とされており，α9ニコチン性受容体[23]を活性化する速い機構が知られている[24]．さらに必ずしも受容体は明らかではないが，遅い機構，おそらく細胞内での放出機構によって細胞内 Ca^{2+} 濃度上昇が引き起こされ，Ca^{2+} 濃度依存性 K^+ チャネルの活性化を介して有毛細胞膜に過分極を起こすことも知られている[25]．速い機構はおそらく刺激音に反応した一過性の修飾機構と考えられている．遅い機構は何らかの保護機構であるとも考えられる．

外有毛細胞には ATP 受容体と結合したイオンチャネルと細胞内 Ca^{2+} 放出機構とが存在する[26)27)]．ATP は ACh とシナプス小胞内に共存することが知られており，ともに遠心性シナプスの伝達物質として作用すると考えられる．

求心性神経終末への遠心性神経シナプスの作用には，さらに不明な点が多い．前庭神経系では遠心性神経の刺激がシナプス伝達を促進する事実が知られているが[28)29)]，聴覚系におけるこれまでの研究では抑制が主なものであり，促進性の遠心性神経刺激効果の有無には今後の研究が待たれる．

聴覚伝導路

1 聴神経線維

有毛細胞で脱分極電位に変換された音は，求心性シナプスを介して蝸牛神経節細胞に伝達される．内有毛細胞から放出される神経伝達物質は，蝸牛神経節細胞から伸び出した神経終末を興奮させ，音は活動電位の時系列信号として符号化される．有毛細胞の膜脱分極レベルがシナプスを形成する個々の神経線維の活動電位発射頻度，および活動電位を発射する神経線維の数として符号化される．蝸牛器官のもつ周波数局在性に対応して，特定の蝸牛神経節細胞が特定の周波数の情報をより上位の神経核へと運ぶ．1個の内有毛細胞には最大およそ100本の求心性神経が分布する．したがって，1つの周波数の情報をこれら 100 個の蝸牛神経節細胞が，おそらく分割して時系列信号として伝達している．

聴神経は蝸牛軸 modiolus 内に神経細胞があり，末梢突起を有毛細胞に伸ばしシナプスを形成し，中枢枝を蝸牛神経核に伸ばす疑似双極細胞である．聴神経は最内部に低周波数をコードする神経線維が位置し，外側ほど高い周波数をコードする神経線維が取り巻くようにして形成される．聴神経のレベルですでに周波数局在性をもった配列をする．

2 周波数局在性

周波数局在性 tonotopic organization は，個々の神経細胞の特徴周波数が低周波数から高周波数へと神経核内で規則正しく配列していることを意味する．蝸牛器官から，大脳皮質聴覚野に至るまでのすべての聴神経および聴神経核で観察される．すべての聴神経核で，同一の特徴周波数をもった神経細胞が平面的に並び，そうした平面が重なった構造が形成される．結果として低い周波数の特徴周波数に対応する神経細胞から高い特徴周波数に対応する神経細胞まで連続して配列してい

る．

3 同調曲線

聴神経線維は，刺激音の周波数によって，活動電位発射の閾値が異なる．ある特定の周波数領域では，特に低い閾値で活動電位を発生することができる．閾値レベルの刺激強度と，刺激に用いた音の周波数の関係をプロットした曲線は同調曲線 tuning curve とよばれる．最も小さな閾値を示す周波数は最適周波数〔あるいは特徴周波数 characteristic frequency（CF）〕とよばれる．同調曲線は，最適周波数あるいは特徴周波数に対応する最小閾値を示す周波数成分より低周波数側ではなだらかな，より高い周波数側では急峻な閾値の上昇を示す（図 6-40）．

4 蝸牛神経核

蝸牛神経核は，聴神経が脳幹に入りシナプスを形成する最初の神経核である．哺乳類では腹側核 ventral nucleus と背側核 dorsal nucleus に分かれる．さらに腹側核は前腹側核 anteroventral cochlear nucleus（AVCN）と後腹側核 posteroventral cochlear nucleus（PVCN）に分かれる．聴神経は蝸牛神経核内で分枝し，これらのすべての神経核に投射する（図 6-41）．脳幹に進入直後に聴神経は前後 2 枝に分かれ，前枝は AVCN に投射し，後枝は PVCN に投射する．AVCN では聴神経からの位相情報を受ける大型の神経細胞 bushy cell が存在する．聴神経は大型のシナプス前終末 endbulb of Held を形成し，音の情報をコードする活動電位の系列から，音の開始などの情報に対応する，いわゆる位相情報を抽出するシナプス伝達が行われている．bushy cell の軸索は腹側聴線条 ventral acoustic stria を形成して上オリーブ核群に投射される．PVCN には多極性の星型細胞 stellate cell（ただし分布は PVCN に限らない），タコ型細胞 octopus cell などがある．これらの神経細胞の軸索は主として上オリーブ核を通過し，外側毛帯核あるいは下丘に至る．また，中間聴線条（stria of Held, intermediate acoustic stria）とよばれる投射系があり，主にタコ型細胞の軸索を擁し，オリーブ周辺核や外側毛帯核あるいは下丘にシナプス終末を形成する．さらに背側核は層状構造をもち，聴神経から直接のシナプス入力を受けるとともに，腹側核からのシナプス入力も受ける．背側核からは背側聴線条（stria of Monakow, dorsal acoustic stria）を形成して軸索が伸び，上オリーブ核をバイパスして下丘に投射する．紡錘型細胞 fusiform cell，顆粒細胞 granular cell，その他の多くの種類の細胞があり，小脳の細胞構築に類似していると言われている．腹側および背側蝸牛神経核相互間にも，神経結合が知られており，構造的にも複雑である．蝸牛神経核は上部脳幹の大きな容積を占める神経核であるが，機能的には神経細胞の応答様式 peristimulus time histogram（PSTH）が分類され，対応する細胞種が同定されている程度であり，知られていることは少ない．

鳥類では，蝸牛神経核に相当する 2 つの神経核，大細胞核 Ncl. magnocellularis および角状核 Ncl. angularis がある（図 6-41 D）．大細胞核は音の位相情報を保存したシナプス伝達を行い，後に述べる音源定位に関与する．一方，角状核は音の強度情報を抽出する機能をもつ．これらの情報は上オリーブ核群あるいは下丘に投射される．

5 上オリーブ核群

上オリーブ核群 superior olivary complex（SOC）は左右両耳で得られた聴覚情報の処理に非常に重要な役割を果たしている神経核である．外側上オリーブ核 lateral superior olive（LSO），内側上オリーブ核 medial superior olive（MSO），および内側台形体核 medial nucleus of trapezoid body（MNTB）から主として構成されている．特に，MNTB は対側の前腹側蝸牛核（AVCN）から LSO に至る神経線維を中継する重要な神経核である（図 6-41 B）．AVCN からの投射線維は MNTB 主細胞体上に杯型の大型のシナプスを形成し（calyx of Held），安定した速いシナプス伝

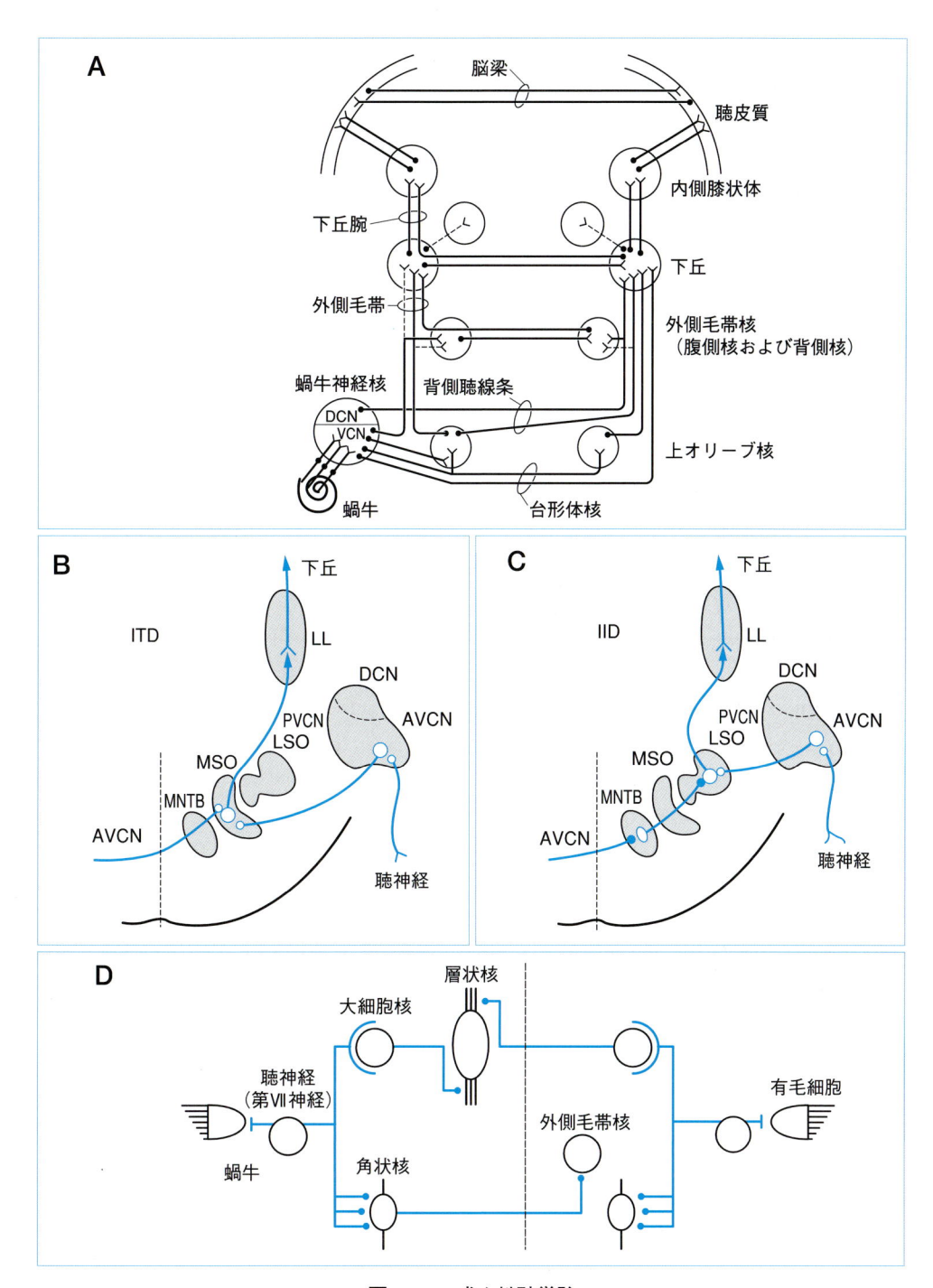

図 6-41 求心性聴覚路

A：聴神経と蝸牛神経核を含む脳幹の聴神経核のシェーマ
B：哺乳類上オリーブ核における両耳間時間差の識別．interaural time difference（ITD），MSO に両側性の興奮性入力が AVCN から入り，到達時間が比較される．時間差に応じた領域の MSO 神経細胞が興奮することで，両耳間の音波の位相のズレが MSO 内での神経細胞の位置の情報に符号化される．AVCN：前腹側蝸牛神経核　　PVCN：後腹側蝸牛神経核　　DCN：背側蝸牛神経核
C：哺乳類上オリーブ核における両耳間音圧差の識別．interaural intensity difference（IID）対側 AVCN からの聴覚信号は MNTB に投射し，抑制性のシナプス入力として LSO 主細胞に投射する．同側性の聴覚信号は AVCN から直接興奮性のシナプス入力として LSO 主細胞に投射する．興奮性と抑制性の入力の比較から，両耳間での音の強度差を識別する．
D：鳥類の蝸牛神経核および層状核への投射

達をすることが知られている．

6 音源の定位

　ヒトおよび動物の行動にとって重要な音の情報の一つは，音の発生する源の情報である．餌を捕えるために，あるいは危険を避けるために，そしてコミュニケーションのために，ヒトにとっても動物にとっても，音の発生する方向を正しく認識し，発生源を識別できることは重要である．正面をはずれた音源から生じる音には，左右の耳に到達する時間，および強度の違いに加えて，各周波数成分の相対強度や，頭あるいは耳介を動かすことによる変化の程度に違いが生じる．ヒトはそうした音の情報を総合して音のする位置（音源）を特定しているものと思われる．音源定位の研究では左右両耳間での音波の到達する時間差 interaural time difference (ITD)，および強度差 interaural intensity difference (IID) の識別能力の解析が集中的に行われている．純音の場合，音源の特定は非常に困難である，さらに反響の起こるような環境下での特定は困難である．一方，複雑な構成音や，純音であっても急激に強度が変化するような音の場合は，音源の定位が容易になる．

　聴覚系では特別な神経回路を用いて音の発生する方向を識別する役に立っている．動物のもつ音源定位とよばれるこの聴覚機能は面フクロウで特に詳しく調べられている．面フクロウでは外耳道開口部の高さが左右で異なる．したがって，音の強さの違いとして上下方向の音源が捉えられる．さらに左右の耳に到達する音の時間差を左右方向の音源の違いとして捉える．こうした機能によって面フクロウは暗闇でも正確に獲物の位置を認識し捕らえることができる．面フクロウは上下・左右方向ともに耳に到達する音波の方位差を1.5°の誤差で識別する能力があるという[30]．これは左右の耳に到達する時間差にして数 μsec に相当する．神経系では活動電位によって情報が伝達されているが，活動電位の伝播速度は高々 100 m/sec である．また活動電位は 1 msec オーダーの時間経過をもつ．こうした，ある意味では遅い情報伝達系であるにもかかわらず，どのようなメカニズムが μsec オーダーの非常に短い時間差を識別することを可能にするのであろうか．ヒトでは，正面から45°の範囲では1°の方位角分の音源の移動に対して10 μsec 程度左右両耳間に達する音の時間差が変わる．ヒトでは，音信号が数 kHz 程度までの周波数領域の雑音で与えられた場合には，1°の方位角の識別が可能であるという[31]．

　哺乳類の音源定位には，蝸牛神経核から腹側に投射し，反対側の上オリーブ核に至る神経束が重要である．この神経束は，反対側の MNTB でシナプスを介してグリシンを伝達物質とする抑制性の入力として外側上オリーブ核（LSO）に至る（図6-41 C）．そこで同側からの興奮性シナプス入力と比較され，主として音の強度情報に基づいた音源の定位がなされる（IID）．この情報は頭の比較的小さな動物で発達している（コウモリ，マウスなど）．LSO の多くの細胞は同側に加えた聴覚刺激で興奮し（excitatory；E），反対側の刺激で抑制される（inhibitory；I, EI ニューロン）．正面に左右同じ強度の音刺激を与えた時にはほとんど興奮しない．しかし反対側の耳への音刺激強度が減少すると，LSO の神経細胞の発火頻度は上昇する．両耳間の音刺激の位相のズレにはほとんど応じないという．したがって LSO の神経細胞は，音源が正面から記録している細胞の属する LSO と同じ側にずれるに従って，発火頻度を増大させる．

　音の時間差（ITD）の情報は頭の大きな動物（霊長類）で利用される．内側上オリーブ核 medial superior olive (MSO) で左右の興奮性のシナプス入力が比較され，音源定位がなされる（図6-41 B）．こうした動物では SOC の中で，MSO が最も大きく発達している．MSO 神経細胞は内側と外側の両極に分枝した2本の樹状突起をもち，左右の入力情報の比較に適した形態をしている．外側に伸びた樹状突起には同側の AVCN からの入力がシナプスし，内側へは反対側の AVCN からのシナプスが形成される．MSO の神経細胞は外側毛帯および下丘に投射する．MSO の多くの神経細胞は両側性に興奮するいわゆる EE タイプであり（同側から興奮性 excitatory，対側からも興奮性

■ ヒトの聴覚障害

ヒトの聴覚障害は，伝音器の障害による伝音性難聴，感音器の障害による感音性難聴，両者の障害による混合性難聴に分けられる．

純音聴力検査を行うと，伝音性難聴では骨導聴力は正常だが，気導聴力が低下する．感音性難聴では気導，骨導聴力が同程度に低下し，気骨導差が認められない．混合性難聴では気導，骨導聴力ともに低下するが，骨導聴力の低下はより軽度にとどまる．

伝音性障害は外耳道の閉塞や，中耳伝音系を構成する鼓膜，耳小骨の障害により，音が内耳に伝えられないことによる難聴であり，手術等により改善可能なものが多い．

感音性障害は内耳感覚細胞，蝸牛神経，脳幹聴覚伝導路，側頭葉の聴覚中枢からなる内耳感音系のいずれかの部位の障害による難聴であり，手術適応となるものは少なかったが，最近は人工内耳による治療も行われている．

聴覚伝導路は両側性に投射することが特徴であり，一側聴覚皮質の障害では純音聴力検査，語音弁別検査ともに低下は認めない．しかし，dichotic listening test（DLT）を行うと，側頭葉損傷と反対側の耳での聞き取り低下が認められる．両側聴覚野が障害されると，すべての環境音（言語，非言語性有意味音，音楽）の認知ができなくなる．

言語音の認知のみが選択的に障害された状態は純粋語聾とよばれる．DLTでは右耳の抑制を認め，左側頭葉聴覚野の機能低下が示唆されている．有意味環境音の認知のみが選択的に障害された場合は環境音失認とよばれる．DLTでは左耳の抑制を認め，環境音認知には右側頭葉が関与していると考えられる．楽音，メロディー（ピッチ），リズム，ハーモニーの4要素からなる音楽の認知能力の障害は感覚性失音楽とよばれる．DLTではピッチの認知は右側頭葉，リズムの認知は左側頭葉がそれぞれ優位であるとされている．

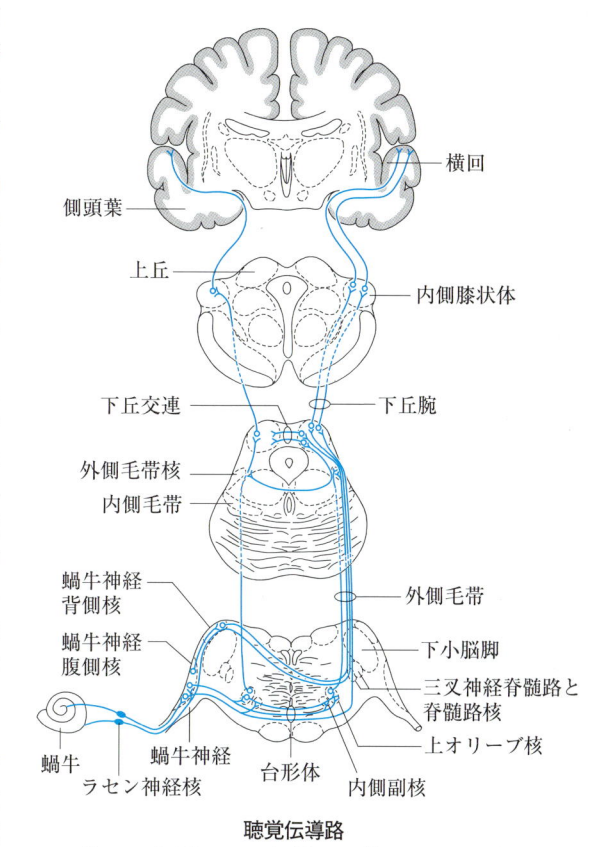

聴覚伝導路
(Parent A：Carpenter's Human Nouroanatomy, 9 th ed., Williams & Wilkins, 1996 より改変引用)

（新潟大学脳研究所 臨床神経科学部門 神経内科学分野　西澤正豊）

---

excitatory のシナプス入力を受ける），両耳間時間差に応答する．最適の位相差の音刺激が左右両耳間に加わるかぎりは刺激強度の違いには応答しないという．両耳間に与える音刺激の位相を体系的にずらすと，この神経細胞は位相差に応じて周期的に最大応答と最小応答を繰り返す．そして，

この最適の位相差は神経細胞ごとに異なる，すなわち最適の音源の方向は細胞ごとに異なっている．MSOにはさらに，EI（同側から興奮性，対側から抑制性入力を受ける）あるいはIE（同側から抑制性，対側から興奮性入力を受ける）タイプの神経細胞も存在するという．こうした神経細胞は，左右の時間差とともにある程度は左右両耳間の刺激強度の違いにも応答し，LSOの神経細胞（EIタイプ）に類似している．その結果，刺激音の強度を左右両耳間で変化させることと，刺激音の位相をずらすことが，EIあるいはIEタイプのMSO神経細胞の発射頻度に与える影響を相殺することがある．こうした現象，すなわち音の時間差と強度差が干渉することは時間と強さの交換作用（time-intensity trading）とよばれるが，あくまでも実験的な現象である．現実の世界では，音源の移動に伴い時間差も強度差も同時に同方向に変化するので，MSO神経細胞の機能を考えるうえであいまいさを残すことはない．音源の定位は下丘において完成する．

7 鳥類の層状核における両耳間時間差の識別

鳥類では，脳幹の聴神経核の1つである層状核 nucleus laminaris（NL）が両耳間での音波の時間差を識別する主たる機能を担っている（図6-41 D）．面フクロウで特に詳細な研究がなされており，雑音信号（白色ノイズ信号）を左右の耳へ小さな時間差を加えて与えたときに，層状核で細胞外記録した活動電位の発射頻度は，個々の神経細胞ごとにある特定の幅をもつピークを示す．さらに，層状核の細胞では，こうした特定の時間差の倍数成分にも応じて活動電位の発射頻度が上昇する．

層状核では左右の耳からの音源信号を受け，ある意味ではこうした2つの入力間の相互相関を計算し，その出力として層状核細胞が活動電位を発射する．この結果，個々の神経細胞では信号の両耳間時間差の分解能に対応したある特定時間ごとに活動電位発射頻度が変化し，倍数成分のピークが出現する．

層状核の個々の神経細胞は，核の内側から外側にわたって特徴周波数を異にする（周波数局在性）．核の内側では高い周波数に応じる細胞があり，外側ではより低い周波数に応じる細胞がある．さらに左右両耳間の時間差に対する指向性がこうした特徴周波数とは別の軸で存在する．ある特定の時間差に対する識別能をもった一群の神経細胞があり，それぞれに特徴周波数が異なっている．こうした両耳間時間差の情報は外側毛帯核 lateral lemniscus（LL）を経て，さらに上位の神経核である下丘 inferior colliculus（IC）外側核へ投射される．下丘外側核では，特徴周波数を異にす

BOX

■ コウモリのエコーロケーション

コウモリは音波を発して獲物に当たって反射してくるエコーから，獲物までの距離を計算している．こうした情報は特定の時間遅れに対応した大脳皮質聴覚野の神経細胞，下丘の遅延回路そして下丘および視床における同期した事象を検出する神経回路で処理されている．コウモリの大脳皮質聴覚野（聴皮質）には，0.4〜18 msecの間の時間遅れに対応した神経細胞が配列した脳内地図が存在するという．こうした時間は音速から計算すると7〜310 cmに対応し，コウモリから獲物までの距離を示している[34]．

（京都大学大学院医学研究科 脳統御医科学系専攻 高次脳科学／神経生物学　大森治紀）

BOX

■ Attention とは

　attention は，選択のためのメカニズムである．外界にある全ての感覚情報を一様に処理しようとすると，その量は膨大となり非効率的である．そこで個体にとって最も有用な情報を選択して，より迅速で精細な分析を可能にするのが attention の働きである．attention はひとつの感覚モダリティーや属性に向けられる場合と，複数の感覚モダリティーにまたがってある空間や対象に向けられる場合がある．たとえば，聴覚性注意による対象の選択の例として，カクテルパーティー効果が知られている．大勢が談笑している中で，多少離れたところで行われている会話でも興味ある話題であれば聞き取ってしまうことをさす．また，一側空間に注意を向けていると，その空間にあるものの聴覚的，視覚的処理は促進される．

　正常な attention は，選択性，持続性，転導性，多方向性，感受性という五大機能をもつといわれているが，脳損傷により種々の破綻をきたす．転導性が過度に亢進して持続性が失われると，ひとつの対象に attention を向けて処理を続けることが難しくなる．たとえば，病室に人が入ってくるたびに診察者から目を離してそちらを見てしまう．一方，多方向性と転導性が失われると，一度注意を向けた対象にのみ attention が集中し，複数の対象の認知が難しくなる．自分がいま書いている字画にだけ attention が向き，その直前に書いた字画に重ねて書いてもまったく気付かないことさえある．また，一側空間への attention が低下した状態は半側空間無視とよばれ，無視側にある刺激に気付くのが遅れたり，気付かなかったりする．以上のような例からも，認知機能を支える attention の重要性がわかる．

（東北大学大学院医学系研究科 高次機能障害学　鈴木匡子，山鳥　重）

る一群の神経細胞からの入力信号が統合される．ある特定の時間差に対する応答性はもつが，必ずしも同一の周波数応答特性をもたない神経細胞からの入力が収斂する結果として，周辺部での倍数成分の活動電位発射は消失する．したがって，面フクロウでは層状核に始まる両耳間での音の時間差の識別機構が下丘外側核で倍数成分という曖昧さを除去することによって，少なくとも一つの完結をみると考えられる[32]．

8　層状核でのシナプス機構

　両耳間時間差の識別機構は，層状核のレベルから十分な時間分解能をもっていることが示されている．それでは，両耳間時間差のこうした高い識別能力を実現するために，神経細胞はどのような働きをしているのであろうか．個々の層状核細胞には左右の大細胞核から 100 本程度の複数の軸索がシナプス形成する（図 6-41 D）．大細胞核へは聴神経がシナプス結合する．数個の蝸牛神経節細胞が1個の大細胞核の神経細胞に巨大なシナプスを作る．蝸牛神経節細胞は巨大なシナプス前終末をもつシナプスを大細胞核の神経細胞との間に形成し，シナプス伝達効率は非常に高く安定している．したがって，シナプス伝達に伴う揺らぎは非常に小さく，興奮性シナプス後電位 excitatory postsynaptic potential（EPSP）から発生する活動電位には 1 msec をはるかに下回る時間的な揺らぎしかない．

　大細胞核の神経細胞では活動電位が正確なタイミングで発生する．この神経細胞は樹状突起をほとんどもたず，ほぼ球形の細胞であり，信号出力のための1本の軸索をもつ．この軸索はすぐに分枝し，左右の層状核に投射する（図 6-41 D）．したがって，一方の耳に入った音は大細胞核の神経細胞で中継され，同時刻に発生する活動電位列として左右の層状核に振り分けられる．一方，層状核の神経細胞は両極に発達した樹状突起をもつ．そ

の樹状突起に左右の大細胞核からの活動電位信号が収束する．大細胞核からの１本の軸索は両側に分枝した後，さらに細かく枝分かれし，一列に配列した層状核細胞にシナプス結合する．このとき，主として反対側の大細胞核から投射して形成されるシナプスでは軸索の長さに体系だった違いが形成される[33]．反対側からの軸索は内側の層状核細胞から順にシナプス結合する．したがって，軸索長は内側から外側に至るにしたがい順次延長する．この，軸索の長さの体系的な違いが，層状核内の位置によって活動電位の到達時間に差を生じ，左右の耳に到達する音波の時間差が層状核内部の神経細胞の位置として新たに符号化される．こうした構成の神経回路を遅延回路 delay line とよぶ．大細胞核からの軸索は髄鞘が取り巻く有髄線維である．巧妙なことに，面フクロウの軸索ではランヴィエ絞輪とよばれる髄鞘の切れ目の間隔が層状核内では短縮し，およそ 60 μm 程度となる[33]．ランヴィエ絞輪間の距離は軸索を伝播する活動電位の速度に影響し，ランヴィエ絞輪間の距離が短くなる結果として伝導速度が低下し，3～5 m/sec となる．軸索の直径は数 μm あるけれども，この伝導速度は同程度の太さをもった無髄線維の伝導速度に近い値である．層状核外ではランヴィエ絞輪間距離は通常の軸索と同じく 300 μm 程度であり，高い伝導速度をもつ．層状核内での巧妙な伝導速度の低下は，時間差の識別に多少の余裕を与えるものであり，面フクロウの両耳間時間差の識別能力を高める大きな要因となっている．

9　オリーブ蝸牛神経束（遠心性神経束）の起始核

上オリーブ核群（SOC）周辺には蝸牛器官への遠心性神経線維の起始細胞が存在する．オリーブ蝸牛束は，主として有毛細胞機能を抑制することが知られている．遠心性神経束を電気刺激することに引き続いて聴神経の活動電位発射頻度が減少する．SOC の中でも外側上オリーブ核（LSO）に分布する細胞群は LOC（lateral olivocochlear）神経細胞とよばれ，蝸牛器官の主として内有毛細胞領域に分布する．内有毛細胞にシナプスを形成する求心性神経線維の終末部付近にシナプスを形成する．一方，MOC（medial olivocochlear）神経細胞とよばれる一群の遠心性神経細胞が内側上オリーブ核（MSO）周辺に分布し，主として外有毛細胞体に直接シナプスを形成する．MOC のおよそ 80% が交差性であり，反対側の外有毛細胞にシナプスを形成する．一方 LOC のおよそ 90% は非交差性であり，同側の蝸牛において内有毛細胞領域に分布している．

10　外側毛帯核

外側毛帯核 lateral lemniscus（LL）は背側核 dorsal nucleus of lateral lemniscus（DNLL）と腹側核 ventral nucleus of lateral lemniscus（VNLL）に分けられる．DNLL への入力線維は主に前腹側蝸牛神経核（AVCN）および外側上オリーブ核（LSO）からの両側性の投射線維と，蝸牛神経核（CN）からの反対側性の投射線維である．VNLL では主な入力は反対側の腹側蝸牛神経核（VCN）からくる．LL からの出力線維はプロスト（Probst）交連を形成して反対側の LL へ投射するものと，両側の下丘に至るものがある．多くの VNLL の神経細胞は反対側の音刺激にのみ応じる片側性である．一方，DNLL の神経細胞は両耳性（両側性）であり，IE 型（同側から抑制性，反対側から興奮性入力を受ける）の応答をする．DNLL を傷害することで傷害とは反対側の下丘や聴皮質での両耳性の応答特性に影響するという．

11　下丘

下丘は中脳部での主たる聴神経核であり，脳幹部背側に突出した大きな構造をもつ．すべての上向性の聴覚情報は下丘を経由し視床に至る．下丘では，これまでの神経核に比べて複雑な情報処理が行われており，聴覚情報を統合的に処理する最初の神経核と考えられる．さらに触覚や体性感覚

BOX

■ 視覚空間と聴覚空間の対応

　上丘は視覚系の主たる神経核である．ここには視覚空間に対応した脳内地図が形成されている．視覚空間に対応した脳内地図は多くの動物種で基本的にほぼ同じ性質をもっているという．一方，聴覚空間に対応した脳内地図は下丘に形成され，さらに上丘に投射することによって視覚空間の地図とすりあわせが行われている．空間地図は面フクロウで詳細な研究がなされている．聴覚では，両耳間での音波の強度差，時間差（位相差，これらは音の周波数によっても影響される），さらには音のスペクトル（これは頭部および耳介と音源との関係によって影響を受ける）などを手がかりとして，空間地図が形成される．すなわち，ある特定の方向からきた音に対してのみ反応する細胞が下丘には存在する．個々の神経細胞は空間地図上に最適領域をもっており，刺激が対応した空間領域をはずれると，その神経細胞の応答は減少する．視覚空間の地図を形成する神経細胞と聴覚空間を形成する神経細胞は同じ空間位置に対応しているという．すなわち，視覚的にも聴覚的にも空間情報が1個の神経細胞に収束している．基本的に，刺激とは反対側の脳領域に地図は形成される．上丘における脳内地図では視覚的な地図がはじめに形成され，それに対応する形で聴覚的な地図すなわち空間座標が作成されるという．これは，プリズムをかけて視角がずれた環境下で育てた面フクロウを用いた実験から明らかにされた[35]．さらに大脳皮質視覚野の神経細胞も，それぞれ特定の空間座標をもった聴覚刺激に応答するという．

（京都大学大学院医学研究科　脳統御医科学系専攻　高次脳科学/神経生物学　大森治紀）

などの聴覚以外の感覚情報とのすりあわせが行われるのも下丘である．視覚とのすりあわせは主に上丘で行われており，以下に述べるような脳内地図の形成も上丘で行われている．

12　内側膝状体

　視床および大脳皮質聴覚野は非常に複雑であり，現時点では多くの断片的な知識が集積されている状況である．聴覚の最も重要な機能の1つである音源を特定する作業と，特定した音源を空間的に位置づける作業のような基本的な機能に対しても，並列に作動する非常に複雑な回路が用意されている．内側膝状体を主な領域とする視床と下丘は大脳皮質聴覚野の間にも相互に複雑な神経結合を形成する．そうしたすべての領域に周波数局在性が認められている．

　内側膝状体では神経細胞は層構造をした配列を示し，周波数局在性を構成する基礎となっている．主として，下丘の中心核領域から上向性の入力を受ける．ここからの出力は上向して大脳皮質聴覚野のすべての領域に投射する．視床では内側膝状体以外に，視床後核にも周波数局在性を示す細胞配列があり，大脳皮質聴覚野に投射する．視床から大脳皮質聴覚野への投射は，周波数局在性をもった神経投射以外にも，周波数局在性をもたない（non-tonotopy）投射線維と，聴覚以外の多数の感覚情報を含む投射系（multi-modal）とがある．

　さて，聴覚神経回路はさらに大脳皮質聴覚野および大脳皮質全領域に展開している．しかし，著者自身の現在の研究と理解が主に末梢の聴覚機能に限られており，大脳皮質をはじめとする中枢神経機構はこれからの課題である．また，著者にとっても未知である領域に関してさらに記載を続け，どの教科書にも書いてあることを繰り返すことは避けたいとも思う．したがってより高次の聴覚機能に関心をもたれた読者は，より適切な書籍に当たられることを勧めて，本節を終わる．

引用文献

1) Ohmori H : Mechano-electrical transduction currents in isolated vestibular hair cells of the chick. *J Physiol* **359** : 189-217, 1985
2) Tasaki I, Davis H, Eldredge DH : Exploration of cochlear potentials in guinea pig with a microelectrode. *JASA* **26** : 765-773, 1954
3) 浜 清, 斉藤宏学 : 内耳側線系感覚上皮の微細構造. 神経進歩 **25** : 756-776, 1981
4) Kataoka Y, Ohmori H : Activation of glutamate receptors in response to membrane depolarization of hair cells isolated from chick cochlea. *J Physiol* **477** : 403-414, 1994
5) Spoendlin H : Efferent innervation of the cochlea. *In* : Bolis L, Keynes RD, Maddrell SHP (eds) : *Comparative Physiology of Sensory System*. Cambridge Univ. Press, Cambridge, pp. 163-188, 1984
6) Ohmori H : Gating propertied of the mechano-electrical transduction channel in the dissociated vestibular hair cell of the chick. *J Physiol* **387** : 589-609, 1987
7) Kros, CJ, Lennan GWT, Richardson GP : Traunsducer currents and bundle movements in outer hair cells of neonateal mice. *In* : Flock Å, Ottoson D, Ulfendahl M (eds) : *Active hearing*. Elsevier Science, Pergamon, pp. 113-1265, 1995
8) Hudspeth AJ, Gillespie PG : Pulling springs to tune transduction : Adaptation by hair cells. *Neuron* **12** : 1-9, 1994
9) Walker RG, Willingham AT, Zucker CS : A drosophila mechanosensory transduction channel. *Science* **287** : 2229-2234, 2000
10) Wangemann P : Comparison of ion transport mechanisms between vestibular dark cells and strial marginal cells. *Hear Res* **90** : 149-157, 1995
11) Ashmore JF : A fast motile response in guinea-pig outer hair cells : The cellular basis of the cochlear amplifier. *J Physiol* **388** : 323-347, 1987
12) Zheng J, Shen W, He DZZ, et al : Prestin is the motor protein of cochlear outer hair cells. *Nature* **405** : 149-155, 2000
13) von Békésy G : *Experiments in Hearing*. McGraw-Hill, New York, 1960
14) Sellick PM, Patuzzi R, Johnstone BM : Measurement of basilar membrane motion in the guinea pig using the Mössbauer technique. *JASA* **72** : 131-141, 1982
15) Khanna SM, Leonard DGB : Basilar membrane tuning in the cat cochlea. *Science* **215** : 305-306, 1982
16) Liberman MC, Dodds LW : Single-neuron labeling and chronic cochlear pathology. III. Stereocilia damage and alterations of threshold tunig curves. *Hear Res* **16** : 55-74, 1984
17) Ohmori H : Afferent and efferent synaptic transmissions in hair cells. *NIPS* **11** : 161-166, 1996
18) Kataoka Y, Ohmori H : Of known neurotransmitters, glutamate is the most likely to be released from chick cochlear hair cells. *J Neurophysiol* **76** : 1870-1880, 1996
19) Glowatzki E, Fuchs PA : Transmittee release at hair cell ribbon synapse. *Nature Nenrosci* **5** : 147-154, 2002
20) Galambos R : Suppression of auditory nerve activity by stimulation of efferent fibers to cochlea. *J Neurophysiol* **19** : 424-437, 1956
21) Art JJ, Fettiplace R, Fuchs PA : Synaptic hyperpolarization and inhibition of turtle cochlear hair cells. *J Physiol (Lond)* **356** : 525-50, 1984
22) Furukawa T : Effects of efferent stimulation on the saccule of goldfish. *J Physiol* **315** : 203-215, 1981
23) Elgoyhen AB, Johnson DS, Boulter J, et al : $\alpha 9$: An acetylcholine receptor with novel pharmacological properties expressed in rat cochlear hair cells. *Cell* **79** : 705-715, 1994
24) Fuchs PA, Murrow BW : Cholinergic inhibition of short (outer) hair cells of the chick's cochlea. *J Neurosci* **12** : 800-809, 1992
25) Shigemoto T, Ohmori H : Muscarinic receptor hyperpolarizes cochlear hair cells of chick by activating Ca^{2+} activated K^+ channels. *J Physiol* **442** : 669-690, 1991
26) Ashmore JF, Ohmori H : Control of intracellular calcium by ATP in isolated outer hair cells of the guinea pig cochlea. *J Physiol* **428** : 109-131, 1990
27) Nakagawa T, Akaike N, Kimitsuki T, et al : ATP-induced current in isolated outer hair cells of guinea-pig cochlea. *J Neurophysiol* **63** : 1068-1074, 1990
28) Highstein SM, Baker R : Action of the efferent vestibular system on primary afferents in the toadfish, Opsanus tau. *J Neurophysiol* **54** : 370-384, 1985
29) Goldberg JM, Fernandez C : Efferent vestibular system in the squirrel monkey : Anatomical location and influence on afferent activity. *J Neurophysiol* **43** : 986-1025, 1980
30) 小西正一 : フクロウの音源定位の脳機構. 科学 **60** : 18-28, 1990
31) Moore BCJ : *An Introduction to The Psychology of Hearing*. Academic Press, London, 1989

32) Fujita I, Konishi M : The role of GABAergic inhibition in processing of interaural time difference in the owl's auditory system. *J Neurosci* **11** : 722-739, 1990
33) Carr CE, Boudreau RE : Central projections of auditory nerve fibers in the barn owl. *J Comp Neurol* **314** : 306-318, 1991
34) Suga N : Cortical computational maps for auditory imaging. *Neural Netw* **3** : 3-21, 1990
35) Brainard MS, Knudsen EI : Dynamics of visually guided auditory plasticity in the optic tectum of the barn owl. *J Neurophysiol* **73** : 595-614, 1995

4 体性感覚と痛覚

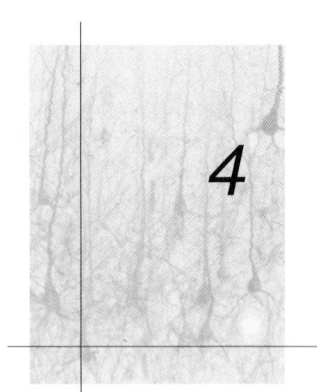

〔1〕体性感覚

岩村吉晃

皮膚受容器

1）触受容器 touch receptor

外部の物体との接触による，あるいは自分の運動や姿勢の変化に伴って起こる，圧迫，伸展などの皮膚の機械的変形を検出するもの．持続する機械刺激への順応 adaptation の速さにより，速い rapidly adapting（RA），遅い slowly adapting（SA）の2型に分類される．マイスナー小体，毛包受容器，パチニ小体は速順応型，メルケル盤とルフィニ小体は遅順応型である．

2）温度受容器 thermoreceptor

皮膚局所の温度とその変化を捉えるもの．自由神経終末である．温・冷受容器がある．

3）侵害受容器 nociceptor

皮膚を損傷する刺激により興奮するもの．自由神経終末である．機械的刺激にのみ応答する機械侵害受容器と，機械的・化学的刺激，熱などすべての侵害刺激に応答するポリモーダル（polymodal）受容器とがある．

深部受容器

1）筋紡錘 muscle spindle

人体は約400個の骨格筋がある．骨格筋には通常の筋線維（錘外筋線維）に混じって筋紡錘がある．筋紡錘は指など，細かい運動に関する小さい筋に多く，体幹の大きい筋では少ない．筋紡錘は被膜に包まれた2～12本の錘内筋線維と，これを支配する感覚性および運動性の神経とからなり，全体として長さ6～8 mm の紡錘形をなす．錘内筋線維には2種類あり，それぞれ核袋線維，核鎖線維とよばれ，筋の伸展と収縮の両方で興奮する．いずれの線維もその中央部は収縮せず，両端の収縮によって引っ張られて変形が起こり，中央部に存在する感覚終末が興奮する．筋紡錘を支配する感覚線維には Group Ia と Group II の2種類あり，前者は核袋線維，核鎖線維の両方に（1次終末），後者は主として核鎖線維に終わっている（2次終末）．両者は伝導速度の違いで区別できる．

2）ゴルジの腱器官 Golgi tendon organ

骨格筋の両端は腱となって骨に付着する．筋と腱の移行部には細かく枝分かれした神経終末が存在し，腱線維とからみあう．これをゴルジの腱器官という．長さ約1 mm，直径0.2 mm の紡錘形のカプセルに包まれた受容器で，太い有髄線維（Group Ib）により支配される．

3）関節受容器 joint receptor

関節の動きによって刺激される受容器の総称．関節囊にはルフィニ終末とパチニ小体が，靱帯にはゴルジ腱器官に似たゴルジ終末，またはゴルジ-マッツオニ（Golgi-Mazzoni）小体があり，関節囊にはこのほかに多数の自由神経終末がある．ゴルジ終末，ルフィニ終末類似の受容器は遅順応型，パチニ小体は速順応型である．ゴルジ終末は関節囊表面に垂直方向への圧迫に，ルフィニ終末は正接方向の力に応答する．関節受容器からの神経を実験中に確実に同定するのは必ずしも容易でな

く，またその走行が短く，筋神経線維，皮膚神経線維との区別が困難である．

4）侵害受容器

筋の血管の周囲や，関節囊には数多くの無髄線維の終末があるが，これらの線維は約半数が交感神経で，残りは痛みに関係するものである．関節の無髄線維のなかには，正常では機械刺激にはなんら応答しないのに，関節が炎症を起こすと応答するようになるものが多く存在し，関節痛を引き起こす．

受容器の興奮を伝える末梢神経

体性感覚受容器の興奮を伝える末梢神経は，後根神経節に細胞体のある偽単極型神経細胞の軸索である．有髄と無髄とがあり，有髄神経では太い神経ほど伝導速度が速い（直径×6＝伝導速度）．動物で測定した触覚，振動覚，深部覚の各受容器からの神経は太い有髄線維で，ギャッサー（Gasser）の分類ではAα，Aβ線維，ロイド（Lloyd）の分類ではGroup I，II線維（直径10～20 μm，伝導速度60～120 m/sec），温度覚，痛覚受容器からの神経は細い有髄線維で，Gasserの分類ではAδ線維，Lloydの分類ではGroup III線維（直径5 μm以下，伝導速度30 m/sec以下），または無髄線維，Gasserの分類ではC線維，Lloydの分類ではGroup IV線維（直径1.5 μm以下，伝導速度2 m/sec以下）である．ヒトで表面電極を用いて測定した有髄神経の伝導速度は動物より遅く，正中神経で40～70 m/secである．

体性感覚の中枢経路

◆ 伝導路

1）後索

触，圧覚，振動覚，深部感覚を伝える神経は，脊髄に入ったあと同側の後索を上行し，延髄の後索核にてニューロンを替え，交差して内側毛帯となり，視床腹側後外側核に終わる．内側毛帯系の傷害で起こる主要症状は，探索識別，物品の操作など，能動的な手の使用の障害であることから，後索内側毛帯系は能動的触知覚のために発達した系であるともいわれる．

2）脊髄視床路

温度覚，痛覚，一部の触覚を伝える神経は脊髄後角にてニューロンを替え，交差して反対側の前側索を上行し，視床の，①後腹外側核，②後核群，③髄板内核群などに終わる．

3）三叉神経伝導路

顔面，口腔，舌の感覚は三叉神経により伝えられる．三叉神経核は主知覚核と脊髄路核に分かれている．前者は後索核に相当し，視床腹側基底核群の後内腹側核に投射する．脊髄路核は脊髄後角に相当し，後腹内側核や髄板内核群などに投射する．

4）その他の伝導路

脊髄小脳路は深部感覚を脊髄から直接小脳に伝え，姿勢や運動の調節に役立つ．脊髄網様体路は，触覚，痛覚，温度覚などを脳幹網様体に送り，睡眠，覚醒など意識水準の維持，調節，姿勢の維持や歩行など自動運動の調節に関わり，さらに脳幹から視床下部へ，あるいは視床を経て辺縁皮質に到達して，怒り，恐れなど情動行動の引金となり，自律系の活動に大きな影響をおよぼす．

◆ 体性感覚入力を受ける視床核

体性感覚入力を受ける視床核は大きく外側部と内側部とに分けられる．外側部は内芯部と外殻部とからなる．内芯部は腹後外側核 n. ventralis posterolateralis（VPL），腹後内側核 n. ventralis posteromedialis（VPM）からなる腹側基底複合（ventrobasal complex）であり，外殻部はこれを取り囲む後核 n. posterior（PO），腹後下核 n. ventralis posteroinferior（VPI），および腹側基底複合と腹外側核 n. ventralis lateralis（VL）との境界部である．外側部ではこの他に，内側膝状体の大細胞部 medial geniculate nucleus magnocellularis（MGNm）と不確帯 zoma incerta（ZI）も体性感覚の投射を受ける．内側部はいわゆる髄板内核群 intralaminar nuclei（ILN）〔外側

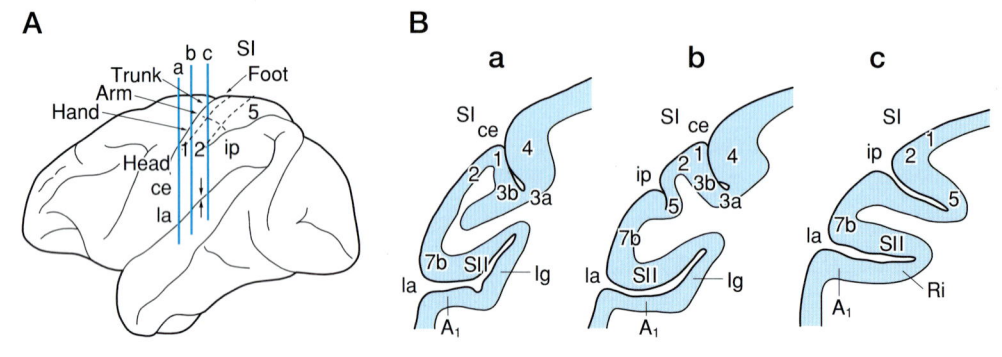

図 6-42 体性感覚中枢
マカクサルの大脳皮質外側面（A）と断面（B-a, b, c）における第 1, 第 2 体性感覚野の位置を示す。第 1 体性感覚野（SI）は頭頂葉中心後回にあり，ブロードマンの 3, 1, 2 野からなる。第 2 体性感覚野（SII）は中心後回の外後方の外側溝（シルビウス裂）に沿った頭頂弁蓋の内壁にあり，細胞構築区分の該当はない。
ce：中心溝　　ip：頭頂間溝　　la：外側溝　　A₁：聴覚野　　Ri：島後部　　Ig：島顆粒部

中心核 n. centralis lateralis（CL），内側中心核 n. centralis medialis（Cem），束傍核 n. parafascicularis（Pf）など〕や正中中心核 n. centrum medianum（CM）などである．

体性感覚野

ヒトやサルの体性感覚野は，中心溝に沿って内外方向に細長く位置する中心後回にある第 1 体性感覚野 first somatosensory cortex（SⅠ）と，その外側，シルビウス裂あるいは外側溝の中，すなわち側頭頭頂弁蓋上，内壁から島におよぶ部分にある第 2 体性感覚野 second somatosensory cortex（SⅡ）である（図 6-42）．

1 解剖学

◆ 体性感覚野の細胞構築

フォンエコノモ（von Economo K）によれば，第 1 体性感覚野のある中心後回の前 1/2，中心溝に沿った部分は顆粒皮質であるが，後方部分は前頭型すなわち連合野的な細胞構築をもつ．ブロードマン（Brodmann）の細胞構築学的分類では，中心後回は前方より 3, 1, 2 の各野からなる．3 野は後に 3 b 野とよばれ，細胞構築学的には典型的な小細胞性の顆粒皮質である．3 b 野の前方に 3 a 野が区別されたが，ここは無顆粒皮質である運動野への移行型である．一方，1 野と 2 野では，顆粒細胞が減り錐体細胞が増す．細胞構築像からみて中心後回は典型的な感覚皮質の部分と連合野的な部分とからなるわけである．

第 2 体性感覚野は，Ⅳ層が目立つ顆粒皮質と錐体細胞層が明確な頭頂型皮質の混合で，組織学的にこれと異なる 7 b 野，「島」，島後部などの領野に囲まれている．

◆ 視床からの投射

中心後回は主に腹側基底複合から投射を受ける．VPL を例にとると，その外殻部は深部感覚を，中心部が皮膚感覚情報を中継し，前者は 3 a 野と 2 野に，後者は主として 3 b 野と 1 野に投射する．2 野は，体性感覚野の後方の頭頂連合野である 5 野，7 野とともに，視床連合核である後外側核 n. lateralis posterior（LP），視床枕前部 anterior pulvinar からも投射を受ける．

◆ 皮質間結合

3 a 野は隣接する 3 b 野，運動野（4 野），1 野に，3 b 野は 1 野と 2 野へ，1 野は 2 野へと投射する．2 野は前方の運動野と後方の頭頂連合野（5, 7 野）に投射する．すなわち中心後回内部の領野間と，その周囲の皮質との間に解剖学的な結合の階層構造がある．反対側半球への交連線維は部位によっ

てはかなり存在している．

2 大脳の機能局在と体性感覚野の体部位再現

◆ 体部位再現地図

19世紀の神経生理学者フェリアー（Ferrier D）は，感覚刺激の受容は末梢受容器によって行われ，これを受ける感覚中枢は直接的な感覚印象をもたらすだけでなく，個々の感覚性体験貯蔵の場所であり，ここが興奮することが，想起や観念作用の基礎をなすと考えた．神経病理学者のジャクソン（Jackson JH）は，てんかん患者の発作時にみられる痙攣がしばしば手に始まり，より近位の腕から体幹に，あるいは逆に顔面に移行していく様子（行進，march）を観察し，中心溝付近に体部位局在的再現があることを示唆した．ヒトや動物の脳を直接電気刺激する実験が行われたが，初期の実験技術では，電気刺激で感覚野と運動野は必ずしも区別できなかった．

ペンフィールドとボルドリー（Penfield W & Boldrey E）は，てんかん患者の脳手術に先立って，硬膜を切開して大脳皮質に直接単極あるいは双極電極を当て電気刺激を行った．中心溝をはさんだ中心前回では身体の動きの，中心後回では感覚の誘発の閾値が低いので，それぞれを運動の中枢，感覚の中枢であると結論し，小人間像，ホムンクルス homunculus を描いて体部位再現地図を表した．彼らはまたシルビウス溝の中に第2体性感覚野の存在を確認した．

◆ コラム仮説と感覚サブモダリティ sub-modality の分別再現仮説

体部位局在的再現地図を描く背後にあるのは，19世紀末以来の要素的感覚理論，すなわち皮膚体表面に受容器がモザイク状に配列し，これが大脳皮質に忠実に再現されているという考え方である．これを基盤として大脳皮質の機能構成に関する2つの実験的仮説が提出された．

ネコやサルの大脳皮質ではじめて単一ニューロン活動記録を行ったマウントキャッスル（Mountcastle VB）は，ニューロンを発火させる刺激の種類を皮膚，深部の2つに分け，個々の皮質ニューロンはどちらかの刺激にのみ応じ，違う刺激に応じるニューロンは互いに混じり合わない，すなわち皮質表面に垂直方向に並んだニューロンの連鎖は，皮膚か深部かに分かれて独立のコラム column を形成し，皮質はこれらのコラムのモザイクからなるとした．また単一ニューロン活動の記録に基づいて，ニューロンのタイプの割合を3, 1, 2野で比較し，3野では皮膚タイプが多く，2野では深部タイプが多く，1野では両者が混じっていることから，2つの異なった受容器タイプからの情報が別々に異なった領野に投射するという分別再現仮説を立てた．こう結論すると，感覚情報の統合は感覚野内ではなく，連合野で行われていると考えなければならなくなる．

3 感覚情報処理の階層性

視覚野ではヒューベルとウィーゼル（Hubel DH & Wiesel TN）が階層的情報処理仮説を提唱したが，この仮説は体性感覚野では無視された．すでに述べたように，体性感覚野内部の領野間や周囲の部位の間に，皮質間結合による順序性あるいは階層性がある．また1, 2野は髄鞘化の過程や細胞構築からみて投射野と連合野との中間的な性格であり，3b野の上位に1, 2野が位置するという階層構造を支持する．

サルの3b, 1, 2野を個別に破壊して触識別能力の障害を調べた実験によると，1, 2野の個別破壊では，それぞれ粗滑または凹凸，すなわち形の識別が障害されるが，3b野だけを破壊すると，1, 2野は無傷であるにもかかわらず，どちらの識別能力も障害される．

われわれは情報処理の階層性を検証する実験を行った．無麻酔サルの中心後回手指領域のいろいろな部位に電極を刺入して単一ニューロン活動を記録し，対側手指の皮膚，関節，筋などを刺激し，各ニューロンがどのような刺激に最もよく応じるかを詳しく調べたところ，3b野のニューロンは受容野が小さく，ほとんどが1本の指の1分節内

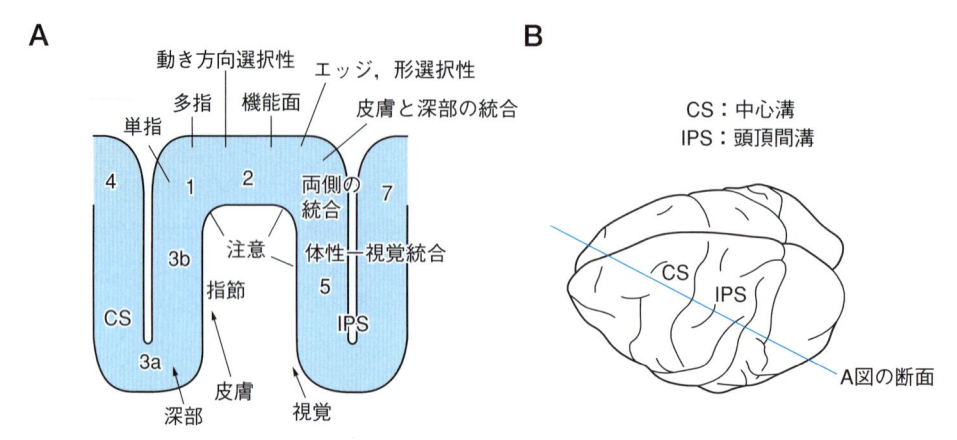

図 6-43 中心後回で行われる情報処理の内容と階層性
(岩村吉晃, 2001[3]より改変)

に限局しているのに比べ，より後方の1野とさらに後方の2野では受容野がより大きく，複合的であることを見つけ，後方にいくほどより複雑な情報処理をしていると結論した（図6-43）．

4 体性感覚野に表現されるもの

◆ 3b野に表現される指の機能区分

3b野は皮膚ニューロンが主（62.7％）であり，受容野が小さい．皮質下あるいは皮質レベルで積極的な抑制プロセスが働いて，受容野が小さくなっていると考えられる．3b野指領域にはいくつかの機能的区分がある．すなわち指先，腹側面，背側面がそれぞれ別の区分に投射し，各区分ごとに指の順序だった再現がある．

指先の区分では受容野が特に小さい．小さい受容野は爪のまわりなどにあり，例えば米粒のような細かいものを摘み上げるようなとき，指先（末節）の一部がその物体と接触する部位に対応している．指の腹側面の区分では，無毛部皮膚に加わるさまざまなニュアンスの刺激，つまり「こする」とか「つまむ」とか「つねる」といった特別な刺激に応答するニューロンが並んでいる．さらに，指背面の区分では指背面の毛に対する軽い接触で応答するニューロンがある．

◆ 1, 2野で行われる部位情報の統合と機能面

1野や2野では，3野の機能的区分がもとになって部位情報の統合が行われる．1, 2野手指領域ニューロンの受容野には，複数の指節を覆うもの，2本以上の指にまたがるもの（多指複合型），手掌あるいは手背全体を覆う大きな受容野もみられる．すなわちここでは，指が再現されるのではなく，手の機能的部分が再現されている．例えば1指と2指を含む手の橈側，手の尺側，複数の指先，指を含めて手掌全体といったものがある．

皮膚と深部の両方の刺激に応答するニューロン，あるいは軽い接触刺激で興奮し，圧迫では抑制されるニューロンなどもある．後者は速順応型（興奮）と遅順応型（抑制）の受容器の情報を統合していると考えられる．このニューロンは，サルがテーブルの端をつかんで手を動かしたとき応答し，手が静止時には活動が抑制される．このニューロンの受容野の形は手掌全体にあって，この動作によく適合する．また方向選択性があって，手が尺側方向に動くときだけ発火する．つまりこのニューロンは触対象と手の間の相対的な動きを表現する．

このようにサルの1, 2野でみられる多指型の受容野は，皮膚と物体が接触する場を表現しているかと結論できる．体性感覚野ニューロンが物体と皮膚との接触の仕方をこのような形で捉え，これをもとに物体の形が認識され，手の運動がコント

ロールされると考えれば，体性感覚野になぜいろいろな受容野をもつニューロンがあるのかがわかる．そこでわれわれはSIニューロンの受容野の主なものを機能面 functional surface とよんだ．

視覚系皮質でも受容野は1次視覚野（17野）から高次視覚野にいくにつれ次第に大きくなるが，機能面の考え方は視覚系では提出されていない．

◆ 身体両側からの情報が統合される

SIには，脳と反対側の身体が交叉して投射していることになっている．しかしサルでは，顔面や口腔領域，あるいは体幹領域など身体の正中部が投射するところでは，3b野に両側の情報を受けるニューロンがあることが知られていた．両側の統合が起こるために同側の情報が大脳皮質に到達する経路として脳梁が考えられた．

最近われわれの研究で，サル中心後回は手指領域でも両手の情報が統合されることがわかった．さらに手指領域のほかに，肩，上腕領域，腰，下肢領域，足の領域にも両側性受容野をもつニューロンがあることがわかった．これら両側性ニューロンは，主に脳梁連絡が存在する2野か5野にあった．

肩領域で両側性受容野をもつニューロンが比較的多いのは，肩がその構造上しばしば両側が一緒に動くことと関係があると思われる．足の領域では両側性ニューロンが手の領域に比べはるかに少なく，同じ指構造を有しながら，手はしばしば物を両手で把持し認識するのに比べ，足ではこれをあまりやらないという事情を反映しているように思われる．

より高次の中枢であるSIIや頭頂連合野には，脳梁結合が密に存在し，ニューロンはしばしば両側性の受容野をもっている．両側の統合は高次感覚中枢では当然のこととなる．

5 体部位再現地図の可塑性

体性感覚野の体部位局在地図には，幼若時に限らず成長してからも可塑性があるとする研究がトピックスとなった．

◆ 生後発達

生後まもない子ネコの体性感覚野ニューロンを調べると，子ネコには成猫との違いがあった．①不連続な受容野（例えば2本以上の指先の組合わせ）がないこと，②受容野の性質が成猫ほど多様でないこと，③体部位再現地図の個体差が少ないことなどであった．成猫でみられる受容野の複雑さは生後発達の過程で獲得されたものだと推測される．

◆ 末梢神経あるいは指切断後の体部位再現地図の再構成

麻酔したヨザル（owl monkey）で正中神経を切断し，第1～3指の無毛部皮膚からの入力を除き，ただちに微小電極を体性感覚野に刺入して調べたところ，第1～3指の無毛部皮膚が投射していた皮質部位が隣接する掌や3～4指に反応した．また3指あるいは2，3指を切除して2～8カ月後に受容野を調べても，切断された指の領域は隣の指や掌に応答した．さらに2本の指を外科的に縫合して数カ月おくと，2本の指が投射する領域の境界がなくなり，両方の指にまたがる受容野をもつ皮質のニューロンが出現した．

頸髄後根を切断して10年以上飼ったマカクザルのSIでは，手指領域に相当する部位が顔面領域に置き換わっていた．

◆ 手指の使用と体部位再現地図

サルに毎日数時間1,2本の指を回転する溝付き円盤に触れさせ，数カ月間にわたり訓練して体性感覚野を調べたところ，触れていた指の領域の3b野が3a野に向かって広がり，しかも個々のニューロン受容野が小さくなっていた．授乳中の母ラットの乳首投射領域は，授乳経験がないラットに比べて広いという．

ヴァイオリン，チェロ，ギターなどの弦楽器奏者では，左手の示指から小指の投射する右側体性感覚野の指領域が拡大している．点字を読む際，示指から薬指までの3本の指を使う人では，脳磁図でみた体性感覚野の指領域の拡大と指再現の配列順序の乱れがある．

ヨザルを訓練して，細長い棒に2〜4指を同時に触れる課題で訓練したあとでは，3a，3b野ニューロンの40%で受容野が複数の指にまたがっていた．

ヒトでは，4本の指先に空気流を吹き付けて40分刺激するだけで，正中神経あるいは尺骨神経刺激による誘発磁場の中心が近寄る，つまり指の領域が狭くなったという報告がある．

◆ 体部位再現の変化は他の要因でも起こる

ヒト体性感覚野の指再現地図の変化は，神経を切断あるいは刺激しなくても起こる．2〜3指の電気刺激による誘発電位を記録中に，隣の4〜5指に注意を向けると，2〜3指の再現位置が内側にシフトする．4〜5指に痛み刺激を加えても，2〜3指の再現部位が内側にシフトする．さらに空間的注意によっても，指の再現地図が変化する．つまり大脳皮質の再現地図は固定的なものでなく，注意，痛みなどによって影響を受ける．

注意によって視床などの中継核レベルで抑制が働いたり，痛みを伝えるC線維系が触覚を伝える系に干渉することもすでに知られている．大脳皮質ニューロンの受容野がカプサイシン投与で変化したり，手掌での触あるいは振動感覚の閾値が，同時に与えた熱刺激により上昇することが示されている．

◆ 体部位再現地図変化の神経メカニズム

再現地図変化の神経機構もいろいろ議論された．短時間で起こる変化は，存在する神経支配に対する側方抑制からの開放により，長時間かかって起こるものは，長期増強 long term potentiation（LTP）などのシナプス伝達の強化，神経軸索側枝の発芽などの可塑的な機序があるなどと主張された．短期的長期的いずれの変化も，大脳皮質だけでなく，脊髄後角，後索核，視床など皮質下の中継核，あるいは末梢神経でも起こる可能性がある．

皮質再現地図の再構成の問題は，学習や記憶の仕組みとの関連性で興味がもたれているが，1次感覚野の地図の変化よりは，感覚連合野における可塑性の方が重要であると考えられる．しかしこの問題にはまだ手がつけられていない．

6 第2体性感覚野（SII）

SIIはSI同様，視床後外腹側核（VPL）から投射を受けるので，1次感覚野と並列的な位置づけを行う研究者がいる．しかしサルのSIIに投射する視床核は，腹側基底核群のなかでもVPLよりはVPIが主である．このほかに後核群（PO），髄板内核群の中のCLなどからも投射がある．

SIIは同側，対側のSI，対側のSIIから投射を受け，SIIは隣接する島，Ri，7b野へ投射し，島からは大脳辺縁系へ投射がある．SIIは運動野および運動前野，さらに前頭前野の一部にも直接投射する．これらの解剖学的状況から，SIIはSIより上位あるいは高次の中枢であるという仮説が出されている．

◆ SIIの範囲と体部位再現地図をめぐって

SIIの範囲や体部位再現の様子についてはいろいろ議論があり，最終的な解決に至っていない．

ウールジー（Woolsey CN）らが誘発電位により同定したSII領域のうち，前方部分は視床VPL核から直接投射があり，同側のSIと結合があり（SIの3b，1，2野のすべてから投射がある），細胞構築的にも後方部分とは異なる．

ウールジーらが決めたSIIで単一ニューロンの受容野を調べると，その前方部分では，皮膚の触刺激に応じるニューロンが多く，90%が両側性で，その半数は受容野が大きく体幹の正中線を越えて広がり，他の半数は四肢末梢にあって受容野が小さく，しかも左右対称であった．これに比べ後方部分では両側の皮膚刺激に応じるニューロンにはどちらかというと強い皮膚刺激や侵害刺激に応じるものが多く，視・聴覚刺激に応じるものもあり，体性感覚野の性質とはかけはなれていた．おそらく後方領域は，7b野やRiに相当すると考えられる．

ニューロン記録の結果からSIIの体部位再現地図は，①脊髄分節の順序に従う，②手や足の領域

を他の体部位が取り囲む，③サルのSIIは前後方向に狭義のSIIとPV（parietal ventral area）にさらに二分されるなどの提案がなされている．

◆ 慢性サルSIIニューロンの受容野

われわれは無麻酔覚醒サルを用いて単一ニューロン記録を行い，次の結果を得た．①SIIでは44％のニューロンで受容野あるいは最適刺激が不明である，②最適刺激が判明したものでは，皮膚が48％，深部が49％，両方が3％，③受容野が両側性のものが64％，対側性34％，同側性が2％，④受容野が上肢，下肢，体幹，頭部（顔，口，首を含む）のどれか1つに限局するもの（single part type）が74％，複数の体部位にまたがるもの（combined type）が26％，⑤single part typeでは上肢に受容野があるものが66％，両側性ニューロンは56％，⑥combined typeは受容野の種類が多いのが特徴で，しかも両側性ニューロンが90％と高率である．

つまりSIIの特徴は異なる体部位が組合わさった受容野をもつニューロンの存在であり，特に手と足の組合わせが多いことである．両側の受容野が多いこととあわせて考えると，SIIの役割は異なる体部位の統合であり，両側の統合である．

◆ 慢性サルSIIの体部位再現地図

single part typeニューロンの分布をみたところ，頭部に受容野があるニューロンは前内側部に，下肢に受容野があるものは後外側部に，上肢に受容野があるものは中央部に広く分布した．一方，体幹に受容野があるニューロンは前外側部と後内側部の2カ所に分布した．つまりsingle part typeのニューロンだけでみると，大雑把な体部位再現があった．しかし，single part typeの各体部位の再現領域は互いに重なっており，異なる体部位間に境界線が引けるものではなかった．

◆ ヒトのSII

最近，ヒトSIIへの体部位投射は両側性で，しかも対側が優位であることが脳磁図（MEG）や機能的磁気共鳴画像（fMRI）により示された．身体同側からの入力がどの経路を経てくるかは確定していない．fMRIやMEGを用いた研究によれば，ヒトSIIでは手と足の部位が重なっていて，体部位局在ははっきりせず，また結果に個人差が大きい．これは先に述べたサルでのわれわれの実験結果に合う．

◆ SIIの機能

SIIはかつて痛覚の中枢と考えられた．しかし，痛覚情報はSIIだけに到達するわけではない．しかし痛覚や内臓感覚の処理に何らかの関係があることは否定できない．振動刺激に応答するニューロンが多いとする報告があるが，SIIが振動感覚に特化しているわけではない．

サルの破壊実験で，SIIはSIとは違って，触覚の単なる識別よりその学習に関係するといわれた．ヒトでSIIを含む頭頂弁蓋が破壊されると粗さの識別閾値が上昇するが，形の識別閾値は変わらないという．PETによりこの部位に粗さ識別に関係する部位が刺激された手の対側に1つ，同側に2つあり，形の識別に関係する部位は同側に1つあるというやや複雑な結果が報告されているがその意義は不明である．ヒト頭頂弁蓋の損傷で触失認が起こる．複雑な形のものを把持，操作するときに，頭頂葉（頭頂間溝付近）と運動前野とで形成される神経回路が活動し，この時SIIが活動する（SIは活動しない）ことがfMRIの実験で示されている．SIIが手指の操作を伴う触覚認知に関係する可能性はある．

すでに述べたようにSIIは隣接する島や7野へ投射し，島からは大脳辺縁系へ投射がある．SIIはまた，運動野および運動前野さらに前頭前野の一部に直接投射する．これらの解剖学的状況から，SIIはSIより上位の中枢であるとの仮説によって研究を進めるのがよい．その機能は，①痛覚や内臓感覚が関与する情動的側面，②触対象の認知，記憶，③手足を含む身体全体の知覚と運動，④他の個体との接触がもたらす情動的効果との関わり，など多岐にわたっていると考えられる．

自己意識

◆ 自己意識と身体像

　自分を意識する仕方にはいろいろあり，五感のすべてがこれに関わる．鏡に写った自分の像，目に入る自分の体の一部，動いて生活する自分，痛み，暑さ寒さを感じる自分，自分の声などが自分を意識させる．自己意識 self awareness とは結局，物理的な存在としての自分，つまり自分の身体を認識することである．

　身体認識の基礎となるものは身体図式あるいは身体像の成立であるとされている．これを提案したのはヘッドとホームズ（Head H & Holmes GM）で，彼らは身体の運動や体位の変化，そしてそれらの発達や学習を通じて，恒常的な自分自身の身体像（body scheme または body image）が形成されるとした．その役割は姿勢の原モデルであり，これをよりどころとして，次々に起こる姿勢の変化が無意識に計測されるという．

　ゲルストマン（Gerstmann J）によれば身体像は，普段は慣れによって意識されないものの，身体の全体あるいは部分の像で空間的位置関係を示すものである．身体像は左右，前後，上下の方向をもち，動的に変化する．これによって身体の方位を決める，あるいは定位が可能になるし，環境や周囲の事物との関係で，目的行動をとることが可能になる．

　このような身体像成立の基盤は，姿勢や関節位置の認知である．位置覚成立には筋紡錘が主役で，関節受容器や皮膚受容器が脇役，そして，視覚や平衡感覚も貢献する．視覚はイメージ形成という点では主役であるが，実は視覚的自己像は，鏡あるいは写真をみることによって形成された虚像である．ヒト，動物を通じて，自己認識の基本はやはり体性感覚である．

◆ 身体意識と体部位再現地図

　「身体についての意識」の成立に関係ありそうな具体的な神経学的事実はなにか．いわゆる体部位再現地図は，小人間像，ホムンクルスが大脳皮質に再現された形でよく知られている．これはヒトでは大脳皮質直接刺激による主観的体験に基づいている．われわれが自己の身体を同定するとき，この地図に頼る可能性はある．しかし描かれた地図は，顔，手，腕，胴といったいわば観念的な区分であり，身体意識の成立にそのまま関与するのかどうかはわからない．

◆ 身体認識と体性感覚野ニューロン

　大脳皮質体性感覚野はヒトやサルでは2カ所，ネコでは5カ所にあるといわれ，それぞれの体性感覚野に体部位再現地図が描かれている．誘発電位記録では体部位のおおまかな配列の様子しかわからないが，単一ニューロンの受容野をみると非常に多様である．身体認識の仕方の多様性と関係ある所見だと推定される．

　サルの第一体性感覚野に存在する，関節の動きや筋の伸長など深部刺激に応答するニューロンの受容野は，多関節の組合わせなどしばしば複雑で，両側性のものもある．これらはある姿勢の体性感覚的イメージを符号化しているわけである．

◆ 自己と対象を区別する体性感覚野ニューロン

　第一体性感覚野の触覚特徴抽出ニューロンの中に，対象の形，材質，動くかどうかといった触覚でのみ知りうる属性にかかわるものがある．これらのニューロンは，サルの手が自己の身体に触れたときには発火しなかった．触対象の特徴を捉えるとき，似た特徴をもつ自己の身体を他と区別する必要があることは当然だと考えざるを得ない．自分の体には反応しない性質をもったニューロンは側頭葉にもある．これらはなじみのあるものとないものを区別することに関わっていると解釈された．

◆ 自己近接空間の認知にかかわる体性感覚
　──視覚統合ニューロン

　われわれを取り巻く空間は無限である．空間を認識するとき，遠いところは視覚情報のみあるいは視覚と聴覚情報に頼る．これに対して自己近接空間では，体性感覚と視覚，体性感覚と聴覚ある

いはすべての感覚情報が使われる．これら感覚情報統合の場は頭頂葉後部である．ここに自己を中心とする3次元空間認識に関わる機能が宿っている．

無麻酔サルの頭頂葉には体性感覚と視覚の両方に応答するニューロンがある．頭頂葉の7b野ニューロンの受容野は，腕，背中など概して大きく，しばしば両側性，また刺激に方向選択性がある．皮膚表面に沿って動く刺激，身体に向かってくる，あるいは遠ざかる刺激などである．類似のニューロン活動はより前方の頭頂間溝底部 ventral intraparietal area（VIP）でも記録された．ここでは顔面か頭部に体性感覚受容野があり，その近くで動く視覚刺激が有効であった．われわれは，頭頂間溝背側壁のかなり広い範囲で，顔面，腕，手，体幹などに受容野があり，その近傍の空間に与えられた視覚刺激に応答するニューロンを見つけた．この領域はSIに続く2，5野であり，もっとも体性感覚野に近い頭頂連合野である（図6-43）．

◆ 手のイメージ，道具のイメージ

道具使用は高等霊長類だけのものとはいえない．われわれはニホンザルに道具を使わせたとき，頭頂連合野のニューロン活動がどう変わるかをみる実験を行った．ニホンザルに熊手の形をした棒をもたせ，エサを手元に引き寄せて取らせる訓練をした．サルが熊手を手にもって使うときには熊手の先が手の先の代わりになっている．このときに頭頂間溝背側壁のニューロンがどう活動するかを調べた．

先に述べたように，ここには体性感覚と視覚刺激の両方に反応するニューロンがある．これらのニューロンは，自分の身体の表面に触れる触刺激と，それから身体のすぐ近傍の空間での視覚刺激すなわちサルに向かって物体が近づき，触刺激が有効な体部位（受容野）に近接する空間にその物体が入るのをサルが見ると，ニューロンが興奮する．

そのようなニューロンの触覚受容野にはいろいろなものがあるなかで，手首にあるものを例にとると，視覚の受容野は，熊手を使う前は手首の上に限局していたが，熊手をしばらく使った後は熊手の先まで延長した．熊手を使うのをやめて数分すると，また元に戻った．

肩の皮膚に触覚受容野があるニューロンでは，視覚受容野ははじめ肩前方の空間にあったが，熊手を使った後視覚受容野は熊手の届く範囲まで拡大し，終わると数分して元に戻った．この結果は，熊手の先に手あるいは腕のイメージが拡大したことの客観的証拠だと結論した．

この考え方を裏付ける実験がヒトで行われた．両手に同時に触刺激を与えた場合，正常なら両方が認識されるが，右頭頂葉に損傷がある患者では，損傷と反対側，つまり左手に加えられた刺激が知覚されないことがある（消去現象 extinction）．消去は触覚と視覚の間でも起こり，例えば視覚刺激が右手の近くに与えられると，左手への触覚刺激が知覚されない．この消去は視覚刺激と右手との距離が30 cm以上のときには弱く，逆に5 cm以内だと強い．このテストでは患者に長さ38 cmの熊手を右手に持たせ，その熊手の先に視覚刺激を与えた．患者がしばらく熊手を使って遠くの物体をとる仕事をした後，消去の起こり方を比較したところ，熊手使用直後には視覚による消去がより強く起こった．

参考文献

1) Iwamura Y：Hierarchical somatosensory processing. *Curr Opin Neurobiol* **8**：522-528, 1998
2) Iwamura Y：Bilateral receptive field neurons and callosal connections in the somatosensory cortex. *Philos Trans R Soc Lond B Biol Sci* **355**：267-274, 2000
3) 岩村吉晃：タッチ，神経心理学コレクション（山鳥 重，他シリーズ編集）．医学書院, p. 279, 2001

本節で紹介した内容に関する文献の詳細は参考文献（特に3））を参照していただきたい．

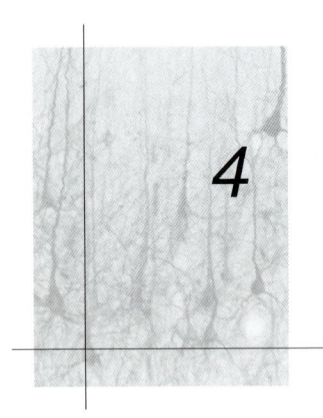

4 体性感覚と痛覚
〔2〕痛 み

熊澤孝朗

痛みと可塑性

◆ 痛みとは

　痛みは生体にとって基本的な働きであり，生体全体の反応である．国際疼痛学会による痛みの定義は，「不快な感覚性・情動性の体験であり，それには組織損傷を伴うものと，そのような損傷があるように表現されるものがある」という複雑なものである．この定義に示される痛みの複雑さを反映して，痛み研究の歴史は，痛みには他の感覚系と同様に独自の痛覚系というものがはたして関与するか否かの論争の歴史であった．

　この四半世紀に痛み研究は著しい進展を示した．その口火を切った神経生理学的研究は，痛覚に特異的な受容器・中枢経路が存在することを明らかにし，生理的状態における痛みは痛覚系の活動によって生じる感覚であることを示した．しかし，一方，病態時の痛みは必ずしもこの痛覚系の活動だけでは説明できないこともはっきりしてきた．最近の研究で，痛みが持続する病態時には痛覚系に過興奮状態が生じ，神経回路の混線が起こり，それが可塑的な歪みとして残ったものが慢性痛であることが明らかになった．

　侵害的要因に対処する防御系機構は生体機能の基本的なものである．異物を認識し，それを排除する生体防御系として，液性情報系である免疫・炎症系が発生し，それに続いて警告信号系としての神経情報伝達系が発生する．このような発生の歴史を反映して，痛み系は先住の免疫・炎症系の液性伝達機序を色濃く取り込んでいる．

　痛み系は進化した高等動物においてもその原始的な性質を温存しており，未分化であり，何にでも変わり得る自由度，すなわち可塑性が高い系であると考えられる．

痛み系の仕組み（正常時）

1 痛覚受容器

◆ 痛みの二重説

　痛みには，時間的にも空間的にも識別性の高い1次痛と，持続性が強く，部位のはっきりしない2次痛が区別され，痛みの二重説とよばれる．大別して2種類の受容器がそれぞれの痛みに関与する．

　皮膚の高閾値機械受容器のように侵害性刺激にのみ応じるものが1次痛に関与し，ポリモーダル受容器のように非侵害性刺激にも反応するが，侵害性刺激に対して刺激の強度に応じてその活動を増すものが2次痛に関与する．臨床的な痛みには2次痛の経路の関与が大である．

◆ ポリモーダル受容器

　その名称が多くの（poly）様式（mode）の刺激に反応するところに由来するように，機械的，化学的，および熱刺激のいずれにも反応を示し，刺激特異性が低い受容器である．この受容器は，皮膚だけでなく，筋・関節，内臓の諸臓器において

も見出され，広く全身に分布する．さらに，繰り返し刺激に対して反応の再現性が悪く，刺激の性質を忠実に伝えるというよりも侵害刺激によって生じた組織の変化を伝える受容器といえる．

前述したように，痛み系は先住の免疫・炎症系の液性伝達機序を色濃く取り込んだ神経系であるが，このことはポリモーダル受容器ニューロンがもつペプチドの働きや，炎症物質による興奮の修飾作用にはっきり認められる．

◆ ペプチド

ペプチドは神経系が初めて出現する腔腸動物のニューロンにも認められる神経物質である．ポリモーダル受容器などの侵害受容性1次ニューロンの細胞体はサブスタンスP(SP)，CGRPなど複数の神経ペプチドを産生し，複数のペプチドが1つのニューロンに共存している場合が多い．それらは神経線維の中を通って，脊髄および感覚受容器末端の両方向に運ばれる．

末梢側では受容器の興奮に伴ってペプチドが放出される．そのペプチドは血管・血球成分に働いて炎症作用や免疫作用に，血管以外の平滑筋の収縮や弛緩に，また線維芽細胞や血管内皮細胞の活性に関与する．これらのことからポリモーダル受容器は効果器としても機能しており，感覚器と効果器の機能を兼務する未分化な性質をもつことがわかる．

脊髄内で放出されるペプチドは痛覚情報の伝達に働く．伝達物質が狭いシナプス間隙内に限局して短時間のみに作用するデジタル的な古典的シナプス伝達とは異なり，神経ペプチドの場合は持続的な入力によって放出され，その作用は広汎に及び，また持続的である．ペプチドによる情報伝達は痛覚系に時間的にも空間的にも広がりをもつアナログ的な要素を付与し，局在性の低い痛み感覚を生み出す一因となっている．また，病態時に生じる痛覚系の過剰興奮機序にも関与する（後述）．

◆ 炎症メディエータ

ポリモーダル受容器の興奮はブラジキニン(BK)，プロスタグランジン(PG)，ヒスタミン(His)などによって著しく増強される．これらの物質のうち，BKの作用は著しく，きわめて低い濃度でポリモーダル受容器の興奮を引き起こし，さらに低い濃度でも熱刺激反応を増強させ，内因性発痛物質とよばれるに値する．

これらのメディエータは，それぞれに特異的な受容体を介してセカンドメッセンジャーを駆動して働くが，その働き方は単純ではない．例えばPGE$_2$は，cAMPレベルを上昇させるEP$_2$受容体と，低下させるEP$_3$受容体に働き，それぞれが熱刺激およびBK刺激に対するポリモーダル受容器の反応を増強させる．またBKとHisはそれぞれB$_2$，H$_1$という別々の受容体を介して，プロテインキナーゼC（PKC）を活性化してポリモーダル受容器活動を促進する（図6-44）．

◆ カプサイシンの痛覚ニューロンへの特異的作用

唐辛子の香辛成分であるカプサイシンを投与すると，ヒトにおいては灼熱痛を引き起こし，またポリモーダル受容器の放電を誘発することから，カプサイシンは痛覚受容器に働く物質といえる．高濃度のカプサイシンを投与した動物では，痛覚に関与する細径（AδおよびC線維）1次求心性ニューロンのみに変性が認められ，新産時投与の場合には痛覚閾値の上昇が永続的な変化として残る．こういったことから痛覚系だけを特異的にブロックする鎮痛法としてカプサイシンを利用することも考えられている．

カプサイシンは小細胞性の後根神経節（DRG）ニューロンの膜に存在する受容体に働き，非特異性の陽イオンチャネルを開く．最近，その受容体として6回膜貫通型の，VR$_1$などの受容体イオンチャネルvanilloid receptorがクローニングされた．この受容体蛋白を発現させた細胞は侵害的熱刺激に反応を示し，この反応はカプサイシンアンタゴニストで抑制される．またこの熱反応は酸性条件下，炎症メディエータによって増強される．これらの熱および炎症メディエータに対する反応特性から，この受容体がポリモーダル受容器の伝達機序に関与している可能性が示唆される．

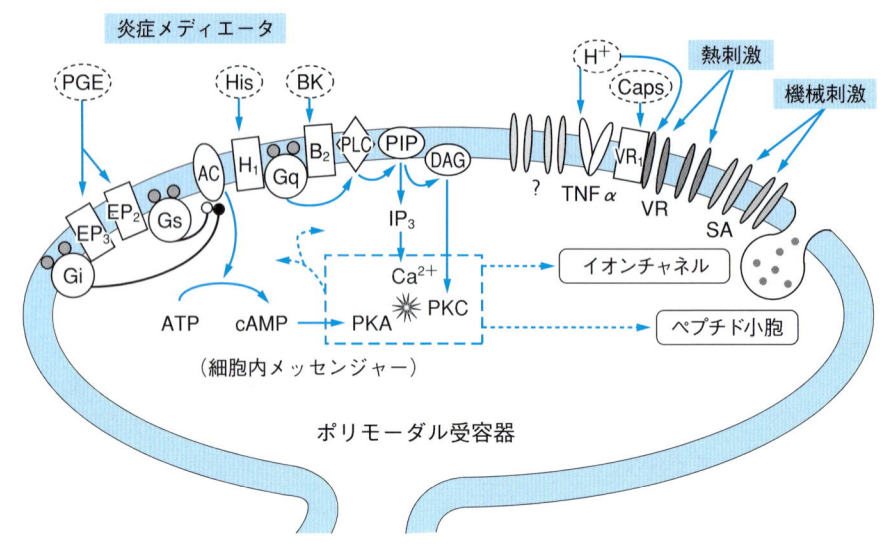

図 6-44　ポリモーダル受容器の興奮過程におけるシグナル伝達の想定図

PGE：プロスタグランジンE　　EP₂, EP₃：PGE受容体　　His：ヒスタミン　　H₁：ヒスタミン受容体　　BK：ブラジキニン　　B₂：ブラジキニン受容体　　Gi, Gs, Gq：G蛋白　　PLC：ホスホリパーゼC　　PIP：ホスホイノシトール　　DAG：ジアシルグリセロール　　PKA：プロテインキナーゼA　　PKC：プロテインキナーゼC　　Caps：カプサイシン　　VR₁：バニロイド受容体　　SA：伸展活性化イオンチャネル　　AC：アデニリールシクラーゼ

2　痛覚系の中枢経路（図6-45）

◆ 脊髄

　感覚神経が入力する部位である脊髄後角の最背側部にある辺縁細胞には皮膚の高閾値機械受容器入力のみをもつものがあり，侵害受容特異性をもつニューロンと考えられる．このニューロンからの軸索は脊髄視床路を経て直接視床に入る．もう1つの重要な脊髄内侵害受容系ニューロンとして，侵害性入力とともに非侵害性入力も収束する，いわゆる広作動域ニューロンwide dynamic range neuronがある．このニューロンには皮膚からの入力とともに筋，内臓など深部組織からの入力も収束しており，深部組織の病変により皮膚に痛みを感じる関連痛発生の要因と考えられる．

　C線維で伝えられる皮膚のポリモーダル受容器刺激に応じる後角のニューロンは，膠様質層に分布する．その情報は広作動域ニューロンを経由して，延髄および中脳の網様体へ投射する脊髄網様体路，視床内側部の髄板内核群へ投射する脊髄視床路を上行路として送られる．これらの脳幹部は生命の基本的機能に関する重要な中枢部であり，さらに，脳幹の中心灰白質からは視床下部や大脳辺縁系への密な連絡もあり，痛覚系と生体全体の機能調節との間の密接な関連があることがわかる．

◆ 視床・大脳皮質

　視床は大脳皮質と密接な連絡があり，すべての感覚系の情報処理にきわめて重要な中枢である．多くの視床核群で侵害性情報が入力することが確かめられている．

　大脳皮質は古典的には痛覚に役割を担っていないと考えられていた．しかし，動物実験で侵害性入力をもつ皮質ニューロンが存在することが確かめられ，さらにPET（positron-emission tomography）などによるヒトの脳の画像所見からも皮質への痛覚入力が確かめられた．他の体性感覚系と同様に，痛覚においても大脳皮質の役割は重要である．今後の問題として，これらの非侵襲的方法によって，単に高次中枢への侵害性入力の有無のみでなく，それらの情報を分析，処理，記憶す

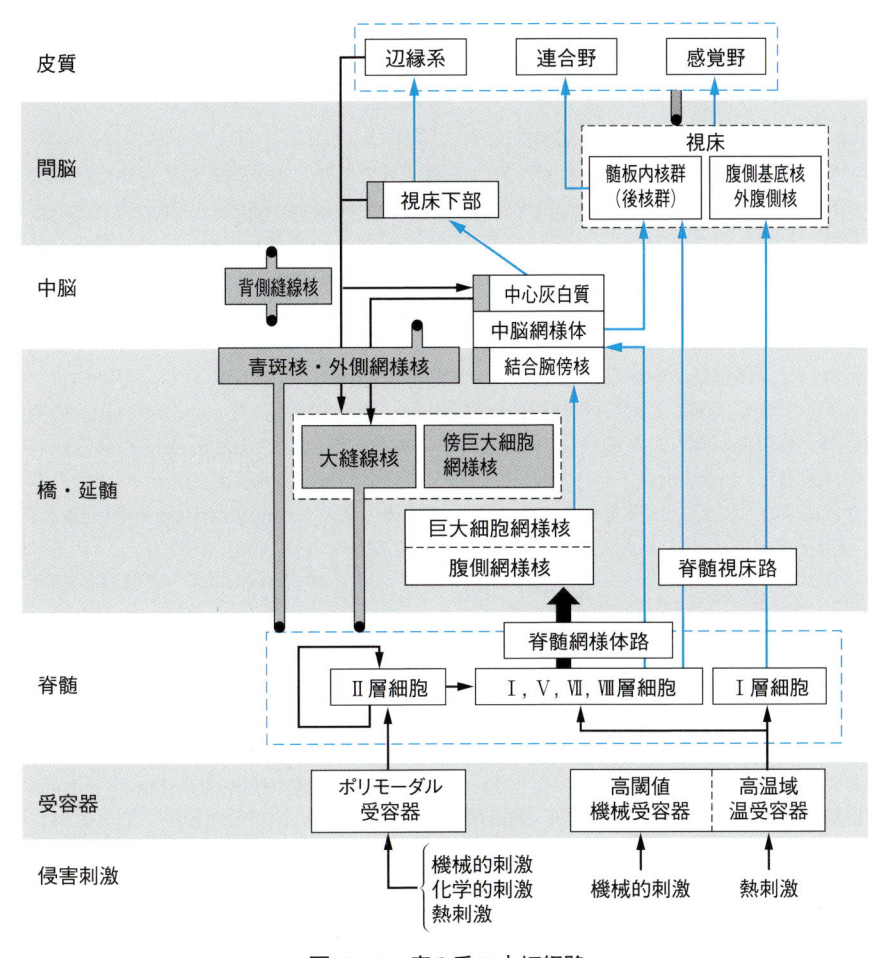

図 6-45 痛み系の中枢経路
濃い灰色部は脳内刺激により痛覚抑制を引き起こす部位を示す．
脊髄における，I，II，V，VII，VIII層（細胞）はRexedが細胞構築上から分類した脊髄灰白質の層（I層：辺縁細胞層，II層：膠様質）を示す．
(熊澤孝朗：第7章 痛み．現代医学の基礎 第6巻 脳・神経の科学I ニューロンの科学，岩波書店，1998より改変引用)

る機構に関しての研究が期待されている．

視床の内側部にある髄板内核群，特に外側中心核に侵害性入力をもつニューロンが見出されているが，これらのニューロンの反応は，侵害特異性が低く，末梢受容野や上行経路の局在性も低い．これらの核群から，体性感覚野を含む大脳皮質の広範な領野に投射があり，その役割は，痛覚の識別的な面ではなく，覚醒や情動機序などとの関連が深いと考えられる．

3 鎮痛系

◆ 内因性オピオイド

1970年代の半ばに中枢神経内におけるオピオイド受容体の存在が確認され，この受容体に結合するいくつかのオピオイドペプチドが脳組織から分離された．それらの中で鎮痛に関係するものとして，μ-，δ-，κ-受容体があり，最近これらがクローニングされ，その構造として7つの膜貫通領域をもつG蛋白関連型受容体であることが明らかにされた．**表6-1**にこれらの受容体を介する細胞内情報伝達の仕組み，およびこれらの受容体に

■ カプサイシン Capsaicin とその受容体

　カプサイシン（capsaicin）はトウガラシの辛味成分であり，香辛料として食品化学的な重要性にくわえて，選択的な作用点をもつ神経毒として働く特徴から薬理・生理学的ツールさらには医薬品として注目されている．トウガラシの活性成分としてカプサイシンが単離されたのは19世紀中頃であり，その構造決定（1919年）と化学合成（1930年）が進んだ（図A）．これに伴いカプサイシンの薬理学的性質に関する研究が開始され，1970年代後半から感覚神経毒としての性質が急速に注目されようになった[1)2)]．

　本化合物は，侵害刺激を受容する一部の一次感覚神経（サブスタンスPなどの神経ペプチドを含有する無髄C線維）に選択的に作用する感覚神経毒と考えられていた．その後，構造活性相関に関する研究が進み，さらには1991年に競合的拮抗薬として capsazepin が導入されるに至って（図B），カプサイシンが作用する特異的な受容体（vanilloid receptor；VR）の存在が想定されるようになった．強力なカプサイシン誘導体である resineferatoxin が同定され（1975年），高親和性の結合部位が証明されVR受容体の存在が示唆された．1997年に，ラット感覚ニューロン cDNA ライブラリーの発現クローニングによる検索から，VR1受容体が初めて単離された．VR1は，ショウジョウバエTRP（transient receptor potential）ファミリーに属する膜6回貫通型イオンチャネルであり，カプサイシンがVR1に結合すると非選択的カチオン透過性が高まり，後根神経節（DRG）ニューロンを興奮させることが判明した（図C）[3)]．

　このVR1のクローニングに伴って，カプサイシンの作用する細胞種や受容体の性質が明瞭になり，同属のVR様（VRL1およびVRL2）蛋白や上皮Ca^{2+}チャネル（ECAC1およびECAC2）も同定されるに至った．VR1は，一部の無髄C線維（polymodal nociceptor）およびAδ線維（mechanoheat感受性 nociceptor），さらには，三叉神経節や視床下部ニューロンなど中枢ニューロンの一部と非神経組織に発現している．また，カプサイシンが結合するVR1受容体分子は，温度やプロトン（pH）にも感受性を示すことが明らかにされた．鎮痛・抗炎症などへの応用の観点から，VR1の内在性リガンドやVR1を標的とする薬物の探索に期待が集

表 6-1　鎮痛に関与する内因性オピオイドとその受容体の情報伝達の仕組み

レセプター	μ	δ	κ
内因性オピオイド 内因性オピオイド前駆体 鎮痛作用機序	β-エンドルフィン プロオピオメラノコルチン G蛋白質 　Ca^{2+}チャネル↓ 　K^+チャネル↑	エンケファリン プロエンケファリン G蛋白質 　Ca^{2+}チャネル↓ 　K^+チャネル↑	ダイノルフィン プロダイノルフィン G蛋白質 　Ca^{2+}チャネル↓

（熊澤孝朗：第7章痛み．現代医学の基礎 第6巻 脳・神経の科学Ⅰ-ニューロンの科学，岩波書店，1998より改変引用）

比較的特異性の高い内因性オピオイドペプチドを示す．オピオイドペプチドはモルヒネ鎮痛や内因性鎮痛系（後述）に関与する部位に認められ，内因性鎮痛物質であるといえる．

◆ 脳内鎮痛系

　古来東洋医学で用いられてきた鍼灸などの末梢刺激や中枢神経内の電気刺激により鎮痛効果が得られ，内因性鎮痛系の存在が示された．
　内因性鎮痛系として現在もっともよく研究されているのは，脳から脊髄に向かう下行性鎮痛系で

A Capsaicin

B Capsazepine

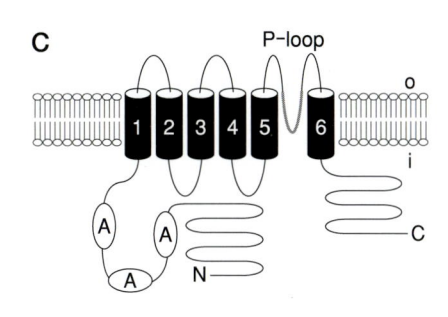

C

Vanilloid 受容体のアゴニスト（**A**）および競合的アンタゴニスト（**B**）と最初にクローニングされた vanilloid receptor（VR 1）の推定膜トポロジィ（**C**）．N 末端に 3 個の ankyrine リピート，5・6 番経膜領域の間にポアループ（チャネル孔）が想定されている（文献 1・3 より改変）．

まっている．

文献

1) Szallasi A, Blumberg PM：Vanilloid（Capsacin）receptors and Mechanisms. *Pharmacol Rev* **51**：159-211, 1999
2) 小西史朗：カプサイシン Capsaicin．生体の科学 **35**（6）：446-448，1984
3) Gunthorpe MJ, et al：The diversity in the vanilloid（TRPV）receptor family of ion channels. *TIPS* **23**：183-191, 2002

（三菱化学生命科学研究所 分子神経生物 小西史朗）

あるが，この他に，脳幹から視床などの知覚中継核，大脳皮質に向かう上行性鎮痛系，脊髄内で作用する髄節性鎮痛系がある．鎮痛系は，神経伝達物質という面からみると，オピオイド系と，モノアミン〔5-HT，ノルアドレナリン（NA）〕・アセチルコリンなどの非オピオイド系がある．

慢性痛──可塑性の産物

1 痛覚増強 hyperalgesia

侵害性入力が持続すると，その原因となる傷害部からの入力をブロックしても，脊髄の痛覚系活動の亢進状態が残る．この過興奮状態の発生に関与する物質として，特に，興奮性アミノ酸の一つである N-methyl-D-aspartate（NMDA）と，SP の働きが注目を集めている．NMDA 受容体チャネルは脳の海馬でみられる記憶の原型を担っていると考えられており，SP は前述したように脊髄痛覚系の時間・空間的に広がりをもつ情報伝達に働く物質である．興奮性アミノ酸と SP は 1 次求心神経の終末部に共存しており，実験的に関節炎症を作った動物では，脊髄内での興奮性アミノ酸および SP などの神経ペプチドの遊離が増加し，また後角ニューロンの関節運動刺激に対する反応が著しく亢進する．

◆ NMDA と可塑性

NMDA 受容体チャネルは，持続的な痛覚入力

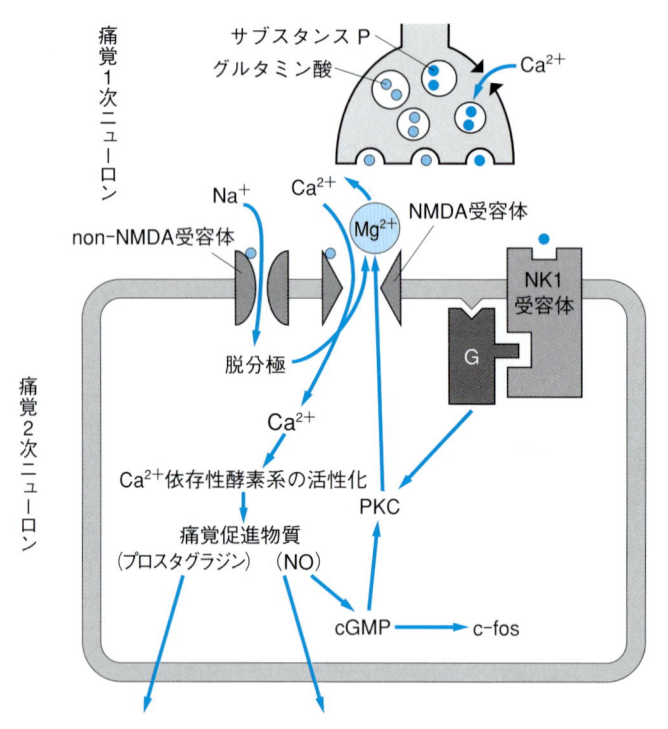

図 6-46 痛覚増強状態発生におけるグルタミン酸とサブスタンス P の相互増強作用
G：G 蛋白　　NO：一酸化窒素　　PKC：プロテインキナーゼ C

による脱分極，および SP などの受容体の G 蛋白を介して生じる PKC によって活性化し，その結果細胞内に流入する Ca^{2+} により各種の酵素が賦活され，一酸化窒素（NO）や PG などの痛覚促進物質が産生される．これらの物質は細胞外へ拡散し，近隣の神経細胞の興奮性を上げ，過興奮状態は空間的に広がる．さらには，c-fos などの最初期遺伝子（immediately early gene）活性の増加が認められる．この遺伝子は転写促進因子として働くので，おそらく侵害受容に関与する伝達物質，修飾物質，およびそれらの受容体の増加に働き，中枢におけるさらに長期にわたる可塑的な痛覚増強状態を作ると考えられる（図6-46）．

また，NMDA がシナプス前作用として痛覚神経末端にある NMDA 受容体に働き，SP を遊離させ，SP が後角ニューロンの SP 受容体に結合し，その結果 NMDA 受容体チャネルの活性化を引き起こすというような，NMDA と SP がポジティブフィードバック的に共働作用している機序

が示唆される（図6-46）．シナプス前作用による痛覚促進作用として，脊髄内で，痛覚神経末端に存在する ATP の受容体（P2X）および非 NMDA 受容体の活性化により，グルタメイトの遊離が増加する機序も関与する．

SP と結合してニューロン内に取り込まれた受容体は再び細胞膜にリサイクルされるが，サポリンというリボゾームの不活性化蛋白を SP と結合させて脊髄内投与すると，それが細胞内に取り込まれて，選択的に SP 受容体をもつ後角ニューロンが変性し，その結果，持続的な痛み刺激後に生じる痛覚過敏が抑制できるという興味ある結果が最近報告されている．

2 アロディニア

正常時には触覚などを伝え，痛みを伝えない太径（Aβ）求心神経が関与する痛みをアロディニア allodynia という．脊髄後角膠様質は正常時には

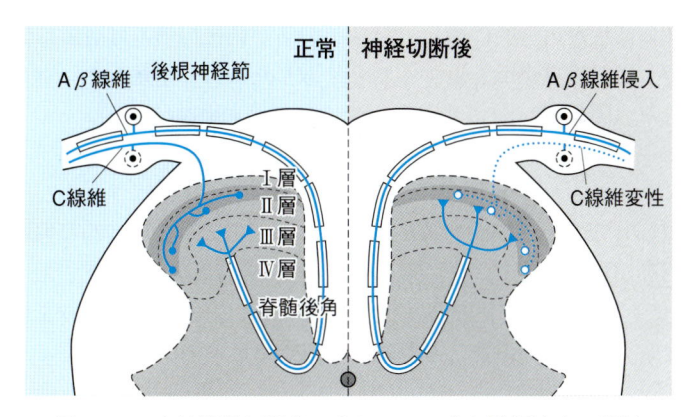

図 6-47 末梢神経切断後に生じる Aβ 求心神経終末の脊髄後角膠様質への侵入

神経切断後（右側），膠様質（II層）へのC線維終末が消失し，Aβ求心神経終末が侵入する．
（熊澤孝朗：痛みは歪む．脳を知る，秀潤社，1999より改変引用）

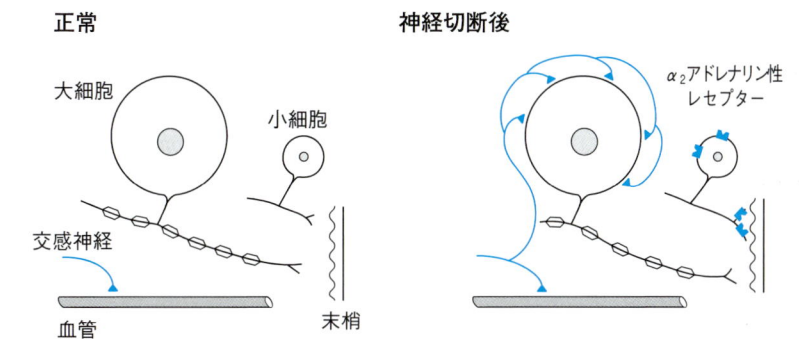

図 6-48 神経障害後に後根神経節ニューロンに生じる可塑的変化

神経傷害後（右側），大細胞周囲への交感神経系線維の侵入と小細胞ニューロンで α_2 アドレナリン性受容体の活性増加が認められる．
（熊澤孝朗：第7章 痛み．現代医学の基礎 第6巻 脳・神経の科学 I ニューロンの科学，岩波書店，1998より改変引用）

C線維のみが入力し，痛覚に特異的な部位である．坐骨神経切断ラットではこの部にC線維に替ってAβ線維終末が侵入する像が認められ（図6-47），膠様質ニューロンとシナプス結合をもつことが電顕的にも，電気生理学的にも確かめられている．このように，アロディニアの発生には脊髄痛覚系の可塑的な構造変化が関与することが示される．

3 CRPS

病態時には交感神経系の興奮に伴って痛みが生じることが多く，また異常な痛みが交感神経ブロックによって抑えられる例も多い．最近，国際疼痛学会では交感神経依存性疼痛を CRPS (complex regional pain syndrome) と名づけている．CRPSのほとんどは，既往歴に組織や神経の傷害がある．

正常時には，感覚ニューロンの活動は交感神経刺激やその伝達物質であるアドレナリン性物質によってまったく影響を受けない．しかし，神経障害・慢性炎症モデルラットにおいては，これらの刺激によってポリモーダル受容器に興奮が生じる．この興奮はアドレナリン性受容体のアンタゴニストによって抑制されることから，多様な慢性病態時においては痛覚受容器ニューロンにおける

アドレナリン性受容体の活性が可塑的に増し，交感神経系の興奮と結びついた痛覚過敏を呈するという可能性が示唆される（図6-48）．

一方，太径求心ニューロンにおいても，末梢神経損傷ラットではDRGの主に大細胞の周囲に交感神経線維の侵入が認められ，交感神経刺激によって太径求心神経活動が誘発される．この現象はCRPSにおけるアロディニア形成に関与する可塑的な機序の1つとして働いていることを示唆している（図6-48）．

4 先取り鎮痛

臨床の場で，痛みが発生する前に除痛をはかる"先取り鎮痛 preemptive analgesia"が大きな話題になってきている．手足の切断後に，存在しない手足に痛みを感じるという幻肢痛の出現率は，肢切断前3日間にわたり硬膜外麻酔をした群ではきわめて低い．神経切断前に痛み入力をブロックすることが，異常感覚を生み出す中枢性の可塑的な変化の出現を防止することを示している．胸部手術例でも，硬膜外オピオイド術前投与群と術後投与群に分けて術後痛を比較すると，術前投与群の方が術後の痛みは有意に少なく，アドリブで摂取したモルヒネ量も少ないなどの先取り鎮痛の効果を示す報告がある．

末梢からの侵害性入力が持続すると，脊髄内において痛覚系に可塑的な過敏状態ができあがることから，難治性の痛みである慢性痛を作り出さないために，不必要な痛みを放置しないことの重要性が示される．

参考文献

1) Kumazawa T, Kruger L, Mizumura K (eds)：*Progress in Brain Research, Vol. 113, The Polymodal Receptor：A Gateway to Pathological Pain,* Elsevier, Amsterdam, 1996
2) 日本疼痛学会，日本ペインクリニック学会編：標準痛みの用語集．南江堂，東京，1999．
3) Task Force on Taxonomy of the International Association for the Study of Pain：*Classification of Chronic Pain, 2nd ed*. IASP Press, Seattle, 1994.
4) Willis WD Jr：*The Pain System. Pain and Headache, Vol. 8,* Karger, Basel, 1985

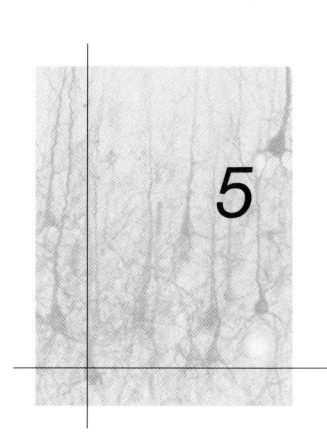

5 化学受容覚

〔1〕嗅 覚

森　憲作

「匂い分子」と「匂い」

　嗅覚（匂いの感覚）は，バラだとかコーヒーのような対象物から発せられ，鼻の中に嗅ぎこまれる匂い分子群によって媒介される．現在地球上では2百万種類もの揮発性化合物が存在することが知られているが，これらの化合物をランダムに選んできて匂いを嗅いでみると，1/4～1/5の化合物は何らかの匂いがする．人間の嗅覚神経系は40万種類以上もの化合物を受容し感知できると推測できる．さらに驚くべきことには，分子構造が異なる2種類の匂い分子を選んでも，「まったく同じ匂いで識別できない」ものは一例も報告されていない．おそらく人間の嗅覚神経系は，40万種類以上の匂い分子を識別する能力を備えているのだろう．いったいどのようなメカニズムを用いて，嗅覚神経系は多種多様な匂い分子を受容し，識別するのだろうか．

　本節の前半部では，感覚細胞（嗅細胞）による匂い分子受容機構の説明に引き続き，哺乳類嗅覚神経系が匂い分子識別のために使っている「分子レベル」「細胞レベル」および「神経回路レベル」のロジックについて述べる．

　図6-49に示すように，バラの花からは何十種類もの匂い分子が発せられる．このうち，例えばシ

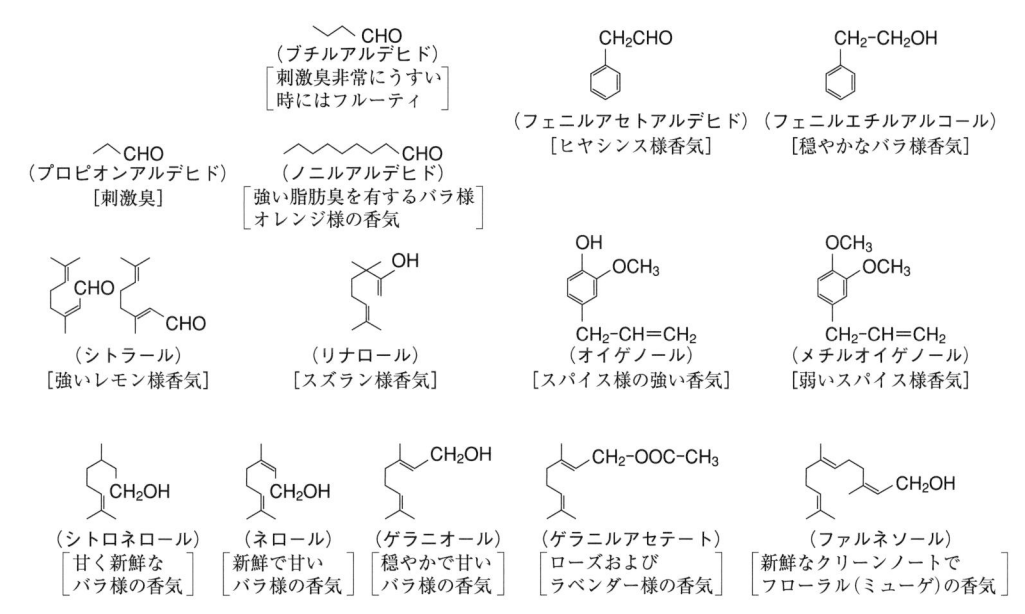

図6-49　バラの花から発せられるさまざまな匂い分子の「構造」と「匂い」

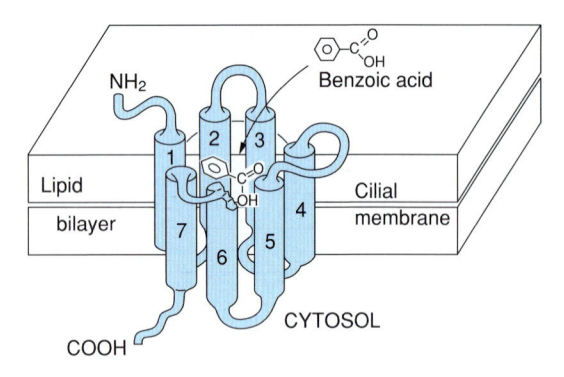

図 6-50 匂い分子受容体の予想構造
7つの膜貫通ドメイン (1～7) が集合して匂い分子の受容サイトを形成している.
Lipid bilayer：脂質二重層　　Cilial membrane：繊毛表面膜

ろうか．本節の後半部では，最近になって急速に知識が進歩している脳内の「匂い地図」について現在までの知識をまとめ，「匂い地図」の構造と人間が感じる「匂い」の分類（質）との関連について述べる．

匂い分子受容メカニズム

　鼻腔内に吸いこまれ嗅上皮に到達した匂い分子は，嗅細胞（感覚細胞，図 6-51）の繊毛表面膜に発現している匂い分子受容体と結合し，嗅細胞に電気信号を引き起こす．匂い分子受容体は，図 6-50 に示すような 7 回膜貫通 G 蛋白共役型受容体である．7 つの膜貫通ドメイン（図 6-50 の 1～7 で示した円筒状の α-ヘリックス構造）は集合して，その中央部に匂い分子受容サイトを形成している．染色体上に存在する匂い分子受容体遺伝子の総数から，マウスやラットではアミノ酸配列の異なった約 1 千種類の匂い分子受容体が存在すると推測されている．言いかえれば，匂い分子受容サイトの異なった約 1 千種類の受容体が，そしておそらく，匂い分子に対する選択的応答特性が異なった約 1 千種類の受容体が，嗅上皮の嗅細胞群に発現している．ヒトでも約 350 種類の匂い分子

トラールはレモン様の香気を，ネロールはバラ様の香気を，リナロールはスズラン様の香気をもっている．図 6-49 に示す分子にかぎらず，一般に匂い分子は化学構造（分子構造）をもっており，その分子特有の「分子臭」がする．人間が感じる「匂い（の質）」が「匂い分子の構造」と深く関連するという考えは，古代ギリシャのルクレチウスの時代からあったが，近代の有機化学の進歩により「匂い分子の構造」が次々と明らかになるとますます確かなものとなった．ではどうして，「匂い分子の構造」が私達が感じる「匂い」と結びつくのであ

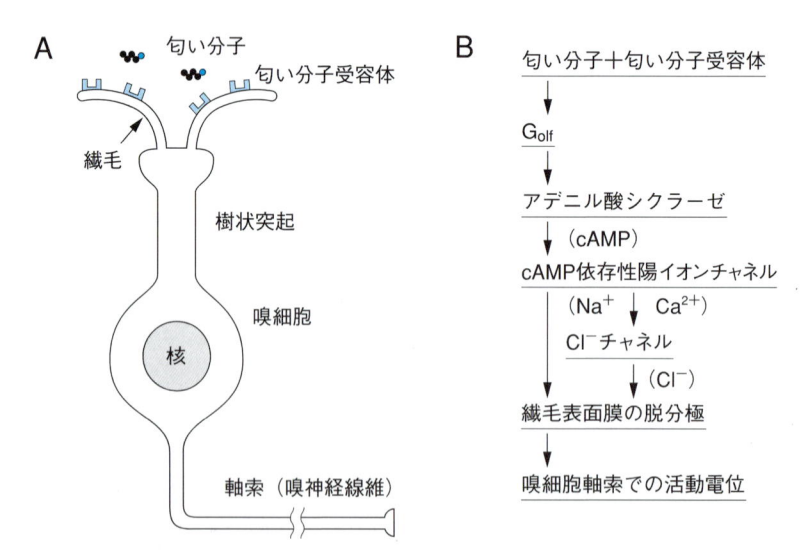

図 6-51 嗅細胞の形態（A）と嗅細胞でのシグナルトランスダクション機構（B）

BOX

■ 変な臭いの症候群

　25歳のある患者さんからのメールが来た．曰く「5年前，交通事故で頭部外傷を負って回復したが，数カ月後から左鼻に強い異臭を感じるようになった．話をしたり，ものを食べたりしていると突然スイッチが入ったように異臭を感じる．カレーやタバコなどの臭いは正確にわかる．ただし，例えばカレー臭に何かが混ざったような変な臭いのこともある．あらゆる薬を試みたが有効なものに巡り会っていない．何とかならないか？」というのである．

　元来，臭いという機能は微妙なものであり，日常生活の中でも鼻かぜを引けばすぐだめになるし，副鼻腔炎でもだめになる．そうなれば食べ物の味も分かり難くなる．けれども，元の病気がよくなれば自然に元に戻ると思うから，臭いがないことを主訴として医療機関を訪れることはまずない．実際，そうした病態はよくなる．ところが，一過性ではなく長期にわたって臭いを失った病態となると，圧倒的に外傷性無臭症（post-traumatic anosmia）が多い．頭部外傷患者の7～10%の頻度であるという統計もある．いつか良くなると言うが，それまでの期間は長い．原因はいうまでもなく頭部外傷によって前頭葉が急激に動いた結果，篩板の部分で固定されている嗅神経が引きちぎられるためと考えられる．

　さて，先ほどの男性患者の訴えに戻ろう．これは発作性に自発的な異臭を感じるのであって，paroxysmal dysosmia 発作性異臭症とよばれる稀な病態である．一側性の場合も両側性の場合もある．画像では異常を認めない．当然ながらまず鉤（uncus）を焦点とするてんかんの可能性が考慮されて，さまざまな抗痙攣薬が試みられたが無効であったという．いずれにせよきわめて頑固な症状であり，これまでの数例の報告からみると，どうやら嗅球を切除することが最も有効な治療法であった．もちろんその後には無臭症が残るのは止むを得ない．切除された嗅球の病理組織学的検索によると，嗅覚細胞の消失と明らかなグリオーシスが見られたという．このグリオーシスが刺激になったものと考えられる．でもなぜ「急にスイッチが入ったように」症状が出るのであろうか？　なぜ外傷後数カ月経ってから症状が出てくるのであろうか？　興味深い問題である．なお，この患者さんは一時手術を受けようとされたのであるが，最後のところで消極的になり，結局もう少し様子を見ることになった．

（国立精神・神経センター　金澤一郎）

受容体が発現している．

　匂い分子と匂い分子受容体との結合特性は，「1対1」ではなく，「多対多」の関係にある．特定の匂い分子は，いくつもの構造的特徴をもっているために，複数種の受容体と結合する．一方，特定の匂い分子受容体は，その受容サイトに適合するような構造的特徴を共有する複数種の匂い分子と結合する．一つの匂い分子受容体と結合する一群の匂い分子の範囲を，その受容体の molecular receptive range（分子受容範囲）という．「多対多」の関係のために，鼻腔内に吸いこまれた匂い分子は，それが1種類であっても多種類であっても，嗅上皮においては「活性化された匂い分子受容体の組合わせ」によってコードされる．

　匂い分子が受容体と結合すると，図6-51 B に示す一連の信号変換の分子機構を介して嗅細胞に電気信号を引き起こす．すなわち，匂い分子と結合すると受容体はコンフォメーションを変化させ，受容体の細胞内領域と結合しているG蛋白（G_{olf}）にその信号を伝える．この信号は G_{olf} の α サブユニットを介してアデニル酸シクラーゼを活性化し，サイクリック AMP（cAMP）の産生を促す．その結果繊毛中の cAMP 濃度が上昇すると，cAMP 依存性陽イオンチャネルが開き，Na^+ や Ca^{2+} が細胞外から細胞内に流入し，嗅細胞が脱分極する．脱分極が閾値以上に達すると，嗅細胞に

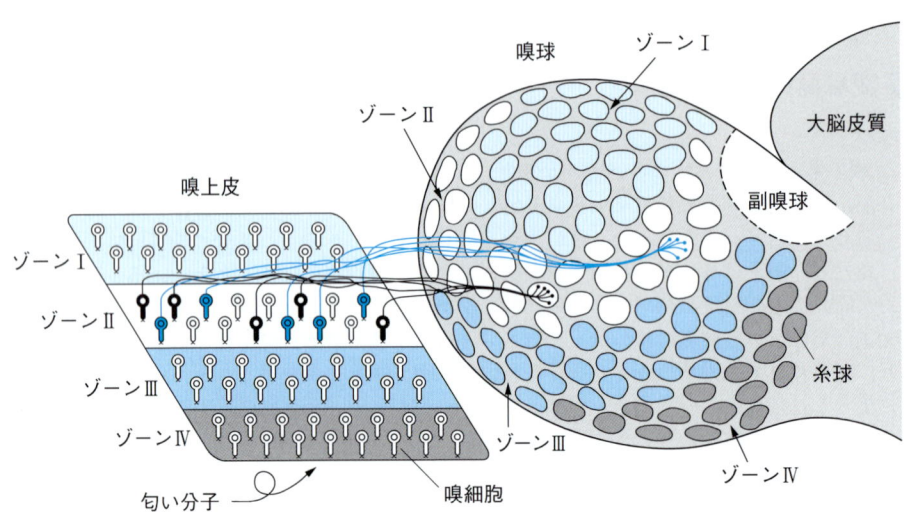

図 6-52 嗅上皮から嗅球への軸索投射パターンの模式図
嗅上皮の4つのゾーン (ゾーンⅠ〜Ⅳ) および嗅球の糸球層の4つのゾーン (ゾーンⅠ〜Ⅳ) を色わけした．また，同種の匂い分子受容体を発現した細胞と軸索を色分けして示した．
(Mori K ら，1999[4]) より改変引用)

活動電位が発生する．活動電位は嗅細胞の軸索(嗅神経線維)を伝わり，嗅覚神経系の1次中枢である嗅球へと信号が送られる．

個々の嗅細胞は1種類の受容体を発現する

G_{olf}，アデニル酸シクラーゼ，cAMP依存性陽イオンチャネルなどの信号変換機構に関与する分子はすべての嗅細胞で発現しており，匂い分子の識別機構に直接的には関与しない．匂い分子識別で主役を演じるのは1千種類のレパートリーをもつ匂い分子受容体である．一部の例外を除いて，個々の嗅細胞は多数の匂い分子受容体レパートリーの中から1種類の受容体を選んで発現している．この「1嗅細胞-1種受容体 (one cell-one receptor)」規則により，「個々の嗅細胞がどんな匂い分子群に応答するのか」という嗅細胞の匂い分子チューニング特性 (選択的応答特性) は，「その嗅細胞がどの匂い分子受容体を発現するか」によって決定される．

このように，匂い分子受容体群による「分子レベルでの匂い分子識別」のロジックが，「1嗅細胞-1種受容体」規則により「嗅細胞レベルでの匂い分子識別」のロジックへと結びついている (図 6-53 B，C)．嗅覚神経系が匂い分子を識別するためには，「鼻腔内に吸いこまれた匂い分子が千種の受容体のうちどれとどれに結合したか」という分子レベルでの情報を知る必要がある．嗅覚中枢神経系は，この分子レベルでの情報を，「どの嗅細胞が電気信号を出しているか」という細胞レベルでの情報に基づいて知るのである．

同種の受容体を発現した嗅細胞の軸索は集合して特定の糸球へと収束する

個々の嗅細胞は1本の軸索を嗅球へと伸ばし，嗅球表面に数千個並んでいる糸球のうち，どれか1つの糸球と連絡する (図 6-52，6-53)．図 6-52 で示すように，同種の匂い分子受容体を発現した嗅細胞 (ゾーンⅡ上の青または黒で示した) は，嗅上皮上で広くまばらに分布している．ところが，同種の匂い分子受容体を発現したすべての嗅細胞は軸索を集合させ，マウスで約2千個ある糸球のうち，特定の数個 (多くの場合2個) へと投射する (Glomerular convergence)．また，これまで調べられた範囲内では，1つの糸球に収束するす

A 神経回路レベルでの匂い分子識別

主嗅球
糸球
匂い分子
→嗅皮質へ
約2,000個の糸球（マウス）

細胞レベルでの匂い分子識別
同種の受容体を発現した嗅細胞の軸索は特定の糸球へと収束する
（Glomerular convergence）

B
（嗅細胞：約1,000種類）
嗅細胞
繊毛
（嗅上皮には数千万個の嗅細胞）

個々の嗅細胞は1種類の受容体のみを発現する
（One cell-one receptor rule）

C 分子レベルでの匂い分子識別

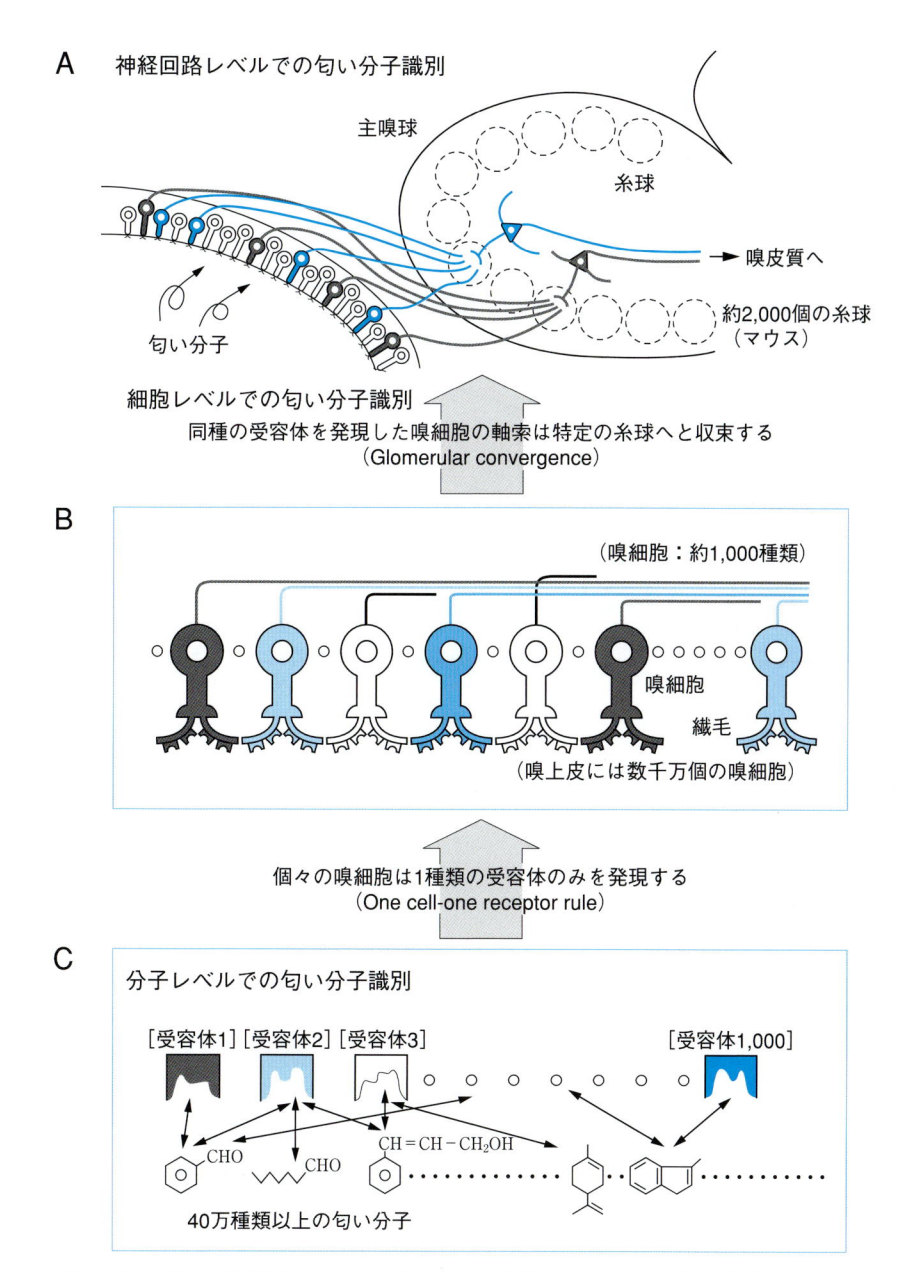

［受容体1］［受容体2］［受容体3］　　　　　　　　　　［受容体1,000］

40万種類以上の匂い分子

図 6-53 匂い分子識別のための分子レベル，細胞レベル，および神経回路レベルでのロジック
同種の匂い分子受容体を発現した嗅細胞やその軸索を同色で示した．

べての嗅神経線維は，同種の受容体を発現した嗅細胞から由来したものである．この嗅神経線維の投射パターンの"Glomerular convergence"規則により，「嗅細胞レベルでの分子識別」のロジックが「神経回路レベルでの分子識別」のロジックへと結びつけられている（図 6-53 A，B）．ある糸球が受容体 A を発現した嗅細胞群から選択的に嗅神経入力を受けるとすると，その糸球の活動は鼻に吸いこまれた匂い分子が受容体 A と結合したことを意味する．糸球と匂い分子受容体の種類との間には正確な対応関係（one glomerulus-one receptor）があり，匂い分子は嗅球の糸球レベルで

図 6-54 嗅球の神経回路の模式図
2つの糸球モジュールを示した．興奮性のシナプスを短い白矢印で，抑制性のシナプスを短い黒矢印で示した．
(Mori K ら，1999[4])より改変引用)

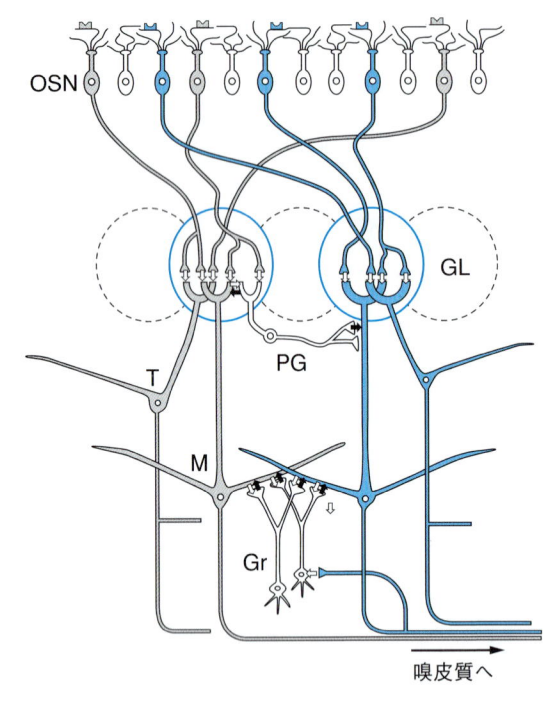

OSN：嗅細胞
M：僧帽細胞
T：房飾細胞
GL：糸球
PG：傍糸球細胞
Gr：顆粒細胞

「活性化した糸球の組合わせ」によってコードされていると考えられる．

糸球モジュール

　嗅球の表面に並んでいる糸球は，嗅神経線維の終末部や嗅球ニューロンの樹状突起先端部が複雑に入り組んで形成している球形の神経叢である．糸球内で，嗅神経線維は嗅球の主要ニューロン（僧帽細胞や房飾細胞）の樹状突起上に興奮性のシナプスをつくる（図6-54の糸球内の白矢印）．個々の糸球は特定の匂い分子受容体からの信号を受け機能単位を形成しているので，1つの糸球に属している嗅神経線維群と嗅球ニューロン群をまとめて「糸球モジュール」（図6-54の2色で示したもの）とよぶ．このような視点でみると，嗅球の神経回路は，受容体を表現（represent）した糸球モジュールが約2千個並んで構成されていると考えられる．実際，1つの糸球に属する僧細胞から活動電位を記録し匂い分子応答特性を調べると，共通の分子構造的特徴（molecular feature）をもった一定範囲の匂い分子群に選択的に応答する（one glomerulus-one receptor）．糸球モジュールは "molecular feature detector" であり，異なった糸球モジュールは異なった "molecular feature" を担当していると考えられる．

　嗅球内には僧帽細胞や房飾細胞の他に，傍糸球細胞や顆粒細胞といった局所回路ニューロンが存在し，糸球モジュール内および糸球モジュール間のシナプス相互作用を媒介している．例えば顆粒細胞（図6-54のGr）の樹状突起は僧帽細胞の樹状突起と樹状突起間相互シナプスを形成し，僧帽細胞間の側方抑制や同期的発火活動に関与していると予想される．

嗅球の「匂い受容体地図」

　糸球モジュールのそれぞれが1種類の受容体を表現していることから，嗅球表面で観察される糸球の空間的配置は，嗅球に一定の「匂い分子受容体地図」があることを意味する．この「匂い分子受容体地図」とはいったいどんなものであろうか．

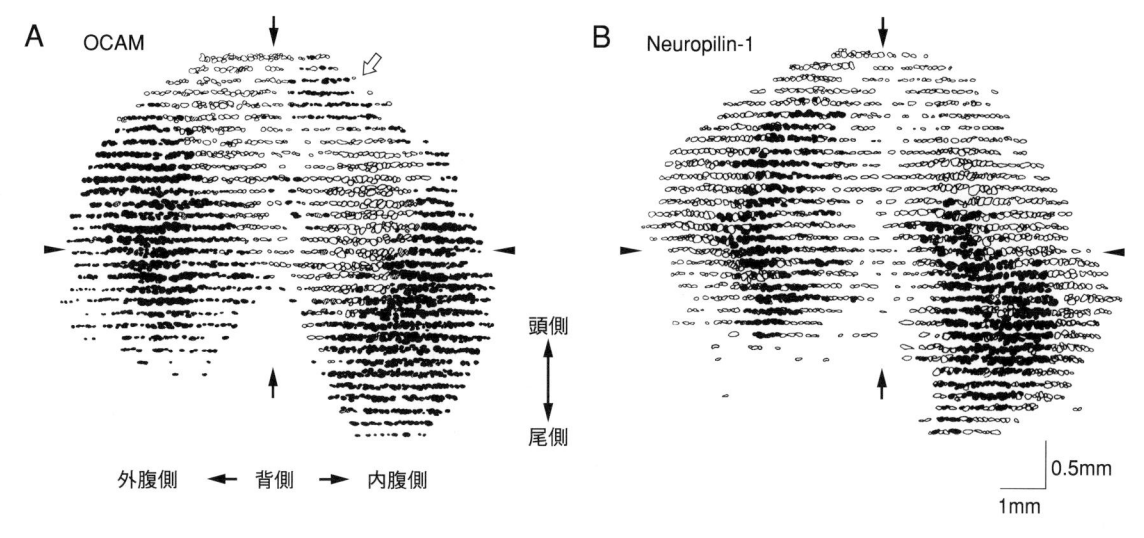

図 6-55 嗅球の糸球層の展開図
A：OCAM 陽性の糸球を黒丸で，OCAM 陰性の糸球を白丸で示した．OCAM 陰性の糸球（ゾーン I 受容体の信号を受ける）が，嗅球の吻側の背側部に分布することがわかる．
B：Neuropilin-1 陽性の糸球を黒丸で，Neuropilin-1 陰性の糸球を白丸で示した．Neuropilin-1 陽性の糸球は外側半球と内側半球に帯状に分布する．
(Nagao H ら，2000[6]より改変引用)

マウスなどの個体も同様な「匂い分子受容体地図」をもっているのだろうか，それとも個体によって千差万別なのだろうか．

「匂い受容体地図」上で，特定の受容体が表現されている糸球の位置を決定する方法として，現在までに，①匂い受容体 cRNA をプローブとして用いた嗅球切片の in situ hybridization 法，②特定の匂い受容体遺伝子のすぐ下流に IRES-tau・LacZ をつないだノックインマウス法が開発されている[1)3)]．また，数種類の細胞接着分子は，特定の糸球群へ投射する嗅神経線維のサブセットのマーカーとして用いられている．

大部分の匂い分子受容体は，嗅上皮にある 4 つの受容体発現ゾーン（ゾーン I ～ IV，図 6-52）のうちの特定の 1 つのゾーン内の嗅細胞で選択的に発現する．言いかえれば，大部分の匂い分子受容体は，ゾーン I 受容体群～ゾーン IV 受容体群の 4 群に分類される．細胞接着分子 OCAM は，嗅上皮の 4 つのゾーンのうち，ゾーン II，III，IV の嗅細胞で発現するが，ゾーン I の嗅細胞では発現しない．OCAM を発現した嗅細胞軸索は，嗅球の腹外側部の糸球へと選択的に投射する（図 6-55 A の黒丸の糸球）．したがって，嗅球腹外側部の OCAM 陽性糸球群はゾーン II，III，IV の匂い分子受容体群を表現し，背内側部の OCAM-陰性糸球群はゾーン I 受容体群を表現している．

軸索ガイダンス分子である Neuropilin-1 も特定のサブセットの嗅細胞軸索で発現する．Neuropilin-1 陽性の嗅細胞軸索は，嗅球の外側部と内側部の 2 つの領域内の糸球へと選択的に投射する．嗅球の展開図における OCAM 陽性糸球群ゾーン（図 6-56 のアミで示した部分）と Neuropilin-1 陽性糸球群領域（斜線の部分）に，前記①の in situ hybridization 法により決定された受容体表現糸球を重ねる（図 6-56 A）ことにより，細胞接着分子による地図と匂い受容体表現地図には正確な対応があることが明らかとなった．すなわち，

①主嗅球には 2 つの匂い受容体地図（内側半球地図と外側半球地図）が存在すること
②それぞれの地図は少なくとも 8 つの小領域に分かれていること
③特定の小領域内の糸球では，匂い分子受容体の特定のサブセットが表現されていること
④内側半球地図内の 8 つの小領域は，外側半球地

A：嗅球糸球層の展開図．OCAM 陽性糸球群ゾーンを灰色で，Neuropilin-1 陽性糸球帯領域を青色の斜線で示した．匂い分子受容体（R 10, R 16, R 22, R 36, R 38）を表現する糸球の位置を展開図上に重ねると，外側半球受容体地図と内側半球受容体地図が鏡像位置に配置していることがわかる．破線は，外側半球地図と内側半球地図の予想境界線を示す．
B：嗅球糸球層の展開図にみられる 4 つのゾーン（ゾーン I～IV）．嗅上皮のゾーン II の嗅細胞軸索が，嗅球のゾーン II の糸球へと投射するパターンを 2 種類の嗅細胞軸索（2 色の線）について示した．同色の嗅細胞は同じ種類の匂い分子受容体を発現している．
（Nagao H, 2000[6])より改変引用）

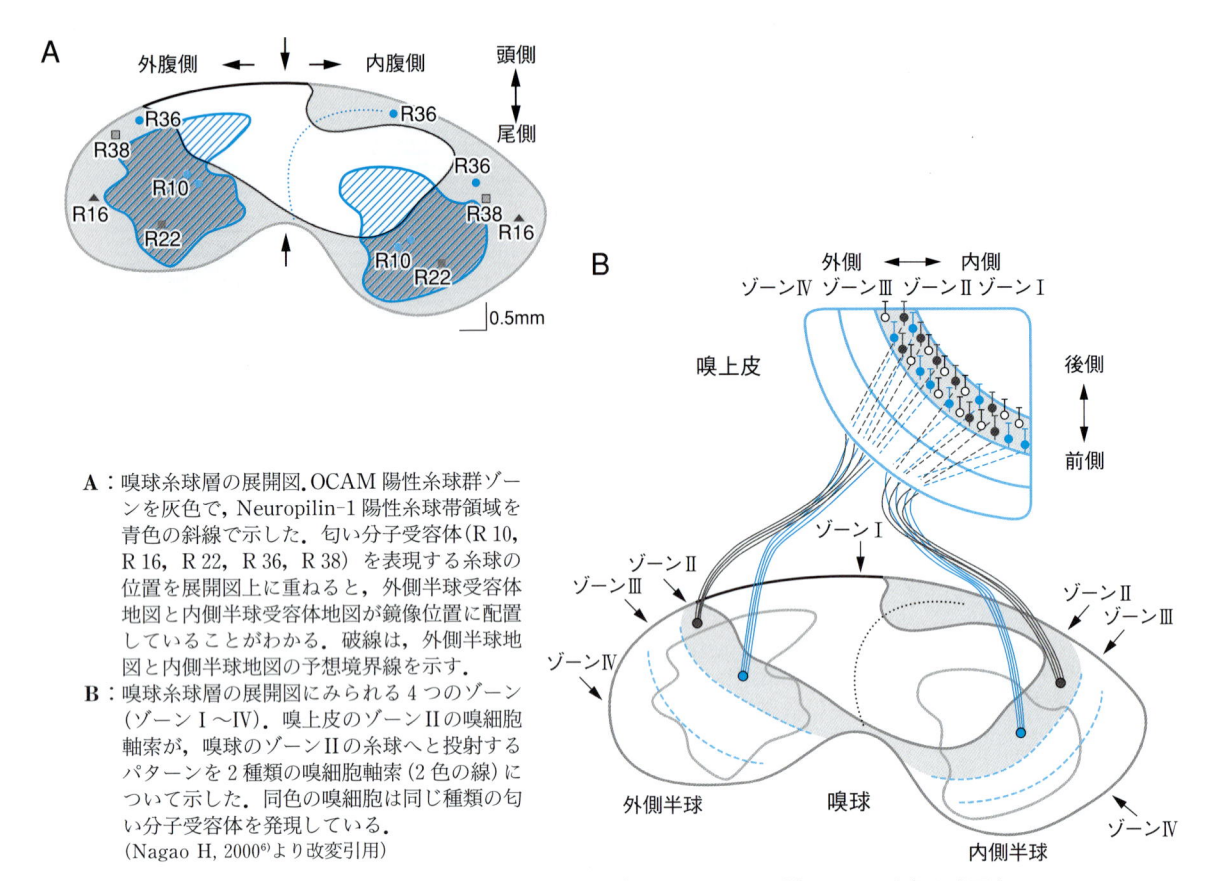

図 6-56 内側半球と外側半球に分かれて存在する 2 つの「匂い分子受容体地図」

図内の 8 つの小領域とほぼ鏡像位置に配置していること

など，個体によらずすべてのマウスの嗅球で共通してみられる「匂い分子受容体地図」の構造の特徴が判明した．嗅球に 2 つの「匂い分子受容体地図」が存在することより，嗅球内側半球と外側半球は匂い分子情報処理の異なった側面を担当しているのではないかと予想されるが，2 つの地図の機能差についてはまだ不明である．

嗅球の「匂い地図」

嗅球に「匂い分子受容体地図」がかなり正確に配置されていることより，種々の匂い分子刺激に対する嗅球ニューロンの応答地図（匂い地図）の空間配置も決定することが可能だと考えられる．

これまで 2-deoxyglucose の取り込み法や最初期遺伝子法により，匂い応答の空間配置を組織化学的に調べる方法があったが，1 回の実験で 1 種類の匂い刺激しかできない欠点があった．近年になって嗅球に適用されるようになった内因性信号の光学測定法は，多種類の匂い分子に対する嗅球の応答の空間配置を，個々の糸球レベルの分解能で調べることを可能にした．

図 6-57 に示すように，炭素鎖の長さが連続的に変化する同族脂肪酸類（共通の官能基 $-C{\underset{OH}{\overset{O}{\lessgtr}}}$ をもつ）をラットに嗅がせると，嗅球背側面では前内側ドメイン内の糸球が選択的に活性化された．多様な同族化合物を匂い分子として用いた光学測定により，嗅球背側には匂い分子の官能基によって規定される機能ドメインが少なくとも 2 つあり，個々の機能ドメインの糸球は一定の範囲の官能基をもった匂い分子群によって活性化されることが

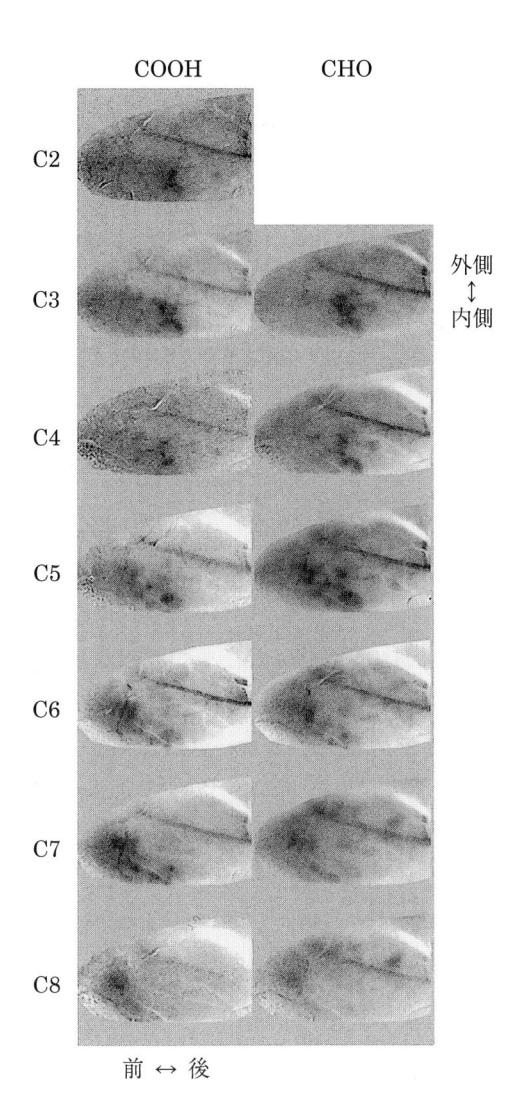

	COOH	CHO
C2		
C3		
C4		
C5		
C6		
C7		
C8		

外側 ↕ 内側

前 ↔ 後

図 6-57 同族列脂肪酸（COOH）または同族列アルデヒド（CHO）分子刺激に対する応答の内因性シグナルの光学的測定
嗅球の背側部からの光学測定で，活性化された糸球群が黒く示されている．C2～C8は匂い分子の炭素鎖の長さ．黒または白い線状の像は血管を示す．
(Uchida Nら，2000[9])より改変引用)

わかった．例えば前内側ドメイン内の糸球は，脂肪酸類（$-C{\lhd}^O_{OH}$基），アルデヒド類（$-C{\lhd}^O_H$基），および一部のエステル類（$-C{\lhd}^O_{O-}$基）に応答するが，アルコール類やフェノール類（-OH基）には応答しない．一方，外側ドメイン内の糸球は，アルコール類（-OH基），フェノール類（-OH基），ケトン類（$-\overset{O}{\underset{\|}{C}}-$基），アルデヒド類，および上記とは別のサブセットのエステル類に応答する

が，脂肪酸には応答しない．

個々の機能ドメインを規定する"molecular features"（上記の2つの機能ドメインの場合は官能基群）を"primary features"とよぶことにする．光学測定法により，匂い分子の炭素鎖の「長さ」や「枝分かれ」，「二重結合（-C=C-）」の存在などの"molecular features"は，活性化される糸球の機能ドメイン内での局所配置パターンによってコードされていることも判明した．機能ドメイン内の局所配置パターンでコードされている"molecular features"を"secondary features"とよぶ．このような機能ドメイン構造の存在から，類似の匂い分子受容サイトをもった受容体群がまとまって，同じ機能ドメイン内の糸球で表現されていることが推測できる．例えば前内側ドメイン内の糸球群で表現される受容体群の受容サイトは，カルボキシル基（$-C{\lhd}^O_{OH}$）とカルボニル基（$-C{\lhd}^O_H$）を認識する点で共通するが，"secondary features"の認識ではさまざまに異なっていると推測される．

「匂い地図」と「匂い」の関連

嗅球の「匂い地図」の詳細は，現在までのところまだ一部分（背側の一部）が明らかになっただけであり，他の大部分は不明である．しかし，いくつかの状況証拠から，他の大部分についても，匂い分子の"primary features"により規定される機能ドメインの集合により形成されており，個々の機能ドメイン内の糸球の局所配置パターンが匂い分子の"secondary features"をコードしているのではないかと推測できる．このような「匂い地図」の構成は，精神物理学的に調べられた「匂い分子の構造」と「匂い（の質）」との対応関係に密接に関与しているのではないだろうか．例えば，分子の「匂い」に主要な影響を与える「官能基」は，「匂い地図」の機能ドメインを規定している．匂い分子の炭素鎖の長さや枝分かれ，二重結合などは，「匂い（の質）」により微妙な影響を与えるが，これらは"secondary features"として，ドメ

イン内の局所配置パターンでコードされている．この関係から，嗅球の「匂い地図」のドメイン構造が，「匂い（の質）」認知する神経メカニズムに関与しているのではないかと推測できる．

　嗅球の「匂い地図」における情報は，嗅球内神経回路で処理された後，僧帽細胞や房飾細胞の軸索を介して嗅皮質へと送られる．嗅覚中枢神経系の研究は現在，嗅球の「匂い受容体地図」や「匂い地図」の解析を中心に急速に展開しつつあるが，嗅皮質に関する「匂い地図」に関してはまだまったく不明である．嗅皮質には，「梨状葉」，「前嗅核」，「内嗅野」の他に，豊富なドパミン性線維入力を受ける「嗅結節」や情動機構と密接に結びついた「扁桃皮質」等が含まれる．これらの嗅皮質領野には，どのような機能地図があるのだろうか．特別な「匂い分子組合わせ地図」だとか，「匂いに伴う情動地図」のようなものがあるのだろうか．嗅球「匂い地図」の知識は嗅皮質の機能解析に大きな手がかりを与えるものであり，近い将来に嗅皮質の「匂い地図」や機能構築の知識が得られることが期待される．

参考文献

1) Axel R：The molecular logic of smell. *Sci Amer* **273**：154-159, 1995
2) Buck L, Axel R：A novel multigene family may encode odorant receptors；a molecular basis for odor recognition. *Cell* **65**：175-187, 1991
3) Mombaerts P, Wang F, Dulac C, et al：Visualizing an olfactory sensory map. *Cell* **87**：675-686, 1996
4) Mori K, Nagao H, Yoshihara Y：The olfactory bulb：Coding and processing of odor molecule information. *Science* **286**：711-715, 1999
5) Mori K, Yoshihara Y：Molecular recognition and olfactory processing in the mammalian olfactory system. *Prog Neurobiol* **45**：585-619, 1995
6) Nagao H, Yoshihara Y, Mitsui, et al：Two mirror-image sensory maps with domain organization in the mouse main olfactory bulb. *NeuroReport* **11**：3023-3027, 2000
7) Read RR：Signaling pathways in odorant detection. *Neuron* **8**：205-209, 1992
8) Shepherd GM, Greer CA：Olfactory bulb. *In*：Shepherd GM (ed)：*The Synaptic Organization of the Brain*. Oxford Univ. Press, New York, pp. 159-203, 1998
9) Uchida N, Takahasi YK, Tanifuji M, et al：Odor maps in the mammalian olfactory bulb：Domain organization and odorant structural features. *Nature Neurosci* **3**：1035-1043, 2000

5 化学受容覚
〔2〕味　覚

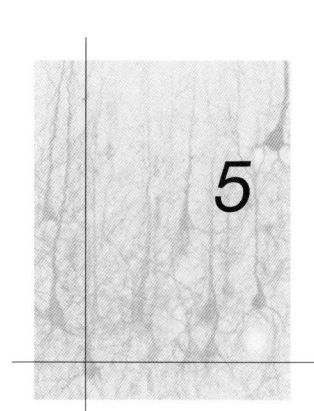

小　川　　　尚

呈味物質と味阻害物質

　水溶性の物質が刺激となり，タマネギ状の味蕾taste budにある味細胞（III型細胞）の味受容体と反応することにより受容が行われる．ヒトの感じる味覚には，従来の4味（塩味，甘味，酸味，苦味）に「うま味」を加えた5つの質があるとされている．塩味物質としてはNaまたはLi塩，甘味物質としては多くの単糖類や2糖類，グリシンなどのアミノ酸や各種人工甘味料，ステビオシドなどの各種配糖体，モネリンなどの蛋白質があり，酸味物質には各種の酸，苦味物質としてはキニーネなどのアルカロイド類，柑橘類の苦味成分リモニンなどのテルペン類などがある．また，うま味物質としては，グルタミン酸と5'イノシン酸や5'グアニル酸などがある．

　シャレンバーガーとアクリー（Shallenberger PS & Acree TE, 1967）によれば，甘味物質には共通に水素供与基（AH）と水素受容基（B）が2.5〜4Åの距離で存在し，さらにキエール（Kier LB, 1972）によればAHから3.5Å，Bから5.5Åの位置に疎水基が存在すると報告している．また，久保田ら（1969）はヤマハッカ類の苦味物質テルペン類について調べ，分子内でAH基とB基が1.5Åの距離に位置していることを見出している．

　インド産植物 *Gymnema sylvestre* はギムネマ酸を含み，ヒトを含む霊長類の甘味受容を妨げる．下等動物の甘味受容に対しては，同じ植物内のグルマリンが阻害作用をもつ．

Naイオンの受容にはアミロライドが阻害剤として働くことが知られている．

味受容体，G蛋白結合味覚受容蛋白

　甘味物質や苦味物質に構造特異性があることや，甘味受容があらかじめ舌を蛋白物質で処理すると選択的に消失することから，甘味受容体が蛋白質であることがうかがわれる．実際，各種動物の舌上皮を用いて糖結合蛋白の分離が試みられ，サルの乳頭を含む上皮から分子量約5万の糖結合蛋白が分離されている．

　味覚受容に関与するG蛋白結合受容蛋白は甘味・苦味の受容に際し，受容体として働くと想定されている．分子生物学的手法により，匂受容物質と類似のG蛋白結合蛋白（膜7回貫通型）をコードするDNAをラット舌上皮より抽出する試みが多くの研究者によりなされている．とりわけ，フーン（Hoon MA, 1999）は2種のcDNA，TR 1とTR 2をラット舌上皮から分離したが（図6-58），それぞれ茸状乳頭と有郭乳頭の味蕾に局在していた．また，Gα抗体陽性率はTR 1陽性味蕾細胞の1/5，TR 2陽性細胞の1/10にすぎない[1]．

　味覚受容に関与するG蛋白にはいくつかあることがわかってきた．すなわち，GαとGqは苦味受容に関与し，Gsは甘味受容に関与していると考えられている．Gαは，網膜のトランスデューシンに類似しているので，ガストデューシン gustoducinとよばれることがある．G蛋白の賦活に

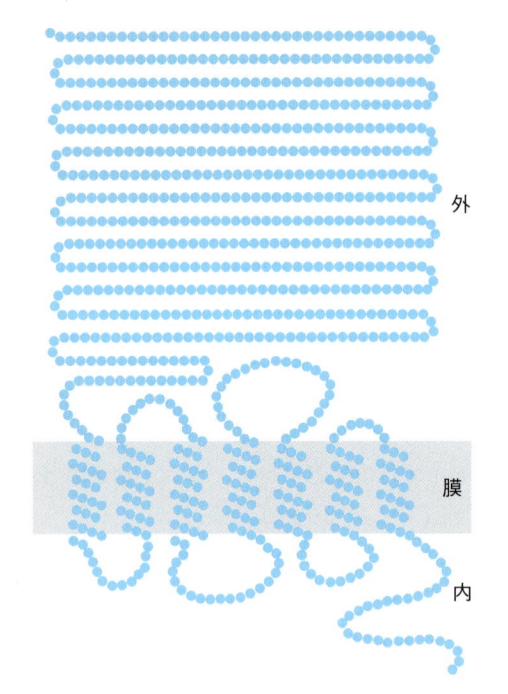

図 6-58 味覚受容蛋白の膜貫通模式図
ラット舌から得られた mRNA TR1 でコードされる味覚受容蛋白を示す．膜を7回貫通している．
(Hoon MA ら，1999[1])の Fig. 2b より改変引用)

より環状ヌクレオチドがセカンドメッセンジャーとして働くことが示唆される．実際，味細胞に環状ヌクレオチドを注入するとKコンダクタンスが減少する．ガストデューシン免疫陽性の味蕾細胞が脱分極に対して内向き電流を発生し，8-br-cAMP の注入で非選択性陽イオンコンダクタンスが減少する．ガストデューシン免疫陽性は味孔部分に見出されるが，味細胞である味蕾III型細胞に局在しているかどうかは確かめられていない．

Gs蛋白結合受容蛋白は甘味受容に関与するといわれるが，まだ分子生物学的には分離されていない．うま味物質，特にグルタミン酸受容体は，阻害剤の効果などから，通常のシナプス後部膜にみられる mGluR 4 類似のものと考えられている．

ラット舌有郭乳頭の cDNA ライブラリーの中に脳から単離されているアミロライド感受性陽イオンチャネル mammalian denerin-1（MDEG1）と相同のものがあり，酸味受容体をコードすることが見出されている．また，III型味蕾細胞に発現している．アメリカツメガエル卵細胞に発現させて応答を調べると，塩酸に対してよりも酢酸に対して大きい親和性をもち，アミロライドでブロックされる．

味受容のイオン機構

味細胞の絨毛部（尖頭樹状突起）は味孔に突き出していて，口腔内に与えられた刺激は味孔絨毛上にある味覚受容体と反応すると想定されている．したがって，味刺激は絨毛膜上のイオンチャネルを直接修飾するか，あるいは絨毛膜の味覚受容体と結合して細胞内2次メッセンジャーを活性化し，基底外側部膜のイオンチャネルを修飾することにより膜電位を変化させる．このことにより，さらに味覚神経とのシナプス前部においてCaチャネルを賦活化して伝達物質を放出させる．

味刺激の種類により刺激の受容は異なっていることが，微小電極法やパッチ電極法で明らかになっている（図 6-59)[2]．

◆ 塩味受容

味細胞絨毛膜上のアミロライド感受性で受動的な Na チャネルを Na^+ が通過して細胞内に拡散することにより，味細胞の脱分極を起こす．しかし，鼓索神経で観察するとアミロライドで塩味受容を阻害しても，なお30％のNa応答は残存するので，別の受容機構があるものと考えられている．

◆ 酸味受容

酸味を呈する物質から遊離するプロトン（H^+）により，3つの機序により味細胞を脱分極させる．第1は，プロトンがアミロライド感受性 Na チャネルを通ることで，第2はプロトンがKチャネルを遮断し，第3はプロトンがプロトン結合性陽イオンチャネルを開くことで脱分極を起こす．ただし，第3の機序はマッドパピーではみつかっているものの，哺乳動物ではまだ確かめられていない．

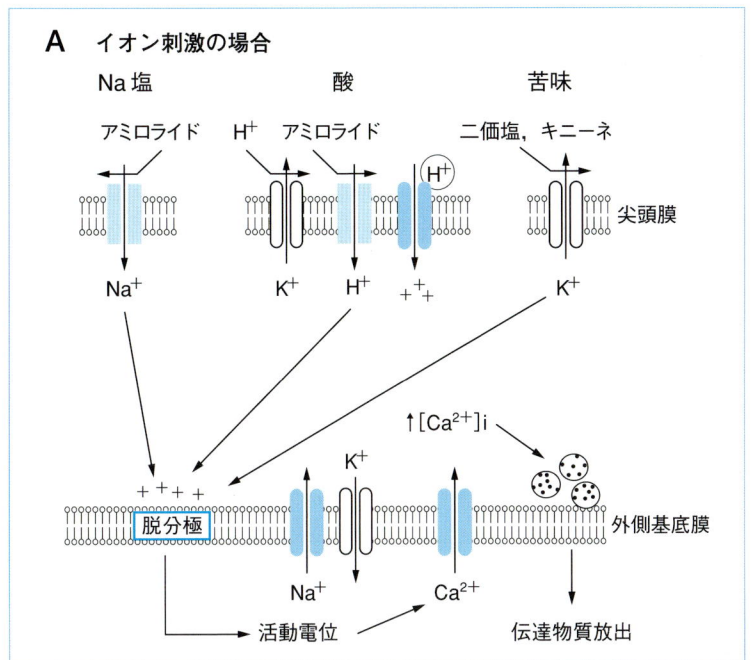

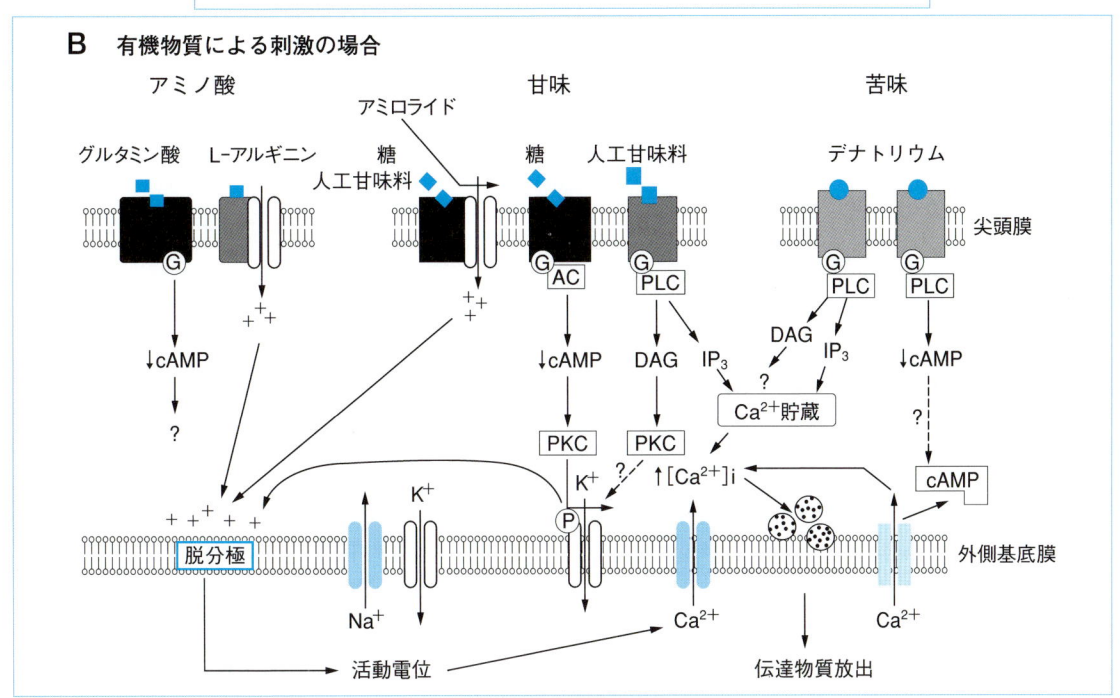

図 6-59 味刺激受容機構
Bの場合は多くG蛋白が受容体に共役しており，細胞内2次メッセンジャーを介してイオンチャネルの開閉を行っている．(Kinnamon KEら，1996[2])のFig. 1, 2より改変引用)

◆ **甘味受容**

甘味の受容には，いくつかの異なる受容体が関与する．ショ(蔗)糖の受容にはアデニルシクラーゼを活性化するGTP結合蛋白，Gsと共役した蛋白が関与する．ショ糖が受容体に結合するとアデニルシクラーゼを活性化し，その結果生じた環状ヌクレオチドに依存してKチャネルのコンダクタンスを減少させることにより味細胞を脱分極す

る．Ca^{2+} カルモジュリン依存性 cAMP リン酸 2 エステラーゼの抑制でショ糖応答の増大をきたす．したがって，何らかの原因で細胞内 Ca^{2+} が増大するとショ糖応答は減少することになる．

人工甘味料の場合，ショ糖とは異なって，受容体蛋白はおそらく Gq と共役していて，リン酸リパーゼ C（PLC）を活性化して IP_3 とジアセチルグリセロール DAG を産生し，前者は細胞内 Ca^{2+} 貯蔵庫より Ca^{2+} を放出させる．一方，後者はプロテインキナーゼ CPKC を活性化させる．これらに引き続く機構は不明であるが，最終的には K チャネルのコンダクタンスの減少を生じて脱分極を起こす．

◆ 苦味受容

苦味を呈する物質の化学構造が多様であることと対応するように，いくつかの受容機構が提唱されている．第 1 は，キニーネや K^+ イオン，Ca^{2+} などの 2 価イオンによる作用の場合で，絨毛膜上の K チャネルを直接遮断する．

第 2 は，味蕾に特異的に発現している G 蛋白，ガストデューシン Ggust と共役している受容蛋白を賦活化する場合で，デナトリウムがリガンドである．Ggust 賦活の結果，リン酸 2 エステラーゼを活性化し，cAMP の濃度を減少させ cAMP 依存性に閉じていた陽イオンチャネルのコンダクタンスを増大して味細胞を脱分極する．Ggust ノックアウトマウスでは苦味に対する感受性が正常マウスに比して低いことが知られているが，甘味物質に対する感受性も落ちているので，Ggust の役割は今後解明される必要がある．

第 3 の機構もデナトリウムがリガントとして働く場合で，受容体は Gq と共役している．甘味受容の場合と同様に IP_3 と PKC が 2 次メッセンジャーとして働くが，関与するイオンチャネルは不明である．

◆ アミノ酸の受容

ラットの舌奥組織から取った味液で賦活される mRNA 中に mGluR 4 のものが見出され，かつ in situ hybridization でその mRNA が味蕾中に発現しているのが確かめられた．mGluR 4 の特異的リガンドである L-AP 4 をラットになめさせるとグルタミン酸と同様の行動をとることなどから，うま味物質グルタミン酸に対する受容体と推定されている．しかし，脳の mGluR 4 と比較して，特異的拮抗薬である MP 4 で阻害されないことや L-AP 4 に対する閾値も高いことから，アミノ酸シーケンスに違いがあると想定される．また，核酸関連物質とグルタミン酸を混合するとうま味の相乗効果を生じるが，mGluR 4 とグルタミン酸の反応を核酸関連物質が促進するかどうかはわかっていない．mGluR 4 は G 蛋白と結合しており，賦活されると細胞内の cAMP 濃度を減少させるが，これから味細胞を脱分極させるまでの機序はいまだ不明である．

ナマズのアミノ酸受容体はよく調べられていて，L-アルギニンと L-プロリンに対する受容体はリガンド結合型非選択性陽イオンチャネルであり，味細胞尖頭膜に存在する．

味覚伝導路

ネコやラットなどの下等動物と，霊長類では伝導路が大きく異なる．図 6-60 にラットとサルの伝導路を示す．

ラットでは孤束核 nucleus of solitary tract の吻側端が第 1 次中継核として末梢味覚神経を受け，同側の結合腕（上小脳脚）周辺核 parabrachial nucleus（第 2 次中継核）に投射する．後者からは両側の視床後内側腹側核小細胞部（posteromedial ventral nucleus of the thalamus, parvicellular part）にある第 3 次中継核に投射する．また，扁桃体中心核 central amygdala にも投射する．視床中継核から同側の顆粒性および不全顆粒性島皮質 granular and dysgranular insular cortices にある第 1 次味覚野と扁桃体外側核 lateral amygdala に投射する．両側の味覚野間には脳梁性結合がある．視床網様体には，視床中継核と島皮質味覚野との間のフィードバック回路を形成するニューロンが存在することが知られてい

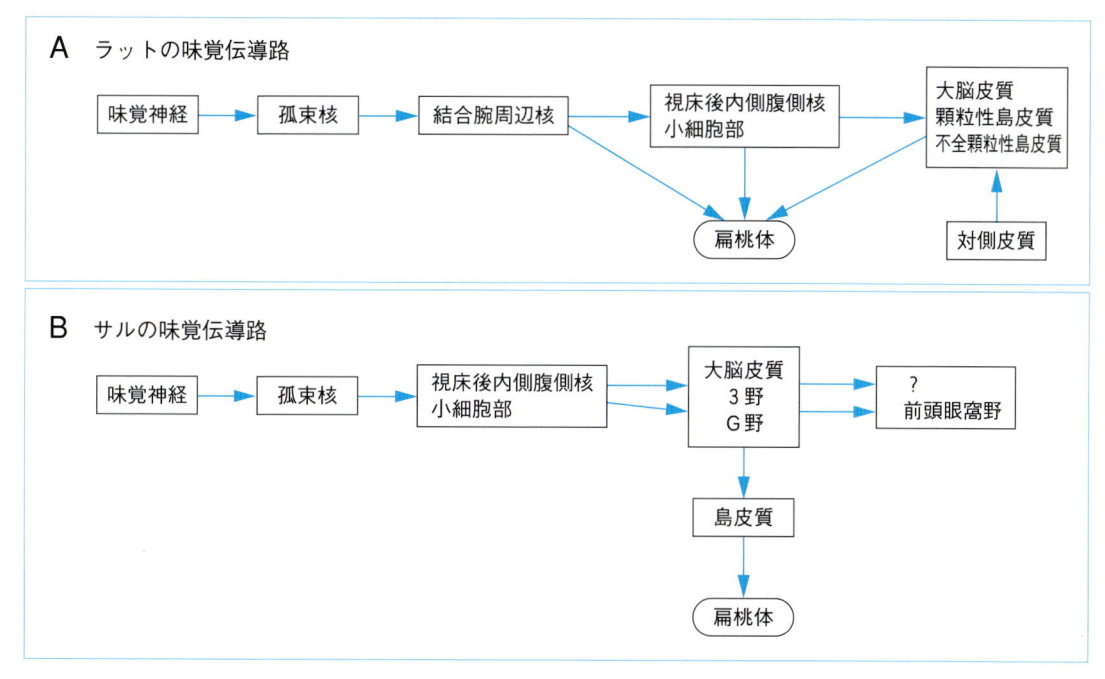

図 6-60 ラットとサルにおける脳内味覚伝導路

A ラットの味覚伝導路
味覚神経 → 孤束核 → 結合腕周辺核 → 視床後内側腹側核小細胞部 → 大脳皮質 顆粒性島皮質 不全顆粒性島皮質
→ 扁桃体
→ 対側皮質

B サルの味覚伝導路
味覚神経 → 孤束核 → 視床後内側腹側核小細胞部 → 大脳皮質 3野 G野 → ? 前頭眼窩野
→ 島皮質 → 扁桃体

る．ラットでは両側性投射であるが，ネコでは同側性投射である．

サルでは結合腕周辺核は味覚伝導路には入っておらず，孤束核から直接同側の視床中継核に投射する．視床中継核からは前頭弁蓋部 frontal operculum 外側面にある大脳皮質第1次体性感覚野 area 3 の口腔再現領野と，外側溝内の前頭弁蓋部と島との境界部にある area G（第1次味覚野）に投射がみられる．area 3 の口腔再現領野と area G はチトクロムオキシダーゼ活性が周辺部位よりも高い．area G とその周辺部位から前頭眼窩野 orbito-frontal cortex へ投射する．area G に隣接する島皮質からは扁桃体へ投射する．

最近非侵襲的脳イメージング法でヒトの味覚関連領野が明らかになった（図 6-61）．このうち脳磁図法で計測すると，最も潜時の短い賦活領野は外側溝内で頭頂連合野と島皮質の移行部にみられ，刺激によってはローランド弁蓋部 rolandic operculum 外側面も同潜時で賦活される[3]．

味覚中枢

味覚情報処理の結果は中枢内での味質や受容部位の再現と味覚ニューロンの応答特性（特に複雑な混合味に対する反応など）に反映される．中継核におけるこのような研究は主にラットとハムスターを用いて調べられているが，大脳皮質については覚醒サルを用いて広範に調べられている．

1 中継核

ラットとハムスターの場合について主に述べる．

◆ 孤束核

自発放電も鼓索神経なみで多くなく，4基本味に対する味応答プロフィールは鼓索神経線維のそれに酷似し，おおむね一峰性である．多くの味覚ニューロンは機械刺激にも応答する．受容野は同側性で，舌のみ，あるいは舌と口蓋（特に切歯孔）の両者にあることが多い．味質と受容部位の再現

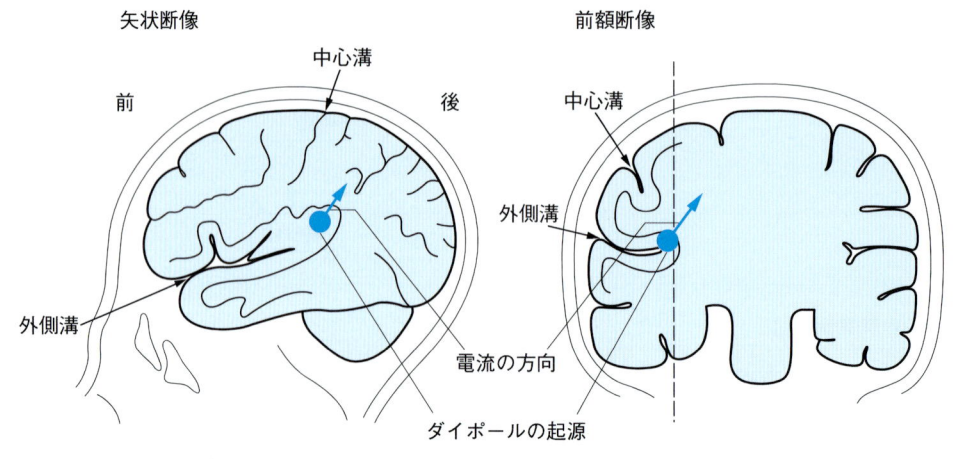

図 6-61　ヒトの第1次味覚野の局在
脳磁図により味覚刺激で最も潜時の早い賦活部位として同定された．推定電流源と電流の向きをダイポールの形で表してある．左の矢状断像は，右の前額断像の破線を通る断面像である．
(Kobayakawa T ら，1999[3])より改変引用)

がみられる．すなわち，吻側外側先端部から尾側内側方向へ，口腔吻側部（舌尖部＋切歯孔），ついで口腔尾側部（舌後部＋軟口蓋）の再現がある．味覚入力はグルタミン酸のカイニン酸・アンパ受容体を介して行われる．P物質により応答の増大がみられる．

◆ 結合腕周辺核

ラットなどでは第2次中継核であり，自発放電も味応答も増大する．しかし，味応答プロフィールは多くの場合一峰性である．受容野は同側性で，結合腕内側部には食塩ベストで舌に受容野をもつものが多く，外側部にはショ糖ベストあるいは塩酸ベストが多くて，舌と口蓋に受容野をもつものが多い．受容野の大きさは孤束核ニューロンと比較して大きい．結合腕周辺核では，このように受容部位と味質の再現が明らかである．また，口腔尾側部からの入力を受けるニューロンが外側部や尾側部に存在することが示唆されている．さらに，摂水に関与するニューロン群が背側の中心核に，内臓からの入力を受けるニューロンが背側外側核にある．CCKをはじめ多数の神経ペプチドの存在が免疫組織化学で明らかになっている．これらのことから，結合腕周辺核において味覚と他の感覚との連合がある程度行われていると考えられている．解剖学的に結合腕周辺核から視床中継核へは両側性投射がみられるが，個々のニューロンについてみると，両側性投射のほかに対側性あるいは同側性投射がある．

◆ 視　床

食塩ベストで両側性あるいはショ糖ベストや塩酸ベストで一側性の広い受容野をもつニューロンがみられる．しかし，これらニューロンの核内局在は明確ではない．一方，応答量は減少している．味応答プロフィールは二峰性のものが多くみられ，味質間の干渉が行われていることが示唆される．

2　大脳皮質

味覚応答プロフィールは二峰性で，ショ糖ベストのものが食塩に対し小さい応答を示し，塩酸やキニーネに大きい応答を生じるとか，食塩ベストが塩酸に対して小さい応答を示しキニーネに大きい応答を示すなど，味対比的反応がみられる．受容野は両側性が多く，かつ視床ニューロンよりも広い．対側皮質の活動を遮断すると味応答の減少がみられる．このことは皮質味覚ニューロンの応答特性が視床からの入力の収斂によって決まるば

BOX

■ 味気ない話

　風を引いた時などに，臭いとともに味を感じなくなって，文字通り味気ない思いをした経験は誰しもあるであろう．臨床神経学において味覚障害が問題になる場面がいくつかある．最もよく遭遇するのはいわゆる顔面神経麻痺（ベル麻痺）における味覚障害である．ある朝起きたら顔面がゆがんでいた，という患者では必ず味覚検査も行う必要がある．味蕾を支配する鼓索は，顔面神経が茎乳突孔から外へ出る直前の顔面神経管内で顔面神経から分かれる．だから味覚障害があればそれより上位の障害で，なければ下位の障害をとりあえず疑うことができる．

　もう一つよく遭遇するのは，服薬中の薬による味覚異常である．特にパーキンソン病に対するレボドパ投与中に口の中が苦い，味が変だ，と訴える患者が少なくない．その他にも抗パーキンソン病薬としての抗コリン薬，アスピリンなどの消炎鎮痛薬，ベンゾジアゼピンなどの向精神薬，ACE阻害薬やカルシウム阻害薬などの降圧薬，多くの種類の抗生物質や抗癌薬など枚挙に暇がないほどある．この中には異常な味覚というよりも味覚脱失をきたすものも少なくない．

　味覚を失うといえば，味覚機能には微量元素の亜鉛（Zn）が必要であることがわかってきた．Znはスーパーオキサイドディスムターゼなど多くの酵素活性に必要な微量元素であり，何らかの原因によって体内のZn含量が減少すると，生体機能特に味覚機能に障害をきたすと考えられる．実際に幼若ラットをZn欠乏食で飼育すると味蕾が萎縮する．さらに，放射線治療を受けた担癌患者やパーキンソン病患者で，味覚障害と血清Znの減少とが関係しており，Zn補給によって味覚機能が回復するとされている．さらに確認が必要ではあるが，興味あることといえよう．

（国立精神・神経センター　金澤一郎）

かりではなく，脳梁を介した対側皮質からの入力にもよっていることを示唆する．また，中継核ではほとんどみられなかったキニーネベストニューロンが大脳皮質では多くみられる．このことは，皮質における入力の収斂によりキニーネ応答が大きくなったのか，あるいは苦味に特有の伝導経路が従来の味覚伝導路と別に存在するのか，今後の研究を待たなければならない．

　味覚入力はカイニン酸受容体とNMDA受容体の両者を介して行われ，P物質によって修飾を受ける．

脳イメージングと味覚精神物理学

　非侵襲性脳イメージング法を用いた味覚関連皮質領野の活動と味覚精神物理学的，臨床心理学的所見との照合が行われている．

　食塩の濃度とMEGで測ったヒトのarea Gの賦活の大きさとの間には相関はなく，また精神物理学的な強度とも相関がない．また，食塩に対する反応時間とarea Gに初めて生じる有意な磁場変化のピーク潜時との間にも相関がみられない．これらのことは，精神物理学的所見に相当する脳活動はarea G以降の高次領域で生じていることを示唆している[4]．

　右側頭葉前部に味の認知活動に対応して強い賦活があり，この部の障害により認知閾値の上昇がみられる．

　サルにおいて味覚についてのsensory-specific satietyを示す前頭眼窩野の領域に相当する部位で，ヒトでも味覚で賦活されることがfMRIで観察されている．

引用文献

1) Hoon MA, Adler E, Lindemeier J, et al : Putative mammalian taste receptors : A class of taste-specific GPCRs with distinct topographic selectivity. *Cell* **96** : 541-551, 1999
2) Kinnamon CS, Margolskee RF : Mechanisms of taste transduction. *Curr Opin Neurobiol* **6** : 506-513, 1996
3) Kobayakawa T, Ogawa H, Kaneda H, et al : Spatio-temporal analysis of cortical activity evoked by gustatory stimulation in humans. *Chem Senses* **24** : 201-209, 1999
4) Saito S, Endo H, Kobayakawa T, et al : Temporal process from receptors to higher brain in taste detection studied by gustatory-evoked magnetic fields and reaction times. *Ann NY Acad Sci* **855** : 493-497, 1998

参考文献

5) 佐藤昌康, 小川　尚編：最新味覚の科学. 朝倉書店, 1997
6) 鵜川真也, 島田昌一：酸味のリセプターの構造. 日本味と匂学会誌 **7** : 177-182, 2000
7) 小川　尚：味覚の神経経路と情報処理―伝導路. 本庄　巌編：21世紀耳鼻咽喉科領域の臨床, 10巻感覚器, pp. 396-408, 中山書店, 2000
8) 小川　尚：味覚中枢の神経コーディング―特集味と匂いの神経機構. 神経進歩 **43** : 682-683, 1999

6 記憶と学習

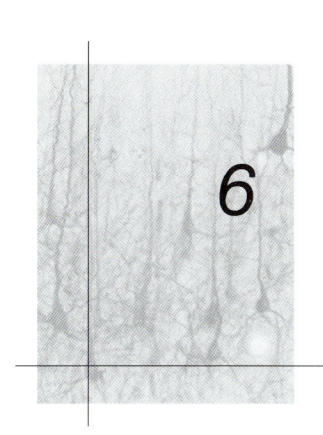

〔1〕神経心理・病態

山鳥　重

　記憶は多面的な現象であり，切り口をはっきりさせないと何をみているのかがよくわからなくなってしまう．本節では記憶を「新しい情報が個体に取り込まれ，一定時間の後に再び取り出される現象」と定義しておく．取り出される様式は問わない．表象性（認知的）であっても，運動性（行動）であってもよい．自発的（自動的）想起でも，意図的想起でもよい．この定義では取り出されない記憶は記憶に入らないことになって問題もあるが，取り出されない記憶の有無については議論ができないので，方法的にはやむを得ない．あくまで操作的定義であり，本質的定義ではない．

　さて，このように定義すると，記憶は大きく2つに分類することができる．1つは表象として意識に想起できる記憶で，陳述記憶とよばれる．もう1つは主として行動に反映され，意識化できるかどうかはっきりしない記憶で，手続き記憶とよばれる（図6-62）．

　陳述記憶は宣言的記憶とも訳されているが，要するに以前経験したことを意識に想起し，その想起表象を言語，絵，身ぶりなど何らかの手段を使って他人に伝えることのできる記憶と考えればわかりやすい．陳述記憶はさらに出来事の記憶と概念の記憶に大別される．前者はエピソード記憶，後者は意味記憶と名づけられている．出来事の特徴は生起が1回性で，その内容に脈絡があり，かつ時間・空間情報を伴っていることである．概念の特徴は動きや時・空間性に乏しく，意味をもっていることである．某月某日，誰かと京都へ出かけた記憶があるとすると，その時々のシーンは陳述記憶として想起される．しかし，京都は意味記憶として保持されており，某月某日などという月日の概念もそれ自体は意味記憶に属する．京都へ出かけたことを「旅行」とくくれるとしたら，この概念も意味記憶である．概念は1回の経験では成立せず，類似の経験を繰り返すなかで，出来事の個別性が捨象され，共通項が抽象されることによって形成される．記憶検査で3単語検査，あるいは10単語検査など，複数の単語を覚えて再生させるテストがあるが，これは出来事記憶の検査である．個々の単語の意味を問うのならば，それは意味記憶検査になる．エピソード記憶はさらに自伝的な記憶と社会的な出来事の記憶で貯蔵のされ方に差がある可能性がある．自己が出来事の主人公である記憶と，特定の処理様式（ニュースメディアとか口コミなど）を媒介に入力される社会的な出来事の記憶は登録のされ方に違いがあり，随伴する感情も違うはずである．

　手続き記憶では神経系の情報処理の流れそのものが変化する．重度健忘患者（エピソード記憶障害）には，しばしば次のような興味深い事実が観察される．すなわちこのような患者に，文字を左

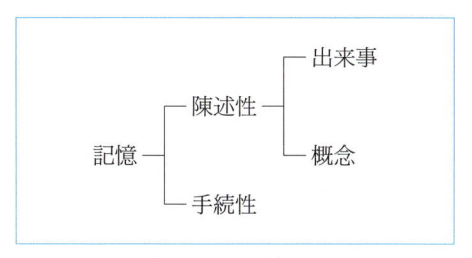

図 6-62　記憶の分類

右反転させた文字系列を繰り返しみせ，その読みとり速度を記録してみると，セッションを重ねるにつれ，読みの速度が上がってゆく．しかし，本人は検査自体は覚えていず，どのセッションも初めての検査だと主張するのである．つまり出来事は忘れられているが，経験は熟練という形で神経系を変容させている．この変容が手続き記憶である．自覚はされないが，体が覚えるのである．手続き記憶には運動技能，書字技能，音楽技能など運動要因の強いもの，隠し絵のようなノイズの中から形態を読み取る能力など視覚要因の強いもの，パズルの解き方などかなり知的要因の強いものまで，さまざまなものがまとめられており，内容は均一ではない．

以下，本節ではこのうち出来事記憶に焦点を絞ってその性質，あるいは大脳メカニズムについて考えてみよう．

出来事記憶の分類

認知心理学では記憶を短期記憶と長期記憶に二大別する立場が伝統的である．短期記憶は長くても10秒以内くらいのきわめて短い記憶で，それ以上長いものは長期記憶とよばれる．15個ぐらいの単語を聞かせ，その直後に順序に関係なく自由に再生してもらうと，最初に提示した数個と最後に提示した何個かの想起成績がよく，その中間に提示された単語の想起成績は悪くなることが知られている．最後の部分が思い出しやすいのは短期記憶から再生されるためで，最初の部分が思い出しやすいのは長期記憶から再生されるためである，と説明される．

臨床医学では即時記憶，近時記憶，遠隔記憶という3段階の区別を用いることが多い．即時記憶は与えられた刺激を干渉を入れず，ただちに再生する記憶，近時記憶は刺激と再生の間に干渉を入れ，5分くらいで再生する記憶，遠隔記憶はずっと以前の記憶の再生である．即時記憶は記憶の実施手技（直後再生）にポイントを置いた操作的概念であるが，短期記憶は長期記憶との質的な差を前提にした作業概念である．現象的には似通った時間帯の記憶を扱っているが，概念的には異なっている．

即時記憶は把持量（スパン）によって量的に表される．最もよく用いられるのは数系列（1秒1個提示）の把持能力で，最大復唱可能数をもって表す．正常では5±2個とされる．これは言語性記憶である．視覚性の即時記憶は9区画に区切った紙などを用い，その区画を指で順次指示してゆき，直後にその指定した区画をその順序どおりに指でたどらせる．たどれた区画数が記憶量である．

短期記憶は，その記憶が何らかの課題遂行に用いられる場合には，特に作業記憶（ワーキングメモリー）とよばれる．例えば電話をかけるために7桁の電話番号を一時的に覚えた場合，この記憶は作業記憶と考えられる．あるいは同時提示された2つの図柄が同じかどうかを決定しなければならないとして，一方の図柄を頭に入れて，もう一方の図柄と比較・対照するとき，最初の図柄の記憶は作業記憶として働くことになる．

出来事記憶の障害

脳損傷性の記憶障害を評価する場合，脳損傷後の記憶障害と，脳損傷以前つまり記憶が健常であったときの記憶についての障害とを区別しなければならない．脳損傷後に生じた新しい出来事の記憶障害を前向健忘とよび，脳損傷以前の出来事で，正常に記銘/把持されていたはずの記憶についての想起の障害を逆向健忘とよぶ．あるいは，現在進行形の記憶を前向記憶とよび，過去の追想にかかわる記憶を逆向記憶という．

1 前向健忘

近時記憶の選択的障害である．新しい出来事を把持・再生できない．重度の場合は今聞いたこともたちまち忘れてしまい，同じ質問を何度も繰り返す．場所も時間も覚えられなくなる．にもかかわらず，即時記憶は正常に保たれる．定型的な前

向健忘では，言語性記憶，非言語性記憶とも障害されるが，どちらか一方だけが障害される場合もある．両者とも障害される場合は日常生活に支障が現われる．どちらか一方だけが障害される場合は，テストの成績は低下するが，日常行動への影響はそう目立たない．

生活健忘は両側海馬・海馬傍回，両側乳頭体，両側視床背内側核，両側前脳基底部などの損傷でみられる．両側脳梁膨大後方部損傷での報告もある．一側病変では，左海馬/海馬傍回や視床の病変で，言語様式限局性の前向健忘，右の同様領域の病巣で非言語性（視覚性情報）の前向健忘が報告されている．

2 逆向健忘

発病以前に自分が経験した出来事を思い出せない状態である．大脳損傷による逆向健忘は，原則として損傷時点に近い記憶ほど想起困難で，損傷時点から遠い記憶ほど想起しやすいという特徴をもつ．つまり，想起障害に時間勾配が認められる．著者の経験では，両側海馬・海馬傍回病変による逆向健忘は長くても数年ぐらいまでのものが多く，両側視床損傷による逆向健忘はもっと長期に及ぶものが多い．しかし，海馬・海馬傍回性逆向健忘でも10年を超える逆向健忘の報告もあり，間脳性健忘でも逆向健忘期間が比較的短い症例もあるので，一般的特徴とは断言できない．

追想が困難な時期とそうでない時期との境界はあいまいで，その間にかなり長い移行期が存在する．この期間を記憶残存期間に入れるか，健忘期間に入れるかで，逆向健忘の推定期間は相当違ってくる．さらに，間違いなく逆向健忘帯に入る期間でも，すべての出来事が追想できないわけではない．断片的に追想できる出来事が存在する．逆向健忘は本人の陳述に頼らざるを得ない症状であり，客観的評価には限界が存在する．

強い逆向健忘を生じても，完全に回復する場合がある．ただし，通常は回復は部分的である．この場合，回復は発病時点からより遠い時期の出来事から始まり，次第により近い記憶に及ぶ（縮小逆向健忘とよぶ）．したがって，回復しないままに終わる部分は常に発病時点に最も近い時間帯である．

記憶の貯蔵と想起

1 記憶貯蔵の障害

前向健忘は近時記憶の障害である．即時記憶は障害されない．その時，その時の出来事はごく短時間は貯蔵でき，再生できる．しかし，この時間が5分，10分と長くなると再生できなくなる．前向健忘から幸いに回復しても，この健忘期のことはまったく再生できないのが普通である（記憶が回復したときにかぎり，この時期を発症後健忘とよぶ）．つまり，この期間に関しては情報はいったんは把持されるものの，安定して貯蔵できる状態には達しないままに終わってしまう．側頭葉内側・間脳系の健忘は共通してこのような特徴を示す．

逆向健忘の経験から考えると，脳に一度登録された記憶が安定化するには一定の期間が必要なようである．逆向健忘の長さから考えると，この期間はおそらく数カ月～数年に及んでいる可能性がある．新しい記憶は常に何らかの賦活を受け続けており，この賦活が停止すると，記憶は安定性を失い，一時的に想起されにくくなる．そのされにくさはこれまでの賦活量に比例する．賦活が再開されると，記憶は再び想起されやすくなるが，古い記憶ほど賦活の総量が多いため，より想起されやすいのかもしれない．回復せず固定してしまった逆向健忘部分は記憶自体が崩壊してしまった可能性がある．その本態は不明だが，十分な賦活量を得られないため持続性のシナプス結合が形成できなかった可能性がある．

あるいは，いったん登録された出来事記憶は不随意的（無意識的）に常に再生・再登録を繰り返しているという考え方がある．経験的には十分に納得できる考え方である．そうだとすると，繰り返し思い出されている間に，抽象化され，単純化

され，概念化されていく可能性がある．つまり意味記憶化する可能性がある．もしそうなら，古い記憶ほど再生しやすいという謎もかなり説明しやすい．ただ，逆向健忘の縮小は年のオーダーだけでなく，月や週のオーダーでも生じる．これらをすべて意味記憶への変換で説明するのは困難である．

2 記憶想起の障害

逆向健忘が初期には長期に及んでも，完全に回復したり，あるいは回復につれて縮小するという事実は，記憶想起のメカニズムが記憶貯蔵とは分離しうる機能であることを示している．

前向健忘でも貯蔵と想起が解離する場合がある．筆者らは強い前向健忘を発症しながら短期間で回復した症例で，回復後，健忘期の出来事をかなり覚えている症例を経験して驚いたことがある．登録・貯蔵の過程は保たれており，想起（再生）の過程だけに障害が生じていたのである．このようなタイプの健忘は自覚的には健忘が強く，行動も障害されるが，記憶検査では随意再生と再認再生で解離を示す．すなわち随意再生の成績は悪いが，再認では良好な成績を示す．前脳基底部損傷による前向健忘に多い特徴である．

出来事を構成する知覚表象はそれぞれの感覚様式に関係する様式特異的連合野で，さらに様式を越えた属性をもつ表象（音韻，言語概念，物体概念など）は様式横断性連合野で生成する．さらに複雑な経験性表象は両側上側頭回から側頭葉前方にかけての，いわゆるペンフィールドの解釈皮質で生成する．これらの表象はその生成領域を出ることはない．したがって，それらを1つの経験にまとめるには，表象以外の何らかの媒介項が必要である．それは，例えば同時性（同時に入力された）という時間情報であるかもしれないし，同所性（同じ場所で生起した）という空間情報であるかもしれない．これらの媒介項を結合コードとよぶならば，記憶は構成表象とその結合コードとから成り立っているといえる．想起に際しては，さまざまな領域にわたって貯蔵されている表象群がもう一度結合コードによって賦活され，最初の経験を再現すると考えられる．

この結合コードを賦活する働きが障害されると，記憶は再構成できなくなる．すなわち追想できなくなる．健忘患者では作話がしばしばみられるが，たいていの場合これら作話の断片は実際の記憶に基づいていることが多い．これは記憶の再構成過程（想起）の失敗と考えると理解しやすい．

健忘の責任病巣

その損傷が健忘症状（前向・逆向健忘）を引き起こす大脳領域は1ヵ所ではない．すでに述べたように複数の領域の損傷が類似の症状を引き起こす．最もよく知られているのは症例 H. M. でおなじみの海馬・海馬傍回領域である．この領域に劣らず重要なのは，両側乳頭体あるいは両側視床内側面（前核，背内側核，髄板内核，乳頭体視床路など）である．アルコール多飲によるビタミン B_1 欠乏は，この領域の損傷とそれによる重篤な記憶障害（コルサコフ精神病とよばれていた）を引き起こす．乳頭体と視床はどちらも間脳とよばれる領域に属する核である．さらに脳梁膨大部後方領域の損傷でも健忘が報告されている．あるいは，前頭葉の眼窩部後方，中隔核，無名質，ブローカ対角帯など，まとめて前脳基底部とよばれている領域の損傷も強い健忘を引き起こす．

さらに海馬の直前方に位置する扁桃体の損傷も記憶障害を生じる可能性が高い．健忘を主症状とする痴呆疾患であるアルツハイマー病では扁桃体の萎縮が病早期から認められる．

内側側頭葉から間脳にかけての損傷による健忘は，逆向健忘の長さを除けば，基本症状に変わりはない．海馬・海馬傍回健忘に限れば，海馬体限局病巣では健忘は比較的軽く，逆向健忘も短いか，あるいはまったく出ない可能性がある．筆者らの研究によれば，逆向健忘は海馬傍回損傷と関連し，海馬傍回損傷が広汎なほど程度が強い．前向健忘についても，海馬・海馬傍回の複合損傷で症状が強く，海馬だけだと軽い．

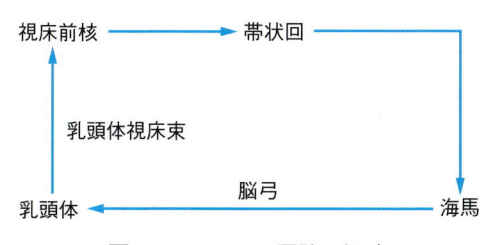

図 6-63 Papez 回路の概略

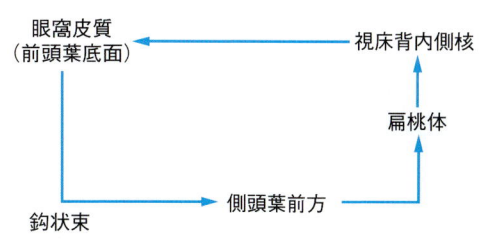

図 6-64 腹外側辺縁回路の概略

　前脳基底部健忘はやや症状特徴が異なる．この部位の健忘は想起障害が強いが，登録・貯蔵は正常に機能している可能性が高い．悪いのは想起に際しての再構成で，このためそれ自体は正しい断片的な記憶が間違った脈絡で想起される．

　以上にあげた記憶関連領域はすべて辺縁系およびそれに隣接する傍辺縁系とよばれる領域に属している．この領域はマクロな立場からみると，一方で視床下部との結合が強く，他方で前頭連合野（前頭前野）および後方連合野（側頭・頭頂・後頭葉移行領域）との結合が強い．つまり新皮質由来の情報と身体由来の情報が収斂する領域である．身体由来の情報は，過去の行動を参照しつつ将来の行動を決めるための価値判断の重要なよりどころである．記憶は行動の基層をなす機能であり，記憶の本質を考えるうえできわめて示唆的な領域である．

　また，海馬，乳頭体，視床前核は海馬→脳弓→乳頭体→乳頭体視床束→視床前核→帯状回→海馬傍回→海馬といういわゆるパペッツ（Papez）回路を形成している（図6-63）．脳梁膨大後方部もこの回路の一部をなしている可能性が高い．

　一方で，扁桃体，視床背内側核，前頭葉眼窩部皮質，側頭葉前方部は，扁桃体→視床背内側核→前頭葉眼窩皮質→鉤状束→側頭葉前部とつながり，時にヤコブレフ（Yakovlev）回路ともよばれる別の閉ループ（腹外側辺縁回路）を作っている（図6-64）．

　さらに前脳基底部を構成する核のうち，Meynert基底核は扁桃体と強い線維連絡をもち，視床背内側核ともつながっている．またブローカ対角帯は海馬およびMeynert基底核と双方向性の線維結合を有している．中核野も一方で脳弓を

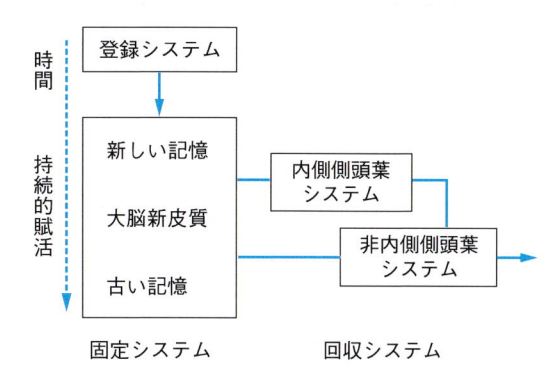

図 6-65 記憶系の構造
登録された記憶は大脳新皮質と内側側頭葉との相互作用により時間の経過につれ安定化する．比較的新しい記憶は想起に関しても内側側頭葉が関与する．時間が経過とともに，想起における内側側頭葉の役割は減少する．

介して海馬と強い結合をもち，他方で視床背内側核とつながっている．つまり，記憶関連領域は複雑な線維連絡を介してお互い緊密に結びついている．

　新しく生成された出来事記憶は，おそらく一定期間これらの記憶関連領域のうち主として内側側頭葉系の影響下におかれる（図6-65）．この期間は推定でしかないが，筆者は長くても数年までと考えている．この時期を過ぎると，内側側頭葉系の影響なしに想起可能になる．

　出来事記憶の想起には前脳基底部，あるいは前頭葉眼窩面が重要な役割を果たしている．この領域が必要な出来事記憶へのアクセスや，その出来事の再生（再構成）の戦略を決定する役割を担っているようである．

　大脳半球の機能を大多数の右利き者を基準に考えると，左半球は言語機能に特化し，右半球は非言語性情報（複雑な形態識別，視空間処理など）

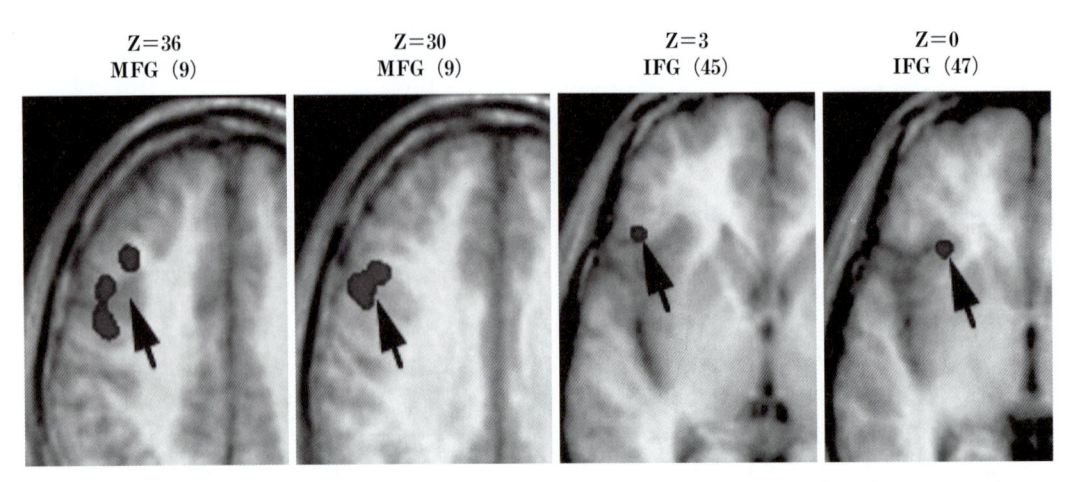

図 6-66　一定数の単語を記憶・把持している時にみられた左前頭葉の血流増加（PET データ）
左中前頭回（MFG）と下前頭回（IFG）に賦活がみられる．カッコ内数字は Brodmann の地図番号を表す．Z は前交連と後交連を結ぶ水平面からの高さ（mm）を表す．

の処理に特化している．記憶機能でもほぼ同じ原則が適応できる．すなわち，左半球記憶領域損傷では言語性前向記憶が障害され，右半球記憶領域損傷では主に言語化できないタイプの形態/空間記憶が障害される．ただし，失語症などと違い，一側損傷による健忘は持続することは少なく，症状自体も軽度に留まる．重度の健忘は両側かつ広範な領域の損傷による．

イメージング研究の現状

以上，主として大脳損傷時に認められる記憶障害の研究から立ち上げた記憶の大脳構造を概観した．しかし，最近はイメージング技術の飛躍的な進歩のおかげで，さまざまな認知課題を負荷したときの生きた大脳の局所血流や電位の変化が画像化できるようになり，認知過程の研究に大きなインパクトを与えている．記憶の研究においてもイメージング研究に基づく，新鮮で興味深い仮説が多く提唱されている．

記憶のイメージング研究でとりわけ興味深いのは前頭葉背外側部（前頭前野）の役割である．臨床的にはこの領域の損傷で生活に支障をきたすような健忘を生じることはまったくない．しかし，PET や fMRI などによるイメージング研究では，前頭葉背外側部は必ずといってよいぐらい賦活されてくる．これらのデータに基づいて前頭葉背外側部の役割についてさまざまな仮説が提唱されている．その代表的なものを2つ紹介する．ここで誤解のないように付け加えれば，これらの研究では前頭前野だけが賦活されるわけではなく，側頭葉内側などいくつかの領域が常に賦活される．その1つとしての前頭葉背外側部である．

1　HERA 仮説

カナダ，トロントのタルビング（Tulving E）らが提唱した．HERA は hemispheric encoding/retrieval asymmetry in episodic memory（エピソード記憶における，符号化および回収機構の非対称性）の略語である．

すなわち彼らは，それまでに行われた主として単語記憶課題による PET 研究をすべてレビューし，右前頭前野はエピソード記憶の回収により強く関与し，左前頭前野は新しいエピソード記憶の登録（符号化 encoding）と意味記憶からの必要情報の回収により強く関与するという仮説を提唱した．すなわち，前頭前野は出来事記憶の処理において，海馬を中核とする記憶ネットワークの一角

を構成しており，しかもその機能は左右で異なっている，という興味深いものである．

2 CARA仮説

米国プリンストン大学のノルド（Nolde SF）らは大筋でHERA仮説を支持しつつ，新しくCARA仮説と称するものを提唱している．これはcortical asymmetry of reflective activity（自省的活動の大脳皮質における非対称性）の略語である．reflectiveは彼らの定義によれば，perceptualに対比させられる働きで，知覚したものを把持，操作，再生，評価する働きの総称である．すなわち，右前頭前野は比較的簡単なエピソード記憶の回収に関与し，左前頭前野はより複雑なエピソード記憶の回収に関与するという．あるいは回収戦略がより複雑化した場合には，左前頭前野が活動に参加してくると主張している．

われわれも，これまでPETを使って単語記憶の実験をいくつか行ってきたが，これまでの諸研究と同じく前頭前野は必ず賦活された（**図6-66**）．課題により，左右の前頭前野の賦活のされ方に差が出ることも確かである．われわれの実験ではさらに，出来事記憶（ここでは単語記憶）の符号化や回収過程だけでなく，把持過程にも前頭前野（ここでは左前頭前野）が関与していることを見出している．

このようにイメージング研究は認知の大脳基盤に関して，臨床から得られる事実とは質の異なる新しい事実を提示している．異なる手段で得られた，性質の異なるデータを突き合わせることで，記憶の神経基盤に関して，新しい洞察が得られつつある．

参考文献

1) 浅井昌弘, 鹿島晴雄編：臨床精神医学講座S2, 記憶の臨床．中山書店，1999
2) 伊藤正男, 他編：岩波講座 認知科学5, 記憶と学習．岩波書店，1994
3) 宮下保司, 下条信輔：脳から心へ—高次機能の解明に挑む．岩波書店，1995
4) 二木宏明：ブレインサイエンスシリーズ4, 脳と記憶—その心理学と生理学．共立出版，1989
5) 坂田英夫：記憶は脳のどこにあるか．岩波書店，1987
6) Squire LR（河内十郎訳）：記憶と脳—心理学と神経心理学の統合．医学書院，1989
7) 高倉公朋, 他編：最新脳と神経科学シリーズ8, 記憶とその障害の最前線．メジカルビュー社，1998
8) 山鳥 重, 川島隆太, 藤井俊勝：ヒトの記憶の大脳メカニズム．学術月報 **53**：410-416, 2000

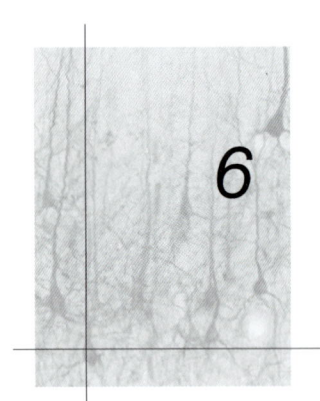

6 記憶と学習
〔2〕神経回路・分子機構

徳山　宣　宮下保司

　脳のある領域に損傷を受けた場合，特定の記憶や学習能力を失うが，他の記憶・学習能力は影響されないことがある．このような臨床例から，記憶を獲得・保持するには，他の認知機能とはかなり独立したそれぞれ固有の脳システムが用いられていると考えられるようになった．記憶はその内容から，意識的に想起することのできる陳述的記憶 declarative memory（出来事や知識の記憶）と意識的に想起できない非陳述的記憶 nondeclarative memory（運動技能，古典的条件づけなど）の2つに大きく分類される（図6-67）[1]（記憶の分類については第6章6〔1〕「神経心理・病態」を参照）．また，分子生物学的研究の進展により，長期記憶形成の細胞内分子機構についても徐々に明らかになりつつある．

陳述的記憶

　重症てんかん患者HM（29歳，男性）は治療のため海馬を含む両側の内側側頭葉を切除した．術後，この患者は短期記憶はできるが遅延期間があると新しい記憶を保持したり想起したりすることができなくなった（順向性健忘）．しかし患者HMをはじめとして他の記憶障害の患者は運動技能を新しく獲得できる．またこれらの記憶障害の患者

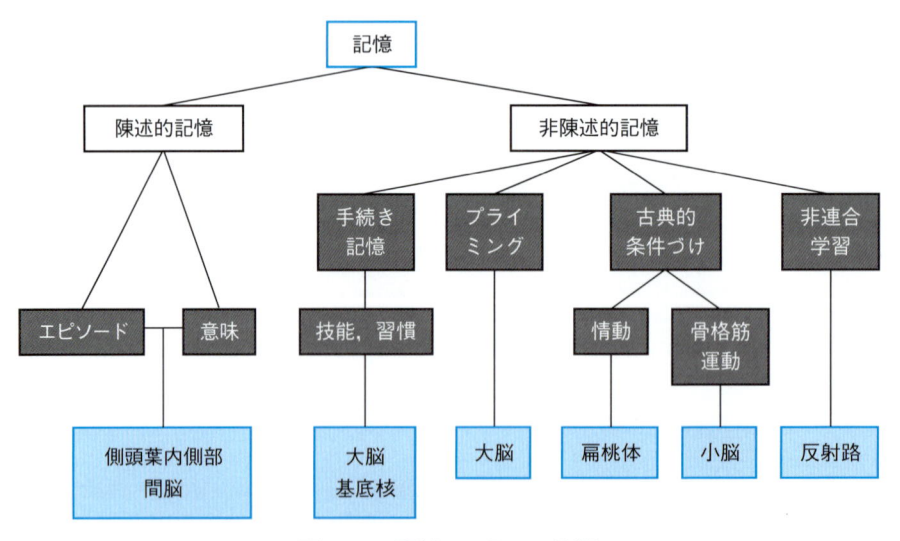

図6-67　記憶システムの分類
記憶システムの分類と各記憶システムに最も関係の深い領域を表す．
（Milner B, 1998[1]より改変引用）

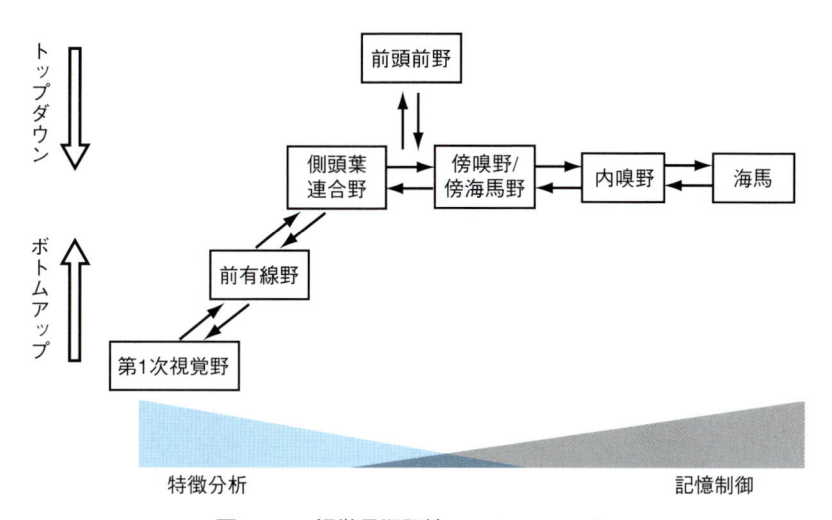

図 6-68 視覚長期記憶システムのモデル
視覚情報は多くの視覚関連領野において階層的な処理（特徴分析）を受けるとともに，記憶制御機構による処理を受け長期記憶として大脳皮質に蓄えられる．大脳皮質に蓄えられた視覚記憶は末梢からのボトムアップ信号だけでなく，前頭葉からのトップダウン信号によっても活性化される．
(Miyashita Y, 2000[2])より改変引用)

は術前の古い記憶がほぼ保たれているが，手術の数年前までの記憶は障害されている（逆向性健忘）．このことから，記憶は海馬自体に蓄えられるのではなく，大脳連合野に蓄えられると考えられるようになった．また海馬の機能としては，記憶の固定化を制御する機能を担っているという説が提唱された．

患者 HM の報告以来，記憶障害の動物モデル開発が試みられてきた．20年ほど前に視覚認知記憶課題である遅延非見本合わせ課題がサルで開発され，大きな進歩をもたらした．この課題を用いることにより，内側側頭葉破壊でヒトと類似の記憶障害を示しうることがわかり，内側側頭葉の中でどの領域が重要であるかが調べられるようになった．サルの海馬および隣接する領野を含めた破壊を行い，遅延見本合わせ課題の成績を比較することにより，海馬のみの破壊でもある程度学習は障害されるが，海馬の周辺領域を含めて破壊する方がより成績が低下することが明らかになった．また，嗅皮質と海馬傍回だけの破壊でも著しい記憶障害が生じるが，扁桃体のみの破壊では障害がみられない．また，これらの記憶障害は遅延期間が短いときにはみられず，遅延期間が長くなると顕著になる．

これらの結果から，短期記憶は感覚情報ごとに大脳皮質に蓄えられ，海馬には依存しない．しかし，長期記憶として固定化されるには海馬が必要であり，海馬で処理を受けた情報は再び大脳皮質に戻され長期記憶として蓄えられるというモデルが有力である（図 6-68)[2])．

1 記憶ニューロン

短期・長期記憶を実現しているニューロンのメカニズムはどのようなものであろうか．

遅延見本合わせ課題におけるサル下部側頭葉皮質ニューロンの活動を記録すると，遅延期間に持続したニューロンの発火がみられる．この遅延期間の持続的活動は見本図形を保持するためのニューロンの活動であり，視覚短期記憶を表していると考えられる．

一方，長期記憶は視覚対連合記憶課題によって調べることができる．サルにあらかじめ図形と図形の組合わせ（ペア）を学習させる．すると，下部側頭葉皮質のニューロンは2枚のペアになっている図形に対して選択的に反応する（図 6-69 A)．

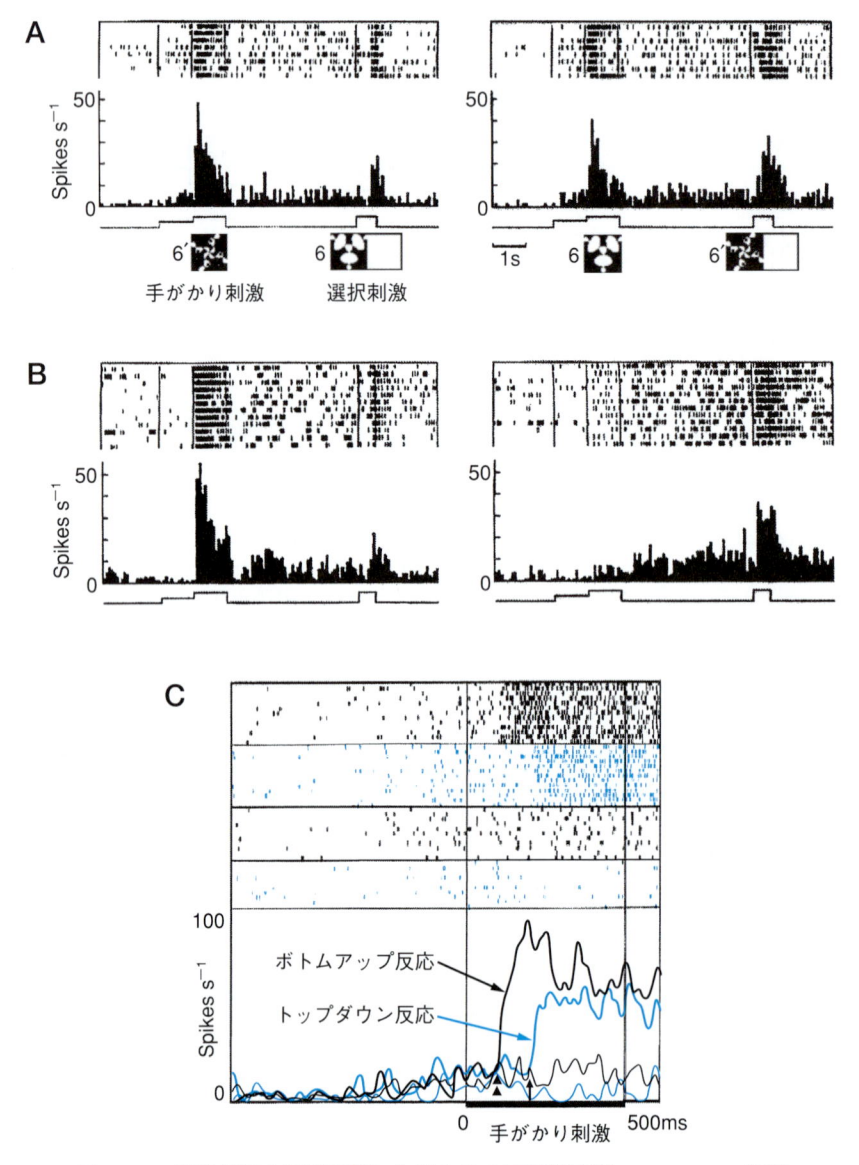

図 6-69 視覚対連合記憶課題におけるサル下部側頭葉ニューロンの活動
A：対連合記憶ニューロンの活動．手がかり図形提示期間に1枚の図形に強く反応する（左）．その図形とペアになっている図形が手がかりとして提示された場合にも強い反応を示す（右）．
B：対連合想起ニューロンの活動．手がかり図形提示期間に強い反応がみられる（左）．この図形のペアになっている図形が手がかり図形として提示された場合，手がかり図形提示期間には反応がみられないが遅延期間に徐々に活動が増加してくる（右）（Sakai K ら，1991[3]）より改変引用）．
C：トップダウン信号により活性化されるニューロンの活動．このニューロンは末梢からの視覚入力（ボトムアップ信号）がない条件でもトップダウン信号により活性化される．このときの反応潜時（▲）はボトムアップ条件（↑）に比べて約100 ms 遅れている（Tomita H ら，1999[4]）より改変引用）．
縦軸は1秒当たりの発火頻度，横軸は時間を示す．

このような選択性は学習を通じて獲得されたものであり，視覚的な長期記憶を表象していると考えられる．

2 想起回路

このように大脳皮質に蓄えられた知識や経験の

記憶は，内的あるいは外的な引き金によって引き出すことが可能である．てんかんの患者の側頭葉皮質を電気刺激すると，その患者は過去の視覚あるいは聴覚体験を思い出すことがある．すなわち，記憶の貯蔵部位に加えられた刺激が感覚体験を呼び起こすと考えられる．

視覚対連合記憶課題を用いた研究から，下部側頭葉のニューロンの活動が想起された対連合図形を表現していることが示されている（図6-69 B）．このように下部側頭葉のニューロンは記憶想起を反映した活動を示すが，では一体どのようにして記憶ニューロンを活性化するのであろうか．

PET（positron emission tomography）やfMRI（functional magnetic resonance imaging）を用いた脳機能画像解析実験から，記憶の想起に関連して前頭葉（主に前頭前野背外側部）の活性化がみられることがわかっている．サルを用いた研究からも，視覚対連合記憶課題において前頭葉がこの記憶情報の想起過程を制御することができることが示されている．また，単一細胞記録法により，直接の末梢からの視覚入力がないときでも，側頭葉のニューロンが活性化されることが見出されている（図6-69 C）．すなわち，想起過程では，網膜由来のボトムアップ信号だけでなく，大脳前頭葉由来のトップダウン信号によって記憶表象が活性化されると考えられる（図6-68参照）．

3 長期記憶の分子機構

ラットやマウスおよび無脊椎動物などを用いた研究から，分子生物学的な意味において短期記憶と長期記憶の分類が可能であることが示されている．すなわち長期記憶の形成にはニューロンにおける新たなメッセンジャーRNAや蛋白質の合成など遺伝子レベルの活性化が必要であり，一方の短期記憶の形成には既存の蛋白質のリン酸化などだけで，新たな遺伝子の発現を必要としない．このことは短期記憶は既存の神経ネットワークを用いて速やかに形成可能であり，一方の長期記憶の形成にはシナプス再構築のような神経ネットワークの構造的な変化が起こることを示唆している．

これまで長期記憶の細胞内分子機構はラットやマウスの海馬における長期増強（long-term potentiation；LTP）がモデルとして用いられてきた．LTPの誘導にはグルタミン酸受容体の活性化とそれに続くシナプス後細胞へのカルシウムイオンの流入，2次メッセンジャーである蛋白質キナーゼの活性化が必要である．活性化されたカルシウム・カルモジュリン蛋白質キナーゼやcAMP依存性蛋白質キナーゼ protein kinase A（PKA）は核へ移行し，CREB（cAMP response element-binding protein）を活性化しCREB依存性の遺伝子発現を引き起こすことが示されている（図6-70）[1]．LTPに関わる分子は，これ以外にもノックアウトマウスを用いた研究を含め，100種類以上が報告されている．ただし，実際の学習に際しLTPが起こるかどうかはいまだに確立しているといえないのが現状である．

霊長類の認知記憶の形成においても，他の生物での長期記憶の形成と同様の分子機構が引き起こされ，神経回路の構造的な変化が起こると予想される．これまでにサルに陳述的記憶課題である視覚対連合記憶課題を行わせた際に，下部側頭葉皮質において脳由来神経栄養因子BDNF（brain-derived neurotrophic factor）（図6-71）と転写制御因子のZif 268の発現が誘導されることが示されている．BDNFもZif 268もともにLTPに関与する分子である．BDNFはシナプスの伝達効率の調整，神経突起の伸張などの機能をもつことが知られている．したがって，学習により誘導されるBDNFはシナプスの機能的・構造的な変化を起こし（初期エフェクター），一方転写制御因子であるZif 268は後期エフェクターの発現を調整し，これらの因子によってシナプスの構造変化が安定化されることにより記憶の固定化が行われると考えられる．

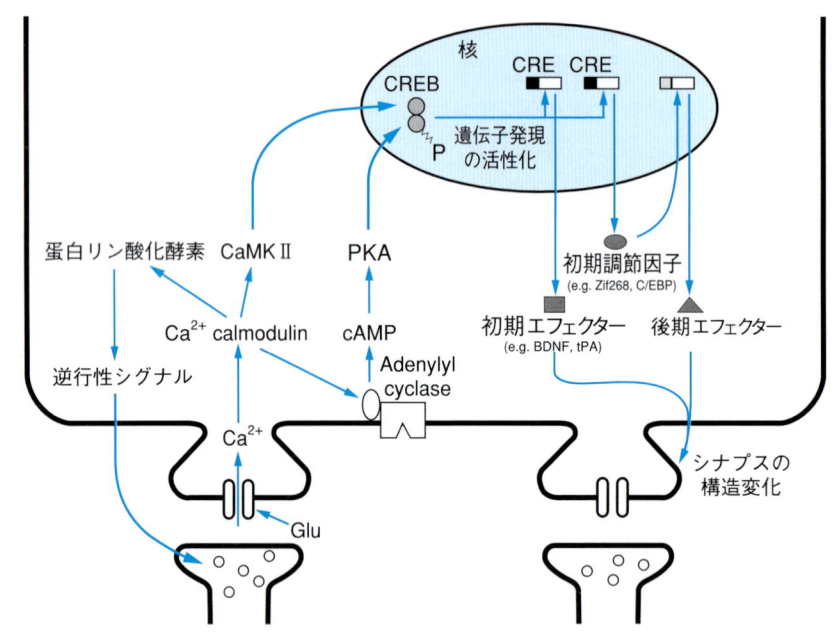

図 6-70 長期増強の分子機構モデル
シナプス前細胞より放出されたグルタミン酸はシナプス後細胞の受容体を活性化し，カルシウムイオンの流入が起こる．カルシウムイオンはカルモジュリンと結合し2次メッセンジャーで蛋白質キナーゼを活性化させる．カルシウムイオンはまた，アデニールサイクレースを介しPKAを活性化する．PKAは核に移行しCREBをリン酸化することによりシナプスの構造変化を引き起こすために必要な各種のエフェクター蛋白質や転写制御因子の発現を増加させる．
(Milner B, 1998[1])より改変引用）

非陳述的記憶

1 手続き記憶

　手続き記憶は主に運動や知覚に関係した技能である．いくつもの動きを複雑に組合わせた運動を行う際には，最初は意識的に筋肉の動きを計画しないと実行することができない．それぞれの筋肉の動かす順番や大きさを正確かつ瞬時に行えるようになるためには反復が要求されるが，獲得の過程は意識には上らない．健忘症患者では，短期記憶や古い記憶の他に手続き記憶も障害されない．患者HMやコルサコフ症候群の患者は，鏡描写や追跡回転板といった知覚・運動技能が要求されるテストでは障害を呈さない．
　手続き記憶には大脳基底核と小脳が重要と考えられている（図 6-72 A)[6]．大脳基底核が選択的に傷害された患者（ハンチントン病）や小脳の変性疾患の患者では，鏡に映った裏文字を早く読む課題やパズル課題で障害を呈する．
　手続き記憶の実験モデルとして順序学習とよばれる課題が広く用いてきた．PETやfMRIを用いた機能画像の研究からも順序学習中に感覚運動野や基底核が活性化されることが報告されている．また，学習中にこの課程に関わる脳領域が移行することが知られている．学習の初期の段階では前頭葉や小脳皮質が活性化される．学習が進んでくるとこれらの領域の活性化は小さくなり，代わりに運動野や補足運動野の活動が上昇してくる．

2 瞬目条件反射

　古典的条件づけである瞬目条件反射は，運動反応の連合学習モデルとして広く用いられている．瞬目条件反射に関わる主な神経回路は破壊実験や電気生理学的実験などにより詳細に調べられている（図 6-72 B)[7]．角膜への刺激（無条件刺激）は三

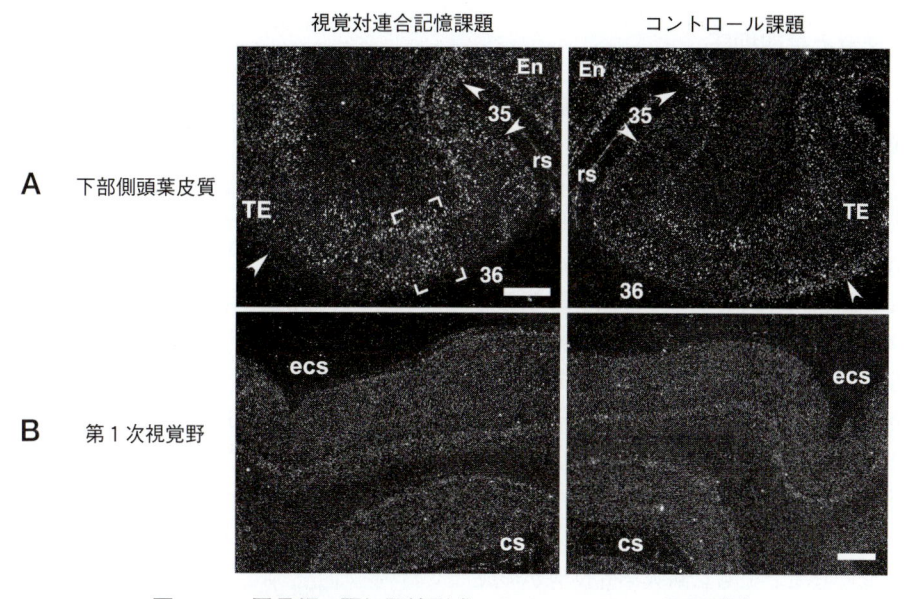

図 6-71 霊長類の認知記憶形成における BDNF の発現誘導

視覚対連合記憶課題学習中(左)とコントロール課題学習中(右)のサル大脳皮質でのBDNF mRNA の発現を in situ hybridization 法により解析した.
A：下部側頭葉皮質の冠状断切片．視覚対連合記憶課題学習中の傍嗅野(36野)においてBDNF mRNA の発現誘導がみられる．矢頭は下部側頭葉の各領域の境界を表す．
B：第1次視覚野の冠状断切片．第1次視覚野は視覚情報処理の初期段階に位置する．この領域での BDNF mRNA の発現誘導はみられない．
(Tokuyama W, 2000[5]より改変引用)

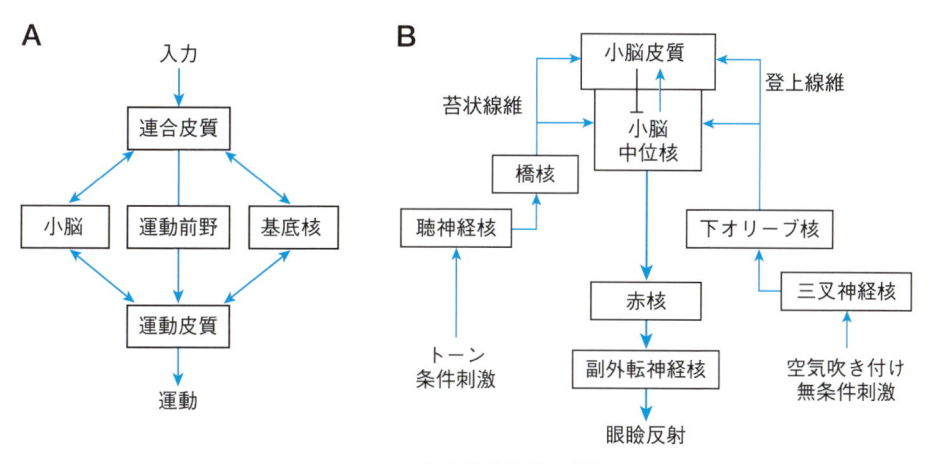

図 6-72 非陳述的記憶の回路

A：手続き記憶回路(Hikosaka O, 1999[6]より改変引用)
B：瞬目条件づけ．矢印の線は興奮性の結合，T字の線は抑制性の結合を表す(Thompson RF, 1994[7]より改変引用).

叉神経核そして下オリーブ核を経て，登上線維として小脳へ投射する．一方，音刺激(条件刺激)は橋核を経て苔状線維として小脳へ投射する．そして条件刺激により活性化された登上線維と，無条件刺激により活性化された苔状線維-平行線維の2つの経路は，小脳皮質のプルキンエ細胞に収束する．小脳の出力は小脳中位核を経て脊髄の運動神経核へ投射し，瞬目運動をコントロールする．

3 運動学習と長期抑圧

プルキンエ細胞への平行線維と登上線維からの興奮性刺激がほぼ同期して組合わさると，その後平行線維-プルキンエ細胞間シナプスの伝達効率が長期にわたり抑制される．この現象は長期抑圧 long-term depression（LTD）といわれ，前庭眼反射の適応や瞬目条件反射などの運動学習の主要なメカニズムであると考えられている．実際に，瞬目条件反射においてプルキンエ細胞の条件刺激に対する単純スパイクの反応が，学習に伴って減少することが知られている．また，代謝型グルタミン酸受容体（mGluR 1）やプロテインキナーゼC（PKC）のノックアウトマウスにおいて，長期抑圧が起こらなくなるとともに瞬膜条件反射が形成されなくなることが示されている．

引用文献

1) Milner B, Squire LR, Kandel ER：Cognitive neuroscience and the study of memory. *Neuron* **20**：445-468, 1998
2) Miyashita Y, Hayashi T：Neural representation of visual objects：Encoding and top-down activation. *Curr Opin Neurobiol* **10**：187-194, 2000
3) Sakai K, Miyashita Y：Neural organization for the long-term memory of paired associates. *Nature* **354**：152-155, 1991
4) Tomita H, Ohbayashi M, Nakahara K, et al：Top-down signal from prefrontal cortex in executive control of memory retrieval. *Nature* **401**：699-703, 1999
5) Tokuyama W, Okuno H, Hashimoto T, et al：BDNF upregulation during declarative memory formation in monkey inferior temporal cortex. *Nat Neurosci* **3**：1134-1142, 2000
6) Hikosaka O, Nakahara H, Rand MK, et al：Parallel neural networks for learning sequential procedures. *Trends Neurosci* **22**：464-471, 1999
7) Thompson RF, Krupa DJ：Organization of memory traces in the mammalian brain. *Annu Rev Neurosci* **17**：519-549, 1994

参考文献

8) Ito M：Mechanisms of motor learning in the cerebellum. *Brain Res* **886**：237-245, 2000
9) Miyashita Y：Inferior temporal cortex：Where visual perception meets memory. *Annu Rev Neurosci* **16**：245-263, 1993

7 情 動

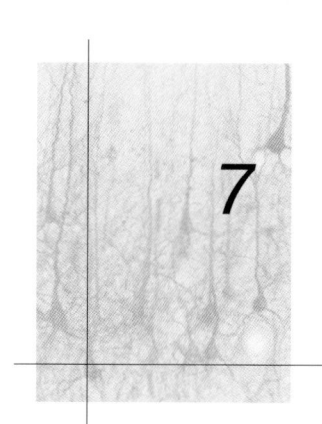

小野 武年　上野 照子

情動とは

　"情動"とは何か．ヒトも動物も好きな食物，水，異性の相手など，自己にとって報酬となるものには喜びや楽しみなどの快感を覚え，嫌いな外敵，ヘビ，クモなどには怒り，恐れや悲しみなどの不快感を覚える．これら快感および不快感の脳内での形成過程は，それぞれ快および不快情動とよばれ，情動として総称される．また喜怒哀楽の感情は，動物やヒトでも時代を越えて共通の基本情動である．一方，ヒトは慈しみ，自尊心，軽蔑，罪悪感など特有の主観的な感情を体験する．これらヒト特有の感情体験の分類は，時代や文化的要因，あるいは言語により異なる細分化情動である．ヒト特有の細分化情動に関する研究は複雑で，客観的な測定が困難である．一方，基本情動は，さまざまな感覚刺激に対する行動や顔の表情，およびそれと表裏一体の関係にある自律神経系(心拍数，皮膚温)，さらには内分泌系の反応様式により外から客観的に観察され，動物でも基礎的な研究が可能である．

　しかし現在，研究者により"情動"に含まれる範疇が異なることから，情動の科学的定義はないが，情動発現時に起こる諸現象を手がかりに情動の研究を進めることができる．情動に伴う諸現象とは，①対象物の認知，②脳内で起こる内的な情動や感情の主観的体験，③動機づけ(例えば対象物が猛獣であれば，それから逃げようという動機が起こる)，④自律神経系やホルモン系を介した生理的反応，および⑤相手とのコミュニケーション(顔の表情や言語などにより相手に自分の感情を伝える)などである．これら5つの現象は同時に起こるのではなく，連続した一連の脳内情報処理の一形式として起こる．情動の諸現象に含まれる"動機づけ"とは，心理学上の概念で，一般に特定の目的行動を発動させ，推進し維持していく過程である．摂食，飲水，性，体温調節行動など，いわゆる生理的欲求に基づく本能行動は主な動機づけ行動である．一方，ヒトも動物も，快感や喜びを感じる(快情動発現)ものには近づこうとする接近行動を起こし，不快感や怒り・恐れや悲しみを感じる(不快情動発現)ものには攻撃または逃避行動を起こして遠ざかる．これら接近および攻撃や逃避行動は，それぞれ快および不快情動行動とよばれ，情動行動として総称される．これら行動の根底にある「動機づけ」と「情動」は互いに関連し，動機づけは情動を発現するためのエネルギー源である．

　これら情動に伴う諸現象から，情動は①感覚刺激(対象物に関する情報)の受容，知覚・認知，②感覚刺激の生物学的価値評価(価値評価)と特定対象物の意味認知(意味認知)，および③価値評価と意味認知に基づく情動表出および感情の主観的体験，の3つの過程からなると考えられる．感覚刺激の受容，知覚・認知とは，物体や音の物理的性状の認知や範疇化(例えばスイカであれば，大きくても小さく切ったものでもスイカとして認知する)過程で，ここでは情動的側面を含まない．感覚刺激の価値評価と意味認知は，過去の体験や

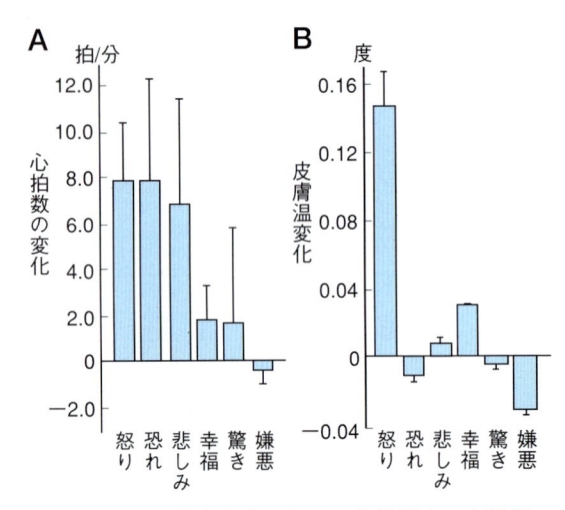

図 6-73 情動表出時における自律反応—心拍数と皮膚温の変化

被験者（14人の俳優と4人の科学者）に，種々の表情（怒り，恐れ，悲しみ，幸福，驚き，嫌悪）を演じるように要求．それぞれの表情の前後における心拍数の変化（A），および指の皮膚温変化（B）を測定．表情により，心拍数と皮膚温の変化のパターンが異なる．（Ekman Pら，1983[1]より改変引用）

記憶に基づき情動系によって外界の事物や事象が自己にとってどのような情動的意味をもつのか，報酬性（有益）か嫌悪性（有害）か，などを判断する過程である．情動表出とは，基本情動の発現により外に現われて目に見える変化のことであり，接近行動，逃避や攻撃行動，顔面筋による快・不快の表情，自律反応（呼吸・血圧・脈拍・体温・組織血流量の変化，脱糞），内分泌反応（ACTH，副腎皮質ホルモン，カテコラミン，バソプレッシンなど）が起こる．しかし，これら各反応は無関係に起こるのではなく，情動の種類によりさまざまな組合わせのパターンがある．図6-73には，種々の情動発現時における自律反応（A：心拍数，B：皮膚温）を示してある[1]．怒り，恐れ，悲しみ，幸福，驚き，嫌悪などの情動発現時には，心拍数と皮膚温はそれぞれ一定のパターンに従って変化し，自律反応により，基本的な喜怒哀楽の情動を区別することができる．さらに情動発現時には，これらの自律反応だけでなく，情動行動および表情の表出も同時に伴う．情動の主観的体験とは，感覚刺激により喚起される怒りや喜び，慈しみや罪悪感などで，情動の表出とは逆に，第3者の客観的な観察が困難な，脳内で起こっている過程である．

情動の脳内機構

1 情動研究の背景

ジェイムズ（James W, 1884）およびランゲ（Lange CG, 1885）は，情動を生理学的な観点から最初に体系化し，情動は末梢効果器官からの情報により引き起こされる感覚であるとする「末梢説」を提唱している．いわゆる「悲しいから泣くのではなく，泣くから悲しいのだ」という考え方である．シェリントン（Sherrington CS, 1990）は交感神経と脊髄神経根を切断し，脳と末梢効果器との連絡を断たれた動物でも適当な刺激により情動を生じることを明らかにしている．キャノン（Cannon WB, 1927）は中枢神経系の中でも間脳，特に視床が情動の神経回路において最も重要であるとする「視床説」を提唱している．バード（Bard P, 1928）も皮質除去ネコで起こる「sham rage：みせかけの怒り」が間脳除去により消失することを示し，キャノンの説を支持した．これらは生体と精神の関係を生理学的に捉えた画期的な概念として，今日の脳研究に多大な示唆を投げかけている．

ヘス（Hess WH）やランソンとマグーン（Ranson SW & Magoun HW）は1921〜50年代にかけて，自由行動下ネコの脳幹各部位の系統的な刺激実験により情動（防御）行動の体系化を試みた．しかし，多くの研究者が，大脳辺縁系の情動における役割に注目するようになったのは，1937年以降である．この年，2つの神経科学上特記すべき報告がなされている．1つはクリューバーとビューシー（Klüver H & Bucy PC, 1937）による「情動に関する嗅脳部の意義について」と題する，扁桃体と海馬体を含む両側側頭葉切除サルの劇的な行動変化を映画により報告したものである．この症状は今日「Klüver-Bucy症候群」として知られ，動物は情動性の低下や異常を示す．もう1つはパ

ペッツ（Papez JW, 1937[22]）による「情動発現の機構」と題した報告で，情動行動の発現に関与する神経回路を提唱したものである．これは今日でも"Papezの情動回路"として知られ，視床下部→視床前核→帯状回→海馬体→視床下部から構成される．

その後，マクリーン（MacLean PD, 1949[19], 1970[20]）は，情動の神経基盤は内臓性の脳（visceral brain）領域であると考えた．この領域は系統発生学的に古く，パペッツの情動回路を構成する部位，そして海馬体，扁桃体，前頭葉眼窩皮質，側坐核が含まれている．また，マクリーンは「内臓性の脳」の領域の大部分が，ブローカ（Broca P）が大辺縁葉 le grand lobe limbique とよんだ脳幹をとりまく大脳皮質領域と重なることから，この領域を「大脳辺縁系（辺縁系）limbic system」と名づけた．

一方，シャクター（Shachter S, 1971）は，情動経験には"末梢の身体変化"および"その状態の認知過程"の両方が必要であるという説を提唱している．

2 大脳辺縁系の解剖

辺縁系の定義は研究者により異なるが，側脳室と第3脳室の吻側の周囲，すなわち，前脳梁下溝，帯状溝，頭頂下溝，鳥距溝，側副溝および嗅脳溝によって囲まれた大脳皮質の領域，およびこれら領域と解剖学的にも機能的にも密接な関係にある皮質下の領域である．広義の嗅脳が大部分を占めるが，それ以外の部分も若干含まれる．扁桃体および海馬体は辺縁系の2大神経構造であり，側頭葉内側部の皮質下にある．解剖学的に，辺縁系には①扁桃体-分界条/腹側扁桃体遠心路-視床背内側核-帯状回前部/眼窩皮質-側頭葉極部系（基底外側辺縁回路），および②海馬体-脳弓-乳頭体-視床前核群-帯状回後部-海馬傍回系（パペッツの情動回路）の2つのほぼ並列する神経回路網が存在すると考えられる（図6-74 A）．この2つの系はすべての大脳皮質感覚連合野と相互に密接な線維連絡を有し，視床下部および下位脳幹に線維を送っている．

視床下部は名前のように視床の下で，下垂体のすぐ上にある小さな領域である．視床下部の解剖学的線維連絡を総合すると，視床下部は，情動，認知，記憶に関与する辺縁系および大脳皮質から線維投射を受け，下垂体-内分泌系や中脳，脳幹部にある自律神経系，感覚神経系，および体性運動神経系の中枢と密接な線維結合がある（図6-74 B）[2]．以上から，視床下部はこれら種々の系の統合に都合のよい位置にあり，一種のインターフェイスとして機能していると考えられる．内臓-自律神経系，ホルモン分泌系，情動行動およびこれと表裏一体の関係にある体性神経系など諸種の適応行動の神経機構に中心的な役割を果たしている．

3 扁桃体と情動発現・記憶

◆ 生物学的価値評価と意味認知

辺縁系にはすべての感覚情報が収束しており，辺縁系はこれらの情報を統合して視床下部や下位脳幹に出力している．これら神経ネットワークにおいて，特に扁桃体は外界の対象物と自己との関係（自己にとって有益か有害か，快か不快か）に基づく，対象物の生物学的な価値評価と意味認知に重要な役割を果たしており，扁桃体の障害によりさまざまな情動異常が起こる．ネコやサルの両側扁桃体を含む側頭葉の破壊により，価値評価が障害される Klüver-Bucy 症候群という特異的な症候を呈する．

Klüver-Bucy 症候群では，
① 精神盲：食物と非食物の区別など周囲にある物体の価値評価と意味認知ができなくなる
② 口唇傾向：周囲にあるものを手あたりしだいに口にもっていき，舐めたり，噛んだりする
③ 性行動の亢進：手術後しばらくして出現する症状で，雌，雄ともに性行動の異常な亢進が起こり，同性，異種の動物に対しても交尾行動を行う
④ 情動反応の低下：手術前には強い恐れ反応を示したヘビなどを見せても，まったく恐れ反応を示さなくなり，敵に対しても何の反応もなく近

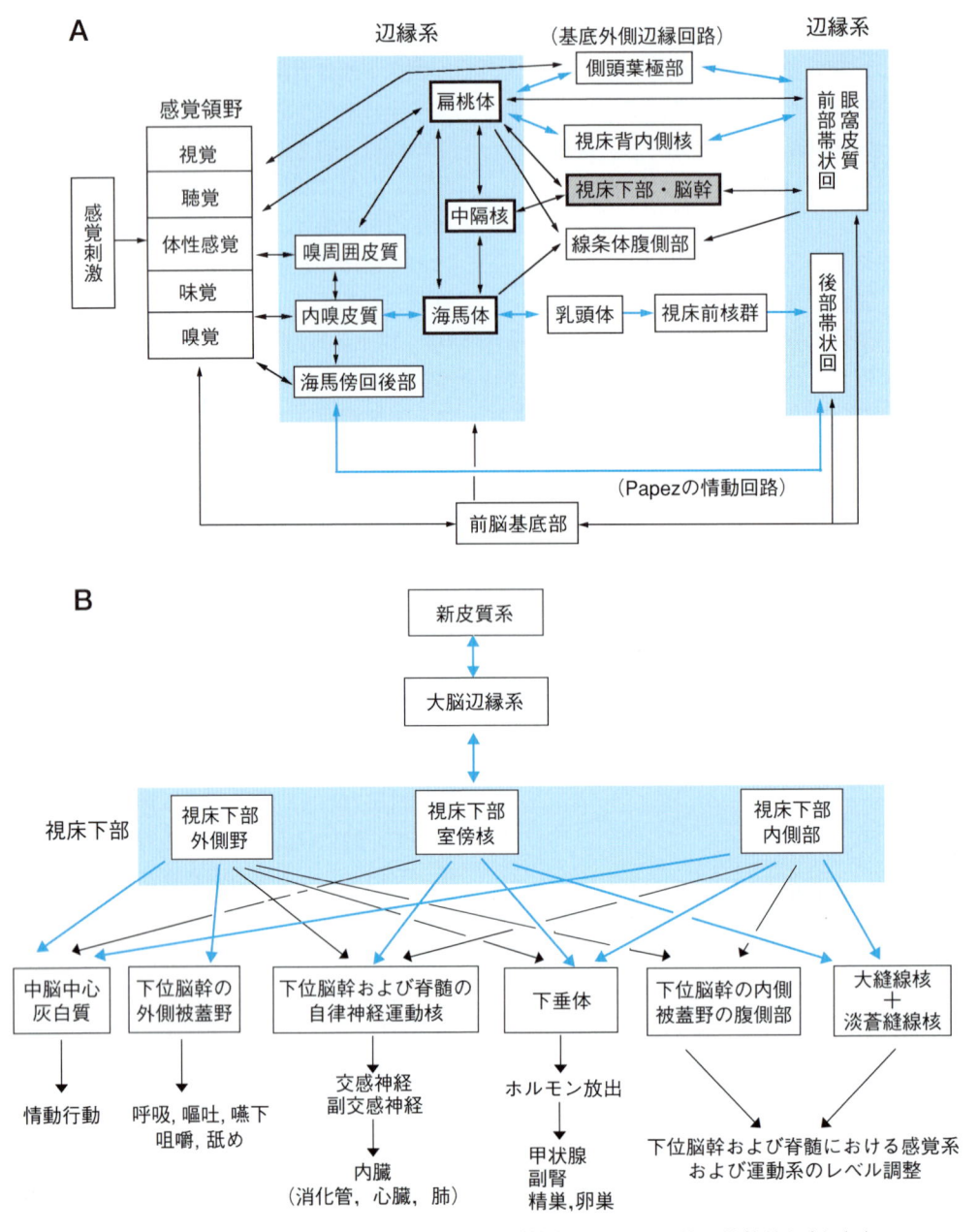

図 6-74 大脳辺縁系の線維結合（A）および視床下部の入出路と機能的役割（B）
A：辺縁系の各領域間，新皮質感覚連合野および視床下部，脳幹の線維投射様式の模式図．青線で示した回路は，基底外側辺縁回路およびパペッツの情動回路（現在では情動回路ではなく記録回路として考えられている）を示す．
B：視床下部の入出力路とその機能的役割を示す模式図．視床下部は，下垂体−内分泌系や自律神経系などの情動表出器官と辺縁系とをつなぐ重要な位置を占める（Holstage G, 1987[2]）より改変引用）．

づいていき，攻撃され傷つけられるなどの情動異常や異常行動を示す．このような動物を群の中に放つと，群の一員として振る舞うことができず，集団生活ができない．一方，扁桃体の電気刺激により視床下部性情動反応によく似た情動反応が起こる．ネコでは，扁桃体の背内側部や扁桃体と視床下部を結ぶ分界条床核を刺激すると，うなり声やヒッシングを伴う情動反応が起こ

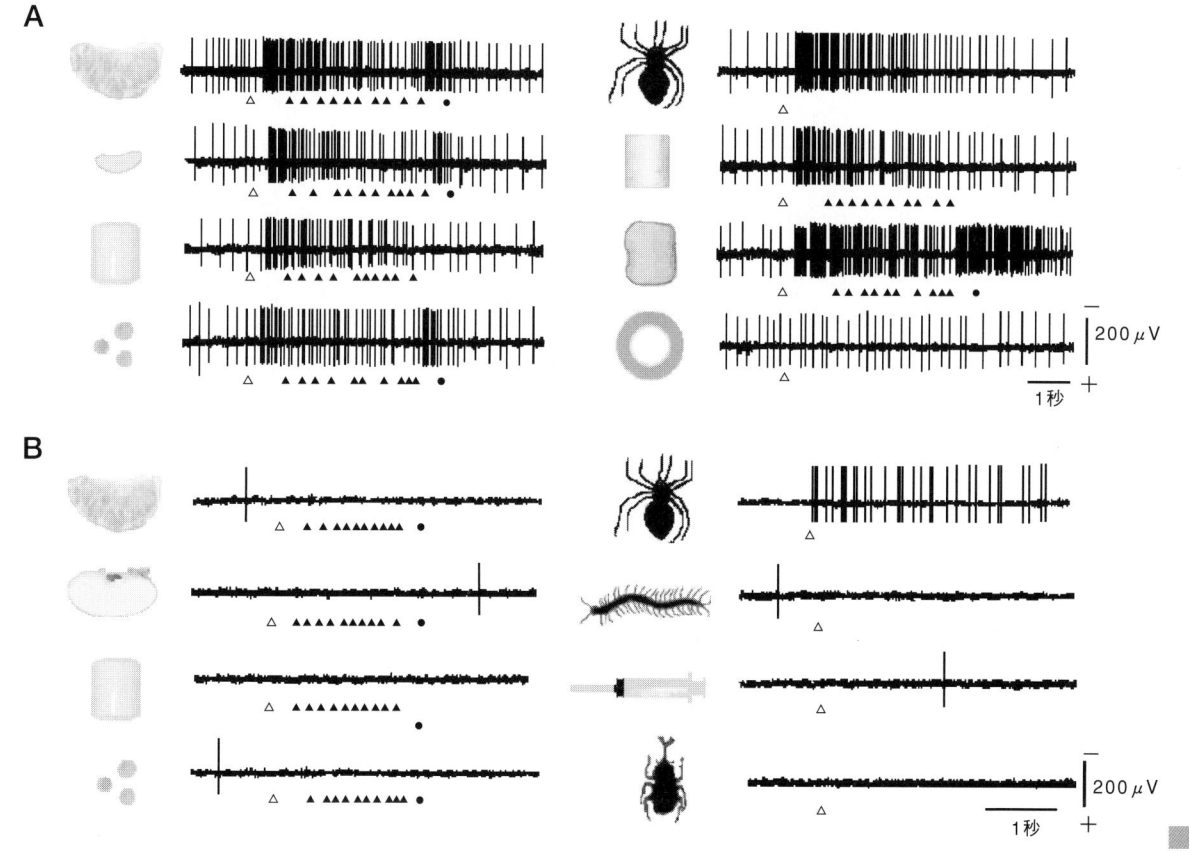

図 6-75 サル扁桃体の価値評価ニューロン（A）および意味認知ニューロン（B）の応答例
種々の食物や非食物，報酬または罰と関連する種々の感覚刺激を呈示し，サル扁桃体から単一ニューロン活動を記録した．
A：報酬性物体（オレンジ，ゼリービーン，ジュースを意味する白色円柱，クッキー），嫌悪性物体（クモのモデル，電気ショックを意味する茶色円柱）および新奇物体である干しイモの視覚呈示期に促進応答（スパイク放電頻度の増加）しているが，無意味物体であるビニールテープには応答しない．
B：嫌悪性物体であるクモのモデルの視覚呈示期にのみ促進応答している．
△：視覚刺激の開始時点　　▲：各レバー押し時点　　●：食物を口に入れた時点

る．ヒトでは，扁桃体の電気刺激により怒りや恐れの感情が起こる．

Klüver-Bucy症候群の本質は感覚刺激の価値評価の障害，ならびにその学習障害である．一般に，扁桃体を破壊しても，基本的な知覚・認知および運動機能は障害されない．例えば，物体や顔（個人）の識別などはまったく正常である．さらに，痛覚刺激などの非条件刺激（学習しなくてもそれを与えると，必ず何らかの反応を誘発する刺激）自体に対する反応も正常である．しかし，扁桃体を破壊した動物あるいは両側扁桃体の損傷患者では，条件づけ学習が障害される．ラットでは，ある周波数の聴覚刺激を呈示し，その終了直後に嫌悪性の電気ショックを与える恐怖聴覚条件づけを行うと，その聴覚刺激を呈示しただけで血圧上昇およびすくみ反応などの情動反応（恐怖聴覚条件づけ学習）が起こるが，扁桃体を破壊した動物では，この恐怖聴覚条件づけを学習できない[14]．またヒトでは，条件づけによる情動反応として皮膚コンダクタンスの上昇が指標となるが，両側扁桃体損傷患者では，健常人にみられる条件刺激に対する皮膚コンダクタンス上昇は起こらない[13]．

神経生理学的には，サルやラットの扁桃体には，感覚刺激の好き嫌い（報酬や嫌悪性＝利益や危険）の度合いをインパルス放電頻度（応答強度）にコードする価値評価ニューロン（図6-75 A）や，報酬刺

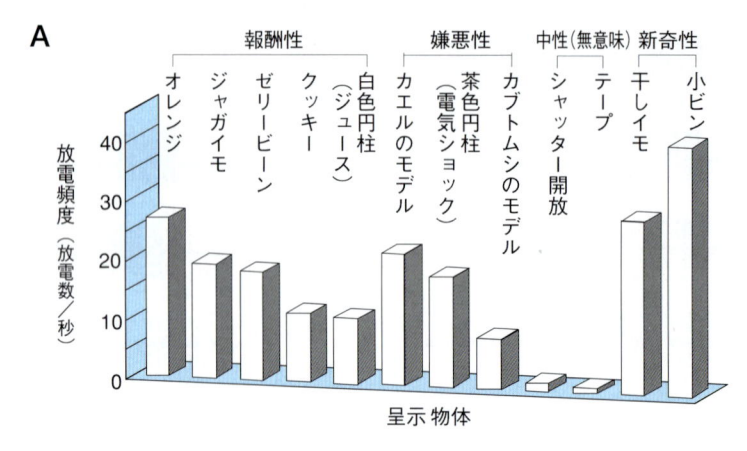

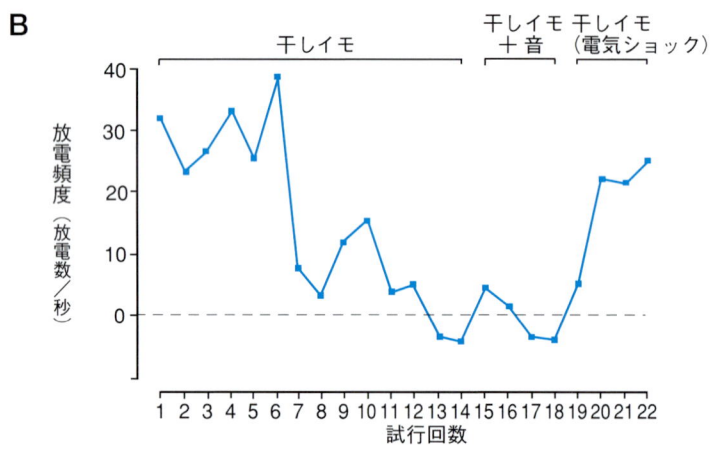

図 6-76 サル扁桃体ニューロンの可塑性応答

A：報酬性，嫌悪性，中性，および新奇物体の各刺激視覚呈示期の応答強度（スパイク放電頻度）を示してある．このニューロンは価値評価ニューロンで，報酬性物体に対する応答と，その物体の報酬価の大小には正の相関があり，好きな食物ほど強く応答している．

B：新奇性物体である干しイモを連続呈示すると，応答は減弱する（試行1〜14）．中性刺激である音との同時呈示でも応答しない（試行15〜18）．嫌悪刺激である電気ショックと連合すると，促進応答を示すようになる（試行19〜22）．

激や嫌悪刺激そのもの，あるいは報酬刺激や嫌悪刺激と連合する特定の物体または音の1つにだけ応答する意味認知ニューロン（図6-75 B）が存在し，感覚刺激と情動の連合学習に深く関与することが報告されている[3)4)]．価値評価ニューロンは，呈示物体に生物学的な価値があることを学習すれば価値の度合いに応じた強度の応答を示し，無意味であることを学習すれば応答が消失する．これら価値評価ニューロンは，呈示物体が無意味であることを学習していても，電気ショックを連合させ嫌悪性の意味を与えると促進応答を示すようになる．意味認知ニューロンも呈示物体の意味を報酬性から嫌悪性，あるいは嫌悪性から報酬性に逆転させると応答が消失する．このように，扁桃体価値評価および意味認知ニューロンは感覚刺激の生物学的意味の学習により，臨機応変の可塑的応答を示すのが特徴である（図6-76）．

最近，健常人の機能的磁気共鳴画像（fMRI）により，扁桃体の活動が条件づけ学習中に上昇することが報告されている[5)]（図6-77）．この研究では，青色あるいは黄色の視覚刺激のうちいずれか一方の色刺激の呈示直後に左手首に弱い電気ショックを恐怖条件づけとして与える．図6-77 Aには，恐怖条件づけ学習中の被験者の皮膚コンダクタンス

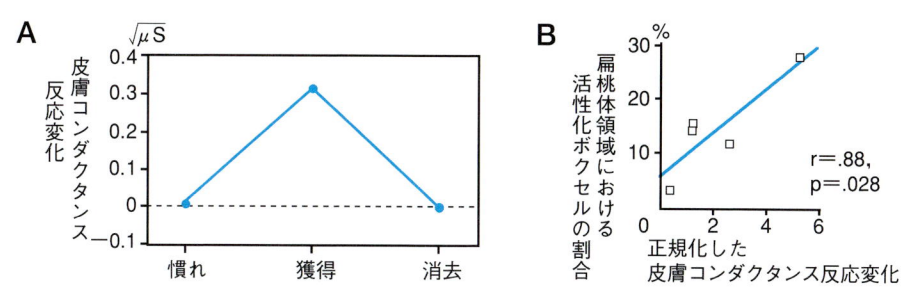

図 6-77 ヒトの恐怖条件づけにおける皮膚コンダクタンス反応と扁桃体の活動

A：恐怖条件づけによる皮膚コンダクタンス反応．視覚条件刺激だけの呈示（視覚条件づけ前）では，自律反応の指標である皮膚コンダクタンス上昇はみられない（視覚刺激への慣れ）．視覚条件刺激と手首への電気ショックを連合させると（視覚条件づけ），視覚刺激に対して皮膚コンダクタンス上昇を示すようになる（視覚条件づけ学習の獲得）．視覚条件づけ学習の獲得後，視覚条件刺激だけを呈示し電気ショックは与えない消去学習をさせると，皮膚コンダクタンス上昇は起こらなくなる（視覚条件づけ学習の消去）．

B：視覚条件づけによるコンダクタンス上昇と扁桃体の活動上昇との相関．学習獲得過程で，有意の活動上昇を示した扁桃体内のボクセルの割合と，皮膚コンダクタンス上昇の度合いには正の相関がある．

(LaBar KSら，1998[3]より改変引用)

反応を示してある．最初に電気ショックを与えないで，視覚刺激だけを呈示すると，皮膚コンダクタンス反応はみられないが（視覚刺激への慣れ），視覚刺激と電気ショックを連合させると（視覚条件づけ），視覚条件刺激に対して皮膚コンダクタンスの上昇を示すようになる（視覚条件づけ学習の獲得）．この条件づけ学習獲得後に，再び視覚刺激だけを呈示して電気ショックは与えない消去学習を行うと，皮膚コンダクタンス上昇は速やかに減少する（視覚条件づけ学習の消去）．

fMRIにより扁桃体の活動を観察すると，このような視覚条件づけ学習の獲得および消去の最初の数試行では活動の上昇を示したが，その後試行を繰り返すと，活動の上昇は起こらなくなる（慣れ）．さらに，扁桃体内の学習獲得過程で有意の活動上昇を示した領域の大きさと，皮膚コンダクタンス上昇の度合いには正の相関がある（図 6-77 B）．すなわち，扁桃体の活動は感覚刺激の生物学的意味付けを変える必要がある状況下では上昇し，情動反応の学習と消去が起こる．fMRIによる研究結果は，扁桃体のニューロン応答性が感覚刺激の生物学的意味に応じて変化するという神経生理学的な結果を支持する．

◆ 情動発現に関与する神経経路

Klüver-Bucy症候群は感覚情報処理の観点からみると，離断症候群として捉えることができる．すなわち，その後の研究により，Klüver-Bucy症候群は，扁桃体を破壊しなくても側頭葉から扁桃体に至る視覚経路を切断すれば，種々の視覚認知異常や情動の変化など特有の症状が現れる．この場合，動物は視覚以外の感覚刺激に対しては正常に反応する．ダウナー（Downer JDC, 1961）は，サルを用いて分離脳を作製し，扁桃体への視覚入力の遮断により情動性が低下することを明らかにしている．彼は，サルの脳の視神経交叉，脳梁および前交連を切断して左右の脳を分離した（分離脳とよぶ）．この分離脳の処置により，左右の目に入力された視覚刺激は，それぞれ左右の後頭葉視覚野（第1次視覚野）および側頭葉（視覚連合野）を介して左右の扁桃体に到達する．この状態では，左右独立した神経経路が重複して存在することになり，どちらか一方の扁桃体が正常であれば情動発現が起こる．そこでこの分離脳サルの一側の扁桃体を破壊した．その結果，この分離脳サルは，扁桃体を破壊していない大脳半球へ投射される視覚刺激に対しては正常な攻撃行動を起こすが，扁桃体を破壊している大脳半球への視覚刺激にはほとんど反応しなかった．すなわち，扁

桃体を破壊している大脳半球への視覚刺激は，分離脳の処置により対側の正常な扁桃体へ到達することができないため（視覚入力の遮断），異常行動が現われる．これらのことから，視覚情報は側頭皮質を介して扁桃体に入り，ここでその価値評価と意味認知が行われ，快・不快情動が発現すると考えられる．

一方，聴覚中継核である視床内側膝状体および大脳皮質聴覚野を破壊して扁桃体への聴覚入力を完全に遮断すると，聴覚刺激に対する情動反応は起こらない．さらに，扁桃体から視床下部を含む脳幹への出力経路を破壊すると，すべての感覚刺激に対する情動行動異常が現われる．以上を総合すると，Klüver-Bucy症候群は，扁桃体への感覚入力，あるいは扁桃体から脳幹への出力のいずれかが遮断されたときに起こる．すわなち，扁桃体への特定の感覚経路を破壊（遮断）すれば，価値評価と意味認知の障害はその感覚種だけに限定され，破壊が扁桃体を含めてそれ以後の出力経路に及ぶと，すべての感覚種に対する価値評価と意味認知に基づく情動反応の障害が現われる．

海馬体は，空間認知や記憶など高度な情報処理に関与し，"状況"や"文脈"などの高次情報を扁桃体に送っている．扁桃体では，これら高次情報が評価される．フィリップスとルドー（Phillips RG & LeDoux JE, 1992）は，ラットの扁桃体，または海馬体を破壊して，種々の状況における情動発現の障害を調べた（図6-78）[6]．彼らは，破壊手術後，ラットを電気ショック用のグリッドのついた箱に入れて800 Hzの聴覚条件刺激を20秒間呈示してから電気ショックを与える条件づけを行った．正常なラットは，聴覚条件刺激に対してすくみ反応を示すようになるが（手がかり刺激テスト），さらに聴覚条件刺激を呈示しなくても電気ショック用のグリッドのついたその箱に入れただけですくみ反応を起こすようになる（文脈テスト）．これは，ラットが，直接の手がかり刺激（条件刺激）がなくても，以前の記憶に基づき周囲の環境状況，自己の置かれた場所などから電気ショックがくる状況を認知できるからである（文脈的認知という）．しかし，扁桃体を破壊したラットでは，文脈テストおよび手がかり刺激テストの両方が障害され，海馬体を破壊したラットでは文脈テストだけが障害される．これらのことから，扁桃体は状況や文脈を含めてあらゆる刺激の価値評価と意味認知に重要であり，海馬体は扁桃体による価値評価と意味認知に必要な以前の記憶に基づく文脈の認知に関与すると考えられる．また，海馬体は，空間，場所，物体，文脈などの情報に基づき，情動を発現する"場所"，あるいは"状況"などの認知・記憶に重要であり，ここで処理された情報は，海馬体-扁桃体間の直接経路により扁桃体に送られ，扁桃体における価値評価と意味認知に寄与することが示唆される．一方，扁桃体には，あらゆる感覚刺激や環境状況（海馬体より受ける）などに関する情報が収束しており，扁桃体は最終的な価値評価と意味認知に関与している．いいかえると，感覚中継核である視床あるいは大脳皮質由来の扁桃体への直接的な感覚経路は特定の感覚条件刺激に対する情動反応（特定の対象に対する"恐れ"）に，海馬体由来の扁桃体への経路はある種の状況に対する情動反応（明確な対象がなく，何かよくないことが起こりそうだという"不安"）に関与するのかもしれない．

◆ 情動記憶の固定と貯蔵

一般に，強く印象を受けた出来事や情動的出来事は記憶に残りやすい．情動が，このような記憶増強効果を有することから，扁桃体が記憶固定過程に促進的に作用すると考えられる．健常人とウルバッハ-ビーテ（Urbach-Wiethe）病による両側扁桃体損傷患者の記憶再認テストを比較すると，健常人では，情動的な事柄の再認率が高いが，両側扁桃体損傷患者では，情動的出来事の記憶増強が認められない（カヒルCahill Lら, 1995）．また，健常人が情動的ビデオを見ているときの右側扁桃体におけるグルコース代謝率と，ビデオを見てから1週間後のビデオ内容の再生率に正の相関があった（カヒルら, 1996）．これらのことは，扁桃体の活動が情動記憶（特に情動的な陳述記憶）の固定に関与することを示唆する．

扁桃体が，情動記憶の貯蔵にも関与することは，

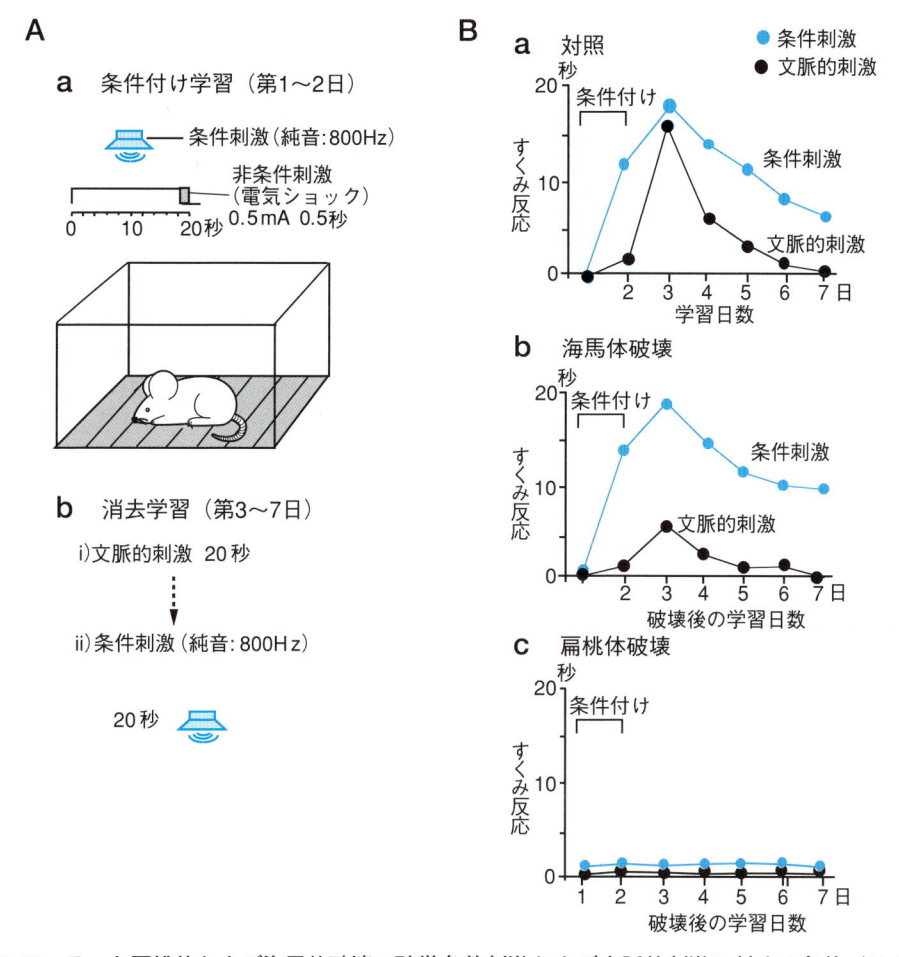

図 6-78 ラット扁桃体および海馬体破壊の聴覚条件刺激および文脈的刺激に対する条件づけすくみ反応（情動反応）の獲得，および消去過程に及ぼす効果

A：聴覚条件刺激と電気ショックの連合（条件づけ）の方法．
 a：初日および2日目は，ラットをグリットのついた箱に入れ，聴覚条件刺激（800 Hzの純音，20秒間）の終了時に電気ショック（0.5 mA，0.5秒）を与える．**b**：3日目以降は，ラットを箱に入れ（文脈刺激の呈示），次いで聴覚条件刺激だけ（電気ショックは与えない）を呈示し，それぞれ20秒間のすくみ反応持続時間を測定．
B：文脈的刺激（●）および聴覚条件刺激（●）に対するすくみ反応の持続時間．対照ラット（**a**）では，2日間の条件づけにより，文脈的刺激と条件刺激の両方に対して情動反応を起こし，その情動反応は日数とともに消去する．一方，海馬体破壊ラット（**b**）では，聴覚条件刺激に対しては反応するが，文脈的刺激に対する反応が障害される．また，聴覚条件刺激に対する情動反応の消去が遅くなる．扁桃体破壊ラット（**c**）は，文脈的刺激，聴覚条件刺激のいずれに対しても，条件づけが障害されるので，情動反応はみられない．
（Phillips RGら，1992$^{6)}$より改変引用）

扁桃体に損傷のあるヒトや動物が種々の物体に対する怒りや恐れ反応の消失など，いわゆるKlüver-Bucy症候群を示すことからも示唆される．ラットで聴覚条件刺激に対する恐怖条件づけを長期間行い，条件刺激に関する記憶固定がすでに終了していると考えられる時期に扁桃体を破壊しても，条件刺激に対する情動反応が障害される（キムとデイビス Kim M & Davis M, 1993）．長期間訓練した動物では，扁桃体内へNMDA受容体拮抗薬を注入しても課題遂行は障害されないが（カンピュー Campeau Sら 1992，キムとマックゴー Kim M & McGaugh JL, 1992），扁桃体あるいは海馬体内にAMPA受容体拮抗薬を注入すると障害される（キムとデイビス，1993，ビアン

チン Bianchin M ら，1993）．これら行動薬理学的研究の結果から，情動記憶の少なくとも一部は扁桃体内に貯蔵されると考えられる．

小野らは，扁桃体に情動記憶が貯蔵されている可能性を神経生理学的に明らかにするため，次の実験を行った（図6-79）[7]．第1群のラットには，それぞれの感覚条件刺激（視覚，聴覚，および体性感覚）を呈示し，その終了時に口直前に突き出されたチューブを舐める（リックする）ことにより，報酬性強化刺激〔蔗糖溶液あるいは脳内自己刺激（ICSS）〕は獲得し，嫌悪性強化刺激（尾部痛覚刺激）は回避する，感覚刺激と強化刺激の連合課題を学習させる．第2群のラットには，感覚刺激と強化刺激の連合学習は行わず，感覚刺激と強化刺激を無関係にランダムに呈示する．これら2群のラットから扁桃体ニューロン活動を記録し，感覚刺激に対する応答性を比較した．ラット扁桃体にも，サルと同様に単一の感覚種および複数の感覚種（多種感覚）に応答するニューロンが局在し，感覚刺激応答ニューロンの割合が連合課題を学習したラットで有意に増加していた．

図6-79Aには，感覚刺激と強化刺激の連合を学習したラットから記録した多種感覚応答ニューロンの例を示してある．このニューロンは，蔗糖溶液と連合した音1(図には示していない)，ICSSと連合した音2(a)，白色光(c)，およびエアパフ(d)に応答したが，無報酬を意味する音3(b)に対しては応答しない．このニューロンの白色光に対する応答は，白色光だけを呈示してICSSは与えない消去学習により速やかに消失する．さらに，このニューロンは，クリック音，体各部位への触圧覚刺激，および種々の味溶液刺激など条件刺激以外の感覚刺激に対しては応答しない．図6-79Bには，各ラット群の扁桃体における感覚応答ニューロンの割合を示してある．各種感覚条件刺激と強化刺激を連合学習させたラット群では，それぞれ連合学習させた聴覚，視覚，および体性感覚刺激に応答する割合が，未学習のラット群よりも有意に大きい．これらの結果は，連合学習により扁桃体ニューロンの応答性が変化し，扁桃体に感覚刺激と情動の連合記憶が貯蔵される可能性を示唆する．

4 視床下部-下位脳幹系と情動表出

◆ 報酬系と嫌悪系

視床下部-下位脳幹系は，辺縁系と密接な線維連絡を有し，情動表出に重要な役割を果たしている．特に視床下部には，快情動（快感）に基づいて行動を発動する特異的な部位が存在する．1953年，オルズとミルナー（Olds J & Milner P）は，ラットが自ら好んでペダルを押すことにより自分の脳を電気刺激する現象（脳内自己刺激，ICSS）を発見した．その後多くの研究により，ラットだけでなく，他の動物でも，脳内にはこのように電気刺激を好んで求める領域（報酬系）と，逆に電気刺激を回避しようとする領域（嫌悪系）があることが明らかになっている（図6-80A）．また，サルやヒトでも，動物と同様に報酬系の存在することが報告されている（図6-80B）[8]．

報酬系は，視床下部外側野を貫いて中脳被蓋の腹外側部と嗅球，辺縁系，大脳皮質などの前脳部を結ぶ内側前脳束（MFB）に一致する領域である．ICSSは，特に視床下部外側野で最も容易に起こる．ICSSの最も起こりやすい視床下部外側野は，同時に動機づけ行動の起こりやすい部位でもある．ラットの視床下部外側野では，電気刺激により，前部から後部へと温度調節行動と性行動，飲水行動，摂食行動，および性行動の順で動機づけ行動の起こりやすい部位が配列している（図6-79A）．

摂食行動に関しては，ラット視床下部外側野におけるICSSの頻度は，①絶食により増加する，②胃に流動性食餌を強制的に注入して満腹状態にすると減少する，③血糖値を低下させて過食を引き起こすインスリンの投与により増加し，逆に，血糖値を上昇させるグルカゴンの投与により減少する．

飲水行動に関しては，①視床下部外側野の脳弓背外側部におけるICSSにより飲水行動が発現し，その飲水量は1時間に40 mlにも及ぶ，および②絶水により視床下部外側野におけるICSSの

図 6-79

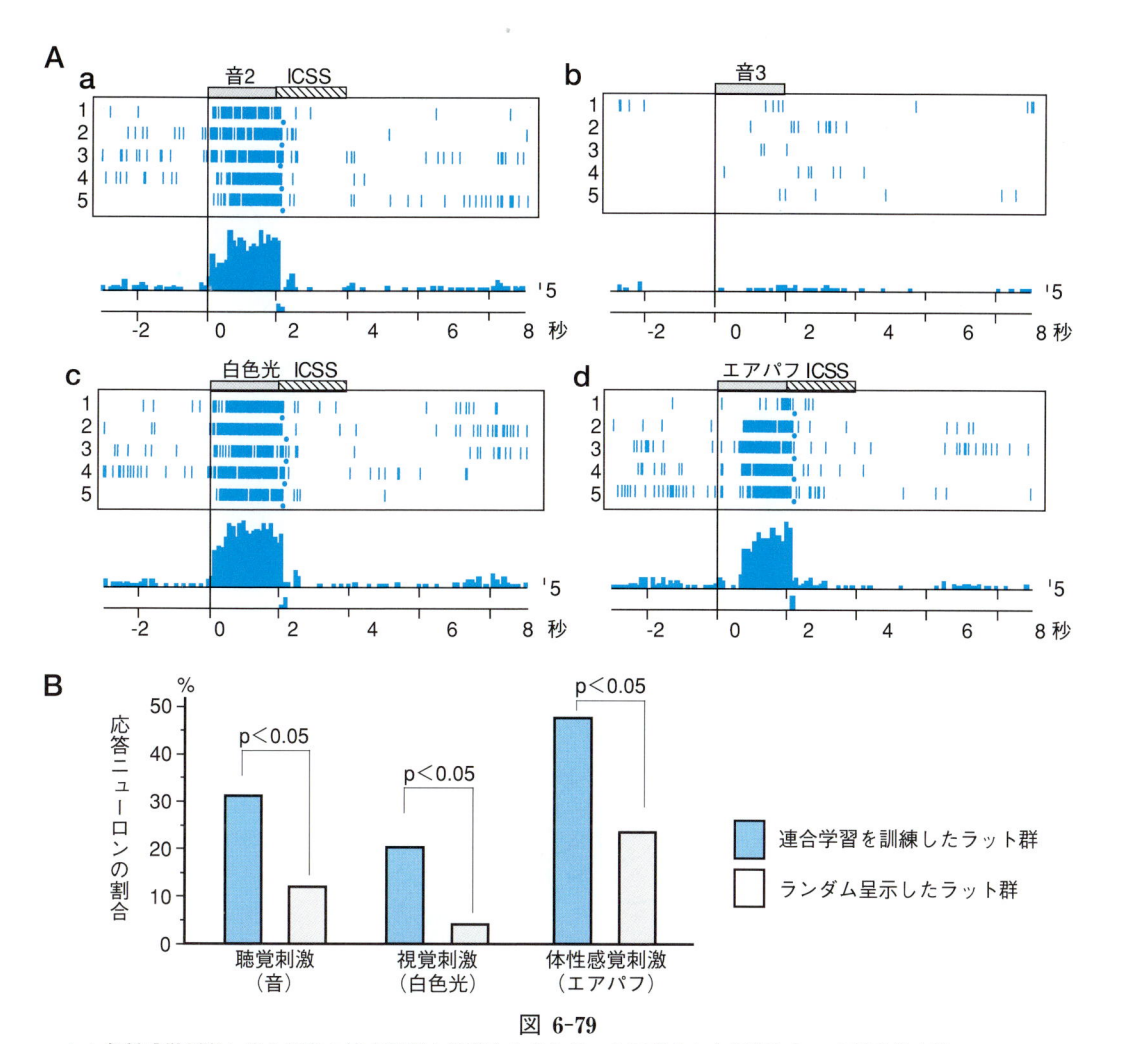

A：各種感覚刺激と強化刺激の連合課題を学習させたラット扁桃体から記録した，多種感覚応答ニューロンの応答例

a〜d：各種感覚条件刺激に対するニューロン応答のラスター表示，およびその加算ヒストグラム（同一ニューロンからの記録）．**a**：音2(4300 Hz)-ICSSの連合，**b**：音3(2800 Hz)-無報酬，**c**：白色光（視覚刺激）-ICSSの連合，**d**：エアパフ（体性感覚刺激）-ICSSの連合．ICSSと連合した各種感覚条件刺激に応答し，強化刺激と連合しない音3には応答していない．図には示していないが，音1(1,200 Hz)-ショ糖溶液の連合課題中の音1にも応答．

　　各記録上の四角内の点描部：各感覚条件刺激呈示期間　　四角内の斜線部：報酬刺激獲得期間　　ラスター表示：各試行におけるニューロン応答　　ヒストグラム：ラスター表示で示してある5試行のニューロン応答（上）およびリック信号（下）の加算　　ラスター下のドット：各リック時点　　ビン幅：100ミリ秒　　時間軸上のゼロ(0)：各感覚条件刺激開始時点

B：感覚条件刺激と強化刺激の連合課題を学習させたラット群，および感覚刺激と強化刺激をランダムに呈示したラット群の扁桃体における感覚応答ニューロンの割合．各種感覚条件刺激と強化刺激の連合を学習させたラット群は，それぞれ聴覚，視覚，体性感覚刺激に応答するニューロンの割合が，ランダムに呈示したラット群よりも有意に高い．

頻度が増加することなどが知られている．

雄ラットの性行動に関しては，①後部視床下部におけるICSS刺激により射精が起こる，②去勢したラットの後部視床下部におけるICSSの頻度はアンドロゲン投与により増加する，③交尾し射精した後では，後部視床下部におけるICSS刺激頻度が低下するなどの報告がある．

これらのことから，空腹や渇きなどの生理的欲

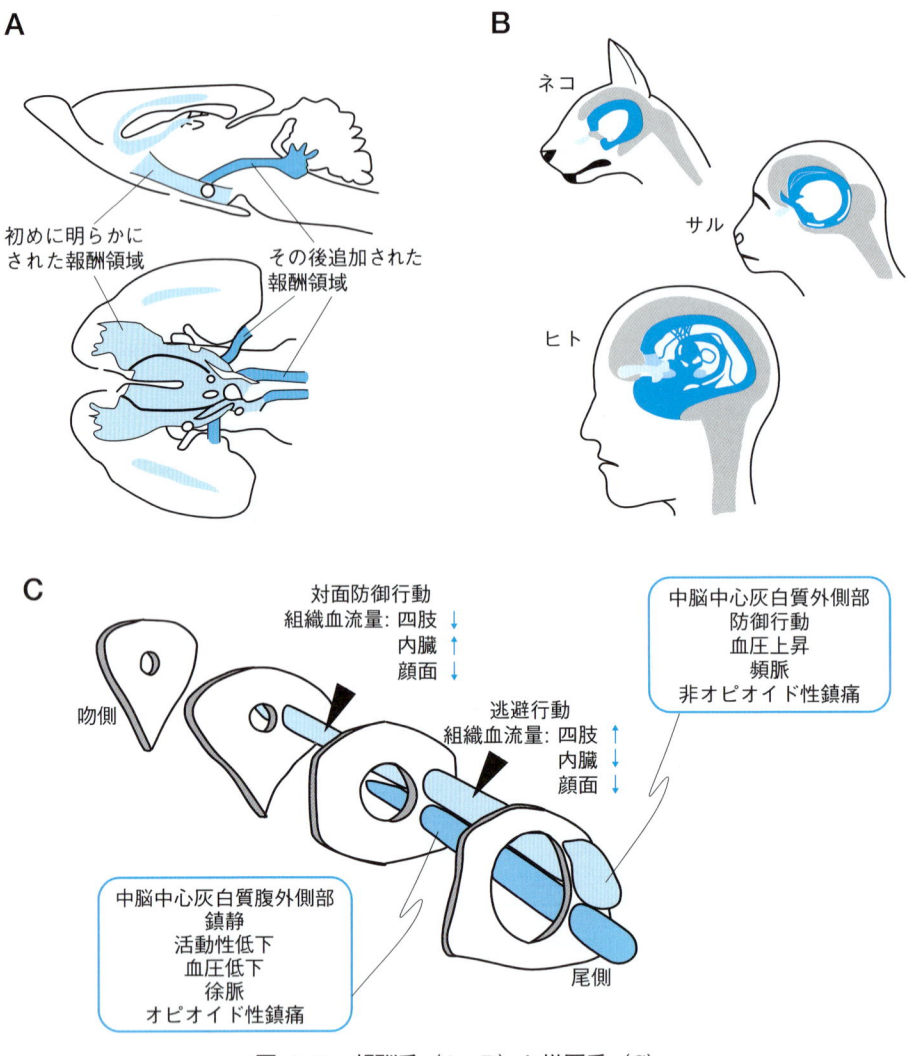

図 6-80 報酬系（A，B）と嫌悪系（C）

A：ラットの自己刺激行動が誘発される刺激部位
B：ネコ，サルおよびヒトの報酬地図．ネコ（ウィルキンソン Wilkenson WH ら，1963）およびサル（バーステン Bursten B ら，1958）についての報酬地図はそれほど詳細ではなく，この図には脳の類似性に基づくいくつかの推測が含まれている．ヒトの報酬地図（ビショップ Bishop MP ら，1963）は，さらに少ないデータと多くの推測に基づいている．
C：中脳中心灰白質の電気刺激による各種行動の誘起部位．中脳中心灰白質には，吻側から尾側に続く情動行動に関する機能的円柱（外側部，腹外側部）が存在する．中脳中心灰白質外側部は，その中央 1/3 および後方 1/3 に細分され，それぞれ対面防御行動および逃避行動に関与している．
（A，B：Wauquier A ら，1976，C：Bandler R ら，1994[9]）より改変引用）

求は，摂食行動や飲水行動だけでなく，ICSS にも影響を及ぼすことが明らかである．したがって，ICSS は，摂食，飲水，性行動などの動機づけ行動が満たされたときの快感発現に関与する神経機構を賦活することにより発現すると考えられる．

一方，ヘスは，ネコの間脳，脳幹部を系統的に電気刺激し，視床下部刺激により，自然の刺激によって誘発されるのと同様の攻撃行動，あるいは防御行動を誘起できることを発見した．その後の研究により，これらの領域は，扁桃体から腹側扁桃体遠心路，あるいは分界条を介して視床下部前部から内側部および中脳中心灰白質へ続く連続し

た一連の領域（嫌悪系）の一部であることが明らかにされている．これらの情動反応は，視床下部では，特に脳弓腹側部の領域および腹内側核の腹側部で起こりやすい．ネコにペダルを押して電気ショックを回避する能動的回避行動を学習させて，そのネコの視床下部の攻撃行動または逃避行動を誘起する部位を電気刺激すると，ネコはただちにペダルを押すようになる．これらの部位の電気刺激は，自然の刺激に誘発されて起こる怒りや恐れの情動とまったく同様の心理状態を引き起こしていると考えられる．

視床下部や扁桃体から密接な線維投射を受ける中脳中心灰白質には，情動行動に関して，吻側から尾側に続く機能的円柱があると考えられている（図 6-80 C）[9]．中脳中心灰白質外側部を電気刺激，あるいは興奮性アミノ酸の注入による化学刺激を行うと，敵と対面したときの一連の防御反応（防御行動，血圧上昇，頻脈，非オピオイド性鎮痛）が起こる．特に，吻側から尾側に続く中脳中心灰白質外側部の中間部（中央 1/3）を刺激すると，顔面の組織血流量は増加するが，四肢および内臓の血流量は低下し，敵と対面したまま後退する行動（対面防御反応）が起こる．中脳中心灰白質外側部の尾部 1/3 を刺激すると，四肢の組織血流量は増加し，顔面および内臓の血流量は低下し，逃避（回避）行動が起こる．一方，中脳中心灰白質腹外側部の刺激では，あらゆる自発行動の停止，顕著な活動性低下，血圧低下，徐脈，およびオピオイド性鎮痛が起こる．これらの防御反応は，自然の状態で敵と遭遇したときや，同種の相手に敗退したときにみられる反応とまったく同一である．

◆ **視床下部室傍核ニューロンの応答性**

視床下部室傍核は，①主に下垂体後葉へ線維を投射し，ADH（バソプレシン）やオキシトシンの分泌に関与する大細胞部と，②背内側延髄（孤束核，迷走神経背側運動核），腹側延髄，脊髄中間質外側核などの自律神経中枢に線維を投射し，自律神経の調節に関与する小細胞部からなる．また，入力としては扁桃体をはじめとする辺縁系および視床下部外側野や腹内側核から線維投射を受けている．これらのことから，室傍核は情動発現における情動の表出（ホルモン分泌，自律反応）に重要な役割を果たしていると考えられる．小野らは，ラットにそれぞれグルコース，ICSS，および尾部痛覚刺激（または電気ショック）を意味する 3 種類の予告音の弁別を学習させ，視床下部ニューロンの応答様式を調べている[10]．ラットはそれぞれの予告音を認知し，その終了時に口直前に突き出されたチューブをなめてグルコースや ICSS のような報酬（快刺激）は獲得し，尾部痛覚刺激や電気ショックのような嫌悪刺激（不快刺激）は回避する．図 6-81 には，こうして記録した典型的なラット視床下部室傍核ニューロンの応答例を示してある．ラットの血圧および心拍数は，報酬および嫌悪刺激予告音の開始時点から徐々に上昇および増加し，報酬および嫌悪刺激時に最大値に達する．室傍核ニューロンの活動も同様に，予告音の開始後から徐々に上昇し，報酬獲得および嫌悪刺激回避時に最大となる．このように室傍核ニューロンの応答は，情動行動時の昇圧反応と非常に高い相関性を有するのが特徴である．

5 前部帯状回および前頭眼窩皮質と情動

◆ **前部帯状回**

前部帯状回は，扁桃体，海馬体および前頭前野などから投射線維を受け，情動表出（運動実行，自律反応）に重要な運動前野，線条体，および種々の自律神経中枢と線維連絡を有する．これら領域の電気刺激により，口唇・鼻孔の運動，散瞳，立毛，発声，脈拍・血圧の変化，呼吸抑制などの情動発現時にみられる多彩な自律反応や注意反応が起こる（ブッカナン Buchanan SL ら, 1985, ハーレイギウスとネフセイ（Hurley-Gius KM & Neafsey EJ, 1986）．また破壊により，条件づけに伴う自律反応が障害されるブッカナンとポウェル（Buchanan SL & Powell DA, 1982）．これらのことから，前部帯状回は内的な動因形成による行動の制御に重要であると考えられる．

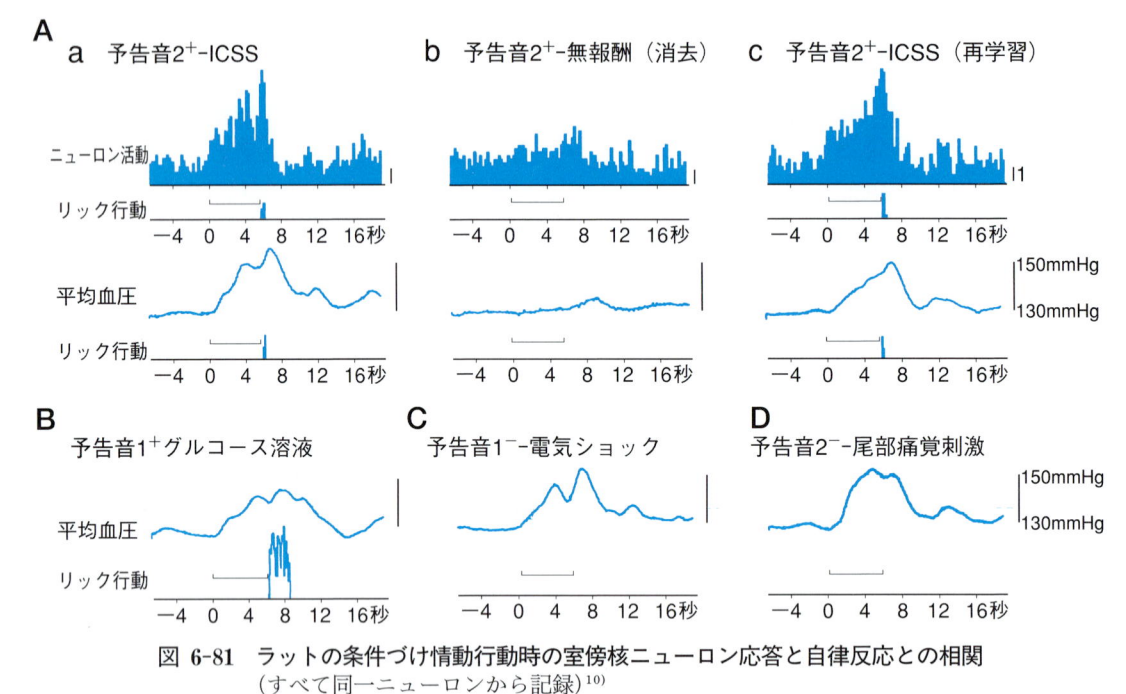

図 6-81 ラットの条件づけ情動行動時の室傍核ニューロン応答と自律反応との相関
(すべて同一ニューロンから記録)[10]

A：予告音 2⁺-脳内自己刺激 (ICSS) 連合課題の学習 (**a**)，消去 (**b**)，および再学習 (**c**) におけるニューロン活動および自律反応の変化。学習および再学習により予告音期に昇圧反応およびニューロンの促進応答が認められる。
B：予告音 1⁺-グルコース連合課題中の昇圧反応
C：予告音 1⁻-電気ショック連合課題中の昇圧反応
D：予告音 2⁻-尾部痛覚刺激連合課題中の昇圧反応

◆ 前頭眼窩皮質

　前頭眼窩皮質(眼窩皮質)，特に後内側部は扁桃体と密接な線維連絡を有し，ヒトや動物では，電気刺激により呼吸停止，血圧低下，瞳孔散大などの自律反応や注意反応が起こる。一方，サルでは，眼窩皮質の破壊により，攻撃性の低下，逃避行動，口唇傾向など Klüver-Bucy 症候群に似た症状がみられる。これらのことから，眼窩皮質は，扁桃体や視床下部-脳幹系といった情動行動に関与する領域の上位中枢として機能すると考えられる。

ヒトにおける情動と辺縁系

1 社会生活と情動認知

　最近，ヒトでの研究により，扁桃体が顔の表情や声の抑揚の認知に重要であることが報告されている。Urbach-Wiethe 病による両側の扁桃体損傷患者では，さまざまな表情の中でも，特に"恐れ"と"驚き"の表情認知が障害される (アドルフ Adolphs R ら, 1995)。また，難治性てんかんの治療のために両側扁桃体に損傷を有する患者では，声の抑揚による感情の判断が障害される (スコット Scott SK ら, 1997)。健常人では，陽電子断層撮像法 (PET) により"恐れ"，"幸福"および"中性 (特定の感情を意味しない)"の表情の写真を呈示して性別を判断させているときの脳血流を測定すると，"恐れ"の表情の呈示中に左側扁桃体の脳血流が増加する(モリス Morris JS ら, 1996)。また，"中性"の顔写真を繰り返し呈示する間に，"幸福"あるいは"恐れ"の表情を短時間 (33 ms) 呈示すると，被験者は"中性"の表情を意識するが，"幸福"あるいは"恐れ"の表情は意識に上らない。この条件下では，右側扁桃体の脳血流は，"幸福"の表情の呈示期には減少し，"恐れ"の表情の呈示期には増加するが，"幸福"の表情による右側扁桃体の脳血流の減少度は"恐れ"の表情による脳血

流の増加度に比べるとわずかである（ワーレン Whalen PJら, 1998）．これらの報告は，ヒトでは，扁桃体の表情認知機能は意識レベルにより左右で異なる可能性を示唆する．ただし，上述の表情認知障害を示した両側の扁桃体損傷患者は，先天性疾患によるものであり，成人期の扁桃体損傷では表情認知が障害されない例もある（ヘイマン Hamann SBら, 1996）．したがって，健常人でみられる"恐れ"の表情に対する扁桃体の血流増加は，幼少期を通じて学習した，"恐れ"の表情から予期される危機的状況の評価あるいは記憶を反映している可能性もある．一方，サルの扁桃体には，ヒトの笑顔やサルの威嚇の表情に応答するニューロンが存在する（Nakamura Kら, 1992）．

われわれヒトやサルのような霊長類は，集団生活を営んでいくうえで，自己と周囲にいる相手との社会的な関係を判断することが必要である．例えば，Klüver-Bucy症候群を呈したサルは，敵に対して何の反応もなく近づいていき攻撃され傷つけられるが，これは対象物の生物学的価値判断が障害されただけでなく，自己と対象物との関係の判断が障害されている可能性がある．ヒトでは，複数の人物の顔写真を呈示して社会的判断を行わせると，両側の扁桃体損傷患者は健常人とは異なる判断を行うことが報告されている[11]．図 6-82には，健常人および扁桃体を含むさまざまな脳損傷患者に対して，総数100枚の顔写真を呈示したときの，それぞれの写真の人物に対する接近度と信用度の評価を示してある．各被験者に見知らぬ人物の顔写真を1枚ずつ呈示し，接近度としてその人物に接近して話しかけようとするか（図 6-82 A），および信用度としてその人物に自分の全財産や生涯を任せられるか（図 6-82 B）について，-3～+3の7段階で評価させた．健常人が接近度・信用度が低いと判断した顔写真については，片側扁桃体損傷患者および扁桃体以外の脳損傷患者による評価は，健常人と同様であるが，両側扁桃体損傷患者による評価は，健常人に比べ有意に高い．健常人が，接近度・信用度が高いと判断した顔写真については，各脳損傷患者で健常人と同様の評価である．さらに，両側の扁桃体損傷患者は，健常人がより接近度・信用度が低いと判断した顔写真に対して，むしろより高い評価をする．人間性を表現するような形容詞や人物の伝記といった語彙についての"好ましさ"の評価，および顔写真の人物自体の識別には障害がみられない．これらのことは，扁桃体が相手の外観に基づいて社会的に適切な判断を下す際に重要であることを示唆する．

2 情動障害と辺縁系

統合失調症（精神分裂病）の患者は，さまざまな情動障害を伴うことが知られている．健常人は，映画の名場面をみて，泣いたり怒ったりして感動する．しかし，統合失調症患者は，人が悲しんだり怒ったりしているさまざまな状況を映したビデオテープをみせても，そのビデオの特徴的なシーンに対して悲しみや怒り，さらには喜びなどの情動的な評価を下すことに障害がみられる（クレイマー Cramer Pら, 1989）．これは，統合失調症患者では，状況判断（文脈的認知）に関与する海馬体系およびその価値評価と意味認知に基づく快・不快情動発現に関与する扁桃体系が障害されているからであると考えられる．

これまでMRIを用いた多くの研究により，統合失調症患者の脳には，扁桃体や海馬体の萎縮あるいはさまざまな異常所見のあることが報告されている（バルタ Barta PEら, 1990, ボガーヅ Bogerts Bら, 1990, ガーションとリーダー Gershon ES & Rieder ROら, 1992）．驚愕障害 panic disorderは，不安の原因となる明らかな刺激がないにもかかわらず，反復性の不安発作を起こす情動障害である．このような患者の脳をPETで調べると，安静期および不安発作期にそれぞれ右の海馬傍回，および両側の側頭葉極部，島，前障または被殻外側部の血流量が増加している（レイマン Reiman EMら, 1984, 1989）．

ピールソン（Pearlson GD）ら（1997）は，統合失調症患者と躁うつ病患者の脳の体積をMRIにより健常人の脳と比較解析している．統合失調症患者では，両側内嗅皮質が萎縮しているが，躁

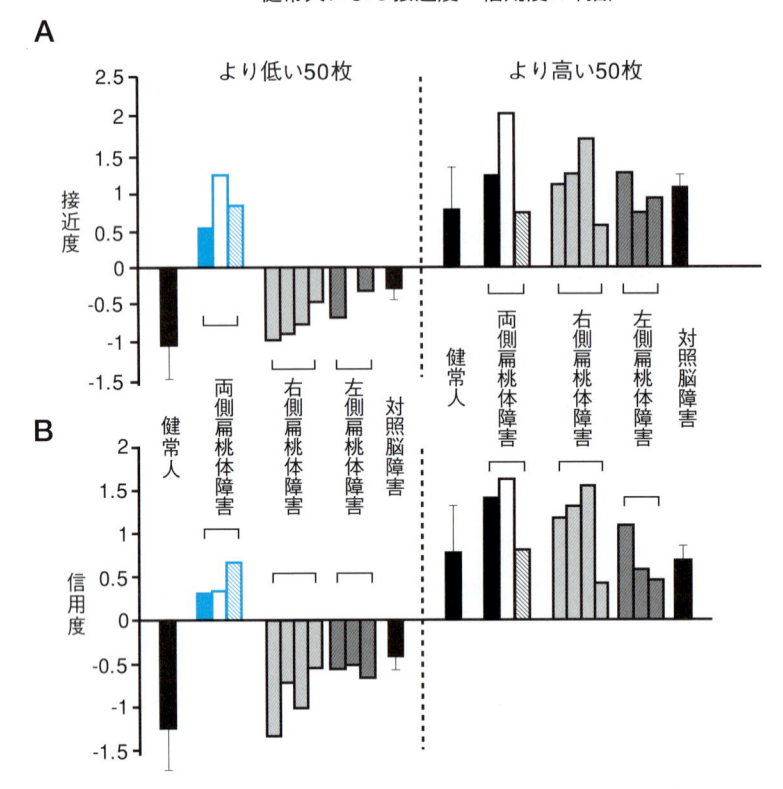

健常人による接近度・信用度の判断

図 6-82 健常人および脳損傷患者における社会的判断の違い

各被験者に全部で 100 枚の見知らぬ人物の顔写真を 1 枚ずつ呈示し，(**A**) その写真の人物に接近して話しかけようとするか（接近度），および (**B**) その写真の人物に自分の全財産や生涯を任せられるか（信用度）について，−3〜+3 の 7 段階で評価させた．健常人（46 人の平均値），両側扁桃体損傷患者 [3 人の患者（JM, SM, RH）による評価]，右側扁桃体損傷患者（4 人の患者による評価），左側扁桃体損傷患者（3 人の患者による評価），および扁桃体以外の脳損傷患者（10 人の平均値）のデータを，健常人の評価平均に基づき 50 枚ずつの 2 グループ［接近度・信用度が低い顔（左パネル）および高い顔（右パネル）］に分けて示してある．

健常人が接近度・信用度の低い顔であると判断した顔写真については，片側扁桃体損傷患者および扁桃体以外の脳損傷患者による評価は，健常人と同様であるが，両側扁桃体損傷患者による評価は，健常人の評価に比べ有意に高い．健常人が接近度・信用度の高い顔であると判断した顔写真における評価は，各患者群で健常人と同様である．
(Adolphs R ら，1998[11] より改変引用)

うつ病患者では健常人と違いがない．さらに，統合失調症患者では，後部上側頭溝領域の左右非対称性がより顕著であり，左側がより萎縮している．躁うつ病患者では，左側扁桃体の萎縮と右側前部上側頭溝の拡大がみられる．ドレベッツ（Drevets WC, 1998）は，PET を用いて，感情障害患者の脳機能を詳細に検討し，家族性純粋うつ病患者では，左側の腹外側前頭葉と扁桃体（図 6-83 A），および左側視床内側部の血流量が増加していることを示している．この視床内側部は，視床背内側核に相当する部位であり，解剖学的に扁桃体および眼窩皮質と密接な線維連絡を有する部位である．さらに，うつ病患者と躁うつ病患者の両者で，前部帯状回皮質腹側部の血流量が減少し（図 6-83 B），この部位の灰白質が萎縮している[12]．

一方，ダマジオ（Damasio AR, 1994）は，眼窩皮質に障害を有する患者では，知能や言語機能，および非情動的な論理判断は正常であるが，個人的，あるいは社会的な判断が障害されることを報告している．例えば，カードを用いたギャンブルゲーム（4 組に分けて積んであるカードの 1 組を選び，カードを順にめくってカードごとにお金を

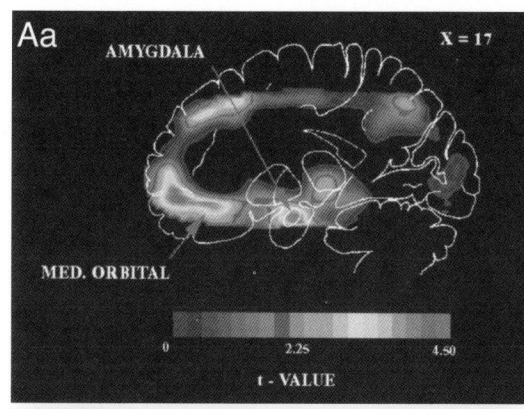

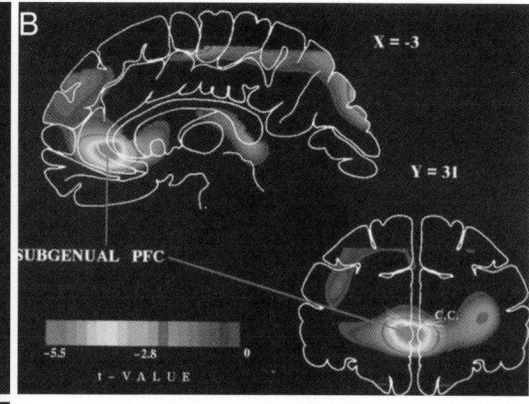

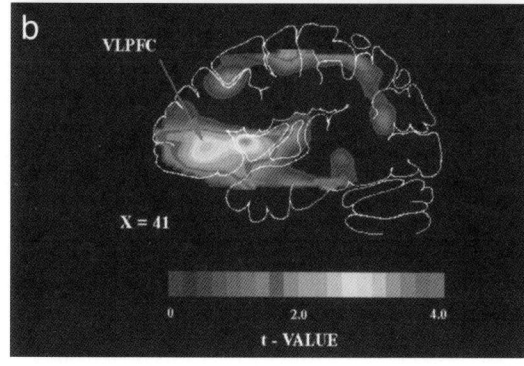

図 6-83　うつ病患者の脳の PET 像
A：家族性単極性うつ病患者と健常人との平均脳血流量の差を T 値で示してある（T 値が大きい程，うつ病患者における血流増加が顕著である）．
  a：正中から左へ 17 mm の部分の矢状断で，左側扁桃体（AMYGDALA）および左側眼窩皮質内側部（MED. ORBITAL）の血流増加
  b：正中から左へ 41 mm の部分の矢状断で，左側前頭葉皮質の腹外側部（VLPFC）の血流増加
B：家族性双極性うつ病および単極性うつ病患者と健常人とのグルコース代謝量の差（マイナスの値が大きいほどうつ病患者における代謝減少が顕著である）．うつ病患者では健常人に比べ，左側前部帯状回皮質の脳梁膝腹側部（SUBGENUAL PFC）におけるグルコース代謝が顕著に減少している．
（Drevets WC，1998[12]より引用）

得たり支払ったりするゲームで，そのうちの 2 組のカードは 1 枚ごとの報酬は少ないが，全体として得る利益が多い．残りの 2 組のカードは 1 枚の報酬は大きいが，ときどき多大な損をし，最終的に大損する）を行わせると，健常人では 1 セッションあたりの利益は少なくても全体の収支がプラスになるようなカードの組を選択する．これに対して，眼窩皮質の障害患者では，全体の収支ではなく，1 回あたりの報酬が多いようなカードの組を選択してしまう．健常人と患者のいずれにおいても，皮膚コンダクタンス反応は，選択したカードの意味が報酬であっても損失であっても変化する．一方，健常人では，ゲームの進行に伴い，次のカードをめくる前に予期性の皮膚コンダクタンス反応変化を生じるようになるが，患者では，予期性変化は起こらない．このように，眼窩皮質は，現在および将来の状況を以前の情動体験から推論・判断するのに重要であると考えられる．なかでも，ドレベッツらが報告した前部帯状回皮質腹側部の一部は，ダマジオが上記のような意思決定障害の責任病巣であると考えている領域に相当し（ダマジオ，1997），この領域がヒトの複雑な個人的・社会的環境における情動制御に重要である可能性がある．

ヒトは感情（情動）の動物であるといわれる．感情が亢ぶっているときには物事の判断を誤ることがあるが，ダマジオらが示したように，情動が欠如していても社会生活をうまく営むことができない．機能画像法の進歩に伴うヒト脳機能の研究の進展は著しく，ヒトの情動発現に重要な部位が基底外側辺縁回路を構成する領域であることが明らかにされつつある．これらの領域の機能について，行動，細胞，分子レベルでの系統的な研究がさらに必要であろう．また，本項では詳しく述べなかったが，左右差の問題もあり，これはコミュニケーション手段として言語を選択したヒトの特徴であるのかもしれない．今後，さらに情動のネッ

トワークが明らかにされ，脳と心の問題の解明につながることを期待する．

引用文献

1) Ekman P, Levenson RW, Friesen WV : Autonomic nervous system activity distinguishes among emotions. *Science* **221** : 1208-1210, 1983
2) Holstage G : Some anatomical observations on the projections from the hypothalamus to brainstem and spinal cord : An HRP and autoradiographic tracing study in the cat. *J Comp Neurol* **260** : 98-126, 1987
3) Nishijo H, Ono T, Nishino H : Topographic distribution of modality-specific amygdalar neurons in alert monkey. *J Neurosci* **8** : 3556-3569, 1988 a
4) Nishijo H, Ono T, Nishino H : Single neuron responses in amygdala of alert monkey during complex sensory stimulation with affective significance. *J Neurosci* **8** : 3570-3583, 1988 b
5) LaBar KS, Gatenby JC, Gore JC, et al : Human amygdala activation during conditional fear acquisition and extinction : A mixed-trial fMRI study. *Neuron* **20** : 937-945, 1998
6) Phillips RG, LeDoux JE : Differential contribution of amygdala and hippocampus to cued and contextual fear conditioning. *Behav Neurosci* **106** : 274-285, 1992
7) Uwano T, Nishijo H, Ono T, et al : Neuronal responsiveness to various sensory stimuli, and associative learning in the rat amygdala. *Neuroscience* **68** : 339-361, 1995
8) Wauquier A, Rolls ET (eds) : *Brain-stimulation Reward*, North Holland, Amsterdam, 1976
9) Bandler R, Shipley MT : Columner organization in the midbrain periaqueductal gray : Modules for emotional expression? *Trends Neurosci* **17** : 379, 1994
10) Nakamura K, Ono T, Fukuda M, et al : Paraventricular neuron chemosensitivity and activity related to blood pressure control in emotional behavior. *J Neurophysiol* **67** : 255-264, 1992
11) Adolphs R, Tranel D, Damasio AR : The human amygdala in social judgment. *Nature* **393** : 470-474, 1998
12) Drevets WC : Functional neuroimaging studies of depression : The anatomy of melancholia. *Annu Rev Med* **49** : 341-361, 1998

参考文献

13) Bechara A, Tranal D, Damasio H, et al : Double dissociation of conditioning and declarative knowledge relative to the amygdala and hippocampus in humans. *Science* **269** : 1115-1118, 1995
14) Davis M : The role of the amygdala in emotional learning. *Int Rev Neurobiol* **36** : 225-266, 1994
15) Damasio AR : Descartes' Error : Emotion, Reason, and the Human Brain. Avon Books, New York, 1994
16) Gershon ES, Rieder RO : Major disorders of mind and brain. *Sci Am*, 1992
17) Klüver H, Bucy PC : Psychic blindness and other symptoms following bilateral temporal lobectomy in rhesus monkeys. *Am J Physiol* **119** : 352-353, 1937
18) LeDoux JE : Emotion. *In* : Mountcastle VB (ed) : *Handbook of Physiology, Section 1 : The Nervous System, Vol. 5, Pt. 1*, pp. 419-459. American Physiological Society, Washington, 1987
19) MacLean PD : Psychosomatic disease and the "visceral brain" : Recent developments bearing on the Papez theory of emotion. *Psychosom Med* **11** : 338-353, 1949
20) MacLean PD : The triune brain, emotion and scientific bias. *In* : Schmitt FO (ed) : *The Neurosciences : Second Study Program*, pp. 336-348, Rockefeller Univ. Press, New York, 1970
21) Olds J, Milner P : Positive reinforcement produced by electrical stimulation of septal area and other regions of rat brain. *J Comp Physiol Psychol* **47** : 419-427, 1954
22) Papez JW : A proposed mechanism of emotion. *Arch Neurol Psychiat* **79** : 217-224, 1937
23) 小野武年，西条寿夫：情動・行動のシステム．酒田英夫，外山敬介編：脳・神経の科学 II―脳の高次機能．pp. 131-157．岩波書店，1999
24) 小野武年：大脳辺縁系と情動の仕組み．別冊日経サイエンス 107 脳と心，pp. 100-113．1993
25) Olds J（大村　裕・小野武年訳）：脳と行動―報酬系の生理学，共立出版，1999

8 意識と注意
〔1〕意 識

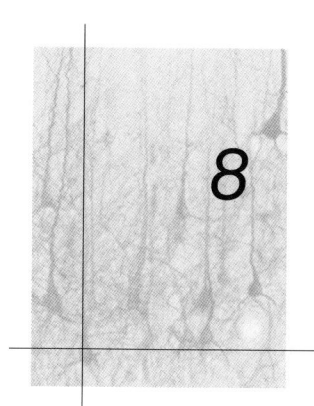

苧阪直行

　意識は長い哲学の歴史と短い科学の歴史をもっている．意識の実験的研究は19世紀末，心理学の領域で盛んに行われた．近代心理学の祖とされ，意識主義を提唱したドイツのウィルヘム・ヴントは心的過程を言語で報告させる内観法を意識の実験的研究に用いた．しかし，この方法は言語による個人差が大きく科学的研究とは言えないと批判され，その後，行動主義の台頭により内観法を用いた意識の研究は衰退した．一方，アメリカの心理学者ウィリアム・ジェイムズが機能主義的な立場から提案した記憶の機能についての貢献が，後の科学的な意識の研究の芽生えとなった[1]．ジェイムズのアイデアには短い記憶と意識を結びつける考えが含まれていたのである．短い記憶と意識の関わりをもっと科学的な立場で考えたのが本章で述べる意識のワーキングメモリ理論[2]である．

　伝統的な科学的研究のアプローチでは，意識はごく最近まで残念ながら科学の研究対象とは考えられてこなかった．意識の科学的研究は20紀末からようやくその認知神経科学的研究が始まったばかりである．科学的研究が遅れた理由は意識が主観的経験であるからということであった．主観的経験や現象が神経科学を含めた科学の対象となりにくいということは事実である．しかし，たとえば実験心理学では感覚や知覚という主観的現象の研究を主な研究対象にして，錯視とよばれる現象が生じるメカニズムを経験科学的に吟味し，大きな成果をあげている．意識の基盤としての感覚や知覚という主観経験は重要な位置を占めるのである．見たり聞いたりする世界は主観的だとしても，経験している知覚世界は共有された世界なのである．色の知覚を例に考えてみたい．

　ニュートンは著書「光学」のなかで，「光には色はついていない」と述べている．光は物理的には電磁波であるから色がついていないのは当然である．ではなぜ色が見えるのかといえば，それは色が主観的な意識の働きによってもたらされる経験だからである．たとえば，500ナノメータの電磁波は多くのヒトに鮮やかな緑に見える．脳の中に色の主観的経験があるということを証明するにはまず脳の中の色知覚にかかわる領域があることを証明することが必要である．実際，脳の後頭葉には色の主観的体験と密接にかかわる領域があり，それは第4次視覚皮質（V4）とよばれ，後頭葉下部底面に位置する[3]．V4で生じる脳の活動が原因となって色彩の知覚が生じると考えられる．また，感覚的側面とともに色は通常その意味を伴って認識されることが多い．たとえば，トマトは赤いという色の属性をもっているほか，野菜であるとか食物であるとかいった高次な意味的情報を担っている．このような意味情報も含んだうえで，トマトという対象を眼前に認知している心的状態が意識の特徴である．色を見るという意識を通して，われわれは意味の世界をも共有しているのである．

意識の神経相関問題

意識をとらえる二つの立場をみたい．一つの立場は古典的ともいえる一元論と二元論の立場であり，もう一つは計算論と非計算論の立場である．現在，意識の科学を研究する人々の多くは，意識の働きの多くは脳の働きに還元できるという心脳一元論の立場に立っている．この立場では，意識は脳という物質の働きに還元できると考える[4]．一方，ごく少数派であるがデカルト以来の心脳二元論をとるエックルス（Eccles J）のような著名な神経生理学者もいた[5]．

もう一つの立場は，意識は脳の情報処理だとする計算論の立場と，これを否定する非計算論の立場である．計算論では意識は計算であり，高次認知は脳の神経活動と相関するという立場をとるが，非計算論では脳の情報処理そのものを疑問視する（ギブソニアンの立場）．意識と脳の神経活動に相関関係を認めるかどうかという問題を意識の神経相関（neural correlates of consciousness；NCC）問題，あるいは略してNCC問題とよぶ．意識の計算論は認知神経科学の基本的な考えと合致するが，一方非計算論は神経科学の考えと必ずしも一致するわけではない．非計算論では，脳の中で何らかの心的表象が形成されたり，操作されるという考えに異論を唱える．一方，計算論は，意識は脳内の高次な神経活動を基礎にしている，あるいは相関をもって働いているという考えをとる．現代の認知神経科学では人間の高次な認知は脳の階層的な情報処理で解明可能であり，主観的な意識の現象も高次階層での脳の働きとよく相関すると考える立場をとっている[6]．

本節では意識は脳の高次な情報処理の様式ととらえ，特に高次認知において高い神経相関があると考える計算論の立場をとって説明を進めたい（ギブソニアンの立場からの貢献があるとすれば，それは意識を考える場合，環境への能動的な探索的行為が重要だとしている点にある．このような視点がどのように脳内表現されているかを考慮することが認知神経科学に必要とされると筆者は考えている）．

意識が脳の高次な働きと強い相関をもっていることについてはいろいろな証拠があがっている．デカルトは，意識が脳の松果体にあると述べたが，現在ではすべての情報が脳のある特定の場所にいったん集められ，そこでの情報処理過程が意識を生むというアイデア，つまり，意識の働きを特定の器官に帰する考え方はまちがっていると考えられている．コンピュータにたとえれば，脳の働きは中央演算ユニットを一つしかもたないシステムではないということである．そのかわりに，並列した意識，分散した意識が想定されるようになった．つまり，脳の中の分散した領域が並列的に協調・抑制しあって意識を生んでいるという考えである．脳では課題の違いによって違った領域が意識と関わってくる．本節では意識のNCC問題をワーキングメモリというアクティブな記憶を通して考えてみる．その導入として，意識の三階層モデル，さらにこれをワーキングメモリに拡張した意識のワーキングメモリ理論を概観する．

意識の三階層モデル

まず，意識のワーキングメモリ理論で意識と記憶はどのように関わるのかを考えてみたい．意識には目覚めのレベル，視聴嗅味触など五感から入ってくるさまざまな感覚的アウェアネスのレベル，言語が関わる記憶のレベル，さらに脳が脳を考える自己意識のレベルなど，基盤的なレベルから高次なレベルまで階層があると考えると都合がよい．ここでは，図6-84のような意識の階層的モデルを考えてみる．まずいちばん下の基盤階層にあたるのが目覚めている状態である覚醒のレベル，次の中間層の意識をアウェアネスの階層，上の階層を自己意識のつまりリカーシブな意識の階層とよぶ[7]．3つの階層は上下方向に相互に作用しあう関係にあり，かつ上の階層にいくほど並列処理が逐次的な直列処理になると想定する．覚醒や睡眠のレベルは脳幹の網様体によりコントロールされている．中脳では脳幹が障害を受けると網様

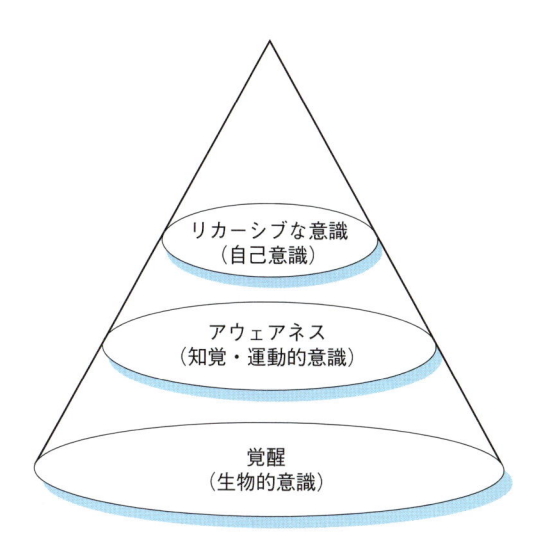

図 6-84　意識の三階層モデル（苧阪直行，1996 より）

体と皮質を結ぶ経路がダメージを受け，覚醒の意識が失われる．さらに網様体賦活系は視床を介して感覚的アウェアネスにも大きな影響をもっている．

本節では主観的な意識と深く関わり，高次な心的機能が営まれる新皮質を中心とした領域を中心に，中間的意識の階層から上の部分の意識を概観したい．

1　中間的意識——アウェアネスとよばれる階層

意識のワーキングメモリ理論では中間的意識とリカーシブな意識の階層が中心的な役割を果たす．中間的意識の階層は知覚的アウェアネスと運動的アウェアネスが重要な役割を果たす知覚・運動的意識だと考えられる．中間的意識とはアウェアネスということばが示すように何かに「気づく」という段階の意識で，志向性をもつ意識だと考えられる．

視覚を例にとってアウェアネスという意識の働きについてみてみたい．われわれが"見る"という場合漫然と見るということはなく，注意にガイドされて外界を探索しているといった方があたっている．外界の対象の何かについての意味を探っている，あるいは理解しようとしているのである．

"見る"というアクティブな探索の意味は，積極的に環境を観察者の側から意味づけるための探索活動を行っているとみるのが正しい．これを視覚的アウェアネス visual awareness とよんでいる．視覚的アウェアネスが常に何かについての視覚的気づきであるのは，意識が常に何かについての意識であり，漫然とした意識がありえないのと同様である．「気づき」は何かに注意を引かれる，あるいは注意を積極的に向けるという働きを基に営まれるが，意識的な注意は容量制約的で，ごくわずかな空間や事象にしか同時に作用しない．その性質は選択的であり，選択は冗長な情報を抑制することが中心になる．このようなアウェアネスの働きは，ワーキングメモリという活性化された記憶 active memory が担っていることが最近わかってきた．まず，視覚的アウェアネスと運動的アウェアネスについて考えてみてみたい．

◆　視覚的アウェアネス

外界に広がる豊かな色彩や形，さらに人や車の動きをみることは「視覚的動物」であるわれわれ人間にとって重要なことであり，視覚的アウェアネスがその処理を担っている．視覚的アウェアネスは脳とどのように関わるのか．脳の特定の領域が障害を受けると，視覚的アウェアネスが正常な働きの範囲から逸脱して変調をきたすことがあることからも，脳が視覚的アウェアネス，特にわれわれが経験する主観的な見えの世界と深く結びついていることがわかる．

運動の知覚を例にあげたい．外界の対象が動くとき空間的位置は時間の経過に対して刻々と変化し，これによって対象が動いていることが知覚される．運動は，時間の経過にしたがって対象の位置が異なることを脳が計算していることによって検出される．ところが，この計算は脳のMT$^+$野が障害を受けるとできなくなり，その結果であろうと考えられるが，運動のみが知覚できなくなるという奇妙な症状が現れる．コップに水を注ぐとき，われわれは何の苦もなくその注がれる水の運動を知覚し，適量になると止めるが，MT$^+$野が両側にわたり障害を受けたある患者の場合，水の運動が

見えないためコップから水があふれ出てしまうまで気づかない[8]．見えないのは運動だけで，色，形や顔などの認識は正常であるから一層奇妙である．このような症例が示す事実は，見るという働きが運動，色，形などの個々の局在した視覚モジュールによって担われ，視覚的アウェアネスはこれらと強い神経相関をもつことを示している[9]．

視覚的アウェアネスを担う脳内領域としてV1野から後部頭頂にいたる空間視経路（背側経路）と同じくV1野から下部側頭に至る物体視経路（腹側経路）がある．

◆ 運動的アウェアネス

視覚的アウェアネスにより，環境の意味を感知し理解したら，今度は環境への積極的な行為による適応をプランニングし，行為を創出することが求められる．そのプランの遂行の準備するのが視覚と随伴する運動的アウェアネス motor awareness である．視覚的アウェアネスと運動的アウェアネスが整合的にまた相互に循環的図式を形成する仲立ちとなるのが，例えば視覚的ワーキングメモリとこれに随伴する運動ワーキングメモリであると考えられる．運動的アウェアネスを担う脳内領域として補足運動野，前運動野，小脳やブローカ野が考えられる．

視覚的アウェアネスも運動的アウェアネスもともに，何度も繰り返すことによって認識や動作についての意識は希薄になる．希薄化つまり自動化が進むのは運動的アウェアネスについて言えば，自動車の運転やパソコンのキーボードの技能的習熟のような日常的場面でもよく体験することである．車の運転をしながら助手席の友人と話したり，携帯電話で話したりという"二重課題"ができるのも，2つのアウェアネスが習熟し，なかば自動化しているためである．運動的アウェアネスと視覚的アウェアネスは行為と認識の循環図式によってつながり，両者はアウェアネスのレベルのワーキングメモリによってなめらかに，双方向的にダイナミックに統合されると考えられる[10]．

以上のように，感覚的アウェアネスと運動的アウェアネスはカップリングされ，探索的認識と行為のフロントエンドを形成するのである．

2 リカーシブな意識

さて，意識の階層モデルで最も上位に位置するのがリカーシブな意識 recursive consciousness である．リカーシブというのは視覚的アウェアネスのような外部環境の認知と結びついた処理ではなく，「わたし」という内部に志向する意識である．リカーシブの意味は情報処理的に再帰的な過程を意味するが，わたしたちはリカーシブな意識の機能によって環境世界を自己の内部に消化し，自分の座標軸を形成し，言語によってそれを意味づけるのだと考えられる．リカーシブな意識は言語に媒介されることによってはじめて自己モニターという自己認識のための心の働きを担うことができるようになり，「わたし」という一人称の意識がそこに生まれる．デカルトは，意識がリカーシブな性質を帯びていることに言及している．デカルトは「われ思う，ゆえにわれあり」と言ったが，これはリカーシブな意識が人間に固有なものであることを言ったともとれる．しかし，デカルトは最も上の階層にしか彼の言う「意識」を認めなかった．一方，ここで扱っている階層モデルではアウェアネスなどの知覚・運動的意識も意識に含めて考えているので，ここで考える意識の定義領域はデカルトよりずっと広いものとなっている．例えば，デカルトは人間以外の動物はいわば機械じかけの人形のように考えていたが，ここでは動物にもアウェアネスのレベルの意識を認めるということになる．サルにも人間同様の視覚的アウェアネスがあることが巧妙な両眼の視野闘争を用いた実験でも見出されている[11]．

自己モニターの働きは自己に向かう認識，つまり自己認識を可能にすることによって自己モデルの形成を促すと考えられる．自己モデルの形成はさらにその拡張として他者モデルの形成を促し，それが成熟してくると他者の認識と行為について自由度の高いシミュレーションができるようになり，社会的コミュニケーションの基盤が形成され

るようになると考えられる[12]．したがって，リカーシブな意識の意義は「わたし」の中に自己参照的に他者のモデルを組み込み，他者の認識や行為をシミュレートする働きにあると考えられる．そしてこのシミュレーションは脳の前頭前野や前部帯状回を中心に，分散展開する注意の管理機構（中央実行系）によって言語ワーキングメモリを媒介として実行されるというのが意識のワーキングメモリ理論の仮説である．自分の認識や行動を自覚的に保持し，目標達成に収束させるには言語ワーキングメモリによる自己モニターの働きが不可欠である．自己モニターの働きには，目標を設定しその達成へのプランを立てて，さまざまな条件でそれをシミュレートする働きが含まれているのであり，自己認識の機能がここに含まれていると考えられる．したがって，リカーシブな意識は，その担い手である言語的ワーキングメモリの働きをその脳内機構において捉えることではじめて解明の手がかりが得られるのである．

意識のワーキングメモリ理論

ここで，意識のワーキングメモリ理論について実験的データを混じえて考えてみたい．ワーキングメモリ working memory は作動記憶とか作業記憶ともよばれ，近年その高次認知に果たす重要な役割が認識されるようになってきた．ワーキングメモリの関わる分野は非常に多様で，また裾野も広い．毎日の生活が無駄なくなめらかに進行しているのは，まさにワーキングメモリを基盤とした意識の働きのおかげである．

ワーキングメモリは「目標志向的な課題や作業の遂行にかかわるアクティブな記憶」[13]である．さらに，ワーキングメモリと意識は，両者が容量制約的であることや「目標志向的」である点で，共通の枠組みをもっている．意識のワーキングメモリ理論では意識を覚醒，アウェアネスとリカーシブな意識の三階層に分け，各階層に対応したワーキングメモリ（もしくはこれを駆動する神経伝達物質）を想定する．覚醒は基盤となる生物的意識，

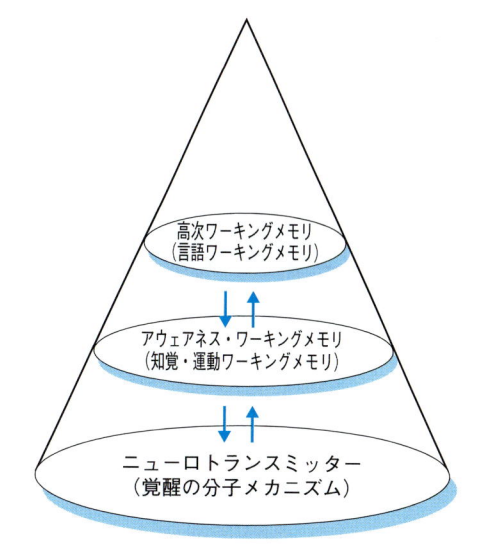

図 6-85　ワーキングメモリの三階層モデル（苧阪直行，2000 より）

アウェアネスは知覚・運動的な中間的意識，そしてもっとも高次階層に自己認識と関わるリカーシブな意識を想定している（図 6-85）．この理論では生物的意識の基盤としての覚醒の階層にはシナプス間隙に作用するニューロトランスミッターとしての脳内モノアミン（ドパミン，ノルアドレナリンなど）を，アウェアネスとよばれる中間的意識の階層に知覚や運動のワーキングメモリを，リカーシブな意識とよばれる高次意識の階層に言語性ワーキングメモリを対応させている．

イギリスの心理学者バッドレー（Baddeley A, 1986[14]）のワーキングメモリの概念モデルでは，ワーキングメモリを1つの中央実行系 central executive（CE）と2つのサブシステム，すなわち音韻ループ phonological loop（PL）と視空間スケッチパッド visuo-spatial sketchpad（VSSP）に分けて考える．中央実行系は2つのサブシステムを調整管理する注意システムである．中央実行系の働きには判断，推論や意思決定などのメカニズムが含まれ，注意による制御が欠かせない．中央実行系の管理のもとで働く音韻ループと視空間スケッチパッドは，人間の高次認知の二大コンポーネントともいえる言語と空間の理解に関わるサブシステムと考える（図 6-86）．音韻ループは言語性

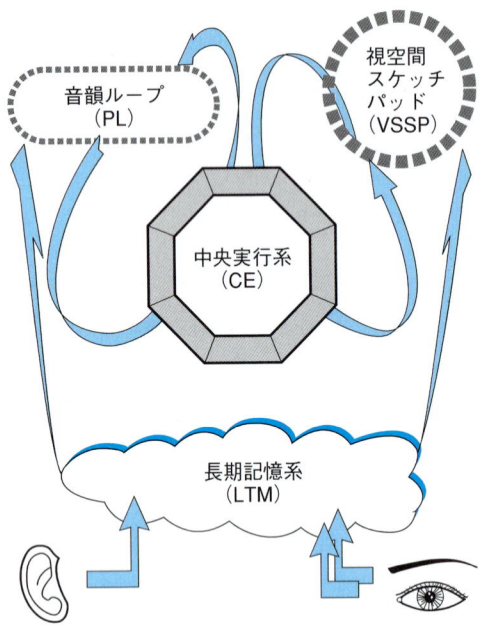

図 6-86　ワーキングメモリのモデル
(Logie R, 1995 を改変引用)

ワーキングメモリで, 音韻ストアとリハーサル機構からなり, 視空間スケッチパッドは空間性（視覚性）ワーキングメモリであり, 視覚キャシュと内的スクライブ（リハーサル）機構からなると想定されている. 音韻ループや視空間スケッチパッドは, それぞれ言語の習得や空間の認識や行動に関わることがわかってきている. fMRI などのニューロイメージング法による検討の結果, 音韻ストアやリハーサル機構らしきものの活動は左半球の縁上回近傍やブローカ野などの領域に, 一方, 視空間スケッチパッドについては側頭から頭頂領域と後頭皮質などの高次視覚皮質領域が関わっていることがわかってきた.

ワーキングメモリは記憶を選択的に活性化して適宜活用する. それは現在直面している「目標志向的な課題や作業の遂行」に資するため「現在の」記憶を司っている. また, 過去ではなく現在をベースに近未来を射程に収めて働くアクティブな記憶であり, 現在進行形の「生きた記憶」なのであり, ギブソンの指摘する環境への能動的探索行為とも関わってくるのである.

1　ワーキングメモリにおける情報の保持と処理

ワーキングメモリの働きを保持と処理の機能に分けて考えると, 問題がさらにクリアになってくる. 保持とは一時的に提示された情報を, 課題処理のために必要とされる一定の時間だけ表象をアクティブ維持することをいう. 保持の必要がなくなればリセット（消去）される. そして, 保持と処理の両者にダイナミックな相互作用を考え, アクティブに保持した情報は柔軟に処理されると考える. たとえば, 桁の繰上げのある暗算の場合, 繰上げ情報は一時的にワーキングメモリに保持され, 計算という処理に使ってしまえばリセットされる. 保持と処理は資源を共有すると考えるので, 両者を効率よく運用するため中央実行系という管理システムが重要になってくる. 容量制約性の資源を共有するため, 保持と処理は資源に対してトレードオフの関係にある. つまり処理に負荷がかかれば容量はそちらにまわり, その分保持にあてられる容量は削減され「忘れる」という現象が生じる. これは情報を書き込んだり消したりできる「心の黒板」の働きと同じである（ブラックボード・モデル）. 黒板に書けるスペース（容量）は一定なので, 新たに書き加えるには不要な文字を消さねばならないのと同じである.

最適化されたワーキングメモリの働きによって達成されるのは, 言語や空間の整合的な「理解」であり, この理解を通して適応的な行為が生まれる. その意味で, ワーキングメモリの働きを介してわたしたちの意識は自己と外界の関わりについての整合的「理解」を目指していると考えられる.

2　ワーキングメモリの脳内機構

ワーキングメモリはそれが働く課題によって様相が違ってくる. 例えば, 音韻ループは言語の, 視空間スケッチパッドは視覚に固有のワーキングメモリが働く. 視覚ワーキングメモリでは視覚と関わる脳領域が, 運動ワーキングメモリでは運動と関わる脳領域が, 言語ワーキングメモリでは言

語と関わる脳領域が，それぞれ中心となって働くと想定されている．それ以外に，たとえば，前頭前野の近傍には他の領域と連携しながら働く調整，更新や自己モニターなど中央実行系的なワーキングメモリの働きが認められている．ここで言及しているモデルでは，ワーキングメモリの階層が高次水準になるにつれて固有の感覚知覚特性などは失われ，自己モニターなどの制御性の働きを帯びてくると考えている．自己モニターが働く状態とは，例えば自分が思い違いをしていたことに気づく場合などである．この気づきはやはり意識的な自己モニターによってもたらされる．このときもやはり前頭前野が活性化することがわかっており，これは自己認識のためのワーキングメモリ，つまりリカーシブな意識が働いている証拠ともいえるのである．前部帯状回 anterior cingulate cortex（ACC）なども注意の制御とリンクしており，中央実行系の働きが関わると考えられている[15]．

次に，ワーキングメモリの脳内機構が脳内の特定領域に機能局在するのか，あるいは分散協調型で働らいているのかをみてみたい．結論からいえば，ワーキングメモリは局在せず分散協調型の脳内ネットワークで表現されるということである．言語ワーキングメモリ課題の遂行には前頭前野の背外側領域（左半球の46野や9野）が活性化することが多いが，頭頂連合野，側頭連合野，眼窩上皮質，前部帯状回，大脳基底核，小脳，海馬などさまざまな部位でも同時に活性化がみられる．

3 高次ワーキングメモリー

視覚ワーキングメモリが第二層の中間的意識の基盤となる視覚的アウェネスのレベルで働くのに対し，言語ワーキングメモリはアウェネスのレベルのワーキングメモリの作用を基盤として第三層で働くリカーシブな意識を駆動する．言語というシンボリックなコードの内的操作は典型的な高次認知処理であり，リカーシブな意識が言語を媒介して働くという重要な性質を帯びていることは注目に値する．高次ワーキングメモリとして言語的ワーキングメモリの働きはリカーシブな意識の基盤に必要不可欠なのである．

苧阪ら[15]はNCCの視点からリカーシブな意識を担う高次ワーキングメモリの姿を検討するため，言語性のワーキングメモリ課題を課し，課題遂行中の被験者の脳の働きをfMRIによって検討した．

実験ではワーキングメモリの働きを評価するリスニングスパンを用いた〔Listening Span Test（LST）は言語ワーキングメモリの容量を測定するために開発された方法〕．これを用いて，文の意味判断および単語の保持を同時的に行わせた．つまり，このワーキングメモリの実験は情報の処理と保持を同時に行うという心的状態（考える）の脳内のスナップショット写真なのである．

被験者は脳のスキャナー装置に横たわった状態で，文あるいは単語を聴覚的に提示された．次の3つの課題条件をそれぞれ遂行しているときの脳の画像を記録し，活性化している脳領域を観察した．最初の単語条件では4つの単語および文字列を聞きながら単語を保持し，提示が終わってから単語を再生することが要求された．次の判断条件では4つの短文が提示され，それぞれの文の意味判断を行うことが要求された．最後のワーキングメモリ条件では4つの短文が提示され，文の意味判断を行うとともに，文頭の単語を保持することが要求された．つまりこの条件では意味判断という処理と単語保持の両方を行わねばならない．いわゆる二重課題（ワーキングメモリ課題）である．LST課題を遂行中の被験者の機能的脳画像をfMRIを用いて解析したのが図6-87である．

実験の結果，活性化領域がシルビウス溝近傍に現れた．この領域は一次聴覚領や言語理解に関わる領域である．ワーキングメモリ条件では2つの作業を同時的に行うために，側頭言語関領域，ならびに左の前頭前野背外側領域 dorsolateral prefrontal cortex（DLPFC），それにACCなどが活性化を見せた．ACCは注意の制御を，DLPFCは判断や自己モニターの働きを行っていることが推定される．NCCアプローチの視点からは，これらの領域での高次ワーキングメモリの働きが意識化

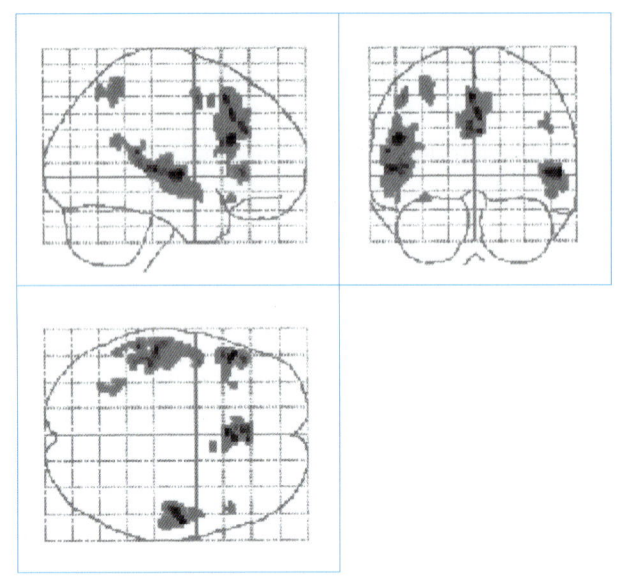

図 6-87 ワーキングメモリで活性化した脳領域
(Osaka M ら, 1993 より改変引用)

されるとき，デカルトがいう「われ思う」に近い意識状態の脳内表現が脳画像の上に顕在化したものと考えられる．このように，LST 課題というワーキングメモリ条件で共通しているのは，左半球の DLPFC と ACC が活性化を示すことである．また，個人ごとの分析からワーキングメモリの容量には大きな個人差が認められること，課題達成度（正答率）とワーキングメモリ容量は正の相関関係にあること，3 領域の間の機能的コネクティビティ（時間経過に対する活性化の変化の様子）にも個人差があることがわかった．ワーキングメモリ課題遂行中の高次処理プロセスはリカーシブな意識情報処理を反映していると考えられるので，ワーキングメモリの容量変化に伴う活性化領域の変化は，高次レベルの意識が働くプロセスの脳内表現であると考えられるのである．

ネットワークとしての高次意識

LST 課題を例にとって，領域間の協調した働きについてみてみたい．この場合，活性化をみせた 3 領域の間の機能的コネクティビティをみると，3 領域間で互いに協調しながら働いていることがわかった．とりわけ DLPFC と ACC，ACC と側頭言語関領域に高い相互相関が認められ，ACC は DLPFC と側頭言語関領域と密接に協調して働くことがわかった．また，ACC は保持と処理にかかわる注意の制御を行っており，中央実行系的な働きをしていることが推定された．

脳の新皮質のシルビウス溝に沿った上側頭回領域（聴覚皮質，ウェルニッケ領域）では言語に関わる計算や意味の処理，さらに文理解の処理が行われていると推定される．そして，左前頭前野の DLPFC では言語ワーキングメモリ課題固有の二重課題の処理を行っていると推定される．中央実行系の働きは前頭前野を中心に観察されることは，二重課題を課した実験からもプランニング課題を課した実験からも，あるいは自己モニター課題を用いた実験からも検証されている．このように，高次意識はネットワークで働くと考えられるのである．

おわりに

　高次な心的機能はその働きにおいて分散的に働く高次脳機能と高い神経的相関をもっているといえる．意識のワーキングメモリ理論で提案している意識の三階層モデルにしたがえば，中間的意識とされるアウェアネスの階層も高次意識とされるリカーシブな意識も，ともに心理学的な手法を織り込んだNCCアプローチでその解明が十分可能だということである．人間の高次認識において，主観的世界と意識の世界が密接にcorrelateしていることが以上のようなNCCアプローによってはじめて明らかになってきたといえる．

引用文献

1) James W：*Principles of Psychology*. Holt, New York, 1890
2) Osaka N (ed)：*Neural Basis of Consciousness*. Benjamin, Amsterdam, 2003
3) Zeki S：*A Vision of the Brain*. Blackwell Scientific, Oxford, 1993（河内十郎訳：脳のヴィジョン，医学書院，1995）
4) Crick F：*The Astonishing Hypothesis*. Charles Scribner, New York, 1994（中原英臣訳，DNAに魂はあるか—驚異の仮説，講談社，1995）
5) Eccles J：*How the Self Controls Its Brain*. Springer, New York, 1994（大野忠雄・斉藤基一郎訳：自己はどのように脳をコントロールするか．シュプリンガーフェアラーク東京，1998）
6) 苧阪直行編：意識の認知科学—心の神経基盤．共立出版，2000
7) 苧阪直行：意識とは何か．岩波書店，1996
8) Zihl J, Cramon DV, Mai N：Selective disturbance of movement vision after bilateral brain damage. *Brain* **106**：313-340, 1983
9) 苧阪直行：心と脳の科学．岩波書店，1998
10) 苧阪直行編：意識の科学は可能か．新曜社，2002
11) Logothetis NK, Leopold DA, Sheinberg DL：What is rivaling during binocular rivalry? *Nature* **380**：621-624, 1996
12) 苧阪直行編：脳と意識．朝倉書店，1997
13) 苧阪直行編：脳とワーキングメモリ．京都大学学術出版会，2000
14) Baddeley A：*Working Memory*. Oxford University Press, New York, 1986
15) Osaka M, Osaka N, Kondo H, et al：Neural basis of individual difference in working memory：An fMRI study. *Neuro Image*, 2003（In Press）

参考文献

1) 伊藤正男：脳と心を考える．紀伊國屋書店，1993
2) Churchland PM：*The Engine of Reason, the Seat of the Soul：A Philosophical Journey into the Brain*. MIT Press, Cambridge, 1995（信原章弘・宮島昭二訳：認知哲学—脳科学から心の哲学へ．産業図書，1997）
3) Dennett D：*Consciousness Explained*. Little Brown, New York, 1991（山口泰司訳：解明される意識．青土社，1998）
4) 苧阪直行：岩波講座・現代医学の基礎　第7巻「脳・神経の科学II—脳の高次機能」．岩波書店，pp. 227-253, 1999
5) Posner M, Raichle M：*Images of Mind*. Scientific American Library, New York, 1994（養老孟司・加藤雅子・笠井清登訳，脳を観る—認知神経科学が明かす心の謎．日経サイエンス社，1997）

8 意識と注意
〔2〕注　意

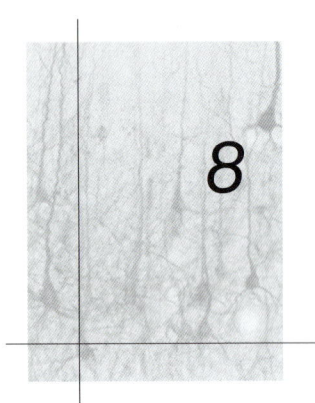

横澤　一彦

注意の存在証明

　注意は，注視（または凝視）と同義ではない．注視とは，何らかの対象に視線を向けることであり，主に眼球運動を測定することによって，その特性を調べることができる．一方，日常経験でも，われわれは注視していない視覚対象にも注意を向けることが可能である．したがって，われわれの注意がどこに向いているのかは，眼球運動を測定しても分からない．眼球運動とは独立した注意の存在を定量的に証明するために確立された実験法が，損失利得法，視覚探索，部分報告法である．

◆ 損失利得法

　損失利得法 cost-benefit method では，固視点をはさんで左右の箱のうち一方の箱の中に，標的を提示し，被験者がそれを検出するまでの反応時間を測定する（図6-88）．このとき，標的に先だって，標的位置を知らせる先行手がかりを提示する．先行手がかりとは，たとえば箱そのものを明るく光らせたり，矢印で標的の方向を指し示すことである．しかし，実際には先行手がかりで指示された位置に標的が提示されるとは限らない．手がかりの確からしさによって，条件分けして分析される．たとえば，手がかりと同じ位置に80％の確率で標的が提示されるものを有効条件，手がかりと同じ位置に20％の確率でしか標的が提示されないものを非有効条件，手がかりを与えないものを中立条件とよぶ．実験試行中の被験者は固視点から視点を動かさないように指示される．

　標的は，中立条件より非有効条件のとき遅く，有効条件のとき速く検出される．中立条件と有効条件の差分が，注意によって得られた促進効果と考えられ，利得とよぶ．逆に，中立条件と非有効条件の差分が，注意が他に向けられていたための遅延効果と考えられ，損失とよぶ．固視点とは別の位置に先行手がかりと標的が提示されるのだか

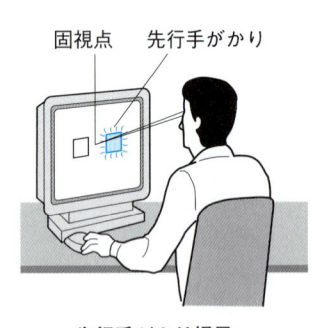

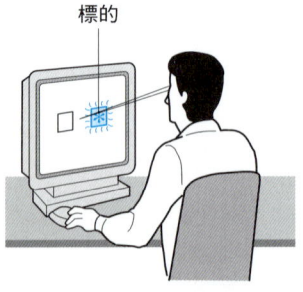

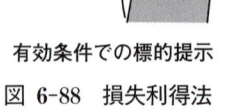

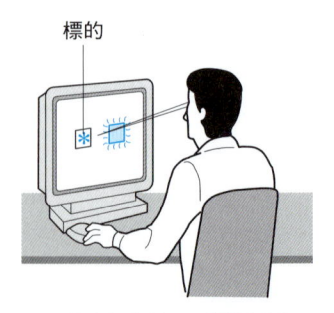

図 6-88　損失利得法

ら，このような効率の変化は，視線を向けるといった意味での注視の効果ではない．もちろん，損失と利得は，眼球運動が生じた試行を分析から除外しても，また手がかりと標的の提示開始時間の間隔を眼球運動ができないほど短くしても，変わらずに得られる．すなわち，手がかりの位置を注視していなくても，注意を向けることによって，手がかりの効果は存在する．損失利得法は，先行手がかりと標的の時空間的関係を操作することで，視覚的注意の機能を詳細に調べるために用いられている．

◆ 視覚探索

妨害刺激の中から標的を探し出す視覚探索課題も，注意の関与を見分ける重要な研究手法である．同じ標的でも，妨害刺激によって探索しやすいときと探索しにくいときがある．視覚探索課題では，標的を見つけ出すまでの時間が測定されるが，妨害刺激の数が多くなっても標的を探し出すために必要な時間が変化しない現象をポップアウト popout とよぶ．したがって，1刺激当たりの探索に必要な時間である探索勾配をもとに，ポップアウトを確認する．ポップアウトする標的は，妨害刺激にはない色，明るさ，線分方向，大きさ，奥行き，運動方向などの特徴を有する．したがって，これらの特徴が前注意過程である初期視覚で抽出される特徴と考えられている．探索時間が妨害刺激数に依存しないということは，妨害刺激と標的が並列処理された結果，すなわち初期視覚で標的が検出されたとみなすことができる．ところが，同じ標的でも妨害刺激の数が増えるにしたがって，探し出すまでの時間が長くなることがある．このとき，妨害刺激と標的に局所的な注意を逐次的に向けなければいけなかったことを意味する．たとえば，視覚探索において，妨害刺激と異なる特徴属性をもっている標的が2つの特徴の組み合わせによって定義されると，とたんに標的の探索が困難になる．このとき，必ずしも一つ一つ視線を向けているわけではなく，もっと高速の動きが存在しなければならず，これが注意と考えられている．しかも注意を向けられたことにより，複数の特徴の組み合わせで定義された標的を見つけ出せるようになる．注意がそれらの視覚的特徴を結びつけると考えられ，特徴統合 feature integration とよばれる．特徴統合過程は神経生理学における結び付け問題 binding problem と密接に関係している．1つの物体のもつ色や動きなどがそれぞれに別々の脳内部位で抽出されたあと，どのようにしてそれが1つの物体として統合され，認知されるのかという結び付け問題は，神経生理学だけでなく，心理学の重要な研究課題でもある．

◆ 部分報告法

部分報告法では，眼球運動で走査できないほど短時間，文字配列を提示する．文字配列は，たとえば4行3列で合わせて12文字が提示される．文字配列が消えた後に，手がかりが与えられる．手がかりは3種類の音の高低であり，その手がかりが示す文字列のみを回答する課題なので，部分報告法とよばれる．例えば，高い音手がかりのときは上段，中くらいの音手がかりのときは中段，低い音手がかりのときは下段の文字列を被験者に答えさせる．統制条件として，手がかりを与えずに，提示された文字配列をどこからでも答えられる全体報告条件と比較する．実験の結果，全体報告なら平均で4.3文字なのに，部分報告なら直後手がかりでほとんどすべて，150 ms 遅れで2.4文字，300 ms 遅れで2文字，1秒遅れで全体報告と同程度になる．実際には，3つの文字配列のどこでも部分報告された確率で正しく報告できるはずであるので，150 ms 遅れで7.2文字（2.4文字の3倍），300 ms 遅れで6文字（2文字の3倍）が報告できたことになる．この結果から，ごく短時間持続する，視覚情報の分析されないままの一時的貯蔵庫が存在することが明らかになった．この一時的貯蔵庫は，アイコニック・ストア（アイコニック・メモリー）とよばれ，記憶の一種として取り上げられることも多いが，部分報告法で得られる時間特性は，注意による情報抽出過程を反映している．

注意の機能

◆ 注意の分類

　注意とは，すべての入力情報の中から特定情報を選択的に取り出し，処理する機能の総称である．注意の存在理由は，膨大な入力情報に比べて脳の処理能力が限られているので，重要な情報のみを処理する必要があるためである．脳の処理能力が限られていて，しかも分散表象を使用しているため，もし大量の情報を同時に表象しようとすると，相互干渉が起こる．このような相互干渉を解決するため，注意を利用して，同時に処理する情報を一部分に制限し，選択した情報のみを処理させると，干渉が軽減する．制限される一部分というのは，色や運動などの特徴，位置，オブジェクトに基づく．このような制限される一部分に基づいて，注意はさまざまな種類に分類され，研究が進んでいる．例えば，空間的位置の選択，特徴の選択，オブジェクトの選択，反応の選択である．このうち，最初の3つが空間情報の選択に関わる初期段階の注意，最後の1つが反応選択に関わる後期段階の注意である．注意による位置の選択とは，手がかりを与えた場所に標的を提示したとき反応が促進する現象に基づいており，そのことから「注意のスポットライト」というメタファでよばれる．注意による特徴の選択，たとえば色への注意とは，刺激間で色合いの違いが大きいとき，空間的に分散した同一の色に同時に注意を向けることが可能となるような現象を生起させる機能を指す．注意によるオブジェクトの選択とは，2つのオブジェクトを重ねて提示したとき，1つのオブジェクトの属性を1つ報告するときと，1つのオブジェクトの属性を2つ報告するときでは正答率が変わらないのに，2つのオブジェクトの属性を1つずつ報告させるときに低くなる現象から，その存在が明らかになってきた．

◆ 注意と無視

　注意によって，必要な情報は選択され，単に不用な情報は捨てさられていくのかという点でも研究が進んでいる．例えば，標的と妨害刺激の2つの刺激を異なる色で重ねて提示し，妨害刺激を無視しつつ，標的が何であるかを判断させる実験課題で，無視された先行刺激が後続刺激に及ぼす影響を調べる（図6-89）．妨害刺激として無視されたものと同じ刺激が次の試行で標的として現れる無視反復条件と，関連がない統制条件との間で判断までの反応時間を比較すると，無視反復条件のプローブにおける反応時間は，統制条件に比べて遅延する．すなわち，無視された先行刺激の影響によって，促進ではなく，抑制的な効果が現れる．この抑制効果は負のプライミング negative priming とよばれている．

　負のプライミングは無視した情報が完全に捨て去られているわけではないことを示す重要な現象である．負のプライミングは，新奇な無意味図形を用いた実験課題において，試行間に30日の間隔をおいても生起したという報告もある．新奇図形に対しては既存の記憶表象が存在しないはずであり，既存表象が抑制されたのではなく，新たに形成された表象が次の試行で想起されていることを示唆している．さらに，無視される図形が，次の試行の標的となる図形と全く同一という無視反復条件ばかりではなく，意味的に関係がある図形であっても，負のプライミングが得られることが明らかにされている．たとえば，無視される図形がネコの絵で，次の試行の標的となる図形がイヌの

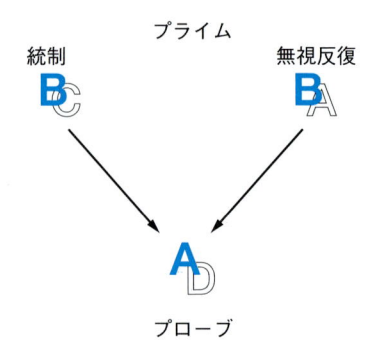

図 6-89 負のプライミングを調べる実験刺激例
　プライムとプローブという2つの継続試行において，プライムで無視した妨害刺激のプローブにおける標的としての反復の有無によって，負のプライミングの生起を確認する．この例では，青色の文字が標的である．

絵である無視意味関連条件は，統制条件に比べて反応が遅れる負のプライミング効果が得られる．これは，無視された情報が，意味レベルの高次処理がされていたことを示唆している．

注意の神経機構

1 視覚野における注意

◆ ERPによる研究

注意は異なる処理レベルでどのように視覚情報処理に影響し，どのような神経システムが注意の割り当てを操作しているのかを明らかにする必要がある．事象関連電位 event-related potentials (ERP) による注意の研究では，あらかじめ注意を向けさせた位置に視覚刺激を提示すると，刺激提示後100 msに現れる後頭連合野のP1成分が増加するが，色や形への注意は刺激提示後250〜300 msまではERPを変化させない．ERPの変化が早い位置への注意は視覚の初期段階，ERPの変化が遅い色や形への注意は視覚の後期段階の増幅であると考えられ，注意は脳の複数の部位で働き，それぞれの時間的特性も異なることが明らかになっている．ERPの変化が，注意を向けさせた刺激への処理の促進を反映しているのか，注意を向けなかった刺激への処理の抑制を反映しているかに関しては，80〜120 msのP1成分が注意を向けなかった刺激への処理の抑制であり，140〜180 msのN1成分が注意を向けさせた刺激への処理の促進であると考えられている．PETとERPで同じパラダイムを用いて実験したところ，ERPでは後頭葉視覚野で注意に関連する活動が認められ，PETでも空間的注意により後頭葉の活動が増加するという同様の結果が報告されている．さらに，色への注意はV4の活動に関連し，運動への注意はMT野の活動に関連し，形への注意はIT野の活動に関連することが明らかになっている．

◆ fMRIによる研究

fMRIによる注意の研究では，第1次視覚野（V1）でも注意に関連する活動が計測されている．左右どちらかのうち，手がかりが示す側に注意を向けさせると，V1を含む多くの後頭葉視覚野で注意に関連する活動が認められる．ERPで同じ課題を行うと，V1の活動はみられないのとは対照的な結果である．また，空間的注意を向けた場所での速度弁別課題と，同じ刺激の受動視に比べると，運動への注意がMT野を活性化させ，V1の活動も強くなる．

◆ 単一細胞記録による研究

単一細胞記録による注意研究としては，サルに注意課題を訓練し，視覚野の細胞の反応を記録すると，V1，V4，IT野で注意に関連する反応があり，そのうちV4，IT野では，受容野内のある場所に刺激が現れたとき，その場所に注意を向けていた場合には細胞は正常に反応するが，受容野内の別の場所に注意を向けていた場合には細胞の応答が抑制し，受容野外に注意を向けていた場合は細胞が正常に反応する．さらに，受容野外に刺激が現れた場合でも注意に関連する反応が認められている．このように，空間的注意だけでなく，非空間的な注意でも視覚野の活動が強くなる結果が得られている．運動に対する空間的注意により，MT野とMST野の細胞が反応する．オブジェクトに対する注意に関しては，IT野の細胞の反応があり，注意を向けているオブジェクトが現れていない間も，対応するIT野の細胞が反応し，そのオブジェクトが現れた後も反応が持続するが，注意を向けていないオブジェクトが現れた瞬間だけ，対応するIT野の細胞が反応し，その反応はすぐに抑制されることが分かっている．

◆ 視覚野における注意選択の仕組み

ERP, fMRI, 単一細胞記録による注意に関連した脳の活動を測定した結果，V1では，まず注意の影響を受けない通常の刺激の処理を行い，その後により高次の視覚野の影響を受けトップダウン的な注意による選択を行っていると考えられる．ERPの測定は，後から生じてくるトップダウン効果が雑音によって捉えられないため，V1の通常

の刺激処理のみを反映するが，fMRIでは，血流量を比較的長時間観察するので，注意による選択の部分も反映した結果が得られると考えられる．視覚野における非空間的注意も存在し，色に関してはV4，形に関してはIT野，運動に関してはMT野での活動が得られる．

視覚野における注意選択の仕組みの全貌，すなわち神経活動がどのように組み合わされてなされているかは，まだ解明されているとは言いがたい．単一細胞記録では，注意を向けた刺激に対応するニューロンの活動のベースラインが上昇し，単一細胞記録にERPを組み合わせると，注意時に，刺激の有無について反応が通常より大きな差が出てくる．このような知見をもとに，注意による選択は，比較的初期の視覚野において表象されるための刺激間の競合の結果であり，視覚の初期段階において，一時期に1つまたは少数の刺激のみ表象され，分散表現の干渉を回避していると考えられる．刺激を処理する際，その刺激の表象がさまざまな領野（色，運動など）において特徴統合された結果，結合問題を解決している．競合の勝者はボトムアップ的要因とトップダウン的要因の両方から決定される．ボトムアップ的要因とは刺激の顕著性，新奇さであり，トップダウン的要因とは，より高次の領域により特定の表象が活性化されることである．

2 注意をコントロールする神経活動

◆ 上丘と視床枕

初期視覚野における表象に影響を及ぼす注意の源泉としては，皮質下の上丘と視床枕の活動が関係すると考えられている．上丘は眼球運動と密接に関係し，特定の刺激の選好的な処理において重要である．サルを用い，注視時とスクリーン上に示した光スポットを動かしたときの眼球運動と上丘のニューロン活動の変化を記録すると，注意の効果はみられず，眼球運動を伴う必要があることがわかっている．視床枕に関しては，注意における役割については論争が続いている．1つの見方として，視床枕の役割が皮質以前の段階における刺激の表象へのフィルターがけを行い，どの表象を通過させ処理するかを決めると考えられている．一方，サルの視床枕の左右両方の機能を損傷しても注意の効果は悪化せず，知覚処理全般が悪化したり，遅延し，片方の機能のみを損傷したときに損傷側の刺激の情報により非損傷側の刺激の情報が消去のような状態になることから，視床枕は刺激の表象の強さや競合力に関係し，上丘，視床枕，頭頂葉，前頭前野は相互に結びつき，注意の制御を助けるネットワークを形成しているのではないかと考えられている．

◆ 前頭前野

前頭前野は，複雑なタスクの遂行の制御に必要であることから，注意を制御する源泉と考えられている．特に，作動記憶の観点からは，刺激が不在でも前頭前野は持続的に活動することから，前頭前野がトップダウン的注意の源ではないかと考えられている．前頭前野の背外側において眼球運動によらず標的刺激の処理が促進し，作動記憶中や標的以外の空間的な部位に注意を向けている間でも活動を維持する．前頭前野の背外側における刺激以前の活動は課題の要求する注意のレベルにより決定するので，初期視覚野の注意の活動へのバイアスの源ではないかと推定されている．被験者が注意を移動させたときと，固定位置に呈示される刺激を受動視した場合の2条件における活動を差し引くと，前頭前野の背外側での活動が認められることがわかった．fMRIを用いた研究において，両頭頂，前頭部を含む前頭前野の活動が認められる．ただし，右の前頭前野の後背側は内因手がかり条件に特有の活動であり，空間的作動記憶が低次の領域の活動にトップダウン的なバイアスをかけているのではないかと考えられている．

◆ 頭頂葉

視覚的注意における頭頂葉の機能はあまり明らかではない．前頭前野によるトップダウン的な注意の効果と刺激表象間のボトムアップ的な競合という，皮質における視覚的注意のネットワークが存在すると考えられている．このとき，比較的高

次機能による注意のトップダウン的な効果と，低次機能で競合を行っている網膜部位対応的なボトムアップ的効果という2つの効果に介在し，注意配分の際に眼球運動によって注意が移動してしまわないようにしたり，聴覚，触覚など，他の感覚的属性への注意による処理を抑制することで，視覚的属性への注意を限定されないようにするために頭頂葉が存在するのではないかと考えられている．ある場面の一部分において音や触覚が注意を引くと，その部分の視覚的な性質もまた，優先的な処理を受ける．後頭頂葉は，視覚野，体性感覚野，運動野と関連しているので，異なるモダリティを統合する部位の候補として解剖学的にも有力である．

引用文献

1) Crick FHC：*The Astonishing Hypothesis*. Charles Scribner's Sons, New York, 1994
2) Farah MJ：*The Cognitive Neuroscience of Vision*. Blackwell Publishers, Malden, Oxford, 2000
3) Humphreys GW, Duncan J, Treisman A：*Attention, Space, and Action*. Oxford University Press, Oxford, 1999
4) Pashler H：*The Psychology of Attention*. The MIT Press, Cambridge, London, 1998
5) Pashler H：*Attention*. Psychology Press, East Sussex, 1998
6) Posner MI, Raichle ME：*Images of Mind*. Scientific American Library, New York, Oxford, 1994

9 言語

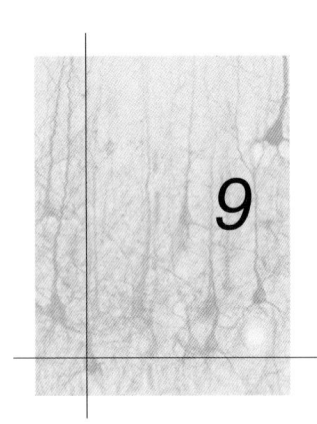

〔1〕言語の認知心理

大津　由紀雄

言語の認知心理学の基本課題

大部分の読者は日本語を母語とする人々（「日本語話者」）であると考えられるが，日本語話者は，たとえば，次の(1)も(2)も同じ単語（「民子」「が」「譲」「の」「宝物」「を」「たんす」「の」「引き出し」「に」「隠した」）から成り立っているにもかかわらず，(1)は日本語の文として自然であるが，(2)はそうではないという判断（「容認可能性判断 acceptability judgement」）を下すことができる．

(1) 民子が譲の宝物をたんすの引き出しに隠した

(2) 譲の宝物が隠したたんすの引き出しを民子に

このような容認可能性判断は，日本語話者だけが下すことができる．

同様のことは英語についても言える．(3)と(4)を比べていただきたい．

(3) Maryellen put Jack's diary on the kitchen table

(4) Jack's diary Maryellen on the kitchen table put

英語話者は，そして英語話者だけが，(3)は自然だが，(4)はそうではないという判断を下すことができる．

一般的に，L語話者は，そしてL語話者だけが，L語についての容認可能性判断を下すことができる．それは一体なぜだろうか．「生成文法（理論）generative grammar」とよばれる言語理論では，それはL語話者の脳に，そしてL語話者の脳だけに，L語の知識が内蔵されているからだと考える．それは，脳に損傷を受けた場合，容認可能性判断をはじめ，言語理解や言語産出（発話）に障害（失語症）が起きることがあることによっても裏付けられる．

話者の脳に内蔵された言語知識を簡略に「言語」とよぶが，それが脳に内蔵された知識であることを明示するときには「I 言語 internal language」とよぶこともある．言語知識は，さらに，「文法 grammar」，「言語能力 linguistic competence」とよばれることもある．

言語の認知心理学は，次の3つの研究課題を基本に据える．

課題1　言語はどのような性質をもった知識であるのか（知識の問題）

課題2　言語はどのように個体発生するのか（獲得の問題）

課題3　言語は理解や産出の過程でどのように使用されるのか（使用の問題）

ここでは，課題1に関連して，言語は抽象的な構造に関与する知識である点に絞って解説する．たとえば，(5)の「押す」のように，「が」と「を」を要求する日本語の動作動詞を考えてみよう．

(5) 民子が利治を押した

このとき，（特に，話しことばでは）「を」を脱落させて，

(6) 民子が利治 φ 押した
　　（φ は脱落した「を」を示す）

と言うことができる．しかし「が」を脱落させて，

(7) 民子 φ 利治を押した
　　（φ は脱落した「が」を示す）

と言うことはできない（ただし，「民子は利治を押した」の場合には，「は」を脱落させて，「民子 φ 利治を押した」と言えるので，事実の吟味には慎重を期する必要がある）．

これだけの事実の範囲内であれば，

(8) 「を」は脱落可能であるが，「が」は不可能である

とか，

(9) 動作動詞の直前にある格助詞（「が」「を」など）のみ，脱落可能である

という比較的具象的な条件で事足りるが，考察の範囲を広めることによって，助詞の脱落はより抽象的な条件によって支配されていることがわかる．たとえば，(5)を(10)のように言い換えることができる．

(10) 利治を民子が押した

この言い換えに関与している操作を「かきまぜ scrambling」とよぶ．もし，(8)が助詞脱落に関する条件であるなら，

(11) 利治（,）民子が押した

ということが可能であるはずだが，事実はそうではない．また，(9)であるなら，

(12) 利治を民子押した

ということが可能であるはずだが，これも事実ではない．

助詞脱落に関する条件は(8)や(9)のようなものではなく，(13)のように抽象的な文構造を考慮しなくてはならないものなのである．

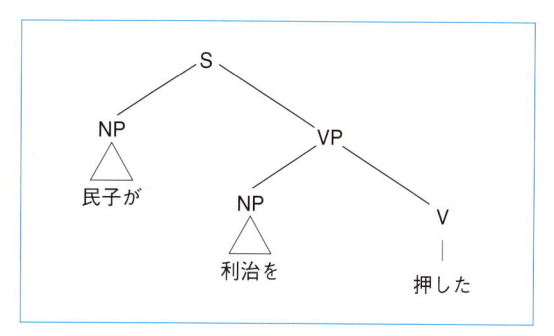

図 6-90　文の基本構造
△は内部構造を省略したことを表す．

(13) 動作動詞を含む動詞句の内側で，かつ，その動作動詞の直前にある名詞句につく格助詞は脱落可能である．

ここでいう動詞句 verb phrase（VP）は動詞を中心とするより大きなまとまりで，主語の名詞句 noun phrase（NP）とともに文 sentence（S）を構成する要素である．つまり，(5)のように，動作動詞を含む文の基本構造は図 6-90 のようになっている．

急いで付け加えておけば，図 6-90 のような構造は先験的に（論理的に）与えられたものではなく，あくまで事実に基づいて経験的に立てられた主張である．その根拠となる事実と論拠についてはここでは立ち入る紙幅の余裕がないので，興味ある読者は他の成書[1]などを参照していただきたい．

図 6-90 では，「利治を」は動詞句内に位置し，しかも，動作動詞「押した」の直前にあるので，「を」は脱落可能である（=6）．しかし，「民子が」は動詞句の外側にあるので，「が」は脱落不可能である（=7）．

さて，図 6-90（=5）にかきまぜが適用されると，「利治を」は主語の名詞句（「民子が」）を越えて前置されるので，当然，動詞句の外側に出てしまう．結果として，その「を」を脱落することはできなくなる（=11）．また，今度は「民子が」は動作動詞「押した」の直前に位置することになるが，動詞句の内側には位置していないので，「が」の脱落は不可能である（=12）．

これらのごく限られた例からもわかるように，

言語（知識）は図6-90のような抽象的な構造に関与するものであり，表面的な音形や語順などからだけではその本質を捉えることができない．そのような抽象的な性質をもった言語の獲得を，生後外界から取り込む経験と一般的（汎用的）知識獲得機構だけによって説明することはできない．つまり，そこには，入力としての経験と出力としての言語の間に質的な乖離が存在することになる．この状況を「刺激の貧困 poverty of the stimulus（ここでの「刺激」とは「経験」を指す）」とよぶ．また，刺激の貧困という状況にもかかわらず，言語獲得が達成可能なのはなぜかという問題を，『メノン』に述べられている逸話になぞらえて，「（言語版）プラトンの問題 Plato's problem」とよぶ．

さて，ここで再び，言語の認知心理学の基本課題に戻ろう．このような研究課題に取り組む，言語の認知心理学の意義はどのような点にあるのだろうか．それは，言語の「種固有性 species-specificity」と「種均一性 species-uniformity」に求められる．言語の種固有性とは，言語の獲得はヒトという生物種に固有であるということである．生物学的にヒトに近く，優れた認知能力を示すボノボやチンパンジーでも，言語の獲得はできない．また，言語の種均一性とは，ヒトという生物種に属する個体であれば，重度の障害などをもって生まれた不幸な事例を除けば，認知能力（たとえば，音楽能力とか計算能力）や運動能力などとは無関係に，だれでも言語の獲得が可能であるということである．

こうした特性をもつ言語について，上述の3つの研究課題を設定することによって，人間のこころ mindの仕組みと機能について，他の方法では得られない貴重な知見が得られるのではないか考えられる．なお，ここで言う「こころ」とは人間と外界との相互作用を支える内的な仕組みを指す（「こころ」という概念を人間以外の動物や機械と外界との相互作用にも拡張して適用することがある）．こころの機能を「認知 cognition」というので，こころの仕組みと機能を解明しようとする多角的研究プロジェクトを一般に「認知科学 cognitive science」とよぶが，言語の認知心理学はその中でも中心的な役割を担っている．また，こころの機能に脳が関与していることを考えれば，言語の認知心理学は言語の脳神経科学，あるいは，脳神経科学一般に対しても，重要な意味をもつものと考えられる．

言語機能と言語獲得

すでに見たように，言語は種に固有であり，種に均一である．つまり，ヒトは，そしてヒトだけが，言語獲得を可能にする遺伝的に決定された生物学的機能を有している．この機能を「言語機能 language faculty」とよぶ．言語獲得には遺伝的に決定された言語機能が関与しているという側面を「言語獲得の生得性 innateness」とよぶことがある．

言語機能があるからこそ，言語獲得が可能になるのであるから，言語機能には獲得される言語についての情報が盛り込まれているはずである．しかし，日本語とか英語とかという個別言語そのものが言語機能に含まれているとは考えられない．というのは，成長の過程で，何語の話者となるか，つまり，何語の言語知識が生じるかはひとえに後天的に決定されるからである．両親がいずれも日本語話者であっても，なんらかの事情で，その子どもがスワヒリ語文化圏でスワヒリ語の音声を耳にしながら育つことになれば，その子どもはスワヒリ語話者となる（つまり，その子どもの脳にスワヒリ語が生じる）．何語の言語知識が生じるかが経験（子どもが生後外界から取り込む情報）により決定されるという側面を「言語獲得の経験依存性」とよぶことがある．

このように，言語獲得には，生得性と経験依存性の両面が認められる．周知のように，言語獲得に関しては，古くから言語獲得が生得的に決定されたものであるのか，あるいは，生後外界から取り込む経験をもとにした学習 learning によるのかという問題が，西洋哲学史において長く議論の的となってきた（「合理主義 rationalism」対「経験主義 empiricism」）が，ことの本質は生得性と経

験依存性のいずれが妥当であるかという問題にあるのではない．そうではなく，「獲得の問題」の本質は，

課題A　言語機能はどの程度，言語獲得に固有の機構で，どの程度，豊富な内容を含んだものであるのか

課題B　経験が言語獲得に果たす役割はなにか

という2つの問題にある．なお，2番目の問題には生得的機構と経験の相互作用の特定も含まれる．

さて，言語機能の理論を「普遍文法 universal grammar (UG)」とよぶが，UGは次に述べる2つの条件を満たすものでなくてはならない．

条件1　経験との相互作用により（おとなの）言語が得られる程度に豊富な内容をもったものでなくてはならない

条件2　ヒトに獲得可能な言語（「自然言語 natural language」）であれば，該当する経験が与えられれば，どの言語でも獲得可能であることが説明できなくてはならない

UGはこの2つの，一見，相矛盾する条件を満たす体系でなくてはならない．過去半世紀近くに及ぶ生成文法研究の歴史は，この2つの条件を同時に満たすUGのモデルを模索するためのものであったといっても過言ではない．

現在，上記の2条件を満たすものとして，広く受け入れられているモデルが，「UGに対する原理とパラメータのアプローチ principles-and-parameters approach to UG（P & P）」とよばれているものである．その基本的な考え方は次のようにまとめられる．

P & P 1　UGは可変部（「パラメータ parameter」）を含んだ，有限個の普遍的な「原理 principle」からなる体系である

P & P 2　言語獲得は，経験と照合することによって，可変部のとる値を設定していく過程である

P & Pの基本部分は以上2点に集約できるが，UGの原理のすべてが可変部を含むものであるのか，可変部となりうる部分に制約があるのか，可変部がとりうる値に制約があるのか（たとえば，二価的 binary）であるのか，経験との照合に先立って暫定的に定まっている値（「デフォールト値 default value」）があるのか，一度設定した可変部の値を再設定することができるのか等々，細部については現在さまざまな提案がなされている．

こころと言語知識のモジュール性

ある体系 system が，それぞれ自律的ないくつかの下位体系に分割され，かつ，その下位体系間に相互作用が認められる時，その体系は「モジュール性 modularity」をもつといい，それぞれの下位体系を「モジュール module」とよぶ．生成文法では，こころのなり立ちについて，つぎのような仮定のもとに研究を進めている．

仮定1　こころはモジュール性をもつ
仮定2　言語知識はこころを形成するモジュールの一つである
仮定3　言語知識は内的にもモジュール性をもつ

順序が逆になるが，比較的異論の余地が少ないと考えられる仮定3から説明しよう．言語知識といっても，一様なものではなく，音に関する知識（「音韻的知識 phonological knowledge」），語の構造に関する知識（「形態的知識 morphological knowledge」），文の形式的構造に関する知識（「統語的知識 syntactic knowledge」），意味に関する知識（「意味的知識 semantic knowledge」）などに分割できることは直感的にもうなずける．また，これらの諸知識（モジュール）の間に相互作用があることは，たとえば，名詞句 black board（形容詞＋名詞）と複合名詞 blackboard（名詞＋名詞）のように，その形態的，統語的構造の違いが両者のアクセント型の違い（音韻的知識）に反映しているというような例を考えるだけでも十分であろう．

仮定1は，こころがいくつかの自律的な下位体系に分割され，その下位体系間に相互作用が認め

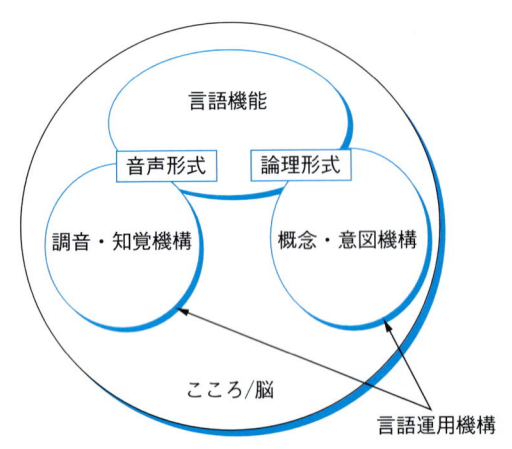

図 6-91 こころ/脳における言語機能
2つの言語運用機構の一部が言語機能に含まれている（つまり，言語機能専用である）かどうかについては，Chomsky 自身も含め，見解に揺れがある．図 6-91 ではその点をあいまいに表示している．

られるというものである．仮定 2 は，言語知識はそうしたこころの下位体系の一つであるというものである．これらはひとえに経験的な主張であり，論理的に必然とされるものではない．事実，これらの仮定を認めない立場も存在する．

生成文法は，仮定 1 と仮定 2 を前提に研究を進めてきたが，これまでの研究成果はそれらの仮定が本質的に正しかったことを示している．しかし，これまではこころ全体の体系の中での言語知識の位置づけについて十分な考察が行われてきたというわけではない．こうした状況を受け，1980 年代後半からはまさにこの問題を正面にすえた研究プログラムを設定し，そのプログラムの中でさまざまな理論的，実証的研究が行われている．その研究プログラムは「ミニマリスト・プログラム」（「極小主義」と訳される場合もある）とよばれる[2]．

ミニマリスト・プログラムが採用している仮定は次のようにまとめられる（図 6-91）．

言語とは，こころ/脳（mind/brain）の一部をなす認知機構としての言語機能が，調音・知覚機構 articulatory-perceptual system と概念・意図機構 conceptual-intensional system という 2 つの言語運用機構と接するインターフェイスに課された判読可能性条件 legibility condition を満たす最適解 optimal solution である．

言語機能は，一方で，調音・知覚機構（あるいは，より一般的に感覚・運動機構 sensory-motor system）と接し，他方で，概念・意図機構と接する．言語機能とこれらの言語運用機構は，それぞれ，音声形式と論理形式を介して情報のやり取りが行われる．したがって，音声形式は調音・知覚機構によって解釈可能な（legible）形で，論理形式は概念・意図機構によって解釈可能な形で表示されていなくてはならない．これを判読可能性条件，あるいは，インターフェイス条件 interface condition とよぶ．ミニマリスト・プログラムでは，同時に，「経済性条件」とでもよべるものを仮定する．すなわち，言語機能は冗長性 redundancy などを含まない，最適・最小にデザインされた認知機構であるという仮定である．

このように，ミニマリスト・プログラムは，言語がどのような内部構造をもち，その構造がどのように個体発生するのかという問題を中心に取り組んできた生成文法研究のこれまでの研究成果を基盤に，言語が他の認知モジュールとどのように相互作用をしながら，認知の働きを支えているのかを浮き彫りにしようというきわめて野心的な試みである．もちろん，その成否はそれによってもたらされる理論的・実証的研究成果と将来に向けての生産性の確保の度合いによって決定されることになる．

生成文法のミニマリスト・プログラムは認知科学/脳神経科学としての言語理論研究という性格をこれまでより一層明確にしたものであり，認知科学/脳神経科学における言語理論研究の重要性はこれまで以上に増してくるはずである．

引用文献

1) 井上和子，原田かづ子，阿部泰明：生成言語学入門．大修館書店，1999
2) Chomsky N：*The Minimalist Program*. MIT Press, Cambridge, 1995

9 言 語

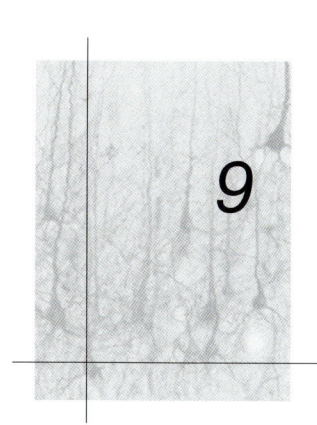

〔2〕言語の神経機構

酒 井 邦 嘉

脳科学における言語の位置づけ

言語の脳機能の解明は，脳科学にとって最後のフロンティアの1つである．言語は脳の最高次の機能であると同時に，心の働きの一部である．図6-92 A に示したように，「脳―心―言語」という階層性が，最も基本的な柱であると考える[1]．これまでの学問体系では，脳・心・言語の研究は，それぞれ主に生理学・心理学・言語学に分けられ，図6-92 B のように，それらが部分的に重なり合っているだけであった．神経心理学 neuropsychology, 神経言語学 neurolinguistics, 心理言語学 psycholinguistics は境界領域の分野とされ，脳・心・言語を総合的に扱う認知脳科学 cognitive neuroscience は，これら3つの接点に位置しているのが現状である．しかしながら，研究の対象が図6-92 A のような構造であるなら，学問の体系もその構造に従うのが当然である．つまり，生理学は心理学の基礎となる学問であり，心理学は言語学の基礎となる学問として位置づけられなくてはならない．また，「言語は人工的に作り出されたものであって，新しい言語を作るのに制約はない」といった誤解を正すためには，言語が脳の機能としてどのような制約を受けているのかを明らかにしていく必要がある．脳が生み出す言葉のことを，人工言語と区別して，自然言語 natural language とよぶが，自然言語を一般のシンボル処理と比較した際に，何が本質的に異なるのかを明らかにすることが，脳科学と情報科学の共通した目標である[2]．言語学や情報科学が脳科学と結びついた「言語の脳科学」はまだ始まったばかりである．

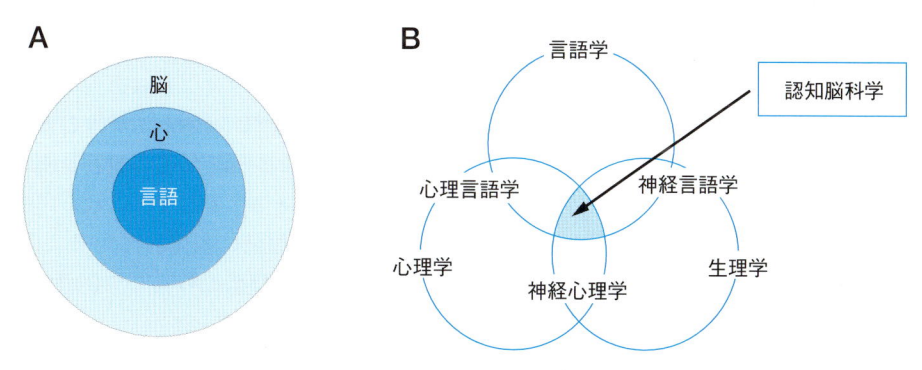

図 6-92 言語と認知脳科学の位置づけ
A：脳―心―言語の階層性
B：現在の学問体系と認知脳科学

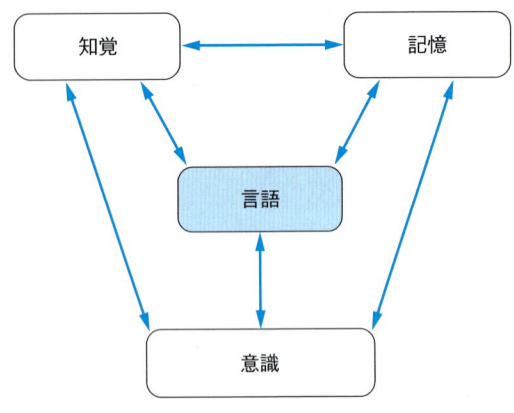

図 6-93 言語とその他の認知機能のモジュール構造

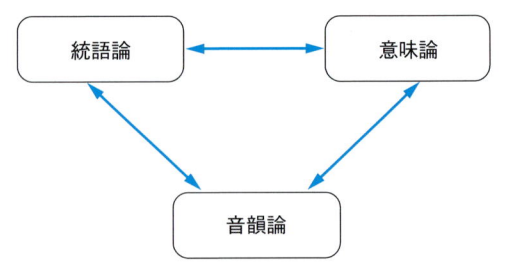

図 6-94 言語の内部モジュール構造

脳機能としての言語モジュール

フォダー（Fodor JA）は，『心のモジュール性（The Modularity of Mind）』という著書の中で，言語は感覚系と同じような入力モジュールの1つだと述べている[3]．しかし，「言語モジュール」を入力系に限定するのは狭すぎる考えであり，発話のような出力系を付け加える必要がある．また，日本語だけを理解して英語だけを話すという人はいないから，もし入力系と出力系があるとすれば，両方は共通の知識体系にアクセスしなくてはならず，この知識体系は「中央処理系」である，とチョムスキー（Chomsky N）は述べている[4]．「知覚―記憶―意識の総体」としての心の定義[5]を拡張して，言語は，知覚・記憶・意識の各モジュールから独立した心のモジュールであると考える（図6-93）．この言語モジュールの独立性は，言語機能の特異的な障害である失語症 aphasia の存在によって裏づけられており，脳における言語の機能局在に対応する．一方で，言語は知覚・記憶・意識の認知機能と密接に結びついている．外界からの言語情報は，音声の聴覚入力や手話・文字の視覚入力を通して知覚され，音素 phonemes（言語の最小単位）の時系列として符号化される．この音素の音韻処理の結果は，すでに長期的に記憶されている情報に基づいて，単語の意味表現として認識される．また，単語だけではなく文として理解や発話を行うには，文法の知識に基づく統語処理が必要となる．統語処理が一般的な記憶処理と独立していることは，行動実験によって明らかにされている．さらに，意識のある状態では，たえず言語を用いて，心の中で考えたり考えたことを外界に表現したりしている．その一方で，少なくとも母語に関するかぎり，統語処理そのものが意識に上ることはない．「聞く，話す，読む，書く」といった言語の処理は，知覚・記憶・意識の各モジュールと相互作用する形で，脳のシステムに組み込まれている．

このように，言語は複合した情報処理から成り立っているので，言語のシステム自体に内部モジュール構造を考える必要がある（図6-94）．上述した言語機能に基づいて，統語論 syntax・意味論 semantics・音韻論 phonology の3つのモジュールが言語システムを構成すると考えられる．これらのモジュール間には，密接な相互作用が存在する．統語処理に基づいて意味が理解できるわけであり，単語の意味に基づいて構文が決まることもある．統語的知識である人称・数・格・性・時制などによって音韻が変化するのは，多くの言語に共通した現象であり，これによって意味も規定される．したがって，言語システムの理解には，これらのモジュール間の情報の流れを明らかにすることが重要である．そして，これらのモジュールが脳の異なる領域に対応していることがわかれば，言語の神経機構の解明につながるであろう．

獲得と学習の区別

幼児が言葉を話せるようになるのは，言語の刺激（入力）と発話の行動（出力）の連合に基づく学習 learning の結果ではなく，脳に言語知識の原型がすでに存在していて，その変化によって獲得 acquisition が生じたためと考える必要がある[6]．そこで，獲得と学習の相違点を，脳科学の視点を加えてまとめてみたい．表 6-2 は，獲得と学習に関連するさまざまな項目を，二分法として対照させたものである．項目の中には，明確な対立概念もあれば，程度の差を表すものもある．

まず，獲得と学習の区分は，生得的（先天的）要素と後天的要素の対比によって特徴づけられ，それぞれ遺伝と環境の要因のどちらにより大きく影響されるかを反映している．この意味において，言語能力の特殊性を認知能力の一般性と区別して考える．もちろん，言語能力の獲得には後天的要素も必要であるし（オオカミに育てられた子供は言語獲得ができなかった），認知能力の一部には大脳 1 次視覚野の感受性期のような獲得過程も存在するが，言語能力の本質は，言語知識の生得性にある．これは，音声や手話による母語の獲得が，文字や第二言語の学習と比べていかに短期間で容易に行われるかを見れば明らかだろう．幼児は，類推や推理などの一般的な認知能力が未熟であり，学校で教わるような明示的な文法の知識を学習するわけでもないのに，4 歳頃には母語を巧みに操れるようになる．ただし，ここでいう遺伝的要因とは，「幼児が遺伝的に決定された人間の言葉を理解し話す」という意味であり，「日本人の遺伝子をもっているから日本語を話す」のではない．何語を話すかは環境で決まるが，言語能力として考えれば副次的な要素（パラメーター）にすぎない．遺伝子に原因があって言語獲得の障害を起こす病気として，特異性言語障害 specific language impairment（SLI）などが知られている．

言語学の立場では，音声を聞くこと・話すことや手話を使うことは基本的な言語能力であって，文字を読むこと・書くことは副次的な認知能力で

表 6-2 獲得と学習の相違点

獲　得	学　習
生得的	後天的
遺伝	環境
言語能力	認知能力
特殊性	一般性
母語	第二言語
音声・手話	文字
文法	意味
文	単語
規則	連想
必然	偶然
創造	模倣
普遍性	多様性
演繹	帰納
成長	教育
無意識	意識
潜在的	顕在的
手続き的記憶	宣言的記憶

ある．人類は，文字を発明した数千年前よりもはるか以前から話していたのであり，文盲であっても話すという能力に違いがあるわけではない．チョムスキーは，自然言語には文を作るための必然的な文法規則があり，これが普遍的かつ生得的な原理であることを提唱して，普遍文法 universal grammar（UG）と名づけた．さらに，このような言語能力を生み出す神経機構を仮定して，言語獲得装置 language acquisition device（LAD）とよんだ[7]．一方，意味や概念の学習は後天的であり，単語と意味のつながりは連想に基づくものであって，その連想関係は偶然的である．例えば，犬を inu とよぼうと dog とよぼうと，いっこうに差し支えない．

また，言語能力は，文法規則に従って単語の組合わせを変えながら常に新しい文を作り出せるという意味で，創造的である．これに対し，単語と意味のつながりに関しては，一つ一つの組合せを模倣するしかない．自由に単語を作ってしまったら，もはや同じ言葉を話す人との普遍的なコミュニケーションが成立しなくなってしまう．した

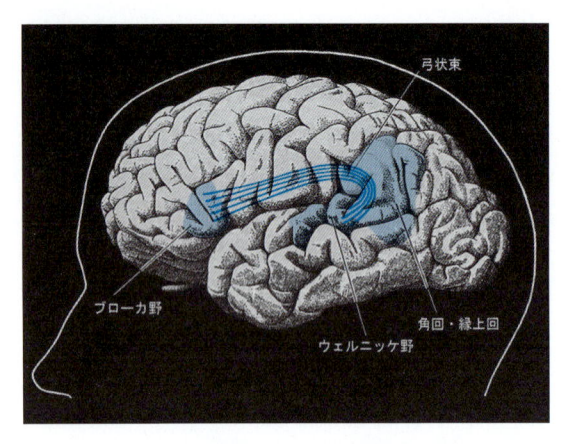

図 6-95　脳の言語中枢
左脳の言語野を示す（図の左側が前）．
（文献8）より改変引用）

がって，獲得は普遍性から多様性を生み出す演繹的な過程であり，学習は多様性から普遍性を生み出す帰納的な過程である．

　乳幼児の発達を成長と教育に分けて考えるならば，言語の獲得は，喃語から初語の発現，そして2語文というように定まった成長の過程をとるのに対し，学習の過程は教育のやり方で著しく変わるし，個人差も大きい．文字や第二言語の勉強に学校教育が貢献しているのも，学習の必要性を反映したものである．母語における文法の獲得や使用は無意識的に行われるのに対し，第二言語を習得するときに意識的な反復学習が必要なのは，多くの人が経験済みであろう．

　獲得と学習を脳の記憶システムから考えてみると，文法の獲得は潜在記憶・手続き記憶に対応し，意味の学習は顕在記憶・宣言的記憶に対応する．霊長類には両方の記憶システムが備わっているが，文法の獲得ができるのは人間に限られる．その理由は，人間の言語能力と類人猿の認知能力に本質的な違いがあるためである．シンボルを使うチンパンジーやサインを学んだゴリラの例が報告されているが，これらの事例をもって類人猿に言語能力があるとする主張は，最も重要な相違点を見落している．類人猿には人間に近い認知能力があるのだから，学習意欲の旺盛な個体が適切な「教育」を受ければ，ある程度までコミュニケーションができるようになったとしても不思議はない．シンボルを使っているように見える類人猿の能力は，連合学習によって説明できるのである．その一方で，類人猿が文法を使って文を生み出したという報告はない．したがって，言語の動物モデルを追究する方向は，原理的な困難を伴うことになる．人間の言語能力を，スキナー（Skinner BF）の行動主義や，ピアジェ（Piaget J）による一般的な認知的枠組み（シェーマ）および一般学習装置で説明することは不可能であり，言語の神経機構の基礎を与えるのは，チョムスキーの言語獲得装置である．

失語症と分離脳による言語の機能局在

　失語症とは，聴覚や発声器官に異常がないのに，話し言葉の使用や理解に障害が現われる状態である．狭義の失語症は，字を読む能力の障害である失読症 alexia や，字を書く能力の障害である失書症 agraphia とは区別される．ブローカ（Broca P）が，左脳の前頭葉の梗塞による発話の障害を初めて報告したのは1861年のことである．言語障害の大部分の症例で左半球に損傷があること（成人では96％以上という）は，それ以前にも報告があったようだが，言語の脳機能局在を最初に明確に示して失語症の研究の道を開いたのは，ブローカであった．その後1874年にウェルニッケ（Wernicke C）が，『失語症候群—解剖学的基礎による心理学的研究』を著して，異なるタイプの失語症が存在することを明らかにした．特に，ウェルニッケ失語とよばれるタイプでは，話し言葉の理解や，発話時の言葉の選択に障害が現われる．こうしたウェルニッケの功績は，ゲシュビント（Geschwind N）らによって再評価されている．

　古典的な言語中枢は，ウェルニッケ野（ブロードマンの22野）とブローカ野（ブロードマンの44野と45野）である[8]（図6-95）．ウェルニッケ野は，側頭葉の側頭平面 planum temporale を含む上側頭回後部にあり，ブローカ野は，前頭葉の三角部 pars triangularis を含む下前頭回腹側後部にあ

■ アイ・プロジェクトの展開：チンパンジーにことばを教える研究の今日的意義

1960年代の後半から1980年代にかけて，大型類人猿に人間のことばを教えるエイプ・ランゲージ研究（類人猿の言語習得研究）がさかんに行われた．京都大学霊長類研究所の「アイ・プロジェクト」もそのひとつである．手話サイン，プラスチック色彩片，図形文字，漢字など，媒体はさまざまだが，視覚性のシンボルを使った研究が中心である．その結果，大型類人猿が，ある程度ならばそうしたシンボルを理解し使いこなすことが明らかになった．

一方で，制約も明らかになった．3点に集約できる．第1に，いわば単語のレベルでの語彙習得は可能だが，その語彙数がある時期から飛躍的に増大することはなく，しかも最大で数百語のレベルにとどまり千語を超えない．第2に，単語のレベルを越えたレベルでの言語習得，すなわち統語構造ないし文法的な規則性のある言語理解・表出はきわめて制限されている．第3に，人間の言語を特徴づけるスピーチ（発話）については，大型類人猿にはむずかしく，音節数とイントネーションの模倣程度にとどまり，鳴禽類の発声模倣にも遠く及ばない．以上，語彙数，統語構造，発話，といった面での制約が大きく，ヒト（サピエンス人）の認知と行動の特徴としての言語と，類人猿の習得した「言語」には大きな違いのあることが明白になった．

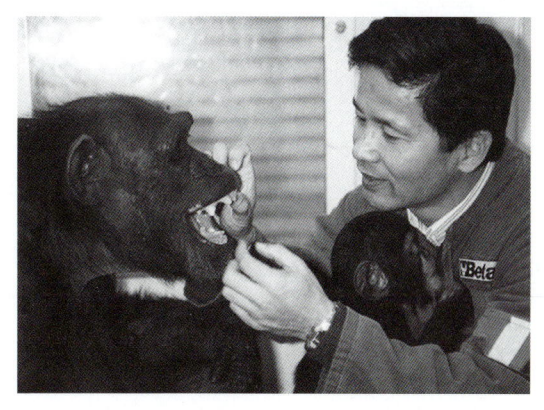

チンパンジーの母親が育てているチンパンジーの子どもの認知機能を研究する参与観察研究

しかし，人間の体が進化の産物であるのと同様に，人間の認知や行動もまた進化の産物である．したがって，人間の言語といえども，まったく突然に，何の前適応もなく，近縁種の認知や行動とは無縁に進化したとは考えられない．人間の認知や行動の進化的基盤があることは自明である．とくに最近のゲノム科学の進展により，ヒトとチンパンジーのゲノムの塩基配列の相違はわずか1.2％だとわかった．両者の共通祖先は約500万年前にいたと推定されている．共通祖先から進化して，いかにしてヒトは言語を獲得し，チンパンジーには一見してそうした機能がないのか．両者の認知と行動の詳細な検討によって，人間の言語の進化的基盤が解明されるだろう．現在，「比較認知科学」という新しい学問領域で，ヒトと大型類人猿をはじめとする霊長類の，認知と行動の比較研究がさかんに行われるようになった．エイプ・ランゲージ研究との大きな相違は，チンパンジーの母親に育てられたチンパンジーの子どもが，いかにしてチンパンジー本来の認知と行動を身に付けていくのか，という研究の視点にある．社会的場，発達的変化，野生との対応，それらはすべて先行研究に欠けていた視点である．

人間の言語の生物学的基盤は，ヒトの脳の機能に還元する研究だけでなく，ヒトの進化という視点からさぐる研究も重要だろう．さらに，ゲノム科学におけるSNP（一塩基多型）など機能発現の研究と，脳科学・比較認知科学の研究がリンクすることにより，ゲノムと脳と心を結ぶまったく新しい研究の展開が予感される．

（京都大学霊長類研究所 行動神経研究部門 思考言語分野　松沢哲郎）

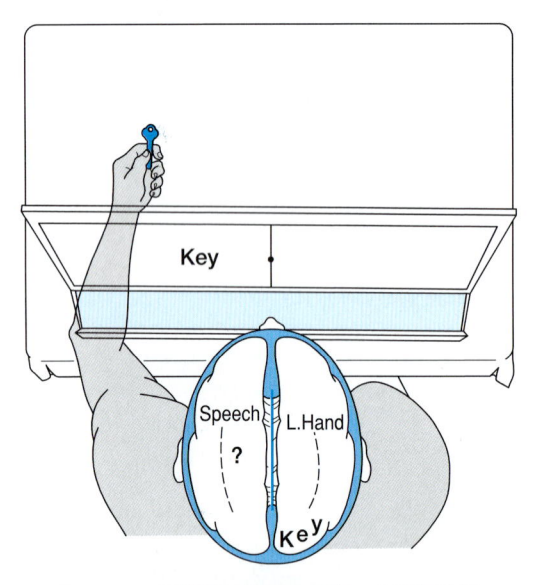

図 6-96 分離脳における言語の左脳優位性
(文献11) より改変引用)

る．ウェルニッケ野とブローカ野を連絡する神経線維（弓状束）に損傷があると，言葉の選択の障害や，復唱の障害といった伝導失語 conduction aphasia が起こると考えられているが，直接的な証拠はまだない．一方，ウェルニッケ野とブローカ野が同時に損傷を受けると，言語の理解と発話の両方が障害され，全失語 global aphasia となってしまう．ウェルニッケ野，ブローカ野，弓状束のすべてに異常がなくても，これらの領域が他の大脳皮質からの連絡を断たれて孤立してしまった場合には，復唱の能力は完全であるにもかかわらず，その他の点では全失語と同様の症状を示すことが，ゲシュビントらによって確認されている[9]．また，頭頂葉にある角回（ブロードマンの39野）と縁上回（ブロードマンの40野）も，独立した言語中枢として考えられるようになってきている．

右利きの成人であれば，言語機能が優位半球である左脳に局在していることは，よく知られた事実であり，機能的一側性 functional laterality（大脳半球優位性 cerebral dominance）の一例である．右利きの人で音声言語の障害が起こるのは，左脳に損傷がある場合がほとんどだが，右脳の損傷が原因で失語症になる場合がごく稀にあって，交差性失語症 crossed aphasia とよばれている．

左利きの人（約7%）では，3割の人で右脳にも言語機能が存在するとされているが，言語機能に関して右脳が優位なのはさらにその半数である．言語の左脳優位性を明確に示す証拠として，スペリー（Sperry RW）とガザニガ（Gazzaniga MS）らによる分離脳 split brain の研究がある[10]．分離脳は，てんかんの発作が脳全体に及ぶのを防ぐために，左脳と右脳を結ぶ脳梁線維と前交連線維，海馬交連線維を切断する手術を受けた結果である．幼児でこのような手術が行われた症例はないが，先天的に脳梁が形成されない症例は報告されている．このような分離脳患者の左手に何かを触らせたり，左視野に何かをみせたりすると，これらの情報は右脳に入るわけだが，その名前を言ったり，書いたりすることが難しくなる[11]（図6-96）．つまり，右脳が左脳から孤立しているかぎり，右脳の情報を言語として表すことには限界があることがわかる．

それでは，脳の構造に左脳優位性はあるのだろうか．脳の剖検によれば，左脳のウェルニッケ野は，右脳の対応する領域よりも外側面の長さが長いことが知られているが，右利きの被験者を対象としたMRIによる詳細な測定では異論がある．したがって，脳の構造的な違いが大脳半球優位性の基礎になっているとは一概に言えない．

言語における脳の性差を示唆する事実として，女性の方が左脳の障害で失語症が生ずる頻度が低く，失語症からの回復も早いことが知られている．この事実は，左利きの人の場合とよく似ているので，女性では右脳にも言語機能が存在するのではないかと考えられてきた．しかし，右脳に障害をもつ女性で特に失語症が起こりやすいということはないので，言語機能に関して右脳が優位であるとは考えにくい．また，失語症や失行症（随意運動の障害）については，女性では脳の前部の障害が原因である場合が多く，逆に男性では脳の後部の障害による場合が多い．一般に脳の障害は前部より後部に起こる頻度が高い（後ろに倒れると手をつきにくい）ので，女性で失語症が起きにくいのは，左右脳の機能差のためではなく，脳の前後の機能差が原因であるという説もある[12]．

■ ブローカ以前の言葉の障害

ブローカが運動性言語野を発見する以前にも，言葉の障害については多くの記載がある．

古くは5000年前，エジプト古代王朝の国王につかえる医師が側頭骨の頭蓋骨折による発話障害を記載しているというし，紀元前16世紀頃にはヒッタイト王が脳卒中で発話を喪失したことが楔形文字で書かれているという．ギリシャ時代，ローマ時代にも失語症と思われる事例の記述は多数あるが，ブローカ以前の言葉の障害についての記載の中で最も重要なのは19世紀初めのガルによるものと，その少し後のブイヨウ，それにダックスによるものである．

ガルは骨相学説で有名であり，ウイーンで学んだドイツ人であるが，活躍の場はパリであった．ブイヨウはフランスの内科医でありガルの支持者であった．ダックスは南フランスの開業医で，ブローカより前の1936年に左脳病変で失語症が生じることを多数例で確かめたとされている．

ガルは1810年から1819年にかけて「神経系の解剖生理学」と題する本を出版し，彼の骨相学を集大成した．その中で彼は，言葉の記憶の座として，前頭葉の底部にある眼窩部を特定した．その根拠は，言葉の暗誦力の優れている人は目が突き出ているということにあったという．前頭葉底部は眼球が収まっている眼窩のすぐ上にある．前頭葉眼窩部が発達して隆起すると結果的に眼球を圧迫し，そのために目が飛び出す，というのである．

ブイヨウはガルの信奉者であった．1825年にパリで脳病変の臨床・生理学に関する本を出版し，その中でこのように述べている．「知的機能の大脳局在において自検例が示唆しているのは，脳の前葉（lobules anterieurs）がわれわれの思考を表現する主たる記号である言語の生成・記憶に関連する部位であるということである」．すなわち，ブイヨウは広く大脳の中で前頭葉に言語機能が存する，と考えた．この検討の根拠は失語症患者の多くが前頭葉に病変をもつことにあった．図にブイヨウの本の表紙を示した．

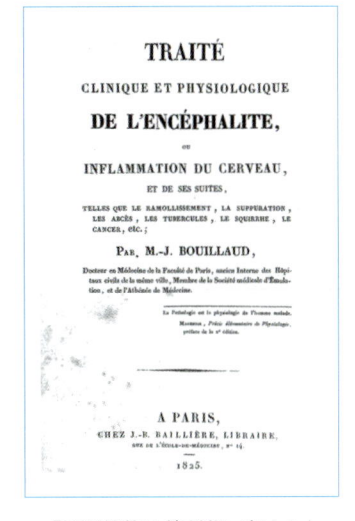

「言語機能は前頭葉に存する」とした，ブイヨーの本の表紙

「失語症では左脳の障害がみられる」という重大な発見はブローカではなく，マルク・ダックスが最初に提唱したものである，という見解がある．これは，1863年3月24日フランスの医学アカデミーにマルクの息子であるギュスタブ・ダックスによって提示されたものである．彼によれば，マルク・ダックスは1936年にフランスのソミュール（マルク・ダックスが診療を行っていたところ）の医学会で，多数例を根拠になされたという．マルク・ダックスが医学会で発表したか否かは実は明確でないが，ブローカの「失語症では左脳の障害がある」という発表が1863年の4月4日であり，この間がたった9日間であったことはきわめて興味深い．

（以上は，Critchley M：The Divine Banquet of the Brain, Raven Press, 1979 などを参考にした．）

（昭和大学医学部 神経内科　河村　満）

脳の構造上の性差については，脳の連続切片を用いて大脳皮質の体積を測定した研究がある[13]．その結果によると，ウェルニッケ野とブローカ野（ブロードマンの47野も含んでいる）の体積の絶対値には，性差がなかった．しかし，もともと男性の脳は女性の脳よりも2割程度大きいので，脳

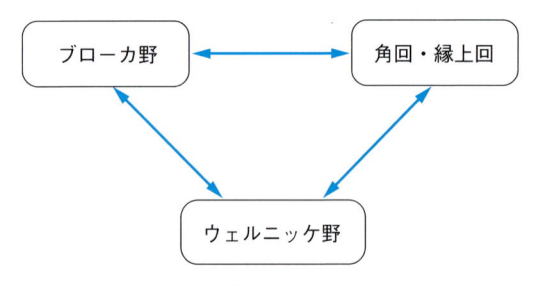

図 6-97 脳の言語モジュール

全体に対する言語野の体積比は，女性の方が二割程度も大きいことになる．イギリスのフラコヴィアック（Frackowiak RSJ）のグループは，465人もの脳の MRI データから性差を調べたところ，男性では両側の海馬とその周辺皮質や左脳の上側頭回が大きいのに対し，女性では右脳の側頭平面や中側頭回などが大きいことがわかった[14]．なお，脳の形に対して，利き手による影響は見られなかった．カナダのエバンス（Evans AC）のグループによる142人分の脳の MRI データの解析によれば，半球優位性に対する性差や利き手の影響はなく，ウェルニッケ野では左脳の方が発達していたが，ブローカ野では左右差がなかったという[15]．

また，言語機能に関連して，男女の脳に差が見られるかどうかを調べる実験が，fMRI を用いて行われている．アメリカのシェイウィッツ（Shaywitz BA）らは，38人の右利きの被験者を対象として，2つの非単語を見せ，韻を踏むかどうかを判断させる課題をテストした[16]．その結果，男性では左側のブローカ野周辺，女性では両側のブローカ野周辺で，活動の増大が観察された．この結果は，特に意外性はないが，一般的な関心を引く問題なので，マスコミ等で取り上げられることになった．問題なのは，非単語による押韻の判断が，はたしてどの程度重要な「言語機能」であるか，という議論がおざなりになっていることである．実際，2つの単語の意味が同じカテゴリーに属するかどうかを判断させる課題では，ブローカ野の活動は有意に低く，視覚前野の活動と何ら変わることがない．ところが，同じ時期に同じグループによって発表されたデータ[17]によれば，ブローカ野の周辺の活動は，押韻の課題よりも意味の課題の方が

高くなっており，これらの論文の間で内部矛盾を起こしている．したがって，言語における脳の性差の問題については，脳機能イメージングによって決着がついたのではなく，むしろパラダイムの反省材料が追加された，というのが正しい評価であろう．

機能イメージングによる脳の言語モジュール

百年以上にわたる失語症の研究によって，言語の機能局在に関する貴重な手がかりが得られてきたことは確かである．しかしながら，一般の脳損傷の症例では，網羅的なデータを得るのが非常に難しい．さらに，自然に生じる脳損傷では，脳損傷の皮質上の広がり，神経線維の損傷，皮質下核の損傷，損傷部以外に元からある機能障害等の程度が，症例ごとに異なっていて，実際の機能障害の解釈を難しくしている．そこで，「正常な被験者では，ある特定の言語機能において，脳の領野Aに活動が観察される」という脳機能イメージングのデータによって，「領野Aに損傷が生じると，ある特定のタイプの失語症が起こる」という知見を相補的に裏付けていくことが必要となってくる．最近になって，調音プラン articulatory planning の障害を示す患者のグループと，それを示さない患者のグループとの比較により，この機能の責任病巣は左脳の島（insula，前頭葉下部と側頭葉上部に隠れた傍辺縁皮質）の中心前回であることが指摘された[18]．ブローカの最初の症例でも，この領域の損傷を含んでいる．また，発話を含む課題を用いたときに，この領域の血流が増加することは，脳機能イメージングによる複数の報告があったが，発話の運動プランの機能局在を絞り込むことには成功していなかった．その意味でも，脳機能イメージングと失語症の研究は相補的である．

近年の脳機能イメージングの進歩によって，脳の言語中枢が言語モジュールとして機能していることが明らかになってきた．図 6-97 は，3つの言語中枢が相互作用をするモデルであり，これらの言

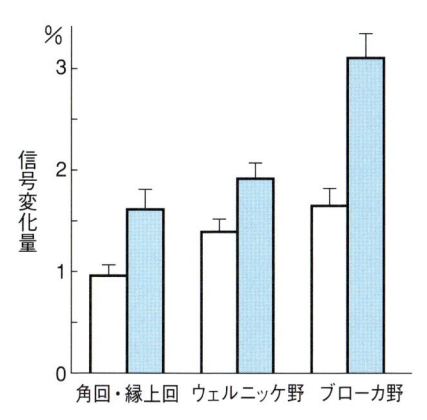

図 6-98 言語中枢の活動の比較
文法条件（■）の方がスペリング条件（□）より大きな活動を引き起こしたが，ブローカ野における両者の活動の差は，ウェルニッケ野や角回・縁上回よりもはるかに大きい．（文献19）より）

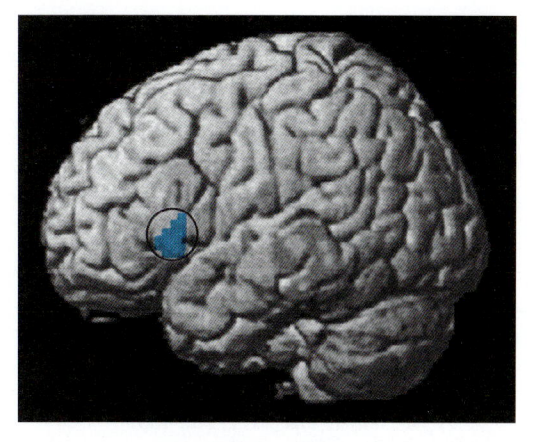

図 6-99 文法の間違いを見つけているときのブローカ野の活動
文法条件とスペリング条件の直接比較による．○で囲まれた領域（ブローカ野の一部）に局在した活動がみられた．

語中枢を結ぶ相互の線維連絡が存在することを基礎にしている．MITの言語学科および東大医学部と酒井らの共同研究では，fMRI（機能的磁気共鳴画像法）を用いて，ブローカ野が統語処理のモジュールとして機能することをつきとめた[19]．英語を母語とする被験者に英語の文を視覚的に提示して，文法的な語順の間違いがいくつあるかを判断させ（文法条件），次にまったく同じ英語の文を用いて，綴りの間違いがいくつあるかを判断してもらった（スペリング条件）．これらの課題を行っているときに脳の局所的な活動を測った結果，文法条件はスペリング条件よりも強い活動を，大脳皮質の言語中枢に引き起こすことが明らかになった．また，この2条件での皮質活動の差は，ウェルニッケ野や角回・縁上回よりも，ブローカ野の方がはるかに大きかった（図6-98）．文法条件とスペリング条件を直接比較したところ，有意な活動はブローカ野のみに局在していた（図6-99）．以上の結果は，ブローカ野が文法処理に特化していることを示す直接的な証拠であり，脳における異なる言語知識のモジュールの存在を示唆している．

言語機能を脳科学の立場から概観してきたが，学際的なアプローチを結集させることが，言語の脳機能を解明するうえで，今後の重要な研究戦略になると考えられる．脳の構造（解剖学）と機能（生理学）を基礎としたボトムアップの研究の方向と，文法理論（言語学）と自然言語処理（情報科学）を基礎としたトップダウンの研究の方向との融合が重要である．脳における言語情報処理の基本原理の解明には，脳科学の総合力が必要である[1]．

引用文献

1) 酒井邦嘉：言語の脳科学―脳はどのようにことばを生みだすか．中公新書，2002
2) 櫻井彰人，酒井邦嘉：言語獲得のモデル．数理科学 **444**：45-51，2000
3) Fodor JA：*The Modularity of Mind*. The MIT Press, Cambridge, MA, 1983
4) Chomsky N：*Knowlege of Language*：*Its Nature, Origin, and Use*. Praeger Publishers, Westport, 1986
5) 酒井邦嘉：心にいどむ認知脳科学―記憶と意識の統一論．岩波書店，1997
6) 酒井邦嘉：言語獲得の脳科学．生体の科学 **49**：40-53，1998
7) Chomsky N：*New Horizons in the Study of Language and Mind*. Cambridge University Press, Cambridge, UK, 2000
8) Geschwind N：Language and the brain. Sci Am **226**：76-83, 1972
9) Geschwind N：The organization of language and the brain. Science **170**：940-944,

1970
10) Sperry R : Some effects of disconnecting the cerebral hemispheres. *Science* **217** : 1223-1226, 1982
11) Sperry RW : Lateral specialization in the surgically separated hemispheres. *In* : Schmitt FO, Worden FG (eds) : *The Neurosciences ; Third Study Program*. pp. 5-19, The MIT Press, Cambridge, MA, 1974
12) Kimura D : Sex differences in the brain. *Sci Am* **267**(3) : 118-125, 1992
13) Harasty J, Double KL, Halliday GM, et al : Language-associated cortical regions are proportionally larger in the female brain. *Arch Neurol* **54** : 171-176, 1997
14) Good CD, Johnsrude I, Ashburner J, et al : Cerebral asymmetry and the effects of sex and handedness on brain structure : A voxel based morphometric analysis of 465 normal adult human brains. *NeuroImage* **14** : 685-700, 2001
15) Watkins KE, Paus T, Lerch JP, et al : Structural asymmetries in the human brain : A voxel-based statistical analysis of 142 MRI scans. *Cereb Cortex* **11** : 868-877, 2001
16) Shaywitz BA, Shaywitz SE, Pugh KR, et al : Sex differences in the functional organization of the brain for language. *Nature* **373** : 607-609, 1995
17) Shaywitz BA, Pugh KR, Constable RT, et al : Localization of semantic processing using functional magnetic resonance imaging. *Human Brain Mapping* **2** : 149-158, 1995
18) Dronkers NF : A new brain region for coordinating speech articulation. *Nature* **384** : 159-161, 1996
19) Embick D, Marantz A, Miyashita Y, O'Neil W, Sakai KL : A syntactic specialization for Broca's area. *Proc Natl Acad Sci USA* **97** : 6150-6154, 2000

10 思考

〔1〕思考のメカニズム

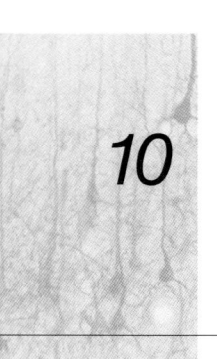

波多野誼余夫

思考とは,「心的表象の変換を含む目標志向的活動」であり,その多くは,外界に働きかけてこれを好都合なように変化させる方法を見出すこと(すなわち問題解決)と,得られた情報から外界ないしその一部の状態を推測すること(理解)を目標とする.心的表象とは外的環境の諸特徴を心の中で代表する情報であり,そのうち比較的安定していて,かつ外界の事物・事象やそれへの活動を代表するものが知識あるいは信念であるから,多くの思考は知識の操作を含む.しかし,メモを取る,略図を描く,動作しながらイメージする,などの例から明らかなように,思考過程のすべてが心の中で行われるわけではない.また,思考が適応的機能をもつためには,変換が恣意的でなく一定の原則に従って行われる必要があり,こうした制約された情報変換の過程を推論とよんでいる.

探索としての問題解決

われわれの生活は,環境ないし自分自身に望ましい変化を引き起こす必要性,という意味での広義の問題に満ちているが,ここでいう問題解決の対象となるのは,「さまざまな可能性の中から,適切な解を探索することにより,目標を達成する」という意味での問題だけである.心理学者,認知科学者が最初に実験的に取り上げた問題は,いわゆる「パズル」であった.パズルが好まれたのは,それがきわめてはっきりとした問題表象を提供するからである.ニューウェルとサイモン(Newell A & Simon HA)[1]によると,問題表象は4つの構成要素を含んでいる.すなわち,初期状態,目標状態,現在の状態を変化させるために取りうるオペレータ(演算子)の集合,そして解決に至る道筋を制限している制約である.彼らの主な関心は,このような問題表象に基づいて作り上げられる問題空間(すなわち可能な状態の集合)において,いかにして初期状態から目標状態に至る道筋を効率的に求めることができるか,ということだった.

問題空間は,そのすべてをしらみつぶしに調べてみるには大きすぎることが多い.というのは,初期状態から目標状態に至るステップの数によって,問題空間の大きさは,指数関数的に増大していくからである.チェスのように比較的簡単なゲームにおいてさえも,その問題解決は,約10の20乗の状態を含むという(将棋はこれよりさらに1ケタ大きく,碁はさらにずっと大きい).そこで人間は,このような問題空間を探索するにあたって,いわゆるヒューリスティック探索を用いる.これは,時間や労力をある程度に押さえて,たいていの場合に比較的よい解に到達する探索方法である.領域の知識をもっている問題解決者の場合には,それを使って問題空間の中のどこを探索すればよいか見当をつけることができる.しかしそれだけでなく,ニューウェルとサイモンが明らかにしたように,もっと一般的なヒューリスティック探索の方法がいくつかある.その中で最もよく知られているのが,手段目的分析である.これは,まず目標状態と現在の状態との差を効果的に縮めることのできるオペレータを選ぶ.そのようなオ

パレータのどれも現在の状態には適用できない場合は，オパレータの適用条件を作り出すということを下位目標にする，それさえもできなければ，またそのための条件を作り出すのを下位目標にする，というように，基本的には後ろから，だんだんと前に戻ってくるやり方である．

われわれが日常で出会う問題の多くは，パズルとは異なり，「よく定義されていない問題」である．それらの問題を解くのには，その分野特有の先行知識を必要とする．このような先行知識を獲得するには，通常長いことかかるから，問題解決における知識の効果を実証的に明らかにするには，知識をたくさんもっている熟達者と知識の乏しい初心者を比べるのが便利である．このため問題解決の研究，特に「よく定義されていない問題」解決の研究は，熟達者・初心者の比較と密接に結びついている．ほとんどの実験結果は，熟達者の方が問題を早く解け誤りも少ないということ示しているが，これは何も驚くことではない．もっともおもしろい結果は，熟達者と初心者が異なったヒューリスティックスを使うということである．例えば，初心者の方が，まず求める量を含んでいる方程式を探し，そしてそれが直接求められない場合には，その方程式に含まれている未知数のどれかを求めるという形で，後ろ向きに物理学の問題を解いていくのに対し，熟達者は，さまざまな方程式によってどのような新しい量が求められるかを次々に試し，そしてその中で有望そうなものをさらに発展させるという前向きの方法をとることが報告されている．後ろ向きないし手段目的関係を用いたヒューリスティックは一般的にはより効果的なので，初心者の方が熟達者よりもより洗練された方略を用いているようにみえる．サイモンらは，この結果を，熟達者の物理的直感によって説明した．つまり熟達者は，問題のさまざまな要素が因果的に結びつくよう状況の適切な表象をつくり，それに基づいて探索を行うのである．

ここから考えると，熟達者は，問題を初心者と違った仕方で表象しているのではないか，ということになる．そこで問題解決の研究者たちは，熟達者と初心者の問題表象の違いということに注目するようになった．例えば，チイ（Chi MTH）らの研究[2)]では，熟達者と初心者が物理の問題をどのように分類するかを比較している．それによると，熟達者はもっぱら問題をどのような物理法則を使うかによって分類するのに対し，初心者は，見かけ上似ている問題を1つのカテゴリーに入れることが多かった．

解釈としての理解

人間が他の動物と大きく異なる点の一つは，さまざまな出来事を自分なりに解釈し，その解釈の仕方によって，次にとるべき行動をさまざまに変化させることである．同じように失敗しても，前と同じ行動を続けることもあれば，やり方をガラリと変えることもある．変える際にも，新しい発想を採用する，具体的な手順を修正する，あるいは道具に改良を加えるなどさまざまある．この解釈の有力な根拠として，似ていると本人が認めた以前の経験がしばしば利用される（これが後述する「類推」にあたる）．

理解の実験的な研究は，手続きの理解，談話の理解に関するものが多い．われわれが，ある与えられた手続き（機器の使用法のほか，解法や公式なども含む）を理解するというのは，なぜその手続きがうまく働くのかについて，納得のいく説明を見出すことにほかならない．この過程に含まれる活動は，スキーマとよばれるひとまとまりの既有知識を適用することにより即座になされることもあるが，通常は，いくつかの対立仮説を考慮し，そのもっともらしさを比較したり，そこからの予測を検証するといった，時間と労力を要するものである．

一つ例をあげよう．かつおのたたきを作る方法というのは，普通の刺身の場合とかなり異なっている．つまり，ただ単にスライスするのでなく，皮の方を強火でさっと焼き，氷水を入れたボウルの中に入れて急速に冷やすという手続きをとる．どうしてこのような調理法・手続きがうまくいくのであろうか．なぜ，それぞれのステップが必要

とされるのであろうか．われわれは普通こうした問いに関心をもたない．われわれの目的は，主においしいかつおのたたきをできるだけ早く手にすることだからである．しかし，時にわれわれはこのような問いに興味をもち，理解活動を行うことがありうる．例えば，さっと火にあぶるのは，魚の匂いを消すためではないかというのは一つの仮説である．そのような仮説からは，かつおが十分に新鮮であれば，火にあぶる必要はないという予測が出てくる．あるいは，強火でさっとあぶる代わりに弱火でじっくり焼いても違いがないことになるだろう．いずれにせよ，ひとたび手続きの意味を理解すると，われわれはその手続きを柔軟に修正することができるようになる．

　物語および説明的テキスト（その形態は音声言語であっても，書記言語であってもよい）を合わせて談話というが，これは要するに一連の事象の系列の記述である．したがって談話理解の仕事とは，個々の文に基づいて，その全体的な表象を形成することである．かつての談話理解研究においては，スキーマの働きが強調された．最もよく知られているのはレストランのスキーマ（これは，席に着く，注文する，料理を食べる，支払いをする，といった一連の行為からなる）だが，このようなスキーマは，ヘッダーとよばれるキーワードによって引き出され，談話理解過程をトップダウン的に制御するというのがスキーマ理論の骨格であった．したがって，もし適切なスキーマが引き出されなければ誤解が生じたり，ないしは個々の文は理解できるにもかかわらず，全体として何をいっているかまったくわからないといったことが生じる，と主張された．

　より最近の研究では，このトップダウン的な仮定が批判されている．つまり，談話理解は，基本的にボトムアップの過程だとする見方が優勢になっている．実際われわれが新聞記事を読む場合などを考えてみれば，われわれは見出しに基づいて内容を予測し，そこに記事の各文をあてはめていく，といった処理を行っているとは考えにくい．それよりもむしろ，個々の文を読んで，そこから全体として，見出しが何を意味しているのかを推論するといったやり方が普通であろう．スキーマ理論から考えられるよりは，談話理解の過程は，ずっと柔軟でかつ文脈依存的である，とも主張されている．しかし，現代の談話理解の研究者たちも，かつてと同じく，物語を理解するというのは，そこに記述されているさまざまな事象がいかにも生じそうな小世界を構築することである，と考える．この小世界のことを，キンチ（Kintsch W）[3]は，状況モデルとよんだ．状況モデルにおいては，テキスト自体に明示的に記述されている要素やそれらの関係からなるテキスト・ベースに加えて，そのテキスト・ベースを首尾一貫した解釈可能なものにするために，既有知識から引き出された情報が含まれている．これらの情報と，テキスト・ベースに含まれていた情報のそれぞれが，互いにある文ないし命題を支持し，ある命題を排除するといった相互依存的な関係をもっている．この相互依存関係のおかげで，首尾一貫した状況モデルがおのずと創発する，とキンチは主張している．彼の理論がかつてのスキーマ理論と大きく異なるのは，例えば，bank という多義的な語が談話の中に現われると，その文脈にそった意味（例えば銀行）だけが活性化されるのではなく，文脈に合わない方の意味（川の土手）も同様に活性化される，ただし，あとの方の意味は，他の命題と首尾一貫した関係にないために，きわめて急速に抑圧されると考える点である．この意味で彼は，まずもって自動的で労力を要しない理解が生じると想定している．

　人間は，自分および自分をとりまく世界について，整合的に理解したいという基本的な欲求をもつ存在だ，といってもよいであろう．つまり人々は常により一貫したより詳細で具体的な解釈を求め，かつその適切さを所与の情報に照らして吟味していく．このことは，人間の生活様式に照らしてきわめて意義深い．本来，生得的な行動のレパートリーを多く持たず，したがって逆に環境への適応性が大きい人間おいては，いわば未知の状態に対する準備が必要である．理解というのは，いわばいろいろな制約条件変化の可能性に備えて，あらかじめ達成される一般的な準備とみなすことが

できる．

演繹と類推

　問題解決や理解においては，その領域固有の知識が決定的に重要である．問題解決者は，この知識を用いて問題の表象をつくり，効率的な探索を行う．理解における仮説の生成や選択も少なからず既有知識に依存する．しかし，もっている知識がそのまま有効に用いられることは稀である．そこから考えると，推論すなわち制約された変換により既知の情報から新しい情報を生み出すのが思考の中核であり，思考の発達には，領域固有の知識の集積とともに，推論能力の成長が含まれているにちがいない．実際，かつての発達心理学では，思考の発達をもっぱら推論能力の増大に起因させていた．より最近は，成人と子どもの推論能力の共通性を強調する立場が優勢だが，推論能力の成長が研究者の関心を引く問題であることにはかわりない．

　推論は普通，演繹と帰納に二分される．演繹の実験的研究は，初期には，発達や教育に伴って推論がどれほど「論理的に正しい」ものに近づいていくかが扱われたが，より最近では，形式的に解けるはずの演繹課題が与えられたとき，人々がいかなる方略を用いて解こうとするかに興味が移ってきた．簡単に要約するなら，高等教育を受けた成人であっても，強制されないかぎり，演繹課題を形式的に解くことは稀である．その代わりに，個々の状況よりは一般的だがその実用論的な側面に焦点をあてた推論スキーマを用いる，問題のさまざまな状況モデルを作り，それを全体的に評価して推論を進める，などの方略が使われていることがわかっている．いい換えると，実験者が演繹課題と想定しても，推論を行う側は，その内容的側面を無視しないのである．

　一方，帰納の心理学的，認知科学的研究は少なく，その過程や確からしさの判断の規定因などが扱われているにすぎない．ただし類推は別で，これは既知の基底領域と目標領域との構造的対応づけにより目標領域に関する新しい情報を導くものだが，問題解決，創造性，知能，学習の転移などの鍵になる過程とみなされ，関心を集めてきた．例えば，思考が領域固有の知識に依存することを強調する立場からすると，ある問題領域で解決能力が高い人が，その解決能力を他の問題領域に適用することは難しいということになるが，はたしてそうだろうか．領域を越えた問題解決法の適用は，アナロジー的転移という名前でよばれる．違った問題領域に解決方法を適用するためには，2つの問題領域の間の構造的な類似を見出すことが必要で，このことこそ，まさに類推の本質と考えられるからである．ジックとホリョーク（Gick ML & Holyoak KJ）[4]の実験などにより明らかになったところでは，類推のためにはまず2つの領域を対応づけなければならないが，そのときに適切な基底領域を選ぶことが最も難しく，このために離れた領域間の類推は生じにくいのだとされている．しかし，自分にとってなじみのない問題をなじみのある問題と結び付けて考える，というのは日常生活ではしばしば行われていることである．

思考の脳内過程

　思考は，本質的には，内化された行為すなわち外界の物理的な事物に運動的に働きかける代わりに，対象となる事物・事象の心的表象に心の中で働きかけるものである．したがって思考は，心的な制御装置と制御の対象を含む．さらに多くの研究者は，この制御装置が前頭葉にあり，それが主として頭頂葉や側頭葉に分散して保持されている概念やスキーマあるいはメンタルモデルを操作するのだ，と考えている．最近の研究では，しばしば行われる型の思考に関しては，小脳に制御装置，制御対象のモデルが構築される，という考えも有力である．

　前頭葉がさまざまな認知機能（思考を含む）において重要な役割を果たしているのは確かである．特にそれが認知の制御的な役割を果たすことは古くから知られている．例えば，計画を立て

り，一連の行動の順序づけを行ったり，構えを確立・変化させたり，あるいは自分の認知をモニターするといった働きである．前頭葉の連合野が障害されると，質問への応答や要求された簡単な作業の遂行など，通常の知能テストのような方法によって測定されるかぎりでは，特に知能の低下は生じないが，高次精神活動の制御が顕著に損なわれるといわれている．したがって，思考の目標志向的な側面は，やはり前頭葉により制御されているのではないか，と想定される．

それに対して，制御の対象になる概念や規則やメンタルモデルがどのように脳内に実現されているかについては，まだ信頼できる知見が少ない．しかし最近の脳画像研究や障害の詳細な分析的研究によると，これらの制御の対象になる知識は，さまざまな形で分散して貯蔵されているらしい．例えば，人の名前，基礎水準の動物の名前，道具の名前は，それぞれ異なった部位に貯蔵されているという見方が一般的である（ただし分散の基礎が概念的カテゴリなのか，それとも「自分の力で動く」といった属性なのかは，意見が分かれている）．このことは，特定の部位に障害を受けた患者で動物の命名ないしは道具の命名が選択的に障害されることがあるという報告や，同様な課題を行わせたときの脳画像研究から指摘されている．

さらに他の人々の行動とその心的状態とを関連づける「心の理論」（つまり，他者の心についてのメンタルモデル）に関しても，それが脳の特定の部位と結びついているという主張がなされている．この部位として想定されているのは，左の前頭葉内側部である．自閉症の患者が，「心の理論」の理解に選択的な困難を示すことはよく知られているが，脳画像研究によっても，これらの患者は，「心の理論」を含む物語を聞かせたときに，通常の人なら活性化される部分（具体的にはBroadmannの8野）が，活性化されないことがわかっている[5]．さらに興味深いのは，比較的軽度の自閉症患者が，普通の人より遅れて「心の理論」を理解するようになる場合は，この8野ではなく，隣接する9野や10野が活動するようになるという報告である[6]．これは，脳のもつ可塑性，つまり異なった場所が機能を代替する可能性を，単に行動のレベルだけでなく，脳の活動のレベルでも実証したことになる．

思考は，ある意味では脳全体が関与する活動であるから，個々の操作を特定の部位と結びつけることには限界がある．しかし，特定の知識，特定の推論と結びつきの強い部位を見出すことは可能であろう．例えば，演繹課題が純粋に形式的に解決されている時には左半球，個人的な経験内容が関わっているときには右半球と両側の前頭葉腹内側部が強く活性化されるという知見[7]は，言語処理や記憶検索との関連で特に注目されよう．

引用文献

1) Newell A, Simon HA : *Human Problem Solving*. Prentice-Hall, Englewood Cliffs, 1972
2) Chi MTH, Feltovich PJ, Glaser R : Categorization and representation of physics problems by experts and novices. *Cognit Sci* **5** : 121-125, 1981
3) Kintsch W : Comprehension. Cambridge University Press, Cambridge, 1998
4) Gick ML, Holyoak KJ : Analogical problem solving. *Cognit Psychol* **12** : 306-355, 1980
5) Fletcher PC, Happe F, Frith U, et al : Other minds in the brain : A functional imaging study of theory of mind in story comprehension. *Cognition* **57** : 109-128, 1995
6) Happe F, Ehlers S, Fletcher P, et al : Theory of mind in the brain : Evidence from a PET scan study of Asperger syndrome. *Neuroreport* **8** : 197-201, 1996
7) Wharton CM, Grafman J : Deductive reasoning and the brain. *Trends Cognit Sci* **2** : 54-59, 1998

参考文献

8) 中島秀之，高野陽太郎，伊藤正男：岩波講座認知科学8 思考．岩波書店，1994
9) Hatano G, Inagaki K : Knowledge acquisition and use in higher-order cognition. *In* : Pawlik K, Rosenzweig MR (eds) : *The International Handbook of Psychology*, pp. 167-190, Sage Publications, London, 2000
10) Osherson DN, Smith EE (Eds) : *Thinking : An Invitation to Cognitive Science, Vol. 3,*

11) 川人光男・銅谷賢治・春野雅彦：ヒト知性の計算神経科学(1-6)「科学」**70**：381-387, 598-606, 740-749, 1009-1007, 2000, **71**：197-204, 839-843, 1617-1626, 2001

12) 乾　敏郎・安西佑一郎編：認知科学の新展開 2 コミュニケーションと思考．岩波書店，2001

（MIT Press, Cambrdige, 1990）

10 思 考

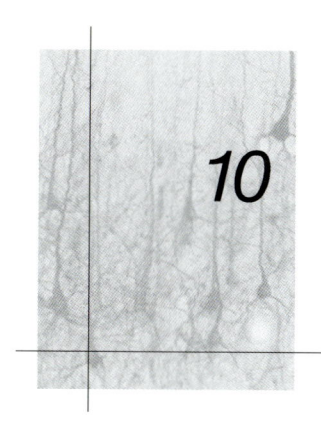

〔2〕思考の病理

岩波　明　畑　哲信　加藤　進昌

思考障害

1 思考の定義

　思考は,「与えられた刺激事態に対して,すぐに外的反応をすることを差し控えて,何らかの意味で適応的な内的過程を進行させる機能」と定義される.思考は,刺激事態の中から問題点を抽出し,それに対する外的反応をいったん停止し,問題解決に向かって内的過程を進行させるとともに,その際,前提から結論までが論理的なつながりをもつように監視するという特徴がある(「新版心理学事典」による).この思考の目標に到達するまでの過程を思路とよぶ.

2 思考の障害

　思考の異常は,大きく思考内容の異常と思考形式の異常に大別される.思考内容の異常は,表現された思考の内容の異常で,妄想がその代表的な例である.これに対し,思考形式の異常は,思路の異常と思考の体験様式の異常を含んでいる.思路の異常は,概念の形成や概念操作の方法,論理の進め方,思考の早さや量における障害を指す.通常,思考障害という場合は,狭義にはこの思路の異常を指すことが多い.また思考の体験様式の異常は,強迫思考,優格観念,させられ思考などを含んでいる.

　この思考形式の障害は,すでに今世紀の初頭に統合失調症(精神分裂病)の概念を確立したBleulerが分裂病の基本症状として詳細に記述している.

　「無数の現実の,あるいは潜在している表象群は,正常な観念過程においては,それらの惹き起こす作用が個々の連想を規定するものであるが,分裂病の場合には,一見無法則的にその表象群のいくつかの組合せ,ないしは組合せ全体が活動を停止していることがある.その代わりに主観念とまったく関連がないか,あっても不十分であり,そのために思考過程から排除されねばならぬ表象群が活動しはじめることもある.その結果思考は滅裂し,衒奇的となり,不適当なものとなり,切れ切れになる.しばしばすべての思考の糸が働かなくなり,思考過程はまったく中断される.この途絶の後に,以前の概念とはまったく関連のない観念が浮かび上がってくることがある」(早発性痴呆または統合失調症群).

　思考形式の障害は,さらに陽性思考障害と陰性思考障害に分類される.陽性思考障害は表現された思考の逸脱を示すのに対し,陰性思考障害は思考活動そのものが乏しく,思考の言語的表現が乏しい,あるいは表現されても内容が乏しいという特徴をもっている.

3 思路の異常

　思考を構成する観念の間に論理的な関連がなく,思考にまとまりのない状態を連合弛緩とよび,さらにこれが重症になったものを滅裂思考とよ

表 6-3 思考障害評価尺度

思考障害評価尺度	作成者	言語サンプル	項目数	施行時間
TDI	Holzman ら	ロールシャッハテストまたは WAIS-R	23	40 分
TLC	Andreasen ら	構造化面接	18	45 分
CIPTD（Harrow's Scale）	Harrow ら	WAIS 一般理解テストおよび諺テスト	11	15 分

ぶ．この際，話は無関係な言葉の羅列（言葉のサラダ）となることもある．

観念が思うように浮かばず，思考がうまく進行しない状態を思考制止（思考抑制）とよぶ．また思考の進行が突然途切れることを，思考途絶という．前者はうつ状態でみられ，後者は分裂病で多くみられる．一方，躁状態の際に，観念が次々にわき起こり，思考の進み方が速く，時には音の類似性などによって思路が最初の目標からはずれていく状態を観念奔逸という．

主として脳器質性疾患において，同じ観念が繰り返し出現し観念の切り替えができない保続や，まわりくどく要領よく思考目標に達することのできない迂遠などの症状がみられることがある．

以下の例は，ある統合失調症患者の年賀状の一部であるが，典型的な滅裂思考を呈し，内容を理解することが困難となっており，言葉のサラダに近い状態である．

謹賀新年
　Best Best Best の将門に必ず将あり相門に必ず相ありと池中の物に非ず白眉剰え斬然として頭角を現す人中の騏驥の総絶世の雅やかな水の滴るような永遠の喜びと見目麗しい愛の花が咲き誇る愛に愛持つ先生．青雲の（身をしあぐる）志，凌雲の志を抱いて実を挙げる破天荒にめざましくもえ，八面玲瓏と八面六臂におもむきをなし，すべての事が万古不易に芽が出る有卦に入ると共に零れ幸い指果報となし一生涯家庭中行く先々まで楽しくうれしい小躍りする笑いが満面にほとばしり愛嬌がこぼれ人口に膾炙し，……（以下省略）．

思考障害の評価

1970 年代～1980 年代にかけて，アンドリアセン（Andreasen NC），ホルツマン（Holzman P），ハロー（Harrow M）らが，診察場面などにおける患者の会話を素材として，思考障害を多面的，定量的に評価する評価尺度を作成し，これらは現在でも広く用いられている．すなわち，Scale for the Assessment of Thought, Language, and Communication (TLC), Thought Disorder Index (TDI), Harrow 思考障害尺度（Comprehensive Index of Positive Thought Disorder；CIPTD）である．TDI と CIPTD は主として陽性思考障害を，TLC は陰性思考障害を評価している（表 6-3）．

これらの評価スケールの共通の特徴として，①思考障害を多面的に評価している，②思考障害を正常から異常な思考への連続体をなしていると考え，思考障害を定量的に評価している，などの点があげられる．表 6-4～表 6-6 に各評価スケールにおける評価項目を示した．思考障害の研究においては，個別の項目の他，各項目の合計点が思考障害の重症度の指標として用いられることが多い．

1 CIPTD による思考障害の評価の例
（統合失調症患者，男性）

〔問〕なぜ私たちは悪い友達とつきあわないようにしなければならないのでしょうか．
〔答〕古いものは，正常なものをするから．あの百叩きのことになるけれども．そういう奴は，けれども，さっさと生体手術してしまえばいいんじゃないですか．必要悪でなくて，あとは，必要だ．もし，悪がなければ，善は必要．悪があれば，善

表 6-4　TDI の項目

1.	不適切な距離	対象に過剰に感情的反応を示したり（距離の喪失），課題と関連が乏しかったりする（距離の増加）．
2.	軽薄反応	課題を妨げるような過剰な冗談や軽口
3.	漠然	表現が曖昧で言いたいことが不明瞭
4.	独特な表現	表現が不正確
5.	単語発見困難	言いたい単語がなかなか思い出せない．
6.	音連合	音韻のみのつながりによって語が羅列される．
7.	保続	同一で不適切な反応が繰り返し出現する．
8.	矛盾した結合	実際にはありえない部分を結合してしまう．
9.	関連づけ	ロールシャッハテストにおいて前のカードの反応と関連づけて反応する．
10.	奇異な象徴	一般的でない不適切な象徴
11.	風変わりな反応	一般的でない意味が込められた言い回し
12.	混乱	被験者が，自分が何を言い，考え，見たのか，はっきりわかっていないように思われる場合
13.	連合弛緩	個人的な話題にそれてしまう．
14.	作話的結合	2つ以上のものが実際にはありえない形で関連づけられる．
15.	戯曲的作話	過剰な修飾でユーモラスな傾向をもつもの
16.	断片化	1つのものの部分部分しか見ないもの
17.	流動性	知覚が安定せず，別な知覚に変化する．
18.	不条理	独断的で課題や質問との関連が推測できない反応
19.	作話	過剰な修飾
20.	自閉的論理	独断的な論理づけ
21.	混交	2つの分離した，そして矛盾した知覚が1つの知覚に混ざり合う．
22.	支離滅裂	課題に関連がないばかりでなく，検査者，評価者はどのような文脈においてもまったく理解できない．
23.	造語新生	被検者が作り上げた実際にはない言葉

表 6-5　TLC の項目

会話の貧困	会話の量が少ない．
会話内容の貧困	会話の量はあるが内容が乏しい．
談話促迫	自発的な会話が過剰
会話の転動されやすさ	会話が周囲の刺激によって容易に中断される．
接線的	質問とはずれた答えをする．
脱線	会話が本筋から離れた話題に移る．
支離滅裂	脈絡なく語句を並べる．
非論理的	論理的に誤った推論
音連合	音韻によって単語を並べたてる．
造語新生	新しい語を作りだす．
語の近似	一般的でない語の用い方，一般的でない合成語
迂遠	まわりくどく非本質的な内容を細かく話す．
行き先のない会話	話題が変化して結論がない．
保続	同じ単語，フレーズ，話題を繰り返す．
反響言語	相手の言葉を繰り返す．
途絶	話の途中で発語が中断する．
強い語調	過剰にアクセントをつけた談話
個人的な関連づけ	個人的な話題に関連づける．

表 6-6　CIPTDの項目

Ⅰ．言語の形態と構造	
1．言語の奇妙な形態，使用法	誤った語用，文法的誤り
2．通じ合いの欠如	理解困難な表現
Ⅱ．話の内容：表現された思考	
3．まとまっているが馬鹿げた思考	状況にふさわしくない内容
4．社会習慣から逸脱した反応	非常識な内容
5．奇妙または独特な推理	論理的筋道が逸脱している．
6．混乱した思考	文全体としてまとまりがなく混乱している．
Ⅲ．混合	
7．ゆきすぎ反応	過剰な明細化
8．混合した反応	私事の混入
Ⅳ．問題と反応の関係	
9．注意が問題の一部に向かう．	問題の一部のみに反応する．
10．問題と反応の関連の欠如	問題と反応との関連がない．
Ⅴ．行動	
11．奇妙な身体的・情動的行動	検査中の異常な表出

は技術，三大技術，あとはここに住んでいろいろなことを考える．あれは読売新聞の日曜版に書いてありました．
〔評点〕質問の内容に対してまったく関連のない回答であるだけでなく，文章としても理解不能なものになっている．このため，カテゴリー1の「言語の形態と構造」およびカテゴリー4の「問題と反応の関係」で評点される．

思考障害に関する臨床的知見

　ブロイラー（Bleuler E）は連合弛緩を統合失調症の特有な症状であるとしたが，最近上記の思考障害スケールを用いて，思考障害の疾患特異性が検討されている．

　統合失調症と他の精神疾患の思考障害を比較した研究からは，思考障害は躁病など統合失調症以外の精神疾患でも認められることが明らかになっている．この点からは，思考障害は非特異的な症状であると想定されるが，思考障害の項目によって疾患に差が認められること，例えば陰性思考障害が統合失調症で顕著であることが報告されている．TDIを用いた統合失調症と側頭葉てんかんの比較においては，全体的な思考障害の重症度は両群に差は認めなかったが，統合失調症では「奇異な言い回し」が，側頭葉てんかんでは「不統合」が高得点であることが報告されている．

　思考障害の縦断的な研究においては，疾患によって思考障害の経過が異なることが報告されている．すなわち，統合失調症，躁病，分裂感情病のいずれにおいても急性期を過ぎると思考障害の改善がみられるが，統合失調症において残存する思考障害が他の疾患より重症であることが示されている．この慢性期における思考障害が，患者の予後および再発と密接な関連をもつことが複数の研究者によって報告されている．

　思考障害に関する遺伝学的研究はまだ十分に行われていない．精神疾患患者の家族を対象とした研究では，家族に患者と類似した思考障害のパターンを認めるという研究が報告されている．

思考障害の生物学的研究

1　注　意

　これまで撹乱刺激下の数唱課題やcontinuous performance test（CPT）を用いて注意機能を評価し，思考障害との関連が検討されてきた．この

結果，統合失調症においては，注意機能の指標と陽性思考障害に関連がみられるが，陰性思考障害との関連は一定しないことが報告されている．

2 脳画像所見

リドル（Liddle P）らは統合失調症の症状を主成分分析し，「精神運動減退」，「不統合」，「現実歪曲」の3つの因子を抽出している．思考障害との関連では，陰性思考障害は「精神運動減退」に属するが，陽性思考障害は「不統合」の主要な症状である．彼らはこの3症候群とPETによる局所脳血流との関連を検討し，「精神運動減退」は前頭葉背外側部の血流減少と，「不統合」は側頭葉皮質および前頭葉腹外側部の血流減少と，「現実歪曲」は側頭葉内側部の血流増加と関連するという結果を示している．

MRIによる脳の各部分の容積と思考障害の重症度の関連を検討した研究も報告されている．シェントン（Shenton M）らは，統合失調症患者においてMRIの左上側頭回後部体積とTDIの総得点との間に負の相関がみられることを示した．類似の研究においては，上側頭回後部体積と思考障害，幻聴との関連が示されている．さらに別の報告では，TLCの陽性思考障害得点と側頭葉，前頭前野体積との間に負の相関が認められている．以上の結果は，思考障害に責任のある脳の領域は側頭葉と前頭葉であることを示している．

3 生化学的指標

統合失調症などにおいて思考障害が抗精神病薬療法により改善することから，思考障害が脳内の神経伝達物質の調整を受けていることが想定されるが，思考障害の生化学的背景を検討した報告は少ない．

畑らは未服薬の統合失調症患者において，TDIによる思考障害の重症度と血中アミン代謝産物濃度の関連を検討した．この結果TDI得点とドパミンの代謝産物である血漿ホモバニリン酸濃度の間に正の相関を認めたことから，思考障害が中枢ドパミン系と関連する可能性を考察している．

4 精神生理学的指標

思考障害と精神生理学的指標との関連については，事象関連電位に関する研究が行われている．

マコナジー（McConaghy N）らは思考障害と事象関連電位のP 300振幅の関連を検討し，陽性思考障害とP 300振幅に負の相関がみられたことを報告している．また高沢らはsemantic mismatchを反映する事象関連電位N 400成分と思考障害の関連を検討している．この結果，Harrow思考障害尺度で思考障害があると判定された患者はN 400が有意に減衰していたことから，思考障害の強い患者においては意味的不適切さを検出する生理学的機構が十分に働いていない可能性を示唆している．

岩波らはHarrow思考障害尺度も用いて，思考障害と事象関連電位N 100およびP 300の関連を検討した．この結果，思考障害のない群と比較し，思考障害のある群においては有意にP 300振幅が減衰していた．さらに思考障害のカテゴリーとの関連では，「言語の形態と構造」はP 300振幅と，「話の内容，表現された思考」はP 300潜時と，「混合」と「問題と反応の関係」はN 100振幅と最も関連が大きかったとしている．以上の結果は，思考障害が，脳内の情報処理過程の障害と密接に関連していることを示唆している．

近年，統合失調症を中心とした精神疾患のリハビリテーションの重要性がしばしば指摘されるが，精神疾患患者の社会適応障害の背景には，種々の認知，思考の障害が存在していると想定されている．したがって思考障害の内容を詳細に検討していくことが，患者の社会復帰，あるいはリハビリテーションという側面からも重要であると思われる．

さらに近年発展しつつある脳科学のさまざまな技術的方法を用いて病的な思考の異常の病態を明らかにしていくことは，ヒトのもつ最も重要な高次機能の一つである「思考」のメカニズムを解明

していくための大きな手段となると思われる．今後fMRIなどの機能的脳画像を用いた，思考障害の研究がより進展することが期待される．

参考文献

1) 畑 哲信，中込和幸，岩波 明，他：思考障害の認知科学的研究―現況と課題．精神医学 **40**：8-21, 1998

脳神経科学

発　行	2003年5月20日　第1版第1刷©	
監修者	伊藤　正男	
編集者	金澤　一郎　篠田　義一　廣川　信隆	
	御子柴克彦　宮下　保司	
発行者	佐々木憲一郎	
発行所	株式会社　三輪書店	
	〒113-0033　東京都文京区本郷6-17-9	
	☎ 03-3816-7796　FAX 03-3816-7756	
印刷所	三報社印刷　株式会社	

本書の無断複写・複製・転載は，著作権・出版権の侵害となることがありますのでご注意ください．

JCLS 〈㈱日本著作出版権管理システム委託出版物〉
本書の無断複写は著作権法上での例外を除き，禁じられています．複写される場合は，そのつど事前に㈱日本著作出版権管理システム（電話 03-3817-5670，FAX 03-3815-8199）の許諾を得てください．

ISBN 4-89590-192-0　C 3047

和文索引

①和文索引には，最初の文字が日本語の用語を収載し，50音順に配列した．
②項目の中は，最初の文字が片仮名，平仮名，漢字の順に配列し，漢字は50音電話帳配列とした．

あ

アーガイル-ロバートソン徴候（Argyll-Robertson 徴候）　577
アイコニック・ストア（アイコニック・メモリー）　781
アウェアネス　773,774,775,777,779
── の階層　772
アクチン　182
── 線維　128
アクティブゾーン　212
アグリン（agrin）　284
アストロサイト　70,108,114,115,148,159,172,305,312
アセチルコリン（acetylcholine, ACh）　262,266,600,607
── エステラーゼ（acetylcholinesterase, AChE）　265,267
── 合成酵素（choline acetyltransferase, ChAT）　364
── 受容体　8
── トランスポーター　303
アテトーゼ　555
アデニレートサイクレース（AC）　287
アデノシン　274
── A2受容体　610
── レセプター　276
アトラクタント（attractant）　196
アトロピン　267
── 精神病　607
アドレナリン（adrenaline, AD）　267
アフリカ
── ツメガエル　321
── 眠り病　613
アポトーシス　361
── 小体　238
アマクリン細胞　648
アミノ酸　600
── 受容体　734
アミロイド　223
── 前駆体蛋白質（amyloid precursor protein, APP）　232
── 蛋白　7
── 感受性陽イオンチャネル　732
アミン
── とコリンの交代説　602
── 類　600
アモン角　28
アラキドン酸　348,516

アルツハイマー（Alzheimer A）　3
── 病（Alzheimer's disease, AD）　9,81,220,221,224,232,246,306
アルファ波　393
アルファ昏睡　392
アルブス（Albus JS）　10,513,514
アロステリック制御　320
アロディニア　718
アンモン角（Ammon's horn）　26,28
悪性高熱症　326
足場蛋白質　212,213,216
味
── 応答プロフィール　735,736
── 対比的反応　736
── の認知活動　737
網状説　3
安静時振戦　551
暗算　776
暗順応　642
暗所視（scotopic vision）　645

い

イオン
── 作動型　8
── 透過型伝達（ionotropic transmission）　264,265
── ポア部位　294
イオンチャネル　117,289
── 型受容体　100
── 病　299,300
イノシトール
── 1,4,5三リン酸（IP$_3$, InsP$_3$）　8,309,516
── 三リン酸受容体（inositol-1,4,5-trisphosphate 受容体, IP$_3$R）　319
イムノグロブリンスーパーファミリー　131
イメージング技術　744
インサイド・アウトパターン　24
インスリン様成長因子1型（IGF-1）　516
インターフェロン　121
インテグリン　146,148
インパルス　103,261
インピーダンス　411
生きた記憶　776
位相
── 逆転　396
── 情報　692
── 反応曲線　598

異所性細胞形成（ヘテロトピア）　56
異常振戦　549
意志・意識に伴う調節　617
意思決定　775
意識　771,772,773,774,775
── 障害　470
── の三階層　775
── の三階層モデル　772,773,779
── の神経相関（neural correlates of consciousness, NCC）　772,777
── の神経相関問題　772
── のワーキングメモリ理論　771,772,773,775,779
意味
── 記憶　739
── 論（semantics）　792
遺伝子
── 機能破壊マウス　197
── 相同組換え法　322
── 発現　253
遺伝性末梢神経障害　124
痛み　363
── の二重説　712
1嗅細胞-1種受容体（one cell-one receptor）　724
1次運動野（primary motor cortex）　49,499,500
── の細胞活動　501
1次感覚野（primary sensory cortex）　629
1次視覚野（primary visual cortex [area], V1野）　48,650,652,671
1次終末　433
Ⅰa群線維　433
Ⅰa抑制　443
── 回路　437
── ニューロン　437
Ⅰ型脳回欠損（type Ⅰ lissencephaly）　185
一過性
── のK$^+$電流（A電流）　296
── 脳虚血　237
一酸化窒素（NO）　8,276,349,516,718
一般臓性
── 遠心性　19,20
── 求心性　18,20
一般体性
── 遠心性　19,20
── 求心性　18,20
色
── 円柱（color column）　631

815

和文索引

――［の］恒常性（color constancy） 636, 663
陰性位相逆転（negative phase reversal） 396
飲小胞（pinocytic vesicles） 115

う

ウィナー（Wiener N） 10
ウィーゼル（Wiesel TN） 5, 631, 640, 705
ウェルニッケ（Wernicke C） 3
―― 野 794
―― 領域 778
ウサギ骨格筋T管 294
迂遠 808
内薗耕二 6
内向き整流
―― K⁺チャネル 299
―― 電流（Kir）チャネル 298
運動
―― 核 426
―― 視（motion vision） 656, 661
―― 準備電位（Bereitschaftspotential, BP） 395, 404, 411, 412
―― 神経 209
―― 神経伝導検査 388
―― 性言語野 797
―― 性失語症 3
―― 前野（premotor cortex） 506
―― 前野ニューロン 582
―― 単位 425
―― 的アウェアネス 773, 774
―― の出力 500
―― の神経機構 415, 425, 433, 442, 451, 458, 471, 488, 499, 511, 524
―― の制御 499
―― の発現 499
―― パララックス 635
―― 発現 501
―― プログラム（motor program） 490
―― 分節（motor segment） 488
―― 野（primary motor cortex[area]） 49, 499, 500
―― 誘発電位（motor evoked potential, MEP） 401
―― ワーキングメモリ 774, 776
運動ニューロン 210
―― 病 427
運動方向 501
―― 選択性（direction selectivity） 653, 656
―― 選択的な周辺抑制（surround inhibition） 657

え

エーデルマン（Edelman G） 8
エイプ・ランゲージ研究 795
エコープラナー（echo planar） 377
―― 法（echo planar imaging, EPI） 381
エコノモ（von Economo C） 606
エックルス（Eccles JC） 6, 772

エディンガー–ウェストファール核（Edinger-Westphal核） 577
エドリアン（Adrian ED） 4
エピソード記憶 51, 739
エフェレンス・コピー（efference copy） 476, 520
エフリン（Ephrin） 128, 132, 182
――-3 237
エルランガー（Erlanger J） 4
エンケファリン（enkephalin） 274
エンドサイトーシス 217
エンドセリン3遺伝子 583
栄養因子 357
円板膜（disk membrane） 643
延髄（medulla oblongata） 16, 36
炎症メディエータ 713
遠隔記憶 740
遠心性
―― コピー（efference copy, corrollary discharge） 476, 520
―― 神経線維 685, 691
遠心路 616
塩基性メチレンブルー 114
演繹 804
嚥下 584, 585

お

オーガナイザー（organizer） 204
オートフィードバック・ループ 598
オールズ（Olds J） 5
オピオイド
―― ペプチド 274
―― レセプター（opioid receptor） 274
オリーブ蝸牛束（olivocochlear bundle） 691
オリーブ–歯状核–赤核三角 513
オリゴデンドロサイト（oligodendrocyte, 稀突起膠細胞） 70, 98, 117, 149, 159, 174
オレキシン（orexin, Ox） 600, 610
オンディーヌの呪い（Ondine's curse） 583
おばあさん細胞仮説（grand-mother cell hypothesis） 638
小川の三角形 544
折りたたみナイフ現象（clasp-knife phenomenon） 546
嘔吐 584
大きさの原理（size principle） 428
大塚正徳 6
音韻
―― ストア 776
―― ループ（phonological loop, PL） 775
―― 論（phonology） 792
音源定位 694
音素（phonemes） 792
温血性 45
温度受容器（thermoreceptor） 702

か

カイニン酸
―― ・アンパ受容体 736

―― 受容体 70, 737
ガイダンス分子 130
ガイド因子 191
ガストデューシン（gustducin） 731, 734
―― 免疫陽性 732
カスパーゼ 237
――-3 237
――-9 237
カッツ（Katz B） 6
カテコールアミン 267, 285
カテプシン 243
―― B 243
―― L 243
―― 阻害剤 244
カドヘリン（Cadherin） 8, 134, 135, 146
―― ファミリー 135
カハール（Cajal SR） 3, 512
―― 間質核（Cajal間質核） 564
――-レチウス細胞（Cajal-Retzius細胞） 185
カフェイン 320, 610
カプサイシン（capsaicin） 713, 716
ガラクトセレブロシド（galactocerebroside, GalC） 124, 125
カリウムチャネル（K⁺チャネル） 116, 118, 290, 296
ガル（Gall FJ） 3
カルシウム
―― イオン（Ca²⁺） 116, 135, 308, 516
―― チャネル（Ca²⁺チャネル） 290, 294, 319
カルシニューリン 320, 340
カルパイン
―― -カテプシン・カスケード 246
―― -カテプシン仮説 237
カルモジュリン（CaM） 317
―― 依存性プロテインキナーゼ（CaM-dependent protein kinase；CaMK） 321, 339
―― キナーゼII（CaMK II） 264
カロリックテスト 469
ガレクチン（galectin） 146
下位側方注視中枢 482
下オリーブ 512
―― 核（inferior olivary nucleus） 35, 36, 564
下丘（inferior colliculus, IC） 32, 692, 696, 698
―― 核（nuclei of inferior colliculus） 574
下行性
―― 神経路 416
―― 鎮痛系 716
下肢運動ニューロン 465
下小脳脚（inferior cerebellar peduncle） 561
下垂体 31
―― 門脈系（hypophyseal portal system） 32
下側頭葉皮質（inferotemporal cortex） 661
下唾液核（inferior salivatory nucleus） 570
化学
―― シナプス（chemical synapse） 100, 261

和文索引

―― 受容器 721, 731
―― 親和仮説 207
―― 伝達 4
化石人類 46
加齢 220
可塑性 104, 217, 226, 707, 712, 717
家族性致死性不眠症 (fatal familial insomnia, FFI) 613
寡動 (hypokinesia) 557
蝸牛軸 (modiolus) 685, 691
蝸牛神経 (cochlear nerve) 574
―― 背側核 (dorsal cochlear nucleus) 574
―― 腹側核 (ventral cochlear nucleus) 574
顆粒
―― 細胞 (granule cell) 35, 512
―― 層 180
回旋性眼球運動 472
回転後眼振 479
回転中眼振 479
灰白質 (gray matter) 22
快情動 753
海馬 (hippocampus) 26, 28, 51, 223, 777
―― ・海馬傍回領域 742
―― アンモン角 (cornu Ammonis) 237
―― 歯状回 163
―― 体 755, 760
―― 台 (subiculum) 26
開口放出 (exocytosis) 101, 263
開散 481
開電場 (open field) 405
階層
―― 構造 630, 650
―― 的情報処理仮説 705
―― モザイクモデル 544
外顆粒層 (external granule layer, EGL) 180, 181
外眼筋運動核 573
外傷性無臭症 (post-traumatic anosmia) 723
外側
―― 系 451
―― 膝状体 646, 651, 677
―― 上オリーブ核 (lateral superior olive, LSO) 692
―― 前庭脊髄路 (lateral vestibulospinal tract, LVST) 464, 573
―― 半規管 466
―― 毛帯核 (nuclei of lateral lemniscus) 574, 692, 696, 698
―― 網様体核 (lateral reticular nucleus) 567
外転神経 (abducens nerve) 576
外リンパ液 684
概日リズム 612
概念の記憶 739
角加速度
―― 回転 466
―― 刺激 465
角状核 (Ncl. angularis) 692
角膜反射 (corneal reflex) 571, 576
拡散性因子 191, 192
核
―― 移動 (nucleokinesis) 182

―― 間介在細胞 469
―― 間介在ニューロン 483
―― 鎖線維 433
―― 袋線維 433
―― 内封入体 234
覚醒 772
獲得 (acquisition) 793
学習 (learning) 793
活性化過程 292
活動
―― 電位 289, 291
―― リズム 594
滑車神経 (trochlear nerve) 576
滑動性眼球運動 (smooth pursuit, 追跡性眼球運動) 465, 471, 472, 473, 477, 478, 487, 518, 537
―― 系 465
滑脳症
―― 1型 (lissencephaly type 1) 56
―― 2型 (lissencephaly type 2) 58
貫通線維 (perforating fiber) 27
桿体 643
間接路 528
間脳 (diencephalon) 16, 30, 206
―― の梗塞 613
幹細胞 (stem cell) 151, 160
感音性難聴 695
感覚 (sensation) 629
―― 刺激の生物学的意味 758
―― 神経伝導検査 388
―― 性失音楽 695
―― 性失語症 3
―― 的アウェアネス 772, 773, 774
―― ニューロン 186
―― 有毛細胞 461
感受性期 680
感性的補完 (modal completion) 673
関節
―― 受容器 (joint receptor) 702
―― の硬さ (joint stiffness) 443
緩電位 395
観念奔逸 808
眼窩
―― 上皮質 777
―― 皮質 769
眼球運動 471, 472
―― 系 471
―― 遅い―― 472
―― 滑動性 [追跡型, 追従] ―― 465, 471, 472, 473, 477, 478, 487, 518, 537
―― 急速―― 606
―― 共同性 ―― 471
―― サッケード ―― 519
―― 視運動性 ―― 480
―― 視機性 ―― 518
―― 衝動性 ―― 371, 465, 471, 472, 473, 477, 519, 591, 665
―― 垂直性 ―― 472
―― 水平性 ―― 472
―― 代償性 ―― 477
―― 速い ―― 472
―― 非共同性 ―― 471
―― 輻輳性 ―― 480
眼振
―― 緩徐相 466
―― 急速相 466

―― 回転後 ―― 479
―― 回転中 ―― 479
眼優位
―― 可塑性 680
―― 性 (ocular dominance) 677, 679
―― [性]コラム[円柱] (ocular dominance column) 631, 653, 654, 677, 678, 679, 681, 682
顔細胞 665
顔面神経 (facial nerve) 570

き

キネシン 85
―― スーパーファミリー蛋白 (KIF蛋白) 86
ギブソニアン 772
キャノン (Cannon WB) 4
キャンデル (Kandel E) 6
ギムネマ酸 731
ギャッサー (Gasser HS) 4
ギャップ結合 (gap junction) 109, 114, 116, 312
ギルマン (Guillemin R) 6
企図振戦 560
帰還路 445
帰納 804
記憶 604, 739, 747, 748
―― の痕跡 541
―― 短期 ―― 747
―― 長期 ―― 747
―― 陳述的 ―― 746
―― 手続き ―― 750
―― 非陳述的 ―― 746, 750
起始円錐 (axon hillock) 67
基質蛋白 241
基準導出法 396
基底核 179
―― 障害 558
基底膜 143, 145, 146, 161
基盤 (basal plate) 209
稀突起膠細胞 (oligodendrocyte, オリゴデンドロサイト) 70, 98, 117, 149, 159, 174
機能
―― 局在 3
―― 的一側性 (functional laterality) 796
―― 的磁気共鳴画像[法] (functional magnetic resonance imaging, functional MRI, fMRI) 376, 380, 381, 382, 412, 535, 758, 759, 777, 783, 799
―― 的コネクティヴィティー 778
―― ドメイン 728
―― 面 (functional surface) 706, 707
疑核 (nucleus ambiguus) 569, 570
拮抗筋 436, 443
拮抗抑制 (reciprocal inhibition) 443
脚橋被蓋核 (pedunculopontine nucleus) 496
逆向
―― 記憶 740
―― [性]健忘 740, 747
逆シャンペンボトル型の両下肢筋萎縮 124
逆説睡眠 (paradoxical sleep) 600

和文索引

逆方向性投射　650
逆向きグルタミン酸トランスポーター　306
逆モデル　521, 536
逆行性
　—— 軸索流　92
　—— メッセンジャー　346
9野　777
吸啜リズム　589
　—— 発生器　589
吸息性ニューロン（inspiratory neuron）　580
吸息相　579, 580
求心性神経線維　685
求心路　616
急速眼球運動（rapid eye movements, REMs）　606
球形嚢（sacculus）　458, 460
　—— 斑　463
球脊髄性筋萎縮症（spino bulbar muscular atrophy, SBMA）　229, 232
嗅
　—— 覚　721
　—— 球　724
　—— 細胞　721, 722
　—— 周野（perirhinal cortex）　661
　—— 上皮　722
　—— 神経鞘細胞（olfactory ensheathing cell）　149
　—— 神経線維　725
　—— 内皮質-海馬（entorhinal cortex (EC)-hippocampus）　221
　—— 脳　754
　—— 皮質　730
巨大細胞網様核　587
巨脳症（megalencephaly）　55
共焦点レーザー顕微鏡　8, 157
共進化　46
共同性眼球運動　471
共同注視麻痺　482
共同偏視　482
協調運動障害（adiadokokinesis）　559
協力筋　436
峡部（isthmus）　204
恐怖条件づけ　758
強化学習　531
強制把握　501
教師つき学習　532
橋（pons）　16, 33
　—— 核（pontine nuclei）　33, 566, 567
　—— 縦束　566
　—— 小脳（pontocerebellum）　34
　—— 小脳線維（pontocerebellar fibers）　561, 566
　—— 被蓋網様体核（pontine reticulotegmental nucleus）　33, 566, 567
競合　679, 682
　—— 仮説　680
凝集物　228
局所
　—— 脳血流（regional cerebral blood flow, rCBF）　378, 379
　—— 麻酔剤　294
極小主義　790
近距離反射（輻輳反射, convergense reflex, near reflex）　577

近見反応　624
近時記憶　740
筋
　—— 萎縮性側索硬化症（amyotrophic lateral sclerosis, ALS）　306, 427
　—— 眼脳病（muscle-eye-brain disease）　59
　—— 原性疾患　387
　—— 重症無力症　9
　—— 小胞体（sarcoplasmic reticulum）　323
　—— 伸張反射　436
　—— 単位　425
　—— 電図　385
　—— 疲労　431
　—— 紡錘（muscle spindle）　433, 702
筋緊張（筋トーヌス, muscle tone[tonus]）　437, 491, 545, 546
　—— 亢進症（hypertonia）　438
　—— 消失（atonia）　559
　—— 低下[症]（hypotonia）　438, 546
　—— 抑制を欠く REM 睡眠　608
緊張性
　—— 頸反射　459, 460
　—— 迷路反射　459
銀塩化銀電極　395

く

グアニリールサイクレーズ　516
グアニンヌクレオチド交換因子（guanine nucleotide exchange factor, GEF）　334
クモ毒（ω-agatoxin-IVA）　296
クモ膜下腔　113
クラーレ　267
クライトマン（Kleitman N）　5
グリア（glia, 神経膠細胞）　21, 167
　—— 細胞　70
　—— 親和性移動（gliophilic migration）　182
グリシン　273
クリティカルピリオド　217
グリンガード（Greengard P）　8
グルコーストランスポーター（glucose transporter）　114
グルタミン酸　270, 734
　—— 受容体　8, 70, 644
　—— 受容体 3 型（GluR 3）　282
　—— 脱炭酸酵素（glutamate decarboxylase, GAD）　271
　—— トランスポーター　303
　—— レセプター（ionotropic glutamate receptor）　312
グレイ（Gray EG）　6
クレブス（Krebs EG）　8
クローディン-11（claudin-11）　120
クロライドチャネル（Cl⁻チャネル）　290
くしゃみ　584
久野　寧　4
組み替えアデノウイルス　162
空間視（spatial vision）　656
　—— 径路（背側径路）　774
空間性（視覚性）ワーキングメモリ　776
空胞　228, 234

　—— 化　233
　—— 変性　235
屈曲反射　444
　—— 求心性線維　564
屈筋　459, 465

け

ゲファリン（gepharin）　284
ケモトロピズム　191
形質性 AC（protoplasmic AC）　108
系統発生　604
計算論　772
　—— 的神経科学　535
　—— 的モデル　630
経験性表象　742
経頭蓋磁気刺激法（transcranial magnetic stimulation, TMS）　401, 403
痙縮（spasticity）　439, 546
痙攣性疾患　300
頸動脈
　—— 枝　570
　—— 小体　571
　—— 洞　571
頸膨大　17
頸筋運動ニューロン　465
頸反射　461
血液髄液関門　40
血液脳関門（blood-brain barrier, BBB）　40, 114
血管周囲腔（Virchow-Robin 腔）　112, 113
血管足　114
結合（binding）　636
　—— 腕（brachium conjunctivum）　561
結節乳頭核（tubulomammilary nucleus, TM）　612
幻肢痛　720
言語　520, 786, 791
　—— 運用機構　790
　—— 獲得装置（language acquisition device, LAD）　793, 794
　—— 獲得の生得性（innateness）　788
　—— 機能（language faculty）　788
　—— 知識の生得性　793
　—— の脳機能　791
　—— 能力（linguistic competence）　786, 793
　—— 版　プラトンの問題（Plato's problem）　788
　—— モジュール　792
　—— 野　51
　—— ワーキングメモリ　775, 776, 777
原猿類　44
原形質性星状膠細胞　70
原皮質（archicortex）　48
健忘　740
嫌悪
　—— 系　762, 765
　—— 刺激　765
腱紡錘（ゴルジ腱器官）　435

和文索引

こ

コネキシン　312
コネクソン　312
コラム　656
── 仮説　705
── 構造　653, 666
コルチ器官　685
コルチコトロピン放出ホルモン（CRF）　516
コンパクトミエリン　126
ゴルジ（Golgi C）　3
── 細胞（Golgi cell）　35, 512, 514
── 鍍銀染色法　109, 158
── ［の］腱器官（Golgi tendon organ, 腱紡錘）　435, 702
こうのとりの脚　124
こころ（mind）　788, 790
古典経路　601
古典的受容野（classical receptive field）　673
古皮質（paleocortex）　48
呼吸
── 性ニューロン（respiratory neuron）　578
── 中枢　578
── リズム　579, 582, 583
呼息
── 性ニューロン（expiratory neuron）　580
── 相　579, 580
固視（fixation）　471
固縮（rigidity）　440, 547
固有受容器（proprioceptor）　488
── 系　488
弧束核（solitary nuclei）　570, 571, 585
個人差　778
鼓室階　684
交感神経（sympathetic division）　21, 719
交叉性
── 室頂核前庭路　573
── 伸展反射　444
交差性失語症（crossed aphasia）　796
交連性
── 軸索　130
── ニューロン　191, 194
── 抑制　463
交連線維　23
抗コリン精神病　607
抗重力筋（antigravity muscle）　459
更新　777
後角（posterior horn）　36
後弓反射　459
後吸息相（post-inspiratory phase）　581
後根神経節細胞　210
後索（posterior funiculus）　38, 703
── 核（posterior column nuclei）　36
後脊髄小脳路（dorsal spinocerebellar tract, DSCT）　447, 492
後頭頂葉　785
後頭部優位律動　392, 393
後半規管　466
恒常性　675
高次
── 意識　778, 779
── 運動野　499
── 感覚野（higher sensory cortex）　629
── ワーキングメモリ　777
高周波フィルタ　394
高頻度磁気刺激法（repetitive TMS, rTMS）　403
興奮　98
── 性シナプス後電位（excitatory postsynaptic potential, EPSP）　272, 406, 530
── 性バースト細胞（EBN）　469
国際 10-20 法　391
黒質　32, 527
── 網様部　420, 422
心
── の黒板　776
── の理論　805
骨相学　3
── 説　797
言葉のサラダ　807

さ

サーカディアンリズム（circadian rhythm）　593
サイクリック
── AMP（cAMP）　287, 723
── GMP　287, 516
── ヌクレオチド作動性カチオンチャネル　311
サイトカイン　357
サイレントシナプス　216, 217, 352
サキシトキシン（ScTx）　291
サックマン（Sakmann B）　6
サッケード（saccade, 衝動性眼球運動）　371, 465, 471, 472, 473, 477, 483, 519, 591, 665
── ジェネレーター　486
── 生成機構　484
サブスタンス P（SP）　713, 717
サブプレート（subplate）　179
サル　222
左右眼視差（binocular disparity）　652, 660, 665
作業記憶（working memory, ワーキングメモリ）　740, 772, 773, 774, 775, 776, 777
再認再生　742
細胞　203
── 塊（neurosphere）　150
── 外［容量］電流　405, 407, 410, 411, 412
── ［間］接着分子　135, 202
── 間相互作用　171
── 質ダイニン　91
── 種特異的分子　158
── 集団表現仮説（population coding hypothesis）　638
── 体［核］トランスロケーション（somal [nuclear] translocation）　185
── 内カルシウム（Ca^{2+}）　116, 308
── 内情報伝達　330
── 内電流（尖樹状突起内電流）　410

最終共通路（final common pathway）　425, 448
最初期遺伝子　8
先取り鎮痛　720
索状体（restiform body）　561
索状傍体（juxtarestiform body）　561
3 次元
── 空間分解能　413
── 的形態　108
3 量体 G 蛋白　334
三環系抗うつ剤　611
三原色説（trichromatic theory）　648
三叉神経　574
── 運動核（motor nucleus）　575
── 核　703
── 視蓋線維（trigeminotectal fibers）　576
── 視床路（trigeminothalamic tract）　575
── 主感覚核（principal sensory nucleus）　575
── 小脳路（trigeminocerebellar tract）　576
── 脊髄路核（spinal nucleus）　575
三叉-脊髄路（trigeminospinal tract）　576
三半規管　463

し

シータ波（θ 波）　411
シェリントン（Sherrington CS）　4
システインプロテアーゼ　243
ジストニア　548, 556
── 運動　556
── 姿勢　556
シック（Shik ML）　5
シナジィー　489
シナプシン I　264
シナプス（synapse）　67, 70, 100, 261, 304
── 可塑性（synaptic plasticity）　28, 353, 365, 529
── 後電位（IPSP）　391
── 後膜　70
── 後膜肥厚構造　212
── 小胞（synaptic vesicle）　67, 70, 212, 262
── 小胞仮説（vesicle hypothesis）　263
── 前終末（endbulb of Held）　692
── 遅延（synaptic delay）　261, 265
── 長期増強　346
── 長期抑圧　346
── 電位（synaptic potential）　261
── の形成　212
── 発芽（Sprouting）　353
シナプトタグミン（synaptotagmin）　141, 264
ジヒドロピリジン結合部位　294
シミュレーション　774, 775
ジャクソン（Jackson JH）　3
シャーファー側枝（Schaffer collateral）　27
シャリ（Schally AV）　6
シャルコー（Charcot J-M）　4
── ・マリー・トゥース病（Charcot-

819

和文索引

Marie-Tooth病) 89,123,124
ジュベ (Jouvet M) 5
シュワン細胞 (Schwann cell) 70,98, 117,143,145,186
―― 索 143
シルビウス溝 778
シングルフォトン断層法 (single photon emission computed tomography, SPECT) 376,379
ジンピーマウス 119
糸球 724,726
―― モジュール 726
糸状
―― 仮足 (filopodia) 182
―― 突起 128
自然言語 (natural language) 791
自己
―― 意識 710,772,775
―― 近接空間の認知 710
―― 免疫 611
―― モデル 774
―― モニター 774,775,777
自動運動 415
自発性運動 501
自発性脳波と磁場 410
自律神経
―― 系 (autonomic nervous system) 21,616
―― ニューロン 186
―― の中枢 617
耳小骨 684
耳石器 (otolith) 458
―― 反射 466
耳毒性 462
弛緩ダイナミックス (relaxation dynamics) 634
志向性をもつ意識 773
刺激の貧困 (poverty of the stimulus) 788
姿勢 495
―― 制御 488
―― 調節 457
―― 反射 (postural reflexes) 459,489,490
思考 522,801,807
―― 形式の障害 807
―― 制止 808
―― 途絶 808
―― 内容の異常 807
―― の脳内過程 804
指向運動 (orienting) 455,456,457
視運動性
―― 眼球運動 (optokinesis) 480
―― 眼振 (OKN) 479
―― 後眼振 (OKAN) 479,480
視蓋 206
―― 延髄路 563
―― 脊髄路 563
―― 網様体脊髄路線維 (tecto-reticulospinal fibers) 494
視覚 642,650,669,677
―― 1次野 671
―― キャシュ 776
―― 空間 699
―― 遮断 680
―― 探索 781

―― 的アウェアネス (visual awareness) 773,777
―― [的]ワーキングメモリ 774,776
―― 皮質 669
―― モジュール 774
―― 野 677
―― 誘発電位 (visual evoked potential, VEP) 400
視機性眼球運動 518
視空間スケッチパッド (visuo-spatial sketchpad, VSSP) 775,776
視交差[叉] (optic chiasm) 593,651
―― 上核 (supraoptic nucleus, SCN) 593,595,612
視差 (disparity) 633
―― 勾配 666
視細胞 (photoreceptor) 642,644
視索前野 (preoptic area, POA) 610
視床 391,421,422,525
―― VA核 410
―― 大脳皮質路 (thalamo-cortical tract) 495
―― 枕 784
―― 網様核 409
視床下核 527
―― ニューロン 421
視床下部 (hypothalamus) 4,31,601,606, 755,756
―― 外側部 610
―― 外側野 762
―― ・下垂体ホルモン 273
―― 室傍核 765
―― 脳腫瘍 613
―― 歩行誘発野 (subthalamic locomotor region, SLR) 491
視神経 (optic nerve) 642,646,651
視線 465
視知覚 669,675
視物質遺伝子 646,647
視放線 (optic radiation) 651
視野
―― の写像 (visual field mapping) 651,652
―― 表出 (visuotopy, retinotopy) 650
事象関連
―― fMRI (event-related fMRI) 383,384
―― 電位 (event-related potentials, ERP) 783
―― 電位-CNV 411
持続性筋伸張反射 (tonic stretch reflex) 440
持続的後過分極 (afterhyperpolarization) 99
時間
―― 勾配 741
―― 的順序 503
―― パターン符号化仮説 (temporal coding hypothesis) 639
―― 分解能 413
歯状回 (dentate gyrus) 26
歯状核赤核淡蒼球ルイ体萎縮症 (dentatorubral pallidoluysian atrophy, DRPLA) 229,230
嗜眠性脳炎 606
磁気共鳴画像法 (magnetic resonance

imaging, MRI) 376,380,381,382,412, 535,758,759,777,783,799
軸索 (axon) 67,74,98,143
―― ガイド 189
―― ガイド因子 (axon guidance cue) 196
―― 起始部 67
―― 内輸送 (axonal transport) 262
―― の束形成 201
―― の反発 197
―― 誘引 191
―― 誘導 (axon guidance) 343
―― 流 84
軸索輸送 84,267
―― 遅い―― 84
―― 速い―― 84
失語症 (aphasia) 792,794,797
失書症 (agraphia) 794
失読症 (alexia) 794
室頂核 (fastigial nucleus) 492
―― 延髄路 573
―― 視床路 (fastigiothalamic tract) 495
―― 脊髄路 494
―― 脊髄路線維 (fastigiospial fibers) 494
―― 前庭路 (fastigiovestibular tract) 492,494
―― 網様体路 (fastigioreticular tract) 492,494
膝状体
―― 外系 646
―― 系 646
実行神経系 600
斜視 681
主観的輪郭 (subjective contour, illusory contour) 662,672
主動筋 443
受容器 702,712
―― 電位 (receptor potential) 461,629,686
受容体 (レセプター) 330
―― 作動性 Ca^{2+} チャネル (receptor-operated Ca^{2+} channel, ROC) 311
―― 発現ゾーン 727
アセチルコリン―― 8
アデノシンA2―― 610
アデノシン―― 276
アミノ酸―― 734
イオンチャネル型―― 100
イノシトール三リン酸―― 319
1嗅細胞-1種―― 724
オピオイド―― 274
カイニン酸・アンパ―― 736
カイニン酸―― 70,737
グルタミン酸―― 8,70,312,644
グルタミン酸―― 3型 282
セマフォリン―― 197,199
ドパミンD2―― 7
ニューロキニン―― 286
神経ニコチン性アセチルコリン―― 311
代謝型―― 644
匂い分子―― 722
非 N-methyl-D-aspartate―― 271
受容野 (receptive field) 644,650,673

820

和文索引

―― 周辺 (receptive field surround) 673
腫瘍壊死因子 (tumor necrosis factor, TNF) 362
種
　―― 均一性 (species-uniformity) 788
　―― 固有性 (species-specificity) 788
樹状突起 (dendrite) 65, 74
　―― 棘 (dendritic spine) 65
周期性四肢運動障害 (periodic limb movement, PLM) 613
周期的制限給餌 595
周波数
　―― 局在性 (tonotopic organization) 691
　―― 成分 404
　―― -電流関係 430
周辺抑制 657
　―― 野 663
終脳 (telencephalon) 22, 48
17野 650
従属振動体 595
縦帯構造 516
縮小逆行健忘 741
熟達者・初心者の比較 802
瞬目
　―― 条件反射 518, 750
　―― 反射 (blink reflex) 389
循環
　―― 中枢 618
　―― 的演算 631
　―― の調節 618
順向性健忘 746
順序構成 503
順方向性投射 650
順モデル 536
処理 776
除脳
　―― 固縮 (decerebrate rigidity) 459, 488, 547
　―― ネコ (decerebrate cat) 488, 490
除皮質
　―― 固縮 (decorticate rigidity) 547
　―― ネコ (decorticate cat) 496
小膠細胞 (microglia, ミクログリア) 70
小細胞性網様体 587
小細胞層 (parvocellular layer) 647, 652
小窓 (fenestration) 115
小頭症 (micrencephaly) 55
小脳 (cerebellum) 15, 33, 50, 372, 415, 417, 418, 419, 421, 511, 774, 777
　―― 顆粒細胞 180, 181
　―― 外側核 409
　―― 核 192, 418, 419, 513, 565
　―― 脚 419
　―― 鈎状束 (uncinate fasciculus of cerebellum) 561, 573
　―― 失調 187
　―― 室頂核 573
　―― 症状 559
　―― 性運動失調症 300
　―― 性振戦 550
　―― 前核[群] (precerebellar nuclei) 417
　―― 中位核 409
　―― 虫部 (cerebellar vermis) 492
　―― の長期抑制 36
　―― 皮質 406, 564
　―― 腹側傍片葉 537
　―― 歩行誘発野 (cerebellar locomotor region, CLR) 493
　―― 傍片葉 (paraflocculus) 487
　―― 一視床-大脳皮質投射 409
小胞性トランスポーター 304
上衣層 163
上オリーブ核 (superior olivary nucleus) 574
　―― 群 (superior olivary complex, SOC) 692, 698
上気道筋 578
上丘 (superior colliculus) 32, 562, 784
　―― 網様体脊髄路 493
上行性脳幹網様体賦活系 (ARAS) 611
上行性網様体賦活系 (ascending reticular activating system) 601, 611
上小脳脚 (superior cerebellar peduncle) 561
　―― 病変 560
上側頭回領域 778
上側頭溝 666
上唾液核 (superior salivatory nucleus) 571
上皮組織 161
上皮-間充織変換 (epithelial-mesenchymal transition) 185
条件づけ 757
状況 760
　―― モデル 803
消去現象 (extinction) 711
症例 H. M. 742
衝動性眼球運動 (saccade, サッケード) 371, 465, 471, 472, 473, 477, 483, 519, 591, 665
情動 753
　―― 回路 4
　―― 性脱力発作 (cataplexy) 610
　―― に伴う調節 617
　―― 脳 (emotive brain) 496
食虫類 44
触受容器 (touch receptor) 702
職業性ジストニア 556
伸筋 459, 465
身体
　―― 図式 710
　―― 像 710
侵害受容器 (nociceptor) 702, 703
神経
　―― 栄養因子 (neurotrophic factor) 357
　―― 可塑性 323
　―― 塊 150, 168
　―― 回路形成 196
　―― 冠 (神経堤) 細胞 (neural crest細胞) 185
　―― 幹細胞 55, 149, 160, 167
　―― 機能の頭側移動の原則 17
　―― 筋シナプス 212, 214
　―― -筋接着 344
　―― 血管カップリング (neurovascular coupling) 377, 378
　―― 原性疾患 386
　―― 原線維変化 223, 225
　―― 溝 53
　―― 膠細胞 (glia, グリア) 21
　―― 支配比 428
　―― 襞 (neural fold) 185
　―― 絨 (neuropile) 108
　―― 上皮 160
　―― 成長因子 (nerve growth factor, NGF) 6, 357, 359
　―― 積分器 478
　―― 節細胞 649
　―― 前駆細胞 163
　―― ダイナミックス (neurodynamics) 640
　―― 伝達物質 (neurotransmitters) 260, 600, 690
　―― 伝導検査 388
　―― ニコチン性アセチルコリンレセプター 311
　―― の再成 143
　―― 板 53
　―― 頻回刺激 106
　―― 分化 169
　―― ペプチド 273
　―― 変性疾患 228
神経管 53, 177, 203
　―― 形成異常 (neural tube defect, 神経管欠損) 53
神経細胞 (neuron, ニューロン) 21, 65, 260
　―― 死 228, 235
　―― 接着因子 (N-CAM) 8
　―― の移動 177
　―― の減少 223
　―― の死 220
　―― の老化 220
　―― 変性 106, 228
振戦 548
　―― の機序 549
　　安静時―― 551
　　異常―― 549
　　小脳性―― 550
　　生理的―― 549
　　動作時―― 551
　　脳幹―― 550
真猿類 44
真の優性 (true dominancy) 230
深層性視床大脳-皮質投射 409
深部脳刺激療法 397
進化指数 (Progression Index) 44
進行波 (traveling wave) 685
新皮質 (neocortex) 48

す

スキーマ 803
スキナー (Skinner BF) 5
スキンド・ファイバー 320
ストリオゾーム (striosomes) 525
ストリキニン 273
ストループ課題 505
スパース・コーディング仮説 (sparse-coding hypothesis) 630, 638, 639
スパイク数符号化仮説 (spike-number coding hypothesis) 639
スパイン 212, 216, 218

和文索引

スパズム 548
スパン（把持量） 740
スピングラス（spin-glass） 640
スペリ（Sperry RW） 5
スペクトリン（フォドリン） 246
スメア像 238
スリット（Slit） 128, 131, 182, 194
スルファチド 124, 125
スローウイルス 9
図形反転刺激（pattern reversal stimulation） 400
水平
　── 結合 674
　── 細胞 648
　── 性眼球運動 472
　── 注視中枢 481
垂直
　── 性眼球運動 472
　── 性サッケード 486
　── 方向（radial current） 410
推論 775, 801
睡眠
　── 相前進症候群 613
　── 脳波 395
　── 物質 604
　── 発作 610
　── 麻痺 610
睡眠・覚醒 600, 606
　── 機構 600
　── 障害 606
　── リズム 597
錐体 648
　── 外路 524
　── 細胞 239
　── 細胞尖樹状突起 409
　── ニューロン 179
錐体路（pyramidal tract） 24, 49, 416, 524, 561
　── ニューロン（pyramidal tract neuron, PTN） 416
錘内筋線維 435
随意
　── 運動 415, 417
　── 再生 742
　── 的な動作選択 505
随伴陰性変動（contingent negative variation, CNV） 395, 412

せ

セカンドメッセンジャー 330, 331
ゼーブルグ（Seeburg PH） 8
セマフォリン 182, 186, 193, 196
　── 受容体 197, 199
セラミド 362
　── ガラクトシル転移酵素（ceramide garactosyltransferase, CGT） 124
セリン・スレニン
　── キナーゼ 338, 361
　── フォスファターゼ 340
セロトニン（5-HT） 268, 449, 609
　── トランスポーター 302
センサー 234
　── コイル 404
　── 蛋白質 233, 234
セントラルコア病 326
正中線 193
生活健忘 741
生成文法（理論）generative grammar 786
生得的行動 372, 519
生理的
　── 死（プログラム死） 362
　── 振戦 549
　── 老化 220
成長円錐（growth cone） 128, 182, 184, 189, 190, 196, 214, 218
　── の反応性の変化 193
　── の崩壊 197
制御歩行（controlled locomotion） 490
青斑核（locus ceruleus） 33, 267, 611
星状膠細胞（astrocyte[s]） 70, 108, 114, 115, 148, 159, 172, 305, 312
星状細胞（stellate cell[neuron]，星型細胞） 35, 405, 512, 692
　　線維性 ── 71
精神分析学 4
静止膜電位 289
静的γ運動ニューロン 435
静的反応 433
赤核（nucleus ruber, red nucleus） 32, 513, 563
　── 脊髄路（rubrospinal tract） 452, 453, 491, 492, 563
赤緑色覚異常 646
咳 584
脊髄（spinal cord） 15, 19, 36, 44
　── 運動中枢 443
　── 介在ニューロン 442
　── 固有神経回路（descending and ascending propriospinal system） 489
　── 固有ニューロン 442
　── 後角 714
　── 視床路 703, 714
　── 神経（spinal nerve） 19, 44
　── 網様体路 714
脊髄小脳（spinocerebellum） 34
　── 失調症1型（spinocerebellar ataxia type 1, SCA 1） 229
　── 失調症3型 230
　── 失調症6型（SCA 6） 23, 300
　── 失調症（spinocerebellar ataxia, SCA） 229
　── 路 447
脊椎管 19
舌咽神経（glossopharyngeal nerve） 570
舌下神経（hypoglossal nerve） 567
接線
　── 移動（tangential migration） 177, 179, 181, 184
　── 方向（tangential current） 410
接着
　── 蛋白質 218
　── 斑（punctate adhesion） 114
絶縁
　── 効果 410
　── 伝導 99
先導突起（leading process） 182, 184
尖樹状突起 405
　── 内電流（細胞内電流） 410
宣言的記憶 739
浅層性視床-大脳皮質投射細胞 409, 410
閃輝反射 571
閃光刺激（flash stimulation） 400
線維性 AC（fibrous AC） 108
線維性星状細胞 71
線維束性攣縮 427
線条体（striatum） 28, 420, 422, 423, 524, 596
線虫 245
線毛（cilia） 461
全失語（global aphasia） 796
全頭蓋脊椎裂 53
全前脳胞症（holoprosencephaly） 54
全体姿勢 488, 489, 496
前運動野 774
前角（anterior horn） 36
前向
　── 記憶 740
　── 健忘 740
前索（anterior funiculus） 38
前[腹側]脊髄小脳路（ventral spinocerebellar tract, VSCT） 447
前庭
　── 階 684
　── 系の機能 458
　── 頸反射 466
　── 視床路（vestibulothalamic tract） 574
　── 受容器 458
　── 小脳 33
　── 性眼振発現の中枢機構 468
　── 性代償（vestibular compensation） 469
　── 迷路系 488
　── 有毛細胞 461
前庭神経（vestibular nerve） 572
　── 遠心性線維 574
　── 核（vestibular nuclei） 572
　── 核細胞 463
前庭脊髄路（vestibulospinal tract） 491
　── 系 464
前庭動眼
　── 系 465
　── 反射（VOR） 465, 466, 518
　── 反射系の動特性 478
前頭眼窩
　── 皮質 765, 766
　── 野 735, 737
前頭眼野（frontal eye field, FEF） 482, 487
前頭前野 508, 534, 774, 775, 777, 784
　── 背外側領域（dorsolateral prefrontal cortex, DLPFC） 777, 778
前頭側頭型痴呆（frontotemporal dementia and parkinsonism linked to chromosome 17, FTDP-17） 221, 224
前頭葉 804
前脳基底部（basal forebrain, BF） 610, 742
　── 損傷 742
前脳基底野 358
前脳胞 54
前半規管 466
前部帯状回（anterior cingulate cortex, ACC） 765, 775, 777, 778

和文索引

前腹側核（antero-ventral，AV）613
前ベッツィンガー複合体（pre-BÖT）579
前補足運動野（presupplementary motor area）504
前方移動流（rostral migratory stream）179
漸減型
　——吸息性ニューロン（ID）582
　——呼息性ニューロン（ED）582
漸増応答（recruiting response）409
漸増型
　——吸息性ニューロン　582
　——呼息性ニューロン（EA）581

そ

ソコロフ（Sokoloff L）5
ソマトスタチン（somatostatin）6, 274
咀嚼
　——運動　586
　——パターン発生器　587
　——リズム発生器　587
素量説（quantum theory）263
双極
　——細胞　644, 648
　——子　391
　——導出法　396
　——誘導　410
相互相関法　594
相対運動　658, 660
相動性
　——活動（phasic activity）606
　——筋伸張反射（phasic stretch reflex）439
相反性
　——神経支配　437
　——抑制　437
僧帽細胞　726
層
　——構造（layer structure）651
　——状核　696, 697
　——状構造　630
　——的電場電位（laminar field potential）407, 409
　——特異的神経結合　630
増強応答（augmenting response）409
即時記憶　740
促通　104
側角（lateral horn）37
側索（lateral funiculus）38
側頭
　——言語関領域　778
　——連合野　777
側脳室（lateral ventricle）39
側方抑制　172
外向きK電流　298
損失利得法　780

た

ダイアシルグリセロール（DAG）516
ダイナクチン　91
ダイニン　185
ダウ（Dow R）511

タコ型細胞 octopus cell　692
ダークニューロン（dark neuron）106
ダルクシェヴィチ核（Darkschewitsch核）564
他者モデル　774
田崎一二　6, 103
多シナプス反射路　442
多重神経支配　216
多重パーセプトロン　10
多小脳回症（polymicrogyria）58
多発性硬化症　121
唾液分泌の調節　622
大膠細胞（macroglia）70
大細胞
　——核（Ncl. magnocellularis）692
　——層（magnocellular layer）647, 652
大小脳連関ループ　521
大動脈
　——小体　571
　——神経　570
　——洞　571
大脳
　——運動野　373
　——感覚野　373
　——基底核（basal ganglia）28, 372, 415, 420, 421, 422, 423, 524, 777
　——同価値論　3
　——半球（cerebral hemisphere）15
　——半球優位性（cerebral dominance）796
　——辺縁系（辺縁系，limbic system）30, 373, 504, 755
　——連合野　374
大脳皮質（cerebral cortex）22, 596
　——錐体細胞（pyramidal neuron）405, 410
　——聴覚野（聴皮質）696
　——の機能局在　25
代謝型
　——受容体（metabotropic receptor）644
　——伝達（metabotropic transmission）264, 265
代謝作動型　8
代償性眼球運動（compensatory eye movement）477
台形体核（nucleus of trapezoid body）574
体温リズム　597
体性
　——幹細胞　151
　——神経系　17
体性感覚　702, 712
　——誘発電位（somatosensory evoked potential，SEP）399
体節　186
体部位
　——局在性（somatotopy）26
　——再現地図　705
対応点問題（correspondence problem）633
対光反射　623
対連合記憶課題　747
苔状線維（mossy fiber）27, 418, 564
　——終末　564

胎生　45
退縮（collapse）134
帯状
　——回　504
　——溝　504
　——皮質運動野（cingulate motor area）504, 505, 506
第1次前庭小脳線維（primary vestibulocerebellar fibers）573
第1次前庭線維　572
第1色覚異常　647
第1体性感覚野（first somatosensory cortex，SI）704
第2次前庭小脳線維（secondary vestibulocerebellar fibers）573
第2体性感覚野（second somatosensory cortex，SII）704, 708, 709
第3脳室（third ventricle）39
第3次視覚皮質　771
第4脳室（fourth ventricle）39
竹市雅俊　8
脱髄巣　121
脱分化　159
脱抑制　527
単一神経支配　216
単一線維筋電図　388
単極誘導　410
単純パーセプトロン　10, 513, 514
淡蒼球　29, 526
　——内節　422
　——ニューロン　421
蛋白キナーゼ　332
　——C（PKC）338
　——G　516
蛋白合成　253
　——阻害剤　258
蛋白質（プロテイン）
　アミロイド——　7
　アミロイド前駆体——　232
　キネシンスーパーファミリー——　86
　センサー——　233, 234
　プリオン——　232
　ミエリン塩基性——　119
　ミエリン構成——　118
　ミエリンプロテオリピド——　119
　基質——　241
　接着——　218
　低分子量G——　337, 339
　微小管モーター——　185
蛋白質リン酸化
　——酵素A（PKA）336
　——反応　336
蛋白フォスファターゼ　332
短期記憶　740, 747
短期的修飾　104
短絡効果　410, 411
短絡作用　412
弾道的 movement（ballistic movement）476
談話［の］理解　802, 803

ち

チトクローム　237
チャネル

和文索引

アミロイド感受性陽イオン ―― 732
イオン ―― 117, 289
カリウム ―― 116, 118, 290, 296
カルシウム ―― 290, 294, 319
クロライド ―― 290
サイクリックヌクレオチド作動性カチオン ―― 311
ナトリウム ―― 290
内向き整流 K^+ ―― 299
内向き整流電流（Kir）―― 298
受容体作動性 Ca^{2+} ―― 311
電位依存性 Ca^{2+} ―― 311
非選択性カチオン ―― 290
膜電位依存性 Ca^{2+} ―― 294
膜電位依存性 Cl^- ―― 300
膜電位依存性 K^+ ―― 297
膜電位依存性 Na^+ ―― 291, 293
膜電位依存性イオン ―― 290
膜電位依存性 ―― 291
水 ―― 114
チャネロパチー ―― 300
チャルマース（Chalmers DJ）―― 11
チューブリン ―― 81
チョムスキー（Chomsky N）―― 5
チロシンキナーゼ ―― 340
チロシンリン酸化反応 ―― 336
チンパンジー ―― 46
知覚（perception）629
知識 801
遅延
　―― 回路（delay line）698
　―― 再生の障害 220
　―― 非見本合わせ課題 747
緻密部 527
力-頻度曲線 430
中位核（interpositus nucleus）492
中央階 684
中央実行系（central executive, CE）775, 776, 778
中間
　―― 外側核（intermedio-lateral nucleus）37
　―― 質 37
　―― 神経（intermediate nerve）570, 571
　―― 帯（intermediate zone）161, 179
　―― 聴線条（stria of Held, intermediate acoustic stria）692
　―― 的意識 773, 775, 779
中小脳脚（middle cerebellar peduncle）561
中心窩（fovea）642
中心灰白質 714
中心管（central canal）39
中心体 185
中心-周辺拮抗型受容野 644, 647
中枢運動伝導時間（central motor conduction time, CMCT）402
中枢型睡眠時無呼吸症候群 583
中枢神経
　―― 系（central nervous system, CNS）15, 44
　―― 刺激剤 611
中枢性自律神経調節 617
中枢伝導時間（central conduction time, CCT）400

中脳（midbrain）16, 32
　―― 症 54
　―― 水道（cerebral aqueduct）39
　―― 中心灰白質 764, 765
　―― ドパミン作動性ニューロン 193
　―― 歩行誘発野（mesencephalic locomotor region, MLR）490, 496
　―― 路核（mesencephalic nucleus）575
注意（attention）520, 637, 697, 773, 775, 780
　―― のスポットライト 782
柱状構造（columnar organization）631
長期
　―― 記憶 740, 747
　―― 減弱 536
長期増強（long-term potentiation, LTP）28, 217, 255, 323, 344, 346, 530, 536, 681, 749
　―― 現象 323
長期的修飾（可塑性）104
長期抑圧（long-term depression, LTD）36, 217, 258, 323, 346, 513, 515, 681, 749, 752
　―― 現象 323
長ループ反射（long-loop reflex）389
超コラム（hypercolumn）654
超高圧電子顕微鏡像（HVEM 像）108
跳躍伝導（saltatory conduction）98, 103
調音プラン（articulatory planning）798
調整 777
調節
　―― 神経系 600
　―― 反射（accommodation reflex, 調節反応）577
聴覚
　―― 空間 699
　―― 皮質 778
　―― 誘発電位（auditory evoked potential, AEP）401
聴条（acoustic striae）574
聴性脳幹反応（auditory brainstem response, ABR）401
直後再生 740
直接路 528
直流電位 395
直列処理 772
直列モデル 630
直行配列（orthogonal arrays）115
陳述［的］記憶（declarative memory）739, 746
鎮痛系 715

つ

ツェルベーガー症候群（Zellweger 症候群）58
ツメガエル卵母細胞 296
図地分化 670
追跡性［追従］眼球運動（smooth pursuit, 滑動性眼球運動）465, 471, 472, 473, 477, 478, 487, 518, 537
痛覚 702, 712
　―― 増強 717

て

デイル（Dale HH）4
デオキシヘモグロビン 382
デカルト（Descartes R）3, 774, 778
テトロドトキシン（TTX）291
てんかん
　―― 性放電 390, 394
　―― 発作 390
手続き
　―― 記憶 739, 750
　―― の理解 802
出来事の記憶 739
低分子量 G 蛋白［質］337, 339
定位脳手術 558
　―― 用座標（stereotaxic coordinate）378
定位反応（orienting response）471
底板（フロアプレート）130, 192
適応
　―― 姿勢制御（reactive postural adjustment）490
　―― 制御 496
　―― フィルタ 515
転写阻害剤 258
伝音性難聴 695
伝導
　―― 失語（conduction aphasia）796
　―― ブロック 99
電圧・電流関係 283
電位依存性 Ca^{2+} チャネル（voltage-operated Ca^{2+} channel, VOC）311
電気
　―― シナプス（electrical synapse）261, 645
　―― 的興奮 289
　―― 的絶縁作用 412
　―― 的大脳無活動（electrocerebral inactivity, ECI）393
　―― 伝導度 410
電子顕微鏡 157
電流双極子 405, 410

と

トーニック・ニューロン（tonic neuron）484
トーヌス（筋緊張）437, 491, 545, 546
トップダウン
　―― 処理（top-down 処理）634, 636
　―― 信号 749
ドパミン（dopamine, DA）267, 527, 775
　―― D2 受容体 7
　―― 受容体 529
　―― トランスポーター 302
ドメイン 332, 333
トランスポーター 302
　　アセチルコリン ―― 303
　　グルコース ―― 114
　　グルタミン酸 ―― 303
　　セロトニン ―― 302
　　ドパミン ―― 302
　　ノルエピネフリン ―― 302

和文索引

逆向きグルタミン酸 —— 306
小胞性 —— 304
トランスロケーション 184
トリチウムチミジン 179, 183
トリパンブルー 114
トリプレットリピート病 230
トルピード (torpedo) 92
トレッドミル状態 (treadmilling) 78
トロフィック仮説 357
トロポニン (troponin) 319
利根川 進 8
時計遺伝子 594, 596, 597, 612
閉じこめ症候群 (locked-in syndrome) 609
登上線維 (climbing fiber[s]) 35, 417, 512, 517, 536, 564
同調曲線 (tuning curve) 689, 692
逃避反射 444
透視問題 (transparency problem) 634
動員 425
動眼神経 (oculomotor nerve) 576
—— 副核 (accessory nuclei of oculomotor nerve) 576
動機づけ 753
—— 行動 762, 764
動作
—— 緩徐 (bradykinesia) 557
—— 企画 507
—— 時振戦 551
—— 性ジストニア 556
—— の切り替え 504
—— の空間的誘導 507
動的反応 433, 435
動脈圧受容器反射 619
動毛 463, 685
道具使用 711
統語
—— 処理 792
—— 論 (syntax) 792
糖鎖付加 (glycosylation) 285
頭頂
—— 間溝底部 (ventral intraparietal area, VIP) 711
—— 葉連合野 (area 5 & 7) 410
—— 連合野 409, 672, 777
頭部
—— 回転 465
—— 角加速度信号 479
瞳孔
—— 括約筋 577
—— 散大筋 577
—— の調節 623
特異性言語障害 (specific language impairment, SLI) 793
特殊性視床-大脳皮質投射 (specific thalamocortical projection) 407
特殊臓性遠心性 19
特殊臓性求心性 18
特殊体性求心性 18
特徴周波数 (characteristic frequency, CF) 692
特徴統合 (feature integration) 781
特発性 RBD 607
突発性脱分極変位 (PDS) 394

な

ナウタ (Nauta WJH) 610
ナトリウムチャネル (Na$^+$チャネル) 118, 290, 291
ナルコレプシー 610
—— の REM 睡眠関連症状 611
内因性
—— オピエート 8
—— オピオイド 715
—— 鎮痛系 716
内観法 771
内臓感覚 571
内側
—— 系 451
—— 膝状体核 (medial geniculate nuclei) 574
—— 縦束 (medial longitudinal fasciculus, MLF) 464, 574
—— 上オリーブ核 (medial superior olive, MSO) 692, 694
—— 前庭脊髄路 (medial vestibulospinal tract, MVST) 464, 573
—— 側頭葉 746
—— 台形体核 (medial nucleus of trapezoid body, MNTB) 692
内的
—— スクライブ 776
—— 脱同調 596
—— 欲求 505
内部モデル 536
内リンパ液 684
中西重忠 8
楢林博太郎 555
軟膜 (pia mater) 161, 177
難聴 301

に

ニッスル小体 (Nissl body) 65
ニホンザル 237
ニューロイメージング法 776
ニューロキニンレセプター 286
ニューロテンシン (neurotensin) 274
ニューロトロフィン 146, 347, 357, 358, 359
—— -3 (neurotorophin-3, NT-3)
ニューロピリン (Neuropilin) 134, 199
—— 1 (Neuropilin-1) 197
—— 2 (Neuropilin-2) 197
ニューロフィラメント 74, 92
ニューロン (neuron, 神経細胞) 21, 167, 260
—— 集合 10
—— 親和性移動 (neurophilic migration) 182
—— 説 3
α 運動 —— 435
β 運動 —— 435
γ 運動 —— 435
Ia 抑制 —— 437
トーニック・—— 484
バースト・—— 484
ポーズ・—— 484
吸息性 —— 580
呼息性 —— 580
呼吸性 —— 578
静的 γ 運動 —— 435
脊髄介在 —— 442
脊髄固有 —— 442
漸増型吸息性 —— 582
漸増型呼息性 —— 581, 582
2 次終末 433
2 次性のナルコレプシー 613
2 自由度制御系 521
2 振動体仮説 597
II 群線維 433
二重
—— 安定性 (bistable property) 429
—— 課題 774, 777
—— 皮質症候群(皮質下帯状異所性灰白質) 57
二分脊椎 53
匂い
—— の質 729
—— 受容体地図 727, 730
—— 地図 722, 729, 730
匂い分子 721
—— 受容体 722
—— 受容体地図 728
西塚泰美 8
入眠時幻覚 610
乳幼児突然死症候群 583
認識脳 (cognitive brain) 496
認知 (cognition) 788
—— 科学 (cognitive science) 5, 788
—— 細胞仮説 (gnostic cell hypothesis) 638
—— 能力 793
—— 脳科学 (cognitive neuroscience) 791

ぬ

沼 正作 8

ね

ネーヤ (Neher E) 6
ネアンデルタール 47
ネスチン (Nestin) 161, 168, 169
ネットワーク説 582, 583
ネトリン (netrin) 128, 130, 182, 193, 199
ネプリリジン (neprilysin) 9

の

ノーマン-ロバート症候群 (Norman-Robert 症候群) 57
ノックアウトマウス技術 8
ノブロック症候群 (Knobloch 症候群) 53
ノルアドレナリン (noradrenaline, NA) 6, 267, 449, 775
ノルエピネフリントランスポーター 302
脳 (brain) 15, 44, 790
—— 化指数 (Encephalization Index)

825

和文索引

—— 化指数（Encephalization Quotient）42
—— 画像研究 805
—— 回 16
—— 溝 16, 411
—— 死 393
—— 磁図 394, 398
—— 磁場計測 404
—— 重 42
—— 神経（cranial nerve）19, 44, 567
—— 進化 46
—— 定位固定装置 555
—— 内自己刺激（ICSS）762, 764
—— 内地図 699
—— 内表現 772
—— 軟膜下 112
—— の計算理論 535
—— の性差 796
—— 表面 112
—— 賦活検査法（brain activation study）376
—— 胞 204
—— 由来神経栄養因子（brain-derived neurotrophic factor, BDNF）347, 357, 359, 749
—— -消化管ペプチド 274
脳幹（brainstem, brain stem）15, 45, 561
—— 振戦 550, 560
—— 聴覚誘発電位（brainstem auditory evoked potential, BAEP）401
—— の神経機構 561, 578, 586, 593, 600, 606
—— 網様体 391
—— -脊髄標本 589
脳機能
—— イメージング 376, 798
—— 局在（functional segregation）378
—— マッピング法（functional brain mapping）378
—— 連関（functional connectivity）378
脳室（ventricle）39, 177
—— 下帯 161
—— 周囲器官 41
—— 周囲結節性ヘテロトピア 58
—— 帯（ventricular zone）161, 177
脳梗塞
　傍正中視床動脈域の —— 613
脳脊髄液 19, 40, 410
—— のインピーダンス 411
脳波 390, 393
—— 自動判読 396
—— の脱同調化 606
脳梁 737
—— 膨大部後方領域 742
覗き窓問題（aperture problem）635

は

ハイネマン（Heinemann SF）8
ハイポクレチン（オレキシン）610
ハウンスフィールド（Hounsfield GN）5
ハクスレイ（Huxley AF）6
ハンチントン（Huntington G）3
—— 病（Huntington disease, HD）229, 230, 231, 234, 273, 552
バーグマングリア（Bergmann glia）35, 182
—— 細胞 110
バースト・ニューロン（burst neuron）484
バード（Bard P）4
バクロフェン 272
バスケット細胞（basket cell）35, 512
バッドレー（Baddeley A）775
バビンスキー（Babinski J）511
バリズム 553
パーキンソン（Parkinson J）3
—— 病 234, 267, 607
—— 病治療薬 306
パターン発生器 586, 591
パブロフ（Pavlov I）4
パペッツ（Papez J）4
—— 回路（Papez 回路）743
—— 情動回路 755
パラクロロヘニルアラニン（PCPA）601
パラノード 126
—— 形成 127
パルミチン酸 285
把持量（スパン）740
波長選択性 655, 663
背外側橋核 538
背側
—— 運動前野 507
—— 径路（空間視径路）611, 774
—— 呼吸ニューロン群（dorsal respiratory group, DRG）579, 581, 585
—— 視覚路（dorsal visual pathway）656
—— 視床（dosal thalamus）30
—— 脊髄小脳路（dorsal spinocerebellar tract, DSCT）447, 492
—— 聴線条（stria of Monakow, dorsal acoustic stria）692
背内側核（dorso-medial, DM）613
背腹軸 209
肺伸展受容器 585
胚性幹細胞 151
排尿
—— 中枢 621
—— の調節 621
萩原生長 6
白質（white matter）22
薄明視（mesopic vision）645
発火率符号化 538
発声 584
浜 清 6
早石 修 8, 610
針筋電図 385, 387
反回抑制 437, 446
反射 371
—— 運動 415
—— 性調節 617
—— 直立姿勢（reflexively standing posture）488
緊張性頸 —— 459, 460
緊張性迷路 —— 459, 460
迷路 —— 460
前庭動眼 —— 465, 466, 518
前庭頸 —— 465, 466

半規管動眼 —— 466
半規管頸 —— 466
耳石器 —— 466
瞬目条件 —— 518, 750
反対色説（opponent-color theory）648
反応選択性（response selectivity）629
半規管（semicircular canal）458
—— 頸反射 466
—— 動眼反射 466
半側空間無視 697
汎投射系（diffuse projection system）409
判断 775, 777
晩熟型の動物 604

ひ

ビィラブランカ（Villablanca J）614
ビククリン 272
ヒスタミン含有細胞 612
ヒッチ（Hitzig E）3
ヒト 226
—— の高次認知機能 536
ヒポトニア 546
ヒューズ（Hughes J）6
ヒューベル（Hubel DH）5, 640, 705
ヒューリスティック探索 801
ビヨルクルンド（Bjorklund A）9
皮質
—— 下 604
—— 下帯状異所性灰白質（二重皮質症候群）57
—— 核路（corticobulbar tract）416
—— 橋路（corticopontine fibers）561
—— 脊髄路（corticospinal tract）24, 416, 452, 453, 454, 500
—— 前庭線維（cerebellar corticovestibular fibers）572, 573
—— 咀嚼野（cortical masticatory area）572, 586
—— 電場電位 407
—— 板（cortical plate）161, 178, 179
—— -皮質投射 407
—— 表面電位 409
皮質核
—— 複合体 517
—— 路（corticonuclear tract, corticobulbar tract）416
皮節（dermatome）21
皮膚
—— コンダクタンス 757, 759, 769
—— 反射 444
非 N-methyl-D-aspartate レセプター（非NMDA［型］受容体［レセプター］）271, 645, 718
非感性的補完（amodal completion）672
非共同性眼球運動 471
非計算論 772
非受容体型チロシンキナーゼ 137
非侵襲
—— 計測法 535
—— 的脳イメージング法 735, 737
—— 脳活動計測 535, 637
非選択性カチオンチャネル 290
非対称性分裂 174

826

和文索引

非陳述的記憶（nondeclarative memory） 6, 449, 746, 775
非特殊性視床-大脳皮質投射（non-specific thalamo-cortical projection） 407, 409
疲労
　──検査（Harvey-Masland検査） 389
　──指数 426
被殻 28, 524
尾状核 28, 524
尾突起（trailing process） 182
微小管 74, 128, 182
　──束 77
　──の安定化 77
　──モーター蛋白質 185
微小シナプス応答（miniature synaptic response） 100
微小終板電位（miniature endplate potential, MEPP） 263
微小帯域 516
光
　──同調 598
　──反射（light reflex） 577
表現促進現象 228
表面筋電図 389
標的由来神経栄養因子 364
病的老化 220
廣川信隆 8

ふ

ファーチゴット（Furchgott RF） 8
ファクロフェン 272
フィードバック誤差学習
　──方式 522
　──理論 537
フィッシャー（Fischer EH） 8
フィロポディア 189, 216, 218, 219
フォスファターゼ 516
フォスファチジルイノシトール3キナーゼ（phosphatidylinositol 3キナーゼ, PI 3キナーゼ） 360
フォスフォジエステラーゼ（PDE） 287
フォスフォライペース（PLC） 287
フォスフォリパーゼ
　──Cγ（phospholipase Cγ, PLCγ） 360
　──C（phospholipase C, PLC） 313
フォドリン（スペクトリン） 246
フォンオイラー（von Euler U） 6
フォンベケシー（Von Bekesy G） 4
フクチン（fukutin） 59, 60
フック束（hook bundle） 493
フリッチ（Fritsh F） 4
フルーラン（Flourens P） 3, 511
フロアプレート（底板） 130
フロイド（Freud S） 4
ブラジキニン 713
ブラックボード・モデル 776
ブリス（Bliss TV） 6
ブリンドレイ（Brindley GS） 513
ブローカ（Broca PP） 3
　──野 542, 774, 794
ブロードマン（Brodmann K） 3
　──の皮質領野（Brodmann's cortical area） 25
ブロダール（Brodal A） 511
ブロックデザイン（block design） 379, 382
　──に基づくfMRI 383
プラトー電位 449
プラン 775
　──ニング 774
フーリエ表現素（Fourier descriptor） 664
プリオン 9
　──遺伝子 613
　──蛋白質（PrP^{sc}） 232
プルキンエ（Purkinje J） 3
　──細胞（Purkinje cell） 34, 181, 418, 512, 514, 516, 517, 536, 564
　──細胞層 180
　──細胞変性マウス（pcd, Purkinje cell degenerati） 313
プルジナー（Prusiner SB） 9
プレキシン（Plexin） 134, 198, 199
プレプレート（preplate） 177, 178
プログラム死（生理的死） 362
プロスタグランジン（PG） 713, 718
　──D2（prostagrandin D 2, PGD 2） 8, 610
プロセシング 232, 233
　──酵素 233
　──モデル 231
プロテアーゼ 243
プロテインキナーゼC（PKC） 338, 361
プロテオグリカン 147
プロトン（proton） 381
不快情動 753
不活性化 293
　──過程 292
不関電極 410
不随意運動 548, 551
不動毛（stereocilia） 461, 463, 685
不変性（invariance） 638
不良設定問題（ill-posed problem） 630, 631, 632
負のプライミング（negative priming） 782
普遍文法（universal grammar, UG） 789, 793
賦活（activation） 378
部分姿勢（segmental posture） 488, 496
部分報告法 781
舞踏病（Chorea） 552
副交感神経（parasympathetic division） 21
副視索系 538
副神経（accessory nerve） 568
　──核（accessory nucleus） 569
副楔状束核（accessory cuneate nucleus） 567
　──小脳線維（cuneocerebellar fibers） 567
福山型先天性筋ジストロフィー（Fukuyama-type congenital muscular dystrophy, FCMD） 59, 60
腹側
　──運動前野 507
　──経路（物体視経路） 612, 774
　──呼吸ニューロン群（ventral respiratory group, VRG） 579, 581
　──視覚路（ventral visual pathway） 661
　──［前］脊髄小脳路（ventral spinocerebellar tract, VSCT） 447, 492
　──線条体 534
　──聴線条（ventral acoustic stria） 692
複合運動 371, 519
複数の動作 503
輻輳 481
　──性眼球運動 480
　──反射（convergence reflex, near reflex, 近距離反射） 577
藤田雅彦 514
物体視 661
　──経路（腹側経路） 774
分界条床核 756
分子
　──構造的特徴（molecular feature） 726, 729
　──受容範囲（molecular receptive range） 723
　──層 180
分節
　──性 44
　──問題（segmentation） 636
分離脳（split brain） 759, 796
分裂間期核移動（interkinetic nuclear translocation） 177, 178
文の基本構造 787
文法（grammar） 786
文脈 760
　──依存的修飾（contextual modulation） 671
文理解 778

へ

ヘス（Hess WR） 610
ペースメーカー説 582, 583
ベータアミロイド 9
ベッツィンガー複合体（Bötzinger complex, BÖT） 579
ヘッブ（Hebb DO） 10, 638, 681
ヘテロトピア（異所性細胞形成） 56
ペプチド 600
ヘミバリズム（hemiballism） 553
ヘリング-ブロイエル反射（Hering-Breuer反射） 585
ヘルムホルツ（von Helmholtz H） 3
ベルガー（Berger H） 4
ペロキシソーム 58
ベンゾジアゼピン 272
ペンフィールド（Penfield W） 5
　──の体性感覚地図 26
平均加算法 404
平行線維 35, 418, 536
平衡斑 463
平坦
　──電位（plateau potential） 429
　──脳波 393
並列
　──処理 772

和文索引

―― モデル　630
閉塞型睡眠時無呼吸症候群　583
閉電場（closed field）　405
別経路　601
片眼
　―― 視覚遮断（monocular deprivation, MD）　679
　―― 遮蔽　680
辺縁系（limbic system, 大脳辺縁系）　30, 373, 504, 755
辺縁帯（marginal zone）　178, 179
辺縁葉（limbic lobe）　51
扁桃体　30, 742, 755, 756, 757

ほ

ポア　292
ポギオ（Poggio T）　634, 640
ホジキン（Hodgkin AL）　6
ポジトロン（positron）　379
　―― 断層撮像［法］（［陽電子］断層撮像［法］, positron emission tomography, PET）　7, 376, 379, 383, 412, 766
ポーズ・ニューロン（［omni-］pause neuron）　469, 484
ポップアウト　781
ボツリヌス毒素C3　138
ボトムアップ処理（bottom-up 処理）　631
ポピュレーション符号化　538
ホモ・エレクトス　47
ホモ・ハビリス　47
ホームズ（Holmes G）　511
ポリグルタミン　228, 231, 232, 233, 235
　―― 病　231, 232, 233, 301
ポリモーダル受容器　712
ボールとチェーン説　294
ポンプ筋　578
ポンプニューロン　585
歩行　519
　―― 異常　495
　―― 運動　444, 488
　―― 標本（locomotor preparation）　490
　―― リズム発生器（spinal stepping generator, SSG）　491
保持　776
保続　808
補足（completion）　637
　―― 運動野（supplementary motor area, SMA）　501, 774
　―― 眼野　483
母子間同調　599
方位円柱（方位コラム, orientation column）　631, 653, 654
方位選択性（orientation selectivity）　652
放射移動（radial migration）　177, 181, 184
放射状グリア（radial glia）　55, 162, 172, 182, 184
放射性同位元素（radioisotope, RI）　378, 379, 380
放出活性帯（active zone）　264
報酬　506, 530, 765
　―― 系　372, 762
　―― の価値判断　505

―― の予測誤差情報　531
縫線核（raphe nucleus）　268
防衛反応　620
房飾細胞　726
紡錘型細胞（fusiform cell）　692
紡錘波（spindle wave）　409
傍正中橋網様体（paramedian pontine reticular formation, PPRF）　469, 482
傍正中視床動脈域の脳梗塞　613
星型細胞（stellate cell）　692
発作性異臭症（paroxysmal dysosmia）　723
翻訳調節　175

ま

マー（Marr D）　10, 513, 640
マイクロゾーン　539
マイネルトの基底核（Mynertの基底核）　601
マウントカースル（Mountcastle V）　5
マクロ筋電図　388
マグヌス（Magnus R）　460
マシャド・ジョセフ病（Machado-Joseph disease, MJD）　229, 230, 231, 234
マスター振動体　595
マトリックス（matrix）　525
　―― 細胞　151, 183
マラカイトグリーン　322
マルガリータ島病　137
前田の理論　600
膜電位依存性
　―― Ca^{2+}チャネル　294
　―― Cl$^-$チャネル　300
　―― K$^+$チャネル　297
　―― Na$^+$チャネル　291, 293
　―― イオンチャネル　290
　―― チャネル　291
末梢化学受容器　585
末梢神経　143
　―― 回路の形成　199
　―― 系（peripheral nervous system, PNS）　15, 44
　―― 系ニューロン　185
丸石［2型］滑脳症（cobblestone［type 2］lissencephaly）　58, 60
慢性痛　717

み

ミエリン（myelin）　117, 121
　―― 塩基性蛋白質（myelin basic protein, MBP）　119
　―― 形成　125, 126
　―― 構成蛋白質　118
　―― プロテオリピド蛋白質（myelin proteolipid protein, PLP）　119
　―― 膜　117
ミオトニア　300
ミクログリア（microglia, 小膠細胞）　70, 305
ミニマリスト・プログラム　790
ミューラー（Muller J）　3
ミルナー（Milner P）　5

三品昌美　8
三つ組構造 triad junction　323
味覚　731
　―― 異常　737
　―― 線維　570, 571
　―― 脱失　737
御子柴克彦　8
水チャネル　114
脈絡叢　40, 151

む

ムシモル　601
ムズムズ脚症候群（restless legs syndrome, RLS）　613
無汗症　363
無髄軸索　98
無動（akinesia）　557
結び付け問題（binding problem）　781

め

メタンフェタミン　596, 598
メラトニン　597, 599
目覚め　772
明順応（light adaptation）　644
明所視（photopic vision）　645
明調小胞（clear vesicle）　67
迷走神経
　―― 背側核（dorsal nucleus）　569, 570
　―― 腹側核（ventral nucleus）　569
迷路（labyrinthine）　488
　―― 反射（labyrinthine reflex）　460, 461
滅裂思考　807

も

モザイクモデル　542
モジュール性（modularity）　789
モノアミン　449
　―― 酸化酵素（monoamine oxidase, MAO）　268
モリス水迷路の probe trial test　325
モルツイ（Moruzzi G）　511
毛様体
　―― 筋　577
　―― 神経栄養因子（ciliary neurotrophic factor, CNTF）　366
盲点　673
網膜（retina）　598, 642
　―― 視蓋投射　207
　―― 視床下部路（retino-hypothalamic tract）　612
　―― 部位局在性（retinotopy）　25
網様体（reticular formation）　32, 561
　―― 脊髄路（reticulospinal tract）　445, 451, 454, 455, 491
網様部　527
目標
　―― 志向的　775
　―― 探索（pathfind）　128
問題

―― 解決　801,802
―― 表象　801,802

や

ヤコブレフ回路（Yakovlev 回路）　743
ヤンセン（Jansen J）　511
夜間せん妄　607

ゆ

輸送小胞　217
癒着帯（tight junction）　114
有芯小胞（dense-core vesicle）　67
有髄
　―― 軸索　98
　―― 線維　143
有毛細胞　685
遊離脳幹　587
誘発筋電図　388
誘発シナプス応答（evoked synaptic response）　100
誘発電位（evoked potential，EP）
　　　　　399,404,405
　―― と磁場　410
誘発反応（evoked response）　399

よ

ヨタリマウス　187
予測姿勢制御（anticipatory postural adjustment）　490
予測制御　496
容認可能性判断（acceptability judgement）　786
容量性 Ca^{2+} 流入（capacitative Ca^{2+} entry，CCE）　312,318
容量電流（細胞外電流）　411,412
葉酸　54
陽性位相逆転（positive phase reversal）
　　　　　396
陽電子断層撮影（PET）　7,376,379,383,
　　　　　412,766
腰膨大　17
様式横断性連合野　742
様式特異的連合野　742
抑圧　104
抑制　527
抑制性シナプス後電位（inhibitory postsynaptic potential，IPSP）　272,406
翼板（alar plate）　209
4-アミノピリジン（4 AP）感受性　298
46 野　777

ら

ラシュレイ（Lashley KS）　3
ラスムッセン脳炎（Rasmussen 脳炎）　282
ラダー像　238
ラット　223
ラプシン（rapsyn）　284
ラミニン（laminin）　60,137,146,147,182
ラメリポディア　189
ランダムドットステレオグラム（random-dot stereogram）　633
ランヴィエの絞輪（node of Ranvier）
　　　　　98,103,118,143
卵形嚢（utriculus）　458,460
　―― 斑　463

り

リーラー（*reeler*）　178,185
　―― マウス　187
リーリン（Reelin）　185,187
リアノジン　323
　―― 受容体（ryanodine receptor，RyR）
　　　　　319,323,326
リカーシブな意識（recursive consciousness）　772,773,774,775,777,779
リクルートメント　386
リスニングスパン　777
リズム発生器　586
リソソーム　245
リチウム　321
リハーサル機構　776
リペラント（repellent）　196
リン酸化　332
　―― CREB（pCREB）　255
理解　776,801,802
立体観測　108
律動的活動　410
両眼反応性　679
両側
　―― 海馬・海馬傍回病変　741
　―― 視床損傷　741
　―― 視床内側面　742
　―― 性腹側屈筋反射路（bilateral ventral flexor reflex tracts）　567
　―― 乳頭体　742
　―― 迷路機能廃絶　465,470
　―― 迷路破壊　459
良性てんかん　301
菱脳
　―― 唇（rhombic lip）　180,181
　―― 節　204
　―― 胞　54
量子仮説（quantum hypothesis）　100
量子的 Ca^{2+} 放出（quantal Ca^{2+} release）
　　　　　317
領域

る

ルチアニ（Luciani L）　511
ルンメルハルト（Rumelhart DE）　10
類球体（spheroid）　92
類人猿　795
類推　804

れ

レウイー（Loewi O）　4
レーザー分子不活化法（chromophore-assisted laser inactivation）　322
レトロトランスポゾン　60
レビ・モンタルチニ（Levi-Montalchini R）
　　　　　6
レビー小体型痴呆（dementia of Lewy body type，DLB）　607
レモ（Lϕmo T）　6
レンショウ細胞（Renshaw 細胞）　446
霊長類　44
裂脳症（schizencephaly）　56
連合
　―― 弛緩　807
　―― 線維　23
　―― 野（association cortex[area]）
　　　　　25,50,629
連鎖移動（chain migration）　180,181,186
連続動作　503

ろ

ロコモーション（locomotion）　184,185
ロゼーンブラット（Rosenblatt F）　10
ロドプシン　643
ローランド（Rolando L）　511
ローランド弁蓋部（rolandic operculum）
　　　　　735
ローレンツ（Lorenz K）　5
老人斑　225,226

わ

ワーキングメモリ（working memory，作業記憶）　740,772,773,774,775,776,777
　―― 容量　778
ワーラー変性　143
ワルテンベルグ
　―― 徴候　441
　―― 反射　441

和文索引

欧文索引

①欧文索引には，最初の文字がギリシャ文字，欧文文字の用語を収載し，アルファベット順に配列した．
②項目の中は，最初の文字がギリシャ文字，欧文文字の順に配列した．

A

α-γ 同時活動　436
―― 連関　436
α-amino-3-hydroxy-5-methyl-4-isox-azolepropionic acid/kainate 受容体（AMPA/KA 受容体）　350
α-helix　279
α9 ニコチン性受容体　691
α シヌクレイン　7
α ジストログリカノパチー　60
α ジストログリカン　60
α 運動ニューロン　435
Aβ　718
―― 蛋白質　232
A2 型フォスフォリパーゼ　516
AAA ATPase family　234
abducens nerve（外転神経）　576
ABP（AMPA receptor-binding protein）　352
ABR（auditory brainstem response, 聴性脳幹反応）　401
AC（アデニレートサイクレース）　287
ACC（anterior cingulate cortex, 前部帯状回）　765,775,777,778
acceptability judgement（容認可能性判断）　786
accessory cuneate nucleus（副楔状束核）　567
―― nerve（副神経）　568
―― nuclei of oculomotor nerve（動眼神経副核）　576
―― nucleus（副神経核）　569
―― protein　284
accommodation reflex（調節反応，調節反射）　577
acetylcholine（ACh, アセチルコリン）　262,266,600,607
acetylcholinesterase（AChE, アセチルコリンエステラーゼ）　265,267
ACh（acetylcholine, アセチルコリン）　262,266,600,607
AChE（acetylcholinesterase, アセチルコリンエステラーゼ）　265,267
acoustic striae（聴条）　574
acquisition（獲得）　793
activation（賦活）　378
active memory　773
―― zone（放出活性帯）　264

activity regulated cytoskeleton associated protein（arc）　256
Ac-YVAD-cmk（tetrapeptide inhibitor tyrosine-valine-al　237
AD（adrenaline, アドレナリン）　267
AD（Alzheimer's disease, アルツハイマー病）　9,81,220,221,224,232,246,306
adiadokokinesis（協調運動障害）　559
adrenaline（AD, アドレナリン）　267
Adrian ED（エドリアン）　4
A 電流（一過性の K⁺電流）　296
AEP（auditory evoked potential, 聴覚誘発電位）　401
afterhyperpolarization（持続的後過分極）　99
agraphia（失書症）　794
agrin（アグリン）　284
A 型 K⁺チャネル　99
akinesia（無動）　557
Akt　361
alar plate（翼板）　209
Albus JS（アルブス）　10,513,514
alexia（失読症）　794
ALS（amyotrophic lateral sclerosis, 筋萎縮性側索硬化症）　306,427
alternative splicing　285
Alzheimer A（アルツハイマー）　3
Alzheimer's disease（AD, アルツハイマー病）　9,81,220,221,224,232,246,306
Ammon's horn（アンモン角）　26,28
amodal completion（非感性的補完）　672
AMPA　285,516
―― /KA 受容体（α-amino-3-hydroxy-5-methyl-4-isoxazolepropionic acid/kainate 受容体）　350
―― receptor-binding protein（ABP）　352
―― 型　279
―― グルタミン酸レセプター（AMPA レセプター）　216,312
amyloid precursor protein（APP, アミロイド前駆体蛋白質）　232
amyotrophic lateral sclerosis（ALS, 筋萎縮性側索硬化症）　306,427
anterior cingulate cortex（ACC, 前部帯状回）　765,775,777,778
―― funiculus（前索）　38
―― horn（前角）　36
antero-ventral（AV, 前腹側核）　613
anticipatory postural adjustment（予測姿勢制御）　490

antigravity muscle（抗重力筋）　459
aperture problem（覗き窓問題）　635
aphasia（失語症）　792,794,797
ApoE　225
―― 受容体 2　185
APP（amyloid precursor protein, アミロイド前駆体蛋白質）　232
―― 遺伝子　225
APV　589
ARAS（上行性脳幹網様体賦活系）　611
arc（activity regulated cytoskeleton-associated protein）　256
archicortex（原皮質）　48
area 5 & 7（頭頂葉連合野）　410
area G　735,737
Arf　337
arginine/glycine 部位（R/G 部位）　281
Argyll-Robertson 徴候（アーガイル-ロバートソン徴候）　577
arterial spin labeling 法（ASL 法）　381
articulatory planning（調音プラン）　798
ascending reticular activating system（ARAS, 上行性網様体賦活系）　601,611
ASL 法（arterial spin labeling 法）　381
ASP-3　245
ASP-4　245
association area（cortex）（連合野）　25,50,629
astrocyte(s)（星状膠細胞）　70,108,114,115,148,159,172,305,312
ATF ファミリー　254
atonia（筋緊張消失）　559
ATP　274,718
―― P2X レセプター　282
―― 受容体　116,691
attention（注意）　520,637,697,773,775,780
attractant（アトラクタント）　196
auditory brainstem response（ABR, 聴性脳幹反応）　401
―― evoked potential（AEP, 聴覚誘発電位）　401
augmenting response（増強応答）　409
autonomic nervous system（自律神経系）　21,616
AV（antero-ventral, 前腹側核）　613
AVP　594
axon（軸索）　67,74,98,143
―― guidance cue（軸索ガイド因子）　196

欧文索引

――― guidance（軸索誘導） 343
――― hillock（起始円錐） 67
axonal transport（軸索内輸送） 262

B

β アドレナリンレセプター 286
β アミロイドモデル 232
β シート 232
β 運動ニューロン 435
Babinski J（バビンスキー） 511
Baddeley A（バッドレー） 775
BAEP（brainstem auditory evoked potential, 脳幹聴覚誘発電位） 401
ballistic movement（弾道的 movement） 476
Bard P（バード） 4
basal forebrain（BF, 前脳基底部） 610,742
――― ganglia（大脳基底核） 28,372,415,420,421,422,423,524,777
――― plate（基盤） 209
basket cell（バスケット細胞） 35,512
BBB（blood brain barrier, 血液脳関門） 40,114
BDNF（brain-derived neurotrophic factor, 脳由来神経栄養因子） 347,357,359,749
Bereitschaftpotential（BP, 運動準備電位） 395,404,411,412
Berger H（ベルガー） 4
――― 波 404
Bergmann glia（バーグマングリア） 35,182
――― ――― 細胞（バーグマングリア細胞） 110
BF（basal forebrain, 前脳基底部） 610,742
bFGF 147
bilateral ventral flexor reflex tracts（両側性腹側屈筋反射路） 567
binding（結合） 636
――― problem（結び付け問題） 781
binocular disparity（左右眼視差） 652,660,665
bistable property（二重安定性） 429
Bjorklund A（ビヨルクルンド） 9
blink reflex（瞬目反射） 389
Bliss TV（ブリス） 6
block design（ブロックデザイン） 379,382
blood-brain barrier（BBB, 血液脳関門） 40,114
――― oxygenation level dependent 効果（BOLD効果） 380
BMP 170
BMP-1 134
BOLD コントラスト 382
――― の原理 382
――― 法 382
BÖT（Bötzinger complex, ベッツィンガー複合体） 579
bottom-up 処理（ボトムアップ処理） 631
Bötzinger complex（BÖT, ベッツィンガー複合体） 579

BP（Bereitschaftpotential, 運動準備電位） 395,404,411,412
BPAG 1（bullos pemphigoid antigen 1） 80
brachium conjunctivum（結合腕） 561
bradykinesia（動作緩徐） 557
brain（脳） 15,44,790
――― activation study（脳賦活検査法） 376
――― -derived neurotrophic factor（BDNF, 脳由来神経栄養因子） 347,357,359,749
brainstem（brain stem）（脳幹） 15,45,561
――― auditory evoked potential（BAEP, 脳幹聴覚誘発電位） 401
Brindley GS（ブリンドレイ） 513
Broca PP（ブローカ） 3
Brodal A（ブロダール） 511
Brodmann K（ブロードマン） 3
Brodmann's cortical area（ブロードマンの皮質領野） 25
bullos pemphigoid antigen 1（BPAG 1） 80
burst neuron（バースト・ニューロン） 484
bushy cell 692

C

θ 波（シータ波） 411
c-fos 253
C-kinesin 91
C 3-C 4 PNs（C 3-C 4 propriospinal neurons） 452,454
CA-074 243
CA 1 237
Ca^{2+}（カルシウムイオン） 116,135,240,263,308,516
――― -ATPase 308
――― /CaM 依存性フォスファターゼ 320
――― -induced Ca^{2+} release（CICR, Ca^{2+}誘導性Ca^{2+}放出） 320,323
――― puff（Ca^{2+} パフ） 314
――― オッシレーター 314
――― -カルモジュリン依存型蛋白キナーゼ（CaMK） 321,339
――― スパーク 325
――― チャネル（カルシウムチャネル） 290,294,319
――― 依存的ベル型のCa^{2+}放出 317
――― 拮抗薬 295
――― 振動 314
――― 貯蔵庫枯渇作動性チャネル 312
――― 濃度依存性K^+チャネル 691
――― 波 312
――― 放出 314
――― 誘導性Ca^{2+}放出（Ca^{2+}-induced Ca^{2+} release, CICR） 323
CAD（caspase-activated DNase） 238
Ca 電流理論 600
Cadherin（カドヘリン） 8,134,135,146
CAG リピート 228,229,230,231,301
Ca 波 116
Cajal SR（カハール） 3,512

――― -Retzius 細胞（カハール-レチウス細胞） 185
――― 間質核（カハール間質核） 564
calcineurin（CaN） 320
Calcium-induced calcium release 320,323
CaM（カルモジュリン） 317
――― -dependent protein kinase（CaMK, カルモジュリン依存性プロテインキナーゼ） 321,339
――― K II（カルモジュリンキナーゼ II） 264
――― K（CaM-dependent protein kinase, カルモジュリン依存性プロテインキナーゼ） 321,339
cAMP（サイクリック AMP） 287,723
――― response element binding（CREB） 254
――― response element（CRE） 254
――― 依存型蛋白キナーゼ（PKA） 338
CaN（calcineurin） 320
Cannon WB（キャノン） 4
capacitative Ca^{2+} entry（CCE, 容量性Ca^{2+}流入） 312,318
capsaicin（カプサイシン） 713,716
CARA 仮説 745
caspase-activated DNase（CAD） 238
cataplexy（情動性脱力発作） 610
catch-up サッケード 473
CAZ（cytomatrix assembled at active zone） 212
CCE（capacitative Ca^{2+} entry, 容量性Ca^{2+}流入） 312,318
CCT（central conduction time, 中枢伝導時間） 400
Cdc 42 139
Cdk 5（cyclin dependent kinase 5） 185
cDNA チップ 157
CE（central executive, 中央実行系） 775,776,778
central canal（中心管） 39
――― conduction time（CCT, 中枢伝導時間） 400
――― executive（CE, 中央実行系） 775,776,778
――― motor conduction time（CMCT, 中枢運動伝導時間） 402
――― nervous system（CNS, 中枢神経系） 15,44
――― pattern generator（CPG） 444
ceramide garactosyltransferase（CGT, セラミドガラクトシル転移酵素） 124
cerebellar corticovestibular fibers（皮質前庭線維） 572,573
――― locomotor region（CLR, 小脳歩行誘発野） 493
――― vermis（小脳虫部） 492
cerebellum（小脳） 15,33,50,372,415,417,418,419,421,511,774,777
cerebral aqueduct（中脳水道） 39
――― cortex（大脳皮質） 22,596
――― dominance（大脳半球優位性） 796
――― hemisphere（大脳半球） 15
cerebroside sulfotransferasa（CST） 125
CF（characteristic frequency, 特徴周波

831

欧文索引

数) 692
cGMP-dependent protein kinase (PKG, cGMP 依存性プロテインキナーゼ) 321,338
cGMP 依存性陽イオンチャネル (cGMP-Ch) 643,644
CGT (ceramide garactosyltransferase, セラミドガラクトシル転移酵素) 124
── 遺伝子ノックアウトマウス 125
chain migration (連鎖移動) 180,181,186
Chalmers DJ (チャルマース) 11
Channel (チャネル)
　A 型 K^+── 99
　Ca^{2+} (カルシウム) ── 290,294,319
　Ca^{2+} 貯蔵庫枯渇作動性── 312
　Ca^{2+} 濃度依存性 K^+── 691
　cGMP 依存性陽イオン── (cGMP-Ch) 643,644
　Cl^- (クロライド) ── 290
　K^+ (カリウム) ── 116,118,290,296
　Na^+ (ナトリウム) ── 118,290,291
　NMDA 受容体── 717
　receptor-operated Ca^{2+}── (ROC, 受容体作動性 Ca^{2+} チャネル) 311
　voltage-operated Ca^{2+}── (VOC, 電位依存性 Ca^{2+} チャネル) 311
characteristic frequency (CF, 特徴周波数) 692
Charcot J-M (シャルコー) 4
Charcot-Marie-Tooth 病 (シャルコー・マリー・トゥース病) 89,124
── タイプ 1 A (CMT 1 A) 123
ChAT (choline acetyltransferase, アセチルコリン合成酵素) 364
chemical synapse (化学シナプス) 100,261
choline acetyltransferase (ChAT, アセチルコリン合成酵素) 364
Chomsky N (チョムスキー) 5
Chorea (舞踏病) 552
chromophore-assisted laser inactivation (レーザー分子不活化法) 322
CICR (Ca^{2+}-induced Ca^{2+} release, Ca^{2+} 誘導性 Ca^{2+} 放出) 323
ciliary neurotrophic factor (CNTF, 毛様体神経栄養因子) 366
cilia (線毛) 461
cingulate motor area (帯状皮質運動野) 504,505,506
CIPTD (Comprehensive Index of Positive Thought Disorder) 808
circadian rhythm (サーカディアンリズム) 593
clasp-knife phenomenon (折りたたみナイフ現象) 546
classical lissencephaly 57
── receptive field (古典的受容野) 673
claudin-11 (クローディン-11) 120
Cl^- チャネル (クロライドチャネル) 290
clear vesicle (明瞭小胞) 67
climbing fiber(s) (登上線維) 35,417,512,517,536,564
closed field (閉電場) 405
CLP-1 245
CLR (cerebellar locomotor region, 小脳

歩行誘発野) 493
clustering 354
CM 525
CMCT (central motor conduction time, 中枢運動伝導時間) 402
CMT 1 A (Charcot-Marie-Tooth 病タイプ 1 A) 123
CM 核 407
CNP 121
CNR ファミリー 135
CNS (central nervous system, 中枢神経系) 14,15
CNTF (ciliary neurotrophic factor, 毛様体神経栄養因子) 366
CNV (contingent negative variation, 随伴陰性変動) 395,412
CO 276
── blob (CO 小斑) 655
cobblestone (type 2) lissencephaly (丸石 [2 型] 滑脳症) 58,60
cochlear nerve (蝸牛神経) 574
cognition (認知) 5,788
cognitive brain (認識脳) 496
── neuroscience (認知脳科学) 791
── science (認知科学) 788
collalpsin response mediator protein-2 (CRMP 2) 138
collapse (退縮) 134
collapsin-1 199
color column (色円柱) 631
── constancy (色恒常性) 636,663
columnar organization (柱状構造) 631
compensatory eye movement (代償性眼球運動) 477
completion (補足) 637
Comprehensive Index of Positive Thought Disorder (CIPTD) 808
conduction aphasia (伝導失語) 796
congenital indifference to pain 363
contextual modulation (文脈依存的修飾) 671
contingent negative variation (CNV, 随伴陰性変動) 395,412
controlled locomotion (制御歩行) 490
convergence reflex (輻輳反射, 近距離反射, near reflex) 577
corneal reflex (角膜反射) 571,576
cornu Ammonis (海馬アンモン角) 237
correspondence problem (対応点問題) 633
corrollary discharge (遠心性コピー, efference copy) 476
cortical masticatory area (皮質咀嚼野) 572,586
── plate (皮質板) 161,178,179
corticobulbar tract (corticonuclear tract, corticobulbar tract, 皮質核路) 416
corticopontine fibers (皮質橋路) 561
corticospinal tract (皮質脊髄路) 24,416,452,453,454,500
CO 小斑 (CO blob) 655
CO 帯 655
CPG (central pattern generator) 444
cranial nerve (脳神経) 19,44,567
CRE (cAMP response element) 254

CREB (cAMP response element binding) 254
Cre-loxP システム 158
CRF (コルチコトロピン放出ホルモン) 516
CRMP 2 (collalpsin response mediator protein 2) 138
crossed aphasia (交差性失語症) 796
CRPS 719
CST (cerebroside sulfotransferasa) 125
cuneocerebellar fibers (副楔状束核小脳線維) 567
cyclin dependent kinase 5 (Cdk 5) 185
cytomatrix assembled at active zone (CAZ) 212
C 型フォスフォリパーゼ 516
C キナーゼ 8
C 線維 719

D

D 1 タイプ 529
D 2 タイプ 529
DA (dopamine, ドパミン) 267,527,775
Dab 1 185
DAG (ダイアシルグリセロール) 516
Dale HH (デイル) 4
dark neuron (ダークニューロン) 106
Darkschewitsch 核 (ダルクシェヴィチ核) 564
decerebrate cat (除脳ネコ) 488,490
── rigidity (除脳固縮) 459,488,547
declarative memory (陳述的記憶) 739,746
decorticate cat (除皮質ネコ) 496
── rigidity (除皮質固縮) 547
delay line (遅延回路) 698
dementia of Lewy body type (DLB, レビー小体型痴呆) 607
dendrite (樹状突起) 65,74
dendritic spine (樹状突起棘) 65
dense-core vesicle (有芯小胞) 67
dentate gyrus (歯状回) 26
dentatorubral pallidoluysian atrophy (DRPLA, 歯状核赤核淡蒼球ルイ体萎縮症) 229
depotentiation (DP) 323
dermatome (皮節) 21
Descartes R (デカルト) 3
descending and ascending propriospinal system (脊髄固有神経回路) 489
desert hedgehog (dhh) 171
dhh (desert hedgehog) 171
diencephalon (間脳) 16,30,206
diffuse projection system (汎投射系) 409
direction selectivity (運動方向選択性) 653,656
disabled-1 187
disk membrane (円板膜) 643
disparity (視差) 633
DLB (dementia of Lewy body type, レビー小体型痴呆) 607
DLPFC (dorsolateral prefrontal cortex, 前頭前野背外側領域) 777,778

欧文索引

DM (dorso-medial, 背内側核) 613
DNA fragmentation factor (DNA 断片化因子) 237
DNase II 245
DNA 断片化因子 (DNA fragmentation factor) 237
dopamine (DA, ドパミン) 267, 527, 775
dorsal acoustic stria (stria of Monakow, 背側聴線条) 692
────── cochlear nucleus (蝸牛神経背側核) 574
────── nucleus (迷走神経背側核) 569, 570
────── respiratory group (DRG, 背側呼吸ニューロン群) 579, 581, 585
────── spinocerebellar tract (DSCT, 背側[後]脊髄小脳路) 447, 492
────── thalamus (背側視床) 30
────── visual pathway (背側視覚路) 656
dorso-medial (DM, 背内側核) 613
dorsolateral prefrontal cortex (DLPFC, 前頭前野背外側領域) 777, 778
doublecortin 57, 185
Dow R (ダウ) 511
DP (depotentiation) 323
DQB＊0602 611
DRG (dorsal respiratory group, 背側呼吸ニューロン群) 579, 581, 585
DRPLA (dentatorubral pallidoluysian atrophy, 歯状核赤核淡蒼球ルイ体萎縮症) 229, 230
DSCT (dorsal spinocerebellar tract, 背側[後]脊髄小脳路) 447, 492
dynamic instability 78

E

E-box 173
E 64 c 243
EA (漸増型呼息性ニューロン) 581
EBN (興奮性バースト細胞) 469
EC 222
Eccles J (エックルス) 6, 772
echo planar (エコープラナー) 377
────── imaging (EPI, エコープラナー法) 381
ECI (electrocerebral inactivity, 電気的大脳無活動) 393
Edelman G (エーデルマン) 8
Edinger-Westphal 核 (エディンガー-ウェストファール核) 577
ED (漸減型呼息性ニューロン) 582
efferency copy (corrollary discharge, エフェレンス・コピー, 遠心性コピー) 476, 520
EGL (external granule layer, 外顆粒層) 180, 181
egr-1 (*zif-268*) 254
electrical synapse (電気シナプス) 261, 645
electrocerebral inactivity (ECI, 電気的大脳無活動) 393
emotive brain (情動脳) 496
Emx 1 164

En 208
────── 1 206
Encephalization Index (脳化指数) 44
Encephalization Quotient (脳化指数) 42
endbulb of Held (シナプス前終末) 692
endocytosis 102
enkephalin (エンケファリン) 274
eNOS 349
Enrailed 205, 207
entorhinal cortex (EC)-hippocampus (嗅内皮質-海馬) 221
EP (evoked potential, 誘発電位) 399
Ephexin 137
Ephrin (エフリン) 128, 132, 182
────── A 2 207
────── A 5 207
────── -Eph 系誘導機構 133
Eph ファミリー 133
EPI (echo planar imaging, エコープラナー法) 381
epithelial-mesenchymal transition (上皮-間充織変換) 185
EPSP (excitatory postsynaptic potential, 興奮性シナプス[後]電位) 272, 406, 530
Erlanger J (エルランガー) 4
ERP (event-related potentials, 事象関連電位) 783
ES 細胞 151
event-related fMRI (事象関連 fMRI) 383, 384
────── potentials (ERP, 事象関連電位) 783
evoked potential (EP, 誘発電位) 399, 404, 405
────── response (誘発反応) 399
────── synaptic response (誘発シナプス応答) 100
Ewald の第一法則 463
────── の第二法則 469
excitatory post synaptic potential (EPSP, 興奮性シナプス[後]電位) 272, 406, 530
exocytosis (開口放出) 101, 263
expiratory neuron (呼息性ニューロン) 580
external granule layer (EGL, 外顆粒層) 180, 181
extinction (消去現象) 711

F

F-スポンジン 186
facial nerve (顔面神経) 570
factorial analysis 379
fastigial nucleus (室頂核) 492
fastigioreticular tract (室頂核網様体路) 492, 494
fastigiospial fibers (室頂核脊髄路線維) 494
fastigiothalamic tract (室頂核視床路) 495
fastigiovestibular tract (室頂核前庭路) 492, 494
fatal familial insomnia (FFI, 家族性致死性不眠症) 613
FCMD (Fukuyama-type congenital muscular dystrophy, 福山型先天性筋ジストロフィー) 59, 60
feature integration (特徴統合) 781
FEF (frontal eye field, 前頭眼野) 482, 487
fenestration (小窓) 115
FFI (fatal familial insomnia, 家族性致死性不眠症) 613
Fgf 8 204
fibrous AC (線維性 AC) 108
filamin 1 (*FLN1*) 58
filopodia (糸状仮足) 182
final common pathway (最終共通路) 425, 448
first somatosensory cortex (SI, 第 1 体性感覚野) 704
Fischer EH (フィッシャー) 8
5-HT (セロトニン) 268, 449, 609
5 HT₃R 279
fixation (固視) 471
FK 506 72
────── 結合蛋白質 (FKBP 12) 320
flash stimulation (閃光刺激) 400
flexor reflex afferents (FRA) 444
flip タイプ 281
FLN1 (filamin 1) 58
flop タイプ 281
Flourens P (フルーラン) 3, 511
FMR 1 258
Fmr 1 258
fMRI (functional magnetic resonance imaging, functional MRI, 機能的磁気共鳴画像[法]) 376, 380, 381, 382, 412, 535, 758, 759, 777, 783, 799
FMRP (fragile X mental retardation protein) 258
foot 構造 323
Fos ファミリー 254
Fourier descriptor (フーリエ表現素) 664
fourth ventricle (第 4 脳室) 39
fovea (中心窩) 642
Foville 症候 482
FRA (flexor reflex afferents) 444
fragile X mental retardation protein (FMRP) 258
Freud S (フロイド) 4
Fritsh G (フリッチ) 3
frontal eye field (FEF, 前頭眼野) 482, 487
frontotemporal dementia and parkinsonism linked to chromosome 17 (FTDP-17, 前頭側頭型痴呆) 221, 224
fukutin (フクチン) 59, 60
Fukuyama-type congenital muscular dystrophy (FCMD, 福山型先天性筋ジストロフィー) 59, 60
functional brain mapping (脳機能マッピング法) 378
────── connectivity (脳機能連関) 378
────── laterality (機能的一側性) 796
────── magnetic resonance imaging (fMRI) 367, 380, 381, 382, 412, 535,

833

欧文索引

758, 759, 777, 783, 799
―― neuroimaging（脳機能画像法） 376, 798
―― segregation（脳機能局在） 378
―― surface（機能面） 706, 707
Furchgott RF（ファーチゴット） 8
fusiform cell（紡錘型細胞） 692

G

γ-aminobutyric acid（GABA, γ-アミノ酪酸） 271
γ-アミノ酪酸（γ-aminobutyric acid, GABA） 271
γ-チューブリン 185
γ 運動ニューロン 435
γ 神経ブロック 440
GABA（γ-aminobutyric acid, γ-アミノ酪酸） 164, 271
―― 作動性神経細胞前駆細胞 163
―― 陽性抑制性ニューロン 179
GABA_A レセプター 272, 278, 279, 282, 284
GABA_B レセプター 272
GAD（glutamate decarboxylase, グルタミン酸脱炭酸酵素） 271
―― 67 164
galactocerebroside（GalC, ガラクトセレブロシド） 124, 125
GalC（galactocerebroside, ガラクトセレブロシド） 124, 125
galectin（ガレクチン） 146
Gall FJ（ガル） 3
gap junction（ギャップ結合） 109, 114, 116, 312
GAP（GTPase-activating protein, GTPアーゼ活性化蛋白） 334
Gasser HS（ギャッサー） 4
Gbx 2 205
GDNF 146, 186
GDP 287
GEF（guanine nucleotide exchange factor, グアニンヌクレオチド交換因子） 334
generative grammar（生成文法［理論］） 786
gepharin（ゲファリン） 284
GFAP 161
GFP（green fluorescein protein） 8
GGF 146
Gilbert CD 631
GKAP（guanylated kinase domain associated protein） 257
GLAST 306
glia（神経膠細胞, グリア） 21, 167
gliophilic migration（グリア親和性移動） 182
global aphasia（全失語） 796
Glomerular convergence 724
glossopharyngeal nerve（舌咽神経） 570
GLT-1 306
―― 欠損マウス 306
glucose transporter（グルコーストランスポーター） 114
GluR 285

GluR 3（グルタミン酸受容体 3 型） 282
glutamate decarboxylase（GAD, グルタミン酸脱炭酸酵素） 271
―― receptor-interacting protein（GRIP） 352
glycogen synthase kinase 3β（GSK 3β） 322
glycosylation（糖鎖付加） 285
GlyR 278, 279, 284
gnostic cell hypothesis（認知細胞仮説） 638
Golgi C（ゴルジ） 3
―― cell（ゴルジ細胞） 35, 512, 514
―― tendon organ（ゴルジの腱器官） 435, 702
―― 染色 109
―― 標本 108, 111
GPI アンカー型膜蛋白質 132
grammar（文法） 786
grand-mother cell hypothesis（おばあさん細胞仮説） 638
granule cell（顆粒細胞） 35, 512
Gray EG（グレイ） 6
gray matter（灰白質） 22
Grb 2 361
green fluorescein protein（GFP） 8
Greengard P（グリンガード） 8
GRIP（glutamate receptor-interacting protein） 352
growth cone（成長円錐） 128, 182, 184, 189, 190, 196, 214, 218
GSK 3β（glycogen synthase kinase 3β） 322
GTP 287
GTPase-activating protein（GAP, GTPアーゼ活性化蛋白） 334
guanine nucleotide exchange factor（GEF, グアニンヌクレオチド交換因子） 334
guanylated kinase domain-associated protein（GKAP） 257
Guillemin R（ギルマン） 6
Gunn ラット 313
gustoducin（ガストデューシン） 731, 734
G 蛋白 334
―― 結合受容蛋白 731
G 蛋白質 105
―― 共役型レセプター 265
―― を介する代謝型 105

H

Harvey-Masland 検査（疲労検査） 389
HD（Huntington disease, ハンチントン病） 229, 230, 231, 234, 273, 552
HD 蛋白質 233
Hebb DO（ヘッブ） 10, 638, 681
Heinemann SF（ハイネマン） 8
hemiballism（ヘミバリズム） 553
HERA 仮説 744
Hering-Breuer 反射（ヘリング-ブロイエル反射）
Hess WR（ヘス） 610
higher sensory cortex（高次感覚野） 629
hippocampus（海馬） 26, 28, 51, 223, 777

Hitzig E（ヒッチ） 3
HLA 611
Hodgkin AL（ホジキン） 6
Holmes G（ホームズ） 511
Holms 型 230
holoprosencephaly（全前脳胞症） 54
homeobox 遺伝子 56
―― 転写因子群 210
Homer 256
hook bundle（フック束） 493
Hounsfield GN（ハウンスフィールド） 5
Hox 204
Hubel DH（ヒューベル） 5, 640, 705
Hughes J（ヒューズ） 6
Huntington disease（HD, ハンチントン病） 229, 230, 231, 234, 273, 552
―― G（ハンチントン） 3
Huxley AF（ハクスレイ） 6
HVEM 像（超高圧電子顕微鏡像） 108
HVEN ステレオ像 110, 111, 112
hyperalgesia 717
hypercolumn（超コラム） 654
hypertonia（筋緊張亢進症） 438
hypoglossal nerve（舌下神経） 567
hypokinesia（寡動） 557
hypophyseal portal system（下垂体門脈系） 32
hypothalamus（視床下部） 4, 31, 601, 606, 755, 756
hypotonia（筋緊張低下症） 438, 546

I

IC（inferior colliculus, 下丘） 32, 692, 696, 698
ICAD 237
ice-cube モデル 631
ICSS（脳内自己刺激） 762, 764
ID（漸減型吸息性ニューロン） 582
IGF-1（インスリン様成長因子 1 型） 516
ihh（indian hedgehog） 171
IICR（IP$_3$-induced Ca^{2+} release） 309
IID（interaural intensity difference） 694
IL 1 610
ill-posed problem（不良設定問題） 630, 631, 632
illusory contour（subjective contour, 主観的輪郭） 662, 672
in vitro 標本 589
indian hedgehog（ihh） 171
inferior cerebellar peduncle（下小脳脚） 561
―― colliculus（IC, 下丘） 32, 692, 696, 698
―― olivary nucleus（下オリーブ核） 35, 36, 564
―― salivatory nucleus（下唾液核） 570
inferotemporal cortex（下側頭葉皮質） 661
inhibitory postsynaptic potential（IPSP, 抑制性シナプス後電位） 272, 406
innateness（言語獲得の生得性） 788
inositol-1, 4, 5-trisphosphate 受容体（IP$_3$R, イノシトール三リン酸受容体） 319

欧文索引

InsP₃(IP₃, イノシトール1,4,5 三リン酸) 8,309,516
inspiratory neuron (吸息性ニューロン) 580
interaural intensity difference (IID) 694
—— time difference (ITD) 694
interkinetic nuclear translocation (分裂間期核移動) 177,178
intermediate acoustic stria (stria of Held, 中間聴線条) 692
—— nerve (中間神経) 570,571
—— zone (中間帯) 161,179
intermedio-lateral nucleus (中間外側核) 37
internalization 354
internal language (I 言語) 786
interpositus nucleus (中位核) 492
invariance (不変性) 638
ionotropic glutamate receptor (グルタミン酸レセプター) 312
ionotropic transmission (イオン透過型伝達) 264,265
IP₃(InsP₃, イノシトール1,4,5 三リン酸) 8,309,516
—— -induced Ca²⁺ release (IICR) 309
—— R (inositol-1,4,5-trisphosphate 受容体, イノシトール三リン酸受容体) 319
—— 結合コア 315
—— 受容体/Ca²⁺シグナル系 322
—— スポンジ 314,315,316
—— レセプター 313,315
IPSP (inhibitory postsynaptic potential, 抑制性シナプス[後]電位) 272,391,406
isthmus (峡部) 204
ITD (interaural time difference) 694
I 言語 (internal language) 786

J

Jackson JH (ジャクソン) 3
jagged 126
Jansen J (ヤンセン) 511
joint receptor (関節受容器) 702
—— stiffness (関節の硬さ) 443
Josephson's effect 404
Jouvet M (ジュベ) 5
JSTX 9
jumbling 現象 478
Jun-B 516
Jun ファミリー 254
juxtarestiform body (索状傍体) 561

K

K⁺チャネル (カリウムチャネル) 116,118,290,296
Kandel E (キャンデル) 6
KAP 3 89
Katz B (カッツ) 6
KA 型 279
KIF C1 ファミリー 91
—— C2 ファミリー 91

—— 1 88
—— 17 90
—— 1 A 88
—— 1 Bα 88
—— 1 Bβ 88,124
—— 2 91
—— 3 89
—— 3 A 89
—— 3 B 89
—— 4 86
—— 5 87
—— 5 A 87
—— 5 B 87
—— 5 C 87
—— C3 ファミリー 91
—— 蛋白 (キネシンスーパーファミリー蛋白) 86
Kleitman N (クライトマン) 5
Klotho 変異マウス 9
Klüver-Bucy 症候群 754,755,757,767
Knobloch 症候群 (ノブロック症候群) 53
Krebs EG (クレブス) 8
K イオン濃度緩衝 114

L

Lφmo T (レモ) 6
L 1 146
labyrinthine (迷路) 488
—— reflex (迷路反射) 460,461
LAD (language acquisition device, 言語獲得装置) 793,794
Lambert-Eaton 症候群 300
laminar field potential (層的電場電位) 407,409
laminin (ラミニン) 60,137,146,147,182
LAMP-1 (Lysosome-associated membrane protein-1) 242
language acquisition device (LAD, 言語獲得装置) 793,794
—— faculty (言語機能) 788
large-MAG (L-MAG) 122
Lashley KS (ラシュレイ) 3
lateral funiculus (側索) 38
—— horn (側角) 37
—— reticular nucleus (外側網様体核) 567
—— superior olive (LSO, 外側上オリーブ核) 692
—— ventricle (側脳室) 39
—— vestibulospinal tract (LVST, 外側前庭脊髄路) 464,573
—— vestibulospinal tract (外側前庭脊髄路) 464,573
layer structure (層構造) 651
leading process (先導突起) 182,184
learning (学習) 793
leukemia inhibitory factor (LIF) 170
Levi-Montalchini R (レビ・モンタルチニ) 6
Lewy body 234
LHRH 6
LIF (leukemia inhibitory factor) 170
light adaptation (明順応) 644
—— reflex (光反射) 577

limbic lobe (辺縁葉) 51
—— system (大脳辺縁系, 辺縁系) 30,373,504,755
linguistic competence (言語能力) 786,793
LIP 483
LIS 1 57,184,185
lissencephaly type 1 (滑脳症 1 型) 56
—— type 2 (滑脳症 2 型) 58
Listening Span Test (LST) 777
locked-in syndrome (閉じこめ症候群) 609
locomotion (ロコモーション) 184,185
locomotor preparation (歩行標本) 490
locus ceruleus (青斑核) 33,267,611
Loewi O (レウイー) 4
long-loop reflex (長ループ反射) 389
long-term depression (LTD, 長期抑圧) 36,217,258,323,346,513,515,681,752
long-term potentiation (LTP, 長期増強) 28,217,255,323,344,346,530,536,681,749
Lorenz K (ローレンツ) 5
LSO (lateral superior olive, 外側上オリーブ核) 692
LST (Listening Span Test) 777
LST 課題 777,778
LTD (long-term depression, 長期抑圧) 36,258,323,346,513,752
LTP (long-term potentiation, 長期増強) 28,217,255,323,346,530,536,681,749
—— suppression 323
Luciani L (ルチアニ) 511
Lurcher 313
LVST (lateral vestibulospinal tract, 外側前庭脊髄路) 464,573
Lysosome-associated membrane protein-1 (LAMP-1) 242
L タイプ 294

M

M-kinesin 90
MACF (microtubule-actin crosslinking factor) 80
Machado-Joseph disease (MJD, マシャド・ジョセフ病) 229
macroglia (大膠細胞) 70
MAG (myelin-associated glycoprotein) 122
magnetic resonance imaging (MRI, 磁気共鳴画像法) 376,380,381,382,412,535,758,759,777,783,799
magnocellular layer (大細胞層) 647,652
Magnus R (マグヌス) 460
mammalian denerin-1 (MDEG 1) 732
MAO (monoamine oxidase, モノアミン酸化酵素) 268
MAP
—— 1 A 76
—— 1 B 76
—— キナーゼ (mitogen-activated protein キナーゼ) 361
—— —— カスケード 339
marginal zone (辺縁帯) 178,179

欧文索引

Marr D（マー） 10, 513, 634, 640
Mash 1　173
matrix（マトリックス）　525
MBP（myelin basic protein, ミエリン塩基性蛋白質）　119
MCI（mild cognitive impairment）　224, 225
MD（monocular deprivation, 片眼視覚遮断）　679
MDEG 1（mammalian denerin-1, アミロイド感受性陽イオンチャネル）　732
mechano-electric transduction　461
medial geniculate nuclei（内側膝状体核）　574
―― longitudinal fasciculus（MLF, 内側縦束）　464, 574
―― nucleus of trapezoid body（MNTB, 内側台形体核）　692
―― superior olive（MSO, 内側上オリーブ核）　692, 694
―― vestibulospinal tract（MVST, 内側前庭脊髄路）　464, 573
―― vestibulospinal tract（内側前庭脊髄路）　573
medulla oblongata（延髄）　16, 36
megalencephaly（巨脳症）　55
MEK　361
MEP（motor evoked potential, 運動誘発電位）　401
MEPP（miniature endplate potential, 微小終板電位）　263
mesencephalic locomotor region（MLR, 中脳歩行誘発野）　490, 496
―― nucleus（中脳路核）　575
mesopic vision（薄明視）　645
metabotropic glutamate 受容体（mGluR）　350
―― receptor（代謝型受容体）　644
―― transmission（代謝型伝達）　264, 265
mGluR（metabotropic glutamate 受容体）　350
―― 4　732, 734
micrencephaly（小頭症）　55
microglia（小膠細胞, ミクログリア）　70, 305
MicroSQUID　413
microtubule-associated proteins　81
―― -actin crosslinking factor（MACF）　80
midbrain（中脳）　16, 32
middle cerebellar peduncle（中小脳脚）　561
mild cognitive impairment（MC）　224
Miller-Dieker 症候群　56
Milner P（ミルナー）　5
mind（こころ）　788, 790
miniature endplate potential（MEPP, 微小終板電位）　263
―― synaptic response（微小シナプス応答）　100
Mint 1（mLin-10）　90
mitogen-activated protein キナーゼ（MAP キナーゼ）　361
MJD（Machado-Joseph disease, マシャド・ジョセフ病）　229, 230, 231, 234

―― 蛋白　232, 233
MJD 遺伝子　231
―― *1* 遺伝子　230
MLF（medial longitudinal fasciculus, 内側縦束）　464, 574
―― 症候　482
mLin-10（Mint 1）　90
MLR（mesencephalic locomotor region, 中脳歩行誘発野）　490, 496
MNTB（medial nucleus of trapezoid body, 内側台形体核）　692
MOBP（myelin-associated oligodendrocyte basic protein）　120
modal completion（感性的補完）　673
modiolus（蝸牛軸）　685, 691
modularity（モジュール性）　789
molecular feature（分子構造的特徴）　726, 729
molecular receptive range（分子受容範囲）　723
monoamine oxidase（MAO, モノアミン酸化酵素）　268
monocular deprivation（MD, 片眼視覚遮断）　679
Moruzzi G（モルツィ）　511
mossy fiber（苔状線維）　27, 418, 564
motion vision（運動視）　656, 661
motor evoked potential（MEP, 運動誘発電位）　401
―― nucleus（三叉神経運動核）　575
―― program（運動プログラム）　490
―― segment（運動分節）　488
Mountcastle V（マウントカースル）　5
MPTP　533
MR spectroscopy　7
MRI（magnetic resonance imaging, 磁気共鳴画像法）　376, 380, 381, 412, 535, 758, 759, 777, 783, 799
Msi 1（Musashi 1）　168, 169, 174, 175
MSO（medial superior olive, 内側上オリーブ核）　692, 694
MST 野　487, 538, 635, 658
MT 野　635, 655, 656, 670
MT$^+$野　773
Muller J（ミューラー）　3
multidipole model　412
Musashi 1（Msi 1）　168, 169, 174, 175
muscle atonia　606
―― spindle（筋紡錘）　433, 702
―― tone [tonus]（筋緊張）　437, 491, 545, 546
―― -eye-brain disease（筋眼脳病）　59
MVST（medial vestibulospinal tract, 内側前庭脊髄路）　464, 573
myelin（ミエリン）　117, 121
―― basic protein（MBP, ミエリン塩基性蛋白質）　119
―― proteolipid protein（PLP, ミエリンプロテオリピド蛋白質）　119
―― -associated oligodendrocyte basic protein（MOBP）　120
―― -associated glycoprotein（MAG）　122
Mynert の基底核（マイネルトの基底核）　601

N

N　296
―― -CAM（神経細胞接着因子）　8
―― -kinesin　87
N-methyl-D-aspartate 受容体（NMDA 受容体）　346, 350
Na$^+$/Ca^{2+}エクスチェンジャー　308
Na$^+$チャネル（ナトリウムチャネル）　118, 290, 291
Na-K-ATPase　688
nAChR　278, 279, 282, 284, 285
NA（noradrenaline, ノルアドレナリン）　6, 267, 449, 775
natural language（自然言語）　791
Nauta WJH（ナウタ）　610
NCAM　146
NCC（neural correlates of consciousness, 意識の神経相関）　772, 777
―― アプローチ　779
―― 問題　772
Ncl. angularis（角状核）　692
―― magnocellularis（大細胞核）　692
near reflex（convergense reflex, 輻輳反射, 近距離反射）　577
Nectin-Afadin 系細胞接着機構　135
negative phase reversal（陰性位相逆転）　396
―― priming（負のプライミング）　782
Neher E（ネーヤ）　6
neocortex（新皮質）　48
neprilysin（ネプリリジン）　9
nerve growth factor（NGF, 神経成長因子）　6, 357, 359
nervous　313
nestin（ネスチン）　161, 168, 169
netrin（ネトリン）　128, 130, 182, 193, 199
nuclei of latetal lemniscus（外側毛帯核）　574, 692, 696, 698
nucleus ruber（red nucleus, 赤核）　32, 513, 563
neural correlates of consciousness（NCC, 意識の神経相関）　772, 777
―― crest 細胞（神経冠[神経堤]細胞）　185
―― fold（神経褶）　185
―― tube defect（神経管形成異常, 神経管欠損）　53
neurodynamics（神経ダイナミックス）　640
Neurogenin　173
neuron（神経細胞, ニューロン）　21, 65, 260
neurophilic migration（ニューロン親和性移動）　182
neuropile（神経絨）　108
Neuropilin（ニューロピリン）　134, 199
―― -1（ニューロピリン 1）　197
―― -2（ニューロピリン 2）　197
neurosphere（細胞塊）　150, 168
neurotensin（ニューロテンシン）　274
neurotorophin-3（NT-3, ニューロトロフィン-3）　358, 359
neurotransmitters（神経伝達物質）

836

欧文索引

neurotrophic factor（神経栄養因子） 260, 600, 690
neurotrophic factor（神経栄養因子） 357
neurovascular coupling（神経血管カップリング） 377, 378
NF-κB 362
NF-AT（nuclear factor of activated T cell） 321, 322
NGF（nerve growth factor, 神経成長因子） 6, 357, 359
Nissl body（ニッスル小体） 65
nitric oxide（NO） 349
NMDA 8, 589
―― 型グルタミン酸受容体（N-methyl-D-aspartate 受容体, NMDA 受容体, NMDAR） 28, 70, 216, 271, 279, 312, 346, 350, 737
―― 受容体チャネル 717
nNOS 349
NO（nitric oxide, 一酸化窒素） 8, 276, 349, 516, 718
―― synthase（NOS） 349
nociceptor（侵害受容器） 702, 703
node of Ranvier（ランヴィエの絞輪） 98, 103, 118, 143
Nogo-A 149
non-specific thalamo-cortical projection（非特殊性視床-大脳皮質投射） 407, 409
nondeclarative memory（非陳述的記憶） 6, 449, 746, 775
noradrenaline（NA, ノルアドレナリン） 6, 267, 449, 775
Norman-Robert 症候群（ノーマン-ロバート症候群） 57
NOS（NO synthase） 349
Notch 171, 172
NRG（nucleus reticularis gigantocellularis） 455
NRPC（nucleus reticularis pontis caudalis） 455
NSF 141
NT-3（neurotorophin-3, ニューロトロフィン-3） 358, 359
NT-4/5 358
nuclear factor of activated T cell（NF-AT） 322
nuclei of inferior colliculus（下丘核） 574
―― of lateral lemniscus（外側毛帯核） 574, 692, 696, 698
nucleokinesis（核移動） 182
nucleus ambiguus（疑核） 569, 570
―― of trapezoid body（台形体核） 574
―― reticularis gigantocellularis（NRG） 455
―― ―― pontis caudalis（NRPC） 455
―― ruber（red nucleus, 赤核） 32, 513, 563
NudE 185
Numb 174

O

ω-conotoxin-GVIA（ω-Cg-GVIA） 296
ω-agatoxin-IVA（ω-Aga-IVA） 296
OCAM 727
octopus cell（タコ型細胞） 692
ocular dominance（眼優位性） 677, 679
―― ―― column（眼優位性コラム, 眼優位円柱） 631, 653, 654, 677, 678, 679, 681, 682
oculomotor nerve（動眼神経） 576
OFF 中心型 651
OKAN（視運動性後眼振, optokinetic afternystagmus） 479, 480
OKN（視運動性眼振） 479
Olds J（オールズ） 5
olfactory ensheathing cell（嗅神経鞘細胞） 149
oligodendrocyte（稀突起膠細胞, オリゴデンドロサイト） 70, 98, 117, 149, 159, 174
―― -specific protein（OSP） 120
olivocochlear bundle（オリーブ蝸牛束） 691
omni-pause neuron（ポーズ・ニューロン） 469, 484
Ondine's curse（オンディーヌの呪い） 583
one cell-one receptor（1 嗅細胞-1 種受容体） 724
one glomerulus-one receptor 725
ON 中心型 651
open field（開放場） 405
opioid receptor（オピオイドレセプター） 274
opponent-color theory（反対色説） 648
optic chiasm（視交叉） 593, 651
―― nerve（視神経） 642, 646, 651
―― radiation（視放線） 651
optokinesis（視運動性眼球運動） 480
optokinetic afternystagmus（OKAN） 480
orexin（Ox, オレキシン） 600, 610
organizer（オーガナイザー） 204
orientation column（方位円柱, 方位コラム） 631, 653, 654
―― selectivity（方位選択性） 652
orienting（指向運動） 455, 456, 457
―― response（定位反応） 471
orthogonal arrays（直行配列） 115
OSP（oligodendrocyte-specific protein） 120
―― /claudin-11 遺伝子 121
otolith（耳石器） 458
Otx 2 205
Ox（orexin, オレキシン） 610
―― 含有細胞 611

P

P & P（principles-and-parameters approach to UG, UG に対する原理とパラメータのアプローチ） 789
P 0 122
―― 蛋白 124
p 35 185
P 400 蛋白質 313
p 75 146
―― ニューロトロフィンレセプター（p 75 NTR） 361
PAF（platelet-activating factor） 349
paleocortex（古皮質） 48
Papez J（パペッツ） 4
―― 回路（パペッツ回路） 743
―― の情動回路 755
paradoxical sleep（逆説睡眠） 600
paraflocculus（小脳傍片葉） 487
paramedian pontine reticular formation（PPRF, 傍正中橋網様体） 469, 482
parametric analysis 379
paranode 118
parasympathetic division（副交感神経） 21
Parkinson J（パーキンソン） 3
paroxysmal dysosmia（発作性異臭症） 723
parvocellular layer（小細胞層） 647, 652
pathfind（目標探索） 128
pattern reversal stimulation（図形反転刺激） 400
pause neuron（ポーズ・ニューロン） 469, 484
Pavlov I（パブロフ） 4
Pax 2/5 206
Pax 6 206
PC 12 細胞 362
pcd（Purkinje cell degenerati, プルキンエ細胞変性マウス） 313
PCPA（パラクロロヘニルアラニン） 601
pCREB（リン酸化 CREB） 255
PDE（フォスフォジエステラーゼ） 287
PDS（突発性脱分極変位） 394
PDZ ドメイン 137, 213
―― 領域 135
pedunculopontine nucleus（脚橋被蓋核） 496
Penfield W（ペンフィールド） 5
―― の体性感覚地図 26
perception（知覚） 629
perforating fiber（貫通線維） 27
perineural net 112
periodic limb movement（PLM, 周期性四肢運動障害） 613
peripheral myelin protein 22（PMP 22） 123
―― nervous system（PNS, 末梢神経系） 15, 44
―― cortex（嗅周野） 661
PET（positron emission tomography, ポジトロン[陽電子]断層撮像[法]） 7, 376, 379, 383, 412, 766
Pf 核 525
PG（プロスタグランジン） 713, 718
PGD 2（prostagrandin D 2, プロスタグランジン D 2） 8, 610
PGO 波（ponto-geniculo-occipital wave） 606
phasic activity（相動性活動） 606
―― stretch reflex（相動性筋伸張反射） 439

欧文索引

phonemes（音素） 792
phonological loop（PL, 音韻ループ） 775
phonology（音韻論） 792
phosphatidylinositol 3 キナーゼ（PI 3 キナーゼ，フォスファチジルイノシトール 3 キナーゼ） 360
phospholipase C（PLC, フォスフォリパーゼ C） 313
——— Cγ（PLCγ, フォスフォリパーゼ Cγ） 360
phosphotyrosine binding（PTB） 360
——— ドメイン（PTB ドメイン） 187
photopic vision（明所視） 645
photoreceptor（視細胞） 642,644
PI 3 キナーゼ（phosphatidylinositol 3 キナーゼ，フォスファチジルイノシトール 3 キナーゼ） 360
pia mater（軟膜） 161,177
PICK 1（protein interacting C kinase 1） 352
pinocytic vesicles（飲小胞） 115
PKA（cAMP 依存型蛋白キナーゼ） 338
PKA（蛋白質リン酸化酵素 A） 336
PKB/Akt 338
PKC（プロテイン［蛋白］キナーゼ C） 361,338
PKG（cGMP-dependent protein kinase, cGMP 依存性［型］プロテイン［蛋白］キナーゼ） 321,338
plateau potential（平坦電位） 429
platelet-activating factor（PAF） 349
Plato's problem（［言語版］プラトンの問題） 788
PLC（phospholipase C, フォスフォリパーゼ C） 313
PLCγ（phospholipase Cγ, フォスフォリパーゼ Cγ） 360
PLC（フォスフォライペース） 287
Plexin（プレキシン） 134,198,199
PLM（periodic limb movement, 周期性四肢運動障害） 613
PL（phonological loop, 音韻ループ） 775
PLP（myelin proteolipid protein, ミエリンプロテオリピド蛋白質） 119
PMP 22（peripheral myelin protein 22） 123,124
PNS（peripheral nervous system, 末梢神経系） 15,44
POA（preoptic area, 視索前野） 610
Poggio T（ポギオ） 634,640
polymicrogyria（多小脳回症） 58
POMGnT₁（protein O-mannose beta-1, 2-N-acetylgl 59
POMT₁（protein O-mannosyltransferase 1） 59
pons（橋） 16,33
pontine nuclei（橋核） 33,566,567
——— reticulotegmental nucleus（橋被蓋網様体核） 33,566,567
ponto-geniculo-occipital wave（PGO 波） 606
pontocerebellar fibers（橋小脳線維） 561,566
pontocerebellum（橋小脳） 34
population coding hypothesis（細胞集団表現仮説） 638
positive phase reversal（陽性位相逆転） 396
positron（ポジトロン） 379
——— emission tomography（PET, ポジトロン［陽電子］断層撮像［法］） 7,376,379,383,412,766
post-inspiratory phase（後吸息相） 581
post-traumatic anosmia（外傷性無臭症） 723
posterior column nuclei（後索核） 36
——— funiculus（後索） 38,703
——— horn（後角） 36
postsynaptic density（PSD） 349
——— protein-95（PSD-95） 352
postural reflexes（姿勢反射） 459,489,490
poverty of the stimulus（刺激の貧困） 788
PP 1（protein phosphatase） 340
PP 2 A（protein phosphatase 2 A） 340
PP 2 B（protein phosphatase 2 B） 340
PPRF（paramedian pontine reticular formation, 傍正中橋網様体） 469,482
pre-BÖT（前ベッツィンガー複合体） 579
PreAD（preclinical Alzheimer's disease） 224
precerebellar nuclei〔小脳前核（群）〕 417
preclinical Alzheimer's disease（PreAD） 224
premotor cortex（運動前野） 506
——— neuron 587
preoptic area（POA, 視索前野） 610
preplate（プレプレート） 177,178
prestin 689
presupplementary motor area（前補足運動野） 504
primary motor cortex［area］（1 次運動野） 49,499,500
——— sensory cortex（1 次感覚野） 629
——— vestibulocerebellar fibers（第 1 次前庭小脳線維） 573
——— visual cortex［area］（V 1 野, 1 次視覚野） 48,650,652,671
principal sensory nucleus（三叉神経主感覚核） 575
principles-and-parameters approach to UG（P & P, UG に対する原理とパラメータのアプロ 789
pro-urokinase 257
Progression Index（進化指数） 44
proneural 遺伝子 173
proprioceptor（固有受容器） 488
prostagrandin D 2（PGD 2, プロスタグランジン D 2） 8,610
Protein（蛋白質）
——— interacting C kinase 1（PICK 1） 352
——— O-mannose beta-1, 2-N-acetyl-glucosaminyltran 59
——— O-mannosyltransferase 1（POMT₁） 59
——— phosphatase 1（PP 1） 340
——— ——— 2 A（PP 2 A） 340
——— ——— 2 B（PP 2 B） 340
Aβ ——— 232
AMPA receptor-binding ———（ABP） 352
accessory ——— 284
activity regulated cytoskeleton-associated ———（arc） 256
amyloid precursor ———（APP） 232
fragile X mental retardation ———（FMRP） 258
FK 506 結合 ———（FKBP 12） 320
glutamate receptor-interacting ———（GRIP） 352
G ——— 105, 334
green fluorescein ———（GFP） 8
G 蛋白結合受容 ——— 731
GTPase-activating ———（GAP） 334
GTP アーゼ活性化 ———（GAP） 334
GPI アンカー型膜 ——— 132
guanylated kinase domain associated ———（GKAP） 257
HD ——— 233
KIF ——— 86
microtubule-associated ——— 81
myelin-associated oligodendrocyte basic ———（MOBP） 120
myelin basic ———（MBP） 119
myelin proteolipid ———（PLP） 119
P 0 ——— 124
P 400 ——— 313
oligodendrocyte-specific ———（OSP） 120
RNA 結合 ——— 175
Shank ——— 257
Tau ——— 81
transient responsive ———（TRP） 688
VCP ——— 234
protomap 説 179
proton（プロトン） 381
protoplasmic AC（形質性 AC） 108
PrP^sc（プリオン蛋白質） 232
Prusiner SB（プルジナー） 9
ps-off ニューロン 601
PSD-95（postsynaptic density protein-95） 213,218,257,352
PSD（postsynaptic density） 349
PTB（phosphotyrosine binding） 360
——— ドメイン（phosphotyrosine binding ドメイン） 187
PTN（pyramidal tract neuron, 錐体路ニューロン） 416
puncta adherens junction 134
punctate adhesion（接着斑） 114
Purkinje cell（プルキンエ細胞） 34,181,418,512,514,517,536,564
——— degenerati（pcd, プルキンエ細胞変性マウス） 313
Purkinje J（プルキンエ） 3
pyramidal neuron（大脳皮質錐体細胞） 405,410
——— tract（錐体路） 24,49,416,524,561
——— neuron（PTN, 錐体路ニューロン） 416
P 型 296
P 物質（substance-P） 6,273

欧文索引

Q

Q/R 部位　280, 281
QT 延長症候群　299
quantal Ca²⁺ release（量子的 Ca²⁺ 放出）　317
quantum hypothesis（量子仮説）　100
―― theory（素量説）　263
Q 型　296

R

R/G 部位（arginine/glycine 部位）　281
Rab　337
―― 3A　141
Rabphilin-3A　141
Rac1　138
radial current（垂直方向）　410
―― glia（放射状グリア）　55, 162, 172, 182, 184
―― migration（放射移動）　177, 181, 184
radioisotope（RI，放射性同位元素）　378, 379, 380
Raf　361
random-dot stereogram（ランダムドットステレオグラム）　633
Ranvier 絞輪（node of Ranvier，ランヴィエ絞輪）　98, 103, 118, 143
raphe nucleus（縫線核）　268
rapid eye movements（REMs，急速眼球運動）　606
―― ―― movement sleep（REM 睡眠）　600
rapsyn（ラプシン）　284
Ras　337, 361
―― ファミリー　339
Rasmussen 脳炎（ラスムッセン脳炎）　282
RBD（REM sleep behavior disorder，REM 睡眠行動障害）　606, 607
―― の原因　607
―― の動物モデル　607
rCBF（regional cerebral blood flow，局所脳血流）　378, 379
reaching 運動　453
reactive postural adjustment（適応姿勢制御）　490
receptive field（受容野）　644, 650, 673
―― ―― surround（受容野周辺）　673
receptor（受容体）
―― -operated Ca²⁺ channel（ROC，受容体作動性 Ca²⁺ チャネル）　311
―― - ―― channels（ROCs）　312
―― AMPA/KA（α-amino-3-hydroxy-5-methyl-4-isoxazolepropionic acid/kainate）　350
α9 ニコチン性 ――　691
AMPA 型グルタミン酸 ――　216, 312
AMPA ――　216, 312
ATP　116, 691
ATP P2X ――　282
β アドレナリン ――　286
GABAA ――　272, 278, 279, 282, 284
GABAB ――　272
inositol-1,4,5-trisphosphate（イノシトール三リン酸）――（IP₃R）　319
ionotropic glutamate（グルタミン酸）――　312
IP₃ ――　313, 315
metabotropic glutamate ――（mGluR）　350
metabotropic（代謝型）――　644
N-methyl-D-aspartate ――　346, 350
NMDA ――　346, 350
NMDA 型グルタミン酸 ――（N-methyl-D-aspartate ――, NMDA ――, NMDAR　28, 70, 216, 271, 279, 312, 346, 350, 737
one cell-one ――　724
one glomerulus-one ――　725
opioid（オピオイド）――　274
p75 ニューロトロフィン ――（p75 NTR）　361
ryanodine（リアノジン）――（RyR）　319
receptor potential（受容器電位）　461, 629, 686
reciprocal inhibition（拮抗抑制）　443
recruiting response（漸増応答）　409
recursive consciousness（リカーシブな意識）　772, 773, 774, 775, 777, 779
recycling　101
red nucleus（nucleus ruber，赤核）　32, 513, 563
reeler（リーラー）　178, 185
reelin（RELN）　57, 185, 187
reflexively standing posture（反射直立姿勢）　488
regional cerebral blood flow（rCBF，局所脳血流）　378, 379
relaxation dynamics（弛緩ダイナミックス）　634
RELN（reelin）　57
REM sleep behavior disorder（RBD，REM 睡眠行動障害）　606, 607
REMs（rapid eye movements，急速眼球運動）　606
REM 睡眠（rapid eye movement sleep）　600, 606
―― 行動障害（REM sleep behavior disorder，RBD）　606, 607
―― の実行系　606
Renshaw 細胞（レンショウ細胞）　446
repellent（リペラント）　196
repetitive TMS（rTMS，高頻度磁気刺激法）　403
residual calcium hypothesis　104
respiratory neuron（呼吸[性]ニューロン）　578
response selectivity（反応選択性）　629
restiform body（索状体）　561
restless legs syndrome（RLS，ムズムズ脚症候群）　613
reticular formation（網様体）　32, 561
reticulospinal neurons（RSN）　454
―― tract（網様体脊髄路）　445, 451, 454, 455, 491
retinal error　476
―― slip　473
retina（網膜）　598, 642
retino-hypothalamic tract（網膜視床下部路）　612
retinotopy（visuotopy，視野表出）　650
retinotopy（網膜部位局在性）　25
RET 遺伝子　583
Rho　337
rhombic lip（菱脳唇）　180, 181
Rho ファミリー　339
―― 低分子量 GTP アーゼ　182
RI（radioisotope，放射性同位元素）　378, 379, 380
rigidity（固縮）　440, 547
Riley-Day 症候群　363
riluzole　427
RLS（restless legs syndrome，ムズムズ脚症候群）　613
RNA editing（RNA 編集）　281
―― 結合蛋白質　175
―― プロセッシング　285
Robo　194
―― 受容体ファミリー　131
ROC（receptor-operated Ca²⁺ channel，受容体作動性 Ca²⁺ チャネル）　311
ROCs（receptor-operated channels）　312
rolandic operculum（ローランド弁蓋部）　735
Rolando L（ローランド）　511
Romberg 徴候　458
Rosenblatt F（ローゼンブラット）　10
rostral migratory stream（前方移動流）　179
RSN（reticulospinal neurons）　454
rTMS（repetitive TMS，高頻度磁気刺激法）　403
rubrospinal tract（赤核脊髄路）　452, 453, 491, 492, 563
Rumelhart DE（ルンメルハルト）　10
ryanodine receptor（RyR，リアノジン受容体）　319, 323, 326

S

saccade（サッケード，衝動性眼球運動）　371, 465, 471, 472, 473, 477, 483, 519, 591, 665
saccadic suppression　476
sacculus（球形嚢）　458, 460
sag 現象　426
Sakmann B（サックマン）　6
saltatory conduction（跳躍伝導）　98, 103
sarcoplasmic reticulum（筋小胞体）　323
SBMA（spino bulbar muscular atrophy，球脊髄性筋萎縮症）　229, 232
SCA（spinocerebellar ataxia，脊髄小脳失調症）　229
―― 1（spinocerebellar ataxia type 1，脊髄小脳失調症 1 型）　229
―― 3　230
―― 6（脊髄小脳失調症 6 型）　230, 300
scaffolding　354
Scale for the Assessment of Thought, Language, and Communication（TLC）　808

欧文索引

Schaffer collateral（シャーファー側枝） 27
Schally AV（シャリ） 6
schizencephaly（裂脳症） 56
Schwann cell（シュワン細胞） 70, 98, 117, 143, 145, 186
SCLH（subcortical band heterotopia） 57
SCN（supraoptic nucleus, 視交叉上核） 593, 595, 612
scotopic vision（暗所視） 645
ScTx（サキシトキシン） 291
secondary vestibulocerebellar fibers（第2次前庭小脳線維） 573
second somatosensory cortex（SII, 第2体性感覚野） 704, 708, 709
Seeburg PH（ゼーブルグ） 8
segmental posture（部分姿勢） 488, 496
segmentation（分節問題） 636
Sema 3 A 199
semantics（意味論） 792
Semaphorin 128, 134
Sema 領域 134
semicircular canal（半規管） 458
sensation（感覚） 629
SEP（somatosensory evoked potential, 体性感覚誘発電位） 399
serum responsive element（SRE） 254
SH 2（src homology 2） 360
—— ドメイン 341
SH 3 ドメイン 341
Shaker 遺伝子 296
Shank 蛋白質 257
Shc 360
Sherrington CS（シェリントン） 4
shh（sonic hedgehog） 170, 171, 209
Shik ML（シック） 5
shiverer マウス（shi マウス） 119
single photon emission computed tomography（SPECT, シングルフォトン断層法） 376, 379
size principle（大きさの原理） 428
Skinner BF（スキナー） 5
sleep onset REM period（SOREMP） 610
SLI（specific language impairment, 特異性言語障害） 793
Slit（スリット） 128, 131, 182, 194
SLR（subthalamic locomotor region, 視床下部歩行誘発野） 491
SMA（supplementary motor area, 補足運動野） 501, 774
Smad 170
small-MAG（S-MAG） 122
smooth pursuit（追跡性眼球運動, 滑動性眼球運動） 465, 471, 472, 473, 477, 478, 487, 518, 537
SNAP 25 141
SNARE 仮説 101
SOC（superior olivary complex, 上オリーブ核[群]） 692, 698
Sokoloff L（ソコロフ） 5
solid angle 395
solitary nuclei（弧束核） 570, 571, 585
somal [nuclear] translocation（細胞体[核]トランスロケーション） 185

somatosensory evoked potential（SEP, 体性感覚誘発電位） 399
somatostatin（ソマトスタチン） 6, 274
somatotopy（体部位局在性） 26
sonic hedgehog（shh） 170, 171, 209
s-on ニューロン 603
SOREMP（sleep onset REM period） 610
Sos 361
Sotos 症候群 55
SP（サブスタンス P） 713, 717
sparse-coding hypothesis（スパース・コーディング仮説） 630, 638, 639
spasticity（痙縮） 439, 546
spatial vision（空間視） 656
species-specificity（種固有性） 788
species-uniformity（種均一性） 788
specific language impairment（SLI, 特異性言語障害） 793
—— thalamocortical projection（特殊性視床-大脳皮質投射） 407
SPECT（single photon emission computed tomography, シングルフォトン断層法） 376, 379
Sperry RW（スペリ） 5
spheroid（類球体） 92
spike and wave 波 407
spike-number coding hypothesis（スパイク数符号化仮説） 639
spin-glass（スピングラス） 640
spinal cord（脊髄） 15, 19, 36, 44
—— nerve（脊髄神経） 19, 44
—— nucleus（三叉神経脊髄路核） 575
—— stepping generator（SSG, 歩行リズム発生器） 491
spindle wave（紡錘波） 409
spino bulbar muscular atrophy（SBMA, 球脊髄性筋萎縮症） 229, 232
spinocerebellar ataxia（SCA, 脊髄小脳失調症） 229
—— type 1（SCA 1, 脊髄小脳失調症 1 型） 229
—— type 3 230
—— type 6 23, 300
spinocerebellum（脊髄小脳） 34
split brain（分離脳） 759, 796
Sprouting（シナプス発芽） 353
SQUID（superconducting quantum interferenece device） 404
src homology 2（SH 2） 360
SRE（serum responsive element） 254
SSG（spinal stepping generator, 歩行リズム発生器） 491
stage 1-REM 608
staggerer マウス 313
STAT 3 170
stellate cell（星状細胞） 35, 405, 512, 692
stellate neurone（星状細胞） 405
stem cell（幹細胞） 151, 160
stereocilia（不動毛） 461, 463, 685
stereotaxic coordinate（定位脳手術用座標） 378
stria of Held（intermediate acoustic stria, 中間聴線条） 692
—— —— Monakow（dorsal acoustic stria, 背側聴線条） 692

striatum（線条体） 28, 420, 422, 423, 524, 596
striosomes（ストリオゾーム） 525, 596
subcortical band heterotopia（SCLH） 57
subiculum（海馬台） 26
subjective contour（illusory contour, 主観的輪郭） 662, 672
subplate（サブプレート） 179
substance-P（P 物質） 273
subthalamic locomotor region（SLR, 視床下部歩行誘発野） 491
subtraction analysis 379, 383
superconducting quantum interferenece device（SQUID） 404
superior cerebellar peduncle（上小脳脚） 561
—— colliculus（上丘） 32, 562, 782
—— olivary complex（SOC, 上オリーブ核群） 692, 698
—— nucleus（上オリーブ核） 574
—— salivatory nucleus（上唾液核） 571
superoxide dismutase 1 427
supplementary motor area（SMA, 補足運動野） 501, 774
supraoptic nucleus（SCN, 視交叉上核） 593, 595, 612
surround inhibition（運動方向選択的な周辺抑制） 657
sympathetic division（交感神経） 21, 719
synapse（シナプス） 67, 70, 100, 261, 304
synaptic delay（シナプス遅延） 261, 265
—— junction 134
—— plasticity（シナプス可塑性） 28, 353, 365, 529
—— potential（シナプス電位） 261
—— vesicle（シナプス小胞） 67, 70, 212, 262
synaptotagmin（シナプトタグミン） 141, 264
syntaxin 141
syntax（統語論） 792
S I（first somatosensory cortex, 第 1 体性感覚野） 704
S II（second somatosensory cortex, 第 2 体性感覚野） 704, 708, 709

T

TAG 1 182
tangential current（接線方向） 410
—— migration（接線移動） 177, 179, 181, 184
Tau 81
—— 蛋白 81
TD error 532
TDI（Thought Disorder Index） 808
tecto-reticulospinal fibers（視蓋網様体脊髄路線維） 494
telencephalon（終脳） 22, 48
temporal coding hypothesis（時間パターン符号化仮説） 639
ter94 235
—— 遺伝子 235

欧文索引

―― 変異体 235
tetrapeptide inhibitor tyrosine-valine-alanine-aspartate- 237
TE 野 661, 664
thalamo-cortical tract（視床大脳皮質路） 495
the final common pathway（最終共通路） 425, 448
thermoreceptor（温度受容器） 702
third ventricle（第 3 脳室） 39
Thought Disorder Index（TDI） 808
3 neuron arc 466, 479
tight junction（癒着帯） 114
tissue plasminogen activator（tPA） 257
TLC（Scale for the Assessment of Thought, Language, and Communication） 808
TM（tubulomammilary nucleus, 結節乳頭核） 612
TM 2 280
TMS（transcranial magnetic stimulation, 経頭蓋磁気刺激法） 401, 403
TNF（tumor necrosis factor, 腫瘍壊死因子） 362
TNFα 610
tonic neuron（トーニック・ニューロン） 484
―― stretch reflex（持続性筋伸張反射） 440
tonotopic organization（周波数局在性） 691
top-down 処理（トップダウン処理） 634, 636
torpedo（トルピード） 92
touch receptor（触受容器） 702
Toyama K 637
tPA（tissue plasminogen activator） 257
trafficking 354
trailing process（尾突起） 182
transcranial magnetic stimulation（TMS, 経頭蓋磁気刺激法） 401, 403
transient responsive protein（TRP） 688
transparency problem（透視問題） 634
traveling wave（進行波） 685
TRA-3 245
treadmilling（トレッドミル状態） 78
Trembler 123
―― -J 123
TRH 6
triad junction（三つ組構造） 323
trichromatic theory（三原色説） 648
trigeminocerebellar tract（三叉神経小脳路） 576
trigeminospinal tract（三叉-脊髄路） 576
trigeminotectal fibers（三叉神経視蓋線維） 576
trigeminothalamic tract（三叉神経視床路） 575
triplet repeat disease 9
Trk 360
TrkA 遺伝子 363
trochlear nerve（滑車神経） 576
troponin（トロポニン） 319
Trp 319
TRP（transient responsive protein） 688
true dominancy（真の優性） 230

Trypanosoma brucei gambiense 613
TTX（テトロドトキシン） 291
tubulomammilary nucleus（TM, 結節乳頭核） 612
tumor necrosis factor（TNF, 腫瘍壊死因子） 362
tuning curve（同調曲線） 689, 692
type I lissencephaly（I 型脳回欠損） 185
T 型 296
T 細胞 121

U

μ カルパイン 241
UG（universal grammar, 普遍文法） 789, 793
UG に対する原理とパラメータのアプローチ（principles-and-parameters approach to UG, P 789
unbiased stereological method 221, 222
uncinate fasciculus of cerebellum（小脳鈎状束） 561, 573
universal grammar（UG, 普遍文法） 789, 793
unspecific afferents 409
―― pruriareal afferent 409
Urbach-Wiethe 病 766
utriculus（卵形嚢） 458, 460

V

V 1 野（primary visual cortex[area], 1 次視覚野） 48, 650, 652, 671
V 2 野 655, 662, 670, 673
V 4 野 656, 663, 675
VA-VL 核 407
VAMP 2 141
vanilloid receptor 713
―― ―― VR 716
VCP 234, 235
―― /p 97 234
―― 遺伝子 235
―― 蛋白質 234
velate astrocyte 111
ventral acoustic stria（腹側聴線条） 692
―― cochlear nucleus（蝸牛神経腹側核） 574
―― intraparietal area（VIP, 頭頂間溝底部） 711
―― nucleus（迷走神経腹側核） 569
―― respiratory group（VRG, 腹側呼吸ニューロン群） 579, 581
―― spinocerebellar tract（VSCT, 腹側[前]脊髄小脳路） 447, 492
―― visual pathway（腹側視覚路） 661
ventricle（脳室） 39, 177
ventricular zone（脳室帯） 161, 177
VEP（visual evoked potential, 視覚誘発電位） 400
vesicle hypothesis（シナプス小胞仮説） 263
vestibular compensation（前庭性代償） 469
―― nerve（前庭神経） 572
―― nuclei（前庭神経核） 572
vestibulospinal tract（前庭脊髄路） 491
vestibulothalamic tract（前庭視床路） 574
VGLUT 1 304
VGLUT 2 304
Villablanca J（ビィラブランカ） 614
VIP 594
VIP（ventral intraparietal area, 頭頂間溝底部） 711
Virchow-Robin 腔（血管周囲腔） 112, 113
visual awareness（視覚的アウェアネス） 773, 774
―― evoked potential（VEP, 視覚誘発電位） 400
―― field mapping（視野の写像） 651, 652
―― stabilization 471
visuo-spatial sketchpad（VSSP, 視空間スケッチパッド） 775, 776
visuotopy（retinotopy, 視野表出） 650
VLDL 受容体 185
VOC（voltage-operated Ca^{2+} channel, 電位依存性 Ca^{2+} チャネル） 311
Von Bekesy G（フォンベケシー） 4
von Economo C（エコノモ） 606
von Euler U（フォンオイラー） 6
von Helmholtz H（ヘルムホルツ） 3
VOR（前庭動眼反射[系]） 465, 466, 478, 518
VR（vanilloid receptor） 716
VRG（ventral respiratory group, 腹側呼吸ニューロン群） 579, 581
VSCT（ventral spinocerebellar tract, 腹側[前]脊髄小脳路） 447, 492
VSSP（visuo-spatial sketchpad, 視空間スケッチパッド） 775, 776

W

Walker-Warburg 症候群 59, 60
wax and wane 409
Wernicke C（ウェルニッケ） 3
white matter（白質） 22
Wiener N（ウィナー） 10
Wiesel TN 631
Wiesel TN（ウィーゼル） 5, 640, 631, 705
working memory（ワーキングメモリ） 740, 772, 773, 774, 775, 776, 777

Y

Yakovlev 回路（ヤコブレフ回路） 743
Yeast two hybridization 法 352

Z

Zellweger 症候群（ツェルベガー症候群） 58
zif -268（*egr* -1） 254

841